ERGEBNISSE DER INNEREN MEDIZIN UND KINDERHEILKUNDE

HERAUSGEGEBEN VON

L. HEILMEYER
FREIBURG I. BR.

A. SCHITTENHELM †
ROTTACH A. TEGERNSEE

R. SCHOEN
GÖTTINGEN

E. GLANZMANN
BERN

B. DE RUDDER
FRANKFURT A. M.

NEUE FOLGE

SECHSTER BAND

MIT 272 ABBILDUNGEN

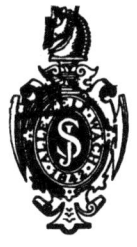

SPRINGER-VERLAG

BERLIN · GÖTTINGEN · HEIDELBERG

1955

ISBN-13: 978-3-642-94645-5   e-ISBN-13: 978-3-642-94644-8

DOI: 10.1007/978-3-642-94644-8

BRÜHLSCHE UNIVERSITÄTSDRUCKEREI GIESSEN

Inhaltsverzeichnis.

Seite

I. DE NICOLA, Professor Dr. PIETRO, Pavia (Italien): Die Differentialdiagnose der Gerinnungsstörungen. Mit 56 Abbildungen 1

II. LANG, Dr. KONRAD, Bonn: Die Phenylpyruvische Oligophrenie. Mit 4 Abbildungen 78

III. SCHÖNENBERG, Privatdozent Dr. HANS, Münster i. Westf.: Der heutige Stand der Liquordiagnostik im Kindesalter. Mit 36 Abbildungen 100

IV. RODECK, Dr. HEINRICH, Düsseldorf: Diabetes insipidus und primäre Oligurie (Antidiabetes insipidus). Mit 17 Abbildungen 185

V. SCHETTLER, Dozent Dr. G., Marburg a. d. Lahn: Die Pathogenese der Arteriosklerose als Stoffwechselproblem. Mit 6 Abbildungen. 278

VI. HEINTZ, Privatdozent Dr. R., Frankfurt a. M.: Extrarenale Azotämie und extrarenales Nierensyndrom. Mit 5 Abbildungen 334

VII. UTHGENANNT, Dr. H., und Dr. H. H. KLOSE, Lübeck: Die Nasennebenhöhlen und ihre Bedeutung für die innere Medizin. Mit 28 Abbildungen 374

VIII. BRÜGGER, Professor Dr. H., Wangen i. Allgäu: Die Lungenverschattungen im Ablauf der Primärtuberkulose des Kindes. Mit 31 Abbildungen 419

IX. EWERBECK, Privatdozent Dr. HANS, Köln: Lebererkrankungen im Kindesalter. Mit 2 Abbildungen. 466

X. GLATZEL, Professor Dr. HANS, Flensburg: Parenterale Ernährung. Mit einem Anhang: Rectale Ernährung 523

XI. ROSSIER, Professor Dr. P. H., Dr. A. BÜHLMANN, Dr. F. SCHAUB und Dr. P. LUCHSINGER, Zürich: Pulmonale Hypertonie und chronisches Cor pulmonale. Mit 17 Abbildungen 580

XII. HAUBRICH, Professor Dr. R., Bonn: Der heutige Stand der Elektrokymographie. Mit 45 Abbildungen 640

XIII. VETTER, Dr. HERBERT, Wien: Die Diagnostik der Schilddrüsen-Erkrankungen mit radioaktivem Jod. Mit 25 Abbildungen. 695

Namenverzeichnis 791

Sachverzeichnis 858

Inhalt der Bände 1—6 der neuen Folge 873

I. Die Differentialdiagnose der Gerinnungsstörungen[1].

Von

Pietro de Nicola-Pavia.

Mit 56 Abbildungen.

Inhalt.

Literatur 2
Erster Teil. Physiopathologische Einteilung 11
  1. Die Thromboplastin-Faktoren 12
    Pathologische Mängel an Thromboplastin-Faktoren 15
  2. Das Prothrombin und die Acceleratoren (Faktor VII und Ac-Globulin) 15
    Wirkungsmechanismus 18
    Pathologische Mängel an Prothrombin, Faktor VII und Ac-Globulin 20
  3. Calcium 20
  4. Thrombin 20
  5. Fibrinogen 21
  6. Retraktion 21
  7. Fibrinolyse 22
  8. Die gerinnungshemmenden Faktoren 22
  9. Allgemeine Bemerkungen 24
Zweiter Teil. Allgemeine Diagnose der Gerinnungsstörungen 25
  1. Die Gerinnungzeit 25
    a) Die Gerinnungzeit in nicht-siliconierten Röhrchen 25
      α) Die verlängerte Gerinnungzeit 26
        Bedeutung der verlängerten Gerinnungzeit 26
      β) Die scheinbar normale Gerinnungzeit 27
    b) Die Gerinnungzeit in siliconierten Röhrchen 27
    c) Der Benetzbarkeitsindex 28
  2. Die Recalcifizierungstests 28
    a) Die Recalcifizierungzeit 28
    b) Die Screening-Tests 29
  3. Die plasmatischen und thrombocytären Faktoren des Thromboplastins 30
    a) Die plasmatischen Faktoren des Thromboplastins 31
    b) Die Plättchen-Faktoren des Thromboplastins 32
  4. Prothrombin, Faktor VII und Ac-Globulin 34
    a) Die Ein- und Zweistufen-Methoden 34
      α) Die Einstufen-Methoden 34
      β) Die Zweistufen-Methoden 35
      γ) Bedeutung der Ein- und Zweistufen-Methoden 36
    b) Diagnostische Anwendungen 36
      Die verlängerte Prothrombinzeit 36
  5. Die Konsumptionstests 37
    Der Test des erhitzten Thromboplastins (Thromboplastinogen-Test) 40
  6. Das Studium der Inhibitoren 40
  7. Die Toleranz-Tests in vitro und in vivo 41
    a) Der Heparintoleranztest 41
    b) Der Protamintest 43
    c) Der Vitamin K- und der Tromexan-Test 44

---

[1] Aus der Medizinischen Universitätsklinik Pavia, Italien (Direktor: Prof. Paolo Introzzi).

8. Die Plättchenveränderungen 45
   a) Die Plättchenzahl 45
   b) Die qualitativen Veränderungen der Plättchen 46
   c) Retraktionszeit, Blutungszeit, Rumpel-Leedescher Stauungsversuch 46
   d) Das Studium der plättchenagglutinierenden Antikörper 47
   e) Das Studium der Plättchenagglutination in Anwesenheit von Allergenen und
      chemischen Substanzen 48
9. Die Veränderungen des Fibrinogens 49
10. Die Veränderungen der Fibrinolyse 49
11. Die Thrombelastographie 50

Dritter Teil. Spezielle Diagnose der Gerinnungsstörungen 53
  1. Hämophile Syndrome 53
   a) Typische Hämophilie 53
   b) Leichte Hämophilie 54
   c) Differenzierung der hämophilen Syndrome 55
  2. Plättchenmängel 56
   a) Thrombocytopenische Syndrome 56
   b) Thrombopathien (nicht-thrombocytopenische Plättchenmängel) 57
  3. Prothrombin-, Ac-Globulin- und Faktor VII-Mängel 59
   a) Angeborene und idiopathische Mängel an Prothrombin, Ac-Globulin und FaktorVII 59
   b) Erworbene Mängel an Prothrombin, Ac-Globulin und Faktor VII 60
     α) Leberkrankheiten 60
     β) Behandlung mit Cumarinderivaten 62
     γ) Neugeborene 65
     δ) Andere Zustände 66
  4. Fibrinogenopenische Syndrome 68
  5. Gerinnungsstörungen durch Fibrinolyse 69
  6. Zirkulierende Anticoagulantien 70
   a) Die Inhibition des Thrombins 70
   b) Die Inhibition des plasmatischen und thrombocytären Faktors des Thrombo-
      plastins 72
   c) Die Inhibition des Gewebe-Thromboplastins 73
   Hyperglobulinämien und zirkulierende Anticoagulantien 73

Zusammenfassung 75

Literatur.

Ackroyd, J. P.: The cause of thrombocytopenia in sedormid purpura. Clin. Sci. 8, 269 (1949);
Sedormid purpura: an immunologic study of a form of drug hypersensitivity. Progr. in
Allergy 3, 531 (1952).
Aggeler, P. M.: Blood platelets. In E. V. Cowdry: Laboratory technique in biology and
medicine. Baltimore: Williams & Wilkins Co. 1952.
— and S. P. Lucia: Hemorrhagic disorders. Chicago: Univ. of Chicago Press 1949.
— S. G. White, M. B. Glendening, E. W. Page, T. B. Leake and G. Bates: Plasma
thromboplastin component (PTC deficiency: a new disease resembling hemophilia).
Proc. Soc. Exper. Biol. a. Med. 79, 692 (1952).
Alexander, B.: Ac-globuline et SPCA: deux facteurs plasmatiques de la conversion de la
prothrombine. Étude et revue cliniques et biologiques. Rev. d'Hématol. 7, 168 (1952).
— A. de Vries, R. Goldstein and G. Landwehr: A prothrombin conversion accelerator
in serum. Science (Lancaster, Pa.) 109, 545 (1949).
— and R. Goldstein: Coagulation defect in hepatic disorders. Deficiency of prothrombin-
conversion accessory substances. J. Clin. Invest. 29, 795 (1950).
— — and G. Landwehr: Labile factor of prothrombin conversion: its consumption under
normal and pathological conditions affecting blood coagulation. J. Clin. Invest. 30, 252
(1951).
— and G. Landwehr: Studies of hemophilia. 1. The control of hemophilia by repeated
infusions of normal human plasma. J. Amer. Med. Assoc. 138, 174 (1948); Studies of
hemophilia. II. The assay of the antihemophilic clot-promoting principle in normal human
plasma with some observations on the relative potency of certain plasma fractions. J.Clin.
Invest. 27, 98 (1948).
Allen, J. G., P. J. Moulder, R. M. Elghammer, B. J. Grossman, C. L. McKren, M. Sanderson, W. Egner and J. J. Crosbie: A protamine titration as an indicator of a clotting
defect in certain hemorrhagic states. J. Labor. a. Clin. Med. 34, 743 (1949).

AMATO, M., e A. CAMERA: Contributo alla conoscenza di una nuova malattia emorragica analoga alla emofilia (Deficienza di fattore P. T. C.). Pediatria **61**, 336 (1953).

ANDRÉ, J., B. DREYFUS, S. JACOB et G. LEY: Sur les formes hémorrhagiques des myélomes. Rev. d'Hématol. **7**, 296 (1952).

ASTRUP, T.: Biochemistry of blood coagulation. Acta physiol. scand. (Stockh.) **7**, suppl. 24 (1944).

— Fibrinolysis. Acta haematol. (Basel) **7**, 271 (1952).

BAFFI, V., e A. CAMERA: Contributo allo studio della «Malattia emorragica da deficit di PTC». Pediatria **61**, 889 (1953).

BASERGA, A., u. P. DE NICOLA: Über den Verwertungsgrad des Prothrombins bei hämorrhagischen Diathesen. Schweiz. med. Wschr. **1949**, 801.

— — Le malattie emorragiche. Milano: Soc. Ed. Libr. 1950; Enfermedades hemorragicas. Buenos Aires: Vallardi 1952.

— — Normal clotting time after transfusion in hemophilia. Lancet **1951**, 1039.

— — and R. VAHI: Hyaluronidase and prothrombin consumption test. Experientia (Basel) **6**, 471 (1950).

— y G. MEYER: El test de actividad del tromboplastinogeno. Prensa med. argent. **40**, 1333 (1954).

— e P. ROSTI: Sull'ipoprotrombinemia da estere etilico dell'acido 4-4′-diossidicumarinil-acetico negli epatopazienti. Rass. giuliana di med. **7**, 27 (1951).

— — and R. FURIAN: Prothrombin consumption during menses. Lancet **1950**, 460.

BAYERLE, H., u. R. MARX: Über ein Zweistufenverfahren zur Bestimmung von Prothrombin in Blut und Plasma. Hoppe-Seylers Z. **283**, 248 (1949).

BEAUMONT, J. L., et J. BERNARD: Hypoconvertinémie congénitale hemorrhagipare. Presse méd. **60**, 1469 (1952); Syndrome hémorrhagique congénital du au défaut du facteur de coagulation récemment isolé sous le nom de facteur VII, convertine, S. P. C. A. Acta med. scand. (Stockh.) **145**, 200 (1953).

— A. CAYLA, H. DUPIN et J. BERNARD: Syndrome hémorrhagique congénital du au défaut d' un facteur plasmatique prothromboplastique différent du facteur antihémophilique (Hémophilie B). Sang **24**, 488 (1953).

BERNARD, J., S. INCEMAN, M. ZARA et D. CHRISTOL: La dysglobulinemie maligne hémorrhagipare. Rev. d'Hématol. **7**, 264 (1952).

— et J. P. SOULIER: Sur une nouvelle varieté de dystrophie thrombocytaire hémorrhagipare congénitale. Semaine Hôp. **24**, 3217 (1948).

BERNFELD, P., and M. STEFANINI: Characteristic electrophoretic patterns in hemophilia and idiopathic thrombocytopenia. Proc. Soc. Exper. Biol. a. Med. **77**, 582 (1951).

— — E. D. BERKOWITZ and F. B. HENNESSEY: Electrophoretic plasma protein patterns in families with hemophilia. Proc. Soc. Exper. Biol. a. Med. **83**, 311 (1953).

BIGGS, R., A. S. DOUGLAS and R. G. MACFARLANE: The formation of thromboplastin in human blood. J. of Physiol. **119**, 89 (1953).

— — — J. V. DACIE, W. R. PITNEY, C. MERSKEY and J. R. O'BRIEN: Christmas disease: a condition previously mistaken for hemophilia. Brit. Med. J. **2**, 1378 (1952).

— and R. G. MACFARLANE: The formation of thromboplastin in human blood. J. of Physiol. **119**, 89 (1953).

BRAUNSTEINER, H.: Weitere Untersuchungen von Thrombocyten im Elektronenmikroskop. Acta haematol. (Basel) **3**, 170 (1950).

— u. F. PAKESCH: Elektronenmikroskopische Untersuchung der Wirkung eines starken Plättchenagglutinins bei essentieller Thrombopenie auf normale Plättchen. Klin. Wschr. **1954**, 79.

BRECHER, G., M. SCHNEIDERMAN and E. CRONKITE: The reproducibility and constancy of the platelet count. Amer. J. Clin. Path. **23**, 15 (1953).

BREDA, R., e R. BERNARDI: L'influenza del calcio nella reazione trombina-fibrinogeno. Rass. Fisiopat. **22**, 379 (1950).

BRINKHOUS, K. M.: Clotting defect in hemophilia; deficiency in a plasma factor required for platelet utilization. Proc. Soc. Exper. Biol. a. Med. **66**, 117 (1947).

— R. D. LANGDELL, G. D. PENICK, J. B. GRAHAM and R. H. WAGNER: Newer approaches to the study of hemophilia and hemophilioid state. J. Amer. Med. Assoc. **154**, 481 (1954).

BRÖNNIMAN, R.: Kongenitale Afibrinogenämie. Mitteilung eines Falles mit multiplen Knochencysten und Bildung eines spezifischen Antikörpers (Antifibrinogen) nach Bluttransfusionen. Acta haematol. (Basel) **11**, 40 (1954).

CERVINI, C., e G. FICOLA: La fibrinolisi ematica. Clinica nuova **11**, 399 (1950); Fibrinolisi ematica ed elettroshock. Boll. Soc. ital. Biol. sper. **27**, 1534 (1951).

CIULLA, U., e G. SANTONI: Il fattore VII della coagulazione nella gravidanza e nel puerperio patologico. Ann. Ostetr. **76**, 164 (1954).

COLLI, A., e P. ROSTI: La prova del tromboplastinogeno per la diagnosi delle sindromi emofiliache. Haematologica (Pavia) **38**, 513 (1954).

COLLI, A., e P. ROSTI: La valutazione degli stati di ipo- e di ipercoagulabilità attraverso lo studio dei fenomeni di superficie. Boll. Soc. med.-chir. Pavia 67, 1365 (1953).

COLLINS, J. S., and D. G. FERRIMAN: Hemophilia-like syndrome from anticoagulants affecting the production of thromboplastin. Lancet 1952, 712.

CRAMER, R., P. FLÜCKIGER, C. GASSER, F. KOLLER, A. LOELIGER and M. MATTER: Hemophilia B. Two cases of hereditary hemophilia due to a deficiency of a new clotting factor (Christmas factor). Acta haematol. (Basel) 10, 65 (1953).

CRONKITE, E. P., and G. BRECHER: Defects in hemostasis produced by whole body irradiation. Trans. Fifth Macy Conference on Blood Clotting and Allied Problems. New York: Josiah Macy, Jr. Foundation 1952.

CUTBUSH, M., P. L. MOLLISON and D. M. PARKIN: A new human blood group. Nature (London) 165, 188 (1950).

DAMESHEK, W.: Method for simultaneous enumeration of blood platelets and reticulocytes with consideration of normal platelet count in men and woman. Arch. Int. Med. 50, 579 (1932).

— and E. B. MILLER: The megacaryocytes in idiopathic thrombocytopenic purpura, a form of hypersplenism. Blood 1, 27 (1946).

— and M. STEFANINI: Idiopathic thrombocytopenic purpura. Med. Clin. N. Amer. 1953, 1395.

DAUSSET, J., P. DELAFONTAINE et Y. FLEURIOT: Agglutination et destruction «in vitro» des plaquettes normales par le sérum d'une malade atteinte de purpura thrombopénique aigu. Inhibition par ce sérum de la rétraction du caillot normal. Sang 23, 373 (1952).

DEUTSCH, E.: Die Hemmkörperhämophilie. Wien: Springer 1950.

— H. FRISCHAUF u. E. KEIBL: Hemmkörperhämophilie als eine Komplikation bei essentieller Thrombopenie. Acta haematol. (Basel) 6, 156 (1951).

DONHOFFER, S., H. GREINER u. K. MESKÒ: Über die Gerinnungsstörung im Ikterus. Z. exper. Med. 110, 315 (1942).

DUCKERT, F., F. KOLLER and M. MATTER: Purification and physiological properties of factor VII from plasma and serum. Separation from prothrombin. Proc. Soc. Exper. Biol. a. Med. 82, 259 (1953).

— A. LOELIGER et F. KOLLER: Sur un nouveau facteur de la coagulation du sang. Helvet. chim. Acta 34, 2431 (1951).

ESSER, H., u. R. STEINHAUSEN: Über ein thrombopathisches Blutungsübel als vermutliche Vorstufe der essentiellen Thrombopenie. Dtsch. Arch. klin. Med. 196, 364 (1949).

FANCONI, G.: Über Störungen des Wasser-, Kochsalz- und Plasmaeiweißhaushaltes. Schweiz. med. Wschr. 1946, 791.

FANTL, P., and M. NANCE: Acceleration of thrombin formation by plasma component. Nature (London) 158, 708 (1946).

FAVRE-GILLY, J.: Les états hémorragiques et la notion de fibrinopénie. Paris: Vigot 1947.

— Fibrinolyse et grossesses interrompues par sensibilisation au facteur FF. Rev. d'Hématol. 7, 60 (1952).

FEISSLY, R., et H. LÜDIN: Microscopie par contraste de phases. Rev. d'Hématol. 4, 481 (1949).

FELL, C., N. IVANOVIC, S. A. JOHNSON and W. H. SEEGERS: Differentiation of plasma antithrombin activities. Proc. Soc. Exper. Biol. a. Med. 85, 199 (1954).

FIALA, S.: A thermolabile inhibitor of plasma coagulation. Nature (London) 167, 279 (1951); On the role of a protein inhibitor in the first stage of blood coagulation. Arch. internat. Physiol. 58, 386 (1951).

— and K. ROTH: Interaction of hyaluronidase with thromboplastic components of blood coagulation. Federat. Proc. 11, 344 (1952).

FIESCHI, A.: Morphologie pathologique des thrombocytes. IV. Internat. Congr. Hematol., Amsterdam, 1953; Morfologia e istochimica patologica delle piastrine. Quaderni della coagul. 2, 19 (1954).

FLÜCKIGER, P., A. HÄSSIG u. F. KOLLER: Über den Thrombocyten-Coombs-Test. Schweiz. med. Wschr. 1953, 1035.

FOLIN, O., and V. CIOCALTEU: On tyrosine and tryptophane determinations in proteins. J. of Biol. Chem. 73, 627 (1922).

FONIO, A.: Über das funktionelle Verhalten der isolierten Strukturelemente der Thrombocyten, des Hyalomers und des Granulomers. Acta haematol. (Basel) 6, 207 (1951).

— Über die Wirkung des Hyalomers der Thrombocyten auf den Retraktionsvorgang. Acta haematol. (Basel) 8, 363 (1952).

— Über die dritte Phase der Blutgerinnung und über die Funktion der Strukturelemente der Thrombocyten. Erg. inn. Med. N. F. 4, 1 (1953).

FORELL, M. M., u. F. KOLLER: Beurteilung der Leberfunktion durch die Bestimmung von Faktor V, Faktor VII und Prothrombin. Wirkung von Synkavit und Vitamin K_1. Münch. med. Wschr. 1953, 433.

FRICK, P. G.: Hemophilia-like disease following pregnancy. With transplacental transfer of an aquired circulating anticoagulant. Blood 8, 598 (1953).
— and P. S. HAGEN: Congenital familial deficiency of the stable prothrombin conversion factor: restudy of case originally reported as "idiopathic hypoprothrombinemia". J. Labor. a. Clin. Med. 42, 212 (1953).
GAGLIARDI, L.: Studio clinico dell'anticoagulante 3-(1-fenil-propil)-4-idrossicumarina (Marcumar) e del suo antidoto (vitamin K₁). Minerva ginecol. 5, 456 (1953).
GITLIN, D., and W. H. BORGEN: Studies on the metabolism of fibrinogen in two patients with congenital afibrinogenemia. Blood 8, 679 (1953).
GOTTLEBE, P.: Die Prothrombinbestimmung als Leberfunktionprüfung. Dtsch. Arch. klin. Med. 197, 397 (1950).
GRAHAM, J. B., and K. M. BRINKHOUS: Christmas disease. Brit. Med. J. 2, 97 (1953).
GRAHAM, T. B., W. McLENDON and K. M. BRINKHOUS: Mild hemophilia: an allelic form of the disease. Amer. J. Med. Sci. 225, 46 (1953).
GUEST, M. M., B. M. DALY, A. G. WARE and W. H. SEEGERS: A study of antifibrinolytic activity in the plasmas of various animal species. J. Clin. Invest. 27, 785 (1948).
HALSE, T.: Heparin, Heparinoide, Dicumarol. Stuttgart: Hirzel 1950.
HARRINGTON, W. J., J. F. DESFORGES, F. STOHLMAN, C. B. CROW and W. C. MOLONEY: Studies on a case of actue antithromboplastinemia. J. Labor. a. Clin. Med. 36, 84 (1951).
— V. MINNICH, J. W. HOLLINGSWORTH and C. V. MOORE: Demonstration of a thrombocytopenic factor in the blood of patients with idiopathic thrombocytopenic purpura. J. Labor. a. Clin. Med. 36, 1 (1951).
— C. C. SPRAGUE, V. MINNICH, C. V. MOORE, R. C. AULVIN and R. DUBACH: Immunologic mechanism in idiopathic thrombocytopenic purpura. Ann. Int. Med. 38, 433 (1953).
HARTERT, H.: Die Thrombelastographie. Eine Methode zur physikalischen Analyse des Blutgerinnungsvorganges. Z. exper. Med. 117, 189 (1951).
— Klinische Blutgerinnungsstudien mit der Thrombelastographie. Dtsch. Arch. klin. Med. 199, 284, 293, 402, 414 (1952).
— u. I. HARTERT: Klinische Erfahrungen mit einem neuen hochwirksamen Dicumarolderivat. Klin. Wschr. 1953, 852.
HARTMANN, F., u. H. LANGE: Untersuchungen über den Prothrombin- und Ac-Globulin-Gehalt des Blutes bei Leberschäden. Dtsch. Arch. klin. Med. 197, 438 (1950).
HEILMEYER, L., u. H. BEGEMANN: Blutkrankheiten. Berlin - Göttingen - Heidelberg: Springer-Verlag 1951.
HIRSCHBOECK, J. S.: The effect of operation and illness on clot retraction. Description of a new method. J. Labor. a. Clin. Med. 33, 347 (1948).
HOIGNÉ, R., u. H. STORCK: Über die Bedeutung der Thrombocyten bei allergischen Vorgängen. II. Mitteilung: Thrombocytenagglutination in Patientenblut nach Zugabe von Allergenen. Schweiz. med. Wschr. 1953, 718.
HONORATO, C. R.: Plasmatic co-factor of thromboplastin: its adsorption with prothrombin and fibrinogen, by alumina and tricalcium phosphate gels. Amer. J. Physiol. 150, 381 (1947).
INNERFIELD, L., A. ANGRIST and J. W. BENJAMIN: The antithrombin titer in actue pancreatitis. Amer. J. Med. 12, 24 (1952).
JACOX, R. F.: Studies on the activation of a serum "prothrombin-conversion factor". J. Clin. Invest. 28, 492 (1949).
JOHNSON, S. A.: Activation of purified prothrombin with hemophilic plasma. Amer. J. Clin. Path. 23, 875 (1953).
— J. RUTZKY, C. L. SCHNEIDER and W. H. SEEGERS: Activation of purified prothrombin with hemophilic plasma. Proc. 4th Internat. Congr. Hemat. 1952.
JORPES, E.: Recent trends in anticoagulant therapy of thrombosis. Acta haematol. (Basel) 7, 257 (1952).
JÜRGENS, J.: Déficience congénitale du facteur VII. IV. Internat. Congr. Hematol., Amsterdam 1953.
— Der „Exponentiator", ein Nomogramm zur einheitlichen prozentualen Schnellberechnung von Blutgerinnungsfaktoren. Ärztl. Wschr. 1954, 420.
JÜRGENS, R.: Die erblichen Thrombopathien. Erg. inn. Med. 53, 795 (1937).
— Wirkung von Vitamin K₁ auf die Dicumarol-Hypoprothrombinämie und die Acceleratorfaktoren am lebergeschädigten Kaninchen und nach Leberexstirpation der Katze. Acta haematol. (Basel) 7, 143 (1952).
— u. A. FERLIN: Über den sog. Prothrombinkonsumptionstest bei Hämophilie (Hämophilie, Konduktorinnen) und bei konstitutioneller Thrombopathie (v. WILLEBRAND-JÜRGENS). Schweiz. med. Wschr. 1950, 1098.
— u. A. STUDER: Zur Wirkung des Thrombins. Helvet. physiol. Acta 6, 130 (1948).

Koller, F.: Das Vitamin K. Leipzig: Georg Thieme 1941.
— C. Gasser, G. Krüsi u. G. de Muralt: Purpura fulminans nach Scharlach mit Faktor
    V-Mangel und Antithrombinüberschuß. Acta haematol. (Basel) **4**, 33 (1950).
— u. H. Jacob: Über ein neues hochaktives Antikoagulants mit protrahierter Wirkung
    (Marcoumar). Schweiz. med. Wschr. **1953**, 476.
— A. Loeliger and F. Duckert: Experiments on a new clotting factor (factor VII). Acta
    haematol. (Basel) **6**, 1 (1951).
— — — u. H. Hu-Wang: Über einen neuen Gerinnungsfaktor (Faktor VII) und seine
    klinische Bedeutung. Dtsch. med. Wschr. **1952**, 528.
— — u. P. Fluckiger: Fortschritte in der Handhabung der Dicumaroltherapie. Verein-
    fachung der Kontrolle. Vitamin K₁ als Antidot. Helvet. med. Acta **19**, 411 (1952).
Langdell, R. D., J. B. Graham and K. M. Brinkhous: Prothrombin utilization during
    clotting. Comparison of results with 2-stage and 1-stage methods. Proc. Soc. Exper.
    Biol. a. Med. **74**, 424 (1950).
— R. D. Wagner and K. M. Brinkhous: Effect of antihemophilic factor on one-stage
    clotting tests. J. Labor. a. Clin. Med. **41**, 637 (1953).
Lasch, H. G., u. A. Linke: Blutgerinnung und Leberfunktion. I. Mitteilung. Die Bestimmung
    von Acceleratorglobulin und Prothrombin als Leberfunktionsprobe. Dtsch. Arch. klin.
    Med. **200**, 290 (1953).
— — Blutgerinnung und Leberfunktion. III. Mitteilung. Der Vitamin K-Test zur Differential-
    diagnose des Ikterus. Dtsch. Arch. klin. Med. **200**, 442 (1953).
— u. L. Roka: Zur Prothrombinbildung in der Leber. Hoppe-Seylers Z. **294**, 30 (1953).
Lewis, J. H., and J. H. Ferguson: Activation de la fibrinolysine. Rev. d'Hématol. **7**, 6 (1952).
— — Hemorrhagic diathesis due to PTC (plasma thromboplastin component) deficiency.
    Proc. Soc. Exper. Biol. a. Med. **82**, 445 (1953).
Ley, A. B., G. G. Reader, C. W. Sorenson and R. S. Overman: Idiopathic hypoprothrombin-
    emia associated with hemorrhagic diathesis and the effect of vitamin K. Blood **6**, 740
    (1951).
Linke, A.: Blutgerinnung und Leberfunktion. Verh. Ges. f. Verdauungs- u. Stoffwechselkrkh.
    XV. Tagung, Bad Kissingen, S. 123, 1950.
— u. H. G. Lasch: Blutgerinnung und Leberfunktion. II. Mitteilung. Der Tromexantest als
    Leberfunktionsprobe. Dtsch. Arch. klin. Med. **200**, 385 (1953).
Loeliger, A., and F. Koller: Behaviour of factor VII and prothrombin in late pregnancy
    and in the newborn. Acta haematol. (Basel) **7**, 157 (1952).
Loomis, T. A.: Antithrombin and heparin in human blood. J. Labor. a. Clin. Med. **34**, 631
    (1949).
Lovotti, A.: Il fattore VII della coagulazione nella gravidanza fisiologica a termine. Minerva
    ginecol. **5**, 521 (1953).
Luescher, E., u. A. Labhart: Blutgerinnungsstörung durch körpereigene Antikoagulantien
    bei Hyperglobulinämie. Helvet. med. Acta **16**, 283 (1949).
Macfarlane, R. G., and R. Biggs: A thrombin generation test. J. Clin. Path. **6**, 3 (1953).
Macmillan, R. L.: Observations on the mechanism of action of dicumarol. Science (Lancaster,
    Pa.) **108**, 416 (1948).
Malagamba, G., u. M. Maneschi: Die Akzeleratorfaktoren: ihr klinisches Verhalten nach
    gynäkologischen Operationen mit Bezug auf die Diagnose der Thrombosebereitschaft.
    Zbl. Gynäk. **75**, 659 (1953).
Mann, F. D., and M. Hurn: Co-thromboplastin, a probable factor in coagulation of blood.
    Amer. J. Physiol. **164**, 105 (1951).
— — and T. B. Magath: Observations on the conversion of prothrombin to thrombin.
    Proc. Soc. Exper. Biol. a. Med. **66**, 33 (1947).
Marbet, R., u. A. Winterstein: Probleme der Blutgerinnung. V. Über die Wirkung von
    Antikoagulantien des Heparintypus auf die 1. Phase der Blutgerinnung. Helvet. physiol.
    Acta **10**, 528 (1952).
— — Neuere Auffassungen über den Mechanismus der Blutgerinnung. Experientia (Basel)
    10, 274 (1954).
Marcacci, M.: Sindromi emofiliche: diagnosi di laboratorio. Medicina internazionale 1954.
Martin, H., u. L. Roka: Beeinflussung der Blutgerinnung durch Leukocyten. Klin. Wschr.
    1951, 510.
Marx, R., u. H. Dyckerhoff: Über Vitamin K und Plasmaeiweiß. Klin. Wschr. **1943**, 570.
Matis, P.: Marcumar (3-(1′-phenyl-propyl)-4-oxy-cumarin, ein neues Superdicumarol. Ärztl.
    Forsch. **7**, 298 (1953).
— Substancia heparinoidea en la terapeutica de las tromboembolias. Folia Clin. Inter-
    nacional **1**, 318 (1951).
Merskey, C.: The laboratory diagnosis of hemophilia. J. Clin. Path. **3**, 301 (1950).
— Hemophilia associated with normal coagulation time. Brit. Med. J. **1**, 906 (1951).

MERZ, W. R.: Behandlung der Thrombose und Lungenembolie mit Antikoagulantien. Gynecologia suppl. 1950, 130.
— Richtlinien für die antikoagulierende Therapie der schweren postoperativen und postpartalen akuten Venenthrombose. Schweiz. med. Wschr. 1954, 315.
MIALE, J. B.: The role of coagulase-globulin in blood coagulation and its thromboplastic action. With particular reference of the defect in hemophilia. Amer. J. Clin. Path. 22, 218 (1952).
MOOLTEN, S. E., L. VROMAN and G. M. S. VROMAN: Adhesiveness of blood platelets in thromboembolism and hemorrhagic disorders. II. Diagnostic and prognostic significance of platelet adhesiveness. Amer. J. Clin. Path. 19, 814 (1949).
— — — and B. GOODMAN: Role of blood platelets in thromboembolism. Arch. Int. Med. 84, 667 (1949).
MORRISON, P. R., and F. DOPPELT: Adhesion of fibrin clots to tissue. Federat. Proc. 11, 262 (1952).
DE NICOLA, P.: Contributo allo studio della vitamina K nei suoi rapporti con la protrombinemia e le sostanze ostacolo. Boll. Soc. med.-chir. Pavia 57, 1427 (1944).
— Trattamento delle ipereparinemie con protamina intramuscolare ad effetto prolungato. Progr. med. 7, 300 (1951).
— Durata d'azione, neutralizzazione con protamina ed eliminazione urinaria dell'eparina intramuscolare in soluzione acuosa. Farmaco 6, 56 (1951).
— Über die Entstehungsdauer der Blutgerinnungsfaktoren und ihre Verweildauer im Kreislauf. Klin. Wschr. 1951, 278.
— Zur physiopathologischen Einteilung der hämorrhagischen Diathesen. Neue med. Welt 20, 735 (1951); Physiopathological classification of hemorrhagic diseases. Canad. Med. Assoc. J. 67, 623 (1952).
— Revisione sperimentale dei metodi di controllo della terapia anticoagulante con derivati dicumarinici. Haematologica (Pavia) 36, 9 (1952). Acerca de la vigilancia terapeutica anticoagulante con los derivados de la dicumarina. Folia clin. internacional 2, 73 (1952).
— Ein Benetzbarkeits-Index zur Auswertung der Oberflächenerscheinungen bei der Blutgerinnung. Klin. Wschr. 1952, 512.
— Zur Kontrolle der Antikoagulantientherapie mit (Bis-(4-Oxycumarinyl)-3,3')-Essigsäureäthylester durch die Faktor VII-Bestimmung. Klin. Wschr. 1952, 512.
— Research on the new clotting factors. Texas Rep. Biol. a. Med. 11, 3 (1953).
— Factor VII (SPCA): its physiopathologic significance. Blood 8, 947 (1953); Beitrag zur Charakterisierung des Faktors VII. Schweiz. med. Wschr. 1953, 1047; Significato clinico del fattore VII. Progr. med. 9, 118 (1953).
— Zur zuverlässigen Durchführung der Zweistufenmethoden bei der Blutgerinnung. Klin. Wschr. 1954, 355.
— and L. BERMAN: In Vorbereitung.
— e A. COLLI: Problemi attuali di diagnosi e terapie delle malattie tromboemboliche. Boll. Soc. med.-chir. Pavia 58, 234 (1954).
— e P. ROSTI: Terapia anticoagulante con preparati ad azione dicumarinica prolungata (3-1'-fenil-propil)4-ossi-cumarina. Azione antidotica della vitamina K_1 sintetica. Haematologica (Pavia) 38, 56 (1954).
— e G. R. MAZZETTI: Valore clinico della trombelastografia. Haematologica (Pavia). Im Druck.
— e P. ROSTI: La coagulazione del sangue decalcificato con la resina amberlite. Boll. Ist. sieroterap. milanese 27, 180 (1948).
— — Sulle fibrinogenopenie e ipoprothrombinemie sperimentali da infusione di trombina. Boll. Soc. ital. Biol. sper. 25, 1184 (1949).
— — Method for the quantitative evaluation of functional activity in isolated platelets. Experientia (Basel) 10, 24 (1954).
— — and C. CARCUPINO: Quantitative evaluation of functional activity in siolated platelets. IV. Internat. Congr. Europ. Soc. Hematol., Amsterdam, 1953; Isolamento e studio funzionale delle piastrine nella coagulazione del sangue. Boll. Soc. med.-chir. Pavia 68, 637 (1954).
— — — Studio fisiopatologico e clinico della funzione tromboplastinica nelle piastrine isolate. Haematologica (Pavia) 38, 1036 (1954).
— — — Ricerche sulle piastrine isolate. II. Perfezionamenti tecnici per lo studio dell'agglutinazione di piastrine normali da parte di sieri di piastrinopenici. Boll. Soc. ital. Ematol. 2, 78 (1954).
— — e C. GRUGNI: Variazioni del fattore VII e del fattore labile negli stati postoperatori: rapporti con la diagnosi e la terapia delle malattie tromboemboliche Gazz. internaz. med. e chir. 58, 439 (1954).
NILSSON, I. M., and A. WENCKERT: Hyperglobulinemia as the cause of hemophilia-like disease. Blood 8, 1067 (1953).

NINNI, M.: Dimostrazione di una attività piastrinlotica presente «in vitro› nel siero di sangue degli ammalati di porpora piastrinopenica essenziale. Haematologica (Pavia) **36**, 693 (1953).

NOLF, P.: The coagulation of blood. Medicine **17**, 381 (1938).

ORR, W. F., and M. E. GRAY: Accelerators factors in hemophilic blood. Amer. J. Physiol. **163**, 148 (1950).

OVERMAN, R. S., C. W. SORENSON and I. S. WRIGHT: Effectiveness of synthetic watersoluble vitamin K preparations in bishydroxycoumarin-induced hypoprothrombinemia. J. Amer. Med. Assoc. **145**, 393 (1951).

OWEN, C. A. jr., and J. L. BOLLMANN: Prothrombin conversion factor of dicumarol plasma. Proc. Soc. Exper. Biol. a. Med. **67**, 231 (1948).

OWREN, P. A.: The coagulation of blood. Investigations on a new clotting factor. Acta med. scand. (Stockh.) suppl. **194**, (1947).

— Le complexe activateur de la prothrombine et son interêt clinique. Rev. d'Hématol. **6**, 135 (1951).

— Is B$_{12}$ the complete therapeutic answer in pernicious anemia ? Proc. Internat. Congr. Soc. Hematol., p. 22. New York: Grune & Stratton 1951.

— and K. AAS: The control of dicumarol therapy and the quantitative determination of prothrombin and proconvertin. Scand. J. Clin. a. Lab. Invest. **3**, 201 (1951).

— La proconvertine. Rev. d'Hématol. **7**, 147 (1952).

PAVLOVSKY, A.: Vascular factors in hemophilia. Acta haematol. (Basel) **3**, 65 (1950).

— D. MITTELMAN y H. CASTELLANOS: Consuncion de protrombina. Rev. Soc. argent. Hematol. **1**, 305 (1949).

PERLICK, E.: Der Einfluß des Phenylindandions (P.I.D.) auf die Gerinnungsfaktoren Prothrombin, Faktor V und Faktor VII und die Frage der Vitamin K-Resistenz. Klin. Wschr. **1953**, 26.

PISCIOTTA, A. V., M. STEFANINI and W. DAMESHEK: Studies on platelets. X. Morphologic characteristics of megakaryocytes by phase contrast microscopy in normals and in patients with idiopathic thrombocytopenic purpura. Blood 8, 703 (1953).

POOLE, J. C. F.: A haemorrhagic state resembling hemophilia. Lancet **1953**, 122.

QUATTRIN, N.: Le diatesi emorragiche trombopatiche. Minerva med. (Torino) 1949.

QUICK, A. J.: On the constitution of prothrombin. Amer. J. Physiol. **140**, 212 (1943).

— Components of the prothrombin complex. Amer. J. Physiol. **151**, 63 (1947).

— Studies on the enigma of the hemostatic dysfunction of hemophilia. Amer. J. M. Sci. **214**, 272 (1947).

— Pediatric aspects of hemophilia. Pediatrics **3**, 312 (1949).

— Is action of calcium on coagulation of blood stoichiometric or catalytic ? Science (Lancaster, Pa.) **106**, 591 (1947).

— The physiology and pathology of hemostasis. Philadelphia: Lea & Febiger 1951.

— and E. EPSTEIN: Thromboplastin activity in human blood. J. Appl. Physiol. **4**, 840 (1952).

— and J. FAVRE-GILLY: Fibrin, a factor influencing the consumption of prothrombin in coagulation. Amer. J. Physiol. **158**, 387 (1949).

— and C. V. HUSSEY: Hemophilia: clinical and laboratory observations relative to diagnosis and inheritance. Amer. J. Med. Sci. **223**, 401 (1952).

— — The mechanism of clot retraction. Science (Lancaster, Pa.) **112**, 558 (1950).

— J. N. SHANBERGE and M. STEFANINI: The coagulation defect in thrombocytopenic purpura. J. Labor. a. Clin. Med. **34**, 761 (1949).

— and M. STEFANINI: Nature of action of the labile factor in formation of thrombin. Amer. J. Physiol. **160**, 572 (1950).

— W. F. STOPP and C. V. HUSSEY: The effect of heating on the thromboplastic activity of rabbit brain extract. A new test for the diagnosis of hemophilia. J. Labor. a. Clin. Med. **39**, 142 (1952).

RATNOFF, O. D.: Studies on a proteolytic enzyme in human plasma. VII. Alterations in plasma fibrinogen and proteolytic activity in pneumonia. Bull. Hopkins Hosp. 88, 304 (1951).

REIMANN, F.: Purpura thrombolytica. Acta med. scand. (Stockh.) **107**, 95 (1941).

RIEBEN, W.: Beiträge zur Kenntnis der Blutgerinnung. Basel: Benno Schwabe 1947.

ROSENTHAL, R. L., O. H. DRESKIN and N. ROSENTHAL: New hemophilia-like disease caused by deficiency of a third plasma thromboplastin factor. Proc. Soc. Exper. Biol. a. Med. **82**, 171 (1953).

ROSSINI, G., e P. ROSTI: Le variazioni del fattore labile della protrombina in soggetti tubercolotici trattati con ac. paraminosalicilico. Acta vitaminol. **5**, 12 (1951).

ROSTI, P., e R. FURIAN: Sulle variazioni della protrombina residua durante il ciclo mestruale nella donna normale. Haematologica (Pavia) **35**, 477 (1951).

— e S. MARIGO: Vitamina B$_{12}$, estratti epatici e ipoprotrombinemia nell'anemia perniciosa. Progr. med. 8, 500 (1952).

— e O. ZANGAGLIA: Modificazioni della coagulabilità plasmatica indotte nel coniglio dalla somministrazione di bis(2-cloroetil) beta-naftilmaina. Arch. Sci. med. 78, 515 (1953).

SALVIDIO, E.: Microchimica delle piastrine umane. Progr. med. **9**, 562 (1953).
DELLA SANTA, R.: Une nouvelle méthode de dépistage des diathéses thrombophiles. La thrombélastographie selon Hartert. Praxis (Bern) **43**, 89 (1954).
— et R. FALLER: Valeur du temp de coagulation dans le traitement dicoumarinique. Schweiz. med. Wschr. **1951**, 1242.
— et K. N. VON KAULLA: L'hypoprothrombinémie provoqués chez les hépatiques. Helvet. med. Acta **16**, 251 (1949).
SAUTHOFF, R.: Zur Frage der Thrombopathien. III. Teil. Vergleichende phasenkonstrast. und elektronenmikroskopische Untersuchungen an normalen und pathologischen Thrombocyten. Ärztl. Wschr. **1951**, 637.
SCARDIGLI, G., e G. GUIDI: Modificazioni dell'attività protrombinica sotto carico di vitamin K e di tromexan ai fini della diagnostica funzionale epatica. Arch. fisiopatol. e clin. del ricambio **17**, 61 (1953).
SCHNEIDER, C. L.: Abruptio placentae after fetal death in utero. Obstetr. Gynec. **1**, 321 (1953).
SCHULMAN, L., and C. SMITH: Hemorrhagic disease in an infant due to deficiency of a previously undescribed clotting factor. Blood **7**, 794 (1952).
SCHULTZE, H. E.: Neuere Erkenntnisse über das Prothrombin und das Accelerator-Globulin von SEEGERS. Dtsch. med. Wschr. **1950**, 607.
— u. G. SCHWICK: Bedeutung der differenzierten Bestimmung von Prothrombin und Acceleratoren bei der Blutgerinnung. Die Medizinische **1953**, 1354, 1386.
SCHWARZ, E., C. USTERI u. F. KOLLER: Heparinresistenz und Heparinüberempfindlichkeit. Acta haematol. (Basel) **4**, 148 (1950).
— J. WANNER u. F. KOLLER: Über ein antithrombisch wirkendes Anticoagulans bei Leberkrankheiten. Acta haematol. (Basel) **6**, 70 (1951).
SCHWICK, G.: Über die Differenzierung von Hämophilie A und B. Klin. Wschr. **1954**, 171.
SEEGERS, W. H.: A new antithrombin reaction. Arch. of Biochem. **36**, 484 (1952).
— Blood coagulation. Harvey Lect. **47**, 180 (1953).
— R. J. McCLAUGHRY and J. L. FAHEY: Some properties of purified prothrombin and its activation with sodium citrate. Blood **5**, 421 (1950).
— K. D. MILLER, E. B. ANDREWS and R. C. MURPHY: Fundamental interactions and effect of storage, ether, adsorbants and blood clotting on plasma antithrombin activity. Amer. J. Physiol. **169**, 700 (1952).
— M. NIEFT and E. C. LOOMIS: Note on the adsorption of thrombin on fibrin. Science (Lancaster, Pa.) **101**, 520 (1945).
SERAFINI, U. M., e G. SICILIANO: Sindrome emorragica mortale postpartum con incoagulabilità sanguigna da fibrinolisi. Progr. med. **9**, 433 (1953).
SLOAN, A. W.: The normal platelet count in man. J. Clin. Path. **4**, 37 (1951).
SNELLMAN, O., B. SYLVEN and C. JULEN: Analysis of the native heparinlipoprotein complex including the identification of a heparin complement (heparin co-factor) obtained from extracts of tissue mast cells. Biochim. et Biophysica Acta **7**, 98 (1951).
SORBYE, O., J. KRUSE and H. DAM: The factor in dicumarol plasma which accelerates the coagulation of plasma from vitamin K deficient chicks. Acta chem. scand. (Stockh.) **4**, 831 (1950).
— — — The factor in vitamin K-deficient plasma which accelerates the coagulation of dicumarol plasma. Acta chem. scand. (Stockh.) **4**, 549 (1950).
SOULIER, J. P.: La consommation de la prothrombine pendant la coagulation du sang veineux et du sang capillaire. Nouvelle méthode d'investigation des syndromes hémorragiques. Rev. d'Hématol. **3**, 302 (1948).
— Apparition d'une antithrombine, a la suite d'injections de thrombine, chez un hémophilie ayant présenté un anticoagulant circulant. Rev. d'Hématol. **8**, 39 (1953).
— et M. J. LARRIEU: Differentiation of hemophilia into two groups. A study of thirty-three cases. New England J. Med. **249**, 547 (1953).
— — Syndrome de WILLEBRAND-JÜRGENS et thrombopathies. Etude de 65 cas. Essai de classification. Rev. d'Hématol. **9**, 77 (1954).
— et A. G. LE BOLLOCH: Le test de tolerance a l'héparine in vitro. Rev. d'Hématol. **5**, 147 (1950).
— J. MATHEY, A. G. LE BOLLOCH, PH. DAUMET et H. FAYET: Syndromes hemorrhagiques mortels avec incoagulabilité totale par défibrination et avec fibrinolyse. I. Au cours des exérés pulmonaires. Rev. d'Hématol. **7**, 30 (1952).
— P. PETIT et A. G. LE BOLLOCH: Syndromes hémorragiques mortels avec incoagulabilité totale par defibrination avec fibrinolyse. II. A la suite d'un avortement par injection intra-uterine d'eau de Javel. Rev. d'Hématol. **7**, 48 (1952).
STEFANINI, M.: Antithrombin activity of stored plasma. Amer. J. Clin. Path. **18**, 537 (1949).
— Activity of plasma labile factor in disease. Lancet **1951**, 606.
— Analytic review: Conversion factors and accelerators in the formation of thrombin. Blood **6**, 84 (1951).

STEFANINI, M.: Mechanism of blood coagulation in normal and pathologic conditions. Amer. J. Med. **14**, 64 (1953).
— E. W. CAMPBELL, G. I. PLITMAN and L. SALOMON: Coagulation defects due to acquired anticoagulants and fibrinolysis: their detection and treatment. Bull. New England Med. Center **15**, 23 (1953).
— and J. B. CHATTERJEA: Studies on platelets. A thrombocytopenic factor in normal human blood, plasma or serum. Proc. Soc. Exper. Biol. a. Med. **79**, 623 (1952).
— and W. H. CROSBY: Complementary correction of the defective coagulation mechanism of hemophilic and thrombocytopenic blood. Proc. Soc. Exper. Biol. a. Med. **73**, 301 (1950).
— W. DAMESHEK, J. B. CHATTERJEA, E. ADELSON and J. B. MEDNICOFF: Studies on platelets. IX. Observations on the properties and mechanism of action of a potent agglutinin detected in the serum of a patient with idiopathic thrombocytopenic purpura (with a note on the pathogenesis of the disease). Blood **8**, 26 (1953).
— and R. B. GENDEL: Influence of fibrinolysin on the survival "in vivo" of various coagulation factors and favorable effect of cortisone in "fibrinolytic purpura". Clin. Res. Proc. **1**, 5 (1953).
STEVENSON, C. S., R. G. BRADEN, C. J. SCHNEIDER, J. F. JOHNSON and W. H. SEEGERS: Hemorrhagic diathesis in abruptio placentae. Amer. J. Obstetr. **65**, 88 (1953).
STORTI, E., S. PERUGINI e M. SOLDATI: Le modificazioni del contenuto polisaccaridico delle cellule ematiche in alcune emopatie e malattie infettive (ricerche citochimiche). Raccolta di pubblicaz. biol., chim. e med., Carlo Erba, **1**, 475 (1953).
TAGNON, H. J., P. SCHULMAN, W. F. WHITMORE and L. A. LEONE: Prostatic fibrinolysin. Study of a case illustrating role in hemorrhagic diathesis of cancer of the prostate. Amer. J. Med. **15**, 875 (1953).
THIES, H. A., u. D. BOECKER: Klinische Erfahrungen mit einem neuen Antithromboticum aus der Gruppe der seltenen Erden. Dtsch. med. Wschr. **1953**, 222.
TOCANTINS, L. M., R. T. CARROL and R. H. HOLBURN: The clot accelerating effect of dilution on blood and plasma. Relation to the mechanism of coagulation of normal and hemophilic blood. Blood **6**, 720 (1951).
TROPEANO, L.: Il consumo della protrombina nel sangue emofilico e similemofilico dopo aggiunta in vitro di sangue normale fresco. Boll. Soc. ital. Biol. sper. **28**, 1890 (1952).
UEHLINGER, E.: Über eine Blutgerinnungsstörung bei Dysproteinämie (Beitrag zur Kenntnis der körpereigenen Antikoagulantia). Helvet. med. Acta **16**, 508 (1949).
UNGAR, G., and E. DAMGAARD: Studies on the fibrinolysin-antifibrinolysin system in serum. I. Action of the anterior pituitary, adreanol cortex and spleen. J. of Exper. Med. **93**, 89 (1951).
UNGER, P. N., and S. SHAPIRO: The prothrombin response to the parenteral administration of large doses of vitamin K in subjects with normal liver function and in cases of liver disease: a standardized test for the estimation of hepatic function. J. Clin. Invest. **27**, 39 (1948).
USTERI, C.: Das Heparinkomplement und seine physiologisch-klinische Bedeutung. Inaug.-Diss. Zürich, 1949.
VAN CREVELD, S., and M. M. P. PAULSSEN: Isolation and properties of the third clotting factor in blood platelets. Lancet **1952**, 23.
— — Haemorrhagic diathesis due to absence of Christmas factor. Lancet **1953**, 823.
VECCHIETTI, G.: Contributo allo studio delle emorragie post-partum per afibrinogenemia (sull'azione anticoagulante e fibrinolitica del liquido amniotico nei casi di macerazione fetale). Riv. ostetr. e ginecol. **8**, 443 (1953).
VETNI, G., A. R. AXELROD and S. A. JOHNSON: Studies of the inadequacy of vitamin B_{12} therapy in patients with pernicious anemia. Second Annual Symposium on Blood. Detroit 1953.
DE VRIES, A., and E. SHAFRIR: Hemorrhagic diathesis in a case of biliary cyrrhosis associated with a circulating anticoagulant. Acta haematol. (Basel) **8**, 246 (1952).
— — Méthode d'evaluation de l'activité thromboplastique du plasma. Applications cliniques et physiologiques. Rev. d'Hématol. **7**, 481 (1952).
— — P. EFRATI and Z. SHAMIR: Thrombocytopathic purpura with normal prothrombinconsumption. Hemorrhagic diathesis due to partial platelet dysfunction. Blood **8**, 1000 (1953).
WARE, A. G., J. L. FAHEY and W. H. SEEGERS: Platelet extracts, fibrin formation and interaction of purified prothrombin and thromboplastin. Amer. J. Physiol. **154**, 140 (1948).
— M. M. GUEST and W. H. SEEGERS: A factor in plasma which accelerates the activation of prothrombin. J. of Biol. Chem. **169**, 231 (1947).
— — — Plasma accelerator factor and purified prothrombin activation. Science (Lancaster, Pa.) **106**, 41 (1947).
— and W. H. SEEGERS: In Trans. First Conference on Blood Clotting and Allied Problems. New York: Josiah Macy, Jr. Foundation 1948.

WARE, A. G. and W. H. SEEGERS: Studies on prothrombin: purification, inactivation with thrombin and activation with thromboplastin and calcium. J. of Biol. Chem. **174**, 565 (1948).
— — Two-stage procedure for the quantitative determination of prothrombin concentration. Amer. J. Clin. Path. **19**, 471 (1949).
WHITE, S. G., P. M. AGGELER and M. B. GLENDENING: Plasma thromboplastin component (PTC). A hitherto unrecognized blood coagulation factor. Case report of PTC deficiency. Blood 8, 101 (1953).
WILDBRAND, U.: Die klinische Anwendung des neuen Anticoagulans Thrombodym. Dtsch. med. Wschr. **1953**, 330.
WINTERSTEIN, A.: Nuovi concetti sulla determinazione della protrombina. Problemi attinenti alla coagulazione del sangue. Atti del primo simposio. Genova, dicembre 1953. Prodotti Roche S. P. A., Milano.
WITTE, S.: Über die Methode der Prothrombinzeitbestimmung und ihren diagnostischen Wert in der inneren Medizin. Z. klin. Med. **145**, 547 (1949).
— Der Vitamin K-Test mit Bestimmung von Prothrombin und Ac-Globulin bei Leberkrankheiten. Dtsch. Z. Verdauungs- u. Stoffwechselkrkh. **11**, 209 (1951).
— u. P. DIRNBERGER: Die Gerinnungsfaktoren V und VII in der Zweiphasen-Prothrombinbestimmung. Klin. Wschr. **30**, 610 (1952).
— — Über quantitative Beziehungen zwischen den Gerinnungsfaktoren V und VII bei der Prothrombinaktivierung. Acta haematol. (Basel) **9**, 380 (1953).

Erster Teil.

Physiopathologische Einteilung.

Die Einteilung der Gerinnungsstörungen nach physiopathologischen Gesichtspunkten bildet einen Leitfaden für die Differentialdiagnose der einzelnen Gerinnungsstörungen nach einem rationellen Schema. Für mehrere Störungen erhielt man eine Anordnung, die den modernen Gerinnungsschemata nahekommt. Andere hingegen ließen sich nur provisorisch einordnen, was die noch in einigen Phasen der Blutgerinnung herrschenden Unsicherheiten widerspiegelt.

Eine erste Unterscheidung muß sich einerseits auf die vom *Mangel*, andererseits auf die von der *Hemmung* eines oder mehrerer Faktoren der Blutgerinnung verursachten Formen beziehen. Diese Unterscheidung, die für eine allgemeine Einteilung nützlich ist, entspricht nicht immer praktischen Zwecken, insofern als man nicht immer die den Mangelformen entsprechenden Hemmungsformen trifft. Außerdem ist bei einigen Formen noch nicht bekannt, in welcher Phase der Gerinnung die Hemmung erfolgt, und die entsprechenden Untersuchungen sind manchmal nicht einwandfrei.

Eine physiopathologische Einteilung der Gerinnungsstörungen (DE NICOLA, 1951, 1952) setzt eine Übersicht der *physiologischen Mechanismen der Blutgerinnung* voraus. Die *Umwandlung des Prothrombins in Thrombin* und dessen Einwirkung auf das *Fibrinogen*, das dadurch in *Fibrin* verwandelt wird, bilden die für die Blutgerinnung grundlegenden Mechanismen. Die Umwandlung des Prothrombins in Thrombin geschieht infolge Einwirkung verschiedener Faktoren, von denen einige erst neuerdings untersucht worden sind — die sog. neuen Gerinnungsfaktoren —, während andere schon früher bekannt waren (Tab. 1). Diese letzteren, die wir in den klassischen Gerinnungsschemata finden, sind *Calcium* und *Thromboplastin*. Diese Faktoren sind nicht im entstandenen Thrombin enthalten, tragen jedoch zur Beschleunigung seiner Bildung bei. Das Thromboplastin hielt man früher für eine Substanz, die aus Plättchen, Plasma und Geweben stammen konnte. Der größte Teil der älteren Forschungen war mit Thromboplastin durchgeführt worden, das aus Geweben stammte, während erst neuere Untersuchungen die Möglichkeit gezeigt haben, eine Thromboplastinwirkung von gleicher Stärke vermöge eines plasmatischen und eines thrombocytären Faktors zu erhalten.

Tabelle 1. *Vereinfachtes Schema der Blutgerinnung.*

I. Prothrombin

        Thromboplastin   ⟨Plasma-Faktoren (1)
                                 ⟨Plättchen-Faktoren (2)

        Faktor VII (3)
        Ac-Globulin (4)
        ↓ Calcium
    Thrombin

                Thrombin

II. Fibrinogen————————————→Fibrin

III. Retraktion

IV. Fibrinolyse

1. Antihämophiles Globulin (A)
    Anti-Hemophilic Globulin (AHG)
    Antihämophiler Faktor
    Anti-Hemophilic Factor (AHF)
    Plasmatischer Faktor des Thromboplastins
    Plasmatischer Cofaktor der Plättchen
    Thromboplastinogen
    Thrombocatalysin
    Coagulase Globulin (CG)

    Plasma Thromboplastin Component (PTC)
    Antihämophiles Globulin B
    Christmas Factor
    Faktor X (Buchstabe!)

    Plasma Thromboplastin Antecedent (PTA)

2. Plättchen-Faktor 1
      (Plättchen-Ac-Globulin)
    Plättchen-Faktor 2
      (Plättchen-Accelerator der Thrombin-
      Fibrinogen-Reaktion)
    Plättchen-Faktor 3
      (Antiheparinischer Faktor)
    Plättchen-Faktor 4
      (thromboplastinischer Faktor der
      Plättchen — Thromboplastinogenase —
      Plättchenenzym)

    Nur die zwei letzten Faktoren können als
    Plättchen-Faktoren des Thromboplastins be-
    trachtet werden.

3. Faktor VII
    Proconvertin-Convertin
    Serum Prothrombin Conversion Accelerator
      (SPCA) und Precursor
    Convertibilitätsfaktor
    Stabiler Conversionsfaktor
    Cothromboplastin
    Cofaktor V
    Prothrombinogen
    Dicumarolfaktor

4. Plasma- und Serum-Ac-Globulin
    Labiler Faktor
    Komponente A des Prothrombins
    Proprothrombinase-Prothrombinase
    Proaccelerin-Accelerin
    Plasmatischer Cofaktor des
      Thromboplastins
    Globulin nach Fantl und Nance
    Plasma Prothrombin Conversion Factor
      (PPCF)
    Faktor V und VI
    Thrombogen

Das sich bildende Thrombin wirkt auf das Fibrinogen nach einem fast sicher enzymatischen Mechanismus, bei dem kleinste Mengen Thrombin genügen, um eine Fibrinogen-Menge von bis zu 100000mal höherem Gewicht in Fibrin umzuwandeln.

Um diese zwei *Grundreaktionen,* die *Umwandlung des Prothrombins in Thrombin* und die von Thrombin bewirkte *Umwandlung des Fibrinogens in Fibrin* ist der gesamte Komplex der Blutgerinnungstheorie aufgebaut worden.

1. Die Thromboplastin-Faktoren.

Im letzten Jahrzehnt hat sich die Auffassung durchgesetzt, daß an der Bildung des Thromboplastins ein plasmatischer und ein thrombocytärer Faktor beteiligt sind. Der plasmatische Faktor ist mit dem *antihämophilen Globulin* (antihämophiler Faktor, *Thromboplastinogen* (Quick, 1947), *Thrombocatalysin* (Brinkhous. 1947), *Plättchen-Cofaktor* (Johnson et al. 1952) identifiziert worden. Der Plättchenfaktor ist auch als *Thromboplastinogenase* oder *Plättchenenzym* bezeichnet worden (Quick, 1947).

Neuere Ergebnisse haben eine Komplexität von Faktoren auch bei der Bildung des Thromboplastins erkennen lassen. Neben dem antihämophilen Globulin sind andere plasmatische Faktoren identifiziert worden, deren Mangel hämophilieähnliche Erkrankungen hervorrufen kann. Bisher sind zwei Gruppen von plasmatischen Faktoren beschrieben worden, die wahrscheinlich zusammen mit dem antihämophilen Globulin an der Bildung des Thromboplastins beteiligt sind. Die erste Gruppe umfaßt den ,,*Plasma Thromboplastin Component*" *(PTC)* (AGGELER et al. 1952, WHITE et al. 1953), den *Factor X*[1] (SCHULMAN und SMITH, 1952), das *antihämophile Globulin B* (SOULIER et LARRIEU, 1953) (im Gegensatz zum antihämophilen Globulin A oder klassischen antihämophilen Faktor), und den ,,*Christmas Factor*" (BIGGS et al. 1952). Diese Bezeichnungen sind als Synonyme zu betrachten, die sich auf einen einzigen Faktor beziehen. Die zweite Gruppe wird vorläufig von einem einzigen Faktor, dem ,,*Plasma Thromboplastin Antecedent*" *(PTA)* (ROSENTHAL et al. 1953) gebildet. Die erste Gruppe zeigt, zumeist mit dem Faktor VII und ähnlichen Faktoren, übereinstimmende Eigenschaften, insofern sie ebenfalls mit Bariumsulfat und Tricalciumphosphat adsorbierbar sind, und können durch Elution mit Natriumcitrat aus den Adsorbaten gewonnen werden. Wie der Faktor VII, sind sie im Serum vorhanden und werden außerdem von Seitzfiltern zurückgehalten. Durch diese Eigenschaften unterscheiden sie sich vom klassischen antihämophilen Globulin. Das PTA wird von Bariumsulfat und anderen Substanzen nicht adsorbiert, aber ist im Serum vorhanden (Tab. 2).

Was die *Plättchen-Faktoren* betrifft, wären noch folgende Faktoren zu erwähnen: *Plättchen-Faktor 1* (Plättchen-Ac-Globulin), *Plättchen-Faktor 2* (Accelerator der Fibrinogenbildung) und *Plättchen-Faktor 3*, mit antiheparinischer Aktivität und wahrscheinlich dem *thromboplastinischen Faktor* ähnlich.

Für die Faktoren, die an der Bildung des Thromboplastins beteiligt sind, sind wahrscheinlich *quantitative Verhältnisse* gültig.

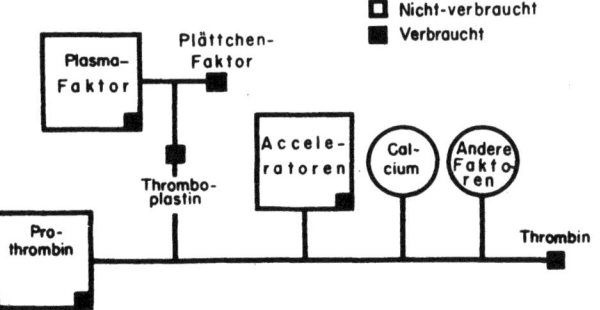

Abb. 1. Schema der Gerinnungsveränderungen beim Mangel des thrombocytären Faktors des Thromboplastins (Thrombocytopenien): verminderter Verbrauch des plasmatischen Faktors des Thromboplastins (antihämophiles Globulin), des Prothrombins und der Acceleratoren (Ac-Globulin); verminderte Thromboplastin- und Thrombinbildung.

Verringert man die Konzentration eines der beiden Faktoren des Thromboplastins (Plättchen- und Plasma-Faktor), so wird auch die Teilnahme des anderen an der Reaktion herabgesetzt. Dieses Verhalten hat man bei den Mängeln am Plättchen-Faktor des Thromboplastin festgestellt, die bei den Thrombocytopenien und Thrombopathien im allgemeinen vorliegen (Abb. 1). Auch beim Vorhandensein einer genügenden Menge an plasmatischem Faktor beteiligt sich nur ein Teil desselben an der Reaktion, und der Rest verbleibt im Serum, nach der Gerinnung länger als normal. Man findet also einen geringeren Verbrauch des antihämophilen Globulins. Dasselbe müßte sich von dem entgegengesetzten Zustand sagen lassen, d. h. beim Mangel vom

[1] Faktor X (Buchstabe): nicht zu verwechseln mit dem von KOLLER kürzlich beschriebenen Faktor X (= 10), dessen Bedeutung in der Blutgerinnung noch nicht vollkommen geklärt worden ist.

plasmatischen Faktor des Thromboplastins und vor allem bei Hämophilie (Abb. 2). Jedoch haben wir noch nicht die Mittel zur Verfügung, die es erlauben, die Menge an nicht-verbrauchtem Plättchen-Faktor zu analysieren. Man hat allerdings indirekte Beweise, die ein derartiges Verhalten auch bei Hämophilie vermuten lassen, die als Komplementärform der Thrombocytopenien betrachtet wird. Mischt man nämlich das Blut eines Thrombocytopenikers mit dem eines Hämophilikers, so wird die Gerinnungsstörung aufgehoben, und es tritt ein normaler Verbrauch der einzelnen Faktoren nach den nun analysierten Schemata ein (Stefanini und Crosby, 1950).

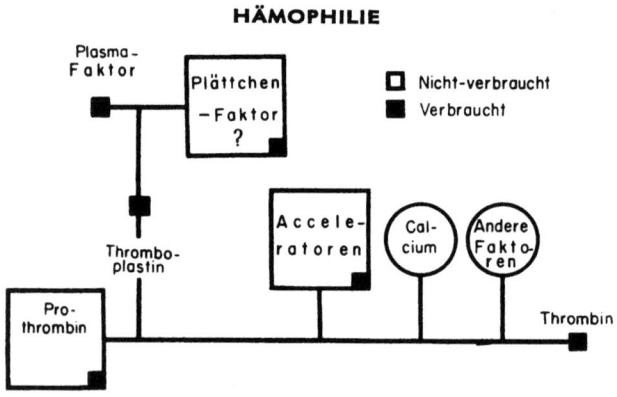

Abb. 2. Schema der Gerinnungsveränderungen beim Mangel des plasmatischen Faktors des Thromboplastins (Hämophilie): verminderter Verbrauch des Prothrombins, der Acceleratoren (Ac-Globulin) und wahrscheinlich auch der Plättchen-Faktores des Thromboplastins; verminderte Thromboplastin- und Thrombinbildung.

Als Folge des Mangels an einem der beiden Thromboplastin-Faktoren, d. h. Plasma- und Plättchen-Faktors des Thromboplastins, ergibt sich ein *sekundärer Mangel an Thromboplastin*. Die geringe Menge von Thromboplastin, die sich unter diesen Bedingungen bildet, reagiert mit verhältnismäßig geringen Mengen der anderen Faktoren, welche, auch wenn in normaler Konzentration vorhanden, nicht vollständig verbraucht werden. Deshalb ergibt sich ein sekundärer Mangel an Verbrauch von Prothrombin und Ac-Globulin oder labilem Faktor, sei es bei Hämophilie, sei es bei Thrombocytopenien, und infolgedessen eine *verminderte Thrombinbildung*.

Anfangs wurde die Funktion einer katalytischen Beschleunigung der Blutgerinnung dem antihämophilen Globulin zugeschoben. Unmittelbar nach der Entdeckung des Ac-Globulins hatte man angenommen, daß das antihämophile Globulin mit dem neuen Faktor zu identifizieren sei, jedoch war ein derartiger Nachweis nicht möglich (Orr und Gray, 1950). Diese Annahme war auf folgendem Experiment begründet: wenn man Hämophilen kleine Mengen Blut oder Cohns Fraktion I, die antihämophiles Globulin enthält, injiziert, erreicht man eine Normalisierung der Gerinnungszeit. Dasselbe hat man auch in vitro feststellen können (Alexander und Landwehr, 1948). Heute weiß man, daß der Normalisierung der Gerinnungszeit nach Transfusionen bei Hämophilen keine vollständige Normalisierung der Gerinnungsstörung entspricht, insofern der Prothrombinverbrauch pathologisch verändert bleibt (Baserga und de Nicola, 1951; de Nicola, 1952). So hätte die Wirkung des antihämophilen Globulins nicht im Sinne einer katalytischen Wirkung gedeutet werden müssen.

Neuere, mit verschiedenen Techniken durchgeführte Forschungen haben geklärt, daß zwischen den zwei Faktoren des Thromboplastins keine enzymatische (vgl. Thromboplastinogen*ase*), sondern quantitative Beziehungen bestehen (Quick und Epstein, 1952). Das mögliche Auftreten quantitativer Verhältnisse unter diesen und den oben erwähnten Bedingungen ist als Folge stöchiometrischer Reaktionen in der Blutgerinnung angesehen worden. Wenn auch dieses Wort eine recht exakte Bedeutung hat, und vor allem auf chemische Reaktionen angewandt wird, spricht das Auftreten derartiger Vorgänge in den einzelnen Phasen der Blutgerinnung zugunsten der Theorie von den quantitativen Verhältnissen.

Die Aktivierung des Thromboplastins ist kürzlich auch hinsichtlich ihrer Beziehungen zur Gerinnungszeit untersucht worden (BIGGS und MACFARLANE, 1953; BIGGS et al., 1953). Durch Hinzufügung von Gewebsthromboplastin zum Blut erhält man eine beträchtliche Verkürzung der Gerinnungszeit. Deshalb hatte man angenommen, daß das im Blut enthaltene Thromboplastin nur wenig aktiv sei. Jedoch scheint dieses Ergebnis vielmehr von der langsamen Aktivierung des Thromboplastins im Blut herzurühren. In Gegenwart optimaler Mengen von Plättchen, antihämophilem Globulin, Faktor VII und Calcium kann die Thromboplastinbildung in vitro viel schneller vor sich gehen. Die so erhaltenen Gerinnungszeiten belaufen sich auf etwa 8—12 sec. Die Verminderung des antihämophilen Globulins beeinflußt die Entstehungsgeschwindigkeit des aktiven Thromboplastins viel stärker als die Verminderung der Plättchen. Das Auftreten normaler Gerinnungszeiten bei Mangel an Plättchen-Faktor des Thromboplastins und ihre Verlängerung bei Mangel an plasmatischem Faktor des Thromboplastins könnten auf Grund dieser Experimente interpretiert werden.

Pathologische Mängel an Thromboplastin-Faktoren. Nach der Ansicht des größten Teils der Autoren geht die Thromboplastinbildung jedem anderen Vorgang in einem modernen Gerinnungsschema voran. Daher wäre zunächst ein Mangel der an der Thromboplastinbildung beteiligten Faktoren in Betracht zu ziehen. *Zu Mangel an plasmatischem Faktor des Thromboplastins* gesellen sich die *hämophilen Syndrome.* Zu dieser Kategorie gehört die klassische Hämophilie, die vom Mangel an antihämophilem Globulin verursacht wird, und die hämophilieähnlichen Syndrome, die von Mangel an den neuerdings identifizierten Faktoren, wie PTC und PTA, abhängig sind. Bei dem *Mangel an Plättchen-Faktor des Thromboplastins* sollen alle Plättchenkrankheiten studiert werden, die sich in Verminderung der Plättchenzahl und Verminderung der Plättchenfunktion äußern. Zu dieser Unterscheidung, die zu den nunmehr klassischen Schemata gehört, kommen heute weitere Einteilungen, die Veränderungen der einzelnen Plättchen-Faktoren betreffen. Außerdem muß man die Möglichkeit in Betracht ziehen, daß Thrombocytopenien mit funktionellem Plättchenmangel verbunden sind, wie dies für die sog. Thrombopathien charakteristisch ist. Bei der Untersuchung der Plättchenveränderungen muß man auch die immunologischen Veränderungen beachten, welche das Vorhandensein von spezifischen Agglutininen für die Plättchen im Serum der Thrombocytopeniker betreffen.

2. Das Prothrombin und die Acceleratoren (Faktor VII und Ac-Globulin).

Das *Prothrombin* hat die Eigenschaften eines Globulins und findet sich in COHNs Fraktion III-2. Es ist wasserlöslich. Bei 60° C wird es vollständig inaktiv, ist jedoch haltbar in gefrorenem oder lyophilisiertem, oder auch, bei +5° C, in Citrat-Plasma höchst resistent. Es kann in verschiedenem Maße von SEITZ-Filtern zurückgehalten werden, je nach der Konzentration der verwendeten Asbestfilter. Filter mit 20—30% Asbest halten etwa 85% Prothrombin zurück, während Filter mit 50% Asbest es vollständig zurückhalten (KOLLER et al. 1951; OWREN und AAS, 1951; DE NICOLA, 1952). Auch Bariumsulfat und Tricalciumphosphat-Gel können es durch Adsorption zurückhalten. Mit Natriumcitrat kann man aus den so erhaltenen Adsorbaten ein Eluat gewinnen, das das Prothrombin enthält.

In den letzten Jahren hat sich die Aufmerksamkeit der Forscher auf eine Gruppe von noch nicht vollständig erforschten Faktoren gerichtet, die für die rasche Umwandlung von Prothrombin in Thrombin notwendig sind, und *Acceleratoren* genannt worden sind. Die Existenz eines für die Umwandlung von Prothrombin

in Thrombin notwendigen Faktors war 1939 von der Iowa-Gruppe postuliert
worden (WARNER et al. 1939). Man sprach damals von einem Convertibilitäts-Fak-
tor, über dessen Beschaffenheit jedoch keine definitiven Untersuchungen angestellt
worden waren. Zwischen 1941 und 1944 hatten verschiedene Autoren vermutet,
daß außer dem Prothrombin noch mindestens ein weiterer Faktor an der Prothrombinzeit beteiligt sein müsse (DONHOFFER et al. 1942; MARX und DICKERHOFF,
1943; DE NICOLA, 1944). Diese Behauptung, die den damals herrschenden Auffassungen direkt widersprach, fand wenig Gehör. Unabhängig von ihr jedoch wurde
in den selben Jahren die Existenz eines neuen Gerinnungsfaktors durch Ergebnisse
verschiedener Laboratorien bestätigt, und man kam zur Anerkennung zuerst des
Ac-Globulins und dann des Faktors VII.

Das *Ac-Globulin* oder *labiler Faktor* (WARE et al. 1947; QUICK, 1947) ist ein
wasserlösliches Globulin, bei Aufbewahrung in Zimmertemperatur oder bei 5° C
äußerst empfindlich. Unter diesen Bedingungen verschwindet rasch ein großer
Teil seiner Aktivität. Von Tricalciumphosphat oder Bariumsulfat wird es nicht
adsorbiert, und wird auch von SEITZ-Filtern mit 50% Asbestgehalt nicht zurückgehalten. Die Temperatur von + 58° C inaktiviert es sofort. Mit 45%igem
Ammoniumsulfat oder bei p_H 5,4 erhält man einen Niederschlag.

Die hauptsächlichen synonymen Bezeichnungen für diesen Faktor sind fol-
gende: Komponente A des Prothrombins (QUICK, 1943), Faktor V und Faktor VI
(OWREN 1944, 1947), Proprothrombinase und Prothrombinase (OWREN, 1947),
Globulin nach FANTL und NANCE (1946), labiler Faktor (QUICK, 1947), plasmatischer Cofaktor des Thromboplastins (HONORATO, 1947), Serum- und Plasma-
Ac-Globulin (WARE et al. 1947), "Plasma Prothrombin Conversion Factor"
(PPCF) (STEFANINI, 1951), Proaccelerin und Accelerin (OWREN, 1951), und wahrscheinlich auch das Thrombogen (NOLF, 1938). Heute nimmt man an, daß diese
Faktoren einander gleich sind, auch wenn sie mit Hilfe verschiedener Techniken
untersucht wurden. Einige dieser Faktoren sind in zwei Formen beschrieben worden, einer aktiven und einer inaktiven, auf die sich einige der Bezeichnungen der
vorstehenden Liste beziehen.

Nach der Entdeckung dieser ersten Gruppe neuer Blutgerinnungsfaktoren,
erkannte man, daß andere Faktoren zur Umwandlung des Prothrombins in Thrombin notwendig waren. Schon die ersten Untersuchungen hatten die Möglichkeit
eröffnet, daß das Dicumarol eine Verminderung nicht nur des Prothrombins,
sondern auch anderer Faktoren verursachte (MANN et al. 1947, MACMILLAN, 1948,
OWEN und BOLLMAN 1948). Da nun die unter den Namen Ac-Globulin oder
labiler Faktor beschriebenen Faktoren vom Dicumarol nicht beeinflußt werden,
dachte man an eine andere Faktorengruppe. Die ersten vollständigen Untersuchungen wurden 1949 veröffentlicht, als das SPCA ("Serum Prothrombin Conversion
Accelerator") (ALEXANDER et al. 1949) und sein Verhalten unter verschiedenen
physiopathologischen Zuständen beschrieben wurde. Man schlug den Namen
Cothromboplastin (MANN und HURN 1951) für einen Faktor vor, dessen Aktivität
die Gegenwart von Thromboplastin erforderte und der sich bei Behandlung mit
Dicumarol verminderte. Wahrscheinlich auf dieselbe Faktorengruppe beziehen
sich die Untersuchungen über "Prothrombin Conversion Factor" (PCF) (JACOX
1949), Prothrombinogen (QUICK, 1949) und die unseren von 1944.

Im folgenden wurde das Proconvertin-Convertin-System (OWREN, 1951) nach
einigen vorausgehenden Andeutungen (Cofaktor V) (OWREN 1947) beschrieben.
1951 wurde die Bezeichnung Faktor VII vorgeschlagen, indem eine Technik für
dessen quantitative Bestimmung angegeben wurde (KOLLER et al. 1951).

Die Haupteigenschaft des *Faktors VII* besteht, im Gegensatz zur Labilität
der anderen Faktorengruppe, in seiner *Haltbarkeit*. Aus diesem Grunde ist auch

der Ausdruck stabile Komponente vorgeschlagen worden, um die Terminologie der Blutgerinnung zu vereinfachen. 4 Tage in Serum bei 25—37° C aufbewahrt, bleibt der Faktor VII fast unverändert. Da Prothrombin sowie Ac-Globulin oder labiler Faktor im Serum sofort verschwinden, kann man auf diese Weise Serum erhalten, das frei von diesen beiden Faktoren ist. Auch in Trockenplasma oder -serum bleibt die Aktivität des Faktors VII, als SPCA gemessen, praktisch unverändert.

Faktor-VII-Präparate erhält man von Serum durch Adsorption mit Bariumsulfat und durch Elution mit Natriumcitrat (DUCKERT et al. 1951). Um

Tabelle 2. *Eigenschaften der Thromboplastinfaktoren und der Acceleratoren.*

	AHG	PTC	PTA	Plättchen-Faktoren 1	2	3	4
Präcipit. bei 33%iger Ammoniumsulfat-Satur.	+						
Präcipit. bei 40—50%iger Ammoniumsulfat-Satur.		+		+			
Labilität bei Aufbewahr.	+	—					
Stabilität bei 56° C für 5'	+	+		—	+	+	+
Sediment. bei 32000 rpm für 30'	—			+	—		+
Adsorb. mit Tricalciumphosph., Bariumsulfat oder Seitz-Filtern	—	+	—	—	+	—	
Elution mit Sodiumcitrat		+					
Vorhanden im Serum	—	+	+				
Solubilität in Wasser				+	+	—	

	Bariumsulfat	Bariumcarbonat	Tricalciumphosph.	Sodiumcitr.
		Adsorption		Elution
SPCA	+	+		+
Convertin	+	+		+
Faktor VII	+		+	+
Cothromboplastin			+	+
Prothrombinogen			+	+
FIALAs Inhibitor		+		
SEEGERS' Inhibitor		+		+
Faktor Delta (Hühnchen)		+		+
Faktor Kappa		+		+

Hühnchen-Plasma	Faktor Delta	Faktor Kappa	Labiler Faktor
		Präparate aus Hühnchen-Plasma	
K-Avitaminose	—	+	—
Dicumarol	+	—	
Normal	—		
Konserviertes Plasma	—		—

+ Normalisierung der Prothrombinzeit
— Keine Normalisierung der Prothrombinzeit

Faktor VII von Plasma zu gewinnen muß man chromatographische Verfahren anwenden (DUCKERT et al. 1953). Das Verhalten des Faktors VII und der analogen Faktoren hinsichtlich Adsorption und Elution läßt an die von DAM beschriebenen Faktoren denken, d. h. die Faktoren Delta und Kappa (SORBYE et al. 1950). Ihr Verhalten in K-Avitaminose und während der Behandlung mit Dicumarol läßt jedoch ihre Annäherung an andere bekannte Faktoren als proble-

matisch erscheinen. Außerdem sind folgende Faktoren zu erwähnen: Fialas
Inhibitor (Fiala, 1951) und „Antithrombin Accelerator Inhibitor" (AAI)
(Seegers, 1952). Beide Faktoren sind mit Bariumsulfat adsorbierbar (Tab. 2).

Eine andere bezeichnende Eigenschaft von Faktoren wie Faktor VII ist das
Verhalten bei der Seitz-Filtrierung. Filtriert man Rinderplasma zweimal durch
Filter mit 20 bzw. 30% Asbestgehalt, wird praktisch der gesamte Faktor VII
von den Filtern zurückgehalten. Im Filtrat bleibt eine geringe Menge Prothrombin zurück, während Ac-Globulin und Fibrinogen nur geringfügig vermindert werden. Benutzt man Filter mit 50% Asbest, wird der gesamte
Faktor VII und das Prothrombin zurückgehalten (Koller et al. 1951).

Auch für die Faktoren dieser Gruppe hat man einen inaktiven plasmatischen
Vorläufer (SPCA-Precursor) (Alexander, 1952) und eine aktive Form im Serum
angenommen. In der Annahme dieser Unterscheidung stimmen nicht alle
Autoren überein.

Wirkungsmechanismus. Das Studium der sog. Acceleratoren der Thrombinbildung, die in der Tat auch die Thromboplastin-Faktoren einschließen, hat
zwei Grundtatsachen geklärt. Vom biologischen Standpunkt aus ist festgestellt
worden, daß die Verminderung eines einzigen dieser Faktoren eine Verzögerung
der Umwandlung des Prothrombins in Thrombin zur Folge hat. Klinisch hat
man hämorrhagische Zustände beobachtet, die sich infolge ihres Fehlens ergeben.
Man hat daraus schließen wollen, daß die vom Prothrombin selbst verschiedenen
Faktoren, die an seiner Umwandlung in Thrombin beteiligt sind, als Katalysatoren dieses Prozesses wirken, indem sie ihn beschleunigen. In der Tat ist
es möglich, in beträchtlich langer Zeit die Umwandlung von gereinigtem Prothrombin in Thrombin nur mit Hilfe von 25%igem Natriumcitrat und ohne
Beteiligung irgendeines anderen Faktors, nicht einmal von Calcium oder Thromboplastin, zu bewirken (Seegers et al. 1950). Die Hinzufügung anderer Faktoren erteilt dieser Reaktion einen rascheren Verlauf.

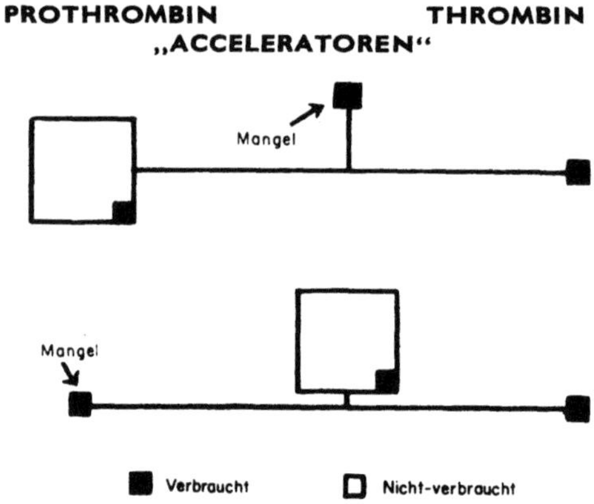

Einige Autoren stimmen darin überein, daß im Laufe der Gerinnung sich aus dem labilen Faktor eine Substanz mit beschleunigenden Eigenschaften bildet (Stefanini, 1951). Es würde sich hier um einen dem Ac-Globulin ähnlichen Faktor handeln, der sich vom Faktor VII oder SPCA durch seine extreme Labilität und seine geringe Adsorbierbarkeit durch Tricalcium-phosphat-Gel unterscheiden würde

PROTHROMBIN   THROMBIN
          „ACCELERATOREN"

■ Verbraucht   □ Nicht-verbraucht

Abb. 3. Verminderter Prothrombinverbrauch beim Ac-
Globulin-Mangel (Acceleratoren); verminderter Ac-Globulin-Verbrauch beim Prothrombinmangel.

(vgl. activité «excito-productrice» des Serums).

Infolge der Entdeckung des Faktors VII und der analogen Faktoren wurde
es möglich, den Begriff der Beschleunigung zu revidieren. Man stellte fest, daß
durch Verminderung der im System enthaltenen Menge an Faktor VII das
Prothrombin sich zwar langsamer aber vollständig in Thrombin umwandelt
(Koller et al. 1951; vgl. auch Witte und Dirnberger, 1952, 1953). Vermindert
man dagegen die Menge von Ac-Globulin oder labilem Faktor, so vermindert
sich nicht nur die Geschwindigkeit der Umwandlung, sondern auch die Menge
des sich in Thrombin umwandelnden Prothrombins (Ware und Seegers 1947,

QUICK und STEFANINI, 1950). Vermindert man umgekehrt die Prothrombinmenge, so bemerkt man einen geringeren Verbrauch des Ac-Globulins oder
labilen Faktors (Abb. 3). Diese Beobachtung legt die Annahme bestimmter
Verhältnisse zwischen Prothrombin und Ac-Globulin nahe, so daß das Ac-
Globulin hier nicht nur als Katalysator wäre. Einige klinische Daten stimmen
mit diesem Standpunkt nicht überein (ALEXANDER, 1952).

Neuere Forschungen über das Verhalten der verschiedenen *Faktoren der
Blutgerinnung bei verschiedenen Tierarten* lassen nun eine weitere Erklärung
des Problems zu. Nachdem man bei verschiedenen Tierarten die Bestimmung

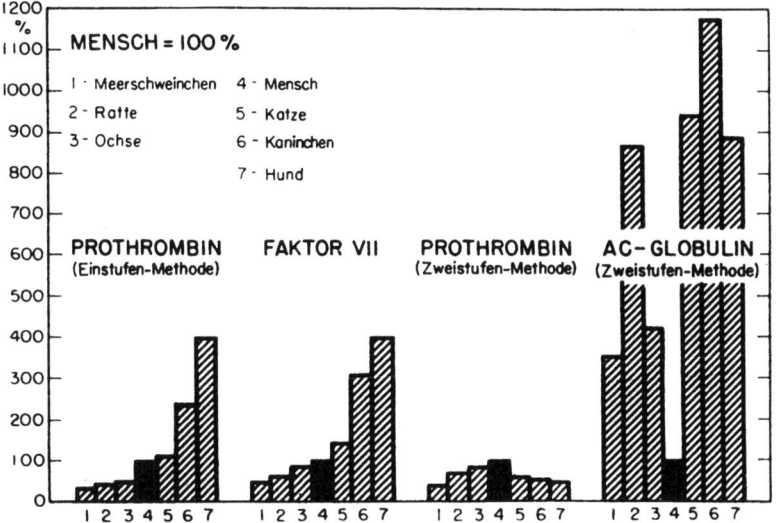

Abb. 4. Prothrombin- und Faktor VII-Aktivität, Prothrombin- und Ac-Globulin-Konzentration bei verschiedenen
Tierarten: Zusammenhang zwischen den Werten der Prothrombin- und Faktor VII-Aktivität, kein Zusammenhang
zwischen diesen Werten und die Prothrombin- und Ac-Globulin-Konzentration (Zweistufen-Methode). Unter
diesen Bedingungen bezieht sich die Prothrombinzeit hauptsächlich auf die Faktor VII-Veränderungen.

von Prothrombin und Faktor VII mit der Einstufen-Methode, die Bestimmung
von Prothrombin und Ac-Globulin aber mit der Zweistufen-Methode durchgeführt hatte, hat man festgestellt, daß zwischen den Prothrombinzeitwerten
und der Aktivität des Faktors VII eine direkte Beziehung besteht, nicht jedoch
zwischen diesen Werten und der Prothrombin- und Ac-Globulin-Konzentration
(DE NICOLA, 1953). Auch in Gegenwart hoher Mengen von Ac-Globulin kann die
Prothrombinaktivität relativ niedrig sein, wenn die Aktivität des Faktors VII
ebenfalls gering ist. Wenn die Prothrombinzeit die Schnelligkeit der Thrombinbildung ausdrückt, so scheinen die Veränderungen an Faktor VII in den verschiedenen Tierarten besser zu entsprechen als die Veränderungen des Ac-
Globulins (Abb. 4). Diese Ergebnisse legen daher für derartige Versuchsbedingungen, die Annahme eines Beschleunigungsmechanismus für den Faktor VII
nahe. Veränderungen des Ac-Globulins scheinen hingegen die Geschwindigkeit
der Thrombinbildung nicht so wie der Faktor VII zu beeinflussen. Aus diesen
Experimenten kann auch ein anderer Schluß gezogen werden, nämlich daß die
Prothrombinzeit als Ergebnis des Zusammenwirkens wenigstens dreier Faktoren
zu betrachten ist, d. h. von Prothrombin, Faktor VII und labilem Faktor oder
Ac-Globulin, aber in erster Linie die Veränderungen des Faktors VII unter den
untersuchten Bedingungen widerspiegelt.

Pathologische Mängel an Prothrombin, Faktor VII und Ac-Globulin. Diese Veränderungen umfassen die angeborenen und meist isolierten Mängel an Prothrombin, Faktor VII und Ac-Globulin, und die erworbenen Mängel, gewöhnlich an mehreren Faktoren (Mangel an Prothrombin und Faktor VII während der Behandlung mit Dicumarinderivaten; kombinierter Mangel an Prothrombin, Faktor VII und Ac-Globulin bei Leberkrankheiten; Mangel an Prothrombin und Faktor VII beim Neugeborenen und beim Verschlußikterus, infolge einer Hypo- oder Avitaminose K, usw.). Näheres über diese Mangelzustände wird im dritten Teil besprochen werden.

3. Calcium.

Das *Calcium* beteiligt sich an der Blutgerinnung in ionisierter Form, vielleicht in Verbindung mit anderen plasmatischen Gerinnungsfaktoren, wie z. B. Prothrombin, labiler Faktor. Einige der wesentlichen Reaktionen in der ersten Gerinnungsphase gehen in Gegenwart von Calcium vor sich: 1. Umwandlung des Prothrombins in Calcium-empfindliche bzw. -unempfindliche Prothrombinderivate (SEEGERS et al. 1950); 2. Umwandlung des Proconvertins in Convertin (OWREN, 1951, 1952); 3. Umwandlung des Prothrombins in Thrombin. Der Einfluß des Calciums übt sich auch auf die zweite Phase der Blutgerinnung aus (BREDA und BERNARDI 1950).

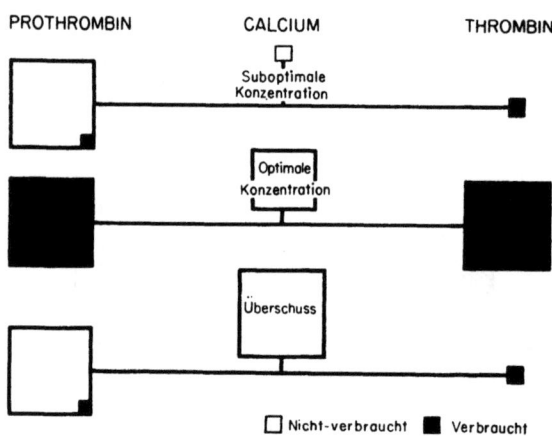

Abb. 5. Verminderter Prothrombinverbrauch bei nicht-optimalen Calcium-Konzentrationen.

Variiert man die *Calciumkonzentration* über oder unter das Optimum, so zeigt sich ein verminderter Verbrauch von Prothrombin (Abb. 5) (QUICK, 1947, DE NICOLA und ROSTI, 1948, 1949). Eine vollständige Umwandlung des Prothrombins in Thrombin erfolgt nur bei optimalen Calciumkonzentrationen.

Durch Calcium verursachte Gerinnungsstörungen sind nicht einwandfrei beschrieben worden (vgl. HEILMEYER und BEGEMANN, 1951, BASERGA und DE NICOLA 1952). Eine Sonderstellung wurde dem sog. relativen Calciummangel gegeben. Wenn diese Unterscheidung auch nicht vollständig gerechtfertigt ist und inkorrekten Deutungen dieses Begriffes Vorschub leistet, so existieren doch einige Experimente, welche die Existenz einer Veränderung dieser Art bezeugen, wenigstens in vitro und unter besonderen Bedingungen. Im Verlaufe verschiedener Hypoprothrombinämien, die während der Behandlung mit Dicumarinderivaten, bei Leberkrankheiten usw. auftreten, genügen kleinste Veränderungen der Calciumkonzentration, um Verlängerungen der Prothrombinzeit hervorzurufen, die weit stärker sind als bei normalen Individuen (DE NICOLA und ROSTI, 1948, 1949).

4. Thrombin.

Thrombin weist die Eigenschaften eines Albumins vor, hat ein etwa halb so großes Molekulargewicht wie Prothrombin, ist wasserlöslich und wie Prothrombin hitzeempfindlich.

Die *Veränderungen des Thrombins* sind gewöhnlich sekundär, d. h. durch Mangelzustände in den vorhergehenden Phasen bedingt. Daher tritt ein sekundärer Thrombinmangel stets dann auf, wenn Veränderungen der thromboplastischen Faktoren, des Prothrombins und der Acceleratoren vorliegen. In all diesen Fällen bildet sich wenig Thrombin, und dieser Umstand wird in zahlreichen, diagnostischen Proben ausgenutzt. Jedoch gibt es andere Fälle, wo der Thrombinmangel nicht mit den vorhergehenden Gerinnungsphasen zusammenhängt, sondern von einer direkten Interferenz mit dem Thrombin selbst herrührt. Dies tritt dann ein, wenn das Thrombin zum Teil von Substanzen antithrombinischer Wirkung gehemmt wird, wie z. B. durch die Wirkung von Heparin und anderen Substanzen. In einigen Fällen hat man eine Verstärkung der endogenen Antithrombinaktivität beobachtet. Solche Fälle gehören zum Teil zu den Syndromen der Anticoagulantien im Kreislauf (siehe unten).

5. Fibrinogen.

Das *Fibrinogen* ist ein Protein mit einem Molekulargewicht von etwa 400000 und Dimensionen von etwa 700 × 38 Å. Bei + 56°C präcipitiert es irreversibel sowie reversibel bei der Saturierung mit 50% NaCl und mit 25% Ammoniumsulfat. Es ist in der COHNs Fraktion I-2 enthalten.

Die durch Fibrinogenveränderungen erzeugten Gerinnungsstörungen gliedern sich in die *Afibrinogenämie* und die *Fibrinogenopenie* oder *Hypofibrinogenämie*. Gesondert zu betrachten sind einige zweifelhafte Fälle von funktionellem Fibrinogenmangel oder *Fibrinasthenie*. Zu den Veränderungen der Thrombin-Fibrinogen-Reaktion können auch einige Fälle gerechnet werden, in denen diese Reaktion durch abnorme plasmatische Proteine oder durch die immunologische Bildung eines Anti-Fibrinogens gestört wird (BRÖNNIMANN 1954).

6. Retraktion.

Die *Retraktion* gehört zur sog. dritten Phase der Blutgerinnung oder Nachgerinnung (FONIO 1953). Es handelt sich um eine Erscheinung, die in vitro auftritt und in enger Beziehung zur Anzahl der Plättchen und ihrer Funktion steht. Bei Verminderung der Anzahl oder bei funktionellen Veränderungen der Plättchen ist die Retraktion fast immer gestört. Man hat angenommen, daß die Plättchen eine Substanz absondern, das Retraktocym, das für die Retraktion verantwortlich ist. Die für die Retraktion aktiven Substanzen wären im Hyalomer der Plättchen enthalten (FONIO, 1951—1953). Die Zahl der cellulären Elemente und die Konzentration des Fibrinogens beeinflussen die Retraktion. Wenn die Anzahl der Erythrocyten und die Fibrinogenkonzentration abnehmen, steigt der Retraktionsgrad.

Man hat angenommen, daß die Retraktion auch im lebenden Organismus vorkäme, in Zusammenhang mit intravitaler Gerinnung. Unter diesen Bedingungen würde Thrombin freiwerden. Da die Anzahl der Erythrocyten auf den Retraktionsgrad Einfluß hätte, wäre die Retraktion in anämischen Zuständen im lebenden Organismus stärker ausgeprägt, und so würde eine beträchtliche Menge von Thrombin frei (QUICK, 1951).

Die *Veränderungen der Retraktion* sollten vor allem die Gerinnungsstörungen thrombocytären Ursprungs umfassen, da die Retraktion hauptsächlich von den Plättchen abhängt. Man hat annehmen wollen, daß die Retraktion in vitro der Adhäsion des Thrombus in vivo entspräche. Der Beweis hierfür ist nicht erbracht worden. Jedoch haben Versuche gezeigt, daß die Adhäsivität des Fibrins an die Gewebe in vitro durch Plättchenzusatz ansteigen kann (MORRISON und DOPPELT, 1952). Daher sollte ein Teil der Gerinnungsstörungen thrombocytären Ursprungs an dieser Stelle der physiopathologischen Einteilung untersucht werden.

7. Fibrinolyse.

Die fibrinolytischen Prozesse spielen sich nach einem Schema ab, das dem der Blutgerinnung ähnelt. Das *Profibrinolysin*, ein inaktives Enzym, wird infolge der Wirkung von Nebenfaktoren *(Fibrinolysokinasen)* in *Fibrinolysin* umgewandelt. Das Fibrinolysin findet sich in der Cohns Fraktion III-3 und im Serum. Die Fibrinolysokinasen sind in kleinen Mengen im Serum enthalten, außerdem in verschiedenen Geweben und in einigen Bakterien (Streptokinase in Streptokokken).

Tabelle 3. *Schema der Fibrinolyse.*

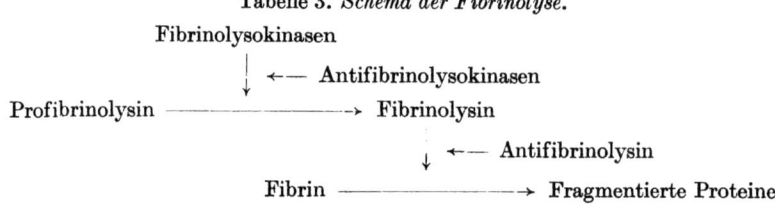

Die fibrinolytischen Vorgänge werden von *Antifibrinolysokinasen*, die in den Geweben und im Serum enthalten sind, gehemmt. Außerdem existiert ein *Antifibrinolysin*, das Fibrinolysin hemmt (Lewis und Ferguson, 1952, Astrup 1952) (Tab. 3).

Auch für die fibrinolytischen Prozesse scheinen wenigstens zum Teil die Mechanismen der bestimmten Verhältnisse zu gelten, die auf die anderen Gerinnungsfaktoren angewendet werden.

Die Faktoren der Fibrinolyse können Veränderungen der Gerinnungsfaktoren hervorrufen. Es ist beobachtet worden, daß das Fibrinolysin in vitro das Prothrombin zerstören kann. Bei verstärkter Fibrinolyse ergab sich die Verminderung zahlreicher Gerinnungsfaktoren, wie Prothrombin, Ac-Globulin, Faktor VII, antihämophilem Globulin und außerdem Fibrinogen (Stefanini und Gendel, 1953).

Die fibrinolytischen Vorgänge sind endokrinen Einflüssen unterworfen, und die intravitale Fibrinolyse ist als Äußerung einer Alarmreaktion angesehen worden. Das ACTH, das Cortison und wenigstens zwei splenische Faktoren (Splenin A und B) sollen die Inaktivierung der Fibrinolyse und der Antifibrinolyse regulieren (Ungar und Damgaard 1951).

Die *Veränderungen der Fibrinolyse* bilden ein Kapitel, das sich erst vor wenigen Jahren abzuzeichnen begann, heute jedoch große Bedeutung erlangt hat, und zwar infolge der Kenntnis zahlreicher Fälle, in denen die fibrinolytische Aktivität des Plasmas zugenommen hat und mit einer hämorrhagischen Diathese verbunden ist. Man hat angenommen, die erhöhte Fibrinolyse rufe eine Dissolution des Thrombus in den Wunden, und damit eine Neigung zur Hämorrhagie hervor. Es handelt sich meist um erworbene Formen.

8. Die gerinnungshemmenden Faktoren.

In den klassischen Schemata werden die gerinnungshemmenden Faktoren als Antithrombine bezeichnet, und noch heute kann eine solche Bezeichnung als gültig betrachtet werden. Die antithrombinische Aktivität bewirkt eine Inaktivierung der Thrombinwirkung. Als antithrombinisch können diejenigen Vorgänge gelten, die sich beziehen: 1. auf das sog. natürliche Antithrombin; 2. auf die Adsorption des Thrombins durch Fibrin; 3. auf den Heparin-Cofaktor; 4. auf den Antithrombineffekt, der in mit Äther behandeltem Plasma auftritt („Antithrombin-Accelerator" oder AA).

Das *natürliche Antithrombin* ist im Plasma und im Serum vorhanden, bei 65° C aber nicht bei 56° C für 5 min thermolabil. Es ist in der Lage, sowohl in vitro zugesetztes wie auch im natürlichen Gerinnungsprozeß entstandenes Thrombin zu zerstören. Hat man Plasma oder Serum mit Äther oder Chloroform behandelt, so wird das in vitro zugefügte Thrombin nicht zerstört und bleibt unverändert. Bei Anwendung exakt quantitativer Verfahren bleibt die Aktivität des Antithrombins im konservierten Plasma oder Serum mindestens vier Wochen lang enthalten (SEEGERS et al. 1952). Mit anderen Techniken hingegen ergibt sich eine Verminderung der antithrombinischen Aktivität im konservierten Plasma (STEFANINI, 1949).

Der *Heparin-Cofaktor* (Thrombin-Coinhibitor oder Heparin-Komplement) ist im Plasma enthalten und für die Entfaltung der antithrombinischen Aktivität des Heparins notwendig. Er ist bei 56° C für 5 min thermolabil, wird jedoch, wenn er sich mit dem Heparin zu einem Komplex verbunden hat, erst bei 65° C zerstört (ASTRUP, 1944). Nach neueren Forschungen soll er globulinischer Natur (USTERI, 1949, LOOMIS, 1949) und nicht, wie vorher angenommen, albuminischer Natur sein.

Die wichtigsten und aktuellsten Studien über Heparin-Komplement betreffen sein Vorhandensein im Cytoplasma der Mastzellen, das sich mittels Differential-Zentrifugierung nachweisen läßt (SNELMAN et al. 1951). Man gewinnt so Heparin in Verbindung mit einem Polypeptid und lipidischen Resten. Das in dieser Substanz vorhandene Kohlenhydrat entspricht dem Heparin, aber nicht im freien Zustand, sondern verbunden mit dem nicht-denaturierten lipoproteinischen Teil des Moleküls. Die einzelnen Komponenten dieses Komplexes haben keine antithrombinische Wirkung, die nur vom Komplex in seiner Gesamtheit ausgeübt wird. Das Lipoprotein wäre mit dem Heparin-Komplement identisch. Elektrophoretisch besteht kein Unterschied zwischen dem aus dem Gewebe gewonnenen und dem in Plasma vorhandenen Heparin-Komplement.

Eine dritte Form antithrombinischer Aktivität stellt die *Adsorption des Thrombins am Fibrin* dar (SEEGERS et al. 1945). Durch diesen Vorgang können beträchtliche Mengen Thrombin gebunden werden, wenn man sich gereinigten Thrombins und gereinigten Fibrinogens bedient. Jedoch wird das Thrombin dabei nicht zerstört, insofern die auf diese Weise durch Fibrinolysin erhaltene Fibrinolyse des Fibrins das Freiwerden des gesamten Thrombins zur Folge hat, Man weiß nicht genau, wieviel Thrombin während der Blutgerinnung auf diese Weise entfernt werden kann. Man hat jedoch festgestellt, daß der Prothrombinverbrauch oder besser sein Verschwinden aus dem Serum sehr viel langsamer vor sich geht, wenn das Gerinnsel sich geringmäßig retrahiert. Man hat daraus schließen wollen, das Thrombin befreie sich langsamer aus dem Fibrin, und übe daher einen weniger starken Einfluß, im Sinne des bekannten autokatalytischen Effektes, auf die Umwandlung des Prothrombins in Thrombin aus (QUICK und FAVRE-GILLY, 1949, QUICK, 1951).

Eine vierte Form antithrombinischer Aktivität ist neuerdings in mit Äther behandeltem Plasma beobachtet worden (SEEGERS 1952, FELL et al. 1954). Nach der Ätherbehandlung verliert das Plasma die Eigenschaft, in vitro zugefügtes Thrombin zu zerstören, zerstört jedoch weiter in Gegenwart von Calcium und Thromboplastin neugebildetes Thrombin. Dabei spielt es keine Rolle, ob sich das Thrombin aus im Plasma enthaltenem oder aus in vitro hinzugefügtem Prothrombin gebildet hat. Diese antithrombinische Aktivität ist „*Antithrombin-Accelerator*" *(AA)* oder *Antithrombin IV* genannt worden. Anscheinend kann man durch Hinzufügen in vitro von Substanzen wie Faktor VII oder SPCA diese Antithrombinwirkung verringern. Diese Substanzen sind mit dem Namen „Antithrombin Accelerator-Inhibitor" (AAI) bezeichnet worden.

Auch andere Substanzen, die einzelne Gerinnungsfaktoren hemmen, sind beschrieben worden. Nicht alle diese Substanzen sind genau definiert worden. Die bekanntesten Hemmungsfaktoren sind die folgenden: 1. Substanzen, die das antihämophile Globulin hemmen; 2. Substanzen, die die Plättchen-Faktoren hemmen; 3. Substanzen, die das Thromboplastin hemmen (Antithromboplastine); 4. Substanzen, die das Prothrombin, den Faktor VII (Proconvertin-Convertin) und das Ac-Globulin hemmen; 5. Substanzen, die das Fibrinogen hemmen; 6. Substanzen, die die Thrombin-Fibrinogen-Reaktion hemmen. Vorläufig sind die meisten der Untersuchungen über die vom Antithrombin verschiedenen hemmenden Faktoren mehr klinisch gerichtet, da vom streng physiologischen Gesichtspunkt aus nähere Anhaltspunkte im allgemeinen fehlen.

Es ist eine Einteilung vorgeschlagen worden, welche die heparinähnlichen Anticoagulantien mit antithrombinischer Wirkung, die Anticoagulantien antiprothrombinischer Wirkung und schließlich jene mit verstärkter Fibrinolyse umfaßt (STEFANINI et al., 1953).

9. Allgemeine Bemerkungen.

Bei dem diagnostischen Studium der Gerinnungsstörungen muß die Möglichkeit beachtet werden, daß mehrere Störungen in verschiedenem Maße vergesellschaftet auftreten. Diese Erscheinung ist jedoch nicht sehr häufig. Oft führt eine primäre zu einer Anzahl sekundärer Veränderungen, die dann nicht als vergesellschaftete Störungen betrachtet werden können. Dies gilt z. B. für die Begleiterscheinungen des Mangels an Thromboplastin-Faktoren, wie etwa veränderter Verbrauch an Prothrombin, Ac-Globulin und anderen Gerinnungsfaktoren. Das Vorhandensein einer vergesellschafteten Störung muß auch im Lichte der Möglichkeiten unserer Laboratoriumstechniken und der nichtpathologischen Bedeutung einiger bei verschiedenen Proben beobachteten Veränderungen beurteilt werden. Man hat gesehen, welche geringfügige Bedeutung einigen leichten, auf Grund der Ein- oder Zweistufen-Methode gemessenen Hypoprothrombinämien zuzuschreiben ist. Das gleiche gilt von anderen Störungen leichten Grades, die mit Hilfe bestimmter Laboratoriumsproben gemessen werden.

Vom klinischen Standpunkt aus muß die Bewertung der sog. *hämorrhagischen Schwelle* einer Revision unterzogen werden. Beispielsweise sanken die für die Hypoprothrombinämie anfangs vorgeschlagenen kritischen Werte von 50% bis auf 10% ab. Jedoch stellt man fest, daß auch oberhalb dieses Niveaus Blutungen eintreten können, und daß viel niedrigere Prozentzahlen in Zusammenhang mit praktisch nicht gestörter hämostatischer Funktion vorkommen können. Dieses Verhalten ist dahingehend zu deuten, daß außer dem quantitativ gemessenen noch andere und insbesondere vasculäre Faktoren an der Hämostase mitwirken, die noch nicht vollkommen erkennbar und meßbar sind. Derartige Überlegungen können auch auf Fälle von Mangel an anderen Gerinnungsfaktoren angewandt werden. So können z. B. schwere Mängel an antihämophilem Globulin, Fibrinogen und Faktor VII für lange Zeit mit völlig kompensierter Hämostase zusammengehen. Die Blutungen entstehen oft unabhängig von den Konzentrationsschwankungen der einzelnen Faktoren. Solche Betrachtungen geben Anlaß, die Ergebnisse der Bestimmung der einzelnen Gerinnungsfaktoren im Zusammenhang mit der hämostatischen Funktion nicht zu überschätzen.

Zweiter Teil.

Allgemeine Diagnose der Gerinnungsstörungen.

1. Die Gerinnungszeit.

a) Die Gerinnungszeit in nicht-siliconierten Röhrchen.

Die Messung der Gerinnungszeit (GZ) im Blut dürfte eine der ersten zur Diagnose der Gerinnungsstörungen angewandten Proben darstellen und kann als Ausgangspunkt für die Laboratoriumsdiagnose der Gerinnungsstörungen genommen werden. Die GZ gibt nur eine allgemeine Auskunft über die Wirksamkeit der Gerinnungsmechanismen und läßt nur unter bestimmten Bedingungen

Tabelle 4.

Verlängerte Gerinnungszeiten im Blut	Screening-Tests	Hämophile Syndrome Kreislaufende Anticoagulantien	
	Prothrombinzeit	Hypoprothrombinämien Ac-Globulin-Mängel Faktor VII-Mängel	gelegentliche Befunde
	Plättchenzählung	Thrombocytopenien Thrombopathien	
	Bestimmung der Fibrinogenkonzentr.	Fibrinogenopenien («signe du petit caillot») Afibrinogenämien (ungerinnbares Blut)	
Scheinbar normale Gerinnungszeiten im Blut	Prothrombinzeit	Hypoprothrombinämien Faktor VII-Mängel Ac-Globulin-Mängel	
	Gerinnungszeit in siliconierten Röhrchen	Hypoprothrombinämien Faktor VII-Mängel Ac-Globulin-Mängel Antithromboplastinämie (?)	
	Bestimmung der Fibrinogenkonzentr.	Fibrinogenopenien	
	Plättchenzählung	Thrombocytopenien Thrombopathien	
	Prothrombinverbrauch	Leichte Hämophilie Hämophilie nach Transfusion Thrombocytopenien Thrombopathien Ac-Globulin-Mängel	
	Heparintoleranztest in vitro	Leichte Hämophilie Hämophilie nach Transfusion Thrombocytopenien Thrombopathien Hypoprothrombinämien Faktor VII-Mängel Ac-Globulin-Mängel	
Verlängerte Prothrombinzeit		Prothrombin Faktor VII Ac-Globulin Fibrinogen Gerinnungshemmende Substanzen	

Schlüsse auf deren pathologische Veränderungen zu. Für das Studium der GZ sind zahlreiche Methoden vorgeschlagen worden. Die LEE-WHITEsche Methode, entsprechend abgeändert, bildet noch immer das beste Mittel, um zu einer allgemeinen, aber auf die verschiedenen physiopathologischen Veränderungen der

GZ anwendbaren Orientierung zu gelangen. In allen Fällen, in denen man eine Gerinnungsstörung vermutet, empfiehlt es sich, systematisch die Bestimmung der GZ vorzunehmen. Die erhaltenen Resultate lassen sich auf Grund der Unterscheidung zwischen verlängerten und normalen oder scheinbar normalen Gerinnungszeiten deuten.

In der klassischen Hämatologie galt das Auftreten verlängerter Gerinnungszeiten als charakteristisch für *Hämophilie*. In einigen Fällen, in denen das Krankheitsbild nicht mit dieser Diagnose übereinstimmte, wurden andere Bezeichnungen, wie Pseudohämophilie, vorgeschlagen. Heute ist es vermittels besonderer Laboratoriumsverfahren möglich, die einzelnen Formen, in denen eine verlängerte GZ auftritt, zu differenzieren. Andererseits erfordern die Zustände, unter denen die GZ normal oder subnormal ist, noch weitere Untersuchungen, damit eine etwaige Störung aufgedeckt werden kann, auch wenn die anderen Routine-Tests normal verlaufen. Die Erklärung einiger normaler Gerinnungszeiten ist infolge der modernen Kenntnisse über die Physiopathologie der Blutgerinnung heute möglich.

α) **Die verlängerte GZ.** Eine *leicht verlängerte GZ* tritt in der klinischen Praxis ziemlich häufig auf. Für differentialdiagnostische Zwecke ist sie nur dann von Bedeutung, wenn sie durch wiederholte Kontrollen bestätigt wird. Die *stark verlängerten Gerinnungszeiten* sind von einem besonderen Standpunkt aus zu betrachten. Vor allem ist es unter solchen Bedingungen oft schwierig, den Endpunkt festzustellen. Bei der LEE-WHITEschen Methode mit drei oder mehr Röhrchen beobachtet man oft bemerkenswerte Unterschiede zwischen den Zeiten der einzelnen Röhrchen. Da für stark verlängerte Gerinnungszeiten nicht die gleiche Genauigkeit erforderlich ist wie für kurze Zeiten, bilden die Unterschiede zwischen den Werten der einzelnen Röhrchen keine technisch bedeutende Störung. Bei stark verlängerten Gerinnungszeiten beobachtet man außerdem fast stets die sog. Gerinnung in sukzessiven Abständen. In diesen Fällen ist die anfänglich entwickelte Thrombinaktivität stark unternormal und genügt nicht, um alles Fibrinogen zur Gerinnung zu bringen, trotz seiner enzymatischen Wirkung, die es erlaubt, eine bis zu 100000mal größere Gewichtsmenge Fibrinogen in Fibrin umzuwandeln. Daher gerinnt nur ein kleiner Teil des Fibrinogens, sobald sich eine kleine Menge Thrombin bildet. Nach der darauffolgenden Bildung einer kleinen Thrombinmenge erfolgt eine weitere Fibrinablagerung auf dem ersten Gerinnsel. Schließlich nimmt dieses das Aussehen eines zarten Schleiers an (,,schleierartige Gerinnung") (Fonio, 1953). Früher galt diese Form des Gerinnsels als typisch für Hämophilie, jedoch ist sie heute auch unter zahlreichen Bedingungen beobachtet worden, wo die GZ stark verlängert ist. Gerinnung in sukzessiven Abständen muß beachtet werden, wenn man das Serum vom Gerinnsel trennen muß, z. B. für den Prothrombinkonsumptionstest, da es vorkommen kann, daß man ein Serum erhält, das noch etwas Fibrinogen enthält.

Bedeutung der verlängerten GZ. Die häufigsten Zustände mit verlängerter GZ sind: *Hämophilie, endogene und exogene Anticoagulantien im Kreislauf, Hypofibrinogenämie.* Außerdem kann eine verlängerte GZ in allen Fällen beobachtet werden, in denen eine ausgesprochene Störung eines der Gerinnungsfaktoren vorliegt. Aus diesem Grunde können *Thrombocytopenien, Hypoprothrombinämien und Mängel an Faktor VII und Ac-Globulin* gelegentlich eine verlängerte GZ hervorrufen. Die Differenzierung aller dieser Zustände erfolgt auf Grund einiger Schemata, die in der Tab. 4 dargestellt sind. Eine erste Unterscheidung zwischen hämophilen Syndromen und Syndromen mit im Kreislauf vorhandenen Anticoagulantien kann mit Hilfe der sog. Screening-Tests getroffen werden. Je nach dem Ausschlag dieser Orientierungstests erfolgt die weitere Differenzierung auf

Grund der folgenden Bestimmungen: antihämophiles Globulin und ähnliche Faktoren, Plättchenzahl und Plättchenfunktion, Prothrombin, Faktor VII, Ac-Globulin, Fibrinogen, verschiedene gerinnungshemmende Faktoren. Das Bild der Gerinnungsstörungen, die die verlängerte GZ begleiten, wird in jedem Falle durch den Prothrombinkonsumptionstest und durch den Heparintoleranztest zu ergänzen sein, die dabei fast immer positiv sind und auf Grund ihres aspezifischen Charakters keine differential-diagnostischen Merkmale liefern.

β) **Die scheinbar normale GZ.** Der Begriff der scheinbar normalen GZ ist verhältnismäßig neu. Als die Ein- und Zweistufen Methoden zur Prothrombinbestimmung vorgeschlagen wurden, war es möglich, die Existenz einer Gerinnungsstörung auch bei normaler GZ festzustellen. Dieses Ergebnis bildete einen wirklichen Fortschritt im Studium der Blutgerinnung, insofern sie erstmalig einen Beweis jener scheinbar normalen Gerinnungszeiten lieferte, auf die man sich neuerdings viel berufen hat. Nachdem man die Hypoprothrombinämien mit normaler GZ festgestellt hatte, bildete die Einführung der sog. Konsumptionstests den wichtigsten Beitrag, da sie erlauben, die Gerinnungsstörung bei Thrombocytopenien zu klären, d. h. bei Krankheiten, für die man an die Möglichkeit eines veränderten Gerinnungsmechanismus noch nicht gedacht hatte, und bei zahlreichen anderen Zuständen.

Bei der Diagnose der Gerinnungsstörungen können die scheinbar normalen Gerinnungszeiten mit Hilfe verschiedener Techniken untersucht werden. Durch Bestimmung der Prothrombinzeit läßt eine scheinbar normale GZ sich aufklären, die auf einen Mangel an Prothrombin, an Ac-Globulin oder Faktor VII beruht. Die Bestimmung der GZ in siliconierten Röhrchen macht eine Gerinnungsstörung vor allem bei Veränderungen des Prothrombins sichtbar. Die Fibrinogenbestimmung empfiehlt sich in jenen Fällen wenig ausgesprochener Hypofibrinogenämie, die keine Veränderungen der GZ hervorrufen. Was die Plättchen anbetrifft, so bildet eine mit zuverlässigen Methoden durchgeführte Zählung den Ausgangspunkt für die Unterscheidung der vorwiegend thrombopathischen von den vorwiegend thrombocytopenischen Zuständen. Durch Bestimmung der Plättchenfunktion läßt sich in beiden Fällen ein etwaiger funktioneller Plättchenmangel feststellen.

Proben zur allgemeinen Orientierung bei scheinbar normaler GZ bilden der Prothrombinkonsumptionstest und der Heparintoleranztest. Der Prothrombinkonsumptionstest ist ein nützliches Hilfsmittel zur Feststellung von hämophilen Syndromen bei scheinbar normaler GZ, von qualitativen oder quantitativen Plättchenveränderungen und in gewissen Fällen von Ac-Globulin und Faktor VII-Mangel. Bei positivem Ausschlag dieses Tests läßt sich die Diagnose durch Bestimmung des antihämophilen Globulins, der Plättchenfunktion und der verschiedenen plasmatischen Faktoren (Prothrombin, Ac-Globulin, Faktor VII) vervollständigen. Hat sich eine Störung im Verbrauch von Ac-Globulin ergeben, wird man nach einem etwaigen Prothrombinmangel suchen, wenn der Prothrombinverbrauch normal ist. Bei negativem Ausschlag des Prothrombinkonsumptionstests ist eine Bestimmung der antihämophilen Globuline angezeigt, da bei gewissen Fällen leichter Hämophilie GZ und auch Prothrombinverbrauch normal sein können.

Der Heparintoleranztest, wenn er auch unter fast allen oben genannten Bedingungen positiv verläuft, kann ausgeführt werden, um die Gerinnungsstörung im Falle scheinbar normaler Gerinnungszeiten besser zu bewerten.

b) Die Gerinnungszeit in siliconierten Röhrchen.

Bei verlängerter GZ treten im allgemeinen auch bei Anwendung von siliconierten Röhrchen deutlich verlängerte Gerinnungszeiten auf. Einige scheinbar normale Gerinnungszeiten können durch Verwendung von Silicon bei der Messung der GZ weiter differenziert werden. Durch diesen Test erkennt man Gerinnungsstörungen in Bezug auf die Wirkung benetzbarer Oberflächen. Heute kennt man außer den Plättchen noch einige andere Gerinnungsfaktoren, die für ihre Aktivierung oder für die optimale Entfaltung ihrer Aktivität benetzbare Oberflächen benötigen [vgl. Prothrombinogen (QUICK, 1949), Cothromboplastin (MANN und HURN, 1950)]. Durch die GZ in siliconierten Röhrchen lassen sich Prothrombinmängel und Mängel an Faktor VII identifizieren, auch wenn die GZ in nicht-siliconierten Röhrchen normal ist. Wahrscheinlich ergibt sich auch in anderen Fällen ein ähnliches Verhalten. Beispielsweise ist der Fall einer wahrscheinlichen Antithromboplastinämie beschrieben worden, bei dem die GZ in nicht-siliconierten Röhrchen sich in normalen Grenzen hielt, während die in siliconierten Röhrchen eine Verlängerung aufwies (HARRINGTON et al., 1951).

c) Der Benetzbarkeitsindex.

Es ist vorgeschlagen worden, das Verhältnis zwischen der GZ in siliconierten Röhrchen und derjenigen in nicht-siliconierten Röhrchen als zahlenmäßigen Ausdruck für die Differenz zwischen den zwei Gerinnungszeiten zu wählen, besonders wenn die GZ in nicht-siliconierten Röhrchen normal oder subnormal ist, und diesen Quotienten als Benetzbarkeitsindex zu bezeichnen (DE NICOLA, 1952). Bisher sind die bedeutsamsten Veränderungen des Benetzbarkeitsindex bei Leberkrankheiten (vor allem Cirrhosen und Verschlußiktera) und außerdem im Laufe der Behandlung mit Dicumarinderivaten festgestellt worden (Abb. 6). Unter diesen Bedingungen ist der Benetzbarkeitsindex oft beträchtlich erhöht.

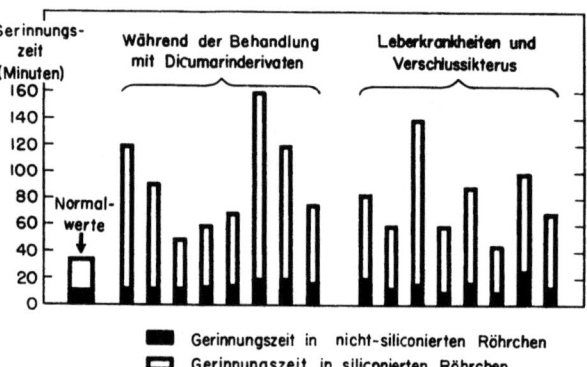

Abb. 6. Gerinnungszeit in siliconierten und nicht-siliconierten Röhrchen: normale oder leicht verlängerte Gerinnungszeit in nicht-siliconierten Röhrchen und mehr oder weniger verlängerte Gerinnungszeit in siliconierten Röhrchen während der Behandlung mit Dicumarinderivaten und im Verlaufe von Leberkrankheiten und Verschlußiktera (scheinbar normale Gerinnungszeit).

2. Die Recalcifizierungstests.

a) Die Recalcifizierungszeit.

Dieser Test liefert ein Gegenstück zur GZ und bietet gegenüber dieser den Vorteil, daß er wiederholt ausgeführt werden kann, auch längere Zeit nach der Blutentnahme und fern vom Bett des Kranken. Heute hat er etwas an Wert verloren, teils weil man über andere Proben von größerer Bestimmtheit und Genauigkeit verfügt, vor allem aber weil man festgestellt hat, daß in vielen Fällen die Recalcifizierungszeit irrige Resultate liefern kann. Wenn man nach der Blutentnahme das Oxalatblut für einige Stunden bei Zimmertemperatur oder auch im Kühlschrank aufbewahrt, verändern sich die Ergebnisse in bemerkenswertem Maße. Zum Beispiel kann bei gewissen Hämophilien die Recalcifizierungszeit sich in normalen Grenzen bewegen, wenn die Bestimmung einige Zeit nach der Blutentnahme ausgeführt wird, während man pathologisch veränderte Werte erhält, wenn die Untersuchung unmittelbar nach der Blutentnahme mit siliconierten Geräten ausgeführt wird. Eine zuverlässige Durchführung der Recalcifizierungstests ist jedenfalls notwendig, wenn man die sog. Screening-Tests anwenden und eindeutige Resultate erzielen will.

b) Die Screening-Tests.

Die Screening-Tests können entweder durch Recalcifizierungstests oder durch Prothrombinzeiten ausgeführt werden. Das Prinzip ist in beiden Fällen dasselbe, und beruht auf der Bestimmung der Gerinnungszeiten bei Mischungen von Normal- und Patienten-Plasma. Diese Methode wurde erstmalig für die Unterscheidung der Syndrome durch zirkulierende Anticoagulantien von den hämophilen Syndromen vorgeschlagen. Hier beziehen wir uns auf diese Technik, während weiter unten die auf Verwendung der Prothrombinzeiten beruhenden Proben kurz beschrieben werden sollen.

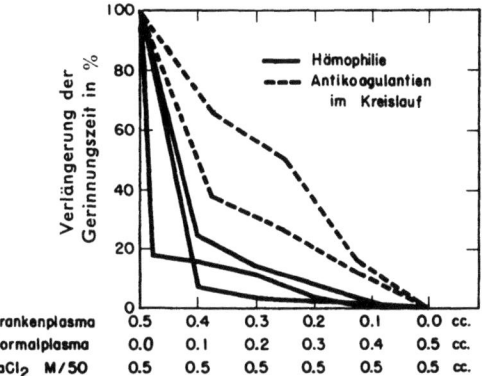

Abb. 7. Screening-Test bei hämophilen Syndromen und bei kreislaufenden Anticoagulantien: fast vollständige Normalisierung der Recalcifizierungszeit des hämophilen Plasmas nach Zusatz kleiner Mengen normalen Plasmas; Verlängerung der Recalcifizierungszeit von normalen Plasmen nach Zusatz von kleinen Mengen von Anticoagulantien enthaltendem Plasma.

Der Screening-Test ist ein Standardverfahren, das zeigt, daß kleine Mengen normalen Plasmas die GZ eines hämophilen Plasmas normalisieren können, nicht jedoch die GZ eines Plasmas, das zirkulierende Anticoagulantien oder Heparin enthält (Abb. 7). Der Screening-Test ist einer Kritik unterworfen worden, die von der Annahme der Existenz von gerinnungshemmenden Substanzen (Antithromboplastin) bei Hämophilie ausgeht (Tocantins et al., 1951). Man hat behauptet, zwischen Hämophilie und Syndromen mit zirkulierenden Anticoagulantien bestünden nicht Wesens-, sondern nur Gradunterschiede. Bei Ausführung der Screening-Tests in siliconierten statt nicht-siliconierten Röhrchen träten keine Differenzen mehr auf zwischen Hämophilie und Anticoagulantien. Die Existenz von zirkulierenden Anticoagulantien bei nicht-komplizierter Hämophilie könnte auch in Anbetracht einiger typischer Experimente angenommen werden: das Antithromboplastin, das in allen Formen von Hämophilie vorhanden sein sollte, würde durch Adsorption mit Asbestfiltern oder durch Verdünnung entfernt bzw. inaktiv gemacht (Abb. 8).

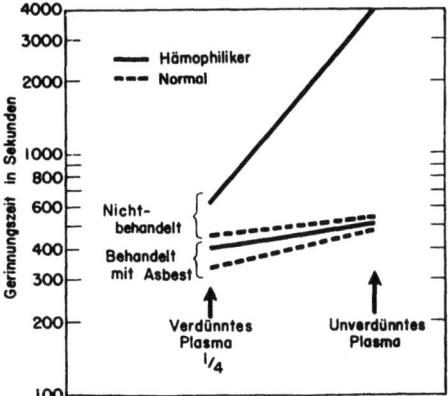

Abb. 8. Verkürzung der Recalcifizierungszeit des hämophilen Plasmas infolge Adsorption mit Asbest oder Verdünnung. Silicontechnik.

Wie bei der Hämophilie sollte der Screening-Test theoretisch auch bei allen jenen Formen verlaufen, denen ein Mangel an anderen Gerinnungsfaktoren zugrunde liegt, und man sollte daher diagnostische Resultate auch dei Hypoprothrombinämien, bei Faktor VII- und Ac-Globulin-Mängeln und auch bei Thrombocytopenien erhalten, wenn die Störung so deutlich ist, daß sie eine Verlängerung der GZ hervorruft. Hierüber existieren noch keine endgültigen Ergebnisse.

Das Erkennen eines hämophilen Syndroms, bzw. eines Syndroms mit zirkulierenden Anticoagulantien auf Grund der Screening-Tests bildet einen Hinweis für weitere diagnostische Tests. Die Notwendigkeit, die antihämophilen Globuline und ähnliche Faktoren, bzw. die verschiedenen Anticoagulantien näher zu untersuchen, wird im folgenden noch weiter besprochen werden.

3. Die plasmatischen und thrombocytären Faktoren des Thromboplastins.

Die Bestimmung der plasmatischen und thrombocytären Faktoren des Thromboplastins ist in den letzten Jahren möglich geworden durch Anwendung von Methoden, die z. T. mit jenen schon bekannten für die Bestimmung der anderen plasmatischen Gerinnungsfaktoren zusammenhängen. Das Grundprinzip dieser Methoden ist das folgende: alle Gerinnungsfaktoren werden in konstanter und optimaler Menge gehalten, außer dem zu bestimmenden. Die

Tabelle 5. *Prinzip der Einstufen-Methoden.*

Konstant	Variabel
1. Plasmatische Faktoren des Thromboplastins	
a) Quantitative Bestimmung des antihämophilen Globulins	
Prothrombin Ac-Globulin Faktor VII PTC PTA Plättchen-Faktoren des Thromboplastins (1) Calcium (2)	*Antihämophiles Globulin (3)*
b) Quantitative Bestimmung des PTC	
Prothrombin Ac-Globulin Faktor VII Antihämophiles Globulin PTA Plättchen-Faktoren des Thromboplastins (1) Calcium (2)	*PTC (3)*
c) Quantitative Bestimmung des PTA (?)	
Prothrombin Ac-Globulin Faktor VII Antihämophiles Globulin PTA Plättchen-Faktoren des Thromboplastins (1) Calcium (2) Substrat: Plasma von Patienten mit Mangel an antihämophilem Globulin, bzw. PTC, bzw. PTA (plättchenfrei) 1. Suspensionen von normalen Plättchen 2. In bekannter Menge zugesetzt 3. Patientenplasma	*PTA (3)*
2. Plättchen-Faktoren des Thromboplastins (thromboplastinische Aktivität der Plättchen)	
Prothrombin Ac-Globulin Faktor VII Antihämophiles Globulin, PTC, PTA Calcium Plättchenzahl (in bekannter Konzentration zugesetzt: 300000/mm³) Substrat: plättchenfreies Normalplasma	*Thromboplastinische Aktivität der Plättchen*

Tabelle 5. (Fortsetzung.)

Konstant	Variabel
3. Prothrombin und Acceleratoren	
a) Bestimmung der Prothrombinaktivität (Prothrombinzeit)	
Calcium-Thromboplastin	*Prothrombin*
	Ac-Globulin
	Fibrinogen
	Faktor VII
b) Bestimmung des Prothrombins	
Calcium-Thromboplastin	
Ac-Globulin-Fibrinogen	*Prothrombin*
Faktor VII	
Substrat: mit Tricalciumphosphat adsorbiertes Plasma. Prothrombinfreies Serum	
c) Bestimmung des labilen Faktors	
Calcium-Thromboplastin	
Prothrombin-Fibrinogen	*Labiler Faktor*
Faktor VII	
Substrat: 10—15 Tage konserviertes Plasma	
d) Bestimmung des Faktors VII	
Calcium-Thromboplastin	
Ac-Globulin-Fibrinogen	*Prothrombin*
Prothrombin	
Substrat: zweimal Seitz-filtriertes Plasma (20% und 30% Asbestkonzentr.)	
e) Kombinierte Bestimmung von Prothrombin-Faktor VII	
Calcium-Thromboplastin	*Prothrombin*
Ac-Globulin-Fibrinogen	*Faktor VII*
Substrat: zweimal Seitz-filtriertes Plasma (20% und 50% Asbestkonzentr.)	

Anwendung dieses Prinzips auf das Studium der plasmatischen und thrombocytären Faktoren des Thromboplastins hat es gestattet, Methoden für die quantitative Messung dieser Faktoren auszuarbeiten (Tab. 5).

a) Die plasmatischen Faktoren des Thromboplastins.

Die quantitative Bestimmung der plasmatischen Faktoren des Thromboplastins ermöglicht die Erkennung der Hämophilie und der hämophilen Syndrome auf Grund von zuverlässigeren und sichereren Kriterien, die von den Screening-Tests geliefert wurden. Die zu diesem Zwecke vorgeschlagenen Techniken beruhten auf Veränderungen des Prothrombinverbrauchs in Mischungen von sicher hämophilem mit Patienten-Blut und wurden vermittels der Ein- oder Zweistufen-Methode zur Prothrombinbestimmung ausgeführt (MERSKEY, 1950; GRAHAM et al., 1951). Neuerdings ist die Bestimmung des antihämophilen Globulins nach dem in der Tabelle dargestellten Schema vereinfacht worden. Alle Gerinnungsfaktoren außer den antihämophilen Globulinen, welche die einzige Variable bilden, werden konstant gehalten (SOULIER und LARRIEU, 1953). Man benutzt ein Substrat, das sich aus sicher hämophilem Plasma zusammensetzt, welches man mit besonderen Vorsichtsmaßnahmen gewinnt, um Verunreinigungen durch den thrombocytären Faktor des Thromboplastins zu vermeiden. Dieses letztere wird in optimaler Menge zugegeben, indem man wiederholt gefrorene Suspensionen von normalen Plättchen anwendet. Das verdünnte Patienten-Plasma wird in Gegenwart des hämophilen Plasmas und normaler Plättchen recalcifiziert. Auf Grund der

Reduktion der GZ kann man die Aktivität des antihämophilen Globulins errechnen. Durch eine Eichkurve ermittelt man die Prozente des im Patienten-Plasma
enthaltenen antihämophilen Globulins. Die Methode beruht auf der Voraussetzung, daß das als Substrat verwendete Plasma kein antihämophiles Globulin
oder nur eine ganz geringe Menge enthält. Um diese Fehlerquellen soweit als
möglich auszuschalten, sucht man das Plasma eines Hämophilen mit stark verlängerter GZ zu verwenden.

Die Entdeckung einer Komplexität im Bereich der antihämophilen Globuline
hat es gestattet, dieselbe Methode für die Untersuchung der anderen plasmatischen
Faktoren des Thromboplastins, wie PTC und PTA, anzuwenden. Bisher ist eine
quantitative Einzelbestimmung möglich, die es erlaubt, den Mangel an dem
klassischen antihämophilen Globulin von dem Mangel an dem neuerdings beschriebenen PTC-Faktor zu unterscheiden. Seine quantitative Bestimmung
erfolgt unter Verwendung von Plasma, das von Patienten herrührt, bei denen ein
Mangel an PTC vorliegt. Mit diesem Substrat wendet man die Methode für die
quantitative Bestimmung des antihämophilen Globulins an. Wahrscheinlich sind
dieselben Prinzipien auch für die Bestimmung der Mängel an PTA geeignet.

Eine qualitative Orientierung erhält man, indem man das Patienten-Plasma zu gleichen
Teilen mit normalem Plasma mischt, das man für 15 min mit Bariumsulfat (40 mg/cm³) adsorbiert hat. Wenn man nach der Recalcifizierung der Mischung eine Normalisierung der Gerinnungszeit erhält, handelt es sich um einen Mangel an antihämophilem Globulin, das von
Bariumsulfat nicht adsorbierbar ist. Erhält man hingegen keine Normalisierung der Recalcifizierungszeit, wird man mit einem Mangel an PTC rechnen können, das von Bariumsulfat
adsorbiert wird. Mischt man das Patienten-Plasma zu gleichen Teilen mit normalem Serum,
das einige Stunden alt ist, so beobachtet man eine Normalisierung der Recalcifizierungszeit
der Mischung. In diesem Falle wird man an einen Mangel an PTC denken, das, im Unterschied
zum antihämophilen Globulin, nach der Gerinnung nicht aus dem Serum verschwindet. Diese
Tests bilden eine Anwendung der oben erwähnten sog. Screening-Tests bei Mängeln an plasmatischen Faktoren des Thromboplastins, um eine allgemeine Orientierung zu erhalten, wenn
man kein Substrat zur Verfügung hat aus Plasmen von Patienten, bei denen ein mit Sicherheit
feststellbarer Mangel an diesen Faktoren vorliegt (vgl. auch MARCACCI, 1954; SCHWICK, 1954).

Die quantitative Bestimmung der plasmatischen Faktoren des Thromboplastins
erfolgt, wenn der Ausschlag der anderen Tests die Diagnose in diese Richtung
gelenkt hat. Diese Tests werden unabhängig von den Ergebnissen der GZ, des
Prothrombinkonsumptionstests und des Heparintoleranztests durchgeführt, die
gelegentlich bei Mängeln an plasmatischen Faktoren des Thromboplastins auch
normal verlaufen können.

b) Die Plättchen-Faktoren des Thromboplastins.

Für die quantitative Bestimmung der Plättchen-Faktoren des Thromboplastins
waren unspezifische Proben vorgeschlagen worden, die allgemeine Resultate
lieferten. Der Prothrombinkonsumptionstest galt als zuverlässiges Verfahren für
die Untersuchung der thromboplastischen Funktion der Plättchen. Später stellte
man fest, daß der Ausschlag dieses Tests auch von anderen Faktoren beeinflußt
werden kann. Die größte Schwierigkeit bildete die Notwendigkeit der Untersuchung der Plättchenfunktion unabhängig von der Anzahl der Plättchen. Es
gibt nämlich funktionelle Plättchenstörungen, die von normaler, über- oder
subnormaler Plättchenanzahl begleitet werden. Einige neuerdings vorgeschlagene
Tests beruhen auf dem gleichen Prinzip der Einstufen-Methoden, wie bei der
Bestimmung der plasmatischen Faktoren des Thromboplastins (SOULIER und
LARRIEU, 1953; BERNARD et al., 1953; DE VRIES und SHAFRIR, 1952). Auch in
diesen Tests jedoch bildet die Veränderung der Plättchenzahl eine nicht streng
kontrollierbare Variable.

Die von uns beschriebene Methode zur *Bestimmung der thromboplastischen
Funktion in den isolierten Plättchen* bildet den ersten Versuch, diese Funktion

unabhängig von der Plättchenzahl quantitativ zu messen (DE NICOLA, ROSTI und CARCUPINO, 1953, 1954; DE NICOLA und ROSTI, 1954). Die theoretischen Voraussetzungen der Methode sind in der Tabelle dargestellt. Alle Gerinnungsfaktoren, einschließlich der Plättchenzahl, werden konstant gehalten. Die einzige Variable stellt die funktionelle Plättchenaktivität dar. Das Substrat, das die einzelnen Gerinnungsfaktoren in bekannter und konstanter Konzentration enthält, besteht aus normalem, plättchenfreiem Plasma, das mit einer besonderen Technik gewonnen wird, um die Desintegration der Plättchen zu vermeiden. Die Plättchen des Patienten-Blutes werden mit Hilfe einer Technik isoliert, die ihre Desintegration und Agglutination verhindert und somit ihre exakte Zählung erlaubt. Die Plättchen werden so konzentriert und dann zu einer konstanten Konzentration von 30 000/m³ verdünnt und dem Substrat zugesetzt. Dann schreitet man zur Recalcifizierung. So bleibt nur die thromboplastinbildende Funktion der Plättchen variabel. Da das Ac-Globulin in bekannter und optimaler Menge im Substrat enthalten ist, kann das Plättchen-Ac-Globulin den Ausschlag des Tests nicht beeinflussen. Durch eine Eichkurve können die Prozente der thromboplastinbildenden Aktivität der Plättchen errechnet werden (Abb. 9). Eine andere Variable könnte vom Plättchen-Accelerator 2 gebildet werden. Da zur Zeit keine Methoden zur Verfügung stehen, welche deren quantitative Bestimmung ermöglichen, bilden die mit der beschriebenen

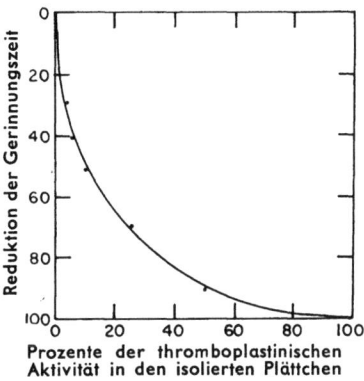

Abb. 9. Eichkurve zur Ermittlung der Prozente von thromboplastinischer Aktivität in den isolierten Plättchen.

Methode erhaltenen Ergebnisse nicht nur eine Funktion des thromboplastischen Faktors der Plättchen, sondern auch des Plättchen-Accelerators 2.

Mit der Methode zur quantitativen Bestimmung des Plättchen-Faktors des Thromboplastins können verschiedene funktionelle Veränderungen der Plättchen anerkannt werden, sei es bei normaler, sei es bei veränderter Plättchenzahl. Da bei diesem Test die Plättchenzahl in allen Fällen konstant bleibt, ist sie auch für das Studium jener funktionellen Veränderungen der Plättchen verwendbar, die von unbedeutenden Veränderungen der Plättchenzahl begleitet werden. Das Studium der thromboplastinbildenden Funktion der Plättchen ist außerdem angezeigt, wenn man die Mängel des Plättchen-Faktors des Thrombo-

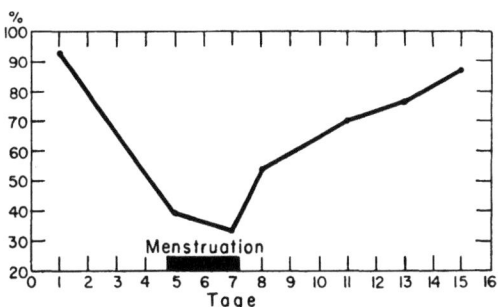

Abb. 10. Verminderung der thromboplastinischen Aktivität in den isolierten Plättchen während der Menstruation.

plastins von den Mängeln der plasmatischen Faktoren unterscheiden will, da in einigen Fällen der Ausschlag der anderen Proben bei beiden Zuständen der gleiche sein kann. Dies gilt besonders bei Fällen mit normaler oder verlängerter GZ mit oder ohne abnormem Prothrombinverbrauch. Ein typisches Verhalten der thromboplastischen Funktion der isolierten Plättchen wird während der *Menstruation* beobachtet, wobei eine ausgesprochene Verminderung der Plättchenaktivität unabhängig von der Plättchenzahl stattfindet (Abb. 10).

4. Prothrombin, Faktor VII und Ac-Globulin.

a) Die Ein- und Zweistufenmethoden.

Die diagnostische Besprechung der beim Studium des Prothrombins und der sog. Acceleratoren, wie des Ac-Globulins und des Faktors VII, angewandten Methoden läßt eine Darstellung der Prinzipien als wünschenswert erscheinen, die den gewöhnlich für ihre Bestimmungen benutzten Methoden zugrunde liegen.

α) **Die Einstufen-Methoden.** Die Einstufen-Methoden stammen von der ursprünglich von QUICK für das quantitative Studium der Prothrombinämie vorgeschlagenen Methode ab. Bei der Prothrombinzeit ging man von der Voraussetzung aus, daß bei Konstanthaltung aller anderen bekannten Faktoren der Blutgerinnung, d. h. Thromboplastin und Calcium, das Prothrombin die einzige Variable bliebe. Nach der Entdeckung der anderen Gerinnungsfaktoren erkannte man, daß auch diese die Prothrombinzeit beeinflussen, besonders der labile Faktor und der Faktor VII. Die neueren Forschungen, die auf der Bestimmung der einzelnen Gerinnungsfaktoren bei verschiedenen Tieren beruhen, haben eine weitere Bestätigung dieser Ansicht geliefert (vgl. S. 19 und Abb. 4) (DE NICOLA, 1953).

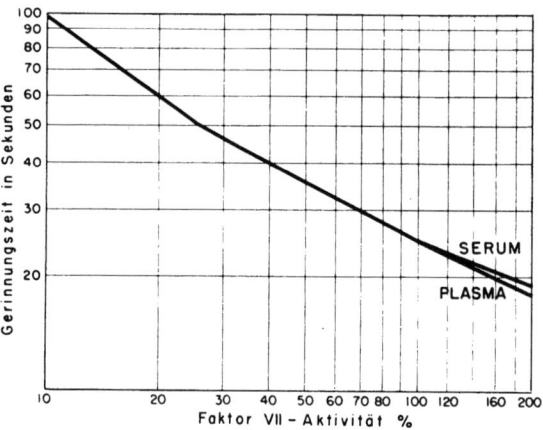

Abb. 11. Eichkurve zur Ermittlung der Faktor VII-Aktivität in Prozenten der Norm (Serum und Plasma).

So erkannte man die Notwendigkeit einer Abänderung der ursprünglichen QUICKschen Methode unter Berücksichtigung der neuen Gerinnungsfaktoren. In der Tabelle sind die Prinzipien dargestellt, die den Einstufen-Methoden im allgemeinen, der ursprünglichen QUICKschen Methode für die Bestimmung der sog. Prothrombinaktivität und den verschiedenen Methoden für die isolierte Bestimmung der einzelnen Gerinnungsfaktoren zugrunde liegen. Durch entsprechende Kombination der variablen und konstanten Faktoren erhält man die verschiedenen Gerinnungssysteme, mit deren Hilfe man einen gegebenen Gerinnungsfaktor quantitativ bestimmen kann. Dabei bleibt das Prinzip immer dasselbe, und zwar beruht es auf der Voraussetzung, nur den zu bestimmenden Faktor variabel zu lassen, während alle anderen Faktoren in einem nach besonderen Kriterien bereiteten Substrat konstant gehalten werden.

Die zur Bestimmung der einzelnen Gerinnungsfaktoren mittels der Einstufen-Methode erforderlichen Substrate erhält man durch Ausnutzung der physikalischen, chemischen und biologischen Eigenschaften der jeweiligen Faktoren. Da der labile Faktor in gealterten Plasmen verschwindet, bilden diese ein geeignetes Substrat für seine Bestimmung. Beim Filtern von Rinderplasma durch SEITZ-Filter mit verschiedenen Asbest-Konzentrationen wird der Faktor VII selektiv entfernt, unter besonderen experimentellen Bedingungen auch das Prothrombin. Auf diese Weise erhält man ein zur quantitativen Bestimmung von Faktor VII bzw. von Faktor VII-Prothrombin geeignetes Substrat. In dieser Weise verfährt man neuerdings zur Kontrolle der Behandlung mit Anticoagulantien der Dicumarinreihe. Das Substrat für die Bestimmung von Prothrombin besteht aus einige

Tage altem Serum, das frei von Prothrombin, aber reich an Faktor VII ist, und aus mit Tricalciumphosphat adsorbiertem Plasma, das Ac-Globulin und Fibrinogen in optimaler Menge enthält (KOLLER et al., 1951—1952; OWREN und AAS, 1951; DE NICOLA, 1952, 1953).

Eine Eichkurve ermittelt die Prozente der einzelnen Faktoren. Ein Beispiel davon ist in der Abb. 11 wiedergegeben (Eichkurve zur Errechnung der Faktor VII-Prozente im Plasma und im Serum).

Die sog. Einstufen-Methoden führen ihren Namen daher, daß bei ihnen die GZ einer jeweils variablen Gerinnungsmischung ein einziges Mal direkt gemessen wird; aus den so erhaltenen Zeiten errechnet man, mit Hilfe geeigneter Eichkurven, den prozentualen Anteil des zu bestimmenden Faktors.

β) **Die Zweistufen-Methoden.** Bei der Zweistufen-Methode zur quantitativen Prothrombinbestimmung wandelt sich zuerst das Prothrombin in Thrombin um und bestimmt die Menge des so entstandenen Thrombins. Anfangs, wenigstens bis zu einem gewissen Grade, wurde die Geschwindigkeit der Umwandlung des Prothrombins in Thrombin nicht berücksichtigt, insofern man annahm, die endgültige Menge des entstandenen Thrombins repräsentiere die im Plasma vorhandene Prothrombinmenge. Später bemerkte man, daß andere Faktoren der Gerinnung einen entscheidenden Einfluß auf diese Umwandlung ausübten. In den mit der Zweistufen-Methode durchgeführten Untersuchungen erhielten diese Faktoren den Namen Ac-Globulin:

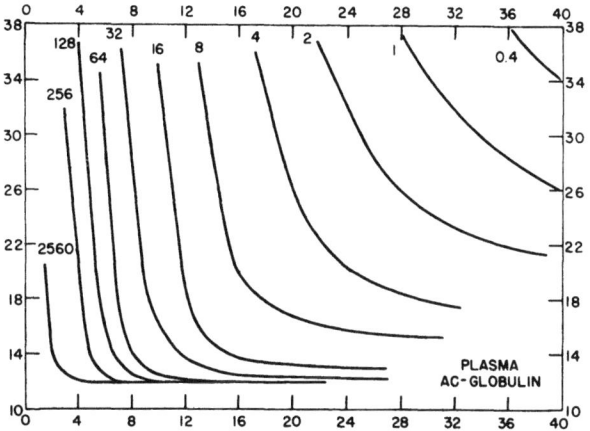

Abb. 12. Standardkurven zur Errechnung der Plasma-Ac-Globulin-Konzentration. Die Zahlen beziehen sich auf die Ac-Globulin-Einheiten. Gerinnungszeiten in Sekunden gegen Inkubationszeit in Minuten.

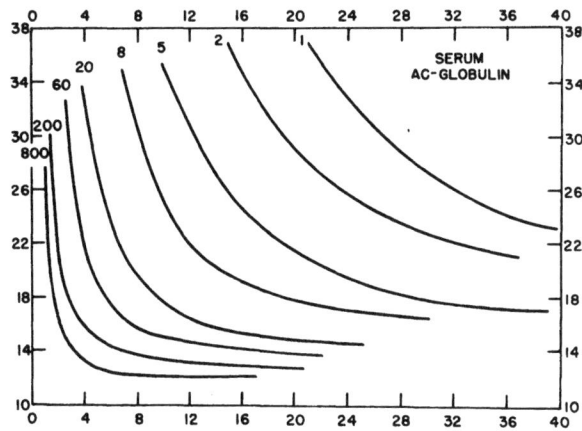

Abb. 13. Wie Abb. 12, zur Errechnung der Serum-Ac-Globulin-Konzentration. Abb. 12 und 13 wurden im Department of Physiology der Wayne University hergestellt.

sinkt der Ac-Globulin-Gehalt auf ein sehr tiefes Niveau ab, so wandelt nicht alles Prothrombin sich in Thrombin um, und die Zweistufen-Methode liefert irrige Resultate. Setzt man dem System etwas Ac-Globulin zu, so schließt man eventuelle Schwankungen dieses Faktors aus, und das gesamte Prothrombin wandelt sich in Thrombin um (WARE und SEEGERS, 1949; vgl. auch RIEBEN, 1947; BAYERLE und MARX, 1949; DE NICOLA, 1954).

3*

Faktor VII oder SPCA beeinflussen angeblich nur die Geschwindigkeit, nicht
jedoch die Menge des in Thrombin umgewandelten Prothrombins. Ihre Schwankungen können daher keine Veränderungen der Ergebnisse der Zweistufen-
Methode zur Prothrombinbestimmung hervorrufen, da zuletzt das gesamte
Prothrombin in Thrombin umgewandelt erscheint (vgl. DE NICOLA, 1954; WITTE
und DIRNBERGER, 1952, 1953; SCHULTZE, 1953).

Die Zweistufen-Methode zur Ac-Globulin-Bestimmung beruht auf der Tatsache, daß bei Verminderung der Ac-Globulin-Menge von einem bestimmten
Punkt an nicht nur die Umwandlungsgeschwindigkeit, sondern auch die Menge
des in Thrombin umgewandelten Prothrombins sich verringert (Abb. 12 und 13).
Man bedient sich hierzu der Zweistufen-Methode zur Prothrombinbestimmung,
jedoch mit der Abänderung, daß die Prothrombinkonzentration konstant gehalten
und die Ac-Globulin-Konzentration variabel gelassen wird. Bei Messung des Ac-
Globulins wird empfohlen, sich hoher Plasmaverdünnungen zu bedienen. Nach
den Autoren, die einen beschleunigenden Wirkungsmechanismus des Ac-Globulins
annehmen, könnte man so auch kleine Schwankungen dieser katalytischen Wirkung sichtbar machen.

γ) **Bedeutung der Ein- und Zweistufen-Methoden.** Theoretisch sind die
Zweistufen-Methoden genauer als die Einstufen-Methoden, da sie eine exakte
quantitative Messung der einzelnen Gerinnungsfaktoren gestatten sollen. In
Wirklichkeit existieren Fehlerquellen sowohl für die Zweistufen-Methoden als auch
für die Einstufen-Methoden. In bezug auf praktische und schnelle Ausführung
vereinigen die Einstufen-Methoden die Eignung zur routinemäßigen Anwendung
mit gewisser theoretischer Zuverlässigkeit. Bei den Zweistufen-Methoden hingegen
wird der größere Zeitaufwand durch ein Prinzip ausgeglichen, das auf soliden
theoretischen Voraussetzungen beruht. Die Ergebnisse beider Methoden stimmen
im großen und ganzen meist überein; jedoch treten auch Differenzen verschiedener
Natur auf, die jene Untersuchungen rechtfertigen, bei denen die beiden Methoden
unter besonderen physiopathologischen Bedingungen miteinander verglichen
werden, vor allem auf dem Gebiet der Anticoagulantientherapie (vgl. WINTERSTEIN,
1953). Die Verschiedenheit der Ergebnisse, welche die Original-QUICK-Methode und
die Zweistufen-Methode für die Prothrombinbestimmung liefern, könnte zu den
neuen, kürzlich identifizierten Gerinnungsfaktoren in Beziehung stehen. Kontroll-
untersuchungen zur Bestätigung dieser Ansicht sind noch nicht angestellt worden.

b) Diagnostische Anwendungen.

Bei der Diagnose von Gerinnungsstörungen wird man mit der Zweistufen-
methode arbeiten, wenn man auf Kriterien zur streng wissenschaftlichen Bestimmung der einzelnen Faktoren aus ist, so daß man die erhaltenen Ergebnisse als
Funktion der Prothrombin- und Thrombineinheiten ausdrücken kann. In besonderen Untersuchungen können diese Kriterien eine beträchtliche Bedeutung
haben. In anderen Fällen wird für diagnostische Zwecke die Einstufen-Methode
genügen.

Bei Untersuchungen über die physiopathologischen Veränderungen des
Prothrombins, des Faktors VII und des Ac-Globulins empfiehlt es sich, ein Verfahren einzuschlagen, das zunächst auf der Auswertung einiger allgemeiner Tests
und dann auf Anwendung von spezifischen Tests beruht. Die ursprüngliche
Prothrombinzeit bildet den Ausgangspunkt für die Identifizierung der Veränderungen der einzelnen Gerinnungsfaktoren, wie Prothrombin, Faktor VII und Ac-
Globulin.

Die verlängerte Prothrombinzeit. Die Verlängerung der Prothrombinzeit kann
von verschiedenen Faktoren herrühren, und zwar, von der *Verminderung des*

Prothrombins, des Faktors VII, des Ac-Globulins, des Fibrinogens, oder auch von *gerinnungshemmenden Substanzen* (hauptsächlich Heparin). Meist beobachtet man einen kombinierten Mangel von zwei oder drei der erstgenannten Faktoren (Prothrombin, Faktor VII und Ac-Globulin), während ein isolierter Mangel relativ selten auftritt. Man hat angenommen, eine verlängerte Prothrombinzeit könne auch durch das Vorhandensein von Anticoagulantien antiprothrombinischer Natur im Kreislauf verursacht werden. Bei diesen Bedingungen sollte bei gleichzeitiger Mischung von normalem und pathologischem Plasma die Normalisierung der Prothrombinzeit ausbleiben.

5. Die Konsumptionstests.

Auf Grund der im ersten Teil angestellten Erörterungen müßten die sog. Konsumptions- oder Verbrauchstests heute eigentlich anders genannt werden, man müßte vom Verschwinden eines gegebenen Gerinnungsfaktors aus dem Serum sprechen, nachdem sich ein festes Gerinnsel gebildet hat. Zwecks Anpassung an die allgemeine Terminologie ist in diesem Zusammenhang die Bezeichnung Konsumption oder Verbrauch noch beibehalten worden, unter Voraussetzung der Kritik, der dieser Begriff zu unterwerfen ist.

Theoretisch müßte bei jeder Veränderung der Mechanismen, die zur Thrombinbildung führen, auch ein veränderter Verbrauch der einzelnen Faktoren auftreten. Das heißt nach vollendeter Gerinnung müßte sich im Serum eine übernormale Menge eines oder mehrerer Faktoren finden. Aus technischen und auch aus theoretischen Gründen läßt sich das jedoch nur bei einigen Zuständen erkennen. Faktor VII z. B. findet sich bekanntlich mehrere Tage lang im Serum, in einer Konzentration, die praktisch jener gleich ist, in der man ihn im Plasma antrifft, was an einen äußerst beschränkten Verbrauch dieses Faktors, vielleicht im Zusammenhang mit seiner typisch katalytischen Wirkung, denken läßt. Ein verminderter Verbrauch an Faktor VII wäre daher aus technischen Gründen nicht feststellbar. Andererseits lassen unsere Kenntnisse über seine Wirkungsweise keine Möglichkeit erkennen, eine solche Erscheinung anzutreffen. Aus theoretischen Gründen wäre außerdem im Falle eines Mangels an plasmatischem Faktor des Thromboplastins ein veränderter Verbrauch an thrombocytärem Faktor des Thromboplastins zu erwarten. In diesem Falle sind wir nicht in der Lage, den etwaigen nichtverbrauchten thrombocytären Faktor zu messen.

Abgesehen von diesen besonderen Bedingungen finden die Verbrauchstests bei der Diagnose zahlreicher Gerinnungsstörungen Verwendung (Abb. 14). Der Prothrombinkon-

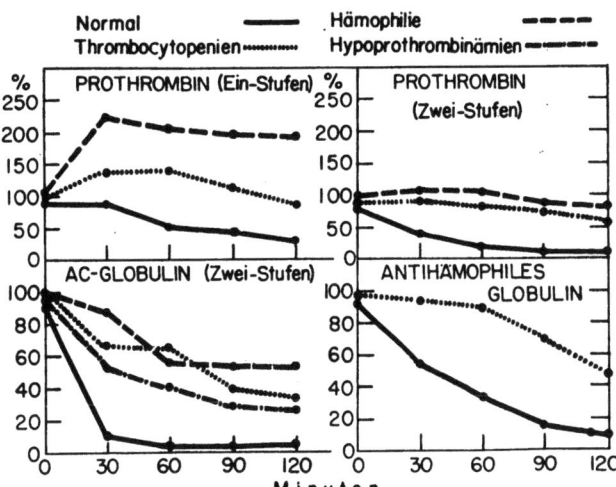

Abb. 14. Verbrauch der Gerinnungsfaktoren bei verschiedenen physiopathologischen Zuständen: verminderter Verbrauch (oder verzögertes Verschwinden) des Prothrombins, des Ac-Globulins und des antihämophilen Globulins bei den Thrombocytopenien; verminderter Verbrauch des Prothrombins und des Ac-Globulins bei der Hämophilie; verminderter Verbrauch des Ac-Globulins bei den Hypoprothrombinämien. Verschiedene Werte bei Ein- und Zweistufenmethode.

sumptionstest ist in fast allen Fällen verlängerter GZ positiv. Der diagnostische Wert des Tests ist daher in Fällen von verlängerter GZ beschränkt. Jedenfalls sollte der Prothrombinkonsumptionstest auch bei solchen Zuständen zwecks besserer Charakterisierung der Gerinnungsstörung ausgeführt werden.

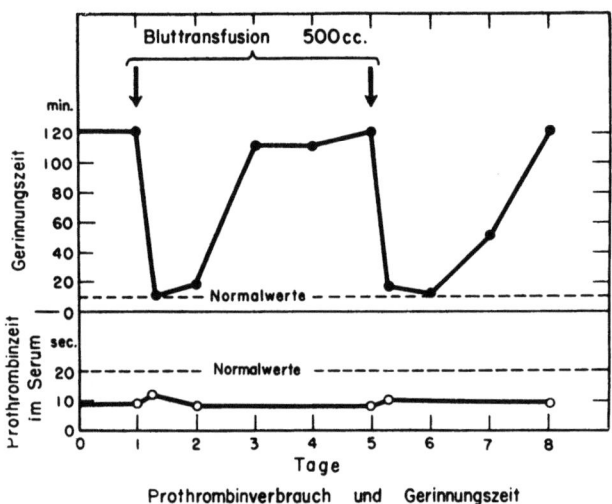

Prothrombinverbrauch   und   Gerinnungszeit
nach Transfusionen   bei   Hämophilie

Abb. 15. Normalisierung der Gerinnungszeit nach Transfusion bei Hämophilie: keine Normalisierung des Prothrombinverbrauches.

Bei scheinbar normaler GZ kann ein subnormaler Prothrombinverbrauch auftreten, und zwar bei folgenden Zuständen: *leichte Hämophilie und Hämophilie nach Transfusionen, Thrombocytopenien und Thrombopathien, Ac-Globulin-Mangel.* Der verringerte Prothrombinverbrauch bei leichten hämophilen Syndromen hat insofern Aufmerksamkeit erregt, als man glaubte, mit seiner Hilfe Gerinnungsstörungen aufklären zu können, die klinisch unter das hämophile Syndrom einzureihen waren. Heute

hat man erkannt, daß in mehreren Fällen leichter Hämophilie der Prothrombinverbrauch normal sein kann, und nur die Untersuchung der antihämophilen Globuline die Gerinnungsstörung erkennen läßt (GRAHAM et al. 1953; BRINKHOUS et al. 1954; MERSKEY 1951; QUICK et al. 1952).

Außer bei leichter Hämophilie kann eine scheinbare normale GZ auch bei Hämophilie nach Transfusionen auftreten. Trotz der Normalisierung der GZ in diesen Fällen kann die Normalisierung des Prothrombinverbrauches ausbleiben (Abb. 15) (BASERGA und DE NICOLA, 1951; DE NICOLA, 1952). Auf dem Gebiete der Plättchen-Veränderungen haben neuerdings, nach

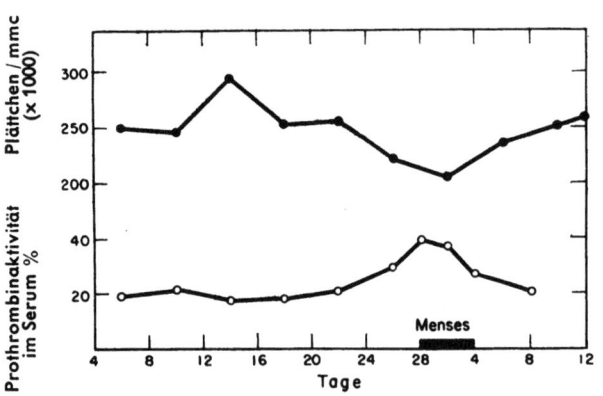

Prothrombinverbrauch und Plättchen während Menses

Abb. 15. Veränderungen des Prothrombinverbrauches in Zusammenhang mit der Menstruation.

den ersten Feststellungen über verminderten Prothrombinverbrauch bei essentiellen und sekundären Thrombocytopenien und bei Thrombopathien, zahlreiche Beiträge das Bild dieser Zustände geklärt (SOULIER 1948, 1949; BASERGA und DE NICOLA, 1949; QUICK et al. 1949; PAVLOVSKY und MITTELMAN, 1949; JÜRGENS und FERLIN, 1950 usw.). Man hat festgestellt, daß außer bei den typischen Thrombopathien auch in anderen Fällen Veränderungen der Plättchen-Funktion erkennbar sind, die mittels des Prothrombinkonsumptionstests in Erscheinung treten. Beispielsweise zeigen sich während der *Menstruation* bezeichnende und konstante Veränderungen des Prothrombinverbrauches im Sinne eines herabgesetzten Verbrauches, wahrscheinlich im Zusammenhang mit funktionellen Plättchen-Veränderungen (Abb. 16) (BASERGA et al. 1950; ROSTI und FURIAN, 1951; DE NICOLA, 1952).

Die Zusammenhänge zwischen Plättchenfunktion und Prothrombinkonsumptionstest scheinen durch ein recht überzeugendes Experiment bestätigt zu werden: bestrahlt man ein Tier mit X-Strahlen, so vermindern sich die Plättchen bis auf

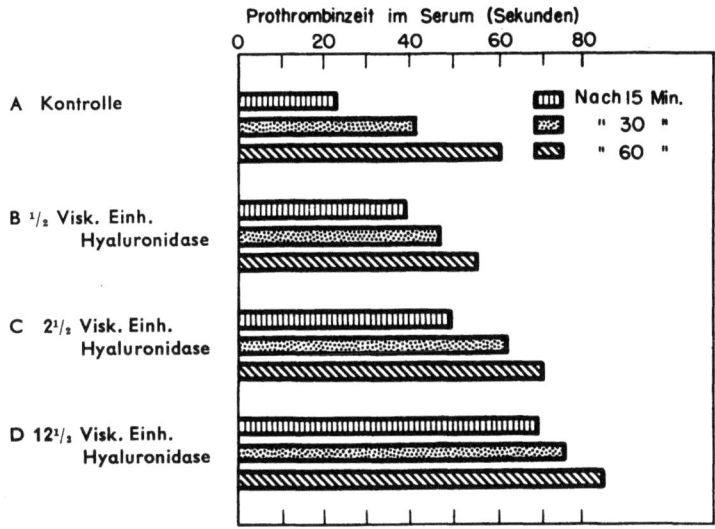

Abb. 17. Vermehrter Prothrombinverbrauch nach Zusatz in vitro von verschiedenen Mengen Hyaluronidase (Normalblut).

ganz niedrige Zahlen, und der Prothrombinverbrauch erreicht weit unternormale Werte. Geht die Bestrahlungswirkung zurück, so beobachtet man eine allmähliche Normalisierung der Plättchenzahl zu normalen Werten, die weit langsamer vorgeht als beim Prothrombinkonsumptionstest, der schon normale Werte erreicht. Dieser Befund ist als Anzeichen einer größeren Aktivität der neugebildeten und während der Erholungsphase nach der Bestrahlung in den Kreislauf gesetzten Plättchen gedeutet worden (CRONKITE 1952).

Auch infolge der Wirkung von Medikamenten kann der Prothrombinkonsumptionstest Veränderungen erfahren, vielleicht im Zusammenhang mit funktionellen Plättchen-Veränderungen. So hat man den zugenommenen Prothrombinverbrauch nach Einspritzungen von *Hyaluronidase* in Versuchstiere auf diesem Grund gedeutet (Abb. 17) (BASERGA, DE NICOLA und VAHI, 1951). Da die Hyaluronidase wie das Protamin als Antiheparin wirkt, hat man angenommen, sie könne wie dieses einen Plättchenzerfall bewirken. Jedoch sind solche Experimente vielleicht auch einer anderen Deutung im Zusammenhang mit der antiprothrombinischen Wirkung der Hyaluronidase bedürftig (FIALA und ROTH, 1952).

Bei den Thrombocytopenien läßt sich auch ein verminderter Verbrauch an antihämophilem Globulin beobachten. Diese Erscheinung tritt ebenfalls bei

Hypoprothrombinämien auf (GRAHAM et al. 1951). Das Auftreten eines verminderten Ac-Globulin-Verbrauches wird gewöhnlich bei Hämophilie, Thrombocytopenien und auch bei Hypoprothrombinämien beobachtet (vgl. Abb. 14)
ALEXANDER, 1952; DE NICOLA, 1953).

Der Test des erhitzten Thromboplastins (Thromboplastinogen-Test). Der
Test des erhitzten Thromboplastins stellt eine Vervollständigung des Prothrombinkonsumptionstests dar. Er wird ausgeführt, wenn der Prothrombinkonsumptionstest positiv ausfällt. Das Prinzip ist im großen und ganzen dasselbe, das
der quantitativen Bestimmung der antihämophilen Globuline zugrunde liegt. Das
Thromboplastin aus Kaninchenhirn wird durch Erhitzen auf 60° C für 30. min
des Äquivalentes an antihämophilem Globulin beraubt. Ruft die Zusetzung
eines so behandelten Thromboplastins zum Patienten-Blut eine Normalisierung
des Prothrombinverbrauchs hervor, so handelt es sich um einen Mangel an thrombocytärem Faktor des Thromboplastins, dessen Äquivalent von erhitztem Thromboplastin geliefert wird. Verändert sich hingegen der Prothrombinverbrauch nach
Zusatz von erhitztem Thromboplastin nicht, so dürfte man es mit einem Mangel
an plasmatischem Faktor des Thromboplastins (antihämophilem Globulin) zu
tun haben (QUICK et al. 1952; BASERGA und MEYER, 1954; COLLI und ROSTI,
·1954). Der Test kann einer Kritik unterworfen werden, insofern die plasmatischen
und thrombocytären Faktoren des Thromboplastins als Äquivalente jener evtl.
im Gewebe-Thromboplastin enthaltenen und mit ähnlicher biologischer Aktivität
gewonnenen Faktoren betrachtet werden können. Auf demselben Prinzip beruhen auch andere Untersuchungen, die mit den sog. inkompletten Thrombo-
plastinen durchgeführt worden sind (LANGDELL et al. 1953).

6. Das Studium der Inhibitoren.

Die Screening-Tests haben den allgemeinen Zweck, die Anwesenheit von
circulierenden Anticoagulantien zu beweisen. Zur Bestimmung der Natur der
Anticoagulantien müssen weitere diagnostische Versuche angestellt werden, um
die Phase oder den Faktor der Gerinnung, auf die sich die Hemmung auswirkt,
aufzuzeigen. Während vom streng physiologischen Standpunkte aus mehrere
Inhibitoren nicht gut charakterisiert sind, sind vom diagnostischen Standpunkte
aus zahlreiche Versuche gemacht worden, die Natur der zirkulierenden Anticoagulantien zu erforschen.

Eines der allgemeinsten angewandten Prinzipien zum Nachweis eines Inhibitors ist ähnlich demjenigen der Screening-Tests. Während bei den letzteren
die vom pathologischen Plasma auf das normale Plasma ausgeübte gerinnungshemmende Wirkung untersucht wird, wird in den Untersuchungen zur Identifizierung der einzelnen Inhibitoren die von dem pathologischen Plasma auf einen
gegebenen Faktor der Gerinnung ausgeübte gerinnungshemmende Wirkung
bestimmt.

Die einfachsten von diesem Prinzip abgeleiteten Versuche sind diejenigen, die
Gewebe-Thromboplastin und Thrombin als Substrat verwenden. So wurden
Tests zur *Bestimmung der antithromboplastischen und antithrombinischen Aktivität*
des Plasmas beschrieben.

Im Falle des Antithromboplastins wird die Hemmung dadurch nachgewiesen,
daß das pathologische Plasma mit Gewebe-Thromboplastin in verschiedenen
Verdünnungen gemischt und sogleich oder in verschiedenen Zeitabständen recalcifiziert wird. Es ist von spezifischer antithromboplastinischer Wirkung mit Hemmung des von einer gegebenen Tierart und nur von dieser herrührenden Thromboplastins gesprochen worden (HARRINGTON et al. 1951).

Im Falle des Antithrombins wird die GZ von Mischungen, die aus Plasma und Thrombin in verschiedenen Verdünnungen zusammengesetzt sind, ohne Inkubation der Mischung bestimmt, oder die thrombinzerstörende Wirkung des mit Thrombin inkubierten, defibrinierten Plasmas quantitativ analysiert.

Diese Art von Versuchen kann durch weitere technische Angaben verbessert werden. Zum Beispiel kann das Gewebe-Thromboplastin durch die einzelnen Plasma- und Plättchen-Faktoren des Thromboplastins (Plättchen-Suspensionen; Präparate von antihämophilen Globulinen) ersetzt werden (DEUTSCH,1950; BIGGS und MACFARLANE, 1953). Die Ergebnisse, die man mit diesen technisch abgeänderten Versuchen erhält, sind nicht immer auf eine einzige Weise zu deuten, unter anderem deshalb, weil man die Wirkung dieser Faktoren noch nicht genau kennt und nicht weiß, auf welche Weise sich die Wirkung eines Übermaßes von ihnen in vitro ausübt.

Besonderen Wert für die Feststellung einer Hemmung des plasmatischen Faktors des Thromboplastins hat man der gerinnungshemmenden Wirkung beigelegt, die von dem pathologischen Plasma auf Mischungen von hämophilen und normalen Plasmen ausgeübt wird, und eine Verlängerung der Recalcifizierungszeit (DRESKIN und ROSENTHAL, 1950). Auch die Versuche dieser Art eignen sich nicht immer für eine eindeutige Interpretation.

Für das Studium der Inhibitoren kann man auch das entgegengesetzte Prinzip anwenden, d. h. die gerinnungshemmende Wirkung studieren, die von jenem für die Gerinnungshemmung für verantwortlich gehaltenen Faktor auf das normale Plasma ausgeübt wird. Dieses Verfahren wurde zum Beispiel dafür benutzt, die gerinnungshemmende Wirkung bestimmter Globulin-Fraktionen im Verlaufe von Syndromen mit kreislaufenden Anticoagulantien und Hyperglobulinämie zu kennzeichnen (DEUTSCH, 1950; LÜSCHER und LABHART, 1949; NILSSON und WENCKERT, 1953).

Zu dem Zwecke, einen antiprothrombinischen Effekt nachzuweisen, ist vorgeschlagen worden, die Screening-Tests in Gegenwart von Thromboplastin auszuführen. Auf diese Weise könnte eine Hemmung der prothrombinischen Aktivität aus der Verlängerung der Prothrombinzeit bewiesen werden, indem man kleine Mengen des pathologischen Plasmas mit dem normalen Plasma mischt (STEFANINI et al. 1953).

Schließlich können in einzelnen Fällen andere Verfahren vorgeschlagen werden, in bezug auf die besonderen Merkmale, die eine bestimmte gerinnungshemmende Wirkung aufweist. So wären beispielsweise die Screening-Tests, ausgeführt in Plättchen-freien Plasmen und in siliconierten Röhrchen, imstande, die Hemmung von Faktoren plasmatischen und nicht thrombocytären Ursprungs genau anzugeben (DE VRIES und SHAFRIR, 1952).

Es ist nicht sicher, daß solche und andere Verfeinerungen eine zuverlässige Antwort beim Studium der Inhibitoren geben können.

7. Die Toleranz-Tests in vitro und in vivo.

Als Toleranz-Tests in vitro und vivo können jene Tests zusammengefaßt werden, die auf Verwendung besonderer Substanzen beruhen, mit denen man in vivo oder in vitro die Reaktivität einzelner oder mehrerer Gerinnungsfaktoren prüft.

a) Der Heparintoleranztest.

Der Heparintoleranztest bildet ein Mittel zum Studium der Gerinnungsstörungen von einem allgemeinen Gesichtspunkte aus. Wenn er auch bei vielen Zuständen verändert ist, so bildet er doch ein wichtiges Hilfsmittel zur Aufdeckung einer Gerinnungsstörung vor allem bei unveränderter GZ. Wenn eine

Veränderung der Thrombinbildung vorliegt und nur wenig Thrombin sich bildet
oder verfügbar ist, ist der Heparintoleranztest pathologisch verändert (Abb. 18).
Dies gilt daher für Veränderungen des plasmatischen und des thrombocytären
Faktors des Thromboplastins und für Prothrombin-, Faktor-VII- und Ac-Globulin-Mängel. Das in vitro zugesetzte Heparin trifft so auf eine verringerte Thrombinmenge, die von einer kleiner als normalen Heparinkonzentration neutralisiert
wird. So bleibt eine größere Heparinmenge verfügbar, und es entwickelt sich eine
gerinnungshemmende Wirkung.

Der Heparintoleranztest ist verändert im Sinne einer verminderten Heparintoleranz: 1. *bei verschiedenen Hypoprothrombinämien, Faktor-VII- und Ac-Globulin-Mängeln,* wie im Verlauf der Behandlung mit Anticoagulantien der Dicu-

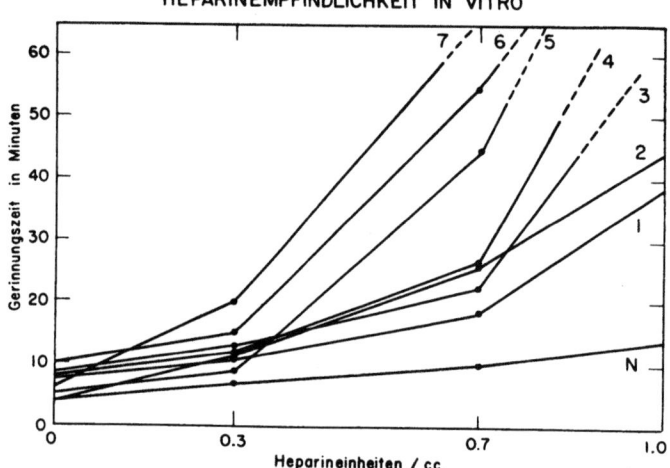

HEPARINEMPFINDLICHKEIT IN VITRO

Abb. 18. Verminderte Heparintoleranz in vitro bei verschiedenen physio-pathologischen Zuständen:
N Normal; 1 Lebercirrhose; 2 Thrombasthenie; 3 Thrombocytopenie; 4 Pancytopenie: 5 Verschlußikterus; 6 Hämophilie; 7 Behandlung mit Dicumarinderivaten. Hypoprothrombinämie bei 1, 5, 7.

marinreihe, bei Lebercirrhosen, bei Verschlußiktera, usw : 2. *bei Plättchenerkran-
kungen,* sei es mit normaler (Thrombopathie), sei es mit verringerter Plättchenzahl
(Thrombocytopenien); 3. *bei Hämophilie* auch leichten Grades (scheinbar normale
GZ); 4. *bei zirkulierenden Anticoagulantien.*

Es ist vorgeschlagen worden, den Heparintoleranztest in vitro zur Kontrolle
der Behandlung mit Dicumarinderivaten zu verwenden, da die so erhaltenen
Endergebnisse in enger Beziehung zu einer etwaigen latenten hämorrhagischen
Diathese stehen würden (DELLA SANTA und FALLER, 1951; DE NICOLA 1952;
GAGLIARDI, 1953; DE NICOLA und COLLI, 1954).

Der Heparintoleranztest in vivo bildet das Gegenstück zum Heparintoleranztest in vitro. Der Test in vivo kann durch periodische Messungen der GZ oder des
sog. Heparin-Antithrombins nach intravenöser Einspritzung von Heparin ausgeführt werden (SCHWARZ et al., 1950). Auch mit diesem Verfahren läßt sich z. B.
die größere Heparinempfindlichkeit der Leberkranken, die überempfindlich oder
hyperreaktiv sind, gegenüber den hyporeaktiven Thromboembolie-Kranken
zeigen. Ähnliche Erscheinungen beobachtet man nach intramuskulärer Heparin-
Verabreichung. Die Dauer der gerinnungshemmenden Wirkung schwankt je nachdem, ob es sich um übernormal, normal oder unternormal reagierende Patienten
handelt (Abb. 19) (DE NICOLA, 1951).

Eine Verminderung der Heparintoleranz bei Thrombocytopenien und Thrombopathien hat man mit der verminderten antiheparinischen Aktivität der Plättchen

in Verbindung bringen wollen (VAN CREVELD und PAULSSEN, 1952). Jedoch läßt sich auch für diese Fälle die für den Heparintoleranztest bei den anderen Zuständen vorgeschlagene Deutung aufrechterhalten.

b) Der Protamintest.

Dieser Test ist vorgeschlagen worden, um mit Protaminsulfat neutralisierbare gerinnungshemmende Substanzen zu beweisen (ALLEN et al., 1949). Der Test kann in vitro oder auch in vivo durchgeführt werden, um so auf Grund der erhaltenen Daten auch ein therapeutisches Kriterium zu haben. In vielen Fällen hämorrhagischer Diathese mit deutlicher Verlängerung der GZ hat man durch Injektion von Protaminsulfat eine Verkürzung der GZ erzielt (Abb. 20). Es handelt sich dabei meist um akute Leukämien, von Thrombocytopenien verschiedener Grade begleitet (DE NICOLA, 1951). Aus dem Ausschlag dieser Tests hat man schließen wollen, daß bei diesen Zuständen Heparin oder heparinähnliche Substanzen vorhanden seien. Jedoch ist es nicht ganz sicher, ob das fragliche Anticoagulans wirklich mit Heparin zu identifizieren ist. Eine andere Deutung zieht die Möglichkeit in Betracht, daß das Protamin, durch Desintegration der Plättchen, eine Verkürzung der GZ hervorrufe, was man in vitro beobachtet hat (CRONKITE, 1952). Außerdem hat man die neueren Experimente über die gerinnungshemmende Wirkung einiger unreifer Blutelemente in Betracht gezogen, deren vermehrte Zerstörung bei Leukämien mit den im Blut befindlichen Anticoagulantien in Beziehung gebracht werden kann. Bekanntlich können einige Nucleinsäuren die Gerinnungsprozesse hemmen (vgl. MARTIN und ROKA, 1951).

Wie nun die Wirkung des Protamins sich auch immer abspielen möge, die Protamininjektion zu diagnostischen Zwecken dürfte bei Anticoagulantien im Kreislauf nicht vernachlässigt werden. Neben Protaminsulfatlösungen zur intravenösen Injektion sind auch

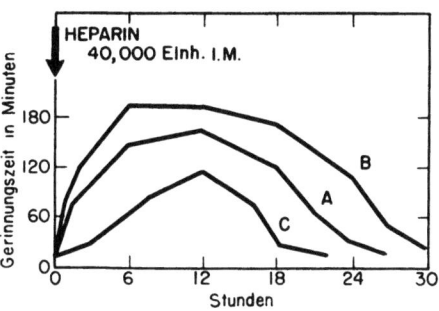

Abb. 19.
Variationen der Heparintoleranz in vivo infolge intramuskulärer Verabreichung von Heparin: A) Normoreaktoren; B) Hyperreaktoren; C) Hyporeaktoren.

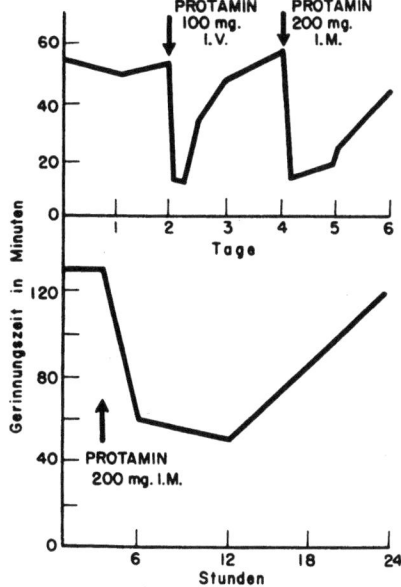

Abb. 20. Verkürzung der Gerinnungszeit bei einer akuten Leukämie infolge intravenöser Verabreichung von Protaminsulfat. Längere Wirkung bei Verabreichung von konzentriertem, intramuskulärem Protaminsulfat.

konzentrierte Lösungen für intramuskuläre Injektionen verwendet worden, ausschließlich zu therapeutischen Zwecken. Ihre Wirkungsdauer ist bedeutend länger als die der intravenösen Injektionen. Man erzielt so eine Art von Depot-Therapie, bei der man die oft schwer erträglichen wiederholten intravenösen

Injektionen vermeidet. Auch bei hämorrhagischen Syndromen, die von intramuskulär injiziertem Heparin verursacht werden, bilden konzentrierte Protaminsulfatlösungen zur intramuskulären Anwendung das einzig wirksame Hilfsmittel, da die intravenöse Einspritzung nur eine vorübergehende Normalisierung
der GZ hervorrufen kann (MERZ, 1950; DE NICOLA, 1951) (Abb. 21).

c) Der Vitamin K- und der Tromexan-Test.

Zu den sog. Toleranz-Tests gehören auch die Vitamin K- und Tromexan-Tests.
Zuerst wurde der *Vitamin K-Test* eingeführt. Er beruht darauf, daß bei Hypoprothrombinämien mit gesunder Leber die Verabreichung von Vitamin K einen
prompten, vollständigen und andau-
ernden Rückgang der Hypoprothrombinämie verursacht. Bei hypoprothrom-

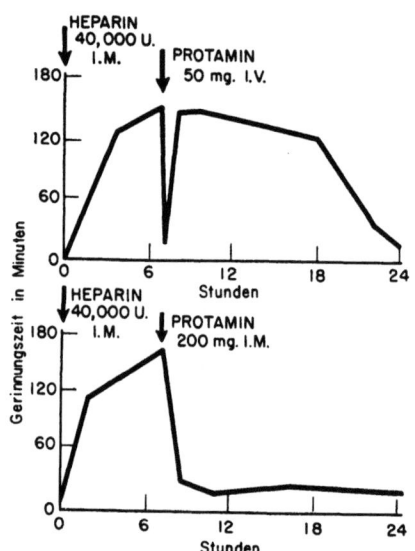

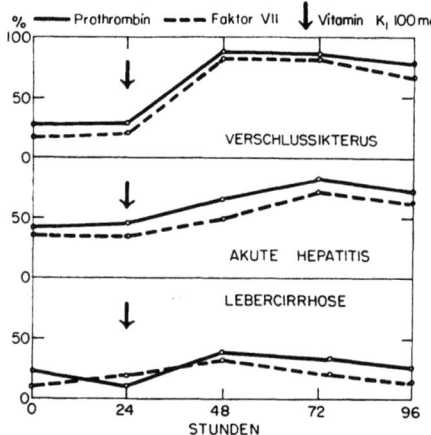

Abb. 21. Vorübergehende Normalisierung der Gerinnungszeit infolge intravenöser Verabreichung von
Protaminsulfat während der gerinnungshemmenden
Wirkung von intramuskulärem Heparin. Vollständige
und endgültige Normalisierung infolge Verabreichung
von konzentriertem intramuskulärem Protaminsulfat
bei denselben Bedingungen.

Abb. 22. Verabreichung von synthetischem Vitamin K₁
bei Leberkrankheiten und Veränderungen des Prothrombins und des Faktors VII: prompte, vollständige
und andauernde Normalisierung beim Verschlußikterus; verzögerte und unvollständige Normalisierung bei
akuten Hepatopathien; geringfügige und
vorübergehende Modifikationen bei Lebercirrhose.

binämischen Leberkrankheiten ist diese Antwort verzögert, unvollständig und
vorübergehend, oder sie bleibt gänzlich aus (KOLLER, 1941; WITTE, 1951; LASCH
und LINKE, 1953; SCARDIGLI und GUIDI, 1954; DE NICOLA, 1954). Die einzelnen
Ausschläge des Tests variieren je nach den angewandten Kriterien. Bei K-
Avitaminosen, wie z. B. bei unkompliziertem Verschlußikterus, ist zu bemerken,
daß ganz kleine Dosen Vitamin K zur Aufhebung der Hypoprothrombinämie
genügen. Zur Unterscheidung zwischen diesen Zuständen und ikterischen Leber-
insuffizienzen genügen daher Dosen von 1—2 mg. Zur Feststellung der verschiedenen Grade der Leberinsuffizienz hingegen wird man höhere Dosen von
30, 50, 72 mg Vitamin K verwenden (bei den höheren Dosen evtl. intravenöse
Verabreichung). Je höher die verabreichte Dosis, desto länger muß die Prothrombinämie bestimmt werden. Bei kleinen Dosen braucht man den Patienten
nicht länger als 24 Std. zu überwachen, bei höheren Dosen hingegen bis 4 Tage,
um eventuelle Zunahmen der Prothrombinämie im Laufe der Vitamin K-Wir-
kung feststellen zu können (vgl. Abb. 22) (UNGER und SHAPIRO, 1948).

Der *Tromexan-Test* ist das Spiegelbild des vorhergehenden genannt worden und beruht auf der oralen Verabreichung einer kleinen Menge von Tromexan (300 mg) und auf der Bestimmung der Prothrombinämie nach 12, 24 und 48 Std. Liegt eine Leberinsuffizienz vor, so zeigen sich viel stärkere Verminderungen der Prothrombinämie als bei normalen oder leber-gesunden Patienten (DELLA SANTA und VON KAULLA, 1949; BASERGA und ROSTI, 1951; LINKE und LASCH, 1953) (Abb. 23). Der Trome-xan-Test bietet gegenüber dem Vitamin K-Test den Vorteil, daß er bei Fällen mit normaler oder fastnormaler Prothrombinzeit anwendbar ist, während der Vitamin K-Test nur dann an-wendbar ist, wenn eine Verlängerung der Pro-thrombinzeiten vorliegt. Das heißt bei dem Tromexan-Test ist es möglich, Veränderungen der scheinbar normalen Prothrombinzeiten auf-zuzeigen, die so infolge der Anwendung dieses Tests endgültig festgelegt werden können.

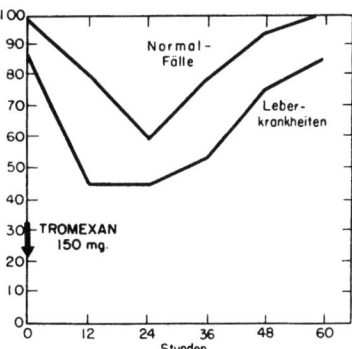

Abb. 23. Mittelwerte der Prothrombinakti-vität bei Normalen und bei Leberkranken infolge Verabreichung von Tromexan per os (150 mg). Ausgesprochene Verminde-rung der Prothrombinaktivität bei den Leberkranken.

Die Bestimmung der Prothrombinzeit kann neuerdings auch durch die Bestimmung des Faktors VII und, unter Umständen, des labilen Faktors oder Ac-Globulins vervollständigt werden. Die Ergebnisse betreffs des Faktors VII entsprechen denen, die man bei der Prothrombinbestimmung erhält. Eine eventuelle größere und frühere Intensität der Veränderungen des Faktors VII ist beobachtet worden.

8. Die Plättchenveränderungen.

Bis vor wenigen Jahren bestanden die diagnostischen Untersuchungen über die Plättchenfunktion in der Zählung der Plättchen und den sog. hämogenischen Tests (Blutungszeit, RUMPEL-LEEDESchem Stauungsversuch, Retraktionszeit). Später erkannte man, daß Plättchenerkrankungen auch bei normaler Plättchen-zahl und normalen Resultaten der anderen Tests vorliegen konnten, und führte den Begriff der Thrombopathie ein (JÜRGENS, 1937). In vielen Fällen kann die Diagnose einer Plättchenerkrankung, vor allem wenn diese von deutlicher Throm-bocytopenie begleitet wird, auch nur mit Hilfe der Tests der klassischen Häma-tologie gestellt werden. In anderen Fällen, die man heute immer häufiger be-obachtet, wird man diese Daten von allgemein-orientierender Bedeutung durch speziellere und genauere Tests ergänzen müssen.

a) Die Plättchenzahl.

Die Plättchenzählung setzt die Anwendung einer zuverlässigen Technik vor-aus. Die Anzahl der für die Plättchenzählung vorgeschlagenen Methoden ist enorm. Neuerdings werden nur wenige Methoden laufend angewandt (DAMESHEK, 1932; FEISSLY und LÜDIN, 1949; SLOAN, 1951; AGGELER, 1952; BRECHER und CRONKITE, 1953). Verschiedene Untersuchungen sind durchgeführt worden, um die Größe des experimentellen Fehlers bei der Plättchenzählung festzustellen, wobei sich durchschnittlich Abweichungen von $\pm$ 40000 ergaben. Auch abgesehen von diesen Werten, darf als sicher gelten, daß in der klinischen Praxis als bedeu-tende Abweichungen nur diejenigen von der Größe 40000—50000 und mehr, je nach der Anfangszahl, angesehen werden können. Die normale Plättchenzahl kann nicht nach einem absoluten Kriterium festgesetzt werden und von 200000 bis 500000 und mehr schwanken, je nach der angewandten Methode und der Person, welche die Zählung durchführt.

Die beschriebenen Methoden entsprechen noch nicht den Anforderungen einer vollkommenen Untersuchungstechnik. Sie liefern jedoch einigermaßen zuverlässige und brauchbare Werte, sowohl zu diagnostischen wie zu Forschungszwecken. Die Verwendung von Sequestrene als Anticoagulans (Stefanini et al., 1953) stellt gegenüber dem Magnesiumsulfat einen Fortschritt dar, wenngleich auch dieses mit Vorteil verwendet werden kann. Die auf der Verwendung von Substanzen, wie Cocain, Novocain, usw. beruhenden Methoden, zeichnen sich dadurch aus, daß sie eine übernormale Vergrößerung der Plättchen bewirken, wodurch diese besser sichtbar werden (Feissly und Lüdin, 1949)

b) Die qualitativen Veränderungen der Plättchen.

Die Identifizierung von qualitativen Veränderungen der Plättchen kann mit Hilfe verschiedener Verfahren ausgeführt werden, nämlich durch:

1. Studium der Plättchenfaktoren, die an der Gerinnung beteiligt sind, und insbesondere der thromboplastinischen Faktoren der Plättchen (de Nicola und Rosti, 1954; de Nicola, Rosti und Carcupino, 1953; 1954);

2. Studium der Agglutinabilität und Adhäsivität der Plättchen (Moolten et al., 1949);

3. morphologisches Studium der Plättchen (Fieschi, 1953; 1954).

Für die Analyse der Veränderungen der Plättchenfaktoren, die an der Gerinnung beteiligt sind, gestattet der Prothrombinkonsumptionstest bezeichnende, wenn auch nicht spezifische Daten zu gewinnen. Exakter ist das Studium der thromboplastinischen Funktion der isolierten Plättchen, das Ergebnisse liefert, die unabhängig von der Zahl der Plättchen sind.

Die Veränderungen der Agglutinabilität und der Adhäsivität der Plättchen sind mit indirekten Methoden studiert worden, auf Grund deren eine quantitative Bewertung dieser Funktionen nicht immer in ganz zuverlässiger Weise geliefert werden konnte. Das Studium der Anzahl der Plättchengruppen, die in den Ausstrichen peripheren Blutes agglutiniert sind, liefert Orientierungsdaten. Die Beobachtung isolierter, nicht-agglutinierter Plättchen kann Anzeichen einer verminderten Agglutinabilität sein. Auch für die Adhäsivität der Plättchen an fremden Oberflächen, die eine besondere Erscheinung der Agglutinabilität darstellt, sind Methoden ausgearbeitet worden, die jedoch nicht in den allgemeinen Gebrauch eingegangen und einer weiteren Vervollkommnung wert sind.

Das morphologische Studium der Plättchen kann für die Charakterisierung eines funktionellen Mangels der Plättchen nützliche Daten liefern, vor allem, wenn degenerative Veränderungen, modifizierte Anzahl und Färbbarkeit der Granula, Vergrößerung oder Verkleinerung des Zellenvolumens, Änderungen des Umrisses der Zellen (Verminderung der Pseudopodien) festgestellt werden. Die Beziehung der Daten des peripheren Blutes zu denen des Knochenmarks wird bezeichnende Angaben für die Differenzierung zwischen den verschiedenen Plättchenerkrankungen mit oder ohne Thrombocytopenie liefern können. Die modernen Untersuchungen der Cytochemie können, auch wenn sie nicht immer direkt einen diagnostischen Zweck verfolgen, eine nützliche Vervollständigung des morphologischen Bildes ergeben (Salvidio, 1953; Storti et al., 1953).

c) Retraktionszeit, Blutungszeit, Rumpel-Leedescher Stauungsversuch.

Das Studium der *Retraktion* ist in den letzten Jahren auf Grund der Einführung von Spezialapparaten und genaueren Methoden vervollkommnet worden. Viele brauchbare Daten jedoch kann man mit relativ einfachen Techniken erhalten.

Die HIRSCHBÖCKs Methode (HIRSCHBÖCK, 1947; MATIS, 1951; DE NICOLA, 1951) findet bei Plättchenerkrankungen mit etwa normaler GZ Anwendung. In diesen Fällen ist die Verlängerung der Retraktionszeit praktisch die Funktion einer verminderten Retraktion. Ist die Thrombocytopenie oder Thrombopathie hingegen einer von verlängerten GZ begleitet, so hat die Verlängerung der Retraktionszeit keine bestimmte Bedeutung. In diesem Falle wird man sich jener Methoden bedienen, die auf der Messung der Serummengen beruhen, welche innerhalb eines gegebenen Zeitraumes nach vollendeter Gerinnung erhalten werden. Die HIRSCHBÖCKs Methode findet praktische Anwendung für die indirekte Messung der GZ, wenn die Retraktion nur unbedeutende Schwankungen aufweist. Diese Erscheinung ist typisch im Verlaufe der Behandlung mit Heparin. In diesem Falle liefert diese Methode Werte, die mit der Intensität der Gerinnungshemmung in ziemlich engem Zusammenhange stehen und einen zuverlässigen Index der durch das Heparin hervorgerufenen Veränderungen bilden (MATIS, 1951; DE NICOLA, 1951) (Abb. 24).

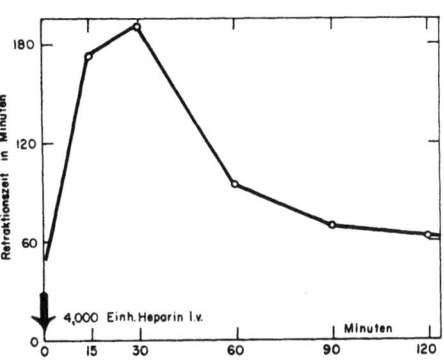

Abb. 24. Veränderungen der Retraktionszeit bei einer mit Heparin behandelten Versuchsperson.

Mit diesen und anderen Methoden liefert die Messung der Retraktion Werte, die im Rahmen der anderen Veränderungen der Blutgerinnung und der Hämostase gedeutet werden müssen. Praktisch und wissenschaftlich gesehen hat die Retraktion in letzter Zeit viel an Wert eingebüßt und gehört nicht mehr wie früher zu den wichtigsten Untersuchungen bei Blutgerinnungsstörungen (QUICK, 1951).

Durch das Studium der *Blutungszeit* bei der Differentialdiagnose der Gerinnungsstörungen lassen sich die diagnostischen Resultate an bestimmten Krankheitsgruppen orientieren. Bei den Thrombocytopenien und bei einigen Thrombopathien ist die Blutungszeit typisch verlängert, wenn auch verschiedene Thrombopathien und Thromboxytopenien mit normaler Blutungszeit beobachtet worden sind. In anderen Fällen, und zwar vor allem bei Hämophilie und bei Hypoprothrombinämie, findet man gewöhnlich eine normale Blutungszeit. Bemerkt man auch in diesen Fällen eine Verlängerung, so ist dieser Befund nicht immer als ein Zeichen einer thrombocytär oder vasculär bedingten Form zu betrachten.

Der RUMPEL-LEEDEsche *Stauungsversuch* wird gewöhnlich zu den sog. hämogenischen Tests gerechnet, auch wenn er nicht immer diagnostisch verwertbare Ergebnisse liefert. In den klassischen Beschreibungen ist der RUMPEL-LEEDEsche Versuch bei Thrombocytopenien positiv. In der Folgezeit stellt man zahlreiche Thrombocytopenien mit negativem RUMPEL-LEEDEschem Test fest und erhielt positive Tests bei Gerinnungsstörungen, wie Hämophilie und einigen schweren Hypoprothrombinämien, manchmal auch in Fällen von Capillaropathien. Es handelt sich daher um eine Untersuchung, die sich oft nur schwer in das Bild der anderen Tests einführen läßt, die jedoch, zusammen mit den anderen sog. hämogenischen Tests, in allen Fällen hämorrhagischer Erkrankungen ausgeführt werden sollte.

d) Das Studium der plättchenagglutinierenden Antikörper.

Die modernen Untersuchungen der Immunohämatologie über die essentiellen Thrombocytopenien („Idiopathic Thrombocytopenic Purpura" der amerikanischen

Autoren) haben die Wichtigkeit der Plättchenagglutination durch die im Plasma der Patienten anwesenden Agglutinine ergeben. Das Studium der plättchen- agglutinierenden Antikörper oder Plättchenagglutinine stellt eine natürliche Vervollständigung der Untersuchungen über die Mängel der Plättchenfaktoren des Thromboplastins in den essentiellen Thrombocytopenien und ähnlichen Zu- ständen dar. Die Erforschung der Plättchenagglutinine konnte erst mit einer zuverlässigen und genauen Methode ausgeführt werden, nachdem die technischen Verfahren zur Isolierung der Plättchen durch Vermeidung ihrer Agglutination eingeführt waren (Dausset, 1952; Ninni, 1953; Harrington et al., 1953; Stefa- nini et al., 1953; de Nicola, Rosti und Carcupino, 1953; 1954). Auf diese Weise

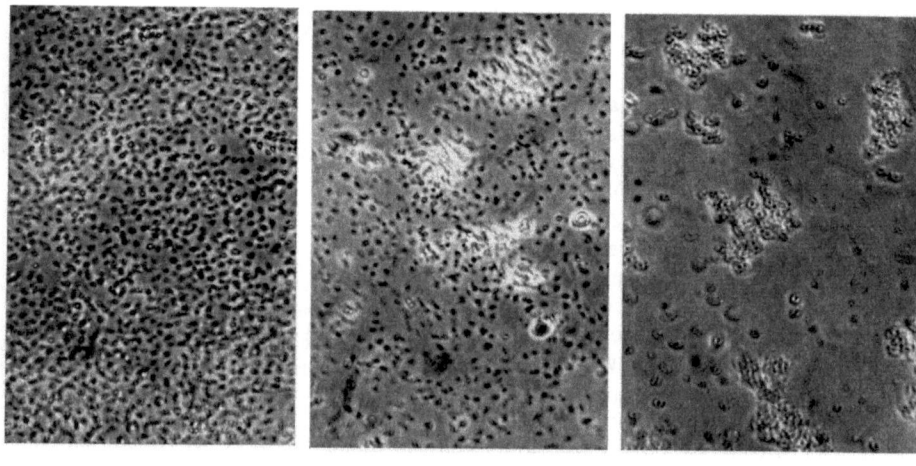

a   b   c

Abb. 25. Plättchenagglutination durch das Serum eines Thrombocytopenikers: a) nicht-agglutinierte, isolierte Plättchen (Technik: Arquad, Sequestrene, Silicon, Triton); b) Anfang der Agglutination; c) Vollständige Agglutination.

ist es möglich, außer mit makroskopischen auch mit mikroskopischen (und auch elektronmikroskopischen: Braunsteiner et al., 1954) Mitteln die Agglutination zu demonstrieren, und zwar mit wesentlich größerer Klarheit, als dies mit den indirekten Methoden möglich ist (Abb. 25). Der Versuch kann, wie es bei den ge- wohnten Tests der Immunologie gemacht wird, mit verschiedenen Verdünnungen des Serums durchgeführt werden, um den Titer zu bestimmen, bei dem die Plätt- chenagglutinine nachweisbar sind. Um den Test empfindlicher zu gestalten, ist eine Abänderung des soeben erwähnten Verfahrens vorgeschlagen worden (sog. „Thrombocyten-Coombs-Test") (Flückiger et al., 1953).

e) Das Studium der Plättchenagglutination in Anwesenheit von Allergenen und chemischen Substanzen.

In einigen Fällen von allergischen und medikamentösen thrombocytopenischen Purpura ist die Agglutination in vitro der Plättchen mittels Allergene und chemi- schen Substanzen nachgewiesen worden. Diese Erscheinung ist vor allem mit Sedormid, Chinidin, Penicillin, Streptomycin, tierischen Extrakten, usw. beob- achtet worden (Ackroyd, 1949; 1953; Hoigné und Storck, 1953). Auch für diese Art diagnostischer Versuche haben es die Techniken zur Isolierung und Konzen- tration der Plättchen erlaubt, einen erhöhten Grad an Genauigkeit zu erhalten. In allen Fällen, in denen man eine allergische oder medikamentöse Etiopathogenese vermutet, lohnt es sich, die Agglutination in vitro der Plättchen zu untersuchen.

9. Die Veränderungen des Fibrinogens.

Die Untersuchungsmethoden zur Feststellung einer Fibrinogenopenie sind neuerdings durch die Einführung spezieller Techniken vervollkommnet worden. Jedoch ist in vielen diagnostischen und Forschungslaboratorien noch die Tyrosin-Äquivalent-Methode in Gebrauch (FOLIN und CIOCALTEU, 1922), die für praktische und wissenschaftliche Zwecke zuverlässige Werte liefert.

Hinsichtlich des Fibrinogenmangels ist zwischen vollständigem und partiellem Mangel zu unterscheiden. Die letztere Form, bekannt unter dem Namen *Hypofibrinogenämie oder Fibrinogenopenie*, ist gekennzeichnet durch jene Erscheinung, die die französischen Autoren «signe du petit caillot» nennen (FAVRE-GILLY, 1947). Anfangs bildet sich, oft auch in normaler oder subnormaler Zeit, ein scheinbar gut geformtes und festes Gerinnsel. Jedoch braucht man das Röhrchen nur energisch zu schütteln, um zu bemerken, daß das Gerinnsel so klein ist, daß es nicht, wie ein normales Gerinnsel, alle Blutzellen erschließen kann. Eine Erscheinung dieser Art zeigt sich beispielsweise auch bei den Polycytämien. In diesen Fällen existiert, trotz der normalen Fibrinogenkonzentration, zu wenig Fibrinogen im Verhältnis zum Gesamtblutvolumen, und es bildet sich so eine relative Fibrinogenopenie. Das sich bildende Gerinnsel ist brechbar, und man gewinnt den Eindruck einer unvollständigen Gerinnung. Dies gilt für die Polycytämien mit normaler Fibrinogenkonzentration, während daneben auch Polycytämien mit absoluter Fibrinogenopenie vorkommen.

Die komplette *Afibrinogenämie* kann auf Grund absoluter Ungerinnbarkeit des Blutes leicht festgestellt werden. In sehr schweren Fällen kann die Gerinnung auch nach 24 Std. ausbleiben, aber einige Fibrinogenfasern können in diesem Zeitraum beobachtet werden. In diesen Fällen ist daher die quantitative Fibrinogenbestimmung angezeigt.

10. Die Veränderungen der Fibrinolyse.

Das Studium der Fibrinolyse bietet, trotz der Beschreibung exakter und zuverlässiger Methoden, vom technischen Standpunkt aus noch zahlreiche Schwierigkeiten. Die Messung der fibrinolytischen Aktivität des Plasmas ist zur klinischen Feststellung von Veränderungen der Fibrinolyse recht gut geeignet (RATNOFF, 1951). Ist größere Genauigkeit erforderlich, vor allem um geringfügige Schwankungen sichtbar zu machen, so bedient man sich zweckmäßigerweise der umständlicheren, aber weit genaueren Zweistufen-Methode zur Auswertung der antifibrinolytischen Aktivität (GUEST et al., 1948). Diese Methode ist von mehreren Autoren abgeändert worden; jedoch bieten die vorgeschlagenen Abänderungen gegenüber der ursprünglichen Methode keine wesentlichen Vorzüge (SHULMAN und TAGNON, 1950; UNGAR und DAMGAARD, 1951).

Es kann geschehen, daß stehengelassenes und gerinnendes Blut sich nachher als vollständig flüssig erweist. Die quantitative Bestimmung ergibt keine Spur Fibrinogen. Das heißt, infolge erhöhter Fibrinolyse ist die Dissolution des Gerinnsels eingetreten. In einigen besonders extremen, aber sehr seltenen Fällen ist die Fibrinolyse so beschleunigt, daß es zu gar keiner oder nur zu einer unvollständigen Fibrinbildung kommt, wodurch eine Fibrinogenopenie oder eine Afibrinogenämie vorgespiegelt wird. In diesen Fällen kann die Bestimmung des Fibrinogens die Situation nur teilweise klären, und daher ist die Bestimmung der fibrinolytischen oder antifibrinolytischen Aktivität des Plasmas oder Serums notwendig.

In Fällen weniger deutlicher Fibrinolyse, die durch Bestimmung der fibrinolytischen Aktivität des Plasmas festgestellt werden können, beobachtet man im allgemeinen keine spontane Dissolution des Gerinnsels, und zur Feststellung erhöhter Fibrinolyse erlaubt die Anwendung spezifischer Methoden für das

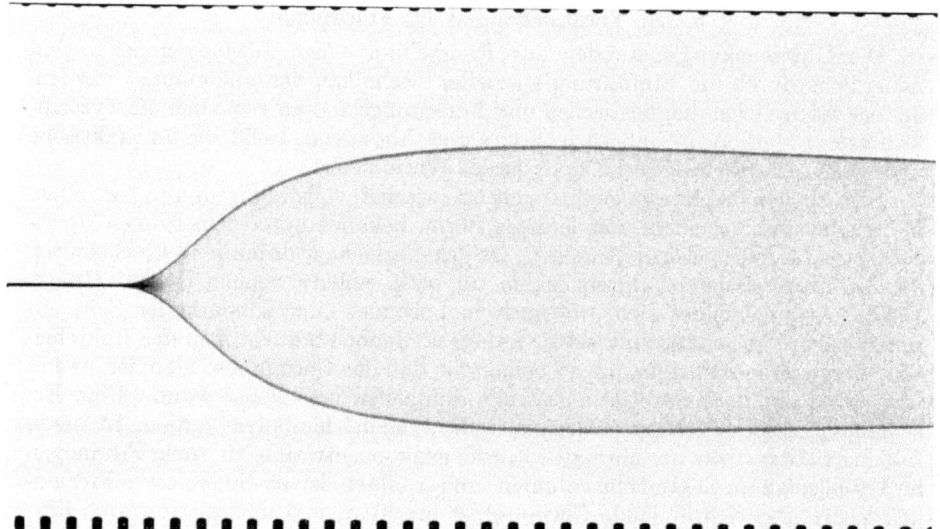

Abb. 26. Thrombelastogramm von normalem Vollblut.

Studium der Fibrinolyse eine genaue Messung der Veränderung und ihre genaue klinische Anerkennung. Jedoch wäre es verfrüht, Kriterien für die Differentialdiagnostik der erhöhten Fibrinolyse vorauszusehen, abgesehen von extremen Fällen, die teilweise durch Untersuchung der GZ erkennbar sind.

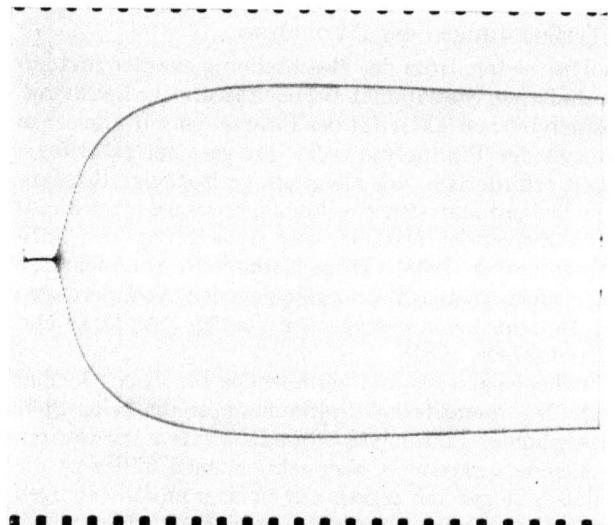

Als in Fällen mit erhöhter Fibrinolyse auszuführende Nebenuntersuchungen sind die Bestimmungen des Prothrombins, des labilen Faktors, des Faktors VII und des antihämophilen Globulins angezeigt, da die Möglichkeit ihrer Verminderung als Folge der Wirkung des plasmatischen Fibrinolysins gegeben ist (STEFANINI und GENDEL, 1953).

Abb. 27. Thrombelastogramm eines Recalcifizierungstests.

11. Die Thrombelastographie.

Die graphische Registrierung der verschiedenen Phasen der Blutgerinnung kann man mit Hilfe des Thrombelastographen erhalten, der heute vorteilhaft andere in der Vergangenheit für das graphische Studium der Blutgerinnung vorgeschlagene Apparate ersetzt (HARTERT, 1949—1954).

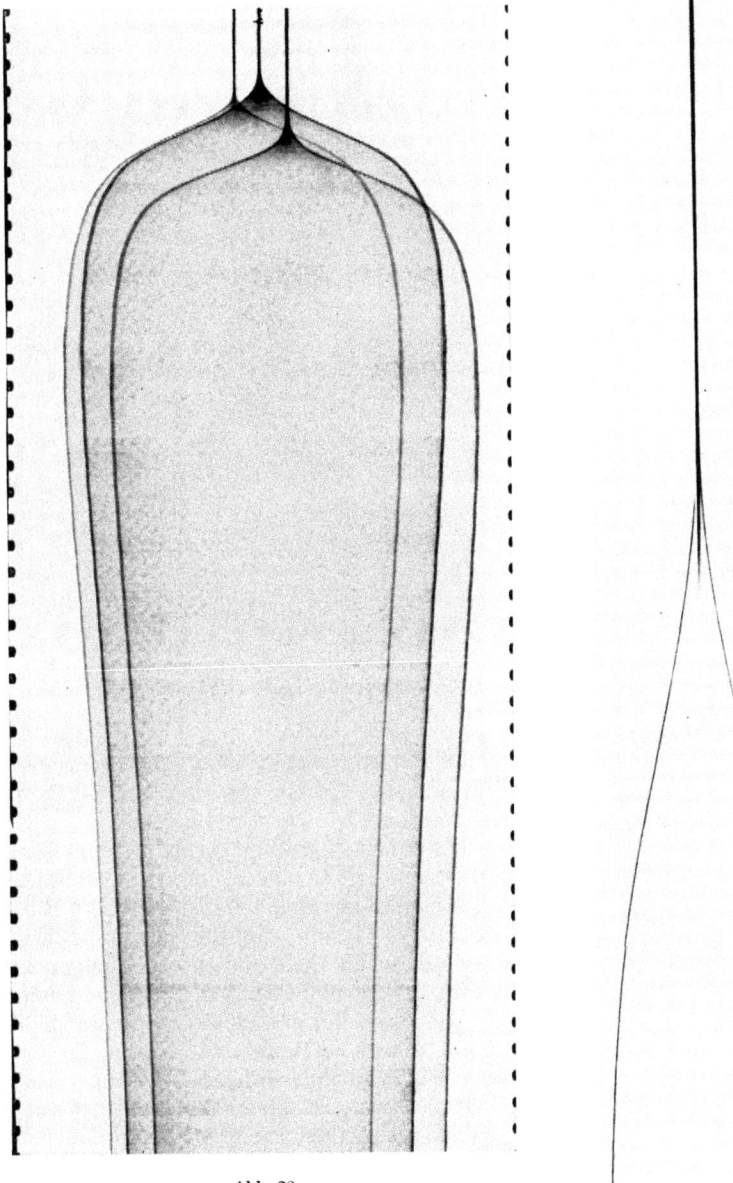

Abb. 28.
Weitere Beispiele der Thrombelastographie bei Recalcifizierungstests.

Der *Thrombelastograph* erlaubt die visuelle und photographische Beobachtung des Verlaufes der Gerinnung im Blut, im Plasma oder in anderen Gerinnungsmischungen. Bei den thrombelastographischen Bestimmungen wird bei konstanter Temperatur und unter

Abb. 29. Thrombelastogramm bei einem Fall von Hämophilie: ausgeprägte Verlängerung der Reaktionszeit, bei normaler Maximalelastizität.

Abb. 30. Thrombelastogramm bei einem Fall von Thrombocytopenie: ausgeprägte
Verminderung der Maximalelastizität.

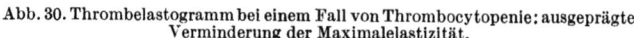

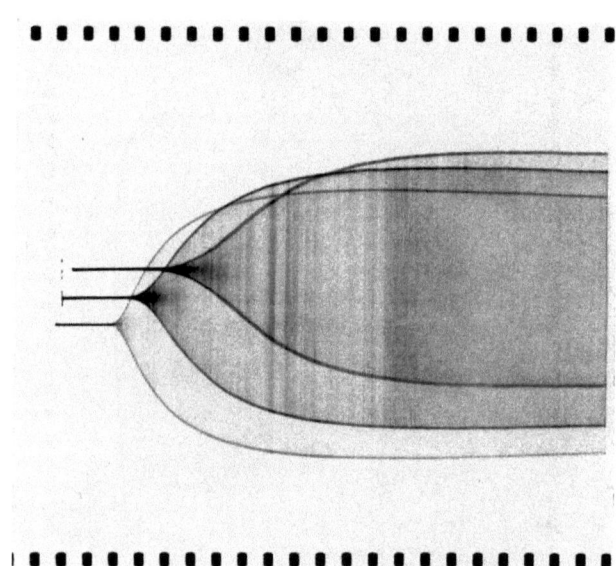

Abb. 31. Thrombelastogramme eines Heparintoleranztests.

Ausschluß der atmosphärischen Luft gearbeitet, da
das Blut oder das Plasma von einer Schicht Paraffinöl
bedeckt werden.

Die Thrombelastographie beruht auf dem folgenden
Prinzip: Man bringt in eine kleine zylindrische Cuvette
aus V2-A-Stahl eine kleine Menge (0,3 cm³) Blut oder
recalcifiziertes Plasma. In die Cuvette führt man
einen zylindrischen Stift ein, der mit einem dünnen
Stahldraht an einem Festpunkt aufgehängt ist. Man
bedeckt das Blut oder das Plasma mit Paraffinöl. Mit
Hilfe eines Motors bestimmt man in dem Becken eine
rhythmische Rotationsbewegung. Solange das Blut
oder Plasma flüssig ist, bleibt der Stahlstift unbeweglich. Sobald sich jedoch die ersten Fibrinfäden bilden
und an den Wänden der Cuvette und des Stiftes
anhaften,wird der Stift gedreht, und zwar um so
stärker, je fester das Gerinnsel wird. Diese Rotations-
bewegungen werden mittels des Stahldrahtes, an dem
der Stift aufgehängt ist, auf einen Spiegel übertragen
und von dort auf lichtempfindlichem Papier registriert.
Nach Erreichung des Maximums nimmt die Weite
der Schwingungen infolge der verminderten Adhäsion
des Fibringerinnsels an den Wänden der Cuvette und des Stiftes ab, und man
beobachtet so die Retraktion und Fibrinolyse.

Bei der graphischen Registrierung (Thrombelastogramm) unterscheidet man
eine Reaktionsphase, gekennzeichnet durch eine gerade Linie, eine Gerinnungs-

phase, bestehend aus zwei Linien, die den beiden Schwingungsrichtungen entsprechen, eine Retraktionsphase und eine Phase der Fibrinolyse. Wenn die Fibrinolyse vollständig ist, erhält man eine gerade Linie wie in der Reaktionsphase. Wenn sie langsam vor sich geht und bei besonderen Versuchsbedingungen, kann die Phase der Fibrinolyse mehrere Tage dauern.

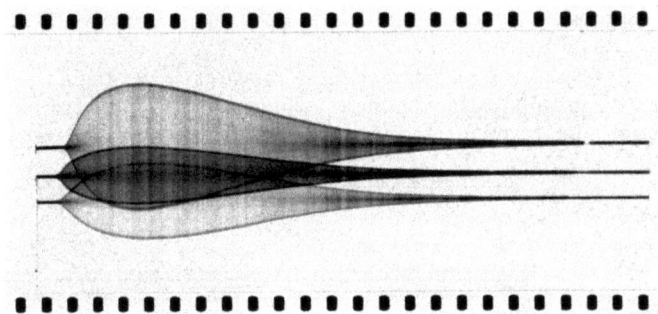

Abb. 32. Thrombelastogramme bei Zunahme der fibrinolytischen Aktivität im Plasma.

Veränderungen des Thrombelastogrammes können bei zahlreichen Gerinnungsstörungen, wie Hämophilie, Trombocytopenien, Thrombopathien, Hypoprothrombinämien, usw. nachgewiesen werden. Einige Beispiele davon werden in den Abbildungen wiedergegeben (HARTERT, 1949—1954; VECCHIETTI, 1953; DELLA SANTA, 1954; DE NICOLA und MAZZETTI, 1954). (Abb. 26—32.)

Dritter Teil.

Spezielle Diagnose der Gerinnungsstörungen.

1. Hämophile Syndrome.

a) Typische Hämophilie.

Ein typisches und vollständiges hämophiles Syndrom erkennt man im allgemeinen auf Grund relativ einfacher Tests. Bei einem Kranken, der eine *deutlich verlängerte Gerinnungszeit des Blutes* und des Plasmas aufweist, die durch Zusatz minimaler Mengen normalen Blutes oder Plasmas normalisiert werden kann, wird man sich diagnostisch nach den hämophilen Syndromen orientieren können.

Durch *verminderte Heparintoleranz und Prothrombinverbrauch* läßt sich das Bild der Gerinnungsveränderungen vervollständigen. Mit Hilfe der Bestimmung des Fibrinogens, der Plättchen, des Prothrombins, des Ac-Globulins und des Faktors VII können jene seltenen Fälle ausgeschlossen werden, in denen Veränderungen dieser Gerinnungsfaktoren einem hämophilen Syndrom ähneln. Positiver RUMPEL-LEEDEscher Test schließt ein hämophiles Syndrom nicht aus, da vasculäre Veränderungen auch bei der typischen Hämophilie vorkommen können (PAVLOVSKY, 1947). In neuerdings erschienenen Untersuchungen wurde ein Test angewendet, um die Thromboplastinmenge zu bewerten, die sich während der Gerinnung bei Hämophilie bildet („Thromboplastin-Generation-Test") (BIGGS et al., 1953; BIGGS und MACFARLANE, 1953).

In vielen Fällen von Hämophilie ist elektrophoretisch ein abnormales Globulin beobachtet worden, das den Alpha-1-Globulinen entspricht (BERNFELD und

STEFANINI, 1951; BERNFELD et al., 1953). Diese leichte Hyperglobulinämie bei
Hämophilie darf nicht mit der deutlicheren Hyperglobulinämie, gewöhnlich vom
Gamma-Typ, verwechselt werden, die man oft bei durch Anticoagulantien
komplizierten hämophilen Syndromen antrifft (vgl. NILSSON und WENCKERT, 1953).

b) Leichte Hämophilie.

Leichte hämophile Syndrome mit normaler oder subnormaler GZ zerfallen in
zwei Gruppen: a) *Formen mit Veränderungen des Prothrombinverbrauches*; b) *Formen ohne Veränderungen des Prothrombinverbrauches*. Im ersten Falle kann es sich
auch um eine Thrombopathie handeln, wobei ein verminderter Prothrombinverbrauch und eine verminderte Heparintoleranz bei normaler GZ vorkommen

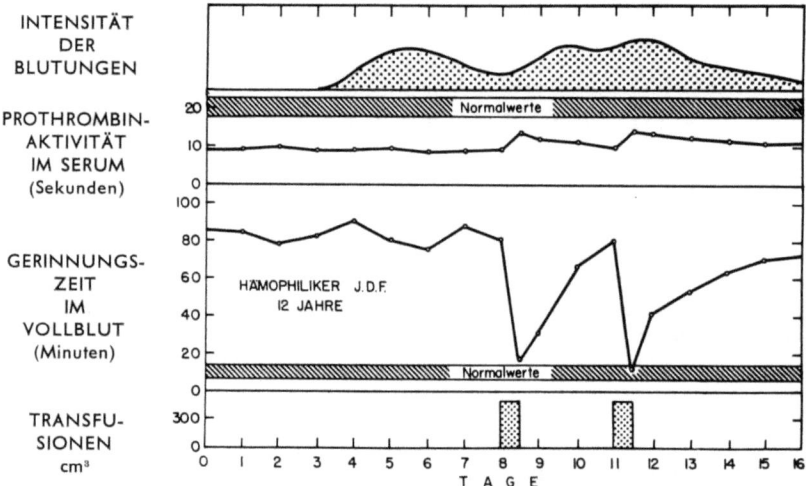

Abb. 33. Kein Rückgang der Blutungen bei einem Hämophiliker nach Transfusionen trotz der normalisierten
Gerinnungszeit: keine Normalisierung des Prothrombinverbrauches.

können. Die Unterscheidung dieser Zustände erfordert die Anwendung besonderer
Techniken: 1. *Prothrombinverbrauchstest mit erhitztem Thromboplastin*: handelt es
sich um ein hämophiles Syndrom, so bleibt der Prothrombinverbrauch auch nach
der Erhitzung des Thromboplastins verändert; handelt es sich um eine Thrombopathie, so erhält man mit erhitztem Thromboplastin ein normales Ergebnis;
2. *Quantitative Bestimmung des antihämophilen Globulins*: auch bei leichter Hämophilie zeigt sich ein Mangel an antihämophilem Globulin; 3. *Untersuchung der
thromboplastischen Aktivität in den isolierten Plättchen*: ein pathologisches Ergebnis
dieses Tests bleibt bei hämophilen Syndromen aus.

Die Unterscheidung einer Plättchenstörung von einem leichten hämophilen
Syndrom mit positivem Prothrombinverbrauch kann auch durch andere Kriteria,
wie z. B. die morphologische Untersuchung der Plättchen, vervollständigt werden.
Eine allgemeine Orientierung kann man sich durch folgende Versuche verschaffen:
wird das Blut eines Thrombopathikers dem Blut des untersuchten Falles zugesetzt,
so ergibt sich eine Normalisierung des Prothrombinverbrauches im Falle eines
hämophilen Syndroms (STEFANINI und CROSBY, 1950).

Bei einem hämophilen Syndrom mit normaler GZ und normalem Prothrombinverbrauch müssen bei der Diagnose noch andere Erkrankungen ausgeschlossen
werden. In diesem Falle wird man außer den oben genannten Tests auch noch

Untersuchungen auf Mangel an plasmatischen Faktoren, wie Prothrombin, Ac-Globulin und Faktor VII, ausführen müssen.

Das Verhalten der Hämophilie nach Transfusionen wurde schon erwähnt. Es handelt sich um einen Zustand, der dieselben Merkmale der leichten Hämophilie vorweist. Ein weiteres Beispiel davon ist in der Abb. 33 wiedergegeben (BASERGA und DE NICOLA, 1951; DE NICOLA, 1952).

c) Differenzierung der hämophilen Syndrome.

Hat man die Existenz eines hämophilen Syndroms festgestellt, so muß die differentialdiagnostische Untersuchung auf die Erkenntnis der jeweiligen Form von Hämophilie gerichtet werden. Bisher hat man drei Möglichkeiten festgestellt, und zwar: 1. *hämophiles Syndrom durch Mangel an antihämophilem Globulin*; 2. *hämophiles Syndrom durch Mangel an Plasma Thromboplastin Component (PTC)*; 3. *hämophiles Syndrom durch Mangel an Plasma Thromboplastin Antecedent (PTA)* (WHITE et al., 1953, 1954; ROSENTHAL et al., 1953; AMATO e CAMERA, 1953; BAFFI e CAMERA, 1953; MARCACCI, 1954; SOULIER e LARRIEU, 1953; CRAMER et al., 1953; VAN CREVELD und PAULSSEN, 1953; POOLE, 1953; LEWIS und FERGUSON, 1953; DEL BONO und PASERO, 1954; SCHWICK, 1954, usw.).

Zu diagnostischen Zwecken kann man sich zweier Arten von Tests bedienen. Hat man Plasma von Kranken zur Verfügung, bei denen schon mit Sicherheit die Diagnose eines bestimmten hämophilen Syndroms gestellt werden konnte, so kann man direkte Versuche mit dem Patientenplasma ausführen. Hierbei kann man folgende Ergebnisse erhalten: 1. Das Patientenplasma wird durch das Plasma einer typischen Hämophilie oder eines PTA-Mangels normalisiert: *PTC-Mangel*; 2. Das Patientenplasma wird durch das Plasma einer typischen Hämophilie oder eines PTC-Mangels normalisiert: *PTA-Mangel*; 3. Das Patientenplasma wird durch das Plasma eines PTC- oder PTA-Mangels normalisiert: *hämophiles Syndrom durch Mangel an antihämophilem Globulin*.

Eine andere Gruppe von Tests kommt dann zur Anwendung, wenn man nicht über Plasma mit Mangel an antihämophilem Globulin, PTC oder PTA verfügt. In diesem Falle prüft man das Patientenplasma mit normalem, $BaSO_4$-adsorbiertem Plasma und mit normalem Serum: 1. das Patientenplasma wird vom Serum, aber nicht vom $BaSO_4$-Plasma normalisiert: *hämophiles Syndrom durch PTC-Mangel*; 2. das Patientenplasma wird vom $BaSO_4$-Plasma, aber nicht vom Serum normalisiert: *hämophiles Syndrom durch Mangel an antihämophilem Globulin*; 3. das Patientenplasma wird vom $BaSO_4$-Plasma und vom Serum normalisiert: *hämophiles Syndrom durch PTA-Mangel*. Diese Versuche beruhen auf den Eigenschaften der betreffenden Faktoren (antihämophiles Globulin, PTC und PTA).

Die typische und die leichte Hämophilie werden durch Mangel an demselben Protein, dem antihämophilen Globulin, verursacht, infolge einer allelischen Mutation, die den Genen h und h^m entspricht. Die anderen hämophilen Syndrome (PTC- und PTA-Mängel) gehen auf Mangel an verschiedenen Proteinen und eine an einer anderen Stelle im Chromosom X lokalisierte Veränderung zurück (GRAHAM und BRINKHOUS, 1953; BRINKHOUS et al., 1954).

Für die Erkennung der hämophilen Syndrome muß man außer den genannten Kriterien noch beachten, daß die Verlängerung der GZ bei PTC-Mängeln oft deutlicher in Erscheinung tritt als beim PTA-Mangel, und daß auch die hämorrhagischen Erscheinungen stärker sind. Außerdem ist es bei beiden Zuständen möglich, daß GZ und Prothrombinverbrauch normal sind, wie dies bei einigen Fällen leichter Hämophilie durch Mangel an antihämophilem Globulin vorkommt.

2. Plättchenmangel.

Die Unterscheidung zwischen Plättchenmangel mit Thrombocytopenie und Plättchenmangel ohne Thrombocytopenie behält noch einen großen Teil ihres Wertes. Es gibt aber schon mehrere Beobachtungen über das Vorhandensein einer funktionellen Plättchenstörung, welche im Verlaufe von Thrombocytopenien gemacht worden sind.

a) Thrombocytopenische Syndrome.

Das Vorliegen einer Gerinnungsstörung bei den Thrombocytopenien stellt eine verhältnismäßig neue Erkenntnis dar und erlaubt es, das diagnostische Bild derartiger Zustände unter Berücksichtigung der neuen Grundlagen zu überprüfen.

Es ergibt sich vor allem ein *verringerter Verbrauch von Prothrombin, Ac-Globulin und antihämophilem Globulin.* Praktisch werden die Bestimmungen der residualen Prothrombinaktivität des Serums durchgeführt, aber man muß sich dabei den mangelhaften Verbrauch der einzelnen Faktoren vor Augen halten.

Angesichts der Tatsache, daß sowohl bei den thrombocytopenischen als auch bei den nicht-thrombocytopenischen Formen die sich in der Zeiteinheit bildende Thrombinmenge unter der Norm liegt, wird die *Heparintoleranz* unter diesen Umständen vermindert sein und vor allem in den nicht-thrombocytopenischen Formen eine nützliche diagnostische Hilfe für die Erkennung der Gerinnungsstörung darstellen.

Schließlich wird die Möglichkeit im Auge behalten, daß in einigen Fällen besonders ausgeprägten Mangels sowohl in nicht-siliconierten als auch in siliconierten Röhrchen eine Verlängerung der GZ des Blutes vorliegt.

Wir haben schon die Schwierigkeit erwähnt, die gewöhnlich normale GZ bei den Thrombocytopenien gegenüber der verlängerten GZ bei der Hämophilie zu erklären, obwohl die Gerinnungsstörung bei den zwei Krankheiten komplementär ist. Quantitative Beziehungen zwischen den einzelnen Faktoren legen den Gedanken nahe, daß die Folgen des Mangels an antihämophilem Globulin für die Geschwindigkeit der Thromboplastinbildung intensiver zum Ausdruck kommen, als dies für den Mangel an thrombocytärem Faktor der Fall ist. In Gegenwart des letzteren Zustandes bildet sich das Thromboplastin im Blut in verhältnismäßig normaler Zeit, wenn auch in geringerer Menge als die Norm.

Wie im Bezug auf die Hämophilie, so ist auch für die Diagnose der Thrombocytopenien ein Test vorgeschlagen worden, der auf der Bewertung des Thromboplastins, das sich während der Gerinnung bildet, beruht (,,Thromboplastin-Generation-Test'') (Biggs et al., 1953; Biggs und Macfarlane, 1953).

Die Anwesenheit von Anticoagulantien im Verlaufe von Thrombocytopenien, ist auch in einem anderen Kapitel besprochen worden. Dabei handelt es sich um einen Befund, über den die bisher zur Verfügung stehenden Deutungen nicht gestatten, endgültige Schlüsse zu ziehen. (Vgl. Beziehungen zwischen Knochenmarkaplasien mit Thrombocytopenien und Mastzellen im Knochenmark einerseits, und eventuellen gerinnungshemmenden Substanzen heparinischer Natur andererseits.) (Siehe auch Deutsch u. Frischauf, 1951.)

Mit den soeben erwähnten Verfahren ist es möglich, die bei Plättchenveränderungen bestehende Gerinnungsstörung zu kennzeichnen. Um auch vom ätiopathogenetischen Standpunkte aus eine weitere Differenzierung zu erhalten, ist es notwendig, andere Tests anzuwenden.

Das Bild der essentiellen Thrombocytopenien, die man als Werlhofsche Krankheit kennzeichnet, wird in den klassischen Beschreibungen durch die folgenden Befunde vervollständigt:

1. *Verlängerung der Retraktionszeit.*

2. *Verlängerung der Blutungszeit.*

3. *Positivität des* RUMPEL-LEEDE*schen Stauungsversuches.*

4. *Qualitative Veränderungen der Plättchen* (Riesenplättchen, mit verdichtetem Granulomer, Plättchenanisocytose, unreife Plättchen).

5. *Blockierte Reifung der Megacaryocyten* mit mehr oder weniger vollständiger Inhibition der Plättchenbildung (relative Zunahme der Megacaryocyten und vor allem der Megacaryoblasten mit Verminderung der Promegacaryocyten; Verlust der Granulationen und Vacuolisierung der Megacaryocyten; Verminderung der plättchenbildenden Megacaryocyten) (DAMESHEK und MILLER, 1946; BASERGA und DE NICOLA, 1950, 1952; HEILMEYER und BEGEMANN, 1951; PISCIOTTA et al , 1953).

Das Vorliegen einer verringerten Agglutinabilität und Adhäsivität der Plättchen ist noch nicht mit ganz zuverlässigen Methoden nachgewiesen worden; sie ist jedoch auf Grund indirekter Verfahren anzunehmen (Bewertung der agglutinierten Plättchen in mit den gewöhnlichen Methoden gefärbten Ausstrichen peripherischen Blutes).

In einigen Fällen von essentiellen Thrombocytopenien sind *Antikörper* im Plasma oder Serum der Patienten nachgewiesen worden, die imstande sind, die Plättchen zu agglutinieren. Bei den essentiellen Thrombocytopenien ist außerdem häufig die thrombocytopenische Wirkung des Patientenplasmas, das normalen Versuchspersonen injiziert wird, gezeigt worden (HARRINGTON et al., 1951; STEFANINI und CHATTERJEA, 1952; STEFANINI und DAMESHEK, 1953).

Auf dem Gebiete der sekundären Thrombocytopenien ist der Begriff der Agglutination als Folge einer Sensibilisierung durch Allergene und chemische Substanzen zu diagnostischen Zwecken verwertet worden. In diesen Fällen kann man das folgende Verhalten hervorheben: 1. Agglutination in vitro der Plättchen des Patienten in Anwesenheit der betreffenden Substanz (Sedormid, Chinidin, Antibiotica, usw.); 2. kurze Lebensdauer der dem Patienten injizierten normalen Plättchen.

Die Unterscheidung zwischen den chronischen und den akuten Formen, die im allgemeinen Folgen von Arzneimitteln oder Infektionskrankheiten sind, ist auf Grund der oben erwähnten Kriterien ebenso wie auf Grund klinischer Kriterien und Laboratoriumsmethoden gemäß dem diagnostischen Schema der Tab. 7 dargestellt worden. Nach dieser Einteilung wäre das Knochenmark sowohl bei den chronischen als auch bei den akuten Formen reich an Megacaryocyten zum Unterschied von jenen sekundären Formen, bei denen das Knochenmark arm an Megacaryocyten wäre, wie es in den hypoplastischen und aplastischen Formen der Fall ist (STEFANINI und DAMESHEK, 1953).

Eine *allgemeine Unterscheidung der sekundären und der essentiellen Formen* kann man erhalten, wenn man die Merkmale der Grundkrankheit und außerdem die häufige Komplexität der hämorrhagischen Diathese bei den sekundären Thrombocytopenien (gleichzeitige Beteiligung von Plättchen-, Plasma- und Gefäßfaktoren) betrachtet.

b) Thrombopathien (nicht-thrombocytopenische Plättchenmängel).

Die Unterscheidung der verschiedenen Formen von Thrombopathie kann auf Grund einiger Laboratoriumsbefunde durchgeführt werden, die als Ausdruck spezifischer Veränderungen einer bestimmten Plättchenfunktion betrachtet werden. Veränderungen der Plättchenagglutinabilität, der Retraktion, der Blutgerinnung, der Blutungszeit und der Capillarresistenz sind mit Veränderung der agglutinierenden, der retraktozymischen, der thromboplastinischen und der vasoconstrictiven Funktion der Plättchen in Verbindung gebracht worden. Das Vorhandensein einer oder mehrerer solcher Veränderungen in verschiedenen Kombinationen würde ein diagnostisches Kriterium zur Identifizierung der einzelnen Typen von Thrombopathien und insbesondere der konstitutionellen und familiären Thrombopathien darstellen. Die Unsicherheiten, die noch über die Deutung einiger dieser Befunde bestehen, lassen es empfehlenswert erscheinen, die Differenzierung auf nur einige der beschriebenen Formen zu beschränken, dies um so mehr, als in gewissen Fällen eine neue nosologische Entität auf Grund einer einzigen Beobachtung eingeführt worden ist (vgl. auch Soulier und Larrieu, 1954).

Die Thrombopathien können einige Gerinnungsstörungen mit den Thrombocytopenien gemeinsam haben. In vielen Fällen liegt eine *verringerte Verwertung des Prothrombins* vor und wahrscheinlich auch des labilen Faktors und des antihämophilen Globulins. Mit Hilfe der Methode zur Bewertung der thromboplastischen Aktivität in den isolierten Plättchen kann man eine höhere Genauigkeit und Zuverlässigkeit erreichen, als mit dem Prothrombinverbrauchstest und auch mit dem Test des erhitzten Thromboplastins (de Nicola, Rosti und Carcupino, 1953, 1954, de Nicola und Rosti, 1954).

Der *Heparintoleranztest* ist gewöhnlich positiv im Sinne einer verminderten Heparintoleranz in vitro. Auch bei den Thrombopathien ist dieser Befund in Verbindung mit der verringerten Aktivität des antiheparinischen Faktors der Plättchen gebracht worden, und es wurde von spezifischem Mangel dieses Faktors gesprochen (van Creveld und Paulssen, 1952).

Die Unterscheidung zwischen der hämorrhagischen, hereditären Thrombasthenie (Glanzmann) und der konstitutionellen Thrombopathie (Willebrand-Jürgens) scheint auf folgende Kennzeichen begründet zu sein: gute Agglutinabilität der Plättchen und Verlängerung der Retraktionszeit im ersten Zustand und geringfügige Plättchenagglutinabilität mit guter Retraktion im zweiten. Die beiden Formen haben gemeinsam die degenerativen Veränderungen der Plättchen und die Verlängerung der Blutungszeit (nur gelegentlich: normale Blutungszeit).

Die Unterscheidung der erblichen Thrombopathie (Naegeli) von der konstitutionellen Thrombopathie beruht auf der starken Verlängerung der Retraktionszeit bei der ersten, während die geringe Plättchenagglutinabilität, die Verlängerung der Blutungszeit und die degenerativen Plättchenformen beiden gemeinsam sind. Die Unterscheidung der erblichen Thrombopathie (Jürgens) von der konstitutionellen Thrombopathie (Willebrand-Jürgens) beruht auf der Normalität der Blutungszeit, der Retraktionszeit und der Plättchenmorphologie bei der ersten, während die Plättchenagglutinabilität in beiden Formen verringert ist, wenn auch bei der ersten in geringerem Maße (Jürgens, 1937).

Diese diagnostisch-differentiellen Kriterien sind vor allem für die Erkennung der Thrombasthenie und Thrombopathie Willebrand-Jürgens gültig. Es ist wahrscheinlich, daß viele Formen von Thrombopathien auf wenige Gruppen zurückgeführt werden können, sobald die Methoden zum Studium der Plättchenfunktion vereinheitlicht und vervollkommnet sein werden.

Für die allgemeine Erkennung einer Thrombopathie hat man besonderen Wert beigelegt:

1. den morphologischen Befunden, die auf der Anwesenheit von Dysmorphien, Poikilo- und Anisocytose der Plättchen und degenerativen Veränderungen beruhen und entweder mit den gewöhnlichen Methoden, oder mit dem Elektronenmikroskop nachweisbar sind (vgl. Sauthoff, 1951; Braunsteiner, 1950; u. a.);

2. den funktionellen Befunden, und insbesondere der Plättchenagglutinabilität, der Retraktion, den Veränderungen des Prothrombinverbrauchs, den
Veränderungen der thromboplastinischen Aktivität in den isolierten Plättchen
und den Veränderungen der Heparintoleranz in vitro.

Außer den konstitutionellen und familiären Formen sind *sekundäre throm-
bopathische Veränderungen*, vor allem im Verlaufe von Infektionskrankheiten
(Tuberkulose, Sepsis) und Malignomen beobachtet worden (QUATTRIN, 1949).
Auch die funktionellen Plättchenveränderungen, denen man im Verlaufe der
Menstruationen begegnet, fügen sich zum Teil in die thrombopathischen Plättchen-
veränderungen ein.

Die häufigere Beobachtung von thrombopathischen Zuständen auch bei den
Thrombocytopenien wird den Begriff der thrombopathischen Natur der essentiellen Thrombocytopenien immer mehr ausdehnen (vgl. ESSER und STEINHAUSEN,
1949). Die Beteiligung einer thrombopathischen Komponente bei Gerinnungsstörungen verschiedener Art stellt die Grundlage jener vergesellschafteten
Thrombopathien dar, deren Existenz durch die Analyse von zahlreichen Beob-
achtern erkannt wurde und die im Anschluß an die Einführung zuverlässiger
Untersuchungsmethoden besser werden charakterisiert werden können.

3. Prothrombin-, Ac-Globulin- und Faktor VII-Mängel.

Die Erkenntnis der Mängel an Prothrombin, Ac-Globulin und Faktor VII ist
wesentlich an das Auftreten einer Verlängerung der Prothrombinzeit gebunden.
Klinische und biologische Forschungen haben bestätigt, daß jeder der genannten
Mängel eine mehr oder weniger starke *Verlängerung der Prothrombinzeit* mit sich
bringt. Die Beteiligung der einzelnen Faktoren an dem vorliegenden Mangel kann
durch die isolierte Bestimmung des Prothrombins, Faktors VII und Ac-Globulins
festgestellt werden, und zwar mit Hilfe sowohl der Ein- wie der Zweistufen-
Methoden.

Da diese Mängel an Prothrombin, Faktor VII und Ac-Globulin sekundär
einen Thrombinmangel verursachen, kann der Heparintoleranztest in diesen
Fällen eine *verminderte Heparintoleranz* demonstrieren. Nur bei Fällen sehr
ausgesprochenen Mangels wird auch eine verlängerte GZ auftreten. Während
in anderen Fällen das Verhältnis zwischen den Gerinnungszeiten in siliconierten
und nicht-siliconierten Röhrchen keine bezeichnenden Daten liefert, kann bei
Mangel an Faktor VII, an Prothrombin und vielleicht an Ac-Globulin gelegentlich
eine in nicht-siliconierten Röhrchen normale und in siliconierten Röhrchen verlängerte GZ auftreten. Es handelt sich hier um jene Fälle, bei denen der sog.
Benetzbarkeitsindex praktische Anwendungen finden kann. Erscheinungen dieser
Art sind im Verlauf der Behandlung mit Cumarinderivaten und bei Lebererkrankungen beobachtet worden, wobei vor allem das Prothrombin und der Faktor VII,
und in geringerem Maße auch der labile Faktor oder Ac-Globulin beteiligt sind
(DE NICOLA, 1952).

Klinisch unterscheidet man angeborene oder idiopathische und erworbene
Mängel. Die angeborenen oder idiopathischen Mängel sind nämlich fast immer
isoliert, während die erworbenen Mängel sich meist in verschiedenen Kombinationen auf Prothrombin, Faktor VII und Ac-Globulin verteilen.

a) Angeborene und idiopathische Mängel an Prothrombin, Ac-Globulin und Faktor VII.

Von angeborenen und idiopathischen Prothrombinmängeln sind bisher wenige
Fälle bekannt geworden, und diese sind zum größten Teil zu einer Zeit beschrieben
worden, als die neueren Gerinnungsfaktoren noch nicht beschrieben worden waren.

Das schon beschriebene allgemeine Bild der Gerinnungsveränderungen kann um die folgenden zusätzlichen Erscheinungen vervollständigt werden: verringerter Ac-Globulin-Verbrauch, Refraktärität gegenüber Vitamin K-Verabreichung (mit wenigen Ausnahmen bei einigen idiopathischen Formen: LEY et al., 1951), keine bezeichnenden Nebenveränderungen des Faktors VII und des Ac-Globulins (ALEXANDER, 1952). Nur einige Fälle von angeborener und idiopathischer Hypoprothrombinämie sind eindeutig beschrieben worden.

Auch Fälle von angeborenem und idiopathischem Mangel an Ac-Globulin und an Faktor VII sind relativ selten (OWREN, 1947; ALEXANDER, 1952; BEAUMONT und BERNARD, 1953; JÜRGENS, 1953; FRICK und HAGEN, 1953; u. a.). Die in diesen Fällen manchmal auftretende Verlängerung der Blutungszeit bildet eine weitere Bestätigung für die Zusammenhänge zwischen den plasmatischen Gerinnungsfaktoren und der Blutungszeit, die nicht nur bei thrombocytären Erkrankungen verändert ist. Wahrscheinlich übt die herabgesetzte Thrombinbildung einen negativen Einfluß auf das Freiwerden aktiver Substanzen seitens der Plättchen aus und bedingt so, in diesen extremen Fällen, eine Störung der Adhäsion des Thrombus (ALEXANDER, 1952). Zusätzliche Erscheinungen bei dem Ac-Globulin-Mangel bilden der verringerte Prothrombinverbrauch und die verzögerte Agglutination der Plättchen. Neuere Untersuchungen sprechen für einen gestörten Prothrombinverbrauch auch bei einem Faktor-VII-Mangel (BEAUMONT und BERNARD, 1953).

b) Erworbene Mängel an Prothrombin, Ac-Globulin und Faktor VII.

Viel häufiger als die angeborenen und idiopathischen sind die erworbenen Mängel, die meist in verschiedenen Kombinationen auftreten.

α) **Leberkrankheiten.** Typisch für Leberkrankheiten ist eine *gleichzeitige Verminderung des Prothrombins, des Ac-Globulins und des Faktors VII.* Diese Ergebnisse wurden mittels der Ein- und Zweistufen-Methoden ermittelt und betreffen sowohl klinische als auch rein experimentelle Zustände (Abb. 34, 35) (WITTE, 1949; HARTMANN und LANGE, 1950; LINKE, 1950; GOTTLEBE, 1950; ALEXANDER und GOLDSTEIN, 1950; DE NICOLA, 1952, 1953, 1954; LASCH und LINKE, 1953; FORELL und KOLLER, 1953; u. a.). Eine weitere Differenzierung erfolgt auf Grund der *Belastung mit Vitamin K und Tromexan.* Die Unterscheidung hängt mit dem durch diese Tests festgestellten Grad der Leberinsuffizienz zusammen. Bei unkompliziertem Verschlußikterus bilden die prompte und vollständige Reaktion auf die Verabreichung von Vitamin K und die unbedeutenden Veränderungen auf Tromexan den Beweis einer guten Leberfunktion. Bei den Hepatitiden verändert sich die Reaktion auf die Verabreichung von Vitamin K und Tromexan je nach der Stärke der funktionellen Leberveränderungen (FORELL und KOLLER, 1953; DE NICOLA, 1954; SCARDIGLI und GUIDI, 1954; DELLA SANTA

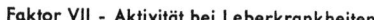

Faktor VII - Aktivität bei Leberkrankheiten

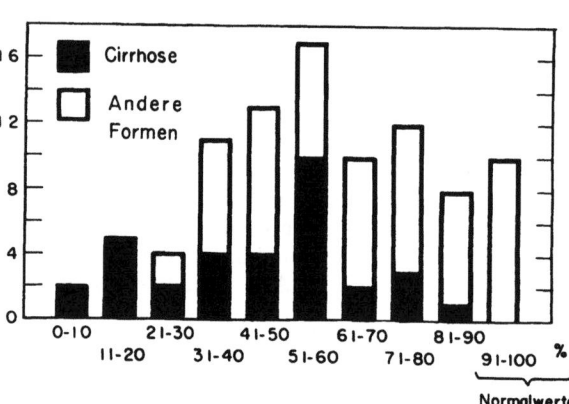

Abb. 34. Verminderung der Faktor VII-Aktivität bei Leberkrankheiten.

und VON KAULLA, 1949; BASERGA und ROSTI, 1951; LINKE und LASCH, 1953; LASCH und LINKE, 1953). Mit Hilfe der beschriebenen Tests läßt sich daher der in den verschiedenen Leberkrankheiten vorliegende Grad von Leberinsuffizienz

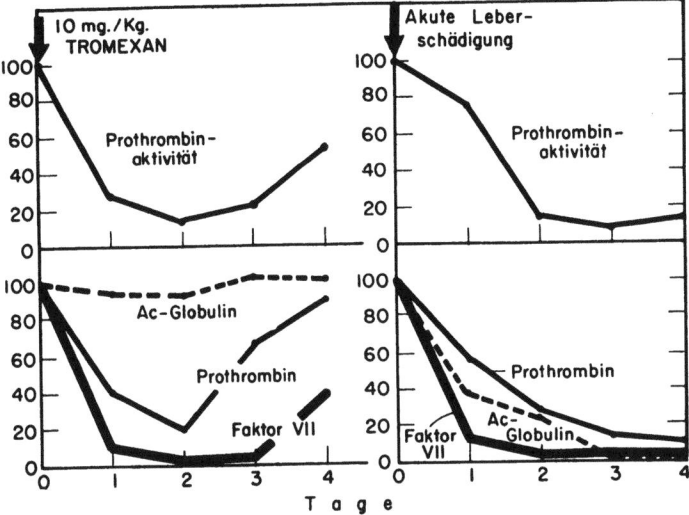

Abb. 35. Verminderung der Prothrombinaktivität, der Prothrombinkonzentration (Zweistufen-Methode), der Faktor VII-Aktivität und der Ac-Globulin-Konzentration bei schweren Leberschädigungen; dasselbe, ohne Veränderungen des Ac-Globulins, während der Behandlung mit Tromexan.

ermitteln. Der Tromexan-Test wirkt relativ empfindlicher als der Vitamin K-Test. Auch mit diesem jedoch läßt sich eine latente Leberinsuffizienz feststellen, auch wenn andere Tests, wie etwa die kolloidalen Serumtests, negativ sind. Bei extremen Graden von Leberinsuffizienz und außerdem beim Fehlen von funktionellen Leberveränderungen, stimmen die Ergebnisse der Vitamin K- und Tromexan-Tests mit denen der anderen Leberfunktionstests überein. Der Vitamin K-Test eignet sich überhaupt für die Fälle mit verlängerter Prothrombinzeit, während der Tromexan-Test sich mehr für die Fälle mit leicht veränderter oder scheinbar normaler Prothrombinzeit eignet.

Weniger empfindlich sollte die *Bestimmung des Ac-Globulins* (labilen Faktors) sein, da sie nur bei

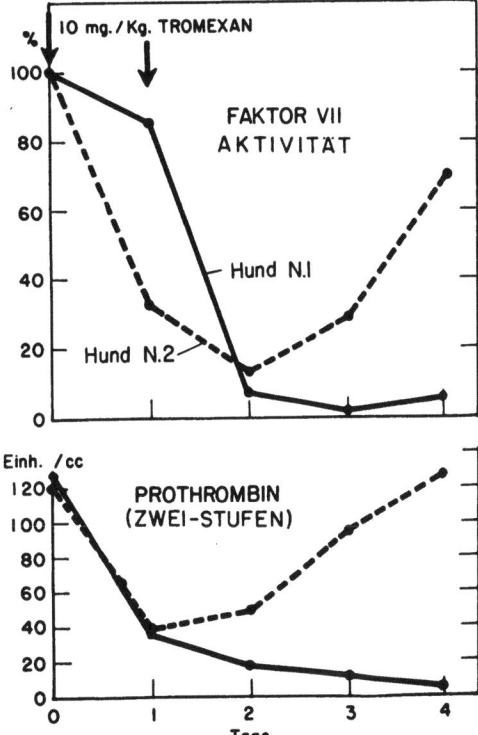

Abb. 36. Verminderung der Prothrombinkonzentration und der Faktor VII-Aktivität beim mit Tromexan behandelten Hunde. Übereinstimmende Resultate.

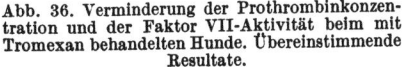

schwerer Leberinsuffizienz bedeutende Veränderungen aufweist, während sie bei leichter Leberinsuffizienz in normalen Grenzen bleibt (Stefanini, 1951). In keinem Falle würde der labile Faktor auf die Zuführung von Vitamin K reagieren.

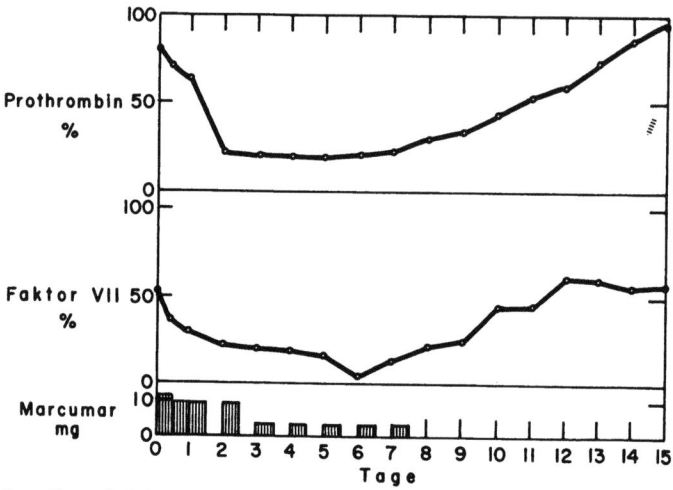

Abb. 37. Prothrombin und Faktor VII während der Behandlung mit Marcoumar. Andauer der gerinnungs-hemmenden Wirkung sieben Tage nach Unterbrechung der Behandlung.

Daher ist seine Bildung in der Leber in Zweifel gezogen worden. Nicht alle Autoren stimmen mit diesem Gesichtspunkt überein: nach anderen Deutungen soll der labile Faktor oder Ac-Globulin bei Lebererkrankungen im allgemeinen Verän-

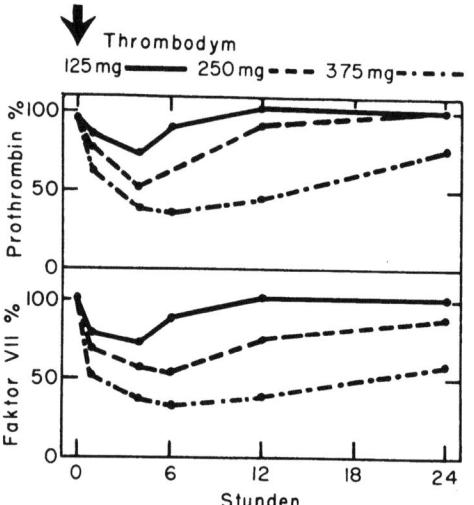

Abb. 38. Verminderung von Prothrombin und Faktor VII nach Verabreichung von Neodymderivaten im Menschen.

derungen verschiedenen Grades aufweisen und auf Vitamin K so reagieren wie Prothrombin und Faktor VII (Linke, 1950; de Nicola, 1953; 1954). Auch bei den Formen von Verschluß-ikterus, bei denen einige Autoren keine Verminderungen des labilen Faktors festgestellt hatten, wurden Mängel verschiedenen Grades gefunden, je nach den funktionellen Zuständen des Leberparenchyms, Vitamin K-empfindlich oder unempfindlich. Wahrscheinlich sind die Unterschiede zwischen den einzelnen Ergebnissen z. T. auf die Unterschiede zwischen den angewandten Methoden zurückzuführen.

β) Behandlung mit Cumarinderi-vaten. Ein kombinierter Mangel, dessen Wichtigkeit in den letzten Jahren erkannt worden ist, ist die *Verminderung des Prothrombins und des Faktors VII* während der Behandlung mit Cumarin-derivaten und ähnlich wirkenden Substanzen [Dicumarol, Tromexan, Phenyl, Indandion (Perlick, 1953) und Derivaten, Cumopyran, Marcoumar, Neodym-derivaten (vgl. Thies, Wilbrand; u. a.), usw.] (siehe auch de Nicola und Colli,

1954; DE NICOLA COLLI und ROSTI, 1954). (Abb. 36, 37, 38). Es ist behauptet worden, in diesen Fällen vermindere sich der Faktor VII früher und rascher als das Prothrombin (KOLLER et al., 1951, 1952; OWREN und AAS, 1951; DE NICOLA, 1952, 1953). Für die Kontrolle der Anticoagulantientherapie mit Cumarinderivaten kämen daher die Verfahren zur isolierten Bestimmung des Faktors VII, zur kombinierten Bestimmung des Faktors VII und des Prothrombins und schließlich die Bestimmung der Prothrombinaktivität in Frage, da diese letztere auch, und vielleicht vorwiegend, vom Faktor VII abhängt.

Die Verminderung des Prothrombins und des Faktors VII während der Behandlung mit Cumarinderivaten kann durch Verabreichung von *Vitamin K₁* oder *Vitamin K₁-Oxyd*

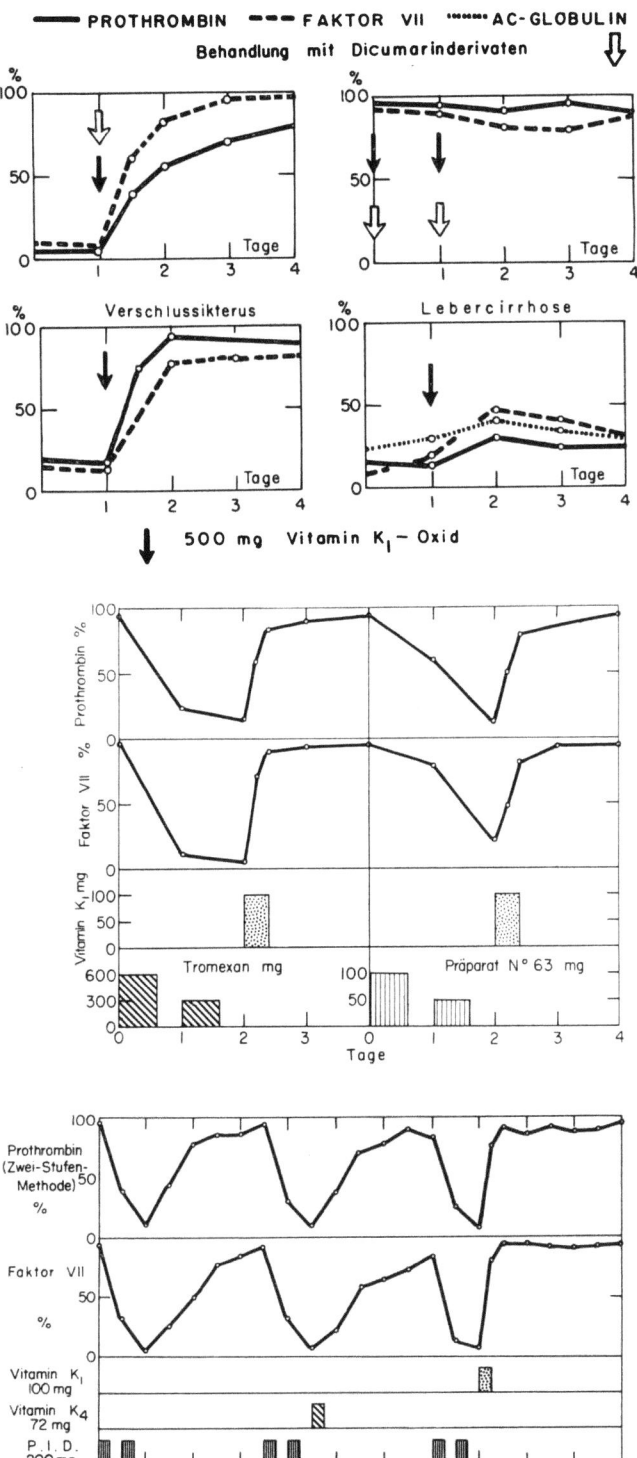

Abb. 39 (oben). Wirkung des Vitamins K₁ auf Prothrombin und Faktor VII während der Behandlung mit Dicumarinderivaten: prompte Normalisierung der Werte: beim Verschlußikterus: prompte, vollständige und andauernde Normalisierung; bei Lebercirrhosen: geringfügige und vorübergehende Veränderungen.

Abb. 40 (Mitte). Prompte Normalisierung des Prothrombins und des Faktors VII infolge Verabreichung von synthetischem Vitamin K₁ während der Behandlung mit Tromexan und Compound 63.

Abb. 41 (unten). Behandlung mit Phenylindandion: Normalisierung der Prothrombin- und Faktor VII-Werte nur nach Verabreichung von synthetischem Vitamin K₁; keine signifikante Wirkung des Vitamins K₄.

normalisiert werden (KOLLER et al., 1951; JÜRGENS, 1952; MATIS, 1953; HAR-
TERT, 1953; DE NICOLA, 1953, 1954; DE NICOLA, COLLI und ROSTI, 1954; KOLLER
und JACOB, 1953; GAGLIARDI, 1953; u. a.) (Abb. 39, 40).

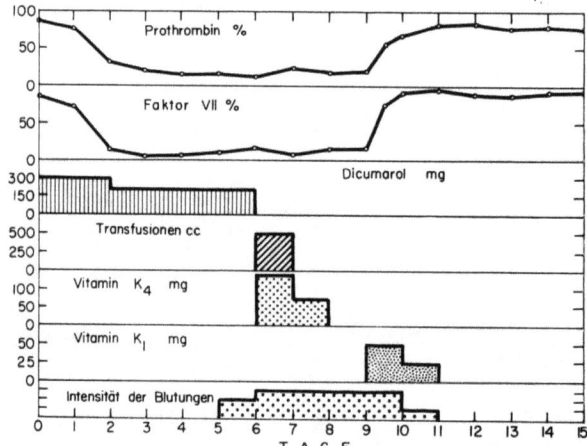

Abb. 42. Bei den von Anticoagulantien verursachten Blutungen bewirkt das synthetische Vitamin K$_1$ eine Normalisierung der Prothrombin- und Faktor VII-Werte und einen Rückgang der Blutungen: keine Wirkung von
Vitamin K$_4$.

Es ist behauptet worden, auch das wasserlösliche Vitamin K, wie Vitamin K$_4$,
könne eine Aktivität diesbezüglich entwickeln (OVERMAN et al., 1951). Es handelt
sich dabei jedoch um eine in allen Fällen weniger prompte, vollständige und dau-

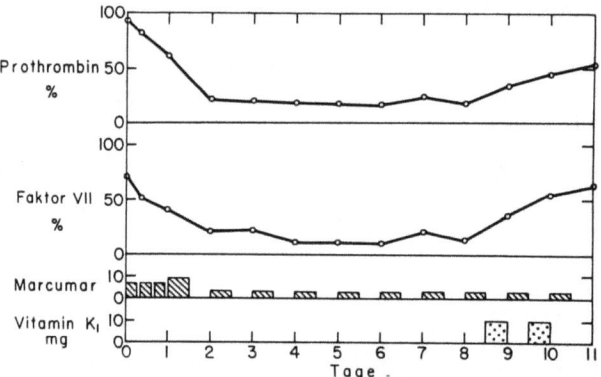

Abb. 43. Wirkung von synthetischem Vitamin K$_1$ auf Prothrombin und Faktor VII während der gleichzeitigen
Behandlung mit Marcoumar.

ernde Wirkung als beim Vitamin K$_1$ (DE NICOLA, 1954) (Abb. 41, 42). Die Verabreichung von Vitamin K$_1$ und Vitamin K$_1$-Oxyd macht die gleichzeitige Verabreichung von Cumarinderivaten unwirksam (Abb. 43, 44). Nachdem eine
Behandlung mit Cumarinderivaten durch Vitamin K$_1$ oder Vitamin K$_1$-Oxyd
unterbrochen worden ist, ist eine refraktäre Periode gegenüber der nachfolgenden
Verabreichung von Anticoagulantien zu erwarten. Diese Erscheinung tritt nicht
auf bei Verabreichung von Marcoumar und kleinen Dosen von Vitamin K$_1$ (DE
NICOLA, COLLI und ROSTI, 1954; DE NICOLA und COLLI, 1954 (Abb. 45).

Die Verminderung des Faktors VII im Laufe der Behandlung mit Cumarin-derivaten ist auch noch auf andere Weise nachgewiesen worden. Präparate von Faktor VII aus Plasma oder Serum von mit Dicumarol behandelten Hunden zeigten eine geringere Faktor VII-Aktivität als Präparate aus normalem Plasma.

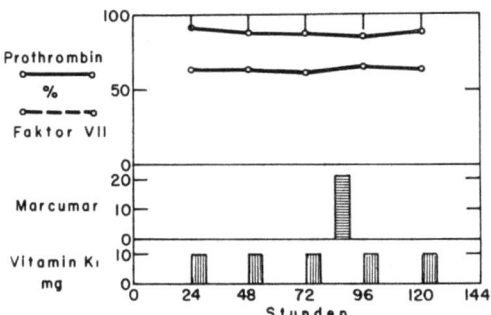

Abb. 44. Gleichzeitige Verabreichung von Vitamin K₁ und Marcoumar: keine Modifikationen des Prothrombins und des Faktors VII.

Die gleichen Unterschiede zeigen sich bei Lösungen mit gleichen Gewichtsmengen von Trockensubstanz der jeweiligen Präparate (DE NICOLA, 1953, 1954) (Abb. 46).

γ) **Neugeborene.** In den ersten Lebenstagen des Neugeborenen tritt eine kombinierte Verminderung des Prothrombins und des Faktors VII auf (Abb. 47)

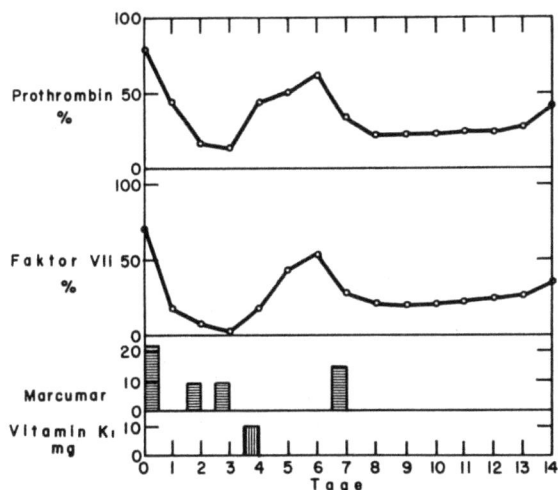

Abb. 45. Nach der von synthetischem Vitamin K₁ bewirkten Normalisierung von Prothrombin und Faktor VII während der Behandlung von Marcoumar, verursacht eine zweite Verabreichung von Marcoumar eine therapeutisch wirkende Gerinnungshemmung (keine Refraktärität auf Dicumarinderivaten nach Verabreichung von Vitamin K₁).

(LÖLIGER und KOLLER, 1952; DE NICOLA, 1952, 1953). Verabreicht man Neugeborenen Vitamin K, so ergibt sich ein Anstieg der Werte nicht nur des Prothrombins, sondern auch des Faktors VII, weshalb der Gedanke nahe liegt, daß auch der Mangel an diesem Faktor den gleichen hypovitaminotischen Ursprung hat wie die Hypoprothrombinämie (VAN CREVELD, 1953).

δ) **Andere Zustände.** Es gibt andere Zustände, bei denen verschiedenartig kombinierte Veränderungen des Prothrombins, des Faktors VII und des Ac-Globulins vorkommen. Bisher liegen wenige Ergebnisse vor, die sich auf die Varia-

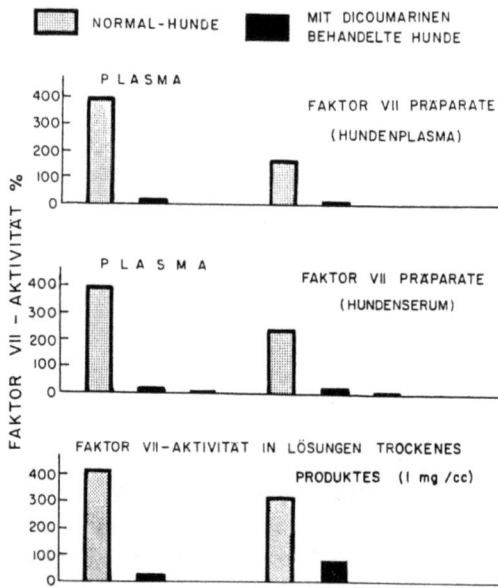

Abb. 46. Faktor VII-Aktivität bei normalen und mit Dicumarol behandelten Hunden: Bestimmungen im Plasma, Faktor VII-Präparaten aus Plasma und aus Serum. Verminderte Faktor VII-Aktivität bei den Präparaten aus behandelten Tieren.

tionen der einzelnen Faktoren beziehen, und die meisten Beobachtungen sind auf Grund der Bestimmung der Prothrombinaktivität gemacht worden.

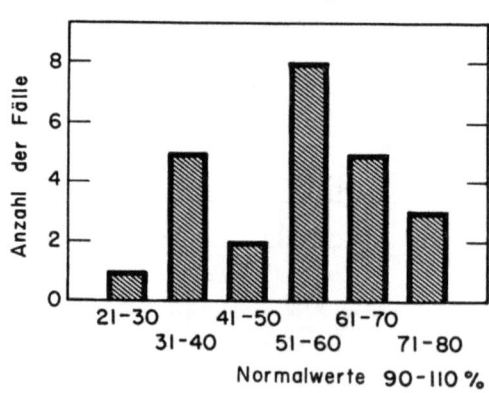

Abb. 47. Verminderung der Faktor VII-Aktivität beim Neugeborenen während der ersten Lebenstage.

Eine Verminderung der *Prothrombinaktivität* ist bei den *Blutkrankheiten* (perniziöse Anämie, Leukämien, usw.), bei den *Infektionskrankheiten* und im Anschluß an die Verabreichung von *Arzneimitteln* (Salicylate, Chinin, Arsenobenzol,

Thiouracil, Paraminosalicylsäure, Thiosemicarbazon, usw.) beobachtet worden. Die Beteiligung des *labilen Faktors* ist im Verlaufe der *Leukämien*, bei einigen *Infektionskrankheiten*, und insbesondere bei Scharlach (Purpura fulminans)

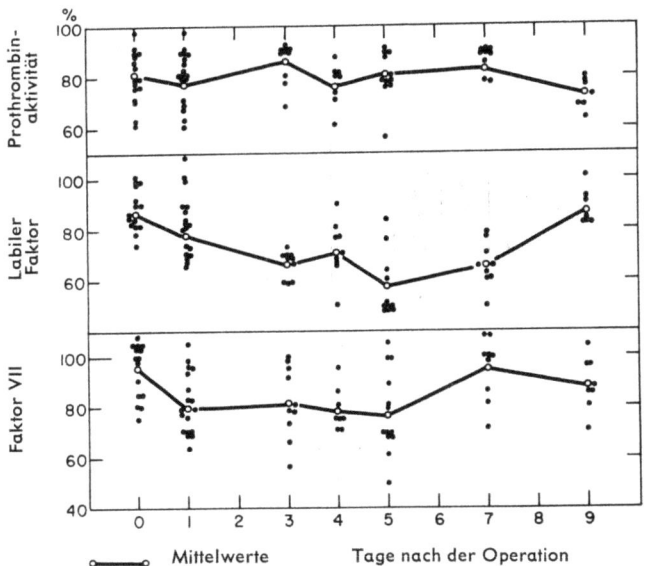

Abb. 48. Verminderung der Ac-Globulin- und Faktor VII-Aktivität und geringfügige Veränderungen der Prothrombinaktivität bei den postoperativen Zuständen. Ac-Globulin-labiler Faktor.

(KOLLER et al., 1950), bei *Malignomen*, im Anschluß an *chirurgische Eingriffe* (DE NICOLA, ROSTI und GRUGNI, 1954), bei Verabreichung von *Paraminosalicylsäure* (ROSSINI und ROSTI, 1951), *Arsenobenzol*, bei *Abruptio placentae*, usw., nachgewiesen worden. Im letzteren Zustand sind die Modifikationen des labilen Faktors wahrscheinlich sekundär gegenüber denen, die von dem intravitalen Freiwerden von Thromboplastin und Thrombin verursacht werden, und gegenüber der intravitalen Defibrinierung (JÜRGENS und STUDER, 1948; DE NICOLA und ROSTI, 1949; SCHNEIDER, 1953).

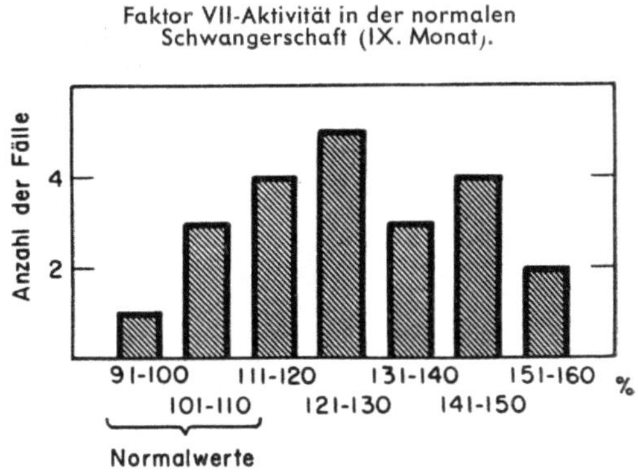

Bei der *perniziösen Anämie* ist eine kombinierte Abnahme des Prothrombins und des Faktors VII (Proconvertins) beobachtet worden, und es wurde beobachtet, daß man eine Normalisierung im Anschluß an die Verabreichung von Leberextrakten und nicht von Vitamin B_{12} allein erhält (OWREN, 1951; ROSTI und MARIGO, 1952; VETNI et al., 1953).

Abb. 49. Zunahme der Faktor VII-Aktivität in der normalen Schwangerschaft (IX. Monat).

Bei diesen und anderen Zuständen handelt es sich meistens um Variationen von geringfügigem Ausmaße, die nicht immer direkt auf die Grundkrankheit bezogen werden können. Oft sind die Modifikationen des Prothrombins und des labilen Faktors Folge von Leberveränderungen und verschiedener Vitamin K-Empfindlichkeit.

5*

Bei *postoperativen Zuständen* können Abnahmen des Faktors VII und des labilen Faktors nachgewiesen werden, die bedeutsamer sind als die der Prothrombinzeit (Abb. 48) (DE NICOLA, ROSTI und GRUGNI, 1954). Ein solches Verhalten

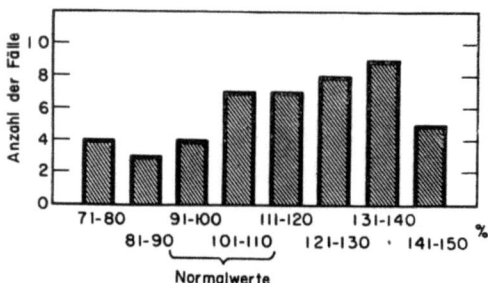

Faktor VII-Aktivität bei thromboembolischen Krankheiten.

Abb. 50. Zunahme der Faktor VII-Aktivität bei thromboembolischen Krankheiten.

ist wichtig, insoweit parallel zu diesen Veränderungen Hypercoagulabilitätserscheinungen beobachtet werden, die durch eine erhöhte Heparintoleranz und eine Zunahme der Plättchenzahl dargestellt werden. Wahrscheinlich wird die Heparintoleranz in stärkerem Maße von der Plättchenzunahme beeinflußt, als von der Verminderung des labilen Faktors und des Faktors VII. Wie im Falle der postoperativen Zustände beobachtet wird, halten die Modifikationen der Prothrombinaktivität nicht immer gleichen

Schritt mit denen der anderen Faktoren (vgl. auch KOLLER, 1953; JÜRGENS, 1954; WINTERSTEIN, 1953). Es gibt Fälle mit normaler oder verlängerter Prothrombinzeit und gleichzeitiger Hyperaktivität des Faktors VII. Dieses kommt z. B.

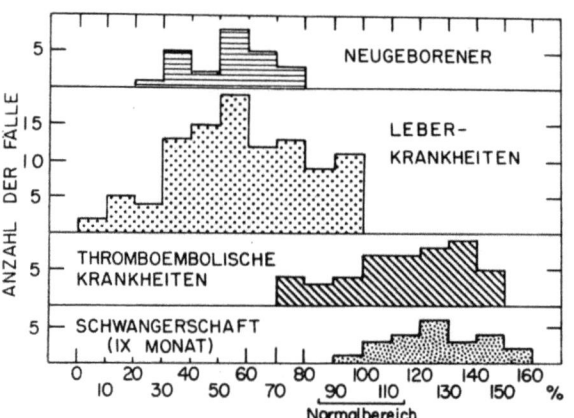

Abb. 51. Verminderung der Faktor VII-Aktivität beim Neugeborenen und bei Leberkrankheiten, Zunahme der Faktor VII-Aktivität bei der normalen Schwangerschaft und bei den thromboembolischen Krankheiten.

am Ende der *normalen Schwangerschaft* (Abb. 49) und in einigen Fällen *thromboembolischer Erkrankungen* vor (Abb. 50) (DE NICOLA, 1952, 1953; LOELIGER und KOLLER, 1952; LOVOTTI, 1953; CIULLA und SANTONI, 1954; MALAGAMBA und MANESCHI, 1953). In diesen Fällen kann auch das Ac-Globulin sich vermehren, was den Gedanken nahe legt, daß die Hypercoagulabilität mehr durch die anderen Faktoren als durch das Prothrombin selbst bedingt wird. Da die Hypercoagulabilität durch andere Laboratoriumstests schwer nachzuweisen ist, kann die Bestimmung des Faktors VII und des Ac-Globulins in vielen Fällen ein nützliches diagnostisches Hilfsmittel bilden.

4. Fibrinogenopenische Syndrome.

Die Diagnose der fibrinogenopenischen Syndrome wird verschieden gestellt, je nachdem es sich um ein vollständiges (Afibrinogenämie) oder um ein partielles Defizit (Fibrinogenopenie oder Hypofibrinogenämie) handelt. Bei den Afibrinogenämien wird das Bild gekennzeichnet durch: *Ungerinnbarkeit des Blutes, Ungerinnbarkeit des Plasmas (Einstufen-Methode), Normalität der Prothrombinkonzentration (Zweistufen-Methode).* Ein derartiger Befund wird durch die quantitative oder qualitative Bestimmung des Fibrinogens angezeigt, wenn man keine Spur Fibrinogen nachweisen kann. Bei den erworbenen Afibrinogenämien hat man es gewöhnlich mit einer vorübergehenden Störung zu tun, während bei der angeborenen Afibrinogenämie das Andauern des Defizits fürs ganze Leben die Regel ist.

Die Hypofibrinogenämien oder Fibrinogenopenien, im allgemeinen erworben, werden durch das folgende diagnostische Schema gekennzeichnet: *Verlängerung der GZ, Verlängerung der Prothrombinzeit, normale Prothrombinkonzentration, abnormale Heparintoleranz* (aus den gleichen Gründen, die eine Verlängerung der GZ hervorrufen). Die quantitative Bestimmung des Fibrinogens wird eine Abnahme verschiedenen Grades vorweisen. Die Intensität der Störung findet innerhalb gewisser Grenzen ihren Ausdruck in dem Ausschlag der diagnostischen Tests.

Die häufigsten Zustände von Fibrinogenopenie werden durch die essentiellen, zuweilen intermittierenden Formen und durch die sekundären Formen bei neoplastischen Metastasen im Knochenmark, bei Knochenmarkaplasien, Leberkrankheiten, einigen Infektionskrankheiten, dargestellt. Es liegen nicht genügend Angaben vor, um die Fibrinasthenien vom diagnostischen Standpunkte aus exakt zu kennzeichnen (FANCONI, 1946).

Die Zustände mit vermehrter Fibrinolyse fügen sich zum Teil in die fibrinogenopenischen Syndrome ein. Jedoch müssen sie wegen des besonderen pathogenetischen Mechanismus getrennt betrachtet werden. Einen besonderen Fall, der zum Teil unter die fibrinogenopenischen Syndrome und zum Teil unter die Syndrome mit vermehrter Fibrinolyse gehört, stellen die Zustände mit intravitaler Defibrinierung dar, bei denen, wie man gesehen hat, auch ein sekundäres Ac-Globulin-Defizit vorliegt.

5. Gerinnungsstörungen durch Fibrinolyse.

Die Zustände mit gesteigerter Fibrinolyse können zum Teil gemeinsam mit den Fibrinogenmängeln betrachtet werden. Ihre Kenntnis ist noch nicht endgültig begründet. Wie gesagt, kann eine Veränderung der Fibrinolyse identifiziert werden, wenn eine spontane Dissolution des Gerinnsels, wenn auch in geringfügigem Maße, vorkommt. Eine diagnostische Orientierung wird nur auf Grund systematischer Bestimmungen der Fibrinolyse geliefert werden können, vor allem in den Fällen, in denen die bisher durchgeführten Methoden erlaubt haben, pathologische Modifikationen der Fibrinolyse zu beweisen.

Eine Zunahme der Fibrinolyse kann in *Zusammenhang mit hämorrhagischen Syndromen* beobachtet werden, wie es im ersten Falle von sog. Purpura fibrinolytica, der in der Literatur beschrieben, aber unvollständig dokumentiert wurde (REIMANN, 1941), und in anderen Fällen, die kürzlich analysiert wurden, vorgekommen ist (Zustände nach Pneumektomie, Abortsyndrome, zuweilen Anti-Rh-Isoimmunisierung, Graviditäts-Toxämien, puerperale Zustände, Abruptio placentae, Pankreas-Carcinome, metastatisches Prostatacarcinom, usw. (vgl. SOULIER et al., 1952; FAVRE-GILLY, 1952; VECCHIETTI, 1953; STEVENSON et al., 1953; TAGNON et al., 1953; u. a.).

Zunahmen der Fibrinolyse können auch im Verlauf verschiedener krankhafter Zustände beobachtet werden, ohne daß immer eine hämorrhagische Diathese erscheint. Zahlreiche Beobachtungen dieser Art sind in Schock-Zuständen (emotionale, posttraumatische, postoperative, posthämorrhagische, nach Transfusionen, Vaccination, Arzneimitteln, Elektrizität, usw.), bei einigen Leberkrankheiten, bei der Kältehämoglobinurie und anderen Zuständen gemacht worden (vgl. BIGGS und MACFARLANE, 1953; STEFANINI, 1953; GRIFONI et al., 1953; SERAFINI et al., 1953; CERVINI und FICOLA, 1950, 1951; u. a.). Es scheint, daß das Vorliegen einer Hypoprothrombinämie verhältnismäßig häufiger in Zusammenhang mit einer Zunahme der Fibrinolyse auftritt (GRIFONI et al., 1953).

6. Zirkulierende Anticoagulantien.

Die Diagnose der Syndrome von zirkulierenden Anticoagulantien kann auf Grund einer *verlängerten GZ, die durch Zusatz kleiner Mengen normalen Blutes nicht normalisiert wird*, gestellt werden. Insbesondere genügen auch kleine Mengen von Anticoagulantien enthaltendem Blut, um eine mehr oder weniger deutliche Verlängerung der GZ normalen Blutes hervorzurufen. Die Diagnose kann durch die *verminderte Heparintoleranz und den verminderten Prothrombinverbrauch* vervollständigt werden.

Nicht alle zum Nachweis der Anticoagulantien vorgeschlagenen Tests sind allgemein in Gebrauch gekommen. Eine Einteilung der verschiedenen bisher beschriebenen Syndrome mit Anticoagulantien kann provisorisch drei Haupttypen von Inhibition berücksichtigen, nämlich die Inhibition des Thrombins, die Inhibition der Plasma- und Plättchen-Faktoren des Blutthromboplastins und die Inhibition des Gewebe-Thromboplastins.

a) Die Inhibition des Thrombins.

Das Studium des natürlichen Antithrombins hat noch keine weitgehenden klinischen Anwendungen gefunden. Diese Tatsache ist teilweise technischen Gründen zuzuschreiben. Außerdem sind nicht alle Zustände, in denen die Bestimmung des Antithrombins angezeigt sein könnte, mit der kürzlich beschriebenen Methode für das natürliche Antithrombin studiert worden (SEEGERS et al., 1952; DE NICOLA, 1954). Die quantitative Bestimmung des natürlichen Antithrombins kann dazu dienen, das Bild einer scheinbar normalen GZ, wie man sie gewöhnlich im Verlaufe der Behandlung mit Cumarinderivaten hat, zu vervollständigen. Unter diesen Bedingungen haben die in der Vergangenheit für das Studium des natürlichen Antithrombins in Zusammenhang mit der Abnahme des Prothrombins ergeben. Dieser Befund ist jetzt auf Grund der mit Hilfe der quantitativen Methode erhaltenen Ergebnisse modifiziert worden. Im Verlaufe der *Behandlung mit Cumarinderivaten* entstehen nämlich *keine Modifikationen des natürlichen Antithrombins*. Die kürzlich erhaltenen Befunde (HURN et al., 1947), nach denen eine Erhöhung des natürlichen Antithrombins beobachtet wurde, sind der geringen Konzentration des Prothrombins in den betreffenden Plasmen zuzuschreiben (Abb. 52).

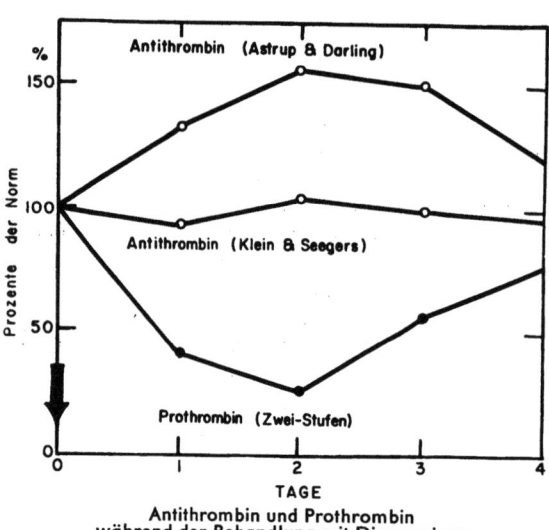

Antithrombin und Prothrombin während der Behandlung mit Dicumarinen.

Abb. 52.
Zunahme der Antithrombinaktivität (ASTRUP und DARLING); keine Zunahme der Antithrombinkonzentration (SEEGERS et al.) während der Behandlung mit Dicumarinderivaten.

Mit der für die Forschungen über Antithrombin am meisten benutzten Methode, d. h. mit derjenigen, die das sog. Heparin-Antithrombin mißt, ergeben sich wahrscheinlich verschiedene Faktoren antithrombinischer Natur, die vielleicht, wenn es sich darum handelt, den gerinnungshemmenden Effekt des Heparins zu untersuchen, in Zusammenhang mit dem Heparin-Komplement, aber auch mit dem natürlichen Antithrombin stehen. Diese Methode hat es gestattet, einige Fälle zu erkennen, bei welchen eine ausgeprägte Zunahme dieser antithrombinischen Aktivität hervortrat. Erhöhungen sind im Verlaufe von *schweren Leberkrankheiten* (SCHWARZ et al., 1951) beobachtet worden, wie in dem in Abb. 53 wiedergegebenen Beispiele. Auch im Verlaufe von *Infektionskrankheiten* (Scharlachfieber) (KOLLER et al., 1950), bei den *akuten Pankreasentzündungen* (INNERFIELD et al. 1952). während der *Behandlung mit Naphthilaminderivaten* (ROSTI und ZANGAGLIA, 1953), usw., ist eine Zunahme der antithrombinischen Aktivität nachgewiesen worden. In einigen Fällen wurde angenommen, daß die antithrombinische Wirkung heparinähnlich sei. Diese Hypothese ist nur für

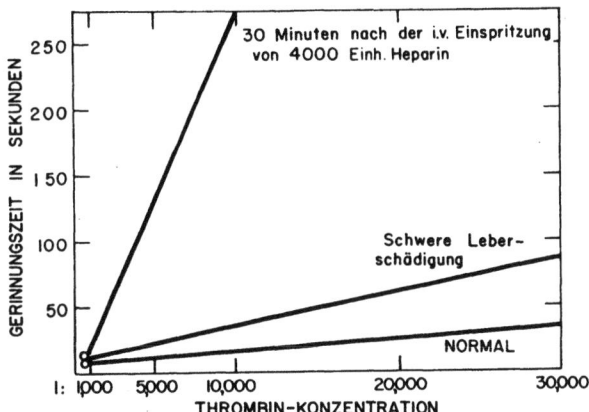

Abb. 53. Zunahme der Antithrombinaktivität während einer schweren Leberkrankheit (oben: Antithrombinaktivität 30 min nach der i.v. Einspritzung von Heparin).

einige Zustände bestätigt worden, wie für den anaphylaktischen Schock, während dessen Heparin frei wird. In den anderen Fällen handelt es sich um Behauptungen, die auf der Neutralisierung des gerinnungshemmenden Effektes durch Protaminsulfat beruhen. Wie schon festgestellt wurde, steht dieser Befund nicht notwendigerweise in Beziehung mit der heparinischen Natur des Anticoagulans.

In einem Falle von *Hämophilie*, der der Behandlung mit intravenösem Thrombin unterzogen wurde, ist das Erscheinen von Anticoagulantien antithrombinischer Natur, wahrscheinlich als Folge eines immunologischen Mechanismus, beobachtet worden (SOULIER, 1953).

Auf dem Gebiet der Veränderungen des Antithrombins exogenen Ursprunges bewirkt die *Anticoagulantientherapie mit Heparin* und heparinähnlichen Substanzen bezeichnende Modifikationen der sog. antithrombinischen Aktivität (Heparin-Antithrombin). Der Vorschlag, diese Veränderungen mit Hilfe des sog. antithrombinischen Winkels zu bewerten, erlaubt es, in einfacher und verhältnismäßig exakter Weise den Verlauf der Anticoagulantientherapie mit Heparin und heparinähnlichen Substanzen graphisch auszudrücken (MERZ, 1950; MATIS, 1951; DE NICOLA, 1951) (Abb. 54, 55).

Die von den Anticoagulantien mit heparinischer Wirkung verursachten Veränderungen variieren je nach dem verwendeten Präparate. Zu therapeutischen Zwecken werden das Heparin und die synthetischen Heparinoide angewendet (vgl. HALSE, 1950; MERZ, 1954; DE NICOLA und COLLI, 1954). Von den letzteren sind zahlreiche Präparate vorgeschlagen worden, die jedoch das extraktive Heparin noch nicht haben ersetzen können. Die bekanntesten synthetischen

Heparinoide sind das Thrombocid, das Paritol und das Treburon. Sowohl das extraktive Heparin als auch die synthetischen Heparinoide wirken gewöhnlich intravenös. Einige Präparate können auch intramuskulär injiziert werden. Die

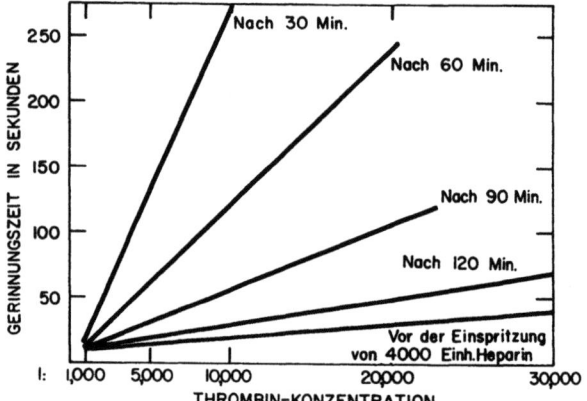

Abb. 54. Veränderungen der Antithrombinaktivität nach der Einspritzung von Heparin: die erhaltenen Linien sind in der Tat nur approximativ gerade. Der Winkel dieser Linien mit der Horizontalen bildet den sog. Antithrombinwinkel.

gerinnungshemmende Wirkung des Heparins und der synthetischen Heparinoide zeigt sich innerhalb weniger Minuten nach der intravenösen Verabreichung. Die Intensität und die Dauer der gerinnungshemmenden Wirkung hängen von der

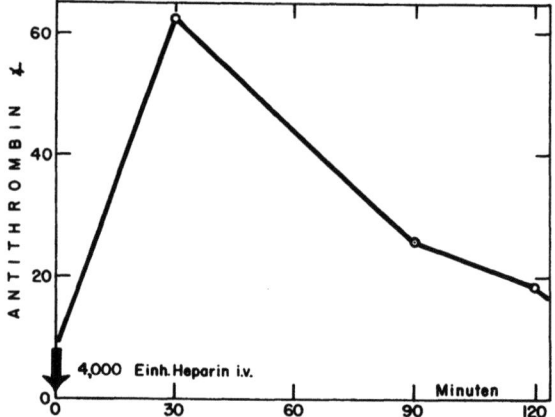

Abb. 55. Veränderungen des Antithrombinwinkels während der Behandlung mit Heparin (vgl. Abb. 54).

verwendeten Dosis ab. Wenn intramuskuläre Präparate verwendet werden, zeigt sich die gerinnungshemmende Wirkung nach einer Latenzzeit verschiedener Dauer, im allgemeinen von 30—60 min und hält bis zu 24 und mehr Stunden an.

b) Die Inhibition des plasmatischen und thrombocytären Faktors des Thromboplastins.

Die durch die Inhibition des plasmatischen und des thrombocytären Faktors des Blutthromboplastins verursachten Syndrome können mit Hilfe der im allgemeinen Teil erwähnten Verfahren, die auf geeignete Abänderungen der

Screening-Tests gegründet sind, erkannt werden (DEUTSCH, 1950; BIGGS und MAC-FARLANE, 1953; DE NICOLA und TARTARA, 1954). Wegen der nicht immer sicheren Interpretation der mit solchen Verfahren erhaltenen Angaben sind die Syndrome, die auf die Inhibition des plasmatischen und des thrombocytären Faktors zurückgeführt werden, neuerdings mit einer Inhibition der Bildung des Blutthromboplastins in Verbindung gebracht worden und nicht mit der spezifischen Inhibition der einzelnen Faktoren (COLLINS und FERRIMAN, 1952).

Der Nachweis eines *Inhibitors des antihämophilen Globulins* ist auch auf immunologischem Wege gelungen. Jedoch ist diese Angabe noch nicht eindeutig bestätigt worden, da erst wenige derartige Fälle untersucht worden sind. Es soll sich um einen Vorgang handeln, der bei Hämophilen infolge von wiederholten Transfusionen auftritt. Die in den Kreislauf eingeführten antihämophilen Globuline sollen sich wie heterogene Proteine in einem Organismus verhalten, der keine Spur davon enthält. Es ist jedoch nicht sicher, daß alle oder wenigstens einige Hämophile keine antihämophilen Globuline enthalten (vgl. BRINKHOUS et al., 1954). Nach Transfusionen kann man an den Hämophilen das Auftreten besonderer Antikörper, die sog. DUFFY-Antikörper, beobachten, die mit immunohämatologischen Verfahren nachweisbar sind (CUTBUSH et al., 1950).

Eine weitere Gruppe von Inhibition des plasmatischen Faktors des Thromboplastins umfaßt Fälle weiblichen Geschlechtes, bei denen die Krankheit im Zusammenhang mit einer Schwangerschaft auftrat. Man hat für solche Formen einen mütterlich-fetalen Immunisierungsmechanismus vorgeschlagen.

Bei anderen Zuständen erscheint die Inhibition der thromboplastinischen Faktoren im Laufe von verschiedenen Krankheiten, wie Dermatitis, Pemphigus, Lupus erythematosus, rheumatoider Arthritis, usw. (vgl. COLLINS und FERRIMAN, 1952; BIGGS und MACFARLANE, 1953).

c) Die Inhibition des Gewebe-Thromboplastins.

Der Begriff einer vermehrten Antithromboplastinaktivität bezieht sich auf die Theorie der antithromboplastinischen gerinnungshemmenden Substanzen bei der Hämophilie. Da einige Autoren (TOCANTINS et al., 1951) auf dem Standpunkt stehen, daß bei Hämophilie kein Mangel an antihämophilem Globulin, sondern Überschuß an Antithromboplastin vorläge, hängt der Wert der Antithromboplastinbestimmungen zum Teil von der Annahme oder Ablehnung dieses Gesichtspunktes ab. In Zusammenhang mit den Screening-Tests wurden einige diesbezügliche Experimente angeführt. Kürzlich wurde eine Bestätigung der Antithromboplastintheorie mittels der gereinigten Systeme erhalten (JOHNSON, 1953). Eine Vermehrung der antithromboplastinischen Aktivität wurde auch infolge von Bestrahlungen beobachtet (CRONKITE und BRECHER, 1952).

Hyperglobulinämien und zirkulierende Anticoagulantien. In mehreren Fällen von zirkulierenden Anticoagulantien haben sich elektrophoretische Veränderungen, und zwar Beta- und Gamma-Hyperglobulinämien, gezeigt. In diesen Fällen hat man angenommen, daß das pathologische Protein die Gerinnungsstörung hervorrufen könne, indem die Thrombin-Fibrinogen-Reaktion verhindert oder die Stabilität des Fibrinogens gesteigert wird.

Es gibt Hyperglobulinämien mit zirkulierenden Anticoagulantien bei Fällen von *Myelom, Malignomen, Infektionskrankheiten, Leberkrankheiten,* usw. (LUESCHER und LABHART, 1949; UEHLINGER, 1949; BERNARD et al., 1952; ANDRÉ et al., 1952; DE NICOLA und TARTARA, 1954; u. a.).

Die elektrophoretische Untersuchung der Proteine ist außerdem auch in den Fällen durchzuführen, in denen sich infolge der Bildung von Antikörpern gegen das antihämophile Globulin ein Syndrom mit zirkulierenden Anticoagulantien neben einem schon vorliegenden hämophilen Syndrom gebildet hat.

Das Auftreten von zirkulierenden Anticoagulantien kann mit Beta- und Gamma-Hyperglobulinämie in Fällen von *Pancytopenie* vergesellschaftet sein. Bei einigen Beobachtungen handelt es sich um stark thrombocytopenische Formen, mit Positivität aller für Anticoagulantien typischen Tests (Verlängerung der GZ, ausbleibende Normalisierung der GZ bei Zusatz von normalem Blut,

Mielosi globale aplastica (Pancytopenie).

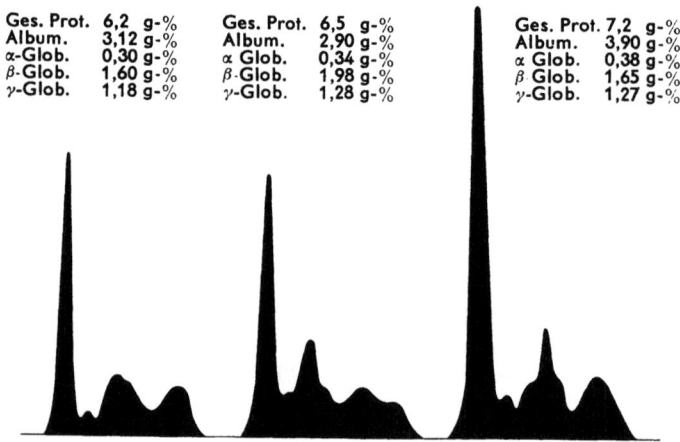

Ges. Prot.	6,2 g-%	Ges. Prot.	6,5 g-%	Ges. Prot.	7,2 g-%
Album.	3,12 g-%	Album.	2,90 g-%	Album.	3,90 g-%
α-Glob.	0,30 g-%	α Glob.	0,34 g-%	α Glob.	0,38 g-%
β-Glob.	1,60 g-%	β-Glob.	1,98 g-%	β Glob.	1,65 g-%
γ-Glob.	1,18 g-%	γ-Glob.	1,28 g-%	γ-Glob.	1,27 g-%

Abb. 56. Hyperglobulinämie (Beta und Gamma) bei Pancytopenien mit kreislaufenden Anticoagulantien.

verminderte Heparintoleranz und Prothrombinverbrauch). Der Befund zahlreicher Mastzellen im Knochenmark hat an Zusammenhänge zwischen dem Anticoagulans und heparinähnlichen Substanzen denken lassen, wenn auch nach Protamin-Injektion keine Verkürzung der GZ eintritt (DE NICOLA und BERMAN, 1954) (Abb. 56).

Tabelle 6.

1. *Hämophile Syndrome*
    a) Stark verlängerte Gerinnungszeit (gelegentlich scheinbar normale Gerinnungszeit bei leichter Hämophilie und nach Transfusionen)
    b) Normalisierung der Gerinnungszeit nach Zusatz von kleinen Mengen normalen Plasmas
    c) Verminderter Prothrombin- und Ac-Globulin-Verbrauch (seltene Fälle von normalem Verbrauch)
    d) Verminderte Heparintoleranz in vitro
    e) Gelegentliche Positivität des RUMPEL-LEEDEschen Stauungsversuches

2. *Thrombocytopenische Syndrome* (WERLHOFsche Krankheit)
    a) Verminderte Plättchenzahl
    b) Verlängerte Blutungs- und Retraktionszeit
    c) Positivität des RUMPEL-LEEDEschen Stauungsversuches
    d) Morphologische Plättchenveränderungen
    e) Hemmung des Megacaryocytensystems
    f) Verminderter Prothrombin-, Ac-Globulin- und AHG-Verbrauch
    g) Verminderte Heparintoleranz
    h) Gelegentliche Verlängerung der Gerinnungszeit in siliconierten und in nicht-siliconierten Röhrchen
    i) Gelegentliche Verminderung der thromboplastinischen Aktivität in den isolierten Plättchen

3. *Prothrombin-, Faktor VII- und Ac-Globulin-Mängel*

   a) Verlängerte Prothrombinzeit

   b) Verminderte Prothrombin-, und/oder Faktor VII- und/oder Ac-Globulin-Konzentration

   c) Verminderte Heparintoleranz

   d) Gelegentliche Verlängerung der Gerinnungszeit in siliconierten und/oder in nicht-siliconierten Röhrchen

   e) Häufige Positivität des RUMPEL-LEEDEschen Stauungsversuches bei Lebererkrankungen

   f) Gelegentliche Verlängerung der Blutungszeit

4. *Fibrinogenopenische Syndrome*

   A. *Afibrinogenämien*

     1. Ungerinnbares Blut

     2. Kein Fibrinogen im Blut

     3. Prothrombinzeit ∞

     4. Prothrombinkonzentration: normal

   B. *Fibrinogenopenien*

     1. Verlängerte Gerinnungszeit im Blut («signe du petit caillot»)

     2. Verminderte Fibrinogenkonzentration

     3. Verlängerte Prothrombinzeit

     4. Normale Prothrombinkonzentration

     5. Abnormaler Heparintoleranztest

5. *Kreislaufende Anticoagulantien*

   a) Stark verlängerte Gerinnungszeit im Blut

   b) Verlängerung der Gerinnungszeit des Normalplasmas nach Zusatz von kleinen Mengen des Patientenplasmas

   c) Verminderter Prothrombinverbrauch

   d) Verminderte Heparintoleranz in vitro

Tabelle 7. *Differenzierung zwischen akuten und chronischen Formen der idiopathischen thrombo-cytopenischen Purpura ("Idiopathic Thrombocytopenic Purpura" oder ITP nach* DAMESHEK).

	Akute Form	Chronische Form
Plättchenzahl	Stark vermindert	Vermindert (25 000 bis 50 000)
Plättchenmorphologie	Normal	Große, „bizarre" Plättchen
Megacaryocyten	Normale Zahl; degenerative Vacuolen	Vermehrt, nicht-plättchenbildend
Andauer der Wirkung von Plättchentransfusionen	1—3 Std.	1—2 Tage
Thrombocytopenische Wirkung des Plasmas bei Normalen	Keine	Nachweisbar
Plättchenagglutinine im Serum und im Plasma	Keine	Oft nachweisbar

Die Syndrome bei zirkulierenden Anticoagulantien sind von anderen Fällen zu unterscheiden, in deren Verlauf eine Verlängerung der GZ auftritt, und zwar hämophile Syndrome, extremer Prothrombin-, Ac-Globulin- und Faktor VII-Mängel, ausgesprochene Thrombocytopenien. Bei einigen Fällen sind diese Mängel mit den zirkulierenden Antikoagulantien kombiniert und die Unterscheidung bietet manche Schwierigkeiten.

Zusammenfassung.

Das diagnostische Studium der Gerinnungsstörungen wurde in drei Teile unterteilt. Im ersten Teil wurden die physiologischen Voraussetzungen dargestellt, die für die physiopathologische Einteilung der Gerinnungsstörungen erforderlich sind. Im zweiten Teil wurden die Methoden zur Feststellung der Blutgerinnungsstörungen im Hinblick auf ihre Bedeutung und ihre klinische Anwendung erörtert. Im dritten Teil wurden die verschiedenen Syndrome durch

Mangel oder Hemmung der einzelnen Gerinnungsfaktoren beschrieben und differential-diagnostisch eingeordnet.

In den *physiopathologischen Voraussetzungen* wurde vor allem eine physio-
pathologische Einteilung der Gerinnungsstörungen vorgenommen, wobei jeder
Phase und jedem Faktor der Gerinnung eine durch Mangel oder Hemmung
bedingte Gerinnungsstörung entspricht. Zunächst wurden die grundlegenden
Gerinnungsmechanismen, d. h. die *Umwandlung des Prothrombins in Thrombin
und des Fibrinogens in Fibrin* besprochen. Dann wurden die *thromboplastischen
Faktoren*, d. h. die plasmatischen Faktoren des Thromboplastins (antihämophiles
Globulin, PTC, PTA), die Plättchen-Faktoren des Thromboplastins sowie die
übrigen in den Plättchen enthaltenen Faktoren (Acceleratoren 1 und 2, antiheparinischer Faktor) *das Ac-Globulin und der Faktor VII* analysiert. Die *Wirkungsweise des Faktors VII* wurde im Hinblick auf die Bestimmung der Gerinnungsfaktoren bei verschiedenen Tierarten dargestellt. Die *quantitativen Beziehungen* zwischen den einzelnen Gerinnungsfaktoren wurden auf Grund der
Ergebnisse der Verbrauchstests unter verschiedenen physiopathologischen Bedingungen (Thrombocytopenien, Hämophilie, Mangel an Prothrombin und an Ac-
Globulin, Mangel oder Überschuß an Calcium) erörtert. Als gerinnungs-hemmend
wurden vor allem die *antithrombinischen Faktoren* in Betracht gezogen, insofern
diese die in physiologischer Hinsicht bestuntersuchten darstellen. Auf die synthetische Beschreibung der Nachgerinnungsvorgänge *(Blutretraktion und Fibrinolyse)*
folgen einige Betrachtungen über das gleichzeitige Erscheinen mehrerer Gerinnungsstörungen und die Bewertung der sog. hämorrhagischen Schwelle.

In der *allgemeinen Diagnose der Gerinnungsstörungen* ist vor allem die *Vollblut-
Gerinnungszeit* analysiert worden, im Hinblick auf die Bedingungen, unter denen
sie verlängert oder scheinbar normal erscheinen, und auf die Fälle, in denen Veränderungen der Vollblut-Gerinnungszeit in siliconierten Röhrchen auftreten.
Bei den *Recalcifizierungstests* wurde der Screening-*Test* für die Unterscheidung
zwischen hämophilen Syndromen und Syndromen mit zirkulierenden Anticoagulantien hervorgehoben. Auch die Bedeutung dieses Tests in bezug auf die Theorie
von erhöhter antithromboplastinischer Aktivität bei Hämophilie wurde erörtert.
Beim Studium der *Thromboplastin-Faktoren* wurden die Prinzipien beschrieben,
auf denen die Methoden zur *quantitativen Bestimmung der plasmatischen und
thrombocytären Faktoren des Thromboplastins* beruhen, wobei eine *Methode für die
quantitative Messung der thromboplastinischen Aktivität bei isolierten Plättchen*
angegeben wurde. Die *Bestimmung des Prothrombins, des Ac-Globulins und des
Faktors VII* wurde auf Grund der Ein- und Zweistufenmethode dargestellt,
deren Besonderheiten erörtert wurden. Für die *Verbrauchstests* wurden die Bedingungen besprochen, unter welchen diese Tests von diagnostischem Wert sein
können. Als bezeichnende Beispiele für dieses Verhalten wurden Beobachtungen
bei Hämophilie nach Bluttransfusionen und im Lauf des Menstruations-Cyclus
angeführt. Im Anschluß an die Verbrauchstests wurde der *Test des erhitzten
Thromboplastins* für die qualitative Unterscheidung der hämophilen von den
thrombocytopenischen Syndromen erörtert. Beim diagnostischen Studium der
Hemmungsfaktoren wurden die derzeit gebräuchlichen Tests betreffend *Hemmung
des Gewebsthromboplastins, der plasmatischen und thrombocytären Faktoren des
Thromboplastins, des Thrombins,* und die gerinnungshemmende Wirkung globulinischer Fraktionen im Verlaufe der Hyperglobulinämien analysiert. Bei den
Toleranztests in vitro und in vivo wurden der *Heparin-Toleranztest,* der *Protamintest*
und die *Belastungstests mit Vitamin K und mit Cumarinderivaten* besprochen.
Für jeden dieser Tests wurden Beispiele aus eigenen Forschungen angegeben
(verminderte Heparin-Toleranz in allen Fällen verminderter Thrombinbildung;

Verkürzung der GZ durch Einspritzung von Protaminsulfat bei akuter Leukämie; verminderte Tromexanempfindlichkeit bei Leberkrankheiten, usw.). Das diagnostische Problem der *Plättchenveränderungen* wurde in Hinblick auf die Zählung der Plättchen, auf die qualitativen Veränderungen der Plättchen (Studium der thromboplastinischen Faktoren, der Agglutinabilität, der Morphologie) und auf die Ergebnisse der Untersuchungen über die plättchenagglutinierenden Antikörper mit isolierten und konzentrierten Plättchen als Substrat hingewiesen. Bei den *Veränderungen des Fibrinogens und der Fibrinolyse* wurden die Methoden erörtert, mit deren Hilfe man diese unter verschiedenen physiopathologischen Bedingungen erkennen kann. Die diagnostischen Möglichkeiten der graphischen Darstellung des Gerinnungsprozesses wurden auf Grund der *thrombelastographischen Methode* und einiger typischer Thrombelastogramme dargestellt.

In der *speziellen Diagnose der Gerinnungsstörungen* wurden die Gerinnungsstörungen in einige wenige große Gruppen eingeteilt. Die *hämophilen Syndrome* wurden in typische und leichte hämophile Syndrome unterteilt und in Hinsicht auf den jeweils vorliegenden Mangel an antihämophilem Globulin, an PTC oder an PTA differenziert. Bei den *Plättchenmängeln* wurden die thrombocytopenischen Syndrome und die Thrombopathien besprochen. In Anschluß an die thrombocytopenischen Syndrome wurde, auch auf Grund eigener Versuche, auf die Bedeutung der plättchenagglutinierenden Antikörper, der thrombocytopenischen Wirkung des normalen Individuen eingespritzten Plättchens, bei den primären und sekundären Thrombocytopenien, hingewiesen. Die Differenzierung der Thrombopathien erfolgte unter Beachtung der klassischen Schemata und unter Benutzung der neueren Untersuchungen über die Funktion und Morphologie der Plättchen. *Die Prothrombin-, Ac-Globulin- und Faktor VII-Mängel* wurden in angeborene bzw. idiopathische und erworbene Mängel unterteilt. Erworbene Mängel, die im Laufe von *Leberkrankheiten* auftreten, wurden auf Grund von Beobachtungen in Hepatitiden, Verschlußikterus, Cirrhosen erörtert. In diesen Fällen wurden der Faktor VII und die Prothrombin- und Ac-Globulin-Konzentration untersucht und mit der Zweistufen-Methode bestimmt, auch in bezug auf die Verabreichung von synthetischem Vitamin K_1 und von Vitamin K_1-Oxyd und auf die Reaktivität auf Tromexan. Die gerinnungshemmende Wirkung der verschiedenen *Cumarinderivate* wurde im Hinblick auf die Veränderungen des Prothrombins und des Faktors VII beschrieben, wobei zahlreiche Beispiele für die Anwendung von Dicumarol, Phenilindandion, Compound 63, Marcumar, Neodympräparaten gegeben wurden. Die Wirkungen von *Vitamin K_1, Vitamin K_1-Oxyd und synthetischen, wasserlöslichen Vitamin K-Präparaten* wurden miteinander verglichen und auf die größere Wirksamkeit des synthetischen Vitamin K_1 wurde hingewiesen. Außerdem wurden Beispiele von Veränderungen des Prothrombins, des Faktors VII und des labilen Faktors gegeben, die in verschiedenen Kombinationen bei der *normalen Schwangerschaft*, bei den *thromboembolischen Erkrankungen* und bei den *postoperativen Zuständen* beobachtet werden. Die Syndrome von *Fibrinogenmangel* und von *erhöhter fibrinolytischer Aktivität* wurden im Hinblick auf die klinischen Zustände, bei denen sie auftreten, eingeordnet. Bei den *Syndromen mit zirkulierenden Anticoagulantien* wurden einige Beispiele für die Hemmung des Thrombins (schwere Leberkrankheiten), auch in bezug auf die Behandlung mit Heparin und heparinähnlichen Substanzen, die Hemmung des plasmatischen und des thrombocytären Faktors des Thromboplastins und die Hemmung des Gewebe-Thromboplastins gegeben. Die Hyperglobulinämien, die in solchen Fällen oft auftreten, wurden auf Grund eigener Fälle elektrophoretisch und gerinnungsphysiologisch erläutert. Für jedes der beschriebenen Syndrome wurden unter Verwendung der allgemein üblichen Methoden synthetische, *diagnostische Schemata* gezeichnet.

II. Die Phenylpyruvische Oligophrenie[1].

Von

Konrad Lang-Bonn.

Mit 4 Abbildungen.

Inhalt.

Literatur 78
1. Historisches 84
2. Name der Krankheit, Verbreitung und Häufigkeit 85
3. Das klinische Bild 87
4. Laboratoriumsbefunde 90
5. Pathologisch-anatomische Befunde 91
6. Diagnose (Urinuntersuchung) 92
7. Pathogenese 93
8. Ätiologie 97
9. Therapeutische Versuche 98

Literatur.

Albanese, A. A., Virginia Irby and Marilyn Lein: The utilization of d-amino acids by man. VII. Phenylalanine. J. of Biol. Chem. **170**, 731 (1947).

Alvord, E. C. jr., L. D. Stevenson, F. St. Vogel and R. L. Engle jr.: Neuropathological findings in phenylpyruvic oligophrenia (phenylketonuria). J. of Neuropath. **9**, 298 (1950).

Andreani, G., e V. Castelletti: Sull'oligofrenia fenilpiruvica (malattia di Fölling). Giorn. psichiatr. **81**, 97 (1953).

— — Sull'oligofrenia fenilpiruvica; presentazione di un caso. Rivista di Neurol. **23**, 189 (1953).

Bates, R. M.: Three cases of phenylpyruvic oligophrenia. J. Ment. Sci. **85**, 273 (1939).

Becker, S. W., T. B. Fitzpatrick and H. Montgomery: Human melanogenesis: cytology and histology of pigment cells (melanodendrocytes). Arch. of Dermat. Syph. **65**, 511 (1952).

Benassi, G.: L'oligofrenia fenilpiruvica, o fenilchetonuria, o malattia di Fölling. Riv. sper. Freniatr. **75**, 369 (1951).

— Contributo allo studio dell'oligofrenia fenilpiruvica. Giorn. Psichiatr. **81**, 517 (1953).

Bernheim, F., and Mary C. L. Bernheim: The purification of the enzymes which oxidize certain amino acids. J. of Biol. Chem. **109**, 131 (1935).

Berry, J. P., and L. I. Woolf: Estimation of phenylpyruvic acid. Nature (London) **169**, 202 (1952).

Bhaskaran, K.: Phenylpyruvic oligophrenia. A short review with the report of an affected family. Indian. Med. Gaz. **87**, 506 (1952).

Bickel, H.: Über einige Aminoacidurien des Kindesalters. Mschr. Kinderheilk. **101**, 200 (1953).

— Papierchromatographische Untersuchungen an Urin und Plasma bei Cystinspeicherkrankheit. Z. Kinderheilk. **72**, 15 (1952).

— The Effects of a Phenylalanine-Free and Phenylalanine-Poor Diet in Phenylpyruvic Oligophrenia. Exper. Med. Surg. **12**, 114 (1954).

— J. Gerrard and Evelyn M. Hickmans: Influence of phenylalanine intake on phenylketonuria. Lancet **1953/2**, 812.

— — — The influence of Phenylalanine Intake on the Chemistry and Behaviour of a Phenylketonuric Child. Acta paediatr. (Uppsala) **43**, 64 (1954).

Block, R. J., G. A. Jervis, Diana Bolling and M. Webb: Chemical and metabolic studies on phenylalanine; amino acid content of tissue proteins of normal and phenylpyruvic oligophrenic individuals. J. of Biol. Chem. **134**, 567 (1940).

---

[1] Aus der Universitäts-Kinderklinik Bonn (Direktor: Prof. Dr. O. Ullrich).

BOREK, E., A. BRECHER, G. A. JERVIS and H. WAELSCH: Oligophrenia phenylpyruvica. II. Constancy of the metabolic error. Proc. Soc. Exper. Biol. a. Med. **75**, 86 (1950).

BOSCOTT, R. J., and H. BICKEL: Detection of some new abnormal metabolites in the urine of phenylketonuria. Scand. J. Clin. Labor. Invest. **5**, 380 (1953).

— — Phenylalanine and tyrosine metabolism in patients with phenylketonuria. Biochemic. J. **56**, 1 (1954).

BRENNER, W., u. CR. GRALKA: Flammenphotometrische Kaliumbestimmung im Serum normaler Kinder. Z. Kinderheilk. **72**, 409 (1953).

BRUGGER, C.: Die Vererbung des Schwachsinns 1938. Fortschr. Neur. **11**, 239 (1939).

— Die Vererbung des Schwachsinns. In JUST: Handbuch der Erbbiologie des Menschen, Bd. 5/2, S. 725. Berlin: Julius Springer 1939.

— Die Ausscheidung von Phenylbrenztraubensäure im Urin von Schwachsinnigen. Schweiz. Arch. Neur. **49**, 62 (1942).

— Weitere Untersuchungen über die Ausscheidung von Phenylbrenztraubensäure bei Schwachsinnigen. Schweiz. med. Wschr. **1943**, 967.

BRÜHL, H. H.: Über die Bedeutung des Liquorammoniak. Z. Kinderheilk. **59**, 446 (1938).

BUBL, E. C., and J. S. BUTTS: The utilization of some phenylpyruvic acids for growth in the rats. J. of Biol. Chem. **180**, 839 (1949).

CAGAN, R. N., J. L. GRAY and H. JENSEN: The influence of certain endocrine secretions on amino acid oxidase. J. of Biol. Chem. **183**, 11 (1950).

CANTOR, S. J.: [1] Oligophrenia phenylpyruvica, or Föllings disease. Med. J. Austral. **1951 I**, 761.

— [2] Phenylpyruvic oligophrenia; with notes on three cases. Med. J. Austral. **1951 II**, 187.

— [3] Phenylpyruvic oligophrenia, with notes on a new case and a report of laboratory investigations in an earlier case. Med. J. Austral. **1952 I**, 69.

CAVALLINI, D., e C. DE MARCO: Aminazione biologica dei chetoacidi aromatici. Atti Accad. Lincei **1950**, 374.

CHANDLER, J. P., and H. B. LEWIS: Comparative studies of the metabolism of the aminoacids: The oxidation of phenylalanine and phenylpyruvic acid in the organism of the rabbit. J. of Biol. Chem. **96**, 619 (1932).

CHOH HAO LI, I. GESCHWIND and H. M. EVANS: The effect of growth and adrenocorticotropic hormons on the amino acid levels in the plasma. J. of Biol. Chem. **177**, 91 (1949).

CLOSS, K., u. A. FÖLLING: Über die Ausscheidung von Phenylbrenztraubensäure im Harn der weißen Ratte bei Vitamin B_1-Mangel. Hoppe-Seylers Z. **254**, 258 (1938).

— — Über das Verhalten der Phenylmilchsäure in vitro und in vivo. Hoppe-Seylers Z. **254**, 250 (1938).

— u. K. BRAATEN: Weitere Untersuchungen über den Stoffwechsel des Phenylalanins. Hoppe-Seylers Z. **271**, 221 (1941).

COHEN, PH., and PH. J. KOZINN: Phenylpyruvic oligophrenia in a Jewish child. J. of Pediatr. **34 I**, 76 (1949).

COQUET, M., G. MYLE, R. NYSSEN et L. VAN BOGAERT: Première observation vérifiée d'oligophrénie phenylpyruvique. Mschr. Psychiatr. **109**, 133 (1944).

CORSELLIS, J. A.: The pathological report of a case of phenylpyruvic oligophrenia. J. of Neur. **16**, 139 (1953).

COWIE, VALERIE A.: [1] The galactose tolerance test in phenylketonuria. J. Ment. Sci. **96**, 799 (1950).

— [2] An atypical case of phenylketonuria. Lancet **1951**, 272.

— [3] Phenylpyruvic Oligophrenia. J. Ment. Sci. **97**, 505 (1951).

— and L. S. PENROSE: Dilution of hair colour in phenylketonuria. Ann. Eugen. **15**, 297 (1951).

DE CRINIS, M.: Die Entwicklung der menschlichen Großhirnrinde in ihrer Beziehung zur geistigen Entwicklung. Jena. Z. Med. Naturwiss. **76**, 322 (1943).

CROWE, F. W., et W. J. SCHULL: Phenylketonuria: Studies in pigment formation. Fol. hered. et path. (Pavia) 1, IV, 259 (1952).

DELAY, J., et P. PICHOT: Les oligophrénies humorales. Encéphale **1950**, 1.

— — Les troubles métaboliques et l'hypopigmentation dans les oligophrénies phénylpyruviques. Semaine Hôp. **1950**, 1962.

— — Etudes de quelques aspects biologiques de l'oligophrénie phénylpyruvique. Ann. méd.-psychol. **1947 II**, 61.

— — et BERTAGNA: L'oligophrénie phénylpyruvique; son traitement par l'acide glutamique. Ann. méd.-psychol. **107**, 320 (1949).

— — P. DESGREZ et F. DELBARRE: L'oligophrénie phénylpyruvique. Bull. Soc. méd. Paris **62**, 300 (1946).

— — et M. POLONOVSKI: L'oligophrénie phénylpyruvique. Semaine Hôp. **1947**, 1749.

— — F. DELBARRE et J. TASSEL: L'oligophrénie phénylpyruvique; nouvelles observations. Bull. Soc. méd. Paris **64**, 669 (1948).

Delay, J., P. Pichot, F. Perrier et F. Delbarre: Nouvelles explorations biologiques dans l'oligophrénie phénylpyruvique. C. r. Soc. biol. (Paris) **144**, 251 (1950).

Embden, G., u. K. Baldes: Über den Abbau des Phenylalanins im tierischen Organismus. Biochem. Z. **55**, 301 (1913).

Erlenmeyer, E. jr.: Zur Kenntnis der Phenylbrenztraubensäure (Phenyl-α-oxypropionsäure) und der Phenylglycidsäure (Phenyl-α-β-oxypropionsäure). Liebigs Ann. **271**, 137 (1892).

Fairweather, D. S.: Mental deficiency. J. Ment. Sci. Rec. Progr. Psychiatr. **2**, 510 (1950).

Falta, W., u. L. Langstein: Die Entstehung von Homogentisinsäure aus Phenylalanin. Hoppe-Seylers Z. **37**, 513 (1902/03).

Ferreira Fernandes, J.: Oligofrenia Fenil Piruvica em Melanoderma. Brasil. med. **64**, 225 (1950).

Fölling, A.: Utskillelse av fenylpyrodruesyre i urinen som stoffskifteanomali i forbindelse med imbecillitet. Nord. med. **8**, 1054 (1934).

— Über Ausscheidung von Phenylbrenztraubensäure in den Harn als Stoffwechselanomalie in Verbindung mit Imbezillität. Hoppe-Seylers Z. **227**, 169 (1934).

— u. K. Closs: Über das Vorkommen von 1-Phenylalanin in Harn und Blut bei Imbecillitas phenylpyruvica. Hoppe-Seylers Z. **254**, 115 (1938).

— — Über experimentelle Alkaptonurie. Hoppe-Seylers Z. **254**, 256 (1938).

— — u. Th. Gamnes: Vorläufige Schlußfolgerungen aus Belastungsversuchen mit Phenyl-alanin an Menschen und Tieren. Hoppe-Seylers Z. **256**, 1 (1938).

— O. L. Mohr u. L. Ruud: Oligophrenia Phenylpyrouvica; a recessive syndrome in man. Norske Videnskaps-Akad. Oslo, Mat.-Naturv. Kl. **13**, 44 (1945).

Ford, F. R.: Diseases of the Nervous system in Infancy, Childhood and Adolescence. 3rd Ed. p. 272. Springfield, Illinois, USA: Charles C. Thomas 1952.

Fraccaro, M.: Fenilchetonuria (Oligofrenia Fenilpiruvica) in una famiglia Lombarda. Fol. hered. et path. (Pavia) **3 I**, 18 (1953).

de Franco, F., e A. Papalia: Su di un caso di frenastenia fenilpiruvica di Fölling. Pisani **63**, 148 (1949).

Frazier, R. L.: Phenylpyruvic Amentia. Amer. J. Ment. Defic. **51**, 577 (1947).

Garrod, A. E.: Inborn Errors of Metabolism. IIed edition. London: Oxford Univ. Press 1923.

Gibbs, F. A., and E. L. Gibbs: Phenylpyruvic Amentia. In: Atlas of Electroencephalography (First edition). Cambridge, Mass.: Addison-Wesley Press, Inc. 1941.

Giossan, E.: Sur la présence de l'acide phénylpyruvique dans l'urine des oligophrénes. Bull. Soc. psychiatr., Bucarest **2**, 208 (1937).

Giuffre, I.: L'oligofrenia fenilpiruvica. Rass. internaz. Clin. **32**, 159 (1952).

Gomirato: Fenilchetonuria e malattie mentale. Riv. Pat. nerv. **56**, 448 (1940).

Govan, C. D., and H. H. Gordon: The effect of Pteroylglutamic acid on the aromatic amino acid metabolism of premature infants. Science (Lancaster, Pa.) **109**, 332 (1949).

Gorter, E., en J. Theron: Over oligophrenia Phenylpyruvica. Mschr. Kindergeneesk. **8**, Fasc. 8 (1939).

Grau, C. R.: Interrelations of phenylalanine and tyrosine in the duck. J. of Biol. Chem. **170**, 661 (1947).

Gurin, S., and Adelaide M. Delluva: The biological synthesis of radioactive adrenalin from phenylalanine. J. of Biol. Chem. **170**, 545 (1947).

Hankes, L. V., and C. A. Elvehjem: A nervous syndrome produced with phenylalanine and methionine. Proc. Soc. Exper. Biol. a. Med. **72**, 349 (1949).

Haskins, F. A., and H. K. Mitchell: Proc. Nat. Acad. Sci. USA **35**, 500 (1949); zit. nach Lang.

Herbordt-Günssel, Luise: Oligophrenia phenylpyruvica. Mschr. Kinderheilk. **102**, 332 (1954).

Hemmerlé, R.: Sur l'acide Phénylpyruvique. Ann. de Chim. **1917**/7, 226.

Hier, St. W.: Influence of ingestion of single amino acids of the blood level of free amino acids. J. of Biol. Chem. **171**, 813 (1947).

Himwich, H. E., and J. F. Fazekas: Cerebral Metabolism in mongolian idiocy and phenyl-pyruvic Oligophrenia. Arch. of Neur. **44**, 1213 (1940).

Hoff, F.: Klin. Physiologie und Pathologie. Stuttgart: Georg Thieme 1951.

Holt, E.: Zit. nach Ford.

Hoppe-Seyler-Thierfelder: Handbuch der Physiologisch- und Pathologisch-Chemischen Analyse. Berlin-Göttingen-Heidelberg: Springer-Verlag 1953.

Janke, B., u. D. Scharpff: Klinische Untersuchungen über den Natrium-, Kalium- und Calcium-Stoffwechsel. Dtsch. med. Wschr. **1953**, 786, 816.

Jervis, G. A.: [1] Inherited biochemical alterations in certain types of mental deficiency. Proc. Amer. Assoc. Ment. Defic. **61**, 101 (1937).

— [2] Phenylpyruvic oligophrenia; introductory study of 50 cases of mental deficiency associated with excretion of phenylpyruvic acid. Arch. of Neur. **38**, 944 (1937).

JERVIS, G. A.: [3] Metabolic investigations on a case of phenylpyruvic oligophrenia. J. of Biol. Chem. **126**, 305 (1938).
— [4] Genetics of phenylpyruvic oligophrenia: A contribution to study of influence of heredity on mental defect. J. Ment. Sci. **85**, 719 (1939).
— [5] Arch. of Neur. **44**, 1126 (1940); zit. nach LOTTI [1].
— [6] R. J. BLOCK, DIANA BOLLING and EDNA KANZE: Chemical and metabolic studies on phenylalanine; phenylalanine content of blood and spinal fluid in phenylpyruvic oligophrenia. J. of Biol. Chem. **134**, 105 (1940).
— [7] Studies on phenylpyruvic oligophrenia. The position of the metabolic error. J. of Biol. Chem. **169**, 651 (1947).
— [8] Excretion of phenylalanine and derivatives in phenylpyruvic oligophrenia. Proc. Soc. Exper. Biol. a. Med., **75**, 83 (1950).
— [9] Phenylpyruvic oligophrenia; deficiency of phenylalanine-oxidizing system. Proc. Soc. Exper. Biol. a. Med. **81/1**, 514 (1952).
— [10] Studies on phenylpyruvic oligophrenia; phenylpyruvic acid content of blood. Proc. Soc. Exper. Biol. a. Med. **81/3**, 715 (1952).
— [11] The genetics of various constitutional defects. Genetic factors in mental deficiency. Amer. J. Human Genet. **4**, 260 (1952).
— [12] Mental Deficiency and Aberrant Metabolism, in: The Biology of Mental Health and Disease, p. 422. New York: Hoeber Inc. 1952.
JOSEPHY, H.: Phenylpyruvic oligophrenia. Report on 16 cases and two autopsies. Illinois Med. J. **94**, 107 (1948).
KAILA, M.: Über die Durchschnittshäufigkeit der Geisteskrankheiten und des Schwachsinns in Finnland. Acta psychiatr. (Cobenh.) **17**, 47 (1942).
KEUP, W.: Papierchromatographischer Nachweis der Phenylbrenztraubensäure bei Oligophrenia phenylpyruvica. Hoppe-Seylers Z. **291**, 223 (1952).
KLEIN, D.: Über einen Fall von phenylpyruvischer Oligophrenie mit Zwergwuchs. Mschr. Psychiatr. **111**, 273 (1946).
KLENK, E.: Die Chemie und der Stoffwechsel des Nervengewebes. 3. Colloq. Ges. phys. Chem. am 25. April. Berlin-Göttingen-Heidelberg: Springer-Verlag 1952.
KOBAYASHI, T., T. SAITO, K. KAWAMURA and F. KOGA: Über drei Geschwisterfälle der phenylpyruvischen Oligophrenie. Shonika Rinsho **5/3**, 6 (1952).
KOTAKE, V., Y. MASSAI u. Y. MORI: Über das Verhalten des Phenylalanins im tierischen Organismus. Hoppe-Seylers Z. **122**, 195 (1922).
— u. Y. MORI: Über das Verhalten der Phenylbrenztraubensäure im tierischen Organismus. Hoppe-Seylers Z. **122**, 191 (1922).
— Z. MATSUOKA u. M. OKAGAWA: Über die Desaminierung des Tyrosins im tierischen Organismus. Hoppe-Seylers Z. **122**, 166 (1922).
KREBS, H. A.: Untersuchungen über den Stoffwechsel der Aminosäuren im Tierkörper. Hoppe-Seylers Z. **217**, 191 (1933).
KRÖBER, E.: Behandlungsversuche beim Schwachsinn. Dtsch. med. Wschr. **1952**, 1064.
LANG, K.: Der intermediäre Stoffwechsel. Berlin-Göttingen-Heidelberg: Springer-Verlag 1952.
— u. R. SCHOEN: Die Ernährung. Berlin-Göttingen-Heidelberg: Springer-Verlag 1952.
— u. O. F. RANKE: Stoffwechsel und Ernährung. Berlin-Göttingen-Heidelberg: Springer-Verlag 1950.
LANG, K. (Verf.): Über phenylpyruvische Oligophrenie. Z. Kinderheilk. **75**, 132 (1954).
— Phenylpyruvische Oligophrenie. Diss. Bonn 1953.
LARCOMB, J. M.: Phenylketonuria and the congenitally deaf. J. of Pediatr. **14**, 348 (1939).
LARSON, C. A.: Phenylpyruvic oligophrenia in Swedish institutionalized mental defectives. Hereditas (Lund) **36**, 109 (1950).
LASSEN, FRIDA: Om Phenylpyrodruesyre-Aandsvaghed. Nord. Med. **34**, 955 (1947).
LEONHARDI, G., I. VON GLASENAPP u. G. BRÜHL: Die freien Aminosäuren der menschlichen Haut. Hoppe-Seylers Z. **292**, 89 (1953).
LEONI, G.: Contributo alla conoscenza dell'anatomia patologica del morbo di Fölling od oligofrenia fenilpiruvica; descrizione di un caso. Giorn. Psichiatr. **81**, 775 (1953).
LEPOW, H.: Oligophrénie phénylpyruvique. Etude clinique et biochimique. Mschr. Psychiatr. **110**, 161 (1945).
— Diss. Genf 1945.
LERNER, A. B.: On the metabolism of phenylalanine and tyrosine. J. of Biol. Chem. **181**, 281 (1949).
— Metabolism of phenylalanine and tyrosine. Adv. Enzymol. **14**, 73 (1953).
— T.B. FITZPATRICK, E. CALKINS and W. H. SUMMERSON: Mammalian Tyrosinase: Preparation and Properties. J. of Biol. Chem. **178**, 185 (1949).
— — — Mammalian tyrosinase: the relationship of copper to enzymatic activity. J. of Biol. Chem. **187**, 793 (1950).

Levine, S. Z., E. Marples and H. H. Gordon: A Defect in the Metabolism of Aromatic Amino Acids in Premature Infants: The Role of Vitamin C. Science (Lancaster, Pa.) 90, 620 (1939).
— H. H. Gordon and E. Marples: A defect in the metabolism of tyrosine and phenylalanine in premature infants: spontaneous occurrence and eradication by Vitamin C. J. Clin. Invest. 20, 209 (1941).
Lotti, F.: [1] Contributo alla conoscenza della oligofrenia fenilchetonurica (malattia di Fölling). Clin. Pediatr. 33, 110 (1951).
— [2] Sul trattamento dell'oligofrenia fenilchetonurica. Clin. pediatr. 33, 729 (1951).
Lusso, A. G. B.: Su due casi familiari di oligofrenia fenilpiruvica. Giorn. Psichiatr. 81, 85 (1953).
Manuila, L., R. Brun et W. Jadassohn: Oligophrénie phénylpyruvique. Dermatologica (Basel) 101, 244 (1950).
Martin, R.: Lehrbuch der Anthropologie. Jena: G. Fischer 1928.
Martin, G. A., et G. Nadeau: L'oligophrénie phénylpyruvique. Laval méd. (Quebec) 16, 1166 (1951).
Mauntner, H., u. K. V. Quinn: Phenylpyruvic Oligophrenia. Ann. paediatr. (Basel) 172, 1 (1949).
— Einige Betrachtungen über Imbecillitas phenylpyruvica. Wien. med. Wschr. 1953, 420.
— The Pathologic Anatomy and Physiology of Mental Retardation. Ann. paediatr. (Basel) 182, 76 (1954).
Mazzei, M.: La frequenza della frenastenia fenilpiruvica nell'Ospedale Psichiatrico di Volterra. Riv. Pat. nerv. 74, 212 (1953).
Medes, Grace: A new error of tyrosine metabolism: Tyrosinosis.The intermediary metabolism of tyrosine and phenylalanine. Biochemic. J. 26, 917 (1932).
Medlicott, R. W.: Some rarer forms of mental deficiency. I. Phenylpyruvic oligophrenia. New Zealand Med. J. 43, 191 (1944).
Meister, P.: Die Oligophrenia phenylpyruvica (Fölling), eine Sonderform der chronischen Aminoacidurie. Helvet. paediatr. Acta 6, 504 (1951).
Mohr, O. L.: Oligophrenia phenylpyrouvica; en recessif form av andssvakhet. Tidsskr. Norsk. Laegefor. 68, 197 (1948).
Monnier, M., et C. Horneffer: Etude électroencéphalographique d'un cas d'oligophrénie phénylpyruvique. Schweiz. Arch. Neur. 66, 414 (1950); Ann. méd.-psychol. 107, 340 (1949).
Morel, F.: Récherches généalogiques sur un cas d'oligophrénie phénylpyruvique. Arch. Klaus Stiftg. Vererbungsforsch. usw. 19, 477 (1944).
Moss, A. R.: The conversion of β-phenyllactic acid to tyrosine in normal rats. J. of Biol. Chem. 137, 739 (1941).
— and R. Schoenheimer: The conversion of phenylalanine to tyrosine in normal rats. J. of Biol. Chem. 135/2, 415 (1940).
Munro, T. A.: The genetics of phenylketonuria. Proc. Seventh Int. Genet. Congr. Cambridge Univ. Press 1939.
— L. S. Penrose and G. L. Taylor: A study of the linkage relationship between the genes for phenylketonuria and the ABR-allelomorphs in man. Proc. seventh Int. Genet. Congr. Cambridge: Univ. Press 1939.
— Phenylketonuria: Data on forty-seven British families. Ann. Eugenics 14/I, 60 (1947).
Myle, G.: L'oligophrénie phénylpyruvique ou maladie de Fölling. Ann. Méd. Psychol. 1945/II, 337.
— M. Coquet, R. Nyssen et L. van Bogaert: Deuxième cas vérifié anatomiquement d'oligophrénie phénylpyruvique; zit. nach Cowie (s. Coquet und Mitarbeiter).
Nash, Th. P., and St. R. Benedict: The ammonia content of the blood, and its bearing on the mechanism of acid neutralization in the animal organism. J. of Biol. Chem. 48, 463 (1921).
— — Note on the ammonia content of blood. J. of Biol. Chem. 51, 183 (1922).
Neubauer, O., u. W. Falta: Über das Schicksal einiger aromatischer Säuren bei der Alkaptonurie. Hoppe-Seylers Z. 42, 81 (1904) .
Nitowsky, H. M., C. D. Govan and H. H. Gordon: Effect of hemopoietic and other agents on the hydroxyphenyluria of premature infants. Amer. J. Dis. Childr. 85, 462 (1953).
Orlandelli, M., e F. Lotti: Alcuni rilievi sull'oligofrenia fenilchetonurica (Malattia di Fölling). Clin. Pediatr. 34, 276 (1952).
Papageorge, Evangeline and H. B. Lewis: Experimental Alcaptonuria in the white rat. J. of Biol. Chem. 119, 76 (1947).
Paparo, F.: L'oligofrenia fenilpiruvica. Lav. Neuropsichiatr. 8, 101 (1951).
Penrose, L. S.: [1] Two cases of phenylpyruvic amentia. Lancet 1935/I, 23.
— [2] Inheritance of phenylpyruvic amentia. Lancet 1935/II, 192.
— [3] Peripheral nerve tumours in a case of phenylketonuria. Lancet 1939/I, 572.

PENROSE, L. S.: [4] A contribution to the genetical study of phenylketonuria. Transact. Roy. Soc. Canada **35**, Sec. (5), 81 (1941).
— [5] Search for linkage between AB0 agglutinogens and phenylketonuria. Amer. J. Ment. Def. **50**, 4 (1945).
— [6] Phenylketonuria: A problem in eugenics. Lancet **1946/I**, 949.
— [7] Phenylketonuria, Chapter in: The biology of mental defect. p. 142. London: Sidgwick and Jackson 1954. (First ed. 1949).
— [8] Measurement of pleiotropic effects in phenylketonuria. Ann. of Eugen. **16**, 134 (1951).
— [9] Data for the study of linkage in man; phenylketonuria and the AB0 and MN loci. Ann. of Eugen. **16**, 241 (1951).
— and J. H. QUASTEL: Metabolic studies in phenylketonuria. Biochemic. J. **31**, 266 (1937).
— J. DELAY, P. PICHOT et F. PERRIER: Mesure de l'hypopigmentation chez l'oligophrène phénylpyruvique. C. r. Soc. biol. (Paris) **144**, 244 (1950).
POLONOVSKI, M., P. DESGREZ et F. DELBARRE: [1] Recherches sur l'oligophrénie phénylpyruvique. Methode de dosage de l'acide phénylpyruvique dans les urines. Bull. Soc. Chem. Biol. **29**, 1049 (1947).
— — — [2] L'oligophrénie phénylpyruvique. Semaine Hôp. 1947; zit. nach [1].
— et G. SCHAPIRA: Sur un comportement singulier de la 1-phenylalanine en présence d'extraits testiculaires. Experientia (Basel) **5**, 209 (1949).
PRESCOTT, A. BLANCHE, E. BOREK, A. BRECHER and H. WAELSCH: Studies on oligophrenia phenylpyruvica. I. Microbiological determination of l- and d-phenylalanine and of phenyllactic acid. J. of Biol. Chem. **181**, 273 (1949).
RAPER, H. S.: Tyrosinase. Erg. Enzymforsch. **1**, 270 (1932).
RHEIN, M., et R. STOEBER: Conservation des urines contenant de l'acide phénylpyruvique. C. r. Soc. Biol. (Paris) **3**, 807 (1936).
RICHTER, D., R. M. C. DAWSON and L. REES: A note on the ammonia and glutamine content of the cerebrospinal fluid. J. Ment. Sci. **95**, 148 (1949).
RIEBELING, C.: Zur Pathophysiologie der Psychosen. Fortschr. Neur. **18**, 403 (1950).
— Pathophysiologie der Psychosen. Fortschr. Neur. **15**, 86 (1943).
RIGLER, R.: Water Intoxication und Wasserdiurese bei der Nebenniereninsuffizienz; die Bedeutung der Nebenniere für die Osmoregulation. Klin. Wschr. **1935**, 227.
ROSE, W. C., D. T. WARNER and W. J. HAINES: The amino acid requirements of man. IV. The role of leucine and phenylalanine. J. of Biol. Chem. **193**, 613 (1951).
RUSSO, F., L. D. WRIGHT, HELEN R. SKEGGS, ELIZABETH K. TILLSON and K. H. BEYER: Renal clearence of essential amino acids: threonine and phenylalanine. Proc. Soc. Exper. Biol. a. Med. **65**, 215 (1947).
SCHEPARTZ, B., and S. GURIN: Intermediary metabolism of phenylalanine labeled with C^{14}. Amer. J. Ment. Sci. **217**, 587 (1949).
SCHRAPPE, O.: Zur pathologischen Physiologie des Phenylbrenztraubensäure-Schwachsinns. Nervenarzt **23**, 175 (1952).
— Zur pathologischen Physiologie des Phenylbrenztraubensäure-Schwachsinns. Diss. Hamburg 1949.
SCHREIER, K.: Die angeborenen Stoffwechselanomalien des Menschen. Klin. Wschr. **1953**, 729.
— u. H. PLÜCKTHUN: Untersuchungen über den Gehalt an freien Aminosäuren im Serum und Urin. Biochem. Z. **320**, 447 (1950).
SEALOCK, R. R., and HANNAH E. SILBERSTEIN: The control of experimental Alcaptonuria by means of Vitamin C. Science (Lancaster, Pa.) **90**, 517 (1939).
— — The excretion of homogentisic acid and other tyrosine metabolites by the vitamin C-deficient Guinea pig. J. of Biol. Chem. **135**, 251 (1940).
— J. D. PERKINSON and D. H. BASINSKI: Further analysis of the rôle of ascorbic acid in phenylalanine and tyrosine metabolism. J. of Biol. Chem. **140**, 153 (1941).
SHAMBAUGH, N., H. B. LEWIS and D. TOURTELOTTE: Comparative studies of the metabolism of the amino acids: Phenylalanine and tyrosine. J. of Biol. Chem. **92**, 499 (1931).
SHERWIN, C. P., and K. S. KENNARD: Toxicity of phenylacetic acid. J. of Biol. Chem. **40**, 259 (1919).
SIMMONDS, SOFIA, E. L. TATUM and J. S. FRUTON: The utilization of phenylalanine and tyrosine derivatives by mutant strains of Escherichia coli. J. of Biol. Chem. **169**, 91 (1947).
SIUCHNINSKA, H.: Niederozwoj Fenilopirogronwy. Neurol. (Polska) **3**, 537 (1953).
SOLOMON, J. D., S. W. HIER and O. BERGEIM: Free amino acids in cerebrospinal fluid. J. of Biol. Chem. **171**, 695 (1947).
STADLER, H. E., and R. L. DRYER: Phenylpyruvic oligophrenia. Arch. of Pediatr. **70**, 298 (1953).
STEINBORN, K.: Oligophrenie kombiniert mit Phenylketonurie. Mschr. Kinderheilk. **99**, 84 (1951).
STROHECKER, R., u. E. SIERP: Über eine einfache Methode zur Bestimmung der Ascorbinsäure durch Titration. Z. Lebensmittelunters. **90**, 93 (1950).

SVENDSEN, B. B.: Ergebnisse der Erbforschung auf den Gebieten der Oligophrenie, Epilepsie
   und anderer neurologischer Krankheiten (1939—1946). Zbl. Nervenheilk. **110**, 1 (1950).
TERMAN, L. M.: The Measurement of Intelligence. London 1919.
THIERFELDER, H., u. C. P. SHERWIN: Phenylacetylglutamin und seine Bildung im mensch-
   lichen Körper nach Eingabe von Phenylessigsäure. Hoppe-Seylers Z. **94**, 1 (1915).
— — Phenylacetyl-glutamin, ein Stoffwechsel-Produkt des menschlichen Körpers nach
   Eingabe von Phenyl-essigsäure. Ber. dtsch. Chem. Ges. **47**, 2630 (1914).
TOMPSETT, S. L., and J. FITZPATRICK: The concentration of tryptophane, cystine, tyrosine,
   phenylalanine, histidine and methionine in normal human urine — microbiological assay.
   Brit. J. Exper. Path. **31**, 70 (1950).
TURPIN, R., et H. DUCHENE: L'oligophrénie phénylpyruvique—résultat d'une enquête en
   France. Semaine Hôp. **21**, 345 (1945).
— H. DAGAND, H. DUCHENE et F. DELBARRE: Présentation clinique d'un malade atteint
   d'oligophrénie phénylpyruvique. Ann. Méd.-Psychol. **1947/II**, 65.
UDENFRIEND, S., and J. R. COOPER: The enzymatic conversion of phenylalanine to tyrosine.
   J. of Biol. Chem. **194**, 503 (1952).
— and S. P. BESSMANN: The hydroxylation of phenylalanine and antipyrine in phenyl-
   pyruvic oligophrenia. J. of Biol. Chem. **203**, 961 (1953).
WAELSCH, H., and H. K. MILLER: The relation of keto acid excretion to amino acid metabolism.
   J. of Biol. Chem. **145**, 1 (1942).
WARTHEN, R. O., M. TANDETA and J. M. WILLIAMS: Phenylpyruvic oligophrenia. Two cases
   in siblings. Amer. J. Dis. Childr. **78**, 759 (1949).
WEINLAND, R. F., u. K. BINDER: Über Eisenverbindungen der Phenole. IV. Über einige
   komplizierter zusammengesetzte Eisen-Brenzcatechin-Verbindungen. Ber. dtsch. Chem.
   Ges. **46/1**, 874 (1913).
— — Über die Eisenchlorid-Reaktion des Brenzcatechins. II. Über violette Eisen-Brenz-
   catechin-Verbindungen. Ber. dtsch. Chem. Ges. **45/1**, 1113 (1912).
WOODRUFF, C. W., MARY E. CHERRINGTON, ANNE K. STOCKELL and W. J. DARBY: The effect
   of pteroylglutamic acid and related compounds upon tyrosine metabolism in the scorbutic
   Guinea pig. J. of Biol. Chem. **178**, 861 (1949).
WOODSON, H. W., ST. W. HIER, J. D. SOLOMON and O. BERGEIM: Urinary excretion of amino
   acids by human subjects on normal diets. J. of Biol. Chem. **172**, 613 (1948).
WOOLF, L. I.: Excretion of conjugated phenylacetic acid in phenylketonuria. Biochemic. J.
   49, IX—X (1951).
— and D. G. VULLIAMY: Phenylketonuria with a study of the effect upon it of glutamic acid.
   Arch. Dis. Childr. **26**, 130 (1951).
ZELLER, E. A.: Isolierung von l-Phenylmilchsäure und Phenylbrenztraubensäure aus Men-
   schenharn bei Imbecillitas phenylpyruvica. Helvet. chim. Acta **26**, 1614 (1943).

1. Historisches.

ASBJÖRN FÖLLING berichtete 1934 aus Oslo über 10 Fälle einer bis dahin
unbekannten Krankheit, deren *wesentliche Merkmale die Ausscheidung von Phenylbrenztraubensäure* (Acid. phenylpyruvicum) *im Harn* und ein erheblicher *Schwachsinn* sind.

Bereits im folgenden Jahr stellte PENROSE in England einige weitere Fälle
fest. Während FÖLLING, CLOSS und Mitarbeiter zahlreiche Stoffwechseluntersuchungen in diesem Zusammenhang durchführten, beschäftigten sich in den
nächsten Jahren in England und den USA PENROSE, MUNRO und vor allem
JERVIS mit dieser Stoffwechselanomalie. Weitere wesentliche kasuistische
Beiträge lieferten aus diesen Ländern BATES, FRAZIER, JOSEPHY, MAUTNER und
QUINN, CROWE und SCHULL, COHEN und KOZINN, COWIE, WOOLF und VULLIAMY,
WARTHEN, TANDETA und WILLIAMS und andere Autoren. Sie fanden in systematischer Untersuchung vieler Schwachsinniger weit über 300 Probanden. Es
wurde klargestellt, daß es sich bei der Phenylpyruvischen Oligophrenie um die
homozygote Manifestierung eines einfach recessiv vererbten Gens handelt; das
klinische Bild wurde näher charakterisiert und die Stoffwechselzusammenhänge in
wesentlichen Punkten geklärt. Seither liegen Veröffentlichungen über die Krankheit aus zahlreichen Ländern vor. So berichteten aus der Schweiz BRUGGER,

MOREL, KLEIN, LEPOW, MEISTER, MONNIER und HORNEFFER, aus Frankreich
DELAY und DELAY und Mitarbeiter, RHEIN und STOEBER, TURPIN und Mit-
arbeiter, aus Belgien COQUET und Mitarbeiter, aus Italien LOTTI, ORLANDELLI
und LOTTI, GIUFFRE, DE FRANCO und PAPALIA, LUSSO, PAPARO, ANDREANI und
CASTELLETTI, BENASSI, MAZZEI, aus Schweden LARSON und Dänemark LASSEN,
SIUCHNINSKA aus Polen. Aus Südamerika (FERREIRA FERNANDES), Australien
(CANTOR), Neu-Seeland (MEDLICOTT), aus Japan (KOBAYASHI und Mitarbeiter)
und Indien (BHASKARAN) wurden neuerdings ebenfalls einzelne Fälle bekannt.
In Deutschland sind bisher ein Fall durch STEINBORN, vier weitere von SCHRAPPE,
zwei von HERBORDT-GÜNSSEL und zwei von Verf. referiert worden; von einigen
weiteren deutschen Probanden erfuhr Verf. in einer persönlichen Mitteilung durch
HANHART (Schweiz).

2. Name der Krankheit, Verbreitung und Häufigkeit.

FÖLLINGS ursprüngliche Bezeichnung „Imbecillitas phenylpyruvica" hatte
PENROSE [1] in „Phenylpyruvic amentia" umgeändert. Später wählte PENROSE [2]
den Untertitel „Phenylketonuria". JERVIS [2], der 1937 die erste Übersichts-
arbeit herausbrachte, entschied sich für „Oligophrenia phenylpyruvica". Der
Kürze wegen wurde für die „FÖLLINGSche Krankheit" mancherorts die Bezeichnung „Phenylketonurie" beibehalten.

Bisher fehlen zwar kasuistische Beiträge aus einigen großen Gebieten, wie .
China, Rußland und vielen kleinen Ländern. Schon JERVIS fand jedoch Probanden
slawischer Herkunft. Die Krankheit scheint sich nicht auf bestimmte Rassen zu
beschränken. Auch die jüdische (COHEN und KOZINN) und die schwarze Rasse
(FERREIRA FERNANDES) bilden keine Ausnahme. Die Zahl der ermittelten Fälle
unter Juden und Negern ist jedoch sehr klein im Verhältnis zum Ausgangsmaterial
der Gesamtliteratur. Das Material erscheint jedoch für eine Beurteilung nicht
groß genug. Es werden Patienten im *Alter* von 6 Wochen bis zu 68 Jahren erwähnt.
In der Weltliteratur kann man jetzt bei 47 Autoren über 500 Fälle verzeichnet
finden. Die Zahl der weiblichen Probanden ist etwas größer als die der männlichen. Wie Abb. 1, Seite 86 zeigt, besteht in den ersten 5 Lebensjahren nur ein
mäßiges Übergewicht der weiblichen Probanden (54♀♀:46♂♂); mit zunehmendem
Alter kommt es jedoch zu einer weiteren Vergrößerung des Anteils der weiblichen
durch Absterben der männlichen Probanden. Die größere Vitalität des weiblichen
Geschlechts, wie sie v. PFAUNDLER für die Kindheit allgemein nachgewiesen hat,
mag hier eine Rolle spielen.

MUNRO und JERVIS geben die *Häufigkeit* der Phenylpyruvischen Oligophrenie
unter Idioten und Imbezillen mit 1%, unter Debilen mit 0,06% an. Aus dem
Gesamtmaterial der geistig Defekten aller Grade ist ein Anteil von 0,76—0,79%
errechnet worden. KLEIN gibt für die Schweiz eine weit niedrigere Zahl an, hat
aber ein zu kleines Material (3 Fälle). Verf. stellte der Gesamtzahl der untersuchten Schwachsinnigen die Zahl der hierbei aufgefundenen Phenylketonuriker
gegenüber, ohne Berücksichtigung jener Probanden, die erst sekundär durch
anschließende Sippenuntersuchungen entdeckt wurden, und fand bei 21 Autoren
aus verschiedenen Ländern 53820 auf Phenylbrenztraubensäure-Ausscheidung
geprüfte Schwachsinnige aller Grade angegeben, unter denen 381 Probanden
erkannt wurden. Dies entspricht einer Häufigkeit der Phenylketonurie unter den
Schwachsinnigen von 0,70%. Die Phenylpyruvische Oligophrenie ist seltener mit
Debilitas, weit häufiger mit den schweren Schwachsinnsgraden verbunden. Wenn
man berücksichtigt, daß diese schweren Schwachsinnsgrade auch statistisch
sicherer erfaßt werden, so muß man die Häufigkeit für den Durchschnitt der

Bevölkerung wohl besser von der Häufigkeit unter Idioten und Imbezillen, als von der unter den gesamten Schwachsinnigen her berechnen. Die Zahlen von Munro, der 2—6 Fälle auf 100000 Einwohner errechnet, berücksichtigen auch diesen Umstand. Durchschnittlich kann man also wohl eine Häufigkeit von 1:25000 annehmen. Penrose [6] kam nach Ausschluß der Fälle mit Konsanguinität zu einer Genhäufigkeit von 1:86 (USA) oder 1:122 (England). Damit kommt die Phenylpyruvische Oligophrenie häufiger vor als der Albinismus oder die Alkaptonurie und ist nicht seltener als beispielsweise die Cystinosis, die Glykogenspeicherkrankheit oder die Pfaundler-Hurlersche Krankheit.

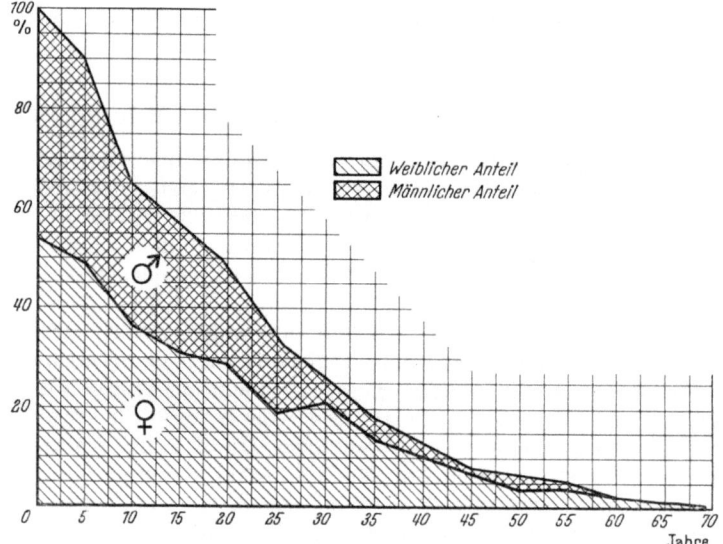

Abb. 1. Anteil der weiblichen und männlichen Probanden mit Phenylpyruvischer Oligophrenie in den verschiedenen Altersstufen.

Die relative Häufigkeit der Erkrankung in *Inzuchtgebieten* wies Munro für England nach.

Bei dem Fall von Klein liegt eine soziale Isolierung vor. Der Proband entstammt einer verachteten Vagantenfamilie in der Schweiz, die nur äußerst selten eheliche Verbindungen mit den übrigen Bürgern einging und zur Inzucht durch ihre Sonderstellung förmlich gezwungen wurde.

Im allgemeinen leiden die *Eltern der Merkmalsträger* nicht an Phenylpyruvischer Oligophrenie, doch kommen seltene Ausnahmen vor. Ein Fall von Cohen und Kozinn, wo Vater und Sohn krank waren, sei hier genannt. Auch Jervis erwähnt eine Frau mit positiver Föllingscher Probe, die 2 normale und 2 ebenfalls phenylpyruvisch oligophrene Kinder hatte. Ein zweiter Fall dieser Art wird von ihm als wahrscheinlich bezeichnet. Dieses illegitime Kind einer phenylpyruvisch kranken Mutter starb mit 5 Jahren als Idiot, ohne daß bei ihm die Probe gemacht worden wäre.

Das Vorkommen der Phenylbrenztraubensäure-*Ausscheidung* im Harn *ohne* Vorliegen einer phenylpyruvischen *Oligophrenie* wird von Fölling und Jervis aus folgender Überlegung für unwahrscheinlich gehalten:

Die der Föllingschen Probe gleichartige Gerhardtsche Probe auf Acetessigsäure ergäbe, statt der erwarteten burgunderroten, überraschend eine grüne Farbe. Die Indikanprobe nach Obermayer würde statt der erwarteten Blaufärbung der Chloroformschicht eine grüne Färbung zeigen. Laboranten, die im Laufe der Jahre Tausende solcher Proben anstellten, hätten dies bei weiterer Verbreitung der Phenylbrenztraubensäure-Ausscheidung unter anderen Personen wohl beobachtet. Ferner sind bei den Sippenuntersuchungen immer eine große Zahl Normaler untersucht worden, und stets wurden nur Schwachsinnige als Ausscheider der Phenylbrenztraubensäure ermittelt. GOMIRATO und BRUGGER prüften systematisch den Urin vieler normaler Personen. Man darf es daher für ausreichend gesichert halten, daß eine Phenylketonurie außerhalb der Phenylpyruvischen Oligophrenie nicht vorkommt.

3. Das klinische Bild.

Als konstante Befunde gehören zur Phenylpyruvischen Oligophrenie der Schwachsinn in allen Gradabstufungen von der Debilität bis zur Idiotie, die Ausscheidung von Phenylalanin, Phenylbrenztraubensäure und weiterer Abbauprodukte des Phenylalanins, wie Phenylmilchsäure und Phenylessigsäure im Urin (s. Abb. 4, Seite 94), sowie ein vielfach über die Norm erhöhter Gehalt des Blutes und Liquors an Phenylalanin.

Es ist das Verdienst von PENROSE und JERVIS, das von FÖLLING angegebene klinische Bild weiter umrissen zu haben. Der folgenden Darstellung wurden außerdem im wesentlichen die ausführlichen Angaben von MUNRO, BATES, FRAZIER, MAUTNER und QUINN, CROWE und SCHULL, KLEIN, LEPOW, LOTTI, ORLANDELLI und LOTTI, MEISTER, KOBAYASHI, COWIE, DELAY und Mitarb., SCHRAPPE und anderen, sowie statistische Erhebungen aus der Literatur zugrunde gelegt.

Das *Geburtsgewicht* der Probanden wird in den meisten Fällen als normal angegeben; der Schwangerschaftsverlauf ist ohne besondere Komplikationen. Soweit es bei den Kindern nicht zu Krämpfen kommt, sind sie in den ersten Monaten unauffällig. Die Dentition ist durchschnittlich verzögert und setzt oft erst um den 11. Monat oder noch später ein. Statisch bleiben die Kinder schon im ersten Lebensjahr sehr oft zurück, Sitzen und freies Laufen wird gewöhnlich deutlich verspätet erlernt. Paresen wurden nie gefunden, die grobe Kraft ist vorhanden. Das Zurückbleiben der *statischen Funktionen* ist wohl auf die verzögerte Ausreifung zu beziehen, wie auch das verspätete Erlernen der Sprache. JERVIS fand unter seinen Fällen ein 9jähriges Kind, das noch nicht laufen konnte. Eine Probandin des Verf. erlernte erst mit 7—8 Jahren an der Hand zu gehen und nie freies Laufen. Das Sprechen wird von manchen nie erlernt.

Der *Intelligenzquotient* schwankt zwischen 2 und 76%. Nur COWIE [2] gibt für einen Fall einen Intelligenzquotienten von 76%—97% je nach der Test-Methode an. Es gibt gerade bei dieser Krankheit sehr tiefstehende Idioten. Nach PENROSE [6] sind 60% Idioten mit einem Intelligenzquotienten unter 20%, 30% Imbezille mit einem Intelligenzquotienten bis zu 50% und nur 10% Schwachsinnige leichteren Grades (entsprechend der Einteilung von TERMAN). Probanden mit einem Intelligenzquotienten über 60% gehören zu den Seltenheiten. Der geistige Defekt wird für den Erfahrenen meist schon im ersten, spätestens im 2. Lebensjahr erkennbar. Ein stetiges Absinken des Intelligenzquotienten mit zunehmendem Alter wird oft bemerkt, eine spontane Besserung nie. Aus der Tatsache, daß eine Reihe von Funktionen oft mit zunehmendem Alter zwar endlich erlernt werden, dann aber doch wieder verlorengehen, möchte man ebenfalls auf eine *ständige Abnahme der geistigen Fähigkeiten* schließen. Statistisch fand Verf. nach 155 Angaben der Literatur ein Absinken des Intelligenzquotienten für den Durchschnitt bis zum 10. Lebensjahr auf 19,7%; dann kommt es — durch Absterben der idiotischen Probanden — zu einem stetigen

Anstieg des Intelligenzquotienten der weiteren Altersgruppen bis auf 39% bei den über 40jährigen. Der durchschnittliche Intelligenzquotient beträgt knapp 23%, wobei der der weiblichen Probanden im Mittel bei 23,2%, der der männlichen bei 22% liegt.

Die *somatische Entwicklung* zeigt im großen und ganzen eine gewisse Tendenz zur Untermassigkeit. Zwergwuchs ist selten beschrieben (DE FRANCO und PAPALIA, KLEIN); Übermassigkeit kommt jedoch auch vor (LOTTI). Ein steifer Gang mit kurzen Schritten und leichter Pro- und Retropulsion wird von manchen Autoren vermerkt.

Die bisher beschriebenen Probanden haben vorwiegend eine helle Haut-, Haar- und Augenfarbe; die große Masse der Probanden entstammt jedoch den nordischen und angelsächsischen Ländern. Immer besteht aber eine relativ *hellere*

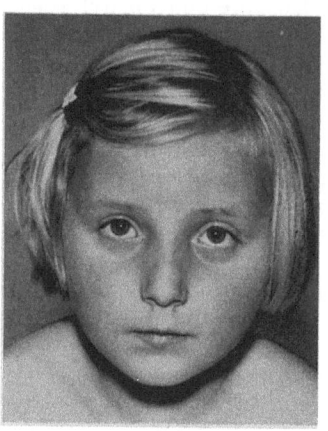

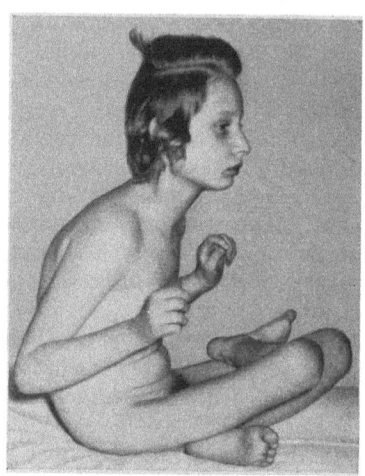

Abb. 2. Ansprechende Gesichtszüge und weiter Augenabstand bei einem 7jährigen phenylpyruvischen
Mädchen.

Abb. 3. Typischer Schneidersitz bei einer 11jährigen
phenylpyruvischen Idiotin.

Komplexion zur übrigen Familie oder Rasse. Die hellere Haarfarbe bei den Probanden gegenüber den gesunden Familien-Mitgliedern wurde von COWIE und PENROSE durch Reflektogramme objektiviert.

Die hellere Komplexion erwähnt erst JERVIS, sie war FÖLLING ursprünglich nicht aufgefallen, da er in Oslo vorwiegend hellhäutige und hellhaarige Menchen sah. KOBAYASHI schrieb in Tokio (1952), daß die Probanden ,,nicht wie andere Menschen schwarze, sondern braune Haare'' hätten. TURPIN und DUCHENE fanden einen blonden Probanden mitten in einer dunkelhaarigen Familie spanischer Abstammung; dasselbe beschrieb JERVIS (2) in einer sizilianischen Familie.

Die *Gesichtszüge* zeigen bei den schweren Fällen eine gewisse Amimie, im übrigen werden sie als normal, oft geradezu als ,,nett'' angegeben (JERVIS [2]), s. Abb. 2, diese Seite.

Eine gebeugte ,,pithekoide'' *Haltung* von Rumpf und Kopf, sowie eine Flexionshaltung der großen Gelenke scheinen charakteristisch zu sein. Schon PENROSE schrieb einmal in bezug auf den Sitz ,,tailorwise'', und man möchte diesen ,,Schneidersitz'' — wenigstens bei den geistig tieferstehenden Patienten — für typisch halten (s. Abb. 3, diese Seite).

Die schweren Fälle sind in der Mehrzahl apathisch, die leichteren oft affektarm. Epileptiforme Krampfattacken (JERVIS führte sie für 21% der Fälle an, Verf. fand sie bei 14% der Probanden der Literatur angegeben) oder als Äquivalent zeitweilige Wesensveränderung, manchmal mit aggressiver Haltung und Bösartigkeit, werden häufig beschrieben. Die Krämpfe treten meist im Kleinkindesalter auf und werden jenseits des 10. Lebensjahres nur in seltenen Fällen angegeben. Die Debilen leiden an einer ausgesprochenen Unrast. *Hyperkinesen*, wie choreiforme, athetoide Bewegungen der Finger werden besonders bei den Tieferstehenden immer wieder geschildert, ("Mannerisms of the fingers", Pillendreherbewegungen usw.). Diese stereotypen Fingerspiele werden oft von Rumpf- und Kopfbewegungen begleitet. Die Erscheinungen sind wohl auf die allgemeine Unterwertigkeit der corticalen Funktion zurückzuführen. Auch *Myoklonien* und ein *Tremor* mit einer Frequenz von 150—180 min, der bei Aufregung stärker wird, sind häufig. Es handelt sich im ganzen also um extrapyramidale Erscheinungen. Ein BABINSKISches Phänomen wird einmal von JERVIS und in einem Fall von KOBAYASHI angegeben; in ersterem Fall handelt es sich um eine Frau mit Senilitas praecox, im Fall KOBAYASHIs um ein zweijähriges Mädchen. Die *Liquorverhältnisse* sind stets normal. Die *Pneum-Encephalographie*-Befunde beschränken sich auf Zeichen einer allgemeinen corticalen Atrophie mit mäßigen Ventrikelerweiterungen.

Ob es ein charakteristisches *Elektroencephalogramm* gibt, ist fraglich. Die bisher beschriebenen hirnelektrischen Befunde stimmen in der Frontalbetonung der pathologischen Potentialschwankungen überein. Es ist anzunehmen, daß entsprechend dem geistigen Defekt und jeweiliger Krampfneigung im Elektroencephalogramm Veränderungen mit oder ohne Krampfpotentiale auftreten (GIBBS und GIBBS, MONNIER und HORNEFFER, DELAY et alii 1947, 1948, PICHOT, DELAY, BERTAGNA 1949, JERVIS [2], COWIE [3]).

Störungen des *Hör- und Sehvermögens* oder des Gleichgewichts werden nicht beschrieben. Im ganzen werden keine funktionellen Ausfälle im Hirnnervengebiet erwähnt. Die Sensibilität wird auch, soweit prüfbar, stets normal gefunden.

Eine Steigerung der Sehnen- und Periost*reflexe* ist konstant von allen Verff. vermerkt worden. Sie kann erheblich sein. JERVIS fand bei 34% Fußkloni und Kloni der Patellarsehnenreflexe, die teils permanent waren.

Ein starker unangenehmer *Körpergeruch* wird von vielen Autoren erwähnt und fiel auch bei unseren Probanden auf. Er erinnert an Wolfsgeruch, wurde auch schon als Mäusegeruch bezeichnet und ist besonders beim Schwitzen eindringlich. Hyperhidrosis wird von manchen Autoren angeführt. Die geistig Tieferstehenden lehnen feste Speisen oft gänzlich ab. Die mangelnde Kauneigung führt im Verein mit dem meist großen Appetit der Kranken zu gierigem Herunterschlingen der Nahrung. Speichelfluß ist häufig. Gewöhnlich besteht eine Obstipationsneigung. Bettrein werden die idiotischen Patienten spät oder nie.

Mäßige *Mikrocephalie* wurde schon von JERVIS für den Durchschnitt festgestellt. Brachycephalie wird von PENROSE und MAUTNER und QUINN angegeben. Weite Interdentalräume zwischen den Schneidezähnen des Oberkiefers beschreiben MUNRO, PENROSE 1946, VALERIE COWIE und CROWE und SCHULL und andere. Oft ist eine Prognathie des Oberkiefers zu erkennen. Der Augenabstand wird mitunter als weit angegeben. FÖLLINGs ursprüngliche Bemerkung über eine große Schulterbreite wurde in der Folge wenig erwähnt. In den Fällen vom Verf. entsprechen die gefundenen Akromionabstände der von MARTIN angegebenen Altersnorm, LEPOW gibt etwas vergrößerte an.

JERVIS fand in der Hälfte der Fälle ekzematöse *Hautveränderungen*; ein Patient starb mit generalisiertem Ekzem. Erytheme nach Bestrahlungen im Sinne einer Photosensibilität sind nicht selten. Die Haut ist im ganzen zart und weich, aber schon von FÖLLING und den meisten nachfolgenden Autoren wurde eine durch papulöse Efflorescenzen körnige, rauhe, reibeisenartige Haut für die Streckseiten der Extremitäten beschrieben. Fleckige Pigmentanomalien werden von CROWE und SCHULL angeführt, von JERVIS, der ein weit größeres Krankengut übersah, verneint. In der Literatur werden sie weniger erwähnt.

Schleimhautveränderungen wurden nicht beobachtet. Die Lymphknoten werden nie auffällig gefunden. Die *Schilddrüse* wird nicht als vergrößert angegeben.

Meistens besteht eine ausgesprochene *Hypertonie und Rigidität der Muskulatur*, und beim passiven Bewegen der Extremitäten kommt es zu zahnradartigem Nachgeben.

Besondere *Skeletanomalien* werden in der Literatur nicht vermerkt, wenn man von einzelnen Mißbildungen absieht, die MAUTNER und QUINN (Spina bifida, Gaumenspalte) und COWIE (Zygodaktylie der 2. und 3. Zehe) hervorheben. Man findet unter den Probanden der Literatur mehrere Linkshänder.

Die *Blutdruckwerte* liegen meist deutlich niedrig (MAUTNER und QUINN u. a. Autoren). Mangelhafte periphere Zirkulation mit Akrocyanose wird oft angegeben. Ein intraventrikulärer Block wurde von MAUTNER und QUINN aus einem verlängerten RST im EKG ersehen; die Angabe steht einzeln da. HERBORDT-GÜNSSEL und Verf. konnten sie für ihre Probanden nicht bestätigen. Ein besonderer Befund an den Respirationsorganen oder den Abdominalorganen ist nicht beschrieben.

Die *Genitalorgane* sind gewöhnlich ohne funktionelle Störungen, doch besteht eine leichte Tendenz zum Hypogenitalismus. Die seltenen in der Literatur angeführten Schwangerschaften verliefen komplikationslos. Grobe klinische Zeichen endokriner Störungen gehören nicht zum Krankheitsbild.

4. Laboratoriumsbefunde.

MEISTER und Verf. fanden eine vermehrte Phosphatausscheidung im Urin und niedrige Serum-Phosphat-Werte. COWIE gibt normale Serum-Phosphat-Werte an. Die Blutalkalireserven wurden von MEISTER in 2 Fällen niedrig, vom Verf. bei drei Probanden in mehrfacher Kontrolle an der oberen Grenze und darüber gefunden. Auch das Serum-Kalium bei zwei zu Krämpfen neigenden Probandinnen (HERBORDT-GÜNSSEL, Verf.) war deutlich erhöht (23 und 34 mg-%), wenn man die Normalzahlen von BRENNER und GRALKA für dieses Alter zugrunde legt (14—21 mg-%). Bei der Galaktose-Probe sahen MEISTER, COWIE, ANDREANI und CASTELLETTI und andere keine pathologischen Verhältnisse. Für den Grundumsatz nennt COWIE leicht erhöhte Werte (+ 12% bis + 15%), erniedrigte Werte DELAY und Mitarb. (mit — 27%).

Die *Blutsenkung* ist wechselnd und oft hoch, soweit beobachtet in Abhängigkeit von der jeweiligen Kost.

Eine mäßige *Hypersegmentierung* der Neutrophilen im peripheren Blut und im Knochenmark fand Verf. bei zwei Probanden. Die Kerne sind dabei pyknotisch und zeigen oft viele kleine Auslappungen.

Ein wesentlicher Befund, der konstant erhoben wurde, ist der stark erhöhte *Gehalt des Blutes an Phenylalanin*. Schon FÖLLING und CLOSS [1] war der hohe Phenylalaningehalt im Serum der Probanden aufgefallen. Bei späteren Analysen wurde er mit 15—41 mg-% (JERVIS, BLOCK, BOLLING und KANZE) gegen die Norm von 1,4 mg-% bis etwa 30fach erhöht gefunden. Die Angaben anderer Autoren lagen in diesem Bereich. Auch im *Liquor* liegt der Wert für Phenylalanin mit 6,1—8,3 mg-% mehrfach über der Norm von 1,9 mg-% (SOLOMON und Mitarbeiter).

Ein deutlicher Gehalt an Phenylbrenztraubensäure im Plasma (0,31 bis 1,78 mg-%) wurde von JERVIS [10] nachgewiesen.

Im *Urin* wurden außer Phenylbrenztraubensäure, Phenylmilchsäure, Phenylessigsäure, Phenylalanin und einigen anderen Aminosäuren (s. unten), auch parahydroxy-Phenylmilchsäure, parahydroxy-Phenylessigsäure und parahydroxy-Phenylbrenztraubensäure nachgewiesen (BOSCOTT und BICKEL).

5. Pathologisch-anatomische Befunde.

ALVORD und Mitarb. beschrieben 1950 fünf Autopsien der Phenylpyruvischen Oligophrenie. Sie geben Myelinisierungsdefekte im Opticusgebiet sowie in corticospinalen, cortico-ponto-cerebellaren und auch weiteren zentralen und peripheren Abschnitten des Zentralnervensystems an. Uncharakteristische gliöse Veränderungen wurden bei allen fünf Fällen gefunden.

KLEIN gibt für eine Autopsie trübe Schwellung der Epithelien der Hauptstücke in der Niere an, zum Teil mit Granulierung des Protoplasmas. In der intermediären Zone der Hypophyse wurden bindegewebige Wucherungen festgestellt, weniger im Hinterlappen, auch bestand eine ausgesprochene Kolloidarmut der Hypophyse. An den übrigen Organen fand sich bis auf die Kleinheit der Testes keine bemerkenswerte Sonderheit. Ein Befund histologischer Hirnuntersuchungen ist nicht angeführt. MEISTER erwähnt für zwei Hirnpunktate normalen Zell- und Gefäßbefund.

MAUTNER und QUINN teilen das Sektionsergebnis einer 21 jährigen Patientin mit, die an einer cavernösen Lungentuberkulose starb. Die hier interessierenden Befunde sollen kurz angeführt werden: Beide Ovarien waren unterentwickelt (zusammen 8 g gegen normal 14 g); sie zeigten im Stroma weitgehende Hyalinisierung und wiesen keine Follikel auf. Die Rindenzonen der Nebennieren waren degeneriert und erschienen teils atrophisch, teils nekrotisch. Das Mark war reich an Bindegewebe und enthielt Cysten, die mit amorphen Massen angefüllt waren. Das Gewicht beider Nebennieren betrug zusammen 15,5 g. Das Leberparenchym war atrophisch und zeigte trübe Degeneration, es bestand ausgesprochene Fibrosis. In der Milz fanden sich wenige atrophische Keimzentren. Die Thyreoidea wog nur 11 g. Das Gewicht der Hypophyse betrug 0,3 g, die chromophilen Zellen fehlten. Proben der Gehirnzellen von verschiedenen Gegenden zeigten kleine atrophische, meist uni- oder bipolare Zellen. Allgemein waren die Neuronen wenig entwickelt. Die Struktur der Neuronen der Pyramidenzellen war kaum sichtbar. Im Rückenmark fanden sich im GOLLschen und BURDACHschen Strang mehrere mikroskopische Cysten. Der Zentralkanal war verengt. Dorsal davon und beiderseits zeigten sich größere Cystenbildungen. Die Verteilung von grauer und weißer Substanz war normal. In einem anderen Sektionsbericht eines 21 jährigen Probanden beschrieben dieselben Autoren wiederum Fehlen der chromophilen Zellen in der Hypophyse (Gewicht 0,6 g), Nebennieren von zusammen 15,3 g mit nekrotischen Veränderungen in der Rinde, eine Thyreoidea von 19 g, trübe Degeneration und Nekrose der Epithelien der Harnkanäle, oft mit Karyorhexis, Atrophie der Keimzentren der Milz, Atrophie der LANGERHANSschen Inseln im Pankreas; das Rückenmark war ungewöhnlich dünn.

PENROSE [3] fand bei der Sektion eines $9^1/_2$ Jahre alten männlichen, idiotischen Probanden, der an einer Bronchopneumonie starb, mehrere bis 1 cm starke, dicke, pralle Schwellungen an den Nervi Vagi, Phrenici, Ulnares, Mediani, Ischiadici und in der Nähe des Plexus coeliacus und pudendus. Mikroskopisch waren sie kaum von dem Befund bei einer Neurofibromatosis zu unterscheiden.

COWIE [3] erhielt durch Betupfen mit Eisenchlorid-Lösung auf frischen Nierenschnitten bei der Sektion einer 25 jährigen Probandin dunkelgrüne

Färbung, keine Grünfärbung jedoch bei Leber- oder Milzschnitten. Eine mikroskopische Untersuchung wird nicht berichtet.

CORSELLIS erwähnt in einem Fall Demyelinisierung umschriebener Bezirke im Zentralnervensystem ohne allgemeine Störung der Myelinbildung; ferner fand er Veränderungen an den BETZschen Zellen.

6. Diagnose (Urinuntersuchung).

Zur Diagnose ist allein der Nachweis der Phenylbrenztraubensäure im Urin zu fordern. Die FÖLLINGsche Probe wird einfach so ausgeführt, daß man dem sauren oder mit einigen Tropfen verdünnter Salzsäure oder konzentrierter Citronensäure angesäuerten Urin tropfenweise 5—10%iges $FeCl_3$ zusetzt. Bei Anwesenheit von Phenylbrenztraubensäure tritt in der Kälte eine kräftige dunkelolivgrüne Farbe auf, die in der Kälte nach einigen Minuten, beim Erwärmen aber sofort ausbleicht. Die Farbe ist klar und durchsichtig und entspricht etwa der des Turmalins. Eine positive Probe ist unverkennbar, da die Ausscheidung an Phenylbrenztraubensäure stets erheblich gefunden wurde; alle „fraglichen" Fälle sind auf andere Beimengungen zurückzuführen.

Die Probe ist nicht spezifisch; Phenole und viele Phenolderivate geben dieselbe Reaktion (KEUP).

Zur *Vermeidung von Fehlern* ist folgendes zu beachten:

1. Der Urin muß sauer reagieren; die sonst auftretende Fällung von braunen Ferriphosphaten kann eine positive Reaktion verdecken.

2. Der Urin ist für diesen Zweck nur begrenzt haltbar, zumal wenn er bakteriell verunreinigt ist. Verf. konnte allerdings nach 3 Tagen meist noch eine positive Probe erhalten, auch wenn die Urine bei Zimmertemperatur standen. Wurden die Reagenzgläser mit Watte verschlossen und bei niedriger Temperatur gehalten, so war die Reaktion noch nach 15 Tagen positiv. Eine größere Sicherheit, besonders beim Versand, gibt die Aufbewahrung des Urins unter etwas Thymol. Wenn man dem frischen Urin Chloroform zufügt und ihn mit verdünnter HCl bis zum p_H 4 ansäuert (mit Kongopapier zu prüfen) und kühl lagert, kann man noch nach 2 Monaten oder später eine positive Probe bekommen (RHEIN und STOEBER).

3. Die in der Kälte in Wasser kaum lösliche Phenylbrenztraubensäure sammelt sich am Boden der Gefäße beim Stehen an.

4. Grünfärbung kann durch die Anwesenheit von Indican, Bilirubin oder p-Oxyphenylbrenztraubensäure, letztere bei der Tyrosinosis (MEDES) oder bei Frühgeborenen unter gewissen Voraussetzungen (LEVINE und Mitarb., NITOWSKY), zustande kommen. Die grüne Farbe durch Bilirubin (Biliverdinbildung) unterscheidet sich dadurch, daß sie nicht ausbleicht, sondern konstant ist. (Rasche Unterscheidung durch Erwärmen, s. o.)

Bei Anwesenheit von Acetessigsäure, Salicylsäure, Aspirin, Antipyrin u. a. tritt bei der Eisenchloridprobe Rotfärbung auf.

Da Phenylbrenztraubensäure in Alkohol und Äther gut löslich ist (JERVIS [2]), kann man nach PENROSE eine qualitative Probe in der Art anstellen, daß man den gut angesäuerten Urin mit Äther ausschüttelt und den Äther dann über 10% $FeCl_3$-Lösung schichtet. An der Berührungsstelle entsteht ein grüner Ring. Die Probe ist oft nicht eindrucksvoll, da der grüne Ring nur sehr diskret ist.

Die Konstitution der instabilen grünen Substanz kann man auf Grund der Untersuchungen von WEINLAND und BINDER als Verbindung der Phenylbrenztraubensäure mit basischen Ferrikomplexen der Form

$$\left(\mathrm{Fe} \begin{array}{c} \mathrm{Cl} \\ \mathrm{5H_2O} \end{array} \right) = \text{oder} \left(\mathrm{Fe} \begin{array}{c} \mathrm{Cl_2} \\ \mathrm{4HO_2} \end{array} \right) -$$

vermuten; FÖLLING nahm an, daß die Phenylbrenztraubensäure evtl. in der Enolform mit dem FeCl$_3$ reagiert. Verschiedene quantitative Methoden werden von FÖLLING u. a., eine besonders einfache jedoch von JERVIS [2] angegeben:

Der Urin wird nach Schütteln mit Lloyd's Reagenz (einer Fuller-Erde) filtriert, dann mit HCl angesäuert, mit NaCl gesättigt und im KUTSCHER-STENDEL-Apparat mit Äther extrahiert. In die Ätherflasche werden einige cm^3 Na-Äthylat gegeben, um das Na-Salz der Phenylbrenztraubensäure zu erhalten. Dieses Salz ist unlöslich in Alkohol. Der Äther wird durch Evaporieren entfernt. Das Salz wird durch 2—3 maliges Waschen mit Alkohol gereinigt.

Kolorimetrische Bestimmung des Phenylbrenztraubensäure-Gehaltes aus der Farbreaktion mit FeCl$_3$ wurde von PENROSE und QUASTEL 1937 vorgenommen, die Verwertbarkeit der Methode wegen der Instabilität der Farbe aber schon von JERVIS bezweifelt. Die Farbdauer wird für Verdünnungen von 1:32, Urin: Aqua dest., schon kurz (um die Minutengrenze). Damit entfällt die Möglichkeit der Kolorimetrie. Die „kleinsten Mengen", die sich in manchen Urinen scheinbar in schwacher Grünfärbung zeigen, sind nach diesen Versuchen keinem Gehalt an Phenylbrenztraubensäure zuzuschreiben, da die Farbe sonst in Sekundenschnelle ausbleichen müßte. Eine etwas umständliche kolorimetrische Methode geben BERRY und WOOLF an.

Eine etwas andere Probe des Verf. sei kurz erwähnt: Wenn man dem mit Acidum citricum angesäuerten Urin wäßrige Lösung von Fe-Citrat zusetzt (Fe-Citricum löst sich erst beim Erhitzen in Aqua dest.), erhält man ebenfalls eine Grünfärbung. Der Citrat-Komplex ist stabiler. Die Probe ist daher kolorimetrisch verwertbar. Eine papierchromatographische Methode wird von KEUP angegeben. Eine andere, etwas kompliziertere kolorimetrische Methode gibt JERVIS an.

In der Literatur finden sich noch weitere qualitative und quantitative Methoden (SCHRAPPE, POLONOVSKI, DESGREZ et DELBARRE u. a.).

7. Pathogenese.

Die Herkunft der Phenylbrenztraubensäure im Harn der Probanden aus dem Phenylalanin der Nahrung nahm schon FÖLLING auf Grund früherer Experimente von KOTAKE, MASSAI und MORI, SHAMBAUGH, LEWIS und TOURTELOTTE und CHANDLER und LEWIS an. Die Bildung der Phenylbrenztraubensäure erfolgt mit größter Wahrscheinlichkeit und nach der Ansicht fast aller Autoren ausschließlich in der Niere. Nur kleine Mengen von Phenylbrenztraubensäure wurden im Blut nachgewiesen (JERVIS [10]). Wie FÖLLING und CLOSS [1], JERVIS [8] und WOOLF feststellten, werden bei der Phenylpyruvischen Oligophrenie Phenylalanin, Phenylbrenztraubensäure, Phenylmilchsäure und Phenylessigsäure, letztere als Phenylacetylglutamin, im Urin regelmäßig nebeneinander gefunden.

Phenylalanin gehört für den Menschen zu den „essentiellen" Aminosäuren (ROSE, WARNER und HAINES), die notwendigerweise mit der Nahrung zugeführt werden müssen. EMBDEN und BALDES stellten 1913 bei Durchströmungsversuchen überlebender Lebern mit d, l-Phenylalanin eine Produktion von l-Tyrosin fest. Das Tyrosin gehört nicht zu den „essentiellen", wohl aber „wachstumsfördernden" Aminosäuren (näheres siehe bei LANG und SCHOEN). Über die Schlüsselstellung des Tyrosins im Phenylalaninstoffwechsel siehe Abb. 4, Seite 94. Normalerweise wird ein Teil des Phenylalanins anabolisch direkt zum Eiweißaufbau, ein sehr großer Anteil jedoch über das Tyrosin als Zwischenstufe weiter verwertet. Der Tyrosinbedarf des Menschen wird also zu einem erheblichen Teil (etwa zur Hälfte) aus dem Phenylalanin der Nahrung gedeckt, der Rest wird mit der normalen Kost als Tyrosin angeboten und resorbiert. Die Bildung von Tyrosin aus dem resorbierten Phenylalanin erfolgt weitgehend automatisch und unabhängig

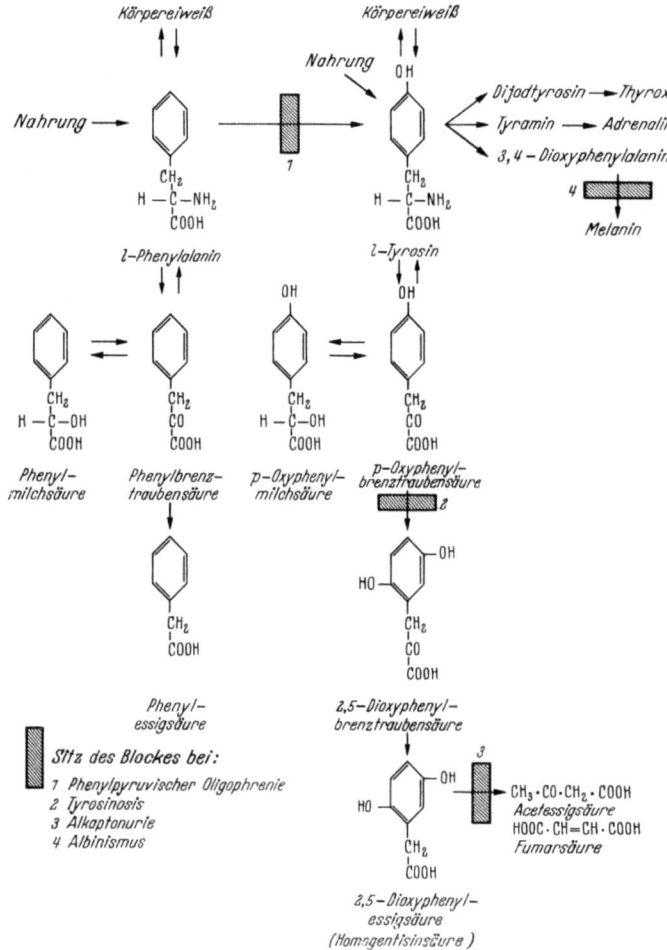

Abb. 4. Stoffwechsel des Phenylalanins und Tyrosins
(Modifiziert nach: LANG, Der intermediäre Stoffwechsel).

vom Nahrungsangebot an Tyrosin (Moss und SCHOENHEIMER). Quantitativ erfolgt die Tyrosinbildung aus Phenylalanin in der Leber. Der Vorgang der Umwandlung des Phenylalanins in Tyrosin im Körper ist irreversibel (HIER). Wie Belastungsversuche erwiesen, kommt das Tyrosin als Quelle der Phenylbrenztraubensäure im Harn der Kranken nicht in Frage (PENROSE und QUASTEL, MAUTNER und QUINN). JERVIS [7] hat gezeigt, daß bei Normalen auf Phenylalanin-Zufuhr ein deutlicher Anstieg des Blut-Tyrosin-Spiegels erfolgt, nicht aber bei den Phenylpyruvikern. Tyrosinzufuhr bringt aber bei letzteren, ebenso wie bei normalen Personen einen Anstieg des Blut-Tyrosin-Spiegels mit sich. Mit größter Wahrscheinlichkeit ist also anzunehmen, *daß die Phenylpyruviker durch einen Stoffwechselblock die Hydroxylierung des Phenylalanins in der para-Position zu Tyrosin nicht zustande bringen.*

Belastungsversuche beim Phenylbrenztraubensäure-Schwachsinn mit Phenylalanin zeigten, daß hierdurch ein Anstieg der Phenylbrenztraubensäure-Ausscheidung in Abhängigkeit von der Zufuhr zu erzielen war. FÖLLING glaubte auf Grund seiner Versuche mit CLOSS und GAMNES, der primäre pathologische Vorgang liege in einer Racemisierung des normalerweise aufgenommen l-Phenylalanins zu d-Phenylalanin, da d-Phenylalanin bei Belastungen eine stärkere Phenylbrenztraubensäuren-Ausscheidung zur Folge hatte im Gegensatz zu l-Phenylalanin. In der Nahrung des Menschen und seinem intermediären Stoffwechsel kommen d-Aminosäuren nicht vor. Die Versuche FÖLLINGs wurden überprüft; es wurde zwar festgestellt, daß die Nierenschwelle für d-Aminosäuren niedriger liegt als für l-Aminosäuren (PENROSE und QUASTEL, WAELSCH und MILLER, ALBANESE, IRBY und LEIN, s. bei LANG, LANG und RANKE). PRESCOTT, BOREK, BRECHER und WAELSCH bewiesen aber, daß im Harn der Kranken wohl viel l-Phenylalanin, aber kein d-Phenylalanin zu finden ist. Damit war die Racemisierungshypothese abzulehnen.

Bei weißen Ratten erzielten FÖLLING und CLOSS [2] mit Phenylalanin-Belastung bei einem p_H der Lösung von 8 starke Phenylbrenztraubensäure-Ausscheidung, bei saurem p_H jedoch keine. Wurde die Lösung durch NaOH noch stärker alkalisch gemacht, so kam es zur Alkaptonurie, wie auch PAPAGEORGE und LEWIS feststellten.

Die starke Ansammlung des Phenylalanins im Blut (s. oben) ist zwanglos durch den Stoffwechselblock, der die Hydroxylierung des Phenylalanins zu Tyrosin zum wenigsten quantitativ unmöglich macht, zu erklären. Der Organismus kann freie Aminosäuren nicht speichern. Durch Überangebot einzelner Aminosäuren kann man im Versuch nicht erzwingen, daß diese Aminosäuren in vermehrter Menge oder an anderer Stelle in Eiweißkörper eingebaut werden als dies physiologischerweise der Fall ist (s. bei LANG, LANG und RANKE, GRAU). Anabolisch nicht verwendete Aminosäuren werden abgebaut oder im Harn ausgeschieden. Bei der intravenösen Infusion von Aminosäuren ist die Ausscheidung im Harn wesentlich von der Infusionsgeschwindigkeit abhängig. Auch werden dabei oft größere Mengen von Ammoniak im Harn ausgeschieden, und zwar auch ohne Bestehen einer Acidose und selbst bei erhöhter Alkalireserve des Plasmas (hierüber s. bei LANG und SCHOEN, LANG). Im Rahmen der physiologischen Aminoacidurie kommt es zu einer Ausscheidung von Phenylalanin, die zwischen 0,9—38 mg pro Tag angegeben wird. (TOMPSETT und FITZPATRICK 38 mg/die, nach WOODSON HIER, SOLOMON und BERGHEIM 16,4 ± 7,1 mg/die (Erwachsene), nach SCHREIER und PLÜCKTHUN 0,9—3,6 mg/die [Säuglinge].) Das Phenylalanin wird von RUSSO und Mitarb. in die Gruppe der gut rückresorbierbaren Aminosäuren gestellt. Bei der Phenylpyruvischen Oligophrenie beträgt die Ausscheidung an Phenylalanin und seinen Metaboliten insgesamt etwa 1,7 g täglich (nach WOOLF). Die Erklärung ist durch den hohen Blutspiegel bei der Phenylpyruvischen Oligophrenie gegeben, der ähnliche Verhältnisse wie unter einer intravenösen Phenylalanin-Infusion schafft. Es ist auch bekannt, daß bei Infusion einer Aminosäure meist eine Steigerung der Ausscheidung der anderen Aminosäuren durch kompetitive Hemmung der Rückresorption aus den Tubuli zustande kommt (LANG). So wurden denn auch im Urin der Phenylpyruviker in geringerer Menge weitere Aminosäuren, wie Glykokoll, α-Alanin, Leucin, Histidin, Taurin, Serin, neben dem Phenylalanin und seinen Metaboliten gefunden (MEISTER, BICKEL, CANTOR [3], Verf.).

Die Phenylalanin-Zufuhr bei Normalkost wurde mit 2,0—2,5 g pro Tag bestimmt (PEN-
ROSE und QUASTEL), das Minimum mit 1,1 g, das Optimum mit 2,2 g pro Tag angegeben
(ROSE und SMITH). Bei obiger Ausscheidung von 1,7 g täglich ergibt sich also für die Phenylpyruviker eine Bilanz, die zeigt, daß nicht die gesamte Menge des Phenylalanins der Nahrung,
sondern nur reichlich die Hälfte durch die Niere wieder ausgeschieden wird, eben offenbar
jener Anteil, der bei normalen Individuen zu Tyrosin hydroxyliert wird, während eine gewisse
Menge des resorbierten Nahrungs-Phenylalanins anabolisch zum Eiweißaufbau verwertet wird.

Die aufgezeigten *Stoffwechselverhältnisse* lassen sich also wie folgt *zusammenfassen:*

1. Durch den Stoffwechselblock fällt das Phenylalanin als Tyrosinquelle aus.
Es entsteht dadurch ein *chronischer Mangel an Tyrosin*. Dieses stellt für die
Kranken eine „essentielle" Aminosäure dar. Das Angebot aus der normalen
Nahrung ist nicht ausreichend. Der Bedarf ist etwa doppelt so groß.

2. Es kommt zu einer *Ansammlung des Phenylalanins* im Blut.

3. Aus der Aufstauung des Phenylalanins im Blut resultiert eine *Ausscheidung
von Phenylalanin* und — nach dessen Desaminierung in der Niere — von Phenylbrenztraubensäure, Phenylmilchsäure und Phenylessigsäure im Harn.

Die *Untermassigkeit* bei der Phenylpyruvischen Oligophrenie läßt sich zwanglos durch den Mangel des „essentiellen" und „wachstumsfördernden" Tyrosins
erklären. Im Gehirn weisen vor allem das Neurokeratin der Markscheiden wie auch
andere Proteolipoide einen erheblichen Gehalt an Tyrosin auf (KLENK). Die bisher
erhobenen Sektionsbefunde — (Myelinisierungsdefekte, mangelhafte Entwicklung der Dendriten) — könnten im chronischen Tyrosin-Mangel eine Ursache
haben. Die Ausbildung der Dendriten der Ganglienzellen in der Großhirnrinde
erfolgt normalerweise erst in den ersten Lebensjahren (DE CRINIS). Die verzögerte
und unvollkommene Ausreifung der corticalen Funktionen findet hier ein organisches Substrat.

Die *helle Komplexion* kann ebenfalls mit dem geringen Tyrosinangebot in
Zusammenhang stehen. Das Melanin leitet sich vom Tyrosin her (s. Abb. 4, S. 94).
Die hierbei mitwirkende Tyrosinase ist ihrer Natur und Funktion nach von RAPER
untersucht worden. Es handelt sich um ein kupferhaltiges Protein (LERNER,
FITZPATRICK, CALKINS und SUMMERSON). Die Serumkupferwerte wurden bei der
Phenylpyruvischen Oligophrenie normal gefunden (CROWE und SCHULL, MEISTER,
Verf.). Eine Störung der Tyrosinase-Aktivität ist daher wenig wahrscheinlich.
In diesem Sinne sprechen auch die Tatsachen, daß die Probanden im Alter nach-
dunkeln, an der Sonne bräunen können und, wie ein Versuch vom Verf. zeigt, nach
längerer Tyrosin-Darreichung dunklere Haare bekommen.

Daß die Bildung von Adrenalin und Thyroxin beeinträchtigt ist, wäre denkbar, da sich beide
Substanzen vom Tyrosin herleiten. Andererseits beträgt der Tagesumsatz dieser Stoffe nur
wenige Milligramme. Entsprechendes gilt für tyrosin*haltige* Wirkstoffe wie Insulin, Pitressin u.a.

Auch der hohe *Phenylalanin-Gehalt des Blutes* kann erhebliche Störungen mit
sich bringen. Man weiß, daß gerade beim Angebot der Aminosäuren alles vom
richtigen Mengenverhältnis abhängt. Überdosierung einer einzelnen Aminosäure
hemmt die Resorption anderer. Möglicherweise spielen solche kompetitiven
Resorptionshemmungen eine wesentliche Rolle bei dem ganzen Bild. Eine Korrelation zwischen dem Schwachsinnsgrade der Probanden und dem Phenylalanin-
gehalt in Blut und Liquor oder der quantitativen Phenylbrenztraubensäure-
Ausscheidung im Harn wurde nicht festgestellt (BOREK, BRECHER, JERVIS,
WAELSCH, JERVIS [8]).

Der *Wolfsgeruch* der Kranken kann durch den erhöhten Gehalt der Haut,
besonders des Schweißes, an Phenylalanin und seinen Abbauprodukten verständlich werden, wie JERVIS [8] wahrscheinlich machte. (Normalwerte für den
Aminosäuregehalt der Haut ermittelten LEONHARDI, VON GLASENAPP und BRÜHL.)

Hohe Dosen von Phenylalanin und Methionin führten bei Ratten zu einem Syndrom mit Krümmung des Rückens, tonischer Extremitätenstarre und stereotypen Nickbewegungen des Kopfes (HANKES und ELVEHJEM).

Von den in der Niere anfallenden Metaboliten ist bisher nur von der Phenylessigsäure eine Toxicität bekannt.

Phenylessigsäure kommt normalerweise nur in geringsten Mengen als Eiweißfäulnisprodukt vor. THIERFELDER und SHERWIN haben 1914 und 1915 festgestellt, daß Gaben von Phenylessigsäure beim Menschen als Phenylessigsäure-Glutamin ausgeschieden werden. SHERWIN und KENNARD gaben 1919 12 jungen Männern je 5 g Phenylessigsäure in 200 bis 300 g Wasser zu trinken. Nach 15 min trat erst Durst, dann Hungergefühl auf. Nach Nahrungsaufnahme kam es zu Übelkeit. Wurde nichts gegessen, so trat erst Schwindel und dann Trägheit oder Nervosität auf. Bei größeren Dosen waren die Erscheinungen heftiger: lautes Ohrensausen, Augenschmerzen, Unfähigkeit, ohne Hilfe zu stehen oder koordinierte Bewegungen auszuführen. Nach kurzem Schlaf Wiederherstellung mit 3 wöchiger Obstipationsneigung. In einem weiteren Versuch erhielt ein Hund täglich steigende Dosen von Phenylessigsäure, beginnend mit 1 g bis zu 6 g am 6. Tag. Es traten der Reihe nach Freßgier, Durst, Schläfrigkeit, Unsicherheit auf den Beinen und am 7. Tag nach zwei schweren Krampfattacken der Tod ein. Die 6 Std. später vorgenommene Sektion ergab im wesentlichen: Granulation und starke Schwellung der proximalen Tubuli der Nieren, degenerative Veränderungen der Epithelien der HENLEschen Schleife. Über das Zentralnervensystem wird nichts berichtet. Die bei der Phenylpyruvischen Oligophrenie anfallenden Mengen von Phenylessigsäure betragen nur wenige Prozente der in obigen Versuchen verwendeten Dosen. Nachdem JERVIS [10] neben der Phenylketon*urie* regelmäßig auch eine Phenylketon*ämie* fand, ist an das Vorkommen toxischer Metaboliten — insbesondere der Phenylessigsäure — in den Geweben zu denken.

Den K/Ca-Quotienten, der mit 1,7—1,9 normal ist und über 1,9 eine Alkalose anzeigt, (JANKE und SCHARPFF), fand Verf. mit 2,2—2,4 bei einer Probandin recht hoch, auch die CO_2-Reserve war bei zwei von drei Probanden deutlich erhöht. Auch HERBORDT-GÜNSSEL gibt recht hohe Kalium-Werte bei normalem Calciumgehalt an. Klinische Besonderheiten bei der Phenylpyruvischen Oligophrenie, wie niedriger Blutdruck und gesteigerte neuromuskuläre Erregbarkeit, würden erklärlich, wenn die Alkalose ein häufiger Befund sein sollte (s. hierzu HOFF).

Ob eine sog. „Water-Intoxikation" bei der Genese der Krämpfe mitspielt, ist ungeklärt. RIGLER fand bei Ratten nach Exstirpation der Nebennieren Resistenzlosigkeit der Osmoregulation gegen Wasserbelastung. Es kam bei den Tieren zu Krämpfen, schließlich zum Exitus. Der Proband 8 bei MAUTNER und QUINN bekam seinen ersten epileptiformen Anfall nach einer großen Trinkmenge anläßlich einer Nierenfunktionsprüfung. Die Atrophie der Nebennieren, wie sie bei obigen Sektionen festgestellt wurde, könnte hier einen Hinweis geben. Damit würden eventuell andere Befunde erklärlich.

Erhöhter NH_3-Gehalt des Liquors bei Krampfleiden ist beschrieben. Wie die Verhältnisse bei der Phenylpyruvischen Oligophrenie liegen, ist nicht geklärt (RICHTER, DAWSON und REES, HOPPE-SEYLER-THIERFELDER, BRÜHL).

HIMWICH und FAZEKAS fanden beim Mongolismus und der Phenylpyruvischen Oligophrenie einen herabgesetzten Hirnstoffwechsel (geringen O_2- und Zuckerverbrauch). Das Ergebnis war beim Mongolismus eindrucksvoller.

PICHOT, DELAY und BERTAGNA prüften das Verhalten der Phenylbrenztraubensäure-Ausscheidung nach Austauschtransfusion. Der negative Erfolg zeigte, daß das fehlende Enzym nicht im zirkulierenden Blut vorhanden ist.

Die Aufklärung der pathogenetischen Zusammenhänge stößt deshalb auf große Schwierigkeiten, weil die Verhältnisse bei der Phenylpyruvischen Oligophrenie, insbesondere der Stoffwechselblock, und der einseitig erhöhte Phenylalanin-Spiegel, im Tierversuch bisher nicht nachgeahmt werden konnten.

8. Ätiologie.

Da der bei den Phenylpyruvikern blockierte Umbau des Phenylalanins zum Tyrosin normalerweise quantitativ in der Leber erfolgt, fahndeten viele Autoren bei ihren Probanden nach einer ursächlichen Leberinsuffizienz. Die üblichen Belastungsproben mit Galaktose lieferten, von ganz vereinzelten Fällen abgesehen, keine Zeichen einer Minderleistung. TAKATA-ARA und WELTMANNsche Probe zeigten meist normale Werte; ebenso wurden Serum-Bilirubin, Serum-Fe und Cholesterin stets normal angegeben. Man muß wohl einen spezifischen enzymatischen Block genischen Ursprungs annehmen. Ein *einfach recessiver Erbgang* darf auf Grund folgender Tatsachen für ausreichend gesichert gelten:

1. Der Anteil der kranken Geschwister in den Familien mit Phenylpyruvischer Oligophrenie beträgt statistisch recht genau um 25%. (MUNRO berechnet 1947 25,6%.)

2. Die Häufigkeit der Consanguinität bei den Eltern der Probanden ist gegenüber normalen Personen desselben Herkunftslandes signifikant größer. (5% bei JERVIS [4] 1939; 10% bei MUNRO 1947 gegen 1% der Vetternhäufigkeit in der übrigen Bevölkerung.)

3. Die Verteilung der Phenylketonurie in der Aszendenz und bei den kollateralen Sippenmitgliedern folgt den Regeln monomerer Recessivität (JERVIS [4], 1939; MUNRO, 1947; s. auch PENROSE [2 ,4]).

Wollte man eine getrennte Verankerung der Stoffwechselstörung und des Schwachsinns in verschiedenen Genen annehmen, so wäre der bisher nie beschriebene geistig normale Phenylbrenztraubensäure-Ausscheider zu fordern.

Untersuchungen von MUNRO, PENROSE, COWIE über die genetische Koppelung der ABO-Blutgruppen-Agglutinogene und der Phenylketonurie zeigen zwar, daß eine solche Koppelung oft besteht. Zur Erkennung der Heterozygoten sind diese Ergebnisse aber nicht konstant genug.

HASKINS und MITCHELL erzeugten bei Neurospora, SOFIA SIMMONDS und Mitarbeiter bei Escherichia coli mit Röntgenstrahlen experimentell Mutanten, die manchmal den gleichen, oft auch andere Stoffwechselblocks wie bei der Phenylpyruvischen Oligophrenie aufwiesen. Es liegt der Gedanke nahe, die Phenylpyruviker ähnlich als menschliche Mutanten aufzufassen.

Ätiologisch wurden nie Anhaltspunkte für Störungen der Embryogenese, Geburtraumen, Blutgruppen-Inkompatibilität, Lues, andere Infektionskrankheiten, endokrine Störungen gewonnen. Auch andere Momente wie Stellung in der Geburtenfolge, Alter der Eltern oder ihre Fruchtbarkeit, gehäufte Tod- oder Fehlgeburten, Zwillingsgeburten, geographische oder rassische Zusammenhänge sind ebenfalls nicht wahrscheinlich (s. oben).

Aus der Literatur ist eine Bevorzugung der unteren sozialen Schichten zu ersehen. In der Aszendenz ist das häufige Vorkommen von schwerem Alkoholismus bemerkenswert. Bei den Heterozygoten ist in der Involutionsperiode statistisch eine Häufung von Psychosen, besonders Depressionen, Angstzuständen zu erkennen (MUNRO, 1947).

SCHRAPPE erwägt eine endokrine (adrenocorticotrope) Erhöhung des Phenylalanin-Spiegels bei der Phenylpyruvischen Oligophrenie. Er stützt sich dabei auf Versuche von LI CHON HOA und CAGAN, GRAY und JENSEN, die allerdings nie einen elektiven Anstieg einzelner Aminosäuren im Blut fanden.

MAUTNER erwähnt im Gegensatz zur Fermentmangel-Hypothese die Möglichkeit der Anhäufung eines Phenylalanin-Antimetaboliten bei den Phenylpyruvikern.

MEISTER sieht in der Phenylpyruvischen Oligophrenie einen Spezialfall der chronischen Aminoacidurie (DEBRÉ-DE TONI-FANCONI-Syndrom) und vermutet eine genetisch bedingte, über die innersekretorischen Drüsen, vor allem die Hypophyse, ausgelöste Systemaffektion der Aminosäurenenzyme. Er hält die Aminoacidurie für extrarenal, teils vielleicht auch renal bedingt.

In die Gruppe der von GARROD mit "Inborn Errors of Metabolism" bezeichneten Bilder ist nach dem oben Gesagten auch die Phenylpyruvische Oligophrenie einzuordnen. Hier liegt eine Störung im Aminosäure-Stoffwechsel, im engeren Sinne des Phenylalanin-Tyrosin-Stoffwechsels, vor. Damit ist die Phenylpyruvische Oligophrenie neben den Albinismus und die Alkaptonurie zu stellen. Ob die 1932 von MEDES in einem Fall beschriebene Tyrosinosis als selbständiges Krankheitsbild hierher gezählt werden darf, ist fraglich.

9. Therapeutische Versuche.

Skorbutische Meerschweinchen scheiden unter l-Tyrosin-Belastung große Mengen von p-Oxyphenylbrenztraubensäure und Homogentisinsäure aus (SEALOCK und SILBERSTEIN). Auch Nierenschnitte solcher Tiere oxydieren aromatische Aminosäuren schlechter als normale.

Im gleichen Sinne wirkt das Vitamin C auch gegen das Auftreten der p-Oxyphenylbrenztraubensäure im Harn der Frühgeborenen (NITOWSKY und Mitarbeiter). Der Wirkungsmechanismus des Vitamin C dabei ist noch unklar. Versuche in dieser Richtung wurden bei der Phenylpyruvischen Oligophrenie unternommen. MAUTNER und QUINN glaubten bei einigen Probanden einen Rückgang der Phenylbrenztraubensäure-Exkretion unter hohen Ascorbinsäure-Dosen zu sehen. Nach Überschreiten des Plasma-Schwellenwertes von 1,1 bis 1,8 mg-% kommt es zu steilem Anstieg der Ascorbinsäure-Ausscheidung im Harn. Wie wir sahen, sind Ascorbinsäure und $FeCl_3$ gegeneinander titrierbar. Sie bilden ein Redoxsystem. (STROHECKER und SIERP wollten $FeCl_3$ daher schon zur Ascorbinsäure-Bestimmung benutzen.) Ein negativer Ausfall der FÖLLINGschen Probe nach hohen Vitamin C-Gaben könnte so erklärlich werden. Änderungen der Phenylbrenztraubensäure-Exkretion nach hohen Vitamin C-Dosen sind jedoch bisher nicht bewiesen.

CLOSS und FÖLLING ernährten Ratten Vitamin B_1-frei, belasteten diese Tiere dann mit l-Phenylalanin und beobachteten höhere Exkretion von Phenylbrenztraubensäure als bei Kontrolltieren. Hierauf gründen sich Versuche von MAUTNER und QUINN mit unsicherem, eher negativem Erfolg. Auch andere Vitamine des B-Komplexes (B_6, Pteroylglutaminsäure) sollten nach theoretischen Erwägungen die Stoffwechselstörung beeinflussen, zeigten aber bisher keine Wirkung.

Na-Bicarbonat setzte nach der Mitteilung derselben Verff. die Phenylbrenztraubensäure-Ausscheidung ebenfalls herab. FÖLLING hatte im Tierversuch bei Na-Bicarbonat-Gaben erhöhte Phenylbrenztraubensäure-Werte im Harn gefunden.

Die Behandlungsversuche mit *Glutaminsäure* beim Schwachsinn sind allgemein bekannt; man sah lediglich Anfangserfolge mit Zunahme der Aktivität, gesteigerte geistige und körperliche Regsamkeit. KRÖBER empfiehlt für die Phenylpyruvische Oligophrenie hohe Dosen Glutaminsäure, bleibt aber zurückhaltend in der Bewertung des Effektes. LOTTI spricht von einem Erfolg bei der Phenylpyruvischen Oligophrenie, wenn auch nicht in dem Maße wie DELAY und PICHOT [1] bei einer 16jährigen Patientin.

Sollte es sich bestätigen, daß die Phenylessigsäure in der Pathogenese der Phenylpyruvischen Oligophrenie eine Rolle spielt, dann wäre allerdings reichliche Zufuhr von Glutaminsäure angezeigt, da ja Phenylessigsäure durch Glutaminsäure entgiftet und in Verbindung mit ihr ausgeschieden wird. Einschränkend ist zu sagen, daß die Glutaminsäure auch intermediär ersetzt werden kann.

Eine Substitutionstherapie wäre die Zufuhr von Tyrosin, an dem Mangel besteht. Wesentlich ist dabei eine physiologische Dosierung, die aber bisher meist vielfach überschritten wurde. (So gab COWIE 20,0 g pro Tag!) Große l-Tyrosin-Mengen wirken aber schädlich. Bisherige Mißerfolge lassen sich vielleicht so erklären. Es ist etwa die Hälfte des normalen Tyrosin-Tagesbedarfs zuzuführen (also 1,0—1,5 g bei Erwachsenen).

Für Kinder wäre die Tyrosin-*Zufütterung* mit etwa 30 mg/kg/Tag anzusetzen und dieser Wert mit zunehmendem Alter bis auf 20 mg/kg/Tag beim Erwachsenen zu senken.

Als weitere Maßnahme ist eine Phenylalanin-arme Kost in Betracht zu ziehen. Technisch ist dies schwierig. Der Minimalbedarf beträgt beim Erwachsenen 1,1 g/Tag und darf keinesfalls unterschritten werden. BICKEL, GERRARD und HICKMANNS geben eine solche Diät an. Sie besteht aus einem Phenylalanin-freien Caseinhydrolysat als Aminosäurenquelle; Gemüse, Früchte, Kleber-freies Brot und feine Mehle sind erlaubt, außerdem Fette und Zucker und eine geringe Menge Vollmilch (0,3—0,5 l). Die Milchzufuhr soll den Minimalbedarf an Phenylalanin decken.

Viele Versuche (s. oben) zielen darauf ab, die Phenylbrenztraubensäure-Ausscheidung herabzusetzen. Aus dem aufgezeigten Zusammenhang geht jedoch hervor, daß man auch eine Phenylalanin- und Phenylbrenztraubensäuren-Ausschwemmung zur Senkung des Phenylalanin-Spiegels im Blut bei gleichzeitiger Tyrosinzufuhr anstreben könnte.

UDENFRIEND und COOPER isolierten aus der Rattenleber ein lösliches Enzymsystem, das bei Gegenwart von Biphospho-Pyridin-Nucleotid und Sauerstoff die Umwandlung von l-Phenylalanin zu Tyrosin katalysieren kann. Ob ein solches System in Zukunft in einer geeigneten Form zugeführt werden kann, bleibt abzuwarten.

III. Der heutige Stand der Liquordiagnostik im Kindesalter[1].

Von

Hans Schönenberg-Münster/Westf.

Mit 36 Abbildungen.

Inhalt.

Literatur 101
Allgemeiner Teil 110
Einleitung 110
  1. Technik der Liquorentnahme 111
  2. Schrankenfunktion und Permeabilitätsprobleme, Permeabilitätsprüfungen 113
  3. Liquordruck. Normalwerte, Liquordrucksteigerungen, „liquorhypotoner Symptomenkomplex". 115
  4. Produktion und Resorption des Liquors. Lumbo-occipitale Dissoziation; Liquorresorptionsprüfungen nach Heepe und Jensen, Förster, Schaltenbrand und Wördehoff, Roeder, Schönenberg und Menzel 118
  5. Die Proteine des Liquor cerebrospinalis 123
    a) Qualitative Proben 123
    b) Quantitative Proteinbestimmung nach Abelin, Wawersick und Bochler, Heepe, Katz und Lambrecht, Ederle, Duensing, Gleiss, Hinsberg, Führ-Hinz 123
    c) „Subnormaler Eiweißbefund" 129
    d) Papierelektrophorese des Liquor cerebrospinalis. Einengung der Proteine nach Ewerbeck, Esser und Heinzer, Mies. Pherogramm des normalen Liquors. Die Bewertung der V- und τ-Fraktion. Pherogramm bei den entzündlichen Erkrankungen des ZNS. Der Albumin-Globulin-Quotient 130
    e) Kolloidreaktionen im Liquor cerebrospinalis 137
  6. Tryptophanreaktion 137
  7. Papierchromatographie des Liquor cerebrospinalis 138
  8. Lipoide 141
  9. Zuckergehalt des Liquor cerebrospinalis. Bestimmung nach Folin-Wu, Crecelius-Seiffert 142
10. Kochsalzgehalt des Liquor cerebrospinalis 144
11. Zusammenstellung der anorganischen Bestandteile des Liquor cerebrospinalis . . . 145
12. Die Zellen des Liquor cerebrospinalis 148
    a) Zählung und Zählflüssigkeit, Herstellung von Dauerpräparaten nach Förster, Schönenberg 148
    b) Einteilung der Liquorzellen 150
    c) Genese der Liquorzellen 154
    d) Lebensdauer und Zerfallsgeschwindigkeit der Liquorzellen 155
13. Das morphologische Substrat entzündlicher Erkrankungen des ZNS 157
14. Prognostische Beurteilung der Liquorveränderungen 159
15. Die immunbiologischen Besonderheiten des Liquor cerebrospinalis 160
Spezieller Teil 161
  1. Meningismus, meningealer Reizzustand, Meningitis serosa 161
  2. Meningitis purulenta 162
    Anhang: Sperrliquor (Kompressionssyndrom 165

---

[1] Aus der Universitätskinderklinik Münster/Westf. (Direktor: Prof. Dr. phil. Dr. med. Hermann Mai).

3. Meningitis tuberculosa 166
4. Poliomyelitis 173
5. Virus-Meningitiden 174
6. Leptospiren-Meningitis 175
7. Fremdkörpermeningitis 175
   Anhang: Meningite vermineuse 176
8. Die Liquorveränderungen bei der Encephalitis 177
9. Polyradiculoneuritis 177
10. Pachymeningosis haemorrhagica interna; chronisches subdurales Hämatom 178
11. Der Liquor beim jungen Säugling 178
12. Die Liquorveränderungen bei den Embryopathien 179
13. Die Liquorveränderungen bei der Lues connata 181
14. Hirnabscesse und -tumoren 181
Schlußbetrachtung 182

Literatur.

a) Wichtige Monographien und Handbuchbeiträge.

Demme, H.: Die Liquordiagnostik in Klinik und Praxis. München und Berlin 1950.
Fanconi, G.: Die abakteriellen Meningitiden im Kindesalter. Erg. inn. Med. 57, 399 (1939).
— Die Poliomyelitis und ihre Grenzgebiete. Basel 1945.
Hetsch, H., u. H. Schlossberger: Experimentelle Bakteriologie und Infektionskrankheiten. Berlin und Wien 1942.
Hinsberg, K., u. W. Geinitz: Liquor cerebrospinalis. In Hoppe-Seyler-Thierfelder, Handbuch der physiologischen und pathologisch-chemischen Analyse. 10. Aufl. 5. Bd. Berlin-Göttingen-Heidelberg: Springer-Verlag 1953.
Kafka, V.: Taschenbuch der praktischen Untersuchungsmethoden der Körperflüssigkeiten bei Nerven- und Geisteskrankheiten. Basel-New York 1948.
— Liquor cerebrospinalis und Immunitätsforschung. Fortschr. Neur. 21, 311 (1953).
Meyer, H. H.: Der Liquor. Untersuchung und Diagnostik. Berlin-Göttingen-Heidelberg: Springer-Verlag 1949.
Pette, H.: Poliomyelitis. In Bumke und Foerster, Handbuch der Neurologie. Bd. 13. Spezielle Neurologie. Berlin: Julius Springer 1936.
Roeder, F., u. O. Rehm: Die Cerebrospinalflüssigkeit. Untersuchungsmethoden und Klinik Berlin 1942.
Samson, K.: Die Liquordiagnostik im Kindesalter (einschl. Encephalographie). Erg. inn. Med. 41, 553 (1931).
Schaltenbrand, G.: Die Nervenkrankheiten. Stuttgart 1951.

b) Einzelabhandlungen.

Abelin, I.: Über die quantitative Bestimmung des Eiweißes im Liquor cerebrospinalis. Schweiz. med. Wschr. 1943, 332.
Aiello, G.: L'apporto della reagione des Triptofano sul liquor nella diagnostica della meningite tubercolare. Scr. med. in onore Jemma 1, 79 (1934); ref. Zbl. Kinderheilk. 29, 681 (1934).
Appelbaum, E., J. Nelson and M. B. Abbin: The treatment of pneumococcic meningitis with penicillin. Amer. J. Med. Sci. 281, 260 (1949); ref. Zbl. Kinderheilk. 125, 273 (1950).
Auerschläger, J.: Die Bedeutung des „Häutchens" im Liquor cerebrospinalis für die Diagnose der Meningitis tuberculosa. Münch. med. Wschr. 1930, 1190.
Bablik, L.: Liquor und Temperatur beim Hirnabsceß. Mschr. Ohrenheilk. 82, 364 (1948).
Ballowitz, L.: Betrachtungen über Spätschäden bei Icterus gravis mit und ohne Austauschtransfusionsbehandlung. Mschr. Kinderheilk. 101, 40 (1953).
Bamatter, F.: Fulminante Meningokokkensepsis. Zur Ätiologie des Syndroms von Waterhouse-Friderichsen. Jb. Kinderheilk. 92, 129 (1934).
Bannwarth, A.: Die Zellen der Cerebrospinalflüssigkeit. Arch. f. Psychiatr. 100, 533 (1933).
— Zur Klinik und Pathogenese der „chronischen lymphocytären Meningitis". Arch. f. Psychiatr. 117, 161 (1944).
— Zur Klinik und Pathogenese der „chronischen lymphocytären Meningitis". Arch. f. Psychiatr. 117, 682 (1944).
— Über Symptomenverbände mit Veränderungen im Liquor cerebrospinalis aus dem Formenkreis der „vegetativen Stigmatisierung". Fortschr. Neur. 18, 382 (1950).
Bauer, H.: Färbung von Liquorzellen mit einem Methylen-Blau-Propylenglykolgemisch. Klin. Wschr. 1952, 612.

BAXTER, H.: The tryptophane reaction as an aid to the early diagnosis of meningeal tuberculosis. Edinburgh Med. J., N. s. 44, 663 (1937).

BECKER, W.: Über initiale Erhöhung des Liquorzuckers bei Meningitis tuberculosa. Mschr. Kinderheilk. 84, 60 (1939).

BEDFORD, T.: The effect of injected solutions on the cell content of the cerebrospinal fluid. Brit. J. Pharmac. 3, 80 (1948).

BEITZKE, H.: Pathologische Anatomie der tuberkulösen Meningitis. Beitr. Klin. Tbk. 93, 258 (1939).

BETKE, K., u. I. HARMS: Das klinische Syndrom „Encephalomyokarditis". Arch. Kinderheilk. 146, 6 (1953).

BETZ, K., u. H. KOCH: Lumbal-occipitale Liquordissoziation (Befunde bei Hirntumoren). Med. Klin. 1949, 1470.

BEYREDER, J.: Über eine monocytäre Reaktion im Liquor cerebrospinalis bei Meningitis epidemica. Wien. Z. inn. Med. 30, 169 (1949).

BIECHTELER, E.: Eitrige Meningitis durch Micrococcus catarrhalis. Med. Klin. 1950, 539.

BIELING, R., u. FR. KOCH: Versuch einer klinischen Differentialdiagnose der abakteriellen Meningitis. Z. Kinderheilk. 72, 85 (1952).

BINGEL, K. F., u. M. SCHUSTER: Klinische, ätiologische und epidemiologische Untersuchungen über eine epidemische Virusmeningitis. Dtsch. med. Wschr. 1950, 1652.

BISHOP, L. K., and C. C. RANDALL: Diplococcus mucosus meningitis successfully treated with sulfadiazin and penicillin. Amer. J. Dis. Childr. 74, 725 (1947).

BLACK, M. G.: Spinal fluid findings in spinal anesthesia. Anesthesiology 8, 382 (1947); ref. Zbl. Kinderheilk. 118, 178 (1948).

BLOOR, B. M., R. S. GRANT and J. A. TABRIT: Sequelae of meningitis due to hemophilus influenzae. An analgus of forty-four cases. Amer. J. Med. Assoc. 142, 241 (1950).

BOCK, H.: Über den Nachweis von Tryptophan in der Rückenmarksflüssigkeit bei Meningitis tuberculosa. Mschr. Kinderheilk. 65, 41 (1936).

BOMBARDIER, J. P.: La méningité à bacilles de Friedlander. Etude comparative chez l'enfant et chez l'adulte. Ann. Med. 51, 543 (1950).

BOROWSKI, I., A. ILTGEN u. H. KOCK: Über Nachuntersuchungen und eingehendere Liquor Eiweiß-Untersuchungen bei Poliomyelitis. Ärztl. Wschr. 1950, 528.

BOSSERT, O.: Veränderungen des Liquors und Folgeerscheinungen der Streptomycintherapie. Tuberkulosearzt 3, 534 (1949).

BROCK, J., u. J. CARSTENS: Gonokokkensepsis mit Meningitis Gonococcica bei Blenorrhoea neonatorum. Nederl. Tijdschr. Geneesk. 1936, 1736; ref. Zbl. Kinderheilk. 32, 267 (1937).

BRÜGGEMANN, W., u. H. WINDUS: Untersuchungen über die Produktion und Resorption des Liquors bei der tuberkulösen Meningitis. Klin. Wschr. 1950, 716—717.

— Klinische Erfahrungen über die Behandlung der Meningitis tuberculosa mit Streptomycin. Fortschr. Diagn. 1, 7 (1949).

BRÜNING, H.: Über spinale Kinderlähmung in Mecklenburg. Med. Klin. 1934 II, 1187.

BURGGRAF, P.: Zur Klinik des Feldfiebers. Med. Klin. 1950, 597.

BUTLER, N. R., and W. G. SPECTOR: Kernikterus without Prematurity of Blood-Group incompatibility. Brit. Med. J. 31, 1168 (1952).

CAMACHO, O.: Die Tryptophanreaktion im Liquor bei tuberkulöser Meningitis. Rev. chil. Pediatr. 4, 22, 49 (1933); ref. Zbl. Kinderheilk. 28, 365 (1934).

CATEL, W.: Pathogenese und Differentialdiagnose der Pachameningosis und Leptomeningitis haemorrhagica interna. Mschr. Kinderheilk. 80, 137 (1937).

— Differentialdiagnostische Symptomatologie. Leipzig 1944.

CAREDDN, G.: Il liquor nella malattia di Heine e Medin. Atti Soc. ital. Ptc. 2, 284 (1939).

DEL CARRIL, M., u. B. MARTINEZ: Der Liquor der Heine-Medinschen Krankheit. Arch. argent. Pediatr. 8, 236 (1937); ref. Zbl. Kinderheilk. 33, 647 (1937).

— — Der Liquor bei der Heine-Medinschen Krankheit. Arch. argent. Pediatr. 7, 533 (1936).

CLAISSE, R., et M. PESTEL: Méningite charbonneuse suraigue. Bull. Soc. med. Hôp. Paris 63, 313 (1947).

CLARK, J.: Cerebro-spinal fluid in tuberculous meningitis. Edinburgh Med. J. 42, 146 (1935).

CLERIC: Zit. nach DEMME.

CONTELLE, R.: Tuberkelbazillennachweis im Liquor durch Zentrifugieren auf einem Objektträger. Dtsch. Gesundheitswesen 1952, 1189.

DAELEN, M.: Amerikanische Erfahrungen über das Krankheitsbild der Histoplasmose. Med. Welt 1951, 51.

DEMME, H.: Liquor. Fortschr. Neur. 13, 26 (1941).

— Liquor. Fortschr. Neur. 18, 169 (1950).

— Meningitis. Fortschr. Neur. 20, 103 (1952).

DEURETSBACHER, H.: Die epidemische Kinderlähmung und ihre Behandlung mit hohen Dosen Pyramidon. Wien. Beitr. Kinderheilk. Bd. 2 (1950).

DÖNHARDT, O.: Zur Liquordiagnose der Poliomyelitis. Z. inn. Med. **3**, 300 (1948).

DONTENWILL, W.: Beitrag zur Genese des Hydrocephalus bzw. der beginnenden Hydrocephalie und zur Frage der Liquorabflußwege. Frankf. Z. Path. **63**, 493 (1952).

DÖRING, G.: Das Encephalitisproblem der letzten 20 Jahre. Münch. med. Wschr. **1941 II**, 1053.

DREXLER, K.: Beiträge zum Problem der sog. Meningitis serosa. Wien. klin. Wschr. **1952**, 83.

DUENSING, F.: Die Untersuchung des Liquoreiweißes mittels der lichtelektrisch ausgewerteten Xantoproteinreaktion. Med. Klin. **1949**, 740.

ECKES, K. H., u. D. MUTSCHLER: Veränderungen des Liquorzellgehaltes während fraktionierter Encephalographie. Nervenarzt **24**, 302 (1953).

EDERLE, W.: Über quantitative Eiweißbestimmung im Liquor cerebrospinalis. Dtsch. med. Wschr. **1949**, 1411.

— Encephalitis und Liquorbefund. Z. Neur. u. Psychiatr. **172**, 578 (1941).

EICKE, W. J.: Gefäßveränderungen bei Meningitis und ihre Bedeutung für die Pathogenese frühkindlicher Hirnschäden. Virchows Arch. **314**, 121 (1947).

— Fettkörnchenzellen im Liquor. Nervenarzt **20**, 551 (1949).

ENGEL, ST.: Bemerkungen zur Meningitis tuberculosa im Kindesalter. Dtsch. med. Wschr. **1950**, 599.

ERDMANN, G., u. J. POTEL: Listeriose der Neugeborenen: Granulomatosis infantiseptica (bisher die sog. Pseudotuberkulose bzw. Agyrophilen-Sepsis). Z. Kinderheilk. **73**, 113 (1953).

ESSER, H., u. F. HEINZER: Eine Methode zur Gewinnung der Proteine aus Liquor cerebrospinalis und anderen schwach eiweißhaltigen Lösungen durch Filtration mit Überdruck für die Elektrophorese in Filterpapier. Klin. Wschr. **1952**, 600.

EWERBECK, H.: Die elektrophoretische Darstellung normalen menschlichen Liquors. Klin. Wschr. **1950**, 692.

FALK, W.: Über Spätfolgen am Zentralnervensystem nach sog. „Kernikterus". Wien. klin. Wschr. **1952**, 149.

FANCONI, G.: Die Feersche Krankheit (Akromchymie), eine seltsame Krankheit. Dtsch. med. Wschr. **1953**, 20.

FINKE, L.: Ergebnisse fluoreszenzmikroskopischer Untersuchungen zum Nachweis von Tuberkelbazillen bei der weiblichen Genitaltuberkulose. Arch. Gynäk. **71**, 440 (1950).

FISCHER, J.: Beobachtungen über gehäuft auftretende Encephalitis. Öffentl. Gesdh.dienst. **15**, 22 (1953).

FODOR, G.: Myelitis, chronische lymphocytäre Meningitis und Papilloretinitis nach Lyssaschutzimpfung. Wien. Z. Nervenheilk. **3**, 36 (1950).

FORD, D. G., L. ELDRIDGE and C. G. GRULEE: Spinal fluid in acute poliomyelitis. Changes in total protein and cell counts on serial study. Amer. J. Dis. Childr. **79**, 633 (1950).

FORSEL, M.: Über sterile Meningitis nach Jodipin-Kontrastfüllung. Wien. med. Wschr. **1934 II**, 994.

FREUDENBERG, E.: Akute infantile Toxoplasmosis-Encephalitis. Schweiz. med. Wschr. **1947**, 680.

FÜHR, J., u. O. S. HINZ: Eine einfache kolorimetrische Methode zur Liquoreiweißbestimmung. Klin. Wschr. **1953**, 153.

FUJU, R., u. F. SAKATA: Zur Frühdiagnose der tuberkulösen Meningitis mit Uranin (Fluoreszin-Natrium). Z. Kinderheilk. **73**, 1 (1953).

GARSCHE, R. u. F. SOUCHON: Über das Verhalten des anorganischen Phosphors im Liquor bei der tuberkulösen Meningitis unter Streptomycinbehandlung. Ann. paediatr. (Basel) **179**, 239 (1952).

GASSER, C.: Beitrag zur Therapie der Influenza Meningitis. Helvet. paediatr. Acta **1**, 165 (1945).

GERMER, W. D., u. W. KNAPP: Pyocyaneus. Meningitis. Ein Beitrag zur Streptomycintherapie von durch gram-negative Bakterien hervorgerufenen Meningitiden. Med. Klin. **1949**, 1594.

GIECO, ALDO RIVELA: Untersuchungen über neurolytische Prozesse in der Cerebrospinalflüssigkeit. Z. Neur. **147**, 145 (1933).

GIESE, W.: Die pathologische Anatomie der eitrigen Meningitiden. Beitr. path. Anat. **109**, 229 (1944).

GIZSTRA, FR. X.: A comparative study levinson and tryptophan tests as aids in the diagnosis of tuberculosus meningitis. J. of Pediatr. **11**, 805 (1937).

GLANDER, R.: Kasuistischer Beitrag zur Polyradiculoneuritis (Guillain-Barré) im Kleinkindesalter, davon ein Fall nach Pockenschutzimpfung. Arch. Kinderheilk. **139**, 144 (1950).

GLANZMANN, E.: Die verschiedenen klinischen Bilder der Meningitis cerebrospinalis im Säuglingsalter. Kinderärztl. Prax. **13**, 169 (1942).

— u. D. HELLER: Beiträge zur Kenntnis der gutartigen aseptischen Meningitis im Kindesalter. Schweiz. med. Wschr. **1936 I**, 541.

GLASER, J.: Cerebrospinal fluid of premature infants. Results of a uries spinal punctures in one hundred and seventy cases, with special reference to the origin of physiologic xanthochromy of the new-born infant. Amer. J. Dis. Childr. **40**, 741 (1930).

GROLL-KAHL, M.: Diagnostische und prognostische Bewertung des Liquorzuckers bei kindlicher Meningitis tuberculosa. Dtsch. med. Wschr. **1953**, 407.

GRUNDLER, E.: Behandlung der Coli-Meningitis beim Säugling. Arch. Kinderheilk. **138**, 44 (1949).

GSELL, O.: Die heutige Diagnose der epidemischen Kinderlähmung. Schweiz. med. Wschr. **1937** I, 509.

— Klinik der Leptospirenerkrankung. Erg. inn. Med. N. F. **1**, 367 (1949).

— Meningitis myalgica. Schweiz. med. Wschr. **1949**, 241.

— Abortive Poliomyelitis. Helvet. med. Acta **16**, 169 (1949).

— Leptospirosen. Handbuch der inneren Medizin I 2. Berlin-Göttingen-Heidelberg: Springer-Verlag 1952.

— u. E. WIESEMANN: Leptospirosis Typ Mitis. Schweiz. med. Wschr. **1948**, 503.

GÜNTHER, FR. E.: Röteln in der Schwangerschaft. Med. Welt **1951**, 603.

GWALTER, H., u. W. PULVER: Über die dianostische und prognostische Bedeutung der Liquorveränderungen bei Meningitis tuberculosa, speziell der Zucker- und Chloridwerte, unter der Behandlung mit Streptomycin und z. T. mit PAS. Schweiz. med. Wschr. **1951**, 637.

HAGEMANN, P.: Fluoreszenzfärbung von Tuberkelbakterien mit Auramin. Münch. med. Wschr. **1938**, 1066.

HALLERVORDEN, J.: Über Entmarkungsencephalomyelitiden. Klin. Wschr. **1948**, 613.

HANGARTER, W., u. F. SIEBERT: Zur Differentialdiagnostik und Therapie der serösen und tuberkulösen Meningitis. Münch. med. Wschr. **1953**, 675.

HANSEN, ST.: Überwindung einer Coli-Meningitis durch Streptomycin. Arch. Kinderheilk. **138**, 173 (1950).

HARTMANN, O.: Praktisch wichtige Erfahrungen bei der Poliomyelitisepidemie 1952 in Essen. Dtsch. med. Wschr. **1953**, 962.

HASCHE, E.: Der Nachweis von Tumorzellen im Liquor cerebrospinalis im Rahmen der Tumordiagnostik. Psychiatr. Neur. u. med. Psychol. **2**, 9 (1950).

HASSMANN, K.: Über die diagnostische Bedeutung der Liquorbeschaffenheit bei Encephalitis, Poliomyelitis und infektiöser Meningitis serosa. Wien. med. Wschr. **1937** I, 384.

HAUPT, H., K. LANG u. H. SEELIGER: Die Diplococcus mucosus-Meningitis. Z. Kinderheilk. **73**, 376 (1953).

HAYES, E. R., and E. YOW: Meningitis due to pseudomonas aeruginosa treated with polymixin B. Amer. J. Med. Sci. **220**, 633 (1950).

HEMPELMANN, TH.: Acute epidemic encephalitis in St. Louis. J. of Pediatr. **13**, 724 (1938).

HENDERSON, W. R., and C. G. GUTIÉREZ-MAHONEY: Cerebrospinal fluid in 302 cases of intracranial tumor, abscess and subdural haematoma. Brit. Med. J. No 4468, 1461 (1950).

HENDRY, E.: The case of reduction of the sugar content of the cerebrospinal fluid in meningitis. Arch. Dis. Childh. **14**, 307 (1939).

HERRMANN, H.: Die Prognose zentralnervöser Regulationsstörungen in den ersten Lebenstagen. Inaug.-Diss. Münster 1954.

— u. A. MASSENBERG: Die Tbc-Serologie in der Kinderheilkunde. Z. Kinderheilk. **67**, 191 (1949)

HIPPIUS, H.: Zur postikterischen Encephalopathie der Neugeborenen. Nervenarzt **23**, 110 (1952).

HOCHBAUM, M.: Über die Notwendigkeit der Frühdiagnose der Meningitis tuberculosa. Dtsch. Gesundheitswesen **5**, 499 (1950).

HOEL, J.: Das Verhalten des Spinalzuckers bei Meningitis tuberculosa. Nord. Med. **47**, 56 (1952); ref. Zbl. Kinderheilk. **43**, 325 (1952).

HOENIG, E.: Über die Beziehungen zwischen Blut- und Liquorzucker. Z. Kinderheilk. **51**, 473 (1931).

HOFF, H., u. H. TSCHABITSCHER: Die intracraniellen extracerebralen Blutungen. Med. Klin. **1953**, 1317.

HOYNE, A., and H. HERZON: Streptococcic viridans meningitis. Ann. Int. Med. **33**, 879 (1950).

HUNTINGTON, GR., W. ROBERT and D. WIKES-WEISS: Influenzal meningitis. J. of Pediatr. **9**, 449 (1936).

INGHAM, I.: Jodium chloride content of cerebrospinal fluid in tuberculosus meningitis. Brit. Med. J. No. 3993, 111 (1930).

JENSEN, E., u. G. GOHDE: Die fluoreszenzmikroskopische Selektivdarstellung des Tuberkelbacillus. I. Mitteil. Tuberkulosearzt **4**, 703 (1950).

— — Die fluoreszenzmikroskopische Selektivdarstellung des Tuberkelbazillus. II. Mitteil. Tuberkulosearzt **5**, 11 (1951).

JESSEN, H.: Zahl und Zählung der zelligen Elemente in der Spinalflüssigkeit. Z. Neur. **159**, 82 (1937).

JOPPICH, G.: Poliomyelitis (Klinischer Teil). Mschr. Kinderheilk. **98**, 89 (1950).

JUNG, W.: Colimeningitis des Erwachsenenalters. Münch. med. Wschr. **92**, 1 (1950).

KAFKA, V.: Über subnormale Liquorbefunde und neue Grundlagen der Liquordiagnostik. Ärztl. Fortbild. **24**, 1 (1933).
— Der heutige Stand der Liquordiagnostik. Dtsch. Z. Neur. **163**, 564 (1950).
KALK, H., u. K. NISSEN: Klinische Beobachtungen zur sog. Meningitis serosa. Med. Klin. **1949**, 1041.
KANTZKY, R.: Der Hirnabsceß. Erg. inn. Med. N. F. **2**, 145 (1951).
KAPLAN, M. Z., and A. C. POWELEIT: Proteus vulgaris meningitis. Amer. J. Dis. Childr. **77**, 454 (1949).
KEHRER, F. A.: Meningismus und Meningitis. Med. Klin. **1953**, 1021.
KEHRER, H. E.: Über die Suboccipitalpunktion unter besonderer Berücksichtigung des Liquordruckes im Sitzen. Fortschr. Diagn. **1**, 1 (1949).
KIRCHMAIR, H.: Liquorstudien. Liquorzucker-Blutzucker-Relation bei gesunden und an Meningitis tuberculosa erkrankten Kindern. Z. Kinderheilk. **66**, 274 (1949).
KLAUENFLÜGEL, H.: Liquorbefunde bei Rückenmarkstumoren. Arch. f. Psychiatr. **114**, 506 (1942).
KLEBE, J.: Zur Klinik und Differentialdiagnose der meningitis serosa. Münch. med. Wschr. **1950**, 1.
KLEINSCHMIDT, H.: Die übertragbare Kinderlähmung. Leipzig: Hirzel 1939.
KLIMKE, W.: Über Dissoziation des lumbalen und subokzipitalen Liquors bei organischen Erkrankungen des Zentralnervensystems. Med. Klin. **42**, 1 (1947).
— Über Liquorentnahmen und ihre jeweiligen Indikationen. Neue Med. Welt **1950 I**.
KNOPF, E.: Tuberkulotoxische Meningitis. Mschr. Kinderheilk. **73**, 82 (1938).
KOCH, FR.: Zur Liquordiagnose eitriger Meningitis. Kinderärztl. Prax. **12**, 97 (1942).
— Die Encephalomyokarditis (E.M.C.) und ihre Abgrenzung von der Poliomyelitis. Z. Kinderheilk. **68**, 328 (1950).
KOCH, O.: Beiträge zur allgemeinen Pathogenese und Pathohistologie der tuberkulösen Leptomeningitis. Beitr. Klin. Tbk. **94**, 180 (1940).
KOEPPE, H. W.: Einige Besonderheiten in Diagnostik und Verlauf der Leptospirosen. Ärztl. Wschr. **1951**, 1059.
KÖLBEL, H.: Die fluoreszenzmikroskopische Methode für die Darstellung und der Nachweis des Myobakterium tuberculosis. Z. wiss. Mikrosk. **61**, 1 (1952).
KÖLBEL-BORSTEL, H.: Fluorescenz mikroskopische Untersuchungen am Mycobacterium tuberculosis. Beitr. Klin. Tbk. **106**, 215 (1951—1952).
KÖRNYEY, ST.: Die Entmarkungsencephalomyelitiden. Fortschr. Neur. u. Psychiatr. **20**, 1 (1952).
KOSTYAL, L.: Liquorstudien. I. Mitt. Liquoruntersuchungen bei Poliomyelitis anterior acuta. Arch. Kinderheilk. **100**, 15 (1933).
KOUSIN, V. I.: Der Liquor bei epidemischer Cerebrospinalmeningitis und die Bedeutung der Eiweißkurve für die Klinik. Pediatr. **10**, 34 (1937) (russ.); ref. Zbl. Kinderheilk. **34**, 501 (1938).
KREPLER, P.: Über die Problematik chronischer Meningitisformen. Österr. Z. Kinderheilk. **6**, 152 (1951).
KRUGK, M., u. E. ROMINGER: Über eine epidemisch aufgetretene Encephalomyelitis bei Neugeborenen in Schleswig-Holstein. Österr. Z. Kinderheilk. **3**, 124 (1949).
KÜHL, I.: Über einen Fall von Toxoplasmose-Enzephalitis bei einem $10^1/_2$jährigen Knaben. Zbl. Path. **90**, 385 (1953).
KÜHN, H.: Aseptische lymphocytäre Meningitis nach Suboccipitalpunktion. Dtsch. Z. Nervenheilk. **139**, 300 (1936).
KULIN, L.: Zur Frage der Meningitis serosa epidemica. Jb. Kinderheilk. **149**, 183 (1937).
KÜNZER, W.: Über Reizerscheinungen im Säuglingsliquor nach Lumbalpunktionen. Z. Kinderheilk. **66**, 135 (1948).
— Beitrag zur qualitativen Liquorzelldiagnostik. Z. Kinderheilk. **67**, 439 (1949).
KUSKE, F.: Zur Differentialdiagnose der serösen Meningitis im Kindesalter (mit einschlägiger Kasuistik). Arch. Kinderheilk. **139**, 113 (1950).
LASCH, F.: Über den Brenztraubensäuregehalt im Liquor cerebrospinalis und seine diagnostische Bedeutung. Klin. Wschr. **1953**, 941.
LAWSON, J. H., W. G. MANDERSON and E. W. HAST: Louping-ill meningo-encephalitis. Lancet **1949 II**, 696.
LEENHARDT, E., J. BOUCOMONT et SARRAN: Sur la dissociation albumino-cytologique du liquide céphalo-rachidien dans quelques affections neurologiques de l'enfant. Rev. Méd. **53**, 541 (1936); ref. Zbl. Kinderheilk. **33**, 460 (1937).
LENNARTZ, H.: Antikörpernachweis im Liquor bei der Mumpsinfektion. Klin. Wschr. **1953**, 957.
LICHTENBERG, H.: The tryptophan test in tuberculous meningitis. Amer. J. Dis. Childr. **43**, 32 (1932).

Liebe, S.: Keratomalezie und Pachymeningosis hämorrhagica interna. Kinderärztl. Prax. **20**, 483 (1952).

Liebenam, L.: Zur Frage der Pachymeningosis hydro-haemorrhagica interna im Säuglingsalter. Jb. Kinderheilk. **141**, 73, 205 (1933).

Lierch, E.: Su alcuni caratteri del liquido-cefalo-rachidiano nella meningite tubercolare. Riv. Clin. **34**, 810 (1933); ref. Zbl. Kinderheilk. **29**, 576 (1934).

Lincoln, E. M.: Tuberculous Meningitis in children. Amer. Rev. Tbc. **56**, 75 (1947).

Linzenmeier, G., K. Kropp u. H. Lüchtrath: Listeriose beim Neugeborenen. Z. Kinderheilk. **73**, 505 (1953).

— Die Bedeutung des Speicheldrüsenvirus für den Menschen unter dem morphologischen Bild der Cytomegalie. Z. Kinderheilk. **71**, 162 (1952).

Lodenkämper, H., u. O. Schiersmann: Über Pyocyaneus-Meningitis. Z. klin. Med. **146**, 147 (1950).

Löffler, W., u. D. L. Moroni: Die Brucellose. Handbuch der inneren Medizin I, 2. Berlin-Göttingen-Heidelberg: Springer-Verlag 1952.

Lorenz, E.: Zur Pathogenese und Klinik der sog. Polyneuritis diphtherica. Österr. Z. Kinderheilk. **3**, 75 (1949).

Lötscher, P.: Beitrag zur Liquorpathologie der Heine-Medinschen Krankheit. Helvet. med. Acta **8**, 578 (1941).

Ludewig, St.: Glutamine, Glutamic Acid, and α-Aminobutyric Acid in Cerebrospinal Fluids. Arch. Neur. and Psychiatr. **70**, 268 (1953).

Lund, E., u. A. Neel: On artificial changes (apart from the admixture of blood) in the cerebrospinal fluid during evacuation of large amounts of cerebrospinal fluid with simultaneous insufflation of air. Acta psychiatr. (Copenh.) **16**, 459 (1941).

Macheboeuf, H., et P. Rebeyrotte: Microdosages colorimétriques des protéines totales du liquide céphalorachidien. C. r. Soc. Biol. (Paris) **141**, 266 (1947); ref. Zbl. Neur. **120**, 166 (1949).

Mader, A.: Die Eigenschaften der normalen Lumbalflüssigkeit. Kinderärztl. Prax. **5**, 66 (1934).

Mai, H.: „Meningismus" im Kindesalter. Med. Klin. **1953**, 1025.

Mallison, R.: Über Pleocytose im Liquor bei postdiphtherischer Nervenschädigung und Bemerkungen zur klinischen Symptomatologie. Nervenarzt **20**, 510 (1949).

Marchesani, O., u. W. Klimke: Über die Neuritis optica unter besonderer Berücksichtigung der Liquorbefunde. Arch. f. Psychiatr. **117**, 186 (1944).

Marie, J., H. E. Hansen and McD. Fulton: Salmonella Meningitis. Amer. J. Dis. Childr. **82**, 567 (1951).

— Ph. Seringe, L. Le Minor et E. Eliachar: L'infection à Salmonella typhimurium du nourisson. Semaine Hôp. **1951**, 615; ref. Zbl. inn. Med. **134**, 152 (1952).

Mathes-Curschmann: Lehrbuch der Differentialdiagnose der Inneren Krankheiten. 11. Aufl. Berlin 1943.

Mayer, J. B.: Infantile Toxoplasmosis-Encephalitis. Ärztl. Wschr. **1949**, 36.

Menzel, K.: Über Meningokokkenerkrankungen. Fortschr. Med. **70**, 253 (1952).

Mies, H. J.: Einengung von Liquor cerebrospinalis als Vorbereitung zur Papierelektrophorese. Klin. Wschr. **1953**, 159.

Misgeld, F. J.: Überblick über die Poliomyelitisepidemie in Berlin 1947. Dtsch. Arch. Klin. Med. **195**, 327 (1949).

Mogiluicki, T.: Die diagnostische und prognostische Bedeutung der Zuckeruntersuchung in der Cerebrospinalflüssigkeit bei Kindern im Verlaufe von Entzündungen der Hirn- und Rückenmarkshäute. Pedjatr. polska **11**, 153 (1932) (poln.); ref. Zbl. Kinderheilk. **26**, 185 (1932).

Mogiluicki, F.: La valeur diagnostique et prognostique de l'examen du sucre dans le liquide céphalorachidien chez les enfants au cours de méningité. Rev. franç. Pédiatr. **7**, 353 (1931).

Mohr, W.: Toxoplasmose. Handbuch der inneren Medizin I,2. Berlin-Göttingen-Heidelberg: Springer-Verlag 1952.

Müller, R., u. W. von Döbelin: Cytological examination of the Cerebrospinal fluid by means of the phase contrast microscop. Acta psychiatr. (Copenh.) Suppl. **46**, 226 (1947).

Nagel, A.: Diplococcus mucosus als Meningitis-Erreger. Zbl. Bakter. **153**, 122 (1949).

— u. G. Ritter: Enterokokken als Krankheitserreger und Saprophyten. Ärztl. Wschr. **1948**, 303.

Neel, A. V.: The cell and protein content of about 12.000 personally examined cerebrospinal fluids (lumbar fluids) and the technique employed in the examination of the proteins. Acta psychiatr. (Copenh.) Suppl. **46**, 253 (1947).

Neter, E., G. Y. Egan, R. F. Krauss and Th. H. Mason: Aureomycin treatment of meningitis due to Bacillus pyocyaneus and Bacillus aerogenes. Report of two cases with recovery. J. Amer. Med. Assoc. **142**, 1235 (1950).

NIEDERMEYER, E.: Mumps und peripheres Nervensystem. Nervenarzt **24**, 148 (1953).

NITSCH, K.: Diagnostische und therapeutische Technik beim Kinde. Stuttgart: Georg Thieme 1951.

OCKLITZ, H. W.: Zur Therapie der Pneumokokkenmeningitis. Kinderärztl. Prax. **17**, 8 (1949).

— Encephalomeningitis purulenta durch Typhusbazillen. Mschr. Kinderheilk. **97**, 1 C (1949).

OEHME, J.: Der Liquor bei connataler Früh- und Spätsyphilis. Ärztl. Wschr. **1952**, 628.

OHR, A., u. I. WILKENS: Über Leptospirenmeningitis. Ein Beitrag zum Krankheitsbild der „akuten aseptischen Meningitis" im Kindesalter. Münch. med. Wschr. **1950**, 1.

OKUDO, S.: Biochemical study of the blood and cerebrospinal fluid of the new-born. Clinical value of the cerebrospinal fluid of normal new-born infants under a month. J. Orient. Med. **28**, Nr. 5 (jap.); ref. Zbl. Kinderheilk. **35**, 163 (1939).

OUNSTED, CH.: Haemophilus Influenzae Meningitis treated with Streptomycin. Lancet **1949**, 639.

PANSINI, PAR K., B. PURETIC et I. SVEL: Contribution à l'étude de la physiologie et de la pathologie du liquide céphalo-rachidien en rapport avec les modifications de la méningité tuberculeuse. Ann. paediatr. (Basel) **179**, 129 (1952).

PASACHOFF, H.: Meningitis due to bacillus acide lactici in a new-born infant. Amer. J. Dis. Childr. **41**, 862 (1931).

PATZER, H.: Kernikterus und Capillarpermeabilität. Mschr. Kinderheilk. **100**, 263 (1953).

PELLNITZ, D.: Die meningitische Form des Canicolafiebers. Z. Laryng. **30**, 197 (1951).

PETERSEN, U. K.: Eitrige Typhusmeningitis bei einem 12 Monate alten Kind. Kinderärztl. Prax. **19**, 19 (1951).

— Coxsackievirusinfektionen im Kindesalter. Münch. med. Wschr. **1953**, 743.

PETTE, H.: Das Problem der Entmarkungsencephalomyelitiden in dynamischer Betrachtung. Klin. Wschr. **1947**, 897.

PINTOS, C.: Liquoruntersuchungen beim Neugeborenen. Semana méd. **2**, 1815 (1930) (span.); ref. Zbl. Kinderheilk. **25**, 198 (1931).

PLAUT, F.: Die Bedeutung der Liquoruntersuchung für die Diagnose der Poliomyelitis. Münch. med. Wschr. **1932 II**, 1548.

POETSCHKE, G., M. LEWANDOWSKI u. S. MAUCH: Der Nachweis von Mycobacterium Tuberculosis mit dem Phasenkontrastmikroskop. Klin. Wschr. **1953**, 879.

PRENZEL, H.: Beobachtungen über die akute Subarachnoidalblutung im Kindesalter. Kinderärztl. Prax. **18**, 111 (1950).

PRESCH, H. R.: Zur Differentialdiagnose der Poliomyelitis, insbesondere der rudimentären Formen. Arch. inn. Med. **1**, 242 (1949).

PRIESS, H., u. W. BRENNER: Über Veränderungen der liquorführenden Räume bei chronischer tuberkulöser Meningitis. Z. Kinderheilk. **68**, 607 (1950).

RADVAN, J.: Méningite lympho-granulocytäre aiguë cryptogénétique curable. Rev. sti. int. méd. **30**, 159 (1941); ref. Zbl. Neur. **101**, 179 (1941).

REHM, O.: Morphologie des Liquors bei Poliomyelitis. Allg. Psychiatr. **102**, 156 (1934).

— Die epidemische Kinderlähmung. Beitrag zur Pathologie des Liquors. Klin. Wschr. **1934 I**, 173.

— Der morphologische Nachweis von Einschlußkörpern im Liquor cerebrospinalis Poliomyelitiskranker. Münch. med. Wschr. **1939**, 1603.

REY, W.: Über eine Epidemie von Virusmeningitis. Med. Klin. **1949**, 609.

RIEBELING, C.: Zur Liquordiagnostik der Neuritis, Arachnoiditis und der Poliomyelitis. Dtsch. med. Wschr. **1940 I**, 573.

— Zur Liquordiagnostik der mit Streptomycin behandelten tuberkulösen Meningitis. Klin. Wschr. **1950**, 519.

— Bemerkungen zur Liquordiagnostik und Prognostik der tuberkulösen Meningitis. Ann. Neur. **57**, 372 (1951).

RIECKE, H.: Ein Beitrag zur Neurotropie des Mumpsvirus. Die Medizinische **48**, 1 (1952).

RODIER, P.: Les méningites lymphocytaires aigues benignes. Bull. Soc. Pédiatr. Paris **34**, 476 (1936).

ROGER, H., et Y. POURSINES: Hypertension intra-cranienne et brucellose. La Méningoencéphalite brucellosique à forme pseudo-tumorale. Schweiz. Arch. Neur. **65**, 255 (1950).

RUBE, G.: Traumatische Meningitis mit Streptococcus viridans als Erreger. Dtsch. med. Wschr. **1949**, 1337.

RUBIE, J., and A. F. MOHUN: Tuberculous meningitis. Early diagnosis and a review of treatment with streptomycin. Brit. med. J. No. 4599, 338 (1949).

DE RUDDER, B.: Über rudimentäre Poliomyelitis. Fortschr. Nervenkrankh. 1939.

RUDOLPH, G.: Antikörpernachweis im Liquor bei Meningitis tuberculosa. Unter besonderer Berücksichtigung der Meinicke-Tuberkulose-Reaktion-MTbR. Z. Kinderheilk. **68**, 259 (1950).

RUHE, H.: Beitrag zur Mucosus-Meningitis. Z. Laryng. **31**, 615 (1952).

Sadusk, J. F., A. S. Rehman, R. R. Wagner and R. Barnett: Friedlander Bacillus meningitis treated with Streptomycin. Amer. J. Med. 6, 522 (1949).

Säker, G.: Ursachen des Zuckerschwundes im Meningitisliquor. Nervenarzt 14, 169 (1941).

Salomon, J. D., St. Hier and O. Bergeim: Free amino acids in cerebrospinal fluid. J. of Biol. Chem. 171, 695 (1947).

Samson, K.: Der normale Liquor cerebrospinalis im ersten Lebenstrimenon. Z. Neur. 128, 494 (1930).

— Über Liquorbefunde und ihre Deutung beim Meningoencephalismus im Kindesalter. Mschr. Kinderheilk. 52, 378 (1932).

Saxl, O., u. F. Weiss: Zur Genese der Pachymeningosis hydrohaemorrhagica interna. Acta paediatr. (Stockh.) 22, 443 (1938).

Schaltenbrand, G.: Die Liquorzirkulation und ihre anatomische Grundlage. Dtsch. Z. Nervenheilk. 140, 67 (1936).

— Neuere Anschauungen zur Pathophysiologie der Liquorzirkulation. Zbl. Neurochir. 3, 290 (1938).

— Die abakteriellen Meningitiden. Dtsch. Arch. klin. Med. 195, 314 (1949).

— Chronische aseptische Meningitis. Nervenarzt 20, 433 (1949).

Schallock, G.: Pathologisch-anatomische Befunde bei tuberkulöser Meningitis unter Streptomycinbehandlung. Fortschr. Diagn. 1, 14 (1949).

Scheid, A.: Studien zur pathologischen Physiologie des Liquors cerebrospinalis. Arch. f. Psychiatr. 117, 219, 312, 641 (1944).

Scheid, W.: Die Zirkulationsstörungen des Gehirns und seiner Häute. Handbuch der inneren Medizin Bd. II, 3. Berlin-Göttingen-Heidelberg: Springer-Verlag 1952.

— Der „zufällige" Fehler bei der üblichen Zählung der Liquorzellen. Dtsch. Z. Nervenheilk. 149, 254 (1939).

— Untersuchungen über den Zerfall der Liquorzellen in vitro. Dtsch. Z. Nervenheilk. 152, 170 (1941).

— Leptospirenerkrankungen unter dem Bild der sog. idiopathischen abakteriellen Meningitis. Dtsch. med. Wschr. 1949, 898.

Scheiffarth, F.: Meningitis und meningeale Reaktion. Dtsch. med. Wschr. 1947, 119.

— u. H. Keller: Zur diagnostischen Verwertbarkeit der Abwehrfermentreaktion im Liquor bei tuberkulöser Meningitis. Klin. Wschr. 1950, 756.

Scheller, H.: Liquorbefunde bei Hirngeschwülsten. Mschr. Psychiatr. 95, 257 (1937).

Schlipköter, H. W.: Die Leptospirosen. Med. Welt. 1951, 772.

Schmeiser, A.: Pyocyaneus-Meningitis nach Lumbalpunktion. Dtsch. Gesundheitswesen 7, 655 (1952).

Schmid, F.: Übertragung der Tuberkulinallergie mit Liquorzellen. Tuberkulosearzt 5, 701 (1951).

Schmöger, R.: Die Liquor-Diagnostik der Meningitis tuberculosa unter besonderer Berücksichtigung der Salzsäure-Collargol-Reaktion. Mschr. Kinderheilk. 100, 309 (1952).

Schneider, R.: Ist das Spinnwebgerinnsel im Liquor cerebrospinalis beweisend für tuberkulöse Meningitis. Ärztl. Wschr. 1950, 702.

Schönenberg, H.: Eine einfache Methode zur Herstellung gut differenzierbarer Liquorzellpräparate. Dtsch. med. Wschr. 1949, 881.

— Das Liquorzellbild bei der Meningitis tuberculosa. Mschr. Kinderheilk. 97, 509 (1949).

— Zur Streptomycinbehandlung der tuberkulösen Meningitis. Med. Mschr. 1949, 350.

— Zur Frage des Hydrocephalus internus bei Meningitis tuberculosa vor und im Verlauf der Streptomycinbehandlung. Ärztl. Wschr. 1950, 106.

— Über das Liquorzellbild bei der idiopathischen, mononucleären Meningitis. Z. Kinderheilk. 69, 274 (1951).

— Die Wasserstoffionenkonzentration des normalen und entzündlich veränderten Liquor cerebrospinalis. Z. exper. Med. 120, 96 (1952).

— Untersuchungen über Vitalspeicherung in Liquorzellen sowie phasenkontrast- und fluoreszenzmikroskopische Beobachtungen über den Zerfall der Liquorzellen. Z. Kinderheilk. 72, 157 (1952).

— Das Liquorzellbild bei den entzündlichen Erkrankungen der Meningen im Kindesalter. Ann. paediatr. (Basel) 181, 65 (1952).

— Papierchromatographische Liquoruntersuchungen. Z. Kinderheilk. 73, 8 (1953).

— Möglichkeiten und Grenzen der Liquordiagnostik. Ärztl. Forsch. (im Druck).

— u. K. Menzel: Ein Beitrag zum Problem der „radiometrischen Passageprüfung" des Liquor cerebrospinalis. Z. Kinderheilk. 73, 17 (1953).

Schuier, F. X.: Diagnostik und moderne Therapie der chronischen tuberkulösen Meningitis beim Kind. Med. Mschr. 7, 282 (1953).

SCHULTZ, H., u. H. J. KNIBBE: Neue Erkenntnisse über die normale und pathologische Histologie der weichen Hirnhäute durch die Untersuchung in „Häutchenpräparaten". Frankf. Z. Path. 63, 455 (1952).

SCHUSTER, M.: Über epidemische Virus-Meningitis. Mschr. Kinderheilk. 98, 294 (1950).

SIMON, G.: Die tuberkulöse Gehirnhautentzündung. Beitr. Klin. Tbk. 93, 285 (1939).

SIMON, H.: Über die Listerienenzephalitis. Zbl. Path. 90, 353 (1953).

SMITH, L.: Blood in the cerebrospinal fluid of the new-born. Its relation to prognosis. Amer. J. Obstetr. 28, 89 (1934).

STAMMLER, A.: Ein Beitrag zur Klinik und Epidemiologie der Säuglingsdiphtherie. Ärztl. Wschr. 1949, 42.

STENDER, A.: Über lebensbedrohliche Blutungen nach Suboccipitalpunktion und ihre chirurgische Behandlung. Ärztl. Wschr. 1952, 1200.

STENDER, O.: Über die Meningitis serosa, acuta idiopathica bzw. epidemica. Dtsch. Z. Nervenheilk. 141, 217 (1936).

STIER, CH.: Zur Pathogenese der Eiweißvermehrung im Liquor bei der Poliomyelitis. Dtsch. med. Wschr. 1949, 1178.

STOLZE, H.: Zur Frage des „Zerfalls" und „Alterns" der Liquorzellen. Arch. f. Psychiatr. 116, 263 (1943).

STREICHER, H. J., u. ST. SANDKÜHLER: Klinische Zytologie. Stuttgart: Georg Thieme 1953.

STROBEL, W.: Leptospirenerkrankungen im Kindesalter. Kinderärztl. Prax. 18, 352 (1950).

STRÖDER, J.: Zur Pathogenese der toxischen Diphtherie im Kindesalter. Mschr. Kinderheilk. 98, 51 (1950).

— u. A. NIGGEMEIER: Studien über Liquoreiweiß bei lähmungsfreier Diphtherie. Ein Beitrag zur Pathogenese. Arch. Kinderheilk. 141, 213 (1950).

STÜMPKE, H.: Lumbal- und Occipitalpunktion. Z. Hautkrkh. 6, 156, 207, 271 (1949).

SZCKY, A.: Über die Bedeutung der Liquorveränderungen bei raumbeengenden Prozessen des Schädels. Mschr. Psychiatr. 98, 111 (1948).

TAILLENS, J.: Sur l'épidémiologie, la sémiologie, le diagnostic et le prognostic de la paralyse infantile. Rev. méd. Suisse 57, 561 (1937).

TASSOWITZ, B.: L'évolution cytologique du L. C. R. au cours de la meningite tuberculeuse. Rev. franç. Pédiatr. 9, 609 (1933).

— La méningite séreuse de la poliomyelite et la méningite tuberculeuse. Cyto-diagnostic différentiel. Presse méd. 1935 I, 285.

TELLENBACH, H.: Diphtherie und diphtherische Nervenschäden. Dtsch. Z. Nervenheilk. 165, 557 (1951).

THELANDER, H., E. SHAW and M. LIMPER: The spinal fluid cytology in poliomyelitis. A graphic study. Amer. J. Dis. Childr. 42, 1117 (1931).

TIETZ, C. J.: Die Filtration als Anreicherungsverfahren für Tuberkelbazillen zur bakterioskopischen Untersuchung. Zbl. Bakter. 1950 I, 155.

— u. F. HEEPE: Bakterioskopischer Tuberkelbazillennachweis auf Membranfilter aus dem Liquor bei tuberkulöser Meningitis. Med. Klin. 1950, 111.

TÖNDURY, G.: Zum Problem der Embryopathia rubeolosa. Dtsch. med. Wschr. 1950, 1029.

TOOMEY, J. A.: Diagnosis of Poliomyelitis. J. Amer. Med. Assoc. 117, 269 (1941).

— R. P. FULTON and FR. W. REA: Tryptophan bodies in tuberculous meningitis. J. of Pediatr. 7, 372 (1939).

TRENDTEL, F.: Die Bedeutung und Beeinflussung des Liquorzuckers im Kindesalter. Arch. Kinderheilk. 89, 96 (1930).

ULBRICHT, H.: Phasenkontrastmikroskopische Liquorzelluntersuchungen. Arch. f. Dermat. 193, 56 (1951).

URBAN, N.: Kalium-Natriumspiegel im Verlaufe der Meningitis tuberculosa. Mschr. Kinderheilk. 98, 145 (1950).

VADEN, E. B., E. C. RICE and V. STADNICHENKO: Meningitis due to simultaneous double infections in children. J. Amer. Med. Assoc. 143, 1402 (1950).

VALENTINE, F.: Diagnosis of tuberculous meningitis. Brit. med. J. No. 4595, 195 (1949).

VOGEL, H., u. W. MINNING: Wurmkrankheiten. Handbuch der inneren Medizin Bd. I, 2, Berlin-Göttingen-Heidelberg: Springer-Verlag 1952.

WALENZ, H.: Über die Behandlung der eitrigen Hirnhautentzündungen im Kindesalter nach heute gültigen Grundsätzen. Med. Klin. 44, 1397 (1949).

— u. A. WESTPHAL: Toxoplasmose bei Kindern. Mschr. Kinderheilk. 98, 329 (1950).

WAWERSIK, F., u. H. J. BÖCKLER: Über elektrophotometrische Bestimmung des Liquoreiweißes. Klin. Wschr. 1951, 552.

WEDEMEYER, H. E.: Über die Zellen im Liquor cerebrospinalis bei der Meningitis tuberculosa. Klin. Wschr. 1935, 858.

WEHRLIN, H.: Die Schweinehüter-Krankheit. Erg. inn. Med. 58, 392 (1940).

Weichsel, M., and G. Herzger: Significance of the diminution of the spinal fluid sugar in tuberculous meningitis. J. Pediatr. **9**, 763 (1936).

Weicker, B.: Über gehäuftes Auftreten nichteitriger Encephalomyelitis. Dtsch. Arch. klin. Med. **196**, 502 (1949).

Weingärtner, L.: Zur Meningitis tuberculosa unter besonderer Berücksichtigung der Früh- und Differentialdiagnose. Dtsch. Gesundheitswesen **7**, 121 (1952).

Wengelar, F.: Drei Meningitisfälle bei Säuglingen durch Bacterium enteritis Gärtner Typ Jena. Med. Klin. **1940 II**, 217.

Wiedemann, H., u. H. Trentmann: Zur konnatalen Toxoplasmose. Med. Mschr. **1949**, 837.

Wolf, A., P. Cowen et R. Pluvinage: L'Encephalomyelite a toxoplasmes. Rev. Neur. **87**, 262 (1949).

Wolf, G.: Über das sporadische Auftreten der Encephalitis lethargica (v. Economo). Dtsch. med. Wschr. **1953**, 968.

Wolff, J.: Embryopathia rubeolosa. Mschr. Kinderheilk. **98**, 227 (1950).

Wolleck, B., u. M. Kulésar: Über das Säure-Basen-Gleichgewicht des Liquors bei der tuberkulösen Meningitis. Z. Kinderheilk. **57**, 409 (1935).

Wuhrmann, F., u. Ch. Wunderly: Die Bluteiweißkörper des Menschen. Basel 1947.

Zellweger, H.: Über die chronische, allergische Meningitis. Helvet. paediatr. Acta **1**, 417 (1945).

Zimmermann, S. L., L. Frutchey and J. H. Gibbes: Meningitis due to Candida (Monilia) albicans with recovery. J. Pharmacol. **135**, 145 (1947); ref. Zbl. Kinderheilk. **118**, 131 (1948).

Zinke, W.: Über Micrococcus-catarrhalis-Meningitis. Z. Kinderheilk. **58**, 236 (1936).

Allgemeiner Teil.

Einleitung.

Die Untersuchung der humoralen und morphologischen Bestandteile des Liquor cerebrospinalis hat zu Anfang dieses Jahrhunderts einen bemerkenswerten Aufschwung erfahren. Hingegen ist später auf diesem Gebiet eine gewisse Stille eingetreten (Kafka), und erst in den letzten Jahren ist die Liquordiagnostik wiederum Gegenstand zahlreicher Abhandlungen geworden. Wir werden zunächst nach den Ursachen dieser Entwicklung zu fragen haben. Das zeitweilig nachlassende Interesse möchten wir als Folge einer gewissen Enttäuschung darüber ansehen, daß die Liquordiagnostik anscheinend nicht die in sie gesetzten Erwartungen erfüllt hat. Diese war jedoch unvermeidlich, wenn man glaubte, allein aus der Liquoruntersuchung eine klinische Diagnose stellen zu können. Die Auffassung einiger Autoren, daß zum Beispiel Liquorhypoglykorrhachie und Liquorlymphocytose für Meningitis tuberculosa beweisend sei oder Proteinvermehrung im Liquor in jedem Fall eine „organische Erkrankung" des Gehirnes anzeige, mußte notwendigerweise zu Rückschlägen führen. Die Bewertung der Liquoruntersuchung kann nur im Rahmen der sonstigen klinischen Untersuchungsbefunde erfolgen, und Kafka, Demme sowie andere Autoren haben mit Recht die bedeutsame Forderung nach der „funktionell-genetischen Liquoranalyse" erhoben, worauf noch ausführlicher zurückzukommen sein wird.

In den letzten Jahren ist nun (insbesondere auch auf pädiatrischem Gebiet) die Liquordiagnostik bemerkenswert intensiviert worden. Die Gründe liegen zunächst in der Tatsache, daß die entzündlichen Erkrankungen des Zentralnervensystems allgemein eine deutliche Zunahme erkennen lassen, wobei sich eine deutliche Bevorzugung des jugendlichen bzw. wachsenden Organismus zeigt, deren Ursache offenbar in dem excessiven Wachstum des Gehirns im Säuglings- und Kindesalter zu sehen ist.

Die antibiotische Behandlung vermag bei den entzündlichen Erkrankungen des Zentralnervensystems und seiner Häute häufig einen erstaunlichen Heileffekt zu erzielen, zu dessen Voraussetzung jedoch eine rechtzeitige und ätiologisch richtige Diagnose erforderlich ist. Es nimmt deswegen nicht wunder, daß immer

wieder versucht wird, aus den Liquorveränderungen diagnostische, differentialdiagnostische und zum Teil auch prognostische Anhaltspunkte zu gewinnen. So
ist die Liquordiagnostik heute von größerer Bedeutung denn je, und es erscheint
angebracht, den heutigen Stand der Liquordiagnostik zusammenfassend abzuhandeln.

Seit der erschöpfenden, meisterhaften Monographie von SAMSON sind mehr als
20 Jahre verstrichen. Viele der von SAMSON vorgetragenen Ergebnisse bzw.
Theorien besitzen auch heute noch ihre volle Gültigkeit; andere sind zugunsten
neuer Erkenntnisse bzw. Befunde verlassen worden. Der Einbau moderner
Untersuchungsmethoden wie der Liquor-Papierelektrophorese, der Liquor-Papierchromatographie, der Phasenkontrast- und Fluorescenzmikroskopie haben zudem unsere Kenntnisse über die morphologischen und humoralen Bestandteile
des Liquor cerebrospinalis ungemein bereichert, so daß auch aus diesem Grunde
eine Sichtung der vorliegenden Ergebnisse angeraten erscheint.

Auf eine vollständige Berücksichtigung aller Publikationen, welche lediglich
über empirisch gefundene Liquorveränderungen berichten, und damit im wesentlichen eine Bestätigung bekannter Tatsachen bringen, wurde bewußt verzichtet,
da dies weder möglich noch der gestellten Aufgabe förderlich erschien. Hingegen
war eine eingehendere Kritik sowohl der gebräuchlichen als auch der neu angegebenen Untersuchungsmethoden der verschiedenen Bestandteile bzw. Funktionen
des Liquors erforderlich, um die *Grenzen der einzelnen Methoden* herauszustellen
und einer Überbewertung der hiermit gewonnenen Ergebnisse vorzubeugen.

Im allgemeinen wurden an die Abhandlung von SAMSON angeknüpft, so daß
die vorliegende Arbeit keinen Anspruch darauf erheben will, das gesamte Gebiet
der Liquordiagnostik erschöpfend abzuhandeln; vielmehr beschränkt sie sich auf
die seitdem vorliegenden neueren Ergebnisse bzw. Gesichtspunkte.

Es wurde der Versuch unternommen, die Liquorveränderungen stets im Zu-
sammenhang mit den morphologischen bzw. humoralpathologischen Veränderungen abzuhandeln, da dies der einzig gangbare Weg erschien, die stark wechselnden
Befunde einer gemeinsamen Betrachtung näherzubringen. Die Liquorveränderungen bei den verschiedenen Erkrankungen des Zentralnervensystems und seiner
Häute stellen letztlich nichts anderes dar, als einen „Spiegel" jener krankhaften
Prozesse. Dies trifft sowohl für die aus den erkrankten Abschnitten stammenden
Liquorzellen zu, als auch für die Liquorproteine, welche durch die qualitativen
und quantitativen Proteinbestimmungen, durch Liquor-Papierelektrophorese,
Liquor-Papierchromatographie, die Kolloidkurven erfaßt werden. Es wird später
im gegebenen Zusammenhang zu besprechen sein, wie weit dieser „Spiegel" ein
objektives, verzerrtes oder auch überhaupt kein Bild der krankhaften Veränderung
wiedergibt.

1. Technik der Liquorentnahme.

Die Technik der Liquorentnahme ist im Grundsätzlichen bekannt. Die jeweiligen Indikationen sollen jedoch kurz beleuchtet werden.

Die Methode der Wahl ist im Kindesalter und speziell im Säuglingsalter
immer die *Lumbalpunktion*, welche im Liegen ausgeführt wird.

Man lasse in der Regel immer nur so viel Liquor abtropfen, wie zu den geplanten Untersuchungen erforderlich ist, da die Stärke der postpunktionellen Beschwerden zu einem wesentlichen Teil von der *Menge des abgelassenen Liquors* abhängig sein wird. Bei schwer toxischen
Säuglingen gewannen wir bisweilen zudem den Eindruck, daß die Liquorentnahme bzw. die
hierdurch ausgelöste Liquor-Druckschwankung evtl. auch die mechanische, thermische
Belastung des Säuglings während der Punktion die Katastrophe beschleunigte.

Man wird also die *Dauer des Eingriffes* in diesen Fällen möglichst abkürzen und die zu
entnehmende Liquormenge gering halten. Bei dem Verdacht auf das Vorliegen einer Hirnblutung bei Neugeborenen sieht GLANZMANN (ähnlich RYDBERG) in einer diagnostischen

Lumbalpunktion eine Gefahr durch die Provokation neuer Blutungen. Wenn auch diese keineswegs von der Hand zu weisen ist, erscheint uns der diagnostische Wert einer Lumbalpunktion bei einer Hirnblutung jedoch so groß, daß wir keinesfalls darauf verzichten möchten. Da bereits wenige Tropfen genügen, um die hier notwendigen Untersuchungen anzustellen, kann zudem die Gefahr einer neuen Blutung auf ein Mindestmaß beschränkt werden.

Kontraindikationen ergeben sich bei dem Verdacht auf das Vorliegen eines Hirntumors mit Stauungspapille, da es zu lebensbedrohlichen Zwischenfällen infolge Einklemmung von Teilen des Hirnstammes bzw. der Kleinhirntonsillen in das Foramen occipitale magnum kommen kann. So berichtet KLIMKE von 5 Todesfällen bei 20000 Lumbalpunktionen. Es handelte sich bei all diesen Patienten um unklare cerebrale Krankheitsbilder, bei denen trotz aller Vorsichtsmaßnahmen 8—10 Std. nach der Punktion unter den Zeichen einer zentralen Atemlähmung der exitus letalis eintrat. Die spätere Obduktion deckte dann das Vorliegen eines Tumors der hinteren Schädelgrube mit Hirnschwellung auf. Ähnliche Zahlen über Todesfälle nach Lumbalpunktionen werden von SÜSSER (zit. nach KLIMKE) mitgeteilt. Eine mit Vorsicht vorgenommene Suboccipitalpunktion, besser noch eine Ventrikelpunktion verringert hier erheblich die Gefahr von Zwischenfällen. Bestehen jedoch Hinweise auf das Vorliegen eines Tumors im Bereiche der hinteren Schädelgrube, wird man jedoch auch von einer diagnostischen Suboccipitalpunktion besser absehen, wenngleich H. E. KEHRER angibt, daß es hierbei keineswegs immer zu Komplikationen kommen muß. SZIKY hält die Suboccipitalpunktion hierbei für verhältnismäßig so gefahrlos, daß er auf die Möglichkeit einer humoralpathologischen Diagnose des Liquors nicht verzichten möchte.

Die alte Forderung nach *Flachlagerung* des Patienten im Anschluß an eine Lumbalpunktion besteht nach neuesten Untersuchungsergebnissen von SÄKER aus zwei Gründen weiterhin zu Recht. Zunächst ist damit zu rechnen, daß nach Lumbalpunktion und senkrechter Körperhaltung — im Gegensatz zur Flachlagerung — eine *Stichlochdrainage* entsteht, welche auch bei Verwendung dünner Kanülen erhebliche Ausmaße annehmen kann und einen Liquorunterdruck zu erzeugen vermag. Auf den liquorhypotonen Symptomenkomplex wird später noch ausführlicher zurückzukommen sein. Die Stichlochdrainage bzw. die hierdurch bedingte Liquordrucksenkung kann andererseits Ursache der *postpunktionellen Kopfschmerzen* darstellen, deren pathologisch-anatomisches Substrat wir im Bereiche der intrakraniellen Gefäße vermuten müssen, da insbesondere gefäßerweiternde Mittel therapeutisch wirksam sind. Von Bedeutung ist hierbei, daß Patienten mit einer vegetativ-vasomotorischen Übererregbarkeit zu besonders heftigen und anhaltenden Kopfschmerzen schon nach kleinen intralumbalen Eingriffen neigen (SÄKER).

Die Punktion der Cysterna cerebello-medullaris, allgemein die *Suboccipitalpunktion* genannt, wird in der Neurologie und Venerologie in immer stärkerem Maße anstelle der Lumbalpunktion vorgenommen, weil sie ambulant durchführbar ist und die (individuell stark unterschiedlichen) postpunktionellen Beschwerden bedeutend geringer sind (vgl. KNIERER, KLIMKE u. a.).

Auch wir haben an unserer Klinik den unbedingten Eindruck, daß die postpunktionellen bzw. postencephalographischen Beschwerden nach suboccipitaler Liquorentnahme bzw. Pneumo-Encephalographie bei Kindern wesentlich geringer und von kürzerer Dauer sind als nach lumbaler. Bei Säuglingen und Kleinkindern erscheint die *Suboccipitalpunktion jedoch nur dann angezeigt, wenn die lumbale Liquorentnahme aus irgendeinem Grunde nicht oder nur schwer durchführbar ist* (etwa bei Verdacht auf Lumbalstop, Myelocele, Beckengips, Hautaffektionen), und es erscheint *sehr gewagt, die Suboccipitalpunktion routinemäßig anstelle der Lumbalpunktion bei Säuglingen und Kleinkindern durchzuführen*, da die anatomischen Verhältnisse sehr klein sind. Der Weg, den die Nadel zurücklegen muß (insbesondere durch das Unterhautfettgewebe) ist sehr unterschiedlich, so daß man hieraus kaum Hinweise auf die Lage der Nadel gewinnen kann. Der häufig zitierte „Durchstoß" durch die Membrana atlanto-occipitalis ist bei Säuglingen und Kleinkindern keineswegs immer so eindrucksvoll, wie man es nach manchen Angaben glauben möchte. Die Durchführung der Suboccipitalpunktion muß streng auf einen solchen Personenkreis beschränkt bleiben, welcher mit der Technik völlig vertraut ist, da sonst die *nicht geringe Gefahr der Verletzung lebenswichtiger Abschnitte der Medulla oblongata mit anschließender tödlicher Blutung* besteht.

Es ist erforderlich, daß derjenige, welcher sich mit der Technik der Suboccipitalpunktion bei Säuglingen und Kleinkindern vertraut machen will, vorerst nach gründlicher theoretischer Orientierung dieselbe bei älteren Schulkindern erlernt, da hier die anatomischen Verhältnisse größer sind und darüber hinaus der Durchstich durch die Membrana atlanto-occipitalis deutlicher spürbar ist. Erst wenn bei älteren Kindern die Technik sicher beherrscht wird, dürfen auch jüngere Patienten herangezogen werden.

HOCHEK empfiehlt die *Erlernung der Technik der Suboccipitalpunktion an der Leiche*. Da der Überdruck im Liquorraum post mortem schnell nachläßt, schlägt HOCHEK vor, zunächst

20 cm³ Luft lumbal einzublasen. Bei der anschließenden Suboccipitalpunktion fließt dann der Liquor wie beim lebenden Menschen.

Aber auch bei lege artis durchgeführter Suboccipitalpunktion sind ganz vereinzelt — soweit ich das Schrifttum übersehe ausschließlich bei Erwachsenen — bedrohliche Zwischenfälle mitgeteilt worden. Hierbei bestand eine Gefäßanomalie, wodurch es im Bereiche der Cysterna magna zu einer massiven Anstichblutung aus einer Arterie oder Vene gekommen war. Je nachdem, ob es sich um eine arterielle oder venöse Blutung handelt, zeigen sich die ersten Symptome gesteigerten Hirndrucks innerhalb einiger Stunden bzw. Tage. Solche Beobachtungen sind von KLIMKE, KEHRER, STENDER mitgeteilt worden. Es ist wichtig, auch hinsichtlich späterer Schadenersatzansprüche zu wissen, daß eventuell durch eine sofort durchgeführte Operation, welche in der Entfernung des Blutcoagulums besteht und damit die Liquorpassage freimacht, der letale Ausgang unter Umständen verhütet werden kann. Es wäre jedoch falsch, anzunehmen, daß jede Blutbeimengung im Liquor bei suboccipitaler Entnahme Ausdruck bzw. Symptom nachfolgender tödlicher Blutung wäre. Auch bei sorgfältiger Technik kommt es infolge abnorm verlaufender kleiner Gefäße gar nicht so selten zu einer „blutigen" Punktion. Für das Erwachsenenalter werden Zahlen zwischen 2 und 6% angegeben. Diese Blutungen sind in der Regel völlig belanglos. Es empfiehlt sich jedoch in jedem Fall, die Kinder für 48 Std. genau zu beobachten, flach liegen zu lassen und eventuell für eine laufende ophthalmologische Untersuchung Vorsorge zu treffen.

Es ist Sache der Gewohnheit, ob die Suboccipitalpunktion in liegender oder sitzender *Haltung des Kindes* ausgeführt wird. An unserer Klinik wird die Suboccipitalpunktion ausschließlich im Sitzen vorgenommen, wogegen NITSCH mitteilt, daß die liegende Haltung des Patienten bevorzugt wird.

Als *Einstichstelle* soll die Mitte zwischen dem obersten Dornfortsatz und der Hinterhauptschuppe gewählt werden. Wir gehen jedoch in der Regel so vor, daß der sorgfältig jodierte linke Zeigefinger den obersten Dornfortsatz abtastet und die Nadel direkt oberhalb des Fingers etwas schräg nach oben eingestochen wird. Der linke Zeigefinger fixiert so gewissermaßen den Einstichpunkt und die Einstichrichtung. Man gelangt auf diese Weise ohne weiteres in die Cysterna cerebello-medullaris; nur gelegentlich stößt man an die Hinterhauptschuppe an, braucht dann die Spitze der Nadel jedoch nur etwas zu senken.

Die *Ventrikelpunktion* soll solchen Fällen vorbehalten bleiben, bei denen ein begründeter Verdacht auf eine Vergrößerung der Hirnkammern oder ein besonderes diagnostisches Interesse an dem Ventrikelliquor besteht.

Sofern keine Ventrikelerweiterung vorhanden ist, kann es sonst technisch recht schwierig sein, Liquor aus einem der Seitenventrikel zu erhalten. Dieser ist zudem recht häufig blutig, was den Wert der Liquoruntersuchung wiederum erheblich einschränkt.

2. Schrankenfunktion und Permeabilitätsprobleme.

Fragen der Schrankenfunktion sowie der Permeabilität von Stoffen aus dem Blute in den Liquor sind heute nicht nur von großem theoretischem Interesse, sondern auch von eminenter praktischer Bedeutung. Es sind drei Schranken aufgerichtet: Die Blut-Liquorschranke, die Blut-Hirnschranke, die Gehirnliquorschranke.

Unter der *Blut-Liquorschranke* versteht man eine hypothetische Membran, welche die Zufuhr von Stoffen aus dem Blute in den Liquor regelt und vice versa.

Sie ist an die Endothelien des Plexus sowie der Capillaren der Liquorstrombahn gebunden. Nach welchen Gesetzen allerdings der Übertritt von Stoffen aus dem Blute in den Liquor erfolgt und umgekehrt, ist schwer zu sagen. Die tatsächliche Verteilung der meisten Ionen widerspricht jedenfalls dem oft angeführten DONNAN-Gleichgewicht (LÜTHY). Am Beispiel der Sulfonamide hat WITZGALL den Nachweis zu bringen versucht, daß das Vorkommen der einzelnen Sulfonamide im Liquor nicht durch die Diffusionszeit bedingt ist, sondern nach allgemeinen Verteilungsgrundsätzen auf Grund von Lösungs- und Adsorptionsgleichgewichten vor sich geht. Unter der „physiologischen" Permeabilität versteht WALTER, daß die lebende Zelle der Grenzflächen aktiv sowohl die Qualität als auch die Quantität der angebotenen Stoffe auswählt und bestimmt.

Es ist nun bekannt, daß *alle entzündlichen Erkrankungen der Meningen mit einer Erniedrigung* der Blut-Liquorschranke einhergeht; d. h. der *Übergang von Stoffen aus dem Blute in den Liquor findet schneller und in größerem Umfange statt.* Aber nicht nur entzündliche Erkrankungen, sondern darüber hinaus jede das Gefäßsystem in Mitleidenschaft ziehende Krankheit wirkt sich auch auf die Funktion der Blut-Liquorschranke aus.

So fanden z. B. REDFARN und Mitarbeiter, daß eine erhöhte Durchlässigkeit für Penicillin bei solchen Leiden gesichert werden konnte, welche mit einer Gefäßschädigung einhergingen. Bei diesen Patienten war gleichfalls ein erhöhter Eiweißgehalt im Liquor nachweisbar. WHITHEAD fand weiterhin bei einem Patienten im Leberkoma eine excessive Vermehrung von Glutamin im Liquor, was ich ebenfalls bei einem 3 jährigen Mädchen im urämischen Präkoma beobachten konnte.

Die bei *Säuglingen mit Intoxikationen* häufig vorhandene Eiweißvermehrung im Liquor ist ebenfalls unschwer als Folge der allgemeinen Capillarpermeabilitäts-störung zu deuten. Bei *Neugeborenen*, insbesondere Frühgeborenen besteht eine „physiologische" Erniedrigung der Blut-Liquorschranke (vgl. bei TATSUMI, SAMSON), welche mit der in dieser Altersstufe vorhandenen relativen Insuffizienz des Gefäßsystems parallel geht.

Weiterhin vermögen *Pharmaka* sowie *physikalische Methoden eine Erhöhung bzw. Erniedrigung der Blut-Liquorschranke* herbeizuführen.

So soll *Calcium*, dessen gefäßabdichtender Effekt bekannt und erprobt ist, auch die Permeabilität der Blut-Liquorschranke heraufsetzen. *Adrenalin* hat neben seiner blutdruck-steigernden Wirkung auch einen gefäßabdichtenden Effekt; ein ähnlicher Einfluß wird auch auf die Blut-Liquorschranke angenommen. Die gegenteilige Wirkung des *Theophyllins* auf die Durchblutung ist ebenfalls erwiesen und macht wiederum eine Durchlässigkeitssteigerung der Blut-Liquorschranke verständlich. GLAUNER und SCHORRE sahen nach *Kurzwellendurch-flutung des Kopfes* eine deutliche Eiweiß- und Zuckervermehrung im Liquor bei unvermindertem Blutzucker; zu ähnlichen Ergebnissen gelangte SCHIERSMANN. Hohes *Fieber* setzt ebenfalls die Durchlässigkeit der Blut-Liquorschranke herab; durch *Pyriferkuren* bei der Neurolues wird diese Tatsache therapeutisch auszunutzen versucht.

Bei Beurteilung der Membranfunktion der Blut-Liquorschranke ist grundsätzlich zu unterscheiden, ob normale oder pathologische Verhältnisse vorliegen. Eine Forderung, welche nicht immer genügend Beachtung findet. Es besagt z. B. wenig, ob unter normalen Bedingungen dieser oder jener Stoff in den Liquor übertritt; *entscheidend* ist vielmehr seine *Konzentration bei bestimmten Erkrankungen*, da diese in der Regel mit einer Störung der Blut-Liquorschranke einhergehen.

Die Funktion der *Blut-Hirnschranke* wird von dem Endothel der Capillaren wahrgenommen, da die Nervenzellen hierzu infolge ihrer einseitigen funktionellen Fähigkeiten nicht in der Lage sind (BECKER und QUADBECK). Vieles spricht dafür, daß der „Stoffwechsel des Zentralnervensystems unter normalen und pathologischen Bedingungen wahrscheinlich ausschließlich den Weg über die Blut-Hirnschranke nimmt" (ROEDER und REHM). Bei Beurteilung von Liquor-befunden können wir die *Bedeutung der Blut-Hirnschranke nicht hoch genug veranschlagen*, denn es ergibt sich hieraus, daß bei einer auf das Gehirn beschränkten Erkrankung der pathologische Stoffwechsel ausschließlich oder doch überwiegend den Weg über die Blut-Hirnschranke nimmt, die pathologischen Stoffwechsel-produkte demnach überhaupt nicht im Liquor ihren Niederschlag zu finden brauchen. Die resignierende Feststellung KAFKAS „wir müssen uns damit abfinden, daß es organische Erkrankungen des Zentralnervensystems gibt, die mit einem nach den bisherigen Reaktionen negativen Liquorbefund einhergehen", erhält durch die Existenz der Blut-Hirnschranke ihre zwanglose Erklärung. Auch dem Kinderarzt sind die nur geringfügigen oder auch fehlenden Liquor-veränderungen trotz schwerer encephalitischer Krankheitsbilder durchaus geläufig.

Tierexperimentelle Untersuchungen über die Funktionsweise der Blut-Hirnschranke aus jüngster Zeit verdanken wir BECKER und QUADBECK sowie QUADBECK und RANDERATH. Die Autoren fanden, daß die Permeabilität der Blut-Hirnschranke sich durch p_H-*Änderungen* beeinflussen läßt, wobei eine p_H-Erniedrigung auf der Hirnseite oder eine p_H-Erhöhung auf der Blutseite die Schrankenpermeabilität steigert, während p_H-Änderungen im umgekehrten Sinne eher eine abdichtende Wirkung auszuüben scheinen. Die eben genannten Autoren konnten fernerhin nachweisen, daß Rutin bei der Ratte und der Katze die Durchlässigkeit der Blut-Hirnschranke für Methylenblau verringert. Schließlich wurde durch BECKER und QUADBECK der Nachweis erbracht, daß die Blut-Hirnschranke durch Sauerstoffmangel schon zu einem sehr frühen Zeitpunkt Schaden erleidet, an dem histologische Gewebsschäden noch nicht erkennbar sind. Die Funktion der Blut-Hirnschranke ist ebenfalls vom Alter abhängig. In tierexperimentellen Untersuchungen mit Hilfe radioaktiven Phosphors fand BAKAY, daß der Übergang von radioaktivem Phosphor bei jungen Kaninchen schneller vonstatten geht als bei ausgewachsenen Tieren. Erst mit der siebten Lebenswoche zeigen sich die gleichen Werte wie bei ausgewachsenen Tieren.

Die Bedeutung der *Gehirn-Liquorschranke*, welche in der der äußeren Hirnoberfläche aufliegenden Gliafaserdeckschicht bzw. in dem die Ventrikel auskleidenden Ependym zu suchen ist, ist noch wenig bekannt und experimentellen Untersuchungen nur schwer zugängig. Nach SCHALTENBRAND ist die Membran zwischen Liquor und Hirngewebe „weder aus Gummi noch aus Glas".

An *Permeabilitätsprüfungen* der Blut-Liquorschranke haben die WALTERsche *Brommethode* sowie die *Uranin-Methode* nach KAFKA-SAMSON eine gewisse klinische Bedeutung erlangt.

Gegen die WALTERsche Brommethode sind jedoch schwere Einwände erhoben worden. So hat FREY aufzeigen können, daß Brom normalerweise in gleicher Konzentration im Blute wie im Liquor vorhanden ist, gelegentlich sogar höhere Konzentrationen erreicht. Es würde sich demnach bereits normalerweise ein Quotient von 1:1 ergeben und nicht wie von WALTER angegeben 3:1. Die WALTERsche Brommethode gibt demnach nach ROEDER und REHM ein völlig falsches Bild vom Übergang der Testsubstanz in den Liquor und sollte überhaupt nicht mehr angewandt werden. SCHEID bezeichnet die Brommethode nach WALTER ebenfalls als schlechthin wertlos.

Der *Uraninmethode* nach KAFKA-SAMSON haftet als wesentlicher Nachteil die starke Diffusibilität des Farbstoffes an, wodurch es nach der intramuskulären Injektion zu einer Gelbfärbung der Haut und der Skleren kommt. Diese Methode dürfte heute kaum noch angewandt werden. In diesem Zusammenhang bedarf auch die *Hämolysin-Reaktion* nach WEIL und KAFKA Erwähnung, welche bereits in dem Ergebnisbeitrag von SAMSON sowie in den neueren Liquormonographien von DEMME, MEYER, ROEDER und REHM beschrieben worden ist. KAFKA betrachtet auch heute noch die Hämolysinreaktion als eine Permeabilitätsprobe, da „bisher der Nachweis nicht geglückt ist, daß in einem Fall der hämolytische Normalamboceptor im Blute fehlt, jedoch in der Cerebrospinalflüssigkeit vorhanden ist". Die Hämolysinreaktion ist Folge eines allgemein gültigen Gesetzes, nämlich der anticellulären Serumwirkung (SCHLOSSBERGER); diese wiederum ist Teil der immunbiologischen Eigenschaften des Serums. Die Immunstoffe bzw. Antikörper sind nach der heute gültigen Auffassung an die Globulin-Fraktion, insbesondere die γ-Globulinfraktion des Serums gebunden, als deren Bildungsort das reticulo-endotheliale System angenommen wird. Bei der Untersuchung der immunbiologischen Besonderheiten des Liquor cerebrospinalis wird zu begründen sein, daß das subarachnoidale Gewebe dem RES zugeordnet werden kann, so daß theoretisch die Annahme einer „intramuralen" Entstehung des hämolytischen Normalamboceptors gerechtfertigt erscheint. Es ist sicherlich KAFKA darin zuzustimmen, daß in der Regel der Normalamboceptor hämatogenen Ursprungs ist, die Hämolysinreaktion demnach als Permeabilitätsprobe zu werten ist. Bei subchronischen, vornehmlich meningitischen Krankheitszuständen ist jedoch darüber hinaus infolge „Aktivierung" des subarachnoidalen Gewebes eine „intramurale" Genese eines Teiles des Normalamboceptors wahrscheinlich und zu berücksichtigen So möchten wir es nicht als einen Zufall werten, daß nach KÖNYVES-KOLONICS und HUSZÁK die Hämolysinreaktion bei der multiplen Sklerose, der progressiven Paralyse, der GUILLAIN-BARREschen Erkrankung sowie den Meningitiden am stärksten positiv ist.

3. Liquordruck.

Die Höhe des Liquordruckes wird von einer Reihe von Faktoren bestimmt, als deren wichtigster der hydrostatische Druck zu nennen wäre. Bei *horizontaler Lage* sind die Druckdifferenzen zwischen den einzelnen Abschnitten der liquorführenden Räume wesentlich geringer als im Sitzen. Weiterhin wirkt sich der *elastische Membrandruck*, welcher nach STÖHR wiederum nervösen Regulationen unterliegt, auf den Liquordruck aus. Von geringerem Einfluß sind weiterhin die *Atemschwankungen*; WEIGEL diskutiert schließlich die Beeinflussung des Liquordruckes durch den *Sekretionsdruck des Plexus chorioideus*. Von größerer Bedeutung ist die Abhängigkeit des Liquordruckes vom *Blutdruck*.

H. E. Kehrer konnte darlegen, daß der augenblickliche Liquordruck dem Blutdruck parallelgeht und umgekehrt. Bei Senkung des Liquordruckes etwa durch Ablassen von Liquor fällt auch der Blutdruck. Schiersmann hat allerdings nach Kurzwellenbestrahlung des Kopfes bei gleichzeitigem Absinken des Blutdruckes eine starke Steigerung des Liquordruckes festgestellt, bei längerer Behandlung jedoch sanken die hohen Liquordruckwerte wieder ab.

Schiersmann führt die Liquorveränderungen auf die Beeinflussung vegetativer Zentren zurück. Schaltenbrand konnte durch geistvolle Untersuchungen in der Unterdruckkammer die Abhängigkeit des Liquordruckes vom *Luftdruck* nachweisen. Bei Erniedrigung des Atmosphärendruckes zeigt sich eine regelmäßig auftretende Liquordrucksteigerung, welche auf Sauerstoffmangel zurückzuführen ist. Erwähnt sei fernerhin, daß durch *Hormone* und *Pharmaka* der Liquordruck abgeändert werden kann.

Es sei schließlich die bekannte therapeutische Wirkung intravenöser hypertonischer Traubenzuckerlösung bei Hirnschwellungszuständen angeführt. Es wird hier im Einzelfalle schwer abzuschätzen sein, wie weit die therapeutische Wirkung auf eine Abschwellung des Hirnödems bzw. eine Senkung des Liquordruckes zurückzuführen ist. Pilocarpin bewirkt nach Schaltenbrand eine Steigerung der Liquorproduktion und damit des Liquordruckes, wogegen nach Atropin und Scopolamin der umgekehrte Effekt eintritt.

Der *normale Liquordruck* wird von den einzelnen Autoren mit außerordentlich differierenden Werten angegeben, was bereits darauf hindeutet, daß die klinische Bedeutung einer Druckmessung — gleichviel ob nun mit einem Steigrohr oder einem U-förmigen Quecksilbermanometer festgestellt — nur gering zu veranschlagen ist.

Dies trifft in einem besonderen Maße natürlich für Liquordruckmessungen bei Kindern zu, wo man nur in den wenigsten Fällen die unerläßliche, völlige Entspannung des Patienten erzielen wird. Die Art der verwandten Nadel sowie ihre Lage im Lumbalkanal sind ebenfalls auf den gemessenen Liquordruck von einigem Einfluß. Kafka verzichtet überhaupt auf Druckmessungen und beschränkt sich auf eine Schätzung des Liquordruckes nach der Art des Abfließens des Liquors aus der Punktionsnadel.

Als *Normalwerte* für den Liquordruck geben Demme 100—200 mm H_2O, Roeder und Rehm 75—150 mm H_2O, Meyer 75—180 mm H_2O an. Die Normalwerte liegen bei Kindern mit 40—100 mm H_2O etwas niedriger. Extrem niedrige Werte von 10—14 mm H_2O sind bei Neugeborenen mitgeteilt worden.

Eine Reihe von Autoren (Eskuchen, Dielmann, Kronig und Gauss, Demme) führen aus, daß in der Cysterna cerebello-medullaris ein negativer Druck herrsche, so daß ein Ansaugen des Liquors mittels einer Spritze erforderlich sei. Bei vielen Suboccipitalpunktionen bei Kindern aller Altersstufen habe ich nie den Liquor mit der Spritze ansaugen müssen, vorausgesetzt, daß die Nadel richtig in der Cysterne lag. Die Angaben der oben angeführten Autoren trifft demnach für das Kindesalter nicht zu. Nach H. E. Kehrer bedarf sie für erwachsene Patienten ebenfalls einer Revision, da Kehrer nämlich bei 200 erwachsenen Patienten cysternale Druckmessungen im Sitzen vorgenommen hat, und zu dem Ergebnis gelangte, daß bei cysternaler Messung im Sitzen Abweichungen ebenso sorgfältig registriert werden können wie beim liegenden Patienten.

Der von Ayala aufgestellte *Rachidialquotient*, wobei die Beziehung zwischen dem Anfangsdruck, entnommener Liquormenge und Enddruck rechnerisch festgelegt werden, um hieraus Anhaltspunkte für die relativ zum Liquordruck vorhandene Gesamtliquormenge zu bekommen, hat keinen Eingang in die Klinik gefunden, zumal Nachuntersuchungen differente Ergebnisse zeitigten.

Veränderungen des Liquordruckes sind im Sinne einer krankhaften Herabsetzung oder einer krankhaften Steigerung denkbar.

Liquordrucksteigerungen können ihre Ursache haben in *raumfordernden Prozessen* (Tumoren, Blutungen), *Schwellungszuständen des Gehirns* (Encephalitis, Meningitis, Urämie, Coma hepaticum, Intoxikationen), *vermehrter Liquorbildung* durch Reizung des Plexus chorioideus und schließlich in einer *verringerten Liquorresorption* infolge Verlegung der Liquorabflußwege bzw. Verödung der Liquorresorptionsstätten.

Auf die Gefahr der Liquorentnahme bei Hirntumorverdacht wurde bereits hingewiesen. In jedem Fall wird hier die *Untersuchung des Augenhintergrundes* voranzugehen haben, um eine Stauungspapille auszuschließen. Schwellungszustände des Gehirns im Verlaufe schwerer Stoffwechselkatastrophen sind unschwer zu erkennen und brauchen nicht weiter erörtert zu werden. Das gleiche gilt für Hirnschwellungen bei Intoxikationen. Häufigste Ursache intrakranieller Drucksteigerungen sind nun neben den raumfordernden Prozessen entzündliche Erkrankungen des Gehirns und der Meningen. Während beim Vorliegen einer Encephalitis das Hirnödem unschwer die Drucksteigerung erklärt, wird hierfür bei Vorliegen einer *Meningitis* eine Reizung des Plexus chorioideus verantwortlich gemacht.

So spricht z. B. MAYERHOFER von einer „erhöhten osmotischen Permeabilität der entzündlich veränderten Membranbarriere des Plexus chorioideus". Ich glaube, daß wir diese Vorstellungen zu revidieren haben. In einer ausführlichen Abhandlung über die Histopathologie der (unbehandelten) Meningitis tuberculosa betont KOCH, daß die Zellen des Plexus chorioideus sich regelmäßig in „ruhendem" Zustand befanden (vgl. später). Demnach wäre der Plexus an dem entzündlichen Geschehen vielfach überhaupt nicht oder nur unwesentlich beteiligt. Bei jeder Meningitis kommt es nun zu einer mehr oder weniger starken Beteiligung der meningealen Gefäße mit Austritt von Serum (Dysorie nach SCHÜRMANN) und zur Emigration von Leukocyten in das subarachnoidale Gewebe. Hierin möchte ich den *entscheidenden pathogenetischen Faktor* nicht nur für die Eiweißvermehrung, die Pleocytose, sondern auch für die Liquordrucksteigerung sehen. Man ist geneigt, Vergleiche der Entzündungen im Bereiche der serösen Häute und Gelenke anzustellen, wo pathogenetisch ja ähnliche Vorgänge ablaufen. Die mehr serösen Formen der Hirnhautentzündungen wären demnach als „Erguß" in den Liquorraum, die eitrigen Formen als das Empyem des Liquorraumes zu bezeichnen (SCHEIFFARTH). Demgegenüber scheint mir die Rolle des Plexus chorioideus nur von zweitrangiger Bedeutung zu sein. Es wäre jedoch eine einseitige Betrachtungsweise, wollte man der Hypersekretion des Plexus chorioideus jeden Einfluß absprechen; so beschreibt insbesondere SCHALTENBRAND Veränderungen des Plexus im Sinne der „trüben Schwellung". Die Bedeutung der verschiedenen Faktoren wird im Einzelfalle nur schwer abzuschätzen sein. Aus den morphologischen Veränderungen sind bekanntlich Rückschlüsse auf funktionelle Besonderheiten nur mit der größten Vorsicht möglich.

Als Ursache der im Verlaufe subchronischer und chronischer Meningitiden vorhandenen Liquordrucksteigerung — welche eng mit der Entstehung hydrocephalischer Reaktionen bzw. mit dem pathologisch-anatomischen Substrat des Hydrocephalus zusammenhängt (SCHALTENBRAND) — wird die Möglichkeit verminderter Liquorresorption infolge fibroplastischer Auflagerungen im Bereiche der Basis diskutiert (SCHÖNENBERG).

Eigene Untersuchungen zeigten kein eindeutiges bzw. gleichmäßiges Ergebnis. Ein erhöhter Liquordruck bei einer chronischen Meningitis ist die Resultante verschiedener Dysfunktionen, welche kaum genau analysiert werden können. — Es sei vermerkt, daß ein ausgebildeter Hydrocephalus — sofern ein stationärer Zustand vorliegt — keineswegs mit einer Liquordrucksteigerung einherzugehen braucht.

Der QUECKENSTEDT*sche Versuch* hat eine gewisse klinische Bedeutung erlangt und gibt — eine richtige Lagerung der Lumbalnadel vorausgesetzt — brauchbare Hinweise auf das Vorhandensein eines Kompressions- oder Verwachsungsprozesses im Bereiche des Rückenmarkes.

Bei Kompression der Halsvenen erfolgt bei freier Liquorpassage ein Anstieg des lumbalen Liquordruckes, welcher nach Beendigung der Jugulariskompression sofort zum Ausgangswert zurückkehrt. Bei Vorliegen eines lumbalen Stops sinkt der lumbale Liquordruck nicht unmittelbar wieder zum Ausgangswert zurück, sondern nur zögernd bzw. nur unvollständig. Ein „positiver" Queckenstedt ist nach ZANGER und KINDLER bei Vorliegen einer Sinusthrombose nach Kompression der Jugularisvene der erkrankten Seite vorhanden, wogegen die Kompression der anderen gesunden Seite einen normalen Druckanstieg auslöst.

Die sog. „*Aliquorrhoe*" (SCHALTENBRAND, 1940) oder der *liquorhypotone Symptomenkomplex* (FISCHER-BRÜGGE, 1949) hat erst in den letzten Jahren eine eingehendere klinische Beachtung gefunden (WOLFF, SCHALTENBRAND, KLAUBE, GLOER, HEMMER u. a.).

Die führenden klinischen Symptome sind Kopfschmerzen verbunden mit Schwindel, Übelkeit, Erbrechen, womit in seiner schweren Ausbildung die Symptomatologie einer intrakraniellen Drucksteigerung täuschend nachgeahmt wird (HEMMER). Der Liquor steht jedoch unter einem eindeutig *verminderten Druck* und zeigt häufig Xanthochromie sowie Eiweißvermehrung.

Über das Vorkommen des liquorhypotonen Symptomenkomplexes im Kindesalter ist bislang so gut wie nichts berichtet worden, und doch wird man ihn auch bei Jugendlichen nach einer Pneumo-Encephalographie bzw. nach einer Liquorentnahme bei Vorliegen stärkerer und länger anhaltender Beschwerden unbedingt in Erwägung ziehen müssen, da die richtige Therapie den Zustand schlagartig beheben kann. Intravenöse Injektionen hochprozentiger Traubenzuckerlösungen sind absolut kontraindiziert, da sie die vorhandenen Beschwerden nur verschlimmern. Eine intrathecale Injektion von 20—50 cm³ physiologischer Kochsalzlösung, eventuell unterstützt durch durchblutungsfördernde und blutdrucksteigernde Mittel, bewirkt eine augenblickliche Besserung, wie wir uns selbst überzeugen konnten. So bestanden z. B. bei einem 8jährigen Jungen, den wir wegen einer Wa.R. Liquorkontrolle der Lumbalpunktion unterziehen mußten, noch 6 Tage später stärkste Kopfschmerzen, insbesondere bei dem Versuch des Aufrichtens, sowie unstillbares Erbrechen auch nach nur vorsichtiger flüssiger Nahrungsaufnahme. Bei der Repunktion flossen nur wenige Tropfen Liquors ab. Nach der intrathecalen Injektion von 30 cm³ NaCl-Lösung saß der Junge einige Sekunden später im Bett, bewegte den Kopf nach allen Richtungen und äußerte spontan, keine Kopfschmerzen mehr zu haben.

Weiterhin ist die *Liquorhypotonie nach Hirnoperationen, Cerebralläsionen mit Substanzverlust* sowie *bei chronischem subduralem Hämatom* beschrieben worden. Von einiger Bedeutung scheint schließlich die sog. „*idiopathische Aliquorrhoe*" zu sein, deren Auftreten bislang nur bei Frauen jenseits der 30 Jahre beschrieben worden ist.

Mitteilungen über das Vorkommen idiopathischen Liquorunterdruckes bei Kindern sind offenbar überhaupt noch nicht bekannt geworden. Es ist jedoch allen Ernstes daran zu denken, daß die nicht selten bei Mädchen in der Präpubertät vorhandenen chronischen oder anfallsweise auftretenden Kopfschmerzen, welche so schlecht therapeutisch anzugehen sind, und die wir deswegen gerne als psychisch überlagert abzutun geneigt sind, wenigstens zu einem Teil dem liquorhypotonen Symptomenkomplex zuzurechnen sind. Entsprechende Untersuchungen in dieser Richtung sind jedenfalls sehr erwünscht.

Als Ursache der „Aliquorrhoe" wird entweder eine verminderte Plexussekretion oder ein vermehrter Liquorabfluß angenommen, wobei in jedem Fall jedoch innersekretorische bzw. nervöse Faktoren mitspielen. Angedeutet sei, daß die Störung der Liquordynamik sich ebenfalls auf die Hirndurchblutung wird auswirken können, wodurch u. U. der Boden für organische Störungen vorbereitet wird.

4. Produktion und Resorption des Liquors.

Die Hauptmenge des Liquor cerebro-spinalis wird — wie heute als Ergebnis langjähriger Forschungsarbeit ziemlich feststeht — vom Plexus chorioideus gebildet.

Die Frage jedoch, ob die Liquorentstehung als Ultrafiltration oder als aktive sekretorische Leistung des Plexus aufzufassen ist, kann bislang noch nicht mit genügender Sicherheit entschieden werden, wenn auch die letztere Auffassung sich heute mehr durchsetzt (DEMME, KAFKA, SCHALTENBRAND, MEYER).

Die Liquormenge selbst ist beträchtlichen Schwankungen unterworfen, welche nicht nur vom Alter, sondern auch vom Funktionszustand des Plexusepithels abhängig ist. Der letztere zeigt eine deutliche *Beeinflussung durch Pharmaka*.

So erfolgt nach der Einspritzung von Pilocarpin eine deutliche Zunahme der Liquorproduktion, wogegen sie nach Atropin und Scopolamin meßbar vermindert ist. Für den Säugling hat KRUSE 40—60 cm³ und für das ältere Kind 100 bis 140 cm³ als Gesamtliquormenge angegeben. Der Liquor befindet sich in einer dauernden *Strömung*. Nach MEYER beträgt die Geschwindigkeit der Liquorströmung bei Fröschen 50—60 mm/sec. Neben dem Flimmerepithel sind bei der

Liquorströmung eine Reihe weiterer Faktoren von Bedeutung, wie Produktion Resorption, Liquordruck, Druck im Gefäßsystem, Körperhaltung sowie Atmung. Vom Plexus ergießt sich der Liquor durch die Foramina Magendi und Luschkae in die äußeren Liquorräume und gelangt, nun entweder in die basalen Cysternen in den Subarachnoidalraum und schließlich in den Hemisphärenspalt bzw. in den Lumbalkanal. Es ist also vornehmlich eine von kranial nach caudal gerichtete Liquorströmung vorhanden.

SCHALTENBRAND sowie WUSTMANN diskutierten jedoch die Möglichkeit, daß der Liquor an der Vorderseite des Rückenmarks aufwärts fließt, wofür nach ihrer Ansicht die Anordnung der subarachnoidalen Segel spricht. Der von LINDER, EICHLER und SCHMEISER auf Grund tierexperimenteller Untersuchungen mit radioaktiven Stoffen (24 Na) geäußerten Meinung, daß im Rückenmarksbereich nicht nur eine nach kranial gerichtete Liquorströmung besteht, sondern darüber hinaus auch eine spinale Liquorproduktion selbst anzunehmen sei, ist BECKER entschieden entgegengetreten und muß vorerst als nicht bewiesen abgelehnt werden.

Die *Resorption des Liquors* erfolgt im Bereiche des Gehirns über die PACCHION-schen Granulationen, im Bereiche des Lumbalkanals über die venösen Schenkel der Capillaren und ist abhängig vom Verhältnis des hydrostatischen zum kolloid-osmotischen Druck im Blut. Nach BECKER und WUSTMANN ist entsprechend der größten Oberflächenentfaltung der Hirnhäute im Bereiche der Cauda equina ein Resorptionsmaximum anzunehmen. Daneben erfolgt offenbar eine weitere Resorption über die peri- und endoneuralen Lymphbahnen der Hirnnerven und spinalen Wurzeln. Die Frage, ob ausschließlich der Plexus den Liquor produziert, kann heute noch nicht verbindlich beantwortet werden.

KAFKA hält auch in krankhaften Zuständen den Plexus als den alleinigen Ort der Liquor-entstehung. Es finden nach KAFKA jedoch Transsudationen und Exsudationen aus den Um-kleidungen der Liquorräume in den Liquor statt. SCHALTENBRAND hingegen schreibt, daß der Plexus nicht der einzige Ort der Liquorentstehung ist, da eine gewisse Diffusion von Flüssigkeit und Kolloiden wahrscheinlich an allen Blutgefäßen eintritt. Dafür spricht insbesondere die seit langem bekannte Tatsache einer gleichmäßigen Zunahme an gelösten Liquorbestandteilen von kranial nach caudal im Gegensatz zu den Zuckerwerten, welche deutlich absinken.

Tabelle 1. *Chronische Meningitis tuberculosa.* (Winfr. Sch. Kr.Bl. 1117/52.)

	Zellzahl	Pandy	Eiweiß nach KAFKA in Teilstr.		Goldsolkurve	Zucker mg-%
Ventrikel-Liquor	4	+	Gesamt Alb. Glob.	1,0 0,9 0,1	Linksverschiebung	72
Suboccipital-Liquor	6	+	Gesamt Alb. Glob.	1,1 0,9 0,2	Leichte Linksverschiebung	67
Lumbal-Liquor	22	+	Gesamt Alb. Glob.	2,0 1,4 0,6	Rechtsverschiebung	33

Die Tatsache der *lumbo-occipitalen Dissoziation* ist nicht nur von theoretischem Interesse, sondern kann evtl. auch von einiger praktischer Bedeutung werden. So ist unlängst von KLIMKE darauf hingewiesen worden, daß der Cysternenliquor noch normal sein kann, wogegen sich bereits im Lumballiquor pathologische Veränderungen ergeben. Dies gilt insbesondere auch für den Ausfall der Wa.R. welche nach ROEDER und REHM (zit. nach KLIMKE) im Ventrikelliquor negativ, im cysternalen Liquor mittelstark und im Lumballiquor stark positiv ausfallen kann. Bei Berücksichtigung der schon physiologisch vorhandenen Konzentra-tionsdifferenz zwischen Occipital- und Lumballiquor fanden BETZ und KOCH bei ihren Patienten mit Hirntumoren jedoch keinen sicheren Unterschied in der diagnostischen Leistungsfähigkeit der beiden Punktionsarten. Verständlicher-weise sind jedoch bei bereits pathologischem Occipitalliquor die Veränderungen im Lumballiquor ausgeprägter. KROISS betont ebenfalls, daß bei diffusen Krankheiten des ZNS und bei Hirnkrankheiten im besonderen die Cysternenpunktion ein ebenso zuverlässiges Bild über den Liquorquerschnitt ergibt wie die Lumbalpunktion; einer Auffassung, welcher wir beipflichten möchten. Schwierigkeiten können sich lediglich hin und wieder bei der Beurteilung von „Grenzbefunden" ergeben, worauf noch zurückzukommen sein wird.

Unter pathologischen Verhältnissen, insbesondere bei entzündlichen Erkrankungen des ZNS treten Veränderungen des Liquors ein, worauf ja seine gesamte klinische Diagnostik und Differentialdiagnostik aufgebaut ist. Die Reaktion der Gewebe auf gesetzte Reize belebter oder unbelebter Krankheitserreger spielt sich zunächst immer *im Bereiche der Gefässe* ab, welche zwar nach Art und Dauer wesentliche Unterschiede aufweisen, sonst jedoch in einer völligen Gleichmässigkeit mit Austritt von Serumeiweiß und bei stärkeren Störungen mit Austritt von geformten Blutbestandteilen in den Liquor ablaufen. Es ist dabei meines Erachtens für die klinischen Belange bedeutungslos, ob wir nun mit KAFKA daran festhalten, daß der Plexus chorioideus auch bei entzündlichen Erkrankungen der einzige Ort der Liquorentstehung ist, oder mit WUSTMANN annehmen, daß der „pathologische Liquor auch noch aus anderen Quellen entsteht". Der „Liquor", welcher zur Untersuchung gelangt, ist jedenfalls ein *Gemisch*, welches sich *aus dem „reinen" Plexussekret und den ungeformten und geformten Bestandteilen des Blutes* zusammensetzt.

Störungen der Liquorproduktion und -resorption sind denkbar im Bereiche des Plexus chorioideus in Form verminderter bzw. vermehrter Liquorproduktion, als partielle bzw. totale Passagebehinderung des Liquors und schließlich im Bereiche der Liquorresorptionsstätten durch fibroplastische Auflagerung bei den chronisch-entzündlichen Erkrankungen. Störungen der Liquorproduktion und -resorption wirken sich immer auf den Liquordruck aus. Im Vorherigen wurde bereits zum Ausdruck gebracht, daß sowohl *Liquordruckerhöhung* als *-erniedrigung* im wesentlichen die gleichen klinischen Symptome machen, so daß häufig im Einzelfall die Bedeutung dieses oder jenes möglichen pathogenetischen Faktors nur schwer abzuschätzen sein wird. Lediglich bei dem „Sperrliquor" (NONNE-FROINsches Syndrom) liegen die pathogenetischen Verhältnisse klar, wie später zu beweisen sein wird. Die Diagnose der „Aliquorrhoe" nach Liquorentnahme bzw. nach Luftfüllung der Hirnkammern wird nach dem klinischen Bild sowie nach den bereits besprochenen Liquorveränderungen ebenfalls unschwer zu stellen sein. Nach der Ansicht der meisten Autoren sollen nun entzündliche Erkrankungen der Meningen wie auch des Gehirns immer mit einer gesteigerten Liquorproduktion einhergehen.

SAMSON beschreibt darüber hinaus (bei vielen fieberhaften Erkrankungen) das Vorkommen des sog. „*Meningealhydrops*", worunter er eine Liquorvermehrung mit meist subnormalen Eiweißwerten versteht. Die im Verlaufe chronischer Meningitiden regelmäßig vorhandenen Hydrocephali, teilweise recht erheblichen Ausmaßes (SCHÖNENBERG, BRENNER, BICK u. a), werden zum größten Teil ebenfalls als Folge vermehrter Liquorbildung aufgefaßt. Gegen diese Deutung ist jedoch von pathologisch-anatomischer Seite eingewandt worden, daß die häufig vorhandene Asymmetrie des Hydrocephalus internus eher darauf hinweist, daß ein mehr oder weniger schneller Abbau der paraventrikulären Hirnsubstanz als Folge von Durchblutungsstörungen stattgefunden hat (SCHALLOCK). Schließlich ist bei chronischen Verlaufsformen entzündlicher Erkrankungen der Meningen ernsthaft die *Möglichkeit einer verzögerten Liquorresorption* durch fibroplastische Auflagerungen im Bereiche der Hirnbasis und einer hierdurch bedingten hydrocephalen Erweiterung der Hirnkammern zu diskutieren (ZOLLINGER). Eigene Untersuchungen mit der später zu besprechenden Liquorresorptionsprüfung nach FÖRSTER brachten kein eindeutiges Ergebnis, wogegen BRÜGGEMANN und WÖRDEHOFF mitteilen, daß bei 11 von 14 Patienten Störungen der Liquorresorption vorhanden waren. Auf die methodischen Schwierigkeiten wird noch zurückzukommen sein; weiterhin ist es durchaus denkbar, daß gleichzeitig eine vermehrte Produktion von Liquor und eine verminderte Resorption im Bereiche erkrankter leptomeningealer Abschnitte stattfindet.

Ein Mißverhältnis zwischen Produktion und Resorption des Liquors hängt bekanntlich engstens mit der Entstehung eines Hydrocephalus bzw. der hydrocephalischen Reaktion nach SCHALTENBRAND zusammen, wenn wir die zahlenmässig nicht ins Gewicht fallenden Beobachtungen von Hydrocephalus ex vacuo sowie die wenigen bekannt gewordenen Fälle von Hemmungsmißbildungen des Gehirns, wenn es seinen „Blasentypus" beibehält, außer Betracht lassen.

Die angegebenen *Methoden der Prüfung der Produktion und Resorption des Liquors* besitzen eine gewisse klinische Bedeutung, da die anzuwendende Therapie hiervon abhängen kann.

Vorweg muß jedoch vermerkt werden, daß alle bislang mitgeteilten Methoden nicht voll befriedigen und die hiermit ermittelten Ergebnisse nur mit der gebotenen Vorsicht hinsichtlich späterer therapeutischer Maßnahmen verwertet werden dürfen. Vor allem muß grundsätzlich darauf hingewiesen werden, daß das Verhalten einer in den Liquor eingebrachten leicht diffusiblen Substanz noch keine Rückschlüsse auf die Produktions- und Resorptionsverhältnisse des Liquors an sich erlaubt, sondern nur über das Schicksal dieser injizierten Substanz Auskunft gibt, welche nicht nur durch Diffusion im Liquor, sondern auch durch die Eliminierungsgeschwindigkeit, die Adsorption an das intrathecale Gewebe sowie die ausgelösten Liquordruckschwankungen (DEMME, ALOW, SÄKER) bestimmt wird. Die gewonnenen Resorptionskurven stellen demnach lediglich einen relativen Vergleichswert dar (SÄKER). Es ist schließlich darauf hinzuweisen, daß das Einbringen jeglicher Substanz in den Liquorraum zu einer mehr oder weniger ausgeprägten „Fremdkörpermeningitis" führt, welche natürlich ihrerseits die Permeabilitätsverhältnisse wiederum beeinflussen kann. Man wird diese Faktoren bei der Beurteilung von Liquorresorptionsprüfungen zu berücksichtigen haben.

1. Nach *intraventrikulärer* bzw. *intracysternaler Injektion eines Farbstoffes*, wie neutrales Phenolsulphthalein oder 2% Jodnatrium, läßt sich nach wenigen Minuten der injizierte Farbstoff im anderen Ventrikel und in der Cysterna cerebello-medullaris (nach 2—3 min) bzw. im Lumbalkanal (4—6 min) nachweisen.

2. HEEPE und JENSEN haben eine *Prüfungsmethode der Liquorpassage mit Streptomycin* angegeben (1951). Die Autoren geben 1—2 mg/kg Streptomycin intralumbal bzw. suboccipital und bestimmen nach 3—8 Std. quantitativ den Streptomycinspiegel an einer anderen Stelle des Liquorsystems. HEEPE und JENSEN gehen von der Vorstellung aus, daß bei alleiniger intrathecaler Injektion von Streptomycin dieses niemals in bestimmbarer Konzentration (d. h. über 1 γ/cm³) im Blute erscheint, und daß demnach der Blutweg für das Auftreten meßbarer Streptomycinmengen in Abschnitten des Liquorraumes, welche entfernt vom intrathecalen Applikationsort des Streptomycins liegen, ausscheidet. Der von HEEPE und JENSEN gewählte Zeitabschnitt von 3—8 Std. ist viel zu hoch. Bei freier Passage ist anzunehmen, daß das Streptomycin nicht in Stunden, sondern bereits in Minuten innerhalb des Liquorraumes verteilt bzw. nachweisbar ist, wie auch aus o. a. Versuchen mit Jodnatrium bekannt ist. Die weitere Behauptung, daß der Blutweg bei Vorliegen entzündlicher Erkrankungen des Zentralnervensystems ausscheidet, scheint mir — die Autoren haben ihre Erfahrungen bei an Meningitis tuberculosa erkrankten Kindern gewonnen — nicht bewiesen, da die Blutliquorschranke auch für Streptomycin erniedrigt ist. LEVINSON u. a. haben sogar über ausschließlich mit intramuskulärer Streptomycinbehandlung geheilte tuberkulöse Meningitiden berichtet. Ich halte es für durchaus wahrscheinlich, daß — ein Liquorstop angenommen — nach 3—8 Std. das etwa lumbal applizierte Streptomycin über die venösen Schenkel der Capillaren resorbiert und auf dem Blutwege in die oberhalb des Stops gelegenen Liquorabschnitte gelangt ist. Da die Autoren eine vieltausendfache Menge (1—2 mg/kg) der untersten Grenze bestimmbarer Streptomycinkonzentration (über 1 γ/cm³) intrathecal injizieren, scheint mir auch eine Erfassung dieses hämatogen in andere Liquorabschnitte gelangten Streptomycins durchaus möglich. In dieser Form halte ich die Prüfung der Liquorpassage für unbrauchbar.

3. *Liquorresorptionsprüfung nach FÖRSTER.* 2 cm³ einer 10%igen (bei Kindern einer 1%igen) Sol. Natr. Jod. steril. werden suboccipital oder intraventrikulär injiziert. Für die nächsten beiden Stunden werden die ¹/₄stündlichen Urinportionen aufgefangen und mittels einer Salpetersäure-Stärkelösung auf ihren Gehalt an Jod geprüft. Die Intensität der Blaufärbung erlaubt zudem eine gewisse quantitative Beurteilung. Anschließend erfolgt über 24 Std. lang die Untersuchung der 2stündlichen Urinportionen auf ihren Jodgehalt. Normalerweise erscheint das Jod zum erstenmal nach 1—1¹/₂ Std.; nach etwa 18 Std. werden die Urinportionen negativ. Frühzeitiges Auftreten von Jod im Urin spricht nach FÖRSTER für eine gesteigerte Resorption, verspätetes Auftreten für eine verzögerte Resorption (Abb. 1 und 2).

Die von FÖRSTER und SCHWAB mitgeteilten diesbezüglichen Ergebnisse, welche durch encephalographische Befunde ausgezeichnet ergänzt werden, sind ohne Zweifel sehr eindrucksvoll und durchaus geeignet, mancherlei bis dahin ungeklärte funktionelle Störungen aufzudecken. Trotzdem hat diese Methode keinen rechten Eingang in die Klinik finden können, da eine Reihe gewichtiger *Einwände* gemacht wurde. So ist auf die sehr unterschiedliche Jodspeicherung im Organismus hingewiesen worden, welche bei vielen Krankheitszuständen eine Steigerung um das 10—25fache erfährt. Der Weg des Jods über Blut-Nieren-Urin wird zudem als intakt und immer gleichbleibend vorausgesetzt werden müssen (ROEDER und REHM). WALTER hat weiterhin darauf aufmerksam gemacht, daß die von FÖRSTER angegebene Joddosis (0,02 g) bei Erwachsenen nur wenig über der durchschnittlichen Optimaldosis (d. h. derjenigen Jodmenge, welche gerade noch im Körper festgehalten wird) von LIPPERT liegt, so daß

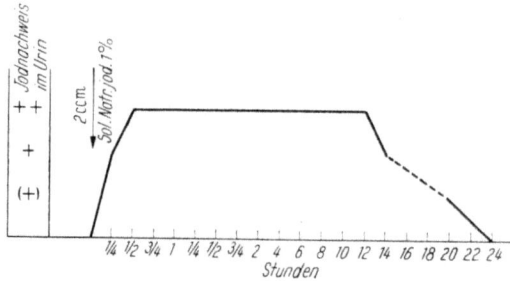

Abb. 1. Liquorresorptionsprüfung nach FÖRSTER. Gesteigerte Resorption; Beginn der Jodausscheidung bereits nach einer Viertelstunde.

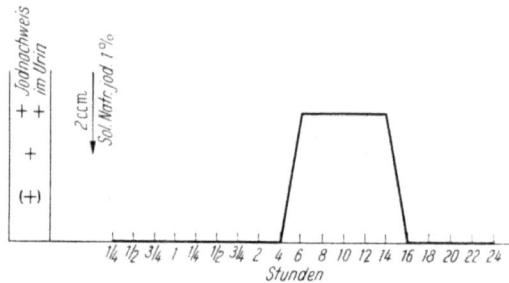

Abb. 2. Liquorresorptionsprüfung nach FÖRSTER. Verzögerte Resorption; Beginn der Jodausscheidung erst nach 4 Std.

Verzögerungen der Jodausscheidung kaum mit Sicherheit auf Störungen der Liquorresorption zu beziehen sind (ROEDER und REHM). — Bei Kindern ergibt sich zudem die Schwierigkeit, auch bei eingeführtem Blasenkatheter, in den ersten beiden Stunden viertelstündlich Urin zu gewinnen.

4. SCHALTENBRAND und WÖRDEHOFF haben 1947 ein einfaches Verfahren zur Bestimmung der Liquorproduktion und -resorption mitgeteilt. Die in den Lumbalkanal eingeführte Punktionsnadel wird an ein Steigrohr angeschlossen, welches an einem Stativ befestigt ist. Durch Punktion des Gummischlauches werden langsam 5 cm³ Liquor entnommen. Wenn der Liquordruck wieder ansteigt, erfolgt die *Reinjektion der vorher entnommenen Liquormenge* durch den Gummischlauch in den Lumbalkanal, wonach ein wesentlich höherer Druckanstieg erfolgt, als der durch die Entnahme erzielte Druckabfall. Die Sekretionszeit für das entnommene Volumen beträgt etwa 20 min. Die Resorptionszeit etwa 8—15 min. Die Versuchsdauer beträgt normalerweise bereits etwa 55—70 min, bei verzögerter Produktion bzw. Re-

sorption erheblich länger, eventuell bis zu 110 min. — Es liegt auf der Hand, daß diese Methode bei Kindern kaum anwendbar sein wird, da dieselben nur in den wenigsten Fällen so lange ruhig zu halten sein werden, Unruhe die erzielten Werte jedoch wertlos macht.

Gegen die Liquorresorptionsprüfung nach SCHALTENBRAND-WÖRDEHOFF ist unlängst von SÄKER eingewandt worden, daß die Stichlochdrainage bei künstlicher Druckerhöhung per injektionem soweit überwiegt, daß daneben eine mögliche echte Resorptionsgröße nicht mehr abgelesen werden kann.

5. ROEDER gelang es 1937 im Tierversuch nach endolumbaler oder cysternaler *Injektion* von in Normosal suspendierten *Thoriums B* frühestens nach 10 min, spätestens jedoch nach 1 Std. radioaktive Substanzen im Blute elektrometrisch nachzuweisen. ROEDER konnte hiermit fernerhin zeigen, daß die Passagezeit der Testsubstanz zum Hirnbasis vom Lumbalkanal kürzestens 5 min beträgt und spätestens nach 10 min größere Mengen im Liquor vorhanden sind. Die Möglichkeit einer genauen quantitativen Bestimmung der aus dem Liquor in das Blut übergetretenen Testsubstanz bedeutete bereits einen erheblichen Fortschritt gegenüber der FÖRSTERschen Methodik. Bei dem von ROEDER verwandten Thorium B handelt es sich jedoch um ein körperfremdes Element, welches zu den schwersten in der Natur vorkommenden Metallen zählt. Nachdem jetzt radioaktive Substanzen in größerem Umfang für die medizinische Forschung zugänglich geworden sind, können zu einer radiometrischen Liquorpassageprüfung auch solche künstlich radioaktiv gemachten Elemente Verwendung finden, deren stabile Isotope sich bereits normalerweise im Körper und insbesondere im Liquor vorfinden.

Die besonders günstigen physikalischen Eigenschaften des Radiophosphors (P^{32}), welcher das zu biologischen Tracer-Versuchen am meisten herangezogene Isotop ist, ließen es auch für Versuche zum Problem der Passageprüfung der Hirn-Rückenmarksflüssigkeit geeignet erscheinen (SCHÖNENBERG und MENZEL). Wir haben deswegen bei ausgewachsenen Bastardkaninchen in einem Flüssigkeitsvolumen von 0,2 cm³ zwischen 25—120 Mikro-Curie suboccipital appliziert. Im Anschluß daran wurden aus der Ohrvene Blutproben von 1 ml entnommen und der Harn im Dauerkatheter abgeleitet. Es zeigte sich, daß bereits gegen Ende der ersten Stunde nach Versuchsbeginn die Radioaktivität ihre höchsten Werte erreicht und die Ausscheidung von radioaktivem Phosphor in den Urin ebenfalls in der Regel recht frühzeitig erfolgte. In späteren Versuchen haben wir (SCHÖNENBERG und MENZEL) nach intracysternaler Injektion von Radiophosphor nach ausreichender Isolierung des übrigen Körpers Direktmessungen am reich vascularisierten Kaninchenohr mit einem abgeschirmten Zählrohr vorgenommen. Es erfolgte innerhalb der ersten 30 bis 40 min nach Versuchsbeginn ein steiler Anstieg der Meßkurve; der initiale Anstieg trat frühestens nach 15 min, spätestens nach 45 min ein (Abb. 3). Zu ähnlichen Ergebnissen kommt DAMS, welcher radioaktiven Phosphor in den Ventrikel spritzte und anschließend Direktmessungen am Längsbluttiter sowie an der Arteria femoralis vornahm. Es zeigte sich ein Maximum zwischen der 5. und 30. min hiernach erfolgte ein kontinuierlicher Abfall.

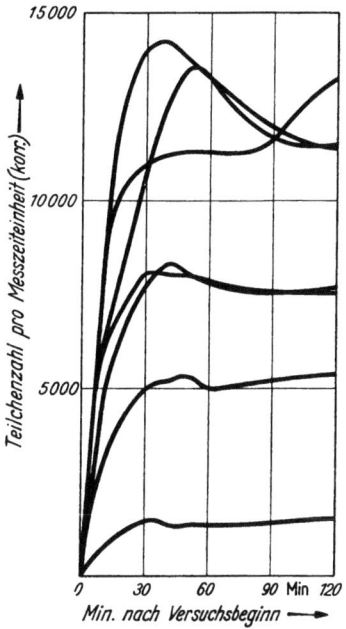

Abb. 3. Direktmessungen am Kaninchenohr nach intracysternaler Injektion von radioaktivem Phosphor. Innerhalb der ersten 30—40 min zeigt sich ein steiler Anstieg der Meßkurve. [Aus SCHÖNENBERG und MENZEL:
Z. Kinderheilk. **73**, 17 (1952).]

5. Die Proteine des Liquor cerebrospinalis.

Die qualitativen und quantitativen Eiweißbestimmungen des Liquors sind von größter diagnostischer Bedeutung und gehören zu jeder Routineuntersuchung des Liquors.

a) Von den *qualitativen* Untersuchungen wären hier zu nennen: Die *Pandy-Reaktion*:

Sie wird in der Form ausgeführt, daß man in ein mit Carbolsäurereagens (100 g Ac. Carbolicum liquefactum puriss. auf 1000 Aqua dest.) gefülltes schwarzes Schälchen unmittelbar bei der Punktion einen Tropfen Liquor hineintropfen läßt. Sie ist wohl die einfachste und am häufigsten durchgeführte Probe, um einen orientierenden Anhalt über eine Proteinvermehrung zu erhalten. Schon KAFKA, SAMSON, SCHMITT haben darauf hingewiesen, daß es sich hierbei entgegen der ursprünglichen Annahme *nicht um eine reine Globulinreaktion* handelt, da bei dieser Probe auch Albumine mitgefällt werden. Nach STARY, KRAL, WINTERNITZ werden überhaupt alle Albumine bei dieser Reaktion miterfaßt, so daß die Pandy-Reaktion als approximative Proteinbestimmung angesehen werden kann. — Geringgradige Trübung bei der Pandy-Reaktion kann nur im Rahmen des gesamten klinischen Bildes sowie des übrigen „Liquorspektrums" bewertet werden.

Die NONNE-APELT-SCHUMM-*Reaktion* beruht auf einer *Halbsättigung des Liquors mit Ammonsulfat*, wodurch die Globuline ausgefällt werden. Die von KAFKA seinerzeit beschriebene fraktionierte Ammoniumsulfataussalzung ist heute durch die Liquorelektrophorese wohl überholt. Bei der WEICHBRODTschen *Reaktion* erfolgt eine Eiweißfällung durch Sublimat. Sie ist vornehmlich eine Globulinreaktion, deren Ausfall insofern durch die Albumine beeinflußt wird, als diese als hemmende Körper wirken, solange sie in einer bestimmten Konzentration vorhanden sind.

b) Die Forderungen SAMSONs an eine *quantitative* Liquorproteinbestimmung lauteten auf hohe Genauigkeit bei kleiner Substratmenge, einfache Arbeitsweise sowie fraktionierte Bestimmung von Albuminen und Globulinen. Nach KAFKA sind im Laufe der Jahre mehr als 50 Methoden der quantitativen Bestimmung der Liquorproteine angegeben worden, was beweist, daß keine der Methoden allen Ansprüchen restlos genügt. Auf eine lückenlose Aufzählung kann hier verzichtet werden; hingegen sollen die gebräuchlichen und neueren Methoden einer eingehenderen Betrachtung bzw. Beschreibung unterzogen werden.

Die Methoden der quantitativen Liquoreiweißbestimmungen beruhen nach Führ und Hinz auf folgenden Prinzipien:

I. Bestimmung des Eiweißstickstoffes nach Kjeldahl.

Sie stellt im chemisch-physiologischen Sinne wohl die Standardmethode dar; hingegen stehen ihrer routinemäßigen Durchführung erhebliche apparative, zeitliche und personelle Schwierigkeiten entgegen.

1943 hat Abelin eine *Modifikation* der Kjeldahl-Methode bekanntgegeben.

Quantitative Liquoreiweißbestimmung nach Abelin.

4 oder 6 cm³ Liquor cerebrospinalis werden in einem Zentrifugenglas mit 4 bzw. 6 cm³ 20%iger Trichloressigsäurelösung gefällt und über Nacht bei 38° stehengelassen. Am nächsten Morgen wird sehr scharf abzentrifugiert, die klare Flüssigkeit mit Hilfe einer fein ausgezogenen Pipette möglichst vollständig abgesaugt, die Eiweißfällung mit 2 cm³ 10%iger Trichloressigsäurelösung aufgerührt und dann scharf zentrifugiert. Das Waschen mit 2 cm³ 10%iger Trichloressigsäurelösung sowie das Zentrifugieren werden wiederholt. Die so gereinigte Eiweißfällung wird in wenigen Tropfen 10%iger Natronlauge aufgelöst, die Lösung mit einigen Kubikzentimetern Wasser verdünnt und quantitativ in einen Kjeldahlkolben übergeführt. Das Zentrifugenglas wird wiederholt mit weiteren kleineren Wassermengen gewaschen und das Wasser jedesmal in den Verbrennungskolben gebracht. Zur Veraschung empfiehlt sich ein Gemisch aus 3 Teilen konz. Schwefelsäure und 1 Teil konz. Phosphorsäure unter Anwendung von Selen und Kupfer als Katalysatoren. Das überdestillierte Ammoniak wird am besten in etwa 20 cm³ etwa 2%iger Borsäure aufgefangen und mit n/100 Schwefel- oder Salzsäure unter Anwendung eines Methylrot-Methylenblau-Indicators nach Tashiro titriert. Die Borsäurelösung gibt mit diesem Indicator eine rot-violette Färbung. Beim Zutritt von Ammoniak nimmt die Borsäurelösung eine grünlich-gelbe Farbe an. Man setzt tropfenweise n/100 Säure hinzu, bis die ursprüngliche rot-violette Färbung wieder erreicht ist. Von der Anzahl verbrauchter Kubikzentimeter n/100 Säure wird der sog. Blindwert der Reagentien abgezogen. Der so erhaltene Wert mit dem Faktor 0,875 multipliziert ergibt die Menge Eiweiß in dem untersuchten Volumen Liquor.

II. Volumetrische Bestimmung: Zunächst Eiweißfällung mit Neutralsalz; anschließend Zentrifugieren.

In Deutschland wird zur Bestimmung der Liquorproteine vornehmlich die volumetrische Methode nach Kafka-Samson angewandt, welche eine Differenzierung in Albumine und Globuline zuläßt. Auf den hierbei ermittelten Albumin-Globulin-Quotienten wird später noch zurückzukommen sein.

Gegen das volumetrische Verfahren nach Kafka und Samson sind jedoch mehrfach schwere Bedenken erhoben worden. So ist es zunächst nicht angängig, wie es vielfach immer noch geschieht, die erhaltenen Werte in Milligramm-Prozent anzugeben, da die Methode auch bei einwandfreier Technik keinen Anspruch auf Genauigkeit im chemisch-physiologischen Sinne beanspruchen kann (Demme). In mehreren Arbeiten wird auf Grund vergleichender Untersuchungen mitgeteilt, daß bei der volumetrischen Untersuchung eine erhebliche Streuung vorhanden ist und insbesondere häufig unter den mit chemischen Methoden ermittelten Werten liegt (Hinsberg und Gleiss, Gleiss und Hinsberg, Abelin, Heepe und Mitarbeiter, Lindenmeyer, Führ und Hinz). So fanden Heepe sowie Gleiss, daß die Treffsicherheit der volumetrischen Methode nur halb so groß ist wie die der chemischen Bestimmung.

III. Nephelometrische Methoden: Denaturierung des Liquoreiweißes mit Hilfe eines Eiweißfällungsmittels. Messung der Trübung.

Das Liquoreiweiß wird mit Hilfe eines Eiweißfällungsmittels (z. B. Sulfosalicylsäure, Ammonsulfat, Ferrocyankali, Essigsäure) ausgefällt. Die Intensität dieser Trübung, welche bis zu einem bestimmten Grade in einem gesetzmäßigen Verhältnis zur Eiweißkonzentration steht, wird nun mit einem optischen System (eigentliche Nephelometrie) oder lichtelektrisch

mit Hilfe einer Fotozelle (lichtelektrische Nephelometrie) objektiv gemessen. Eine aus Verdünnungsreihen bekannter Eiweißfraktionen hergestellte Eichkurve erlaubt die Übertragung
der in Absorptionsprozent abgelesenen Trübungswerte auf Milligramm-Prozent Eiweiß.

Bei Vergleichsbestimmungen mit chemischen Verfahren zeigten die mittels
nephelometrischer Methoden gewonnenen Werte, insbesondere bei lichtelektrischer Messung, eine genügende Übereinstimmung (UYSAGHY, LOONY und WALSH,
WAVERSIEK und BÖCKLER, DUENSING, MACHEBOEUF und REVEBROTHE, HEEPE
und Mitarb.). WAVERSICK und BÖCKLER (1951) haben unter Benutzung eines
Elektrophotometers die von CUSTER angegebene nephelometrische Methode mit
Sulfosalicylsäure zu einer exakten und schnell durchführbaren Bestimmung ausgearbeitet.

Elektrophotometrische Bestimmung des Liquoreiweißes nach WAWERSICK *und*
BÖCKLER.

Die Ausfällung des Gesamteiweißes im Liquor erfolgt *mit 20%iger Sulfosalicylsäure im*
Verhältnis 1 : 2 (0,5 cm³ Liquor + 1,0 cm³ Sulfosalicylsäure, bei höheren Eiweißwerten
2,0 cm³ Liquor + 4,0 cm³ Sulfosalicylsäure). Nach 2 min Photometrierung gegen 20%ige
Sulfosalicylsäure als Vergleichslösung.

Die Eichkurve wird aus Verdünnungsreihen bekannter Eiweißfraktionen hergestellt (inaktives Hammel- und Menschenserum). Nach Ermittlung des Gesamteiweißes im Serum
(Eintauchrefraktometer nach Zeiss) Herstellung einer 5%igen Eiweißlösung durch Verdünnung des Ausgangswertes mit thymolhaltiger Kochsalzlösung (0,5 g Thymol cryst. in
1000 cm³ 0,85%iger Natriumchloridlösung, heiß aufgelöst). Weitere Verdünnung der erhaltenen Lösung auf das Zehnfache. Aufbewahrung dieser 500 mg-%igen Lösung 2—3 Tage
im Eisschrank zum Ausschluß jeder Nachtrübung. Bei Klarbleiben der Lösung Herstellung
einer fortlaufenden Verdünnungsreihe bis 1,5 mg-% abwärts. Die Verdünnungsreihen des
Hammel- und Menschenserums verhalten sich elektronephelometrisch praktisch gleich.

Ähnliche Methoden wurden von LOONY und WALSH 1939 (Fällung durch Sulfosalicylsäure), UJSAGHY 1941 (Fällung durch Ammonsulfate), SALT 1950 (Fällung des Gesamteiweißes durch Sulfosalicylsäure, Fällung der Globuline durch Methanol) mit anschließender
lichtelektrischer Messung angegeben.

Es wurde jedoch der nephelometrischen Methode der *grundsätzliche Vorwurf*
gemacht, daß auch bei verbesserter Technik, etwa durch Stabilisierung der Lösung
durch Gummi arabicum (SALT, WADERSLICK und BÖCKLER), die Intensität der
Eiweißlösung nicht nur von der Gesamteiweißkonzentration abhängig ist, sondern
ebenso vom Dispersitätsgrad der Proteine. So fanden WADERSLICK und BÖCKLER
in Modellversuchen, daß die Albumine viel stärkere Trübungen zeigten als die
Globuline.

Die von HEEPE und Mitarb. mitgeteilte *lichtelektrische Messung der Ferro-*
cyankali-Essigsäure-Trübung bedeutete einen *bemerkenswerten Fortschritt*, da sie
eine weitgehende Unabhängigkeit vom Dispersitätsgrad der Proteine besitzt,
wodurch eine völlig ausreichende Genauigkeit erzielt wird, wie die Autoren an
über 3000 Bestimmungen nachweisen konnten. Diese Methode besitzt darüber
hinaus den Vorteil, daß ein Arbeitsgang in 4 min durchgeführt werden kann.

Gesamteiweißbestimmung im Liquor nach HEEPE, KARTE, LAMBRECHT:

1. 1 cm³ Liquor + 1 cm³ Ferrocyankalilösung (1%) + 1 Tropfen Essigsäure (24%) in
Wassermann-Röhrchen mischen; nach 3 min Dichtemessung im 1 cm³ Röhrchen, nachdem
zuvor erneut kräftig umgeschüttelt wurde, woraufhin die Trübung völlig homogen geworden
sein muß. Ablesung des Eiweißwertes in mg-% an Hand einer Eichkurve.

2. Die Anlegung der Eichkurve erfolgt mit einer Reihe von mindestens 20 Serumverdün-
nungen von 2—260 mg-%, die mit physiol. Kochsalzlösung hergestellt werden, nachdem der
Gesamteiweißgehalt des Ausgangsserums kjeldahlometrisch bestimmt worden ist. Jede
einzelne Serumverdünnung wird dann im Doppelansatz der genannten photometrischen
Eiweißbestimmung unterworfen; die Meßwerte werden in einem Ordinatensystem zu einer
Kurve ausgezogen. Liquores, bei denen der obige Ansatz mit Ferrocyankalilösung zu einer
Flockung innerhalb der ersten 3 min führt, müssen nach Verdünnung mit physiol. Kochsalz-
lösung in einer neuen Probe mit Ferrocyankalilösung versetzt und gemessen werden, wobei
das Ergebnis dann mit dem Verdünnungsfaktor zu multiplizieren ist. Die mit dieser Methode

bestimmten Normalwerte des Liquoreiweißes betragen 18—33 mg-%. Die technische Fehlerbreite liegt zwischen ± 5 (bei höheren Eiweißwerten) und ± 10% (bei Werten unter 35 mg-%), wobei die Benutzung größerer Röhrchen (5 und 10 cm³ Meßröhrchen) beim Vorhandensein entsprechender Liquormengen die Genauigkeit erhöht.

3. Durchführung der eigentlichen Liquoreiweißbestimmung. Da die Eiweißkonzentration 250, besser 200 mg-% im Liquorproteingemisch nicht überschreiten soll, muß durch eine Vorprobe der Eiweißgehalt geschätzt werden. DITTEBRANDT gibt folgendes Schema an:

Schätzung des Eiweißgehaltes im Liquor cerebrospinalis durch Vorprobe mit Pandy-Reagens.

Pandy +	50—100 mg-%
Pandy ++	100—300 mg-%
Pandy +++	300—500 mg-%
Pandy ++++	über 500 mg-%

Alle Liquores mit einem mehr als ++ positiven Pandy müssen also entsprechend verdünnt werden. Die Vorprobe bedeutet keine Mehrarbeit, da sie zu jeder Liquoreiweißdiagnostik gehört. Die Verdünnung wird so durchgeführt, daß der Eiweißgehalt der Liquor-Kochsalz-Gemische (0,9% NaCl-Lösungen) unter 200 mg-% sinkt. Die Weiterbehandlung der Gemische erfolgt genau so wie der unverdünnten, nicht stärker eiweißhaltigen Liquores: Mischen mit derselben Menge Reagens, Wasserbad und Messung des Extinktionskoeffizienten. Es werden 1—5 cm³ je nach vorhandener Liquormenge, mit der entsprechenden Menge Reagenz gut gemischt und wie oben weiter behandelt. Bei unverdünntem Liquor kann mittels der Extinktionskoeffizienten der Eiweißgehalt in Milligrammprozent unmittelbar der Eichkurve entnommen werden; die verdünnten Liquores bedürfen zur Ermittlung des Eiweißgehaltes in Milligrammprozent noch der Multiplikation mit dem jeweiligen Verdünnungsfaktor.

Colorimetrische Methoden der Liquorproteinbestimmung.

Eine quantitative Eiweißbestimmung im Liquor cerebrospinalis auf der *Grundlage der Xanthoproteinreaktion mit anschließender lichtelektrischer Messung* wurde von EDERLE 1949 angegeben. Die Methode ist nach EDERLE trotz unvermeidlicher Fehlerquellen für klinische Zwecke hinreichend genau; ihre Durchführung gestaltet sich relativ einfach.

Bestimmung des Liquoreiweißes nach EDERLE.

Zur Bestimmung sind 2 cm³ Liquor erforderlich. Der Liquor wird vor seiner Verwendung zentrifugiert. Es werden 2 cm³ gesättigter Ammonsulfatlösung zugesetzt. Nun kann die Reaktion nach NONNE abgelesen werden. Bis zur weiteren Verarbeitung muß das Liquor-Ammonsulfat-Gemisch mindestens 2 Stunden stehen. Zweckmäßig setzt man die Reaktion abends an und läßt sie über Nacht stehen. Dann wird scharf zentrifugiert. Die überstehende Flüssigkeit, welche die Albuminfraktion enthält, wird in ein zweites Röhrchen abgegossen, wobei darauf zu achten ist, daß auch zunächst am Rande haftende Flüssigkeitsreste in das zweite Röhrchen übergehen. Der dabei unvermeidliche Fehler kann nach EDERLE in Kauf genommen werden.

Die Albumine werden zunächst in einem zweiten Röhrchen mit 2 cm³ 20% Trichloressigsäure gefällt. Nach einstündigem Stehen wird dieses Röhrchen ebenfalls scharf zentrifugiert und die überstehende Flüssigkeit abgegossen. In beide Röhrchen wird 0,5 cm³ 25% Salpetersäure (s = 1,15) zugesetzt und gut aufgeschüttelt. Dann kommen die Röhrchen für genau 5 min in ein kochendes Wasserbad. Danach Einpipettieren von je 0,5 cm³ 33% Natronlauge. Die Farbreaktion tritt nun ein, und es erfolgt die colorimetrische Bestimmung im Pulfrich-Photometer. Abgelesen wird unter Einschaltung des Filters S 43. Die Werte für die Vergleichslösung müssen in Abzug gebracht werden. Eichung der Trommelwerte an Hand der Farbreaktion von Eiweißlösungen bekannter Konzentration gestattet Angabe in mg-%.

Im gleichen Jahre wurde von DUENSING eine sowohl nach dem Prinzip als auch nach der Methode weitestgehend ähnliche Bestimmung der Liquorproteine angegeben.

Bestimmung der Liquorproteine nach DUENSING:

Benötigt werden folgende Reagentien: 1. Trichloressigsäure (20%), 2. Natronlauge (33⅓%), 3. Natronlauge (¹/₁₀ n), 4. Salpetersäure vom spezifischen Gewicht 1,4.

Methodik der Gesamteiweißbestimmung: In Zentrifugengläser mit konisch zulaufendem Boden und verengtem Halsteil, welche bei 5,0 eine umlaufende Marke tragen, werden 0,5 cm³ des zu untersuchenden Liquors und die gleiche Menge Trichloressigsäure einpipettiert; nach einstündigem Stehen wird ¹/₂ Std. lang zentrifugiert. Anschließend pipettiert man vorsichtig die überstehende Flüssigkeit, die völlig klar sein muß, ab und löst das auf dem Boden haftende Eiweißsediment in 2 cm³ n/10 Natronlauge. Man fügt nun 0,5 cm³ konzentrierte

Salpetersäure hinzu, erhitzt 5 min lang im Wasserbad bei 100° und läßt die Lösungen im kalten Wasser abkühlen. Dann füllt man mit $33^1/_3\%$ Natronlauge genau bis zur Marke 5,0 auf, verschließt die Gläschen mit einem Gummistopfen und schüttelt gut um, dabei lösen sich unter Erwärmung die Eiweißflocken auf, und es entstehen — je nach dem Eiweißgehalt des Ausgangsliquors — gelbe Farbtönungen geringerer oder stärkerer Intensität. Die Lösungen werden nochmals abgekühlt, zur Beseitigung etwaiger Trübungen 20 min lang scharf zentrifugiert und dann der Messung unterzogen.

Zur Bestimmung der Globulinfraktion werden 1 cm³ Liquor und 1 cm³ gesättigte Ammonsulfatlösung in die beschriebenen Gläschen einpipettiert. Nach einstündigem Stehen und halbstündigem Zentrifugieren saugt man die überstehende Flüssigkeit ab, wobei vermieden werden muß, daß Teile des lockeren Eiweiß-Ammonsulfatgemisches verlorengehen. Nach Auflösung des Sedimentes in 2 cm³ 1/10 n Natronlauge wird genau so verfahren wie bei der Gesamteiweißbestimmung. In jeder Gesamteiweiß- und Globulinserie läuft ein Leerwert mit physiologischer Kochsalzlösung an Stelle von Liquor mit.

Die Messungen werden mit dem lichtelektrischen Colorimeter von HAVEMANN unter Vorschaltung des Filters BG 12 von *Schott* und unter Benutzung von Cuvetten des *Zeiss-schen* Stufenphotometers bei einer Schichtdicke von 1 cm³ vorgenommen. Mit Hilfe von Gesamteiweiß- und Globulinlösungen aus Seren bekannten N-Gehaltes (KJELDAHL) werden Eichkurven angelegt, aus denen die Beziehungen zwischen Zahl der Colorimeterteilstriche und Eiweißmenge ersichtlich sind. In dem HAVEMANNschen Colorimeter liegt der normale Gesamteiweißgehalt zwischen 80 und 110 Teilstrichen, während die normalen Globulinwerte 15—30 Teilstriche ausmachen. Auch das Stufenphotometer von *Zeiss* kann für die Messungen der Lösungen herangezogen werden, doch muß man im Interesse einer genügend genauen Ablesung von den doppelten Liquormengen ausgehen.

Als *Einwand gegen die Xanthoproteinreaktion* wurde geltend gemacht, daß sie häufig unspezifische Reaktionen ergibt. HINSBERG und GLEISS machen fernerhin darauf aufmerksam, daß die Farbintensität besonders zeitabhängig und für menschliches Albumin und Globulin verschieden ist.

Die von GLEISS und HINSBERG angegebene Bestimmung der Liquorproteine beruht auf der *Bildung eines Biuret-Protein-Komplexes von roter oder blauer Farbkomponente* und ist bis zu einem bestimmten Konzentrationsmaximum linear konzentrationsabhängig.

Diese Methode ist als colorimetrisches Verfahren frei von den Schwierigkeiten unstabiler Suspensionen und dispersionsbedingter Trübwerte (BAUER und ANGELSTEIN). Sie zeigt gute Übereinstimmung mit kjeldahlometrisch gefundenen Werten und besitzt darüber hinaus ebenfalls den Vorteil, daß ihrer routinemäßigen Durchführung keine besonderen Schwierigkeiten entgegenstehen, da nach GLEISS und HINSBERG 12 Bestimmungen in einer Stunde durchgeführt werden können. Bei Nachuntersuchungen kommt SANDMANN ebenfalls zu dem Schluß, daß sie einen besonders feinen Gradmesser für geringe Eiweißerhöhung im Liquor darstellt.

Bestimmung der Liquorproteine nach HINSBERG *und* GLEISS:

1. Herstellung des Reagens: 9 g Kalium-Natriumtartrat werden je etwa 400 cm³ 0,2 n NaOH gelöst und unter Rührung 5 g CuSO₄ zugeführt. Nach völliger Lösung werden 5 g KJ zugesetzt und nach dessen Lösung mit 0,2 NaOH auf 1 Liter im Meßkolben aufgefüllt. Das Reagens ist sofort gebrauchsfertig. Es wird im Eisschrank in fest verschlossener Flasche aufbewahrt, um Eindunstung und Intensitätsänderungen der Farbe zu verhüten.

2. Anlegung der Eichkurve: Mit einigen Kubikzentimetern Blutserum, dessen Eiweißgehalt kjeldahlometrisch bestimmt worden ist, werden Serumverdünnungen von 30, 60, 120 und 200 mg-% hergestellt. Von jeder dieser Verdünnungen werden je 2 × 5 cm³ (Doppelbestimmungen) mit Vollpipetten in tadellos saubere (eiweißfreie!) Reagenzgläser pipettiert. Nach Vorbereitung des Wasserbades mit Thermometer und Reagenzglaseinsatz wird in jedem Reagenzglas 5 cm³ Biuretreagenz zugesetzt und alle 9 Gläser gleichzeitig in das Wasserbad verbracht. Nach 30 min kommen alle Gläser in das Holzgestell, und mit einem in der Zwischenzeit gut justierten Stufenphotometer nach Pulfrich-Zeiss werden gegen das Reagens-NaCl-Gemisch mit Filter S 57 die Extinktionskoeffizienten bestimmt. Das Einfüllen der Gemische in die Cuvetten erfolgt durch Kippen der einzelnen Gläser über die schmale Cuvettenseite, da ein anderes Vorgehen durch späteres Eintrocknen unbemerkt an der Querwand haftender Gemischtropfen leicht zu Trübungen der Glasflächen im Strahlengang und so zu Meßfehlern führen kann. Mit Hilfe der gefundenen Extinktionskoeffizienten wird die Eichkurve für das jeweils benutzte Stufenphotometer angelegt. Sie wird für alle weiteren Messungen solange benutzt wie keine grob-mechanischen Änderungen des Stufenphotometers erfolgt sind und stellt innerhalb der oben angeführten Konzentrationen eine gerade Linie dar.

Ein weiteres colorimetrisches Verfahren für die Gesamteiweißbestimmung im Liquor wurden unlängst von Führ und Hinz mitgeteilt. Es beruht auf einer *Färbung und gleichzeitigen Ausfällung* durch Amido schwarz 10 B.

Colorimetrische Liquoreiweißbestimmung nach Führ-Hinz:

Lösungen: 1. Färbelösung: Gesättigte Lösung von Amido schwarz 10 B in einer Mischung von 1 Teil Eisessig und 9 Teilen Methanol. Vor dem Gebrauch wird die benötigte Menge filtriert. 2. Waschflüssigkeit: Mischung von 1 Teil Eisessig und 9 Teilen Methanol. 3. Lösungsmittel: n/10 NaOH.

Gerät: 1. Zentrifuge mit einer Umdrehungszahl von mindestens 2000 U/min. 2. 12—15 cm³ Zentrifugengläser mit 5 cm³ Eichmarke. 3. Meßpipetten, möglichst Sicherheitspipetten mit angesetzter Glasspritze. 4. 0,2 cm³ Pipetten (Blutzuckerpipetten).

Arbeitsschema: 1. Färbung und Ausfällung: 1 cm³ Aqua dest. + 0,2 cm³ Liquor + 5 cm³ Färbelösung. 2. Abzentrifugieren des Eiweißniederschlages. 3. Absaugen der Färbelösung und Auswaschen des Niederschlages. 4. Auflösen des angefärbten Eiweißniederschlages mit 5 cm³ n/10 NaOH. 5. Messung mit einem Colorimeter bei Filter S 61 oder einem beliebigen gelben Filter.

Ausführung.

Der frisch entnommene Liquor wird zur Entfernung corpusculärer Bestandteile 5 bis 10 min bei 2000—3000 U/min zentrifugiert. Für jede Doppelbestimmung gibt man in 2 Zentrifugengläser je 1 cm³ Aqua dest. In jedes Gläschen werden 0,2 cm³ klaren Liquors mit einer 0,2 cm³ Blutzuckerpipette eingefüllt, indem die Pipette in das destillierte Wasser ausgespült wird. Auf sorgfältiges Abwischen der Pipette nach dem Aufziehen des Liquors ist ganz besonders zu achten. Sodann setzt man zunächst etwa 1 cm³ filtrierte Färbelösung (s. oben) hinzu und vermischt durch vorsichtiges Schütteln mit dem verdünnten Liquor. Nach dem Mischen werden weitere 4 cm³ Färbelösung mit Hilfe einer Sicherheitspipette (an die eine Glasspritze angesetzt ist) unter genügendem Druck auf den Spritzenstempel hinzugegeben. Auf diese Weise erzielt man eine ausreichende Durchmischung. Die Färbelösung läßt man an der Wand des Zentrifugenglases herablaufen und achtet darauf, daß der Rand des Glases nicht mit der Färbelösung benetzt wird. Die Gläschen bleiben 20 min stehen und werden zwischendurch nach etwa 10 min noch einmal umgeschüttelt. Anschließend wird der gefärbte Eiweißniederschlag etwa 5—10 min bei 2000—3000 Umdrehungen pro Minute abzentrifugiert und die überstehende Färbelösung mit Hilfe eines am unteren Ende ausgezogenen und nach oben umgebogenen Saugröhrchens abgesaugt. Nunmehr wird der Niederschlag durch mehrmaliges Zugeben von je 6—7 cm³ Waschlösung ausgewaschen und jedesmal abzentrifugiert. Das letzte Überstehende muß farblos sein. Beim Absaugen der Färbelösung und der ersten — immer noch intensiv gefärbten — Waschlösung beläßt man etwa ½ cm³ Lösung im Gläschen, um Verluste zu vermeiden. Am Rande haftende Farbpartikelchen werden mit der Waschlösung in das Gläschen hineingespült. Der Niederschlag wird im Laufe des Waschvorganges — wenn das Überstehende noch eben schwach blau gefärbt ist — mit einem Glasstab aufgewirbelt. Die am Glasstab haftenden Partikelchen werden mit wenig Waschlösung in das Gläschen zurückgespült. Die Waschlösung gibt man unter stärkerem Druck in das Gläschen (im Gegensatz zur Färbelösung), um möglichst jedesmal den Niederschlag aufzuwirbeln. Nach dem Absaugen der letzten farblosen Waschlösung wird das Gläschen bis zur 5 cm³-Marke mit n/10 NaOH aufgefüllt und der gefärbte Niederschlag durch mehrmaliges Umschütteln aufgelöst. Die Farbintensität wird mit einem Colorimeter gemessen.

Die Frage nach dem Eiweißgehalt des normalen Liquor cerebrospinalis wird von den einzelnen Autoren unterschiedlich beantwortet und richtet sich vornehmlich nach dem angewandten Verfahren. Wie sehr z. Z. die angenommenen oberen Grenzwerte der Liquorproteine variieren, geht eindrucksvoll aus einer Zusammenstellung von Bauer und Angelstein hervor:

Tabelle 2.

	mg-%		mg-%
Hewitt	23,0	Abelin	35,0
Mendel	24,2	Denis und Ayer	40,0
Halpern	27,5	Hinsberg und Gleiss	45,0
Kral, Stary und Winternitz	28,7	Marron	46,0
Kafka	31,2	Gibson	46,0
Roeder und Rehm	32,0	Ikowitz (zit. nach Kafka . .	61,1

Die höheren Werte bei der Biuret-Reaktion werden nach BAUER und ANGEL-STEIN (ähnlich DEMME) dadurch erklärt, daß hierbei alle stickstoffhaltigen Substanzen (insbesondere die Mucoproteine) mitgefällt werden, die mindestens drei Peptidbildungen enthalten, und die Autoren diskutieren fernerhin die Möglichkeit einer Bindung von gefärbten Kupferkomplexen durch Hämoglobinbeimengungen, Ascorbinsäure, Ammoniak und andere Substanzen.

c) Es wird in diesem Zusammenhange kurz auf den Begriff des *„subnormalen Liquorbefundes"* einzugehen sein. KAFKA, SAMSON verstehen darunter eine *signifikante Verminderung der Liquorproteine unter 20 mg-% mit häufiger Veränderung des Globulin-Albuminquotienten.* Die Zellzahl im Liquor ist hierbei in der Regel nicht erhöht. Das Vorkommen subnormaler Eiweißbefunde im Liquor wird von KAFKA, SAMSON bei allen möglichen Krankheitszuständen beschrieben: Hydrocephalus, Commotio, Schizophrenie, Epilepsie, insbesondere jedoch im Verlaufe von Infektionskrankheiten im Kindesalter beim sog. „Meningealhydrops". Bei der Pathogenese solcher subnormaler Eiweißbefunde wird von KAFKA, SAMSON ein vermehrter Flüssigkeitsstrom in die Liquorräume bzw. eine einfache Kongestion des Liquors diskutiert.

Die *Bewertung* solcher „subnormaler Liquorbefunde" ist nicht ohne weiteres möglich.

Wenn auch die Produktion eines relativ eiweißarmen Liquors von dem Plexus chorioideus, der auf seiner kranio-caudalen Wanderung keine nennenswerte Zunahme an Proteinen erfährt, nicht von der Hand zu weisen ist, so scheint uns dies doch wenig wahrscheinlich; das gleiche gilt für *„Liquorkongestionen"*, bei denen wir noch weniger eine Eiweißverminderung annehmen können. Es ist auch kein Grund dafür anzuführen, daß bei einer Pneumonie etwa eine isolierte Reizung des Plexus chorioideus stattfinden soll. Eine meningeale Beteiligung im Verlaufe von Infektionskrankheiten ist dem Pädiater hingegen durchaus geläufig und als Ausdruck allgemeiner mesodermaler reaktiver Gegenäußerungen zu werten. Diese ist in der Regel klinisch jedoch durch eine Pleocytose und leichte Proteinvermehrung im Liquor kenntlich. Daß es daneben nicht selten Fälle gibt, bei denen die bislang geläufigen Liquoruntersuchungen normale Werte ergeben, sei keineswegs in Abrede gestellt. Das Vorkommen „subnormaler Liquorbefunde" hierbei möchten wir hingegen in Abrede stellen.

Die „subnormalen Liquorbefunde" scheinen uns durch methodische Unzulänglichkeiten bedingt. Auf die große Streubreite der KAFKA-Befunde wurde bereits hingewiesen. Die Angaben von KAFKA und SAMSON beziehen sich nämlich auf Ergebnisse, welche mit der volumetrischen Methode ermittelt wurden. Die von KAFKA zitierten Autoren (FREMOND, SMIH, ALBERTINI), welche mit „anderen Methoden" ebenfalls subnormale Eiweißwerte erhielten, waren nicht nachzuprüfen, da die Schrifttumsangaben nicht vollständig sind. Wir zögern jedoch nicht, auch hier methodische Unzulänglichkeiten für die abnorm niedrigen Eiweißwerte verantwortlich zu machen. — Eine diagnostische Bedeutung kommt dem „subnormalen Liquorbefund" bislang nicht zu.

Eine *Vermehrung* der *Liquoreiweißkörper* findet sich im Kindesalter ungemein häufig. Wir können DEMME nicht darin zustimmen, daß bei Proteinvermehrung eine organische Erkrankung des ZNS vorliegt. Bei schweren Krankheitszuständen im Kindesalter sehen wir häufig Liquorveränderungen, die SAMSON in seiner bereits mehrfach erwähnten Abhandlung unter dem *„meningealen Symptomkomplex"* beschrieben hat. UYSAGHY hat 1936 über Eiweißveränderungen des Liquors bei zahlreichen *Infektionen* (Diphtherie, Scharlach, Masern, Dysenterie, Grippe, Pneumonie, Pertussis, Sepsis, Erysipel) berichtet. Leichte Liquorveränderungen sind weiterhin nahezu regelmäßig bei Säuglingen mit alimentärer *Intoxikation* vorhanden. Nach den ausgedehnten Untersuchungen von UJSAGHY war in schweren bzw. toxischen Fällen von Infektionskrankheiten der Eiweißgehalt im Liquor fast ohne Ausnahme erhöht, so daß nach UJSAGHY die

Proteinvermehrung bei gewissen Krankheiten sogar als wichtigster Faktor zur Feststellung der Schwere und Toxicität herangezogen werden kann.

Wir möchten jedoch annehmen, daß es sich hierbei weniger um echte „organische" Krankheiten des ZNS handelt, als vielmehr um leichtere, reparable Permeabilitätsstörungen der Capillaren, wie ja der gesamte Kreislauf bei diesen Zuständen mehr oder weniger schwer geschädigt ist. Daß es natürlich im Verlaufe der eben aufgezählten Krankheiten zu echten Meningitiden, Encephalitiden bzw. Polyradiculitiden kommt, sei ausdrücklich hervorgehoben. Ihr prozentualer Anteil tritt vermutlich hinter der Zahl leichterer vorübergehender meningealer bzw. cerebraler Reizzustände erheblich zurück. Genauere Zahlenangaben über die Liquorveränderungen bei den obengenannten Krankheiten werden nur schwer beizubringen sein, da in der Regel keine Kontrolle des Liquors vorgenommen wird.

d) Die Papierelektrophorese des Liquor cerebrospinalis.

Angesichts der überragenden Bedeutung, welche die Papierelektrophorese der Serumproteine in kurzer Zeit erlangt hat, war es naheliegend, ebenfalls eine *papierelektrophoretische Trennung der Liquoreiweißkörper* zu versuchen und in das diagnostische und prognostische Rüstzeug bei den Erkrankungen des ZNS und seiner Häute einzubauen. Hierbei schien zudem durchaus die Hoffnung berechtigt, daß das Liquorpherogramm auch über die Natur der Liquoreiweißkörper weitere Kenntnisse vermitteln würde.

Die Frage nach der Genese der Liquorproteine mußte bislang von allen Autoren mehr oder weniger offengelassen werden, wenn auch eingeräumt wurde, daß bei entzündlichen Krankheiten mit erhöhter Durchlässigkeit der Blut-Liquor-Schranke Eiweißkörper des Blutserums in den Liquor übertreten können.

Die bisherigen Versuche scheiterten an der erforderlichen Liquormenge bzw. an der geringen Proteinkonzentration der Liquors (Scheid und Scheid). Bei eitrigen Meningitiden ist zwar die notwendige Liquormenge wesentlich geringer, wie auch hierbei gegebenenfalls auf Einengung verzichtet werden kann. Es schien jedoch wünschenswert, zunächst das Pherogramm der normalen Liquorproteine zu kennen, bevor man daranging, das Liquorpherogramm unter pathologischen Bedingungen zu analysieren.

Zur optimalen papierelektrophoretischen Darstellung der Liquorproteine ist eine *Konzentrierung um 2 Größenordnungen* erforderlich. Dieses Problem ist inzwischen auf verschiedene Weise gelöst worden, ohne daß hierbei eine Denaturierung der Liquorproteine stattfindet, wie sich aus den von den verschiedenen Autoren vorgenommenen Parallelversuchen mit Serumverdünnungen einwandfrei ergibt. Lediglich die α-*Globuline* können durch die Ultrafiltration einen Abfall (Ewerbeck, Büscher und Mitarbeiter) bzw. einen Anstieg (Gries und Mitarbeiter) erfahren. Die bislang angegebenen bzw. angewandten Methoden der Einengung der Liquorproteine beruhen entweder auf einer Dialyse gegen eine hochmolekulare Lösung (Dextran, Kollidon, Gummi arabicum) mit Hilfe einer eiweißdichten Membran bzw. eines eiweißdichten Schlauches; Dialyse gegen Veronalpuffer im Unterdruck oder Ultrafiltration durch eine eiweißdichte Membran im Überdruck sowie schließlich Acetonfällung nach vorherigem Zentrifugieren des Liquors. Während die letztere Methode einen erheblichen apparativen Aufwand erfordert, welcher in der Regel die Kapazität eines klinischen Laboratoriums überschreitet, sind die übrigen Anweisungen zur Einengung der Liquorproteine unschwer durchzuführen. Insbesondere scheinen uns die von Ewerbeck 1950 angegebene Konzentrationsdialyse gegen Kollidon bzw. Gummi arabicum, die Überdruckmethode nach Esser und Heinzler, bzw. Less und Teepe sowie schließlich die von Mies mitgeteilte Anleitung für die klinische Anwendung vorteilhaft, weswegen wir sie hier genauer mitteilen wollen.

1. Einengung der Liquorproteine nach Ewerbeck

1. Die Konzentrationsdialyse gegen Kollidon (Polyvinyl-pyrrolidon) oder Gummi arabicum.

20—30 cm³ Liquor werden in ein glockenförmiges Glasgefäß gefüllt, das oben mit einem Füllstutzen versehen ist und dessen große untere Öffnung mit einer Cellophanmembran verschlossen ist. Die Dialyse erfolgt unter den üblichen Dialysierbedingungen gegen 10%iges

Kollidon k = 100 (Molekulargewicht 80000—180000), das in Veronal-Natriumveronalpuffer (Dole) $p_H = 8,4$ aufgelöst ist oder gegen 50%ige Gummi arabicum-Lösung, ebenfalls in Veronal-Natriumveronalpuffer gelöst. Die Einengung ist nach 24—36 Stunden auf 0,5 cm³ beendet.

2. Einengung durch Ultrafiltration.

Bei einer Jenaer Glasfilternutsche mit abnehmbarem Fülltrichter („Stefi"-Filterapparat der Membranfiltergesellschaft Satoriuswerke Göttingen) wird auf dem Filterkopf ein eiweiß-dichtes Ultrafeinfilter (Hersteller Satoriuswerke Göttingen) wasserdicht eingespannt. Die Filtration erfolgt gegen das Vakuum und ist bei einer Ausgangsmenge von 20 cm³ Liquor in 12 Std. beendet.

Bei richtiger Durchführung der Einengung erhält man in allen 3 Fällen 0,5 cm³ einer leicht gelblichen Flüssigkeit von einem Eiweißgehalt von 300—600 mg-%.

Der eingeengte Liquor wird anschließend noch 24 Std. gegen Veronal-Natriumveronal-puffer dialysiert. Eine weitere Verdünnung der Lösung vor dem elektrophoretischen Versuch mit Puffer (wie bei Serumanalysen üblich) erfolgt nicht mehr.

3. Methode zur Gewinnung der Proteine des Liquor cerebrospinalis nach ESSER und HEINZLER.

Die Autoren verwandten für ihre Untersuchungen ein nach ihren Angaben von der Firma Leitz, Kreuznach, hergestelltes Gerät, welches aus einem Metallgehäuse besteht. Dieses weist unten eine durch ein Drahtsieb geschützte eiweißdichte Membran auf. Ein Flügelverschluß oben dient zum Einfüllen des Liquors. Seitlich befindet sich das Ansatz-stück für die Preßluftbombe.

Arbeitsgang: Das Drahtsieb des Auslaufrohres wird mit 2 dicken Filterpapierscheiben abgedeckt. Auf den unteren Abschluß des Filtergehäuses wird die feuchte eiweißdichte Membran aufgelegt und das Auslaufrohr fest mit dem Filtergehäuse verschraubt. Der Ab-schluß des Filtergehäuses durch die Membran konnte als absolut luftdicht nachgewiesen werden. Hierauf wird durch die obere Öffnung die Flüssigkeitsmenge eingefüllt und die Verschlußkappe fest angeschraubt. Es zeigte sich als zweckmäßig, die Dichtungsscheibe gut anzufeuchten. Die zu konzentrierende Flüssigkeit haben wir vorher durch ein Hartfilter filtriert, da auch die Verunreinigungen auf der Membran zurückgehalten werden und diese den Analysengang stören könnten. Das Gerät wird mit einem Verbindungsschlauch an die Preßluftflasche angeschlossen und ein Überdruck von 12 Atmosphären eingestellt. Bei einem guten Abschluß durch das Ventil genügt eine Anschlußzeit an die Druckluft von 15 min. Die Filtration von 5 cm³ Flüssigkeit ist nach 6 Std. beendet. Nach Abfließen des letzten Tropfens wird das Auslaufrohr abgeschraubt und die Membran mit dem anhängenden Filter-papier vorsichtig mit einer Pinzette abgenommen. Membran und Filterpapier haben sich durch den Überdruck dem Siebgewebe muldenförmig angepaßt. Das Eiweiß liegt als gelblich-bräunlicher Rückstand annähernd trocken in der Mitte der Eindellung. Von dem zur Elektro-phorese verwandten Puffer werden 0,03 cm³ auf die Membran aufgetragen. Nach etwa 10 min hat sich das Eiweiß vollständig gelöst und die Flüssigkeit einen gelblichen Farbton angenommen. Zur Elektrophorese wird diese Menge auf den Filterpapierstreifen aufgetragen, die Membran wird mit 0,01—0,02 cm³ Puffer nachgewaschen.

4. Einengung von Liquor cerebrospinalis nach MIES.

a) Zur Herstellung der Kollodium-Hülsen wird als Matrize ein Reagenzglas benötigt, das entsprechend umgeformt ist und welches am Boden der Ausstülpung ein feines Loch besitzt. Man taucht das Glas senkrecht in eine 8%ige wäßrige Gelatinelösung ein, läßt nach langsamem Herausziehen einige Minuten unter dauerndem, gleichmäßigem Rotieren luft-trocknen und wiederholt den Vorgang noch einmal. Nach dem 2. Trocknen wird über Nacht stehen gelassen, damit die feine, gleichmäßig am Glase haftende Gelatineschicht gut aus-trocknet. Am nächsten Tag wird die Glasröhre mit Gelatineschicht in eine 4%ige Kollodium-lösung in Äther-Alkohol (7:1) getaucht, langsam senkrecht herausgezogen und die jetzt gebildete Kollodiumschicht 15 min in waagerechter Lage des Glases unter dauerndem, gleichmäßigem Rotieren getrocknet. Der Autor hat sich dafür eine einfache, kleine Apparatur gebaut, die an die Wasserstrahlpumpe anzuschließen ist. Das Eintauchen und Trocknen wird sofort viermal wiederholt, wobei nach den ersten drei Malen nur je ¹/₂ min getrocknet wird und nach dem letzten Mal 5 min, immer wieder unter gleichmäßigem Rotieren des Glases. Das endgültige Härten des Kollodiums geschieht in kaltem Wasser, bis nach etwa 10 min die Schlierenbildung des austretenden Alkohols aufgehört hat. Die dem Glase auf-sitzende Gelatineschicht verflüssigt sich durch Eintauchen in etwa 60° warmes Wasser und läßt die fertige Kollodiumhülse abgleiten, wobei Luft durch das kleine Loch am Boden des Glases nachströmen kann. Die Hülsen müssen mehrfach mit heißem Wasser ausgespült werden, um alle Gelatinereste zu entfernen und sollen dann in steriler Ringerlösung auf-bewahrt werden. Eine besondere Sterilisation der Membran ist nicht erforderlich. Wichtig ist, daß sie nicht trocken liegen bleiben, da sie sonst pergamentartig werden und die Poren sich verkleinern oder ganz schließen.

9*

b) *Methodik zur Einengung von Liquor cerebrospinalis.*

Eine Kollodiumhülse wird auf ein unten abgeschnittenes Reagenzglas 2—3 cm weit aufgeschoben und durch eine eng anliegende Gummimanschette (einfaches Stückchen Gummischlauch) befestigt. Das Reagenzglas taucht in ein mit steriler Ringerlösung gefülltes Glasgefäß mit Ansatzrohr soweit ein, daß die Kollodiumhülse ganz von der Ringerlösung umspült wird. Das äußere Glasgefäß wird oben durch einen perforierten Gummistopfen luftdicht abgeschlossen. In der Bohrung des Stopfens wird das mit der Membran versehene Reagenzglas festgehalten.

Der zu untersuchende Liquor — wir benötigen bei einem normalen L. c. für eine Doppelbestimmung 4—5 ml — wird von oben in die Membran eingefüllt, wobei wir etwa 0,5 ml zurückbehalten, um damit nach dem Einengen des 1. Teiles die Innenwand der Membran abzuspülen. An das Ansatzrohr des äußeren Gefäßes wird eine Wasserstrahlpumpe über eine große Saugflasche und ein oben offenes Manometer angeschlossen (beim Absaugen beträgt der Unterdruck nicht mehr als 300 mm Hg). Um die manchmal erheblichen Druckschwankungen in der Wasserleitung auszugleichen, schalten wir eine große 5 l fassende Saugflasche zwischen. Das Absaugen ist bei einem Unterdruck von 200—300 mm Hg in etwa 60—90 min beendet. Hat man mehrere Liquores zu untersuchen, so lassen sich sehr einfach beliebig viele Gefäße mit Membranen parallel schalten, so daß wir in der Lage sind, in 1—2 Std. alle vorhandenen Liquores einzuengen. Nach dem Einengen hat sich am Boden der Membran in der kleinen Ausstülpung ein feiner, gelblich getönter Eiweißsatz gebildet, der mit einer Blutzuckerpipette (0,05 ml) durch gründliches, aber vorsichtiges Ansaugen und Ausblasen in 0,05 ml Pufferlösung aufgenommen wird. Die so gewonnene, konzentrierte Eiweißlösung wird unmittelbar zur Papierelektrophorese verwendet.

Das von uns benutzte Verfahren zur Herstellung der Kollodiumhülsen scheint uns im Gegensatz zu der von MIES beschriebenen Anweisung wesentlich einfacher, weswegen wir hier unsere eigene Methodik mitteilen möchten: Die Kollodiumlösung besteht aus 1 Volumen einer Mischung aus 11 Teilen Alkohol und 50 Teilen Äther. Es erfolgt ein 3maliges Füllen und Ausgießen der Kollodiumlösung aus einem Zentrifugenglas (ggf. kann natürlich auch ein größeres Reagenzglas benutzt werden). Das Ausgießen erfolgt unter langsamem Drehen des Glases bei einem Neigungswinkel von etwa 30° während 30 sec. Anschließend tropfen die Zentrifugengläser etwa 10 min senkrecht hängend aus. Nach dem letzten Ausgießen und Austropfen wird 2 Std. gewartet, wonach die fertigen Kollodiummembranen mit Hilfe eines Glasstäbchens vorsichtig aus dem Zentrifugenglas gelöst werden.

Zur Durchführung der Elektrophorese können nun entweder selbstgebaute Kammern oder kompliziertere käuflich zu erwerbende Apparaturen verwandt werden (Mikroelektrophoreseapparatur nach LABHARDT und STAUB, Elektrophoreseverfahren nach GRASSMANN und HANNIG). Bei unseren eigenen papierelektrophoretischen Untersuchungen bedienten wir uns zur Einengung der Liquorproteine der von ESSER angegebenen Überdruckmethode sowie der von MIES beschriebenen Konzentration mit Hilfe einer Kollodiummembran im Unterdruck. Zur Durchführung der Elektrophorese verwandten wir die von GRASSMANN und HANNIG beschriebene Apparatur, welche den großen Vorteil hat, daß der fertige Elektrophoresestreifen transparent gemacht und in einem speziell konstruierten Auswertegerät mit Hilfe einer Fotozelle ausgewertet werden kann.

Papierelektrophorese nach GRASSMANN *und* HANNIG.

Ein Filterpapierstreifen Whatman Nr. 1 vom Ausmaß 4 × 30 cm wird in einem Veronal-Natriumacetat-Puffer nach L. MICHAELIS vom pH 8,6 getränkt. Nach Vortrocknen durch Abtupfen am Auftragungsort wird sodann mit einer Spezialpipette 0,05—0,1 cm³ Untersuchungsflüssigkeit in Form eines 3 cm langen Querstriches aufgetragen. Der Filterpapierstreifen wird in die Elektrophoresekammer eingespannt und die elektrophoretische Auftrennung der Eiweißkörper sodann während 14 Std. bei einem Gleichstrom von 110 V und 2,0 mA vorgenommen, wobei die Eiweißkörper gemäß ihrer charakteristischen Wanderungsgeschwindigkeit anodenwärts laufen. Anschließend wird der Streifen getrocknet, dann für 10 min in ein Färbebad (gesättigte Lösung des Farbstoffes Amidoschwarz 10 B zur Analyse in Methanol, die 10% Eisessig enthält) eingelegt und nachher in ein Waschbad (Methanol + 10% Eisessig) zum Entfärben der nicht von Eiweiß beladenen Stellen des Streifens, die nachher nur mehr ganz zart blau sein dürfen, gebracht. Der Streifen wird sodann getrocknet, darauf durch Eintauchen in eine Mischung von Paraffinöl mit a-Bromnaphthalin vom Brechungsindex D = 1,51 transparent gemacht und im speziell konstruierten Auswertegerät mit Hilfe eines Rasterknopfes Millimeter für Millimeter zwischen 2 planen Glasplatten an einer spaltförmigen Lichtquelle vorbeigeführt. Das durch den Streifen gelangende Licht, welches in seiner Stärke je nach der Intensität der Anfärbung des Streifens wechselt, wird von einer Photozelle aufgenommen, die auf einem Meßgerät verschieden starke Ausschläge hervorruft. Diese werden als Funktion der Wegstrecke auf Millimeterpapier aufgezeichnet; die Verbindung der gewonnenen Einzelpunkte ergibt Diagramme, die mit denen nach der Tiseliusapparatur weitgehend übereinstimmen.

Eine Durchsicht der bislang vorliegenden Ergebnisse elektrophoretischer Untersuchungen normaler Liquores (Tab. 3) zeigt eine genügende Übereinstimmung der ermittelten bzw. errechneten Werte. Die vorhandenen Unterschiede bewegen sich meist innerhalb der physiologischen Schwankungsbreiten; kleine Differenzen mögen auch dadurch zustande kommen, daß die einen Autoren lumbalen, die anderen suboccipitalen Liquor verwandten, was aus den Mitteilungen leider nicht immer hervorgeht.

Tabelle 3. *Pherogramm der normalen Liquorproteine (in Prozent des Gesamteiweißes) nach den einzelnen Autoren.*

| | V-Frakt. | Alb. | Globuline | | | | |
			α_1	α_2	$\beta-$	β_2/τ	γ
1. LABHART, SCHWEIZER u. STAUB		60,5—76,0			24—39,5		
2. SCHNEIDER u. WALLENIUS	—	56,5	9,8		15,8		18,0
3. ESSER	1,2	56,1	4,7	7,5	24,1		6,4
4. BÜSCHER, MATZELT, PETTE	4,4	49,7	15,4		11,5	8,0	11,0
5. ROSSI u. SCHNEIDER		54,2—65	10,0—15,6		15,0—23,0		5,6 14,0
6. MIES	6,4	53,9	13,5		8,0	6,2	12,0
7. PLÜCKTHUN u. MATTHES	4,4	52,4	5,3	8,1	18,3		11,5
8. GRIES, ALY, OLDERSCHAUSEN	4,3	51,3	5,8	8,4	17,1	6,8	6,3
9. SCHÖNENBERG		58,6	7,7	9,9	12,9		10,9

Alle Fraktionen der Serumproteine lassen sich also auch im Liquorpherogramm nachweisen. Jedoch ist ihre *prozentuale Verteilung unterschiedlich.* So liegt der prozentuale Anteil des *Albumins* am Gesamteiweiß etwas *niedriger als im Serum.* In der Globulinfraktion fällt der *höhere Wert für β-Globuline* auf, wogegen der Anteil der *γ-Globuline etwas geringer* ist (Abb. 4). Das Pherogramm des normalen Liquors zeigt nun neben den bekannten Banden zwei weitere, von einigen Autoren *als „liquorspezifisch"* bezeichnete Fraktionen. Ihre Bedeutung ist umstritten, und es muß etwas näher hierauf eingegangen werden.

So findet sich häufig vor der eigentlichen Albuminfraktion eine sog. V-(X-)Fraktion, welche 1—6% (im Mittel nach PLÜCKTHUN und MATTHES 4,4%) beträgt. Die Möglichkeit eines Artefaktes beim Konzentrationsvorgang wird nach MATTHES und PLÜCKTHUN sowie anderen Autoren abgelehnt, da sie bei Serumverdünnungen nicht in Erscheinung tritt, hingegen bei anderen Methoden der Proteinanreicherung des Liquors ebenfalls vorhanden ist. Nach PIEPER sind Beziehungen der hitzestabilen V-(X-)Fraktion zur Hyaluronsäure, welche bei der Papierelektrophorese von Gelenkergüssen z. B. ebenfalls vor der Albuminfraktion wandert, sehr unwahrscheinlich. Es ist jedoch auffällig, daß bei pathologisch veränderten Liquores die V-(X-)Fraktion nicht zunimmt, vielmehr geringer wird. GRIESS und Mitarbeiter betonen, daß eine deutliche Abhängigkeit zwischen der Höhe der V-(X-)Fraktion und dem Gesamteiweißwert in dem Sinne bestehe, das die V-(X-)

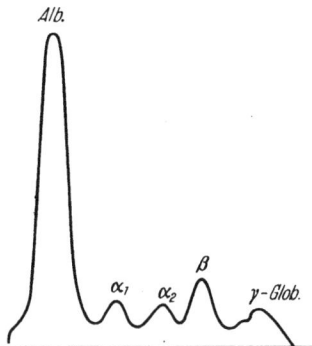

Abb. 4. Elektrophoresediagramm des normalen Liquor cerebrospinalis (Einengung des Liquors nach ESSER). *Alb.* 58,6 %, α_1-*Glob.* 7,7 %, α_2-*Glob.* 9,9 %, β-*Glob.* 12,9 %, γ-*Glob.* 10,9 %.

Fraktion in eiweißarmen Liquores am deutlichsten in Erscheinung tritt, daß sie bei erhöhtem Eiweißgehalt niedriger wird, um schließlich überhaupt nicht mehr zur Darstellung zu kommen. BÜSCHER und Mitarbeiter berichten, daß sie mehrfach eine Andeutung der V-(X-)Fraktion auch im Serumpherogramm gesehen haben. Wir selbst konnten bei einer Patientin mit essentieller Hypoproteinämie und Dysproteinämie vor der Albuminfraktion eine deutliche V-(X-)Fraktion ausmachen. Wir möchten deswegen die „Liquorspezifität" der V-(X-)Fraktion vorerst sehr in Frage stellen und annehmen, daß die gleiche Fraktion ebenfalls im Serum vorkommt, hier jedoch überdeckt wird und nicht zur Darstellung gelangt. Das Vorkommen einer weiteren Bande wird von einigen Autoren unmittelbar im Anschluß an die β-Fraktion beschrieben. Plückthun und Matthes rechnen diese Fraktion der β-Fraktion zu, da sie mit ihrer Versuchsanordnung sowohl in jedem Serum eine β_2-Fraktion ausmachen konnten als darüber hinaus feststellten, daß die Lage der β_2-Fraktion des Liquors genau der der β_2-Fraktion des Serums entsprach.

Es zeigt sich also eine wenn auch nicht quantitative, so doch weitestgehende qualitative Ähnlichkeit des Serum- wie des Liquorpherogramms. Auffällig erscheint nun, daß bereits normalerweise der β-Globulingehalt des Liquors gegenüber dem Serum beträchtlich erhöht ist, und wir werden nach den Gründen zu fragen haben. Als Entstehungsort der Globuline wird heute allgemein das reticulo-endotheliale System angenommen (s. bei Wuhrmann und Wunderly). Das subarachnoidale Gewebe ist nun durch seine große Reaktionsfähigkeit charakterisiert, kann als potentielles lymphatisches Gewebe gewertet werden und dem RES zugeordnet werden (Sepp, Wassermann, Schallock, Schulz und Knibbe)! Wir werden also allen Ernstes in Erwägung ziehen müssen, daß ein Teil der Liquorglobuline aus dem subarachnoidalen Gewebe stammt. Die Annahme ist natürlich nicht bewiesen (Labhart, Staub und Schweizer), wird auch wohl kaum zu beweisen sein, scheint uns als Arbeitshypothese immerhin sehr brauchbar. Gestützt werden wir in dieser Vermutung dadurch, daß bei entzündlichen Erkrankungen der Meningen mit überwiegender monohistiocytärer Reaktion (Meningitis epidemica, gutartige, mononucleäre epidemische Meningitis) eine auffällige Vermehrung der α- bzw. β-Globuline festzustellen war. Es wird auf diese interessanten Befunde noch zurückzukommen sein.

Es wäre demnach weder ein „liquorspezifischer" noch ein „cerebrogener" Anteil der Liquorglobuline vorhanden, sondern ein „arachnoidaler". Eine Trennung der beiden Anteile ist vorerst nicht möglich; qualitativ scheinen sie — einem funktionell einheitlich reagierenden Gewebe entstammend — gleich zu sein. Daß normalerweise der überwiegende Teil der Liquorglobuline arachnoidalen Ursprungs ist, scheint mir unwahrscheinlich, da sich das subarachnoidale Gewebe für gewöhnlich im „Ruhezustand" befindet und es erst einer Aktivierung durch irgendwelche Reize bedarf.

Kafka betont nun weiterhin „mit aller Entschiedenheit", daß „ein bedeutsamer Anteil des Liquoreiweißes liquoreigen bzw. gehirneigen ist und nur ein Teil aus dem Blute stammt". Hier ist zunächst zu entgegnen, daß die Bezeichnung „liquorspezifisch" bzw. „gehirnspezifisch" sehr unglücklich gewählt ist, denn die Synthese von Eiweißkörpern im Liquor wird niemand ernstlich diskutieren wollen, gemeint ist auch wohl die Entstehung von Eiweißkörpern an den Wänden der Liquorstrombahn, eine Möglichkeit, welche von uns bereits herausgestellt wurde. Der „Gehirnspezifität" ist zu entgegnen, daß die Existenz der Blut-Hirnschranke den Übergang eines größeren Teiles von Hirnsubstanz bzw. Produkten des Hirnstoffwechsels in den Liquorraum unwahrscheinlich macht, eine Annahme, welche durch die nicht selten negativen Liquorbefunde bei Encephalitiden gestützt wird. Der von Kafka wiedergegebenen Tabelle der Eiweißrelation von Serumverdünnungen und Liquor kann keine Beweiskraft zukommen, da die qualitativen Unterschiede der einzelnen Proteinfraktionen im Serum und Liquor durchaus bekannt sind, dieser Befund jedoch keinesfalls als Beweis der „Liquor-" bzw. „Gehirnspezifität" der Liquorproteine angeführt werden kann.

Die bereits betonte *Ähnlichkeit des Serum- und Liquorpherogramms* macht es wahrscheinlich, daß pathologische Veränderungen der Liquorproteine papierelektrophoretisch in gleicher Weise sich manifestieren, wie wir es beim Serum zu sehen gewohnt sind. Nach Wuhrmann und Wunderly können wir Konstellationstypen unterscheiden, von denen der Typus der akuten Entzündung sowie der Typus der subakut-entzündlichen Phase für unsere Fragestellung von Wichtigkeit ist. In der überwiegenden Mehrzahl der Fälle handelt es sich nun um unspezifische Reaktionen, welche monoton, schablonenhaft erfolgen. Dies besonders herauszustellen, scheint mir sehr wesentlich zu sein. Der *Typus der akuten Entzündung* ist gekennzeichnet durch das „eintönige" Bild einer *Zunahme der γ-Globuline und der α-Globuline unter Rückgang der Albumine.* Beim *Typus der subakut-chronischen Prozesse* sehen wir eine *geringe Vermehrung der Globuline*, meistens der *β-* und der *α*-Globuline, weniger der *γ*-Fraktion *bei geringer Abnahme der Albumine.*

In der Tat folgt das Liquorpherogramm bei den entzündlichen Erkrankungen der Meningen und des Gehirns den gleichen Gesetzen, wobei natürlich die Veränderungen, was ihre Stärke und Dauer anbetrifft, stark variieren können. Es ergibt sich also zwangsläufig, daß die Bedeutung der Papierelektrophorese weniger in der Diagnostik und Differentialdiagnostik entzündlicher Erkrankungen des ZNS liegen kann, als vielmehr in Rückschlüssen auf Stadium, Grad und Ausdehnung des krankhaften Prozesses. Hierbei dürfte jedoch die Liquor-Papierelektrophorese den bislang üblichen Methoden weit überlegen sein (Abb. 5—12).

Ein Vergleich der *Liquorpherogramme bei den verschiedenen Arten der Hirnhautentzündung* zeigt die bereits oben beschriebenen Veränderungen. Wie zu erwarten, sind diese bei den mehr eitrigen Formen sehr stark ausgesprochen, bei den mehr serösen hingegen weniger deutlich. Bei den *Encephalitiden* schließlich sind dieselben nur angedeutet, bisweilen überhaupt fehlend (Abb. 11); erst beim Übergang zu den Meningo-Encephalitiden sind wiederum stärkere elektrophoretisch nachweisbare Veränderungen der Liquorproteine vorhanden (Abb. 12).

Es geht jedenfalls nicht an, wie es Rossi und Schneider tun, an Hand von sechs Beobachtungen von Meningitis tuberculosa von einer „charakteristischen eiweiß-chemischen Situation" zu sprechen [relative Albumin- und *β*-Globulinverminderung bei sehr stark erhöhtem Eiweißgehalt (?)]. Für eine solche besteht weder nach den theoretischen Voraussetzungen noch nach den praktischen Befunden ein Anhalt.

Wallenius verdanken wir interessante *vergleichende papierelektrophoretische Untersuchungen von Serum und Liquor*, welche der von uns vertretenen Auffassung von der qualitativen Identität der Serum- und Liquorproteine sowie — unter bestimmten Bedingungen — der arachnoidalen Genese eines Teiles der Liquorglobuline zu stützen geeignet ist. Wallenius fand in Fällen von Hypoproteinämie, Lebercirrhose, *β*-Myelom im Liquor die gleichen schweren Veränderungen des Pherogramms, wie sie im Serum vorhanden waren. Bei Mumpsmeningitis, luischer Meningitis, multipler Sklerose, Lues latens wies das Liquorpherogramm schwere Veränderungen auf, während das Serumpherogramm normal bzw. nur unwesentlich verändert war.

Mit Bennhold, Hatz, Wunderly sind wir der Meinung, daß der Begriff des *Albumin-Globulin-Quotienten* im Serum nicht von nennenswerter klinischer Bedeutung ist, da eine Vermehrung des Globulinanteils immer mit einer Verminderung der Albumine einhergeht. Aus den elektrophoretischen Untersuchungen ist zudem bekannt, daß sich *hinter einem „normalen" Albumin-Globulin-Quotienten völlig verschiedene Eiweißspektren verbergen können*, so daß nicht selten trotz unauffälligem Albumin-Globulin-Quotienten die Bluteiweißverhältnisse tiefgreifende Störungen aufweisen. Die notwendigen *Einwände* gegen den Albumin-Globulin-Quotienten im Serum zwingen zu einer Kritik an dem geläufigen „Eiweißquotienten" des Liquors. Es ergibt sich aus den papier-elektrophoretischen Untersuchungen zunächst, daß der *Globulin-Albumin-Quotient im Liquor* mit 0,2—0,45 nicht stimmt, sondern *mit 1,2 dem des Serums sehr nahekommt* (Wallenius, Plückthun und Matthes).

Kabat, Glusmann und Knaub haben bereits 1948 mit der quantitativen, immunchemischen Präcipitation des Albumins und des *γ*-Globulins den falschen Globulin-Albumin-Quotienten berichtigt.

Die Ursachen für den falschen Kafka-Quotienten liegen einerseits darin begründet, daß die angewandten Fällungsmethoden einen Anteil der *α*-Globuline mit den Albuminen zur Ausfällung brachten, wodurch zu hohe Albuminwerte vorgetäuscht wurden. Außerdem werden nach Yde und Lange (zit. nach Wunderly und Mitarbeiter) bei geringer Eiweißkonzentration

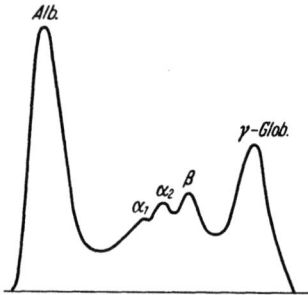

Abb. 5. Staphylokokken-Meningitis
Alb. 36,9 %, α₁-Glob. 10,5 %, α₂-Glob. 12,4 %,
β-Glob. 13,4 %, γ-Glob. 26,8 %

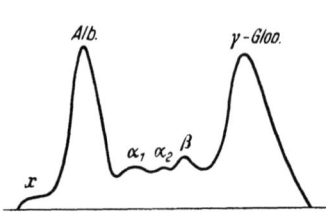

Abb. 6. Colimeningitis
Alb. 28,0 %, α₁-Glob. 11,5 %, α₂-Glob. 7,2 %,
β-Glob. 10,1 %, γ-Glob. 43,2 %

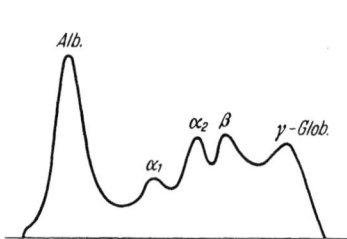

Abb. 7. Influenza-Meningitis
Alb. 33,9 %, α₁-Glob. 9,3 %, α₂-Glob. 15,6 %,
β-Glob. 18,8 %, γ-Glob. 22,4 %

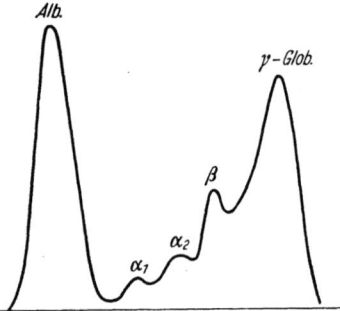

Abb. 8. Meningitis tbc.
Alb. 40,2 %, α₁-Glob. 4,5 %, α₂-Glob. 7,1 %,
β-Glob. 12,0 %, γ-Glob. 36,2 %

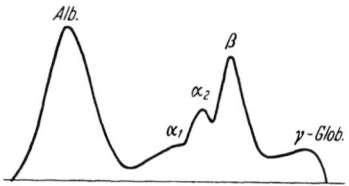

Abb. 9. Meningitis epidemica
Alb. 49,5 %, α₁-Glob. 5,5 %, α₂-Glob. 13,3 %
β-Glob. 24,2 %, γ-Glob. 7,5 %

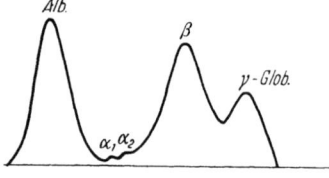

Abb. 10. Abakterielle Meningitis
Alb. 42,4 %, α₁-Glob. 1,1 %, α₂-Glob. 1,2 %,
β-Glob. 44,6 %, γ-Glob. 10,7 %

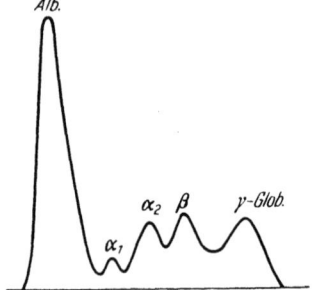

Abb. 11. Postvaccinale Encephalitis
Alb. 50,9 %, α₁-Glob. 3,4 %, α₂-Glob. 13,2 %,
β-Glob. 13,4 %, γ-Glob. 19,1 %

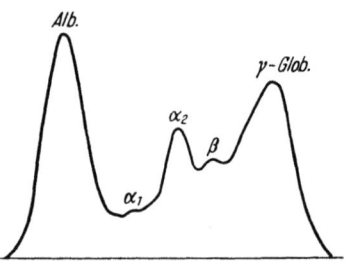

Abb. 12. Masern-Meningoencephalitis
Alb. 34,8 %, α₁-Glob. 4,4 %, α₂-Glob. 17,3 %,
β-Glob. 11,1 %, γ-Glob. 32,4 %

die Globuline nur teilweise ausgefällt. Die größte Abweichung von dem wirklichen Globulin-Albumin-Verhältnis des Liquoreiweißes weist demnach der normale KAFKA-Wert auf, während bei pathologisch vermehrtem Eiweißgehalt des Liquors der Fehler geringer wird (PLÜCKTHUN und MATTHES).

Wir haben also unsere *Vorstellungen über den Globulin-Albumin-Quotienten im Liquor zu berichtigen.* Daß die Verwendung des G/A-Quotienten in der bisherigen Form tatsächlich irreführend ist, ergibt sich aus den Angaben in den Liquor-monographien von DEMME und MEYER. Die Autoren berichten, daß bei akut entzündlichen Erkrankungen der Eiweißquotient meist normal ist, bei der sympathischen Meningitis jedoch über 1,0 betrage. Die Liquor-Papierelektrophorese deckt nun in diesen Fällen immer schwere Dysproteinämien des Liquors, insbesondere Zunahme der Globuline mit entsprechender Abnahme der Albumine, auf. *Auf den Begriff des Globulin-Albumin-Quotienten im Liquor sollte in der bisherigen Form besser verzichtet werden,* da er diagnostisch wertlos ist, lediglich Verwirrung stiftet und darüber hinaus auch noch falsch ist!

e) *Die Kolloidreaktionen im Liquor cerebrospinalis.*

Die *Kolloidreaktionen* nehmen in der heute gebräuchlichen Liquordiagnostik einen hervorragenden Platz ein. Aus der Tiefe der Kurve (Grad der Ausfällung) kann unter Umständen die Schwere einer neurologischen Affektion beurteilt werden. Allzuviel darf man hingegen von den Kolloidreaktionen nicht erwarten, und ich zweifle nicht daran, daß sie in der Zukunft durch das Liquorpherogramm abgelöst werden, da dieses ein objektives Bild des Eiweißspektrums des Liquors liefert, wohingegen der Ausfall der Kolloidkurven keineswegs ausschließlich durch die Liquorproteine bedingt wird.

Das *Prinzip der Kolloidreaktionen* beruht darauf, daß einem kolloiddispersen Sol (Goldsol, Mastisol) ein zweites (Liquor) zugefügt wird. Unter bestimmten Bedingungen, welche im zweiten Sol liegen, wird das erste feindisperse grobdispers und fällt aus. Dabei prüft man den Einfluß einer Reihe von Verdünnungsgraden des Liquors auf das Sol (LÜTHY). Die 1938 von RIEBELING vorgeschlagene Salzsäure-Collargol-Reaktion beruht auf einer Umkehr der bislang üblichen Versuchsanordnungen, indem nun geprüft wird, bis zu welcher Verdünnung der Liquor cerebrospinalis das Testkolloid (Collargollösung) gegen die fällende Wirkung von Salzsäure schützt.

Pathognomonische Kurven gibt es nun nicht; d. h. es besteht kein bestimmter Kurventyp, welcher einer bestimmten Krankheit zuzuordnen wäre, wie es leider immer wieder geschieht. Es soll nicht in Abrede gestellt werden, daß z. B. bei der Meningitis häufig eine Rechtszacke vorhanden ist, es ließen sich aber viele Ausnahmen hier anführen.

Den fraglichen diagnostischen Wert möchte ich kurz an dem Ausfall der Goldsolkurve bei 95 Kindern mit Poliomyelitis demonstrieren. Im akuten Krankheitsstadium war bei 37 Kindern die Goldsolkurve normal, bei 52 zeigte sich eine Rechtsverschiebung, während schließlich bei 6 Patienten eine Linksverschiebung bestand.

Man sollte deswegen besser von einem *Rechts- bzw. Linkstyp* oder einfach von einer *normalen oder pathologischen Kurve* sprechen (HERMANN).

Für den *Ausfall der Kolloidreaktion* ist weniger die Quantität als die *Qualität der Proteine im Liquor verantwortlich* (DUENSING). Es lassen sich also keine Beziehungen zwischen der Höhe der Liquorproteine und dem Ausfall der Kolloidreaktionen herstellen. Wir möchten DUENSING vollkommen darin beipflichten, wenn er schreibt, daß er den Ausfall der Kolloidreaktionen zu einem wesentlichen Teil von der Intensität der Störung der Blut-Liquorschranke abhängig macht, da ein großer Teil der Proteine aus dem Blutserum stammt.

6. Tryptophanreaktion.

Zur qualitativen Tryptophanreaktion empfiehlt sich die von WINKLER verbesserte Methode nach HOPKINS:

Tryptophanreaktion nach Winkler:

In ein Reagenzglas kommt 1 cm³ frischer zentrifugierter Liquor, dazu 2 Tropfen verdünnte Glyoxylsäure und 1 Tropfen 5% Kupfersulfatlösung. Schütteln und 5 min warten. Dann läßt man vorsichtig 2 cm³ konz. Schwefelsäure zufließen. Nach einigen Minuten erscheint an der Berührungsfläche ein violetter Farbring. Je nach seiner Intensität wird die Reaktion als (+), +, oder + + bezeichnet. Kommt kein Farbring zustande, so ist die Reaktion negativ.

Meßbare Mengen freien Tryptophans werden bei dieser Probe nicht festgestellt. Bei der „Tryptophanvermehrung" handelt es sich um eine *Vermehrung tryptophanhaltiger Proteine.* — Bereits 1930 wurde von Gelli berichtet, daß bei der *Meningitis tuberculosa* und bei anderen organischen Erkrankungen des ZNS parallel zum Ausfall der Tryptophanprobe ein erhöhter Gehalt an Aminosäuren im Liquor vorhanden ist, ohne daß jedoch zwischen den Befunden ein strenger Parallelismus besteht. Diese Ergebnisse haben durch neuere Untersuchungen von Stalder eine Bestätigung erfahren.

Der Autor fand bei 104 von 273 untersuchten Patienten eine positive Tryptophanreaktion. Davon entfielen 45 auf Meningitis tuberculosa, 34 zeigten einen eitrigen, blutigen oder xanthochromen Liquor (sog. falsche Reaktion) und 23 entfielen auf verschiedenartige Zustände.

7. Die Papierchromatographie des Liquor cerebrospinalis.

Der Gehalt des Liquor cerebrospinalis an freien Aminosäuren ist normalerweise nur gering. Bei einem Ausgangsvolumen von 0,1 cm³, wie es bei der Urinchromatographie üblich ist, erhielten wir in 100 Chromatogrammen normaler, nicht entzündlich veränderter Liquores die Darstellung folgender freier Aminosäuren:

Keine Aminosäuren im Chromatogramm nachweisbar 17
Glutamin im Chromatogramm nachweisbar 16
Glutaminsäure im Chromatogramm nachweisbar 7
Serin im Chromatogramm nachweisbar 11
Glutamin und Serin im Chromatogramm nachweisbar 26
Glutamin, Glutaminsäure, Serin im Chromatogramm nachweisbar 11
Glutaminsäure und Serin im Chromatogramm nachweisbar 5
Glutamin, Glutaminsäure, Serin, Glykokoll im Chromatogramm nachweisbar 7

Die Konzentration der einzelnen Aminosäuren war immer unter der von 5 γ Test-Taurin.

In der Folge sind wir dazu übergegangen, größere Liquormengen aufzutragen (0,5—1,0 cm³). Hierbei ist jedoch eine Entsalzung und Enteiweißung des Liquors erforderlich.

Zur Entsalzung bedienten wir uns der von Consden, Gordon und Martin angegebenen Technik. Die Enteiweißung führten wir mittels selbst hergestellter semipermeabler Membranen im Unterdruck nach Greenberg und Günther durch. Bei entzündlich veränderten Liquores ist im Hinblick auf den hierbei immer erhöhten Proteingehalt des Liquors die Enteiweißung unerläßlich.

Die hierdurch erzielten Chromatogramme zeichnen sich durch eine wesentlich stärkere Intensität der dargestellten Aminosäuren Glutamin, Serin, Glutaminsäure aus (Abb. 13). Weiterhin sind nun Spuren von Glykokoll, Alanin sowie in vereinzelten Fällen auch von Histidin, Valin und Leucin vorhanden. Auch bei größeren Ausgangsvolumina ist jedoch nicht ganz selten trotz völlig gleicher Versuchsbedingungen ein Fehlen dieser oder jener Aminosäure zu verzeichnen. Relativ *am häufigsten* sowohl hinsichtlich seines Vorkommens als auch seiner Intensität ist *Glutamin*; es folgen Serin und Glutaminsäure; Alanin, Glykokoll, Valin und Leucin sind meist nur andeutungsweise oder überhaupt nicht auszumachen. Es ergibt sich, daß der *Gehalt des normalen Liquors an freien Aminosäuren erheblich wechselt.* Bislang gelang es uns nicht, für diese unterschiedlichen Befunde ein ordnendes Prinzip aufzustellen.

SALOMON, HIER, BERGMANN haben unlängst über die Ergebnisse ihrer *mikro-biologischen Bestimmungen der Aminosäuren im Liquor* berichtet. Die Autoren beschreiben das Vorkommen von 11 Aminosäuren im Liquor, welche ebenfalls im Serum nachweisbar sind; die Konzentration im Liquor beträgt etwa ein Viertel bis ein Fünftel der Blutkonzentration.

Die Ergebnisse von SALOMON, HIER und BERGMANN können mit unseren Befunden nicht in Einklang gebracht werden. So wird von SALOMON et al. das Vorhandensein von Glutamin und seinen Derivaten sowie von Serin überhaupt nicht angeführt. Wie bereits erwähnt, konnten wir jedoch in guter Übereinstimmung mit den Befunden von HARRIS, LUDEWIG, WALSHE, BICKEL Glutamin nahezu regelmäßig im Liquor papier-chromatographisch darstellen. Glutaminsäure sowie Serin, welche papierchromatographisch ebenfalls häufig nachweisbar sind, werden von SALOMON et al. ebenfalls nicht angegeben. Schließlich bedarf die Angabe von SALOMON et al., daß die Liquorwerte $^1/_4$—$^1/_5$ der Serum-werte betragen, einer Revision, da sie nicht für alle Aminosäuren zutrifft. Bei Glutamin und Serin zeigt sich nämlich im Vergleich zum Plasmachromatogramm eine wesentlich stärkere Konzentration. So ergibt Glutamin von allen Aminosäuren des Liquors in der Regel die stärkste Farbintensität; weiterhin ist Serin im Liquor intensiver dargestellt als Glykokoll.

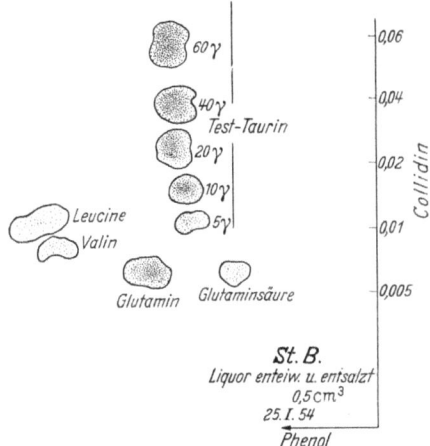

Abb. 13. Zweidimensionales Phenol-Collidin-Papier-chromatogramm des normalen Liquors; 0,5 cm³ Liquor; entsalzt und enteiweißt. Darstellung von Glutamin, daneben in geringer Menge Glutaminsäure, Valin und Leucinen.

Es drängt sich ein Vergleich mit den papierelektrophoretisch darstell-baren Proteinfraktionen des Liquors auf, wobei wir bekanntlich zwar *alle Fraktionen des Serums im Liquor wieder-finden*, in ihrer *quantitativen Zusammen-setzung* sich *jedoch wesentliche Unter-schiede* ergeben.

Die im Vergleich zum Plasma stärkere Konzentration von Glutamin einerseits sowie das reichliche Vorkommen von Glutamin und seinen Derivaten im ZNS andererseits legt eine „cerebrogene" *Genese des Liquor-Glutamin* nahe, zumal HARRIS bereits 1943 hat nachweisen können, daß bei organischen Nervenkrank-heiten, insbesondere bei Neurosyphilis, häufig erhöhte Glutaminwerte im Liquor vorhanden sind. Hingegen kann diese Deutung nicht recht zufriedenstellen, da bei dem Vorliegen einer Encephalitis der Liquor nach unseren heutigen Unter-suchungsmethoden wie auch nach dem Ergebnis eigener papierchromatographi-scher Befunde der freien und gebundenen Aminosäuren nicht selten völlig regel-recht ist. Manches spricht vielmehr dafür, daß sowohl unter normalen wie patho-logischen Bedingungen der Hirnstoffwechsel überwiegend, wenn nicht sogar aus-schließlich den Weg über die Blut-Hirnschranke nimmt, die pathologischen Stoff-wechselprodukte demnach im Liquor überhaupt nicht ihren Niederschlag finden (ROEDER und REHM). Die *Frage nach der Genese des* bereits im normalen Liquor relativ reichlich vorhandenen *Glutamins* muß demnach vorerst *noch offen* bleiben.

Bei der *Oligophrenia phenylpyruvica* (FÖLLING) liegt bekanntlich eine Steige-rung des Phenylalaningehaltes des Blutserums auf das 10—30fache der Norm vor, wodurch es offenbar bei ungestörter Funktion der Blut-Liquorschranke zu einer Diffusion dieser Aminosäuren in den Liquor kommt. Es tritt jedenfalls hierbei eine intensive Darstellung des für gewöhnlich unter der Ninhydrinempfind-lichkeit liegenden Phenylalanins (MEISTER) ein. Ein pathogenetisch ähn-licher Vorgang mag beim *Coma hepaticum* zu einer extremen, nahezu isolierten

Vermehrung von Glutamin im Liquor führen, wie sie von WALSHE bereits beschrieben und von BICKEL inzwischen bei drei eigenen Beobachtungen bestätigt ist.

Bei den *Meningitiden* verschiedenster Ätiologie zeigt sich nun meist eine deutliche Zunahme der papierchromatographisch nachweisbaren Aminosäuren sowohl hinsichtlich der Zahl als auch der Größe und Intensität der dargestellten Flecken. Neben den bereits im normalen Liquor sichtbaren Aminosäuren lassen sich nun in wechselnder Menge und Konzentration Flecken für Glykokoll, Asparaginsäure, Cystin (als Cysteinsäure dargestellt), Threonin, Lysin, Valin, Leucine, Histidin, Prolin, Tyrosin nachweisen (Abb. 14 u. 15). *Bislang gelang es uns nicht, den*

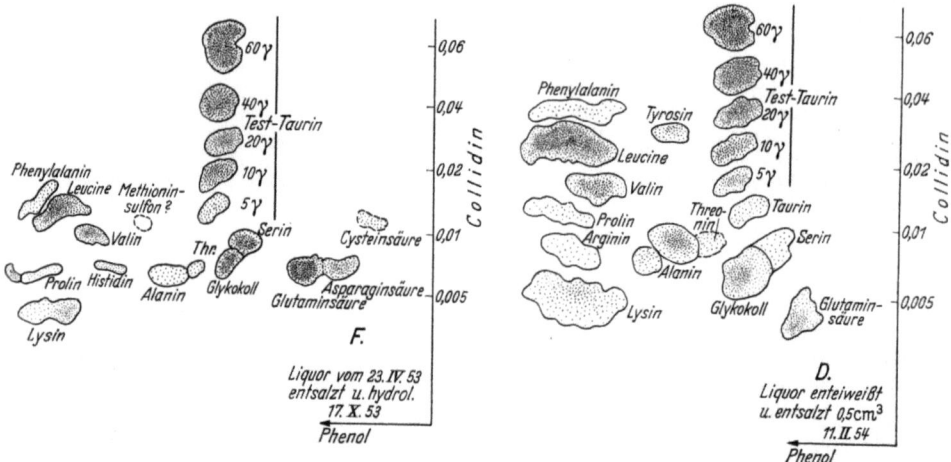

Abb. 14. Zweidimensionales Phenol-Collidin-Papierchromatogramm des Liquors bei Meningitis tuberculosa; 0,5 cm³ Liquor; entsalzt und enteiweißt.

Abb. 15. Zweidimensionales Phenol-Collidin-Papierchromatogramm des Liquors bei eitriger (Coli-) Meningitis. 0,5 cm³ Liquor; entsalzt und enteiweißt

ätiologisch verschiedenen Meningitisformen ein bestimmtes Fleckenmuster zuzuordnen, vielmehr gewinnt man den Eindruck, daß je nach dem Grad der vorliegenden Störung der Blut-Liquorschranke, d. h. je nach dem Grad der vorliegenden Proteinvermehrung im Liquor, die Zahl der papier-chromatographisch nachweisbaren Aminosäuren steigt und fällt. So sehen wir bei einer rein eitrigen Meningitis ein intensives und reichhaltiges Fleckenmuster, welches bei den serösen Formen weitgehend normal wird.

Unsere *Hoffnung, aus dem Gehalt des Liquors an freien Aminosäuren differentialdiagnostische Anhaltspunkte zu gewinnen, hat sich* demnach *bislang nicht erfüllt.* Vieles spricht vielmehr dafür, daß die Beschaffenheit des Fleckenmusters bei den entzündlichen Affektionen des ZNS von dem Ausmaß der Störung der Blut-Liquorschranke abhängig ist und demnach unspezifischer Natur ist. Analog zur Protein- und Zellvermehrung im Liquor treten im Verlaufe des entzündlichen Geschehens die im Serum vorhandenen Aminosäuren ebenfalls in vermehrtem Maße in den Liquorraum über, etwa parallelgehend mit der Stärke der vorhandenen Durchblutungsstörung. So finden wir im Aminosäuren-Chromatogramm solcher Liquores immer nur solche Aminosäuren, welche wir normalerweise auch im Blutplasma antreffen.

Bemerkenswert ist jedoch das *Verhalten von Glutamin bei den entzündlichen Erkrankungen der Meningen.* Ist es im normalen Liquor sowohl hinsichtlich seiner Konzentration als auch seiner Häufigkeit dominierend, so finden wir es bei den entzündlichen Erkrankungen der Meningen sehr häufig überhaupt nicht dargestellt oder nur in Spuren, und es verblaßt gegenüber der intensiven Konzentration der übrigen Aminosäuren. Eine verbindliche Erklärung mögen wir vorerst hierfür noch nicht zu geben; möglicherweise wird Glutamin im Liquor zu Glutaminsäure abgebaut.

Das *Liquorchromatogramm bei Erkrankungen des Gehirns* ist gleich den sonstigen humoralen und morphologischen Veränderungen außerordentlich wechselnd. Bei einer reinen Encephalitis sind die papierchromatographischen Veränderungen nur geringfügig; man sieht häufig eine geringe Vermehrung bzw. Darstellung von Valin und Leucinen. Nicht selten ist jedoch das Chromatogramm bei der Encephalitis völlig normal. Erst bei den Übergangsformen zu den Meningo-Encephalitiden sieht man stärkere Veränderungen der Chromatogramme, was zu dem Schluß zwingt, daß die Funktion der Blut-Liquorschranke weitestgehend das Fleckenmuster der Aminosäuren im Chromatogramm bestimmt.

Untersuchungen über den *Aminosäuregehalt des Liquors bei* den verschiedensten neurologischen und cerebralen, *nichtentzündlichen Erkrankungen* wurden bislang von RICHTER, DAWSON und REES sowie von LUDEWIG vorgenommen, ohne daß die Autoren Beziehungen zwischen dem Vorkommen bzw. der Konzentration der einzelnen Aminosäuren und den zugrunde liegenden Krankheitsbildern aufstellen konnten. Auf Grund unserer eigenen, inzwischen bereits recht umfangreichen Untersuchungen müssen wir die Angaben der eben genannten Autoren vorerst bestätigen.

8. Lipoide.

Die Bestimmung der Liquorlipoide ist seit langem Gegenstand von Untersuchungen gewesen. Hierbei ging man von der Vorstellung aus, daß bei krankhaften Veränderungen — insbesondere bei destruierenden Prozessen — vermehrt Lipoide im Liquor auftreten würden. Voraussetzung hierfür ist jedoch, daß derartige Abbauprodukte in nachweisbarer Menge den Weg über den Liquor nehmen und nicht allein durch die Blut-Hirnschranke abgeführt werden. Eine *praktisch klinische Bedeutung hat die Bestimmung der Lipoide im Liquor bislang nicht erreicht*, da die benötigten Liquormengen ungewöhnlich hoch waren und die angegebenen Methoden sich für eine laufende klinische Anwendung als viel zu kompliziert herausstellten. Lediglich von RIEBELING wurde 1939 eine Bestimmung der „Lipoidzahl" angegeben, welche mit 2 cm³ Liquor durchzuführen ist.

Bestimmung der „Lipoidzahl" nach RIEBELING.
2 bzw. 4 cm³ frischen Liquors werden 1 min im Schütteltrichter mit nichtgefettetem Stopfen geschüttelt. Nach völliger Trennung von Äther und Liquor (2—3 min) wird der Liquor abgelassen, soweit er völlig klar ist. Die trübe Grenzschicht bleibt im Schütteltrichter. Nachdem der Äther abgegossen ist, wird der abgetropfte Liquor erneut hinzugegeben, mit einer neuen Portion Äther wieder 1 min geschüttelt und das Verfahren dann noch einmal wiederholt. Die drei Ätherportionen werden in einem Reagenzglas zusammengegossen und der Äther möglichst schnell (über der Heizung oder im Brutschrank) abgedampft. Wenn die Reagenzgläser völlig trocken sind und auch nicht mehr nach Äther riechen, wird genau 1 cm³ einer Lösung von 0,5 % Kaliumbichromat in konz. Schwefelsäure hinzugegeben. Es wird umgeschüttelt, so daß die ganze Innenfläche des Röhrchens mit der Schwefelsäure benetzt wird. Tritt jetzt schon eine Grünfärbung auf, so wird noch 1 cm³ der Bichromatschwefelsäure hinzugegeben. Nach 2 Std. Brutschrankaufenthalt (Oxydation der oxydablen Substanzen durch die Bichromatschwefelsäure) wird der Inhalt des Reagenzglases in einem 100 cm³-Erlenmeyerkolben mit 20 cm³ Aqua dest. überspült und nach Zusatz von 1 cm³ 10 %iger Kalium-Jodidlösung und einigen Tropfen Stärkelösung gegen n/100 Thiosulfat titriert. In gleicher Weise wird der Reduktionswert aus dem Rückstand reinen Narkoseäthers titriert. Die Differenz zwischen dem Leerwert und dem Titrationswert des reinen Ätherrückstandes ergibt, dividiert durch die Liquormenge, die Lipoidzahl.

Normalerweise beträgt die Lipoidzahl des Liquors 1,0. Bei Tumoren, entzündlichen Prozessen, insbesondere jedoch bei Meningitiden ergibt sich eine Erhöhung der Lipoide im Liquor (PLAUT und RUDY, ROEDER, KNAUER), wogegen bei hypersekretorischen Zuständen eine Verminderung festzustellen ist (KNAUER).

Die Bestimmung des *Liquor-Cholesterins* sowie der *Liquorphosphatide* ist recht umständlich und langwierig, hingegen nicht von nennenswerter klinischer Bedeutung, so daß auf eine Wiedergabe dieser Methoden hier wohl verzichtet werden kann.

9. Der Zuckergehalt des Liquor cerebrospinalis.

Die Liquorzuckerbestimmung hat in den letzten Jahren bei der Suche nach verläßlichen diagnostischen und differentialdiagnostischen Hinweisen bei den verschiedenen entzündlichen Affektionen des ZNS vielfache Beachtung gefunden. Im wesentlichen handelt es sich bei dem im Liquor vorkommenden Zucker um *Glucose*; HUTHARDT und RUSSEL konnten im Liquor daneben *Fructose* nachweisen und diskutieren die Möglichkeit einer Entstehung der Fructose aus der Glucose. Die *Forderung* einzelner Autoren *nach Nüchternpunktion* besteht — wie schon seit längerem bekannt ist — *nicht zu Recht.* Entgegen dem Verhalten des Blutzuckers treten Schwankungen des Liquorzuckers nur sehr langsam ein. So sah MONDINI nach intramuskulärer Adrenalininjektion einen Anstieg des Blutzuckers bereits nach 1 Std., wogegen ein Liquorzuckeranstieg erst nach 2—3 Std. erfolgte. Will man dagegen eine Blut-Liquor-Zuckerrelation anstellen, so ist natürlich eine Nüchternpunktion erforderlich. *Der Liquorzucker beträgt etwa 60—70% des Blutzuckers.* Die von den einzelnen Autoren angegebenen Werte schwanken nicht unerheblich und sind zum Teil methodisch bedingt. Es besteht unter normalen Bedingungen eine *lineare Abhängigkeit des Liquorzuckers vom Blutzucker* wie unlängst KIRCHMAIR sowie NEUBER wieder betont haben. Diese Relation ist bei der *Meningitis tuberculosa* eindeutig gestört.

Die Liquorzuckerbestimmung erfolgt im allgemeinen nach der recht verläßlichen Methode von HAGEDORN-JENSEN. ROEDER und REHM berichten, daß sie mit der Zuckerbestimmung nach FOLIN-WU ebenfalls verläßliche Resultate erhalten haben.

Liquorzuckerbestimmung nach FOLIN-WU, *modifiziert nach* NEUBAUER.
Erforderliche Lösungen:
a) Zum Enteiweißen des Liquors: 5% wolframsaures Natrium, n/3 Schwefelsäure.
b) Vergleichslösung: 20 mg-% Glucose, hergestellt aus einer 2%igen Stammlösung, die man jeweils zum Gebrauch verdünnt. Stammlösung: 2 g Traubenzucker, gelöst in 100 cm³ 2,5%iger Benzoesäure.
c) Alkalische Kupfersulfatlösung: 40 g wasserfreies Na_2CO_3 in 400 cm³ Aqua dest. in einem 1 l-Meßkolben lösen, dann 7,5 g Weinsäure und 4,5 g kristallisiertes Kupfersulfat zusetzen, lösen, auffüllen auf 1 l.
d) Phosphormolybdän-Wolframsäure: 35 g Molybdänsäure in einem Becherglas von 1 l Inhalt mit 5 g wolframsaurem Natrium, 200 cm³ 10%iger Natronlauge und 200 cm³ Aqua dest. versetzen, etwa 30 min stark kochen, um Ammoniak zu vertreiben. Nach dem Abkühlen der Lösung mit Aqua dest. auf etwa 350 cm³ verdünnen, 125 cm³ Phosphorsäure (84%, 1,71 spez. Gewicht) dazu und auf 500 cm³ auffüllen.
(Außer der 20 mg-%igen Zuckerlösung sind sämtliche Lösungen haltbar.)
Enteiweißen:
Je nach Menge des Zuckers, den man im Liquor erwartet, wird die Verdünnung gewählt.
1:2 = 1 cm³ Liquor + 0,5 cm³ wolframsaures Natrium 5% + 0,5 cm³ n/3 H_2SO_4
1:3 = 0,5 cm³ Liquor + 0,5 cm³ wolframsaures Natrium 5% + 0,5 cm³ n/3 H_2SO_4
1:5 = 0,5 cm³ Liquor + 1,6 cm³ wolframsaures Natrium 5% + 0,4 cm³ n/3 H_2SO_4.
Im allgemeinen wird die Verdünnung 1:3 genügen. Man benutzt am besten zur Herstellung der Verdünnungen Zentrifugengläser. 10 min zentrifugieren.

Vergleichslösung:	Versuchslösung:
2 cm³ 20 mg-% Glucose	0,4 cm³ Liquor (enteiweißt)
2 cm³ alkalische Kupfersulfatlösung	0,4 cm³ alkalische Kupfersulfatlösung
6 min ins kochende Wasserbad,	
3 min in kaltem Wasser abkühlen.	
2 cm³ Phosphormolybdän-Wolframsäure	0,4 cm³ Phosphormolybdän-Wolframsäure
Sofort durchschütteln!	2 min stehenlassen
10 cm³ Aqua dest.	2 cm³ Aqua dest.

Nach 5 min, nach Einfüllen der Vergleichslösung in den Keil, wird am AUTHENRIED-Colorimeter abgelesen.

Tabelle 4. *Zur Zuckerbestimmung nach* FOLIN-WU *bei Vergleichslösung von 20 mg-% Glucose.*

0	22,3	19	18,2	38	14,2	57	10,2	76	6,0
1	22,1	20	18,0	39	14,0	58	10,0	77	5,8
2	21,9	21	17,8	40	13,8	59	9,8	78	5,6
3	21,7	22	17,6	41	13,6	60	9,6	79	5,4
4	21,4	23	17,4	42	13,4	61	9,2	80	5,2
5	21,2	24	17,2	43	13,2	62	9,2	81	5,0
6	20,8	25	17,0	44	13,0	63	9,0	82	4,8
7	20,6	26	16,8	45	12,8	64	8,7	83	4,5
8	20,4	27	16,6	46	12,6	65	8,4	84	4,3
9	20,2	28	16,4	47	12,3	66	8,2	85	4,0
10	20,0	29	16,2	48	12,0	67	8,0	86	3,8
11	19,8	30	15,9	49	11,8	68	7,8	87	3,5
12	19,6	31	15,7	50	11,6	69	7,5	88	3,2
13	19,4	32	15,5	51	11,4	70	7,3	89	2,9
14	19,2	33	15,3	52	11,2	71	7,0	90	2,6
15	19,0	34	15,1	53	11,0	72	6,8		2,3
16	18,8	35	14,8	54	10,8	73	6,6		2,0
17	18,6	36	14,6	55	10,6	74	6,4		1,7
18	18,4	37	14,4	56	10,4	75	6,2		1,3

Berechnung: Abgelesenen Colorimeterwert in der Tabelle aufsuchen. Der ihm entsprechende Zuckerwert muß mit der Verdünnung multipliziert werden; daraus ergibt sich der Glucosewert in Milligramm-Prozent.

MEYER empfiehlt schließlich die recht einfache Methode nach CRECELIUS-SEIFFERT.

Liquorzuckerbestimmung nach CRECELIUS-SEIFFERT.

Methodik: 0,4 cm³ Liquor werden in einem Reagenzglas mit 1,6 cm³ Aqua dest. vermischt. Man setzt 1 cm³ einer 1,2%igen reinsten Pikrinsäure hinzu, die man mit heißem, destilliertem Wasser hergestellt hat. Nun schüttelt man das Röhrchen kräftig so lange, bis das Eiweiß schlammig ausgefallen ist. Jetzt filtriert man durch einen kleinen Trichter durch Filtrierpapier in ein Reagenzglas, das graduiert ist. Dabei erhält man nun meist um 1,5 cm³ Filtrat und gibt danach 20%ige Natronlauge im Verhältnis 10:1, also etwa 0,15 cm³ hinzu. Nun kommt das Reagenzglas für 5 min in ein kochendes Wasserbad, kühlt dann sofort unter fließendem Wasser ab und füllt einen eventuell entstandenen Verdunstungsverlust wieder mit destilliertem Wasser auf.

Jetzt erfolgt die Einfüllung der Lösung in das Vierkantröhrchen des Colorimeters (Zeiss-Ikon) und man stellt den Farbwert bei mittlerer Tageshelle fest. Die Zuckerwerte werden am Colorimeter direkt in Milligramm-Prozent abgelesen.

Im Gegensatz zu den Liquorproteinen zeigt sich *von kranial nach caudal eine deutliche Abnahme des Liquorzuckers.* Der Liquorzucker gilt allgemein bei den Meningitiden als erniedrigt, bei Encephalitiden als erhöht. Bei der eitrigen Meningitis soll er häufig sogar ganz fehlen (TONI, SOEDJONS, PANAJOTTI). Während eine Liquorzuckerbestimmung bei den eitrigen Meningitiden belanglos ist und die Diagnose durch den Erregernachweis gesichert werden muß, ist eine solche bei Verdacht auf Meningitis tuberculosa, der meningealen Form der Poliomyelitis, Virus- und Leptospirenmeningitiden sicher von einiger Bedeutung, da die Hypoglykorrhachie — wie später im einzelnen zu diskutieren sein wird — bei der Meningitis tuberculosa in der Regel als verläßliches Symptom zu werten ist.

Die Ursache einer Hypo- bzw. Hyperglykorrhachie ist nicht befriedigend geklärt.

Nach SÄKER (zit. nach DEMME) soll eine der Ursachen des Zuckerschwundes bei den Meningitiden die Pleocytose sein, da er bei Reagenzglasversuchen fand, daß zellreiche Liquores bei Aufbewahrung im Brutschrank einen erheblichen Zuckerschwund zeigten, während bei zellarmen Liquores der Zuckergehalt nahezu unverändert blieb. Im Gegensatz hierzu spricht RINTELE der Pleocytose keine Bedeutung zu. Staphylokokken und Pneumokokken zeigten nach RIVELE ebenfalls keine stärkere Änderung des Liquorzuckers, wohl hingegen Coli- und besonders Heubacillen. Ein stärkerer Einfluß der Erreger ist jedenfalls nicht anzunehmen, da es sonst unverständlich bleiben muß, daß bei der Meningitis tuberculosa die Zahl der Erreger relativ gering, die Verminderung des Liquorzuckers hingegen sehr ausgesprochen ist. — Ein besonderes glykolytisches Ferment ist bislang nicht mit Sicherheit

nachgewiesen worden. Den Vorstellungen Weises, welcher dem Plexus bei der Hypoglykorrhachie die entscheidende Rolle beimißt und von einer „Isoliquorrhoe" bei chronisch entzündlichen Prozessen spricht, vermögen wir uns nicht anzuschließen. Die Gründe hierfür
wurden bereits auseinandergesetzt. Eine Störung der Blut-Liquorschranke (Weichsel und
Herzger) als Ursache der Hypoglykorrhachie scheint noch weniger verständlich, da ja
nicht eine Zunahme, sondern eine Abnahme des Liquorzuckers in der Regel vorliegt. Wir
möchten Riebeling zustimmen, wenn er annimmt, daß die Ursache der Hypo- bzw. Hyperglykorrhachie in einer veränderten Glykolyse der Meningen der Wirklichkeit am nächsten
kommt. Die Untersuchungen von Kirschmayer sowie Baumann, welche eine Abweichung
der linearen Blut-Liquorzucker-Korrelation bei der tuberkulösen Meningitis aufdecken,
lassen weiterhin eine hormonale Dysregulation als möglich erscheinen.

10. Der Kochsalzgehalt des Liquor cerebrospinalis.

Der Kochsalzgehalt des Liquors ist abweichend zum Glucosegehalt höher als
jener des Blutplasmas und beträgt normalerweise 700—760 mg- %. Die Kochsalzbestimmung erfolgt nach der titrimetrischen Methodik von Nitschke (1925).
Hausdorf hat 1947 eine exakte photometrische Methode mitgeteilt, welche hier
angeführt sei:

Methode nach Hausdorf.

Es handelt sich um eine photometrisch-colorimetrische Methode. Sie beruht
1. auf der Wasserunlöslichkeit von Silberchromat Ag_2CrO_4,
2. auf der Gelbfärbung bei Anwesenheit von NaCl. $Ag_2CrO_4 + 2 NaCl = 2 AgCl + NaCrO_4$
und
3. auf der Perchromatreaktion $2 HCrO_4 + 2H + 7 H_2O = 2H_7CrO_{10} + 2H_2O$.
Technik: 0,5 cm³ Liquor werden mit 0,5 cm³ Aqua dest. vermischt. Hierzu werden
4 cm³ 80—100%iger Alkohol zugesetzt, gut geschüttelt und zentrifugiert. Vom klaren
Zentrifugat werden 2—3 cm³ entnommen und mit einer Messerspitze Silberchromat versetzt
und gut geschüttelt. Die Silberchromatmenge ist ausreichend, wenn sich in der gelb
gewordenen Lösung noch ein geringer Bodensatz ungelösten Silberchromats absetzt. Hat
sich die Lösung nach einigen Minuten völlig geklärt, so wird 1 cm³ davon mit 2 cm³ 3%igem
Wasserstoffsuperoxyd, 2 cm³ Normalschwefelsäure und 5 cm³ (Bauchpipette) Äther versetzt
und sofort intensiv ausgeschüttelt, bis die Blaufärbung restlos in den Äther übergegangen
ist. Die Messung erfolgt im Photometer (Leifo) mit einem eingesetzten Filter 620.
Zur Steigerung der Genauigkeit kann man mit Vorteil die 3stellige Leitz-Tabelle zur
Ermittlung der Extinktion verwenden. Das Ergebnis wird aus der Tabelle entnommen.

Tabelle 5. *Kochsalztabelle in mg-% (Leifo-Filter 620).*

Ext.	0	1	2	3	4	5	6	7	8	9
0,2					43	50	57	63	70	76
0,3	83	89	96	102	109	115	122	128	135	142
0,4	148	155	161	186	175	182	188	195	201	208
0,5	215	221	227	234	240	247	253	260	267	273
0,6	280	286	293	299	306	314	321	328	355	343
0,7	350	357	364	371	378	385	392	398	405	412
0,8	419	426	433	440	447	453	460	467	474	481
0,9	488	495	502	509	516	523	530	536	543	550
1,0	556	563	570	578	585	592	600	608	615	622
1,1	629	637	644	652	659	666	673	680	688	695
1,2	703	710	716	724	732	740	748	754	761	768
1,3	776	783	790	797	804	811	818	825	833	840

Der Wert der Kochsalzbestimmung bei den entzündlichen Erkrankungen des
ZNS ist umstritten. Bei bakteriellen Affektionen der Hirnhäute soll bekanntlich
der Liquorchlorgehalt erniedrigt, bei unspezifischen meningealen Reizzuständen
hingegen normal sein (Finkelstein und Merson, Rossi). Encephalitis sowie
Myelitis sollen schließlich einen erhöhten Liquorchlorgehalt aufweisen. Riebeling spricht der Liquor-Kochsalzbestimmung bei der Differentialdiagnose der
tuberkulösen Meningitis einige Bedeutung zu, wohingegen Altrock, Meyer u. a.
jeden diagnostischen und differentialdiagnostischen Wert einer Liquor-Kochsalzbestimmung verneinen.

11. Zusammenstellung der anorganischen Bestandteile des Liquor cerebrospinalis.

Über *Veränderungen der anorganischen Bestandteile* des Liquors bei entzündlichen Erkrankungen findet man häufig in der Literatur *widersprechende Angaben.*

Nach eigenen Untersuchungen sind signifikante Veränderungen der Wasserstoffionenkonzentration bei entzündlichen Erkrankungen des ZNS nicht vorhanden. Altersunterschiede, wie von KLINKE angegeben, konnten wir nicht bestätigen.

Bei flammenphotometrischer Bestimmung von Na, K und Ca in normalen und pathologisch veränderten Liquores konnte MOND keine Unterschiede im *Kationengehalt* feststellen. Zu dem gleichen Ergebnis kamen BOGATZKI und BECKMANN bei Untersuchungen des Kaliumgehaltes des Liquors bei Kindern mit tuberkulöser Meningitis. Die Regulierung der Kationenverteilung wird offensichtlich auch unter pathologischen Bedingungen aufrechterhalten. STECHERN und URBAN berichten über eine 20%ige Zunahme des Kaliumgehaltes des Liquors von den Ventrikeln zum Lumbalkanal im Gegensatz zum Natriumgehalt, welcher unverändert bleibt. Ältere Angaben, nach denen unter bestimmten Erkrankungen (Schwachsinn, Mongolismus, Dystrophie, Syphilis, Rachitis) die Calciumwerte im Liquor erniedrigt bzw. erhöht sind (JANCOU und BENETATO, LARCHER, COHN, KAPLAN, LEWINSON), sind wohl auf methodische Unzulänglichkeiten zurückzuführen. Über wechselnde Befunde bei Bestimmung des Calciumgehaltes im Liquor, bei denen eine Gesetzmäßigkeit nicht festgestellt werden konnte, berichten BRAUN und KRAUS.

Vermehrung des anorganischen *Phosphors* im Liquor bei der tuberkulösen Meningitis beschreiben GRAF, GARSCHE und SOUCHON. Die Höhe des Phosphorspiegels ist nach GARSCHE und SOUCHON geradezu ein Indicator für den Verlauf der Erkrankung, da unter der Streptomycinbehandlung entsprechend der Abheilung ein Abfall des anorganischen Liquorphosphors zur Norm erfolgt. Bei der chronischen Verlaufsform der Meningitis tuberculosa hingegen bleibt nach GARSCHE und SOUCHON der Phosphorspiegel wie auch der Eiweißgehalt des Liquors monatelang sehr hoch.

Die Eigenschaft der Körpersäfte, *Kaliumpermanganat zu reduzieren,* wurde von FERENCZ als klinisch brauchbare Methode zur Unterscheidung normaler und pathologisch veränderter Liquores benutzt. RIEBELING hat an weit über 1000 Nachuntersuchungen eine *gute Übereinstimmung der Eiweißrelationsbefunde und der Reduktionsbefunde* feststellen können. Die Geschwindigkeit der Reduktion des Kaliumpermanganats durch den Liquor ist nach RIEBELING eindeutig schrankenbedingt, so daß die Reduktionsprobe ein gutes Verfahren zur Prüfung der Permeabilität darstellt.

Methode der Reduktion von Kaliumpermanganat durch den Liquor cerebrospinalis (FERENCZ und BODA, modifiziert nach RIEBELING):

Man gibt in die Vertiefung einer Tüpfelplatte je 1 cm^3 Liquor und setzt 0,1 cm^3 einer n/20 KMnO$_4$-Lösung zu, die tunlichst täglich frisch zu bereiten ist. Die Zeit vom Augenblick der Durchmischung der beiden Flüssigkeiten mittels eines Glasstabes bis zur Entfärbung zu einem reinen Gelb wird mit der Stoppuhr gemessen. Werte unter 26 min sind pathologisch; je rascher die Reduktion erfolgt, um so stärker pflegt der Liquor verändert zu sein (meist entzündlich).

Tabelle 6. *Normalwerte im Liquor lumbalis und im Blutserum des Menschen*[1].

Bestandteil	Liquor	Serum
Acetessigsäure	negativ	s. Aceton
Acetaldehyd	0,1—0,2 mg-%	im Blut 0,32—0,5 mg-%
Aceton	negativ	0,8—5 mg-% (Gesamtaceton)
Adeninnucleotid	< 0,1 mg-%	
Äthylalkohol	2—8 mg-%, i.M. 7,3 mg-%	0,2—6 (—30) mg-%
Albumin.	15—25, i.M. 20 mg-%	4—6%
KAFKA-Wert	0,6—1,1, i.M. 0,8 Teilstriche	
Aluminium	0,0125 mg-%	0,07 mg-%
Ammoniak.	negativ	0,004 mg-% (CONWAY);
	oder 0,096—0,097 mg-%	0,05 mg-% (VAN SLYKE);
		0,08—0,11 mg-% (FOLIN)

---

[1] Aus K. HINSBERG und W. GEINITZ: „Liquor cerebrospinalis" in HOPPE-SEYLER-THIERFELDER, Handbuch der Physiologisch- und pathologisch-chemischen Analyse. X. Aufl. V. Bd. Berlin-Göttingen-Heidelberg: Springer-Verlag 1953.

Tabelle 6. (Fortsetzung.)

Bestandteile	Liquor	Serum
Aminosäuren	Amino-N: 1,6—2,7, i.M. 2,2 mg-%	Amino-N: 3,4—5,5, i.M. 4,2 mg-%
Arginin	0,60 mg-%	2,3 mg-%
Histidin	0,17 mg-%	1,4 mg-%
Isoleucin	0,098 mg-%	1,6 mg-%
Leucin	0,14 mg-%	2,0 mg-%
Lysin	0,28 mg-%	2,9 mg-%
Phenylalanin	0,19 mg-%	1,4 mg-%
Threonin	0,28 mg-%	2,0 mg-%
Tyrosin	0,20 mg-%	1,5 mg-%
Valin	0,21 mg-%	2,8 mg-%
Methionin	0,04 mg-%	0,27—0,35 mg-%
Cystin	0,18 mg-%	1,9—1,98 mg-%
Tryptophan	negativ	7,4—10,0 mg-%
Anionenrest (org. Säuren)	14—44, i.M. 25 mMol/l	9 mMol/l
Anorganische Bestandteile	882 mg-%	880 mg-%
Bernsteinsäure	0,3—0,4 mg-%	0,6—0,7 mg-%
Bisulfitbindende Substanzen	0,42—3,07 mg-%	bis 5,75 mg-%
Blei	0,014—0,038 mg-%	0,005—0,02 mg-%
Brenztraubensäure	0,6—2 mg-%	0,77—1,16 mg-%
Brom	0,10—0,15 oder 0,16—0,40 mg-%	0,8—1,8 mg-%
Calcium	4,4—6,8, i.M. 5,5 mg-%	9—11 mg-%
Chlor	400—460 mg-%	320—360 mg-%; Kind: 320—400 mg-%
Chloride, als NaCl ber.	680—760 mg-% (= 265—296 mg-% Na)	560—630 mg-% (= 220—248 mg-% Na)
als KCl ber.	40 mg-% (= 20,98 mg-% K)	
Cholesterin	0,05—0,6 mg-%	100—250 mg-%
Cholin	0,009—0,037 oder 0,089—0,21 mg-%	0,05—0,7—2,0 mg-%
Citronensäure	45 γ	1,4—2,3 mg-%
Eisen	0,022—0,040 mg-%	0,08—0,14 mg-%
Eiweiß (gesamt)		6—8%; Säugling 5,6—6,6%
Volumetrisch	bis 31,2, i.M. 24 mg-%	
KAFKA-Wert	0,8—1,3, i.M. 1,0 Teilstriche	
Nephelometrisch	bis 41 mg-%	
Colorimetrisch	bis 45 mg-%	
Kjeldahlometrisch	bis 35 mg-% (ABELIN); bis 61,1 mg-% (IZIKOWITZ)	
Eiweißquotient $\left(\dfrac{\text{Albumin}}{\text{Globulin}}\right)$	0,1—0,4	1,5—2,5
KAFKA-Wert	0,1—0,4	
Eiweißzucker	11,7—13,0 mg-%	im Plasma 0,03—0,13%
Euglobulin	negativ	0,1—0,4%
Feste Bestandteile	1%	7—9%
Fermente		
Proteinasen	negativ	+
Pseudocholinesterase	+	+
Acetylcholinesterase	+	
Amylase	+	8—32 W. E.
Fermente		
Phosphatase	+	1,5—4,0 E.
Lipase	gelegentlich +	+
Fettsäuren	1—5 mg-%	290—420 mg-%
Fibrinogen	negativ	0,3—0,6% (Plasma)
Globulin	2,5—9, i.M. 5 mg-%	2—4%
KAFKA-Wert	0,1—0,3, i.M. 0,2 Teilstriche	

Tabelle 6. (Fortsetzung.)

Bestandteil	Liquor	Serum
Hämolysin	negativ	
Harnsäure	0,3—2,1 mg-%	2—4,57 (—7) mg-%
Harnstoff	6—16 oder 10—48 mg-%	20—45 mg-%
Histamin	0,2—3,0 γ-%	2—10 γ-%
Hydratationskoeffizient Wert nach KAFKA . . .	1,0—7,5, i.m. 2,0	
Indoxylschwefelsäure . . .	negativ	0,02—0,08 mg-%
Jod	0,010—0,018 mg-%; Kind 0,04—0,06 mg-%	0,012—0,014 mg-%
Kalium	8,5—16,8, i.M. 11,7 mg-%	16—23 mg-%; Kind 16—20 mg-%
Kochsalz	680—760 mg-%	580—630 mg-%
Kohlendioxydspannung . .	50 Vol.-%	50—65 Vol.-%
Kohlenstoff (gesamt) . . .	102—109 mg-%	
Kreatin	0,46—1,87 mg-%	2,4—4,3 mg-%; Kind 6,5 mg-%
Kreatinin	0,5—2,2 mg-%	4—6 mg-%; Kind 8 mg-%
Kupfer	0,014—0,015 mg-%	0,08—0,14, i.M. 0,11 mg-%
Magnesium	1,0—1,3 oder 2,2—4,0, i.M. 3,0 mg-%	1,0—3,0 mg-%
Milchsäure	8—15, i.M. 14,8 mg-%	10—20 mg-%
Natrium	308—350 mg-%	280—350 mg-%
Nitrate	Spuren	
Organische Bestandteile . .	118 mg-%	
Oxalsäure	> 0,2—2,5 mg-%	3—4 mg-%
β-Oxybuttersäure	negativ	0,5—3,0 mg-%
Phenole	negativ	1—2 mg-%
Phosphor, gesamt	1,37—2,8, i.M. 1,8 mg-%	7—15, i.M. 13 mg-%
anorganisch . .	1,0—1,85, i.M. 1,3 mg-%	2—5, i.M. 3 mg-%; Kind 4—6mg-%
Lipoid-Phosphor	0,011—0,048 oder 0,9—1 mg-%	3—7 mg-%
Rhodan	0,030—0,060 oder 0,06—0,29 mg-%	im Blut 0,1—0,2 mg-%
Sauerstoffspannung . . .	1,2 Vol.-%	
Schwefel Gesamt	47,2—62 mg-%	70 mg-% oder 110—160 mg-% (nicht enteiweißt)
Anorganisch	0,25—1,3 mg-%	0,5—4 mg-%
Neutralschwefel	23,9—40,3 mg-%	
Gesamtsulfat-S	18,6—26,5 mg-%	
Sulfate	8—9 mg-%	
Stickstoff Gesamt-N	15,7—21,5, i.M. 18,6 mg-%	1,04—1,2%
Rest-N	11—20 mg-%	20—40 mg-%
Rest-N: Eiweiß-N . . .	6,6	0,03
Trockenrückstand	etwa 1%	8—11%
Vitamine		
Ascorbinsäure	0,3—2,1 mg-% (Brustkinder 3,05—6,05 mg-%)	0,4—1,0 mg-%
Aneurin	0,2—2,5 γ-%	2—5 γ-%
Gesamtaneurin	bis 18,5 γ-%	4—8 γ-%
Nicotinsäure	10—50, i.M. 26 γ-%	310—520 γ-%
Xanthoproteinwert	6—10	13—28
In nichtenteiweißtem Liquor	20—32	
Zucker	40—85 (bis 100) mg-%	50—110 mg-%
Liquorzucker	0,6—0,7	
Blutzucker		

Bemerkungen zu der wiedergegebenen Tabelle von HINSBERG und GEINITZ: Auf die unterschiedlichen Gesamteiweißwerte im Liquor wurde im Text bereits eingegangen (s. S. 128). Der Eiweißquotient beträgt nicht 0,1—0,4, sondern ist mit 1,0—1,2 dem des Serums sehr ähnlich. Der Eiweißzucker beträgt nach STARY und Mitarbeitern 2,14% (s. Text). Flammenphotometrische Bestimmungen von Na, K und Ca durch MOND ergaben etwas abweichende Ergebnisse: Normalwerte für Natrium 337 mg-%, Kalium 10,7 mg-% und für Calcium 5 mg-%. Der Ascorbinsäuregehalt des Liquors beträgt nach ROHMER, BESSOUOFF und STOERR bei Kindern 5—7 mg-%, bei drei Wochen alten Säuglingen 14 mg-% und bei Frühgeborenen schließlich 27 mg-%.

12. Die Zellen des Liquors cerebrospinalis.

a) Die *Zählung* der Liquorzellen erfolgt in der Regel in der Fuchs-Rosenthal Zählkammer, welche einen Inhalt von 3,2 mm³ umfaßt, so daß der gefundene Wert durch 3 dividiert werden muß. In Deutschland hat sich leider vielfach eingebürgert, den erhaltenen Wert in Dritteln anzugeben. Eine Praxis, welche unsinnig ist, da es „¹/₃-Zellen" ja überhaupt nicht gibt. Man sollte sich die kleine Mühe machen, den erhaltenen Wert durch drei zu dividieren. Eine gegebenenfalls notwendige Abrundung nach oben bzw. unten fällt keineswegs ins Gewicht (vgl. auch bei de Rudder). Die Zählkammer von Jessen mit einem Inhalt von 10 mm³ sowie die von Nageotte, deren Inhalt 50 mm³ beträgt, haben in Deutschland kaum Eingang gefunden.

Als Zählflüssigkeit empfiehlt Demme die von Samson angegebene Lösung.
Zählflüssigkeit nach Samson:

Acid. acet. liquefact.	30,0
Acid. carbolic. liquefact.	2,0
Alkoholische Fuchsinlösung (1:107)	2,0
Aqua dest.	ad 100,0

Für bluthaltige Liquores hat sich die von Neidhardt angegebene Zählflüssigkeit bewährt, welche zwecks rascher Zerstörung der Erythrocyten Saponin enthält.
Zählflüssigkeit nach Neidhardt:

Methylviolett	0,2
Acid. acet. glacial.	5,0
Saponin pur. albiss. (Merck)	0,2
Aqua dest.	ad 100,0

Bauer hat unlängst eine Färbelösung für Liquorzellen angegeben, bei der sich bei gut erhaltenem Plasma und äußeren Zellkonturen die Kerne der weißen Blutkörperchen tiefblau anfärben. Die Kernumrisse sollen nach Bauer klar hervortreten, so daß die Unterscheidung von Leukocyten und Lymphocyten und die Bestimmung des prozentualen Verhältnisses sicher durchführbar sein soll.

Zusammensetzung der Farblösung nach Bauer:

0,1	Methylenblau
50 ml	Propylenglykol
50 ml	Aqua dest.

Der *normale Zellgehalt* wird auch heute noch von den einzelnen Autoren unterschiedlich angegeben. Neel teilt z. B. in einer Arbeit jüngeren Datums anhand eines großen Untersuchungsmaterials als Normalwert für die Liquorzellen Null bis ein Drittel mit. Einen ähnlichen Wert teilt Jessen mit (1 Zelle pro mm³). Scheid fordert bei Grenzwerten eine wenigstens dreimalige Zählung der Liquorzellen, da die Streuung um die Mittelwerte um so größer liegt, je höher der Durchschnittswert ist.

Ist diese Streuung um die Mittelwerte bei sehr niedrigem oder eindeutig erhöhtem Zellgehalt auch bedeutungslos, so muß ihr hingegen bei Grenzwerten unbedingt Rechnung getragen werden. Der doppelte mittlere Fehler liegt z. B. bei 4 Zellen bei plus-minus 2 Zellen. Scheid spricht sich für eine „elastische Einstellung" bei der Festlegung der normalen Grenzen aus. Ähnlich äußert sich Jessen, welcher betont, daß es nicht möglich ist, eine Normalgrenze für die Liquorzellen zu bestimmen.

Wir möchten uns der Meinung dieser beiden Autoren anschließen und glauben ebenfalls, daß die *Beurteilung leichterer „Pleocytosen" nur im Rahmen der übrigen Liquorveränderungen und des klinischen Bildes* erfolgen kann. Es ist deswegen auch sehr schwer, eine verbindliche Angabe über die Grenze des normalen Zellgehaltes im Liquor anzugeben. Werte bis zu 5 Zellen ohne sonstige pathologische Veränderungen im Liquor sind wohl ohne Bedeutung.

Eine *Differenzierung* der Liquorzellen in der Zählkammer — wie vielfach üblich — ist natürlich völlig unzulänglich, wenn auch nicht abgestritten werden soll, daß eine Unterscheidung zwischen segmentkernigen und rundkernigen Zellen möglich ist. Eine solche Unterteilung wird dem Formenreichtum der Liquorzellen jedoch keineswegs gerecht, wie später noch auszuführen sein wird.

An neueren Methoden zur Herstellung von *Liquorzell-Dauerpräparaten* sei zunächst die von FORSTER angeführt: Zu 5 cm³ Liqour werden 0,5 cm³ Serum zugefügt und dann zentrifugiert, nach Trocknung im Brutschrank und Fixierung durch Methylalkohol erfolgt Färbung durch Methylpyridin. SZESCI, WEDEMEYER, BANNWARTH berichten jedoch, daß man bei diesem Vorgehen häufig überfärbte und wenig brauchbare Präparate erhält, was wir nach unseren eigenen Untersuchungen bestätigen müssen.

ECKSTEIN und OSTERTAG (zit. nach MEYER) empfehlen, mittels Ammoniumsulfat einen Niederschlag zu erzeugen; das Sediment in Ringerlösung aufzulösen und dann auf einen Objektträger auszustreichen.

Erwähnt sei auch der von TRÖNNER angegebene Sedimentator, ein an beiden Enden offenes Zentrifugenglas; das untere Ende ist mit einem Gummistopfen verschlossen, welcher ein rundes Deckgläschen trägt, worauf beim Sedimentieren sich die Zellen absetzen.

WEDEMEYER hat den Liquor für einige Stunden in einen Kühlschrank gestellt und später von dem erhaltenen Spontansediment gute Liquorzellbilder erhalten.

Uns hat sich seit einigen Jahren an vielen Liquorzellpräparaten folgende Methodik voll bewährt, deren wesentlicher Vorteil darin erscheint, daß ein Zentrifugieren des Liquors nicht erforderlich ist.

Herstellung von Liquorzellpräparaten nach SCHÖNENBERG:

In einem Reagenzrohr, welches die zwei Hälften eines längs durchschnittenen Objektträgers enthält (mit einem Glasschneider mühelos herzustellen) werden etwa 6—8 cm³ Liquor etwa 6 Std. lang bei Zimmertemperatur ruhig stehengelassen. Es ist unerläßlich, daß die benutzten Objektträger absolut entfettet sind. Nach dieser Zeit werden sie vorsichtig herausgezogen, und man läßt sie einige Stunden an der Luft trocknen (eventuell auf gering erwärmten Heizkörper legen). Entsprechend der starken Farbavidität der Liquorzellen ist die Färbungszeit kurz. Man färbt etwa 60 sec mit MAY-GRÜNWALD-Lösung, spült vorsichtig ab und färbt mit dünner GIEMSA-Lösung (6 Tropfen auf 10 cm³ Aqua dest.) 5 min nach. Nach wiederum sehr vorsichtigem Abspülen läßt man die Präparate dann lufttrocknen. In zahlreichen Vergleichsuntersuchungen konnte ich feststellen, daß sich die Zellen in der Zeit zwischen Liquorgewinnung und dem Fixieren und Färben der Präparate nur unwesentlich verändern. Diese Zeit ist andererseits notwendig, damit auch bei geringeren Graden von Pleocytose eine genügende Anzahl von Zellen auf dem Objektträger haftet.

Hat sich im Liquor ein Spinngewebgerinnsel gebildet, so bleibt es bei vorsichtigem Herausziehen der Objektträger auf diesem haften. Das zweite Präparat kann so zur Färbung nach ZIEHL-NEELSEN verwandt werden.

Die im normalen Liquor vorhandenen Zellen sind in der Regel *kleine nacktkernige Rundzellen*, deren Ursprung wahrscheinlich nicht hämatogen, sondern histogen ist. Bei Erkrankungen des ZNS, insbesondere bei entzündlichen Affektionen der Meningen, zeigt sich nun häufig ein viel bunteres Liquorzellbild als allgemeinhin angenommen, und man ist bei einer genaueren Durchsicht eines Liquorzellpräparates immer wieder beeindruckt nicht nur von dem großen Formenreichtum der Liquorzellen, sondern auch von den besonderen Funktionszuständen, welche wir häufig bei ihnen beobachten können. Es ergibt sich hieraus, daß eine einfache Unterteilung in rundkernige und segmentkernige Zellen in der Zählkammer völlig ungenügend bleiben muß.

FANCONI hat ein sog. „Meningogramm" der Liquorzellen vorgeschlagen, wobei eine prozentuale Aufschlüsselung der Liquorzellen vorgenommen und ein Vergleich mit dem Differentialblutbild angeschlossen wird. Auf ein solches „Meningogramm" kann jedoch meines Erachtens aus mehreren Gründen verzichtet werden. Nicht nur einzelne Zellen eines Liquorzellbildes wechseln stark in ihrer Zusammensetzung, sondern auch die an verschiedenen Tagen von ein und demselben Patienten hergestellten Präparate.

Es wird ausführlich zu begründen sein, daß, wenn nicht der überwiegende Teil, so doch immerhin eine beträchtliche Anzahl der Liquorzellen nicht hämatogenen, sondern mesenchymalen Ursprungs ist, so daß eine Vergleichsbeurteilung zum Differentialblutausstrich sowieso von fragwürdiger Bedeutung ist. So wenig es nun dem pathologischen Anatomen einfällt, bei einem Gewebeschnitt eine prozentuale Aufteilung der Zellen vorzunehmen und er sich darauf beschränkt, Zellen, welche sich durch ihre Häufigkeit oder durch ihren besonderen Funktionszustand auszeichnen, herauszustellen, so wenig scheint uns dies auch für das Liquorzellbild angebracht zu sein.

10a

b) *Einteilung der Liquorzellen.* Die dominierende Zelle im Liquor bei den entzündlichen Erkrankungen des Zentralnervensystems und seiner Häute ist der *neutrophile Leukocyt*, dessen Diagnostizierung und Einordnung in der Regel nicht schwerfällt.

Das Vorkommen *eosinophiler Zellen* im Liquor ist als ungewöhnlich selten zu bezeichnen, wenn wir von den vereinzelten Fällen von Cysticerkose absehen.

Wir selbst beobachteten in einem Fall von serös-abakterieller Meningitis neben vielen Histiocyten vereinzelte eosinophile Leukocyten, weiterhin bei einer 4jährigen Patientin mit dem Verdacht auf «Meningite vermineuse» (s. später) eine Pleocytose von mehreren hundert Zellen im Liquor, welche nahezu ausschließlich durch eosinophile Leukocyten zustande kam (Abb. 16). Es wird auf diesen Befund noch zurückzukommen sein.

Blutbasophile (Basophile mit löslicher Granulation) konnte ich im Liquor bislang noch nie eindeutig diagnostizieren! *Gewebsbasophile* (Basophile mit nicht löslicher Granulation) kommen hingegen im Liquor vereinzelt vor (Abb. 17).

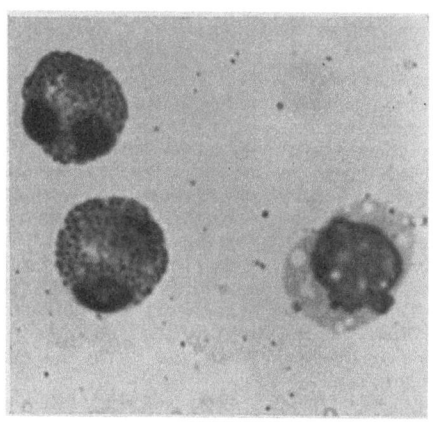
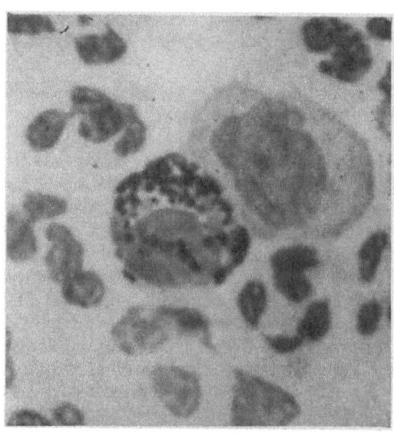

Abb. 16. Eosinophile Zellen im Liquor bei Verdacht auf «Méningite vermineuse».

Abb. 17. Basophile Gewebsmastzelle im Liquor, halb rechts darüber undifferenziert Reticulumzelle.

Die sichere Zuordnung der sowohl in normalen wie entzündlich veränderten Liquores sichtbaren kleinen, meist nacktkernigen, intensiv gefärbten rundkernigen Zellen ist oft schwierig oder unmöglich. Meist werden sie als Lymphocyten angesprochen; ich möchte hingegen annehmen, daß es sich um sog. *„lymphoide"* *Reticulumzellen* handelt, da es nicht einzusehen ist, warum bei normaler Permeabilität der Blut-Liquorschranke isoliert Lymphocyten aus den Wänden der Liquorstrombahn in den Liquorraum übertreten sollen. Diese kleinen „lymphoiden" Zellen können hingegen im gesamten mesenchymalen Gewebe und damit auch im meningealen und subarachnoidalen Gewebe gebildet werden. Diese Erklärung scheint mir viel einleuchtender. Die meist in der Einzahl vorhandenen *Nucleoli*, welche als Unterscheidungsmerkmal gegenüber den Lymphocyten angeführt werden, sind jedoch nicht immer zu erkennen. Die Zellen sind häufig nacktkernig, zeigen einen schmalen Protoplasmasaum mit unscharfer Begrenzung. Es ist die Annahme berechtigt, daß die „lymphoiden" Reticulumzellen, wenn sie sich aus ihrem Zellverband gelöst haben, Veränderungen ihrer morphologischen und funktionellen Eigenschaften erleiden.

Neben den kleinen Reticulumzellen kann der Liquor in wechselnder Form große, *undifferenzierte Reticulumzellen* enthalten. Diese unregelmäßig begrenzten Zellen mit einer Größe von 25—45 μ zeichnen sich durch eine besondere Polymorphie aus, welche sich aus den jeweiligen Funktionszuständen der Zellen heraus ergeben, daneben sind auch hier regressive Formveränderungen zu vermuten. Das Protoplasma dieser Zellen zeigt eine unscharfe Begrenzung, ist von wechselnder Struktur, teils locker, vacuolisiert, gerüstförmig („Gitterzelle"), teils von homogenem dichterem Aussehen. Der Kern ist meist von regelmäßiger Struktur und enthält 1—2 Nucleoli (Abb. 17—21).

Die Reticulumzellen sind bekanntlich die am wenigsten differenzierten Bindegewebszellen, ihnen sind jedoch besondere transformatorische Eigenschaften eigen.

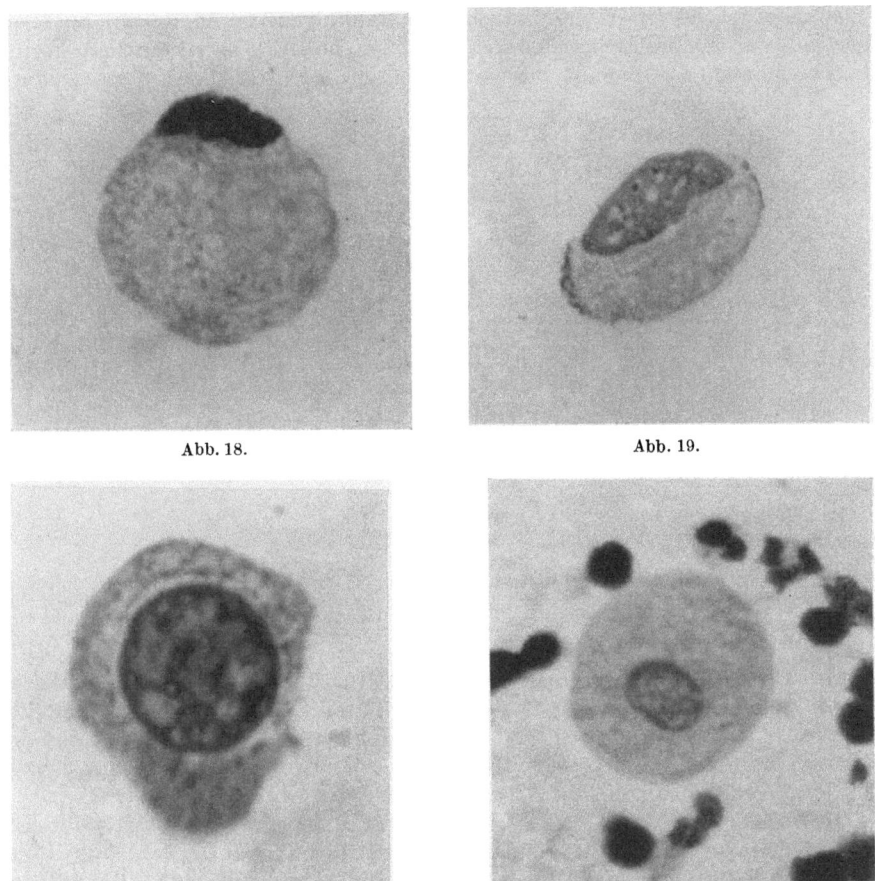

Abb. 18.

Abb. 19.

Abb. 20.

Abb. 21.

Abb. 18—21. Mehr oder weniger differenzierte Reticulumzellen im Liquor mit teils randständigem, ovalem, teils rundem, mittelständigem Kern.

Eine ihrer Hauptfunktionen ist die Phagocytose körpereigener und körperfremder Substanzen. Sie bilden sozusagen den „Mutterboden" der Gefäßendothelien, der Fettzellen, der Fibroplasten, der Phagen, der Mast- und Plasmazellen (STREICHER und SANDKÜHLER). Es ist vielleicht angezeigt, die morphologisch vielfältigen Erscheinungsformen der Reticulumzellen unter diesem Gesichtspunkt abzuhandeln.

1. Die *Endothelzellen* zeichnen sich von den nicht differenzierten Reticulumzellen durch die ovale Form ihres Kernes aus; häufig ist jedoch eine sichere Zuordnung nicht möglich.

2. Die *Makrophagen* sind differenzierte Reticulumzellen, welche bestimmte Stoffe phagocytiert haben, wozu Endothelien jedoch ebenfalls fähig sind. Das

Aussehen der Makrophagen ist sowohl hinsichtlich der Größe, als auch der Form und Färbbarkeit außerordentlich variabel. Je nach der phagocytierten Substanz kann eine Einteilung erfolgen in:

a) *Erythrophagen:* Die Phagocytose eines Erythrocyten in einer reticulären Liquorzelle ist nach Blutungen in den Liquorraum keineswegs selten. Bei Neugeborenen mit geburtstraumatischer Hirnblutung sowie 2—3 Tage nach einer „blutigen" Punktion konnten wir jedenfalls mehrfach Erythrophagen im Liquor nachweisen.

b) *Leukophagen:* Bei entzündlichen Erkrankungen der Meningen, insbesondere bei der Meningitis epidemica sowie bei den serös-abakteriellen Formen der Hirnhautentzündung, ist das Vorhandensein von Leukophagen, recht häufig.

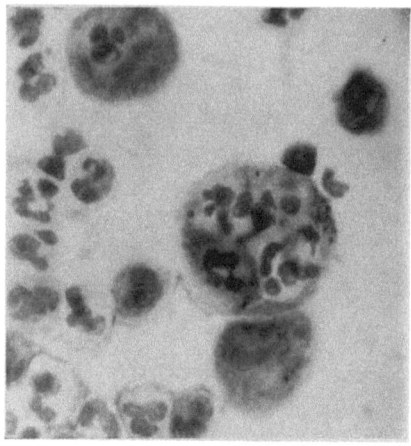
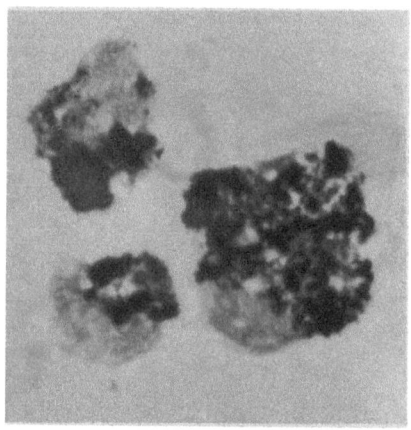

Abb. 22. Leukophagen im Liquor bei Meningitis epidemica. Die Riesenzelle Mitte oben hat 5 Leukocyten phagocytiert.

Abb. 23. Hämatomakrophagen im Liquor eines Neugeborenen nach geburtstraumatischer Hirnblutung. Die braun-schwarzen Hämoglobinschollen sind von den Phagocyten exzessiv gespeichert worden.

Hierbei ist die Phagocytose mehrerer Leukocyten und Lymphocyten keineswegs selten. Wir beobachteten bis zu 6 phagocytierten Zellen in einer solchen Reticulumzelle. Diese Zellen wachsen dann zu regelrechten „Riesenzellen" heran, mit teilweise grotesken Formen und Aussehen. Der Zellkern ist hierbei meist ganz an den Rand gedrückt (Abb. 22).

c) *Hämatomakrophagen:* Zerfallen nach einer Blutung im Liquorraum die Erythrocyten, so wird wiederum keineswegs selten das hierbei freiwerdende Hämoglobin von sog. Hämatomakrophagen gespeichert. Diese Zellen enthalten in Form teils feinerer, teils gröberer, dunkelbraun gefärbter Schollen das Hämoglobin. Die Größe dieser Zellen ist wiederum sehr unterschiedlich, teilweise wachsen sie zu unförmigen Gebilden von groteskem Aussehen heran (Abb. 23).

d) *Lipophagen:* Bei der Meningitis epidemica sahen wir mehrfach tropfenförmige Vacuolen in Liquorzellen; vermutlich handelt es sich hierbei um lipophile Substanzen, welche bei der Alkoholfixierung extrahiert worden sind. In anderen Fällen zeigt sich eine lockere wabige Struktur des Protoplasmas mit größeren und kleineren Vacuolen. Schließlich kann eine ganze Zelle mehr oder weniger ganz mit Fett angefüllt werden, so daß der Zellkern an den Rand gedrückt erscheint und das Aussehen der „Siegelringzelle" entsteht (Abb. 24—26).

e) *Gewebsmastzellen:* Ganz vereinzelt findet man im Liquor auch Gewebsmastzellen, welche unschwer an ihrer beträchtlichen Größe sowie an den reichlich vorhandenen dunkel-blau-violetten Granula erkennbar sind.

3. *Fibroplasten*, kenntlich an ihrer länglichen Form, dem zartblauen Protoplasma mit unregelmäßigen Ausläufern und lockerer netzförmiger Kernstruktur
kommen im normalen Liquor nicht vor. Bei entzündlichen Erkrankungen sind sie
hingegen nicht selten. Bei einer Reizpleocytose nach Pneumo-Encephalographie mit
mehreren 1000/3 Zellen sahen wir massenhaft Fibroplasten im Liquorzellpräparat.

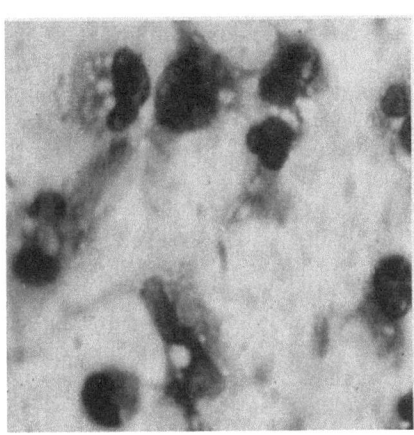
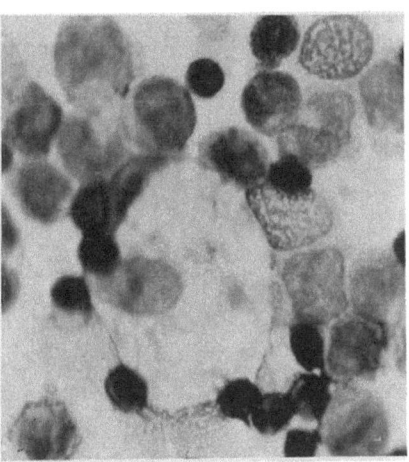

Abb. 24. Lipophagen im Liquor bei Meningitis
epidemica. Die Zellen enthalten nach der Färbung
mit MAY-GRÜNWALD zahlreiche kugelige Vacuolen,
welche am ersten früheren phagocytierten
Fetttröpfchen entsprechen.

Abb. 25. Differenzierte Reticulumzelle, „Riesenzelle"
mit randständigem Kern und teils wabigem, teils
gitterförmigem Protoplasma (idiopathische, benigne,
epidemische Meningitis).

4. *Plasmazellen*. Das Vorkommen typischer Plasmazellen mit ihrem charakteristischen kornblumenblauen Plasma und der speichenförmigen Struktur des Kernes ist selten. Hingegen können wir häufig Zellen beobachten, welche nach ihrer

Größe und ihrer Struktur lebhaft an
Plasmazellen erinnern, und es ist wiederum die Annahme berechtigt, daß
besondere Funktionszustände zu morphologischen Veränderungen dieser Zellen geführt haben; möglicherweise sind
regressive Veränderungen ebenfalls von
Bedeutung. Es drängt sich der Vergleich
mit den Plasmocytomen auf, bei denen
ebenfalls ein Reizzustand des plasmacellulären Gewebes zu starken Veränderungen der morphologischen wie
funktionellen Eigenschaften der Plasmazellen geführt hat. Es ist die Auffassung vertretbar, daß ein Reizzustand
der Meningen, welche genetisch und
funktionell dem plasmacellulären Gewebe verwandt sind, mit gleichen
Veränderungen der Plasmazellen rea-

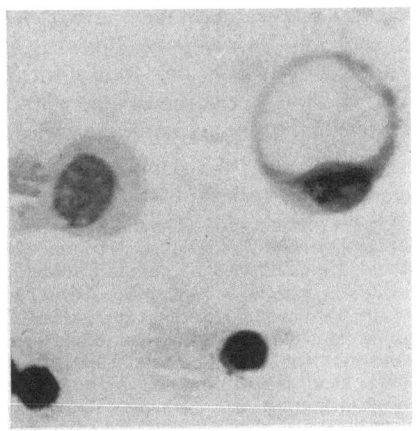

Abb. 26. „Siegelringzelle" im Liquor
bei idiopathischer, benigner, epidemischer Meningitis.

gieren kann. Die „plasmacellulären" Liquorelemente zeichnen sich in der Regel
durch ein ziemlich intensiv gefärbtes homogenes Protoplasma aus. Änderungen
der Plasmastruktur wie auch seiner Anfärbbarkeit sind jedoch nicht selten. Der

Kern kann 1—2 Nucleoli besitzen. Zwei- und dreikernige Plasmazellen im Liquor sind von uns bei den serös-abakteriellen Formen der Hirnhautentzündung mehrfach beobachtet worden. Desgleichen sind Mitosen in plasmacellulären Elementen nicht allzu selten auszumachen (Abb. 27). Nach Pneumo-Encephalographien sind gelegentlich in der sich an den Eingriff anschließenden Reizpleocytose Zellen von eigenartiger Struktur und Größe zu finden, welche an *Zellen* des *Plexus chorioideus* erinnern. Es muß dahingestellt bleiben, ob sie tatsächlich dort herstammen oder ungewöhnlich differenzierte Reticulumzellen darstellen.

Tumorzellen. Über das Vorkommen von Tumorzellen im Liquor bei Tumor cerebri ist bereits mehrfach berichtet worden, und einige Autoren sind für den diagnostischen Wert der Tumorzellen im Liquorzellausstrich eingetreten. Es sei nicht in Abrede gestellt, daß Tumorzellen in den Liquor gelangen können. Im vorherigen Abschnitt wurde jedoch die ungewöhnliche Polymorphie der Liquorzellen beschrieben und anhand von Mikrophotogrammen bewiesen. Es setzt also eine ungewöhnliche Erfahrung voraus, die bei entzündlichen Erkrankungen oder auch bei sonstigen Reizzuständen der Meningen im Liquor bereits möglicherweise vorkommenden Zellen mit ihren oft bizarren Formen mit Mehrkernigkeit, Mitosen usw. von Tumorzellen sicher abzugrenzen, und verlangt sicherlich größte Zurückhaltung. Hasche weist zudem darauf hin, daß Tumorzellen, sofern sie in den Liquor gelangen, beträchtliche Gestaltveränderungen gegenüber denen im Verbande erfahren.

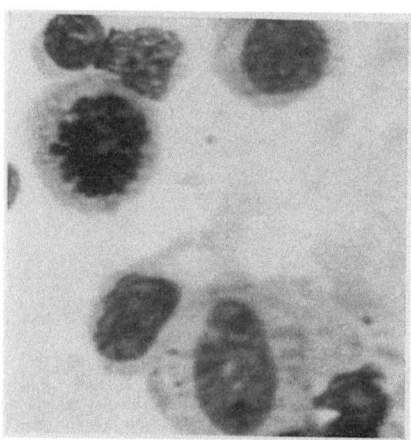

Abb. 27. Mitosestadium in einer Liquorzelle bei idiopathischer, benigner, epidemischer Meningitis.

Im Schrifttum sind für die oben beschriebenen Formen der Liquorzellen verschiedenste Bezeichnungen angegeben worden. „Geschwänzte Zelle" (Rehm), „Gitterzelle" (Bannwarth, Scheid), „Monocytoide Zellen" (Fanconi, Künzer). Es handelt sich also um rein deskriptive Benennungen der eben skizzierten differenzierten Reticulumzellen, worauf m. E. wohl verzichtet werden kann, da sie eine Verständigung unnötigerweise erschweren.

c) Die Frage nach der *Genese* der *Liquorzellen* ist eng mit dem Problem der Exsudatzellen verknüpft.

Im Schrifttum wird über die Möglichkeit einer lokalen Bildung der *Exsudatzellen* noch keine einheitliche Auffassung vertreten. Corinini, Shoniki, Fukase, Koch, Marchand, Herzog, Moellendorf halten die Entwicklung lymphocytoider und leukocytoider Elemente aus Endothelien und adventitiellen Zellen für denkbar. So betont Koch in seiner Abhandlung über die Pathohistologie der tuberkulösen Meningitis ausdrücklich die lokale Bildung der Exsudat- und Granulationszellen, wenn er auch bei der akuten Exsudatbildung infolge der veränderten Durchlässigkeit der Gefäßendothelien eine Auswanderung von Leukocyten für möglich hält, diesem Vorgang jedoch gegenüber der örtlichen Bildung der Exsudat- und Granulationszellen eine geringere Rolle zuspricht. Seine Vorstellung begründet Koch insbesondere damit, daß die beschriebenen mesenchymalen Zellen nach seinen Untersuchungen oxydase-positive Granula aufweisen. Weiterhin beschreiben Schulz und Knibbing das Vorkommen reichlicher Zellen der myelo- und erythropoetischen Reihe innerhalb des reticulumähnlichen Maschenwerkes der Meningen bei einem an fetaler Erythroblastose verstorbenen Säugling. Die meisten Autoren hingegen (Werner, Fischer-Wesels, Maximow, Giese, Eicke, Spau, Schallock u. a.) vertreten jedoch die Ansicht, daß die Leukocyten in Exsudaten hämatogenen Ursprungs sind und daß im allgemeinen eine Differenzierung mesenchymaler Zellen zu Granulocyten nicht eintritt.

Die Meinungen über die *Herkunft der Lymphocyten* sind ebenfalls geteilt, während für einen Teil derselben ihre hämatogene Entstehung naheliegt, ist weiterhin ihre lokale Bildung durchaus diskutabel. Nach SCHALLOCK ist die Betrachtung des reticulären Gewebes des subarachnoidalen Raumes als potentielles lymphatisches Gewebe nicht ungerechtfertigt. Bezüglich der Frage nach der Herkunft der Liquorzellen ist aus den histopathologischen Mitteilungen der Schluß zu ziehen, daß die Granulocyten wohl hämatogenen Ursprungs sind.

Bei den Lymphocyten ist ebenfalls eine hämatogene Genese möglich; wahrscheinlich ist jedoch insbesondere in den Liquorzellbildern subakuter und chronischer Erkrankungen ihre Entstehung aus dem subarachnoidalen Maschenwerk oder den subendothelialen mesenchymalen Keimlagern der Gefäße (SIEGMUND). Bei den übrigen Zellelementen dürfte ihre histogene Genese ohne Zweifel sein.

d) *Lebensdauer und Zerfallsgeschwindigkeit der Liquorzellen.* Die häufig diskutierte und recht unterschiedlich beantwortete Frage der *Lebensdauer* und der *Zerfallsgeschwindigkeit* der *Liquorzellen* konnte nur bei Anwendung solcher Methoden Erfolg versprechen, welche auf eine Fixierung der Liquorzellen verzichteten. Es kamen deswegen die *Phasenkontrastmikroskopie* sowie die *Fluorescenzmikroskopie* in Frage.

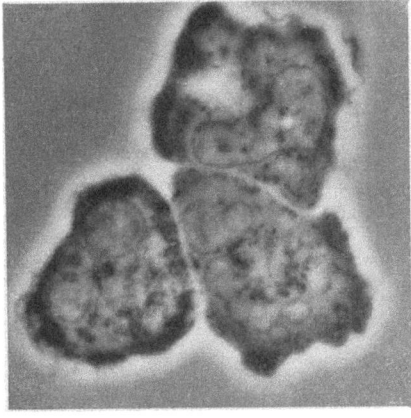

Abb. 28.

Die *Phasenkontrastmikroskopie* erweist sich als eine ausgezeichnete Methode, weniger zur routinemäßigen Beurteilung der Liquorzellen als mehr zum Studium funktioneller Eigentümlichkeiten (MÜLLER und DÖBELIN, JUNKER, SCHÖNENBERG). Es ist zweckmäßig, die Betrachtung der Liquorzellen mit der im Fluorescenzlicht zu kombinieren, da beide Methoden sich günstig ergänzen und eine verbindliche Aussage über den Lebenszustand der Zellen gestatten. Bei Verwendung von Acridinorange als Fluorochrom zeigt sich lebendes Protoplasma bei fluorescenzmikroskopischer Betrachtung grün, da es nur beschränkte Mengen Acridinorange zu speichern vermag und totes Protoplasma kupferrot, da es Acridin in großer Menge aufnimmt. Die weiteren theoretischen Voraussetzungen der Phasenkontrast-

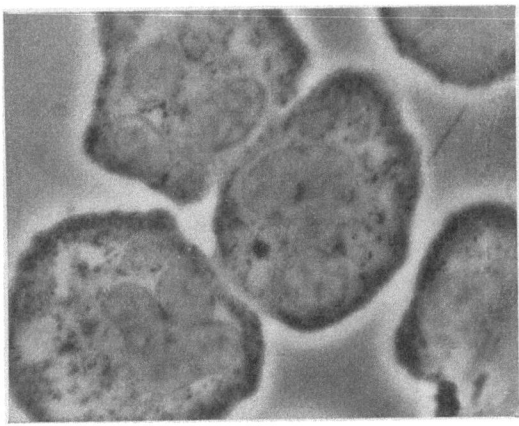

Abb. 29.
Abb. 28 u. 29. Leukocyten im Liquor
bei phasenkontrastmikroskopischer Betrachtung; Nativpräparate.

mikroskopie sowie Fluorescenzmikroskopie können hier nicht weiter erörtert werden.

Die Zellen machen bei phasenkontrastmikroskopischer Betrachtung durchweg einen gut erhaltenen Eindruck; sie erschienen insbesondere scharf begrenzt, stärkere Quellungserscheinungen wurden in der Regel vermißt. Die in einer Reihe von Zellen festzustellende lebhafte BROWNsche Molekularbewegung mußte jedoch schon den Verdacht erwecken, daß die Cytoplasmastruktur jener Zellen bereits geschädigt war (Abb. 28—33; Doz. Dr. KOSENOW).

Bei Durchsicht der Präparate im *Fluorescenzlicht* bietet die überwiegende Mehrzahl der unmittelbar nach der Liquorgewinnung verarbeiteten Liquorleukocyten eine fein bis mittelgrobe granuläre Rotfluorescenz des Protoplasmas sowie eine kräftige Grünfluorescenz der Kernsegmente. Die maximale Speicherung von Acridinorange in den Granula der Leukocyten ist bemerkenswert. Nur wenige Leukocyten zeigen eine diffuse Rotfärbung des Cytoplasmas. Die Kerne dieser Zellen weisen in der Regel dann ebenfalls eine Rotfluorescenz der Kernsegmente auf. Während ein Teil jener Zellen eine von den übrigen nicht abweichende Form und Größe zeigt, sind einige zu beobachten, welche geringere oder stärkere Quellungserscheinungen boten. Diese waren entweder auf das Protoplasma beschränkt oder umfaßten auch die Kernsegmente.

Die kleinen nacktkernigen Lymphocyten erscheinen zum überwiegenden Teil nach Fluorochromierung mit Acridinorange grün aufleuchtend. Einige wenige Lymphocyten zeigen eine gelbe oder auch rote Fluorescenz. Vereinzelt weisen die Lymphocyten einen roten sichel- oder ringförmigen Protoplasmasaum auf.

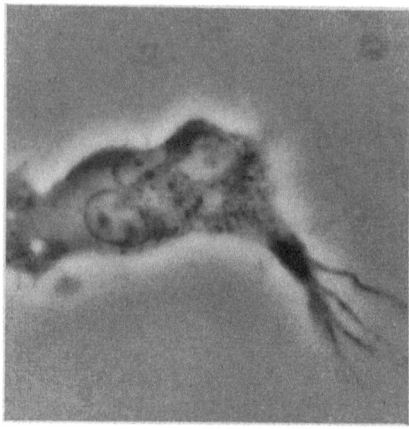 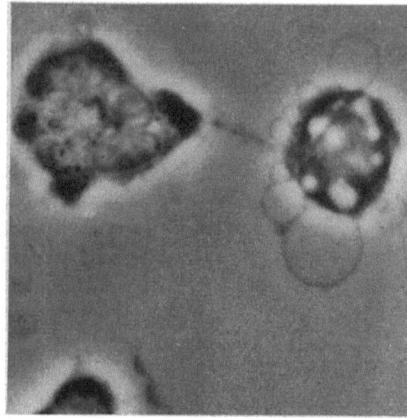

Abb. 30.   Abb. 31.

Abb. 30. u. 31. Dendritenbildung bzw. Protocytose als Zeichen degenerativer Zellveränderungen im Liquor, Leukocyten unter dem Phasenkontrastmikroskop.

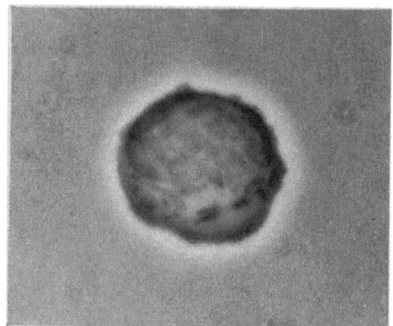 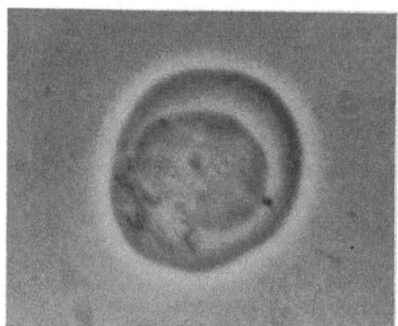

Abb. 32.   Abb. 33.

Abb. 32 u. 33. „Rundkernige" Liquorzellen unter dem Phasenkontrastmikroskop.

Die beschriebenen reticulären Zellelemente bieten nach Fluorochromierung mit Acridinorange einen ziemlich homogenen, grün fluorescierenden Kern und einen ebenfalls grün erscheinenden Protoplasmasaum, welcher rote Granula in wechselnder Menge enthält. In diesen Zellen phagocytierte Leuko- bzw. Lymphocyten erscheinen mit einer kräftigen roten Fluorescenz. Andere gespeicherte Stoffe, z. B. Blutpigment in Makrophagen nach einer Hirnblutung bei einem Neonaten (Pigmenterythrocytose, HEILIG) kommt im Fluorescenzbild als dunkle Aussparung zur Darstellung. Nach dem phasenkontrastmikroskopischen und fluorescenzmikroskopischen Bild ist demnach der überwiegende Teil der Liquorzellen als lebend anzusehen. Diese Beobachtung steht im Widerspruch zu den Ergebnissen an fixierten und gefärbten Liquorzellpräparaten, deren einzelne Zellelemente — insbesondere bei den Leukocyten — Einrisse des Protoplasmas usw. aufweisen. Es kann hieraus der Schluß gezogen werden, daß die beobachteten Verletzungen des Cytoplasmas wenigstens teilweise artefiziell durch die Fixierung und Behandlung mit den notwendigen Farbstoffen entstehen.

Die beschriebene Feststellung ist weiterhin deswegen bemerkenswert, als zu erwarten war, daß bei Kindern mit einer seit Tagen bestehenden Pleocytose neben gut erhaltenen Zellen wenigstens die gleiche Menge in Auflösung und Zerfall begriffener Zellen vorhanden sein wird. Dies ist jedoch keineswegs der Fall. In frisch untersuchten Liquores chronisch entzündlicher

Prozesse der Meningen werden bei phasenkontrastmikroskopischer und fluorescenzmikroskopischer Betrachtung Zelltrümmer so gut wie vermißt. Es drängt sich demnach der Schluß auf, daß die Liquorzellen überhaupt nicht im Liquor zugrunde gehen, sondern außerhalb des Subarachnoidalraumes. Auf diese Möglichkeit wurde von SCHEID bereits nachdrücklich hingewiesen und mit einigen guten Gründen vertreten. So betont SCHEID insbesondere die starken Zellstürze bei den verschiedenen meningealen entzündlichen Prozessen, welche bei dem im allgemeinen vorhandenen weitgehenden Parallelismus zwischen Zellspiegel und klinischem Verlauf mit einer längeren Aufenthaltsdauer der Liquorzellen im Subarachnoidalraum kaum in Einklang zu bringen sind. Aus den eigenen phasenkontrast- und fluorescenzmikroskopischen Untersuchungen ergibt sich in der Tat, daß die Liquorzellen den Subarachnoidalraum bald wieder — wie anzunehmen ist, bereits nach wenigen Stunden — verlassen. Nach SCHEID erfolgt der Abtransport der Liquorzellen auf dem Wege über die Lymphbahnen, welche die Hirn- und Rückenmarksnerven umgeben und die auf Grund tierexperimenteller Untersuchungen mit dem Subarachnoidalraum kommunizieren. — Würde zudem die häufig zitierte Vorstellung von dem „Schlammfang" des unteren Teiles des Lumbalkanales zu Recht bestehen, so wäre zu erwarten, daß der lumbal gewonnene Liquor eine Anhäufung von in Auflösung begriffenen Zellen enthalten würde. Bei entsprechenden Untersuchungen konnte ich mich jedoch nicht von einem eindeutigen Unterschied des *qualitativen* Verhaltens der lumbal- bzw. suboccipital gewonnenen Liquorzellen überzeugen. In der Regel liegt die Zellzahl des lumbal gewonnenen Liquors zwar wesentlich höher, dieser Unterschied ist jedoch durch die Liquorströmung und die Sedimentation der Liquorzellen bedingt.

In dem Aussehen der Liquorzellen bei den ätiologisch verschiedenen Krankheitsbildern ist kein überzeugender Unterschied festzustellen; das Liquorzellbild eines Kindes mit einer chronischen Meningitis tuberculosa z. B. entspricht in seiner quantitativen Beschaffenheit durchaus dem bei einer akuten Pleocytose nach einer Encephalographie.

Nach 24stündiger *Aufbewahrung des Liquors* bei Zimmertemperatur ist entsprechend dem bereits vorher geschilderten eine Übereinstimmung in dem Verhalten der von den verschiedenen meningealen Affektionen stammenden Liquorzellen festzustellen. Die Zellen haben jedoch *weitgehende degenerative Veränderungen* erlitten.

Diese stark regressiven Veränderungen betreffen insbesondere die Leukocyten, wovon meist nur noch Trümmer zu erkennen sind. Am widerstandsfähigsten zeigen sich in der Regel die Lymphocyten, welche auch nach 24 Std. stärkere Auflösungserscheinungen vermissen lassen. Diese werden offenbar beschleunigt, wenn man den Liquor in einen Brutschrank bei 37° bringt und deutlich hintangehalten im Eisschrank. Es ist hierbei gleichgültig, ob der Liquor von Kindern mit eitriger, tuberkulöser, oder sog. abakterieller Meningitis stammt. Einiges Interesse verdient schließlich die Beobachtung, daß Auflösungserscheinungen an den Liquorzellen bemerkenswert langsamer ablaufen, wenn die zuvor zentrifugierten Zellen in Tyrodelösung aufgeschwemmt wurden.

13. Das morphologische Substrat der entzündlichen Erkrankungen des Zentralnervensystems.

Es hat nicht an Versuchen gefehlt, aus dem Liquorzellbild verwertbare differentialdiagnostische bzw. ätiologische Anhaltspunkte zu gewinnen. Bevor auf diese näher eingegangen werden soll, muß zunächst kurz auf das morphologische Substrat der entzündlichen akuten Erkrankungen der Meningen eingegangen werden, da die Liquorzellen aus dem entzündlich veränderten meningealen und subarachnoidalen Gewebe stammen. Das histologische Bild muß demnach die Grundlage jeder Diskussion über alle Liquorzellbildveränderungen bilden. Hieraus werden sich zwanglos die Möglichkeiten und die Grenzen einer Liquorzelldiagnostik ableiten lassen.

RÖSSLE hat ausgeführt, daß spezifisch eine Entzündung nur hinsichtlich des auslösenden Agens genannt werden kann, wohingegen die Reaktionsmöglichkeiten des gereizten Gewebes gering sind. SIEGMUND hat sich unlängst ebenfalls dahingehend geäußert, daß eine ätiologische Diagnose aus den morphologischen Veränderungen nicht möglich ist. In seiner Histopathologie schreibt SPIELMEYER bereits 1922, daß ganz verschiedene Noxen die gleichen anatomischen Bilder erzeugen können. SCHALTENBRAND spricht bei der Besprechung der Gegenäußerungen des ZNS aufgesetzte Reize von einem schablonenmäßigen Geschehen, welches durch jeden Reiz ausgelöst wird, den das Nervensystem trifft.

Von pathologisch-anatomischer Seite liegen aus jüngster Zeit größere Abhandlungen von GIESE (1944) und EICKE (1944) vor. Beide Autoren erwähnen eingangs, wie relativ selten die pathologisch-anatomischen Veränderungen bei den eitrigen Hirnhautentzündungen (GIESE) bzw. die Gefäßveränderungen (EICKE) auch in ihrem Fachgebiet aufgegriffen worden

sind. Die Arbeit Eickes ist auf den Grundgedanken abgestimmt, daß der Entzündungsprozeß eine Umwandlung der leptomeningealen Gefäße mit einer gewissen Gesetzmäßigkeit
nach sich zieht, wobei eine prinzipielle Gleichartigkeit der Gefäßveränderungen bei spezifischen
und unspezifischen Meningitiden zu beobachten ist. Zu ähnlichen Schlüssen gelangen Schulz
und Knibbe bei Untersuchungen von Häutchenpräparaten bei ätiologisch verschiedenen
Meningitiden. Die histologischen Veränderungen bei der Meningitis epidemica haben eine
häufige und eingehende Bearbeitung erfahren (Löwenstein, Lippert, Westhöver, Husse,
Gruber, Winkelmann, Heymanowitsch u. a.), wobei die einzelnen Autoren übereinstimmend zu dem Schluß kommen, daß eine ätiologische Differenzierung der Meningokokken-
meningitis nur durch den bakteriologischen Nachweis möglich ist.

Für unsere Fragestellung ist aus den vorliegenden pathologisch-anatomischen
Untersuchungsergebnissen zu entnehmen, daß die *Liquorzellbilder weitestgehend
unspezifisch* sind, ja sein müssen, da selbst die morphologischen Veränderungen
bei den ätiologisch verschiedenen Meningitiden offensichtlich prinzipiell gleichartig
sind. Diese Feststellung scheint mir von wesentlicher Bedeutung, da sich hieraus
ohne weiteres die Grenze der Liquorzelldiagnostik bei den entzündlichen Erkrankungen der Hirnhäute ableiten läßt.

Dies trifft jedoch *nicht nur für die morphologischen Bestandteile* des Liquors zu,
sondern darüber hinaus *auch für die humoral-pathologischen Veränderungen*. Bei
der Besprechung der Liquorelektrophorese wurde bereits darauf hingewiesen, daß
die Veränderungen der Eiweißkörper bei entzündlichen Erkrankungen ebenfalls
monoton und unabhängig von der Causa ablaufen. Die aus den Liquorveränderungen möglichen Rückschlüsse sind demnach vorwiegend qualitativer und zeitlicher Natur.

Leichtere Permeabilitätsstörungen — alle entzündlichen Vorgänge sind am
ehesten auf der Basis von Durchblutungsstörungen zurückzuführen — gehen mit
einem Austritt von Plasma in den Liquor einher; bei stärkeren Graden treten auch
die geformten Elemente in den Liquor über. Hierbei ist insbesondere bemerkenswert, daß im *akuten Krankheitsprozeß unabhängig von der Art des Erregers der
Leukocyt die Exsudatzelle darstellt, welcher im subakuten Stadium durch den Lymphocyten ersetzt wird. Das chronische Stadium ist schließlich gekennzeichnet durch das
Auftreten mono-histiocytärer Zellelemente*, welche unter Umständen auch bereits
im akuten Stadium vorhanden sein können. Die *zeitliche Dauer der einzelnen
Stadien* kann sehr unterschiedlich sein. So kann das leukocytäre Stadium nur
Stunden andauern, wodurch seine Erfassung etwa durch den Nachweis entsprechender Liquorveränderungen häufig unmöglich wird. Stärke und Dauer der einzelnen Stadien sind von der Reaktionsbereitschaft sowie von der Qualität des
gesetzten Reizes abhängig. Es verdient in diesem Zusammenhang festgehalten zu
werden, daß die gleichen morphologischen Veränderungen sowohl von belebten
Krankheitserregern (Bakterien, Viren) als auch durch physikalische Reize (Insolation, Commotio, Encephalographie u. a.) ausgelöst werden können. Es ergibt
sich hiermit die Bedeutung und Notwendigkeit eines schnellen mikroskopischen
oder bakteriologischen Erregernachweises. Eine Forderung, welche heute leider
häufig noch unbefriedigend erfüllt wird.

Bei den Reaktionsmöglichkeiten des ZNS sind jedoch neben den reaktiven
Gegenäußerungen auf Bakterien, Viren und physikalische Reize die des sen-
sibilisierten ZNS zu berücksichtigen, welche in den letzten Jahren eine immer
größere Bedeutung erlangt haben. Es ist deswegen zu untersuchen, ob bzw. welche
morphologischen und humoralpathologischen Besonderheiten hierbei nachweisbar
sind, da nur diese die Grundlagen der vorhandenen Liquorveränderungen abgeben
können. So wird bekanntlich heute neben den Früh-Formen der Erkrankungen
insbesondere die sog. *Spätform* bzw. *postinfektiöse Komplikation* unterschieden,
welche allgemein als *neuro-allergische Reaktion* gewertet wird (vgl. bei Pette,
Fanconi, Diekhoff, Ströder, Bannwarth, Scheiffarth).

Als ein Musterbeispiel sei kurz die toxische Diphtherie erwähnt, deren Frühschäden durch Toxinüberschwemmungen ausgelöste schwere Capillarpermeabilitätsstörungen darstellen, wogegen die sog. Spätschäden neuro-allergischer Natur sind (vgl. bei LORENZ). Als weitere neuro-allergische Reaktionen des ZNS seien die para-infektiöse Encephalomyelitis im Gefolge von Infektionskrankheiten und Schutzimpfungen (postvaccinal) angeführt (PETTE). Anatomisch zeigt sich, „wenn wir die Vorgänge nach den aus den verschiedenen Stadien vorliegenden Befunden in dynamischer Betrachtung rekonstruieren, daß der Prozeß im Initialstadium durch eine Erweiterung der Gefäße sowie Austritt von Plasma und Zellelementen durch eine funktionell geschädigte Gefäßwand gekennzeichnet ist" (PETTE). Damit haben wir also den gleichen Vorgang vor uns, wie er bereits für die akuten Reaktionen beschrieben wurde.

Lesen wir ferner bei KLINGE sowie BERGER: „Verschiedene Keime führen unter gleichartigen immunbiologischen Verhältnissen zu gleichartigen Bildern einer allergisch-hyperergischen Entzündung, und Gleichheit der Krankheitsbilder bei verschiedenen Erregern ist für allergische Reaktion charakteristisch und gesetzmäßig" (zit. nach STRÖDER), so ist wiederum hieraus zu folgern, daß auch die *Liquorveränderungen bei neuro-allergischen Erkrankungen nur orientierenden Charakter* haben, indem sie über die Stärke der ablaufenden Entzündung und evtl. über ihre Ausdehnung Auskunft zu geben vermögen.

14. Prognostische Beurteilung der Liquorveränderungen.

In den letzten Jahren hat insbesondere die Frage nach der prognostischen Beurteilung der Liquorveränderungen unter den angewandten therapeutischen Maßnahmen zunehmende Beachtung gefunden. Man sieht nicht selten — am ersten unter der intrathecalen Streptomycinbehandlung, weniger bei der intrathecalen Penicillinmedikation — eine vorübergehende Zunahme der meningealen Reizerscheinungen sqwohl nach dem klinischen Verhalten als auch nach den Liquorveränderungen. Dauer und Ausmaß sind sehr unterschiedlich, bei vielen Kindern wird eine Zunahme der Reizerscheinungen vermißt, bei einigen Patienten sind sie nur angedeutet, bei anderen können sie bedrohliche Formen annehmen. Letztere Reaktion erlebten wir mehrmals bei Kindern unter der Streptomycinbehandlung eines Meningitis tuberculosa-Rezidives und zwangen uns zu einem Abbruch der Therapie. Solche meningo-encephalitischen Reizerscheinungen sind auch von FISCHEREIT, WILSON und Mitarb. beschrieben worden.

Im allgemeinen wird man mit Recht aus dem *Rückgang der Zell- und Eiweißvermehrung* eine relativ günstige Prognose stellen können. Das gleiche gilt für die Höhe des Liquorzuckers, welcher nach der Angabe einiger Autoren sich mit der klinischen Besserung weitgehend normalisiert (APPELBAUM, NELSON und ALBIN). Man hüte sich jedoch, etwa prognostische Rückschlüsse isoliert aus dem Liquorbefund ohne Würdigung des klinischen Allgemeinzustandes vorzunehmen. Die Prognose ist von vielen Faktoren abhängig. Neben dem Alter und der Konstitution des Patienten, der Art und Massivität des Erregerbefalles ist insbesondere an ausgedehntere encephalo-malacische Erweichungsherde zu denken, welche je nach ihrer Ausdehnung und Lokalisation das Schicksal des Patienten besiegeln. EICKE sieht die cerebrale Kinderlähmung zu einem großen Teil als Folgezustand der schweren Gefäßveränderungen nach meningo-encephalitischen Krankheitsbildern an. Es ist natürlich fernerhin wichtig, in welcher Geschwindigkeit die entzündlichen Veränderungen ablaufen bzw. abklingen, da es nicht selten im Verlaufe subchronischer produktiver Stadien zu erheblichen Liquorresorptionsstörungen kommen kann, welche den ungünstigen Ausgang des Leidens besiegeln. So sahen wir mehrfach sowohl bei eitrigen als auch bei chronisch-tuberkulösen Encephalo-Meningitiden die Entwicklung eines Hydrocephalus permagnus unter weitgehender Normalisierung des Liquors, teilweise bis zu normalen quantitativen Eiweißwerten und normalem Ausfall der Kolloidkurven.

15. Die immunbiologischen Besonderheiten des Liquor cerebrospinalis.

Zu der Frage Liquor cerebrospinalis und Immunitätsforschung liegt eine längere Abhandlung aus jüngster Zeit von KAFKA vor, auf die nachdrücklichst verwiesen werden muß. Die immunbiologische Stellung des Liquors ist vielfach Gegenstand sowohl klinisch-serologischer als auch experimenteller Berichte gewesen, und es ist nicht möglich, hier auf einzelne Arbeiten einzugehen. Die Ergebnisse sind vielfach widersprechend und verwirrend, was bei der Schwierigkeit der objektiven Beurteilung und der Vielfalt der Fehlerquellen nicht weiter verwunderlich ist.

Die von SPERANSKY beschriebene *neurolytische* bzw. *cerebrolytische* Fähigkeit des Liquor cerebrospinalis hat bei Nachuntersuchungen eine unterschiedliche Beantwortung erfahren.

BÜCHLER denkt an chemische Substanzen proteolytischen Charakters, welche das Nervenparenchym aufzulösen imstande sind. RIVELO konnte jedenfalls die Angaben SPERANSKYs bestätigen; durch verschiedene Manipulationen (Erhitzen auf 60—70°, Ultrafiltration, Altern des Liquors) wird die cerebrolytische Fähigkeit des Liquors aufgehoben. Von anderen Autoren sind hingegen die Befunde von SPERANSKY negiert worden. BÜCHLER hält eine Cerebrolyse nur bei sehr schweren Läsionen des ZNS durch Infektionen und Intoxikationen für möglich.

Eine bakteriolytische Fähigkeit des Liquor cerebrospinalis ist nach KAFKA abzulehnen. Der Liquor bildet für manche Bakterien einen idealen Nährboden; bekannt ist z. B. die starke Vermehrung anspruchsloser Keime (z. B. Bacillus subtilis) bei nicht steriler Aufbewahrung des Liquors unter Zimmertemperatur. Andere Bakterien haben in der Cerebrospinalflüssigkeit keine optimalen Lebensbedingungen, so daß sie verkümmern bzw. zugrunde gehen, ohne daß man jedoch von einer Bactericidie zu sprechen berechtigt ist.

Das Auftreten von *Antikörpern im Liquor* kann seine Ursachen haben in

a) einem abnorm hohen Blutspiegel bei intakter Blut-Liquorschranke,

b) Störungen der Blut-Liquorschranke ohne daß hierbei auch ein erhöhter Blutspiegel vorliegen muß,

c) einer autochthonen Bildung von Antikörpern in den Wänden der Liquorstrombahn.

ad a) KRAL (zit. nach KAFKA) hat eine Beobachtung beschrieben, bei der ein besonders hoher Titer des hämolytischen Normalamboceptors im Blute vorlag, welcher — bei offenbar intakter Blut-Liquorschranke — in den Liquor übertrat.

ad b) Es ist ohne weiteres einleuchtend, daß bei erhöhter Durchlässigkeit der Blut-Liquorschranke — also vornehmlich bei Meningo-Encephalomyelitiden — Antikörper des Blutes in den Liquorraum übertreten können, wie bereits vielfach auf Grund klinischer Beobachtungen mitgeteilt worden ist. Hier wäre daraufhinzuweisen, daß die intrathecale Injektion einer jeglichen Substanz zu stärkeren meningealen Reizerscheinungen führt und damit Permeabilitätsänderungen der Blut-Liquorschranke auslöst. Diese Tatsache ist von einzelnen Autoren nicht genügend berücksichtigt worden.

ad c) Die Frage von autochthonen Antikörpern im Liquor ist häufig diskutiert worden. Zunächst zur Formulierung! Niemand wird ernstlich behaupten wollen, daß die Antikörper im Liquor-„Raum" entstehen werden; gemeint ist wiederum vielmehr die Entstehung in den Wänden der Liquorstrombahn. Eine autochthone Entstehung von Antikörpern ist in den Wänden der Liquorstrombahn durchaus wahrscheinlich, da — wie bereits auseinandergesetzt — das subarachnoidale Gewebe dem RES zugeordnet werden kann, welches als Entstehungsort der Antikörper anzusehen ist. Es ist jedoch zu vermuten, daß es eines besonderen Reizes zur Aktivierung des normalerweise sich im Ruhezustand befindlichen Gewebes bedarf. So kann bei allen Formen der Lues des Zentralnervensystems die Wassermannsche Reaktion im Liquor stark positiv sein, im Blute hingegen negativ

(DEMME). Erwähnt seien die Mitteilungen vom Antikörpernachweis im Liquor bei Mumps bzw. Leptospiren-Meningitis bevor dieser im Blut gelang. F. SCHMID hat über die Übertragung der Tuberkulinallergie durch Liquorzellen berichtet.

Das subendotheliale Keim-Lager der Gefäße wird ebenfalls dem reticulo-endothelialen System zugerechnet, so daß die Auffassung vertretbar ist, daß ebenfalls im Bereiche der Hirngefäße eine Antikörperbildung erfolgt. Es erscheint mir jedoch fraglich, ob diese im Liquor in Erscheinung treten, vielmehr möchte ich annehmen, daß sie direkt auf dem Wege über die Blut-Hirnschranke in das Blut übertreten und überhaupt nicht in den Liquor gelangen.

Häufig werden jedoch die unter a—c genannten Faktoren gemeinsam wirksam sein, so daß es nicht möglich sein wird, deren Bedeutung im einzelnen abzuschätzen. Die von LEHMAN-FACIUS angegebene „Hirnlipoidreaktion" ist in ihrer Spezifität und in ihrer Bedeutung noch zu sehr umstritten, als daß sie Eingang in die klinische Diagnostik finden könnte, so daß darauf verzichtet werden kann, hier näher darauf einzugehen.

Spezieller Teil.

Es wurde bereits im allgemeinen Teil auf die Veränderungen des Liquors bei den verschiedensten Affektionen des Zentralnervensystems und seiner Häute eingegangen, so daß der nachfolgende spezielle Teil relativ kurz gefaßt werden kann. Wenn auch bereits mehrfach zum Ausdruck gebracht wurde, daß sowohl die humoralen als auch die cellulären Reaktionen schablonenhaft ablaufen, so ist es doch erforderlich, die Liquorveränderungen bei den verschiedenen krankhaften Vorgängen näher zu beleuchten, da sich trotzdem eine Reihe von Eigentümlichkeiten ergeben, denen im Rahmen der sonstigen Untersuchungsergebnisse eine diagnostische und differentialdiagnostische Bedeutung zukommt.

Bei den entzündlichen Erkrankungen des Zentralnervensystems und seiner Häute handelt es sich nach PETTE und KALM immer um eine Meningo-Encephalomyelitis. Vom histologischen Befunde her lassen sich nach den eben genannten Autoren zwei große Gruppen unterscheiden:

a) Meningo-Encephalomyelitis mit Maximum des entzündlichen Prozesses im Ausbreitungsgebiet der intracerebralen und intermedullären Gefäße.

b) Meningo-Encephalomyelitis mit Maximum der entzündlichen Prozesse im Ausbreitungsgebiet der meningealen Gefäße.

Trotzdem zwischen beiden Krankheitstypen keine scharfen Grenzen bestehen, scheint mir für klinische Belange auch weiterhin eine Unterteilung in meningeale und encephalomyelitische Formen wünschenswert, wobei man sich jedoch vor Augen halten soll, daß immer sowohl eine Beteiligung der Hirnhäute bzw. des Gehirns vorliegt. Die Stärke der Liquorveränderungen hängt von der Beteiligung der Meningen ab, so daß die Beurteilung der Liquorveränderungen allein keine Beurteilung des Krankheitsbildes erlauben kann.

1. Meningismus, meningealer Reizzustand und Meningitis serosa.

Es ist zunächst hier auf den Begriff des „Meningismus" einzugehen. Während DUPRE unter dem Meningismus ein meningitisches Krankheitsbild ohne entsprechende Liquorveränderungen verstand, wird heute der Begriff leider vielfach in verschiedenster Bedeutung angewandt. Es ist jedoch eine genaue Ausdrucksweise erforderlich, will man nicht einer babylonischen Sprachverwirrung Vorschub leisten, wenn man sich hierbei vielleicht auch einer gewissen umständlichen Begriffsprägung bedienen muß.

Kinder mit fieberhaften Erkrankungen, insbesondere im Verlaufe von Infektionskrankheiten, ahmen nicht selten täuschend die klinischen Erscheinungen einer Encephalo-Meningitis nach, ohne daß hierbei irgendwelche faßbaren Liquorveränderungen vorhanden sind (ausgenommen eine gelegentlich vorhandene Liquordruckerhöhung, deren fragwürdige Bedeutung insbesondere im Kindesalter bereits herausgestellt wurde); „Cerebro-spinaler Symptomenkomplex" nach FEER, „Meningo-encephaler Symptomenkomplex" nach SAMSON, „Meningoid" nach MAI. Allein diesen Fällen möchten wir den Begriff Meningismus vorbehalten wissen! Es ist ohne weiteres einleuchtend, daß es bei hochfieberhaften Erkrankungen zu Störungen der Liquorzirkulation sowie der cerebralen Funktionen (vgl. „Fieberkrämpfe") und schließlich zu Reizungen der Meningen kommen kann.

Der Meningismus wäre demnach abzugrenzen von meningealen und cerebralen Reizzuständen *mit* Liquorveränderungen etwa bei Erkrankungen in der Nachbarschaft der Meningen (Mastoiditis), nach Insolation, nach Eingriffen am Liquorsystem (Lumbalpunktion, Luftfüllung der Hirnkammern usw.). Es ergeben sich fließende Übergänge zu der sog. „Fremdkörper-Meningo-Encephalitis", da der Begriff der Entzündung bekanntlich nicht an das Vorhandensein belebter Krankheitserreger gebunden ist, und es wird der Auffassung des einzelnen überlassen bleiben müssen, wann er von einem „meningealen Reizzustand" oder von einer „Fremdkörper-Meningo-Encephalomyelitis" spricht. Wir möchten jedenfalls für solche Zustandsbilder mit Liquorveränderungen, wie sie im Verlaufe entzündlicher Affektionen in der Nachbarschaft der Meningen, nach Insolation, nach Lumbalpunktionen auftreten, den Begriff des *„Meningealen Reizzustandes"* in Vorschlag bringen, da er zum Ausdruck bringt, daß vornehmlich eine Irritation der Meningen stattgefunden hat.

Meningismus, meningealer Reizzustand wird vielfach auch mit *„Meningitis serosa"*, einem auch heute noch großen Sammeltopf ätiologisch wie pathogenetisch verschiedenster Erkrankungen der Meningen bezeichnet.

Es ist hier vielleicht der Ort, auch kurz den Begriff der sog. *„Meningitis circumscripta (infectiosa)"* einer Kritik zu unterziehen, welcher im Schrifttum eine völlig unterschiedliche Interpretation erfährt. Das gleiche gilt auch für die hierbei beschriebenen Liquorveränderungen. SAMSON erwähnt das Vorkommen der Meningitis circumscripta infectiosa bei allen möglichen Krankheitsbildern, wie Pneumonien, Sepsis, Keuchhusten, Mumps, Masern, Typhus, Ruhr, Scharlach, Varicellen; die Meningitis circumscripta infectiosa würde demnach am ehesten dem heutigen Begriff des meningealen Reizzustandes entsprechen, wie wir ihn bei vielen Krankheitsbildern kennen, welche ein Generalisationsstadium aufweisen. ROEDER und REHM sehen in der unbedingten Keimfreiheit des Liquors den entscheidenden Faktor bei der Diagnose. MEYER nimmt hingegen eine Infektion des Liquors an, welche sich jedoch infolge von Verklebungen und Verwachsungen der Arachnoiden nicht weiter ausbreiten kann. Der klinische Begriff der Meningitis circumscripta infectiosa kann wohl ohne Schaden fallen gelassen werden.

2. Meningitis purulenta.

Zu den eitrigen Meningitiden werden die Meningo-, Pneumo-, Strepto-, Staphylokokken- und Influenza-Meningitis neben einer Reihe weiterer seltener Eitererreger gerechnet. Die *Liquorbefunde* bei der sog. purulenten Form der Hirnhautentzündung sind außerordentlich wechselnd. Eine eitrige oder trübe Beschaffenheit des Liquors ist zwar die Regel, jedoch gibt es hiervon auch mancherlei Ausnahmen. Der Liquor kann gelegentlich sogar völlig klar sein und nur eine geringe Pleocytose aufweisen und so dem bei den sog. „serösen" Formen der Hirnhautentzündung gleichen. SAMSON beschreibt bei der epidemischen Meningitis Zellzahlen zwischen 30 und 9000 pro mm³, Eiweißwerte zwischen 80 und 920 mg-%. Der *Liquordruck*, dessen nur beschränkte Bedeutung im Kindesalter wir bereits hervorgehoben haben, ist bei einer Meningitis meist erhöht. Irgendwelche differentialdiagnostische Bedeutung kommt der Liquordruckmessung nach unserer Überzeugung nicht zu.

Meist fallen die qualitativen *Eiweißproben* stark positiv aus, wie sich auch mittels der quantitativen Methoden eine erhebliche bis starke Proteinvermehrung des Liquors nachweisen läßt. Die papier-elektrophoretische Darstellung der Liquorproteine zeigt den „Entzündungstyp" mit erheblicher bis starker Vermehrung der α- und γ-Globuline, mäßiger Vermehrung der β-Globuline bei entsprechender Abnahme der Albumine. Die Kolloidreaktionen zeigen die typische „Meningitiskurve" mit tiefem Maximum im rechten Teil der Kurve, das Maximum des Ausfalles liegt nach DEMME nicht ganz selten jedoch auch links, so daß richtige „Paralysekurven" entstehen. Gelegentlich erhält man bei sehr eiweißreichen Liquores Kurven mit einem doppelten Maximum. Der diagnostische Wert der Kolloidkurven ist nur gering zu veranschlagen. Beim Stehenlassen bildet sich nicht selten ein grobes Spinnwebhäutchen, bei weniger eiweißreichen, jedoch zellreichen Liquors zeigt sich nach einigen Stunden häufig ein Bodensatz von Zellen.

Der *Liquorzucker* ist nach den Angaben im Schrifttum bei einer eitrigen Meningitis stark erniedrigt, nicht selten sogar überhaupt fehlend.

Bei der papierchromatographischen Darstellung der *freien Aminosäuren* im Liquor zeigt sich eine Vermehrung der Aminosäuren sowohl qualitativ als auch quantitativ, ohne daß diesem Befund wiederum eine besondere differentialdiagnostische Bedeutung beizumessen wäre.

Die in ihrer Stärke sehr wechselnde Pleocytose besteht — wie bereits im ersten Teil ausgeführt — im akuten Stadium *immer* vornehmlich aus Leukocyten; daneben sieht man in wechselnder Menge reticuläre Zellelemente in verschiedensten funktionellen Stadien.

Das *Ausmaß der Liquorveränderungen* läßt nicht ohne weiters Rückschlüsse auf den ablaufenden entzündlichen Prozeß zu, denn in nicht wenigen Fällen tritt bei eitrigen Meningitiden eine totale oder partielle Verklebung ein, wodurch es zur „Maskierung" des Liquorbefundes kommt. Es ist also hier eine gewisse Vorsicht angezeigt. Solche Verklebungen sieht man offenbar häufiger bei der Pneumokokken-Meningitis, und es wird hierauf noch kurz zurückzukommen sein.

Meningitis epidemica:

GIESE hat in seiner Monographie über die eitrigen Meningitiden ausgeführt, daß für das histologische Bild der Meningokokken-Meningitis das Auftreten von Mesenchymzellen (differenzierten Reticulumzellen nach der von uns angewandten Nomenklatur) charakteristisch sei. Die Liquorzellbilder einiger Patienten mit Meningitis epidemica zeigten in der Tat mehrfach eine Beteiligung von reticulären Zellen mit lebhafter Phagocytose, wie es sonst bei einer vornehmlich leukocytären Pleocytose sicherlich ungewöhnlich ist. Dieser Befund scheint uns eines differentialdiagnostischen Hinweises durchaus wert zu sein.

Der mikroskopische Nachweis der meist intra-, jedoch auch extracellulär gelegenen gram-positiven Doppelkokken im Liquorpräparat gelingt nicht immer, und es bedarf meistens einer sorgfältigen Durchsicht. Man kann sogar behaupten, daß der negative Erregerbefund für das Vorliegen einer Meningokokken-Meningitis zu werten ist, da andere Erreger in der Regel häufiger, teilweise massenhaft bei Vorliegen einer eitrigen Meningitis im Liquorpräparat nachzuweisen sind. Daß diese Regel viele Ausnahmen hat, braucht nicht weiter diskutiert zu werden. Eine Beweiskraft kommt diesem negativen Befund keineswegs zu. Durch ein 12- oder 24-stündiges Aufbewahren des Liquors im Brutschrank kann eine Vermehrung der Meningokokken und damit ein leichterer mikroskopischer Nachweis versucht werden.

Die Liquorbefunde bei dem WATERHOUSE-FRIDERICHSEN-*Syndrom*, welches vielfach als perakute Meningokokkensepsis aufgefaßt wird, sind ebenfalls sehr wechselnd. Der schwerstkranke Allgemeinzustand sowie die leider nur kurze Krankheitsdauer ließen in nicht wenigen Fällen eine Lumbalpunktion überhaupt nicht mehr zu; in anderen Fällen wird von normalem Liquor (BAMATTER) bzw. mäßiger Pleocytose und geringer Eiweißvermehrung im Liquor gesprochen (GSELL).

Pneumokokken-Meningitis: Der Liquor hat für gewöhnlich ein grünliches Aussehen; manchmal ist er dick eitrig, so daß es Schwierigkeiten bereitet, überhaupt Liquor aus der Punktionsnadel zu gewinnen. Die für gewöhnlich massenhaft vorhandenen Erreger lassen sich im Ausstrichpräparat unschwer an ihrer charakteristischen Form und Lagerung nachweisen, wie auch ihre Züchtung leicht gelingt.

Von KOCH sowie von KOCHZAHN sind Beobachtungen beschrieben worden, bei denen die Lumbalpunktion einen normalen Liquor zeitigte, trotzdem die wenig später erfolgte Sektion das Vorhandensein einer ausgedehnten eitrigen Pneumokokken-Meningitis ergab. Während KOCH in der Diskussion seines Falles den foudroyanten Verlauf der Erkrankung für die Maskierung des Liquorbefundes verantwortlich macht, glaubt KOCHZAHN vielmehr, daß der zähe und fibrinreiche Eiter bei der Pneumokokken-Meningitis einer allgemeinen Ausbreitung im Subarachnoidalraum entgegenstehe. Wir möchten uns der Meinung von KOCHZAHN anschließen und glauben ebenfalls, daß der bei der Pneumokokken-Meningitis in der Tat ungewöhnlich eiweiß- und fibrinreiche Eiter entgegen dem sonstigen Verlauf einer Meningitis zur Abkapselung führen kann.

APPELBAUM, NELSON und ABELIN berichten anhand eines sehr umfangreichen Materials von 125 Fällen, daß weniger der Rückgang der Pleocytose und das Verschwinden der Pneumokokken im Liquor für den günstigen Ausgang der Erkrankung entscheidend ist als vielmehr der Wiederanstieg des Liquorzuckers auf normale Werte.

Weitere eitrige Meningitiden: Die Liquorveränderungen bei der *Streptokokken-Meningitis*, welche für gewöhnlich von eitrigen Nebenhöhlenentzündungen ihren Ausgang nimmt, sind zu uncharakteristisch, als daß hieraus schon eine Verdachtsdiagnose möglich wäre; hierzu bedarf es des Erregernachweises, welcher in der Regel bereits im Ausstrichpräparat ohne Schwierigkeit gelingt.

Bei der *Staphylokokken-Meningitis*, welche meist embolisch-metastatisch oder durch den Durchbruch eines Subdural- bzw. Hirnabscesses entsteht, zeigen sich die gleichen Liquorveränderungen wie bei der Streptokokken-Meningitis. Zur ätiologischen Diagnose der *Coli-Meningitis*, welche wir fast nur im Neugeborenen- bzw. Säuglingsalter sehen, bedarf es wiederum des Erregernachweises, welcher unschwer gelingt, da bereits im Ausstrichpräparat des Liquors meist massenhaft gram-negative Coli-Bakterien zu erkennen sind.

Bei der *Influenza-Meningitis* ist wiederum die große Verschiedenheit der vorhandenen Liquorveränderungen bemerkenswert (RUPILIUS, KASPER, GAVEL, GASSER, GROB). So beschreibt OUNSTEDT Zellzahlen zwischen 90 und 4000, Proteinwerte des Liquors zwischen 35 und 800 mg-%.

Der Erreger ist meist massenhaft im Liquor vorhanden und kann leicht an seiner Größe und Form identifiziert werden.

In letzter Zeit mehren sich die Mitteilungen über das Auftreten von *Pyocyaneus Meningitis* nach Eingriffen am Liquorsystem, wie nach Lumbal- bzw. Suboccipitalpunktionen (SCHMEISER, LODENKÄMPER und SCHIERSMANN), nach Lumbalanästhesie (GREMER und KNAPP, HAYES und YOW), nach Operationen am Spinalkanal (NABER, KRAUS, EGAN und MASON) und schließlich nach Luftfüllung der Hirnkammern (LODENKÄMPER und SCHIERSMANN). Die meningitischen Erscheinungen treten bereits 1—2 Tage nach dem Eingriff am Liquorsystem lebhaft in Erscheinung, und die dann vorgenommene Liquoruntersuchung zeigt eine Pleocytose wechselnden Ausmaßes sowie eine beträchtliche Proteinerhöhung. Die ätiologische Diagnose ist nur aus dem kulturellen Untersuchungsergebnis möglich; der mikroskopische Nachweis gelingt vielfach nicht. Die mikroskopische bzw. kulturelle Bestätigung muß in jedem einzelnen Falle verlangt werden, da stärkere meningeale Reizerscheinungen nach Eingreifen am Liquorsystem durchaus möglich sind.

Daneben sind im Schrifttum *eine Reihe weiterer Mikroorganismen als Erreger eitriger Meningitiden* beschrieben worden.

In einer eindrucksvollen Zusammenstellung von 18 Fällen von *Diplococcus mucosus-Meningitis* geben HAUPT, LANG und SEELIGER Zellzahlen im Liquor zwischen 30 und 8500 an. Gegenüber der differentialdiagnostischen Abgrenzung von dem Meningococcus, welcher morphologisch mit dem Diplococcus mucosus eine große Ähnlichkeit aufweist, ist vielleicht von Bedeutung, daß der Diplococcus mucosus im Liquor in der Regel massenhaft — vornehmlich extracellulär gelagert — anzutreffen ist, wogegen bei der Meningokokken-Meningitis meist nur ganz vereinzelt Erreger nachzuweisen sind.

Über eine *Gonokokken-Meningitis* mit eitrigem Liquor bei einem Säugling mit Blenorrhoea neonatorum berichten BROCK und CARSTENS. Die Differentialdiagnose war im Hinblick auf die vorhandenen Augenveränderungen nicht schwer.

Die Liquorbefunde bei der *Enterokokken-Meningitis*, welche ebenfalls eine Bevorzugung des Säuglingsalters aufweist, sind nach Angaben der Autoren wiederum wechselnd, meist ist der Liquor jedoch trübe bis eitrig. Das Ausstrichpräparat zeigt reichlich lanzettförmige Diplokokken, sowohl extra- wie intracellulär gelagert. Zur genaueren ätiologischen Differenzierung ist die Kultur anzusetzen, da die Differenzierung von den Pneumokokken nicht immer einfach ist.

Über das Vorkommen einer *Micrococcus catarrhalis*-Meningitis haben in letzter Zeit ZINKE, GOWAN, THROBURN und KISLER sowie BIECHZELER berichtet. Sowohl das klinische Bild als auch die Liquorveränderungen gleichen sehr der Meningokokken-Meningitis, wie auch das Aussehen des Micrococcus catarrhalis mit dem des Meningokokken große Ähnlichkeit aufweist.

Die Liquorbefunde bei der *Streptococcus viridans*-Meningitis sind uncharakteristisch, so daß die ätiologische Diagnose nur aus dem kulturellen Ergebnis gesichert werden kann.

Meningitiden durch Erreger der *Typhus Paratyphus-Gruppe* wurden von OCKLITZ, PETER-
SEN, METCALFE und WISWELL, MARIE, SERINGE, MINOR u. ELIACHAR, VESLOT u. MATET,
MARIE, HANSEN u. FULTON, WENGELER beschrieben. Bei den erkrankten Patienten handelt
es sich häufig um Säuglinge. Die Diagnose kann wiederum nur aus dem kulturellen Ergebnis
gestellt werden.

Die Liquorveränderungen bei der *Brucellose* sind davon abhängig, ob eine mehr encephalitische oder meningitische Form der Erkrankung des ZNS vorliegt.

Nicht allzu selten kommen auch *Mischinfektionen* des Liquorraumes vor. VADEB, RICE
und STATNICHENKO haben bei 124 Meningitiden in 10 Fällen (8 %) eine Mischinfektion der
Meningen nachweisen können. Wir beobachteten z. B. ein Kleinkind, welches wir ein Jahr
zuvor wegen „geheilter" Streptomycin-behandelter Meningitis tuberculosa nach Hause entlassen hatten. Es erfolgte Neueinlieferung wegen kulturell nachgewiesener Streptokokken-
Meningitis. Abklingen der schweren eitrigen Liquorveränderungen; es bleibt jedoch ein deutlich pathologischer Liquorbefund zurück, in dem nun Tuberkelbacillen nachgewiesen werden
können.

Anhang: Sperrliquor (Kompressionssyndrom)

Eine Behinderung der freien Liquorpassage gehört im Verlaufe entzündlicher
Meningo-Encephalomyelitiden keineswegs zu den Seltenheiten. Sie kann weiterhin durch Tumoren im Bereiche des Lumbalkanals, der Hirnbasis sowie gelegentlich durch excessive Kyphoskoliosen zustande kommen. Der Sperrliquor
(Kompressionssyndrom) weist charakteristische Veränderungen auf, ohne daß
diese jedoch an sich etwas über die Genese des Kompressionssyndroms auszusagen
vermögen. Die Bewertung des Sperrliquors macht jedoch im Rahmen der klinischen Erscheinungen in der Regel keine Schwierigkeiten. Unterhalb der Liquorblockade zeigt sich eine *excessive Proteinvermehrung*, häufig mit Xanthochromie,

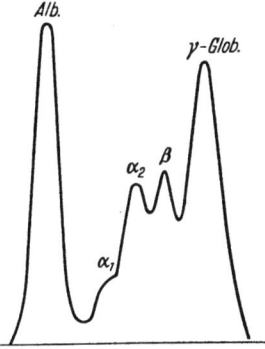

Abb. 34. Lumb. Sperrliquor b. M. tbc.
*Alb. 34,5 %, α₁-Glob. 3,8 %, α₂-Glob. 17,6 %,
β-Glob. 11,1 %, γ-Glob. 33,0 %.*

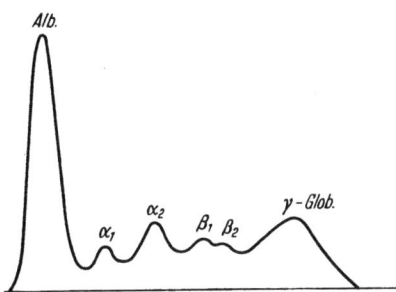

Abb. 35. Subocc. Liquor desselben Patienten.
*Alb. 42.2 %, α₁-Glob. 6,1 %, α₂-Glob. 15,8 %,
β-Glob. 10,0 %, γ-Glob. 25,9 %.*

so daß der Liquor nicht selten beim Stehen sofort gerinnt. Die Pleocytose ist demgegenüber in der Regel nur geringgradig. Nach den Angaben im Schrifttum sollen die
Albumine die Globuline weit überwiegen («Dissociation albumino cytologique»), so
daß der Eiweißquotient niedrig bleibt. Es ergibt sich jedoch bei der Liquor-
Papier-Elektrophorese, daß von einem Dominieren der Albumine keine Rede sein
kann (Abb. 34 u. 35). Es zeigt sich nämlich eine starke Vermehrung der γ-Globuline,
weniger der α- und β-Globuline bei entsprechender *Abnahme* der Albumine. Die
Bezeichnung «Dissociation albumino-cytologique» wäre demnach in «Dissociation
globulino-cytologique» zu revidieren. Oberhalb der Blockade sind die Liquorveränderungen weit weniger ausgeprägt; bei Vorhandensein eines Kompressionssyndroms im Verlaufe entzündlicher Meningo-Encephalomyelitiden lassen sich
natürlich die für das Entzündungsstadium charakteristischen Liquorveränderungen nachweisen. — Es besteht schließlich ein bemerkenswerter Gegensatz

hinsichtlich der *Zellzahl*, da diese in dem Sperrliquor meist nur unwesentlich erhöht ist. Bei entzündlicher Genese eines Stops ist im Gegensatz hierzu oberhalb der Blockade die Zellzahl wiederum stärker erhöht als der Proteingehalt.

Nach Lüthy zeigen die Kolloidkurven einen „Rechtstyp", wie sie auch nach artefizieller Zugabe von Serum zum Liquor entsteht.

Je tiefer die Blockade sitzt, um so stärker ist die Eiweißvermehrung; bei höherer Lage des Stops ist sie weniger stark ausgesprochen, bei Halsmarkprozessen schließlich oft nur angedeutet.

Der Queckenstedtsche Versuch (Kompression der Jugularisvenen) ergibt keinen Anstieg des Liquordruckes bzw. einen bedeutend langsameren Abfall.

Differentialdiagnostisch ist der Speerliquor gelegentlich von dem bei der Polyradikulitis abzugrenzen. Eine Vergleichsbeurteilung des lumbal- wie suboccipital gewonnenen Liquors macht eine Entscheidung jedoch unschwer möglich.

Die Ursache der starken Proteinvermehrung glaubte man in einer Transsudation aus den Meningealgefäßen unterhalb der Blockade zu suchen. Bannwarth u. a. konnten nun nachweisen, daß auch direkt oberhalb der Stopstelle eine Proteinvermehrung vorhanden ist. Es ist deswegen nach Bannwarth die Annahme berechtigt, daß bei einem spinalen Tumor die Gefäße in der Umgebung der Geschwulst gestaut sind, so daß eine Transsudation von Proteinen aus diesen Gefäßen und damit eine Proteinvermehrung im Liquor eintritt.

3. Die Meningitis tuberculosa.

Das Krankheitsbild der tuberkulösen Meningitis ist in den letzten Jahren im Hinblick auf den vor der Streptomycinära nahezu schicksalhaft zum Tode führenden Verlauf und der jetzigen Heilungs- bzw. Beeinflussungsmöglichkeit durch Streptomycin und Isonicotinsäurehydracid in den Vordergrund ärztlichen Interesses gerückt. Es hat in letzter Zeit nicht an Versuchen gefehlt, diagnostischen, differentialdiagnostischen und prognostischen Möglichkeiten einer genaueren Liquoranalyse der tuberkulösen Meningitis nachzugehen. Unübersehbar ist schließlich heute bereits die Fülle von klinischen Mitteilungen, welche die Liquorveränderungen bei der Meningitis tuberculosa im Rahmen klinischer Beobachtungen erwähnen.

Die von Demme in seiner Liquor-Monographie vorgenommene Unterteilung in a) Tuberkulose der Meningen (meist als Teilerscheinung einer Miliartuberkulose) sowie in b) eigentliche Meningitis tuberculosa (vorwiegend exsudative Form der Meningealtuberkulose) wird den heutigen Vorstellungen nicht mehr gerecht, da die exsudative und produktive Form der Leptomeningitis tuberculosa nach Huebschmann und Koch u. a. Ausdrucksformen des gleichen Tuberkuloseablaufes darstellen; wobei sich das produktive Stadium immer an das exsudative Stadium anschließt. Eine Encephalitis tuberculosa (als der 3. Form nach Demme) ist sicher außerordentlich selten; wir erlebten sie in unserem umfangreichen Krankenmaterial in keinem Falle. Daß es schließlich eine „sympathische Meningitis" (als 4. Form der Meningitis tuberculosa nach Demme) als Reaktion auf einen Tuberkel des ZNS geben kann, sei zugegeben. Ob die Bezeichnung Meningitis tuberculosa jedoch hierfür überhaupt noch anwendbar ist, sei jedoch in Frage gestellt. — Beitzke beschreibt schließlich noch die umschriebene Form der tuberkulösen Meningitis mit bevorzugter Lokalisation an der Konvexität und ausgiebigem Übergreifen auf die Hirnhautsubstanz. Klinisch imponieren Symptome eines Hirntumors, einer Epilepsie oder Hemiplegie. Die Diagnose, insbesondere die Liquordiagnose, wird außerordentlich schwer bzw. unmöglich sein; das Vorkommen solcher umschriebenen Formen ist sicher wiederum sehr selten.

Es wäre kurz noch auf die *tuberculo-toxische Meningitis* einzugehen, welche immer wieder einmal beschrieben worden ist (vgl. bei Knopf, Lincoln). Es handelt sich dabei meist um Kinder im 2. Stadium des Tuberkuloseablaufes nach Ranke, welche plötzlich meningitische Anzeichen bieten. Die Lumbalpunktion ergibt nicht selten eine Reizpleocytose sowie eine Eiweißvermehrung im Liquor. Es handelt sich bei den beschriebenen Fällen von tuberculotoxischer Meningitis nicht selten um Kinder aus Krankenhäusern oder Kinderheimen, so daß darüber hinaus die Möglichkeit offen zu lassen ist, daß es sich bei den beschriebenen Fällen auch einmal um eine gutartige epidemisch auftretende Virusmeningitis gehandelt haben kann.

Für pädiatrische Belange scheint es völlig ausreichend, von der Meningitis tuberculosa zu sprechen; die Unterscheidung zwischen exsudativer und produktiver

Form der Meningitis tuberculosa bezieht sich nur auf zeitliche Abschnitte des gleichen Entzündungsablaufes und hat somit mehr qualitativen bzw. zeitlichen Charakter. Das Vorkommen „sympathischer Reizungen bei Tuberkulosen des ZNS" sowie umschriebener tuberkulöser Meningo-Encephalitiden wird zugegeben; ihre klinische Bedeutung muß jedoch als sehr gering veranschlagt werden.

Der Liquordruck ist wie bei jeder entzündlichen Affektion vermehrt; differentialdiagnostische Schlüsse sind hieraus nicht möglich.

Die Eiweißreaktionen liefern ebenfalls keine beweisenden Werte. Auch die Relation zwischen Globulinen und Albuminen (Eiweißquotient) folgen keinen sicheren Gesetzmäßigkeiten (Schmöger). Die Kolloidreaktionen bei der Meningitis tuberculosa zeigen eine ausgesprochene Rechtsverlagerung (Meyer u. a.) — die sog. „Meningitiskurve"—, wie sie für die entzündlichen Affektionen der Meningen charakteristisch ist.

So betonen Bovenzer und Weise, daß nach ihrer Erfahrung die Meningitis tuberculosa kaum einer der Kurventypen bei der S. C. R. nach Riebelling zugeordnet werden kann; lediglich Schmöger konnte von 26 Patienten in 23 Fällen bei der Erstuntersuchung des Liquors die Kurve Typ IIb finden und kommt zu dem gewagten Schluß, daß diese „wenn auch nicht spezifisch, jedoch recht beweisend für eine Meningitis tuberculosa ist". Die differentialdiagnostische Bedeutung der Kolloidkurven kann m. E. nur mit größter Zurückhaltung erfolgen.

Es ist bis heute ziemlich allgemein die Ansicht verbreitet, daß die *Pleocytose* bei der Meningitis tuberculosa — entsprechend den Zellbefunden bei tuberkulösen Ergüssen in anderen Köperhöhlen — ausschließlich oder vornehmlich durch Lymphocyten zustande kommt. Seit bereits mehr als 40 Jahren sind freilich immer wieder einmal anderslautende Auffassungen und Befunde veröffentlicht worden. Während die entsprechenden Angaben in den verschiedenen Lehrbüchern erheblich voneinander abweichen (vgl. bei Goldstein, Eckstein, Ibrahim und Hiller), ist in Publikationen neueren und neuesten Datums nach wie vor von der Liquor-Lymphocytose bei der Meningitis tuberculosa die Rede und man glaubt an einen wesentlichen diagnostischen und differentialdiagnostischen Wert dieser Erscheinung. Zunächst ist hier darauf hinzuweisen, daß es sich zum größten Teil überhaupt nicht um Lymphocyten handelt, sondern um *kleine reticuläre Zellelemente des subarachnoidalen Gewebes*.

Wir haben bei allen zur Aufnahme gelangenden Kindern mit Meningitis tuberculosa dem Liquorzellbild unsere besondere Aufmerksamkeit geschenkt, und es ergab sich, daß bei der großen Mehrzahl der Fälle *bei Klinikaufnahme die neutrophilen, segmentkernigen Leukocyten überwogen*. Von Huebschmann, Koch, Bossert u. a. wurde mitgeteilt, daß entsprechend dem Verhalten des qualitativen Liquorzellbildes bei den sonstigen entzündlichen Erkrankungen der Meningen im Beginn der Meningitis tuberculosa Leukocyten im Liquor vorherrschen, welche mit Fortschreiten der Erkrankung durch Lymphocyten verdrängt würden. Hier entsteht sogleich die Schwierigkeit, den tatsächlichen Beginn einer Meningitis tuberculosa festzustellen, da Erkrankung der Leptomeninx nicht zugleich auch mit klinischen Erscheinungen einherzugehen braucht. Zu erwähnen wäre in diesem Zusammenhange schließlich, daß eine Meningitis tuberculosa häufig einen schubweisen Verlauf nimmt, so daß ständig neue Teile der Leptomeninx befallen werden, deren zunächst leukocytäre Infiltration wiederum im Liquor ihren Niederschlag findet. Wir konnten uns jedenfalls bei einer Reihe von Kindern davon überzeugen, daß auch im fortgeschrittenen Stadium einer Meningitis tuberculosa eine mononucleäre Liquorpleocytose keineswegs zur Regel gehört.

So sahen wir bei einem 5jährigen Jungen mit einer über Monate sich hinziehende Meningitis tuberculosa unabhängig von der intrathecalen Medikation neben vereinzelt reticulären Zellelementen ständig eine überwiegend granulocytäre Liquorpleocytose.

In der Regel nehmen jedoch *in den bereits fortgeschrittenen Stadien* einer Meningitis tuberculosa *die lymphocytären und reticulären Zellelemente an Häufigkeit zu* bzw. kommen ausschließlich vor. Weiterhin sind im Liquorzellpräparat bei der Meningitis tuberculosa in wechselnder Menge *Fibrocyten* nachzuweisen. Die vermutliche diagnostische Bedeutung der „Liquorlymphocytose" bei der tuberkulösen Meningitis beruht schließlich auch noch deswegen auf einem Trugschluß, als bei den Virusmeningitiden, welche gegenüber der tuberkulösen Meningitis ja ganz besonders differentialdiagnostisch abgegrenzt werden müssen, nach unserer Erfahrung eine weit stärkere Beteiligung lymphocytärer und reticulärer Zellelemente festzustellen ist. Es ergibt sich jedenfalls, daß das *Liquorzellbild kaum zur Differentialdiagnose einer tuberkulösen Meningitis herangezogen werden kann.*

Das sog. *Spinnwebgerinnsel* besitzt auch heute noch einen bedeutsamen diagnostischen Wert, wenn es auch keineswegs als typisch oder beweisend für die Meningitis tuberculosa anzusehen ist, wie erst unlängst wieder von SCHNEIDER und AMMERSCHLÄGER betont wurde. Immerhin sahen wir bei 132 Fällen von tuberkulöser Meningitis 83 mal die Bildung eines Spinngewebgerinnsels. Da uns das Spinnwebgerinnsel das Auffinden von Tuberkelbacillen, als dem entscheidenden diagnostischen Bestandteil des Liquors bei der Meningitis tuberculosa, wesentlich erleichtert, beobachten wir daraufhin jeden auf Meningitis tuberculosa verdächtigen Liquor.

Es ist bereits seit langem bekannt, daß bei der Meningitis tuberculosa der *Liquorzucker* erniedrigt ist, und auch wir werten die Liquorzuckerbestimmung als einen — wie uns scheinen will — recht bedeutsamen Faktor. Aus den letzten Jahren liegen eine Reihe von Veröffentlichungen vor, welche insgesamt zu einem ähnlichen Schluß gelangen (GWALTER und PULVER, GROLL-KAHL, WEICHSEL und HERZGER, TRENDTEL, HOENIG, HENDRY, MOGILNICKE, RUBIE und MOHUM, BOSSERT, KIRCHMAIER, BAUMANN; vgl. auch bei DEMME, MEYER, REHM und ROEDER), wenngleich sie auch betonen, daß die *Liquorzuckererniedrigung keinesfalls eine conditio sine qua non* ist und *normale Werte nicht zur Ablehnung der Diagnose* einer tuberkulösen Meningitis führen dürfen (GROLL-KAHL, BECKER, HOEL).

Im eigenen Untersuchungsmaterial betrug bei 132 Fällen von tuberkulöser Meningitis bei Liquorzucker weniger als 50% des gleichzeitig bestimmten Blutzuckers. Hingegen war bei 48 Kindern mit den Erscheinungen der „aseptischen Meningitis" nur in 7 Fällen der Liquorzucker unter 50% des gleichzeitig bestimmten Blutzuckers. An dem differentialdiagnostischen Wert der Liquorhypoglykorrhachie bei der Meningitis tuberculosa kann also ein Zweifel überhaupt nicht möglich sein. Wie außerordentlich schwierig jedoch die Beurteilung der erhaltenen Werte sein kann, sei anhand einer eigenen Krankenbeobachtung demonstriert:

Wir erhielten aus einer Tuberkulose-Kinderheilstätte einen 5jährigen Patienten mit dem Verdacht auf tuberkulöse Meningitis eingewiesen. Der Hilusdrüsenprozeß war in Abheilung begriffen. Liquor: Zellzahl 1200 Zellen, Gesamteiweiß nach KAFKA-SAMSON 2,1 Einh. Liquorzucker 39 mg-%, Blutzucker 116 mg-%. Das Allgemeinbefinden des Kindes war nicht wesentlich beeinträchtigt. So sehr sich auch die Diagnose einer tuberkulösen Meningitis auf Grund der tuberkulösen Vorgeschichte und der eindeutigen Liquorhypoglykorrhachie anbot, haben wir zunächst wegen des guten Allgemeinbefindens des Jungen eine abwartende Haltung eingenommen und keine Therapie eingeleitet. Der Verlauf gab uns recht, die meningealen Erscheinungen klangen in wenigen Tagen ab, wie sich auch der Liquor innerhalb kurzer Zeit normalisierte. — Es muß jedoch gleich hier wiederum vermerkt werden, daß ein zunächst nur wenig beeinträchtigtes Allgemeinbefinden das Vorliegen einer tuberkulösen Meningitis wiederum nicht ausschließt, wie wir an dem Verlauf einer Reihe von Erkrankungen uns überzeugten. Die Diagnose erfordert also — insbesondere heute — unser gesamtes ärztliches Verantwortungsgefühl.

Gegenüber der ziemlich einmütigen Bewertung der Liquorzuckerverminderung ist die Beurteilung des *Liquorchlorgehaltes* sehr unterschiedlich. VALENTINE, sowie RUBIE und MOHUN, kommen zu dem Ergebnis, daß der Chloridspiegel in diagnostischer und prognostischer Hinsicht nichtssagend ist. WU, GARDER,

LINCOLN, GWALTER und PULVER, GAIRDNER glauben, daß eine Hypochlorämie im Liquor die Diagnose einer Meningitis tuberculosa stütze, jedoch keineswegs beweise. RIEBELING schließlich schreibt, daß die Bestimmung der Chloride am aufschlußreichsten ist, wie auch INGHAM NaCl-Werte von 500 mg-% und darunter als für die Meningitis tuberculosa pathognomonisch ansieht.

Während WOLLECK und KULCAR sowie MORITZ und WOLLECK die Ursache der immerhin bei einem Teil der Patienten beobachteten Liquorchlorverminderung in einer Verschiebung des Säure-Basengleichgewichtes sehen wollen (ich erinnere an die bereits erfolgten Ausführungen über die unveränderte Wasserstoffionenkonzentration des Liquors bei der Meningitis tuberculosa), glaubte RIEBELING, daß die Meningen einen besonders hohen Chlorverbrauch aufweisen.

Die *Tryptophanprobe* hält RIEBELING für weitgehend sicher, wenn auch keineswegs spezifisch. Über durchaus günstige Erfahrungen berichten weiterhin FANCONI, TOOMEY, FULTON, REA, GLEICH und WEINTRAUB, BOCK, SCHUMACHER, AIELLO, CAMACHO, GIUSTRA, BAXTER, LICHTENBERG.

Entscheidende diagnostische Bedeutung kommt ausschließlich dem *Nachweis von Tuberkelbacillen* zu. Die Angaben über den mikroskopischen Nachweis von Tuberkelbacillen schwanken außerordentlich. Erfahrung, Ausdauer des Untersuchers sind hierbei sicherlich von großer Bedeutung.

Als ein durchaus brauchbares Hilfsmittel scheint uns das von BOSTROEM (zit. nach MATTHES-CURSCHMANN) vorgeschlagene *Hineinstellen eines schmalen Objektträgers in das den Liquor* enthaltende Reagenzglas. Bildet sich ein Spinnwebgerinnsel, so breitet es sich auf dem Objektträger aus, ohne daß es später beim Herausziehen, wie man es schon häufig erlebt, zusammenschnurrt. Die Tuberkelbacillen bleiben beim Sedimentieren in den Fasern des Fibrinnetzes hängen; durchmustert man später systematisch das gesamte Fibrinnetz, so ist die Ausbeute an positiven Befunden wesentlich höher als ohne dieses einfache Hilfsmittel. Es bleibt jedoch auch bei sorgsamem Suchen noch ein beträchtlicher Prozentsatz negativer Befunde übrig.

TIETZ und HEEPE teilten nun eine „*Anreicherung*" der Tuberkelbacillen *durch das Membranfilterprinzip* mit, bei der sie in 38 von 42 akut an Meningitis tuberculosa erkrankten Kindern den Tuberkelbacillennachweis im Liquor erbringen konnten. HANGARTNER und SIEBERT betonen jedoch, daß die Methode bei dem erforderlichen Material- und Zeitaufwand noch nicht laboratoriumsreif sei. Unsere eigenen Bemühungen mit der Membranfiltermethode waren enttäuschend; ähnliche Ergebnisse hatte DE RUDDER (briefl. Mittlg.).

POETSCHKE, LEWANDOWSKI und MAUCH betonen den Wert der *Phasenkontrastmikroskopie* zum Nachweis der Tuberkelbacillen im gefärbten Ausstrich. Um die Färbung von ZIEHL-NEELSEN für das Phasenkontrastmikroskop brauchbar zu machen, genügt es nach den genannten Autoren die Nachfärbung mit Methylenblau wegzulassen, da die mit Fuchsin rot gefärbten Tuberkelbacillen im Phasenkontrastmikroskop intensiv blau erscheinen, wogegen der Untergrund graublau, seltener rötlich oder bräunlich erscheint.

HAGEMANN hat 1938 die *fluorescenzmikroskopische Darstellung* der Tuberkelbacillen mit dem Fluorochrom Auramin angegeben. Die Diagnose Tuberkelbacillen kann nach HAGEMANN dann gestellt werden, wenn im Präparat goldgelb fluorescierende Stäbchen von der für Tuberkelbacillen charakteristischen Gestalt vorhanden sind. Die Fluorochromierung nach HAGEMANN ist jedoch mit einem großen Unsicherheitsfaktor belastet, da das Verfahren eine sichere Differenzierung gegenüber anderen säurefesten Saprophyten nicht gestattet. JENSEN und GOHDE haben eine bessere Methode zur fluorescenzmikroskopischen Selektivdarstellung angegeben, welche sowohl bessere technische Voraussetzungen (UV-Quellen, Optik, Sperrfilter) besitzt, als auch ein bestimmtes Aufbereitungs- und Fluorochromierungsverfahren enthält; sie setzt jedoch einen solchen apparativen Aufwand voraus, welcher im klinischen Betrieb kaum zur Verfügung stehen dürfte. JENSEN und GOHDE berichten, daß in 70 Urinen bzw. Liquores 13mal der mikroskopische Nachweis von Tuberkelbacillen gelang, wogegen die Fluorescenzmikroskopie in 23 Fällen ein positives Ergebnis zeitigte.

HERMANN und MASSENBERG haben unlängst eine *Antikörperbestimmung* im Liquor bei der Meningitis tuberculosa mitgeteilt, welche in 62 untersuchten Fällen gelang. POTHMANN betont bei Nachuntersuchungen an 108 Kindern ebenfalls ihren diagnostischen Wert. In über der Hälfte der Fälle war bei Meningitis tuberculosa die Reaktion bereits am Aufnahmetag positiv. Im Durchschnitt konnten am 2.—3. Tag nach Klinikeinlieferung im Liquor Antikörper nachgewiesen werden. In der Regel sind nach POTHMANN die Antikörper im Liquor für einige Wochen früher nachzuweisen als im Serum. HANGERTER und SIEBERT berichten hingegen, daß sie nur in vereinzelten Fällen einen positiven Ausfall des Komplementes gesehen haben.

Methodik der Antikörperbestimmung nach HERMANN *und* MASSENBERG:
a) Herstellung des Antigens.
b) Nachweis der komplexen Antikörper.

1. 30 Schrägröhrchen Substrat 4 mit Typus humanus — Reinkultur möglichst dicht beimpfen, 37°.

2. Nach 5 Wochen in jedes Röhrchen soviel reinen 96%igen Alkohol gießen, bis im aufrechtstehenden Röhrchen der Kulturrasen vollständig bedeckt ist. Das Kondenswasser der Schrägröhrchen muß vollständig verdunstet sein, sonst entstehen Trübungen der ersten Abgüsse.

3. Nach 24 Std. den Bakterienrasen mit großer Öse von der Eioberfläche abkratzen.

4. Übergießen des Alkohols mitsamt abgekratztem Kulturmaterial in eine 250 cm³-Flasche.

5. Gut verschlossene Flasche 24 Std. bei Zimmertemperatur stehen lassen. Dann überstehenden, ganz klaren(!) Alkohol abgießen in ein Vorratsgefäß. Sobald Sediment (Bakterienrest) während des Übergießens aufgewirbelt wird, übergießen in Zentrifugenröhrchen, 3 min zentrifugieren, klaren Alkohol abgießen in Vorratsgefäß; Sediment mit frischem 96%igem Alkohol in die 250 cm³-Flasche zu dem nicht aufgewirbelten Bakterienrest zurückgeben. Der erste Ausguß wird verworfen.

6. Auffüllen in der 250 cm³-Flasche mit 96%igem Alkohol auf das ursprüngliche Volumen. Intensiv schütteln.

7. Nach 24 Std. wieder unter 5. zweiten Alkoholaufguß vom Bakteriensediment abgießen und neu auffüllen auf ursprüngliches Volumen. Zweiten Abguß ebenfalls verwerfen.

8. In gleicher Weise dritten, vierten usw. bis siebten Abguß herstellen. Diese Abgüsse aber einzeln in gesonderten Flaschen zum Testen aufbewahren.

9. Der vierte oder fünfte Abguß ist nicht mehr klar, sondern beginnt sich durch feinste stabile Tbc.-Splitter-Suspensionen zu trüben. Trübe Abgüsse sind als Antigene nach entsprechender Testung verwertbar.

10. Ist einer der trüben Abgüsse als Antigen etwas zu stark, der andere etwas zu schwach, können sie gemischt und nochmals getestet werden.

11. Testung mit 5 positiven Tbc.-Seren und mindestens 10 negativen, sowie einigen Wa.R.-positiven aber Tbc.-negativen Seren in der kompletten Titerreihe von 0,4—0,0125 cm³ Serum.

Das fertige Antigen enthält demnach neben gelösten Extraktstoffen geformte Bestandteile der Tbc.-Bakterien, die sich färberisch leicht als säurefeste Splitter darstellen lassen. Gerade diese Kombination scheint für die Erfassung der komplexen Antikörper günstig zu sein.

Um eine möglichst einfache Methodik zu schaffen, die sich ohne wesentliche Umstellung in jedem serologischen Laboratorium durchführen läßt, wurde sie an die Wa.R.-Technik angelehnt. Das Bestreben war, nur das Wa.R.-Antigen durch das Tbc.-Antigen zu ersetzen, sonst aber alles unverändert beizubehalten. Dies gelang nicht vollständig. Von der Wa.R.-Technik weichen ab:

a) das nur halb so starke Komplement,

b) die Titration des Liquors von 0,4 cm³—0,0125 cm³ (Schwerpunkt bei 0,2 cm³ Liquor, eine Standard-Dosis, die bei Reihenuntersuchungen auch allein, ohne Titration, angesetzt werden kann). Alles übrige jedoch entspricht der Wa.R.-Methodik.

1. Das Tbc.-Antigen wird nach kräftigem Aufschütteln 1:5 mit phys. NaCl unter ständigem Schütteln verdünnt (wie Wa.R.-Antigen). Das primär leicht trübe Tbc.-Antigen trübt sich hierbei stärker.

2. Wenn für die Routine-Wa.R. das Komplement stets in Verdünnung 1:10 verwendet wird (unter Einstellung des Amboceptors nach vorangegangener gebräuchlicher Amboceptortitration), dann empfiehlt sich für die Tbc.-Seroreaktion eine stärkere Verdünnung des Komplements anhand einer besonderen Titration.

Fallende Mengen des 1:10 mit NaCl verdünnten Meerschweinchenserums (0,5—0,4 — 0,3—0,2—0,15—0,1 cm³) werden gegen 1 cm³ des gleichbleibenden (auch für die Wa.R. verwendeten) Amboceptor-Hammelblutgemisches titriert. Haben 0,2 cm³ Komplement das System binnen 15 min gelöst, so benutzt man für die Tbc.-Reaktion eine Komplementverdünnung 1:20. Haben 0,15 oder 0,1 cm³ gelöst, dann ist eine Komplementverdünnung von 1:25 zweckmäßiger. Komplement, das nur zwischen 0,3 und 0,5 cm³ gelöst hat, ist für die Tbc.-Reaktion zu schwach. Für die Tbc.-Seroreaktion ist also eine mindest doppelt so starke Komplementverdünnung zu wählen wie für die Routine-Wa.R.; die oft nur schwache Komplementbindung bei der Tbc.-Reaktion wird damit schärfer angezeigt.

Allerdings kommt man damit auch näher an die Zone der Unspezifität, der überscharfen Reaktion heran, so daß jedes einzelne Röhrchen der Patientenliquor-Verdünnungsreihe einer eigenen, antigenfreien Kontrolle bedarf.

Für die unten zu besprechende Wa.R.-Kontrolle, die bei jedem Liquor mit angesetzt werden muß, wird (im Gegensatz zur Routine-Wa.R.) ebenfalls die höhere, für die Tbc.-Reaktion benutzte Komplementverdünnung gebraucht.

3. Amboceptor und Hammelblut sind die gleichen wie bei der Routine-Wa.R.

4. Kontrollen:

a) Antigenkontrolle: 0,5 cm³ phys. NaCl

          0,5 cm³ Tbc.-Antigen

          0,5 cm³ Komplement

          1,0 cm³ Hammelblut-Amboceptorgemisch.

b) Tbc.-negative Kontrollen: Man wählt 4—6 Liquores von sicher tbc.- und luesfreien Personen aus (Kindersera) oder Liquores, die sich am voraufgegangenen Versuchstage als einwandfrei negativ erwiesen haben. Sie werden einzeln, möglichst in vollständiger Serumtiterreihe, angesetzt.

c) Tbc.-positive Kontrollen: Erforderlich sind zwei stark positive Liquores, die ebenfalls einzeln angesetzt werden, wobei die Dosis 0,2 cm³ Liquor genügt.

d) Zu jedem einzelnen Röhrchen des Probandenliquors, das von 0,4 cm³—0,0125 cm³ titriert wird (0,4—0,3—0,2—0,1—0,05—0,025—0,0125 cm³), gehört ein Kontrollröhrchen mit gleicher Liquormenge, also eine gleiche Titerreihe, als antigenfreie Kontrolle.

e) Wa.R.-Kontrolle: Zur Erkennung auch geringfügiger übergreifender Lipoidreaktionen bei luischen, Graviden- und Fieberseren, wird jeder Tbc.-Liquor gleichzeitig mit einer verstärkten Kontrolle Wa.R. (8 Röhrchen der Titerreihe) untersucht. Die Verstärkung wird erreicht durch Verdoppelung der Liquormenge (0,2 cm³ statt 0,1 cm³ bei der üblichen Wa.R.) sowie durch stärker verdünntes Komplement (1:20 bzw. 1:25 statt 1:10 bei der üblichen Wa.R.).

5. Stehenlassen 45 sec bei Zimmertemperatur, anschließend Brutschrank 45 sec bei 37°.

6. Die erste Ablesung der Tbc.-Reaktion erfolgt, wenn die negativen Kontrollsera gelöst sind.

In der Titerreihe der einzelnen Untersuchungen ist bei der ersten Ablesung besonders die antigenfreie Kontroll-Titerreihe zu beachten. In den hohen Liquordosen (0,4—0,2) ist die Eigenhemmung der Patientensera oft sehr stark. Eine Bewertung der spezifischen Komplementbindung ist aber nur nach völliger Lösung der entsprechenden antigenfreien Kontrollen möglich. Man trägt daher zur besseren Übersicht die Ablesungsbefunde der ersten Ablesung sofort in ein Schema ein, das in den oberen Hälfte den Hämolysegrad der Kontrollreihe, in der unteren Hälfte den der eigentlichen Versuchsreihe registriert. Erst nach sicherer Lösung der Kontrollen, am besten erst nach zweimaligem negativem Ablesen derselben, erfolgt die endgültige Bewertung. Diejenigen Röhrchen der Titerreihe, deren zugehörige Kontrollen nicht gelöst waren, werden bei der Bewertung nicht berücksichtigt.

Als weitere serologische Methode empfiehlt Rudolph die Meinicke-Tuberkulose-Reaktion, da sie bei hoher Spezifität und leichter Ausführbarkeit in einem hohen Prozentsatz (in 35 Fällen bei 45 an Meningitis tuberculosa erkrankten Kindern) positive Ergebnisse zeigen soll.

Meinicke-Tuberkulose-Reaktion (MTbR) nach Rudolph:

Für eine Reaktion benötigt man 6 Reagenzröhrchen, die mit 4 Antigenen in Verbindung mit einer 3,5%igen NaCl-Lösung wie folgt aufgefüllt werden:

1. Röhrchen: wäßriges Tuberkuloseantigen stark und alkoholisches Tuberkuloseantigen;

2. Röhrchen: wäßriges Tuberkuloseantigen schwach und alkoholisches Tuberkuloseantigen;

3. Röhrchen: alkoholisches Kontrollantigen (Kontrollröhrchen).

Im 4. bis 6. Röhrchen (angeschwächte Serie) findet gleiche Zusammensetzung Anwendung, nur hier mit dem Zusatz einer 0,01%igen Sodalösung zur 3,5%igen NaCl-Lösung. Jedes Antigen wird zunächst getrennt auf 56° erwärmt, dann zusammengegossen und weitere 2 min im Wasserbad von 56° belassen.

In alle Untersuchungsröhrchen füllt man 0,5 cm³ der entsprechenden Antigene und fügt in der Hauptserie (1—3 Röhrchen) 0,2 cm³ Liquor, in der abgeschwächten Serie (4.—6. Röhrchen) 0,15 cm³ Liquor hinzu. Nach 24 Std. Aufenthalt bei Zimmertemperatur werden die schräggestellten Röhrchen nach der von Meinecke vorgeschriebenen Technik abgelesen und das Resultat nach 48 und 60 Std. nochmals überprüft. Negativ sind alle Röhrchen, deren blauer Knopf in einem Streifen ausläuft oder alle positiven Ausfälle bei positiver oder nicht einwandfreier negativer Kontrolle (Röhrchen 3 und 6). Positive Reaktionen laufen nicht aus, verschieben sich höchstens im ganzen und fanden sich in der Mehrzahl im 4. und 5. Röhrchen, also in der abgeschwächten Serie.

Nachuntersuchungen sind bislang noch nicht bekannt geworden.

Scheiffart und Keller haben schließlich eine *Abwehrfermentreaktion* im Liquor bei der tuberkulösen Meningitis ausgearbeitet und glauben, daß derselben eine hohe diagnostische Spezifität zukommt.

Methodik der Abwehrfermentreaktion im Liquor bei tuberkulöser Meningitis nach Scheiffart *und* Keller:

5 cm³ Liquor werden mit gleichen Teilen Aceton versetzt, scharf zentrifugiert und der Niederschlag in 2 cm³ physiologischer Kochsalzlösung suspendiert. Zu dieser Suspension kommt das Substrat, und das Gemisch wird 18 Std. bei 37° bebrütet. Das Reaktionsgemisch wird dann ultrafiltriert, zum Filtrat werden 2 Tropfen Ninhydrinlösung (1%) zugefügt und im Wasserbad bei 100° 5 min erwärmt. Eine deutliche Blaufärbung des wasserklaren Filtrats wird als positiv bezeichnet.

Besonderer Wert ist nach Erfahrungen von Scheiffart u. Keller auf die Zubereitung Substrates zu des legen: Das Substrat besteht aus einer maximal dichten Tbc.-Keim-Suspension aus mehrmals gewaschenen Keimen in physiologischer NaCl mit 1% Phenolzusatz.

Über Nachuntersuchungen mit der Abwehrfermentreaktion ist mir bisher noch nichts bekannt geworden.

Die sonstigen mitgeteilten Veränderungen des Liquors bei der Meningitis tuberculosa wie hoher Phosphor- (Souchon und Droese) oder Cholesteringehalt (Germain) sowie erhöhter Natrium- und erniedrigter Kaliumspiegel (Urban) sind zu wenig spezifisch, als daß ihnen eine differentialdiagnostische Bedeutung beigemessen werden könnte.

Nicht nur die Liquordiagnostik der tuberkulösen Meningitis, sondern auch die *Liquorprognostik* ist heute von bedeutsamem Interesse. Der Ausgang einer tuberkulösen Meningitis ist weitgehend von der ungestörten Resorption des Liquors abhängig. Die chronische Hydrocephalie bildet leider heute nicht selten die Ursache des letalen Ausganges einer streptomycinbehandelten Meningitis tuberculosa: wir selbst erlebten eine Reihe von Kindern mit einem Hydrocephalus permagnus, deren Liquor praktisch „saniert" erschien, bei denen also die quantitative Eiweißbestimmung nach Kafka normal war und die Kolloidreaktionen unauffällig erschienen. Eine Druckmessung ist nur von zweifelhaftem Wert. Eine einwandfreie Methode zur Beurteilung der Liquorresorptionsverhältnisse besitzen wir bislang noch nicht. Es ergibt sich demnach zwingend, daß eine Liquorprognostik nur mit unbedingt gebotener Zurückhaltung im Rahmen des klinischen Bildes erfolgen kann. Sicherlich ist man berechtigt, den Rückgang der entzündlichen Veränderungen des Liquors im Zusammenhang mit der klinisch auffälligen Besserung des Kindes als prognostisch günstig zu bewerten. Ein *Rückgang der Liquorveränderungen ohne entsprechende klinische Besserung* gibt jedoch zu *allergrößten Bedenken* Anlaß, wogegen ein *Fortdauern der Liquorveränderungen bei klinischer Besserung* die Prognose noch *keinesfalls* als ausgesprochen *dubiös bzw. infaust* zu stellen zwingt.

Riebeling hat die von ihm angegebene *Salzsäure-Collargelreaktion* hinsichtlich ihrer prognostischen Verwertbarkeit bei der Meningitis tuberculosa angewandt und kommt zu dem Schluß, daß bei Parenchymbeteiligung bestimmte Typen der Reaktion (Typ M. und N.) zur Beobachtung kämen (ähnlich Schmöger) und glaubt, daß zwar Aussicht auf Weiterleben besteht, jedoch ein nachweisbarer psychischer Defekt bestehen bleibt. Wir können uns dieser Auffassung nicht anschließen. Es wurde bereits auf die regelmäßige Parenchymbeteiligung bei der Meningitis tuberculosa hingewiesen sowie darauf, daß sie keineswegs immer im Liquor ihren Ausdruck finden wird. Wir erlebten fernerhin eine Reihe von Kindern mit Meningitis tuberculosa, welche über Wochen schwerste encephalitische Krankheitsbilder boten. Mehrere dieser Patienten wurden jedoch schließlich geheilt und stehen seit einigen Jahren in unserer poliklinischen Überwachung. Irgendwelche psychischen oder intellektuellen Ausfälle sind nicht bei ihnen festzustellen.

Einiges Interesse verdient die Frage nach der *Normalisierung des* bei der Meningitis tuberculosa häufig erniedrigten *Liquorzuckers und Liquorchlors*. Entsprechende Untersuchungen über den Liquorzucker liegen von Groll-Kahl sowie von GWALTER und PULVER vor; letztere kommen zu dem Schluß, daß prognostische Schlüsse sich aus dem Verhalten des Liquorzuckers nicht ziehen lassen. GROLL-KAHL hingegen sieht stets stark erniedrigte oder kontinuierlich absinkende Werte als absolut prognostisch ungünstig an, stets normalbleibende Werte demgegenüber aber nicht als absolut prognostisch günstig, da sie sich nahezu in 50% bei den gestorbenen Kindern fanden. — GWALTER und PULVER halten prognostische Schlüsse aus dem Verhalten des *Liquorchlors* als für nicht möglich. RIEBELING wiederum bewertet hohe Liquorchlorwerte bei Beginn und keinen Abfall im Verlaufe der Behandlung als günstig und umgekehrt anfänglich niedrigen Chlorgehalt bzw. unaufhaltsames Absinken desselben als absolut infaust. Die unterschiedlichen Ergebnisse zeigen ebenfalls die Notwendigkeit einer Zurückhaltung bei der prognostischen Beurteilung der Liquorchlor- und Liquorzuckerwerte im Verlaufe der Meningitis tuberculosa.

Auf die neuerdings von FUJII und SAKATA empfohlene Uranin-(Fluorescin-Natrium-) Probe zur Frühdiagnose und zur prognostischen Beurteilung der Meningitis tuberculosa wurde bereits im allgemeinen Teil eingegangen. Einen besonderen Wert in differentialdiagnostischer oder in prognostischer Hinsicht können wir ihr nicht zusprechen.

4. Poliomyelitis.

Die Liquorveränderungen bei der Poliomyelitis sind *wenig charakteristisch* (PETTE, BRÜNING, KOSTYAL, WILSON und WALKER, RANNO, STIER, LÖTSCHER, CAREDE, MISGELD, LENETTE, TOOMEY, HASMANN, TAILLENS). Die vorerst leukocytäre *Pleocytose*, wie sie insbesondere auch durch PETTE, BROODIE und WORTIS tierexperimentell nachgewiesen werden konnte, wird alsbald in eine solche gemischte „lympho-histiocytären" Charakters umgewandelt und folgt somit den bereits beschriebenen schablonenhaften Reaktionen bei entzündlichen Erkrankungen des ZNS. Besonders hervorzuheben wäre noch, daß die leukocytäre Infiltration der Leptomeninx nur Stunden bzw. Tage anzudauern pflegt (vgl. bei PETTE, KLEINSCHMIDT, MACHI, GHIO und RANNO, TELANDER, ENGEL, SHAW und LIMPER, REHM, TASSOWITZ, DÖNHARDT, FORD, ELDRIGE und GRULEE). Wenn auch der Satz „keine Poliomyelitis ohne Liquorbefund" ohne Bedenken als Regel angenommen werden kann, so werden doch immer wieder, insbesondere bei Epidemien vereinzelte Fälle von Poliomyelitiserkrankungen mit Paresen ohne jede faßbaren Liquorveränderungen mitgeteilt (BOROWSKI, ILTGEN, KOCH, DONHARDT, FANCONI). Die naheliegende Erklärung ist in der Möglichkeit zu suchen, daß zu einem Zeitpunkt punktiert wurde, an welchem die Liquorveränderungen überhaupt noch nicht vorhanden waren (Generalisationsstadium). Bekannt ist ferner, daß die Pleocytose schnell zu verschwinden pflegt, wogegen die Eiweißvermehrung für gewöhnlich länger andauert. Neben fehlender Zellvermehrung sind Pleocytosen bis zu 4500 (SCHÄFER), 1340 (eigene Beobachtung), 1160 (SANDMANN), 2130 Zellen (FANCONI) bekannt geworden. In der Regel bewegt sich die Pleocytose zwischen 30—150 Zellen. Ausnahmen nach oben und unten sprechen jedoch keineswegs gegen die Diagnose Poliomyelitis.

Die *Eiweißreaktionen* sind meist bereits frühzeitig positiv, wenn es auch zweifellos in frühen Stadien Ausnahmen von dieser Regel gibt. Die qualitative Eiweißbestimmung zeigt meist Werte unter 100 mg-%, wodurch sich ein wichtiges differentialdiagnostisches Zeichen gegenüber der Polyradiculitis ergibt. Es läßt sich papierelektrophoretisch zunächst eine Vermehrung der α- und γ-Globuline und später der β-Globuline nachweisen.

Die *Liquorzucker- und Liquorchlorwerte* bewegen sich im wesentlichen im Rahmen der Norm, Abweichungen nach oben und unten sind beschrieben worden, doch handelt es sich hier wohl um Ausnahmen. HÄSSLER fand hohe

Liquorzuckerwerte, wenn der Krankheitsprozeß den Bereich des Zuckerzentrums erreicht. FANCONI hat die Befunde HÄSSLERs bestätigen können.

Es ergibt sich also, daß die Diagnose bzw. Differentialdiagnose der Poliomyelitis aus dem Liquorbefund allein wiederum keineswegs verbindlich möglich ist, sondern lediglich der Rahmen des klinischen Bildes und der epidemiologischen Verhältnisse gestellt werden kann.

Als Beweis für diese Behauptung seien kurz die Liquorveränderungen von 150 eigenen Beobachtungen von Kindern mit den verschiedenen Formen der Poliomyelitis angeführt.

Liquorproteine (Bestimmung nach KAFKA-SAMSON): 64 Fälle normal, 3mal subnormale Eiweißwerte, bei 43 Kindern Werte bis 2 KAFKA-Einh., bei 2 Patienten Werte zwischen 6—8 KAFKA-Einh.

Goldsolkurve: 35mal normal, 52mal Rechtsverschiebung, 6mal Linksverschiebung.

Liquorzellzahl: bei 6 Kindern unter 20 Zellen, bei weiteren 6 Kindern über 350 Zellen, Maximum bei 1340 Zellen. Bei den übrigen Kindern bewegten sich die Liquorzellwerte zwischen 30 und 350 Zellen. Ein Zusammenhang zwischen dem Erkrankungstyp und den vorhandenen Liquorveränderungen konnten wir nicht mit Sicherheit feststellen.

Einige Bedeutung erlangt schließlich die Frage, ob es etwa möglich ist, die *klinischen Formen der Poliomyelitis* (meningitische, präparalytische, spinale, bulbopontine und encephalitische) auch in ihren Liquorveränderungen zu unterscheiden.

Häufig genug wird die Zuteilung eines Krankheitsfalles zu dieser oder jener Form ohnehin nicht ohne gewissen Zwang erfolgen können. DEURETSBACHER, SCHAEFER, DÖNHARDT, LÖTSCHER, TAILLENS, CARREDU und KOSTYAL u. a. sahen zudem keinen Zusammenhang zwischen Schwere, Dauer, Verlauf der Erkrankung und den Liquorveränderungen, was wir nach unseren eigenen Erfahrungen bestätigen können. Lediglich FANCONI schreibt, daß die benignen, bulbären und die encephalitischen Formen im ganzen gesehen viel kleinere Werte hinsichtlich der Zellzahl und Eiweißvermehrung aufweisen, als die spinalen und die letalen Formen.

Es wären hier noch einige Worte über die sog. „*Abortivformen*" (rudimentäre Poliomyelitis [DE RUDDER], minor illness, subclinical cases) hinzuzufügen. Zunächst ist der Begriff zu definieren. Sofern man unter Abortivformen die meningitischen, nicht paralytischen Fälle rechnet, ist der Liquorbefund grundsätzlich nicht von dem bei der paralytischen Form der Poliomyelitis unterscheidbar. Sofern man mit GSELL, STAHEL, SCHÄFER (zit. nach PRESCH) als Abortivformen jedoch nur solche Fälle bezeichnet, bei denen klinisch ein Befallensein des ZNS nicht besteht, ist natürlich ein pathologischer Liquorbefund nicht zu erwarten. PRESCH versteht unter rudimentärer Poliomyelitis einen Krankheitsverlauf, welcher in der ersten Phase der Allgemeininfektion oder an seinem Übergang zur Invasion des ZNS stecken bleibt. Liquorveränderungen fehlen hierbei ebenfalls.

REHM hat 1939 über *Einschlußkörperchen* und deren Entwicklung in den Kernen der Lymphocyten bei Poliomyelitis berichtet. Diese Einschlußkörperchen („Borriolata" nach ihrem ersten Beschreiber BORREL) sind insbesondere bei den Viruskrankheiten mitgeteilt worden, so die Negrischen Körperchen bei Lyssa, die Guarnierischen Körperchen beim Trachom. Nach KOLLE-HETSCH ist die Frage, ob die Einschlußkörperchen als Reaktionsprodukte der durch das Virus infizierten Zelle oder als Anhäufung von Viruselementen aufzufassen sind, nicht für alle Virusarten gemeingültig zu beantworten.

Daß ein derartig verändertes Protoplasma diese Viruserreger in der Regel enthalten wird, ist naheliegend, braucht jedoch keineswegs regelmäßig der Fall zu sein, da es zur Auslösung proliferativer bzw. degenerativer Veränderungen in den Zellen des Mesenchyms nicht eines bestimmten Erregers bedarf. Ich konnte zudem die Zelleinschlüsse, wie sie von REHM u. a. beschrieben worden sind, nicht nur bei Viruserkrankungen der Meningen beobachten, sondern ebenfalls bei den durch bakteriellen Ursachen ausgelösten Meningitiden.

GLANZMANN weist in einer Mitteilung über gutartige, aseptische Meningitiden im Kindesalter darauf hin, daß es sich hierbei um Abwehrerscheinungen im Protoplasma handelt, denen vermutlich die Phagocytose irgendwelcher hochmolekularer Substanzen von Eiweißcharakter zugrundeliegt.

5. Virus-Meningitiden.

Bei den Virusmeningitiden ist der Liquor in der Regel klar; gelegentlich kann eine leichte celluläre Trübung ausgemacht werden. Die qualitativen und quantitativen Eiweißproben zeigen Veränderungen von unterschiedlicher Stärke.

BIELING und KOCH teilen mit, daß bei der *Mumpsmeningitis* das Liquoreiweiß normal bis gesteigert sei, bei der *Choriomeningitis* jedoch von vornherein sehr hoch sei. Die Autoren machen aber selbst die Einschränkung, daß ihr Material viel zu klein sei, um bindende Schlüsse zu gestatten. Die Zuordnung der abakteriellen Meningitiden zu den „lymphocytären" Meningitiden bzw. die Angabe, daß Lymphocyten im Liquor überwiegen, ist wiederum nur bedingt richtig, da wiederum der *Zeitfaktor* hierbei eine entscheidende Rolle spielt.

RADVAN betont, daß zuweilen die Leukocyten im Liquor überwiegen und erst allmählich das lymphocytäre Element im Liquor zur Geltung kommt, und schlägt deswegen die Bezeichnung „lympho-granuläre Meningitis" vor. Die Bezeichnung *benigne, lymphocytäre Meningitis* ist darüber hinaus aus dem Grunde nicht korrekt, weil es sich häufig nur zu einem geringen Teil um Lymphocyten handelt, wogegen die übrigen Zellen reticuläre Zellen darstellen. Wie bereits FANCONI beschrieb, ist eine solch starke Beteiligung reticulärer Zellen mit dem Auftreten von Riesenzellen, Wabenzellen, Phagocytose ungewöhnlich und eigentlich nur noch bei der epidemischen Meningitis anzutreffen. Dieser Befund scheint uns wert, festgehalten zu werden, da eine solche starke meningeale Reaktion mit der überstürzten Proliferation von Zellen bei der Meningitis tuberculosa, welche differentialdiagnostisch in erster Linie in Betracht kommt, ungewöhnlich ist. Es sei jedoch ausdrücklich vermerkt, daß es sich hier wiederum um Varianten handelt und eine grundsätzlich andersartige Reaktion nicht besteht.

Es ergibt sich demnach der Schluß, daß auch für die Gruppe der *Virusmeningitiden* eine ätiologische Diagnose aus den Liquorveränderungen vorerst *nicht möglich* ist. Die epidemiologischen Besonderheiten, das klinische Bild der Grundkrankheit (Schwellung der Ohrspeicheldrüsen bei der Parodtitis epidemica, evtl. Orchitis, beim PFEIFERschen Drüsenfieber die Drüsenschwellungen, Muskelschmerzen bei der Myalgia epidemica, klinische Erscheinungen und Blutbild bei der Grippe) sowie die serologischen Untersuchungsverfahren erlauben jedoch häufig eine Sicherung der Diagnose.

6. Leptospiren-Meningitis.

Unter dem Bild der „abakteriellen Meningitis" können weiterhin *Leptospiren-Meningitiden* verlaufen, und in letzter Zeit nimmt die Zahl diesbezüglicher kasuistischer Beobachtungen beachtlich zu (BICK, OHR und WILLENS, BURGGRAF, GSELL, STROBEL, WEHRLIN, RAYMUND, SCHEID, RIMPAU, PELLNITZ, WINDORFER, HUELESKI, CHARLEUX, SPINK, ANDRE, BELEKE und BANDAU, SCHLIPKÖTER und KÖPPE). Bei den Leptospirosen kommt es *erst in der zweiten Krankheitsphase* (Stadium der Organmanifestation) *zu Liquorveränderungen*, wenn auch schon in der ersten Krankheitsphase unter Umständen starker Meningismus mit Liquordruckerhöhung vorhanden sein kann.

Die *Pleocytose* bei den Leptospiren-Meningitiden ist oft beträchtlich und beträgt manchmal über 800 Zellen (BELEKE und BANDAU; eigene Beobachtung); in der Regel bewegt sich die Zellzahl jedoch zwischen 20—80 Zellen. Es handelt sich hierbei wiederum zunächst vornehmlich um Leukocyten, welche bereits nach wenigen Tagen durch reticuläre Zellelemente verdrängt werden. In mehreren eigenen Krankenbeobachtungen fiel uns eine frühzeitige starke Beteiligung reticulärer Zellelemente in besonderen Funktionsstadien auf, wie sie bei der meningealen Form der Poliomyelitis oder der tuberkulösen Meningitis sehr ungewöhnlich ist. Die Eiweißveränderungen im Liquor folgen den bereits beschriebenen Gesetzmäßigkeiten.

7. Fremdkörper-Meningitis.

Meningo-Encephalomyelitis nach intrathekaler Verabreichung von Arznei und Kontrastmittel (,,Fremdkörper-Meningitis").

Die intrathekale Injektion einer jeglichen Substanz, ja sogar eine einfache Lumbalpunktion kann stärkere meningeale Reizerscheinungen auslösen. Die „Fremdkörper-Meningitis" ist häufig Gegenstand von Untersuchungen auch im pädiatrischen Schrifttum gewesen.

Das Vorkommen einer „aseptischen, lymphocytären Meningitis" mit über
13 000 Zellen nach einer *Suboccipitalpunktion* und gutartigem Verlauf wurde von
Kuhn beschrieben. Bei eigenen Nachuntersuchungen erreichten wir nicht diese
hohen Zellwerte, hingegen waren Pleocytosen bis 100 Zellen keine Seltenheit,
welche sich aus Leukocyten, reticulären Zellelementen sowie nicht selten aus
Fibroplasten zusammensetzen. Grundsätzlich die gleichen Veränderungen, in
der Regel jedoch weit stärker ausgeprägt entstehen nach *Luftfüllung der Hirnkammern* (Brenner, Lund und Neel, Boliea, Paulian und Chilimann, Guttmann, Eckes und Mutschler, Schönenberg, u. a.). Schon bereits während der
Durchführung der Luftfüllung der Hirnkammern zeigt die fraktionierte Untersuchung der einzelnen Liquorportionen eine ständige Zunahme der Liquorzellen.
Wir zählten bis zu 20 Zellen in der letzten Liquorportion. Die Pleocytose hat am
nächsten Tag nicht selten extreme Ausmaße erreicht (nach unseren Erfahrungen
bis zu 5 000 Zellen), so daß wir bereits makroskopisch eine celluläre Trübung des
Liquors festzustellen ist. Die qualitative Zusammensetzung des Liquorzellbildes
ist wechselnd, und hierdurch sind auch die unterschiedlichen Angaben der Autoren
zu verstehen. Meist handelt es sich um Leukocyten sowie um rundkernige Zellen,
in anderen Fällen sieht man wiederum nahezu ausschließlich Fibroplasten oder auch
undifferenzierte reticuläre Zellelemente. Lund und Neel beschreiben das Vorkommen von Plexuszellen, welche sonst normalerweise nicht im Liquor vorkommen. Es ist nicht möglich, die Dauer und Stärke der post-encephalographischen
Beschwerden mit der Stärke der Liquorveränderungen gleichzusetzen. Die
Pleocytose hält in der Regel etwa 6—8 Tage an, um dann langsam abzuklingen.
Nach etwa 10 Tagen ist die Liquorzellzahl wieder normal.

Während bei der durch einfache Lumbal- bzw. Suboccipitalpunktion entstandenen meningealen Reizung eine nennenswerte Eiweißvermehrung nicht nachzuweisen ist (Künzer), besteht diese nahezu regelmäßig nach Durchführung der
Encephalographie. Papierelektrophoretisch zeigen sich ebenfalls erhebliche Änderungen, indem die einzelnen Globulinfraktionen eine deutliche Zunahme erfahren.

Über das Auftreten stärkerer meningealer Reizerscheinungen wurde ferner
nach der intrathecalen Injektion von Pantocain (Black), isotonischer Salzlösung
(Bedford), Jodipinkontrastfüllung (Fossel), Penicillin (s. b. Pette und Kalm),
Streptomycin (s. b. Schönenberg) berichtet. Die Liquorpumpe nach Speransky
löst ebenfalls eine stärkere bzw. starke Reizpleocytose im Liquor aus (Schönenberg).

Anhang.

Es ist in diesem Zusammenhang kurz auf die *Meningitis* bei *Helminthiasis* einzugehen.
Es ist Fanconi durchaus zuzustimmen, daß die *Meningite vermineuse* ein recht seltenes
Ereignis ist, welches häufiger diagnostiziert wird, als daß die hierzu notwendigen Kriterien
erfüllt sind. In der Regel genügt ein bloß zeitlicher Zusammenhang zwischen Ascaridiasis und
seröser Meningitis keineswegs. Es ist eine prompte Besserung der meningitischen Erscheinungen mit dem Abtreiben der Ascariden zu fordern; ferner ist nach Dios Ugarte (zit. nach
Fanconi) bei der Ascariden-Meningitis eine bedeutende Liquor-Eosinophilie vorhanden.

Nach Vogel und Minning kann es bei der Helminthiasis zu zentralnervösen Erscheinungen
(sog. Ascaris-Intoxikation) kommen, indem im Gehirn oder in den Hirnhäuten wandernde
Ascarislarven sensibilisierend wirken. Trotz zahlreicher Beobachtungen von teilweiser massiver Verwurmung bei unseren Patienten in den Kriegs- und Nachkriegsjahren glauben wir
jedoch nur in einem einzigen Fall mit einiger Berechtigung von einer Ascariden-Meningitis
sprechen zu dürfen. Es handelte sich in dem betreffenden Falle um einen 6 jährigen Jungen
mit einer nicht einmal erheblichen Ascaridiasis, bei dem klinisch und nach den Liquoruntersuchungen eine „seröse Meningitis" vorlag. Das Differential-Liquorzellbild deckte nun zu
unserem großen Erstaunen eine nahezu ausschließlich aus eosinophilen Zellen vorhandene
Pleocytose auf (Abb. 17). Das Vorkommen eosinophiler Zellen im Liquor ist an und für sich
bereits sehr ungewöhnlich, so daß wir nach dem gutartigen Charakter der Meningitis in Verbindung mit der Liquor-Eosinophilie und der vorhandenen Ascaridiasis das Vorliegen einer
Meningite vermineuse für wahrscheinlich halten.

8. Die Liquorveränderungen bei der Encephalitis.

Die Liquorveränderungen bei der Encephalitis sind *außerordentlich unterschiedlich*. Übersieht man die Literatur, so findet man, daß sich Berichte mit völlig negativen Liquorbefunden mit solchen mit starken Veränderungen der Cerebrospinalflüssigkeit abwechseln. Diese Tatsache ist keineswegs überraschend und zeigt erneut, daß die Registrierung empirisch gefundener Liquorveränderungen nicht wesentlich weiterzubringen vermag. Was nun die unterschiedlich starken Liquorveränderungen anbelangt, so hängen diese zu einem ganz wesentlichen Teil von der Lokalisation des Krankheitsprozesses ab. Die Bedeutung der Hirnblutschranke wurde bereits im allgemeinen Teil herausgestellt. Häufig besteht eine stärkere Mitbeteiligung der Meningen, welche sich dann durch die entsprechenden Liquorveränderungen, insbesondere der stärkeren Pleocytose kenntlich macht. SAMSON schrieb bereits, daß von den 4 Phänomen: Zellerhöhung (etwa 20—40), Globulinvermehrung, positivem Ausfall der Kolloidkurven (Veränderungen meist im linken Anteil), Zuckervermehrung (in etwa 80% zutreffend) in über 90% der akuten Fälle eins oder mehrere vorhanden seien.

Im Allgemeinen Teil wurde bereits zum Ausdruck gebracht, daß den *neuroallergischen Reaktionen des ZNS* hinsichtlich ihrer morphologischen und humoralen Veränderungen *keine Sonderstellung* zukommt. Es erübrigt sich, deswegen auf die Liquorveränderungen bei den para-infektiösen Encephalomyelitiden einzugehen, da sie grundsätzlich denen durch Erregerbefall des ZNS ausgelösten Erkrankungen entsprechen.

Die FEERsche Krankheit (Akrodynie) wäre im Zusammenhang mit der para-infektiösen Encephalomyelitis ebenfalls kurz zu erwähnen, da es sich wahrscheinlich hierbei um eine neuro-allergische Reaktion bei entsprechend disponierten Kindern häufig nach einer Quecksilbermedikation (FANCONI) handelt. Die Liquorbefunde bei der FEERschen Krankheit sind vielfach völlig regelrecht; nicht selten zeigt der Liquor jedoch eine mäßige bis starke Eiweißvermehrung sowie eine leichtere Pleocytose. Bei 27 Kindern mit FEERscher Krankheit sahen wir in 4 Fällen eine eindeutige Erhöhung des Gesamteiweißes im Liquor sowie in einem Fall nach der Bestimmung von KAFKA-SAMSON einen „subnormalen" Liquoreiweißwert. Das Liquorpherogramm eines jüngst beobachteten Kindes mit FEERscher Krankheit bot den Typ des „subakuten entzündlichen" Liquors.

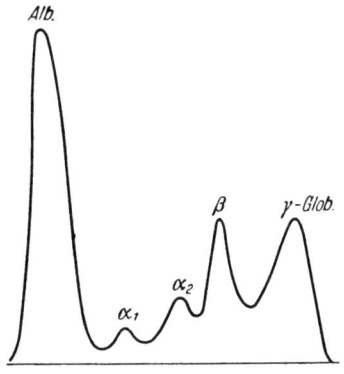

Abb. 36. GUILLAIN-BARRE.
Alb. 47,4 %, α₁-Glob. 3,9 %, α₂-Glob. 6,9 %, β-Glob. 18,7 %, γ-Glob. 23,1 %

9. Polyradiculoneuritis.

Die Polyradiculoneuritis, welche ebenfalls als eine allergisch-hyperergische Reaktion im Bereiche der Nervenwurzeln im Verlaufe von Infekten, Infektionskrankheiten, Pyodermien, Seruminjektionen, Pockenschutzimpfungen aufgefaßt wird, zeigt in den klassischen Fällen eine starke Eiweißvermehrung bei fehlender oder nur geringgradiger Pleocytose, die sog. «*Dissociation albumino-cytologique*» (GUILLAIN-BARRESches Syndrom, Abb. 36). Die differentialdiagnostische Bedeutung insbesondere gegenüber der Poliomyelitis mit der relativ hohen Zellzahl und der weniger starken Eiweißvermehrung sei besonders hervorgehoben. Es können jedoch bei der Polyradiculitis das Rückenmark und die Meningen an dem Prozeß beteiligt sein, wodurch die Liquorveränderungen nicht selten uncharakteristisch werden. Das Liquorpherogramm zeigt eine erhebliche Vermehrung der γ-Globulinfraktion, weniger der α- und β-Globulinfraktion bei entsprechender Abnahme der Albumine und bietet somit wiederum das Bild des „Entzündungstyps" im Liquor. Die Kolloidreaktionen zeigen den Eiweißwerten entsprechende Ausfälle (vgl. bei BANNWARTH).

Die *postdiphtherischen Spätlähmungen* zeigen im Prinzip die gleichen Liquorveränderungen wie die einer Polyradiculitis bzw. Polyradiculomyelitis (vgl. b. LORENZ), wogegen bei den *toxischen Frühschäden* des ZNS der Diphtherie mehr Liquorveränderungen im Sinne einer Encephalitis bestehen.

In die große Gruppe der neuro-allergischen Erkrankungen wäre schließlich das STEVENS-JOHNSONS-*Syndrom* (Dermato-stomatitis) zu rechnen (GLANZMANN, FANCONI, LINNEWEH und WALTHER u. a.), welches in vereinzelten Fällen mit encephalitischen bzw. mit meningitischen Erscheinungen und den entsprechenden Liquorveränderungen einhergehen kann.

10. Der Liquor bei der Pachymeningosis haemorrhagica interna und beim chronischen subduralen Hämatom.

Die Liquorveränderungen bei der *Pachymeningosis haemorrhagica interna* — einer im Säuglingsalter nicht allzu seltenen Krankheit — sind außerordentlich charakteristisch, worauf u. a. von DEMME bereits hingewiesen wurde. Beiträge zu diesem Krankheitsbild wurden in den letzten Jahren von LIEBENAM, CATEL, SAXEL und WEISS, HALLEZ, WATANEBE, GUTBROD, RENAT und schließlich von LIEBE geliefert. Zur Sicherung der Diagnose ist eine *Vergleichsbeurteilung* der durch Lumbal- bzw. Suboccipitalpunktion gewonnenen Flüssigkeiten notwendig. Bei der durch Fontanellenpunktion gewonnenen Flüssigkeit handelt es sich nicht um Liquor, sondern um ein *Stauungstranssudat*, welches immer stark eiweißreich ist und meist ein sanguinolentes bzw. ein bernsteinfarbenes Aussehen hat. Nach LIEBENAM ist das häufige Vorkommen von kernhaltigen Blutkörperchen, welche sie in 18 von 34 Fällen im Fontanellenpunktat nachweisen konnte, wichtig und sie vermutet lokale Entstehung der Erythrocyten. Der gleichzeitig entnommene Lumbal- bzw. Suboccipital-Liquor ist hingegen normal oder nur geringfügig verändert. Der Liquordruck bei der Pachymeningosis haemorrhagica interna ist nach PETTE und KALM außerordentlich wechselnd; bald normal, bald leicht, nur selten stark erhöht. SCHALTENBRAND, PETERS, WOLLF u. a. diskutieren einen chronischen Liquorunterdruck als bedeutsam bei der Pathogenese der Pachymeningosis beim Erwachsenen.

Die Frage, ob das *chronische subdurale Hämatom* Anlaß einer Pachymeningosis haemorrhagica werden kann, ist vorerst nicht zu beantworten. PETTE und KALM halten daran fest, daß es „im Prinzip" grundverschiedene Prozesse sind. HOFFE und TSCHABITSCHER vertreten hingegen den Standpunkt, daß es sich in der Regel um ein einheitliches Geschehen handelt und es klinisch keine Differenzierungsmöglichkeit gebe.

Die Liquorveränderungen beim *chronisch subduralen Hämatom* werden unterschiedlich angegeben. Während SCHEID schreibt, daß der Liquorbefund häufig völlig der Norm entspricht, berichten HOFF und TSCHABITSCHER, daß der Liquor fast immer eine deutliche Druckerhöhung mit Eiweißvermehrung und nicht selten Xanthochromie zeige.

11. Der Liquor beim jungen Säugling.

Die Sonderstellung des Liquors cerebrospinalis beim *jungen Säugling* wurde bereits von SAMSON hinreichend herausgestellt, so daß es sich erübrigt, hierauf noch näher einzugehen. Nachuntersuchungen von OKUDO sowie WOISKI, REIS und BARROWS bestätigen die Ergebnisse SAMSONS, wonach der Liquor des Neonaten häufig für 2—3 Wochen eine Xanthochromie von unterschiedlicher Stärke sowie eine Proteinvermehrung aufweist. Die Gelbfärbung ist offenbar direkt abhängig von dem Bilirubinspiegel im Serum. Die Chlor- und Glucosewerte des

Liquors beim Neugeborenen entsprechen denen des Erwachsenen. Mit der Abdichtung der Blut-Liquorschranke einerseits und der Normalisierung der Serumbilirubinwerte andererseits nimmt der Liquor des jungen Säuglings dann eine regelrechte Zusammensetzung an.

Einiges Interesse verdient eine Abhandlung von SMITH über den prognostischen Wert des Nachweises von Blut im Liquor als Ausdruck einer stattgehabten *Hirnblutung bei Neugeborenen*. Nach SMITH zeigte ein hoher Prozentsatz von Säuglingen mit den klinischen Symptomen eines intrakraniellen Traumas einen klaren Liquor; andererseits war bei einem beträchtlichen Prozentsatz ohne Symptome eines intrakraniellen Traumas der Liquor blutig. Nach unserer eigenen Erfahrung können wir uns der Meinung von SMITH nicht anschließen, welcher glaubt, daß deswegen die Beurteilung von Liquorveränderungen als prognostisches Zeichen wertlos ist und die klinischen Zeichen weit höher einzuschätzen sind. Bei Verdacht auf Vorliegen einer Hirnblutung führen wir regelmäßig eine Kontrolle der Cerebrospinalflüssigkeit durch und können sagen, daß wir in den Fällen, welche ad exitum kamen und einer Sektion zugeführt werden konnten, die aus der Beschaffenheit der Cerebrospinalflüssigkeit gestellte Diagnose einer geburtstraumatischen Hirnblutung in dem autoptischen Befund bestätigt fanden. Die durch die Liquorentnahme resultierende Druckentlastung scheint uns darüber hinaus von einigem therapeutischen Wert zu sein (vgl. HERMANN).

Sicherlich kann eine geburtstraumatische Hirnblutung, sofern sie in das Hirn hinein erfolgt und nicht die liquorführenden Räume erreicht, sich der diagnostischen Erfassung durch die Liquoruntersuchung entziehen; dies trifft jedoch nur für einen kleinen Teil zu.

Es ist schließlich in diesem Zusammenhang auf den von CATEL angegebenen *Quotienten Serumbilirubin/Liquorbilirubin* einzugehen. Bei Verdacht auf das Vorliegen einer intrakraniellen Geburtsblutung empfiehlt CATEL eine Vergleichsbeurteilung des quantitativ bestimmten Serum- und Liquorbilirubins, welche mit einer empirisch gewonnenen Kurve verglichen werden. Es ist hierbei jedoch zu berücksichtigen, daß a) bei Neugeborenen, insbesondere bei Frühgeborenen bereits eine „physiologische" Durchlässigkeitssteigerung der Blut-Liquorschranke vorhanden ist, b) daß auch bei nicht wesentlich veränderter Permeabilität Bilirubin in den Liquor übertreten kann, sofern ein besonders hoher Blutspiegel vorhanden ist, wie wir es bei Säuglingen mit Erythroblastose beobachteten, c) daß eine intrakranielle Blutung nur dann zu einer Erhöhung des Liquorbilirubins führt, wenn die Blutung den Liquorraum erreicht. Die Bewertung des von CATEL angegebenen Serumbilirubin/Liquorbilirubin-Quotienten verlangt also eine besonders kritische Einstellung.

Es wäre hier weiterhin noch kurz auf die Liquorveränderungen beim *Kernikterus* einzugehen, welcher in den ersten Lebenstagen unter den klinischen Erscheinungen einer Encephalitis beginnt. Die pathologisch-anatomischen Veränderungen gleichen am ersten der einer Encephalopathie. Der Liquor zeigt meist stärkere Vermehrung der Eiweißwerte und offenbar auch des Bilirubins im Liquor (CATEL, BUTLER und SPECTOR). Gegebenenfalls kann auch eine leichtere Pleocytose vorhanden sein.

DONTENWILL schildert den Befund „kaffeeartigen Liquors" bei Kernikterus als Folge einer schweren, etwa um den 5. Lebenstag herum erfolgten Hirnblutung möglicherweise von einem subependymalen Ast der Vena terminalis ausgehend. Nach SOEKEN beginnt die Hirnschädigung beim Kernikterus schon recht früh (eventuell vor dem 7. Fetalmonat), so daß bei Erreichung des Narbenstadiums der Liquor normal sein kann.

Wir untersuchten bei 10 Säuglingen mit Kernikterus den Liquor. Die Pandy-Probe war in allen Fällen deutlich positiv. Die Zellzahl bewegte sich zwischen 7 und 150 Zellen. Bei 6 Säuglingen enthielt der Liquor Erythrocyten.

12. Die Liquorveränderungen bei den Embryopathien.

a) *Toxoplasmose-Encephalitis*. Die Krankheiten, welche durch das Toxoplasma gondii hervorgerufen werden können, sind in den letzten Jahren vielfach Gegenstand klinischer, serologischer und pathohistologischer Untersuchungen gewesen.

12*

Hier interessiert vornehmlich die *embryopathische Form*, welche häufig unter den Erscheinungen einer Encephalomyelitis verläuft. Der Zeitpunkt der mütterlichen Infektion, Stärke der Infektion, Virulenz der Erreger, Resistenzlage des Embryos sind nach Mohr Faktoren, welche das Ausmaß der krankhaften Abweichungen bestimmen. Die *Liquorveränderungen* richten sich zum wesentlichen Teil *nach dem Stadium* der Meningo-Encephalomyelitis toxoplasmica, welche unter Umständen bei der Geburt bereits abgelaufen sein kann, so daß der Liquor völlig regelrechte Verhältnisse bietet. In anderen Fällen wird jedoch von einer starken Eiweißvermehrung, xanthrochromem Aussehen des Liquors berichtet, welche an einen Sperrliquor denken lassen. (Wiedemann und Trentmann, Mayer und Westphal.) Auch die von den einzelnen Autoren angegebenen Zellzahlen im Liquor schwanken außerordentlich (Wiedemann und Trentmann, Mayer und Westphal).

In vereinzelten Fällen gelang der Nachweis von Toxoplasmen im Liquor (Walenz und Westphal). In der überwiegenden Mehrzahl der Fälle muß jedoch eine Sicherung der Diagnose durch die Chorioretinitis, durch intracerebrale Verkalkungen und insbesondere durch serologische Untersuchungsverfahren erfolgen.

Die *postnatale Toxoplasmose*, welche gegenüber der embryopathischen Form weit seltener vorkommt, verläuft nach Mohr unter dem Bilde einer nicht-eitrigen Encephalo-Myelitis bzw. progredient schleichender Markencephalitis. Die hierbei festgestellten Liquoruntersuchungen sind wiederum unterschiedlich. Es sind Fälle mit durchaus normalem Liquorbefund mitgeteilt worden (Kühl); bei anderen Patienten zeigten sich meist nur geringgradige Liquorveränderungen in Form leichter Proteinvermehrung und mäßiger Pleocytose.

b) Im Rahmen der Embryopathien wäre weiterhin auf die *Listerien-Meningo-Encephalitis* (Erdmann und Potel, Simon) einzugehen. Über die Liquorveränderungen ist bislang wenig bekannt, da die Frühgeborenen entweder unmittelbar nach der Einlieferung starben bzw. der schwerstkranke Zustand eine Lumbalpunktion unmöglich machte. Linzemeier, Kropp und Lüchtrath schreiben, daß bei einer Beobachtung der xanthochrome Liquor bei normalem Druck eine Pleocytose von 133 Zellen aufgewiesen habe.

c) Die klinischen Erscheinungen der *Cytomegalie*, welche 1951 von Linzmeier erneut herausgestellt wurden, äußern sich in den Symptomen einer Erythroblastose, in Ascites, Ikterus, Hepato-Splenomagalie, hämorrhagischer Meningo-Encephalitis, Hydrocephalus internus, Mikrocephalie mit Verkalkungen. Bei einer eigenen Beobachtung von Cytomegalie zeigte der xanthochrome Liquor eine erhebliche Eiweißvermehrung sowie eine Pleocytose von über 40 Zellen.

d) *Embryopathia rubeolosa.* Nach der mir zugänglichen Literatur vermag ich nicht zu entscheiden, ob bei den Neugeborenen mit Rubeolen-Embryopathie Liquorveränderungen vorhanden sind. In der Regel trifft die Schädigung den Feten bereits in seinem ersten Entwicklungstrimenon. Bislang liegen nur vereinzelt pathologisch-anatomische Ergebnisse bei Rubeolen-Embryopathie vor. Für unsere Fragestellung ist ein Sektionsbefund von Franceschetti-Bamatter-Bourquin von einigem Interesse, da sich in dem betreffenden Fall an der Basis eine geringgradige Meningitis, mit Erweiterung der Arterien und Venen und eine subependymale Gliose zeigte (nach Wolff). Es ist demnach auch bei Rubeolen-Embryopathie theoretisch mit dem Vorkommen *leichter Liquorveränderungen* unspezifischer Art zu rechnen, wenngleich dies auch Ausnahmen sein dürften, da der Befall des ZNS bereits im 1. Trimenon der Schwangerschaft eintritt, so daß bei Beendigung derselben bereits ein Endzustand erreicht ist. Es wurde von Wolff jedoch mit Nachdruck darauf hingewiesen, daß dies keineswegs regelmäßig der Fall zu sein braucht.

Anhangsweise sei erwähnt, daß auch bei einer Reihe *anderer Viruserkrankungen schwangerer Frauen* mißbildete Früchte geboren wurden. Es ist mir nicht bekannt geworden, ob bislang hierbei Liquorveränderungen aufgedeckt worden sind.

13. Die Liquorveränderungen bei der Lues connata.

Der Liquor cerebrospinalis bei connatal syphilitischen Säuglingen muß in jedem Falle untersucht werden, auch wenn prima vista kein Hinweis auf das Vorliegen einer meningo-encephalitischen Beteiligung vorhanden ist. Die Liquorveränderungen sind davon abhängig, ob es überhaupt zu einer Infektion des ZNS und seiner Häute gekommen ist, zu welchem Zeitpunkt und in welchem Ausmaße sie erfolgte.

Häufig ist der Liquor bei konnatal syphilitischen Säuglingen regelrecht, was zu dem Schluß berechtigt, daß keine Infektion des ZNS stattgefunden hat. Bei anderen Neugeborenen zeigt sich je nach der Art der vorliegenden Erkrankung, also ob mehr eine meningeale bzw. mehr encephalo-myelitische Erkrankung vorhanden ist, eine Pleocytose, Proteinvermehrung, positiver Ausfall der Kolloidreaktionen meist im Anfangsteil der Kurve. An Hand eines beachtlichen Materials von 117 connatal syphilitischen Säuglingen berichtet OEHME in jüngster Zeit über die hierbei beobachteten Liquorveränderungen. Bei 54 dieser Säuglinge zeigte sich eine Pleocytose über 3 ($^{10}/_3$) Zellen. Dieser hohe Prozentsatz bedarf einer gewissen Einschränkung, da wir bereits seit SAMSON wissen, daß eine „Pleocytose" bis zu 6 Zellen im jungen Säuglingsalter nichts Ungewöhnliches darstellt und auch vielfach bei völlig hirngesunden Neugeborenen vorhanden sein kann. Es geht deswegen auch nicht an, die „Normalisierung" der Zellzahl als Erfolg der Therapie zu buchen.

Die *Luesreaktionen* im *Liquor* sind weit häufiger negativ als positiv. OEHME fand die spezifischen Reaktionen bei seinen beschriebenen 117 connatal syphilitischen Säuglingen 32mal positiv. Es ist zu beachten, daß nicht selten, entsprechend der Ausprägung der klinischen Symptome, erst einige Wochen post partum die Lues-Reaktionen positiv werden. Es empfiehlt sich, die Sero-Reaktionen nach einiger Zeit in Blut und Liquor zu wiederholen.

Eine positive Lues-Reaktion im Liquor ist zumeist Folge einer syphilitischen Meningo-Encephalitis. Darüber hinaus ist jedoch auch denkbar, daß bei einem hohen Gehalt des Blutes an Reaginen — insbesondere bei der physiologischerweise beim Neugeborenen bereits vorhandenen Erniedrigung der Blut-Liquorschranke — diese aus dem Serum in den Liquor übertreten können. Die Bewertung der bei konnatal syphilitischen Säuglingen erhobenen Liquorbefunde bedarf also einer besonderen Kritik. — Es wäre schließlich darauf hinzuweisen, daß es in seltenen Fällen — meist bei eitrigen Meningitiden — zu unspezifischen Luesreaktionen im Liquor kommen kann (OEHME, MERTENS).

14. Hirnabscesse und -tumoren.

Über die Liquorveränderungen beim Hirnabsceß liegen aus letzter Zeit Abhandlungen anhand eines größeren Krankenmaterials von KYSLONZIL, BABLIK, KAUTZKY vor. Die gefundenen Liquorveränderungen sind außerordentlich unterschiedlich und bewegen sich zwischen völlig normalen Liquorwerten bis zu dem Befunde des Pyocephalus nach Durchbruch des Abscesses in den Liquorraum. Das Ausmaß der Liquorveränderungen beim Hirnabsceß ist nach KYSLONZIL abhängig von dem Entwicklungsstadium des Abscesses, seiner Lokalisation (Nähe der Meningen, Ventrikel), Virulenz der Keime und der Resistenz des Kranken.

BABLIK fand bei 39 Fällen von Hirnabsceß stets Liquorveränderungen. Pandy war immer positiv, der Druck fast immer erhöht; die Pleocytose bewegte sich unter der bei der eitrigen Meningitis. KYSLONZIL unterscheidet drei Arten von Liquorveränderungen beim Hirnabsceß:

a) rein entzündlicher Liquorbefund (meningitisch), b) Veränderungen der Konzentration bereits normal vorkommender Stoffe und c) Vorkommen pathologischer Stoffwechselprodukte im Liuqor.

Es ergibt sich, daß der Liquorbefund beim Hirnabsceß nur in „dynamischer" Betrachtung des Krankheitsverlaufes diagnostische und prognostische Bedeutung erhält. Auf die Liquorveränderungen bei *Hirn- und Rückenmarkstumoren* kann in diesem Rahmen nur kurz eingegangen werden. Die erforderliche Zurückhaltung bei der Vornahme der Lumbal- bzw. Suboccipitalpunktion bei dem Verdacht auf Tumor cerebri wurde bereits herausgestellt. Der Liquorbefund bei Hirn- und Rückenmarkstumoren ist nach SCHELLER von der Lokalisation des Tumors abhängig, welche evtl. Liquorzirkulationsstörungen und Veränderungen der Schrankenpermeabilität verursacht sowie schließlich von dem Stoffaustausch zwischen Geschwulst und Liquor. Erwähnt seien in diesem Zusammenhang BETZ und KOCH, welche die Auffassung vertreten, daß die pathologischen Liquorveränderungen bei Hirntumoren im Lumballiquor stärker ausgeprägt sind als im suboccipital gewonnenen Liquor. Es ist hier jedoch einzuwenden, daß die Suboccipitalpunktion wesentlich gefahrloser ist als die Lumbalpunktion. Der Liquordruck ist häufig erhöht; SZEKY fand jedoch bei 129 Fällen von Hirntumoren in 44% normale Druckverhältnisse. Die Eiweißwerte des Liquor cerebrospinalis können entweder normal oder erhöht sein; gelegentlich deckt die Punktion eine Liquorblockade auf. Die Kolloidkurven sind diagnostisch kaum verwertbar; sie weisen zwar häufig pathologische Ausfälle auf, ohne daß es hingegen möglich ist, einen bestimmten Kurventyp als für Hirntumoren charakteristisch anzusehen. Eine Zellvermehrung besteht nur in wenigen Fällen. Sie ist abhängig davon, ob eine stärkere Reizmeningitis vorhanden ist. Die fragliche diagnostische Bedeutung des Nachweises von Tumorzellen im Liquor wurde bereits im ersten allgemeinen Teil abgehandelt.

Schlußbetrachtung.

Die bisherigen Ausführungen haben gezeigt, daß das Ergebnis einer Liquoruntersuchung, wenn von bakteriologisch-serologischen Befunden abgesehen wird, *keinen spezifischen diagnostischen Wert* besitzt (EDERLE), da sowohl die humoralen als auch die morphologischen Liquorveränderungen monotonen, schablonenhaften Reaktionen folgen (SCHALTENBRAND). Hier sind die *Grenzen der Liquordiagnostik* gezogen, welche man bei jeder klinischen Bewertung eines Liquorbefundes zu berücksichtigen hat. Die Möglichkeiten einer Liquordiagnostik bzw. -Prognostik erhalten durch die Existenz der Blut-Hirnschranke eine weitere Einschränkung, da zu vermuten ist, daß der pathologisch veränderte Hirnstoffwechsel bei Hirnerkrankungen überwiegend über die Blut-Hirnschranke erfolgt (ROEDER und REHM). Es ist schließlich zu bedenken, daß für den Ausgang eines entzündlichen zentralnervösen Prozesses eine ungestörte Produktion und Resorption des Liquors cerebrospinalis von entscheidender klinischer Bedeutung ist. Die Möglichkeiten einer Liquorresorptionsprüfung sind bis heute noch ungenügend.

Gleichwohl ist die Liquordiagnostik von größtem klinischen Wert, was nicht näher begründet zu werden braucht. Ja, erst die Kenntnis und Würdigung der Grenzen der Liquordiagnostik, ihre Zuordnung als diagnostisches Hilfsmittel im Rahmen der sonstigen klinischen Untersuchungsmethoden gibt ihr die ihr zustehende Bedeutung und bewahrt vor Enttäuschungen und Rückschlägen. Man wird von der Liquordiagnostik billigerweise nicht mehr erwarten dürfen, als sie ihrem Wesen nach zu leisten überhaupt imstande ist.

Es läßt sich jedoch eine Reihe von *Liquor-Syndromen* differenzieren, wie sie für bestimmte Erkrankungen des ZNS und seiner Häute charakteristisch, wenn auch nicht beweisend sind, und es muß hierauf noch kurz eingegangen werden.

Das *Liquorsyndrom* bei der *Meningitis* ist gekennzeichnet durch Pleocytose, Proteinvermehrung, Vermehrung der α- und γ-Globuline, Verminderung der Albumine, Rechtstyp der Kolloidkurven, Liquorhypoglykorrhachie. Das Ausmaß der Veränderungen ist natürlich außerordentlich unterschiedlich, je nachdem, ob eine mehr „seröse" oder eitrige Form der Entzündung vorliegt. Die ätiologische Diagnose kann nur durch den mikroskopischen bzw. kulturellen Erregernachweis gesichert werden, wenn auch die Liquoranalyse einige *Anhaltspunkte* ergibt. Als solche wären zu nennen:

Bei der Meningitis tuberculosa, Spinnwebgerinnsel, ausgeprägte Liquorhypoglykorrhachie;

bei der epidemischen Meningitis auffällige Beteiligung von in Phagocytose befindlichen reticulären Zellelementen bereits im akuten und subakuten Stadium;

bei der Gruppe der „abakteriellen Meningitiden" ebenfalls die frühzeitige und beträchtliche Beteiligung reticulärer Zellelemente in besonderen Differenzierungsstadien bei jedoch sonst klarem Aussehen des Liquor cerebrospinalis.

Es muß hier noch folgendes vermerkt werden: Jede Meningitis ist im pathologisch-anatomischen Sinne eine Meningo-Encephalomyelitis (PETTE und KALM); d. h. es kommt immer zu einer mehr oder weniger ausgesprochenen Beteiligung des Parenchyms, hierdurch wird die prognostische Beurteilung des „Liquorquerschnittes" erschwert. „Meningeale Reizzustände" können sowohl das klinische Bild als auch das Liquorsyndrom einer akuten, entzündlichen Erkrankung der Meningen kopieren, wie andererseits entzündliche Verklebungen, Verwachsungen die für die Meningitis typischen Befunde „maskieren" können. Es bedarf also in jedem Falle einer sorgfältigen differentialdiagnostischen Bewertung der erhobenen Liquorbefunde.

Das *Liquorsyndrom* bei der *Encephalitis* ist am wenigsten ausgeprägt. Immerhin werden nach SAMSON von den vier Phänomenen der Pleocytose (meist zwischen 10—20 Zellen), der Globulinvermehrung, des positiven Ausfalles der Kolloidkurven und der Liquorhyperglykorrhachie eines oder mehrere vorhanden sein. Proteinvermehrung und Pleocytose sind um so ausgesprochener vorhanden, je stärker eine meningeale Beteiligung vorhanden ist. Nicht allzu selten ist allein eine mäßige Liquorhyperglykorrhachie das einzig faßbare Liquorsymptom einer Encephalitis.

Das *Liquorspektrum* bei der *Polyradikulitis (GUILLAIN-BARRESches Syndrom)* ist wiederum außerordentlich charakteristisch. Es zeigt sich qualitativ und quantitativ eine starke Eiweißvermehrung im Liquor bei nur geringgradiger Pleocytose. Papierelektrophoretisch läßt sich eine starke Globulinvermehrung nachweisen, so daß die sog. „Dissociation albumino-cytologique" in eine „Dissociation globulino-cytologique" revidiert werden muß. Erwähnt sei, daß bei stärkerer meningealer Beteiligung die Befunde weniger charakteristisch sind und die Liquorveränderungen Übergänge zu denen bei meningo-encephalitischen Krankheitsbildern bilden.

Der „Liquor" bei einer Blockade der liquorführenden Räume („*Sperrliquor*", NONNE-FROINsches *Syndrom)* weist ebenfalls sehr kennzeichnende Veränderungen auf, wie sich insbesondere aus einer Vergleichsbeurteilung der unterhalb und oberhalb der Blockade gewonnenen Flüssigkeit ergibt. Unterhalb der Stoppstelle ist ein extrem eiweißreicher, xanthochromer, häufig gerinnender „Liquor" vorhanden; oberhalb der Blockade ist der Proteingehalt des Liquors weit geringer. Die Pleocytose hängt in ihrem Ausmaß von der Grundkrankheit ab.

Weiterhin besteht die Berechtigung, von einem „Liquor"-Syndrom bei der *Pachymeningosis haemorrhagica interna* zu sprechen. Die Kennzeichen sind: stark eiweißreiche, meist xanthochrome und häufig Normoblasten enthaltende

Flüssigkeit bei der Fontanellenpunktion; der lumbal bzw. suboccipital gewonnene Liquor zeigt meist eine völlig normale Beschaffenheit oder eine geringe Protein- und Zellvermehrung, gelegentlich enthält er Erythrocyten.

Das kennzeichnende Phänomen des ,,liquorhypotonen *Symptomenkomplexes*" ist der verminderte bzw. negative Druck und die schlagartige Besserung der klinischen Erscheinungen nach Auffüllung des Liquorsystems durch körperwarme physiologische NaCl-Lösung. Die weiterhin häufig vorhandenen Liquorveränderungen wie Proteinvermehrung, Xanthochromie, Pleocytose sind nicht regelmäßig anzutreffen und für die Diagnose nicht entscheidend.

Der ,,*blutige Liquor*" schließlich besitzt ein sanguinolentes Aussehen. Weitere notwendige Untersuchungen müssen klären, ob eine artefizielle Blutung bei der Punktion entstanden ist, oder ob das Blut nativ im Liquor vorhanden war (z. B. bei Pachymeningosis haemorrhagica, Tumorblutung, hämorrhagische Diathese, Milzbrandmeningitis). Nach Zentrifugieren ist der Liquor bei artefiziell entstandener Blutung wasserklar, bei nativ vorhandenem Blut jedoch gelblich verfärbt, sofern die Blutung länger als einige Stunden zurücklag.

Wie bereits ausdrücklich hervorgehoben, kann eine *Deutung des Liquorbefundes nur im Rahmen des klinischen Krankheitsgeschehens* erfolgen (Demme), und wir kommen hiermit zu der Forderung Kafkas nach der ,,funktionell-genetischen Liquoranalyse", einer — wie wir glauben möchten — für die Zukunft der Liquordiagnostik höchst bedeutsamen Forderung. Eine Registrierung empirisch gefundener Liquorveränderungen wird die Liquordiagnostik nicht weiterbringen, das ist lange genug geschehen und hat hinlänglich gezeigt, daß die festgestellten Veränderungen viel zu unterschiedlich sind, als daß aus ihnen mehr als Hinweise gewonnen werden könnten. Die ,,funktionell-genetische Liquoranalyse" umfaßt nicht nur die Bewertung des einmaligen Liquorbefundes als Baustein zur klinischen Diagnose, sondern schließt auch eine dynamische Betrachtung des Liquorspektrums im Verlaufe akut entzündlicher und chronischer Erkrankungen des ZNS und seiner Häute ein. Kafka betont nachhaltig, daß der Liquorbefund nicht nur vom praktischen Standpunkt zu bewerten ist, sondern daß man sich in jedem Falle nach der Entstehung und Bedeutung desselben, also nach den pathogenetischen Zusammenhängen zu fragen habe. Dies erhellt zunächst die Notwendigkeit der Beurteilung von Liquorveränderungen im Zusammenhang mit dem zeitlichen Ablauf der Erkrankung. Wie im einzelnen bereits ausgeführt, ist das quantitative Liquorspektrum bei den Meningitiden z. B. weitgehend vom Stadium der Entzündung abhängig, indem das zunächst leukocytäre Liquorzellbild im subakuten Stadium einen Wandel zur gemischt leukocytär-rundkernigen Seite annimmt, und papierelektrophoretisch die zunächst starke Vermehrung der α- und γ-Globuline jetzt einer solchen der β-Globuline Platz macht.

IV. Diabetes insipidus und primäre Oligurie (Antidiabetes insipidus)[1].

Von

HEINRICH RODECK-Düsseldorf.

Mit 17 Textabbildungen.

Inhalt.

		Seite
Literatur		186
I.	Einleitung	217
II.	Geschichtliche Bemerkungen	218
III.	Anatomie und Physiologie des hypothalamo-neurohypophysären Systems	221
IV.	Diabetes insipidus	229
	1. Tierexperimentelle Beobachtungen	229
	2. Ätiologie	235
	a) Der symptomatische Diabetes insipidus	236
	α) Hirntumoren	236
	β) Trauma	240
	γ) Xanthomatosen	241
	δ) Arteriosklerose, cerebrale Blutungen, Embolie	243
	ε) Entzündungen	243
	Syphilis S. 244. Tuberkulose S. 244. Encephalitis S. 245.	
	ζ) Andere Ursachen	246
	b) Der idiopathische Diabetes insipidus	247
	c) Der „nephrogene Diabetes insipidus"	248
	3. Beginn, Disposition, Entwicklung	250
	4. Symptomatologie	251
	a) Allgemeine Symptomatologie	251
	b) Spezielle Symptomatologie	252
	5. Pathologische Anatomie	254
	6. Diagnose und Differentialdiagnose	254
	7. Kombination mit anderen Krankheiten	257
	8. Diabetes insipidus und Schwangerschaft	260
	9. Diabetes insipidus und Psyche	263
	10. Erbpathologie	264
	11. Therapie	266
	12. Prognose	269
V.	Primäre Oligurie	271
VI.	Übersicht	276

---

[1] Aus der Kinderklinik der Medizinischen Akademie Düsseldorf (Direktor: Professor Dr. K. KLINKE).

Literatur.

ABDERHALDEN, R.: Die Hormone. Berlin-Göttingen-Heidelberg 1952.
ACHER, R., et J. CHAUVET: La structure de la vasopressine de boeuf. Biochim. et Biophysica Acta 12, 487 (1953).
— — La structure de la vasopressine de boeuf. Biochim. et Biophysica Acta 14, 421 (1954).
— — C. CROCKER, U.-R. LAURILA, J. THAUREAUX et C. FROMAGEOT: Isolement et caractérisation des peptides courts obtenus par hydrolyse acide. Etude de la structure du lysozyme et de la vasopressine. Bull. Soc. Chim. biol. (Paris) 36, 167 (1954).
ADLERSBERG, D.: Dauertherapie des Diabetes insipidus. Z. klin. Med. 128, 598 (1935).
ADOLPH, E. F.: How pituitrin inhibits urine formation. Amer. J. Physiol. 116, 1 (1936).
ALLAN, A. A., and J. S. STOKES: Cure of diabetes insipidus coincident with bilateral correction of abdominal cryptorchidism by gonadotropic factor from pregnancy urine. J. Amer. Med. Assoc. 106, 780 (1936).
ALLAN, F. N., and L. G. ROWNTREE: The association of diabetes insipidus and diabetes mellitus. Endocrinology (Springfield, Ill.) 15, 97 (1931).
D'AMATO, L.: Due casi di diabete insipido transformati in diabete mellito. Riforma med. 1902, 411.
AMES, R. G., and H. B. VAN DYKE: Antidiuretic hormone in the urine and pituitary of the kangaroo rat. Proc. Soc. Exper. Biol. a. Med. 75, 417 (1950).
— — Thioglycollate inactivation of posterior pituitary antidiuretic principle as determined in the rat. Proc. Soc. Exper. Biol. a. Med. 76, 576 (1951).
— — Antidiuretic hormone in the serum or plasma of rats. Endocrinology (Springfield, Ill.) 50, 350 (1952).
— D. H. MOORE and H. B. VAN DYKE: The excretion of posterior pituitary antidiuretic hormone in the urine and its detection in the blood. Endocrinology (Springfield, Ill.) 46, 215 (1950).
ANDERSOHN: Beiträge zur Kenntnis der nicht zuckerführenden Harnruhr. Diss. Dorpat 1862, zit. nach H. NOTHNAGEL.
ANDERSON, J. A., and W. R. MURLIN: Antagonism of pitressin and adrenal cortical extract in human diabetes insipidus. J. of Pediatr. 21, 326 (1942).
ANGST, J.: Familienuntersuchung zur Frage des Zusammenhangs zwischen Diabetes insipidus und Persönlichkeitsstörung. Diss.-Zürich 1953.
ANSELMINO, K. J., u. F. HOFFMANN: Diabetes insipidus und Schwangerschaft. Zbl. Gynäk. 54, 2061 (1930).
— — Nachweis der antidiuretischen Komponente des Hypophysenhinterlappenhormons und einer blutdrucksteigernden Substanz im Blute bei Nephropathie und Eklampsie bei Schwangeren. Klin. Wschr. 1931, 1438.
— — Die Übereinstimmungen in den klinischen Symptomen der Nephropathie und Eklampsie der Schwangeren mit den Wirkungen des Hypophysenhinterlappenhormons. Arch. Gynäk. 147, 597 (1931).
— — Vermehrung des Hypophysenhinterlappenhormons im Blute und Art und Schwere der klinischen Erscheinungen bei der Nephropathie und Eklampsie der Schwangeren. Arch. Gynäk. 147, 621 (1931).
— — Über die Entstehung der Nephropathie und Eklampsie der Schwangeren durch Überfunktion des Hypophysenhinterlappens. Arch. Gynäk. 147, 652 (1931).
ARETAEUS, der Kappadozier: The extant works of ARETEUS, the Cappadocian. Edited and translated by Francis Adams, Bd. 2, Kap. 2. London 1856.
ARGENTIERI, M.: Contributo alla conoscenza delle lesioni traumatiche dell'ipofisi. Infortun. e Traumat. Lav. 6, 43 (1940).
ARNSTEIN, A.: Diabetes insipidus bei metastatischer Carcinose der Hypophyse, namentlich des Hinterlappens bei primärem Bronchus- und Mammacarcinom. Med. Klin. 1933, 1679.
ARTAUD, A.: Un cas de grossesse au cours d'un diabète insipide. Bull. Soc. d'Obstétr. 22, 196 (1933).
ATABEK, A.: Diabète insipide et son traitement intranasal avec la poudre d'hypophyse. Rev. franç. Endocrin. 15, 312 (1937).
ATKINSON, F. R. B.: Schüller-Christian's disease. Brit. J. Childr. Dis. 34, 28 (1937).
AZÉRAD, E.: Sur le traitement du diabète insipide par des implantations de fragments de lobe postérieur d'hypophyse fraiche. Bull. Soc. méd. Hôp. (Paris) 62, 279 (1946).
BABONNEIX, L., and J. LHERMITTE: Diabetes insipidus from encephalitis of infundibulum and tuber cinereum of syphilitic origine. Ann. Méd. 18, 471 (1925); zit. nach BLOTNER.
BACH, E., u. J. TAKÓ: Ein durch die gesteigerte Ausscheidung des antidiuretischen Hormons der Hypophyse verursachtes Krankheitsbild. Klin. Wschr. 1943, 493.
BACH, M. J., and W. S. MIDDLETON: Multiple myeloma and diabetes insipidus. J. Amer. Med. Assoc. 47, 306 (1931).

BACHMANN, H.: Antidiuretischer Effekt bei Diabetes insipidus nach p-Carboxy-benzolsulfo-di-n-butylamid (Longazid). Münch. med. Wschr. **1953**, 582.
— Die Beeinflussung der Wasser- und Kochsalzausscheidung beim Diabetes insipidus durch p-Carboxy-benzolsulfo-di-n-butylamid. Klin. Wschr. **1954**, 783.
BADER, G. B.: Renal rickets. J. of Pedriatr. **4**, 368 (1934).
BAILEY, P.: Die Funktion der Hypophysis cerebri. Erg. Physiol. **20**, 162 (1922).
— Tumors involving the hypothalamus and their clinical manifestations. Res. Publ. Assoc. Nerv. a. Ment. Dis. (Baltimore) **20**, 713 (1940).
— Die Hirngeschwülste. Stuttgart 1951.
— and F. BREMER: Experimental diabetes insipidus and genital atrophy. Endocrinology (Springfield, Ill.) **5**, 761 (1921).
— — Experimental diabetes insipidus. Arch. Int. Med. **28**, 773 (1921).
— D. N. BUCHANAN and P. C. BUCY: Intracranial tumors of infancy and childhood. Chicago 1939.
BAKER, A. B., and C. B. CRAFT: Bilateral localized lesions in the hypothalamus with complete destruction of the neurohypophysis in a pituitary dwarf with severe permanent diabetes insipidus. Endocrinology (Springfield, Ill.) **26**, 801 (1940).
BALADO, M.: Zur Kenntnis des Diabetes insipidus. Zbl. Neurochir. **3**, 257 (1938).
BALL, K. P., and A. C. THACKRAY: Diabetes insipidus due to sphenoidal sinusitis; report of case. Lancet **1948**, 637.
BALLERINI: Sulla genesi del diabete insipido e delle poliurie gravidiche. Folia Gynaec. **14**, 97 (1921).
BANERJEE, S.: A case of diabetes insipidus associated with diabetes mellitus. Indian Med. Gaz. **82**, 478 (1947).
BANFI, M.: Un caso di diabete insipido da trauma cranico. Boll. Poliambul. Ronzoni **8**, 113 (1934).
BANSI, H. W.: Zur funktionellen Pathologie des Diabetes insipidus. Ein Beitrag zur Nierenphysiologie. Z. exper. Med. **111**, 501 (1942).
— Neue Arbeiten über den Diabetes insipidus. Med. Klin. **1942**, 14.
BARÁTH, E., u. P. WEINER: Über Veränderungen des onkotischen Druckes und des Bluteiweißbildes und deren Bedeutung in der Pathogenese des Diabetes insipidus. Z. exper. Med. **127**, 186 (1934).
BARBAROSSA, C., e T. PENDE: Contributo clinico alla sindrome dell'ipopituitarismo posteriore. Fol. endocrinol. (Pisa), **2**, 338 (1949).
BARCLAY, J. A., R. A. KENNEY and M. E. NUTT: Effects of pituitrin and exercise on the water diuresis. J. Appl. Physiol. **1**, 609 (1949).
BARGMANN, W.: Über Kernsekretion in der Neurohypophyse des Menschen. Z. Zellforsch. **32**, 394 (1942).
— Über die neurosekretorische Verknüpfung von Hypothalamus und Neurohypophyse. Z. Zellforsch. **34**, 610 (1949).
— Über die neurosekretorische Verknüpfung von Hypothalamus und Hypophyse. Klin. Wschr. **1949**, 617.
— Über neurosekretorische Verknüpfung von Hypothalamus und Hypophyse. Anat. Nachr. **1**, 77 (1950).
— Zwischenhirn-Hypophysen-System, Neurosekretion und Nebenniere. Geburtsh. u. Frauenheilk. **13**, 193 (1953).
— Neurosekretion und hypothalamisch-hypophysäres System. Dtsch. med. Wschr. **1953**, 1535.
— Über das Zwischenhirn-Hypophysensystem von Fischen. Z. Zellforsch. **38**, 275 (1953).
— Das Zwischenhirn-Hypophysensystem. Berlin-Göttingen-Heidelberg 1954.
— u. W. HILD: Über die Morphologie der neurosekretorischen Verknüpfung von Hypothalamus und Neurohypophyse. Acta anat. (Basel) **8**, 264 (1949).
— — R. ORTMANN u. TH. SCHIEBLER: Morphologische und experimentelle Untersuchungen über das hypothalamisch-hypophysäre System. Acta neurovegetativa. (Wien) **1**, 264 (1950).
— u. K. JAKOB: Über Neurosekretion im Zwischenhirn der Vögel. Z. Zellforsch. **36**, 556 (1952).
— and E. SCHARRER: The site of origin of the hormones of the posterior pituitary. Amer. Sci. **39**, 255 (1951).
BARNES, B. O., J. F. REGAN and J. G. BUENO: Is there a specific diuretic hormone in the anterior pituitary? Amer. J. Physiol. **105**, 559 (1933).
BARTA, L.: Renal function in diabetes insipidus. J. of Pediatr. **35**, 745 (1949).
— Oliguric diabetes insipidus with a considerable reduction of the glomerulus filtrate. Ann. pædiatr. (Basel) **174**, 305 (1950).
BARTSOKAS, S.: À propos d'une cas de virilisme surrénal avec tumor de la corticale surrénale et diabète insipide chez une fillette de 28 mois. Arch. franç. Pediatr. **4**, 266 (1947).
BÁTHORY, J.: Röntgentherapie des Diabetes insipidus. Wien. klin. Wschr. **1942**, 227.

Baudin: De la polydipsie. Thèse de Paris 1855; zit. nach H. Nothnagel.

Bauer, H. G.: Endocrine and other clinical manifestations of hypothalamic disease. A survey of 60 cases, with autopsies. J. Clin. Endocrin. 14, 13 (1954).

Bauer, J.: Konstitutionelle Disposition zu inneren Krankheiten. Berlin 1917.

— Habituelle Oligurie. Klin. Wschr. 1926, 1308.

Bauer u. Aschner: Zit. nach R. Meyer-Bisch.

Bay, E.: Die traumatischen Hirnschädigungen, ihre Folgezustände und ihre Begutachtung. Fortschr. Neur. 21, 151 (1953).

Beaser, S. B.: Renal excretory function and diet in diabetes insipidus. Amer. J. Med. Sci. 213, 440 (1947).

Beiglböck, W.: Über Wasserstoffwechsel und innere Sekretion. Wien. klin. Wschr. 1938, 1373.

Belloni, G. B., e F. Mazzini: Diabete insipido a svuotamento di una cisti intrasellare per via transnasosfenoidale. Cervello 14, 1 (1935).

Bellot, M. M., and Brougniart: Report made to the Philomatical Society relative to a woman who drinks a great quantity of water, in Simmon's Medical Facts and Observations. London 1792.

Bellows, R. T., and W. P. van Wagenen: The relationship of polydipsia and polyuria in diabetes insipidus. A study of experimental diabetes insipidus in dogs with and without oesophageal fistulae. J. Nerv. Ment. Dis. 88, 417 (1938).

— — Effect of resection of olfactory, gustatory and trigeminal nerves in water drinking in dogs without and with diabetes insipidus. Amer. J. Physiol. 126, 13 (1939).

Beltrametti, L.: Die Sexualfunktion in ihren Beziehungen zum Wasserhaushalt, insbesondere zum Diabetes insipidus. Endokrinologie 16, 241 (1935).

Benario, J.: Zur Pathologie und Therapie des Diabetes insipidus. Münch. med. Wschr. 1913, 1768.

Berardinelli, W.: Pseudo-hypoparathyroidism with decreased glucose tolerance and diabetes insipidus. Acta endocrinol. (Copenh.) 7, 7 (1951).

Berblinger, W.: Diabetes insipidus und Tumor in der Hypophyse. Verh. dtsch. path. Ges. 16, 272 (1913).

— Pathologie und pathologische Anatomie der Hypophyse des Menschen. Leipzig 1932.

— Die Erkrankungen des Hypophysen-Zwischenhirnsystems in pathogenetischer Betrachtung. Übersichtsreferat. Schweiz. Z. Path. 1, 72 (1938).

— Diabetes insipidus bei entzündlich-fibröser Atrophie der Neurohypophyse nach Unfall. Endokrinologie 20, 305 (1938).

— Die Pars intermedia der Hypophyse des Menschen nebst Bemerkungen über die Ableitung der Hypophysenhormone. Endokrinologie 22, 1 (1939).

— Zur Pathologie des Hypophysen-Zwischenhirnsystems. Schweiz. Z. Path. 9, 681 (1946).

Beretta, A.: Sul trattamento del diabete insipido con ormoni sessuali. Acta med. patvaina 3, 77 (1942).

Beringer, K.: Polydipsie und Encephalitis epidemica. Z. Neur. 86, 496 (1923).

— u. P. György: Polydipsie nach Encephalitis epidemica. Klin. Wschr. 1923, 1493.

Bernard, Cl.: Leçons de physiologie expérimentale. Band 1, Vorlesg. 18, S. 345, 27. Febr. 1855. Paris 1855.

— Vorlesung über Diabetes. Dtsch. Übersetzung von H. Posner. Berlin 1878.

Bernhardt, H.: Diabetes insipidus. Med. Klin. 1939, 143.

Bernstein, M., M. T. Moore and D. B. Fischbach: Diabetes insipidus as a sign of metastatic involvement of the supraoptico-hypophyseal system. Arch. Int. Med. 62, 604 (1938).

Bertaglia, G.: Evenienze nel trattamento insulinico: Diabete mellito guarito col coma ipoglicemico; diabete insipido post-insulinico. Giorn. Psichiatr. 67, 177 (1939).

Beumer, H.: Diabetes insipidus, in M. v. Pfaundler u. A. Schlossmann, Handbuch der Kinderheilkunde. Berlin 1931.

Biasotti, A.: Thyroïde et action diurétique de l'axtrait antehypophysaire. C. r. Soc. Biol. (Paris) 115, 329 (1934).

Bieber, A.: Diabetes insipidus with pituitary dwarfism and grave renal calculosis: case. report. Rev. Clin. Pediatr. 44, 27 (1946).

Biedl, A.: Die Hypophyse, in Bethe, Handbuch der Physiologie, Bd. 16/I. Berlin 1930.

Biffis, Piero: Zit. nach R. Meyer-Bisch.

Biggart, J. H.: Diabetes insipidus. Brain 58, 86 (1935).

— Diabetes insipidus. The site of formation of the anti-diuretic hormone. Edinburgh Med. J., N. s. 43, 417 (1936).

— The anatomical basis for resistance to pituitrin in diabetes insipidus. J. of Path. 44, 305 (1937).

— and G. L. Alexander: Experimental diabetes insipidus. J. of Path. 48, 405 (1939).

Birnie, J. H.: Inactivation of posterior pituitary antidiuretic hormone by liver extracts. Federat. Proc. 9, 12 (1950).

BIRNIE, J. H.: The inactivation of posterior pituitary antidiuretic hormone by liver extracts. Endocrinology (Springfield, Ill.) **52**, 33 (1953).

BLATT, M. L., and J. GREENGARD: Diabetes insipidus. Report of a case in a child. Arch. of Pediatr. **43**, 811 (1926).

BLATTSTRÖM, E.: Ein Fall von Diabetes insipidus traumaticus und Gravidität. Acta obstetr. scand. (Stockh.) **18**, 320 (1938).

BLEAKLEY, J.: A case of diabetes insipidus and twin pregnancy. Proc. Roy. Soc. Med. (London) **31**, 1062 (1938).

BLEULER, M.: Endokrinologische Psychiatrie. Stuttgart 1954.

BLOCK, R. J., and H. B. VAN DYKE: Amino acids in posterior pituitary protein. Nature (London) **165**, 975 (1950).

— — Amino acids in posterior pituitary protein. Arch. of Biochem. **36**, 1 (1952).

BLOTNER, H.: Effect of amniotin and antuitrin-S in diabetes insipidus. New England J. Med. **217**, 592 (1937).

— Alcohol tolerance tests in normal individuals and in patients with diabetes mellitus and diabetes insipidus. New England J. Med. **220**, 283 (1939).

— Gastric analyses and gastric symptoms in diabetes insipidus. Amer. J. Digest. Dis. **7**, 73 (1940).

— The calcium and phosphorus in the cerebrospinal fluid in diabetes insipidus. Amer. J. Med. Sci. **200**, 239 (1940).

— Diabetes insipidus in one of twins. New England J. Med. **225**, 946 (1941).

— Blood and urine chlorides in 22 cases with diabetes insipidus. Amer. J. Med. Sci. **202**, 222 (1941).

— Pitressin tannate in oil in the treatment of diabetes insipidus. J. Amer. Med. Assoc. **119**, 995 (1942).

— The amount of iodine in blood and urine in patients with diabetes insipidus. Amer. J. Med. Sci. **203**, 708 (1942).

— Inheritance of diabetes insipidus. Amer. J. Med. Sci. **204**, 261 (1942).

— Diabetes insipidus. New York 1951.

— and E. C. CUTLER: Total thyroidectomy in the treatment of diabetes insipidus. J. Amer. Med. Assoc. **116**, 2739 (1941).

— and P. KUNKEL: Diabetes insipidus and pregnancy: report of two cases. New England J. Med. **227**, 287 (1942).

BLUM, P.: Syndromes hypophysaires et syphilis. Étude clinique et thérapeutique. Ann. Mal. Vénér. **34**, 385 (1939).

BLUMGART, H. L.: Diabetes insipidus with particular reference to further experience with treatment by pituitary extract applied intranasally. Med. Clin. N. Amer. **15**, 895 (1932).

DE BODO, R. C., and D. MARINE: The change in water metabolism and in the endocrine glands of long-surviving diabetes insipidus dogs. Federat. Proc. **5**, 22 (1946).

BÖTTGER, G.: Pigmenthormon und antidiuretisches Prinzip der Hypophyse. Klin. Wschr. **1936**, 73.

VAN BOGAERT, L., J. HELSMOORTEL et R. NYSSEN: À propos d'un anévrisme suprasellaire. Rev. d'Otol. etc. **10**, 325 (1932).

BOLLACK, J., M. DAVID et P. PUECH: Les arachnoïdites optochiasmatiques. Paris 1937.

BOROSZÉKY, K.: Diabetes insipidus nach Basisfraktur und Commotio cerebri. Beitr. klin. Chir. **31**, 716 (1901).

BOTELHO, L., y J. R. PUCHOL: Los 17-cetosteroides en la diabetes insipida. Acta endocrinol. iberica (Porto) **1**, 236 (1951).

BOURQUIN, H.: Studies on diabetes insipidus. II. The diuretic substance. Amer. J. Physiol. **83**, 125 (1927).

BOYLSTON, G. A., and A. C. IVY: An antidiuretic substance present in the urine of dehydrated rats. Proc. Soc. Exper. Biol. a. Med. **38**, 644 (1938).

BRIAND: Zit. nach R. MEYER-BISCH.

BRODSKY, W. A., and S. RAPOPORT: The mechanism of polyuria of diabetes insipidus in man. The effect of osmotic loading. J. Clin. Invest. **30**, 282 (1951).

BRONSTEIN, I. P.: Sexual precociousness, associated with hyperplastic abnormality of tuber cinereum. Amer. J. Dis. Childr. **64**, 211 (1952).

BROSER, F.: Periodische Bewußtseinsstörungen und paroxysmale Comata bei einem Fall von primärer Oligurie nach Hirntrauma. Ein Beitrag zur Frage echter Bewußtseinsstörungen bei hypophysär-diencephalen Krankheitsbildern. Arch. f. Psychiatr. **187**, 311 (1951).

BROUWER, B.: Les aspects positifs et négatifs des observations anatomo-cliniques de la région hypothalamique. Schweiz. Arch. Neur. **65**, 20 (1950).

— Über die Pathologie des Hypothalamus. Schweiz. Arch. Neur. **65**, 35 (1950).

BROWN, W. E. JR., and E. H. RYNEARSON: Procedure for diagnosis of diabetes insipidus. Proc. Staff Meet. Mayo Clin. **19**, 67 (1944).

BRUGER: Zit. nach H. MARX, Handbuch der inneren Medizin, 6. Bd., 1. Teil. Berlin, 1941.

BRYAN, A. H., and M. A. METZGER: The insensible loss of water in diabetes insipidus. Amer. J. Med. Sci. **196**, 23 (1938).

BÜCHLER, H.: Zur Endokrinologie der Nebennierentumoren (Klinische Identität des CUSHING-Syndroms bei hypophysärem Basophilismus und bei N.N.Ri-Tumor. — Die CROOKEschen Zellen. — Diabetes insipidus beim CUSHING-Syndrom. — Bemerkungen zur Pathogenese. Schweiz. med. Wschr. **1946**, 477.

BÜRGER, M.: Die Klinik der Lipoidosen, in Handbuch der inneren Medizin, Bd. 6. Berlin 1944.

BUNDSCHUH, H. E.: Über einen uteruswirksamen Stoff im Harn und seine Beziehung zu Oxytocin und Vasopressin. Arch. exper. Path. u. Pharmakol. **195**, 631 (1940).

BURN, G. P., and R. SINGH GREWAL: The antidiuretic response to and excretion of pituitary (posterior lobe) extract in man, with reference to the action of nicotins. Brit. J. Pharmacol. **6**, 471 (1951).

BURN, J. H.: Estimation of antidiuretic potency of pituitary (posterior lobe) extract. Quart. J. Pharm. **4**, 517 (1931).

— Biological Standardization. Oxford 1937.

— Biologische Auswertungsmethoden. Berlin 1937.

— Action of nicotine on diuresis. Proc. Roy. Soc. Med. **43**, 841 (1950).

— Antidiuretic effect of nicotine and its implications. Brit. Med. J. **1951**, 199.

— L. H. TRUELOVE and I. BURN: The antidiuretic action of nicotine and of smoking. Brit. Med. J. **1945**, 403.

BUTLER, A. M., E. A. HARPER and B. W. CARPER JR.: Excretion of sodium and chloride in normal persons and in patients with nephritis and diabetes insipidus. Amer. J. Dis. Childr. **46**, 1459 (1933).

CACCURI, S.: Contributo allo studio delle sindromi neuro-ipofisarie. Il ricambio della creatinina nel diabete insipido. Arch. Pat. Clin. Med. **14**, 266 (1934).

CALVO MELENDRO, J.: Diabetes insípida y diabetes sacarina. Rev. españ. enferm. ap. digest. y nutrición. **7**, 207 (1948).

CAMERER, J. W.: Eine Ergänzung des WEILschen Diabetes-insipidus-Stammbaumes. Arch. Rassenbiol. **28**, 382 (1935).

CAMMIDGE, P. J.: Complete recovery from diabetes insipidus. Practitioner **105**, 244 (1920).

CAMUS, J., et G. ROUSSY: Hypophysectomie et polyurie expérimentale, C. r. Soc. Biol. (Paris) **75**, 483 (1913).

— — Localisation anatomique à la base du cerveau des lésions qui provoquent la polyurie chez le chien. C. r. Soc. Biol. (Paris) **76**, 877 (1914).

— — Diabète insipide et polyurie dite hypophysaire. Presse méd. **22**, 517 (1914).

— — Diabète insipide expérimental et opthérapie hypophysaire. C. r. Soc. Biol. (Paris) **83**, 1578 (1920).

— — Experimental researches on the pituitary body: Diabetes insipidus, glycosuria, and those dystrophies considered as hypophyseal in origin. Endocrinology (Springfield, Ill.) **4**, 507 (1920).

DE CANDIA, S.: La terapia del diabete insipido. Ric. e Studi Pat. Ricambio **14**, 4 (1939).

CANNON, W. R.: The physiological basis of thirst. Proc. Roy. Soc. (London), S. B. **40**, 283 (1917/18).

CARFAGNO, S. C., TH. M. DURANT and CH. R. SHUMAN: Diabetes insipidus in pregnancy. Arch. Int. Med. **92**, 542 (1953).

CARRERA DOMINGUEZ, P.: Zu einem Fall von Diabetes insipidus. Medicina (Madrid) **9**, 320 (1941) (spanisch); ref. Kongreßzbl. **114**, 434 (1943).

CARRIÉRE, G., et P. J. GINESTE: Le diabète insipide syphilitique. Presse méd. **1941**, 1085.

CARTAYA MIRANDA, A.: Diabetes insípida e injerto de hipófisis. Rev. españ. enferm. ap. digest. y nutrición **7**, 382 (1948).

CARTER, A. C., and J. ROBBINS: Use of hypertonic saline infusions in differential diagnosis of diabetes insipidus and psychogenic polydipsia. J. Clin. Endocrin. **7**, 753 (1947).

CARTER, P. J.: Diabetes insipidus in pregnancy; case report. Urol. Cutan. Rev. **44**, 549 (1940).

DEL CASTILLO, E. B., y R. Q. PASQUALINI: Diabetes insípida en el curso del ambarazo y después de las castración. Medicina (Buenos Aires) **2**, 335 (1942).

CAVALLERO, C., and M. ZANCHI: The antidiuretic hormone of the posterior lobe of the human hypophysis. J. of Path. **63**, 249 (1951).

CHALMERS, T. M., and A. G. G. LEWIS: The effect of adrenocorticotropic hormone on the diuretic response to water in panhypopituitarism. Lancet **1951**, 1158.

— — and G. L. S. PAWAN: The effect of posterior pituitary extracts on the renal excretion of sodium and chloride in man. J. of Physiol. **112**, 238 (1951).

CHAMBERS, G. H.: Changes in the rat's posterior pituitary following sodium chloride administration. Anat. Rec. 92, 391 (1945).
— E. V. MELVILLE, R. S. HARE and K. HARE: Regulation of release of pituitrin by changes in the osmotic pressure of plasma. Amer. J. Physiol. 144, 311 (1945).
CHARCOT, J. M.: Gaz. hebdom. 1860, 66; zit. nach O. KAHLER.
CHARNOCK, D. A.: Renal rickets. J. of Urol. 44, 850 (1940).
CHASE, L. A.: Hereditary diabetes insipidus. Canad. Med. Assoc. J. 17, 212 (1927).
CHAVANE et R. FAURE-MILLER: Diabète insipide et grossesse. Bull. Soc. et Obstétr. 3, 400 (1900).
CHEN, G., and E. M. K. GEILING: Antidiuretic effect of post-pituitary extract in completely and partially hypophysectomized rats. Proc. Soc. Exper. Biol. a. Med. 52, 152 (1943).
CHESTER, W., and L. SPEIGEL: Hereditary diabetes insipidus. J. Amer. Med. Assoc. 100, 806 (1953).
CHIARI, H.: Die generalisierte Xanthomatose vom Typus SCHÜLLER-CHRISTIAN. Erg. Path. 24, 396 (1931).
— Über Veränderungen im Zentralnervensystem bei generalisierter Xanthomatose vom Typus SCHÜLLER-CHRISTIAN. Virchows Arch. 288, 527 (1933).
CHOAY, A.: Les prises nasales de poudre de post-hypophyse de lobe postérieur d'hypophyse dans le traitement du diabète insipide. Ann. pharmac. franç. 7, 15 (1949).
— et L. CHOAY: Vingt ans de traitement du diabète insipide par prises nasales de poudre de lobe postérieur d'hypophyse. Presse méd. 1946, 500.
CHRISTIAN, H. A.: Defects in membranous bones, exophthalmos and diabetes insipidus, an unusual syndrome of dyspituitarism. Med. Clin. N. Amer. 3, 849 (1919).
CHRISTIE, C. D., and G. N. STEWART: Study of some cases of diabetes insipidus with special reference to the detection of changes in the blood when water is taken or withheld. Arch. Int. Med. 29, 555 (1922).
CHRISTLIEB, M.: Über den Abbau von Oxytocin und Vasopressin in vitro. Arch. exper. Path. u. Pharmakol. 194, 44 (1939).
CHU, H. I., S. H. LIU and T. E. YU: Water and electrolyte metabolism in diabetes insipidus. Proc. Soc. Exper. Biol. a. Med. 46, 682 (1941).
CIGNOLINI, P.: Radiothérapie du squelette dans le diabète insipide et la néphrose lipoïdique. J. de Radiol. 30, 339 (1949).
CIPRIANI, C. R., R. MORACCHINI e C. ROTTA: Diabete insipido e diabete mellito in acromegalica con struma adenoma dell'ipofise e sclerosi del pancreas. Arch. Sci. med. 53, 337 (1929).
CLAISSE, R., A. et H. CHOAY: Traitement du diabète insipide par un extrait posthypophysaire à action prolongée (hypophyse-subtosan) Bull. Soc. méd. Hôp. Paris 63, 309 (1947).
CLAY, R. H.: Three cases of diabetes insipidus in one family. Lancet 1889, 1188.
CLEMENT, R.: Macrogénitosomie précoce et gliome astrocytome de la région optochiasmatique. Bull. Soc. méd. Hôp. Paris 58, 333 (1942).
COLLIN, R.: Sur les relations fonctionelles entre la glande pituitaire et les centres tubériens. Ann. Méd. 18, 428 (1925).
— La neurocrinie hypophysaire. Arch. Morph. 1928, 1.
— et F. STUTINSKY: Les problèmes posés par la neurohypophyse. J. de Physiol. 41, 7 (1949).
COLLINS, V. P.: Effects of destruction of hypothalamus by tumor. Arch. Neurol. a. Psychiatr. 46, 774 (1942).
COMPÈRE, A., et L. BRULL: Transmission par voie sanguine de la polyurie et de l'hypochlorurie hypophysaire. C. r. Soc. Biol. (Paris) 110, 921 (1932).
COOPER, I. S., and P. H. CREVIER: Neurogenic hypernatremia and hyperchloremia. J. Clin. Endocrin. 12, 821 (1951).
COREY, E. L., and S. W. BRITTON: Course of diabetes insipidus following hypophysectomie in the rat. Proc. Soc. Exper. Biol. a. Med. 46, 678 (1941).
— H. SILVETTE and S. W. BRITTON: Hypophyseal and adrenal influence on renal function in the rat. Amer. J. Physiol. 125, 644 (1939).
CORONINI, C.: Über neurosekretorische Veränderungen der Hypophyse bei Lebercirrhose. Acta neurovegetativa (Wien) 3, 92 (1951).
CORRERA, M.: Un caso di diabete insipido guarito dopo la pneumografia cisternale. Rassegna di neurol. veget. 6, 336 (1947).
COURT, D., and S. TAYLOR: Slowly acting pituitary preparations in diabetes insipidus. Lancet 1943, 265.
CULLEN, W.: Anfangsgründe der praktischen Arzneykunst. Dritter Band, S. 566. Leipzig 1789.
CURSCHMANN, H.: Prähypophyse und Nierenfunktion. Verh. 3. Internat. Neur. Kongr. Kopenhagen 1939, Klin. Wschr. 1939, 1464.
— Konstitution und Vererbung bei Endokrinopathien. Med. Klin. 1941, 409.
— Endokrine Krankheiten. Dresden 1943.

Curtis, G. M.: The production of experimental diabetes insipidus. Arch. Int. Med. **34**, 801 (1924).

Cushing, H.: The Pituitary Body and its Disorders. Philadelphia 1912.
— Concerning diabetes insipidus and the polyurias of hypophyseal origin. Boston Med. Surg. J. **168**, 901 (1913).
— The intracranial tumors of preadolescence. Amer. J. Dis. Childr. **33**, 551 (1927).
— On neurohypophysial mechanism from a clinical standpoint. Lancet **1930**, 119, 178.
— The reaction to posterior pituitary extract (pitressin) when introduced into the cerebral ventricles. Proc. Nat. Acad. Sci. **17**, 163 (1931).
— Papers relating to the Pituitary Body, Hypothalamus and Parasympathetic Nervous System. Springfield and Baltimore 1932.
— Posterior pituitary acticity from an anatomical standpoint. Amer. J. Path. **9**, 539 (1933).

Dagnini, G.: Diabete insipido e capsule surrenali. Boll. Sci. med. **112**, 264 (1940).

Damm, G.: Über Ödeme als Ausdruck dienzephal-hypophysärer Regulationsstörung und ihre Beeinflussung durch Hypophysentransplantation. Z. inn. Med. **2**, 729 (1947).
— Störungen des Wasserhaushaltes bei hypophysär-diencephalen Erkrankungen und ihre diagnostische Bedeutung. Dtsch. med. Wschr. **1949**, 1000.
— u. H. zur Horst-Meyer: Über die Behandlung mit Hypophysentransplantation. Dtsch. med. Wschr. **1950**, 267.

Dancis, J., J. R. Birmingham and S. H. Leslie: Congenital diabetes insipidus resistant to treatment with pitressin. Amer. J. Dis. Childr. **75**, 316 (1948).

Dandy, W. E.: Tumors of the third ventricle. Diagnosis and treatment. Springfield, Ill. 1933.
— Section of hypophysial stalk; its relation to diabetes insipidus and hypophysial functions. J. Amer. Med. Assoc. **114**, 312 (1940).

Daneri, J.: Diabetes insípida. Rev. Chilena de Pediatr. **1934**, 306.

Dann, S.: Metabolic craniopathy: a review of the literature with report of a case with diabetes insipidus. Ann. Int. Med. **34**, 163 (1951).

Davis, J. N. P.: Diabetes insipidus and obesity in an Itesot leper child. East Afric. Med. J. **33**, 43 (1946).

Davison, Ch.: Xanthomatosis and the central nervous system (Schüller-Christian's syndrome). Arch. of Neur. **30**, 75 (1933).
— Disturbances of temperature regulation in man; clinico-pathologic study. Proc. Assoc. Res. Nerv. a. Ment. Dis. (1939) **20**, 774 (1940).

Debré, R., J. Marie, D. Nachmansohn et J. Bernard: Diabète insipide. Étude de l'éstimination des chlorures et du pouvoir concentrateur du rein. Bull. Soc. méd. Hôp. Paris **52**, 967 (1936).

Debrou: Gaz. des Hôp. 1860, 10 mars; zit. nach O. Kahler.

Decourt, J.: Sur la physiopathologie du diabète insipide humain. 18. Réunion neurologique internationale 8. Okt. 1946.
— et R. Bastin: Sur l'action diurétique mercurial dans un nouveau cas de diabète insipide. Bull Soc. méd. Hôp. Paris **58**, 299 (1942).
— C. O. Guillaumin et J. Blanchard: Sur le mode d'action de l'extrait post-hypophysaire dans un nouveau cas de diabète insipide. Bull. Soc. méd. Hôp. Paris **57**, 399 (1941).
— L. Meyer, M. Audry et R. Lesourd: Diabète insipide. Action du régime déchloruré sur la polyurie. Considérations sur l'élimination des chlorures. Bull. Soc. méd. Hôp. Paris **50**, 1695 (1934).
— — C. O. Guillaumin et le Parc: Diabète insipide. Étude de la composition du sang et ses variations sous diverses influences (régime déchloruré, traitement hypophysaire, éprouve de la soif.) Bull. Soc. méd. Hôp. Paris **51**, 468 (1935).

Dellepiane, G.: Sul diabete insipido complicante la gravidanza. Boll. Soc. Piemon. Ostetr. **2**, 429 (1934).

Demme: Ein Fall von Diabetes insipidus. Jb. Kinderheilk. **14**, 437 (1879).

Depisch u. Högler: Zit. nach R. Meyer-Bisch.

Dérot, M., et M. David: Syndrome hypophyso-tubérien complexe (diabète insipide, oedème aigu du poumon, syndrome de Cushing, narcolepsie), traité avec succès par la radiothérapie Bull. Soc. méd. Hôp. Paris **57**, 424 (1941).

Desbuquois, G.: Sur un cas de lymphogranulamatose maligne compliquée de diabète insipide. Bull. Soc. méd. Hôp. Paris **51**, 1355 (1935).

Dichois, M., and L. S. Dreifus: Antidiuretic hormone studies in patients presenting edema. Amer. J. Med. Sci. **222**, 538 (1951).

Dietel, H.: Diabetes insipidus und Schwangerschaft. Arch. Gynäk. **159**, 404 (1935).

Dill, J. L.: Eosinophilic granuloma of temporal bone assocciated with diabetes insipidus. Ann. of Otol. **57**, 531 (1948).

Dodds, E. C., R. L. Noble and P. C. Williams: The pituitary gland and the control of urinary secretion. J. of Physiol. **91**, 202 (1937).

Dölle, W.: Eine weitere Ergänzung des Weilschen Diabetes-insipidus-Stammbaumes. Z. menschl. Vererbgs.- u. Konstit.lehre 30, 372 (1951).

Donnath: Zit. nach R. Meyer-Bisch.

Draganesco, S., et O. Sager: Contributions à l'étude du système végétatif diencephalique (observation anatomo-clinique d'un cas d'épendymocytome kystique du IIIe ventricule). Revue neur. 1, 959 (1934).

Dreifus: G.: Le diabète insipide. Paris 1931.

— Remarques sur la physiopathologie du diabète insipide. Bull. Soc. méd. Hôp. Paris 50, 1755 (1934).

Drouet, P. L., et Hamel: Diabète insipide chez un hérédo-syphilitique. Rev. Méd. 59, 661 (1931).

— M. Verain, G. Grandpierre et Pierquin: Un cas de diabète insipide avec glycosurie; traitement par les ondes courtes sur la région hypophyso-tubériene. Bull Soc. méd. Hôp. Paris 52, 115 (1936).

Dubrey: Observation de polyurie. Gaz. Hôp. Paris 1859, 546.

Duke, H. N., and M. Pickford: Observations on the action of acetylcholine and adrenaline on the hypothalamus. J. of Physiol. 114, 325 (1951).

— — and J. A. Watt: The antidiuretic action of morphine: its site and mode of action in the hypothalamus of the dog. Quart. J. Exper. Physiol. 36, 149 (1951).

Duncan, J. M.: On diabetes insipidus in pregnancy and labour. Trans. Obstetr. Soc. London 29, 308 (1888).

Duthoit, Warembourg, Lorriaux et Bizerte: Le diabète insipide d'origine barbiturique. Étude des échanges chlorurés. Paris méd. 1942, 36.

Dutz, H.: Die Bedeutung der Clearancemethodik zur Prüfung der Nierenfunktion für die Klinik unter besonderer Berücksichtigung differentialdiagnostischer Fragestellungen. III. Endokrine Erkrankungen. Z. inn. Med. 1953, 482.

Duvoir, M., L. Pollet et M. Cachin: Diabète insipide suivi de diabète sucré avec coma: influence de grossesse sur la polyurie: traitement par la folliculine. Bull. Soc. méd. Hôp. Paris 48, 549 (1932).

— — F. Layani et J. Chenebault: Syndrome de Simmonds et diabète insipide. Remarques pathogéniques et thérapeutiques. Bull Soc. méd. Hôp. Paris 55, 483 (1939).

van Dyke, H. B.: The physiology and pharmacology of the pituitary body. Chicago (Illinois) 1936 u. 1939.

— The regulation of water excretion by the neurohypophysis. 25. Graduate Fortnight, New York Acad. of Med., 6. X. 1952; Bull. New York Acad. Med. 29, 24 (1953).

— The properties of active extracts of the neural lobe of the pituitary body. J. of Endocrin. 9, IV (Proc.) (1953).

—, R. G. Ames and I. C. Plough: The excretion of antidiuretic hormone in the urine of patients with cirrhosis of the liver. Transact. Assoc. Amer. Physicians 63, 35 (1950).

—, B. F. Chow, R. O. Greep and A. Rothen: The isolation of a protein from the pars neuralis of the ox pituitary with constant oxytocic, pressor and diuresis-inhibiting activities. J. Pharmacol. a. Exper. Ther. 74, 190 (1942).

Earle, D. P. Jr., R. C. de Bodo, E. L. Schwartz, S. J. Farber, M. Kurtz and J. Greenberg: Effect of hypophysectomy on electrolyte and water metabolism in the dog. Proc. Soc. Exper. Biol. a. Med. 76, 608 (1951).

Eaves, E. C., and M. M. Croll: The pituitary and hypothalamic region in chronic epidemic encephalitis. Brain 53, 56 (1930).

Ebstein, W.: Über die Beziehungen des Diabetes insipidus (Polyurie) zu Erkrankungen des Nervensystems. Dtsch. Arch. klin. Med. 11, 344 (1873).

— Beiträge zur Lehre vom Diabetes insipidus. Dtsch. Arch. klin. Med. 95, 1 (1909).

Eckhard, C.: Die Stellung der Nerven beim künstlichen Diabetes. Beitr. Anat. Physiol. 4, 1 (1869).

— Untersuchungen über Hydrurie. Beitr. Anat. Physiol. 4, 153 (1869); 5, 147 (1870); 6, 51 (1872).

— Zur Deutung der Entstehung der vom vierten Ventrikel aus erzeugten Hydrurie. Z. Biol. 44, 407 (1903).

Edelmann, J. G., u. A. S. Kritzmann: Ein Fall von Diabetes insipidus bei einer Schwangeren mit Lues ignorata. Acta dermato-vener. russ. 3, 115 (1925); ref. Ber. Gynäk. 10, 325 (1926).

Eggleton, M. G.: The diuretic action of alcohol in man. J. of Physiol. 101, 172 (1942).

— The effect of nicotine on the diuresis induced by ethyl alcohol. J. of Physiol. 108, 482 (1949).

Ehrmann: Familiärer Diabetes insipidus bei 5 geistig zurückgebliebenen Kindern. Berl. klin. Wschr. 1911, 496.

Eichner, D.: Über funktionelle Kernschwellung in den Nuclei supraoptici und paravenniculares des Hundes bei experimentellen Durstzuständen. Z. Zellforsch. 37, 406 (1952).

Ellermann, M.: Le diabète insipide héréditaire. Acta psychiatr. (Kopenh.) 14, 233 (1939).

ELMER, A. W., J. KEDZIERSKI u. M. SCHEPS: Ein Fall von Diabetes insipidus, verursacht durch eine Metastase eines Hypernephroms im Zwischenhirn. Beitrag zur Pathogenese des Diabetes insipidus. Wien. klin. Wschr. 1928, 591.

ENGSTROM, W. W., and A. LIEBMAN: Chronic hyperosmolarity of the body fluids with a cerebral lesion causing diabetes insipidus and anterior insufficiency. Amer. J. Med. 15, 180 (1953).

EPSTEIN, T.: Un caso di diabete insipido con imponenti disturbi nella regolarizzione della pressione osmotica. Fol. med. (Neapel) 21, 76 (1935).

ERDHEIM, J.: Über Hypophysengangsgeschwülste und Hirncholesteatome. Sitzgsber. Akad. Wiss. Wien 113, 537 (1904).

— Pathologie der Hypophysengeschwülste. Erg. Path. 21, 82 (1926).

ESER, S., et P. TÜZÜNKAM: Le foie et l'hormone antidiurétique. Ann. d'Endocrin. 11, 124 (1950).

ESSER, H., u. E. L. SCHÄFER: Zur Symptomatologie des sog. „Antidiabetes insipidus". Acta neurovegetativa (Wien) 1, 276 (1950).

EVERSOLE, W. J., J. H. BIRNIE and R. GAUNT: Inactivation of posterior pituitary antidiuretic hormone by the liver. J. Clin. Endocrin. 8, 616 (1948). Endocrinology (Springfield, Ill.) 45, 378 (1949).

FALK, C. TH.: Beiträge zur Lehre von der einfachen Polyurie. Dtsch. Klin. 1853, Nr. 41/43.

FALTA, W.: Über Diabetes insipidus. Münch. med. Wschr. 1938, 1425.

— u. O. SPITZENBERGER: Ein Fall von Diabetes insipidus durch Lymphogranulom bedingt. Strahlenther. 60, 385 (1937).

— u. H. TITZE: Behandlung des Diabetes insipidus mit Weckmitteln. Wien. klin. Wschr. 1949, 164.

FANCONI, G.: Der frühinfantile nephrotisch-glykosurische Zwergwuchs mit hypophosphatämischer Rachitis. Jb. Kinderheilk. 147, 299 (1936).

— Contributo alla patologia del metabolismo del cloruro di sodio. (Il diabete insipido occulto.) Riv. Clin. Pediatr. 36, 708 (1938).

— Beitrag zur Pathologie des Kochsalzstoffwechsels (Diabetes insipidus occultus.) Acta paediatr. (Stockh.) 22, 108 (1938).

— Kinderärztliche Tagung am 22. 11. 1953 in Würzburg.

— Tubular insufficiency and renal dwarfism. Arch. Dis. Childh. 29, 1 (1954).

— u. A. WALLGREN: Lehrbuch der Pädiatrie. Basel 1952.

FARINI, A.: Diabete insipido ed opoterapia ipofisaria. Gazz. Osp. 34, 1135 (1913).

FARR, L. E., K. HARE and R. A. PHILLIPS: Production of experimental diabetes insipidus in cats. Amer. J. Physiol. 119, 305 (1937).

— — — Urea clearance of cats with diabetes insipidus. Amer. J. Physiol. 122, 288 (1938).

FELIX, K.: Neues über die Chemie der Hypophysenhormone. Münch. med. Wschr. 1954, 44.

FERIOZI, D., and F. SCHNEIDER: Insufflation of posterior pituitary powder in childhood diabetes insipidus; report of case. Med. Ann. Distr. Columbia 17, 557 (1948).

FERNANDEZ, G., H. GARDEZA e V. STAPFF: El síndrome diabetes insípida; la diabetes insípida traumática. Ann. Fac. med. (Montevideo) 33, 227 (1948).

FERREBEE, J. W., D. PARKER, W. H. CARNES, M. K. GERRITY, D. W. ATCHLEY and R. F. LOEB: Certain effects of desoxycorticosterone; the development of "diabetes insipidus" and the replacement of muscle potassium by sodium in normal dogs. Amer. J. Physiol. 135, 230 (1941).

FERRO-LUZZI, G: La tiroidectomia, totale nel diabete insipido. Minerva Med. 2, 557 (1937).

FEUCHTINGER, O.: Die dienzephal-hypophysäre Fett- und Magersucht. Dtsch. Arch. klin. Med. 189, 377 (1942).

— Hypothalamus, vegetatives Nervensystem und innere Sekretion. Berlin-Wien 1943.

— Konträre und paradoxe Reaktionen als Folge dienzephal-hypophysärer Regulationsstörungen. Nervenarzt 1943, 428.

— Fettsucht und Magersucht. Stuttgart 1946.

FIASCHI, E.: Studi su le oligurie. 4. Ricerche su le oligurie degli obesi ormoni e oligurie. Giorn. Clin. med. 22, 1 (1941).

FINDLAYSON, J.: Diabetes insipidus with great enlargement of the bladder. Glasgow Med. J. 15, 17 (1881).

FINDLEY, T. JR.: Thyroid-pituitary relationship in diabetes insipidus. Proc. Soc. Exper. Biol. a. Med. 36, 448 (1937); Ann. Int. Med. 11, 701 (1937).

— Clinical disorders of the neurohypophysis. Ann. Int. Med. 33, 1423 (1950).

— and P. HEINBECKER: Total thyroidectomy for human diabetes insipidus. Proc. Soc. Exper. Biol. a. Med. 36, 448 (1937).

— and H. W. WHITE: The response of normal individuals and patients with diabetes insipidus to the ingestion of water. J. Clin. Invest. 16. 197 (1937).

FINK, E. B.: A case of diabetes insipidus associated with syphilis of the hypophysis. Endocrinology (Springfield, Ill.) **10**, 317 (1926).
— Diabetes insipidus. A clinical review and analysis of necropsy reports. Arch. of Path. **6**, 102 (1928).
FINKELNBURG, R.: Klinische und experimentelle Untersuchungen über Diabetes insipidus. Dtsch. Arch. klin. Med. **91**, 345 (1907).
— Über das Konzentrationsvermögen der Niere bei Diabetes insipidus nach organischen Hirnerkrankungen. Dtsch. Arch. klin. Med. **100**, 33 (1910).
FISCHER, P.: Du diabète consécutif aux traumatismes. Arch. génér. méd. **20**, 413 (1862).
FISHER, C.: The site of formation of the posterior lobe hormones. Endocrinology (Springfield, Ill.) **21**, 19 (1937).
— and W. R. INGRAM: Effect of feeding of thyroid or salt and of thyroidectomy on fluid exchange of cats with diabetes insipidus. Arch. Int. Med. **58**, 117 (1936).
— — The effect of interruption of the supraoptico-hypophyseal tracts on the antidiuretic, pressor and oxytocic activity of the posterior lobe of the hypophysis. Endocrinology (Springfield, Ill.) **20**, 762 (1936).
— W. K. HARE and S. W. RANSON: The degeneration of the supraoptico-hypophyseal system in diabetes insipidus. Anat. Rec. **63**, 29 (1935).
— — and S. W. RANSON: Relation of hypothalamico-hypophyseal system to diabetes insipidus. Arch. of Neur. **34**, 124 (1935).
— — — Diabetes insipidus and the neurohormonal control of water balance. A contribution to the structure and function of the hypothalamico-hypophyseal system. Ann Arbor (Michigan) 1938.
— H. W. MAGOUN and A. HETHERINGTON: The effect of water deprivation on the fluid exchange of cats with diabetes insipidus. Amer. J. Physiol. **121**, 112 (1938).
— — and S. W. RANSON: Dystocia in diabetes insipidus: the relation of pituitary oxytocin to parturition. Amer. J. Obstetr. **36**, 1 (1938).
FLANDIN, CH., G. POUMEAU-DELILLE, G. PUECH et P. AUZÉPY: Diabète insipide et obésité avec vergetures par atteinte infundibulo-tubérienne d'origine ourlienne. Bull. Soc. méd. Hôp. Paris **51**, 1244 (1935).
FLECKSEDER: Über die Bedingungen der hypophysären Polyurie beim Menschen. Wien. med. Wschr. **1916**, 1007.
FLINKER, R.: Ein Fall von Dystrophia musculorum progressiva mit Polyurie und Polydipsie. Dtsch. Z. Nervenheilk. **135**, 71 (1934).
FÖLDES, F., u. E. STRAUSZ: Die Verlängerung der antidiuretischen Wirkung des Hypophysenhinterlappen-Hormons durch Zusatz von Zink-Salzen. Schweiz. med. Wschr. **1942**, 314.
FORRÓ, E., u. J. LENDVAI: Überempfindlichkeit gegen Hypophysenhinterlappenextrakt in einem Fall von Diabetes insipidus. Wien. klin. Wschr. **1936**, 757.
FORSSMAN, H.: On hereditary diabetes insipidus. Acta med. scand. (Stockh.) **1945**, Suppl. 159.
— Praktische Gesichtspunkte zum Diabetes insipidus bei Kindern. Sv. Läkartidn. **1953**, 2220; ref. Zbl. Kinderheilk. **48**, 138 (1954).
FRANK, E.: Über Diabetes insipidus als Zeichen gesteigerter Funktion des Hinterlappens der Hypophysis. Berl. klin. Wschr. **1910**, 1257.
— Über Beziehungen der Hypophyse zum Diabetes insipidus. Berl. klin. Wschr. **1912**, 393.
— Pathologie des vegetativen Systems. In BUMKE-FOERSTER, Handbuch der Neurologie, Bd. 6. Berlin 1936.
FRANK, J. P.: Grundsätze über die Behandlung der Krankheiten des Menschen, zu akademischen Vorlesungen bestimmt. 5. Theil. Von den Ausflüssen (Profluvia). Mannheim 1797.
— De curandis hominum morbis epitome praelectionibus academicis dictata. Classio quinta (Profluvia). Florenz 1832.
FRENCH, H.: The influence of pregnancy upon certain medical diseases, and of certain medical diseases upon pregnancy. Brit. Med. J. **1908**, 1165.
FREUND, H.: Untersuchungen über einen Fall von gleichzeitig bestehendem Diabetes mellitus und insipidus. Klin. Wschr. **1922**, 1780.
FREY, E.: Nierentätigkeit und Wasserhaushalt. Berlin-Göttingen-Heidelberg 1951.
FRIEDGOOD, H. B.: Endocrine functions of the hypophysis, Bd. 3. New York 1945.
FRIEDMAN, E. D., and A. PLAUT: Tumor of the pineal gland (pinealocytoma) with meningeal and neural metastases. Arch. of Neur. **33**, 1324 (1935).
FRITZSCHE, R.: Über Hypophysenganggeschwülste (ERDHEIM). Helvet. med. Acta **6**, 114 (1939).
P. FROMAGEOT, R. ACHER, H. CLAUSER et H. MAIER-HÜSER: Purification des hormones du lobe postérieur de l'hypophyse de boeuf. II. La vasopressine. Biochim. et Biophysica. Acta **12**, 424 (1953).

13*

FROMAGEOT et H. MAIER-HÜSER: Obtention de vasopressine hautement active C. r. séanc. Acad. Sci. (Paris) **232**, 2367 (1951).

FRÜHINSHOLZ, A., H. VERMELIN et HENNEQUIN: Diabète d'origine hypophysaire et gestation. Bull. Soc. Obstétr. (Paris) **17**, 741 (1928).

FUJIMOTO, Y.: Über den Einfluß der Hypophysenverletzung auf den Wasser- sowie Kochsalzstoffwechsel. Fol. jap. pharmacol. **15**, 1 (1932/33).

— Über den Angriffspunkt des Pituitrins auf die Diuresehemmung sowie auf die Kochsalzausschüttung. Fol. jap. pharmacol. **15**, 19 (1932/33).

FUJISAWA: Zit. nach T. KOMAI.

FUTCHER, T. B.: Diabetes insipidus with a report of five cases. Bull. Johns Hopkins Hosp. **10**, 197 (1902).

— A clinical report of nine cases of diabetes insipidus. Trans. Assoc. Amer. Physicians **19**, 247 (1904).

— Diabetes insipidus and lesions of the midbrain. Report of a case due to metastatic tumor of the hypothalamus. Amer. J. Med. Sci. **178**, 837 (1929).

— The etiology and treatment of diabetes insipidus. Ann. Int. Med. **5**, 566 (1931/32).

GÄNSSLEN u. FRITZ: Über Diabetes insipidus. Klin. Wschr. **1924**, 22.

GAGEL, O.: Zur Topik und feineren Histologie der vegetativen Kerne des Zwischenhirns. Z. Anat. **87**, H. 5/6 (1928).

— Symptomatologie der Erkrankungen des Hypothalamus. In BUMKE-FOERSTER, Handbuch der Neurologie, Bd. 5. Berlin 1936.

— Die Bedeutung des Hypophysenzwischenhirnsystems für den Wasser- und Kohlenhydrathaushalt. Klin. Wschr. **1947**, 289.

— Vegetatives System. In Handbuch der inneren Medizin, 4. Aufl., 5 Bd., 1. Teil. Berlin-Göttingen-Heidelberg 1953.

— Erkrankungen des vegetativen Systems. In Handbuch der inneren Medizin, 4. Aufl., 5. Bd., 1. Teil. Berlin-Göttingen-Heidelberg 1953.

— u. O. FOERSTER: Die Beziehungen zwischen der Hypophyse und dem vegetativen Nervensystem (Diencephalon). Verh. 3. Internat. Neur. Kongreß (Kopenhagen), Sitzg. vom 21.—25. 8. 1939, S. 73, 1939.

— — u. W. MAHONEY: Zur vegetativen Regulation des Hypothalamus (Wasserhaushalt, Wachstumsstörung, Pubertas praecox) 49. Kongreß inn. Med. Wiesbaden 1937.

— u. H. H. KLAES: Zur hypothalamo-hypophysären Regulation des Wasserhaushaltes. Klin. Wschr. **1950**, 295.

— u. W. MAHONEY: Zur Frage des Zwischenhirn-Hypophysensystems. Z. Neur. **156**, 594 (1936).

GALEN, C.: Claudii Galeni opera omnia. Leipzig 1824.

GALLINA, E.: Osservazioni sul ricambo idrico intermediario in quattro casi di diabete insipido. Clin. med. ital., N. S. **68**, 713 (1937).

GAMPER, E.: Schlaf—Delirium tremens—KORSAKOWsches Syndrom. Zbl. Neur. **51**, 236 (1929).

GARROD, O., and J. E. CATES: The effect of intravenous nicotine on urine flow in diabetes insipidus. Proc. Roy. Soc. Med. **43**, 844 (1950).

GAUNT, R.: The adrenal cortex in salt and water metabolism, in Recent Progr. in Hormone Res., **6**, 247 (1951).

GAUPP JR., R.: Diabetes insipidus und Zwischenhirn. Klin. Wschr. **1934**, 1012.

— Die histologischen Befunde und bisherigen Erfahrungen über die Zwischenhirnsekretion des Menschen. Z. Neur. **154**, 314 (1936).

— Über „Kolloid"-Einschlüsse der Nervenzellen. Z. Neur. **154**, 673 (1936).

— Über sekretorisch tätige Ganglienzellen im Zwischenhirn des Menschen. Dtsch. Z. Nervenheilk. **139**, 219 (1936).

— Die morphologischen Grundlagen zur Theorie einer Neurosekretion des vegetativen Systems. Z. Neur. **165**, 273 (1939).

— Die Beziehungen vom Zwischenhirn zur Hypophyse in der morphologischen und experimentellen Forschung. Fortschr. Neur. **13**, 257 (1941).

— Über den Diabetes insipidus. Z. Neur. **171**, 514 (1941).

— Ein weiterer Beitrag zur pathologischen Anatomie des Diabetes insipidus. Z. Neur. **177**, 50 (1944).

— u. E. SCHARRER: Die Zwischenhirnsekretion bei Mensch und Tier. Z. Neur. **153**, 327 (1935).

GAYLER: Über das Zustandekommen der Wachstumsstörungen bei Diabetes insipidus des Kindes. Mschr. Kinderheilk. **21**, 356 (1921).

GEE, S.: A contribution to the history of polydipsia. St. Bartholomew's Hosp. Rep. (London) **13**, 79 (1877).

GELFAND, M.: The Sick African. Capetown 1944.

GENEST, H.-J.: Über das Schicksal von Kindern mit Diabetes insipidus und Polydipsie. Tübingen, Inaug.-Diss. 1937.

GERHARDT, D.: Der Diabetes insipidus, in NOTHNAGEL, Spezielle Pathologie und Therapie, Bd. 7., 1. Hälfte, Wien 1900.

GERNEZ-RIEUX, C., A. BRENTON, G. BONTE et DEWAULLE: Syndrome de BESNIER-BOECK-SCHAUMANN avec lésions osseuses typiques et diabète insipide, associé à une tuberculose à localisations multiples. Action remarquable de la streptomycine. J. franç. méd. et chir. thorac. 2, 376 (1948).

GERSH, I.: Water Metabolism: Endocrine Factors, in Proc. Assoc. Research in Nervous and Mental Disease. Res. Publ. Assoc. Nerv. Ment. Dis. (Baltimore) 20, 436 (1940).

— and C. Mc. C. BROOKS: Correlation of physiological and cytological changes in the neuro-hypophysis of rats with experimental diabetes insipidus. Endocrinology (Springfield, Ill.) 28, 6 (1941).

GIGLI, G.: Alterazioni del ricambio idro-salino nel diabete insipido. Rass. Fisiopat. 13, 111 (1941).

GILMAN, A., and L. GOODMAN: The secretory response of the posterior pituitary to the need for water conservation. J. of Physiol. 90, 113 (1937).

GITTLEMAN, I. F., and J. B. PINCUS: Rickets associated with dwarfism, glycosuria, ketonuria and albuminuria. Amer. J. Dis. Childr. 60, 1351 (1940).

GLANZMANN, E., u. C. WEGELIN: Diabetes insipidus und SIMMONDS-Syndrom nach Encephalitis. Schweiz. med. Wschr. 1942, 1401.

GLOBUS, J. H., A. I. GOLDFARB and S. SILVER: Hypophysiohypothalamic interfunctions and dysfunctions. J. Mount. Sinai Hosp. 14, 308 (1947).

GOLD, PH.: Über Diabetes insipidus bei Meningitis tuberculosa. Zürich. Inaug.-Diss. 1935.

GOLDZIEHER, M., u. J. KALDOR: Experimentelle Beiträge zur Rolle der Hypophyse im Wasserstoffwechsel. Z. exper. Med. 76, 819 (1931).

GOSLAR, H. G.: Vergleichende cytologische Untersuchungen zur Frage der Neurosekretion im Hypothalamus. Acta neurovegetativa (Wien) 4, 381 (1952).

— Vergleichende cytologische Untersuchungen zur Frage der Neurosekretion im Hypothalamus. II. Mitt. Acta neurovegetativa (Wien) 5, 25 (1952).

GOTTSCHALK, E.: Über einen Fall von Ostitis fibrosa und Diabetes insipidus. Würzburg, Inaug.-Diss. 1924.

DE GOWIN, E. L.: The urinary concentration in diabetes insipidus. A comparison of the effects of several drugs. Amer. J. Med. Sci. 190, 747 (1935).

GRAHAM, G.: Diabetes insipidus. In The British Encyclopaedia of Medical Practize, 4. Bd. London 1937.

GRASER, F.: Die Beeinflussung der Chlorurese durch Oxytocin and Vasopressin beim Diabetes insipidus. Klin. Wschr. 1950, 551.

— Zur Pathophysiologie des Diabetes insipidus. Z. Kinderheilk. 70, 387 (1952).

GRASSHEIM, K.: Über „primäre Oligurie", ihr Wesen und die Ursachen ihrer Entstehung. Z. klin. Med. 110, 469 (1929).

— Wasser- und Kochsalzstoffwechsel beeinflussende Stoffe im Liquor bei Erkrankungen des hypophysären Systems. Klin. Wschr. 1932, 1257.

GRASSMANN, W.: Diabetes insipidus bei Tumormetastasen in der Hypophyse. Frankf. Z. Path. 42, 384 (1931).

GRAY, P. A., and W. M. MOFFAT: Coexistance of diabetes mellitus and diabetes insipidus. Case report with autopsie. Endocrinology (Springfield, Ill.) 27, 430 (1940).

GREENE, J. A., and R. B. GIBSON: Coexistance of diabetes mellitus and diabetes insipidus. Report of a case with pregnancy. J. Labor. a. Clin. Med. 24, 455 (1939).

— and L. E. JANUARY: Diabetes insipidus. Treated by the subcutaneous administration of a suspension of pitressin tannate in oil. J. Amer. Med. Assoc. 115, 1183 (1940).

— — Efficacy of pellets of posterior hypophysis and of pitressin in oil in diabetes insipidus. Proc. Soc. Exper. Biol. a. Med. 44, 217 (1940).

GREINER, A., and L. PODHRADSZKY: Kidney function in diabetes insipidus. Lancet 1947, 498.

GRENET, H., R. LEVENT et P. ISAAC-GEORGES: Nanisme et diabète insipide chez un enfant de six ans, porteur d'une lésion congénitale des voies biliaires. Bull. Soc. Pédiatr. (Paris) 37, 538 (1940).

GRIFFITH, J. P. C.: Xanthoma tuberosum with early jaundice and diabetes insipidus. Arch. of Pediatr. 39, 297 (1922).

GROS, H.: Störungen des Wasserhaushaltes bei latenter Hepatopathie. Med. Mschr. 1952, 151.

GROSS, R. E.: Neoplasms, producing endocrine disturbances in childhood. Amer. J. Dis. Childr. 59, 579 (1940).

GROSS: Über Polyurie und Glykosurie bei Wirbelverletzungen. Inaug. Diss.-Würzburg 1884, zit. nach R. STERN.

GRUBB, A. B.: Diabetes insipidus. Virginia Med. Month. 75, 422 (1948).

GRÜNTHAL, E., u. F. KELLER: Diabetes insipidus mit Ausfall des hypothalamisch-hypophysären Systems. Mschr. Psychiatr. 108, 254 (1943).

Guarino, A.: Diabete insipido post-traumatico. Innesto sottocutaneo. Rif. med. **1941**, 36.

Gurvich, M. I., and N. E. Farigon: Diabetes insipidus verursacht durch Malaria, behandelt mit Chinin. Kasuistik. Sovet Med. 4, 31 (1940); zit. n. Blotner.

Hagenbach, E.: Ein Fall von Diabetes insipidus. Jb. Kinderheilk. 19, 214 (1882).

Hall, C. A., B. Frame and V. A. Drill: Renal excretion of water and antidiuretic substances in patients with hepatic cirrhosis and rats with dietary liver injury. Endocrinology (Springfield, Ill.) 44, 76 (1949).

Hall: Zit. nach R. Meyer-Bisch.

Hamperl, H., u. K. Wallis: Über renalen Zwergwuchs ohne und mit (renaler) Rachitis. Erg. inn. Med. 45, 589 (1933).

Hand, A.: Polyuria and tuberculosis. Arch. of Pediatr. 10, 673 (1893).

— Defects of membranous bones, exophthalmos and polyuria in childhood. Is it dyspituitarism ? Amer. J. Med. Sci. 162, 509 (1921).

Handley, C. A., and A. D. Keller: Morphine induced secretion of pitressin in dogs with hypophysial stalk section. Federat. Proc. 6, 121 (1947).

— — Continued changes in renal function produced by morphine in normal dogs and dogs with diabetes insipidus. J. Pharmacol. a. Exper. Ther. 99, 33 (1950).

— — Changes in renal functions associated with diabetes insipidus precipitated by anterior hypothalamic lesions. Amer. J. Physiol. 160, 321 (1950).

Hanhart, E.: Die Erbpathologie des Stoffwechsels. In Handbuch der Erbpathologie des Menschen. 4. Bd., II. Teil. Berlin 1940.

Hankiss, J.: Bestimmung des antidiuretischen Hormons im Serum von Diabetes-insipidus-Kranken. Schweiz. med. Wschr. **1953**, 479.

von Hann, F.: Über die Bedeutung der Hypophysenveränderungen bei Diabetes insipidus. Frankf. Z. Path. 21, 337 (1918).

Hanssen, P.: Beobachtungen bei Diabetes insipidus. II. Kreatinin- und Harnstoffaus-scheidung. Hosp. tid. (dän.) **1935**, 1306; ref. im Kongreßzbl. inn. Med. 85, 233 (1936).

Hanssen, P., u. N. B. Krarup: Beobachtungen bei Diabetes insipidus. I. Zur Diagnose und Behandlung des Diabetes insipidus. Hosp.tid. (dän.) **1935**, 1299; ref. in Kongreßzbl. inn. Med. 85, 233 (1936).

Harding, F. E.: Pituitary antidiuretic hormone in diabetes insipidus; 8 cases of diabetes insipidus — 4 with pregnancy. West. J. Surg. 51, 269 (1943).

Hare, K.: Water metabolism: neurogenic factors, Proceed. Assoc. Research in Nervous and Mental Disease. Res. Publ. Assoc. Nerv. Ment. Dis. (Baltimore) 20, 416 (1940).

— R. C. Hickey and R. S. Hare: Renal excretion of the antidiuretic substance by the dog. Amer. J. Physiol. 134, 240 (1941).

— E. V. Melville, G. H. Chambers and R. S. Hare: The assay of antidiuretic material in blood and urine. Endocrinology (Springfield, Ill.) 36, 323 (1945).

— D. M. Phillips, J. Bradshaw, G. H. Chambers and R. S. Hare: The diuretic action of thyroid in diabetes insipidus. Amer. J. Physiol. 141, 187 (1944).

Hare, R. S., K. Hare and D. M. Phillips: The renal excretion of chloride by the normal and by the diabetes insipidus dog. Amer. J. Physiol. 140, 334 (1943).

Harris, G. W.: The hypothalamus and water metabolism. Proc. Roy. Soc. Med. **1948**, 661.

Hart, S. D., and H. B. Breitman: Diabetes insipidus complicating pregnancy. Amer. J. Obstetr. 41, 527 (1941).

Harvey, A.: A case of diabetes insipidus permanently cured by an intercurrent attack of measles. Birmingham Med. Rev. 31, 166 (1892).

Harvier, P., B. Desplas et P. Froment: Diabète insipide et diabète sucré après traumatisme cranien. Bull. Acad. Méd. Paris 127, 69 (1943).

Haterius, H. O.: Evidence of pituitary involvement in the experimental control of water diuresis. Amer. J. Physiol. 128, 506 (1940).

Hauptfeld, R.: Über den Angriffspunkt des itressins in der Niere. Klin. Wschr. **1934**, 839.

Haushalter, P., et Lucien: Polyurie simple et tubercle de l'hypophyse. Revue neur. 12, 1 (1908).

Healy, J. W.: Diabetes insipidus as a manifestation of general miliary tuberculosis. Brit. J. Child. Dis. 32, 275 (1935).

Heard, J. D., F. L. Schumacher and W. B. Gordon: Association of diabetes insipidus with osteitis fibrosa polycystica. Amer. J. Med. Sci. 171, 38 (1926).

Hechst, B.: Über das Verhalten der hypothalamischen vegetativen Zentren bei der pro-gressiven Paralyse. Arch. Psychiatr. u. Z. Neur. 91, 319 (1930).

— Über das Verhalten der hypothalamischen vegetativen Zentren bei Akromegalie. Arch. Psychiatr. u. Z. Neur. 102, 213 (1934).

— Diabetes insipidus nach epidemischer Encephalitis. Dtsch. Z. Nervenheilk. 134, 182 (1934).

Heiberg, K. A.: Ein Fall von gleichzeitigem Diabetes insipidus und Diabetes mellitus. Z. klin. Med. 73, 319 (1911).

HEINBECKER, P., and H. L. WHITE: Hypothalamico-hypophysial system and its relation to water balance in the dog. Amer. J. Physiol. **133**, 582 (1941).
— — and D. ROLF: The essential lesion in experimental diabetes insipidus. Endocrinology (Springfield, Ill.) **40**, 104 (1947).
HEIPERTZ, W.: Schädeltrauma und Wasserhaushalt. Mschr. Unfallheilk. **54**, 167 (1951).
— Stickstoff- und Kochsalzstoffwechselstörungen nach Schädeltrauma. Mschr. Unfallheilk. **55**, 353 (1952).
VAN DER HEIJDEN: Diabetes insipidus. Diss. Leiden 1875, zit. nach R. STERN.
HELLER, H.: The state in the blood and the excretion by the kidney of the antidiuretic principle of posterior pituitary extracts. J. of Physiol. **89**, 81 (1937).
— The renal function of newborn infants. J. of Physiol. **102**, 429 (1944).
— Antidiuretic action of vasopressin in young rats. J. of Physiol. **115**, 43 (1951).
— The water metabolism of newborn infants and animals. Arch. Dis. Childh. **26**, 195 (1951).
— The action and fate of vasopressin in newborn and infant rat. J. of Endocrin. **8**, 214 (1952).
— Schicksal und Ausscheidung der Wirkstoffe des Hypophysenhinterlappens. Wien. klin. Wschr. **1952**, 619.
— Edema e sostanze antidiuretiche. Rivista di Terapia Moderna e di. Med. Prat. **1952**, 3.
— The fate and excretion of neurohypophysial principles. J. of Endocrin. **9**, 7 (1953).
— and F. F. URBAN: The fate of the antidiuretic principle of postpituitary extracts in vivo and in vitro. J. of Physiol. **85**, 502 (1935).
— and E. J. ZAIMIS: The antidiuretic and oxytocic hormones in the posterior pituitary glands of newborn infants and adults. J. of Physiol. **109**, 162 (1949).
HENSCHEN, F.: Über CHRISTIANs Syndrom und dessen Beziehungen zur allgemeinen Xanthomatose. Acta paediatr. (Stockh.) **12**, Suppl. 6 (1931).
HERRICK, J. B.: Report of a case of diabetes insipidus with marked reduction in the amount of urine following lumbar puncture. Arch. Int. Med. **10**, 1 (1912).
HEWER, T. F., and H. HELLER: Non-lipid reticulo-endotheliosis with diabetes insipidus; report of a case with estimation of posterior pituitary hormones. J. of Path. **61**, 499 (1949).
HICKEY, R. C., and K. HARE: The renal excretion of chloride and water in diabetes insipidus. J. Clin. Invest. **23**, 768 (1944).
— — and R. S. HARE: Some cytological and hormonal changes in the posterior lobe of the rat's pituitary after water deprivation and stalk section. Anat. Rec. **81**, 319 (1941).
HIGGINS, G., W. LEWIN, J. R. P. O'BRIEN and W. H. TAYLOR: Metabolic disorders in head injury. Hyperchloraemia and hypochloruria. Lancet **1951**, 1295.
— — — — Metabolic disorders in head injury. Survey of 76 consecutive cases. Lancet **1954**, 61.
HILD, W.: Über Neurosekretion im Zwischenhirn des Menschen. Z. Zellforsch. **37**, 301 (1952).
— u. G. ZETLER: Über das Vorkommen der drei sog. ,,Hypophysenhinterlappenhormone" Adiuretin, Vasopressin und Oxytocin im Zwischenhirn als wahrscheinlicher Ausdruck einer neurosekretorischen Leistung der Ganglienzellen der Nuclei supraopticus und paraventricularis. Experientia (Basel) **7**, 189 (1951).
— — Über das Vorkommen der Hypophysenhinterlappenhormone im Zwischenhirn. Arch. exper. Path. **213**, 139 (1951).
— — Neurosekretion und Hormonvorkommen im Zwischenhirn des Menschen. Klin. Wschr. **1952**, 433.
— — Vergleichende Untersuchungen über das Vorkommen der Hypophysenhinterlappenhormone im Zwischenhirn einiger Säugetiere. Dtsch. Z. Nervenheilk. **167**, 205 (1952).
— — Über die Funktion des Neurosekrets im Zwischenhirn-Neurohypophysensystem als Trägersubstanz für Vasopressin, Adiuretin und Oxytocin. Z. exper. Med. **120**, 236 (1953).
— — Experimenteller Beweis für die Entstehung der sog. Hypophysenhinterlappenwirkstoffe im Hypothalamus. Pflügers Arch. **257**, 169 (1953).
HILLARP, N. Å.: Cell reactions in the hypothalamus following overloading of the antidiuretic function. Acta endocrinol. (Kopenh.) **2**, 33 (1949).
HINDEMITH, H.: Mißbildung der ableitenden Harnwege bei Kleinwuchs, Infantilismus und symptomatischem Diabetes insipidus (Renaler Zwergwuchs). Z. Urol. **43**, 423 (1950).
— u. H. REINWEIN: Diabetes insipidus, Kleinwuchs, Infantilismus. Mißbildung der ableitenden Harnwege. Wien. med. Wschr. **1950**, 139.
HIRSCH, O.: Diabetes insipidus. Wien. klin. Wschr. **1931**, 1387.
— Rolle der Hypophyse und des Hypothalamus beim Diabetes insipidus. (Beobachtungen an Patienten und Implantationen von tierischen und menschlichen Hypophysen.) Wien. klin. Wschr. **1937**, 299.
— Ist für die Entwicklung des Diabetes insipidus ein aktiver oder ausreichend funktionsfähiger Vorderlappen notwendig? Arzneimittel-Forsch. **3**, 326 (1953).
— u. R. DEMEL: Über Implantation von tierischer und menschlicher Hypophyse bei Diabetes insipidus. Wien. klin. Wschr. **1936**, 523.

HIRSCH, W., et A. KAATZ: A propos d'un cas de diabète insipide. Schweiz. med. Wschr. 1939, 647.

HITOMI, T., u. N. SATÔ: Zit. nach T. KOMAI.

HOCHSTETTER, F.: Beitrag zur Klinik der multiplen Blutdrüsensklerose. Med. Klin. 1922, 661.

VON HOESSLIN, R.: Tumor der Epiphysis cerebri, Diabetes insipidus, Oculomotoriuskernlähmung. Münch. med. Wschr. 1896, 292.

HOFFMAN, H. A.: Infectious diseases as cause of diabetes insipidus. Virginia Med. Monthly 69, 42 (1942).

HOFFMANN, F., u. K. J. ANSELMINO: Nachweis der antidiuretischen Komponente des Hypophysenhinterlappenhormons und einer blutdrucksteigernden Substanz im Blute bei Nephropathie und Eklampsie. Arch. Gynäk. 147, 604 (1931).

HOKE: Zit. nach R. MEYER-BISCH.

HOLMES, J. H., and M. I. GREGERSON: Origin of thirst in diabetes insipidus. Amer. J. Med. 4, 503 (1948).

— — Observations on drinking induced by hypertonic solutions. Amer. J. Physiol. 162, 326 (1950).

— — Role of sodium and chloride in thirst. Amer. J. Physiol. 162, 338 (1950).

— and A. V. MONTGOMERY: Thirst as a symptom. Amer. J. Med. Sci. 225, 281 (1953).

HOLZER, H., u. O. KLEIN: Über hypochlorämischen Diabetes insipidus, nebst einem Beitrag zur Frage der Störungen der zentralen Regulation der Wasser- und Salzdiurese. Z. klin. Med. 104, 299 (1926).

HORNBOSTEL, H.: Zur Hypophysentransplantation bei Diabetes insipidus. Med. Klin. 1949, 996.

HORRAX, G.: The role of pinealomas in the causation of diabetes insipidus. Ann. Surg. 126, 725 (1947).

— and P. BAILEY: Pineal pathology; further studies. Arch. of Neur. 19, 395 (1928).

— and J. P. WYATT: Ectopic pinealomas in chiasmal region: report of three cases. J. of Neur. 4, 309 (1947).

HORTEN, E.: Die Wirkung der Kurzwellenbesendung des Hypophysen-Zwischenhirns auf die vegetativen Funktionen beim Menschen. Klin. Wschr. 1947, 392.

HURXTHAL, L. M., and N. MUSULIN: Clinical Endocrinology. Philadelphia, London, Montreal 1952.

INADA: Zit. nach T. KOMAI.

INGRAM, W. R.: The relation of the hypophysis and associated hypothalamic mechanisms to water exchange. Cold Spring Harbor Symp. Quant. Biol. 5, 381 (1937).

— Hypothalamus, review of experimental data. Psychosomatic Med. 1, 48 (1939).

— and R. W. BARRIS: Diuresis associated with direct stimulation of the hypophysis. Endocrinology (Springfield, Ill.) 19, 432 (1935).

— and C. FISHER: The relation of the posterior pituitary to water exchange in the cat. Anat. Rec. 66, 271 (1936).

— — Effects of thyroidectomy, castration, anterior lobe administration and pregnancy upon experimental diabetes insipidus in the cat. Endocrinology (Springfield, Ill.) 21, 273 (1937).

— — and S. W. RANSON: Experimental diabetes insipidus in the monkey. Arch. Int. Med. 57, 1067 (1936).

— L. LADD and J. T. BENBOW: The excretion of antidiuretic substance and its relation to the hypothalamico-hypophysial system in cats. Amer. J. Physiol. 127, 544 (1939).

— and C. A. WINTER: The effects of adrenalectomy upon the water exchange of cats with diabetes insipidus. Amer. J. Physiol. 122, 143 (1938).

INOUYE, K.: Ein Fall von hypophysärem Zwergwuchs mit Diabetes insipidus. Fol. jap. endocrin. 6, 19 (1930).

IRVING, G. W.: The chemistry and physiology of the posterior lobe of the pituitary gland, in The Chemistry and Physiology of the Hormones. Washington 1944.

— and V. DU VIGNEAUD: Hormones of the posterior lobe of the pituitary gland. Ann. New York Acad. Sci. 43, 273 (1943).

— H. M. DYER and V. DU VIGNEAUD: Purification of the pressor principle of the posterior lobe of the pituitary gland by electrophoresis. J. Amer. Chem. Soc. 63, 503 (1949).

IVERSEN, K.: Ein Fall von Oligurie, augenscheinlich hypophysären Ursprungs. „Antidiabetes insipidus". Nord. Med. (Stockh.) 1940, 2511; dtsch. Zusammenfassung 2514; ref. Kongreßzbl. inn. Med. 109, 695 (1942).

JANSEN, R.: Über Diabetes insipidus (ein besonderer Fall). Inaug.-Diss. Halle 1899.

JONES, A. M., and W. SCHLAPP: The action and fate of injected posterior pituitary extracts in the decapitated cat. J. of Physiol. 87, 144 (1936).

JONES, G. M.: Diabetes insipidus: Clinical observations in forty-two cases. Arch. Int. Med. 74, 81 (1944).

JORDAN, W. R., and W. R. GRAHAM: Diabetes insipidus following encephalitis. Virginia Med. Monthly **69**, 35 (1942).

JORES, A.: Das Hypophysen-Zwischenhirnsystem. Zbl. inn. Med. **56**, 1026, 1057 (1935).
— Experimentelle Nykturie. Dtsch. Arch. klin. Med. **178**, 109 (1935).
— Fortschritte der Hormontherapie. III. Therapie mit Hypophysenpräparaten. B. Therapie mit Hinterlappenhormon. Fortschr. Ther. **13**, 383 (1937).
— Die Krankheiten des Hypophysenzwischenhirnsystems. In BUMKE-FOERSTER Handbuch der Neurologie 15. Bd. Berlin 1937.
— Klinische Endokrinologie. 3. Aufl., Berlin-Göttingen-Heidelberg 1949.
— u. H. BECK: Die Nykturie als zentral bedingte Funktionsstörung des vegetativen Systems. Dtsch. Z. Nervenheilk. **138**, 4 (1935).

JUNGMANN, P.: Über eine isolierte Störung des Salzstoffwechsels. Ein klinischer Beitrag zur Frage der Abhängigkeit der Salzausscheidung vom Nervensystem. Klin. Wschr. **1922**, 1546.

JUST, G.: Ein Wort zu WEILs Diabetes-insipidus-Stammbaum. Arch. Rassenbiol. **16**, 312 (1925).

KAHLER, O.: Die dauernde Polyurie als cerebrales Herdsymptom. Z. Heilk. **7**, 105 (1886).

KAHN, B. S.: Use of amidopyrine in a case of diabetes insipidus. J. Amer. Med. Assoc. **100**, 1593 (1933).

KAIRIUKSTIS, V.: Organtherapie bei Diabetes insipidus. Med. Klin. **1925**, 1136.

KAMM, O.: The dialysis of pituitary extracts. Science (Lancaster, Pa.) **1928**, 199.
— T. B. ALDRICH, I. W. GROTE, L. W. ROWE and E. P. BUGBEE: The active principles of the posterior lobe of the pituitary gland. I. The demonstration of the presence of two active principles. II. The separation of the two principles and their concentration in the form of potent solid preparations. J. Amer. Chem. Soc. **50**, 573 (1928).

KARPLUS, J. P.: Die Physiologie der vegetativen Zentren. In BUMKE-FOERSTER Handbuch der Neurologie, 2 Bd., Berlin 1937.
— u. O. PESZNIK: Über die Beeinflussung der Hypophysentätigkeit durch die Erregung des Hypothalamus. Pflügers Arch. **225**, 654 (1930); **232**, 402 (1933).

KARY, C.: Pathologisch-anatomische und experimentelle Untersuchungen zur Frage des Diabetes insipidus. Virchows Arch. **252**, 734 (1924).

KAUFMANN, G.: Nachweis einer antidiuretischen Substanz im normalen menschlichen Urin. Beitrag zur Kenntnis der Neurohypophyse. Dtsch. Arch. klin. Med. **200**, 419 (1953).

KELLER, A. D.: Hypophyseal thyrotropic mechanism essential for occurrence of diabetes insipidus in its maximal form. Proc. Soc. Exper. Biol. a. Med. **36**, 787 (1937).
— Observations on the latent period in experimental diabetes insipidus. Proc. Soc. Exper. Biol. a. Med. **38**, 31 (1938).
— Permanent diabetes insipidus possible in the absence of the pars anterior. Proc. Soc. Exper. Biol. a. Med. **39**, 555 (1938).
— Elimination of pars nervosa without eliciting diabetes insipidus. Endocrinology (Springfield, Ill.) **30**, 408 (1942).
— and J. W. HAMILTON JR.: Degeneration of the infundibular nerve fibers in the cat without eliciting diabetes insipidus. Amer. J. Physiol. **119**, 348 (1937).
— — Degeneration of infundibular nerve fibers in the cat without appreciable polydipsia. Arch. Surg. **37**, 760 (1938).
— W. E. LAWRENCE and C. B. BLAIR: Effects of varying degrees of hypophysectomy in the dog. Arch. of Path. **40**, 289 (1945).
— W. NOBLE and J. W. HAMILTON JR.: Effects of anatomical separation of hypophysis from hypothalamus in the dog. Proc. Soc. Exper. Biol. a. Med. **34**, 794 (1936).
— — — Effects of anatomical separation of the hypophysis from the hypothalamus of the dog. Amer. J. Physiol. **117**, 467 (1936).

KELSALL, A. R.: The inhibition of water diuresis in man by ischaemic muscle pain. J. of Physiol. **109**, 150 (1949).
— The urinary excretion of creatinine during inhibition of water diuresis in man by ischaemic muscle pain. J. of Physiol. **112**, 54 (1951).

KENNEDY, F. S., and J. H. FISHER: Syphilis of the pituitary body. A case report with review of literature. Amer. J. Syph. 18, 12 (1934).

KERPEL-FRONIUS, E., J. VÖNÖCZKY u. I. KELEMEN: Urämie durch kontinuierliche Verabreichung von Hypophysenhinterlappenhormon. Experientia (Basel) **4**, 229 (1948).

KINDWALL, J. A., and D. CLEVELAND: Pre-frontal lobotomy, fifteen patients before and after operation. J. Amer. Psychiatr. **101**, 749 (1945).

KIYONO, H.: Über das Vorkommen von Plattenepithelherden in der Hypophyse. Virchows Arch. **252**, 118 (1924).
— Über Zwischenhirnveränderungen bei Diabetes insipidus. Virchows Arch. **257**, 477 (1925).

KLAFTEN, E.: Diabetes insipidus und Schwangerschaft. Mschr. Geburtsh. **75**, 333 (1927).

KLAMANN: Ein Fall von einfacher zuckerloser Harnruhr. Inaug.-Diss. Greifswald 1872, zit. nach R. STERN.

KLAR, R.: Über einen mit Tonephin-Einspritzungen behandelten Fall von Diabetes insipidus. Med. Klin. **1935**, 1430.

KLEINSORGE, H., u. L. KUBITZA: Endokrine Erkrankungen nach der Schwangerschaft. Ärztl. Wschr. **1953**, 379.

KLINKE, K.: Persönliche Mitteilung.

KLISIECKI, A., M. PICKFORD, P. ROTHSCHILD and E. B. VERNEY: The absorption and excretion of water by the mammal. I. The relation between absorption of water and its excretion by the innervated and denervated kidney. Proc. Roy. Soc. London, s. B. **112**, 496 (1933).

KLUGE, E.: Neue Beiträge zur Kenntnis des renalen Zwergwuchses und der renalen Rachitis. Virchows Arch. **298**, 406 (1937).

KNÖPFELMACHER: Diabetes insipidus bei Kindern. Münch. med. Wschr. **1905**, 629.

KOELLA, W.: SIMMONDssche Kachexie und Diabetes insipidus. Schweiz. med. Wschr. **1947**, 1023.

— Die Beeinflussung der Harnsekretion durch hypothalamische Reizung. Helvet. physiol. Acta **7**, 498 (1949).

— Die Bedeutung des Hypophysen-Zwischenhirn-Systems für die Wasserausscheidung. Schweiz. med. Wschr. **1951**, 785 u. 819.

KÖLLE: Demonstration: Gravidität bei Diabetes insipidus. Zbl. Gynäk. **50**, 2212 (1926).

KOGA, K.: Zit. nach T. KOMAI.

KOMAI, T.: Pedigrees of hereditary diseases and abnomalities found in the japanese race. Kyoto 1934.

KOURILSKY, R.: Le role de la soif dans le diabète insipide. Presse méd. **1942**, 535.

— Le diabète insipide humain. Ann. méd. 48, 288 (1947).

— Studio fisiopatologico del diabete insipido nell'uomo. Minerva Med. 1, 326 (1948).

— Diabetes insipidus. Proc. Roy. Soc. Med. **43**, 842 (1950).

— L. CORRE, H. HERVEY et S. MORAT: Comparaison entre l'épreuve de concentration urinaire en présence de pituitrine chez le sujet normal et chez le diabétique insipide. Bull. Soc. méd. Hôp. Paris 58, 43 (1942).

— M. DAVID, J. SICARD et J. J. GALEY: Diabète insipide posttraumatique. Cessation subite de la soif au cours de l'ouverture d'un kyste arachoïdien de la région optochiasmatique. Guérison. Revue neur. **74**, 264 (1942).

— et E. FOURNIER: Étude physiopathologique du diabète insipide. La forme polydipsique (3 Mém.). Ann. Méd. **50**, 529 (1949).

— S. KOURILSKY, M. LAUDAT et L. CORRE: Comparaison entre l'action du régime déchloruré et de la restriction des liquides chez un sujet atteint de diabète insipide et chez le sujet normal. Bull. Soc. méd. Hôp. Paris 58, 81 (1942).

— — — et J. REGAUD: Action des diurétiques mercuriels dans un cas de diabète insipide. Bull. Soc. méd. Hôp. Paris 58, 58 (1942).

— — — Les troubles de la concentration rénale du chlorure de sodium sont-ils la cause du diabète insipide? Bull. Soc. méd. Hôp. Paris 58, 86 (1942).

— — — La physiologie du diabète insipide humain doit-etre conçue en fonction de la soif beaucoup plus que de la polyurie. Bull. Soc. méd. Hôp. Paris 58, 104 (1942).

— — — et S. RÉMOND: Effects comparés de l'ingestion d'eau et de sel chez un sujet atteint de diabète insipide et chez un sujet normal. Bull. Soc. méd. Hôp. Paris 58, 54 (1942).

— M. LAUDAT et E. LORTAT-JACOB: La cause de la soif dans le diabète insipide. Bull. Soc. méd. Hop. Paris 58, 166 (1942).

— et J. REGAUD: Étude physiopathologique d'un cas de diabète insipide. Bull. Soc. méd. Hôp. Paris 58, 34 (1942).

— et J. SICARD: L'importance clinique de la soif dans le diabète insipide. Bull. Soc. méd. Hôp. Paris 58, 168 (1942).

— — et J. J. GALEY: L'état des tissus dans le diabète insipide. Bull. Soc. méd. Hôp. Paris 58, 176 (1942).

KOVÁCS, K., and D. BACHRACH: Hypothalamus and water metabolism. Studies on the antidiuretic substance of the hypothalamus and hypophysis. Acta med. scand. (Stockh.) **141**, 137 (1951).

— — A. JAKOBOVITS, E. HORVÁTH u. B. KORPÁSSY: Hypothalamo-hypophyseale Beziehungen der Flüssigkeitsentziehung bei Ratten. Endokrinologie **31**, 17 (1954).

— — — — Über die Beziehungen der Systeme vorderer Hypothalamus-Neurohypophyse und Adenohypophyse-Nebennierenrinde. Endokrinologie **31**, 149 (1954).

KRATZSCH, E.: Experimentell-morphologische Untersuchungen am Zwischenhirn-Hypophysensystem der Ratte bei Polyurie infolge Alloxanvergiftung (mit besonderer Berücksichtigung der Pituizyten). Z. Zellforsch. **36**, 371 (1951).

KRAUS, E. J.: Die Hypophyse. In HENKE-LUBARSCH, Handbuch der speziellen pathologischen Anatomie und Histologie, Bd. 8, Berlin 1926.

KRAUS, E. J.: Die morphologischen Veränderungen der menschlichen Hypophyse nach Zerstörung der Zwischenhirnbasis bzw. des Hypophysenstieles und deren Folgen. Virchows Arch. **286**, 656 (1932).

KRÜGER, E. H.: Unerwünschte Wirkungen der Hypophysenhinterlappenextrakte bei ihrer Anwendung in der Geburtshilfe. Z. ärztl. Fortbildg. **44**, 231 (1950).

KÜHNER, L.: Hydronephrose unter dem Bild des Diabetes insipidus. Kinderärztl. Prax. **10**, 486 (1939).

KUELZ: Beiträge zur Hydrurie und Meliturie. Marburg 1872, zit. nach H. NOTHNAGEL.

— Zit. nach C. GERHARDT, Handbuch der Kinderkrankheiten, Bd. XIII/1. Tübingen 1887—1893.

KUGELMEYER, L. M.: Plötzliches Auftreten eines Diabetes insipidus infolge septischer Nekrose in Hinterlappen und Stiel der Hypophyse bei akuter myeloischer Stammzellenleukämie. Z. klin. Med. **132**, 521 (1937).

KUHN, PH.: Über den Zusammenhang von Diabetes insipidus und mellitus. Münch. med. Wschr. **1902**, 103.

KUROSE, I.: Zit. nach T. KOMAI.

KUSCHINSKY, G.: Über den Einfluß des Wassers und des Novasurols auf den Hormongehalt des Hypophysenhinterlappens. Arch. exper. Path. u. Pharmakol. **192**, 536 (1939).

— u. H. E. BUNDSCHUH: Über eine diuretische und kochsalzausscheidende Substanz in Hypophysenhinterlappen-Präparaten. Arch. exper. Path. u. Pharmakol. **192**, 683 (1939).

— — Über die diuretische Wirkung von Hinterlappenpräparaten und ihre Beziehung zur antidiuretischen Wirkung des Vasopressins. Klin. Wschr. **1939**, 207.

— u. P. LIEBERT: Untersuchungen über den Hormongehalt des Hypophysenhinterlappens der Ratte unter dem Einfluß von Wasser, Kochsalz und Novasurol. Klin. Wschr. **1939**, 823.

KYLIN, E.: Hypophysentransplantation in einem Fall mit Diabetes insipidus. Acta med. scand. (Stockh.) **101**, 566 (1939).

— Die Klinik der hypophysären Erkrankungen. Leipzig 1943.

KYRKLUND: Zit. nach R. MEYER-BISCH.

LABBÉ: Zit. nach R. MEYER-BISCH.

LABBY, D., and C. HOAGLAND: Water storage and movements of body fluids and chlorides during acute liver disease. J. Clin. Invest. **26**, 343 (1947).

LACOMBE, L. U.: De la polydipsie. L'expérience. J. Méd. et Chir. **7**, 305, 323, 339 (1841); Thèse de Paris **1841**, Nr. 99.

LAJOS, B.: Die namhafte Abnahme der endogenen Kreatininausscheidung bei einem Fall von Diabetes insipidus mit Oligurie. Orv. Hetil. **90**, 270 (1949) (ungar.); ref. im Kongreßbl. inn. Med. **126**, 378 (1951).

LANCEREAUX: Thèse d'agrégation. Paris 1869, zit. nach R. STERN.

LANDAU, A., et J. WAJSMAN: Études cliniques sur le diabète insipide. I. Diabète insipide, hydro- et chlororégulation et leur comportement sous l'influence du novasurol et des extraits hypophysaires. Rev. belge Sci. méd. **6**, 273 (1934).

— — Études cliniques sur le diabète insipide II. Un cas extraordinaire de diabète insipide associé à la néphrite hydropigène. Remarques sur la nature et la pathogénie du diabète insipide et des oedèmes rénaux. Rev. belge Sci. méd. **6**, 763 (1934).

DE LANGE, C.: Über erblichen Diabetes insipidus. Jb. Kinderheilk. **145**, 1 (1935).

LAURENTIE, A., et B. J. BASILIOU: Crisis éclamptiques sans albuminurie ayant apparu le 22e jour des suites de couches amaurose et diabète insipide, contribution a l'étude pathogénique du diabète insipide dans ses rapports avec l'éclampsie. Gynéc. et Obstétr. **13**, 321 (1926).

LAURITZEN, M.: Om hereditaer diabetes insipidus. Hosp.tid. (dän.) **1893**, (Ser. 4), 13, 353, 392, 423, 451.

LAUTER, S., u. F. HILLER: Diabetes mellitus und Diabetes insipidus im Anschluß an Schwangerschaft. Dtsch. Arch. klin. Med. **146**, 355 (1925).

LAWRENCE, R. D., and R. A. McCANCE: Diabetes mellitus and diabetes insipidus associated in one case. Lancet **1933**, 76.

LEDERER, J.: Association du polyvinyl-pyrrolidone à la pituitrine, dans le traitement du diabète insipide. Acta endocrinol. (Copenh.) **2**, 307 (1949).

LEDOUX, E.: Diabète insipide, douleurs du type thalamique et mouvements choréoathétosiques du pied droit, rétraction bilatérale de aponévroses palmaires faisant suite à un diabète sucré de l'adolescence. Bull. Soc. méd. Hôp. Paris **57**, 785 (1941).

LENK, R.: Akute Leukämie und Diabetes insipidus bei Status thymicohypoplasticus. Wien. klin. Wschr. **1911**, 1130.

LESCHKE, E.: Beiträge zur klinischen Pathologie des Zwischenhirns. I. Klinische und experimentelle Untersuchungen über den Diabetes insipidus, seine Beziehungen zur Hypophyse und zum Zwischenhirn. Z. klin. Med. **87**, 201 (1919).

LESCHKE, E.: Beiträge zur klinischen Pathologie der Hypophyse und des Zwischenhirns. Verh. dtsch. Ges. inn. Med. 1922, 348.
— Diabète insipide et système hypothalamo-hypophysaire. Ann. Méd. 33, 261 (1936).
— Zit. nach MARX, Handbuch der inneren Medizin, Bd. 6, 1. Teil. Berlin-Göttingen-Heidelberg 1941.
LESNÉ, E., C. LAUNAY et G. SÈE: Diabète insipide au cours d'une maladie de BESNIER-BOECK. Bull. Soc. méd. Hôp. Paris 51, 1137 (1935).
LEUDET: Zit. nach R. MEYER-BISCH.
LEVEQUE, T. F., and E. SCHARRER: Pituicytes and the origin of the antidiuretic hormone. Endocrinology (Springfield, Ill.) 52, 436 (1953).
LEVERINGHAUS, H.: Fehlregulation im Wasserhaushalt bei Erkrankungen des Hypophysen-Zwischenhirnsystems. Z. klin. Med. 148, 12 (1951).
LEVIT, S. G., and L. N. PESSIKOVA: The genetics of diabetes insipidus and its bearing on the problem of dominance in man. J. Hered. 27, 445 (1936).
LEVKOFF, A. H., T. W. DEMUNBRUN and A. D. KELLER: Renal concentrating ability in dogs with experimental diabetes insipidus. Army Med. Res. Labor. Fort Knox, Kentucky, Report 95, (1952).
LEWIN, C.: Zur Frage des Zusammenhangs des Diabetes mellitus und Diabetes insipidus. Med. Klin. 1919, 133.
LEWIS, A. A. G.: The regulation of the secretion of antidiuretic hormone in normal man. J. of Endocrin. 9, 11 (1953).
— The control of the renal excretion of water. Ann. Roy. Coll. Surg. Engl. 13, 36 (1953).
— Diabetes insipidus. Postgraduate Med. J. 26, 214 (1953).
— Observations on the antidiuretic substance in human serum. J. Clin. Endocrin. 13, 769 (1953).
— M. R. H. ASHKEN, G. M. CLAYTON, R. A. OSBORN and L. SINCLAIR: Communication to the Medical Research Society. March 1952; zit. nach A. A. G. LEWIS, Ann. Roy. Coll. Surg. Engl. 13, 36 (1953).
— and T. M. CHALMERS: Nicotine in the diagnosis of diabetes insipidus (abstract). Proc. Roy. Soc. Med. 43, 845 (1950).
— — A nicotine test for the investigation of diabetes insipidus. Clin. Sci. 10, 137 (1951).
— and J. SMART: Diabetes insipidus with honeycomb lungs: presumed normocholesteraemic xanthomatosis. Proc. Roy. Soc. Med. 44, 166 (1951).
LEYDEN: Ein Fall von Diabetes insipidus. Berl. klin. Wschr. 1865, 373.
LICHTWITZ, L.: Pathologie der Funktionen und Regulationen. Leiden 1936.
— Functional Pathology, New York 1941.
LICKING, F.: Ist der Diabetes insipidus eine genito-hypophysäre Erkrankung? Dtsch. med. Wschr. 1934, 1672.
LIEBERT, P.: Untersuchungen über den Oxytocin-Vasopressin-Gehalt des Hypophysenhinterlappens der Ratte und dessen Verhalten nach Kochsalz- und Wasserbelastung (bei kochsalzfreier Ernährung). Arch. exper. Path. u. Pharmakol. 198, 87 (1941).
LINDEBOOM, G. A.: Beobachtungen bei einem Fall von Diabetes insipidus et mellitus. Dtsch. Arch. klin. Med. 175, 74 (1933).
LIU, S. H., and R. L. NOBLE: Experimental renal insufficiency following intrarenal arterial injection of posterior pituitary extract. J. of Physiol. 93, 13 (1938).
LOEWENBERG, S. A., and N. G. SLOANE: Diabetes insipidus of over twenty years standing improved following a subarachnoid hemorrhage. Endocrinology (Springfield, Ill.) 27, 191 (1940).
LORENZINI, P.: Diabete mellito insorto in soggetto portatore da 25 anni di diabete insipido; controllo biochimico nella fase di poliuria semplice e nella fase glicosurica-iperglicemica. Endocrinologia (Bologna) 19, 81 (1948).
— Polidipsia o poliuria insipida primitiva? (Osservazioni su sette casi clinici). Giorn. clin. med. 29, 301 (1948).
LOVE, I. G., and T. M. MARSHALL: Craniopharyngeomas (Pituitary adamantinomas). Surg. etc. 90, 591 (1950).
LOWREY, G. H.: Coexistence of diabetes insipidus and diabetes mellitus in a seven years old girl. Amer. J. Dis. Childr. 80, 69 (1950).
LÜDERITZ, B.: Untersuchungen über die Rhythmik der Körpertemperatur. I. Mitt. Körpertemperatur und Urinausscheidung bei Kranken mit Flüssigkeitsretention. Dtsch. Arch. klin. Med. 196, 123 (1949).
— Untersuchungen über die Rhythmik der Körpertemperatur. II. Mitt. Körpertemperatur und Urinausscheidung beim Diabetes insipidus. Dtsch. Arch. klin. Med. 196, 318 (1949).
MACCHIORO, G.: Su un caso di diabete insipido da tumore metastatico della regione ipofisaria. Minerva med. 1, 668 (1935).
MACH, R. S.: Les troubles du métabolisme du sel et de l'eau. Paris und Lausanne 1946.

MADDOX, K.: Renal dwarfism. Med. J. Austral. 1, 487 (1932).

MAGNANT: Du diabète insipide. Thèse de Strasbourg 1862, zit. nach H. NOTHNAGEL.

MAGNUS, R., and E. A. SCHÄFER: The action of pituitary extracts upon the kidney. J. of Physiol. 27, 9 (1901).

MAGOUN, H. W., C. FISHER and S. W. RANSON: The neurohypophysis and water exchange in the monkey. Endocrinology (Springfield, Ill.) 25, 161 (1939).

— and S. W. RANSON: Retrograde degeneration of the supraoptic nuclei after section of the infundibular stalk in the monkey. Anat. Rec. 75, 107 (1939).

MAHONEY, W., and D. SHEEHAN: The effects of total thyroidectomy on experimental diabetes insipidus in dogs. Amer. J. Physiol. 112, 250 (1935).

— — The pituitary-hypothalamic mechanism. Experimental occlusion of the pituitary stalk. Brain 59, 61 (1936).

MAIER-HÜSER, H., H. CLAUSER, P. FROMAGEOT et R. PLONGERON: Préparation des hormones du lobe postérieur de l'hypophyse de boeuf. I. Ocytocine. Biochim. et Biophysica. Acta 11, 252 (1953).

MAINZER, F.: Über Fragen der Hypophysenhinterlappentherapie des Diabetes insipidus. Wien. Arch. inn. Med. 26, 101 (1934).

MAJEWSKI, S.: Störungen des Wasserhaushaltes bei Lues cerebrospinalis. Z. Neur. 168, 282 (1940).

MALAGUZZI-VALERI, C.: Le sostanze antidiuretiche del sangue e delle urine. Medicina (Parma) 1, 101 (1951).

— u. N. MININNI-MONTESANO: Untersuchungen über antidiuretische Substanzen im Blute. Klin. Wschr. 1941, 270.

— — Ulteriori ricerche sulle sostanze antidiuretiche. Sperimentale, Soc. Chim. biol. 95, 3 (1941).

— M. ZACCO and M. PERRINI: Studies on the amino acid content of preparations of antidiuretic substance obtained from pathological urine and from commercial pituitrin. Endocrinology (Springfield, Ill.) 52, 10 (1953).

— — u. T. PUTIGNANO: Sulla presenza di sostanze antidiuretiche nel plasma di epatici. Riform. med. (Neapel) 1949, Nr. 23.

MAMOU, H., A. CARTEAUD et A. LUMBROSO: Diabète insipide et xanthomes disséminés. Semaine Hôp. 1953, 1311.

MARAÑON, G.: Diabetes insipidus as a hypopituitary syndrome. Endocrinology (Springfield, Ill.) 5, 159 (1921).

— Un caso de diabetes insipida gravídica con poliuria enorme y probable lésion tuberculosa de lóbula posterior de hipófisis. Arch. Med. Madrid 22, 289 (1926).

— Estudios de Endocrinología. Madrid 1940.

— Diabetes insipidus and uterine atony. A case observed a period of 26 years. Brit. Med. J. 1947, 769.

— and E. BONILLA: A case of precocious and hereditary diabetes insipidus. Endocrinology (Springfield, Ill.) 9, 467 (1925).

MARBLE, A.: Diabetes insipidus. Treatment with posterior lobe pituitary powder intranasally. New England J. Med. 1935, 1131.

— "Diseases of Metabolism" in The Therapeutics of Internal Medicine, Bd. 5, Chicago-New York 1945.

MARENDUZZO, L.: Contributo allo studio dell' oliguria abituale. Fol. med. (Neapel) 21, 339 (1935).

MARESCH: Zit. nach H. MARX, Handbuch der inneren Medizin, 6. Bd., 1. Teil. Berlin-Göttingen-Heidelberg 1941.

MARIE, J.: Diabète insipide et concentration des chlorures urinaires. Bull. Soc. méd. Hôp. Paris 58, 225 (1942).

— Deux nouvelles observations de diabète insipide de l'enfant. Étude clinique. Bull. Soc. méd. Hôp. Paris 58, 227 (1942).

— Étude de la concentration du NaCl urinaire au cours du diabète insipide. Bull. Soc. méd. Hôp. Paris 58, 228 (1942).

— Application de l'épreuves de l'eau à l'étude de la polyurie du diabète insipide: L'épreuve mixte (épreuves de l'eau et de la soif associées). Bull. Soc. méd. Hôp. Paris 58, 230 (1942).

— Technique et résultats de l'épreuve mixte au cours du diabète insipide. Bull. Soc. méd. Hôp. Paris 58, 232 (1942).

— L'action du neptal dans le diabète insipide n'est manifeste qu'en régime chloruré. Bull. Soc. méd. Hôp. Paris 58, 235 (1942).

— Essai sur la pathogénie de la polyurie insipide. Bull. Soc. méd. Hôp. Paris 58, 237 (1942).

— Le diabète insipide considéré comme un trouble de la perméabilité des membranes cellulaires du néphron. Hypoperméabilité à l'eau et perméabilité conservée pour NaCl. Bull. Soc. méd. Hôp. Paris 58, 239 (1942).

— Recherches et réflexions sur le diabète insipide. Arch. franç. pediatr. 1, 1 (1942).

Marie, J. et Ph. Seringe: Étude de la filtration glomérulaire dans le diabète insipide par l'épreuve de Rehberg. Bull. Soc. méd. Hôp. Paris 58, 236 (1942).
— — Le diabète insipide, in «Traité de Médecine», Bd. 9. Paris 1948.
— Nanisme-Infantilisme-Gigantisme, in „Traité de Médecine", Bd. 13. Paris 1948.
Martin, H. F., and H. L. White: Endocrine influences on rate of excretion of a standard salt load. Amer. J. Physiol. 170, 532 (1952).
Martin, J., and L. Davis: Syndrome of destruction of the pineal gland: experimental and clinical observations. Arch. Int. Med. 67, 1119 (1941).
Martin: Mon. des hôp. 1857, Nr. 37, zit. nach O. Kahler.
Marx, H.: Untersuchungen über den Wasserhaushalt. II. Mitt. Die psychische Beeinflussung des Wasserhaushaltes. Klin. Wschr. 1926, 92.
— Zur Theorie der Diurese. Klin. Wschr. 1930, 2384.
— Die Bedeutung der Hypophyse für die Erkrankung der Niere. Klin. Wschr. 1935, 367.
— Der Wasserhaushalt des gesunden und kranken Menschen. Berlin 1935.
— Polydipsie oder Diabetes insipidus? Ein Gutachten. Nervenarzt 2, 297 (1936).
— Zur Klinik des Hypophysenzwischenhirnsystems. Nervenarzt 18, 140 (1947).
Mathieu, L., et J. Simonin: Diabète insipide chez un homme porteur d'exostoses ostéo-géniques multiples etc. Presse méd. 1931, 681.
Mattei, C.: Sopra un caso di diabete insipido, associato ad ulcera duodenale, guarito in seguito a resezione gastrica. Acta med. patavina 3, 378 (1942).
Maucotel: Thèse de Paris 1883, zit. nach O. Kahler.
McCance, R. A.: Renal function in early life. Physiol. Rev. 28, 331 (1948).
— and E. Wilkinson: The response of adult and suckling rats to the administration of water and of hypertonic solutions of urea and salt. J. of Physiol. 106, 256 (1947).
— and W. F. Young: The secretion of urine by newborn infants. J. of Physiol. 99, 265 (1941).
McConnell, A. A.: A case of diabetes insipidus influenced by partial thyroidectomy. Irish J. Med. Sci. 1936, 742.
McGavack, T. H., J. W. Benjamin and S. Liebowitz: Diabetes insipidus. Arch. Neur. 44, 867 (1940).
McIlraith, C. H.: Notes on some cases of diabetes insipidus with marked family and heredi-tary tendencies. Lancet 1892, 767.
McKenzie, K. G., and M. C. Sosman: The roentgenological diagnosis of craniopharyngeal pouch tumors. Amer. J. Roentgenol. 11, 171 (1924).
McLaren, H. C., and M. McLeod: Case of diabetes insipidus and pregnancy. J. Obstetr. Brit. Emp. 49, 51 (1942).
McLean, A. J.: Die Craniopharyngeal-Taschentumoren. Z. Neur. 126, 639 (1930).
— Intracranial Tumors, In Bumke-Foerster, Handbuch der Neurologie, 14. Bd. Berlin 1936.
— Pituitary Tumors. In Bumke-Foerster, Handbuch der Neurologie, 14. Bd. Berlin 1936.
McPhedran, H.: Three cases of diabetes insipidus, one associated with toxic goiter. Canad. Med. Assoc. J. 39, 370 (1938); s. dazu auch Blotner 1951.
Meissner, F.: Wasserstoffwechselstörungen nach Schädeltraumen. Dtsch. Gesundheits-wesen 1950, 232.
Melli, G.: Sulla patogenesi del diabete insipido. Policlinico 55, 95 (1948).
— Sull' attività anti-diuretica degli estratti ipotalamici ed ipofisari. Settimana med. 36, 369 (1948).
— Rapporti ipotalamo-ipofisari nella genesi del diabete insipido. Settimana med. 37, 25 (1949).
— Hypothalamo-hypophysäre Beziehungen bei der Entstehung des Diabetes insipidus. Bull. schweiz. Akad. med. Wiss. 5, 34 (1949).
Melville, E. V., and K. Hare: Antidiuretic material in supraoptic nucleus. Endocrinology (Springfield, Ill.) 36, 332 (1945).
Melville, K. I.: The influence of salt saturation upon the urinary response to pituitary (posterior lobe) extract. J. of Physiol. 87, 129 (1936).
— and D. V. Holman: The diuretic action of pituitary extracts and the reponsible principle of constituent. J. Pharmacol. a. Exper. Ther. 51, 459 (1934).
Meritt, K., and H. Paige: Xanthomatosis (Schüller-Christian's syndrome). Report of a case with necropsy. Amer. J. Dis. Childr. 46, 1368 (1933).
Merlino, A.: Diabete insipido complicante la gravidanza. Arch. Ostetr. 2, 121 (1938).
Mestitz, W.: Ein Fall von transitorischer Polyurie und Polydipsie am normalen Schwanger-schaftsende. Z. Geburtsh. 98, 123 (1930).
von Meyenburg, H.: Diabetes insipidus und Hypophyse. Zieglers Beitr. 61, 550 (1915).
Meyer, E.: Über Diabetes insipidus und andere Polyurien. Dtsch. Arch. klin. Med. 83, 1 (1905).

MEYER, E.: Diabetes insipidus. In BETHE, Handbuch der normalen und pathologischen Physiologie, Bd. 17, Berlin 1926; MOHR-STAEHELIN, Handbuch der inneren Medizin, Bd. 4, I. Teil. Berlin 1926.

MEYER-BISCH, R.: Über isolierte Störungen des intermediären Salzstoffwechsels und ihre klinische Bedeutung. Klin. Wschr. **1925**, 588.

— Diabetes insipidus. In G. u. F. KLEMPERER, Neue Deutsche Klinik, Bd. 2. Berlin-Wien 1928.

MEYER-NOBLE, E. K.: Beeinflussung eines Falles von Diabetes insipidus durch Corpus-luteum-Extrakt. Münch. med. Wschr. **1930**, 1844.

MILLER, G. E., and CH. E. TOWNSEND: The in vitro inactivation of pitressin by normal and cirrhotic human liver. J. Clin. Invest. **33**, 549 (1954).

MITCHELL, A. G.: Nephrosclerosis (chronic interstitial nephritis) in childhood with special reference to renal rickets. Amer. J. Dis. Childr. **40**, 101, 345 (1930).

MOEHLIG, R. C.: Renal dwarfism or renal rickets. Amer. J. Roentgenol. **50**, 582 (1943).

— and L. JAFFE: Syndrome simulating diabetes insipidus in dogs induced by desoxycortico-sterone acetate; clinical observation of syndrome with addition of tetany. J. Labor. a. Clin. Med. **27**, 1009 (1942).

MØLLER-CHRISTENSEN, E.: Investigations on inactivation of vasopressin in liver. Acta endocrinol. (Copenh.) **6**, 153 (1951).

MOLITOR, H.: Hormone und Wasserhaushalt. Wien. med. Wschr. **1930**, 430.

— u. E. P. PICK: Zur Kenntnis der Pituitrinwirkung auf die Diurese. Arch. exper. Path. u. Pharmakol. **101**, 169 (1924).

— — Über zentrale Regulation des Wasserwechsels. I. Mitt. Der Einfluß des Großhirns auf die Pituitrinhemmung. Arch. exper. Path. u. Pharmakol. **107**, 180 (1925).

— — Über zentrale Regulation des Wasserwechsels. III. Mitt. Über den zentralen Angriffs-punkt der Diuresehemmung durch Hypophysenextrakte. Arch. exper. Path. u. Pharmakol. **112**, 113 (1926).

MOLONEY, G. E.: Diabetes mellitus associated with diabetes insipidus. New Zealand Med. J. **38**, 263 (1939).

MOMIGLIANO, E.: Diabete insipido e gravidanza. Ann. Ostetr. **51**, 905 (1929).

MOMPÓ ALIÑO L.: Gleichzeitiger Diabetes mellitus und insipidus bei einem Falle von hypo-physärem Zwergwuchs. Behandlung mit Einpflanzung heterologer Drüse. Rec. Clin. españ. **2**, 31 (span.), dtsch. Zusammenfassung 36 (1941); ref. Kongreßzbl. inn. Med. **108**, 580 (1941).

MONASTERIO, G.: Infantilismo ipofisario con diabete insipido da blastoma del 3. ventricolo. Sperimentale, Soc. Chim. biol. **96**, 83 (1942).

— e A. M. LUCARELLI: Contributo alla fisiopatologia del diabete insipido. Rass. Fisiopat. **9**, 205 (1937).

— — Sulla fisiopatologia del diabete insipido. Clin. med. ital. N. s. **69**, 239 (1938).

MONTARD-MARTIN: Gaz. des Hôp. **1860**, 11 fèvr.; zit. nach O. KAHLER.

MOORE, R. A., and E. H. CUSHING: Diabetes insipidus and FRÖHLICH's syndrome associated with encephalitis of the hypothalamic region. Arch. of Neur. **34**, 828 (1935).

MORATO, M. J. X.: Tratemento da diabetes insîpida pela pulverização nasal de soluto de pituitrina. Bol. clîn. hosp. civis Lisboa **14**, 373 (1950); Portugal méd. **34**, 477 (1950).

MORGAGNI, J. B.: De sedibus et causis morborum per anatomen indagatis libri quinque (1761), aus dem Lateinischen übersetzt von G. H. KÖNIGSDÖRFER und J. G. HERRMANN: Von dem Sitze und den Ursachen der Krankheiten, welche durch die Anatomie sind erforscht worden. Altenburg 1771—1776, Bd. 3, 41. Brief.

MOSLER, FR.: Zur Kasuistik der Hirntumoren. Virchows Arch. **43**, 220 (1868).

— Über Harnanalyse von Diabetes insipidus (Inosurie mit Hydrurie). Virchows Arch. **43**, 229 (1868).

MOURIQUAND, G., M. DAUVERGNE et P. MONNET: Coexistence de diabète insipide, diabète sucré et infantilisme chez un enfant de 13 ans. Lyon méd. **168**, 438 (1942).

MÜLLER, R., and G. WOHLFAHRT: Craniopharygeomas. Acta med. scand. (Stockh.) **138**, 121 (1950).

MULINOS, C. L., C. L. SPINGARN and M. E. LOJKIN: Diabetes insipidus-like condition pro-duced by small doses of desoxycorticosterone acetate in dogs. Amer. J. Physiol. **135**, 102 (1941).

MURPHY, R. J. F., and E. A. STEAD JR.: Effects of exogenous and endogenous posterior pituitary antidiuretic hormone on water and electrolyte excretion. J. Clin. Invest. **30**, 1055 (1951).

MUSSIO-FOURNIER, J. C., et A. PROTO: Syndrome de FRÖHLICH, narcolepsie, rhythme de CHEYNE-STOKES, polydipsie et oedèmes des membres inférieurs, d'origine probablement hypothalamique. Bull. Soc. méd. Hôp. Paris **63**, 558 (1947).

— et J. P. SARALEGUI: LAURENCE-MOON-BIEDL syndrome avec diabète insipide, maladie de LEGG-PERTHES et doigt de TELFORD SMITH. Bull. Soc. méd. Hôp. Paris **64**, 34 (1948).

MUWAZI, E. M. K., and H. C. TROWELL: Neurological diseases among African natives of
    Uganda: review of 269 cases. East Afric. Med. J. **21**, 2 (1944).
DE MUYLDER, E.: Action diurétique et antidiurétique de la pituitrine au cours d'injections
    intraveineuses de solutions isotoniques. Arch. internat. Pharmacodynamie 78, 237 (1947).
NAKAMURA: Zit. nach R. MEYER-BISCH.
NATT, J.: Diabetes insipidus with sensitivity to posterior pituitary hormone. Virginia Med.
    Monthly **77**, 134 (1950).
NELSON, W. P., and L. G. WELT: The effects of pitressin on the metabolism and excretion
    of water and electrolytes in normal subjects and patients with cirrhosis and ascites.
    J. Clin. Invest. **31**, 392 (1952).
NEUBURGER: Zit. nach R. MEYER-BISCH.
NEUFFER: Über Diabetes insipidus. Diss. Tübingen 1850, zit. nach H. NOTHNAGEL.
NEUSCHLER, E.: Beiträge zur Kenntnis der Harnruhr. Diss. Tübingen 1861.
— Beitrag zur Kenntnis der einfachen und der zuckerführenden Harnruhr. Arch. z. Förde-
    rung der wissenschaftlichen Heilk. 4, H. 1 (1861).
NEWMARK, L.: A case of infundibular tumor in a child causing diabetes insipidus with tolerance
    of alcohol. Arch. Int. Med. **19**, 550 (1917).
NOTHNAGEL, H.: Durst und Polydipsie. Virchows Arch. **86**, 435 (1881).
NOVAK, J.: Diabetes insipidus in graviditate. Berl. klin. Wschr. **1917**, 107.
O'CONNOR, W. J.: The control of urine secretion in mammals by the pars nervosa of the
    pituitary. Biol. Rev. Cambridge Philos. Soc. **22**, 30 (1947).
— The hypothalamus and urine secretion. Proc. Roy. Soc. Med. **41**, 666 (1948).
— The rôle of the neurohypophysis of the dog in determing urinary changes, and the anti-
    diuretic activity of urine, following the administration of sodium chloride or urea. Quart.
    J. Exper. Physiol. **36**, 21 (1950).
— The normal interphase in the polyuria which follows section of the supraoptico-hypophysial
    tracts in the dog. Quart. J. Exper. Physiol. **37**, 1 (1952).
— and E. B. VERNEY: The effect of removal of the posterior lobe of the pituitary on the
    inhibition of water-diuresis by emotional stress. Quart. J. Exper. Physiol. **31**, 393 (1942).
OEHME, C.: Zur Lehre vom Diabetes insipidus. II. Wirkung der Hypophysenextrakte auf
    den Wasserhaushalt. Z. exper. Med. **9**, 251 (1919).
— Die Regulation der renalen Wasserausscheidung im Rahmen des ganzen Wasserhaushaltes.
    Arch. exper. Path. u. Pharmakol. **89**, 301 (1921).
— Grundzüge der Ödempathogenese mit besonderer Berücksichtigung der neueren Arbeiten
    dargestellt. Erg. inn. Med. **30**, 1 (1926).
— u. M. OEHME: Zur Lehre vom Diabetes insipidus. Dtsch. Arch. klin. Med. **127**, 261 (1918).
OLÁH, F., V. VÁRRO, K. KOVÁCS u. D. BACHRACH: Morphologische und biologische Änderungen
    im Nucleus supraopticus und paraventricularis unter der Einwirkung hypertonischer
    Salzlösung. Endokrinologie **30**, 12 (1953).
OLLIVIER, A.: De la polyurie et des variations de la quantité de l'urée à la suite de l'hémorrhagie
    cérébrale. Arch. de Physiol. s. 2, **3**, 85 (1876).
OPPENHEIM: Die syphilitischen Erkrankungen des Gehirns. In NOTHNAGEL, Spezielle
    Pathologie und Therapie, Bd. 9, Wien 1896.
ORTMANN, R.: Morphologisch-experimentale Untersuchungen über das diencephal-hypo-
    physäre System im Verhältnis zum Wasserhaushalt. Klin. Wschr. **1950**, 449.
— Über experimentelle Veränderungen der Morphologie des Hypophysen-Zwischenhirnsystems
    und die Beziehung der sog. „GOMORI-Substanz" zum Adiuretin. Z. Zellforsch. **36**, 92 (1951).
ORTNER, E.: Ein Fall von traumatischem Diabetes insipidus. Klin. Med. (Wien) **2**, 630 (1947).
OSWALD, A.: Die Erkrankungen der endokrinen Drüsen. Bern 1949.
OSWALD and PARKINSON: Zit. nach A. A. G. LEWIS and J. SMART: Proc. Roy. Soc. Med.
    44, 166 (1951).
PAGLIARI, M.: Diabete insipido complicante la gravidanza. Arch. Sci. Med. **88**, 555 (1949).
PAIN, G.: Notes à propos de quelques observations de polyurie chronique. Thèse de Paris
    1879, 19.
PARAZIAN, R.: Un cas de gigantisme associé à un diabète insipide. Bull. Soc. méd. Hôp.
    Boucarest **23**, 267 (1941).
PARHON, C. I.: Sur le syndrome hyperhydropexique (hyperrétro-hypophysaire). Bull. Soc.
    méd. Hôp. Paris **49**, 768 (1933).
— Sur le syndrome hyperhydropexique et ses relations acec d'autres syndromes hypophy-
    saires ou endocriniens en général. Bull. Soc. méd. Hôp. Paris **54**, 1758 (1938).
— ST. M. MILCOU et D. ORBSTEANO: Sur un cas de diabète insipide avec nanisme et acromicrie.
    Bull. Sect. Endocrin. Soc. Roum.-Neur. etc. **4**, 9 (1938).
— — et E. TOMORUG: Infantilisme nanisme (ou microsomie) et polyurie par insufficiance
    hypophysaire chez une filette de 15 ans. Bull. Sect. Endocrin. Soc. Roum. Neur. etc. **3**,
    10 (1937).

PARHON, C. I., ST. E. MILCOU et M. TOMORUG: Diabète insipide chez une malade de type acromégaloïde et chez une autre acromicrique. Bull. Sect. Endocrin. Soc. Roum. Neur. etc. **3**, 26 (1937).

PATRONO, V.: Contributo alla patogenesi delle oligurie essenziali. Rass. Fisiopat. **13**, 49 (1941).

PEABODY, H. D. JR., and A. M. OLSEN: Associated of bronchogenic carcinoma and diabetes insipidus: report of cases. Proc. Staff Meet. Mayo Clin. **26**, 107 (1951).

PENCHARZ, R. I., J. HOPPER and E. H. RYNEARSON: Water metabolism of the rat following removal of the anterior lobe of the hypophysis. Proc. Soc. Exper. Biol. a. Med. **34**, 14 (1936).

PENDER, C. B., and F. C. FRASER: Dominant inheritance of diabetes insipidus. A family study. Pediatrics **11**, 246 (1953).

PERÉMY, G.: Verletzungen der Schädelbasis. Diabetes insipidus, halbseitiger Parkinsonismus. Konvergenzlähmung der Bulbi und Lähmung der Konvergenzreaktion der Pupillen nach einem Sturz auf den Kopf. Klin. Wschr. **1934**, 449.

— Tod während des Wasserversuches bei Hypophysengeschwulst. Dtsch. med. Wschr. **1937**, 1371.

PEROCCO, F. A.: Considerazioni e ricerche su di un caso di diabete insipido vero o idiopatico. Clin. pediatr. **19**, 673 (1937).

PERRY, G. F.: Chorionepithelioma of infundibulum with discrete hemic metastases in posterior lobe of pituitary. J. Mount Sinai Hosp. **16**, 291 (1950).

PERRY, W. F., and T. W. FYLES: Antidiuretic activity of the serum of normal and diseased subjects. J. Clin. Endocrin. **13**, 64 (1953).

PETERS, G.: Die Kolloidproduktion in den Zellen der vegetativen Kerne des Zwischenhirns des Menschen und ihre Beziehung zu physiologischen und pathologischen Vorgängen im menschlichen Organismus. Z. Neur. **154**, 331 (1936).

— Stoffwechselstörungen und Zentralnervensystem. Dtsch. Z. Nervenheilk. **169**, 446 (1953).

PETERS, J. P.: The effect of starvation on diabetes insipidus. J. Amer. Med. Assoc. **126**, 1027 (1944).

PICHLER, E.: Nykturie bei Schußverletzungen des Zwischenhirns. Nervenarzt **18**, 511 (1947).

PICKLES, W.: Disturbances of metabolism with head injuries. New England J. Med. **236**, 858 (1947).

PINAI und COATES: Zit. nach R. MEYER-BISCH.

PLATZBECKER, E.: Primäre Oligurie. Z. inn. Med. **8**, 257 (1953).

POOS, F.: Über eine seltene chronische Verlaufsform tuberkulöser Meningoencephalitis. Klin. Mbl. Augenheilk. **95**, 537 (1935).

POPENOE, E. A., and V. DU VIGNEAUD: Degradative studies on vasopressin and performic acid-oxidized vasopressin. J. of Biol. Chem. **205**, 133 (1953).

— — A partial sequence of amino acids in performic acid-oxidized vasopressin. J. of Biol. Chem. **206**, 353 (1954).

PORTER, R. J., and R. A. MILLER: Diabetes insipidus following closed head injury. J. of Neur. **11**, 258 (1948).

POULSSON, L. T.: Über Hypophysenhinterlappen und Wasserausscheidung. Klin. Wschr. **1930**, 1245.

— Über die Wirkung des Pituitrins auf die Wasserausscheidung durch die Niere. Z. exper. Med. **71**, 577 (1930).

— Hormonal regulation of secretion of urine. Norsk mag. f. laegevidensk. **91**, 389 (1930).

RAAB, W.: Das Hypophysen-Zwischenhirnsystem und seine Störungen. Erg. inn. Med. **51**, 125 (1936).

RADCLIFFE, C. E.: Observations on the relationship of the thyroid to the polyuria of experimental diabetes insipidus. Endocrinology (Springfield, Ill.) **32**, 415 (1943).

RADICCHI, M.: Lipodistrofia associata a diabete insipido. Riv. Pat. nerv. **71**, 205 (1950).

RAFFLE, R. B.: Diabetes insipidus associated with pulmonary disease. Brit. Med. J. **1954**, 436.

RAGAN, C. J., J. W. FERREBEE, P. PHYFE, D. W. ATCHLEY and R. F. LOEB: A syndrome of polydipsia and polyuria induced in normal animals by desoxycorticosterone acetate. Amer. J. Physiol. **131**, 73 (1940).

RALLI, E. P., J. S. ROBSON, D. CLARKE and G. L. HOAGLAND: Factore influencing ascites in patients with cirrhosis of the liver. J. Clin. Invest. **24**, 316 (1945).

RAND, C. W., and G. H. PATTERSON: Traumatic diabetes insipidus; report of 6 cases. Bull. Los Angeles Neur. Soc. **2**, 163 (1937).

RANSON, S. W., C. FISHER and W. R. INGRAM: The hypothalamic-hypophyseal mechanism in diabetes insipidus, in "The pituitary gland". Assoc. Res. Nerv. Ment. Dis. (Baltimore) **17**, 410 (1938).

— and H. W. MAGOUN: The Hypothalamus. Erg. Physiol. **41**, 56 (1939).

RASMUSSEN, A. T.: Effects of hypophysectomy and hypophysial stalk resection on the hypothalamic nuclei of animals and man. Res. Publ. Assoc. Res. Nerv. Ment. Dis. (Baltimore) **20**, 245 (1940).
— and W. J. GARDENER: Effects of hypophysial stalk resection on the hypophysis and hypothalamus of man. Endocrinology (Ill.) **27**, 219 (1940).
RASSULEV, J. A. Über Diabetes insipidus bei Pellagra. Arch. Schiffs- u. Tropenhyg. **36**, 481 (1932).
REES, M. H., and W. H. OLMSTED: The use of pituitary extracts by mouth in the treatment of diabetes insipidus. Endocrinology (Springfield, Ill.) **6**, 230 (1922).
REICHERT, F. L., and W. E. DANDY: Polyuria and polydipsia (diabetes insipidus) and glycosuria resulting from animal experiments on the hypophysis and its environs. Bull. Johns Hopkins Hosp. **58**, 418 (1936).
REISS, M.: Die Hormonforschung und ihre Methoden. Berlin-Wien 1934.
RICHTER, C. P.: Experimental diabetes insipidus. Brain **53**, 76 (1930).
— Experimental diabetes insipidus: Its relation to the anterior and posterior lobes of the hypophysis. Amer. J. Physiol. **110**, 439 (1934).
— The primacy of polyuria in diabetes insipidus. Amer. J. Physiol. **112**, 481 (1935).
— Factors determining voluntary ingestion of water in normals and in individuals with maximum diabetes insipidus. Amer. J. Physiol. **122**, 668 (1938).
— The pituitary gland in relation to water exchange. In "The pituitary gland". Assoc. Res. Nerv. Ment. Dis. (Baltimore) **17**, 392 (1938).
— and J. F. ECKERT: Further evidence for the primacy of polyuria in diabetes insipidus. Amer. J. Physiol. **113**, 578 (1935).
RISER, LAZORTHE, COUADAU et GERAUD: Diabète insipide par polydipsie primaire au cours de l'ablation d'un kyste opto-chiasmatique récidivant. Bull. Soc. méd. Hôp. Paris **61**, 246 (1945).
— — et GERAUD: Polyurie infundibulo-tubérienne, due à la soif, arpès ouverture d'un kyste sous-chiasmatique. Bull. Soc. méd. Hôp. Paris **59**, 48(1943).
RISSEL, E.: Hypophysentransplantation bei Diabetes insipidus. Wien. klin. Wschr. **1940**, 320.
RIWOLDT, K.-H.: Der Einfluß des Hypophysenvorderlappens auf den Wasserstoffwechsel beim Menschen. Z. klin. Med. **137**, 612 (1940).
RIXFORD, E., and H. GRAY: Diabetes insipidus with a big bladder (capacity 2 liters). Amer. J. Med. Sci. **196**, 540 (1938).
ROBOZ, P.: Wasserstoffwechsel und innere Sekretion. Erg. inn. Med. **48**, 470 (1935).
RODECK,H.: Diabetes insipidus und Antidiabetes insipidus als Folge eines Craniopharyngeoms. Mschr. Kinderheilk. **101**, 417 (1953).
— Antidiabetes insipidus (primäre Oligurie). Tagg. Rhein.-Westf. Kinderärzte-Vereinigung. Münster/Westf., 24. 10. 1953, Ärztl. Wschr. **1954**, 387.
— Physiologie und Pathologie der Regulation des Wasserhaushaltes (im Druck).
— Unveröffentlicht.
ROEHM, H. R.: Postvaccinal encephalitis associated with diabetes insipidus. Amer. J. Dis. Childr. **44**, 1293 (1932).
RÖTTGER, H.: Untersuchungen zur Physiologie und Pathologie des Wasserhaushaltes der Frau. Habilitationsschrift Düsseldorf 1953.
ROGER, H., et J. ALLIEZ: Diabète insipide familial. A propos de deux observations personnelles. Fol. neuropath. eston. **15/16**, 37 (1936).
— — Sclérose en plaques et diabète insipide. Revue neur. **81**, 584 (1949).
ROLF, D., A. SURTSHIN and H. L. WHITE: Sodium conservation in normal and hypophysectomized dogs. Amer. J. Physiol. **169**, 576 (1952).
ROMEIS, B.: Die Hypophyse. In Handbuch der mikroskopischen Anatomie des Menschen. Bd. 6, Teil 3. Berlin 1940.
ROTH, F.: Über die bösartigen Hodengewächse, insbesondere das Chorionepitheliom und die Möglichkeit der Spontanheilung des primären Hodenteratoids, mit einem Beitrag zur Frage des Diabetes insipidus. Z. Krebsforsch. **57**, 21 (1950).
ROTHMANN, H.: Zur Behandlung des Diabetes insipidus mit Hodenextrakt. Med. Klin. **1925**, 1537.
ROUSSY, G., R. KOURILSKY et M. MOSINGER: Étude anatomo-physiologique du diabète insipide (à propos de cinq observations anatomo-cliniques). Le mécanisme neurorégulateur du métabolisme de l'eau et de la soif. Revue neur. **78**, 313 (1946).
ROWLAND, R. S.: Xanthomatosis and the reticulo-endothelial system. Correlation of an unidentified group of cases described as defects in membranous bones, exophthalmus and diabetes insipidus (CHRISTIAN's syndrome). Arch. Int. Med. **42**, 611 (1928).
ROWNTREE, L. G.: Studies in diabetes insipidus. J. Amer. Med. Assoc. **83**, 399 (1924).
ROZYNEK, M.: Ein Gliom des Hypophysenhinterlappens. Virchows Arch. **308**, 776 (1942).

RÜDER, F. B., u. R. WOLF: Substitutionelle Organtherapie bei Diabetes insipidus (Implantation einer artfremden Hypophyse). Dtsch. med. Wschr. **1933**, 1696.

RUMMERT, O.: Ostitis deformans· PAGET und Diabetes insipidus. Fortschr. Röntgenstr. **49**, 85 (1934).

RUTHERFORD, R. B., and J. Q. GRIFFITH JR.: Pitressin-inhibitingsubstance in serum of patient with transient diabetes insipidus. J. Clin. Endocrin. **1**, 916 (1941).

RUTLEDGE, D. I., and E. H. RYNEARSON: Diabetes insipidus. I. Coexistance of diabetes mellitus and diabetes insipidus. Proc. Staff Meet. Mayo Clin. **14**, 441 (1939).

RYDIN, H., and E. B. VERNEY: The inhibition of water diuresis by emotional stress and by muscular exercise. Quart. J. Exper. Physiol. **27**, 343 (1938).

SALMI, T.: Diabetes insipidus complicating chicken pox. Duodecim. **52**, 304 (1936); zit. nach BLOTNER 1951.

SALMON, A.: L'elemento surrenale nel diabete insipido. Riv. Pat. nerv. **43**, 179 (1934).

— Le rôle des noyaux tubériens dans le mécanisme du diabète insipide. Rev. franç. Endocrin. **13**, 81 (1935).

— L'élément surrénal dans la pathogénie du diabète insipide. Presse méd. **1949**, 522.

SALUS, F.: Umwandlung einer postencephalitischen Fettsucht mit Narkolepsie und Diabetes insipidus in Magersucht. Med. Klin. **1934**, 1160.

SANCETTA, S. M., and H. A. ZIMMERMAN: Transient diabetes insipidus complicating bacterial endocarditis. Ohio State Med. J. **46**, 140 (1950).

SANDERS, C. R.: The treatment of diabetes insipidus by pitressin tannate in oil. Lahey Clin. Bull. **2**, 244 (1942).

SASSE, C.: Ein neuer Fall von hereditärem Diabetes insipidus. Inaug.-Diss. Bonn 1893.

SATO, G.: Über die Beziehung des Diabetes insipidus zum Hypophysenhinterlappen und zum Tuber cinereum. Arch. exper. Path. u. Pharmakol. **131**, 45 (1928).

SCHACHTER, M.: Diabète insipide et tension arterielle, données biométriques et statistiques. Rev. méd. Liège **3**, 346 (1948).

— Estudio clinico-psicologico de un caso de nanosomîa e infantilismo sexual con diabetes insîpida. Med. españ. **21**, 329 (1949).

SCHÄFER, E. A., and P. T. HERRING: The action of pituitary extracts upon the kidney. Proc. Roy. Soc. London, S. B. **77**, 571 (1905/06).

SCHARRER, E.: Die Erklärung der scheinbar pathologischen Zellbilder im Nucleus supraopticus und Nucleus paraventricularis. Z. Neur. **145**, 462 (1933).

— Über die Zwischenhirndrüse der Säugetiere. Sitzgsber. Ges. Morph. u. Physiol. München **42**, 36 (1933).

— Über neurokrine Organe der Wirbeltiere. Verh. dtsch. zool. Ges. **1933**, 217.

— Ein inkretorisches Organ im Hypothalamus der Erdkröte, Bufo vulgaris Laur. Z. wiss. Zool. **144**, 1 (1933).

— Stammt alles Kolloid im Zwischenhirn aus der Hypophyse ? Frankf. Z. Path. **47**, 134 (1934).

— Über die Beteiligung des Zellkerns an sekretorischen Vorgängen in Nervenzellen. Frankf. Z. Path. **47**, 143 (1934).

— u. R. GAUPP: Neuere Befunde am Nucleus supraopticus und Nucleus paraventricularis des Menschen. Z. Neur. **148**, 766 (1933).

— u. B. SCHARRER: Secretory cells within the hypothalamus. Res. Publ. Assoc. Nerv. Ment. Dis. (Baltimore) **20**, 170 (1940).

— — Neurosecretion. Physiol. Rev. **25**, 171 (1945).

— — Neurosekretion. In Handbuch der mikroskopischen Anatomie des Menschen, Bd. 6, 5. Teil. Berlin-Göttingen-Heidelberg 1954.

— and G. J. WITTENSTEIN: The effect of the interruption of the hypothalamo-hypophyseal neurosecretory pathway in the dog. Anat. Rec. **112**, 387 (1952).

SCHAUMANN, O.: Wirkstoffe des Hinterlappens der Hypophyse. In Handbuch der experimentellen Pharmakologie, Bd. 3, Berlin 1937.

SCHELLENBERG, P.: Diabetes insipidus und Gravidität. Ein Beitrag zur Ätiologie des Diabetes insipidus. Inaug.-Diss. Königsberg, 1930.

SCHERTENLEIB, F. E.: Über die Behandlung des Diabetes insipidus mit Hypophysenimplantation. Praxis (Bern) **37**, 209 (1948).

SCHIEBLER, TH. H.: Zur Zytochemie der neurosekretorischen Substanz. Verh. anat. Ges. 50. Vers. Marburg 16.—18. April 1952.

— Morphologie und Funktion neurosekretorischer Zellgruppen, insbesondere des hypothalamisch-neurohypophysären Systems. Endokrinologie **31**, 1 (1954).

SCHINDL, I.: Das antidiuretische Prinzip (ADP) bei hydropischen Zuständen. Helvet. med. Acta **19**, 238 (1952).

SCHLOTTHAUER, C. F.: Diabetes insipidus in a bovine male. J. Amer. Vet. Med. Assoc. **39**, 673 (1935).

Schmidt, R.: Über „Oligodipsie". Med. Klin. **1911**, 1883.

Schmitz, H. L.: The mechanism of human diabetes insipidus. J. Clin. Invest. **16**, 675 (1937).

Schölzke, K. H.: Zur hormonalen Depotbehandlung des Diabetes insipidus. Med. Welt **1940**, 166.

Schoen, R.: Ostitis deformans (Paget) mit Diabetes insipidus, nervösen und endokrinen Störungen. Münch. med. Wschr. **1924**, 1723.

Schüller, A.: Über eigenartige Schädeldefekte im Jugendalter. Fortschr. Röntgenstr. **23**, 12 (1915/16).

— u. H. Chiari: Ein Fall von Xanthomatose. Wien. klin. Wschr. **1930**, 153.

von Schumann, H. J.: Fehlregulationen des Stoffwechsels als Folge von Erblindung. Med. Klin. **1953**, 1772.

Schuntermann, C. E.: Ein Fall von Diabetes insipidus mit Diabetes mellitus. Klin. Wschr. **1930**, 22.

Schur, M.: Zur Frage der traumatischen Genese innerer Erkrankungen (Diabetes insipidus, Akromegalie, Diabetes mellitus) Z. klin. Med. **123**, 800 (1933).

Schwartz, C. W.: Tumors of the hypophysis cerebri from a roentgenologic viewpoint. Amer. J. Roentgenol. **40**, 548 (1938).

Seiler, F.: Über das Wesen des Diabetes insipidus. Z. klin. Med. **61**, 1 (1907).

Seitz, L.: Über hypophysäre Störungen im Anschluß an Schwangerschaft und Geburt. Mschr. Geburtsh. **99**, 321 (1935).

Sekiguchi, S.: Hypophyseal disorder in mammary cancer and its relation to diabetes insipidus. Ann. Surg. **63**, 297 (1916).

Senator, H.: Über die Beziehungen zwischen Diabetes mellitus und insipidus. Dtsch. med. Wschr. **1897**, 385.

Sérane, J.: Rythme de la diurèse et rythme de l'activité neuro-végétative. Sur l'étiologie de certaines oliguries-opsiuries. Rev. Path. comp. et Hyg. gén. **50**, 630 (1950).

Severi: Zit. nach R. Stern.

Shamberg, J. F.: A case of exaggerated polyuria of pregnancy. Univ. Mag. **6**, 385 (1893/94); zit. nach Blotner.

Shanklin, W. M.: On the presence of clefts, fibroid neuroglia, neuroblast-like cells and nerve cells in the human neurohypophysis. Anat. Rec. **96**, 143 (1946).

— On the origin of tumorettes in the human neurohypophysis. Anat. Rec. **99**, 297 (1947).

— On the presence of calcific bodies, cartilage, bone, follicular concretions and the so-called hyaline bodies in the human pituitary. Anat. Rec. **102**, 469 (1948).

— On the presence of cysts in the human pituitary. Anat. Rec. **104**, 379 (1949).

— The incidence and distribution of cilia in the human pituitary with a description of micro-follicular cysts derived from Rathke's cleft. Acta anat. (Basel) **11**, 361 (1951).

— The histogenesis and histology of an integumentary type of epithelium in the human hypophysis. Anat. Rec. **109**, 217 (1951).

— The origin, histology and senescense of tumorettes in the human neurohypophysis. Acta anat. (Basel) **18**, 1 (1953).

— Age changes in the histology of the human pituitary. Acta anat. (Basel) **19**, 290 (1954).

Shannon, J. A.: The control of the renal excretion of water. I. The effect of variation in state of hydration on water excretion in dogs with diabetes insipidus. J. of Exper. Med. **76**, 371 (1942).

— The control of the renal excretion of water. II. The rate of liberation of the posterior pituitary antidiuretic hormone in the dog. J. of Exper. Med. **76**, 387 (1942).

Shapiro, B. G.: Control of urinary secretion by the anterior pituitary. Lancet **1938**, 1457.

Sheldon, J. H.: Diabetes insipidus occurring in a case of lymphatic leukaemia of the aleu-kaemic type. Lancet **1927**, 489.

Signorelli: Zit. nach R. Meyer-Bisch.

Simmonds, M.: Über sekundäre Geschwülste des Hirnanhangs und ihre Beziehungen zum Diabetes insipidus. Münch. med. Wschr. **1914**, 180.

— Über Kachexie hypophysären Ursprungs. Dtsch. med. Wschr. **1916**, 190.

Skrobsnski, K. K.: Über das Verhältnis des Diabetes mellitus und insipidus zu den weib-lichen Geschlechtsorganen und Schwangerschaft. Zbl. Gynäk. **26**, 1038 (1902).

Smith, F. M.: Diabetes insipidus. Treatment by intranasal insufflation of posterior lobe pituitary powder. J. Amer. Med. Assoc. **102**, 660 (1934).

— and E. M. MacKay: Influence of posterior pituitary extract on sodium balance in normal subjects and in patients with diabetes insipidus. Proc. Soc. Exper. Biol. a. Med. **34**, 116 (1936).

Smith, H. W.: The Physiology of the Kidney. London-New York-Toronto 1937.

— Lectures on the Kidney. Kansas 1943.

— The excretion of water. Bull. New York Acad. Med. **23**, 177 (1947).

— The Kidney. Structure and Function in Health and Disease. New York 1951.

SMITH, S. G., and T. E. LASATER: A diabetes insipidus-like condition produced in dogs by a potassium deficient diet. Proc. Soc. Exper. Biol. a. Med. 74, 427 (1950).

SNELL, A. M.: Water intoxication in diabetes insipidus. Med. Clin. N. Amer. 12, 1667 (1928/29).

SOPHIAN, A.: Diabetes insipidus und osteitis fibrosa polycystica. J. Amer. Med. Assoc. 95, 483 (1930).

SOULE, S. D.: Diabetes insipidus and pregnancy. Amer. J. Obstetr. 33, 878 (1937).

SPAIN, A. W., and F. GEOGHEGAN: Diabetes insipidus in association with postpartum pituitary necrosis. J. Obstetr. 53, 223 (1946).

SPATZ, H.: Neues über die Verknüpfung von Hypophyse und Hypothalamus. Acta neuro-vegetativa (Wien) 3, 5 (1951).

— R. DIEPEN u. V. GAUPP: Zur Anatomie des Infundibulum und des Tuber cinereum beim Kaninchen. Zur Frage der Verknüpfung von Hypophyse und Hypothalamus. Dtsch. Z. Nervenheilk. 159, 229 (1948).

SPILLANE, J. D.: Four cases of diabetes insipidus and pulmonary disease. Thorax (London) 7, 134 (1952).

STAEMMLER, M.: Diabetes insipidus und Hypophyse. Erg. allg. Path. 26, 59 (1932).

STARLING, E. H., and E. B. VERNEY: The secretion of urine as studied on the isolated kidney. Proc. Roy. Soc. London B 97, 321 (1925).

STEIGER, O.: Über einen Fall von Diabetes insipidus und seine Beziehungen zur inneren Sekretion resp. zum erweiterten Vagussystem. Dtsch. med. Wschr. 1912, 1869.

STEINER, F.: Zur Erblichkeit des Diabetes insipidus. Erbarzt 7, 89 (1939).

STEPHENS, D.J.: Zinc salts and oil in prolongation of therapeutic effect of pitressin in experimental diabetes insipidus. Proc. Soc. Exper. Biol. a. Med. 44, 240 (1940).

— Pitressin in oil. Prolonged antidiuretic effect in experimental and clinical diabetes insipidus. J. Clin. Invest. 20, 463 (1941).

STERN, R.: Über traumatische Entstehung innerer Krankheiten. Klinische Studien mit Berücksichtigung der Unfallbegutachtung. 2. Aufl. (neu bearbeitet von J. SCHMIDT), Jena 1913.

STEVENSON, J. A. F.: Effects of hypothalamic lesions on water and energy metabolism in rat. Recent Progr. in Hormone Res. 4, 363 (1949).

— L. G. WELT and J. ORLOFF: Abnormalities of water and electrolyte metabolism in rats with hypothalamic lesions. Amer. J. Physiol. 161, 35 (1950).

STÖRMER, R.: Der Diabetes insipidus. Inaug.-Diss. Kiel 1892.

STRAUSS, L.: Zit. nach R. MEYER-BISCH.

STRAUSS: Die einfache zuckerlose Harnruhr. Tübingen 1870, zit. nach H. NOTHNAGEL.

STRINGER, S. W.: Diabetes insipidus associated with pinealoma implant in the tuber cinereum. Yale J. Biol. a. Med. 6, 375 (1934).

STRUBELL, A.: Über Diabetes insipidus. Dtsch. Arch. klin. Med. 62, 89 (1899).

STÜBINGER, H. G., u. H. J. WOLF: Die Behandlung des Diabetes insipidus mit Kurzwellen. Med. Klin. 1949, 1089.

STUTINSKY, F.: Sur les types cellulaires communs à l'hypothalamus et à la neurohypophyse chez le chien. C. r. Assoc. Anat. 36, 652 (1949).

— Sur la substance GOMORI-positive du complexe hypothalamo-hypophysaire du rat. C. r. Assoc. Anat. 38, 1 (1951).

— Sur l'origine diencéphalique des hormones dites «posthypophysaires». C. r. Soc. Biol. (Paris) 146, 1691 (1952).

— M. BONVALLET et P. DELL: Les modifications hypophysaires au cours du diabète insipide expérimental chez le chien. Ann. d'Endocrin. 10, 505 (1949); 11, 1 (1950).

SWANN, H. G.: Some experiments on salts and water metabolism in diabetes insipidus. Endocrinology (Springfield, Ill.) 25, 288 (1939).

— Sodium chloride and diabetes insipidus. Amer. J. Physiol. 126, 341 (1939).

— and B. J. PENNER: The effect of salts on the diabetes insipidus following posthypophysectomy in the rat. Endocrinology (Springfield, Ill.) 24, 253 (1939).

VON SZÁSZ, A.: Latente Toxikose und Diabetes insipidus. Mschr. Kinderheilk. 65, 296 (1936).

TALBOT, N. B., E. H. SOBEL, J. W. MCARTHUR and J. D. CRAWFORD: Functional endocrinology from birth through adolescence. Cambridge (Mass.) 1952.

TALBOTT, J. H., F. S. COOMBS, W. V. CONSOLAZIO and L. J. PECORA: Diabetes insipidus associated with diabetes mellitus. Metabolic studies and report of a case. Arch. Int. Med. 66, 607 (1940).

TALLQVIST, T. W.: Untersuchungen über einen Fall von Diabetes insipidus. Z. klin. Med. 49, 181 (1903).

TAYLOR, N. B. G., and R. L. NOBLE: Appearance of an antidiuretic substance in the urine of man after various procedures. Proc. Soc. Exper. Biol. a. Med. 73, 207 (1950).

— and J. M. WALKER: Antidiuretic substance in human urine after smoking. J. of Physiol. 113, 412 (1951).

Taylor, St. P., jr., V. du Vigneaud and H. G. Kunkel: Electrophoretic studies of oxytocin and vasopressin. J. of Biol. Chem. **205**, 45 (1953).

Teel, H. M.: Diuresis in dogs from neutralized alkaline extracts of the anterior hypophysis. J. Amer. Med. Assoc. **93**, 760 (1929).

Teneta, S. S.: Diabetes insipidus als Kompliaktion bei Brucellosis. Klin. Med. (Wien) **16**, 120 (1938).

Teschemacher: Über die Fortdauer der Polyurie bei Diabetikern nach vollständig verschwundener Glykosurie und der Übergang von Diabetes mellitus in Diabetes insipidus. Münch. med. Wschr. **1907**, 561.

Teschendorf, H. J.: Die Hand-Schüller-Christiansche Krankheit. Erg. med. Strahlenforsch. **7**, 43 (1936).

Thaddea, S., u. A. Kleinschmidt: Zur Kenntnis der familiären, hereditären Form des Diabetes insipidus. Endokrinologie **25**, 57 (1942).

Thalwitzer, F.: Diabetes insipidus post trauma. Mschr. Unfallheilk. **9**, 349 (1904).

Thannhauser, S. J.: Stoffwechsel und Stoffwechselkrankheiten. München 1929.

Thiébaut, F.: Pathologie de l'hypophyse, in «Traité de médecine». Bd. 13, Paris 1948.

— F. Rohmer et J. Helle: Syndrome diencéphalique réagissant à la streptomycine chez une tuberculeuse sans localisations pulmonaires. Revue Neur. **85**, Nr. 4 (1951).

Thoma, K. H.: Eosinophilic granuloma with report of one case involving first the mandible. later other bones and being accompanied by diabetes insipidus. Amer. J. Orthodont. **24**, 641 (1943).

Thompson u. Mitarb.: Zit. nach R. Meyer-Bisch.

Thorn, G. W., and K. E. Stein: Pitressin tannate therapy in diabetes insipidus. J. Clin. Endocrin. **1**, 680 (1941).

Tillgren, J.: Diabetes insipidus as symptom of Schaumann's disease, benign lymphogranulomatosis. Brit. J. Dermat. **47**, 223 (1935).

Trendelenburg, P.: Die Sekretion des Hypophysenhinterlappens in die Cerebrospinalflüssigkeit. Klin. Wschr. **1924**, 777.

— Weitere Versuche über den Gehalt des Liquor cerebrospinalis an wirksamen Substanzen des Hypophysenhinterlappens. Arch. exper. Path. u. Pharmakol. **114**, 225 (1926).

— Pharmakologie und Physiologie des Hypophysenhinterlappens. Erg. Physiol. **25**, 364 (1926).

— Anteil der Hypophyse und des Hypothalamus am experimentellen Diabetes insipidus. Klin. Wschr. **1928**, 1679.

— Die Hormone. Berlin 1934.

— u. G. Sato: Über den Einfluß von Hypophyse und Tuber cinereum auf den Wasserhaushalt. Verh. dtsch. pharmakol. Ges. **1927**, 114; Klin. Wschr. **1927**, 1827.

Troisier, J.: Action antipolyurique des hautes doses de folliculine dans le diabète insipide de l'homme. Bull. Soc. méd. Hôp. Paris **48**, 1451 (1952).

Tschilow, K.: Die paradoxe Wirkung der Quecksilberdiuretica beim Diabetes insipidus. Clin. Bulgar. **10**, 257 (dtsch. Zusammenfassung 266) (1938).

Tuku: Zit. nach R. Meyer-Bisch.

Turner, H. H.: Diabetes insipidus: report of a case in a child. Arch. of Pediatr. **65**, 433 (1928).

— Diseases of the Endocrine Glands. In "The Therapeutics of Internal Medicine", Bd. 5. Chicago and New York 1945.

Turner, R. A., J. G. Pierce and V. du Vigneaud: The purification and the amino acid content of vasopressin preparations. J. of Biol. Chem. **191**, 21 (1951).

Ucko, H.: Über den Einfluß des Nervensystems auf den Wasser-Salzstoffwechsel. Z. exper. Med. **36**, 211 (1923).

Umber: Berlin. Ges. Chirurgie. Dtsch. med. Wschr. **1922**, 1221.

Urechia, C. I.: Cancer métastatique de la région hypophyso-tubérienne avec diabète insipide. Paris méd. **1936**, 129.

— Über zwei Fälle von Diabetes insipidus syphilitischer Herkunft. Wien. med. Wschr. **1940**, 80.

Vaisman, S. B., S. T. Rapaport, P. H. Schüller u. H. V. Montes: Enfermedad reumatica y diabetes insipida. Rev. méd. Chile **72**, 419 (1944).

Veil, W. H.: Über die Bedeutung intermediärer Veränderungen im Chlorstoffwechsel beim Normalen und beim Nierenkranken. Biochem. Z. **91**, 267 (1918).

— Über intermediäre Vorgänge beim Diabetes insipidus und ihre Bedeutung für die Kenntnis vom Wesen dieses Leidens. Biochem. Z. **91**, 317 (1918).

— Über primäre Oligurie. Dtsch. Arch. klin. Med. **139**, 192 (1922).

— Physiologie und Pathologie des Wasserhaushaltes. Erg. inn. Med. **23**, 648 (1923).

— Weitere Beobachtungen am hypochlorämischen Diabetes insipidus. Dtsch. Arch. klin. Med. **149**, 289 (1925).

VEIL, W. H.: Die Klinik der Hypophysenkrankheiten. VI. Der Diabetes insipidus (Wasserharnruhr). Münch. med. Wschr. 1935, 691.
— Über die cerebrale Genese des Ödems. Dtsch. Gesundheitswesen 1946, 465.
— u. REGNIER: Zit. nach R. MEYER-BISCH.
— u. A. STURM: Die Pathologie des Stammhirns, 2. Auflage. Jena 1946.
VON DEN VELDEN, R.: Die Nierenwirkung von Hypophysenextraktion beim Menschen. Berl. klin. Wschr. 1913, 2083.
VERCELLI, G.: Diabète insipide consécutif à la fièvre typhoïde datant depuis 5 ans. Guérison par roentgenthérapie de la région diencéphalique. Revue neur. 1934, 980.
VERDEUIL et E. CASALTA: Une observation de diabète insipide et gravidité. Bull. Soc. d'Obstétr. 27, 85 (1938).
VERNEY, E. B.: The secretion of pituitrin in mammals as shown by perfusion of the isolated kidney of the dog. Proc. Roy. Soc. London s. B. 99, 487 (1926).
— Goulstonian lectures on polyuria. I. Polyuria associated with pituitary dysfunction. Lancet 1929, 539.
— Die Wasserausscheidung der Säugetierniere und ihre physiologische Regulation. Arch. exper. Path. u. Pharmakol. 181, 24 (1936).
— Absorption and excretion of water; the antidiuretic hormone. Lancet 1946, 739, 781.
— The antidiuretic hormone and the factors which determine its release. Proc. Roy. Soc. London, B. 135, 25 (1947).
— Agents determining and influencing the functions of the pars nervosa of the pituitary. Brit. Med. J. 1948, 119.
— Die Hemmung der Wasserdiurese durch Erhöhung des osmotischen Druckes im Carotisplasma und ihre Vermittlung über die Neurohypophyse. Arch. exper. Path. u. Pharmakol. 205, 387 (1948).
VICKERS, D. M.: Diabetes insipidus with acute retention in pregnancy: report of case. Surg. etc. 38, 223 (1924).
VIDAL u. JORDANA: Zit. nach R. MEYER-BISCH.
DU VIGNEAUD, V., G. W. IRVING JR., H. M. DYER and R. R. SEALOCK: Electrophoresis of posterior pituitary gland preparations. J. of Biol. Chem. 123, 45 (1938).
— H. CL. LAWLER and E. A. POPENOE: Enzymatic cleavage of glycinamide from vasopressin and a proposed structure for this pressor-antidiuretic hormone of the posterior pituitary. J. Amer. Chem. Soc. 75, 4880 (1953).
— R. R. SEALOCK, R. H. SIFFERED, O. KAMM and I. W. GROTE: Some chemical properties of highly purified praparations of pitressin and pitocin. J. of Biol. Chem. 100, XCIV (1933).
VINAY, C.: Diabète insipide et grossesse. Semaine méd. 1899, 14.
VOGT, M.: Vasopressor, antidiuretic and oxytocic activities of extracts of the dog's hypothalamus. Brit. J. Pharmacol. 8, 193 (1953).
VOIGT, W.: Zur Frage der hypophysären Steuerung der Nierenfunktion. Dtsch. med. Wschr. 1933, 1693.
VOITURIEZ, J.: De la polyurie gravidique. J. Soc. méd. Lille 1890, 457.
WACHSMUTH, A.: Ein Fall von Diabetes insipidus. Virchows Arch. 26, 318 (1863).
WADULLA, H.: Zur Frage der primären Polyurie beim Diabetes insipidus. Dtsch. med. Rdsch. 1949, 754.
WALKER, A. M.: Experiments upon the relation between the pituitary gland and water diurese. Amer. J. Physiol. 127, 519 (1939).
WALKER, J. M.: The effect of smoking on water diurese in man. Quart. J. Med. 18, 51 (1949).
WALKER, W.: Craniopharyngioma or para-pituitary adamantinoma (ERDHEIM's Tumor). J. of Path. 61, 359 (1949).
WANG, T. Y.: Le diabète insipide épidémique curable. Arch. franç. pédiatr. 7, 508 (1950).
WANKE, R.: Störungen des Wasserhaushaltes nach traumatischer Hirnschädigung. Zugleich Bemerkungen zum posttraumatischen Liquorunterdruck und zum posttraumatischen Diabetes insipidus. Chirurg 17/18, 577 (1947).
— Pathologische Physiologie der frischen, geschlossenen Hirnverletzung. Stuttgart 1948.
— Schädel-Hirn-Trauma und vegetatives Nervensystem. Wien. klin. Wschr. 1950, 196.
WANKMÜLLER, R.: Über die Wirksamkeit eines Tonephindepots beim Diabetes insipidus. Klin. Wschr. 1939, 566.
WARING, H., and F. W. LANDGREBE: Hormones of the Posterior Pituitary, in Hormones. Physiology, Chemistry and Applications, Bd. II. New York 1950.
WARKANY, J., and A. G. MITCHELL: Diabetes insipidus in children. A critical review of etiology, diagnosis and treatment, with report of four cases. Amer. J. Dis. Childr. 57, 603 (1939).
WEBER, F. P., C. WORSTER-DROUGHT and W. E. CARNEGIE DICKSON: Cholesterol tumor (craniopharyngeoma) of the pituitary body. J. of Neur. 15, 39 (1934).
WEBER, S., u. O. GROSS: Die Polyurien. Erg. inn. Med. 3, 1 (1909).

Wedler, H.-W.: Stammhirn und innere Erkrankungen. Berlin-Göttingen-Heidelberg: Springer-Verlag 1953.

Weicksel, M., u. H. Cain: Diabetes insipidus bei Hypophysenmetastasen von Mamma-carcinomen. Ein Beitrag zur Neurosekretion im Hypothalamus. Dtsch. Arch. klin. Med. 199, 600 (1952).

Weil A. sen.: Über die hereditäre Form des Diabetes insipidus. Virchows Arch. 95, 70 (1884).

Weil, A. jr.,: Über die hereditäre Form des Diabetes insipidus. Dtsch. Arch. klin. Med. 93, 180 (1908).

Weinstein, E. A., and C. L. Spingarn: Diabetes insipidus. J. Mount Sinai Hosp. 7, 90 (1940).

Weir, J. F., E. E. Larson and L. G. Rowntree: Studies in diabetes insipidus: water balance and water intoxication. Arch. Int. Med. 29, 306 (1922).

Weller, C. G., W. Elliot and A. R. Gusman: Hereditary diabetes insipidus: unusual urinary tract changes. J. of Urol. 64, 716 (1950).

— — Alteraciones del tracto urinario en la diabetes insípida hereditaria. Rev. Med. Cubana 61, 469 (1950).

Welz, A.: Renaler Zwergwuchs. Veröff. Konstit.- u. Wehrpath. 9. 1 (1936/38).

Wentzler, E.: Ein Fall von Carcinom der Hypophyse bei 9 jährigem Knaben. Mschr. Kinder-heilk. 69, 86 (1937).

Wermer, P.: Hypophyse und Wasserhaushalt. Wien. Arch. inn. Med. 32, 189 (1938).

Westman, A.: Die neurohormonale Steuerung des Hypophysenzwischenhirnsystems und ihre Störungen. Acta Soc. med. Upsaliensis 67, 24 (1945).

— The value of implantation of hypophyseal tissue in the treatment of hypophyseal insuffi-ciency. Acta med. scand. (Stockh.) 133, 171 (1949).

White, A. G., G. Rubin and L. Leiter: Studies in edema. III. The effect of pitressin on the renal excretion of water and electrolytes in patients with and without liver disease. J. Clin. Invest. 30, 1287 (1951).

— — — Studies in edema. IV. Water retention and the antidiuretic hormone in hepatic and cardiac disease. J. Clin. Invest. 32, 931 (1953).

White, H. L.: Pituitary gland influences on water balance in the rat. Amer. J. Physiol. 119, 5 (1937).

— Time relations of response to repeated water ingestion. Amer. J. Physiol. 121, 40 (1938).

— and T. Findley jr.: Responses of normal subjects and of patients with diabetes insipidus to water and salt ingestion. J. Clin. Invest. 18, 377 (1939).

— and P. Heinbecker: Pituitary regulation of water exchange in the dog and monkey. Amer. J. Physiol. 118, 276 (1937).

— — Hypophyseal influences in renal function and water exchange in the dog. Amer. J. Physiol. 123, 213 (1938).

— — Observations on creatinine and urea clearances on responses to water ingestion and on concentrating power of kidneys in normal, diabetes insipidus and hypophysectomized dogs. Amer. J. Physiol. 123, 566 (1938).

— — Observations on inulin and diodrast clearances and on renal plasma flow in normal and hypophysectomized dogs. Amer. J. Physiol. 130, 464 (1940).

— — and E. C. Robinson: Effects of thyroid, dinitroorthocresol on urine output of thyroid-ectomized dogs with moderate diabetes insipidus. Proc. Soc. Exper. Biol. a. Med. 38, 439 (1938).

— — and D. Rolf: Effects of hypophysectomy on some renal functions. Proc. Soc. Exper. Biol. a. Med. 46, 44 (1941).

— — — Further observations on the depression of renal function following hypophysectomy. Amer. J. Physiol. 156, 67 (1949).

— — — Enhancing effects of growth hormone on renal function. Amer. J. Physiol. 157, 47 (1949).

— — — Renotropic effects of growth hormone preparations. Amer. J. Physiol. 165, 442 (1951).

Whitehead, R. W., and W. Darley: A case of diabetes insipidus occuring as a sequal to epidemic encephalitis. Endocrinology (Springfield, Ill.) 15, 286 (1931).

Widmark, E. M. P.: Hormonale Einflüsse auf den Alkoholumsatz. Biochem. Z. 282, 79 (1935).

Wilkinson, E. L., and H. Brown: The effect of butazolidin (phenylbutazone) on water and electrolyte excretion. Amer. J. Med. Sci. 225, 153 (1953).

Williams, R. H., and C. Henry: Nephrogenic diabetes insipidus transmitted by females and appearing during infancy in males. Ann. Int. Med. 27, 84 (1947).

Willis, R.: Urinary Diseases and their Treatment. London 1838.

WILLIS, TH.: Pharmaceutice rationalis sive diatriba de medicamentorum operationibus in humano corpore. Sectio IV. Caput III. De diuresinima eiusque remedio et speciatim de diabete. Amsterdam 1674.
— Dr. WILLIS's Practice of Physic, being the whole Works of that Renowned and Famous Physician. Section on Pharmaceutice Rationalis. Part I. London 1684.
— Anatomia cerebri, in "Omnia opera", Kapitel 14. Venetia 1708.
WILSON, M. L., and D. A. McGINTY: The duration of antidiuretic action of pitressin solution and of pitressin tannate in aqueous and oil suspension. J. Clin. Endocrin. 11, 963 (1951).
WINER, N. J.: Renal function in diabetes insipidus. Arch. Int. Med. 70, 61 (1942).
WINTER, C. A., E. G. GROSS and W. R. INGRAM: Serum sodium, potassium and chloride after suprarenalectomy in cats with diabetes insipidus. J. of Exper. Med. 67, 251 (1938).
— and W. R. INGRAM: Observations on the polyuria produced by desoxycorticosterone acetate. Amer. J. Physiol. 139, 710 (1943).
— — and R. C. EATON: Effect of dietary changes upon urine volume and renal function in experimental diabetes insipidus. Amer. J. Physiol. 139, 700 (1943).
— — and E. G. GROSS: Effect of pitressin injections upon the serum electrolytes and water exchange of cats with diabetes insipidus and adrenal insufficiency. Amer. J. Physiol. 127, 64 (1939).
— — — and D. G. SATTLER: Sodium and chloride balance in cats as affected by diabetes insipidus, adrenal insufficiency and pitressin injections. Endocrinology (Springfield, Ill.) 28, 535 (1941).
— D. G. SATTLER and W. R. INGRAM: The relationship between salt intake and the polyuria of experimental diabetes insipidus. Amer. J. Physiol. 131, 363 (1940).
WINTER, E. W., and E. EDELSON: Posterior pituitary allergy. West. J. Surg. 58, 24 (1950).
WINTER, J. A.: Diabetes insipidus, amelioration after tonsillectomy. Amer. J. Pediatr. 32, 78 (1948).
WITT, D. M., A. D. KELLER, H. L. BATSEL and J. R. LYNCH: Absence of thirst and resultant syndrome associated with anterior hypothalamectomy in the dog. Amer. J. Physiol. 171, 780 (1952).
WITTERMANN, E.: Hypophysengangtumoren und vegetative Zentren des Zwischenhirns. Nervenarzt 9, 441 (1936).
WOLFF, H.: Über Störungen des Wasserhaushaltes bei 2 Kranken mit dem LAWRENCE-MOON-BIEDLschen Syndrom. Dtsch. Z. Nervenheilk. 146, 213 (1938).
WYLLIE, W. G.: Diabetes insipidus; its clinical features and treatment. Proc. Roy. Soc. Med. 36, 581 (1943).
YASKIN, J. C., F. H. LEWEY and G. A. SCHWARTZ: Diabetes insipidus and other unusual complications of acute purulent sinusitis. Clinicopathologic study of case. Arch. of Neur. 48, 119 (1942).
ZADEK, E.: Die Beziehungen zwischen Anatomie und Klinik des Diabetes insipidus. Z. klin. Med. 105, 603 (1927).
ZENKER, F.: Diabetes insipidus und Trauma. Weißenfels: W. Nitsche 1919.
ZETLER, G.: Über den Hormongehalt von Hypophysenhinterlappen und vorderem Hypothalamus durstender Hunde. Arch. exper. Path. u. Pharmakol. 216, 193 (1952).
— Sind Adiuretin, Vasopressin und Oxytoxin drei verschiedene Stoffe oder nur die Wirkungskomponenten eines einzigen Hormon-Moleküls? Arch. exper. Path. u. Pharmakol. 218, 239 (1953).
ZIEGLER, L. H., and C. W. A. OSGOOD: Edema and trophic disturbances of the lower extremities complicating prefrontal lobotomy. Arch. of Neur. 53, 262 (1945).
ZINGEL: Zit. nach R. MEYER-BISCH.
ZONDEK, H.: Die Krankheiten der endokrinen Drüsen. Basel 1953.
— et LEZYNSKY: Retinite pigmentaire et diabète insipide. Semaine Hôp. 1949, 2476.

I. Einleitung.

Eine Erörterung des Problems der Regulationsstörungen im Wasserhaushalt muß das Krankheitsbild des *Diabetes insipidus* und sein seltenes Gegenstück, die *primäre Oligurie (Antidiabetes insipidus)*, in den Mittelpunkt der Betrachtungen stellen.

Selten hat eine Erkrankung eine solch wechselnde Deutung erfahren wie der Diabetes insipidus. Auf Grund der heutigen Kenntnisse kann man ihn definieren als eine chronische Erkrankung, die durch eine Tag und Nacht gleichmäßig anhaltende Polyurie mit mangelnder Konzentrationsfähigkeit für Kochsalz und sehr niedrigem spezifischem Harngewicht, durch starken Durst und entsprechende Polydipsie ohne anatomische Nierenveränderung charakterisiert ist. Das Krankheitsbild ist bedingt durch das Fehlen von *Vasopressin (Adiuretin)*, ein von der Neurohypophyse abgegebenes Hormon, welches die Rückresorption von Wasser aus dem Glomerulumfiltrat im Bereich der Nierentubuli bewirkt.

Diabetes insipidus ist eine griechisch-lateinische Wortkombination. Diabetes[1] (griech.) bedeutet Harnruhr und soll die unaufhörliche und gleichmäßige Produktion großer Urinmengen charakterisieren. Das Attribut insipidus[2] (lat.) gibt Auskunft über den Geschmack des produzierten Urins. Diese sich auf den Geschmackssinn beziehende Benennung stammt aus der Zeit, als man über chemische Untersuchungsmethoden des Urins noch nicht verfügte, sondern eine Differentialdiagnose zum Diabetes mellitus[3], „Zuckerharnruhr", mit Hilfe der Zunge vornehmen mußte.

BLOTNER schreibt mit Recht: "Diabetes insipidus is one of the most fascinating diseases in medicine to study and treat." Das allgemeine Interesse an dieser inkretorischen Störung spiegelt sich in der großen Zahl von Veröffentlichungen über diese seltene Krankheit. Das Krankheitsbild des Diabetes insipidus kam mit seiner enormen Wasseraufnahme und Urinausscheidung wie andere inkretorische Störungen, z. B. Zwergwuchs, eunuchoider Hochwuchs, Akromegalie, Fettsucht, der Sensationslust auch der Laien entgegen und soll in früheren Jahrhunderten gelegentlich sogar auf Jahrmärkten zu sehen gewesen sein.

Die Fortschritte der Endokrinologie haben das Krankheitsbild des Diabetes insipidus so weit klären können, daß man in der Lage ist, ihn heute symptomatisch, in einigen Fällen auch ätiologisch zu behandeln. Wenn nicht ein inoperabler Tumor die Ursache ist, brauchen die Patienten im allgemeinen bei entsprechender Behandlung keine Beeinträchtigung ihrer Lebenserwartung zu befürchten.

II. Geschichtliche Bemerkungen.

Die Erkenntnis der Zusammenhänge zwischen Wasserhaushalt und hypothalamo-hypophysärem System ist nicht sehr alt. Es liegt nahe, an Hand der eindrucksvollsten Störung im Wasserhaushalt, des Diabetes insipidus, der geschichtlichen Entwicklung des Problems und seiner wechselnden Deutung nachzugehen.

Die Frage, wer zuerst den Begriff Diabetes gebrauchte, ist nicht geklärt. Es steht lediglich fest, daß bereits GALEN und ARETAEUS von Kappadozien ihn in ihren Schriften verwenden (2. Jahrh. nach Chr.). Beide stellten bei ihren Fällen besonders den starken Durst heraus. „Die Kranken scheiden mit dem Urin sofort die gleiche Menge aus, die sie getrunken haben." Sie glaubten, es mit einer Nieren-Blasen-Erkrankung zu tun zu haben und stellten über deren Ätiologie interessante Spekulationen an. Diabetes mellitus und Diabetes insipidus konnten von ihnen noch nicht unterschieden werden. Die Vorstellung, daß den Nieren bei der Ätiologie des Diabetes insipidus die wesentlichste Bedeutung zukommt, hielt sich von da an bis etwa zur Mitte des 19. Jahrhunderts, d. h. bis zu dem Zeitpunkt, als nach Überwindung des „romantischen Zeitalters" in der Medizin der Weg für die experimentelle Forschung frei war.

Im allgemeinen schreibt man THOMAS WILLIS die klare Unterscheidung eines süßschmeckenden und eines geschmacklosen Urins bei "pissing disease" zu. Ob WILLIS damit die Entdeckung des Diabetes insipidus zugeschrieben werden kann, ist fraglich.

MORGAGNI berichtet in seinem berühmten Werk „De sedibus et causis morborum" von zwei jungen Frauen, die an einer Urinflut litten. Die erste schied innerhalb von 94 Tagen 3674 Pfund Urin aus, die zweite in 97 Tagen 4171 Pfund. Er gab sich mit den geradezu abenteuerlichen Spekulationen der früheren Ärzte sowie auch seiner Zeitgenossen nicht zufrieden und bedauerte es daher sehr, diese beiden Fälle nicht seziert zu haben.

Wahrscheinlich gebrauchte CULLEN als erster die Bezeichnungen Diabetes mellitus und Diabetes insipidus (1789). Er beschrieb den Diabetes mellitus als eine Erkrankung mit einem Urin, der sowohl einen Honiggeschmack als auch einen Honiggeruch und eine Honigfarbe aufweise. Für den Diabetes insipidus hob er dagegen ausdrücklich die Geschmack- und Farblosigkeit des Harnes hervor.

---

[1] $\delta\iota\acute{\alpha}$ = durch, $\beta\alpha\acute{\iota}\nu\omega$ = gehe.
[2] in-sapere = nicht schmecken.
[3] mel, mellis = der Honig.

In der Folgezeit werden bereits ausgezeichnete klinische Beobachtungen mitgeteilt. Eine stammt von BELLOT und BROUGNIART (1792). Es handelte sich um eine 40jährige Frau, die innerhalb von 10 Std. 14 quarts (= 12,7 l) trank.

Der geniale Hygieniker JOHANN PETER FRANK definierte 1797 das Krankheitsbild des Diabetes insipidus als „anhaltende Polyurie nicht glykosurischer Natur bei gesunder Niere". Er beschreibt einen Mann, der über längere Zeit täglich 40 Pfund Urin ausgeschieden hat.

ROBERT WILLIS (1838) unterschied bestimmte Typen nach der Harnstoffausscheidung:
1. Hydrurie mit normaler Harnstoffausscheidung,
2. Anazoturie mit Polyurie bei ungenügender Harnstoffausscheidung,
3. Azoturie mit Polyurie bei überschießender Harnstoffausscheidung.

Die bis zur Mitte des 19. Jahrhunderts herrschenden Vorstellungen über die Ätiologie des Diabetes insipidus, der meist als Nierenerkrankung gedeutet wurde, wurden erstmalig durch die Experimente CLAUDE BERNARDs erschüttert. Seine Entdeckung (1855), daß Verletzungen am Boden des 4. Ventrikels («Piqûre») Glykosurie und Polyurie mit oder ohne Eiweißausscheidung hervorrufen können, ist für die Interpretation von geradezu revolutionärer Bedeutung gewesen.

Es ist das Verdienst französischer Kliniker, die Bedeutung der Versuche für die Klinik sofort erkannt zu haben. MONTARD-MARTIN beschreibt 1860 bereits einen traumatischen Diabetes insipidus: Ein Mann erlitt infolge eines Sturzes eine komplizierte Schädelfraktur in der rechten Stirngegend. Sofort nach Wiederkehr des Bewußtseins — 11 Tage nach dem Unfall — bestand heftiges, kontinuierliches Durstgefühl. Der Kranke trank bis zu 25 l am Tage. — Unmittelbar nach dieser Veröffentlichung konnte DEBROU einen ähnlichen Fall publizieren: Ein Mann fiel aus 15 m Höhe von einem Gerüst. Bewußtlosigkeit, Wunde an der Stirn, Blutung aus dem li. Ohr. Schwere Gehirnerschütterung. Am 6. Tage nach dem Unfall — nach Erlangung des Bewußtseins — ausgesprochene Polydipsie und Polyurie. Die tägliche Harnmenge stieg während des nächsten Wochen bis auf 14 l.

Einige weitere Fälle finden sich in der 1862 in der unter GRIESINGERs Leitung entstandenen Dissertation von NEUFFER (Tübingen) und in der Arbeit von P. FISCHER (1862).

Mit den Erscheinungen der «Piqûre» haben sich in den folgenden Jahren hauptsächlich ECKHARD und seine Schüler befaßt. Mit einer ein- oder doppelseitigen Piqûre im Bereich der Funiculi teretes oder im ECKHARDschen „lobus hydruricus vermis cerebelli" erzielten sie eine Polyurie (manchmal mit minimaler Glykosurie). Immer handelte es sich dabei um eine passagere Harnflut, welche von ECKHARD in Übereinstimmung mit CL. BERNARD als Reizphänomen (Nierengefäße) angesehen wurde. Die Harnflut wurde bereits in der ersten Stunde nach der Operation maximal und nahm in der zweiten Stunde wieder ab.

Länger dauernde, über mehrere Tage, sich z. T. sogar über einige Wochen erstreckende Polyurien konnte KAHLER (1862) bei Kaninchen hervorrufen. In seiner ausgezeichneten Arbeit geht KAHLER auch auf den traumatischen Diabetes insipidus beim Menschen ein. Er fand unter 26 Fällen nach Kopftrauma:

> 13mal Schädelbasisfraktur,
> 6mal Fraktur der Stirngegend,
> 4mal Fraktur der Hinterhauptgegend,
> 3mal Commotio cerebri ohne Schädelfraktur.

Unter 133 Fällen, die STOERMER 1892 zusammenstellte, finden sich 38, in denen ein Trauma der Entwicklung der Krankheit vorausgegangen war, darunter 31mal Kopfverletzungen oder Gehirnerschütterungen. Andere Autoren geben jedoch niedrigere Zahlen an: LANCEREAUX (1869) unter 72 Fällen 5 Patienten, VAN DER HEIJDEN (1875) unter 97 Fällen 8 Kranke mit vorherigem Kopftrauma.

Erstaunlich im Sinne der modernen Ganzheitsbetrachtung erscheint, daß schon 1841 LACOMBE von einem Diabetes insipidus nach psychischem Insult berichtet, den er durchaus modern interpretiert: Es handelte sich um eine 33jährige Frau, die nach einer plötzlichen Todesnachricht heftigen Durst und anhaltenden Kopfschmerz verspürte. In der folgenden Nacht trank sie bereits sehr große Mengen Wasser und zeigte seitdem eine dauernde Polyurie, die vier Jahre später noch unverändert fortbestand. Vom gleichen Autor stammt auch die erste Mitteilung über familiäres Auftreten der Stoffwechselstörung.

Trotz der Versuche von CLAUDE BERNARD und vieler klinischer Beobachtungen (MARTIN, CHARCOT, DEBROU, MONTARD-MARTIN, P. FISCHER, MOSLER, LANCEREAUX, LEUDET, MURELL, MAUCOTEL, KAHLER, KLAMANN, VAN DER HEIJDEN, NOTHNAGEL u. a.) wurde jedoch der Zusammenhang der Regulationsstörung im Wasserhaushalt mit dem hypothalamo-neurohypophysären System nicht erkannt. Vielmehr war man lange Zeit der Ansicht, daß die Polyurie beim Diabetes insipidus durch nervöse Reize auf die Nieren bedingt sei. Es wurde angenommen, daß die Reizimpulse im Gehirn als Folge von Verletzungen oder Tumoren entstehen und auf nervösem Wege (Sympathicus und Splanchnicus) zu den Nieren gelangen. Das Primärzentrum wurde am Boden der Rautengrube vermutet. 1883 glaubten VASALLE und SACCHI den Zusammenhang zwischen Polyurie und Hypophysenstörung gefunden zu haben. 1913 gelang VON DEN VELDEN und FARINI unabhängig voneinander die für die Therapie so wichtige Entdeckung von der Wirksamkeit der Hypophysenhinterlappenextrakte auf den Wasser- und Salzhaushalt. Sie waren in der Lage, durch Injektion von Hinterlappenextrakt alle Erscheinungen des Diabetes insipidus zum Verschwinden zu bringen. Dadurch war richtungweisend der antidiuretische Effekt des Hypophysenhinterlappenextraktes bei der Beurteilung des Krankheitsbildes in den Vordergrund gerückt worden

Im Gegensatz hierzu hatten 1901 MAGNUS und SCHÄFER und 1905 SCHÄFER und HERRING berichtet, daß Extrakte aus dem Hypophysenhinterlappen einen diuretischen Effekt auf das narkotisierte Tier hätten. Auf Grund dieser Vorstellung glaubte E. FRANK 1910 den Diabetes insipidus als Zeichen gesteigerter Funktion des Hypophysenhinterlappens auffassen zu können. Der erste klinische Bericht, der einwandfrei den Zusammenhang zwischen Diabetes insipidus und Hypophysentrauma herausstellt, stammt jedoch ebenfalls von FRANK (1912). Es handelte sich um einen Mann, dem eine Pistolenkugel in den Schädel gedrungen war. Die Kugel ragte von oben in die Sella turcica herein.

1914 konnte M. SIMMONDS von einem ähnlichen Fall berichten. Eine 37jährige Frau bekam zwei Monate nach einer wegen Carcinom erfolgten Brustamputation eine starke Polyurie und Polydipsie. Bei der Autopsie fand sich eine Metastase, welche den Hypophysenhinterlappen zerstört hatte. Es wird hervorgehoben, daß die Pars intermedia bzw. der Hypophysenvorderlappen intakt waren.

Um diese Zeit scheint das Krankheitsbild des Diabetes insipidus allgemein schon so bekannt gewesen zu sein, daß von den ersten 100 Fällen CUSHINGs mit Hypophysenstörungen immerhin schon bei 6 auf Grund der Polyurie die einweisenden Ärzte die richtige Diagnose gestellt hatten (1913).

Auf Grund all dieser Berichte glaubte man, der Neurohypophyse in der ätiologischen Beurteilung den ersten, wenn nicht sogar den einzigen Platz einräumen zu müssen. Bald zeigte sich jedoch, daß auch bei Läsionen des Hypothalamus ein Diabetes insipidus auftreten kann. Schon 1904 teilte ERDHEIM auf Grund seiner klinischen und pathologisch-anatomischen Beobachtungen an Patienten mit Hirntumoren, vorwiegend Craniopharyngeomen, mit, daß es bei Tumoren bzw. anderen Störungen im Bereich des Hypothalamus häufig zu Polyurie käme. 1913 gelang es CAMUS und ROUSSY, bei Hunden durch Zerstörung bestimmter Areale im Hypothalamus (Tuber cinereum) eine Polyurie zu erzeugen. 1920 konnten sie ihren ersten Bericht ergänzen. Eine vollständige Entfernung der Hypophyse führte nicht zum Diabetes insipidus, wenn der Boden des III. Ventrikels intakt blieb. BAILEY und BREMER bestätigten 1921 diese Beobachtungen; darüber hinaus wiesen sie nach, daß die Polyurie beim Hund durch Denervierung der Nieren nicht beeinflußt wird. Die gleichen Autoren beobachteten, daß Kochsalzzulage die Polyurie steigert, Pituitrin dagegen die Konzentration des Urins erhöht. Nach Mitteilung dieser Beobachtungen verschwand die bis dahin immer noch gelegentlich geäußerte Meinung aus dem Schrifttum, der Diabetes insipidus sei als gesteigerter nervöser Reiz auf die Nieren anzusehen. In der Folgezeit wurden zahlreiche weitere Arbeiten über die Entstehung eines voll ausgebildeten Krankheitsbildes nach Tumormetastasierung im Hypothalamus publiziert.

E. MEYER wies als erster darauf hin, daß eine molare Konzentrationsschwäche der Niere insbesondere für Kochsalz zum Wesen der Krankheit gehört. Später befaßte sich besonders VEIL mit der Frage der Störung im Salzhaushalt und versuchte, den Diabetes insipidus scharf in eine hyper- und eine hypochlorämische Form zu unterteilen. Wenngleich sich diese Unterteilung nicht bewährt hat, veranlaßte sie doch Untersuchungen, die für die Erkenntnis von der Bedeutung des Kochsalzhaushaltes bei der Erkrankung von großer Wichtigkeit geworden sind.

1915 hatte schon VON MEYENBURG den Diabetes insipidus als eine Gleichgewichtsstörung in der Koordination aller den Wasserhaushalt regulierenden Hypophysenteile aufgefaßt.

VON HANN betont 1918 als erster die Bedeutung der Adenohypophyse beim Zustandekommen der Krankheit. Nach seinen Untersuchungen tritt ein Diabetes insipidus nicht bei totalem Ausfall der Hypophyse auf, sondern ist nur dann zu erwarten, wenn Teile des Hypophysenvorderlappens nicht zerstört sind. VON HANN erklärt die Harnflut durch Fehlen der Hypophysenhinterlappenhormone bei erhaltener diuresefördernder Funktion der Adenohypophyse.

Man wußte nun also, daß der Diabetes insipidus durch Läsionen im Hypothalamusbereich, durch Zerstörung des Infundibulums oder des Hypophysenhinterlappens bedingt sein kann. Daher lag die Vermutung nahe, daß Hypothalamus und Neurohypophyse durch eine im Infundibulum verlaufende Bahn gekoppelt seien. GREVING und PINES teilten 1926 mit, daß sie einen Tractus supraoptico-hypophyseus nachgewiesen hätten. Sie bezeichneten schon damals die Nuclei supraoptici und paraventriculares als die Zentren, von denen aus die Nervenfaserbündel ihren Ausgang nehmen. 1928 konnte TRENDELENBURG auch experimentell den Beweis für die Anwesenheit von antidiuretisch wirksamem Hormon im Hypothalamus liefern.

1938 veröffentlichten FISHER, INGRAM und RANSON ihre berühmte Monographie "Diabetes insipidus and the Neurohormonal Control of Water Balance. A Contribution to the Structure and Function of the Hypothalamico-hypophyseal System". Sie stellten fest, daß bei experimentellen Läsionen im Hypothalamusbereich Atrophie des Zwischenhirnbodens, der medianen Eminenz, eintritt. Des weiteren verfallen auch die Nervenfasern des Tractus supraoptico-hypophyseus der Degeneration.

Über die Herkunft der sog. Hypophysenhinterlappenhormone liegen inzwischen zahlreiche Arbeiten von A. und B. SCHARRER, GAUPP jr. und aus dem Arbeitskreis um BARGMANN vor. Danach sind die hypothalamischen Kernareale als aktive primäre Sekretionszentren anzusehen (,,Zwischenhirndrüse"). Die Ganglienzellen des Nucleus supraopticus bzw. paraventricularis bilden ein granuläres Sekret, welches die Hypophysenhinterlappenhormone enthält. Der Tractus supraoptico-hypophyseus ist als neurosekretorische Bahn anzusprechen, auf der das Sekret bis in den Hinterlappen geleitet wird. Die Neurohypophyse ist als Abgabe- bzw. Speicherorgan der sog. Hypophysenhinterlappenhormone anzusehen.

III. Anatomie und Physiologie des hypothalamo-neurohypophysären Systems.

Für das Verständnis des Zustandekommens eines Diabetes insipidus erscheint eine kurze Darstellung der Anatomie und Physiologie der für die Steuerung des Wasserhaushaltes wichtigen Zentren und Bahnen des hypothalamo-neurohypophysären Systems, ,,der zentralen Nahtstelle zwischen Nerven- und Hormonsystem" (KOELLA), geboten.

Die wesentlichen Kerngebiete liegen im orolateralen Teil des Hypothalamus (Abb. 1). Es handelt sich um den *Nucleus supraopticus* und den *Nucleus paraventricularis.* Die Zellen sind mehr oder weniger dicht gelagert und bilden Zellnester. Sie gehören zur großzelligen Ganglienzellgruppe und haben eine rundliche oder ovale Gestalt. Der runde Zellkern hat eine deutliche Kernmembran und ein meist exzentrisch an der Peripherie gelegenes Kernkörperchen (Abb. 2). Die feinstaubige NISSL-Granula des Plasmas wird zur Peripherie hin grober und homogener.

Auf Grund der Arbeiten von BARGMANN, SCHARRER und ihrer Schüler ist anzunehmen, daß diese Zellareale zur *Neurosekretion* befähigt sind. Die sog. Hypophysenhinterlappenhormone werden

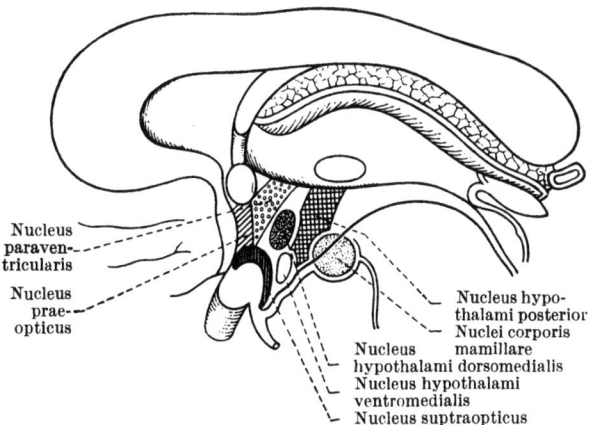

Abb. 1. Schematische Darstellung von Lage und Ausdehnung der wichtigsten vegetativen Kerngebiete des menschlichen Hypothalamus. Paramedianschnitt. (Nach LE GROS-CLARK gezeichnet, aus GAGEL, 1953.)

demnach von den hypothalamischen Kerngebieten gebildet. Auf dem Wege über den *Tractus supraoptico-hypophyseus*, der auch die Fasern aus dem Nucleus paraventricularis in sich aufnimmt, gelangen sie zur Neurohypophyse (Abb. 3). Ein Teil der Fasern endet jedoch schon unter dem Ependymbelag des Recessus infundibuli (BARGMANN). Das Neurosekret läßt sich mit der von GOMORI angegebenen Chromalaunhämatoxylin-Phloxin-Färbung selektiv anfärben. Es findet sich in den Zellen im Bereich der NISSL-Substanz. Eine Kondensation ist in den verschiedensten Phasen morphologisch zu verfolgen (Abb. 2). Die zunächst staubförmigen Granula erscheinen an der Peripherie zuletzt als mehr oder weniger dicke Sekrettropfen. Der *Sekrettransport* scheint längs der Axone vor sich zu gehen. Dabei

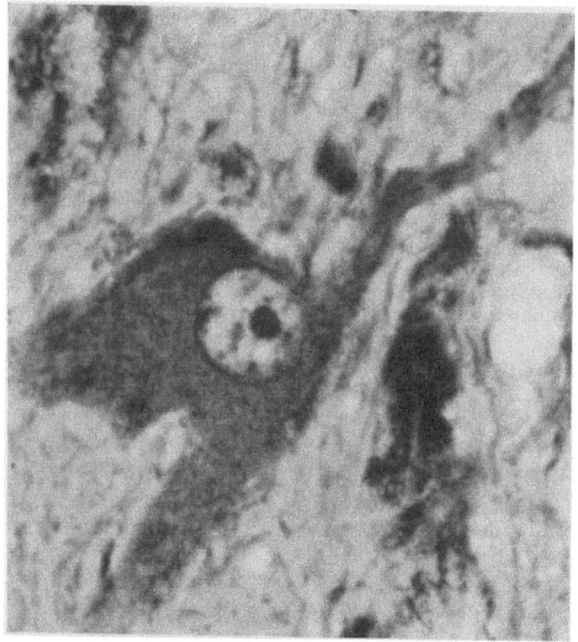

Abb. 2a.

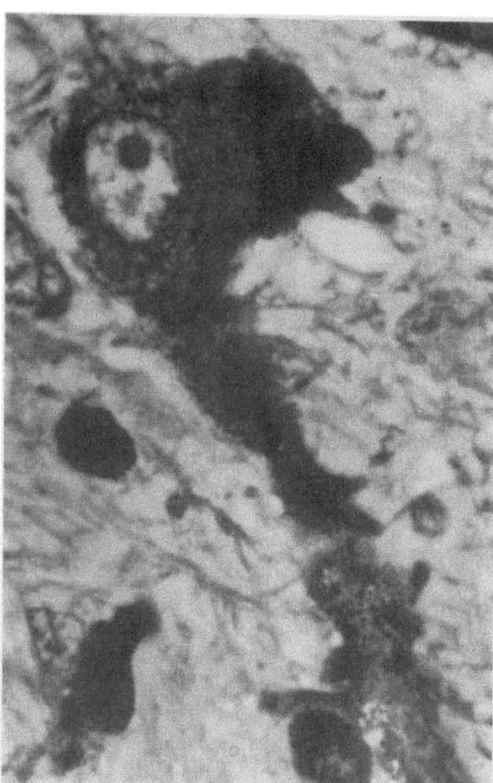

Abb. 2b.

kommt es zu charakteristischen, perlschnurartig an den Neuriten aufgereihten Auftreibungen (Abb. 4). Die größeren Anschwellungen scheinen mit den früher so problematischen HERRING-Körperchen identisch zu sein. In der Neurohypophyse splittern sich die sekretführenden Fasern auf. An ihren Enden findet sich das Sekret gelegentlich als austretendes Tröpfchen. Die Neurohypophyse nimmt den Hauptteil des Sekretes auf. Sie ist dank ihrer ausgezeichneten Vascularisation in der Lage, relativ schnell große Sekretmengen in die Blutbahn abzugeben. Das Neurosekret wird als *Trägersubstanz* der sogenannten Hypophysenhinterlappenhormone angesehen; es sammelt sich meist in großen Mengen in der Umgebung der Capillaren an (Abb. 5). Die hypothalamischen Kerngebiete sind ebenfalls gut vascularisiert, so daß eine Sekretabgabe in das Blut auch schon im Bereich der Kernareale möglich wäre *(Hämokrinie)*. Zudem hat man Sekrettröpfchen auch in den perineuralen Lymphspalten und zwischen den einzelnen Zellen gefunden. Demnach ist also auch eine Neurosekretion in das Gewebe hinein möglich *(Neurokrinie)*. Darüber hinaus wurde Neurosekret unter dem Ependymbelag (Abb. 6) und im Liquor des III. Ventrikels nachgewiesen *(Hydrencephalokrinie)*. Ob sich die Ependymzellen dabei aktiv am Sekretionsprozeß beteiligen *(Ependymokrinie)*, ist noch nicht erwiesen.

Nach diesen Beobachtungen findet also die *Hormonproduktion* in den hypothalamischen Kerngebieten der Nuclei supraoptici und paraventriculares statt („Zwischenhirndrüse"), der *Abtransport* erfolgt vorwiegend auf dem Wege über den Tractus supraoptico-hypophyseus, der in Höhe des Nucleus supraopticus die Fasern aus dem Nucleus paraventricularis in sich aufnimmt. Die Neurohypophyse stellt nur das *Abgabe- bzw. Speicherorgan* des Neurosekretes dar. Folgerichtig spricht daher BARGMANN von Hypothalamushormonen und lehnt die Bezeichnung Hypophysenhinterlappenhormone ab. Die Rolle der Pituicyten, von denen man früher allgemein annahm, sie seien als primärer Sekretionsort der Hinterlappenhormone anzusprechen, ist noch nicht befriedigend geklärt. Da sie bei Belastungen des Wasserhaushaltes, z. B. bei längerem Dursten, charakteristische Veränderungen aufweisen, ist nicht daran zu zweifeln, daß auch sie in irgendeiner Weise für die Regulation des Wasserhaushaltes bedeutsam sind.

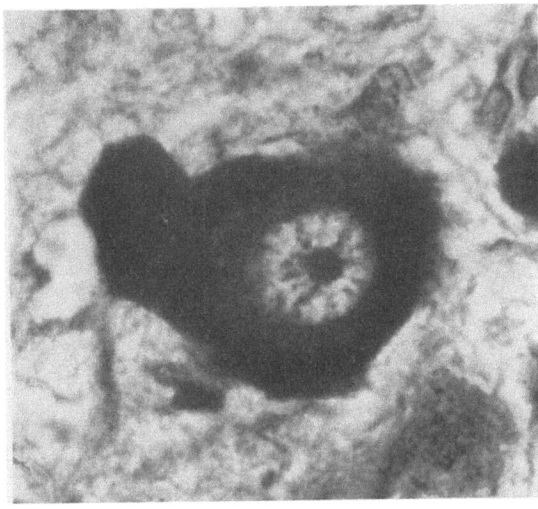

Abb. 2 c.

Abb. 2a—c. Ganglienzellen des Nucleus supraopticus des Hundes in verschiedenen Stadien der Sekretbeladung (Chromhämatoxylin-Phloxin-Färbung. Vergr. 1600fach). Aus BARGMANN, 1953.

Auf Grund der Untersuchungen VERNEYs sind in dem Versorgungsbereich der A. carotis „*Osmoreceptoren*" anzunehmen. VERNEY injizierte Hunden in die Carotis hypertonische Salzlösungen und erzielte damit eine eindeutige Hemmung der Harnsekretion (Abb. 7). Er glaubt, die Osmoreceptoren in den „vesicles", bläschenartigen Zellen des Hypothalamus, gefunden zu haben. Da die „vesicles" meist bei durstenden Tieren gefunden werden und von HILD und ZETLER besonders im Nucleus supraopticus nachgewiesen wurden, nehmen diese Autoren an, daß die

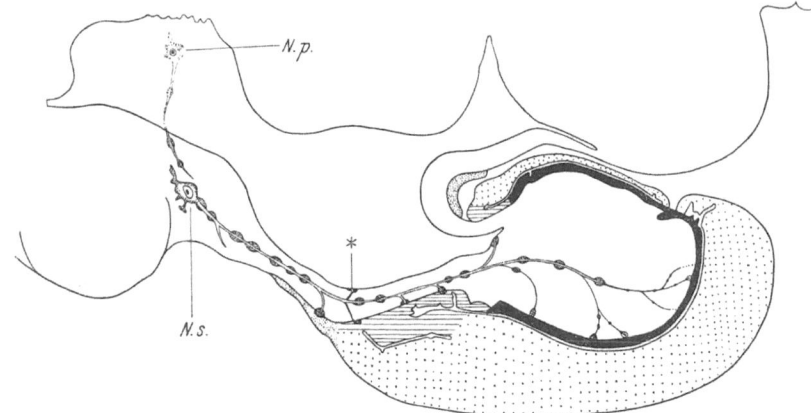

Abb. 3. Schematische Darstellung des neurosekretorischen hypothalamo-hypophysären Systems beim Hund (medianer Sagittalschnitt mit eingezeichneten Kerngebieten und Faserverlauf, in Anlehnung an eine Abbildung von ROMEIS), aus BARGMANN, 1949. — *N. p.* Nucleus paraventricularis. — *N. s.* Nucleus supraopticus mit dem Tractus supraoptico-hypophyseus, der sich in der Neurohypophyse aufzweigt. — * Sekret unmittelbar unter dem Ependym. Punktiert: Vorderlappen schwarz: Pars intermedia.

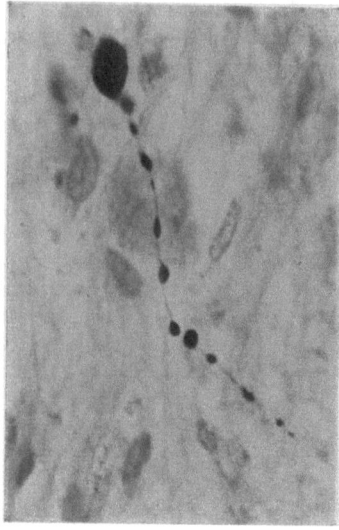

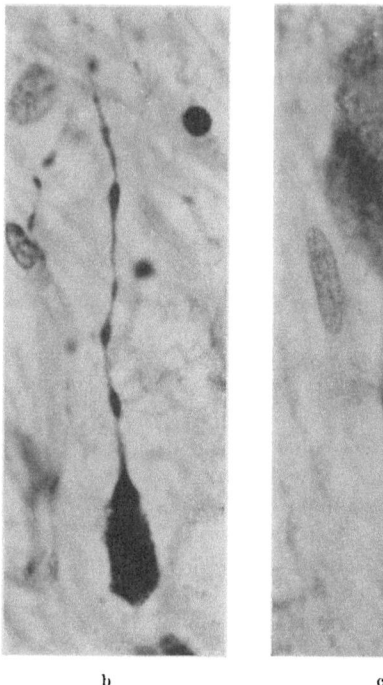

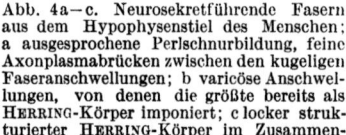

Abb. 4a—c. Neurosekretführende Fasern
aus dem Hypophysenstiel des Menschen;
a ausgesprochene Perlschnurbildung, feine
Axonplasmabrücken zwischen den kugeligen
Faseranschwellungen; b varicöse Anschwellungen, von denen die größte bereits als
HERRING-Körper imponiert; c locker struk-
turierter HERRING-Körper im Zusammen-   b   c
hang mit sekretorischer Nervenfaser. Varicöse Anschwellung und HERRING-Körper stellen nur graduell unterschiedliche Faserverdickungen an umschriebener Stelle dar. Schnittdicke 7 μ, Chromalaunhämatoxylin-Phloxinfärbung
                  nach GOMORI. Vergrößerung etwa 840 mal. (HILD, 1952.)

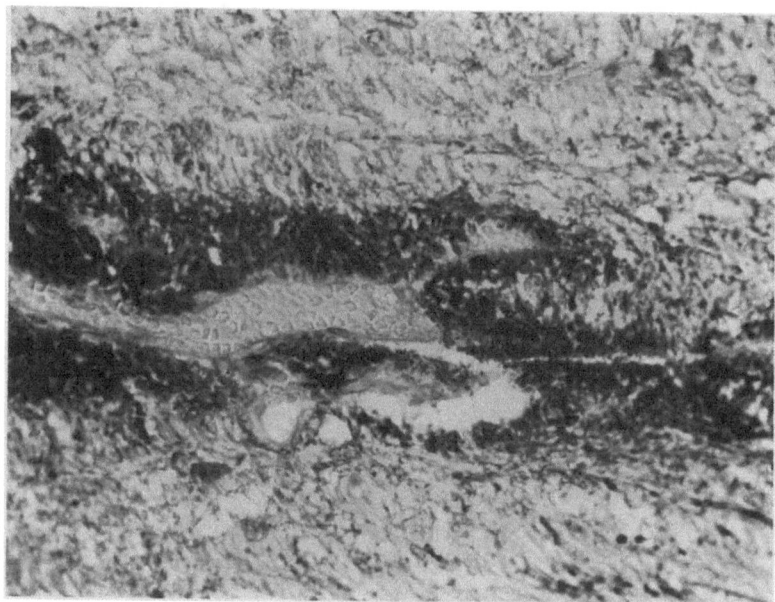

Abb. 5. Neurohypophyse des Schweines. Ausgesprochen perivasculäre Lagerung des Neurosekrets, das in großen
        Bezirken der Fasergeflechte nur spärlich vorhanden ist. (HILD u. ZETLER 1952.)

Zellen der Nuclei supraoptici und paraventriculares nicht nur die „Hypophysenhinterlappenhormone" und die zugehörige Trägersubstanz bilden können, sondern gleichzeitig zur Osmoperception befähigt sind. Der adäquate Reiz zur Adiuretinproduktion bzw. -freisetzung ist demnach der osmotische Druck des Blutplasmas,

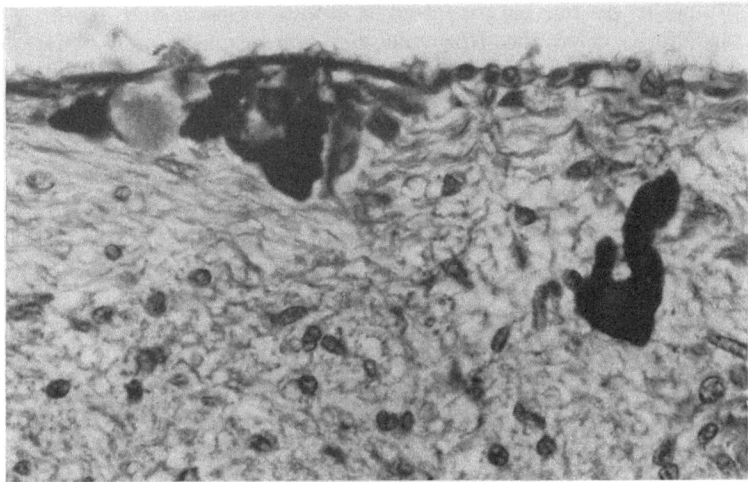

Abb. 6. Sekrethaltige Faserverdickungen unmittelbar unter dem Ependym des Infundibulum des Hundes (Chromhämatoxylin-Phloxin-Färbung) Vergr. 550fach. Aus: BARGMANN, 1953.

der in erster Linie durch die NaCl-Konzentration bestimmt wird. Durch ein Absinken des osmotischen Druckes wird vermindert Adiuretin ausgeschüttet und so eine verstärkte Diurese bis zum Erreichen des normalen Druckes in Gang gesetzt. Bei Anstieg kommt es dagegen zum vermehrten Freisetzen von Adiuretin und zur eingeschränkten Harnsekretion.

Die Osmoregulation ist eine Teilfunktion des „*endophylaktisch-trophotropen Systems*" (W. R. HESS), das im Sinne von Ökonomisierungsmaßnahmen eine Herabsetzung des gesamten Stoffwechsels bewirkt. Dieser parasympathische Regulationsapparat liegt im oralen Teil des Hypothalamus und schließt somit die Nuclei supraoptici und paraventriculares in sich ein. Wasser ist für den Organismus ein sehr kostbares Gut. So ist die Einsparung von Wasser durch das endophylaktisch-trophotrope System als eine für den Organismus wesentliche ökonomische Maßnahme zu werten.

Extrakte aus dem hypothalamo-neurohypophysären System üben drei verschiedene Wirkungen aus. Man unterscheidet die *oxytocische*,

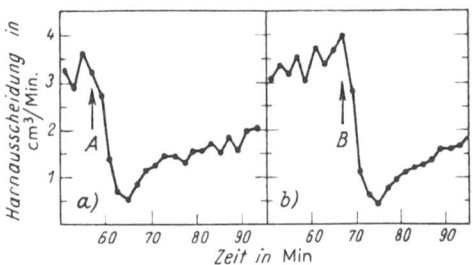

Abb. 7. Hemmwirkung nach Injektion hypertonischer Lösung in die Carotis. a Bei *A* Injektion von 10,5 cm³ 1,5%iger Kochsalzlösung in die linke Carotis in 9 sec; b bei *B* Injektion von 11 cm³ 1,5%iger Kochsalzlösung in die rechte Carotis in 13 sec (nach VERNEY, 1948).

die *vasopressorische* und die *antidiuretische Wirkung*. Die Frage, ob es sich entsprechend diesen drei Wirkungen auch um drei verschiedene Hormone handelt, ist noch nicht endgültig geklärt. Es ist bisher noch nicht gelungen, *chemisch* eine antidiuretische Fraktion von der vasopressorischen zu trennen, so daß vor allem die

Biochemiker nur zwei Einzelfraktionen annehmen (*Vasopressin* und *Oxytocin*). Wenn man trotzdem meist von drei Hormonen spricht, so geschieht das auf Grund von biologischen Tests, die vielfach eine Differenzierung des Vasopressins in ein antidiuretisches (*Adiuretin*, BÖTTGER) und ein gefäßwirksames Prinzip erkennen lassen. Es handelt sich bei den Hinterlappenhormonen um Stoffe von Eiweiß- bzw. Peptidnatur, die nur bei parenteraler Zufuhr wirksam sind. Nach VAN DYKE und Mitarbeitern sollen die Hormone von einem makromolekularen Mutter- molekül getragen werden. Möglicherweise werden sie aus dem Makromolekül,

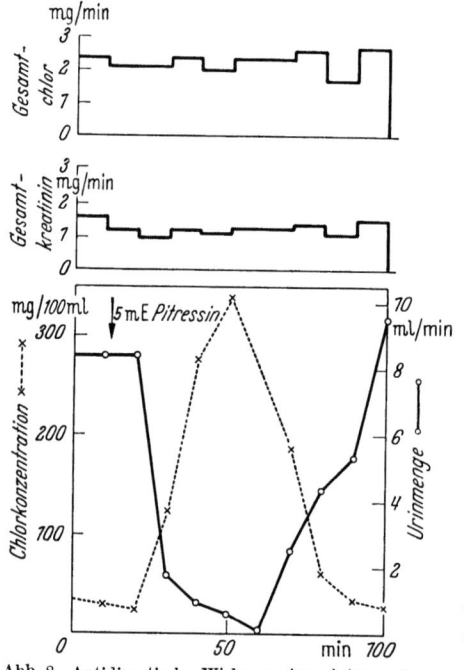

welches auch im Blut kreisen soll, bei Bedarf fermentativ als Vasopressin und Oxytocin freigesetzt. Demgegenüber werden nach Ansicht von DU VIGNEAUD und Mitarbeitern und FROMAGEOT und Mitarbeitern von vornherein zwei unter- schiedliche Hormone gebildet, und zwar Oxytocin und Vasopressin, welches gleichzeitig antidiuretisch wirksam ist. In den letzten Jahren gelang diesen Arbeitskreisen nicht nur die Isolierung hochaktiver Oxytocin- und Vasopressin- fraktionen, sondern auch die synthe- tische Darstellung von Oxytocin. Auch die chemische Struktur von Vasopressin konnte inzwischen aufgeklärt werden. Bei beiden Stoffen handelt es sich um Peptide von je acht Aminosäuren. Eine synthetische Darstellung von Vasopressin gelang bisher noch nicht.

Auf Grund der biologisch verschie- denen Wirkung empfiehlt es sich je- doch, auch heute noch die antidiure- tisch wirksame Komponente von den gefäß- bzw. uteruswirksamen Frakti- onen getrennt zu behandeln.

Abb. 8. Antidiuretische Wirkung einer intravenösen Injektion von 5 m E Pitressin auf den Menschen nach vorheriger Wasserbelastung (nach LEWIS, 1953).

Im Organismus lassen sich vielfach antidiuretisch wirksame Stoffe nach- weisen, deren Identität mit dem hypothalamo-neurohypophysären Adiuretin recht fragwürdig erscheint. Adiuretin bewirkt eine Wassereinsparung durch gesteigerte Resorption im Tubulusbereich. Der Urin wird hoch konzentriert. Die Zunahme des spezifischen Gewichtes ist in erster Linie durch eine relative Kochsalzanreicherung des herabgesetzten Urinvolumens bedingt. Auf Grund der Beobachtungen von STARLING und VERNEY weiß man heute, daß das Hormon vorwiegend auf dem Blutweg zur Niere gelangt. Bei Einfügen einer isolierten überlebenden Niere in ein Herz-Lungenpräparat ergab sich eine ausgesprochene Polyurie. Das Präparat befand sich im Zustand eines Diabetes insipidus. Nach Zusatz eines Hinterlappenextraktes zum Perfusionsblut nahm die Harnmenge ab. Das spezifische Gewicht des Urins stieg an. In weiteren Versuchen konnte mit einer noch beweiskräftigeren Technik, nämlich mit der Einführung eines über- lebenden Kopfes in das Präparat die Bedeutung des Systems Hypothalamus- Neurohypophyse geklärt werden (VERNEY). Wurde der Kopf in das „Diabetes insipidus-Präparat" eingeschaltet, so nahm die Polyurie sofort ab. Wenn aller- dings der Hinterlappen entfernt war, hatte ein Zwischenschalten des Kopfes keinen

Effekt. Schon früher hatten BAILEY und BREMER nachweisen können, daß eine völlige Denervierung der Nieren die Hypothalamuspolyurie nicht verringern und das Entstehen der Harnruhr nach Hypothalamusläsion nicht verhindern kann.

Der Angriffspunkt des Hormones ist der distale Schenkel des Tubulus. Somit unterliegt nur der *fakultative Anteil* des Glomerulumharnes (etwa 10%) der Regulation durch das hypothalamo-neurohypophysäre System. Die Kontrolle bezieht sich nicht auf das obere Tubulussystem, wo etwa 90% der 180 bis 200 l Wasser, die insgesamt pro Tag im Glomerulumsystem filtriert werden, als

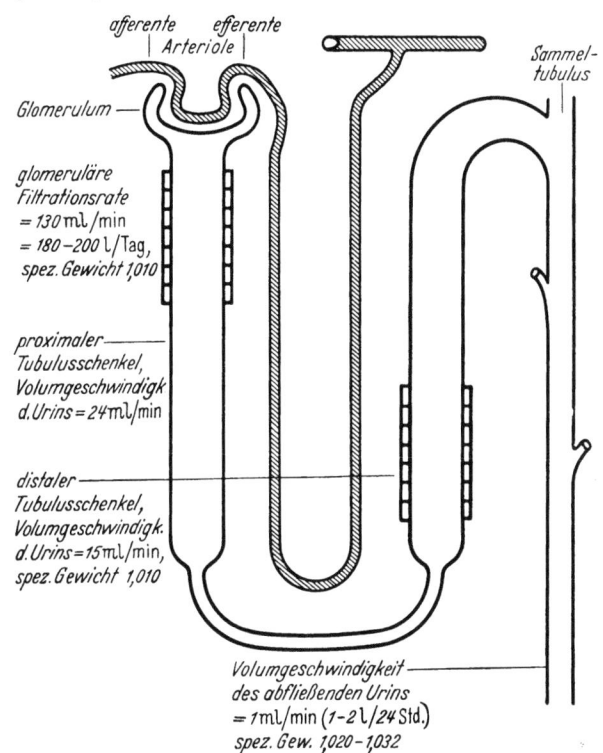

obligatorischer Anteil unabhängig von irgendeiner Einflußnahme des Adiuretin wieder rückresorbiert werden. Auch bei Diabetes insipidus-Kranken ist demnach die Rückresorption des obligatorischen Teiles nicht gestört, nur die Kontrolle des fakultativen Anteiles ist dem Organismus entglitten.

Die Regulation des Wasserhaushaltes spielt sich innerhalb einer schmalen „Hormonaufsicht" ab. Es handelt sich nur um etwa 0,1 mE Pitressin/min (CHALMERS, LEWIS und PAWAN; LEWIS). Diese hormonale Tätigkeit ist keine Notfallfunktion, sondern die Niere unterliegt einer dauernden Diuresehemmung. E. FREY spricht von einem „Konzentrierungszwang". Folgerichtig be-

Abb. 9. Volumgeschwindigkeit des Harnflusses und spezifisches Gewicht des Harnes in den einzelnen Abschnitten des Nephron (nach BLAND, 1953).

zeichnet daher VERNEY schon die normale Diurese als eine Art „physiologischen Diabetes insipidus". Der Regulationsbereich, in dem die Wasserausscheidung bei physiologischer Belastung schwankt, wird von RODECK als *Mittellage der Diurese* bezeichnet. Bei Überschreiten dieses Bereiches durch Belastungen sowohl nach der einen wie nach der anderen Seite hin (Aufnahme großer Flüssigkeits- bzw. Salzmengen, Durst, Applikation von Diuretica) hat der Organismus die Tendenz, solche Gleichgewichtsstörungen möglichst schnell zu kompensieren und die Mittellage wieder einzustellen.

Neben der *humoralen Wirkung* des Adiuretin besteht nach Beobachtungen KOELLAs auch noch eine Wirkung über das *Nervensystem*. Auch andere Autoren glauben, eine solche annehmen zu müssen. Die Beeinflussung der Harnausscheidung durch das periphere vegetative Nervensystem scheint jedoch gegenüber der humoralen Wirkung des Adiuretin auf den Tubulusapparat eine nur geringe Rolle zu spielen.

Die vielfach behauptete Wirkung des Adiuretin auf den *Kochsalzstoffwechsel* (VEIL u. a.) ist früher vielfach überschätzt worden. Die Kochsalzbilanz ist auch bei Adiuretinbelastung ausgeglichen. Kochsalz wird infolge der Wassereinsparung wohl relativ vermehrt ausgeschieden, der absolute Wert bleibt jedoch unbeeinflußt. Auch der Diabetes insipidus-Kranke hat im allgemeinen eine ausgeglichene NaCl-Bilanz.

Angesichts der engen koordinativen Verknüpfung der hypothalamischen Kerne untereinander und zu übergeordneten Zentren ist es verständlich, daß Beeinflussungen der Wasserausscheidung auch über *andere Kerngebiete* möglich sind. So bestehen bestimmte Beziehungen der Regulation des Schlaf-Wach-Cyclus, der Körpertemperatur, des Kreislaufes zum Wasserhaushalt. Psychische Einflüsse, wie Erregung, Schmerzen, Angst, Freude, Scham u. dgl., führen vielfach zur Diuresehemmung. Gleiches wurde bei Unwohlsein, nach Elektroschock, Operation, nach dem Geburtsakt beobachtet. Auch der Sehakt scheint für die Diurese von Bedeutung zu sein. Bestimmte *Pharmaka*, wie Cholin, Acetylcholin, Nicotin, Morphium, bewirken über die Beeinflussung der hypothalamischen Zentren eine Antidiurese.

Nach Befunden insbesondere von EVERSOLE, BIRNIE und GAUNT scheint Adiuretin in erster Linie in der *Leber* inaktiviert zu werden (Abb. 10). Damit stehen die in den letzten Jahren mitgeteilten Beobachtungen in Einklang, wonach Patienten mit Leberkrankheiten nur über eine herabgesetzte Inaktivierungsfähigkeit verfügen. Sie haben meist einen erhöhten Spiegel an antidiuretischen Substanzen und neigen daher zur Wasserretention. Ein vermehrter Gehalt an antidiuretisch wirksamen Stoffen wird auch bei anderen Ödemkranken gefunden, z. B. bei nephrogenen bzw. kardialen Ödemen. Es ist sehr zu bezweifeln, ob es sich dabei zunächst immer um ein hypothalamo-neurohypophysäres Adiuretin handelt. Primär sind im allgemeinen die Insuffizienzerscheinungen seitens des Herzens bzw. der Niere. Ein hoher Adiuretinspiegel wäre erst eine Folge der nicht mehr ausreichenden Inaktivierung bzw. Ausscheidung des Hormons.

Die *Niere* ist in der Lage, überschüssiges, nicht inaktiviertes Adiuretin auszuscheiden. Das antidiuretische Prinzip läßt sich bei Belastung im Harn nachweisen. HELLER

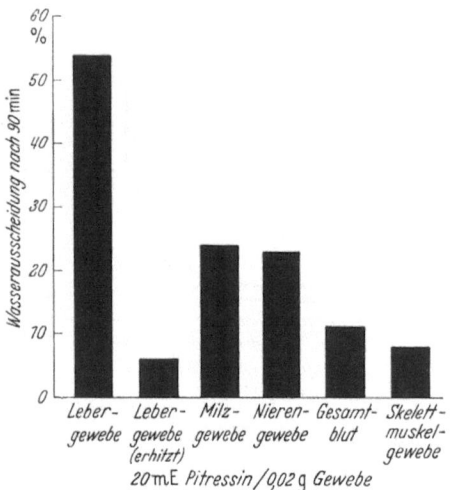

Abb. 10. Vergleich der Inaktivierung von Vasopressin durch verschiedene zellfreie Gewebsextrakte (nach EVERSOLE, BIRNIE u. GAUNT, 1949).

nimmt neuerdings an, daß auch die Niere selbst bei der Inaktivierung des antidiuretischen Prinzips eine große Rolle spielt. — Allerdings ist die Auffassung, die kranke Leber und die kranke Niere seien nicht in der Lage, die Inaktivierung bzw. Ausscheidung des Adiuretin in der rechten Weise durchzuführen, nicht allgemein anerkannt worden.

Die *Hypophysenvorderlappen* sowie das *periphere Inkretsystem* scheinen als Antagonisten des hypothalamo-neurohypophysären Systems in den Wasserhaushalt einzugreifen. Frühere Autoren nahmen vielfach ein spezifisch diuretisches Hormon der Adenohypophyse, ein „Diuretin", an. Abgesehen vom Wachstumshormon, dessen diuretischer Effekt von WHITE, HEINBECKER und ROLF nachgewiesen werden konnte, wurde jedoch bisher kein Stoff im Hypophysenvorderlappen gefunden, der eine solche Annahme rechtfertigen würde. Es ist anzunehmen, daß die Adenohypophyse vorwiegend auf dem Wege über die Beeinflussung der diuretisch wirksamen peripheren Inkretdrüsen in die Regulation des Wasserhaushaltes eingreift. Besondere Bedeutung kommt dabei der Schilddrüse und der Nebennierenrinde zu. Die Bedeutung der Adenohypophyse beim Zustandekommen des Diabetes insipidus ist schon vielfach herausgestellt worden. Ein Diabetes insipidus kann demnach nur dann entstehen, wenn nach Ausfall der hypothalamischen Kerne bzw. der Neurohypophyse der Hypophysenvorderlappen ganz oder teilweise funktionstüchtig geblieben ist.

IV. Diabetes insipidus.

1. Tierexperimentelle Beobachtungen.

Angesichts der großen Bedeutung der tierexperimentellen Beobachtungen von FISHER, INGRAM und RANSON ist es erforderlich, näher auf diese Befunde einzugehen. Die amerikanischen Autoren konnten erstmalig an einem großen Tiermaterial zeigen, daß die hypothalamischen Kerne die Freisetzung von Adiuretin bewirken und somit die eigentliche Kontrolle des Wasserhaushaltes durchführen.

Mittels eines Präzisionsinstrumentes, der HORSLEY-CLARKESCHEN Nadel, wurden bei diesen Experimenten bestimmte Stellen von definierter Lokalisation und Ausdehnung im Hypothalamus ausgeschaltet. An 85 Katzen und 2 Affen wurde so ein Diabetes insipidus erzielt. In fast allen Fällen zeigte sich der gleiche Verlauf (Abb. 11): Nach anfänglicher kurzer Latenz von wenigen Stunden bis zu zwei Tagen trat ein z. T. erhebliches Ansteigen der Wasseraufnahme und -ausscheidung mit gleichzeitiger Konzentrationsabnahme des Urins auf. Diese Phase hielt jedoch nur 3—8 Tage an (= transitorische Polyurie). Sie stellt den ersten Abschnitt der „Latenzperiode" dar. Die

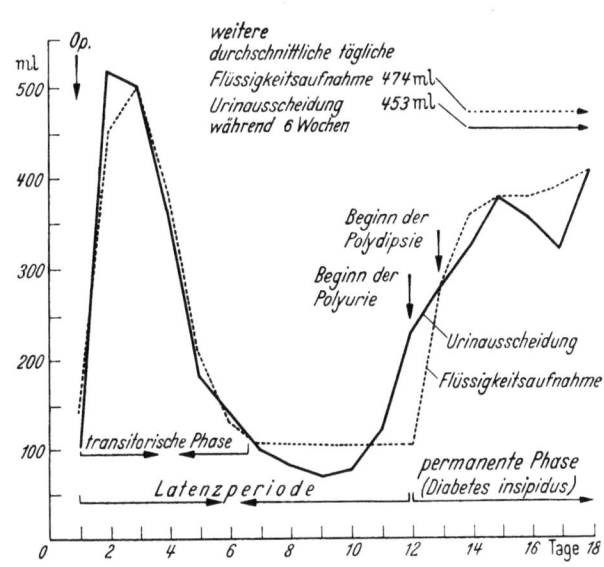

Abb. 11. Harnausscheidung und Wasseraufnahme in einem typischen Fall von experimentellem Diabetes insipidus bei der Katze. (Nach FISHER, INGRAM und RANSON, 1935.)

Gesamtdauer der Latenzzeit betrug durchschnittlich 12 Tage. Nach Auffassung der Autoren bestand nach der transitorischen Polyurie eine normale Diurese bei normalem spezifischem Harngewicht. Während des zweiten Abschnittes der Latenzzeit hat sich jedoch nach Ansicht von VEIL und STURM die klassische primäre Oligurie entwickelt, was sich neben den kleinen Harnmengen vor allem an der Konzentrierung des Harnes zeigt. Im Anschluß an die Latenzperiode folgte der echte permanente Diabetes insipidus, der, wie sich

bei der Autopsie der Tiere ergab, insbesondere in den Fällen mit vollausgebildetem Krankheitsbild eine vollkommene Degeneration der supraoptico-hypo-
physären Bahn aufwies. Im Gegensatz zur ersten, transitorischen Phase stellte
sich das endgültige Niveau der permanenten Polyurie und Polydipsie erst

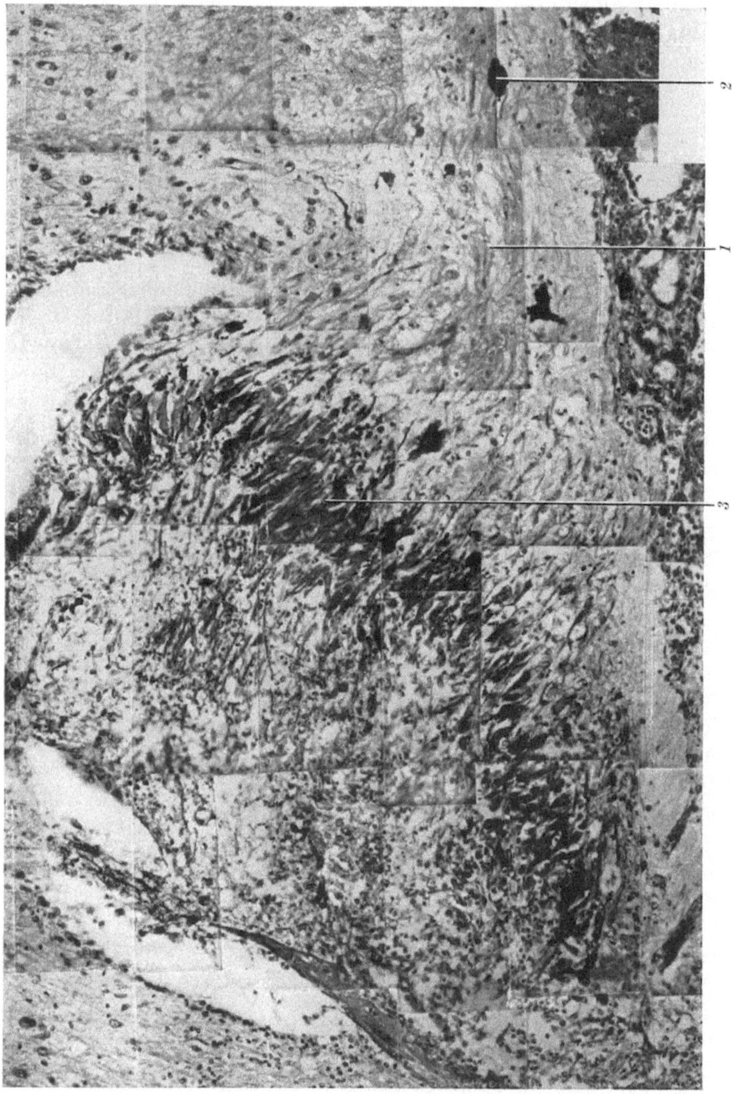

Abb. 12 a u. b. Durchtrennung des Hypophysenstiels. 4 Tage post operationem. Photomontage des Operationsgebietes bei 360facher Vergrößerung. Schnittdicke 7 μ. GOMORISCHE Chromalaunhämatoxylin-Phloxinfärbung. Eine Auftrennung in zwei gesonderte Bilder wurde vorgenommen, da zwischen den beiden Stümpfen ein großes Blutcoagulum liegt.
Abb. 12 a. Zentraler Stumpf. 1 Fasern von normaler Dicke, 2 HERRING-Körper = umschriebene sekrethaltige Faserverdickung, 3 im zentralen Stumpf stark neurosekrethaltige verquollene Faserenden. (HILD u. ZETLER, 1953.)

im Laufe von 8—10 Tagen ein. Häufig war die tägliche Harnausscheidung
während der transitorischen Polyurie wesentlich größer als in der Diabetes-
insipidus-Phase. Die Flüssigkeitsaufnahme war während der primären Polyurie
meist etwas größer als die Harnausscheidung. Bemerkenswerterweise setzte in der
permanenten Phase die Polyurie eher ein als die Polydipsie. Erst später glichen sich
beide Größen einander an. Diese Ergebnisse wurden später durch BIGGART und
ALEXANDER sowie von FARR, HARE und PHILLIPS u. a. bestätigt. Bei Hunden

gelang es MAHONEY und SHEEHAN, durch Anlegen von "silver clips" am Hypophysenstiel den Tractus supraoptico-hypophyseus zu unterbrechen und so einen typischen Diabetes insipidus auszulösen. Interessant ist, daß dabei größere Wassermengen auch durch die Haut, die Lunge und den Darm verlorengingen

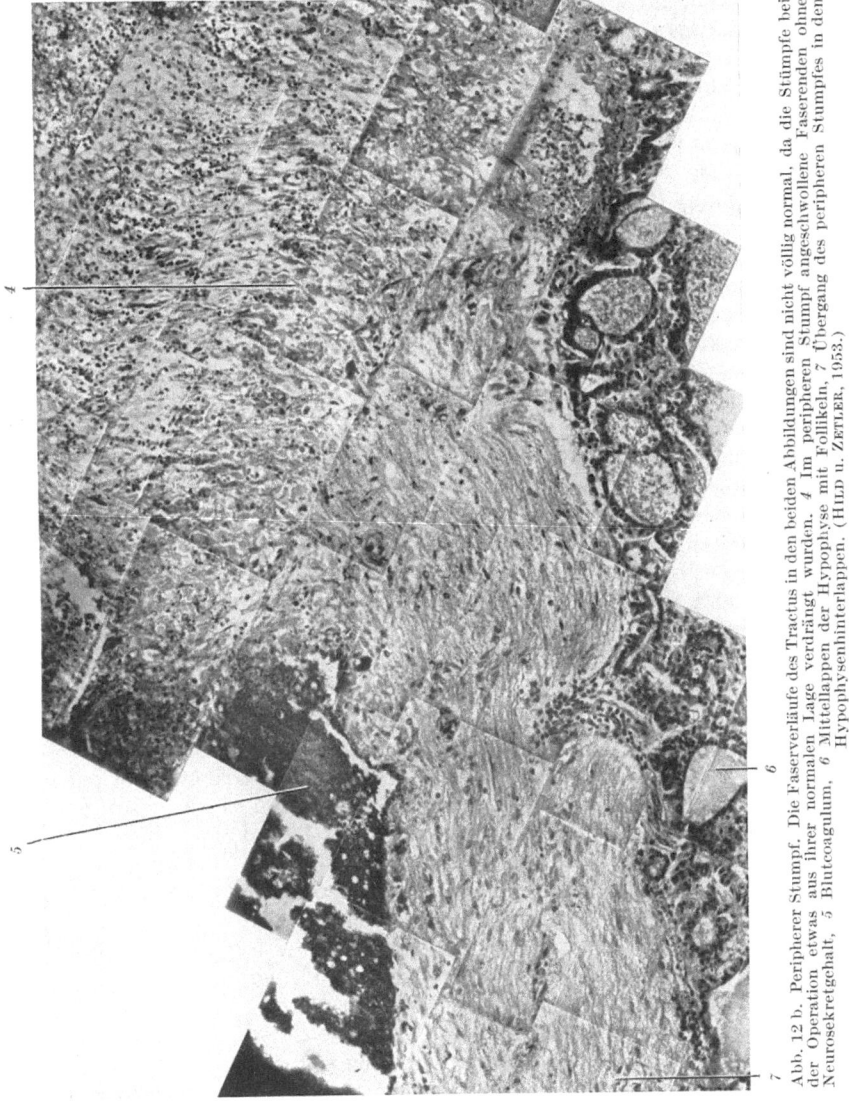

Abb. 12 b. Peripherer Stumpf. Die Faserverläufe des Tractus in den beiden Abbildungen sind nicht völlig normal, da die Stümpfe bei der Operation etwas aus ihrer normalen Lage verdrängt wurden. 4 Im peripheren Stumpf angeschwollene Faserenden ohne Neurosekretgehalt, 5 Blutcoagulum, 6 Mittellappen der Hypophyse mit Follikeln, 7 Übergang des peripheren Stumpfes in den Hypophysenhinterlappen. (HILD u. ZETLER, 1953.)

— ein Beweis für die Koordination aller Vorgänge der Wasserausscheidung. Bei Affen waren die Forscher dagegen nicht in der Lage, bei gleichem Vorgehen das typische Krankheitsbild hervorzurufen. Eine Elektrokoagulation der Tractusgegend bzw. ein Durchschneiden der Faserzüge führten jedoch auch beim Affen zum Diabetes insipidus (INGRAM, FISHER und RANSON; MAGOUN, FISHER und RANSON). Nach Ansicht von KOELLA weist das unterschiedliche Verhalten bei verschiedener Versuchstechnik darauf hin, daß allem Anschein nach die anatomischen Verhältnisse bei den untersuchten Species nicht ganz identisch sind, so daß bei dem Vorgehen von MAHONEY und SHEEHAN möglicherweise der Tractus nicht in seiner Gesamtheit unterbrochen wurde. MAHONEY und SHEEHAN selbst sind der Ansicht, daß sich beim Hund infolge des sehr kurzen Hypophysenstiels eine Verletzung des Hypothalamus nicht vermeiden läßt. Der Affe dagegen hat einen langen, gut übersehbaren Hypophysenstiel, der sich leicht ohne Hypothalamusläsion abbinden läßt. Auch bei dem von MAHONEY totalhypophysektomierten Schimpansen trat nach der Operation keine Polyurie auf. Dieser Befund findet eine Parallele in gleichartigen Beobachtungen bei Menschen, bei denen es infolge Tumorwachstum zu einem Totalausfall der Hypophyse kommt. Auch bei diesen Patienten tritt in vielen Fällen kein Diabetes insipidus auf.

Wie sind die von FISHER, INGRAM und RANSON beobachteten Phasen bis zur Entwicklung des vollausgebildeten Diabetes insipidus zu erklären? Die Phase der transitorischen Polyurie ist bemerkenswerterweise durch Pituglandol nicht abzuändern, während die permanente Phase wie jeder echte Diabetes insipidus durch Pituglandol gut beeinflußbar ist. Nach GAGEL liegt es nahe, die Resistenz gegenüber Pituglandol durch einen Reizzustand des Gegenspielers der endophylaktisch-trophotropen Funktionseinheit, nämlich des ergotropen oder dynamogenen Systems, zu erklären. So wäre nach GAGEL auch der Befund, daß nicht selten eine Polyurie mit einer Störung des Zuckerhaushaltes im Sinne einer Glykosurie einhergeht, durchaus verständlich.

Wie kommt es nun zur zweiten Phase der Latenzperiode? Anscheinend wird das zunächst noch in der Neurohypophyse, der neurosekretorischen Bahn und den hypothalamischen Kernarealen befindliche Neurosekret nach Überwindung des Schocks langsam abgegeben. Zunächst staut sich das Neurosekret noch an der Läsionsstelle (Abb. 12) (HILD und ZETLER). Mit zunehmender Verarmung an Neurosekret und damit an Adiuretin werden Polyurie und Polydipsie immer deutlicher, bis sich schließlich nach Degeneration der Fasern des Tractus, insbesondere nach retrograder Degeneration der hypothalamischen Kerne das typische Krankheitsbild ausbildet. Das Ausmaß der Polyurie bleibt jedoch nicht in jedem Fall gleich. Gelegentlich, oft erst nach längerer Zeit, kann es zum Verschwinden der Diabetes insipidus-Symptome kommen. Eine derartige, meist langsam eintretende Spontanheilung des Diabetes insipidus, die auch beim Menschen nach Schädeltraumen mitunter beobachtet wird, ist wahrscheinlich darauf zurückzuführen, daß bei der Läsion einige Faserzüge nicht getroffen wurden. Nicht alle Fasern endigen erst in der Neurohypophyse. Ein Teil splittert sich schon unter dem Ependym des Recessus infundibuli auf und gibt dort das Sekret ab (Abb. 3 u. 6). Gelegentlich vermißt man auch trotz Zerstörung der Neurohypophyse eine retrograde Degeneration der hypothalamischen Kerngebiete. Von RODECK wurde daher schon kürzlich die Vermutung ausgesprochen, daß in solchen Fällen das Neurosekret bereits in den gut vascularisierten Kernarealen unter Umständen in die Blutbahn abgegeben werden kann. So ist durchaus vorstellbar, daß die Reste der noch vorhandenen Hypothalamuskerne, die ja im wesentlichen als primäre Sekretionszentren (Zwischenhirndrüse) anzusehen sind, gewissermaßen einen Notbetrieb in Gang setzen und durch mäßige Ausschüttung von Adiuretin den zunächst bestehenden Diabetes insipidus nach einiger Zeit einigermaßen kompensieren können. Auch die Ansicht von VEIL und STURM, der zweite Abschnitt der Latenzperiode sei als primäre Oligurie aufzufassen, setzt voraus, daß weiterhin Adiuretin abgegeben wird. Ein derartiges Improvisationssystem des Körpers ist natürlich größeren Belastungen nicht gewachsen. Beim Weiterwachsen eines Tumors kann es leicht zusammenbrechen. Ein solcher Zusammenbruch erstreckt sich dann auch auf andere vegetative Funktionen und führt meistens zu einem raschen Ende. Ist es dagegen — das gilt in gleicher Weise für Klinik und Tierexperiment — zu einer Degeneration der Kerne im Hypothalamus gekommen, so ist die permanente Phase wirklich als Dauerzustand anzusehen. Mit einer Spontanheilung ist unter keinen Umständen zu rechnen. Dieser Ausgang ist leider der häufigere.

Beim Menschen lassen sich die einzelnen Phasen des einsetzenden Diabetes insipidus nur selten so scharf abgrenzen wie im Tierversuch. Nur ein Trauma mit plötzlicher Ausschaltung der hypothalamischen Kerne oder der Neurohypophyse bzw. mit Durchtrennung des Hypophysenstiels wäre in etwa den Läsionen im Tierexperiment gleichzusetzen. Wenn sich dagegen die Zerstörung langsam entwickelt — sei es durch Tumor oder Entzündung — so kann von vornherein mit einem phasischen Ablauf nicht gerechnet werden. So ist durchaus nicht verwunderlich, daß beispielsweise GAGEL besonders hervorhebt, er habe nach langem vergeblichem Suchen endlich bei einem Kranken mit Hyposthenurie, Polyurie und Polydipsie die typischen Phasen des tierexperimentellen Entwicklungsmodus gefunden. Bei den meisten Kranken mit posttraumatischem Diabetes insipidus kommt es zur vollen Ausbildung aller Symptome meist erst nach Tagen, häufig sogar erst nach Wochen. In der vorangegangenen Zeit scheinen Flüssigkeitsaufnahme und Harnausscheidung unauffällig zu sein. Diese Zeit entspricht unseres Erachtens dem zweiten Abschnitt der Latenzperiode im Tierexperiment. Die erste, transitorische Phase wird beim Menschen meistens vermißt. Die Dauer der Latenzperiode kann sehr schwanken. Häufig findet sich die Angabe, die Polyurie sei etwa 2 Wochen nach dem Unfall aufgetreten. Diese Zeit würde der Dauer der Latenzperiode des Tierexperiments (durchschnittlich 12 Tage) entsprechen.

Auch eine andere Frage konnte inzwischen durch das Tierexperiment geklärt werden. Lange Zeit schwankte man, welches der drei klassischen Diabetes-insipidus-Symptome — Polyurie, Polydipsie und mangelndes Kochsalzkonzentrierungsvermögen der Niere — als erstes bei der Manifestation der Erkrankung auftritt. Nach Aufdeckung der Tatsache, daß Adiuretin in erster Linie die Tubulusrückresorption des fakultativen Anteils aus dem Glomerulumharn bewirkt, besteht heute kein Zweifel mehr daran, daß das erste Symptom die Polyurie und die mit ihr zwangsläufig verbundene Insuffizienz der Kochsalzkonzentrierung darstellt. Die Polydipsie folgt erst, wenn die Wasserdepots des Organismus mobilisiert und ausgeschwemmt worden sind. Das Durstgefühl beim Diabetes insipidus ist durchaus dem physiologischen Durst gleichzusetzen und hängt wie dieser vorwiegend vom wirksamen osmotischen Druck im Extracellularraum ab. Da der Organismus beim Diabetes insipidus große Mengen von Wasser ausscheidet, Kochsalz dagegen, welches in erster Linie den osmotischen Druck des Extracellularraumes bestimmt, absolut genommen nur in normaler Menge, müssen in kürzester Zeit ein hyperosmotischer Druck im Interstitium und damit ein enormes Durstgefühl auftreten. Unabhängig von diesen Vorstellungen wurde in früheren Jahren schon gezeigt, daß die Harnflut als erstes Symptom einsetzt. So konnte RICHTER in Versuchen an hypophysektomierten Ratten nachweisen, daß die Polyurie den anderen Symptomen vorausgeht. Zwischen dem Auftreten von Polyurie und Polydipsie liegt im Durchschnitt eine Differenz von etwa 80 min. Bei Ratten mit chronischem Diabetes insipidus bleibt die Ausscheidung großer Harnmengen nach Wasserentzug zunächst bestehen. Die Tiere laufen leer wie ein schadhaftes Gefäß, in welches man kein Wasser nachgießt. Die gleiche Beobachtung kann man auch bei Diabetes insipidus-Patienten machen. Die Ausschwemmung großer Flüssigkeitsmengen beim Durstversuch läßt erst nach, wenn im Körper kaum noch Wasser zur Verfügung steht. Derartige länger dauernde „Experimente" sind für den Kranken äußerst gefährlich. Ohne Narkose lassen

sie sich ohnehin nicht durchführen, da sich die Patienten in ihrem unvorstell-
baren und unbezähmbaren Durstgefühl wie verdurstende Tiere gebärden und nach
kurzer Zeit kollabieren. Den gleichen Befund wie Richter an Ratten konnten wenige
Jahre später Fisher, Ingram und Ranson bei ihren Versuchen an Katzen erheben.

Unverständlich erscheinen die Beobachtungen von Bellows und van Wagenen. Diese Autoren wollen bei Hunden mit vollausgebildetem Diabetes
insipidus, deren Flüssigkeitsaufnahme durch eine Ösophagusfistel kontrolliert
wurde, trotz pathologisch gesteigertem Durst keine Austrocknungserscheinungen,
Polyurie oder Gewichtsverlust gesehen haben. Zuerst habe immer die Polydipsie
eingesetzt. Sie vermuten eine experimentelle Läsion eines Durstzentrums im
Hypothalamus und halten die Polyurie für eine sekundäre Folge der Polydipsie.

Nach den heutigen Kenntnissen ist es fraglich, ob überhaupt ein eigenes
Durstzentrum im Hypothalamus existiert. Vielmehr legen die Versuche von
Verney, die zur Annahme der Osmoreceptoren führten, sowie die Experimente
zahlreicher anderer Autoren, die nach osmotischer Belastung charakteristische
Veränderungen der Ganglienzellen im Bereich der Nuclei supraoptici bzw. para-
ventricularis fanden (Hillarp; Hild; Ortmann; Kratsch; Eichner; Oláh,
Varró, Kovács und Bachrach), die Vermutung nahe, daß das Wasserhaushalts-
Regulationszentrum der hypothalamischen Kerne mit dem Durstzentrum
identisch ist. Daß diese Ansicht die größte Wahrscheinlichkeit für sich hat,
geht auch aus den Adiuretinbestimmungen in Blut und Urin nach osmotischer
Belastung durch Wasserentzug bzw. Kochsalzverabreichung hervor (Gilman und
Goodman; Boylston und Ivy; Ingram, Ladd und Bendow; Kuschinsky
und Bundschuh; Hare und Phillips; Chambers, Melville, Hare und
Hare; Ames, Moore und van Dyke; Taylor und Noble; O'Connor; Kovács und Bachrach; Kovács, Bachrach, Jakobovits, Horváth und Korpássy; Hild und Zetler). Bei Wasserentzug und Kochsalzbelastung steigt der
Adiuretinspiegel im Blut an. Gleichzeitig ist die Adiuretinausscheidung im Urin
vermehrt. So sind die Befunde von Bellows und van Wagenen zunächst nachzuprüfen, bevor sie interpretiert werden können.

Die vereinzelten Beobachtungen bei Menschen legen gleichfalls die Vermutung
nahe, daß im allgemeinen die Polyurie vorangeht. Bansi konnte bei Diabetes-
insipidus-Kranken, deren Wasserhaushalt sich unter Behandlung mit Tonephin
normalisiert hatte, bei Absetzen des Mittels als erstes Symptom stets die Polyurie
beobachten. Ehe die Polydipsie einsetzte, kam es infolge Mobilisierung der Wasserdepots zu einem Gewichtsverlust von 1—3 kg. Gagel führt in seinem kürzlich erschienenen Handbuchartikel einen bemerkenswerten Fall von O. Foerster an.

Bei der Patientin, die vor der Operation angeblich keinerlei Störung in ihrer Flüssigkeitsregulation aufwies, sank kurz nach der operativen Entfernung eines Kraniopharygeoms,
bei der sich eine Schädigung des Hypothalamus nicht vermeiden ließ, das spezifische Gewicht
des Urins von 1,016 auf 1,004 ab. Dieser Abfall trat ein, obwohl die Kranke schon Stunden
vor der Operation sowie während und nach dieser keinerlei Flüssigkeit zu sich genommen
hatte. Auch Wadulla teilte eine interessante Beobachtung mit. Bei einer Frau mit klassischen Diabetes insipidus-Symptomen, die durch mehrmalige Implantation von Kalbshypophyse vorübergehend völlig beseitigt werden konnten, ging nach Abklingen der Im-
plantatwirkung jeweils die Polyurie der Polydipsie zeitlich voraus, und zwar um etwa 3 Tage.
Damit entsprechen die Beobachtungen der Klinik des Diabetes insipidus weitgehend den
Befunden des Tierexperimentes.

In Gegensatz dazu stehen allerdings vereinzelte klinische Beobachtungen
(Nothnagel; Riser, Lazorthe, Couadau und Geraud u. a.).

Der Fall von Riser und Mitarbeitern betrifft eine Kranke mit einer Arachnoidalcyste
zwischen dem Chiasma und dem Dach der Sella turcica. Es bestand weder eine Polydipsie
noch eine Polyurie. Kurze Zeit nach der operativen Eröffnung der Cyste trat als erstes

Symptom ein heftiger Durst ein. Dabei schied die Patientin in den ersten 24 Std. nach der Operation nur sehr geringe Urinmengen aus. Erst dann bildete sich die Polyurie heraus, die auch in der Folgezeit anhielt. Die Patientin war gezwungen, täglich etwa 3—4 l Flüssigkeit zu sich zu nehmen.

Die Möglichkeit, daß auch einmal die Polydipsie der Polyurie zeitlich vorangeht, ist also nicht ohne weiteres von der Hand zu weisen.

2. Ätiologie.

Aus dem vorhergehenden läßt sich die Entstehung eines Diabetes insipidus leicht ableiten. Ein Diabetes insipidus entsteht demnach

1. nach Ausschalten der Nuclei supraoptici und paraventriculares, d. h. der Produktionsstätten der sog. Hypophysenhinterlappenhormone [= Neurosekretionslehre (BARGMANN, SCHARRER)] bzw. der primären Reizzentren zur Adiuretinfreisetzung im Hinterlappen [= Theorie der nervösen Reizübertragung (FISHER, INGRAM und RANSON)];

2. nach Durchtrennung des Tractus supraoptico-hypophyseus, d. h. der neurosekretorischen Bahn (= Neurosekretionslehre) bzw. der Nervenbahn, die eine Hormonproduktion in der Neurohypophyse anregt (= Theorie der nervösen Reizübertragung);

3. nach Zerstören des Hypophysenhinterlappens, d. h. des Speicherungs- und Abgabeorgans der Hinterlappenhormone (= Neurosekretionslehre) bzw. der Produktionsstätte der Hormone (= Theorie der nervösen Reizübertragung).

Obige drei Möglichkeiten beziehen sich auf den *symptomatischen Diabetes insipidus*. Die *idiopathische Form* findet dadurch keine befriedigende Erklärung. Dabei handelt es sich um einen angeborenen oder erworbenen Defekt in der Freisetzung des Adiuretin — vielfach ohne nachweisbare pathologisch-anatomische Veränderungen im Bereich des hypothalamo-neurohypophysären Systems.

Daneben gibt es noch einen „nephrogenen Diabetes insipidus". Bei dieser Form liegt eine Insuffizienz des Tubulusapparates vor. Die Rückresorption des Wassers ist herabgesetzt. Die Tubuli sind mitunter histologisch als atrophische Stränge nachweisbar. Da das „Erfolgsorgan" des Hormons zerstört ist, erweist sich diese Form als adiuretinresistent. Bei Nichtansprechen auf Hinterlappenextrakt liegt immer der Verdacht auf eine tubuläre Niereninsuffizienz vor.

Alle Störungen, die das hypothalamo-neurohypophysäre System treffen, wirken sich in irgendeiner Weise auf die Regulation des Wasserhaushaltes aus. Tab. 1 umfaßt die Zusammenstellung von BLOTNER. In etwa der Hälfte der Fälle

Tabelle 1. *Ätiologie der 112 von* BLOTNER *beobachteten Fälle von Diabetes insipidus.*

	Zahl der Fälle
Idiopathisch (davon 3 evtl. psychogene Polydipsie, möglicherweise 6 nach Traumen)	50
Hirntumor	36
Syphilis	7
Hereditär	3
Postencephalitisch	3
Xanthomatose	2
Myeloische Leukämie	2
Chorea	2
Lymphom	1
Schädelbruch	1
Cerebrale Arteriosklerose	1
Geburtsschädigung	1
Verkalkung der A. carotis interna	1
nach Pockenschutzimpfung	1
Basilarachnoiditis	1

liegt ein idiopathischer Diabetes insipidus vor. Er scheint gegenüber den anderen Formen relativ häufig zu sein. Allerdings gibt FINK in seiner Arbeit keinen idiopathischen Fall an. Es darf aber nicht übersehen werden, daß der Autor eine Zusammenstellung über 107 Sektionen von Diabetes insipidus-Kranken auf Grund seiner Literaturstudien aus der Zeit von 1868—1927 veröffentlichte.

Erfahrungsgemäß finden sich bei der idiopathischen Form häufig keine pathologischen Veränderungen. Zumindest sind sie mit den heutigen Methoden nicht immer nachzuweisen.

In der Zusammenstellung von FINK wiesen 68 Patienten (63%) Tumoren an der Hirnbasis oder in der hinteren Schädelgrube auf. 14 Fälle (13%) waren luischer Genese — teils mit Basalmeningitis, teils mit Gummen, entweder in der Hypophyse selbst oder in unmittelbarer Nachbarschaft der Drüse. Bei 5 Patienten (5%) lag ein Tuberkulom bzw. eine tuberkulöse Meningitis der Hirnbasis vor, während 9 Fälle (8%) auf andere entzündliche Prozesse zurückzuführen waren. Der Rest, 11 Fälle (10%), wird als traumatisch bedingt angegeben. JONES veröffentlichte 1944 eine Zusammenstellung von 42 Diabetes insipidus-Fällen. Bei 13 Patienten handelte es sich um einen Hirntumor (11 Fälle mit Beteiligung der Hypophyse, 2 mit Einschluß des Hypothalamus). Bei 7 Kranken war der Diabetes insipidus als Folge einer Encephalitis aufgetreten. In 4 Fällen lag ein HAND-SCHÜLLER-CHRISTIAN-Syndrom vor. Bei je 3 Patienten war die Krankheit nach Schädelverletzung bzw. als syphilitische Komplikation aufgetreten. Ein Fall wies einen Hinterlappeninfarkt auf. Bei einem Kranken trat der Diabetes insipidus im Gefolge eines akuten Deliriums unbekannter Ursache auf. Bei je einem Patienten waren vorher eine „Hirngefäßverletzung" mit Hemiplegie und eine Subarachnoidal-Blutung eingetreten. In 8 Fällen konnte die Ätiologie nicht geklärt werden. Möglicherweise handelte es sich um Fälle von idiopathischem Diabetes insipidus.

Außer dem Diabetes insipidus werden auch weitere endokrine Störungen nach Schädigungen der Regio hypothalamica beschrieben. So wurden Pubertas praecox, Hypogenitalismus, Amenorrhoe, Sterilität, Libidoverlust, Fettsucht, Magersucht, Hochwuchs Zwergwuchs, Hirsutismus, fehlende oder ungenügende Entwicklung der terminalen Behaarung, Anorexie, Heißhunger, Incontinentia alvi et urinae, Krämpfe sowie psychische

Tabelle 2. *Hypothalamisch bedingte Krankheiten, geordnet nach Häufigkeit der Symptome und Auftreten des Erstsymptoms (60 Fälle). Nach H. G. BAUER.*

Symptome	Anzahl der Fälle (gesamt)	Aufgetreten als Erstsymptom, Anzahl der Fälle
Sexuelle Störungen		
Pubertas praecox	24 } 43	21
Hypogenitalismus	19	
Diabetes insipidus	*21*	*2*
Psychische Veränderungen . .	21	7
Somnolenz	18	6
Fettsucht	15	1
Thermodysregulation	13	4
Magersucht	11	2
Krämpfe	9	1
Incontinentia alvi et urinae . .	5	—
Heißhunger	5	2
Anorexie	4	—
Dyshydrosis	4	—

Veränderungen beobachtet. Sehr aufschlußreich ist eine Zusammenstellung von H. G. BAUER, die 60 autoptisch gesicherte Fälle von Hypothalamusläsionen — meist Tumoren — umfaßt. Bei 21 Fällen (= 32%) wurde ein Diabetes insipidus beobachtet, der aber nur 2 mal als Erstsymptom auftrat (Tab. 2). In der Zusammenstellung BAUERs fällt die große Zahl der Patienten mit sexuellen Störungen, insbesondere mit Pubertas praecox, auf.

a) Der symptomatische Diabetes insipidus.

α) Hirntumoren.

Unter den symptomatischen Fällen trifft man die Krankheit am häufigsten als Folge von Tumoren an. Dabei kann es sich sowohl um Primärtumoren als auch um Tumormetastasen handeln. Fast alle Arten von Hirn- und Hypophysentumoren können bei entsprechender Lokalisation zum Auftreten eines Diabetes insipidus führen (Tab. 3). Voraussetzung ist nur, daß sie das hypothalamo-neurohypophysäre System an irgendeinem Punkt zerstören. Ob es sich dabei um eine Läsion der neurosekretorischen Zentren, des Hypophysenstiels oder der Neurohypophyse selbst handelt, spielt für das klinische Bild des Diabetes insipidus keine Rolle. Eine Reihe von Tumoren führt durch Kompression bzw. Zerstörung von Zentren bzw. Nervenbahnen zu bestimmten Störungen, die von englischen und amerikanischen Autoren in treffender Weise Nachbarschaftssymptome genannt werden. Derartige Nachbarschaftssymptome sind bei einer Tumorlokalisation im Bereich des Hypothalamus und der Hypophyse, wo auf einem relativ kleinen Raum zahlreiche Regulationsprinzipien vereinigt sind, keine Seltenheit. Meist können auch Hirnnervenläsionen beobachtet werden. Sehr häufig ist der Nervus opticus, oft der Nervus oculomotorius befallen. Weitere derartige Symptome sind bitemporale Hemianopsie, Erblindung, Störungen des Schlaf-Wach-Cyclus, der Kreislaufregulation, bestimmter Stoffwechselfunktionen, des Wachstums, der Wärmeregulation usw. Hirndruckerscheinungen lösen häufig Kopfschmerzen und Erbrechen aus. Durch Verlegung der Abfluß-

Tabelle 3. *Aufgliederung der 36 Diabetes insipidus-Fälle* BLOTNERS *mit Hirntumor.*

	Zahl der Fälle
Suprasselläre Cysten (Kraniopharyngeome) . . .	16
Suprasselläres Meningeom	1
Tumor des III. Ventrikels	1
Gliom des III. Ventrikels und des Chiasmas	4
Gliom des III. Ventrikels und des Chiasmas, gleichzeitig Pinealom (in einem Fall bestand eine Lues connata)	3
Pinealom	1
Hypophysenadenom zwischen den Chiasmaschenkeln	1
Hypophysentumor	1
Interpedunculäre Cyste	1
Gliomatöse Cyste	1
Gliomatöse Cyste im Kleinhirn	1
Cyste in der Pars intermedia	1
Agiomatöser Tumor rechts vom Chiasma . . .	1
Chromophobes Adenom des Hypophysenvorderlappens	2
Tumorverdacht	1

wege des dritten Ventrikels kann ein Hydrocephalus internus auftreten.

Unter den Tumoren, die ätiologisch für das Auftreten des Diabetes insipidus in Betracht kommen, spielen die sog. *Kraniopharyngeome* (ERDHEIM-Tumor, Adamantinom, Ameloblastom, Hypophysengangstumor, suprasselläre Cyste) die Hauptrolle. Es handelt sich um an sich gutartige, expansiv wachsende Tumoren, die vom Epithel der RATHKESchen Tasche ihren Ausgang nehmen. Sie können sich sowohl suprasellär als auch intrasellär ausbilden. Schon bei gesunden Menschen finden sich bemerkenswert oft kleine, verkalkte, knorpelige, knöcherne und hyaline Körperchen sowie kleine Cysten und cystische Taschenbildungen, die oft von Flimmerepithel ausgekleidet sind. Diese z. T. schon älteren Befunde wurden in den letzten Jahren von SHANKLIN bestätigt und ergänzt. Insbesondere das Flimmerepithel und die follikulären Cysten stammen nach SHANKLIN von der RATHKESchen Tasche ab. Der Übergang von noch physiologischen Resten der RATHKESchen Tasche zu den ERDHEIM-Tumoren ist allem Anschein nach fließend. Bevorzugt wird das erste oder zweite Lebensjahrzehnt befallen.

Unter den 100 Patienten der Mayo-Klinik fanden LOVE und MARSHALL im ersten Lebensjahrzehnt 19, im zweiten 34, im dritten 12, im vierten 15, im fünften 11, im sechsten 8 Fälle. Ein Patient war 67 Jahre alt. Der jüngste Patient war 3 Jahre.

Für die Entstehung eines Diabetes insipidus kommen vorwiegend die suprasellären Tumoren in Betracht. Sie sind auch häufiger. Intraselläre Kraniopharyngeome führen zu einer gleichzeitigen Zerstörung von Adeno- und Neurohypophyse. Infolgedessen fallen mit dem antidiuretischen Prinzip des Hinterlappens auch die diuretischen Funktionen des Vorderlappens aus. Bei diesen
Formen ist ein Diabetes insipidus daher außerordentlich selten.

Bei guter Vascularisation kann ein Tumor solide bleiben. Meist kommt es
jedoch infolge Hyalinisation, Perlbildung und Desquamation zu cystischen
Gebilden, die kirsch- bis walnußgroß sind und eine gelbe bis dunkelbraune, mo-
torölähnliche, mit Cholesterinkristallen durchsetzte Flüssigkeit enthalten. Wenn
die oft recht dünnen Wände einreißen, können sich benachbarte Cysten zu einer
großen vereinigen.

Diagnostisch von größtem Wert ist der Nachweis von sprasellären Verkalkungen, der röntgenologisch leicht zu führen und für das Vorliegen eines
Kraniopharyngeoms nahezu beweisend ist (Abb. 17a).

Bei dem Material von McKenzie und Sosman sowie von Schwartz war in 70—80% der
Fälle röntgenologisch eine Verkalkung nachzuweisen. Love und Marshall fanden röntgenologisch zwar nur in 56% Kalkschatten, in 77% war jedoch mikroskopisch eine Verkalkung
nachweisbar.

Die Kraniopharyngeome führen zu zwei völlig verschiedenen Erscheinungs-
bildern, zum sog. Typus Froehlich mit ausgeprägter oder zumindest ange-
deuteter Dystrophia adiposo-genitalis und zum Typus Lorain mit einer Magersucht, die unter Umständen bis zu Bildern führen kann, die der Simmondsschen
Kachexie entsprechen. In beiden Fällen bleiben allgemeines Wachstum und
sexuelle Entwicklung zurück. Störungen des Nervus opticus (Stauungspapille,
bitemporale Hemianopsie, einseitige oder totale Blindheit) sowie Oculomotorius-
bzw. Abducensparesen treten entsprechend der Lokalisation des Tumors auf.
Kopfschmerzen sind in der Regel vorhanden, Erbrechen gehört insbesondere bei
Kindern zum klinischen Bild (Cushing). Unter den Fällen der Mayo-Klinik war
ein Diabetes insipidus in 19 Fällen nachzuweisen. Bei der operativen Entfernung
der Kraniopharyngeome, die im übrigen wegen ihrer überaus gefährlichen Lokalisation mit einer hohen Letalität belastet ist (etwa 40—50%), kann es zu einer unter
Umständen vorher noch nicht vorhandenen Läsion des Tractus supraoptico-
hypophyseus oder der Nuclei supraoptici bzw. paraventriculares kommen.

So entwickelte sich bei den in der Mayo-Klinik operierten Patienten nach Love und
Marshall in 9% der Fälle postoperativ ein vorher vermißter Diabetes insipidus. Blotner
sah postoperativ bei 5 Patienten nach Entfernung eines Erdheim-Tumors einen Diabetes
insipidus entstehen; einmal trat auch nach Operation eines suprasellären Meningeoms ein
Diabetes insipidus auf.

Wenn ein suprasellärer Tumor nach Zerstörung des Tractus bzw. der hypothalamischen Zentren einen Diabetes insipidus hervorgerufen hat und später sich
auch intrasellär ausbreitet, so verschwindet unter Umständen der Diabetes insipidus infolge Zerstörung der Adenohypophyse. Aus diesem Stadium kann sich sogar das Gegenteil des Diabetes insipidus, nämlich die primäre Oligurie, entwickeln.

Im Vergleich zum Kraniopharyngeom rufen andere Tumoren relativ selten
einen Diabetes insipidus hervor, wie aus der Aufstellung von Blotner hervorgeht.
Schon früher ist darauf hingewiesen worden, daß gelegentlich ein Diabetes insipidus
bei einem *Pinealom* beobachtet wird (Stringer).

Unter 18 Patienten mit Pinealom fanden Martin und Davis 8 Fälle mit Diabetes insipidus.
Zirbeldrüsengewebe wurde dabei sowohl in der Hypophyse als auch in der Wand und im
Boden des III. Ventrikels sowie in der grauen Substanz um den Aquädukt gefunden. Auch
Horrax und Wyatt sahen dreimal das Auftreten eines Diabetes insipidus bei ektopischen
Pinealomen in der Chiasmagegend. Ergänzend berichtete Horrax noch einmal von 5 Patienten
mit Diabetes insipidus unter 17 Fällen von Zirbeldrüsentumoren.

Unter den *metastatischen Tumoren*, die bei entsprechender Lokalisation gelegentlich einen Diabetes insipidus hervorrufen, sind besonders Metastasen von *Mammacarcinomen* und von bronchogenen *Lungencarcinomen* zu nennen.

Wegen der Neigung der Lungencarcinome zu Hirnmetastasierung untersuchten kürzlich PEABODY und OLSEN 167 Patienten der Mayo-Klinik, die wegen der klinischen Diagnose Diabetes insipidus stationär aufgenommen waren. Bei 41 Kranken (25%) hatte sich die Störung des Wasserhaushaltes als Folge einer malignen Neubildung entwickelt. In 24 Fällen (14%) handelte es sich um primäre Hirntumoren. 3 Patienten (2%) hatten eine generalisierte Lymphosarkomatose. Metastatische Carcinome waren in 14 Fällen (8%) die Ursache des Diabetes insipidus. Bei je 6 Patienten war der Sitz des Primärtumors die Lunge und die Brustdrüse, bei einem Fall die Prostata und die Cauda equina. Die Tendenz des Mammacarcinoms zur Metastasierung im hypothalamo-neurohypophysären System wird auch durch die Mitteilung von WEICKSEL und CAIN unterstrichen, die gleich 4 Fälle von Diabetes insipidus bei Hypophysenmetastasen von Mammacarcinomen aufführen. Weitere Fälle von Diabetes insipidus als Folge von Carcinom- bzw. Sarkommetastasen beschreiben NEUBURGER, PINAI und COATES, DONNATH, KYRKLUND, STAEMMLER, CUSHING, SIMMONDS, BERBLINGER, ARNSTEIN, SEKEGUCHI und viele andere.

In Zusammenhang mit dem Manifestwerden des Diabetes insipidus bei Lungencarcinom erscheint uns der Hinweis sowohl von BERNSTEIN, MOORE und FISCHBACH sowie von PEABODY und OLSEN wichtig, daß vielfach die Polyurie auftrat, bevor deutlich erkennbare Erscheinungen von seiten der Lunge diagnostiziert wurden. Daraus ergibt sich die Forderung, bei Vorliegen eines Diabetes insipidus in jedem Fall die Lunge zu kontrollieren.

Bei Diabetes insipidus-Patienten, deren Krankheit durch einen Hirntumor hervorgerufen ist, nimmt die Polydipsie selten ein sehr großes Ausmaß an. Diese Regel gilt insbesondere für Tumoren mit intrakranieller Drucksteigerung. Da bei Verdacht auf einen Diabetes insipidus ärztlicherseits die Neigung besteht, zur Klärung der Diagnose Belastungen des Wasserhaushaltes in Form des Verdünnungs- oder des Konzentrationsversuches bzw. des sog. Hypophysin-Wasserversuches durchzuführen, erscheint die Warnung GAGELs vor derartigen Untersuchungen wohl angebracht. *Bei Verdacht auf einen raumfordernden Prozeß innerhalb des Schädels hat insbesondere der Hypophysin-Wasserversuch wegen der Gefahr des Hirnödems („Wasserintoxikation") und der damit verbundenen, zu plötzlichen und starken Erhöhung des intrakraniellen Druckes zu unterbleiben.* Auch ein Verdünnungs- bzw. Konzentrationsversuch, eine Kochsalzbelastung oder eine Verabreichung von Diuretica können ein „Zwischenhirngewitter" auslösen, welches therapeutisch meist schlecht zu beeinflussen ist und zum Tode führen kann (PERÉMY, FANCONI u. a.).

Den Beobachtungen, bei denen durch Zerstörung der Nuclei supraoptici bzw. paraventriculares infolge Tumorwachstum ein Diabetes insipidus ausgelöst wurde, stehen Befunde gegenüber, bei denen autopisch die Kernareale völlig zerstört waren, ohne daß ein Diabetes insipidus sich manifestiert hätte (WITTERMANN, BROUWER, GAGEL u. a.). Auch im Tierversuch lassen sich durch Läsionen im Bereich der hypothalamischen Kernareale, im Hypophysenhinterlappen sowie im Hypophysenstiel durchaus nicht immer die charakteristischen Symptome eines Diabetes insipidus auslösen, wie insbesondere der Arbeitskreis um A. D. KELLER nachweisen konnte. Nach KOELLA ist diese Tatsache mit einer streng lokalisierenden Zentrenlehre nicht zu vereinbaren, sondern läßt sich eher durch die Vorstellung von W. R. HESS erklären, wonach im Hypothalamus die einzelnen vegetativen Funktionen nicht von streng geschiedenen Zentren gesteuert, sondern in Regulationsarealen größerer Ausdehnung zusammengefaßt sind. GAGEL glaubt, daß bei langsamer Ausschaltung des übergeordneten hypothalamo-neurohypophysären Steuerungsmechanismus die auf tieferen Ebenen arbeitenden Mechanismen dessen Funktion übernehmen. Nach GAGEL wären so evtl. auch peripher gelegene Nervenfasergeflechte, in die Ganglienzellknoten eingelagert sind, unter bestimmten Voraussetzungen zu einer Regulation des Wasserhaushaltes befähigt. Es muß auch die Möglichkeit erörtert werden, daß bei langsamer Ausschaltung der Primärzentren evtl. sog. stille Zonen einen Notbetrieb aufnehmen können. Wahrscheinlich werden auch durch das Tumorwachstum nicht immer alle Kerne der Primärzentren zerstört. Die übrigbleibenden Reste der Kernareale erhöhen dann ihre Adiuretinproduktion, und das Hormon wird unmittelbar an das Blut abgegeben. Natürlich ist unter derartigen Voraussetzungen der Organismus größeren Belastungen des Wasserhaushaltes nicht mehr gewachsen — seine Reaktionsbreite ist weitgehend eingeengt.

β) Trauma.

Seit etwa 100 Jahren ist bekannt, daß eine Harnruhr nach Kopftraumen entstehen kann. Zahlreiche Fälle mit klassischem Diabetes insipidus nach Schädel-Hirn-Trauma wurden schon 1913 von Stern auf Grund von Literaturstudien zusammengestellt [noch ältere Zusammenstellungen s. bei P. Fischer (1862) und O. Kahler (1886)]. Veil und Sturm bringen in ihrer Monographie weiteres Material zu dieser Frage bei.

Man hat zu unterscheiden zwischen Traumen, die durch Zerstörung der hypothalamischen Zentren, des Tractus supraoptico-hypophyseus oder der Neurohypophyse zum Auftreten eines irreparablen Diabetes insipidus führen, und solchen, bei denen das Gewebe des hypothalamo-neurohypophysären Systems nicht zerstört, sondern nur vorübergehend, etwa durch Blutungen, Ödem, „Dissoziation" der Ganglienzellen der Kernareale und dergleichen geschädigt wird. Im ersteren Fall ist die Prognose quoad sanationem schlecht. Auch bei den letzteren Fällen kann es zu einem vollausgebildeten Diabetes insipidus kommen. Vielfach tritt jedoch eine langsame und stetige Heilung auf. Der Heilungsprozeß kann wenige Wochen bis mehrere Jahre in Anspruch nehmen.

Im allgemeinen scheint jedoch ein vollentwickelter Diabetes insipidus als Folge von Hirntraumen relativ selten zu sein. So sah Zenker bei 2800 solcher Patienten nur viermal die Entwicklung einer typischen Polyurie. Pickles gibt ähnliche Zahlen an (4 Kranke mit Diabetes insipidus bei einer Gesamtzahl von über 2500 Patienten mit Hirntrauma). Bemerkenswerterweise heilte die Regulationsstörung des Wasserhaushaltes innerhalb von $1^1/_2$ bis zu 4 Monaten aus. Auch Porter und Miller sahen unter ihrem sehr großen Material von 5000 Fällen mit nichttödlichen geschlossenen Schädel-Hirntraumen nur 13mal die Ausbildung eines Diabetes insipidus. Die typischen Symptome zeigten sich im allgemeinen 2—3 Wochen nach dem Trauma. In der Mehrzahl der Fälle heilte der Diabetes insipidus innerhalb von 9 Monaten aus.

Trotz des seltenen Auftretens eines klassischen Diabetes insipidus nach einem Hirntrauma sind bei fast allen Kranken nach Commotio charakteristische Veränderungen in der Regulation des Wasserhaushaltes zu beobachten — nach Wanke in 30—60% der Fälle. Die Störung zeigt sich zumeist im Sinne einer vermehrten Wasserausscheidung, seltener, und dann meist bei Kindern, im Sinne einer Oligurie. Für Kochsalz besteht häufig eine Ausscheidungsschwäche (Wanke, Meissner, Heipertz). Im ganzen gesehen sind die Befunde bei posttraumatischen Regulationsstörungen jedoch nicht einheitlich. Die Feststellung der Lokalisation traumatischer Hirnschäden durch Vornahme von Funktionsproben ist nicht möglich, da die Ausfallserscheinungen recht unspezifisch sind (Feuchtinger, Wedler, Bay). Gleiches gilt leider auch für das Verhalten der Regulationsproben nach Hirnoperationen bzw. bei Hirntumoren.

Zu den Mitteilungen über posttraumatische Polyurien bzw. Oligurien gesellte sich kürzlich die interessante Beobachtung PICHLERs über eine Phasenverschiebung im Wasserausscheidungsrhythmus nach Schußverletzungen im Bereich des Zwischenhirns. Die Einschränkung der Diurese trat am Tage auf, während die normalerweise am Tage zu beobachtende stärkere Diurese erst in der Nacht einsetzte. PICHLER sieht in dieser Störung eine Verschiebung der phasischen Erregbarkeit der hypothalamischen Areale für die Osmo- und Flüssigkeitsregulation. Die Oligurie wird durch die gleichzeitige Nykturie als kompensiert angesehen und der dekompensierten Form der Oligurie gegenübergestellt, die mit mehr oder weniger dauerndem Versagen der hypothalamischen Regulation des Wasserhaushaltes einhergeht. Die Nykturie tritt nicht allein nach Traumen der hypothalamischen Kernareale auf, sondern auch bei anderen organischen Erkrankungen des Hypophysen-Zwischenhirnsystems, insbesondere bei Tumoren. So wiesen nur 21 unter 122 Patienten von LEVERINGHAUS keine Nykturie auf. Schon früher hatten JORES und BECK die Nykturie als zentral bedingte Funktionsstörung des vegetativen Systems aufgefaßt.

Zu den gewissermaßen „klassischen" Hirntraumen kam in jüngster Zeit die bei gewissen Geisteskrankheiten durchgeführte präfrontale Lobotomie (Leukotomie). Auch hierbei kann sich, wie bei anderen Hirnoperationen, ein vorübergehender Diabetes insipidus bzw. sein Gegenstück, eine Oligurie mit Ödemneigung, entwickeln (KINDWALL und CLEVELAND; ZIEGLER und OSGOOD).

γ) Xanthomatosen.

Zu diesen seltenen Krankheiten zählen die HAND-SCHÜLLER-CHRISTIANsche Krankheit, das eosinophile Granulom, die LETTERER-SIWEsche Krankheit und die disseminierte Hautxanthomatose. In jüngster Zeit setzen sich LEWIS und SMART dafür ein, auch das Krankheitsbild der „Honigwabenlunge" dazuzuzählen. Es ist fraglich, ob man die Honigwabenlunge als eine Erkrankung sui generis ansehen darf. Sie ist wohl dem HAND - SCHÜLLER - CHRISTIAN - Syndrom zuzuordnen, bei dem ebenfalls das graue Parenchym der Lunge infolge der zahlreichen, bis erbsengroßen Hohlräume das Aussehen eines Schwammes zeigt.

Die HAND-SCHÜLLER-CHRISTIANsche Krankheit steht bei dieser Ursachengruppe an erster Stelle. Es handelt sich um eine Störung des Cholesterinstoffwechsels. Die Krankheit wird am häufigsten im frühen Kindesalter (3.—5. Lebensjahr) beobachtet. Die meisten Patienten sterben vor Erreichen des 20. Lebensjahres. Allerdings sind auch vereinzelte Spontanheilungen beschrieben.

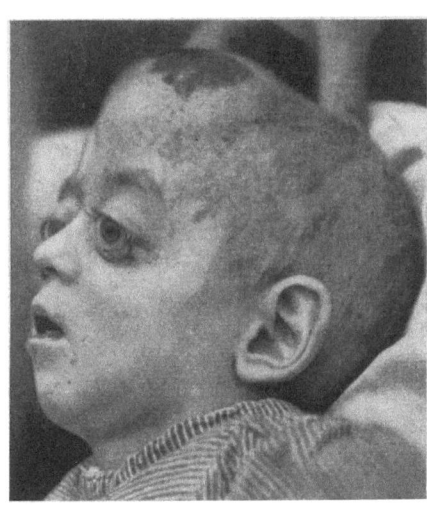

Abb. 13a. HAND-SCHÜLLER-CHRISTIANsches Syndrom mit Protrusio bulborum und Lipoidtumor am Schädel. (Nach BÜRGER, 1944.)

SCHÜLLER fand als erster die charakteristischen Granulome in der Hypophyse. Er glaubte, die Hypophyse spiele in der Ätiologie der Krankheit eine hervorragende Rolle und faßte daher das Syndrom als „hypophysär bedingte Dysostose" auf.

Bis zum Jahre 1937 waren bereits 103 klinisch beobachtete Fälle bekannt (ATKINSON); 67 dieser Patienten (= 65%) wiesen einen Diabetes insipidus auf.

Die klassische Symptomtrias umfaßt Exophthalmus, „Landkartenschädel" und Diabetes insipidus (Abb. 13a und b). Gelegentlich kann das eine oder andere Symptom fehlen, wie aus der nebenstehenden Zusammenstellung von BÜRGER hervorgeht (Tab. 4). Unter den 34 Fällen, die BÜRGER beobachtete, ist der Diabetes insipidus 25 mal erwähnt. Wahrscheinlich ist er aber noch häufiger, denn in einzelnen Krankengeschichten von Kleinkindern findet sich lediglich der Hinweis auf ein sehr niedriges spezifisches Gewicht des Harnes.

In allen Fällen ist das Zentralnervensystem mehr oder weniger beteiligt. Mit Recht weist PETERS darauf hin, daß man unterscheiden muß zwischen Beobachtungen, bei welchen das Gehirn nur sekundär durch das Übergreifen der Granulome des Schädeldaches, der Schädelbasis und der Dura geschädigt wird, und Befunden, in denen „primäre" Granulome im Gehirn gefunden werden. Insbesondere bei ersteren Fällen ist ein Diabetes insipidus zu erwarten, da dabei im allgemeinen die Neurohypophyse, der Hypophysenstiel und das Tuber cinereum betroffen sind. So beschreibt CHIARI schwielige Durchsetzung des Hypophysenstiels und des angrenzenden Teiles vom Tuber cinereum. GRIFFITH sah xanthomatöse Infiltrate des Hinterlappens, des Tuber cinereum und der Zirbeldrüse. HOCHSTETTER und VEIT sprechen von braunweiß-

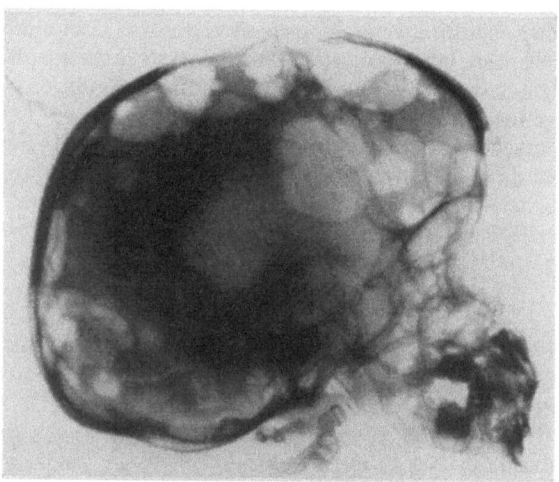

Abb. 13b. Landkartenschädel bei HAND-SCHÜLLER-CHRISTIANschem Syndrom. (BÜRGER, 1944.)

licher Einsprenkelung in die Hypophyse. Ganz der üblichen Vorstellung von der Ätiologie des Diabetes insipidus entsprechend wurde bisher der Hypophysenvorderlappen in nahezu allen Fällen verschont gefunden. Veränderungen der Sella turcica sind selbst in Fällen, wo die klinischen Symptome es erwarten lassen, röntgenologisch nicht regelmäßig nachzuweisen (TESCHENDORF).

Tabelle 4. *Zusammenstellung von 48 Fällen von* HAND-SCHÜLLER-CHRISTIAN*schem Syndrom.* (Nach BÜRGER.)

Gruppe	Zahl der Fälle	Land-karten-schädel	Haut-verände-rungen	Drüsen-beteili-gung	Leber-vergrö-ßerung	Milz-vergrö-ßerung	Stau-ungs-papille	Zahn-ausfall
I. Skeletveränderungen mit Exophthalmus und Diabetes insipidus	26	24	8	4	5	7	3	10
II. Skeletveränderungen und Exophthalmus	12	10	6	3	3	2	2	4
III. Skeletveränderungen und Diabetes insipidus	10	6	4	2	3	3	1	3

Neben der klassischen Symptomtrias treten im allgemeinen weitere Symptome in Erscheinung, die z. T. ebenfalls hypothalamo-hypophysärer Genese sind, wie Fettsucht (häufig im Sinne von Dystrophia adiposo-genitalis), Störungen der

Sexualfunktionen, Wachstumsstörungen (meist Kleinwuchs), Akromegalie, Störungen der geistigen Entwicklung u. a.

Über die Schwierigkeit, das Krankheitsbild der „Honigwabenlunge" vom HAND-SCHÜLLER-CHRISTIAN-Syndrom abzugrenzen, wurde oben schon gesprochen.

SPILLANE berichtete 1952 über 4 Fälle von Diabetes insipidus, bei denen entsprechende Lungenveränderungen festzustellen waren. Bei dem Fall von RAFFLE handelte es sich um eine 57jährige Frau mit Diabetes insipidus, deren Lunge röntgenologisch eine charakteristische retikuläre Zeichnung verbunden mit miliarer Tüpfelung aufwies. Am Schädel und am übrigen Knochensystem waren röntgenoskopisch keine Veränderungen festzustellen. Allerdings ließ sich ein Sarkoid nicht sicher ausschließen.

Der Fall von LEWIS und SMART zeigte neben dem typischen Lungenbild auch einen ausgeprägten Diabetes insipidus. Bei den 16 Fällen von OSWALD und PARKINSON waren 4 mit einem Diabetes insipidus verbunden. Der gesamte Hypophysenhinterlappen ist bei dieser Krankheit mitunter fibrös umgewandelt.

Das eosinophile Granulom wird vielfach als milde Form der HAND-SCHÜLLER-CHRISTIANschen Krankheit angesprochen. Es sind immer nur vereinzelte Stellen befallen. Je nach der Lokalisation des Granuloms kann ein Diabetes insipidus auftreten. Derartige Fälle sind von THOMA sowie von DILL beschrieben. Eine Röntgenbestrahlung führte zum Ausheilen der Knochenprozesse. Der Diabetes insipidus war jedoch nicht mehr zu beeinflussen. Anscheinend waren die Destruktionen im Bereich der Hypophyse zu hochgradig.

Diabetes insipidus kann gelegentlich auch mit disseminierten kleinen Xanthomen der Haut vergesellschaftet sein (MAMOU, CARTEAUD und LUMBROSO). Im allgemeinen fehlen Knochenläsionen und Störungen des Lipoidstoffwechsels. Oft sind die Hautveränderungen unauffällig, so daß sie mit anderen Dermatosen verwechselt werden können. Röntgenbestrahlung ist meist von Nutzen.

δ) Arteriosklerose, cerebrale Blutungen, Embolie.

Die Entwicklung eines Diabetes insipidus nach cerebraler Apoplexie ist sehr lange bekannt. LEYDEN veröffentlichte schon 1865 einen solchen Fall. OLLIVIER machte wenige Jahre später bereits auf die Häufigkeit einer derartigen Entstehung aufmerksam.

Über einen interessanten Fall berichteten in jüngerer Zeit LOEWENBERG und SLOANE. Nachdem bei einem 38 Jahre alten Mann ein Diabetes insipidus infolge eines an der Hirnbasis in der Regio hypothalamica gelegenen Aneurysmas 20 Jahre lang unverändert angehalten hatte, besserte sich die Krankheit nach Spontanruptur des Aneurysmasackes und verschwand schließlich ganz. Es ist nicht leicht, diesen Verlauf zu erklären, da nach so langer Zeit längst eine irreparable Degeneration eingetreten sein müßte. VAN BOGAERT, HELSMOORTEL und NYSSEN beschreiben einen Diabetes insipidus als Folge eines suprasellären Aneurysmas. BLOTNER sah das Auftreten eines Diabetes insipidus nach einer ausgedehnten Apoplexie, die gleichzeitig zu einer Hemiplegie geführt hatte.

Auch eine Sklerose der Gefäße der Hypophysen-Tuber-Gegend kann einen vollausgebildeten Diabetes insipidus zur Folge haben (CARRERA DOMINGUEZ). Entzündungen der Arachnoidea führen anscheinend infolge Sklerosierung der Gefäße gleichfalls unter Umständen zum Diabetes insipidus. Dafür sprechen Beobachtungen von BOLLACK, DAVID und PUECH, die unter 129 Patienten mit Chiasma-Arachnoiditis 15 Fälle von Diabetes insipidus sahen. Weitere Fälle von Diabetes insipidus sind nach Infarkt der Neurohypophyse beschrieben worden. Im ganzen gesehen spielen jedoch vasculäre Ursachen für die Entstehung des Diabetes insipidus eine nur geringe Rolle.

ε) Entzündungen.

Alle Entzündungen, die sich im Gehirn abspielen, können bei entsprechender Lokalisation durch Degeneration von Ganglienzellen und Nervenfasern zum

Diabetes insipidus führen. Syphilis, Tuberkulose und Encephalitiden kommen vor allem in Betracht. Sowohl bei der Syphilis wie auch bei der Tuberkulose hat man zwei Entstehungsmöglichkeiten der Polyurie auseinanderzuhalten. Einmal kann es durch den Druck der charakteristischen Granulationsgewebe (Gummen bzw. Tuberkulome) zur Läsion insbesondere des Tractus supraoptico-hypophyseus kommen. Die zweite Möglichkeit ist durch eine encephalitische Atrophie der Kernzentren und eine davon ausgehende absteigende Degeneration des Tractus und der Neurohypophyse gegeben. Wenngleich dabei das pathologisch-anatomische Bild dem einer sonstigen Encephalitis entspricht, so sollen die Lues und die Tuberkulose wegen ihrer Sonderstellung in der Ätiologie des Diabetes insipidus für sich behandelt werden.

Syphilis. Vor der Salvarsan-Ära war die Syphilis eine der häufigsten Ursachen des Diabetes insipidus. So wies 1896 OPPENHEIM darauf hin, daß unter 36 Fällen von syphilitischer Meningitis 12mal ein Diabetes insipidus zur Entwicklung kam. In den von FINK zusammengestellten 107 Autopsien ist die Lues als Ursache in 14% vertreten. BLOTNER beobachtete unter seinen 112 Fällen 7mal eine Syphilis. KENNEDY und FISHER konnten aus der Literatur 47 Fälle zusammenstellen, in denen die Hypophyse selbst durch luische Prozesse in Mitleidenschaft gezogen war.

Der Fall ZINGELs zeigte eine narbige Schrumpfung der Neurohypophyse, darüber hinaus jedoch auch eine starke Durchsetzung der Adenohypophyse mit Gummen. BABONNEIX und LHERMITTE sahen einen Diabetes insipidus als Folge einer luischen Encephalitis des Hypophysenstiels und des Tuber cinereum. Eine ähnliche Beobachtung machte NAKAMURA. Im Infundibulum besonders in Richtung auf die Neurohypophyse fanden sich zahlreiche perivasculäre Rundzelleninfiltrate. Der Fall von THOMPSON und Mitarbeitern wies bei annähernd intakter Hypophyse ein schwer erkranktes Tuber cinereum auf. FINK beschreibt einen schweren Diabetes insipidus als Folge einer Meningitis luetica, bei der die Autopsie eine Zerstörung der Hypophyse, aber ein Intaktsein des Tuber cinereum und der Hirnbasis ergab.

Selten handelt es sich um eine Lues connata. Das Ausmaß der Störung ist unterschiedlich. Man kennt Patienten mit einem leichten Diabetes insipidus (DROUET und HAMEL), jedoch auch andere mit Urinausscheidungen von 8—15 l pro Tag (DEMME). In fast allen Fällen ist die Wassermannsche Reaktion in Blut und Liquor positiv. Mitunter ist der Diabetes insipidus das einzige Symptom einer bestehenden luischen Infektion (CARRIERE und GINESTE). Meist jedoch ist er mit anderen neurosyphilitischen Manifestationen, mit anderen Störungen der inneren Sekretion (besonders Fettsucht) sowie mit visceralen luischen Schäden kombiniert. In der Regel fällt das Auftreten der Harnruhr in das Tertiärstadium. Wenn der Diabetes insipidus nicht zu lange bestanden hat, kann er unter Umständen durch spezifische Behandlung günstig beeinflußt werden (EBSTEIN; BENARIO; UMBER; BLOTNER; MAJEWSKI; URECHIA; CARRIERE und GINESTE). Bei verschleppten Fällen, besonders aber bei Lues connata, ist die spezifische Behandlung meist erfolglos (BLOTNER; CAMMIDGE; URECHIA; CARRIERE und GINESTE). In den letzten Jahren ist unseres Wissens kein Fall von luischem Diabetes insipidus mehr beschrieben worden, da die Patienten sich im allgemeinen einer spezifischen Behandlung unterziehen, bevor das dritte Stadium und damit die Harnruhr auftreten können.

Tuberkulose. Auch die Tuberkulose als Ursache für den Diabetes insipidus wird vorwiegend im älteren Schrifttum genannt. So ist sie in der Zusammenstellung von FINK 5mal unter den 107 Fällen vertreten. Die von VON HANN beschriebenen 3 Fälle wiesen einen tuberkulösen Prozeß in der Hypophyse selbst auf. Sowohl HAGENBACH als auch HAUSHALTER und LUCIEN fanden bei der Autopsie von Diabetes insipidus-Patienten tuberkulöse Infiltrate im Infundibulum. Eine ausführliche Mitteilung gab HEALY. Es handelte sich um einen 2 Jahre alten

Jungen mit einer generalisierten Miliartuberkulose. Bei der Autopsie zeigte sich, daß die Hypophyse völlig durch käsiges tuberkulöses Material ersetzt war. Alle Patienten stammten aus tuberkulös belasteten Familien.

Poos beschreibt einen 12jährigen Jungen mit einer ausgeprägten periventrikulären tuberkulösen Meningoencephalitis. Bei diesem Patienten war es zudem zu einer Pubertas praecox gekommen.

Trotz dieser Befunde muß jedoch ganz allgemein festgestellt werden, daß die Tuberkulose nur sehr selten das hypothalamo-neurohypophysäre System befällt. Wir sahen unter dem großen Krankengut der Düsseldorfer Klinik nicht einen Fall von Diabetes insipidus aus dieser Ursache. Der tuberkulös bedingte Diabetes insipidus wird unter der modernen Behandlung der Tuberkulose wohl kaum noch zur Beobachtung gelangen.

Encephalitis. Der postencephalitische Diabetes insipidus kann nach allen Krankheiten auftreten, die zu einer Encephalitis führen, insbesondere nach Infektionskrankheiten (s. die Zusammenstellung von WARKANY und MITCHELL). Einzelne aufschlußreiche Kasuistiken über die Entwicklung eines postencephalitischen Diabetes insipidus nach *Scharlach* verdanken wir BLATT und GREENGARD sowie KÜLZ, nach *Masern* FINDLAYSON und HARDING, nach *Keuchhusten* FUTCHER, GAYLER, TURNER und DANERI, nach *Mumps* FLANDIN, PUMEAU-DELILLE, PUECH und AUZÉPY, nach *Varicellen* SALMI, nach *Typhus* VERCELLI, nach *Lepra* DAVIS, nach *Pockenschutzimpfung* BLOTNER und ROEHM. Auch wir hatten kürzlich Gelegenheit, einen Diabetes insipidus als Folge einer Impfencephalitis zu beobachten.

Es handelte sich um ein jetzt 11 Jahre altes Mädchen, das im Alter von $2^1/_2$ Jahren gegen Pocken schutzgeimpft wurde (21. 5. 1946). 14 Tage später fiel erstmalig ein großes Trinkbedürfnis auf. Deswegen Einweisung in eine Kinderklinik (Juni/Juli 1946). Ein Diabetes insipidus wurde nicht anerkannt, da das Kind den Urin gut konzentrieren konnte. Dagegen fiel ein größeres Schlafbedürfnis auf. Leider wurde keine Liquoruntersuchung durchgeführt. In der Folgezeit ausgesprochene Polydipsie und Polyurie. Einweisung in eine andere Kinderklinik im März 1947. Dort wurde einwandfrei ein Diabetes insipidus diagnostiziert, und das Kind entsprechend behandelt (Hypophysenimplantation und Schnupfpulver). März/April 1954 erneut Einweisung in die erste Kinderklinik (Gutachten). Ein Zusammenhang zwischen der Pockenschutzimpfung und dem Diabetes insipidus wurde für möglich, aber nicht für gesichert gehalten. Dezember 1954 Einweisung in die Kinderklinik der Medizinischen Akademie Düsseldorf zur gutachterlichen Stellungnahme. Es handelte sich um einen vollausgebildeten Diabetes insipidus. Das Kind trank pro Tag eine Flüssigkeitsmenge von 6—8 l. Die Kochsalzbilanz war ausgeglichen. Gutes Ansprechen auf Hinterlappenpräparate. In der Ascendenz kein Fall von Diabetes insipidus oder einer sonstigen Stoffwechselstörung. Nach unserer Ansicht muß in diesem Fall der Diabetes insipidus als Folge einer Encephalitis nach Pockenschutzimpfung angesehen werden. Wenn bei der ersten Klinikaufnahme der Harn noch normal konzentriert wurde, so ist darauf hinzuweisen, daß zu Beginn des Leidens oft Remissionen vorkommen können. Das gilt gerade für den symptomatischen Diabetes insipidus. Anscheinend wird dabei das adiuretinproduzierende System zunächst nicht immer vollständig zerstört, so daß der Organismus oft erst noch in der Lage ist, sich auf die Ausfälle einzustellen und sie zu kompensieren. Erst nach Totalausfall des hypothalamo-neurohypophysären Systems wird die Krankheit manifest. Im vorliegenden Fall war die Zeitspanne zwischen dem Beginn der Erkrankung und dem ersten Auftreten der Ausfallserscheinungen für eine encephalitische Störung charakteristisch. Allem Anschein nach waren neben den Zentren für die Wasserregulation (14 Tage nach der Impfung großes Trinkbedürfnis!) auch die Regulationsareale des Schlaf-Wachcyclus (2—4 Wochen nach der Impfung starkes Schlafbedürfnis!) betroffen. Während es sich bei dem System für die Regulation des Wasserhaushaltes um scharf umschriebene Kerngebiete handelt, haben die Regulationszentren des Schlaf-Wachcyclus eine größere, mehr diffuse Ausdehnung im Zwischenhirn. Die Wahrscheinlichkeit eines Totalausfalles ist daher auch geringer. So konnte sich ein vollausgebildeter Diabetes insipidus entwickeln, während der Schlaf-Wachcyclus sich wieder normalisierte.

Über die Entstehung eines Diabetes insipidus nach *epidemischer Encephalitis* — meist handelt es sich dabei um die lethargische Form — berichten u. a. STEIGER, BERINGER und GYÖRGY, EAVES und CROLL, WHITEHEAD und DARLEY, JORDAN und Graham, Briand, Hoke, Biffis Piero, Signorelli, Hall, Moore und Cushing, Veil und Sturm. Interessanterweise ist die Störung des Wasserhaushaltes hierbei häufig mit einer Fettsucht vom Typ Froehlich gekoppelt. Bei pathologisch-anatomischen Untersuchungen findet sich fast immer das typische postencephalitische Bild mit Schwund der Ganglienzellen im Nucleus supraopticus und den charakteristischen Glianarben (Gliastrauchwerk, Gliaknötchen).

Eine bemerkenswert geringe Rolle in der Entstehung des postencephalitischen Diabetes insipidus spielt die Polioencephalitis haemorrhagica superior Wernicke. Das ist um so erstaunlicher, als durch die grundlegenden Arbeiten von Gamper und Spatz sowie durch Beobachtungen von Bodechtel und Gagel gezeigt werden konnte, daß diese Erkrankung gerade die sog. vegetativen Zellkerne des Hypothalamus bevorzugt befällt. Doch bleiben dabei die Ganglienzellen selbst meist von dem Prozeß verschont.

Im ganzen gesehen stellt auch die Encephalitis nur einen geringen Prozentsatz in der Ätiologie des Diabetes insipidus — in Blotners Zusammenstellung handelt es sich um 3,6%. Trotzdem wird man der Ansicht von Veil und Sturm mit gewissen Vorbehalten beipflichten müssen, daß die sog. idiopathischen Formen vielfach auf Encephalitiden bzw. Schädeltraumen zurückgeführt werden müssen.

ζ) Andere Ursachen.

Unter den selteneren Ursachen für die Entstehung eines Diabetes insipidus sind die verschiedenen *Leukämieformen* anzutreffen.

So zeigte der Fall Sheldons — ein 20jähriger Patient mit lymphatischer Leukämie — eine diffuse lymphocytäre Infiltration der Hypophyse. Kugelmeier sah die plötzliche Entwicklung eines Diabetes insipidus infolge septischer Nekrose von Hinterlappen und Stiel der Hypophyse bei akuter myeloischer Stammzellenleukämie. Der Fall Blotners betrifft ein 18jähriges Mädchen mit myeloischer Leukämie, bei dem kurz vor dem Tode ein Diabetes insipidus aufgetreten war.

Es ist angesichts der Granulombildung des *Sarkoids* (Besnier-Boeck-Schaumannsche Erkrankung, benigne Lymphogranulomatose) nicht erstaunlich, daß auch diese Krankheit gelegentlich einen Diabetes insipidus nach sich zieht (Lesné, Launay und Sée; Tillgren; Falta und Spitzenberger).

Weiterhin wurde die Entwicklung eines Diabetes insipidus beobachtet nach *Brucellosen* (Teneta), *Gelenkrheumatismus* (Vaisman, Rapaport, Schüller und Montes), *Chorea* (Blotner), *Malaria* (Gurvich und Farigon), *Ostitis fibrosa generalisata* (Sophian; Heard, Schumacher und Gordon), *Ostitis deformans* Paget (Rummert; Gottschalk; Schoen), *multiplen Myelomen* (Bach und Middleton), *Exostosen* (Mathieu und Simonin). Sancetta und Zimmerman sahen eine vorübergehende Harnruhr als Komplikation einer bakteriellen *Endokarditis*.

In seltenen Fällen kann ein Diabetes insipidus-ähnlicher Zustand im Gefolge der *Pellagra* beobachtet werden. Es handelt sich dabei stets um sehr leichte Formen der Polyurie. Die Harnruhr tritt nur bei längerem Bestehen der Krankheit auf. Sie heilt gleichzeitig mit der Pellagra aus. Rassulev will bei etwa 25% seiner Pellagra-Patienten Polyurie und Polydipsie gesehen haben.

Gelegentlich können auch *Infektionen der oberen Luftwege* zu einem Diabetes insipidus Veranlassung geben. Yaskin, Lewey und Schwartz beschreiben das Auftreten von Diabetes insipidus als Folge akuter purulenter Sinusitis. Eine ähnliche Beobachtung teilten vor wenigen Jahren Ball und Thackray mit. Kourilsky betonte 1947 die Bedeutung von Infektionen der Respirationsorgane für die Ätiologie des Diabetes insipidus. Kürzlich berichtete noch Spillane über 4 Fälle von Harnruhr bei Lungenerkrankungen. Möglicherweise ist gelegentlich ein katarrhalischer Infekt die letzte auslösende Ursache für die Entstehung der Krankheit bei disponierten Menschen — ähnlich wie beim Diabetes mellitus.

Ganz selten führt ein *Hydrocephalus internus* durch Zug oder Druck auf die hypothalamischen Kerngebiete bzw. auf den Tractus zu einem Diabetes insipidus.

Recht ungewöhnlich erscheint die Mitteilung von DUTHOIT, WAREMBOURG, LORRIAUX und BIZERTE. Es handelte sich um einen Kranken, der einen Selbstmordversuch mit *Barbituraten* überstanden hatte. Als der Patient nach 5 Tagen erwachte, hatte er einen außerordentlich starken Durst und trank seither 5—10 l pro Tag. Eine Behandlung mit Hinterlappenhormon hatte bezeichnenderweise keinen Erfolg, während es nach einer Lumbalpunktion zu einer Verminderung der Harnmenge von 8 auf 2 l pro Tag kam. Dieser Effekt hielt aber nur etwa 3 Wochen an. Nach der Anamnese, der erfolglosen Hinterlappenbehandlung und dem prompten Erfolg der Lumbalpunktion ist es durchaus möglich, daß es sich weniger um einen direkten toxischen Einfluß der Barbitursäure auf das hypothalamo-neurohypophysäre System als vielmehr um eine psychisch bedingte Polydipsie bei einem Neuropathen gehandelt hat.

Demgegenüber ist der Fall von HIRSCH und KAATZ wohl als echter Diabetes insipidus anzusprechen. Ein 10 jähriges adipöses Mädchen erkrankte im Anschluß an ein *psychisches Trauma* (Augenzeuge bei einem Unfall!) an einer „Cystitis", die sich im weiteren Verlauf als ein Diabetes insipidus herausstellte. Die Annahme einer nervösen Polydipsie ließ sich wegen folgender Besonderheiten ablehnen: 1. auch bei Kochsalzbelastung und nach längerem Dursten ließ sich keine Harnkonzentration erzwingen, 2. es zeigte sich eine paradoxe Salyrganwirkung, 3. hatte die Substitutionstherapie mit Hypophysenhinterlappenhormon in Form von Schnupfpulver einen ausgezeichneten Erfolg. Zwei weitere recht interessante Fälle von Diabetes insipidus nach schwerem psychischem Trauma teilt SCHUR mit. Es handelte sich um ein junges Mädchen, bei dem die Krankheit im Anschluß an einen schweren Schock nach Vergewaltigung durch einen Geisteskranken aufgetreten war, und um einen 30 jährigen Mann, bei dem ein Diabetes insipidus nach einem Raubüberfall beobachtet wurde. Ein „Schreck-Diabetes insipidus" wäre demnach dem sog. Schreck-Basedow bzw. der psychisch bedingten Amenorrhoe an die Seite zu stellen. Allerdings scheint zumindest bei dem Fall von HIRSCH und KAATZ eine Disposition bestanden zu haben, da die Adipositas wohl schon als Stoffwechselanomalie aufzufassen ist.

b) Der idiopathische Diabetes insipidus.

Die Diagnose „idiopathischer Diabetes insipidus" wurde früher ungleich häufiger gestellt als heute. Auf Grund eingehender anamnestischer Erhebungen und moderner Untersuchungsmethoden gelingt es jetzt, einen großen Teil der früher als idiopathisch bezeichneten Fälle als symptomatischen bzw. nephrogenen Diabetes insipidus zu identifizieren. VEIL und STURM schreiben daher mit Recht: „Immer mehr werden die sog. idiopathischen Formen auf Encephalitiden oder Schädeltraumen zurückgeführt werden müssen."

Beim echten idiopathischen Diabetes insipidus werden sowohl makroskopisch als auch mikroskopisch deutliche pathologische Veränderungen im Hypothalamus, im Tractus und in der Neurohypophyse in den meisten Fällen vermißt. Folgende Möglichkeiten sind denkbar: 1. Der Organismus ist auf Grund fehlender Fermentsysteme entweder nicht in der Lage, Adiuretin zu synthetisieren und dem Neurosekret beizufügen, oder er ist außerstande, Adiuretin aus dem „Makromolekül" (VAN DYKE) herauszulösen bzw. die „fermentative Herausschälung" aus einem Eiweißkörper (FELIX) durchzuführen. 2. Die Nuclei supraoptici und paraventriculares und somit auch der Tractus bzw. die Neurohypophyse sind so weit in

ihrer Funktion geschädigt, daß die anatomisch-funktionellen Voraussetzungen
für die Produktion und Freisetzung von Adiuretin fehlen. Das gesamte System
müßte bei dieser Vorstellung einer Degeneration anheimfallen. 3. Die Osmoreceptoren sprechen nicht mehr auf den adäquaten Reiz, die Kochsalzkonzentration
im Blutplasma, an.

Die erste Möglichkeit tritt anscheinend am häufigsten auf. Wie inzwischen
vielfach bewiesen, ist die Störung beim idiopathischen Diabetes insipidus meist
auf das Fehlen von Adiuretin beschränkt. Die Oxytocinfraktion ist von der
Schädigung nicht betroffen. Unter den vielen Mitteilungen über gleichzeitiges
Vorliegen von Diabetes insipidus und Schwangerschaft findet sich nur einmal der
Hinweis, daß bei der Geburt eine starke Uterusatonie bestand (MARAÑON).
Andererseits weist insbesondere BLOTNER nachdrücklich darauf hin, daß zur
Therapie der Wasserhaushaltsstörung während einer Schwangerschaft auf keinen
Fall Hinterlappenextrakt verwendet werden dürfte, sondern auf oxytocinfreies
Pitressin umzustellen sei, da sonst die Schwangerschaft durch die wehenanregende
Wirkung der Oxytocinfraktion frühzeitig unterbrochen werden kann. Danach
scheint die Oxytocinproduktion und -freisetzung auch beim idiopathischen Diabetes
insipidus nur die physiologischen Schwankungen aufzuweisen. Bei einer Degene-
ration der hypothalamischen Kerne müßte aber auch ein Oxytocinmangel eintreten.
Über das Verhalten des Neurosekretes bei Fällen von echtem idiopathischem
Diabetes insipidus liegen leider noch keine Untersuchungen vor.

Es ist fraglich, ob man den Fall von BLOTNER als idiopathischen Diabetes insipidus auffassen darf. Es handelte sich um einen 41 Jahre alten Mann, bei dem im Alter von 18 Jahren
ganz plötzlich eine Polyurie und eine Polydipsie aufgetreten waren. Die Neurohypophyse war
außerordentlich verkleinert. Der Nucleus supraopticus bzw. paraventricularis wies eine hochgradige Zerstörung und Atrophie der Ganglienzellen auf. Mikrogliazellen beherrschten das
histologische Bild. Daneben fanden sich vergrößerte Astrocyten und zahlreiche Mikrogliazellen
von phagocytärem Charakter, die ein braunes Pigment enthielten, welches positive Eisen-
reaktionen zeigte. So ergibt sich zunächst der histologische Eindruck einer Encephalitis
lethargica. Die Anwesenheit von Hämosiderin legt jedoch die Vermutung nahe, daß die
Zerstörung traumatischer Natur gewesen ist. Auch eine Polyencephalitis haemorrhagica
superior WERNICKE wäre in Betracht zu ziehen. BLOTNER glaubt, lediglich auf Grund der
Anamnese (Trauma und Encephalitis waren negiert worden) einen idiopathischen Diabetes
insipidus annehmen zu können.

Möglicherweise ist angesichts des Befundes von BLOTNER und des von GAUPP
mitgeteilten Falles die Vermutung berechtigt, daß in gewissen Familien eine
erbliche Minderwertigkeit der Regulationszentren des Wasserhaushaltes besteht.
Bei geringfügigen Belastungen, bei leichten Traumen, symptomlosen Encephalitiden bzw. nach einem Schock kommt es dann bei solchen Menschen zur
Degeneration der Regulationsareale mit anschließendem Diabetes insipidus.

c) Der „nephrogene Diabetes insipidus".

Es gibt gewisse Nierenkrankheiten, bei denen die Störung in der Wasserausscheidung so ausgesprochen ist, daß sich ein Diabetes insipidus-ähnliches Bild entwickelt.
So hat sich der Ausdruck „nephrogener Diabetes insipidus" eingebürgert. Wenn
man als Diabetes insipidus nur die Fälle von Polyurie und Polydipsie bezeichnet,
die einwandfrei auf hypothalamo-neurohypophysäre Störungen zurückzuführen
sind, so ist die Bezeichnung „nephrogener Diabetes insipidus" irreführend; denn
eine hypothalamo-neurohypophysäre Ursache für die renale Polyurie ist nicht
nachgewiesen. Zweifellos liegt es nahe, in einer Zeit, in der alle möglichen Krankheiten als diencephal-hypophysär aufgefaßt werden, auch die renale Harnruhr
entsprechend zu interpretieren (CHARNOCK; GITTLEMAN und PINCUS u. a.).
Daß bei der renalen Polyurie unter Umständen Beziehungen zum hypothalamo-
neurohypophysären System bestehen können, soll nicht geleugnet werden. Es ist

bisher jedoch keinesfalls erwiesen, daß dieses Regulationssystem ätiologisch im Mittelpunkt des pathologischen Geschehens steht. Bei experimentellen Läsionen im Tierversuch, bei den in der Klinik beobachteten Fällen von Schädigungen im hypothalamo-hypophysären System infolge Tumoren, Traumen oder Entzündungen ist unseres Wissens das Auftreten eines „nephrogenen Diabetes insipidus" noch nie beschrieben worden. Andererseits läßt sich jedoch eine Urämie durch kontinuierliche Verabreichung von Hypophysenhinterlappenextrakt erzeugen (KERPEL-FRONIUS, VÖNÖCZKY und KELEMEN; MØLLER-CHRISTENSEN), ohne daß allerdings ein „nephrogener Diabetes insipidus" dabei beobachtet wird. Im Gegenteil, ein Zuviel an Adiuretin führt zu Wasserretention, Oligurie und Oligodipsie — Erscheinungen, wie man sie vom Gegenteil des Diabetes insipidus, von der primären Oligurie (Antidiabetes insipidus), her kennt.

So soll hier nicht von einem „nephrogenen Diabetes insipidus", sondern vielmehr von der renalen Polyurie gesprochen werden. Das im übrigen recht uneinheitliche Krankheitsbild weist in allen seinen Formen eine Polyurie, ein niedriges spezifisches Harngewicht und eine Polydipsie auf.

Das Zwangstrinken kann so ausgesprochen sein, daß man zunächst einen echten Diabetes insipidus vermutet. In dem von HINDEMITH und REINWEIN beobachteten Fall wurden 5—8 l, ja bis 15 l pro Tag getrunken. Beim Durstversuch traten die gleichen gefährlichen Erscheinungen auf wie bei typischem Diabetes insipidus. Auch von anderen Autoren wurde das sehr ausgesprochene Phänomen der Durstkrankheit beobachtet. So schreibt beispielsweise KLUGE: „Die Kinder leiden unter einem enormen Durst. Derselbe wird auf alle mögliche Art befriedigt, z. T. in grotesker Form mit dem eigenen Urin oder mit dem Klosettwasser". Da die meisten Patienten einen erheblichen Minderwuchs aufweisen, wird die Zwangspolydipsie bei entsprechender Polyurie und dem niedrigen spezifischen Gewicht des Harnes gelegentlich als symptomatischer Diabetes insipidus (infolge eines Tumors) aufgefaßt. Erst weitere Untersuchungen klären die Diagnose.

Eine renale Polyurie kann auf mehrfache Weise entstehen. Sehr einleuchtend ist die Entstehung einer Harnflut auf dem Boden einer tubulären Niereninsuffizienz. Auf diese Formen hat insbesondere FANCONI hingewiesen. Er unterscheidet als Affektionen des distalen Tubulusabschnittes: 1. die familiäre juvenile Nephronophthise, 2. den Diabetes salinus renalis, 3. die renale Acidose ohne Glomeruluminsuffizienz mit oder ohne Nephrocalcinose und Nephrolithiasis (LIGHTWOOD-ALBRIGHT-Syndrom), 4. die benigne pyelitische Hypertension. Bei allen diesen Störungen ist die Rückresorption des Wassers infolge der Schädigung im Tubulusapparat nur ungenügend. Die Tubuli sind histologisch mitunter nur noch als atrophische Stränge nachweisbar. Da das „Erfolgsorgan" des antidiuretischen Hormons zerstört ist, erweist sich diese Form als adiuretinresistent. So sind auch die bei der Cystinspeicherkrankheit häufig zu beobachtende Polyurie und Polydipsie gleichfalls durch eine tubuläre Niereninsuffizienz bedingt.

Auch die renale Rachitis geht in der Regel mit z. T. beträchtlicher Polyurie und entsprechender Polydipsie einher. MADDOX sah unter 72 Fällen von renaler Rachitis 40mal Polyurie und Polydipsie. MITCHELL gibt einen noch größeren Prozentsatz an (64mal unter 78 Fällen). Im Gegensatz zu den nephrotischen Formen mit tubulärer Insuffizienz steht hier häufig die interstitielle Nephritis im Vordergrund. Infolge Erweiterung der Ureteren und Sekundärinfektion des Harnes kommt es mitunter zu einer Hydronephrose mit Polyurie. In den meisten Fällen entwickelt sich später eine Schrumpfniere. Degenerationsprozesse im Tubulusapparat treten bei diesen Formen oft erst sekundär auf.

GAYLER erörterte 1921 die Frage, ob die bei einigen Fällen von kindlichem Diabetes insipidus zu beobachtenden Wachstumsstörungen endokrin bedingt sind, oder ob sie etwa durch eine vermehrte Durchspülung des Körpers und die damit verbundene Ausschwemmung von Nahrungsstoffen (Verlust des zirkulierenden Eiweißes) hervorgerufen werden. So beobachtete er bei einem Stoffwechselversuch eine ungenügende Stickstoffretention und eine vermehrte Kalkausschwemmung. Unseres Erachtens liegt bei einer vermehrten Kalkausscheidung verbunden mit Minderwuchs immer der Verdacht auf eine renale Rachitis vor. Die Vorstellung GAYLERs lehnen wir ab.

Bezeichnenderweise finden sich bei vielen Fällen von ,,nephrogenem Diabetes insipidus" Mißbildungen im Bereich des Urogenitalapparates. Sie können die ableitenden Harnwege betreffen und führen dann meist infolge Ureterknickung bzw. -erweiterung zur Hydronephrose, sie können aber auch in der Niere selbst ihren Sitz haben. So ist z. B. die Cystenniere gleichfalls mit einer oft recht hochgradigen Polyurie verbunden. Häufig findet sich eine Pyurie.

Da die Bezeichnung ,,renaler Diabetes insipidus" sehr unklar und das Krankheitsbild absolut nicht eindeutig ist, empfehlen wir, diesen Ausdruck nicht mehr zu verwenden, zumal für die verschiedenen Formen durchaus klare Bezeichnungen zur Verfügung stehen.

3. Beginn, Disposition, Entwicklung.

Im folgenden soll versucht werden, die zahllosen Einzelbefunde zusammenzufassen und nach bestimmten Gesichtspunkten zu ordnen. Es liegt auf der Hand, daß dabei nur das Typische der Krankheit berücksichtigt werden kann. Auf vereinzelte Beobachtungen kann nicht eingegangen werden.

Der *idiopathische Diabetes insipidus* setzt oft plötzlich ein. Mitunter geht eine Vorkrankheit voraus, z. B. Infektionskrankheiten, banale Infekte u. dgl. Auch nach einem Schock kann die Krankheit manifest werden. Der Beginn ist in jedem Lebensalter möglich. In der Regel tritt die Störung jedoch vor dem 20. Lebensjahre auf. Die Lebenserwartung ist im allgemeinen nicht gemindert. Das Verhältnis der Geschlechter ist etwa ♂:♀ = 2:1. So ergibt sich in den von HANHART zusammengestellten Sippen mit hereditärem Diabetes insipidus eine Relation von ♂:♀ = 108:61. Unter BLOTNERs 76 Fällen, die nicht durch einen Hirntumor bedingt waren, war dagegen das Verhältnis der beiden Geschlechter gleich. Die körperliche, geistige und sexuelle Entwicklung ist im allgemeinen nicht beeinträchtigt. Zu Beginn der Erkrankung wird häufig eine Gewichtsabnahme festgestellt (Ausschwemmung der Wasserdepots ?). Das übrige Inkretsystem zeigt bei typischen idiopathischen Fällen keine Ausfallserscheinungen.

Bevorzugt ist allem Anschein nach die weiße und gelbe Rasse. Bei Negern ist der Diabetes insipidus ungewöhnlich selten (MUWAZI und TROWELL; GELFAND; BLOTNER). Juden neigen erfahrungsgemäß besonders zu Stoffwechselkrankheiten (Diabetes mellitus, Gicht usw.). Sie sind in der Regel auch besonders häufig vom Diabetes insipidus befallen.

Tabelle 5. *Zusammenstellung der Fälle* BLOTNERs *nach Nationalitäten*[1].

	Zahl der Fälle	in Prozent
Juden	35	31
eingesessene Amerikaner . .	31	28
Iren	16	14,3
Italiener	10	9
Franzosen	4	3,6
Dänen	4	3,6
Griechen	3	2,7
Schotten	3	2,7
Litauer	2	1,8
Deutsche	1	0,9
Ungarn	1	0,9
Portugiesen	1	0,9
Argentinier	1	0,9

[1] Leider ist die Zusammenstellung nicht nach der Ätiologie des Diabetes insipidus differenziert.

Neben BLOTNER weist auch CURSCHMANN auf das relativ häufige familiäre Auftreten der Krankheit bei Juden hin. Unter den 112 Fällen BLOTNERs, die in Nordamerika beobachtet wurden, verteilen sich die Nationalitäten wie in Tab. 5.

Der *symptomatische Diabetes insipidus* ist im Gegensatz hierzu in allen seinen Erscheinungen von der Grundkrankheit bestimmt. Nach Schädel-Hirntraumen kann der Beginn plötzlich sein. Meist verstreichen jedoch bis zur Ausbildung des vollentwickelten Krankheitsbildes 2—3 Wochen. Nach Tumoren bzw. Encephalitis setzt die Regulationsstörung im Wasserhaushalt im allgemeinen schleichend ein. Das Lebensalter zur Zeit des Beginns der Erkrankung ist sehr verschieden. Die Lebenserwartung ist von der eigentlichen Ursache der Stoffwechselstörung abhängig. Beim symptomatischen Diabetes insipidus finden sich häufig noch andere endokrine Störungen. Die körperliche, geistige und sexuelle Entwicklung bleibt in vielen Fällen zurück.

Der *„nephrogene Diabetes insipidus"* tritt in seinen verschiedenen Formen im allgemeinen im ersten Lebensjahrzehnt auf. Die Kinder weisen in der Regel den sog. renalen Minderwuchs auf. Nur in seltenen Fällen erreichen sie das Pubertätsalter. Die Pubertät bleibt dann meist aus oder tritt nur sehr verzögert ein.

4. Symptomatologie.

Die Symptome des Diabetes insipidus sind durchaus nicht immer gleichförmig. So erscheinen eine Unterteilung und Gegenüberstellung der Krankheitserscheinungen entsprechend der unterschiedlichen Ätiologie auch hier angebracht.

a) Allgemeine Symptomatologie.

Beim *idiopathischen Diabetes insipidus* sind in der Regel Polyurie und Polydipsie sehr auffällig. Pro Tag werden 5—25 l Urin ausgeschieden. Selbst tägliche Harnmengen von 40 l sind bekannt geworden. Der Kranke fühlt sich gesund — abgesehen von der Lästigkeit des Zwangstrinkens und der Polyurie. Unbehandelt reagiert der typische Diabetes insipidus auf Wasserentzug geradezu dramatisch. Der Kranke versucht, sich auf jede Weise Wasser zu verschaffen. So wird von Patienten berichtet, die ihren eigenen Urin getrunken haben. Können sie ihr Flüssigkeitsbedürfnis nicht befriedigen, so treten nach kurzer Zeit Gewichtsverlust, Tachykardie, motorische Unruhe, Leibschmerzen, Erbrechen, intensive Kopfschmerzen, Verwirrtheitszustände, Krämpfe, Kollaps, KUSSMAULsche bzw. CHEYNE-STOKEsche Atmung auf. Ein Wasserentzug über längere Zeit ist mit dem Leben nicht vereinbar.

Der *symptomatische Diabetes insipidus* zeigt bei raumbeengenden Prozessen im Schädel selten eine so hochgradige Polyurie. Nach Traumen bzw. Encephalitiden kann die Harnflut jedoch auch die gleichen hohen Werte erreichen wie bei der idiopathischen Form. Mitunter tritt bei Tumoren Erbrechen auf. Impotentia coeundi und generandi gehören bei bestimmten inkretorischen Störungen zum klinischen Bild. Die Kranken sind häufig matt. Gelegentlich finden sich bei gleichzeitiger Schädigung der Regulationsareale für den Schlaf-Wachcyclus Narkolepsie, Schlaflosigkeit, Verkehrungen des normalen Rhythmus usw. Psychische Abweichungen können vorhanden sein. Kopfschmerzen sind insbesondere bei Tumoren eine häufige Begleiterscheinung. Nicht selten werden Schädigungen von Gehirnnerven beobachtet. So ist unter Umständen die Koordination der Augenmuskelbewegungen gestört. Beeinträchtigung des Visus, Gesichtsfeldausfälle als bitemporale bzw. homonyme Hemianopsie treten je nach Sitz des Tumors auf. Gelegentlich findet sich eine Stauungspapille, bei älteren Fällen kann es zu Opticusatrophie und Blindheit kommen. Bei Verlegung

der Abflußwege des Liquors bildet sich ein Hydrocephalus internus. — Die
Reaktion auf Flüssigkeitsentzug ist im allgemeinen ähnlich wie bei den idiopathischen Formen.

b) Spezielle Symptomatologie.

Spezielle Stoffwechseluntersuchungen beim Diabetes insipidus sind in großer
Zahl vorgenommen worden. Wenn ihre Befunde recht widerspruchsvoll sind,
so muß man sich klarmachen, daß entsprechend der unterschiedlichen Ätiologie
der Diabetes insipidus durchaus kein einheitliches Krankheitsbild zu sein braucht.
Es liegt auf der Hand, daß beispielsweise ein symptomatischer Diabetes insipidus,
bei dem durch Tumorwachstum auch andere Funktionen, etwa der Zucker-
haushalt, in Mitleidenschaft gezogen sein können, ganz andere urin- und blutchemische Werte aufweisen kann als eine idiopathische Harnruhr oder gar eine
renale Polyurie. Auch die röntgenologischen Befunde sind entsprechend der
Grundkrankheit sehr verschieden.

Der *idiopathische Diabetes insipidus* zeigt, abgesehen von dem typischen Urinbefund mit den enormen Tagesportionen und dem niedrigen spezifischen Gewicht
(1,001—1,005), in der Regel keine besonderen Abweichungen in seinem Urin- und
Blutchemismus. Auf Besonderheiten im Kochsalzstoffwechsel wird weiter unten
ausführlich eingegangen. Die sog. Funktionsproben (Belastung mit Traubenzucker, Insulinbelastung, Adrenalinbelastung, Kreislauffunktionsproben usw.)
fallen, abgesehen von den Belastungen des Wasser-Salz-Haushaltes, normal aus.
Clearancebestimmungen ergeben ebenfalls meist normale Werte. Gelegentlich
können Filtrationsrate und Nierendurchströmung verringert sein (kom-
pensatorisch?). Die tubuläre Rückresorption ist sehr stark eingeschränkt. —
Beim idiopathischen Diabetes insipidus ist im allgemeinen kein pathologischer
Befund im Röntgenbild zu erheben. Vor allem wird die Sella turcica in Form und
Größe stets normal gefunden. Gelegentlich findet man röntgenoskopisch eine
Magenektasie. Erweiterungen im ableitenden Harnsystem gehören nicht zum
Bild des idiopathischen Diabetes insipidus.

Beim *symptomatischen Diabetes insipidus* kann gelegentlich eine Glykosurie
beobachtet werden; die Kombination mit einem echten Diabetes mellitus ist
jedoch selten (s. weiter unten). Beim HAND-SCHÜLLER-CHRISTIAN-Syndrom
wird mitunter eine Hypoglykämie festgestellt. Im übrigen finden sich bei dieser
Krankheit charakteristische Veränderungen des Lipoid-, insbesondere des
Cholesterinspiegels im Blutserum. Die Funktionsproben können bei Tumoren
pathologisch ausfallen. Von der Durchführung des sog. Hypophysin-Wasserversuches ist bei Vorliegen eines Tumors wegen der Gefahr des Hirnödems unter
allen Umständen abzuraten. Der Grundumsatz ist bei gleichzeitiger Fettsucht
manchmal erniedrigt. — Röntgenologisch zeigt der symptomatische Diabetes
insipidus bei Tumoren häufig einen „Wolkenschädel" mit mehr oder minder
deutlichen Impressiones digitatae. Ein Kraniopharyngeom läßt sich meist an
den charakteristischen intra- und suprasellären Kalkschatten erkennen. Bei
Hypophysentumoren ist die Sella in der Regel erweitert. Die HAND-SCHÜLLER-
CHRISTIANsche Krankheit zeichnet sich durch den typischen „Landkartenschädel"
aus. Bei dieser Krankheit finden sich oft auch Aufhellungsbezirke in anderen
Knochen, insbesondere in den langen Röhrenknochen und in den Beckenknochen.

Beim sog. *nephrogenen Diabetes insipidus* ist die Tagesausscheidung im allgemeinen nicht so groß. Bei Fällen mit Hydronephrose besteht vielfach eine
Pyurie. Die chemischen Analysen von Blut und Urin ergeben meist einen
Befund im Sinne einer subakuten oder chronischen Nephritis bzw. einer Nephrose,
bei schweren Fällen im Sinne einer Urämie. In der Regel besteht eine sekundäre

Anämie. Häufig ist im Röntgenbild eine gut sichtbare verminderte Kalkeinlagerung der Knochen nachzuweisen (,,renale Rachitis"). Die Knochenentwicklung ist mitunter zurückgeblieben. Die ableitenden Harnwege zeigen vielfach Mißbildungen; gelegentlich finden sich Erweiterungen im ableitenden Harnsystem. Kalkablagerungen in den Nieren kommen vor.

Angesichts der überaus widerspruchsvollen Befunde und Meinungen über den *Kochsalzhaushalt* des Diabetes insipidus-Kranken muß auf diese Frage näher eingegangen werden. VEIL unterschied zwei Formen beim Diabetes insipidus: den hyperchlorämischen und den hypochlorämischen bzw. normochlorämischen Typ. Bei dem hypochlorämischen Typ soll ein Urin von hoher Kochsalzkonzentration produziert werden. Dieser Typ wurde daher von VEIL ,,hypochlorämisch-hyperchlorurische Form" genannt. Heute wird die Einteilung VEILs allgemein abgelehnt. Schon beim gesunden Menschen ist der Kochsalzspiegel des Blutes relativ großen Schwankungen unterworfen. Daß beim Diabetes insipidus-Kranken bei den z. T. enormen Schwankungen im Wasserhaushalt auch der NaCl-Stoffwechsel Schwankungen aufweist, kann nicht verwundern. So weisen schon DEPISCH und HÖGLER, BAUER und ASCHNER, E. MEYER und MEYER-BISCH darauf hin, daß ein und derselbe Fall unvermittelt und ohne erkennbare Ursache bald hypo-, bald hyperchlorämisch sein kann. E. MEYER und MEYER-BISCH vergrößerten aber die Unklarheit noch, indem sie den Begriff ,,Kombinationsform des Diabetes insipidus" einführten. Diesen Vorstellungen ist entgegenzuhalten, daß sich auch bei Diabetes insipidus-Kranken in den weitaus meisten Fällen der Serumkochsalzspiegel innerhalb der schon normalerweise großen physiologischen Schwankungsbreite bewegt.

Selten werden wirklich pathologische Werte gefunden. Im Fall der Hyperchlorämie müßten Ödeme auftreten, denn der hohe Chlorgehalt des Blutes würde bedeuten, daß der Organismus trotz Aufnahme riesiger Flüssigkeitsmengen nicht in der Lage ist, seinen Kochsalzüberschuß auszuschwemmen. Bei Hypochlorämie müßte dagegen ausgesprochener Salzhunger bestehen. Beides ist nicht der Fall. Da selbst eine über längere Zeit durchgeführte Adiuretinverabreichung beim Gesunden weder zum Salzhunger noch zur Salzverarmung führt, erscheint die auch heute noch weit verbreitete Meinung, das Adiuretin bewirke eine auch absolut gesteigerte NaCl-Ausscheidung, fragwürdig. Verfolgt man über längere Zeit die Bewegungen des Kochsalzspiegels im Blutserum Diabetes insipidus-Kranker, so sind in vielen Fällen große Schwankungen, mitunter sogar über die Grenzen des Normalen hinaus, festzustellen. Eine zeitweilige Hyperchlorämie wird aber bald durch entsprechendes Mehrtrinken zu einer Normo- bzw. Hypochlorämie ausgeglichen, letztere leitet durch Aufnahme entsprechend geringerer Wassermengen ebenfalls zur Normochlorämie über. An einer gewissen Chlorlabilität ist danach nicht zu zweifeln. Es fragt sich nur, ob sie primär oder sekundär bedingt ist. Auf Grund von Beobachtungen über die Adiuretinwirkung auf den Chlorhaushalt und auf Grund von Bilanzversuchen bei Diabetes insipidus-Kranken ist anzunehmen, daß die Schwankungen im Chlorgehalt des Serums den Schwankungen des Wasserhaushaltes nachfolgen. Sollte es wirklich zu anhaltenden größeren Störungen im Kochsalzstoffwechsel kommen, so sind diese im allgemeinen wohl nicht hypothalamo-neurohypophysär bedingt, sondern es liegt der Verdacht auf eine anderweitige inkretorische Störung vor (Nebennierenrinde!). — Fragwürdig erscheint auch der Begriff der ,,Cl-Exkretionsstarre" (GRASER). Beim Diabetes insipidus besteht keine Exkretionsstarre für Chlor. Chlor wird vielmehr in normaler Menge filtriert und rückresorbiert. Im ganzen gesehen ist die Chlorbilanz bei der Harnruhr ausgeglichen. Der Diabetes insipidus-Kranke wird bei genügendem Flüssigkeitsangebot ohne Schwierigkeiten mit den gleichen Kochsalzmengen fertig wie der Gesunde. Weder kommt es bei Belastungsversuchen zur Salzintoxikation, noch treten bei kochsalzarmer Kost Salzmangelerscheinungen auf — der Körper arbeitet trotz der Störung im Wasserhaushalt hinsichtlich seines Chlorstoffwechsels in ähnlicher, wenn nicht in gleicher Weise ökonomisch wie der gesunde Organismus. Der Diabetes insipidus-Kranke ist sogar in der Lage, im Rahmen seiner eingeengten Konzentrierungsmöglichkeit (1,001—1,005 spez. Gewicht) pro Volumeneinheit Urin Kochsalz in unterschiedlicher Menge auszuscheiden. Die Störung liegt eben primär in der mangelnden Rückresorption für Wasser. Etwaige Störungen im Chlorhaushalt beim Diabetes insipidus sind also im allgemeinen nicht als primär anzusehen, sondern nur Folgeerscheinung der Schädigung im Wasserstoffwechsel. Man wäre daher eher berechtigt, von einer „Chlorkonzentrierungsstarre" zu sprechen.

Man weiß noch nicht, ob und wie bestimmte Areale des Hypothalamus in die Regulation des *Mineralhaushaltes* eingreifen. Gesichert erscheint lediglich, daß die Adenohypophyse auf dem Wege über die peripheren Inkretdrüsen auf den Mineralstoffwechsel einwirken kann. Da der Hypophysenvorderlappen aber nach Ansicht vieler Autoren von übergeordneten hypothalamischen Zentren beeinflußt wird, liegt der Gedanke an eine zentrale Zusammenfassung von Wasser- und Mineralhaushalt im Hypothalamus nahe. Bisher liegen jedoch noch keine exakten experimentellen Beobachtungen vor.

5. Pathologische Anatomie.

Das Wesentliche zur pathologischen Anatomie des Diabetes insipidus ist bereits in den vorangehenden Kapiteln gesagt worden. So sei hier nur eine kurze Zusammenfassung eingefügt.

Im allgemeinen ist beim idiopathischen Diabetes insipidus kein charakteristischer pathologisch-anatomischer Befund zu erheben. Nur in wenigen bisher bekannt gewordenen Fällen fand sich eine Degeneration mit Schwund der Ganglienzellen im Bereich der hypothalamischen Kernareale. Die Kranken sterben nicht an der Regulationsstörung des Wasserhaushaltes. Die symptomatischen Formen dagegen sind stets durch typische Befunde der Grundkrankheit charakterisiert. Beim sog. nephrogenen Diabetes insipidus sind die pathologisch-anatomischen Veränderungen entweder durch eine interstitielle Nephritis, durch schwere Veränderungen der Tubuli bis zur Atrophie des Tubulusepithels oder durch Hydronephrose gekennzeichnet. Mitunter bestehen mehrere Schäden nebeneinander. Mißbildungen (Cystenniere, Erweiterungen im harnableitenden System, Abknickung und abnormer Verlauf der Ureteren) sind häufig.

6. Diagnose und Differentialdiagnose.

Polydipsie als Zwangstrinken, Polyurie und mangelndes Konzentrationsvermögen für Kochsalz legen den Verdacht auf Diabetes insipidus nahe. Das Zwangstrinken besteht in gleicher Weise bei Tage und während der Nacht. Wenn ein Kranker in der Lage ist, nachts durchzuschlafen, hat er keinen Diabetes insipidus. Die tägliche Urinmenge beträgt zwischen 5 und 25 l, im Durchschnitt etwa 8—10 l täglich. Doch werden auch größere Mengen angegeben. So teilt BLOTNER eine Beobachtung mit, wonach ein 17jähriger Junge täglich 32—37 l, einmal sogar 47 l ausschied. Der Urin ist farblos. Auch bei längerem Stehen entwickelt sich selten ein hochgradiger ammoniakalischer Geruch. Das spezifische Gewicht liegt im allgemeinen zwischen 1,001 und 1,005. Wenn Werte um 1,008—1,010 gefunden werden, ist die Diagnose Diabetes insipidus schon zweifelhaft. Mundtrockenheit und Dehydrationserscheinungen treten nur bei ungenügender Flüssigkeitszufuhr auf. Der Blutdruck ist normal.

Differentialdiagnostisch kommen in Betracht psychogene Polydipsie, Diabetes mellitus, Hyperparathyreoidismus, chronische Nephritis und die verschiedenen Formen des sog. nephrogenen Diabetes insipidus (renaler Minderwuchs, renale Rachitis, Cystenniere usw.).

Im allgemeinen kann man den Diabetes insipidus von diesen Krankheiten leicht abgrenzen. Selten kommt es bei der psychogenen Polydipsie zu einer

derartig enormen Harnflut. Die tägliche Flüssigkeitsaufnahme übersteigt in der Regel nicht 4 bis 5 l. Blut und Urin weisen insbesondere bei den verschiedenen Formen des „nephrogenen Diabetes insipidus" charakteristische Eigentümlichkeiten auf (s. oben). — In den meisten Fällen kann man bereits eine exakte Diagnose nach Durchführung eines Durst- und Konzentrationsversuches stellen, der jedoch bei Kranken mit echtem Diabetes insipidus nicht zu lange ausgedehnt werden darf. — In unklaren

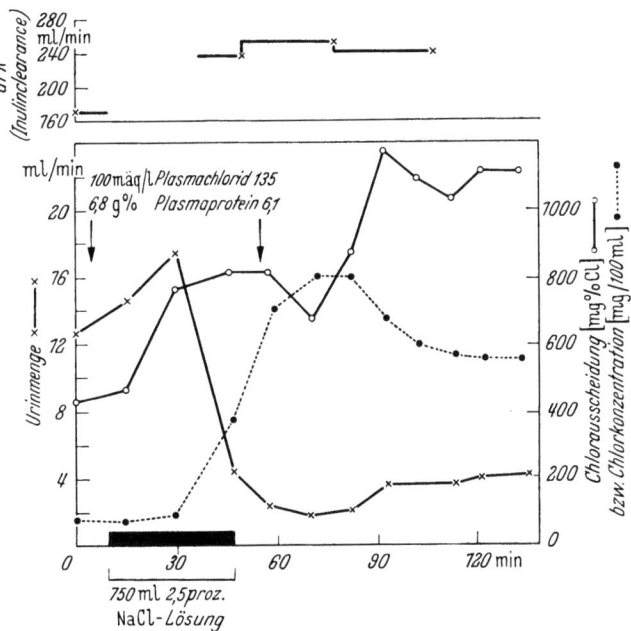

Abb. 14. Wirkung einer rasch erfolgten Injektion von hypertonischer Kochsalzlösung auf die Urinausscheidung nach vorheriger Wasserbelastung beim gesunden Menschen. (Nach LEWIS, 1953.)

Fällen gelingt es leicht, die Diagnose ex juvantibus zu stellen. Nach Verabreichung oft von Hypophysenhinterlappenhormon vermindert sich beim Diabetes insipidus-Kranken sehr rasch die Harnausscheidung, das Zwangstrinken läßt nach, der Urin normalisiert sich. Leider gibt es einige Fälle von Hinterlappeninsuffizienz, bei denen die Therapie versagt. — Einige Autoren schlagen vor, den Organismus mit Salz zu belasten (WHITE und FINDLEY; McGAVACK und Mitarbeiter; CARTER und ROBBINS). Nach VERNEYs Lehre von der Osmoregulation muß dabei der Organismus — ein funktionstüchtiges hypothalamo-neurohypophysäres System vorausgesetzt — mit vermehrter Adiuretinfreisetzung und verminderter Wasserausschwemmung bei gleichzeitiger Steigerung der Kochsalzkonzentration im Urin reagieren (Abb. 14). Die Salzbelastung darf nicht zu groß sein, da sonst das Gegenteil, eine vermehrte Urinausscheidung (Salzdiurese), einsetzen würde. CARTER und ROBBINS empfehlen, nach vorherigem Trinken einer größeren Menge Wasser eine schnelle intravenöse Injektion einer hypertonischen Kochsalzlösung durchzuführen. Beim echten hypothalamo-neurohypophysären Diabetes insipidus kann das adiuretinproduzierende System nicht mehr auf den adäquaten Reiz, die Erhöhung des Kochsalzspiegels im Plasma, ansprechen. Die Polyurie bleibt daher unbeeinflußt. — Mitunter gelingt es, durch Lutschen von kleinen Eisstückchen oder erfrischenden Bonbons den echten Diabetes insipidus von anderen Formen der Polydipsie zu trennen. Dabei wird das Durstgefühl durch Anfeuchten der Mundschleimhaut nicht zum Bewußtsein gebracht. Der

Patient mit einem anderweitig bedingten Zwangstrinken vergißt darüber in vielen Fällen das Trinken. Die Urinkonzentration nimmt zu. Der Diabetes-insipidus-Kranke dagegen „läuft aus", da sein Harnfluß nicht nachläßt. Nach relativ kurzer Zeit zeigen sich bedrohliche Dehydrationserscheinungen. — Wenn den Geweben Wasser fehlt, d. h. beim echten Gewebsdurst, wird nur wenig Speichel sezerniert. Dagegen wird viel Speichel sezerniert, wenn dem Körper viel Gewebswasser zur Verfügung steht. Pituitrin beeinflußt beim Gesunden die Speichelabsonderung nicht, beim Diabetes insipidus-Kranken wird dagegen durch Verhinderung des fortlaufenden Wasserverlustes die Speichelsekretion stark gesteigert (HOLMES und MONTGOMERY). Diese unterschiedliche Reaktion soll vor allem gegenüber der psychogenen Polydipsie differential-diagnostisch ausgenützt werden können. — Neuerdings wird der Nicotintest empfohlen (Abb. 15). Die Hemmwirkung von Nicotin setzt ein funktionstüchtiges hypothalamoneurohypophysäres System voraus. GARROD und CATES empfehlen eine intravenöse Injektion von Nicotin. Sie fanden, daß Dosen, die bei Gesunden oder bei Kranken mit psychogener Polydipsie eine deutliche Wirkung hatten, bei Patienten mit Diabetes insipidus keinen Effekt zeigten. Im Prinzip ähnlich ist der Nicotintest von LEWIS und CHALMERS, nur ist die Applikation der Droge modifiziert. Rauchen von einer

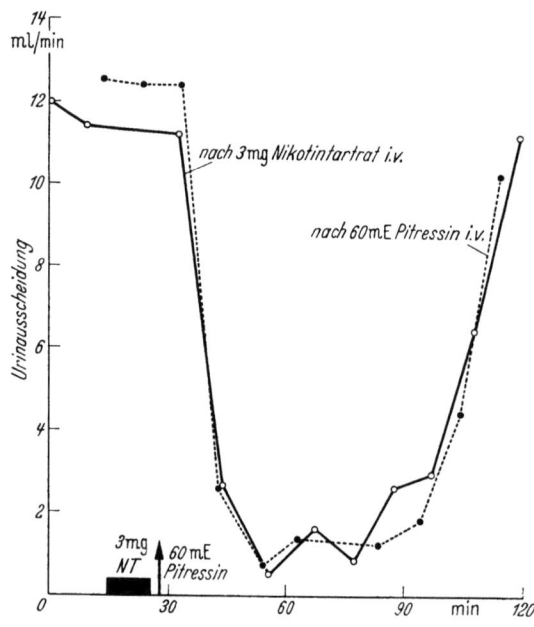

Abb. 15. Vergleich der antidiuretischen Wirkung von Hinterlappenhormon und Nicotin an der gleichen gesunden Versuchsperson nach vorheriger Wasserbelastung. (Nach LEWIS, 1953).

oder zwei Zigaretten führt bei der psychogener Polydipsie zu einer — manchmal erheblichen — Einschränkung der Harnmenge. Die Harnkonzentration nimmt zu. — Vielfach wurde der Vorschlag gemacht, durch Suggestion eine Differentialdiagnose durchzuführen. Unter allen Methoden erscheint uns dieser Weg am unsichersten und bedenklichsten. Neurogene und psychogene Faktoren gehen bei der Regulation des Wasserhaushaltes zu sehr ineinander über. Das beweist der von MARX zitierte Fall eines 14 Jahre alten Jungen, der in der CUSHINGschen Klinik zur Beobachtung kam. Es gelang, den Diabetes insipidus durch Psychoanalyse zu „heilen". Kurze Zeit später fand man das Kind eines Morgens tot im Bett auf. Die Autopsie ergab einen großen Tumor im Mittelhirn.

Mit den erwähnten Methoden kann in den meisten Fällen der Diabetes insipidus von anderen Krankheiten abgegrenzt werden. Ein kleiner Rest verhält sich uncharakteristisch. LEWIS diskutiert bei gewissen Fällen von Diabetes insipidus eine rudimentäre Funktion des hypothalamo-neurohypophysären Systems, das erst bei Belastung anspricht. Adiuretin kann dabei noch in kleinen Mengen freigesetzt werden. In solchen Fällen tritt dann eine Ausscheidungsverminderung ein.

Das spezifische Gewicht kann bis 1,010 ansteigen, wenn nur wenige Liter Urin ausgeschwemmt werden.

Wenn ein Kind mit Polyurie und Polydipsie im Wachstum zurückbleibt, liegt immer der Verdacht auf symptomatischen Diabetes insipidus bzw. auf renalen Minderwuchs nahe. Eine exakte Diagnose ist in diesen Fällen besonders wichtig, denn so gut die Prognose des kindlichen idiopathischen Diabetes insipidus quoad vitam ist, so schlecht ist sie vielfach bei den verschiedenen Formen des symptomatischen bzw. des „nephrogenen" Diabetes insipidus. Auch die Therapie ist grundverschieden.

Schwierig ist unter Umständen die Abgrenzung von der *Polydipsie bei Hysterischen bzw. bei langjährigen Gewohnheitstrinkern*. Der Organismus kann sich auch bei normalem hypothalamo-neurohypophysären System an die gewohnheitsmäßige Aufnahme großer Flüssigkeitsmengen gewöhnen. Dabei nimmt der Durst immer mehr zu und kann zu einer Zwangspolydipsie werden. So kann unter Umständen durch dauernde Nichtinanspruchnahme das hypothalamo-neurohypophysäre System insuffizient werden. In derartigen Fällen wäre also ein echter Übergang von der psychogenen Polydipsie zu einem echten Diabetes insipidus anzunehmen. Ein psychosomatischer Automatismus bildet sich aus, der oft schlecht und schon gar nicht mit einem Male durchbrochen werden kann. Bei plötzlichem Dursten, wie es beispielsweise der differentialdiagnostisch wichtige Durstversuch erforderlich macht, vermag sich in vielen Fällen das hypothalamo-neurohypophysäre System nicht rechtzeitig genug auf eine genügende Adiuretin-sekretion umzustellen. Die Folge ist ein überschießender Wasserverlust mit den gleichen charakteristischen Dehydrationserscheinungen, wie sie beim echten Diabetes insipidus vorkommen. Auch andere differentialdiagnostische Untersuchungen können bei langjährigen Gewohnheitstrinkern versagen. Meistens läßt sich jedoch aus dem Nichtansprechen auf Hypophysenhinterlappenhormon die Diagnose stellen. Gelegentlich gelingt eine Entscheidung auf folgende Weise. Die Zwangspolydipsie bei Hysterischen bzw. bei Gewohnheitstrinkern ist als eine Suchtkrankheit aufzufassen. Im Gegensatz zu Diabetes insipidus-Kranken gelingt es, die Kranken bei leichter Abschirmung durch Hypnotika unter langsamer und kontinuierlicher Einschränkung des Flüssigkeitskonsums von ihrem Leiden zu befreien. — Trotz aller Verfeinerungen der Diagnostik werden sich einige Fälle wohl nie endgültig klären lassen.

7. Kombination mit anderen Krankheiten.

Bei der Bedeutung des hypothalamo-hypophysären Systems für die Pathogenese des Diabetes insipidus ist es nicht erstaunlich, daß diese Krankheit gelegentlich mit anderen Regulationsstörungen kombiniert vorkommt. So findet sich der im Schrifttum relativ häufige Hinweis auf ein gleichzeitiges Vorkommen von Diabetes insipidus und *Diabetes mellitus*. Nach Schädel-Hirntraumen ist mitunter nicht nur eine meist vorübergehende Polydipsie und Polyurie zu beobachten, sondern vielfach auch eine passagere Glykosurie.

Schon die ältere Literatur kennt gleichzeitiges Vorkommen beider Regulationsstörungen (SENATOR; KUHN; HEIBERG; FREUND). In den letzten 20 Jahren sind weitere Fälle mitgeteilt worden (SCHUNTERMANN; ALLAN und ROWNTREE; LAWRENCE und McCANCE; LINDEBOOM; GREENE und GIBSON; MOLONEY; RUTLEDGE und RYNEARSON; GRAY and MOFFAT; TALBOTT, COOMBS, CONSOLAZIO und PECORA; HARVIER, DESPLAS und FROMENT; FORSSMAN; LORENZINI; VEIL und STURM; LOWREY; BLOTNER).

Aber nicht nur das gemeinsame Auftreten beider Krankheiten, sondern auch der Übergang von Diabetes mellitus in Diabetes insipidus und umgekehrt ist wiederholt beschrieben worden. Es scheint fraglich, ob es sich wirklich in allen Fällen um einen Übergang von Diabetes mellitus in Diabetes insipidus gehandelt hat, denn schon

KUHN betont, daß zunächst oft ein Diabetes mellitus (mit gleichzeitigem Diabetes insipidus?) besteht. Im weiteren Verlauf verschwindet bei vielen Fällen der Zucker aus dem Harn und eine einfache Polyurie bleibt zurück, die sich mitunter später auch noch verliert. So kann demnach wohl bei vielen Fällen mit „Diabetes mellitus gefolgt von Diabetes insipidus" lediglich eine transitorische Glykosurie und Polyurie angenommen werden. Berichten gegenüber, nach denen ein Diabetes insipidus in eine Zuckerharnruhr übergegangen sein soll, sind ebenfalls Bedenken anzumelden. Bei einigen dieser Mitteilungen ist wahrscheinlich, daß von Beginn an lediglich eine Zuckerharnruhr bestanden hat.

Trotz aller Vorbehalte gegenüber vielen Beobachtungen, bei denen ohne genügend exakte Untersuchungen die Diagnose Diabetes insipidus et mellitus gestellt wurde, kann jedoch angesichts der großen Bedeutung, die das diencephal-hypophysäre System sowohl für den Wasserhaushalt als auch für den Kohlenhydratstoffwechsel hat, an der Möglichkeit eines gemeinsamen Auftretens beider Stoffwechselstörungen nicht gezweifelt werden. Mitunter bereitet das Nebeneinander beider Störungen erhebliche diagnostische Schwierigkeiten. Das Verhalten des spezifischen Harngewichtes ist nicht zu verwerten. Manchmal vermag eine über längere Zeit durchgeführte Untersuchung der Chlorkonzentration des Harnes Aufschluß zu geben. Mitunter sind länger währende Chlorbilanzversuche sowie Kochsalzbelastungen erforderlich. Vielfach aber wird in diesen Fällen die Diagnose erst ex juvantibus zu stellen sein. Die Frage, ob es sich bei den im Schrifttum mitgeteilten Kombinationen beider Stoffwechselstörungen stets um ätiologisch miteinander verknüpfte oder um voneinander unabhängig auftretende Krankheiten handelt, wird sich nicht immer klären lassen. So wahrscheinlich auch eine ätiologische Verknüpfung sein mag, die Möglichkeit, daß ein Diabetes insipidus und ein Diabetes mellitus auch einmal unabhängig nebeneinander auftreten können, ist nicht immer auszuschließen. Ein zeitlich verschiedenes Auftreten beider Krankheiten kann manchmal einen Hinweis geben; aber auch das ist nicht unbedingt beweisend dafür, daß beide Störungen sich unabhängig voneinander entwickelt haben. Die Diagnose wird zudem mitunter durch gelegentlich auftretende intermittierende Glykosurien (HOLZER und KLEIN, MEYER-BISCH u. a.) erschwert.

Die Therapie muß beiden Störungen gerecht werden. Die Kranken müssen unbedingt zur Einstellung auf Insulin wie auf Hinterlappenhormon in einer Klinik aufgenommen werden. Die Prognose ist in der Regel nicht gut zu stellen.

Mitunter findet sich der Diabetes insipidus kombiniert mit *Fettsucht.* Dabei kann es sich um die gewöhnliche, meist als Mastfettsucht bezeichnete Form oder um die Dystrophia adiposo-genitalis (FROEHLICH) handeln. Im letzteren Fall tritt vielfach ein Hypogenitalismus hinzu. Bei dieser Kombination handelt es sich fast immer um die Folgeerscheinung eines Tumors oder einer Encephalitis, Selten findet sich gleichzeitig ein Diabetes mellitus.

Daß der Diabetes insipidus nicht nur bei einer generalisierten Fettsucht, sondern auch bei einer partiellen, streng lokalisierten Fettansammlung vorkommen kann, berichtete kürzlich RADICCHI. Er sah eine Kombination von Diabetes insipidus und Lipodystrophie mit starker Fettansammlung an der Innenseite der Knie bei einer 64jährigen Frau und glaubt, beide Krankheiten auf eine Störung im diencephal-hypophysären System zurückführen zu können.

Über Störungen im Wasserhaushalt bei der wohl eigenartigsten Form der Fettsucht, dem LAURENCE-MOON-BIEDLschen Syndrom, berichteten WOLFF sowie MUSSIO-FOURNIER und SARALEGUI.

Weniger häufig ist ein Zusammentreffen mit hypophysärer *Magersucht.* Der Typ LORAIN, mit gleichzeitigem Zurückbleiben des Wachstums, kann gelegentlich bei einer durch ein Kraniopharyngeom bedingten Harnruhr beobachtet werden. Die Kombination mit einer SIMMONDSschen Kachexie ist dagegen außerordentlich selten.

Bisher sind erst fünf derartige Fälle mitgeteilt worden. In den Fällen von SIMMONDS, WENTZLER und KOELLA war ein Tumor, im Fall von GLANZMANN und WEGELIN eine Encephalitis die Ursache. DUVOIR, POLLET, LAYANI und CHENEBAUT sahen ein gleichzeitiges Vorkommen beider Krankheiten bei einem 29 jährigen Mann. Die Ursache war wahrscheinlich eine Lues.

In der Regel sind sowohl Hypophyse wie Hypothalamus geschädigt. Ein Zusammentreffen von SIMMONDSscher Kachexie und Diabetes insipidus ist pathophysiologisch nicht leicht zu erklären, da nach einem Ausfall der Adenohypophyse mit ihren diuretischen Funktionen eigentlich der Diabetes insipidus verschwinden müßte. Oben wurde schon darauf hingewiesen, daß man in derartigen Fällen eine gewisse Selbständigkeit der peripheren Inkretdrüsen annehmen muß. Zumindest scheint das vegetative Nervensystem über die Funktionseinheit Hypothalamus-Hypophyse hinaus dauernd in den Regulationsmechanismus des Wasserhaushaltes einzugreifen. Teilweise mag diese Wirkung über das periphere Inkretsystem erfolgen, teilweise wird jedoch eine unmittelbare Wirkung nicht bezweifelt werden können. Da die SIMMONDSsche Kachexie (Panpituitarismus) in den meisten Fällen mit einer pluriglandulären Insuffizienz gekoppelt ist, sind im allgemeinen auch weitere inkretorische Störungen anzutreffen.

Auch Wachstumsstörungen können mit einem Diabetes insipidus einhergehen. Bekannt ist dies vom *Zwergwuchs* (INOUYE; PARHON und Mitarbeiter; BAKER und CRAFT; GRENET, LEVENT und ISAAC-GEORGES; MOMPÓ ALIÑO; MOURIQUAND, DAUVERGNE und MONNET; SCHACHTER). Vielfach liegen gleichzeitig andere Störungen vor (Diabetes mellitus, Hypogenitalismus, Fettsucht, Magersucht). Der Zwergwuchs tritt auf, wenn das Wachstumshormon vor Erreichen der Pubertät ausfällt. Bei Erwachsenen sind Krankheitsbilder beschrieben worden, die auf einen Ausfall des Wachstumshormons nach Abschluß der Skeletentwicklung bezogen werden können. Dazu gehört die *Akromikrie* (BRUGSCH). Auch dabei wurde ein Diabetes insipidus beobachtet (PARHON und Mitarbeiter). — Da bei hypophysärem Zwergwuchs in der Regel die Adenohypophyse zerstört ist, sind für das gleichzeitige Vorkommen dieser Entwicklungsstörung mit Diabetes insipidus die gleichen Überlegungen anzustellen wie oben bei der Kombination von SIMMONDSscher Kachexie mit Diabetes insipidus.

Riesenwuchs ist ebenfalls zusammen mit einem Diabetes insipidus beobachtet worden (PAPAZIAN). Mitunter bestehen gleichzeitig Sexualstörungen. Wenn die Funktion der Keimdrüsen vor oder während der Pubertät ausgefallen ist, entsteht ein eunuchoider Hochwuchs. Dieser hypophysäre Riesenwuchs ist durch eine Hyperplasie der Adenohypophyse mit Vermehrung der eosinophilen Zellen bedingt.

Nach Abschluß des Skeletwachstums führt eine übermäßige Produktion von Wachstumshormon zu dem charakteristischen Krankheitsbild der *Akromegalie*. Diese Krankheit wird im allgemeinen durch ein gutartiges, seltener ein bösartiges eosinophiles Adenom verursacht. Auffallend häufig tritt dabei ein Diabetes mellitus hinzu. Bei stärkerer Ausdehnung des Tumors kann die Neurohypophyse zerstört werden. Die Folge ist dann ein Diabetes insipidus.

Bei *Störungen der peripheren Inkretdrüsen* wird ein Diabetes insipidus relativ selten beobachtet. Es ist verständlich, daß er bei einer Überproduktion der Schilddrüse auftreten kann. So sah McPHEDRAN eine typische Harnruhr bei drei Patienten mit toxischem Kropf. Als ungewöhnlich muß der von MARX beobachtete Fall bezeichnet werden, bei dem ein Diabetes insipidus neben Kleinwuchs, Fettsucht, Hypogenitalismus und Hypothyreose bestand. Auch STRAUSS will eine Kombination von Diabetes insipidus und Myxödem, das durch Thyreoidintabletten beeinflußbar war, gesehen haben. Diese Kombination ist deshalb so ungewöhnlich, weil sich nach allgemeiner Ansicht Diabetes insipidus und Hypothyreose ausschließen. Eine Hypothyreose führt nicht allein infolge der allgemeinen Herabsetzung des Stoffwechsels zur herabgesetzten Diurese, sondern beeinflußt darüber hinaus Wasseraufnahme und -abgabe in negativer Weise. — BÜCHLER beschreibt und zitiert einige Fälle von CUSHINGschem Syndrom (hypophysärer und adrenaler Genese), die mit der Störung im Wasserhaushalt kombiniert waren.

Angesichts dieser klinischen Beobachtungen und der tierexperimentellen Untersuchungen kommt man zu dem Schluß, daß die diencephal-hypophysären Krankheitsbilder in ihrer vielfältigen Kombinationsmöglichkeit weniger als festumrissene Krankheiten, sondern als Syndrome aufzufassen sind. Selten läßt sich ein bestimmter isolierter Ausfall nachweisen. So muß die Auffassung von W. R. HESS und seinen Schülern unterstrichen werden, daß das diencephalhypophysäre System nicht in Einzelfunktionen zersplittert seine regulativen Aufgaben vollzieht, „sondern daß offenbar auf Grund einer Unzahl von Wechselbeziehungen die Gesamtheit der Stoffwechselvorgänge im weitesten Sinne reguliert und gesteuert wird, so daß der Ausfall einer Komponente auch eine Vielzahl von anderen Vorgängen beeinflussen muß" (KOELLA).

8. Diabetes insipidus und Schwangerschaft.

Bei vielen Fällen von symptomatischem Diabetes insipidus ist infolge des begleitenden Hypogenitalismus eine Schwangerschaft nicht möglich. Dagegen erweist sich der idiopathische Diabetes insipidus auch in dieser Beziehung als „gesunde Krankheit" (WEIL). Schon im alten Schrifttum finden sich Hinweise, daß ein Diabetes insipidus das Konzeptionsvermögen und die Fähigkeit, Kinder auszutragen und normal zu gebären, nicht ausschließe.

So berichten BELLOT und BROUGNIART von einer Frau, die schon seit frühester Jugend an einem außerordentlichen Durst litt und 11 Kinder in 10 Schwangerschaften austrug. GEE beschreibt eine Patientin mit 9 Kindern. In dem berühmten Diabetes insipidus-Stammbaum von WEIL (Vater und Sohn) werden einige Frauen mit 8 und 9 Kindern angeführt. In der Folgezeit sind dann zahlreiche weitere Fälle bekannt geworden.

In jüngster Zeit wies insbesondere RÖTTGER auf die engen Beziehungen zwischen Wasserhaushalt und Schwangerschaft hin. Den Frauenärzten ist bei vielen Schwangeren der auffällige Durst bekannt, der nach der Entbindung nahezu schlagartig aufhört. Die Polyurie rein mechanisch infolge Raumbeschränkung der Blase durch den Fet erklären zu wollen, hieße das Wesen endokrinologischer Zusammenhänge verkennen, zumal häufig das Durstgefühl schon in den ersten Monaten auftritt. Eine gesteigerte Aktivität des Hypophysenvorderlappens, dessen Volumen während der Gravidität im allgemeinen vermehrt gefunden wird, führt zu einer allgemeinen Stoffwechselsteigerung. Dazu kommt eine erhöhte Wasseraufnahme, die den Organismus befähigt, die in verstärktem Maße anfallenden Stoffwechselschlacken auszuschwemmen. Ob man dabei, wie es vereinzelt geschehen ist, von einem echten transitorischen Diabetes insipidus sprechen darf, ist zu bezweifeln, da die Polyurie selten hochgradig wird. Vielfach sieht man jedoch eine tägliche Flüssigkeitsaufnahme von 2—3 l. Unseres Erachtens ist diese noch physiologische Polyurie durch eine vermehrte Vorderlappenaktivität während der Schwangerschaft zu erklären. Auch ein diuretischer Effekt der von der Placenta abgegebenen Hormone ist zu diskutieren. Diesen diuretisch wirksamen Stoffen steht die gesteigerte Aktivität des hypothalamo-neurohypophysären Systems gegenüber. So erklärt sich die Wasserretention (= physiologische Durchsaftung des Gewebes) mit der Neigung zu Ödemen. Der schwangere Organismus muß anscheinend seinen Wasserhaushalt auf ein ganz neues Niveau einregulieren, das sich zudem im Verlauf der Gravidität dauernd verschiebt. Bei einer auf jeder Niveaustufe ausgeglichenen Anpassung des

„Zügelpaares" kommt es sowohl zur vermehrten Wasseraufnahme und zur Polyurie als auch zu der notwendigen Gewebsdurchsaftung. Überwiegt jedoch die diuretische Aktivität, so kann im Verlauf der Schwangerschaft in leichten Fällen die vorhin erwähnte geringgradige Steigerung von Flüssigkeitsaufnahme und -ausscheidung, in schwereren Fällen dagegen ein echter Diabetes insipidus entstehen, der nach der Entbindung in der Regel wieder verschwindet (DUNCAN; SHAMBERG; VOITURIEZ; VINAY; FRÜHINSHOLZ, VERMELIN und HENNEQUIN; EDELMANN und KRITZMANN; MESTIZT; ANSELMINO und HOFFMANN; DIETEL; BLATTSTRÖM; BLEAKLY; MERLINO; HART und BREITMANN; BLOTNER; KLEINSORGE und KUBITZA u. a.). Meist tritt dies in der zweiten Schwangerschaftshälfte, häufig sogar erst im letzten Drittel auf.

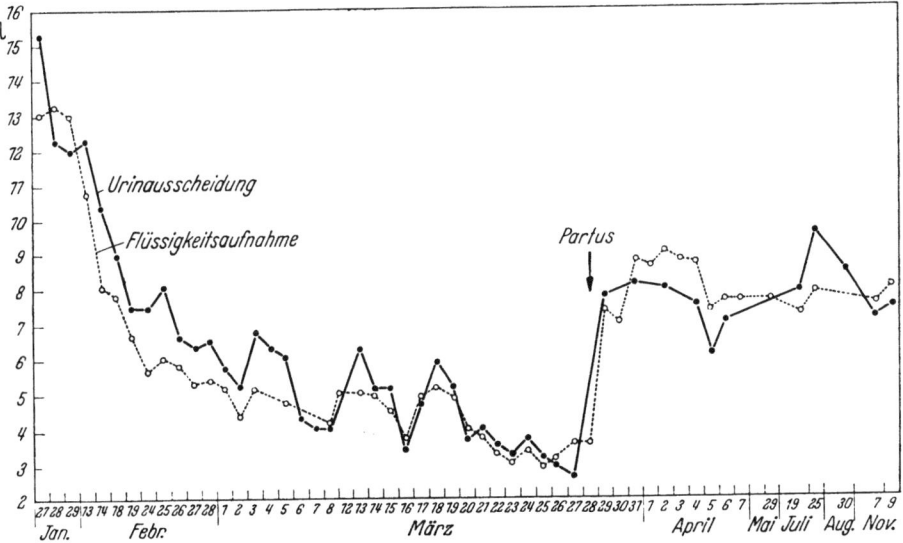

Abb. 16. Flüssigkeitsaufnahme und Urinausscheidung während der letzten Schwangerschaftsmonate, im Wochenbett und in den folgenden Monaten bei einer an Diabetes insipidus erkrankten Patientin. Während der gesamten Beobachtungsdauer wurde kein Hinterlappenhormon gegeben. (Nach BLOTNER, 1951)

Einen sehr interessanten Fall teilt JANSEN mit. Es handelte sich um eine Frau mit 6 Geburten. Während jeder der letzten drei Schwangerschaften trat ein Diabetes insipidus auf. Die Symptome hielten jeweils bis 14 Tage nach der Geburt an. SEITZ beschreibt das gleichzeitige Auftreten von Akromegalie und Diabetes insipidus bei einer Erstgebärenden mit völliger Rückbildung der Störungen nach der Entbindung.

Neben den transitorischen Formen kann selbstverständlich auch ein permanenter Diabetes insipidus während der Gravidität entstehen (FRENCH; VICKERS). In vielen Fällen mit „transitorischem Diabetes insipidus" besteht lediglich während der Schwangerschaft eine gesteigerte Vorderlappenaktivität. Bei Entwicklung eines permanenten Diabetes insipidus ist dagegen an einer irreversiblen hypothalamo-neurohypophysären Schädigung nicht zu zweifeln.

Überwiegt das antidiuretische Prinzip, so treten unter Umständen Schwangerschaftsödeme, Nephropatie und Eklampsie auf (ANSELMINO und HOFFMANN u. a.).

Im allgemeinen hat die Schwangerschaft keinen Einfluß auf einen bestehenden Diabetes insipidus (KÖLLE; ARTAUD; SOULE; VERDEUIL und CASALTA). In einigen Fällen sind sogar Besserungen während der Zeit der Gravidität beobachtet worden (Abb. 16) (MOMIGLIANO; VINAY; DUVOIR, POLLET und CACHIN; CARTER; BLOTNER). Man mag versucht sein, in Analogie zur Besserung eines Diabetes mellitus während der Schwangerschaft infolge der Insulinproduktion seitens des Fetus, eine Abgabe von fetalem Adiuretin an den Organismus der Mutter zu diskutieren (BLOTNER). Auf Grund der Befunde von McCANCE und Mitarbeitern sowie HELLER und Mitarbeitern ist jedoch mit einer nennenswerten Freisetzung von Adiuretin seitens des Fetus nicht zu rechnen. Der Mechanismus der verbesserten Wassereinsparung bei schwangeren Diabetes insipidus-Patientinnen ist also noch keineswegs befriedigend geklärt.

Neben Besserungen finden sich auch Hinweise auf eine Verschlechterung des Diabetes insipidus während der Gravidität (ELLERMAN; MOMIGLIANO; KLAFTEN; BALLERINI). ELLERMAN fand in einer Sippe bei 26 von 73 Angehörigen einen Diabetes insipidus. Die Frauen mit dieser Regulationsstörung zeigten während der Schwangerschaft eine weitere Diuresesteigerung. Bei einer Frau, die insgesamt 8 Kinder geboren hatte, stieg die Harnausscheidung jeweils von 10 auf nahezu 20 l täglich. Während der siebenten Schwangerschaft wurden täglich sogar 30 l ausgeschieden.

Mitunter löst auch das Geburtstrauma einen Diabetes insipidus aus. SHEEHAN hat in zahlreichen Arbeiten eindringlich auf die Post partum-Nekrose des Hypophysenvorderlappens hingewiesen und so viele Fälle von SIMMONDSscher Kachexie erklären können. Möglicherweise kommt es im Anschluß an eine Geburt auch gelegentlich zu einer Degeneration im Bereich der Neurohypophyse. Die Beobachtungen von SPAIN und GEOGHEGAN stützen diese Annahme. Diese Autoren sahen bei zwei Wöchnerinnen die Entwicklung eines Diabetes insipidus. Bei der Autopsie zeigte der Vorderlappen in beiden Fällen die von SHEEHAN angegebene Postpartum-Nekrose. Der Hinterlappen wies bei jeder Patientin schwere degenerative Veränderungen auf. Gelegentlich finden sich im gynäkologischen Schrifttum Hinweise auf Embolien, Infarzierungen und Gefäßrupturen im Gehirn nach einer Geburt. So wäre es durchaus denkbar, daß unter Umständen derartige Zwischenfälle im Bereich des hypothalamo-neurohypophysären Systems zur Auslösung eines Diabetes insipidus führen. Nicht immer bleibt ein Post partum-Diabetesinsipidus bestehen.

LAURENTIE und BASILIOU beschreiben einen Fall von schwerem Diabetes insipidus mit einer täglichen Flüssigkeitsaufnahme von 15 l bei einer 37 jährigen Wöchnerin. Innerhalb von 6 Wochen verschwanden alle Symptome. BLOTNER sah etwas Ähnliches. Hier hielt der Diabetes insipidus 4 Jahre lang an. Die Patientin nahm während dieser Zeit mit gutem Erfolg Pituitrin. Dann ebbten die Symptome langsam ab. Eine Grippeinfektion ließ später jedoch die Krankheitserscheinungen wieder deutlich werden.

Im allgemeinen treten bei Frauen mit Diabetes insipidus während der Geburt keine Komplikationen auf, die durch einen Mangel an Oxytocin bedingt sein könnten. MARAÑON berichtet aber über eine Patientin mit Diabetes insipidus, bei der es infolge Wehenschwäche zu zwei Totgeburten gekommen war. In Versuchen von FISHER, MAGOUN und RANSON hatten Katzen mit experimentellem Diabetes insipidus entweder eine verlängerte Austreibungsperiode oder waren überhaupt unfähig, ihre Jungen zu gebären. Die Autoren glauben, diese Befunde auf einen gleichzeitigen Mangel von Adiuretin und Oxytocin zurückführen zu können. Beim idiopathischen Diabetes insipidus ist dagegen im allgemeinen mit einer Normalgeburt zu rechnen; der Befund von MARAÑON steht recht vereinzelt da. Die tierexperimentellen Beobachtungen von FISHER, MAGOUN und RANSON legen daher die Vermutung nahe, daß der Mechanismus des symptomatischen Diabetes insipidus von dem des idiopathischen grundverschieden ist. Die schon oben ausgesprochene Ansicht, daß es sich bei der idiopathischen Form in erster Linie um eine Fermentstörung bei der Synthese oder Freisetzung von Adiuretin handelt, bekommt durch diese Befunde eine wesentliche Stütze.

Die Lactation bei Diabetes insipidus-Kranken unterscheidet sich nicht von der anderer Frauen.

Bei Schwangeren mit Diabetes insipidus dürfen nur oxytocinarme Präparate verwendet werden; häufige und kleine Dosen sind zu empfehlen.

9. Diabetes insipidus und Psyche.

Wie die Hormone des Nebennierenmarkes weisen die hypothalamo-neurohypophysären Wirkstoffe gegenüber den Hormonen der anderen inkretorischen Drüsen einen bemerkenswerten Unterschied auf. Ihre Produktionsstätten stammen direkt vom Nervengewebe ab bzw. stellen selbst Nervengewebe dar. Besonders im hypothalamo-neurohypophysären System lassen sich nervöse und sekretorische Funktionen nicht voneinander trennen, wie die auf- bzw. absteigende Degeneration bei Unterbrechung des Tractus supraoptico-hypophyseus und die klinischen Ausfallserscheinungen beweisen.

Schon die Schwierigkeit der Differentialdiagnose Diabetes insipidus oder psychogene Polydipsie (s. oben) erweist die vielfach nicht voneinander zu scheidenden Funktionen nervöser bzw. sekretorischer Art. Die Beeinflussung von Wasseraufnahme und Diurese durch Hypnose ist allgemein bekannt. Ein weiterer Beweis für Zusammenhänge zwischen Psyche und Wasserhaushalt ist die schon mehrfach mitgeteilte Entstehung von Diabetes insipidus bzw. primärer Oligurie als Folge psychischer Traumen. Des weiteren sei auf die vermehrte Adiuretinabgabe und die damit verbundene Diuresehemmung infolge "emotional stress" (RYDIN und VERNEY; O'CONNOR und VERNEY; O'CONNOR) und infolge Schmerzen, Angst, Sorgen (KELSALL; CHALMERS und LEWIS; LEWIS) hingewiesen.

Im allgemeinen werden von Diabetes insipidus-Patienten keine auffälligen psychischen Veränderungen berichtet. Bei der Mehrzahl der Fälle bestehen sie aber ohne Zweifel. Leider wird in der Klinik die psychische Seite des Leidens gegenüber der somatischen meist vernachlässigt. Häufiger wird von ausgesprochenen Triebstörungen berichtet, wie Libidoverlust, Impotenz, Schlafsucht, Appetitveränderungen.

Der unstillbare Durst, das Zwangstrinken und die Polyurie bedeuten insbesondere für sensible Patienten eine schwere psychische Belastung. Diabetesinsipidus-Kranke sind daher häufig menschenscheu. Zumindest bemächtigt sich ihrer ein mehr oder minder ausgeprägter Minderwertigkeitskomplex. BLEULER schreibt dazu: „Der Trinkzwang mit der dauernden Sorge um das Wasser begleitet die Kranken beständig. Schon in der Kindheit gibt die Neigung zum Bettnässen und zum beständigen Trinken Anlaß zu Hohn und Tadel, sind Schul- und Ferienreisen gefürchtet, jedes Zusammensein mit andern schließt auch später Angst in sich, sich bloßzustellen, die Beziehungen zum andern Geschlecht sind furchtbar belastet durch den beständigen Trink- und Miktionszwang. Kann der Durst nicht gestillt werden, treten qualvolle Zustände auf, die zu Kollaps und Lebensbedrohung führen. Gewöhnlich tendiert der Kranke dahin, seine Anomalie zu verheimlichen oder doch zu bagatellisieren."

Die erfolgreiche Therapie mit Hinterlappenpräparaten gibt den meist niedergedrückten Patienten häufig mit einem Schlage das Selbstbewußtsein und die Freude am Leben zurück.

Viele der gelegentlich angegebenen psychischen Störungen, die von leichter Reizbarkeit bzw. Apathie bis zu schweren psychopathischen Zuständen reichen, sind auf Komplikationen mit Hirnkrankheiten zurückzuführen. So können insbesondere die verschiedenen Formen des symptomatischen Diabetes insipidus mit mehr oder minder deutlichen psychischen Veränderungen oder auch Triebstörungen kombiniert sein.

ANGST untersuchte die von GÄNSSLEN und FRITZ angegebene Diabetes insipidus-Sippe auf Persönlichkeitsstörungen im Sinne eines endokrinen Psychosyndroms. Alle Diabetes insipidus-Kranken wiesen unverkennbar derartige

Störungen auf, während die körperlich gesunden Familienmitglieder auch psychisch im allgemeinen gesund waren. Das endokrine Psychosyndrom zeichnete sich durch Launenhaftigkeit, Verstimmbarkeit und Wechsel von Interesselosigkeit und Reizbarkeit aus. Auch Triebstörungen (infantile Sexualität, Anfälle von Reisedrang) wurden beobachtet. BLEULER weist besonders darauf hin, daß den behandelnden Ärzten die von ANGST angegebenen Störungen nicht aufgefallen waren, obgleich sie sich bei der psychiatrischen Exploration deutlich zeigten. Bei einigen Diabetes insipidus-Patienten dieser Sippe fand sich ein leichter Schwachsinn. Wenngleich auch einige andere Autoren (DE LANGE, MCILRAITH u. a.) den Schwachsinn als Komplikation erwähnen, weist doch die überwiegende Mehrzahl der Kranken eine normale, in einigen Fällen sogar eine überdurchschnittliche Intelligenz auf. Möglicherweise handelt es sich in den angegebenen Fällen um ein zufälliges Zusammentreffen beider Störungen. Es ist noch nicht erwiesen, daß Intelligenzdefekte bei Diabetes insipidus-Kranken häufiger sind als in der übrigen Bevölkerung, wenn man von gewissen Formen des symptomatischen Diabetes insipidus absieht.

Gegenüber der guten Beeinflußbarkeit des Trinkbedürfnisses außerhalb des Diabetes insipidus durch die Psychotherapie sind beim echten hypothalamoneurohypophysären Diabetes insipidus psychotherapeutische Heilungen bzw. wesentliche Besserungen nicht zu erwarten, da „der Diabetes insipidus in früherem und höherem Grade als andere endokrine Krankheiten auch eine hirnlokale Erkrankung mit irreparablen Nervenzellausfällen ist" (BLEULER).

10. Erbpathologie.

Der hereditäre Diabetes insipidus ist den idiopathischen Formen zuzurechnen. Inzwischen sind zahlreiche Sippen bekannt geworden, in denen ein *dominanter Erbgang* anzunehmen ist. Der klassische hereditär-kongenitale Diabetes insipidus beginnt bereits in früher Kindheit. Allerdings sind auch Fälle mitgeteilt worden, bei denen ein späteres Auftreten beobachtet wurde. Interessanterweise wird mitunter nicht nur eine Vererbung der Störung selbst, sondern eine weitgehende Homochronie in den bekanntgewordenen Familien beschrieben (ROGER und ALLIEZ; CLAY). Recht aufschlußreich ist die von CLAY erforschte Familie. Innerhalb einer 15 köpfigen Geschwisterschaft mit 10 überlebenden Kindern wiesen drei einen Diabetes insipidus auf. Bei allen drei Kindern trat die Krankheit mit 9 Jahren in Erscheinung.

Wenngleich die Annahme des dominanten Erbganges allgemein anerkannt ist, sind doch einige Sippen bekannt geworden, bei denen auf Grund von Überspringen von Generationen auch die *Möglichkeit eines einfach-recessiven Erbganges* diskutiert wurde. Bei diesen Fällen handelt es sich vorwiegend um Mitteilungen aus dem älteren Schrifttum. Dabei wurden nur die auffälligsten Symptome des Leidens, die Polyurie und das Zwangstrinken, für die Diagnose gewertet. Die Entstehung endokriner Krankheiten vollzieht sich jedoch nicht nach dem Allesoder-Nichts-Gesetz. So gibt es auch leichte und schwere Fälle von Diabetes insipidus. Fälle von latentem Diabetes insipidus lassen sich vielfach nur bei eingehenden und langwierigen Untersuchungen aufdecken. Ein Diabetes insipidus wird gelegentlich erst auf Grund von Belastungen somatischer oder psychischer Art bei disponierten Personen manifest. Ein scheinbares Überspringen einer Generation braucht also nicht unbedingt gegen einen dominanten Erbgang zu sprechen.

Japanische Autoren teilen Beobachtungen mit, die in hohem Grade für das Vorkommen auch eines *geschlechtsgebundenen recessiven Diabetes insipidus* sprechen (FUJISAWA; INADA; KOGA; KUROSE; HITOMI und SATO; KOMAI). Bei der von

FUJISAWA und INADA beschriebenen Familie handelt es sich um eine 4malige Übertragung einer Anlage von Diabetes insipidus durch merkmalsfreie Frauen auf insgesamt 5 Söhne. Die 12 weiblichen Glieder der Familie blieben frei. Aus Schweden berichtet FORSSMAN ebenfalls über diese sonst ungewöhnliche Erbform. Die Mütter sind phänotypisch gesund. Auch im übrigen europäischen Schrifttum sind bemerkenswerterweise die Überträger eines scheinbar eine Generation überspringenden Diabetes insipidus ausnahmslos Frauen (HANHART).

Den bei weitem wichtigsten Beitrag zur Erforschung der Erbpathologie des Diabetes insipidus stellt der von ADOLF WEIL 1884 aufgestellte und von seinem Sohn ALFRED 1908 weitergeführte Stammbaum einer weitverzweigten Diabetes insipidus-Sippe dar (s. dazu die ausgezeichnete Darstellung von JUST). 1935 wurde der Stammbaum durch CAMERER und 1951 durch DÖLLE weitergeführt und ergänzt. So übersieht man heute 7 Generationen mit einer lückenlosen Aufeinanderfolge von Manifestation der Stoffwechselstörung. Schon nach CAMERERs Ergänzung hatte die Relation der MENDELschen Durchschnittsproportion von 36:36 bestanden. Nach der von DÖLLE durchgeführten Erweiterung bleibt dieses Verhältnis mit 45:45. Wenngleich dieser Befund z. T. zufällig ist, da alle unter 1 Jahr Gestorbenen sowie alle Nachkommen nicht aufgeführt sind, die bei Aufstellung des Stammbaumes noch so jung waren, daß eine Diagnose nicht gestellt werden konnte, bietet der WEILsche Diabetes insipidus-Stammbaum doch das klassische Beispiel des einfachen dominanten Erbganges — allerdings mit einem Schönheitsfehler. Im Stammbaum findet sich ein scheinbares Überspringen einer Generation. Eine anscheinend merkmalsfreie Frau, von deren Geschwistern nicht weniger als 5 mit Diabetes insipidus behaftet waren, versicherte glaubhaft, daß eines ihrer 7 Kinder, ein mit 3 Jahren gestorbener Knabe, ein Wassertrinker gewesen sei. Mit Recht versieht HANHART diesen scheinbaren Schönheitsfehler mit einem Fragezeichen, indem er eine evtl. Zeugung dieses Kindes durch einen mit der Störung behafteten Verwandten diskutiert, da damit „angesichts der ziemlich häufigen illegitimen Verbindungen in dieser Sippe gerechnet werden muß". Das gleiche gilt wohl auch für andere Sippen, bei denen bezeichnenderweise immer nur Frauen Überträger eines scheinbar eine Generation überspringenden Diabetes insipidus waren.

Sämtliche Glieder dieser Sippe erwiesen sich als körperlich und geistig normal. Sie zeichneten sich vielfach durch eine überdurchschnittliche Widerstandskraft bis ins hohe Alter aus. So erreichten beispielsweise zwei Frauen ein Alter von 87 bzw. 92 Jahren. Die Männer waren fast alle militärtauglich, die Frauen erwiesen sich als gebärtüchtig. Irgendwelche Stigmata, die etwa als konstitutionelle Minderwertigkeit aufgefaßt werden könnten, oder Befallensein mit anderen Stoffwechselleiden bzw. endokrinen Störungen finden sich nicht. Fast alle Glieder blieben von senilen Organveränderungen verschont. So spricht WEIL mit Recht von einer „gesunden Krankheit".

Neben dieser weitaus größten Sippe mit Diabetes insipidus aus Oberhessen, deren Stammvater mit der ersten Manifestation des Leidens 1772 geboren wurde, ist eine ebenfalls recht große Sippe aus Württemberg durch die Veröffentlichung von GÄNSSLEN und FRITZ bekannt geworden. Aus dieser Sippe sind bisher 23 sichere Merkmalsträger hervorgegangen (HANHART). Nach Ansicht HANHARTs reicht die manifeste Anlage bis etwa 1650 zurück, da die „Klammer" zwischen zwei sonst unabhängigen, aber in gleicher Weise mit Diabetes insipidus behafteten Familien durch eine Heirat im Jahre 1680 gegeben ist. Es ist also einer der beiden Stammeltern als erkrankt vorauszusetzen. Mit Recht weist HANHART darauf hin, daß die betreffende Erbänderung bereits in der Keimmasse von einem der 4 Eltern jenes gemeinsamen Ahnenpaares entstanden sein muß. Das Verhältnis der befallenen zu den merkmalsfreien Gliedern beträgt 21:19 bei Berücksichtigung aller Geschwisterschaften mit Merkmalsträgern und 20:14 bei Weglassen einer 6köpfigen Geschwisterreihe, die allein vom Hörensagen nicht richtig zu beurteilen ist. Bei Annahme einer Relation von 21:19 ist auch hier das theoretisch zu erwartende Verhältnis von 1:1 so weit erreicht, wie man es bei derartig kleinen Zahlen überhaupt nur erwarten kann.

Unter den von GÄNSSLEN und FRITZ beschriebenen Fällen befindet sich eine Frau, bei der sich gegen Ende der ersten Schwangerschaft Zeichen eines Diabetes insipidus entwickelten; sie verschwanden nach der Entbindung wieder. Das Kind litt später an einem Diabetes insipidus. Während der zweiten Schwangerschaft hatte diese Frau keine Polyurie. Dieses Kind blieb gesund.

Neben diesen beiden größten Sippen finden sich weitere Mitteilungen von hereditärem Diabetes insipidus bei vielen anderen Autoren. In den meisten Fällen fehlen jedoch exakte erbpathologische Analysen.

HANHART ermittelte 1940 das Geschlechtsverhältnis der Merkmalsträger in bis dahin bekannten 17 Sippen von erblichem Diabetes insipidus und fand eine Relation männlich:weiblich = 108:61. Demnach scheint eine deutliche Prädisposition des männlichen Geschlechtes nicht nur ganz allgemein beim Diabetes insipidus, sondern auch bei der hereditären Form vorzuliegen. Weshalb sich beim weiblichen Geschlecht die Anlage zum Diabetes insipidus nicht so häufig manifestiert, ist nicht geklärt.

11. Therapie.

Bei der Behandlung des symptomatischen Diabetes insipidus ist von der Grundkrankheit auszugehen. Bei manchen *Tumoren* hat eine *Operation* Aussicht auf Erfolg. Bei cystischen Geschwülsten, die inoperabel sind, mag eine Punktion der Cyste und Absaugen des häufig unter Druck stehenden Inhaltes Erleichterung bringen. Die Prognose ist in der Regel schlecht. Mitunter ist ein Diabetes insipidus erst als Folge von Operationen im Gebiet des Hypothalamus entstanden. Bei inoperablen Tumoren ist unter Umständen eine Behandlung mit *Röntgenstrahlen* angezeigt, die allerdings bei Kraniopharyngeomen wenig Aussicht auf Erfolg hat. Dagegen ist bei HAND-SCHÜLLER-CHRISTIANscher Krankheit ein Versuch der Röntgentherapie immer zu empfehlen. Der postencephalitische Diabetes insipidus ist in der Regel nur symptomatisch zu behandeln. Demgegenüber führt eine spezifische Behandlung bei cerebrospinaler Lues oder Meningoencephalitis luica mitunter zum Erfolg. Sie ist daher in jedem Falle durchzuführen. Das gleiche gilt bei Vorliegen einer Meningitis basilaris tuberculosa bzw. eines Tuberkuloms.

Bei symptomatischen Fällen, bei denen eine kausale Therapie keinen Erfolg verspricht oder sich wegen der Art des Grundleidens verbietet, und vor allem beim Vorliegen eines idiopathischen Diabetes insipidus ist heute die *Substitutionstherapie mit Hinterlappenpräparaten* die Behandlung der Wahl. In etwa 95% der Fälle sind auf diese Weise ausgezeichnete Erfolge zu erzielen. Bei den Versagern ist nach Ansicht mancher Autoren die Frage aufzuwerfen, ob es sich dabei überhaupt um einen echten hypothalamo-neurohypophysären Diabetes insipidus handelt. Im allgemeinen ist mit den heute vorliegenden Präparaten völlige Beschwerdefreiheit oder so weitgehende Besserung zu erzielen, daß die Kranken als vollwertige Glieder der menschlichen Gesellschaft anzusehen sind. Bei Zufuhr der dem Organismus fehlenden Hypophysenhinterlappenhormone wird die Diurese in normaler Weise gehemmt und ein konzentrierter, kochsalzhaltiger Harn ausgeschieden. Gleichzeitig verschwindet das quälende Durstgefühl. Die Wirkung setzt bei subcutaner bzw. intramuskulärer Injektion nach wenigen Minuten ein.

Leider hält sie in der Regel nur einige Stunden an. Bei leichteren Fällen gelingt es, durch Verabreichung von 5 Voegtlin-Einheiten eines Hinterlappenpräparates die Patienten 24 Std. ohne Auftreten einer bemerkenswerten Polyurie zu halten. Schwere Fälle benötigen 10 oder mehr Einheiten. Der größte Effekt zeigt sich innerhalb der ersten 4 Stunden. Im Laufe der nächsten 8—10 Stunden klingt die Wirkung langsam ab. Es empfiehlt sich daher, bei solchen Patienten häufigere und kleinere Injektionen vorzunehmen. Ein derartiges Vorgehen ist auch schon deswegen angebracht, weil bei hoher Dosierung sonst starke Allgemeinreaktionen auftreten können, wie Angstgefühle, Herzklopfen, Blässe, Kopfschmerzen, Unwohlsein, Erbrechen, Durchfälle, kolikartige Leibschmerzen und Blutdrucksteigerung. Die Beschwerden können sich bis zum Kollaps steigern. Diese unliebsamen Nebenwirkungen sind auf die Gefäß- und Darmwirksamkeit der Hinterlappenhormone zurückzuführen. Bei schwangeren Patienten muß bei der Behandlung der Harnruhr sorgfältig darauf geachtet werden, daß nur oxytocinfreie Präparate zur Anwendung kommen, da durch die uterusanregende Wirkung dieser Fraktion sonst leicht die Schwangerschaft unterbrochen wird. Bei vorsichtigem Vorgehen und richtiger Dosierung — die Patienten sind unter stationärer Beobachtung regelrecht auf das Präparat einzustellen — lassen sich die geschilderten Nebenwirkungen in der Regel vermeiden. Im Laufe der letzten Jahre hat man Depot-Präparate herausgebracht, die die Unbequemlichkeit der häufigen Injektionen vermeiden, da ihre Wirkung 48—72 Std. anhält. Auch treten bei Verabreichung der Depot-Präparate in der Regel keine Nebenerscheinungen auf, da diese Stoffe nur langsam abgebaut werden und daher im allgemeinen kein hoher Vasopressinspiegel auftreten kann. Es handelt sich um Hinterlappenhormon mit Zinkacetat oder um Gerbsäurepräparate in öliger Lösung (Pitressin tannate in oil).

Am einfachsten ist die Behandlung durch *Aufschnupfen von Hypophysenpulver*. Meist reicht ein 3—6maliges Aufschnupfen pro Tag. Eine Prise entspricht etwa 30—50 mg. Der Gehalt an wirksamem Hormon ist bei den verschiedenen Präparaten nicht immer gleich. Im Interesse des ruhigen Durchschlafens ist der Patient darauf hinzuweisen, daß er abends eine große Prise nimmt. — Eine andere Art der intranasalen Applikation ist das Einführen von Tampons, die mit Hinterlappenextraktlösungen getränkt sind. Beide Möglichkeiten fallen aus, wenn der Patient einen Schnupfen bzw. einen Nebenhöhlenkatarrh hat, da dann nicht genügend wirksame Substanz resorbiert wird. In derartigen Fällen ist ohne langes Zuwarten auf eine andere Applikation des Hormons überzugehen. Ein solcher Wechsel wird bei entsprechender Dosierung ohne Schwierigkeiten vertragen.

Auch *rectale bzw. vaginale Zufuhr* ist möglich. Die Resorption ist jedoch im allgemeinen nicht ausreichend, so daß sich diese Methode nicht eingebürgert hat.

Eine Behandlung durch *Implantation von heterologen Hypophysen* ist ebenfalls für die Dauer nicht durchführbar, da die artfremde Hypophyse nicht einheilt. Im günstigsten Falle wird sie im Organismus abgebaut und langsam resorbiert; vielfach wird sie jedoch wieder ausgestoßen. Häßliche Narben sind die Folge. Bei mehrfacher Implantation kann es zu allergischen Erscheinungen kommen. Allerdings sind zahlreiche Fälle beschrieben, bei denen Implantationen von frischen Kalbshypophysen geradezu schlagartige Besserungen des Krankheitsbildes erzielten. Der genaue Wirkungsmechanismus ist noch nicht geklärt. Die rein hormonale Wirkung der Kalbshypophyse kann kaum derartig rasche und längeranhaltende Effekte haben. Anscheinend wirkt die Implantation der Hypophyse stimulierend auf noch funktionstüchtige Hypothalamusareale ein. Möglicherweise handelt es sich auch um einen Effekt ähnlich dem der „Frischzellentherapie" (NIEHANS). Leider hält die Wirkung im allgemeinen nur Wochen bzw. Monate an.

Die zur *Injektion* gebräuchlichen Mittel sind durch Fraktionierung und Dialyse soweit aufbereitet, daß sie als klare, fast farblose und eiweißfreie Flüssigkeiten in den Handel kommen. Sie enthalten neben den wirksamen Hinterlappensubstanzen Kochsalz und meist ein Konservierungsmittel. — Sehr beliebt ist *Hypophysin*, ein Gesamtextrakt der Neurohypophyse. Wegen der uteruswirksamen Fraktion (Oxytocin bzw. Orasthin) darf es bei schwangeren Patientinnen nicht angewendet werden. Ein Präparat ohne dieses Prinzip ist *Tonephin*, welches sowohl als Injektionspräparat als auch als Pulver zur Verfügung steht. Ebenfalls als Pulver liegt *Pituigan* vor. *Pituglandol* ist nicht mehr im Handel.

Gestattet man einem Patienten, der gewöhnt ist, große Flüssigkeitsmengen zu konsumieren, auch nach Zufuhr von Hinterlappenpräparaten ähnliche Mengen zu sich zu nehmen, so kommt es leicht zur *Wasserintoxikation* mit Erbrechen, Krämpfen, Kollaps und schwerem Koma. Diese Symptome sind durch ein akutes Hirnödem bedingt. Sie werden auch nach Zufuhr großer Wassermengen bei Kranken mit nephritischem Ödem beobachtet. In der Regel empfindet der Diabetes insipidus-Kranke jedoch schon wenige Minuten nach der Applikation der wirksamen Substanz kein Durstgefühl mehr, oft sogar einen Ekel vor Wasser.

Auch *Überdosierung von Hinterlappenpräparaten* kann zu den Erscheinungen der Wasservergiftung führen. Diese Wirkung ist insbesondere von der Zeit her bekannt, als Pitressin bei gleichzeitiger Wasserzufuhr zur diagnostischen Auslösung von epileptischen Anfällen angewandt wurde.

Vereinzelt wurden *Überempfindlichkeitserscheinungen* bei längerem Gebrauch von Hinterlappensubstanz beschrieben. Die Gefahr einer Sensibilisierung ist zweifellos bei der Injektionsbehandlung mit eiweißfreien Präparaten geringer. Aber auch hierbei können Überempfindlichkeitserscheinungen auftreten. Ein Wechsel in der Behandlung bzw. Absetzen des Hormons und Freigabe des Flüssigkeitskonsums führt meist rasch zum Abklingen allergischer Erscheinungen.

Da der Wasserverlust mit dem Harn das primäre, der Durst dagegen nur ein sekundäres Phänomen ist, hat bei Kindern nach Ansicht FORSSMANs die Wasserrationierung keinen Sinn und ist besonders bei Vorliegen eines hereditären Diabetes insipidus im Säuglingsalter gefährlich. Kinder müssen frei trinken dürfen — auch nachts und in der Schule (FORSSMAN). Sie haben, wie oben bereits ausgeführt, keine Nachteile davon. Sonstige therapeutische Maßnahmen sind nicht von Bedeutung. Die im übrigen recht teure Behandlung mit Schnupfpulver möchte FORSSMAN für das Erwachsenenalter reservieren.

Wenn infolge hartnäckigen Erbrechens bzw. einer langanhaltenden Bewußtlosigkeit ein Diabetes insipidus-Kranker nicht mehr nach seinem Bedarf Wasser aufnehmen kann, ist die übliche Therapie weiterzuführen. Ist er nicht auf Hinterlappenpräparate eingestellt, muß durch Verabreichung von verdünnter Ringerlösung für Flüssigkeitsnachschub gesorgt werden. Immer ist an Hand von Hämatokritwerten die Bluteindickung zu verfolgen und gegebenenfalls entsprechend zu behandeln.

Neben der Substitutionstherapie muß eine *diätetische Behandlung* durchgeführt werden. Insbesondere ist die *Kochsalzzufuhr einzuschränken*, da bei der Ausscheidung der aufgenommenen NaCl-Mengen zusätzlich Wasser mitgerissen wird. Daneben darf die Kost *nicht zuviel Eiweiß* enthalten, da auch bei Ausscheidung der harnpflichtigen Stickstoffschlacken große Wassermengen zusätzlich verlorengehen. Insbesondere die *Abendmahlzeit* soll wegen der Nachtruhe kochsalz- und eiweißarm sein. Zudem soll sie recht früh eingenommen werden. Auf die Notwendigkeit, abends die Hinterlappendosis etwas zu steigern, wurde oben schon hingewiesen.

In vielen Fällen, insbesondere zu Beginn der Behandlung, hat sich eine Unterstützung der Substitutionstherapie durch *Barbiturate*, insbesondere durch Luminal (Luminaletten) als recht zweckmäßig erwiesen.

Die konsequente Anwendung von Hinterlappenpräparaten ist recht teuer. Viele Kranke verzichten daher nach einiger Zeit darauf. Auch in derartigen Fällen kann man den Flüssigkeitskonsum verringern. Im allgemeinen ist von jedem Kranken anzunehmen, daß er mehr trinkt, als die Störung im hypothalamo-neurohypophysären System erfordert. Durch langsame Flüssigkeitseinschränkung, durch Anwendung von Sedativa und durch Verabreichung einer kochsalz- und eiweißarmen Kost gelingt es meist, die „aufgepfropfte Polydipsie" (MEYER-BISCH) zu reduzieren. Den Versuch, diese Zusatzpolydipsie zu beseitigen, sollte man nie unterlassen, zumal damit der Verbrauch an Hinterlappenpräparaten mitunter erheblich eingeschränkt werden kann.

In zahlreichen Veröffentlichungen wurden auch *andere Behandlungsmethoden* vorgeschlagen. So wurde eine *Totalthyreoidektomie* versucht. Auch *Thiouracil* bzw. *Propylthiouracil* wurden angewandt. Man ging dabei von der Vorstellung aus, durch Entfernung bzw. durch Dämpfung der Schilddrüse die diuretische Wirkung dieses Inkretorgans auszuschalten. Weiterhin wurde ohne Erfolg versucht, mit *Hormonen der peripheren Inkretdrüsen* einen antidiuretischen Effekt zu erzielen. *Fieberbehandlung, Therapie mit den verschiedensten Drogen* waren ebenfalls wenig erfolgreich. In einigen wenigen Fällen soll eine *Lumbalpunktion* mit gutem Erfolg angewandt worden sein (HERRICK; CAMMIDGE; CHRISTIE und STEWART; TUKU). VIDAL und JORDANA versuchten sie bei 21 Diabetes insipidus-Kranken. Nur bei 3 Patienten sahen sie einen therapeutischen Effekt. Bei diesen Kranken war der Liquordruck erhöht, bei den anderen dagegen normal. Auch BLOTNER hat die Lumbalpunktion in vielen Fällen versucht. Nur bei einer 48 Jahre alten Frau trat ein Erfolg ein. Nach der Lumbalpunktion fiel die tägliche Urinausscheidung auf 2—3 l ab. In 9 Tagen stieg sie dagegen wieder auf die vorherige Menge von 8 l an. — Neuerdings hat BACHMANN bei Anwendung von *p-Carboxy-benzolsulfo-di-n-butylamid (Präparat 508)* eine wesentliche Herabsetzung von Wasseraufnahme und -ausscheidung bei Diabetes insipidus-Kranken gesehen.

Das Präparat soll wie das chemisch ähnliche *Benemid* (p-(Di-n-propyl-sulfonamido-)-benzoesäure) die Niere des Diabetes insipidus-Kranken veranlassen, sich auf Konzentrierung des Harns umzustellen. Als günstige Dosierung zur Dauerbehandlung erwiesen sich 1,5 g bis 2,25 g Präparat 508 täglich. Toxische Schädigungen traten nicht auf. Bisher liegen leider erst Beobachtungen an 4 Diabetes insipidus-Patienten vor (BACHMANN). Eine Nachprüfung an einem größeren Patientenmaterial erscheint daher geboten.

WILKINSON und BROWN fanden nach Verabreichung des chemisch verwandten *Butazolidin (Phenylbutazon)* bei nierengesunden Menschen keine Beeinträchtigung der glomerulären Filtrationsrate und nehmen daher an, daß die Substanz die Rückresorption von Wasser im Bereich der distalen Tubuli verstärkt. Damit hätte das Medikament eine ähnliche Wirkung wie Adiuretin.

In Fällen, wo das hypothalamo-neurohypophysäre System noch anzusprechen vermag, mag eine Behandlung mit *Elektroschock* bzw. *Kurzwellen* zum Erfolge führen. Im allgemeinen muß festgestellt werden, daß alle diese Versuche zum Mißlingen verurteilt sind, da sie am Grundproblem der Krankheit, dem Fehlen von antidiuretischem Hormon, vorbeigehen.

12. Prognose.

Die Prognose des symptomatischen und des idiopathischen Diabetes insipidus ist grundsätzlich verschieden. Bei der idiopathischen Form kann, wie oben betont, ein recht hohes Alter erreicht werden (WEIL; FORSSMAN; BLOTNER), wobei kaum senile Organveränderungen eintreten. Das kardio-vasculäre System ist in der Regel trotz des großen Flüssigkeitsumsatzes wenig beeinträchtigt. Die gesamte zirkulierende Blutmenge ist nicht vermehrt. Eine Arteriosklerose ist beim Diabetes insipidus ganz ungewöhnlich. Durch die moderne Substitutionstherapie gelingt es in der Mehrzahl der Fälle, die Patienten von ihrem quälenden Zwangstrinken und der Polyurie zu befreien. So haben die Kranken nahezu normale Lebensaussichten. Ihre geistige und körperliche Leistungsfähigkeit ist nicht beeinträchtigt. Sie sind beruflich gegenüber gesunden Menschen nicht benachteiligt. So litt beispielsweise der Erfinder der Ammoniaksynthese aus dem Stickstoff der Luft, der Nobelpreisträger Fritz Haber, an einem Diabetes insipidus. Hinsichtlich anderer Krankheiten und der Vornahme von operativen Eingriffen haben die Patienten die gleichen Chancen wie andere Menschen auch. Vor der Ära der Hormonbehandlung war die Tuberkulose eine häufige Begleitkrankheit des Diabetes insipidus und vielfach die Todesursache. Heute ist der Kranke mit Diabetes insipidus hierdurch nicht mehr gefährdet als andere Menschen. Diabetes insipidus-Patienten können heiraten und ein normales Eheleben führen. Schwangerschaft und Geburt verlaufen im allgemeinen normal. Ob man allerdings in Fällen von erwiesener erblicher Anlage zu Kindern raten soll, ist (wie bei familiärer Belastung mit Diabetes mellitus) eine Gewissensfrage. Der Arzt sollte ratsuchende Eheleute zumindest auf die Möglichkeit der Vererbung hinweisen. Kinder mit Diabetes insipidus sollen ebenso wie solche mit Diabetes mellitus wie gesunde aufgezogen und erzogen werden. Es kommt darauf an, sie ihre Krankheit möglichst wenig fühlen zu lassen. Die Eltern können für sie in gleicher Weise wie für gesunde Kinder Zukunftspläne machen.

Auch beim symptomatischen Diabetes insipidus ist die Prognose nicht immer schlecht. In vielen Fällen von Hirntumor hat eine Operation oder eine Röntgenbestrahlung Aussicht auf Erfolg. Bei Lues hat eine entsprechende spezifische Behandlung mitunter zum Verschwinden des Diabetes insipidus geführt. Bei encephalitischen Veränderungen dagegen ist die Prognose quoad sanationem in der Regel sehr dubiös.

Der symptomatische Diabetes insipidus ist quoad vitam im allgemeinen schlechter als die idiopathische Form zu beurteilen. Die Prognose hängt von der Grundkrankheit und der dabei anzuwendenden Therapie ab.

In einigen Fällen soll eine interkurrente Krankheit — meist werden Krankheiten mit hohem Fieber angegeben — zur Besserung geführt haben. Darauf mag auch die mitunter versuchte Fiebertherapie (Pyrifer usw.) zurückzuführen sein. Nach Krankheiten ist aber auch gelegentlich eine Verschlechterung der Harnruhr gesehen worden. Im allgemeinen wird jedoch der Diabetes insipidus durch eine interkurrente Krankheit nicht wesentlich beeinflußt.

Ganz allgemein muß Kranken mit Diabetes insipidus *vom Alkoholgenuß abgeraten* werden. Infolge ihres großen Durstes verfallen sie leicht dem Alkoholismus. Wenn bei vielen Diabetes insipidus-Patienten immer wieder hervorgehoben wird, daß sie enorme Quantitäten an Alkohol konsumieren, ohne berauscht zu werden, so spricht diese Tatsache dafür, daß meist eine weitgehende Gewöhnung eingetreten ist. Allerdings ist nicht zu leugnen, daß selbst der alkoholungewohnte Diabetes insipidus-Kranke nicht leicht berauscht wird (Newmark; Blotner; Klinke). Dieses eigenartige Phänomen konnte bisher nicht befriedigend geklärt werden. Da die Kranken ihre Toleranz gegenüber Alkohol sofort unter Einwirkung von therapeutisch zugeführtem Hinterlappenhormon einbüßen, ist eine direkte Beeinflussung der Alkoholwirkung anzunehmen. Blotner erwägt die Möglichkeit, daß Alkohol unter Wirkung von Hinterlappenhormon in größerer Menge im Gewebe gebunden wird, weil unbehandelte Patienten nach Alkoholgaben einen höheren Blut- und Urinspiegel aufweisen als gesunde Menschen bei gleichen

Versuchsbedingungen, ohne berauscht zu sein. Der stoffwechselchemische Abbau des Alkohols scheint jedoch in gleicher Weise wie beim Gesunden vor sich zu gehen.

Nach HURXTHAL und MUSULIN ist der Alkoholismus mit seinen Folgeerscheinungen eine der häufigsten Todesursachen bei Diabetes insipidus-Kranken. Nach Ansicht BLEULERs werden dagegen die Kranken relativ selten zu Alkoholikern, wie auch in der Genese des Alkoholismus der Durst als solcher nur selten eine ausschlaggebende Rolle spiele. So wäre es auch völlig verfehlt, wenn man behaupten wolle, der krankhafte Durst sei bei den beiden von ANGST beschriebenen Diabetes insipidus-Kranken, die zu Alkoholikern wurden, *die* Ursache des Alkoholismus. BLEULER glaubt vielmehr, der Durst habe sich nur deswegen prädisponierend auswirken können, weil gleichzeitig noch eine krankhafte Verstimmbarkeit bestand und weil die Kranken unter sozialen Voraussetzungen lebten, in denen die Schnapsflasche griffbereit war. So ergeben sich endokrinotherapeutische Indikationen bei Alkoholismus erst individuell.

V. Primäre Oligurie (Antidiabetes insipidus).

Während das Krankheitsbild des Diabetes insipidus infolge seiner auffallenden Symptomatologie allgemein bekannt ist, zeigt die Durchsicht der Literatur, daß sein Gegenstück, die *primäre* (VEIL), *habituelle* (J. BAUER) oder *funktionelle* (CURSCHMANN) *Oligurie* relativ wenig Beachtung gefunden hat. Dabei hat schon 1911 R. SCHMIDT — unseres Wissens wohl als erster — über das Krankheitsbild der „Oligodipsie" berichtet. Er führt in seiner Arbeit gleich 22 Fälle an, die z. T. bemerkenswerterweise auch andere inkretorische Störungen aufweisen. Bei der Durchsicht der angeführten Krankengeschichten ist ohne weiteres festzustellen, daß es sich in der Mehrzahl der Fälle um primäre Oligurie handelt. Es ist erstaunlich, daß SCHMIDT als das auffallendste Symptom nicht die Oligurie, sondern die Oligodipsie herausstellte. Im übrigen weist er schon darauf hin, daß Diuretica bei den Kranken das Durstgefühl steigern. Von GRASSHEIM wurde für dieses Syndrom der wenig glückliche Begriff „*Antidiabetes insipidus*" geprägt. Es muß dahingestellt sein, ob das Krankheitsbild so selten ist. Infolge seiner unauffälligeren Symptomatologie wird es wahrscheinlich oft übersehen. So nimmt es nicht wunder, daß es auch in neueren zusammenfassenden Darstellungen und Handbüchern meist keine Erwähnung findet.

Die Kenntnis dieser seltenen Stoffwechselstörung geht auf die Beobachtung VON HANNs zurück, daß es nur dann zur Ausbildung eines Diabetes insipidus kommt, wenn bei Zerstörungen im hypothalamo-hypophysären System Teile des Hypopyhsenvorderlappens erhalten bleiben. VEIL hat das Verdienst, bereits Anfang der 20iger Jahre auf das Krankheitsbild aufmerksam gemacht zu haben. Er stellte auch besonders den Zusammenhang der Krankheit mit dem hypothalamo-neurohypophysären System heraus. In der Folge wurden zahlreiche Befunde über die diuretische Wirkung von Vorderlappenextrakten mitgeteilt. Der Hypophysenvorderlappen und die von ihm gesteuerten peripheren Inkretdrüsen stehen demnach in einem gewissen Antagonismus zur Neurohypophyse. Beide Systeme sind als „Zügelpaar" bezeichnet worden. Bei Ausfall der diuretischen Funktionen des Hypophysenvorderlappens gewinnt das System Hypothalamus-Neurohypophyse die Oberhand. Infolge der nicht mehr kompensierten Adiuretinwirkung kommt es zur vermehrten tubulären Rückresorption von Wasser. Der Urin ist in der Regel hoch konzentriert. Gewöhnlich besteht eine Oligodipsie und häufig sogar ein ausgesprochener Ekel vor größerer Flüssigkeitsaufnahme. Bei erzwungener größerer Wasserzufuhr schützt sich der

Organismus vor der Resorption meist durch rechtzeitiges Erbrechen. So befindet sich der Körper im Zustand einer „latenten Wasserintoxikation". Vielfach werden Ödeme beobachtet. die jedoch im allgemeinen nicht das Ausmaß nephrogener, hepatogener oder kardialer Ödeme erreichen. Im übrigen bestehen je nach dem Ausmaß des Vorderlappenausfalles mehr oder weniger deutliche Insuffizienzerscheinungen der Adenohypophyse bzw. der peripheren Inkretdrüsen. So sind oft gleichzeitig anderweitige inkretorische Störungen zu beobachten (Adipositas, Dystrophia adiposogenitalis, Magersucht, SIMMONDSsche Kachexie, Schilddrüsen- bzw. Nebennierenrindeninsuffizienz, Impotenz, Libidoverlust, Menstruationsstörungen, Kleinwuchs usw.).

Ätiologisch kommen *Tumoren* in Betracht, die zur Zerstörung der Adenohypophyse geführt haben, ferner *Lues, Tuberkulose, Encephalitis* und *Traumen.* Auch eine *idiopathische Form* kommt gelegentlich vor. Selbst eine Entstehung der primären Oligurie als Folge von *psychischen Erregungszuständen* wird neuerdings diskutiert (ESSER und SCHÄFER). So ist es nicht verwunderlich, wenn bei einem großen Teil der Fälle pathologisch-anatomisch im hypothalamo-hypophysären System keine Veränderungen nachgewiesen werden können.

Bemerkenswerterweise tritt eine oft sehr ausgesprochene Oligurie bei bestimmten Formen der *Fettsucht* auf. Es handelt sich dabei um die hydrophile Fettsucht— Salz-Wasserfettsucht (ZONDEK), Hydrolipomatose (J. BAUER). BAUERs Mitarbeiter RECHT sah bei diesen Fällen eine abnorm starke Pituitrinreaktion. Auch die von FEUCHTINGER angegebenen Fälle der verschiedenen Fettsuchtformen weisen z. T. eine Oligurie auf. Insbesondere die schweren primären oder sekundären Formen (hypogenitale Fettsucht) zeigen eine erhebliche Retention beim VOLHARDschen Versuch und eine pathologisch gesteigerte Retentionsbereitschaft im Hypophysin-Wasserversuch. Der enge Zusammenhang zwischen Psyche und endokrinem System geht aus der Tatsache hervor, daß häufig ein psychisches Trauma Fettsucht und Oligurie einleitet. Meist treten sexuelle Störungen hinzu — bei Männern Impotenz und Libidoverlust, bei Frauen Amenorrhoe. So ist bei der psychischen Amenorrhoe (Pensionats-, Landjahr-, Arbeitsdienst-, Fluchtamenorrhoe usw.) in vielen Fällen eine verzögerte Wasserausscheidung nachzuweisen.

Auch bei gewissen Fällen von *Magersucht* finden sich Oligurie und Oligodipsie. Auch hierbei sind häufig gleichzeitig Impotenz, Libidoverlust sowie Amenorrhoe zu beobachten. Insbesondere beim Hypophysin-Wasserversuch zeigt sich oft eine ausgesprochene Retentionsneigung. Auch diesen Fällen liegt vielfach eine innere Konfliktsituation zugrunde.

Interessant ist, daß durch *zu lange Verabreichung von ACTH, DOCA bzw. Cortison* die normale Funktion des Vorderlappens so weit gedämpft werden kann, daß ein Krankheitsbild entsteht, das der primären Oligurie entspricht.

Auch die *Lebercirrhose* mit ihrer Neigung zur Wasserretention hat anscheinend gewisse Beziehungen zur primären Oligurie. Wie oben bereits ausgeführt, wird bei dieser Krankheit oft ein erhöhter Adiuretinspiegel im Blutserum und eine verstärkte Ausscheidung des Hormons im Urin gefunden, da die Leber die Fähigkeit zur Inaktivierung weitgehend verloren hat. In der Regel ist zudem auch das Bedürfnis zur Flüssigkeitsaufnahme eingeschränkt. So kann also auch diese Krankheit einige charakteristische Erscheinungen der primären Oligurie zeigen.

Für die Ausscheidung und Inaktivierung von Adiuretin spielen auch die *Nieren* eine Rolle (HELLER; HELLER und URBAN). Bei den zur Wasserretention neigenden Nierenkrankheiten scheinen die Nieren diese Fähigkeit verloren zu haben. So wurde vielfach bei nephrogenen Ödemen ein erhöhter Adiuretinspiegel festgestellt. Demnach können auch Nierenkrankheiten mit vermehrter Wasserretention typische Erscheinungen der primären Oligurie aufweisen. Nur sind bei diesen Krankheiten Ödemneigung und Oligurie als sekundär anzusehen, das Primäre ist die infolge des Parenchymschadens der Leber bzw. der Niere herabgesetzte Fähigkeit, Adiuretin in ausreichendem Maße zu inaktivieren bzw. auszuscheiden. Die Ansicht über die Entstehung der hepatogenen und nephrogenen Ödeme als Folge der ungenügenden Inaktivierung von Adiuretin (HELLER und URBAN; HELLER; JONES und SCHLAPP; CHRISTLIEB; ESER und TÜZÜNKAM; BIRNIE; EVERSOLE, BIRNIE und GAUNT; MALAGUZZI-VALERI und Mitarbeiter; RALLI, ROBSON, CLARKE und HOAGLAND; LABBY und HOAGLAND; HALL, FRAME und DRILL; VAN DYKE, AMES und PLOUGH; CAVALLERO und ZANCHI; DICHOIS und DREIFUS u. a.) konnte allerdings nicht von allen Nachuntersuchern bestätigt werden (PERRY und FYLES; WHITE, RUBIN und LEITER; SCHINDL; MILLER und TOWNSEND u. a.). Ein abschließendes Urteil kann daher noch nicht gefällt werden.

Die auslösende Ursache für Oligurie und Ödemneigung scheint der absolut oder relativ vermehrte Adiuretinspiegel zu sein. Bei der hypothalamo-neurohypophysär bedingten primären Oligurie handelt es sich um einen relativ vermehrten Adiuretinspiegel, da die diuretischen Funktionen des Hypophysenvorderlappens bzw. der peripheren Inkretdrüsen beeinträchtigt sind. Die sekundäre Oligurie scheint dagegen durch einen absolut vermehrten Adiuretingehalt infolge mangelhafter Inaktivierung bzw. Ausscheidung des Hormons gekennzeichnet zu sein.

In vereinzelten Fällen kann der primären Oligurie ein vollausgeprägter Diabetes insipidus vorangehen (MARESCH; RODECK). Bei der von MARESCH beobachteten Frau trat infolge einer zur Zerstörung der Neurohypophyse führenden Metastase eines Mamma-Carcinoms zunächst ein Diabetes insipidus auf, der dann aber wieder verschwand und in eine Oligurie überging, als durch weiteres Wachsen des Tumors auch der Vorderlappen in Mitleidenschaft gezogen wurde.

Der von RODECK mitgeteilte Fall verlief ähnlich.

Es handelte sich um ein 14 jähriges Mädchen, bei dem sich im Alter von 10 Jahren als Folge der Zerstörung des Infundibulum bzw. der Neurohypophyse durch ein langsam wachsendes Kraniopharyngeom (Abb. 17 a u. b) ein Diabetes insipidus entwickelt hatte. Dieser Zustand hielt 2—3 Jahre an und bildete sich dann langsam zurück. Nach einer kurzen störungsfreien Periode trat die primäre Oligurie auf, die alle klassischen Symptome mit Ausnahme von manifesten Ödemen aufwies. Das Kind ist wenige Monate später seinem inoperablen Kraniopharyngeom erlegen. Bei der Sektion war von der Hypophyse nichts mehr zu finden. — Die tägliche Urinausscheidung schwankte zwischen 100—300 cm³. Das spezifische Gewicht des Urins lag stets um 1,020—1,030. Bei einzelnen Portionen wurde ein Anstieg auf 1,035 (!) beobachtet. Die Oligodipsie ging so weit, daß das Kind mit 100—200 cm³ Trinkflüssigkeit auskam. Es schwitzte nie und hatte auch bei hoher Außentemperatur immer eine trockene, etwas spröde, kühle Haut. Die Kochsalzbilanz war ausgeglichen, sowohl bei geringerem als auch bei stärkerem Angebot. Eine Belastung des Wasserhaushaltes nach VOLHARD wurde mehrfach versucht. Das Kind reagierte auch bei kleineren Mengen (300 cm³) mit kaum zu beherrschenden Brechattacken. Gleiches wurde nach Kochsalzbelastungen, bei einer Adrenalinbelastung und nach Gaben verschiedener Diuretica beobachtet. In der Regel traten dabei starke Kopfschmerzen auf; bei einigen Belastungen kam es zum Kollaps des Kindes. Die Belastungsversuche mußten wegen der Gefahr des „Zwischenhirngewitters" abgebrochen werden. Von einem Hypophysin-Wasserversuch wurde von vornherein Abstand genommen. Im übrigen zeigte das Kind zahlreiche Nachbarschaftssymptome und Hirndruckerscheinungen, wie Kopfschmerzen, häufiges Erbrechen, Kollapsneigung, Strabismus convergens, Minderwuchs, Infantilismus, charakteristische Fettverteilung (Typus FROEHLICH), Abweichungen im Schlaf-Wachcyclus und in der Wärmeregulation. —

Es besteht kein Zweifel daran, daß der Tumor mit den Störungen der Regulation des Wasserhaushaltes in Zusammenhang gebracht werden muß. Durch das fortschreitend expansive Wachstum wurden zunächst Infundibulum und Neurohypophyse zerstört. Damit fiel die Sekretabgabe von Adiuretin aus, und es kam zum Auftreten des Diabetes insipidus, der durch den zunächst noch intakten Vorderlappen verstärkt wurde. Durch die weitere Ausdehnung des Kraniopharyngeoms wurde auch die Adenohypophyse zerstört. Autoptisch fand sich die Sella fast

ganz knöchern ausgemauert. Als Folgen der Ausschaltung der Vorderlappen-
hormone traten die primäre Oligurie, der Minderwuchs, der Froehlichsche
Habitus und die genitale Unterentwicklung auf. Da durch den gleichzeitigen
Ausfall von Neurohypophyse und Adenohypophyse eigentlich ein Gleichgewicht
hätte eintreten müssen, verwundert das Auftreten der primären Oligurie zunächst.
Jedoch ist durchaus vorstellbar, daß bei langsamer Zerstörung des Tractus

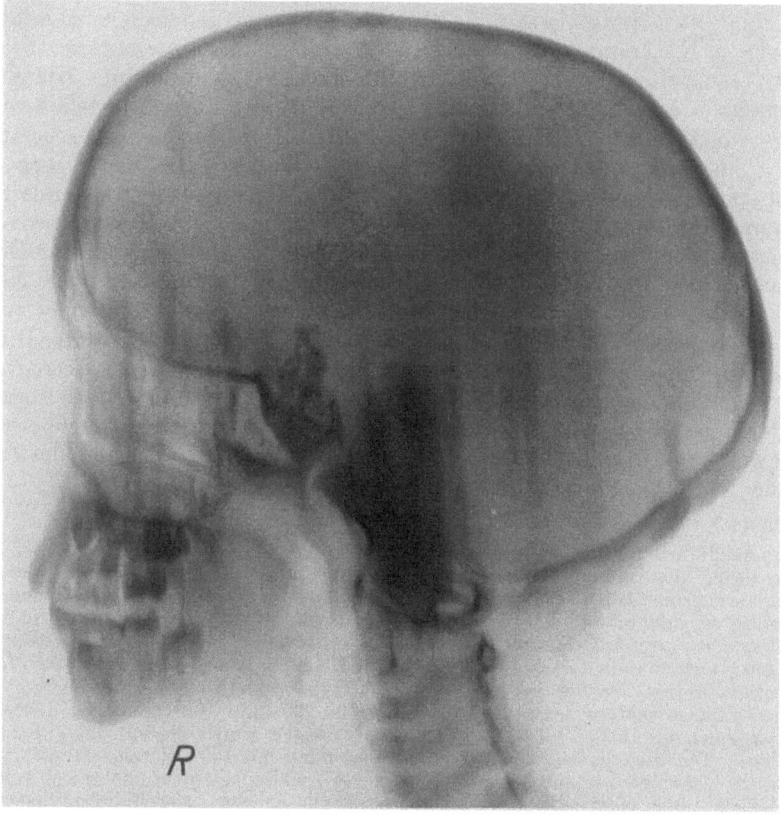

Abb. 17a[1]. Kraniopharyngeom. Röntgen-Schichtaufnahme in der Medianebene. Starke Erweiterung der Sella.
Verkalkung im Bereich der Hypophyse und des nach oben vorwachsenden Tumors. Cystenartige Aufhellungen
im Bereich der Verkalkung.

supraoptico-hypophyseus bzw. der Neurohypophyse die Reste der noch erhaltenen
Hypothalamusareale, die ja im wesentlichen als primäre Sekretionszentren
(,,Zwischenhirndrüse'') angesprochen werden müssen, gewissermaßen einen Notbetrieb in Gang setzen und durch mäßige Ausschüttung von Adiuretin die Oligurie
nach Erliegen der Funktionen des Vorderlappens auslösen können. Oben wurde
bereits darauf hingewiesen, daß ein Teil der Faserzüge des Tractus supraoptico-
hypophyseus sich schon vor Erreichen der Neurohypophyse aufsplittert und sein
Sekret abgibt. Weiterhin wurde die Möglichkeit einer Sekretabgabe im Bereich
der gut vascularisierten Kernareale diskutiert.

---

[1] Die Abbildung wurde freundlicherweise von Herrn Professor Dr. Vieten, Leiter der
Röntgenabteilung der Chirurgischen Klinik der Medizinischen Akademie Düsseldorf (Direktor Prof. Dr. Derra), zur Verfügung gestellt.

Fanconi schlug 1937 den Ausdruck *Diabetes insipidus occultus* für bestimmte Dysregulationen des Wasserhaushaltes vor, „bei denen die Wasserrückresorption nicht gestört zu sein scheint. Diese Formen können zu Beginn der Krankheit auftreten oder erst am Ende des Leidens deutlich werden, wenn der Vorderlappen durch einen Tumor erheblich geschädigt ist".

So beschrieb er kürzlich ein 12 Jahre altes Mädchen mit einem typischen Diabetes insipidus, das täglich 5 l Urin mit einem spez. Gewicht von 1,005 ausschied. Unter Anstieg des Serumchloridgehaltes verminderte sich die Urinproduktion schließlich auf 500 cm³; das spez. Gewicht stieg auf 1,020 und mehr an. 3 Tage im Anschluß an eine einfache Kochsalzbelastung (7 g NaCl oral) — eine Regulationsprüfung, die 5 Monate vorher gut vertragen wurde — starb das Kind unter den Zeichen einer Salzintoxikation. Bei der Autopsie fand sich ein langsam wachsendes Glioblastoma multiforme im Bereich des Hypothalamus, das auch die Neurohypophyse infiltriert hatte. Der Hypophysenvorderlappen schien nicht befallen zu sein, „aber man kann kaum annehmen, daß die Adenohypophyse funktionell unverändert war".

Nach unserer Ansicht hat es sich um eine primäre Oligurie gehandelt. Der Fall Fanconis scheint den Fällen von Maresch und Rodeck recht ähnlich zu sein.

Es gelingt in der Regel, bei Vorliegen von Ödemen das retinierte Wasser

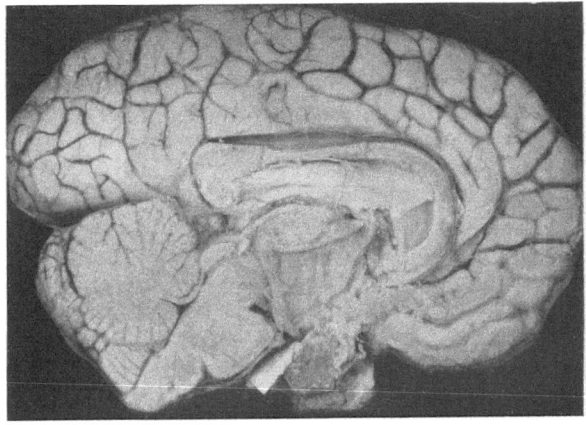

Abb. 17b. Gehirn der Patientin. Innenfläche nach medialem Sagittalschnitt. Über der massiv knöchern ausgefüllten Sella große Cysten. Die kraniale knöcherne Fortsetzung des Tumors fand sich vorwiegend in der anderen Hirnhälfte. (Rodeck, 1953.)

durch Präphyson, Wachstumshormon und Thyroxin zur Ausschwemmung zu bringen. Auch Quecksilberdiuretica können mit Erfolg gegeben werden. Wichtig scheint uns eine diätetische Behandlung. Da bei der Ödemneigung Kochsalz zu einer weiteren Wasserretention führen würde, ist insbesondere darauf zu achten, daß die Patienten eine kochsalzarme Kost erhalten.

Über *Beziehungen der primären Oligurie zu anderen inkretorischen Krankheiten* ist noch wenig bekannt. Auf Grund der antagonistischen Wirkungen der peripheren Inkretdrüsen und der Neurohypophyse ist jedoch mit deren Möglichkeit zu rechnen. Zweifellos haben sowohl das Myxödem, die Neigung zu Ödemen bei gewissen Formen von Fettsucht und Magersucht (s. oben), die Wasserretention bei vielen Frauen im Prämenstruum, während des Klimakteriums, im Postklimakterium, das Cushingsche sowie auch das Morgagnische Syndrom gewisse Beziehungen zur primären Oligurie. Auch die Labilität des Wasserhaushaltes bei Insuffizienz der Nebennierenrinde gehört hierher. Während jedoch bei der primären Oligurie das Wasser vermehrt im Tubulusapparat der Niere rückresorbiert und erst sekundär zu den Geweben abgeschoben wird — dabei findet eine gleichzeitige Retinierung von Kochsalz statt —, ist der Wasser-Salz-Haushalt der Gewebe bei Störungen der peripheren Drüsen im allgemeinen primär betroffen, d. h. das Wasser wird gar nicht erst der Niere angeboten. Da in beiden Fällen die Gewebe sehr viel Wasser enthalten, besteht trotz verschiedener Ursache gewöhnlich ein herabgesetztes Durstgefühl und damit eine Oligodipsie. Darüber hinaus tritt durch die allgemeine Einschränkung des Stoffwechsels auch sekundär eine Einengung des Wasserumsatzes ein. Allerdings scheint auch bei manchen Fällen von primärer Oligurie die glomeruläre Filtration herabgesetzt zu sein. Oben wurde bereits darauf hingewiesen, daß bei starkem Adiuretinangebot auch die Blutdurchströmung der Niere beeinträchtigt sein kann.

VI. Übersicht.

Durch Zusammenarbeit des Klinikers mit dem Physiologen, dem Pharmakologen, dem Anatomen und dem Pathologen sind Physiologie und Pathologie der Regulation des Wasserhaushaltes weitgehend geklärt. Die heutigen Kenntnisse lassen sich etwa folgendermaßen zusammenfassen: Das hypothalamo-neurohypophysäre System erweist sich hinsichtlich der Regulation des Wasserhaushaltes durch Verhinderung einer übermäßigen Wasserausschwemmung als zum „trophotrop-endophylaktischen System" gehörig und steht damit im Gegensatz zum „ergotropen, dynamogenen System". Durch die hypothalamo-neurohypophysäre Funktionseinheit unterliegt die Niere einem dauernden Konzentrierungszwang. Die durch Adiuretin aktivierte Rückresorption des fakultativen Anteils aus dem Glomerulumharn ist als eine für den Organismus wichtige ökonomische Maßnahme zu werten, denn Wasser ist ein kostbares Gut. Man kann gewisse Parallelen zur Rückresorption von Kochsalz oder Zucker beim Ausscheidungsprozeß der Niere ziehen. Dieses einzigartige Phänomen darf keineswegs isoliert betrachtet werden, sondern nur im Rahmen des gesamten Funktionsplanes des Organismus. Eine derartige Ganzheitsbetrachtung ergibt sich von selbst auf Grund der Rolle des Wassers im allgemeinen Stoffwechselgeschehen. Während der Mensch über lange Zeit in der Lage ist, ohne Nahrungsmittel (= Kalorienträger) auszukommen, ist das Leben mit einer längeren Durstperiode nicht zu vereinbaren. Nur bei ausreichender „Durchsaftung" der Gewebe und genügendem Wasserangebot verläuft der Stoffwechsel regelrecht. Zudem entsteht Wasser als eines der Hauptendprodukte beim Stoffumsatz. Es dient im Organismus als das eigentliche Vehikel aller Stoffe und trägt die sog. harnpflichtigen Substanzen und andere entgiftete Stoffe aus dem Organismus heraus.

Das System Adenohypophyse-periphere Inkretdrüsen ist trotz mancher synergistischer Beziehungen — speziell hinsichtlich bestimmter Funktionen der Nebennierenrinde — als Antagonist des hypothalamo-neurohypophysären Systems bei der Regulation des Wasserhaushaltes anzusehen. Es wirkt im Sinne einer Diuresesteigerung.

Bei Ausfall des antidiuretischen Hormons ist die Niere nicht mehr in der Lage, die Rückresorption des fakultativen Teiles des Glomerulumharnes durchzuführen. Es kommt zum Krankheitsbild des Diabetes insipidus mit Polyurie, Polydipsie und niedrigem spezifischem Gewicht des Urins. Die Störung kann symptomatisch bedingt sein, sie kann aber auch idiopathisch auftreten. Im ersten Fall handelt es sich um eine sekundäre Schädigung im hypothalamo-neurohypophysären System durch verschiedenartige Faktoren, wodurch entweder die Produktion oder der Transport oder die Abgabe von Adiuretin beeinträchtigt sind. Oft sind dabei gleichzeitig andere inkretorische Störungen zu beobachten.

Beim idiopathischen Diabetes insipidus ist keine Produktion von Adiuretin nachweisbar. Manche Beobachtungen sprechen dafür, daß das Fermentsystem geschädigt ist, welches zur Synthese oder zur Freisetzung von Adiuretin führt. Andererseits ist zu diskutieren, ob die Osmoreceptoren auf den adäquaten Reiz (die Kochsalzkonzentration im Blutserum) nicht anzusprechen vermögen. Möglicherweise handelt es sich um eine primäre Degeneration der die Adiuretinproduktion kontrollierenden Ganglienzellkerne im Hypothalamus. Ein dominanter

Vererbungsgang konnte bei idiopathischen Fällen mitunter festgestellt werden. Die bis jetzt einzig erfolgversprechende Behandlung ist die Substitutionstherapie mit Hinterlappenpräparaten. Die Prognose des idiopathischen Diabetes insipidus ist quoad vitam gut, die der symptomatischen Formen hängt von der Art des Grundleidens ab.

Das seltene Gegenstück des Diabetes insipidus ist die primäre Oligurie, die ebenfalls als symptomatische wie auch als idiopathische Erkrankung auftreten kann. Sie ist bedingt durch Überwiegen der antidiuretischen Wirksamkeit des hypothalamo-neurohypophysären Systems über die diuretischen Funktionen des Systems Adenohypophyse-periphere Inkretdrüsen. Kombinationen mit anderen inkretorischen Krankheiten sind häufig. Eine Therapie mit Hypophysenvorderlappenextrakten, Wachstumshormon bzw. Schilddrüsen- oder Nebennierenrindenhormon ist möglich. Die Prognose richtet sich nach der Art des Grundleidens.

Es ist zu hoffen, daß bei Anwendung moderner Untersuchungsmethoden viele der noch offenen Fragen in Physiologie und Pathologie der Beziehungen zwischen diencephal-hypophysärem System und Niere geklärt und so Diagnostik, Therapie und Prognose der Regulationsstörungen des Wasserhaushaltes weiter verbessert werden können, denn trotz aller inzwischen gewonnenen Erkenntnisse sind noch viele Probleme ungelöst.

V. Die Pathogenese der Arteriosklerose als Stoffwechselproblem[1].

Von

Gotthart Schettler-Marburg a. d. Lahn.

Mit 6 Abbildungen.

Inhalt.

Literatur 279
Einleitung 287
Die Ernährung der Gefäßwand 289
  A. Zur Morphologie der Arteriosklerose 290
    Begriff der Arteriosklerose 290
    Frühformen der Arteriosklerose 292
    1. Die Fettflecke 292
    2. Die intracelluläre Cholesterinanhäufung bei familiärer Hypercholesterinämie 292
    3. Die Einwanderung von Makrophagen in die Intima 292
    4. Intimaödem 292
    5. Thrombosen als pathogenetische Faktoren 294
    6. Veränderungen im Bereich der Vasa vasorum als Frühstadien der Arteriosklerose 294
    Die weitere Umgestaltung der Arterien 294
    Die Mediaverkalkung 296
    Das Schicksal arteriosklerotischer Gefäße 297
    Lokalisation der Arteriosklerose in bestimmten Gefäßabschnitten, Besonderheiten der Arteriolosklerose und der Coronarsklerose 298
    Die Alters- und Wachstumsveränderungen der Gefäße 299
  B. Die Pathogenese der Arteriosklerose 300
    1. Primäre Wandveränderungen als erste Ursache der Arteriosklerose 301
      a) Blutdruck und Gefäßveränderungen 301
      b) Die Permeabilität der Gefäße 303
      c) Fermentstörungen und Arteriosklerose 305
      d) Die chemische Zusammensetzung sklerotischer Arterienwände 309
        α) Lipide 309
        β) Mineralien 311
        γ) Proteine und Proteide 313
        δ) Die Herkunft der in arteriosklerotischen Gefäßwänden vermehrten Stoffe 314
    2. Veränderungen des Serums als Ursachen der Arteriosklerose 221
      a) Lipide 321
      b) Lipoproteine und Arteriosklerose 326
      c) Serummucoproteide, -glykoproteide und Arteriosklerose 330
      d) Der Mineralgehalt des Blutes bei Arteriosklerose 330
Arteriosklerose und Stoffwechselkrankheiten 331
Zusammenfassung 333

---

[1] Aus der Medizinischen Universitätsklinik Marburg a. d. Lahn (Direktor: Prof. Dr. H. E. Bock).

Literatur.

ACKERMANN, R. F., T. J. DRY and J. H. EDWARDS: Relationship of various factors to the Degree of Coronary Atherosc. in women. Circulation 1, 1345 (1950).

ADLERSBERG, D.: Hypercholesterinemia with predisposition to atherosclerosis. Amer. J. Med. 11, Nr. 5, 600 (1951).

AHRENS, E. A., and H. G. KUNKEL: The stabilization of serum lipid emulsions by serum phospholipids. J. of Exper. Med. 90, 409 (1949).

VON ALBERTINI, A.: Helvet. med. Acta 11, 233 (1944).

ALTMANN, W.: Über das Auftreten von Vacuolen, Einschlußkörperchen und hyalinen Tropfen in den Leberzellen bei experimentellem Sauerstoffmangel. Verh. dtsch. path. Ges. 1944, 60.

ANDERSON, N. G., and B. FAWCETT: An antichylomicronemic substance produced by heparin injection. Proc. Soc. Exper. Biol. a. Med. 74, 768 (1950).

ANITSCHKOW, N.: Zur Histophysiologie der Arterienwand. Klin. Wschr. 1925, 2233.

— Das Wesen und die Entstehung der Atherosklerose. Erg. inn. Med. 28, 1 (1925)

— Experimental arteriosclerosis in animals. In Arteriosclerosis, E. V. COWDRY. New York 1933.

— Einige Ergebnisse der exper. Atheroskleroseforschg. Verh. dtsch. path. Ges. 20, 149 (1925).

APITZ, K.: Über die Ursachen der Arterienthrombose. Virchows Arch. 313, 28 (1944).

ARING (s. b. FIRSTBROOK).

ARTOM, C.: Some data on distribution of individual phospholipids in rat tissues and in human plasma. J. of Biol. Chem. 157, 595 (1945).

ASCHOFF, L.: Arteriosklerose. Z. Neur. 167, 214 (1939).

BADER: Persönl. Mitteilung.

BANSI, H.: „Schilddrüse". Handbuch der inneren Medizin. 4. Aufl., VII. Berlin-Göttingen-Heidelberg: Springer-Verlag 1955.

BARKER, N. W.: Ann. Int. Med. 13, 685 (1939).

BARR, D. P.: Some chemical factors on the pathogenesis of atherosclerosis. Circulation 8, 641 (1953).

— E. M. RUSS, and H. A. EDER: Protein-lipid relationships in human plasma. Amer. J. Med. 11, 468 (1951).

BENHAMOU, E., P. AMOUCH et E. CHEMLA: La valeur séméiologique de la globuline α_2, son intérêt practique. Presse méd. 1953, 1725.

BENNHOLD, H.: Über die Vehikelfunktion der Serumeiweißkörper. Erg. inn. Med. 42, 273 (1932).

— Die Rolle der Bluteiweißkörper im Regulationsgeschehen. Verh. dtsch. Ges. inn. Med. 59, 135 (1953).

— u. H. OTT: Die Globulinvehikel. Schweiz. med. Wschr. 1952 475.

BENNINGHOFF, A.: Lehrbuch der Anatomie des Menschen. II., 1. Teil. München-Berlin: J. Lehmann 1952.

BENSLEY, S. H.: On presence, properties and distribution of intercellular ground substance of loose connective tissue. Anat. Rev. 60, 93 (1954).

BERKMAN, J. H., RIFKIN and G. ROSS: The serum polysaccharids i. diabetic patients with and without degenerative vascular disease. J. Clin. Invest. 5 (1953).

BIGGS, M. W., and D. COLLMAN: A quantitative metabolic defect in lipid metabolism associated with abnormal serum lipoproteins in man. Circulation 7, 393 (1953).

BIGGS, M., and D. KRITSCHEVSKY: Observations on the suscability of tritium-labeled cholesterol for the study of cholesterol metabolism. Arch. of Biochem. 36, 430 (1952).

BLOCH, K.: The biological conversion of cholesterol to pregnanediol. J. of Biol. Chem. 157, 661 (1945).

— B. BEY and J. RITTENBERG: The biological conversion of cholesterol to cholic acid. J. of Biol. Chem. 149, 511 (1943).

— E. BOECK and D. RITTENBERG: Synthesis of cholesterone in surviving liver. J. of Biol. Chem. 162, 441 (1946).

— and D. RITTENBERG, Zit. nach FIESER and FIESER: Natural products related to phenanthrene. New York: Reinhold Publ. Corp. 1949.

— — The utilisation of acetic acid for the synthesis of fatty acids. J. of Biol. Chem. 160, 417 (1945).

— — Sources of acetic acid in the animal body. J. of Biol. Chem. 155, 243 (1944).

BLOOM, B., and F. T. PIERCE: Relationship of ACTH and Cortisone to Serum lipoprotein and Atherosclerosis in humans. Metabolism 1, 155 (1952).

BLOOR, W. R.: Biochemistry of the fatty acids and their compounds, the lipids. New York: Reinhold Publ. Corp. 1943.

Blumenthal, H. T., A. I. Lansing and S. H. Gray: The interrelation of elastic tissue and calcium in the genesis of Arteriosclerosis. Amer. J. Path. **26**, No. 6, 989 (1948).

— — — Aging and Calcification of the Human Coronary Artery. J. of Gerontol. **3**, No. 3 (1948).

Bock, H. E.: Die Bedeutung der allergischen Pathogenese bei der Arteriitis. Verh. dtsch. Ges. inn. Med. **60**, 391 (1954).

Bredt, H.: Entzündung und Sklerose der Lungenschlagader. Virchows Arch. **308**, 60 (1942).

Büchner, F.: Allgemeine Pathologie. München u. Berlin: Urban u. Schwarzenberg 1950.

Buck, R. C.: Minerals of normal and atherosclerotic Aortas. Amer. Med. Assoc. of Path. **51**, 319 (1951).

— u. R. J. Rositter: Lipids of normal and atherosclerotic Aortas. Amer. Med. Assoc. Arch. of Path. **51**, 224 (1951).

Bunting, C. H., and H. Bunting: Acid mucopolysacharids of the Aorta. Arch. of Path. **55**, 4 (1953).

Bürger, M.: Altern und Krankheit. Leipzig: Georg Thieme 1947 u. 1954.

— Die Bedeutung des aufrechten Ganges für Funktion und Struktur der menschlichen Kreislauforgane. Regensburg. Jb. ärztl. Fortbild. **1953**, Münch. med. Wschr. **1953**, 185 u. 214.

— Der Cholesterinhaushalt beim Menschen. Neue dtsch. Klin. **1934**, 583.

— u. Habs: Über die alimentäre Hypercholesterinämie bei stoffwechselgesunden Menschen. Z. exper. Med. **56**, 640 (1927).

— Altern und Krankheit. Verh. dtsch. Ges. inn. Med. **60**, 849 (1954).

Campbell, M.: Prevention of Arteriosclerosis. Geriatrics **7**, 10 (1953).

Carrel: J. of Exper. Med. **18**, 287 (1913). Zit. nach Seelich.

Chaikoff, I. L.: s. S. J. Thannhauser.

Cohn, E. J., F. R. N. Gurd and M. Melin: A system for separation of the components of human blood: quantitative procedures for the separation of the protein components of human plasma. J. Amer. Chem. Soc. **72**, 465 (1950).

Collen, M. F.: Permanent Foundation M. Bull. **7**, 55 (1949).

Daley, R. M., H. E. Ungerleider and R. Gubner: Prognosis in hypertension. J. Amer. Med. Assoc. **121**, 383 (1943).

Dietrich, F., M. Eggstein u. G. Schettler: Serumlipoproteine (in Vorbereitung) s. a. Verhdlg. dtsch. Ges. Kreislaufforsch. 1955 (Bad Nauheim).

Duff, G. L.: Nature of experimental cholesterol arteriosclerosis in rabbits. Arch. of Path. **22**, 161 (1936).

— u. G. C. McMillan: Pathology of Atherosclerosis. Amer. J. Med. **11**, 92 (1951); J. of Exper. Med. **89**, 611 (1949).

Duguid, J. B.: Thrombosis as a factor in the pathogenesis of aortic atherosclerosis. J. of Path. **60**, 57 (1948).

— Thrombosis as a factor in the pathogenesis of coronary atherosclerosis. J. of Path. **58**, 207 (1946); **64**, 13 (1952); **64**, 519 u. 523 (1952); **66**, 395 (1953).

Ehrlich, W., C. E. de la Chapelle and A. E. Cohn: Anatomical-ontogeny, Man, study of arteries. Amer. J. Anat. **49**, 241 (1931).

Eilert, M. L.: Effect of estrogens on the partition of serum lipids in female patients. Metabolism **2**, 137 (1953).

Falk, B.: Occurence of cholesterol and formation of estrogen in the infantile rat ovary. Acta endocrinol. (Copenh.) **12**, 2, 115 (1953); Ber. Gynäk. **49**, 7, 363 (1953).

Fieser, L., and M. Fieser: Nataral products related to Phenanthrene. 3. Aufl., New York 1949.

Firstbrook, J. B.: The new knowledge of atherosclerosis. Brit. Med. J. **1951**, 133.

Flaschenträger, B.: Physiol. Chemie, Bd. Die Stoffe. S. 1026 u. 1079. Berlin-Göttingen-Heidelberg: Springer-Verlag 1951.

Frazer, A. C.: s. in G. Schettler, Lipidosen. Handbuch der inneren Medizin. 4. Aufl. Bd. VII, 2, 1955.

Frey, W.: Arteriosklerose. Z. Neur. **167**, 237 (1939).

Gertler, M., M. Garn and E. F. Bland: Proc. Amer. Soc. of the study of atherosclerosis. Circulation **2**, 517 (1950).

— — and J. Lerman: Circulation **2**, 205 (1950).

— — and P. White: Diet, Serum cholesterol and Coronary Artery disease. Circulation **2**, 696 (1950).

— and Oppenheimer: The total cholesterol-lipid-phosphorus ratio. Geriatrics **9**, 4 (1954).

— — The interrelationships of serum lipids in men and women past 65 years of age and their bearing on atherosclerosis. Circulation **7**, 4 (1953).

— P. B. Putson and H. Jost: Effects of castration and diethylstilboestrol on the serum lipid pattern in man. Geriatrics **8**, 9 (1953).

GLAS, S. J., H. ENGELBERG, R. MARCUS, H. B. JONES and J. W. GOFMAN: Lack of effect of administered estrogen on the serum lipids and lipoproteins of male and female patients. Metabolism 2, 133 (1953).

GLASS, J. H.: The influence of physiologic doses of the sex steroid hormones on the serum lipids in men and women. J. Clin. Endocrin. 13, 7, 838 (1953).

GOFMAN, J. W.: Lipoproteins and Arteriosclerosis. Science (Lancaster, Pa.) 111, 167 (1950).

— Lipoproteine und Heparin. Kongreß über Thrombose und Thromboseprophylaxe. Basel 1954.

— H. ELLIOTT and F. T. LINDGREN: Ultracentrifugal studies of lipoproteins of human serum. J. of Biol. Chem. 179, 973 (1949).

— H. B. JONES, T. LYON, F. LINDGREN et al.: Blood lipids and human atherosclerosis. Circulation 5, 119 (1952).

— H. B. JONES, T. LYON et al.: Atherosclerosis, lipoproteins, and coronary artery diseases. Wisconsin Med. J. 1952 (July).

— F. LINDGREN, H. ELLIOTT, W. MANTZ, J. HEWITT and B. STRISOWER: The role of lipoproteins in atherosclerosis. Science (Lancaster, Pa.) 111, 166 (1950).

— F. LINDGREN, H. JONES, T. LYON and B. STRISOWER: Lipoproteins and atherosclerosis. J. of Gerontol. 6, 105 (1951).

— L. RUBIN, J. P. McGINLEY and H. B. JONES: Hyperlipoproteinemia. Amer. J. Med. 17, 514 (1954) (dort weitere Lit.).

— B. STRISOWER, O. DE LALLA, A. TAMPLIN, H. JONES and F. LINDGREN: Index of coronary artery atherogenesis. Modern Med. 1953, 119.

GOSSMAN, J. W., B. STRISOWER, O. de LALLA, F. GLAZIER u. A. TAMPLIN: Eine neue Auffassung über die Entstehung koronarer Herzerkrankungen. Die Medizinische 1955, 571 u. 639.

GOLDBLOOM, A.: Klin. Studien über den Blutlipidstoffwechsel. Amer. J. Dig. Dis. 21, Nr. 6, 152 (1954).

GOULD, R. G., D. J. CAMPBELL, C. B. TAYLOR, F. B. KELLY, I. WARNER and C. B. DAVIS: Origin of plasma cholesterol using C14. Federat. Proc. 10, 191 (1951).

— and C. B. TAYLOR: Effect of dietary cholesterol on hepatic cholesterol synthesis. Federat. Proc. 9, 179 (1950).

— — Effect of dietary cholesterol on rate of cholesterol synthesis in the intact animal measured by means of radioactive carbon. Circulation 2, 467 (1950).

GRAHAM, D. M., T. LYON, J. W. GOFMAN, H. JONES, A. YANKLEY and J. SIMONTON: Blood lipids and human atherosclerosis, LL. The influence of heparin upon lipoprotein metabolism. Circulation 4, 666 (1951).

GRAY, S. H., F. P. HANDLER, J. O. BLACHE, J. ZUCKNER and H. T. BLUMENTHAL: Aging process of aorta and pulmonary artery in Negro and White race. Arch. of Path. 56, 3 (1953).

GRAPP, D. E.: The phasic variations in coronary flow, studied by autoperfusion method. Amer. J. Physiol. 109, 44 (1934).

— Phasic changes in flow through different coronary branches. Amer. Assoc. Adv. R. 81 (1940).

GREISHEIMER, JOHNSON and RYAN: The relationship between serum calcium and age. Amer. J. Med. Sci. 177, 704 (1929).

GROSS, H., and J. R. LISA: The role of coronary arteriosclerosis in cardiac hypertrophy. New York J. Med. 43, 1030 (1943).

GRUNDMANN, W.: Histologische Untersuchungen über die Wirkungen experimentellen Sauerstoffmangels auf das Katzenherz. Beitr. path. Anat. 111, 36 (1950).

GUBNER, R., and H. E. UNGERLEIDER: Arteriosclerosis. A statement of the problem. Amer. J. Med. 6, 61 (1949).

HAHN, G.: Über die Cholesterinolyse im Serum. Inaug.-Diss. Marburg 1954.

HAHN, P. F.: Abolishment of alimentary lipemia following injection of heparin. Science (Lancaster, Pa.) 98, 19 (1943).

HARTMANN, F., u. U. FLECK: Vergleichende chemische und histologische Analyse der Leberverfettung. Klin. Wschr. 1952, 652—654.

HAUSS, W.: Angina pectoris. Stuttgart: Georg Thieme 1954.

HENSCHEN, F.: Persönliche Mitteilung.

HERZSTEIN, J., J. CHUN, D. WANG and D. ADLERSBERG: Fat loading studies in relations to age. Arch. Int. Med. 92, 2 (1953).

HESSE: Virchows Arch. 269, 287 (1928).

HEVELKE, G.: Die chemischen Alterswandlungen der Arteria femoralis. Z. Altersforsch. 8, 130 (1954). Verh. dtsch. Ges. inn. Med. 60, 901 (1954) (München).

HOCHREIN, M.: Herzkrankheiten. Bd. II. Dresden u. Leipzig: Th. Steinkopff 1943.

HOFF, F.: Die Bedeutung der regulationspathologischen Sicht für die Therapie. Verh. dtsch. Ges. inn. Med. 59, 122 (1953).

HOFFMANN, GOLDSCHMIDT, DOLJANSKI: Growth 1, 228 (1937); zit. nach SEELICH.

HOLLE, G.: Über Lipoidose, Atheromatose und Sklerose der Aorta. Virchows Arch. **310**, 160 (1943).

HORN, H., and L. E. FINKELSTEIN: Arteriosclerosis of coronary arteries and mechanism of their occlusion. Am. Heart J. **19**, 655 (1940).

HUECK, W.: Münch. med. Wschr. I, **1938**, 1; Beitr. path. Anat. **66**, 347 (1920). Anatomisches zur Frage nach Wesen und Ursache der Arteriosklerose. Münch. med. Wschr. **1920**, 535, 573, 606.

— Über Arteriosklerose. Münch. med. Wschr. **1938**, 1.

HUNTER, A.: Blood pressure among standard lifes. J. Inst. Actuaries **70**, 60 (1939).

HUEPER, W. C.: Arteriosclerosis. The anoxemia theory. Arch. of Path. **39**, 117 (1945).

— The relation between etiology and morphology in degenerating and sclerosing vascular diseases. Biol. Symposia **11**, 1 (1945).

JAFFÉ, R.: Persönliche Mitteilung.

JAEGER, W.: Inaug.-Diss. Marburg 1955.

JOBST, H., u. G. SCHETTLER: Chylomikronen und Arteriosklerose. Dtsch. med. Wschr. **1955** (im Druck).

JOBST, H.: Die Chylomikronen des Serums. Klin. Wschr. **1955** (im Druck).

JOHNSON, J. R., and J. R. DE PALMA: Intramyocardial pressure and its relation to aortic blood pressure. Amer. J. Physiol. **125**, 234 (1939).

JONES, H. B., J. GOFMAN, F. LINDGREN, T. LYON, D. M. GRAHAM and B. STRISOWER: Lipoproteins in atherosclerosis. Amer. J. Med. **11**, 358 (1951).

KATZ, L. N., and D. V. DAUBER: Pathogenesis of atherosclerosis. J. Mt. Sinai Hosp. **12**, 382 (1945).

KATZ, R.: Proceed. of the annual meeting of the Amer. Soc. for the study of arteriosclerosis. Circulation **4**, 461 (1951).

KAUFMANN, C., u. E. LEHMANN: Sind die in der histologischen Technik gebräuchlichen Fettdifferenzierungsmethoden spezifisch? Zbl. Path. **37**, 145 (1925); Virchows Arch. **261**, 623 (1926); **270**, 360 (1928).

— u. O. MÜHLBOCK: Über Cholesterinbilanzen in der Schwangerschaft und im Wochenbett. Z. exper. Med. **89**, 200 (1933).

KAUFMANN, E.: Spezielle Pathologische Anatomie, 9. u. 10. Aufl., Bd. 1 u. 2. Berlin-Leipzig: W. de Gruyter 1931.

KEESER, E.: Pharmakologie der Arteriosklerosetherapie. Med. Klin. **1952**, 542.

— u. K. F. BENITZ: Entstehung und Behandlung der Arteriosklerose. Med. Klin. **1953**, 499.

KELLNER, A., and DJU CHANG: The lipid composition of tissue lymph in normal and hyperlipemic rabbits. Circulation **2**, 465 (1950).

— A. T. LADD and J. W. CORRELL: Modific. of experiment atherosclerosis by means of i.v. detergents. Federat. Proc. Part I, **360** (1949); Amer. Heart J. **38**, 460 (1949).

KEYS, A.: "Giant molecules" and cholesterol in relation to atherosclerosis. Bull. Johns Hopkins Hosp. **88**, 473 (1951).

— Human atherosclerosis and the diet. Circulation **5**, 115 (1952).

— Diet and the incidence of heart disease. J. Mt. Sinai Hosp. **20**, 118 (1953).

— and J. T. ANDERSON: Diatary fat and serum cholesterol. Federat. Proc. **12**, 169 (1953).

— F. FIDANZA, V. SCARDI, G. BERGAMI, M. H. KEYS and F. LORENZO: Studies on serum cholesterol and other characteristics on clin. healthy men in Naples. Arch. Int. Med. **93**, 328 (1954).

— — — — The trend of serum cholesterol levels with age. Lancet **263**, 209 (1952).

— — — — Studies on serum cholesterol in clinically healthy men in Naples. Arch. Int. Med. **93**, 328 (1954).

— O. MICKELSEN, E. C. O. MILLER and C. B. CHAPMAN: The relation in man between cholesterol levels in the diet and in the blood. Science (Lancaster, Pa.) **112**, 79 (1950).

— F. VIVANCO, R. MIÑON, M. H. KEYS and C. MENDOZA: Studies on the diet, body fatness and serum cholesterol in Madrid. Metabolism III, **3**, 195 (1954).

KIRK and PRAETORIUS: Proceed. of the Americ. Soc. of the study of atherosclerosis. Circulation **2** (1950).

KLEIN, W.: Über die enzymatische Hydrolyse der Cholesterinester des menschlichen Serums. Hoppe-Seylers Z. **254**, 1 (1938); **259**, 268 (1939).

— s. G. SCHRAMM u. A. WOLFF: Über die Cholesterinesterasen und ihre Beziehungen zur Fettresorption. Hoppe-Seylers Z. **263**, 61 (1940).

KLINGE, F., u. A. SCHULZ: Aortitis rheumatica und Arteriosklerose. Virchows Arch. **288**, 787 (1933).

KLOTZ, O.: Arteriosclerosis, Diseases of the media. p. 105. Lancaster, Pa.: New Era Printing Comp. 1911. J. of Exper. Med. **7**, 633 (1905).

— A discussion on the classification and experimental production of arteriosclerosis. Brit. Med. J. **2**, 1767 (1906).

Klotz O.: J. of Exper. Med. **7**, 633 (1905).

Kornberg, A., and W. E. Pricer Jr.: J. of Biol. Chem. **204**, 329 (1953).

Kornerup, V.: Concentrations of cholesterol, total fat and phospholipids in serum of normal man. Arch. Int. Med. **85**, 398 (1950).

Kraemer, D. M., and H. Miller: Elastin contents of the albuminoid fraction of human aorta. Arch. of Path. **55**, 1 (1953).

Lampen, H.: Diskussionsbemerkung zum Vortrag Nöcker. Verh. dtsch. Ges. inn. Med. **60**, 890 (1954).

Lande, K. E., and W. M. Sperry: Human atherosclerosis in relation to the cholesterol content of the blood serum. Arch. of Path. **22**, 301 (1936).

Lange, F.: Studien zur Pathologie der Arterien, insbesondere zur Lehre von der Arteriosklerose. Virchows Arch. **248**, 463 (1924).

Lange, K.: Capillary permeability in myxoedema. Amer. J. Med. Sci. **208**, 5 (1944).

Leary, T.: The genesis of atherosclerosis. Arch. of Path. **32**, 509 (1941).

— Vascularization of atherosclerotic lesions. Amer. Heart J. **16**, 549 (1938).

Lehnartz, E.: Chemische Physiologie. 5. Aufl. Berlin: Julius Springer 1942.

Letterer, E.: Fiat reviews of German pathology. Wiesbaden: Dietrich 1946.

— Allgemeine Pathologie und pathologische Anatomie der Lipoidosen. Verh. dtsch. Ges. Verdauungs- u. Stoffwechselkrankheiten. Stuttgart: 1939, S. 12.

Liebig, H.: Die Beeinflussung der experimentellen Atherosklerose durch Jodbehandlung. Arch. exper. Path. u. Pharmakol. **159**, 265 (1931); **175**, 409 (1934).

Linzbach, A. J.: Vergleich der dystrophischen Vorgänge an Knorpel und Arterien als Grundlage zum Verständnis der Arteriosklerose. Virchows Arch. **311**, 432 (1943); Z. Zellforsch. **37**, 554 (1952).

Lober, P. A.: Pathogenesis of coronary sclerosis. Amer. Med. Assoc. Arch. of Path. **55**, 357 (1953). (Übersicht mit großem Lit.teil!)

London, I., and D. Rittenberg: Deuterium studies in normal man. J. of Biol. Chem. **184**, 687 (1950).

Loeper, M.: Le pouvoir cholestérolytique du sérum humain normal et pathologique. C. r. Soc. Biol. (Paris) **98**, 101 (1928). S. a. G. Schönholzer, Schweiz. med. Wschr. **1944**, 34; Helvet. med. Acta **6**, 692 (1939); Erg. inn. Med. **62**, 794 (1942).

Macheboeuf, M.: Recherches sur les phosphoaminolipides et les stérides du sérum et du plasma sanguin. Bull. Soc. Chim. biol. **11**, 268, 485 (1929).

— Lipoproteins, discussions on the Faraday Soc. Nr. 6 (1949); Etat des lipides dans la matière vivante. Paris 1937.

McFarlane, A. S.: Behaviour of lipids in human serum. Nature (London) **149**, 439 (1942).

McLetchie, N. G. B.: Amer. J. Path. **28**, 413 (1952).

Marchand, M.: Arteriosklerose-Atherosklerose. Verh. dtsch. Ges. inn. Med. **21**, 23 (1904) (Wiesbaden).

Marett, W. D., and J. R. Vivos: The effect of oral estrogens on serum cholesterol and total lipids. Armed Forces Med. J. **4**, 1439 (1953).

Martius, K.: Beitrag zur Frage der Entstehung der Arteriosklerose und der weißen Flecke des Mitralsegels. Frankf. Z. Path. **15**, 135 (1914).

Mayer, A., et G. Schaeffer: Variations de la teneur des tissus en lipoides et en eau. C. r. Soc. Biol. (Paris) **156** (1913); J. de Physiol. **15**, 510, 537, 773, 984 (1913).

Meessen, H.: Experimentelle Untersuchungen zum Kollapsproblem. Zieglers Beitr. **102**, 191 (1939).

Meyer, W.: Zum Gewebsbild der Thrombangiitis oblit. Virchows Arch. **314**, 681 (1947); **316**, 268 (1949).

— Die Eiweißablagerung im Werdegang der Arteriosklerose. Klin. Wschr. **1952**, 244.

— Beobachtungen über Abheilung arteriosklerotischer Geschwüre der Aorta. Virchows Arch. **319**, 44 (1950).

— Wiederauflösung von Kalkablagerungen bei Arteriosklerose. Virchows Arch. **317**, 414 (1949).

— Cholesterinkristallembolie kleiner Organarterien und ihre Folgen. Virchows Arch. **314**, 616 (1947).

— Über das normale und pathologische Gewicht der Aorta erwachsener Menschen in Beziehung zur Arteriosklerose. Virchows Arch. **320**, 67 (1951).

Milch, L. J., R. F. Redmond, W. W. Calhonn: Blood lipoproteins in traumatic injury. J. Labor. a. Clin. Med. **43**, 603 (1954).

Mönckeberg,: Lit. s. bei E. Kaufmann.

Movie, V. H.: Arch. Path. (Amer.) **3**, 404 (1927).

Moreton, J. R.: Chylomicronemia, fat tolerance and atherosclerosis. J. Labor. a. Clin. Med. **35**, 373 (1950).

— Atherosclerosis and alimentary hyperlipemia. Science (Lancaster, Pa.) **106**, 190 (1947); **107**, 371 (1948).

MORRIS, J. N.: Coronary heart disease in medical practitioners. Lancet **1951**, 1, 69; Brit. Med. J. 1, 503 (1952).

MORRISON, L. M.: Ann. West. a. Surg. 4, 665 (1950).

— Arteriosclerosis. J. Amer. Med. Assoc. 145, 1232 (1951).

— P. GONZALES, E. WOLFSON, R. S. JACKSON, C. F. WILKINSON, E. A. HAND, A. M. WALDRON and W. C. VOGEL: Proc. Amer. soc. of the study of arteriosclerosis. Circulation 2, 472 (1950).

MORRISON, L. M., C. BERLIN and E. WOLFSON: Proc. Amer. Soc. of the study of atherosclerosis. Circulation 2 (1950).

— s. a. Verhdlg. d. Dt. Ges. für Kreislaufforschg. 1955 (Bad Nauheim).

MÜLLER, E.: Die tödliche Coronarsklerose bei jungen Männern. Zieglers Beitr. 110,103 (1949).

NIKKILÄ, E.: Studies on the lipoprotein relationship in normal a. path. Sera. Scand. J. Clin. a. Lab. Invest. 5, Suppl. 8 (1953) s. a. Verhdlg. dtsch. Ges. Kreislaufforsch. 1955 (Bad Nauheim).

NÖCKER, J.: Alterspathomorphose der Bluteiweißkörper. Verh. dtsch. Ges. inn. Med. 60, 865 (1954) (München).

OLIVER, M. F., and G. S. BOYD: The effect of estrogens on the plasma lipids in coronary artery disease. Amer. Heart J. 47, 3 (1954).

— — Lipids in coronary artery disease. Brit. Heart J. 15, 4 (1953).

— — Changes in the plasma lipids during the menstruel cycle. Clin. Sci. 12, 217 (1953).

ONCLEY, J. L., F. R. N. GURD and M. MELIN: Preparation and properties of serum and plasma proteins (human serum betalipoprotein). J. Amer. Chem. Soc. 72, 458 (1950).

OPITZ, E., u. M. SCHNEIDER: Die Sauerstoffversorgung des Gehirns und der Mechanismus der Mangelwirkungen. Erg. Physiol. 46, 126 (1950).

PAGE, I. H.: Arteriosclerotis and lipid metabolism. Biol. Symposia 11, 43 (1945).

— Some aspects of nature od chemical changes occuring in atheromatosis. Ann. Int. Med. 14, 1741 (1941).

PAYNE, T. P. B., and G. L. DUFF: Studies on the mechanism of imbibition of experimental cholesterol atherosclerosis in alloxan diabetes in the rabbit. Amer. Heart J. 38, 460 (1949).

PETROFF, J. R.: Über die Vitalfärbung der Gefäßwandungen. Beitr. path. Anat. 71, 115 (1922—23).

PIERCE, R. T., and J. W. GOFMAN: Lipoproteins, liver disease, and atherosclerosis. Circulation 4, 25 (1951).

— — The effect of carbon tetrachloride poisoning on serum lipoproteins associated with atherosclerosis. Circulation 4, 29 (1951).

POLLAK, O.: Studies in Atherosclerosis I. Preparation of injectable cholesterol sols. J. of Gerontol. 6, 1—6 (1951).

— Biochemical effect of intravascular injection of cholesterol sols into animals. J. of Gerontol. 6, 127—131 (1951).

— Anatomic alterations induced by intravascular injection of cholesterol sols into animal. J. of Gerontol. 6, 217—229 (1951).

— Theoretical and practical implications of the results of intravascular injections of cholesterol sols. J. of Gerontol. 6, 358—364 (1951).

— The role of lecithin in the development and prevention of atherosclerosis. Geriatrics 6, 73—80 (1951).

— Albumin as stabilizer of cholesterol sols, its usefulness in the prevention of atherosclerosis. Geriatrics 6, 182—191 (1951).

— The effect of bile acids on atherosclerosis induced by intravascularinjection of cholesterol. Geriatrics 6, 234—242 (1951).

— Prophylaxis of atherosclerosis through stabilization of blood cholesterol. Geriatrics 6, 309—313 (1951).

— Report on current trends in arteriosclerosis research. Geratrics 7, 59—61 (1952).

— An etiologic concept of atherosclerosis based on study of intimal alterations after shock. Circulation 5, 539—550 (1952).

— Rapid turbidimetricassay of blood cholesterols. J. Labor. a. Clin. Med. 39, 791—794 (1952).

— Fiction and facts about lipotropic medication in atherosclerosis. Delaware State Med. J. 24, 157—159 (1952).

— Laboratory tests in the study of atherosclerosis. Delaware State Med. J. 24, 323—327 (1952).

— Visceral atherosclerosis in rabbits and man. Geriatrics 8 (1953).

— Successful prevention of experimental hypercholesteremia and cholesterol atherosclerosis in the rabbit. To be published in Circulation.

— Reduction of blood cholesterol in man. To be published in Circulation.

Abstracts:

— Intimal alterations in alarm reaction, an etiologic factor in atherosclerosis. Amer. J. Path. 27, 686 (1951).

POLLAK, O.: The etiology of atherosclerosis. J. of Gerontol. **6**, suppl. 3, 175 (1951).
— Morphologic similarities and dissimilarities between human and animal atherosclerosis. Circulation **4**, 470 (1952).
— Search for cholesterolase and cholesterolesterase in human erythrocytes. Circulation **4**, 478 (1951).
— Prevention of hypercholesterolemia in rabbits, reduction of hypercholesterolemia in man. Circulation **6**, 459 (1952).
— Laboratory tests in the study of atherosclerosis. Delaware State Med. J. **24**, 323 (1952).
POMERANZE, J., J. BOYD and A. GOLDBLOOM: Clinical studies in Geratrics. Arch. Int. Med. **91**, 6 (1953).
PRIDDLE, W. W.: Hypercholesterinemia: An analysis of 529 cases and treatment of 297. Ann. Int. Med. **35**, 836 (1951).
RANKE, O.: Beitr. path. Anat. **71**, 78 (1923).
RASKA, S. B.: Discussion in experimental hypertension. A symposium. New York Acad. Sci. special publication **3**, 50 (1946).
— Metabolism of kidney in experimental renal hypertension etc. J. of exper. med. **82**, 227 (1945).
RECHENBERGER, J., u. G. HEVELKE: Über den Magnesiumgehalt der Aorta in Abhängigkeit vom Lebensalter. Verh. dtsch. Ges. inn. Med. **60**, 906 (1954).
RIBBERT, H.: Über die Genese der arteriosklerotischen Veränderungen der Intima. Verh. dtsch. path. Ges. **8**, 168 (1904).
RICKER, G.: Sklerose und Hypertonie der innervierten Arterien. Berlin 1927.
RINEHART, J. F., and L. D. GREENBERG: Pathogenesis of experimental atherosclerosis in pyridoxin deficiency. Amer. Med. Assoc. Arch. of Path. **51**, 12 (1951).
RITTENBERG, D., and R. SCHÖNHEIMER: Deuterium as an indicator in the study of intermediary metabolism. J. of Biol. Chem. **121**, 235 (1937).
RIVIN, A. U., and S. P. DIMITROFF: The incidence and severity of atherosclerosis in estrogen-treated males and in females with a hypoestrogenic or a hyperestrogenic state. Circulation **9**, 4, 533 (1954).
ROKITANSKY: Referat über Entzündung: Verh. dtsch. path. Ges. **1923**, 18.
RÖSSLE, R.: Seröse Entzündung: Verh. dtsch. path. Ges. **1944**, 1.
— Zum Formenkreis der rheumatischen Gewebsveränderungen mit besonderer Berücksichtigung der rheumatischen Gewebsentzündungen. Virchows Arch. **288**, 780 (1933).
— Über die Veränderungen der Leber bei der Basedowschen Krankheit und die Bedeutung für die Entstehung anderer Organsklerosen. Virchows Arch. **291**, 1 (1933); Verh. dtsch. path. Ges. **1923**, 18; **1944**, 1: Virchows Arch. **288**, 780 (1933); **291**, 1 (1933).
RÖSSLE, R., u. F. ROULET: Maß und Zahl in der Pathologie. Berlin u. Wien: Julius Springer 1932.
ROTTER, W.: Über die Bedeutung der Ernährungsstörung insbesondere des Sauerstoffmangels für die Pathogenese der Gefäßveränderungen. Zieglers Beitr. **110**, 46 (1949).
RUBIN, L.: Serum-lipoproteins in infectious mononucleosis. Amer. J. Med. **17**, 521 (1954).
RUZICKA, V.: Beiträge zum Studium der Protoplasmahysteresis und der hysteretischen Vorgänge (zur Kausalität des Alterns). Arch. mikrosk. Anat. **101**, 459 (1924).
SALTYKOW, S.: Jugendliche und beginnende Atherosklerose. Corresp.bl. Schweiz. Ärzte **45**, 1057, 1089, 1317 (1915).
— Experimentelle Atherosklerose. Beitr. path. Anat. **57**, 415 (1914).
SCHALLY, O.: Der Cholesterinstoffwechsel mit besonderer Berücksichtigung der Hypocholesterinämien. Erg. inn. Med. **50**, 480 (1936).
SCHALTENBRAND, G.: Zit. nach M. BÜRGER. Münch. med. Wschr. **1953**, 185 u. 214.
SCHEMANN, E.: Untersuchung zur Verdauungsphysiologie des Säuglings (VIII). Z. Kinderheilk. **46**, 210 (1928).
SCHERF, D., u. L. J. BOYD: Herzkrankheiten und Gefäßerkrankungen. Wien: Julius Springer 1951.
SCHETTLER, G.: Arteriosklerose. Klinik d. Gegenwart. München u. Wien: Urban u. Schwarzenberg 1955 (im Druck).
— Vergleichende morphologische und chemisch-analytische Untersuchungen über Cholesterinmast. Ärztl. Forsch. **3**, 33 (1949).
— Heparin, Klärungsfaktor und Atherosklerose. Dtsch. med. Wschr. **1954**, 1053.
— Zur Wirkung der lipotropen Substanzen. Klin. Wschr. **1952**, 627.
— Arteriosklerose und Vorkrankheiten. Verh. dtsch. Ges. inn. Med. **60**, 883 (1954).
— Untersuchungen zur quantitativen Bestimmung von Cholesterin in Blut und Organen. Ärztl. Forsch. **1**, 232 (1947).
— Cholesterinbestimmung mit Capillarblut. Klin. Wschr. **1948**, 280.
— Lipidosen. Handbuch der inneren Medizin, 4. Aufl., Bd. VII/2. Berlin-Göttingen-Heidelberg Springer-Verlag 1955 (dort weitere Literatur).

Schettler, G.: DieAtherosklerosegefährdung des Diabetikers. Lebensvers. mediz. 5, Nr.4 (1953).
— Neues vom Cholesterinstoffwechsel. Erg. inn. Med. 3, 299 (1952).
— Lipoidstoffwechsel und Arteriosklerose. Verh. dtsch. Ges. inn. Med. 59, 194 (1953).
— Neue Wege zur Prophylaxe der Arteriosklerose? Dtsch. med. Wschr. 1953, 1275.
— u. F. Dietrich: Die Bedeutung von Xanthomen und Xanthelasmen für die Atherosklerose. Klin. Wschr. 1953, 1040.
— Ist der sog. Greisenbogen der Hornhaut ein Hinweis auf Atherosklerose? Dtsch. med. Wschr. 1954, 915.
— u. H. Ott: Über Bluteiweißveränderungen und experimentelle Vitamin D₂-Vergiftungen bei Hunden. Schweiz. med. Wschr. 1952, 106.
Schettler, G., F. Dietrich, M. Eggstein: Lipid- u. Lipoproteinspektrum bei Coronarkranken jugendlichen und mittleren Alters. Verh. dtsch. Ges. Kreislaufforsch. (Bad Nauheim).
— u. E. Weitz: Unveröffentlichte Versuche.
Schlichter, J. G.: Vascularization of the aorta in different species in health and disease. Amer. Heart J. 35, 850 (1948).
— L. N. Katz u. J. Meyer: Amer. J. Med. Sci. 218, 603 (1949).
Schmidtmann, M.: Das Vorkommen der Arteriosklerose bei Jugendlichen und seine Bedeutung für die Ätiologie des Leidens. Arch. path. Anat. 255, 206 (1925).
Schmidt-Thomé, J.: Untersuchungen über die Digitonin-Hämolyse. Hoppe-Seylers Z. 275, 183 (1942).
— Über die Hemmung der Digitoninhämolyse durch Serum. Hoppe-Seylers Z. 275, 208 (1942).
— u. H. Augustin: Über die titrimetrische Mikrobestimmung des Cholesterins mit Hilfe der Blutkörperchenhämolyse und ihre Anwendung auf Serum. Hoppe-Seylers Z. 275, 190 (1942).
Schönheimer, R.: Zur Chemie der gesunden und der atherosklerotischen Aorta. Z. physiol. Chem. 160, 61 (1926).
— and W. Sperry: A micromethod for the determination of free a. combined Cholesterol. J. of Biol. Chem. 106, 745 (1934).
Schönholzer, G.: s. Referat von W. Frey, Arteriosklerose. Z. Neur. 167, 237 (1939).
— Zur Frage des cholesterolytischen Vermögens des Blutserums. Helvet. med. Acta 6, 692 (1939); Erg. inn. Med. 62, 794 (1942).
Schrade, W.: Beiträge zur Regulation des Fett- und Lipoidstoffwechsels. Erg. inn. Med. 62, 743 (1942).
Schultz, A.: Eine Methode des mikrochemischen Cholesterinnachweise am Gewebsschnitt. Zbl. Path. 36, 529 (1925).
— Über die Chromotrophie des Gefäßbindegewebes. Virchows Arch. 239, 415 (1922).
Schürmann, P., u. H. E. McMahon: Die maligne Nephrosklerose. Arch. path. Anat. 291, 147 (1933).
— Die maligne Nephrosklerose, zugleich ein Beitrag zur Bedeutung der Blutgewebsschranke. Virchows Arch. 291, 47 (1933).
Seelich, F.: Zur Biochemie der Gewebsalterung. Wien. klin. Wschr. 1952, 593.
Simms, H. S., C. R. Harmison and R. B. Best: Cholesterol and antilipfanogen in arteriosclerosis. J. of Gerontol. 9, 133 (1954).
Sinapius, D.: Zur Ätiologie und Pathogenese der Arteriosklerose. Dtsch. med. Wschr. 1954, 1135.
Siperstein, M. D., C. W. Nichols and I. L. Chaikoff: Prevention of plasma cholesteral lelvation and atheromatosis in the cholesterol-fed bird by administration of Dihydrocholesterol. Circulation 7, 1 (1953).
Sperry, W. M.: Cholesterol esterase in blood. J. of Biol. Chem. 111, 467 (1935).
— and V. A. Stoyanoff: J. of Biol. Chem. 126, 77 (1938).
Stallmann, M.: s. M. Bürger, Altern und Krankheit, S. 100, 2. Aufl. Leipzig: Georg Thieme 1954.
Stary, Z., F. Bursa, Ö. Kaleoglu u. M. Bilen: Über das protein-gebundene Kohlenhydrat des Blutes. Mitt. I, II, III. Bull. de la Faculté de Medicine Istanbul 13, 243 (1950). S. a. Klin. Wschr. 1953, 17.
Steiner, A., and B. Domanski: Serum cholesterol and atherosklerosis in chronic glomerulonephritis. Amer. J. Med. Sci. 204, 79 (1942).
— Effects of feeding of "soya lecithin" on serum cholesterol level of man. Amer. J. Med. Sci. 201, 820 (1941).
Studer, A.: Vorkommen und Bedeutung des körpereigenen Heparin. Experientia (Basel) 10, 148 (1954).
Sulkin, N. M.: Histochemische Arterienveränderungen bei hypercholesterinisierten Kaninchen. Anat. Rec. (Amer.) 103, 510 (1949).
Swank, R. L., A. E. Franklin and J. E. Quastel: Effect of fat meals and heparin on blood plasma composition als shown by paper chromatography. Proc. Soc. Exper. Biol. a. Med. 75, 850 (1950).

SWAHN, B.: Studies in blood lipids. Scand. Clin. Labor. Invest. 4, 98 (1952). 4, 247 (1952).

TAYLOR, H. E.: The role of Mucopolysacharides in the Pathogenesis of Intimal Fibrosis and Atherosclerosis of the Human Aorta. Amer. J. Path. 29, 5 (1953).

TERBRÜGGEN, A.: Zur pathologischen Anatomie der arteriellen Gefäßerkrankungen. Regensburger Jb. ärztl. Forsch. 2 (1951).

THANNHAUSER, S. J.: Lipidoses. Diseases of the cellular lipid metabolism. New York: Oxford Univ. Press. 1950.

— J. BENOTTI, A. WALCOTT and H. REINSTEIN: Studies on animal lipids. J. of Biol. Chem. 129, 217 (1939).

TOMKINS, G. M.: Cholesterol synthesis by liver. Effects of hypophysectomy. J. of Biol. Chem. 199, 543 (1952).

TUBA, J., and R. HOARE: On rat serum lipase. Canad. J. Med. Sci. 29, 25 (1951).

VIRCHOW, R.: s. in E. KAUFMANN, Lehrbuch der speziellen pathologischen Anatomie, Bd. 1 u. 2. Berlin u. Leipzig: W. de Gruyter 1931.

VOLHARD, E., G. V. ANRAP and J. C. DAVIS: Effect of pulse pressure upon coronary blood flow. J. of Physiol. 73, 405 (1931).

WAGNER, R., u. A. P. POINDEXTER: Persönliche Mitteilung.

WAKERLIN, G. E.: Recent advances in the pathogenesis and treatment of atherosclerosis. Ann. Int. Med. 37, 313 (1952).

WALKER, A. R. P., and U. B. ARVIDSSON: Persönliche Mitteilung; s. a. Dtsch. med. Wschr. 1954, 1923.

WANG, JAN: Cholesterol in coronar thrombosis. Brit. Med. J. 1952, 1281.

WEIMER: Persönliche Mitteilung.

WEINHOUSE, S., and E. F. HIRSCH: Atheroscler., lipids of serum and tissues in exp. Ather. scler. of rabbits. Arch. of Path. 30, 856 (1940).

—— Role of lipids in Atherosclerosis. Physiol. Rev. 23, 185 (1943).

WEITZMANN: Z. Altersforsch. 2, 81 (1940); (zit. nach SEELICH).

WERTHESSEN, N. T., L. J. MILCH, R. F. REDMOND, L. L. SMITH and E. C. SMITH: Biosynthesis and concentration of cholesterol by the intact bovine aorta in vitro. Amer. J. Physiol. 178, 23 (1954).

WHITE, P. D.: Heart diseases 40 years ago and now. J. Amer. Med. Assoc. 149, 799 (1952).

WILENS, S. L.: Distribution of intimal atheromatosis lesions in arteries etc. Arch. Int. Med. 79, 129 (1947); Amer. J. Path. 23, 793 (1947); 27, 825 (1951); 19, 293 (1943).

— The Nature of diffuse intimal strikening of Arteries. Amer. J. Path. 27, 825 (1951).

— Bearing of general nutritional state on atherosclerosis. Arch. Int. Med. 79, 129 (1947).

WINTERNITZ, M. C., R. M. THOMAS and P. M. LE COMPTE: Studies in pathology of vascular disease. Amer. Heart. J. 14, 399 (1937).

— The biology of arteriosclerosis. Springfield, Ill.: C. C. Thomas 1938.

WISLOCKI, G. B., H. BUNTING and E. W. DEMPSEY: Metachromasie in mammalian tissues and its relationship to mucopolysaccharids. Amer. J. Anat. 81, 1 (1947).

WOLLHEIM, E., u. H. FRANKE: Handbuch der inneren Medizin. 4. Aufl., Bd. IX (in Vorber.).

WUHRMANN, F., u. CH. WUNDERLY: Die Bluteiweißkörper des Menschen. Basel: Benno Schwabe 1947 u. 1952.

WUNDERLY, CH., u. S. PILLER: Die Färbung der im Blutserum enthaltenen Proteine, Lipoide und Kohlehydrate nach Papierelektrophorese. Klin. Wschr. 1954, 17.

WUEST, J. H., T. J. DRY and J. E. EDWARDS: The degree of coronary atherosclerosis in bilaterally ophorectomized Women. Circulation 7, 6 (1953).

ZILVERSMIT, D. B., PH. D. MORIS, L. SHOVE and B. A. and R. F. ACKERMAN: Circulation 9, 581 (1954).

ZINN, W. J., and G. C. GRIFFITH: A study of serum fat globules in atherosclerotic and nonatherosclerotic male subjects. Amer. Med. Assoc. Arch. of Path. 55, 357 (1953).

Einleitung.

Trotz aller diagnostischen und therapeutischen Fortschritte der modernen Medizin nimmt die Zahl der Kreislauferkrankungen zu. Ihre Mortalität steigt rascher an als die der Krebskrankheiten und der Unfallereignisse, während alle anderen Todesursachen auf Grund internationaler Statistiken westlicher Länder, die überhaupt statistisch zu erfassen sind, abnehmen.

Untersucht man die Todesursachen der Kreislauferkrankungen im einzelnen, so ergibt sich eine deutliche Zunahme vor allem der Gefäßkrankheiten. Unter ihnen stellt ein Großteil die Arteriosklerose einschließlich der Coronarsklerose. Wie MORRIS kürzlich zeigte, haben Coronarsklerose, -thrombose und Myokardinfarkt

als Todesursachen in England seit dem ersten Weltkrieg um das Siebenfache zugenommen. Sein Untersuchungsgut umfaßt über 6000 Autopsien der Jahre
1914—1949. 50% aller cerebralen Gefäßkrankheiten sind arteriosklerotisch bedingt, 60% aller Hypertoniker leiden an Arteriosklerose, 90% der Diabetiker
haben nach mindestens 10jähriger Krankheitsdauer eine generalisierte Arteriosklerose (Scherf u. Boyd, Wakerlin), 90—95% aller coronaren Todesursachen
sind durch Arteriosklerose hervorgerufen (Hochrein, Wertman, Aring). Manche
Krankheitsbilder haben sich dadurch völlig verwandelt. Erlag der Diabetiker
früher häufig der Acidosis, so führen heute die gefäßbedingten Todesursachen
unter den Zuckerkrankheiten.

Man könnte einwenden, daß die Überalterung der Bevölkerung mancher
Länder eine Zunahme der im Alter häufigeren Arteriosklerose vortäusche. Betrug
doch der Anteil der 65jährigen in Deutschland 1910 4,9%, 1950 aber 8,4% der
Bevölkerung, wobei diese Verschiebung nicht nur durch höhere Lebenserwartung
des einzelnen, sondern auch durch die katastrophale Dezimierung jüngerer Jahrgänge in 2 Weltkriegen zu erklären ist. Nach den Erhebungen des Committee on
aging and geriatrics ist die Überalterung der Bevölkerung aber auch in den USA vorhanden. So hat sich die Bevölkerung dort seit 1900 verdoppelt, die Zahl der über
65jährigen vervierfacht. 8,2% der nordamerikanischen Bevölkerung sind älter
als 65 Jahre, in 30 Jahren werden es rund 10% sein. Die Zunahme der Gefäßkrankheiten ist auch in Ländern zu verzeichnen, die nicht Millionen der jüngeren
und mittleren Jahrgänge in Kriegen verloren (USA, Nordeuropa). Außerdem
wurde eine Zunahme kardiovasculärer Erkrankungen auch, ja geradezu besonders
bei jüngeren Jahrgängen festgestellt (White).

Die deutsche Wissenschaft hat gerade auf dem Gebiete der Arterioskleroseforschung
Entscheidendes geleistet (Virchow, Aschoff, Jores, Marchand, Mönckeberg, Rössle,
Hueck, Bürger). Wir dürfen aber nicht vergessen, wie viele wertvolle Arbeiten den angelsächsischen und russischen Autoren zu verdanken sind, deren Beiträge, im Schrifttum ver-
streut, schwer zugänglich sind.

Ein Bericht über den derzeitigen Stand des Arterioskleroseproblems wird
aufzeigen, wie sehr die Dinge im Fluß sind. Es vergeht kaum ein Monat, der
nicht neue, manchmal wesentliche Ergebnisse bringt.

Leider bietet die Arteriosklerose ein weites Feld für Hypothesen. So wurde
sie als progressive, unaufhaltsame Erkrankung, der im entsprechenden Alter
niemand entgehe, hingestellt. Die Arteriosklerose ist aber keine unabwendbare
Alterskrankheit.

Die lange Zeit als hauptsächliche Krankheitsursache der Arteriosklerose angesehene
Cholesterineinlagerung in die Gefäßwand wurde auf Imbibition vom Gefäßinneren her oder
über die Vasa vasorum, auf Einwanderung aus der Leber stammender, fett- und cholesterin-
haltiger Makrophagen in die Intima, auf sekundäre Umwandlungsvorgänge primärer Intima-
läsionen, auf Lipoidneubildung ortsständiger Zellen der Gefäßwand, auf rein degenerative
Vorgänge, auf das Sichtbarwerden vorher maskierter Fette zurückgeführt. Die nachgewiesenen Permeabilitätsstörungen arteriosklerotischer Gefäße sei auf die Anlagerung eines
Lipoidfilmes an das Endothel und dadurch bedingte Schädigung der darunterliegenden
Intima zu beziehen, andererseits wurde eine von vornherein vermehrte Lipoidinfiltration
oder -imbibition bei Lockerung der Zwischensubstanzen, bei kolloidalen Alterungsvorgängen
u. a. angenommen.

Die Frage nach der Bedeutung des Blutcholesterins für die Arteriosklerose
wird auch heute noch völlig verschieden beantwortet. Einerseits werden ursächliche Zusammenhänge bedingungslos bejaht und entsprechend therapeutisch
verwertet, anderseits absolut verneint. Wieder andere Autoren sehen in der
Hypercholesterinämie eine Komplikation der Arteriosklerose. Die kolloidale
Struktur des Serums, Abwegigkeiten des gesamten Fettstoffwechsels, des Eiweiß-
und Mineralhaushaltes seien besonders zu beachten.

Wer nach einer einzigen Ursache der Arteriosklerose sucht, wird enttäuscht werden. Die Entstehung der menschlichen Arteriosklerose ist ein so komplizierter Vorgang, daß die Betrachtung eines Faktors, wie z. B. des Cholesterins nicht weiterführen kann. Viele und verschiedene Vorgänge rufen Gefäßwandschädigungen hervor, die später eine Arteriosklerose nach sich ziehen können.

Sie zu erkennen, ihrer Bedeutung entsprechend zu analysieren, ist oft unmöglich. Oft gelingt es nicht einmal, eine *voll entwickelte* Arteriosklerose beim Kranken zu diagnostizieren. Moderne Verfahren haben uns zwar auch in der Diagnostik weitergebracht. Es ist ein Fortschritt, bestimmte Eiweiß- und Lipoidkonstellationen bei sicherer Arteriosklerose (Coronarsklerose) nachzuweisen und ein Ziel, Arteriosklerosegefährdete auf Grund dieser Serumveränderungen zu entdecken. Sorgfältige Kreislaufuntersuchungen, Messungen der Gefäßwandbeschaffenheit geben uns manche Hinweise auf eine manifeste Arteriosklerose. Sie können aber auch versagen, und man ist dann überrascht, bei klinischer Symptomarmut bei der Autopsie eine ausgedehnte allgemeine oder wenigstens eine schwere Aortenatheromatose vorzufinden. Ausfälle der versorgten Organe brauchen keineswegs aufzutreten.

Wir dürfen nicht vergessen, daß jede diätetische (cholesterinarme) und medikamentöse Behandlung der Arteriosklerose mangelhaft begründet ist, wenn ihre Pathogenese nicht aufgeklärt ist. Wir haben im folgenden die *Stoffwechselveränderungen* als pathogenetisches Prinzip der Arteriosklerose betrachtet. Damit ist natürlich nur ein Faktor erfaßt. An anderer Stelle haben wir eine zusammenfassende Darstellung weiterer pathogenetischer, ätiologischer sowie klinischer Ergebnisse der Arterioskleroseforschung gegeben (SCHETTLER [1]).

Im Handbuch der inneren Medizin, 4. Aufl., Band VII (Springer, Heidelberg) sind wir auf die klinischen Beziehungen der Fettstoffwechselkrankheiten zur menschlichen Arteriosklerose eingegangen, die hier nur am Rande abgehandelt werden können.

Die Ernährung der Gefäßwand.

Sie muß zum Verständnis ihrer krankhaften Veränderungen kurz besprochen werden.

Die Arterien werden bekanntlich auf zweierlei Art ernährt: Vom Blutstrom aus und von kleinen Gefäßen, die z. B. in der Aorta Adventitia und äußere Zweidrittel der Media versorgen. Intima und innere Media, in den mittleren und kleinen Arterien die ganze Media, werden durch Diffusion eines aus dem Blut stammenden Lymphstromes ernährt. Dieser Saftstrom passiert also das Endothel. Er ist im intakten Gefäß morphologisch ohne besondere Hilfsmittel nicht nachweisbar. Kolloidal gelöste Farbstoffe (Trypanblau) oder Pigmente (Bilirubin) lassen sich auf ihrem Weg durch die Gefäßwand verfolgen, der sie nach Passage der Media und Adventitia in kleine periadventitielle Gefäße führt (ANITSCHKOW, PETROFF). Offenbar kommen dem Endothel auch selektive Fähigkeiten zu, die aus dem strömenden Blut bestimmte Stoffe aufnehmen und diffundieren lassen. Der ständig fließende intramurale Saftstrom wird nach den Arbeiten RICKERs und LANGEs nerval gesteuert. Alle Kräfte, die die Zusammensetzung und Zirkulation der intracellulären Flüssigkeit des ganzen Körpers beeinflussen, regulieren auch diesen intravasalen Lymphstrom. Der Filtrationsdruck, d. h. der intravasculäre Druck abzüglich des osmotischen Druckes, die chemische bzw. physikalisch-chemische Zusammensetzung des Blutes, die Permeabilität des Endothels, vor allem auch die Beschaffenheit der Intercellularräume, d. h. Struktur und Art der Grundsubstanz, sind die wichtigsten Faktoren.

Die gestörte Durchsaftung ist eine mögliche Ursache der Arteriosklerose. Abflußhindernisse, z. B. Obliteration der abführenden Lymphgefäße oder deren

Kompression müssen notwendigerweise zur „Saftstauung" führen, die nach HUECK für die Entstehung der Arteriosklerose wichtig ist. Diese Saftstauung kann aber auch durch Veränderung der als Filter wirkenden Grundsubstanz bedingt sein, wenn diese z. B. durch Alterungsvorgänge dichter wird. Schließlich können Lähmungen des nervalen Terminalreticulums zu Stasen des Saftstromes führen, die die Versorgung der Gefäßwand mit den nötigen Nährstoffen, Wasser, Salzen, Sauerstoff usw. hemmen oder aufheben. Die Folgen sind offensichtlich.

Bei der Wandpassage wird die Lymphe verändert. Wenn unsere Kenntnisse auf diesem Gebiete auch noch gering sind, so ergeben doch vergleichende Analysen zwischen Blutserum und der die Gefäßwand verlassenden Lymphe Unterschiede im Kohlenhydrat-, Eiweiß -und Fettgehalt, die einen aktiven Anteil der Gefäßwand am Stoffwechsel außer Frage stellen. Wie wir später sehen werden, haben Isotopenversuche auch die Anwesenheit aus der Nahrung stammender Lipoide ergeben, die aus dem strömenden Blut in die Gefäßwand geschleust wurden. Wenn wir weiter berücksichtigen, daß in der Gefäßwand fermentative Kräfte am Werke sind, so fällt es schwer, diese Gewebe und insbesondere die Aorta zu den bradytrophen Geweben BÜRGERs zu rechnen. Sind doch die Gefäßwände ein Organ mit Parenchym (Muskulatur), Stützgewebe (cellulär und fibrillär), Grundsubstanz, eigenem Zirkulations- und Nervensystem, ja sogar eigenem Stoffwechsel. Solange das Tempo der metabolischen Umsätze durch Isotopenversuche nicht geklärt ist, besteht kein Beweis, die Arterienwand als bradytroph zu bezeichnen. Erste Ergebnisse, den Umsatz des Cholesterins und der Phospholipide betreffend, liegen bereits vor. Wir gehen darauf später ein.

A. Zur Morphologie der Arteriosklerose.

Die Anschauungen über die Genese der Gefäßveränderungen haben im Laufe der Jahre wiederholt gewechselt. Auch heute gibt es noch verschiedene Ansichten über die Entstehung der Arteriosklerose. Es ist daher vielleicht angezeigt, zunächst die in den einzelnen Stadien der Arteriosklerose gefundenen morphologischen Veränderungen zu beschreiben, ehe eine Erklärung der zu diesen Veränderungen führenden Ursachen und Vorgänge versucht wird.

Begriff der Arteriosklerose.

Der von LOBSTEIN vor über 100 Jahren geprägte Ausdruck bezeichnet alle zur Verhärtung = Sklerose führenden Umgestaltungen der Arterien, ohne diese Umwandlungen ätiologisch zu erklären. Vermehrung der Fasersubstanzen, krankhafte Ablagerungen verschiedener Stoffe (Eiweiß, Mineralien, Fette), die der Verhärtung, dem Elastizitätsverlust, den Lichtungsänderungen der Arterien zugrunde liegen, können viele Ursachen haben. Dem Arzt ist es oft nicht möglich, die zur Verhärtung führenden Vorgänge aus dem Endzustand der Gefäße zu erkennen, wenn er nicht den Patienten Jahre oder Jahrzehnte lang beobachtet und laufend untersucht hat.

Wir werden im folgenden vorwiegend die sog. „gewöhnliche" Arteriosklerose besprechen, d. h. jenen Zustand, der nicht die unmittelbare Folge streng definierter entzündlicher Vorgänge ist (z. B. syphilitischer, tuberkulöser, auch rheumatischer Art). Die Abgrenzung derartiger nur entzündlicher Erkrankungen ist nicht immer leicht.

Hier interessieren vor allem die Veränderungen der Aorta und der großen Arterien, einschließlich der Extremitäten- und Gehirnarterien. Es ist aber unvermeidlich, auch auf den Umbau der kleineren Arterien, wie sie z. B. Arteriolosklerose und -nekrose oder Coronarsklerose darstellen, einzugehen.

Den Versuch einer ätiologischen Namengebung der Arterienveränderungen unternahm MARCHAND. Er trennt von der eigentlichen Arteriosklerose die *Atheromatose* ab, wenn die Intima der Arterien oder bestimmter Arterienbezirke verfettet und bindegewebig verdichtet ist ($\alpha\vartheta\eta\varrho\eta$ = Mehlbrei). Diese Bezeichnung bevorzugen weite Kreise der amerikanischen und russischen Medizin für die gewöhnliche Arteriosklerose, da sie in Störungen des Fettstoffwechsels und der Lipoidablagerungen in der Gefäßwand ein führendes Prinzip der Arteriosklerose sehen. Von seiten der pathologischen Anatomen wird diese Betonung der Gefäßwand-*verfettung* im Arteriosklerosegeschehen eingeschränkt, wie die nachfolgende Klassifizierung der Arterienerkrankungen durch die „Amerikanische Gesellschaft zum Studium der Arteriosklerose" beweist.

Klassifizierung der Arterienerkrankungen.

(Nach dem Nomenklaturkomitee der Amer. Gesellschaft zur Untersuchung der Arteriosklerose.)

I. Degenerative Arterienerkrankungen:

1. *Atherosklerose*, jene Form der Arterienerkrankungen, die durch intimale Atherombildungen charakterisiert ist, die zur Einschränkung des Arterienlumens führen, und manchmal durch thrombotischen Verschluß kompliziert werden.

2. *Mediasklerose*, jene Arten von Arterienerkrankungen, die durch primär in der Mediaschicht auftretende degenerative Veränderungen charakterisiert sind.

3. *Arterionekrose*
   a) idiopathische oder nicht spezifische
   b) cystische Medianekrose (ERDHEIM)
   c) toxische Arterionekrose.

II. Produktive und/oder hyperplastische Arterienerkrankungen. Jene Art von Arterienschädigung, die Hyperplasie der Intima und/oder der Media aufweist mit gleichzeitigen Veränderungen in der Verteilung des elastischen Gewebes. Hierher gehören die Gefäßveränderungen bei Hypertonie.

III. Entzündliche Arterienerkrankungen.

1. *Arteriitis*: Jede Entzündung irgendwelcher Arterien. Folgende ätiologische Ursachen werden vermutet:
   a) infektiöse
   b) hypersensitive (allergische)
   c) chemische
   d) Reaktionen auf Licht, Temperatur, Röntgenstrahlen oder andere Formen physikalischer Noxen.
   e) mechanische Traumen.

2. *Thromboangiitis obliterans* (BÜRGERsche Krankheit).

IV. Kombinierte Formen von Arterienerkrankungen, bestehend aus jeder Kombination der oben erwähnten Arterienerkrankungen.

Bei jeder dieser Spielarten der Angiopathien kann die Gefäßwand so umgebaut werden, daß sie als sklerotisch bezeichnet werden darf. Der Begriff der Arteriosklerose schließt also die verschiedensten Zustände des Gefäßwandumbaues ein.

Wenn wir den physikalischen Zustand des befallenen Organs, der Arterie, kennzeichnen wollen, so ziehen wir den LOBSTEINschen Ausdruck Arteriosklerose vor, da er sich nicht auf bestimmte Stoffwechselstörungen festlegt, die zwar den Gefäßumbau verursachen *können*, aber nicht *müssen*.

Auch die *Mediasklerose* (MÖNCKEBERG) möchten wir nicht von der gewöhnlichen Arteriosklerose abgrenzen, da es schon pathologisch- anatomisch nicht ganz leicht ist, die Veränderungen der Aorta von denen der benachbarten Extremitätenarterien zu trennen. Die klinische Differenzierung z. B. durch Röntgenverfahren ist oft unmöglich, da auch primäre Intimaveränderungen mit Mediaumbau und Kalkeinlagerungen einhergehen, und da primäre Mediaveränderungen zu Intimapolstern u. ä. führen können. Besonderheiten der *Arteriolosklerose* und der *Coronarsklerose* bestehen nicht nur bezüglich des anatomischen Aufbaues, sondern

19*

auch nach den Folgen des Umbaues für die befallenen Organe. Sie werden daher kurz gesondert behandelt. Ausführliche pathologisch-anatomische Darstellungen finden sich bei W. MEYER, TERBRÜGGEN, SINAPIUS, klinische Übersichten bei H. E. BOCK, SCHERF und BOYD, WOLLHEIM und FRANKE.

Frühformen der Arteriosklerose.

Für die Beurteilung der kausalen Genese sind gerade die ersten nachweisbaren Schäden wichtig. Auch sie werden verschieden beurteilt.

1. **Die „Fettflecke".** ASCHOFF, ANITSCHKOW, BÜCHNER u. a. sind der Ansicht, daß Lipoidablagerungen den Beginn der Arteriosklerose darstellen oder darstellen können. Diese zeigen sich „makroskopisch so gut wie immer als feine gelbe, zunächst in der Ebene der Intima gelegene, später leicht sich vorwölbende strich- und fleckenförmige Herde" (BÜCHNER). Mikroskopisch erkennt man hier „streifige, fast homogene Fettablagerungen in der Zwischensubstanz". Die benachbarten Bindegewebszellen nehmen Lipoide auf. Nach ANITSCHKOW sind derartige Lipoidflecken immer die Vorläufer späterer arteriosklerotischer Polster. Fett-, besonders aber der Cholesteringehalt der Atherome bestimmen Ausmaß und Tempo der nachfolgenden Bindegewebswucherungen. Die Sklerose ist demnach nach ANITSCHKOW die Folge der Lipoidose.

Die fleckförmigen Intimaverfettungen sind schon bei Kleinkindern nachweisbar. Sogar bei Säuglingen treten sie als „Milchstreifen" auf. Offenbar sind sie eine Folge der nach cholesterinreicher Milchernährung auftretenden Hyperlip- und -cholesterinämie. Sie sind völlig rückbildungsfähig und dann sicher nicht der Ausgangspunkt späterer Atheromatosen- bzw. Gefäßsklerosen. Im späteren Lebensalter wird diese Möglichkeit, wie gesagt, angenommen. Auch bei säugenden Kälbern sind derartige Streifen zu finden, ohne daß später bei Rindern Arteriosklerosen nachzuweisen wären.

2. **Die intracelluläre Cholesterinanhäufung bei familiärer Hypercholesterinämie** (s. SCHETTLER, Hdb. f. inn. Med. VII/2, Lipidosen) kann zu späterem Gefäßumbau führen, der jedoch nach THANNHAUSER von der gewöhnlichen Arteriosklerose streng zu unterscheiden ist. Voraussetzung der hier beobachteten Anhäufung von Schaumzellen in Intima und Subintima ist die langanhaltende Hypercholesterinämie beträchtlichen Ausmaßes, wie sie auch im Tierexperiment unter bestimmten Bedingungen zu erzielen ist. Manche Fälle von Coronarsklerosen Jugendlicher sind Angehörige derartiger hypercholesterinämischer Familien. Ob man THANNHAUSER bei der strengen Abgrenzung derartiger intracellulärer Cholesterinablagerungen, die zu kissenförmiger Einengung vor allem kleinerer Gefäße führen, von der extracellulären Niederschlagsbildung von Cholesterin bei der eigentlichen Arteriosklerose allgemein folgen soll, kann hier nicht entschieden werden. Die Anschauungen THANNHAUSERs haben dazu beigetragen, die Rolle des Cholesterins für die Arterioskleroseentstehung weiter aufzuklären.

3. **Die Einwanderung von Makrophagen in die Intima** wird von KLOTZ und LEARY als erste Phase der Arteriosklerose angenommen. Diese Schaumzellen sollen, in Leber und Nebennieren primär entstehend, also nach Passage des rechten Herzens und der Lunge in den großen Kreislauf gelangen und in Intima und Subintima einwandern. Auf Grund zahlreicher Arbeiten (HUECK, DUFF, MEYER u. a.) dürfte diese Anschauung LEARYs über Frühformen und über die Pathogenese der Arteriosklerose überhaupt widerlegt sein.

4. **Intimaödem.** RÖSSLE und seine Schule erkennen die Verfettung der Intima nicht allgemein als erste Ursache der Arteriosklerose an. Schon VIRCHOW, RIBBERT. HUECK u.a. betonten, daß die einfache Intimaverfettung von den sklerotisch-produktiven Prozessen zu trennen ist, und daß die Verfettung nicht zwangsläufig die Vorstufe

der Sklerosierung ist. *Zugleich* mit der Lipoidablagerung setze oft eine fortschreitende Verflüssigung der Grundsubstanz ein, und es sei nicht zu unterscheiden, ob diese Aufquellung der Fetteinlagerung vorausgehe oder ob sie die Folge der Fettablagerung sei (HUECK). RÖSSLE, LINZBACH, SINAPIUS, W. MEYER gehen noch weiter. Sie sehen als erste Stufe der Arteriosklerose ein Ödem der Intima und Subintima an, das eiweißreich und (jedenfalls nach histochemischen Untersuchungen) fettfrei, die Voraussetzung für den späteren Gefäßumbau sei. Dieses zunächst in den lichtungsnahen Intimapartien liegende, später bis an die Grenze der Media reichende Ödem drängt die Bindegewebsfibrillen auseinander, wölbt die Intima vor und bildet glasige, gallertige, grauweiße Polster oder Beete. RÖSSLE und MEYER sahen derartige Kissen bei 5% aller Autopsien, SINAPIUS gar in 15%. Damit nähern sich diese Autoren der VIRCHOWschen Konzeption der Entzündung als Vorstufe der Arteriosklerose.

Histochemisch stellt die Ödemflüssigkeit nach MEYER eine ,,nicht differenzierte Eiweißsubstanz" dar, die aus der Blutbahn durch das intakte Endothel in die Gefäßwand eingedrungen sei (Insudation MEYERs). Die Verfettung als primäre Ursache der Arteriosklerose tritt also hiernach ganz in den Hintergrund. Nun ist der histochemische Nachweis von Fetten und Lipoiden außer von ihrer Quantität von ihrem Mischungsverhältnis untereinander und von ihrem Bindungszustand an Eiweißkörper abhängig (KAUFMANN, SCHULTZ, LETTERER u. SCHETTLER). So beweist der fehlende Fettnachweis mit histochemischen Methoden nicht die sichere Abwesenheit von Fetten in dem Insudat. Auch W. MEYER erwägt das Eindringen eiweißgebundener Lipoide mit der Ödemflüssigkeit. Lipoide und Proteine gelangen somit gleichzeitig mit dem Saftstrom in die Arterienwandung.

Werden Fette in der Intima und Subintima nachgewiesen, so können sie nach Sprengung der Lipoid-Eiweißbindungen frei geworden sein, oder aber sie gelangen schon frei durch das Endothel in die Gefäßwand. Das träfe für den nicht eiweißgebundenen Anteil der Neutralfette im Blut zu, während die proteingebundenen Lipoide bei der Passage der Intima freigemacht werden müßten.

Daß histochemisch darstellbare Verfettungen dem initialen ,,fettfreien" Ödem der Aortenwand *folgen* können, wies HOLLE nach, der in ödematösen Bezirken *streifige und feintropfige Fetteinlagerungen* fand. Das Ödem kann durch derartige Fettablagerungen überdeckt sein, doch kommen histologisch fettfreie neben verfetteten Bezirken vor.

Fettfreie Ödeme bei sog. Frühsklerosen fanden auch MEESSEN, E. MÜLLER und ROTTER aus der BÜCHNERschen Schule. Kürzlich beschrieb POLLAK derartige Ödeme bei Schockzuständen verschiedener Genese. Auch er sieht in ihnen Vorstufen der Arteriosklerose.

Bei rheumatischen Erkrankungen treten sie neben Mediaschäden nach KLINGE, HUECK, BREDT, HOLLE besonders häufig auf. Da rheumatische Arteriitiden zweifellos zu späteren Gefäßsklerosen führen können (nach KLINGE soll etwa $1/3$ aller Aortensklerosen die Folge rheumatischer Arteriitiden sein), so ist für diese Form der Arteriosklerose eine Entwicklung anzunehmen, die keine Lipoidflecke als erste Vorstufe aufweist. Über die Arteriosklerose als Folge von Entzündungen s. SCHETTLER (Neue dtsch. Klinik 1955). Experimentell wurden wiederholt und durch verschiedene Maßnahmen fettfreie Ödeme erzeugt, so bei Histaminvergiftung (MEESSEN, HUEPER), bei Kollapszuständen (MEESSEN) und im Unterdruckversuch (BÜCHNER, ALTMANN, GRUNDMANN).

Wie diese Ödeme im einzelnen zustande kommen, soll hier nicht beschrieben werden. Das ist Sache der Pathologischen Anatomen. Es sei jedoch auf eine Konzeption HUECKs hingewiesen, die der im folgenden Abschnitt zu besprechenden Annahme in gewisser Weise entgegenkommt. HUECK bezeichnet die Flüssigkeitsansammlung in Intima und Subintima als ,,Saftstauung". Er nimmt also

Bezug auf die schon physiologischerweise vorhandene Saftdurchströmung der Gefäßwand, die normalerweise morphologisch nicht sichtbar zu machen, bei Abflußhindernissen aber nachweisbar ist. Derartige Hindernisse entstehen nach Ansicht von Winternitz durch Entzündungen im äußeren Anteil der Arterien.

5. **Thrombosen als pathogenetische Faktoren** der Arteriosklerose, wie sie Rokitansky schon angenommen hatte, werden von angelsächsischen Autoren neuerdings wieder diskutiert. Die Literatur findet sich bei Duguid sowie bei McLetchie.

6. **Veränderungen im Bereich der Vasa vasorum als Frühstadien der Arteriosklerose.** Vasa vasorum befinden sich nach Winternitz nicht nur im Bereich der Adventitia und äußeren Media, sondern können auch die inneren Schichten durchsetzen. Thrombosen, Stasen, degenerative Veränderungen dieser Gefäßchen mit nachfolgenden Hämorrhagien in die nähere Umgebung können die Passage der Gefäßlymphe so behindern, daß Ernährungsstörungen auch der inneren Gefäßbezirke entstehen, die, wie wir später sehen werden, eine wichtige Voraussetzung der Arteriosklerose sind. Die Anschauung von Winternitz wird durch Experimente unterstützt. Abflußhindernisse in den äußeren Gefäßschichten, z. B. durch Anlagen von Seidenmanschetten oder Kauterisation der Adventitia erzeugt, bewirken nämlich Intimaveränderungen wie bei Arteriosklerose (Page, Wilens, Schlichter u. Mitarb.). Die ödematös durchtränkte Intima kann hierbei sekundär Lipoide aufnehmen.

So gibt es eine Reihe von frühen Arterienveränderungen, die später zu Sklerosen führen können, ohne daß Verfettungen bzw. Cholesterineinlagerungen primär vorhanden sind. Die Intimaverfettung ist nicht unerläßliche Voraussetzung nachfolgender Sklerosierungen, wenngleich die Möglichkeit besteht, daß Intimaverfettungen einen späteren sklerotischen Umbau nach sich ziehen. Es besteht also schon nach morphologischen Untersuchungen keine Notwendigkeit, Abartigkeiten des Fett- und Cholesterinstoffwechsels als Vorbedingung für die Frühveränderungen der Arteriosklerose anzusehen.

Die weitere Umgestaltung der Arterien.

Wie die Milchflecke völlig rückbildungsfähig sind, kann auch das Frühödem ohne Rückstände verschwinden. Es muß also nicht zwangsläufig zu Sklerosen führen. Die in Aorten Jugendlicher gelegentlich gefundenen Intimaverdickungen sind offenbar Ausheilungszustände des Intimaödems (Holle).

Eine länger anhaltende Durchtränkung der Gefäßwand zieht verschiedene Folgen nach sich. So kommt es zu einem Schwund der elastischen Elemente und zum Zelluntergang. Die Zellarmut wird nicht durch die Flüssigkeitsansammlung vorgetäuscht, sondern läßt sich direkt durch Auflösung der Zellkerne nachweisen. Darüber hinaus wird das kollagene Gerüst in ödematösen Intimapolstern und tieferen Schichten der Intima bis zur Mediagrenze angegriffen und teilweise aufgelöst, so daß strukturell und histochemisch schwere Veränderungen auftreten.

Außerdem beobachtete Meyer im Intimagewebe derartiger ödematös durchtränkter Polster Fibrinansammlungen, die oberflächlich oder tiefer liegen, aber auch den Polstern aufgelagert sein können. Hier können sie ganze Membranen bilden und damit, wenn auch selten, die Entstehung von Abscheidungsthromben einleiten.

Neben der Erweichung der Grundsubstanz, die bis zur Verflüssigung gehen kann, finden wir bei der Arteriosklerose schon früh Zeichen der fortschreitenden Verfestigung, die mit einer Vermehrung der Grundsubstanz verbunden ist. So sind Fasern, Membranen und Zellen mit der Grundsubstanz zu einer homogenen Masse verschmolzen, die wechselnd große Bezirke der Intima erfaßt. Sie liegen zwischen Intimazellen, die offenbar neu gebildet wurden und ziehen weitere Umbauvorgänge nach sich.

BREDT, HOLLE, W. MEYER u.a. wiesen in den gallertig-ödematösen Polstern reichlich junges Intimagewebe mit Bindegewebs- und Muskelelementen nach, das bis unter die meist intakten Endothelzellen reicht. Dazwischen findet sich neugebildete undifferenzierte Grundsubstanz, die sich färberisch von der Ödemflüssigkeit (Metachromasie!) unterscheidet. Mit zunehmendem Alter der Polster verschmälern sich die Zellen. Sie sind von ganzen Fasernetzen umgeben. In diesen Bezirken sieht man nun hyalinisierte Faserbündel, wie sie in Frühstadien des Intimaödems nicht gefunden werden.

Auch in diesem Stadium kann die Arteriosklerose ausheilen. In anderen Fällen kommt es zu ausgedehnten Verfettungen der umgewandelten Bezirke. Die zunächst fleckförmig auftretenden Lipoideinlagerungen bestehen nach HOLLE histologisch in einer ausgeprägten *Zellverfettung*. Mit zunehmender Sklerosierung rücken die Lipoide in die Tiefe der Intima. Neben den zelligen Lipoideinlagerungen beschreibt HOLLE in Aortenintima und -media bei rheumatischen Entzündungen staubförmige *Fettniederschläge in der Grundsubstanz*. Im Bereich dieser Herde werden regressive Veränderungen an Fasern und Zellen gefunden, wie sie bei der rheumatischen Entzündung auch ohne Verfettung vorkommen. HOLLE nimmt daher und aus anderen Gründen (S. 221 seiner Arbeit) eine toxische Schädigung kolloidaler Eiweißkörper an, der die Verfettung *folgt*. Die Verfettung der Intima ist also keine primäre, sondern folgt sekundär anderen Veränderungen; die Sklerosierung ist nicht die Folge von Fettablagerungen, sondern zeitlich gleichgeordnet.

Was wird aus den abgelagerten Lipoiden?

Beobachtungen im Tierexperiment und beim Menschen sprechen dafür, daß auch die Verfettung nicht fortzuschreiten braucht, sondern in manchen Fällen stationär oder reversibel ist. In anderen Fällen aber nimmt sie zu, und erreicht schließlich ein Ausmaß, in dem das Gewebe „förmlich im Fett erstickt" und nekrotisch wird. Es hat sich jetzt also ein *Atherom* entwickelt. Gleichzeitig nimmt das Bindegewebe in der Gefäßwand zu, so daß für derartige Zustände der Ausdruck „Atherosklerose" zutrifft. Sie stellen aber nur eine Möglichkeit der Gefäßwandschäden dar.

Die Atheromherde liegen zunächst in der Tiefe der Intima. Nach der Gefäßlichtung sind sie von Bindegewebe abgedeckt. Es entwickeln sich bisweilen dicke Bindegewebsplatten mit neugebildeten elastischen Lamellen. Die Abdeckung der Fettherde gelingt nicht immer, und es kommt dann zum Einbruch des Atheroms in die Blutbahn, zur Bildung eines atheromatösen Geschwürs. Der Inhalt des Atheroms gelangt so in das strömende Blut. W. MEYER ist es mit subtiler Technik gelungen, die aus Atheromen stammenden Cholesterinkristalle in kleinen Organarterien wiederzufinden, wo sie umschriebene Gewebsausfälle verursachen. Wir haben also bei schweren geschwürigen Atheromatosen der Aorta mit Cholesterinkristallembolien zu rechnen, die besonders Niere und Gehirn betreffen und hier Parenchymläsionen bzw. Erweichungen nach sich ziehen. Ein Teil des bei geschwürigem Zerfall des Atheroms frei werdenden Detritus kann durch das strömende Blut fermentativ aufgelöst werden. Unseres Erachtens besteht auch die Möglichkeit der Cholesterinbindung durch die Serumeiweißkörper, wodurch das Cholesterin sozusagen wieder „serumfähig" wird. Welches Ausmaß diese „Bindung" beim Einbruch der Geschwüre haben kann, ist ungewiß.

Zur Geschwürsbildung kann es auch ohne voraufgehende Atheromatose kommen. Die ödematöse Durchtränkung der Intima führt, wie oben dargelegt, zu histolytischen Vorgängen. Nach Auflösung der kollagenen und elastischen Fasern können die Intimabeete hämorrhagisch durchtränkt und erweicht werden. Das ist der Fall beim Zurückbleiben reparativer Vorgänge hinter Erweichung und Destruktion. Eine Verfestigung atheromatöser Herde kann durch Calcium-einlagerung (dystrophische Verkalkung) bewirkt werden.

Als Zeichen weiterer reparativer Vorgänge erkennt man junge Capillaren in den Geschwürsrändern, die teilweise von den gefäßhaltigen Wandanteilen, teils aber auch durch das Aortenendothel gebildet sein sollen. Nicht selten entwickeln sich in den Geschwürswinkeln erneut Atherome. Der zur Atherombildung führende Faktor ist also weiter wirksam und mit der Geschwürsbildung bzw.-reparatur nicht beseitigt. So können nach Abheilung der Geschwüre Rezidive der Atherombildung mit erneuter Geschwürsbildung auftreten.

Auffällig selten beobachtet man massive *Thrombosen* im Bereich der Geschwüre, obgleich Wanddefekte und Fibrinablagerungen dies geradezu provozieren. APITZ versuchte, die mangelnde oder geringfügige Thrombenbildung dadurch zu erklären, daß die bei der Geschwürsbildung frei werdende Thrombokinase in die Gefäßwand eingepreßt wird und erst dort die Fibringerinnung auslöst. MEYER wendet dagegen ein, daß sich Thromben gelegentlich an der den Geschwürsgrund deckenden Fibrinplatte bilden, manchmal aber nicht. APITZ erklärt dies durch eine allgemeine Dyskrasie, die zum Lokalfaktor hinzukommen müsse, ohne genaue Angaben über die Natur dieser Dyskrasie zu machen.

Spätere Thrombosierung wird durch die „frühzeitige" Endothelialisierung der Geschwüre verhindert.

Die Mediaverkalkung.

In den Extremitäten Jugendlicher und Menschen mittleren Alters findet man gelegentlich Kalkablagerungen in der Media, ohne daß sonstige Veränderungen wahrzunehmen sind. Insbesondere kann die Mediacalcinose unabhängig von der Intimaverfettung beginnen und verlaufen. Andererseits können beide Formen der Arteriosklerose gemeinsam vorkommen. Die Kalkablagerung beginnt häufig in der Membrana elastica interna, wo die elastischen Fasern zerstört werden können. Weiter finden wir in späteren Stadien Verkalkungen im Perimysium der Media. Die Folgen sind nicht nur Zerfall der elastischen und bindegewebigen Fasern, sondern auch Auflösung der Muskelfasern, zwischen denen anfänglich staubförmige Kalkherdchen, später große Kalkspangen und -ringe zu sehen sind.

Es ist noch nicht entschieden, ob diesen Verkalkungen Veränderungen in der Grundsubstanz vorausgehen, wie wir sie im Ödem bei manchen Formen der Intimaverfettung sahen. ASCHOFF ist der Ansicht, daß mucinähnliche Substanzen „bestimmte Beziehungen zur atherosklerotischen Verkalkung der Media" haben, über die wir aber im einzelnen nicht unterrichtet sind. BÜCHNER nimmt als Vorläufer arteriosklerotischer Kalkablagerungen „pathologisches Hyalin" an, das durch Kalksalze imprägniert wird. Daß alternde oder arteriosklerotische Aorten in ihrer Struktur verändert werden, bevor histologisch Verkalkungen nachzuweisen sind, wird später ausgeführt. Entzündliche Mediaschäden können sekundär verkalken (Mesarteriitis luica oder rheumatica). Mediaveränderungen nach Adrenalin- oder Nicotinschädigungen können ebenfalls Kalk einlagern.

Wie die Intimaverfettung kann die Verkalkung der Media lange Zeit stationär bleiben, andererseits weiter fortschreiten und verheerende Ausmaße annehmen. Das gilt vor allem bei nachfolgender Verknöcherung (MARCHAND, MÖNKEBERG u. a.). Der Verknöcherung geht oft eine Auflösung der Kalkbezirke durch ein Granulationsgewebe voraus, wie wir das von der Skeletverknöcherung auf knorpeliger Grundlage her kennen. Arteriosklerotische Verkalkungen geringen Ausmaßes können nach W. MEYER auch ohne direkte Zelleistung auf humoralem Wege aufgelöst werden. MEYER schließt dies aus feingeweblichen Untersuchungen an teilweise verkalkten Gefäßen, z. B. aus der besonderen Verteilung verkalkter

Bezirke in ihren Beziehungen zur Durchsaftung. Dieser Vorgang ist wegen der dadurch möglichen destruierenden Prozesse der Gefäßwände besonders gefährlich.

Daß Mediaverkalkungen, freilich auf anderer Basis als bei Arteriosklerose entstanden, wieder aufgelöst werden, fanden wir an subakut mit Vitamin D_2 vergifteten Hunden. Überlebten die Tiere die sonst meist tödliche Dosis von 5 mg D_2/kg Körpergewicht, so sind Monate nach einmaliger oraler Vitamin D_2-Gabe die, bei nach einigen Tagen verstorbenen Tieren nachweisbaren, Gefäßverkalkungen schwächer oder ganz verschwunden. Beim gleichen Versuchstier konnten wir durch Probeexcisionen aus der Niere histologisch die Auflösung von Gefäß- wie von Tubulusverkalkungen nachweisen und verfolgen. Quantitative Calciumbestimmungen in den Aorten dieser Tiere bestätigten dies. Sie ergaben bei „normalen", d. h. nicht mit Vitamin D_2 behandelten, verschieden alten Tieren zwischen 0,08—0,1% der Trockensubstanz, 4 Tage nach einmaliger Gabe von 5 mg Vitamin D_2/kg Körpergewicht 0,11, 12 Tage danach zwischen 0,24 mg und 0,38 (!), nach 47 Tagen 0,14 und nach 112 Tagen 0,13%. Gleichzeitige Bestimmungen des Calciumgehaltes der Organe ergaben in Niere und Lunge noch eine deutlichere Vermehrung, wenn neben den Aorten, Milz und Herzmuskulatur schon wieder normale oder wenig erhöhte Werte aufwiesen.

Wir sehen also in der Intima arteriosklerotisch veränderter Gefäße Ödembildung, Verfettung und Hyalinisierung mit Veränderungen der Zellen, Faserstrukturen und der Grundsubstanz. In der Media finden wir Verkalkungen, die zu mehr oder weniger schweren Läsionen der Mediabestandteile führen.

Alle diese Prozesse spielen sich in den gefäßlosen Bezirken ab, die vom strömenden Blut her auf dem Wege der Durchsaftung ernährt werden. In den äußeren, durch Gefäße ernährten Arterienschichten sind die Veränderungen bei der gewöhnlichen Arteriosklerose gering. Man beobachtet Verdickungen und Lumeneinengung der kleinen Gefäßchen in der Adventitia, die nach KAUFMANN allein Folgen der schweren Intimadegeneration sein können. Von diesen feinen Adventitiagefäßen sprossen gelegentlich Capillaren in die degenerierte Media, zuweilen auch in die Intima vor. Diese Vorgänge sind ebenso wie die Capillarentwicklung aus Endothel bei der Abheilung atheromatöser Geschwüre als reparativ aufzufassen.

Adventitia und äußere Mediaschichten sind primär der Schauplatz bestimmter *entzündlicher* Erkrankungen, die sekundär auch auf die inneren Gefäßwandteile übergreifen können. In ihren Ausheilungsstadien erzeugen sie Bilder, die man als Arteriosklerose bezeichnen muß, zumal oft zu den primär entzündlichen Veränderungen Stoffwechselstörungen kommen. Der feingewebige Aufbau wird meist, wenn auch nicht immer, Rückschlüsse auf die Ätiologie (z. B. luische, tuberkulöse, eitrige Entzündung) oder auf Sonderformen der Gefäßerkrankungen wie z. B. Periarteritis nodosa erlauben. Der Kliniker ist, wie gesagt, nicht immer imstande aus dem Endzustand der Gefäßsklerose Hinweise auf Entstehungsursache und -art zu erlangen.

Das Schicksal arteriosklerotischer Gefäße.

Wie bereits betont, muß die Arteriosklerose nicht immer progredient verlaufen, sondern kann stationär bleiben oder sogar, wenigstens im Anfangsstadium, rückgebildet werden. Sie kann also ohne bleibende Veränderungen ausheilen. In anderen Fällen läßt die Heilung Narben zurück, die für die Wandfunktion nicht gleichgültig sind. Die bei fortgeschrittenen Formen meist vorhandene Wandverdickung führt nur bei Arterien kleineren Kalibers zur Lumenveränderung oder -verlegung mit all ihren Folgen für die versorgten Organbezirke. Größere Gefäße sind, namentlich bei Verkalkung, dagegen in ihrer Lichtung erweitert und nehmen auch an Länge zu. Das sind die Folgen des Unterganges der elastischen bzw. kontraktilen Elemente und der Umwandlung der Grundsubstanz, wie wir sie kennenlernten. Werden dadurch z. B. Längsspannungen durch Zerstörung des von BENNINGHOFF beschriebenen intimalen Faserzuges nicht mehr aufgefangen, so kann eine Dehnung der Aorta oder eines Abschnittes entstehen.

Wird die Längsspannung aufgehoben, so bildet die Innenfläche des Gefäßes, die förmlich zu weit wird, Querfalten. Umgekehrt bewirkt die Aufhebung von Querspannungen eine Längsfältelung der Gefäßinnenfläche. Das ist für die Funktion des Gefäßes, noch mehr aber für die Ernährung der inneren Schichten, die von einer ungestörten Durchsaftung wesentlich abhängig sind, von Wichtigkeit.

Neben Verengerung, allgemeiner Ektasie in die Länge und Weite hatten wir die Geschwürsbildungen mit ihrer Neigung zu Abheilung und Rezidiven, ferner die Thrombenbildung als Verlaufsmöglichkeiten kennengelernt. Eine der bedrohlichsten Komplikationen des arteriosklerotischen Gefäßumbaues ist die umschriebene Erweiterung bestimmter Gefäßabschnitte, die *Aneurysmabildung*. Dringen Intimageschwüre tief in die Media ein, so kann sich das Blut in die ohnehin schon geschädigte Wand einwühlen und so ein dissezierendes Aneurysma bilden. Es kann ferner zum Durchbruch durch Media und die dünne Adventitia mit schweren Blutungen, evtl. Verblutungen kommen. Zunächst verkalkte, später wieder entkalkte Gefäßbezirke sind besonders gefährdet. In seltenen Fällen kann die drohende Durchbruchstelle von periadventitiellem Bindegewebe oder benachbarten Organen gedeckt werden. So werden verschiedenartige Krankheitsformen entstehen können, die nicht zuletzt durch die Lokalisation der Aneurysmen im Gefäßsystem bestimmt sind. Die Klinik der Gefäßaneurysmen findet sich z. B. im Handbuch für innere Medizin Bd. IX (WOLLHEIM und FRANKE) und bei SCHERF und BOYD.

Lokalisation der Arteriosklerose in bestimmten Gefäßabschnitten. Besonderheiten der Arteriolosklerose und der Coronarsklerose.

Einzelne Gefäßabschnitte neigen besonders zu ausgeprägteren Umwandlungen. So sind ganz allgemein Arterien vom elastischen Typ von atheromatös-sklerotischen Prozessen betroffen. Die Aorta führt vor den Carotiden und den die inneren Organe (Herz, Gehirn, Milz, Lunge) versorgenden Arterien. An den Extremitätenarterien (muskulären Typs) tritt dagegen die Mediaverkalkung in den Vordergrund. Die Arterien kleineren Kalibers können grundsätzlich den gleichen Wandumbau durchmachen. Man sieht hier aber auch Bilder, die sich von den bisher geschilderten unterscheiden. Die Arteriolosklerose kommt oft in Verbindung mit Arteriosklerose der größeren Gefäße vor. Sie besteht in der Ablagerung homogener, hyaliner Eiweißmassen unter dem Endothel an der Basalmembran, die manchmal bis an die hier kräftig entwickelte Muskelschicht reichen und gelegentlich Fett enthalten. Alle anderen Veränderungen treten hinter der *Hyalinose* zurück. Topographisch bevorzugt sie Nieren, Herzmuskel, Gehirn, aber auch andere Organe werden betroffen. Die Folgen sind an den aufgeführten Organen besonders kraß. Auffällig ist, daß eine derartige Hyalinose in bestimmten Phasen der Hochdruckerkrankung nie fehlt, und umgekehrt nie gefunden wird, ohne daß Blutdruckerhöhung zu irgendeiner Zeit bestand oder noch besteht.

Die Hyalinose der Arteriolen kann gelegentlich in die sog. *maligne Sklerose* übergehen. Häufiger entwickelt sich diese durch Hyalinose, Fibrinoidablagerung, besonders aber durch akute *Nekrose* gekennzeichnete Arteriolenerkrankung ohne dieses Vorstadium. Man findet hier weiter Blutungen in der Gefäßwand, die nicht selten zu Rupturen führen können. Die Nekrosen entwickeln sich in diesen Fällen so schnell, daß Anpassungsvorgänge an den exzessiv hohen Blutdruck, wie Elastica- und Muskularishyperplasien, die man in anderen Fällen vorfindet, sich nicht ausbilden können. Die Folgen derartiger schwerer Prozesse können wir an den Ausfällen der betroffenen Organe (Nieren, Gehirn, Augenhintergrund, Herzmuskel) sehen.

An den *Coronararterien* finden wir außer der gewöhnlichen herdförmig-knotigen sehr oft mit Atherombildung verlaufende Arteriosklerose, die sich vor allem an den größerkalibrigen Gefäßabgängen abspielt, Wandveränderungen im Sinne ausgeprägter Hyalinose mit Intimaverdickungen bis zu schweren Stenosen. Sie sind der Arteriosklerose zuzurechnen und sind bezeichnenderweise immer mit Hypertonie im großen Kreislauf verbunden (BÜCHNER).

Eine dritte Form der Coronarerkrankung wurde gleichfalls von der BÜCHNER-schen Schule (MEESSEN, E. MÜLLER), später von POLLAK beobachtet. Bei akut verlaufenden Coronarinsuffizienzen findet der Pathologe meist bei jungen kräftigen Menschen nach kurzer, heftiger Anstrengung (Sport!) Intoxikationen (Nicotin), oder auch nach Brustwandtraumen ein schweres Ödem der Intima, wie wir es als Frühform der allgemeinen Arteriosklerose kennenlernten. Auch Strukturänderungen der Intima und Subintima können schon einsetzen. Die Verquellung ist so hochgradig und geschieht so rasch, daß ein akuter Coronarverschluß ohne Thrombosierung folgen kann. Die Sektion ergibt dann keinerlei Zeichen ausgeprägter Sklerosen. Die Arteriitis stenosans coronaria mit akutem Verlauf geht meistens mit Thrombosen einher (v. ALBERTINI). Der Organismus hatte offensichtlich keine Zeit für weitere Umbauvorgänge. Diese Frühformen sind, wenn der Kranke das bedrohliche Ereignis übersteht, vielleicht Vorläufer für die gewöhnliche Arteriosklerose.

Die Alters- und Wachstumsveränderungen der Gefäße.

Untersuchen wir Arterien verschiedener Altersstufen, so fällt auf, daß sie mit zunehmendem Lebensalter weiter, dicker und länger werden. Dieses Wachstum geht aber nur bis etwa zum 3. oder 4. Lebensjahrzehnt mit der Vermehrung leistungsfähigen Gewebes einher (ASCHOFF). Später kommt es zu Umbauvorgängen, die die Gefäße weniger elastisch und weniger dehnbar machen. Dabei ist es besonders bemerkenswert, daß sich diese Vorgänge ohne Zeichen der Arteriosklerose abspielen. Wir werden sehen, daß jener Umbau, der zwar morphologisch, gewichtsmäßig, teilweise auch chemisch-analytisch faßbar, dagegen ursächlich bisher nicht eindeutig zu erklären ist, eine Voraussetzung für die Entwicklung der Arteriosklerose ist. Als reine Altersveränderung darf der arteriosklerotische Umbau aber nicht aufgefaßt werden. Betreffen doch die „Alternsvorgänge" (BÜRGER) die Gefäße in ihrer ganzen Ausdehnung, während die Arteriosklerose herdförmig entsteht. Es müssen also zu ihrer Entwicklung weitere Lokal- oder allgemeine Faktoren kommen. Der altersbedingten Längen- und Weitenzunahme geht eine vermehrte Einlagerung von kollagenen und elastischen Fasern in die Media voraus, die oft hyalin degenerieren. So fanden GRAY u. Mitarb. in Aorta und A. pulmonalis mit steigendem Alter eine Zunahme der elastischen Elemente. Durch diese Prozesse wird die Media verdickt. Einlagerung von Eiweißmassen und Hyalinisierung erklären die Elastizitäts- und Dehnungsminderungen und führen unter der Wirkung des Blutdruckes zur Erweiterung und Längenzunahme. Da die Umgebung der Gefäße diesen Umbau nicht mitmacht, werden bestimmte Gefäßabschnitte gleichsam zu lang, es kommt zur Schlängelung. Diese Schlängelung ist aber kein Zeichen der Arterio*sklerose*. Sie kann die Folge reiner Altersveränderungen sein, es gibt aber auch Gefäßbezirke, die infolge ihrer Beziehungen zur Unterlage physiologischerweise gewunden sind, wie bisweilen die Temporalarterien. Ein mehrfach gewundenes Gefäß setzt dem anbrandenden Blutstrom natürlich mehr Widerstand entgegen als ein glattes Rohr. Darauf werden wir bei der Besprechung der kausalen Arteriosklerose-Genese zu achten haben.

Das Alterswachstum der Arterien läßt sich, außer durch Längenmessung und Volumenbestimmung (RÖSSLE, LINZBACH) auch gewichtsmäßig erfassen. So fand MEYER bei Aorten ohne äußerliche Zeichen der Arteriosklerose allmähliche Zunahme des Frischgewichtes mit ansteigendem Alter von etwa 26 g bei 24—30 Jahre alten Männern auf etwa 50 g im 7. Lebensjahrzehnt. Die Verdoppelung des Gewichtes wurde auch bei Frauen festgestellt. Je nach der Schwere arteriosklerotischer Veränderungen nimmt das Gewicht im Vergleich mit arteriosklerosefreien Kontrollen etwa gleichen Alters weiter zu. MEYER fand bei Männern Gewichte zwischen 67 und 78 g, bei Frauen zwischen 60 und 64 g.

Die Altersveränderungen betreffen vor allem die Intercellularsubstanz. K. DIETRICH (zit. nach W. MEYER) und BENSLEY konnten eine zunehmende Kondensierung der im normalen Zustand gelartigen Intercellularsubstanz nachweisen, die zur Bildung von Reticulumfasern, Kollagen und Elastin führt. Diese Kondensierung gleicht jener bei der Alterung von Kolloiden in vitro.

Die Grundsubstanz des mesenchymalen Gewebes, also auch der Gefäßwände wird anscheinend durch polymere Kohlenhydrate, bzw. durch Mucopolysaccharid-Protein-Komplexe verändert, die erst kürzlich erforscht wurden. Sie stehen der Hyaluronsäure nahe. Menge und Zustand ändern sich mit zunehmendem Alter. Embryonale Gewebe sind reich, alternde Gewebe verarmen an derartigen Glucoproteiden (SEELICH, BENSLEY, BUNTING, GROSS, WISLOCKI). Die Faserbildung erfolgt mit großer Wahrscheinlichkeit außerhalb der Intercellularsubstanz, also der Baumaterial liefernden Zellen.

Offenbar hat die Intercellularsubstanz nicht die vitalen Eigenschaften des Zellprotoplasmas, das dem Alterungsvorgang nicht oder nur sehr wenig unterliegt, wenn entsprechende Ernährungsbedingungen bestehen, sonst wären ja z. B. Gewebskulturen nicht möglich. Nach KRAEMER und MILLER ist der Elastingehalt atherosklerotischer Aorten gegenüber normalen nicht vermehrt, dagegen nimmt er bei Mediacalcinosen zu.

Ausmaß und Tempo der Faserbildung könnten aber durch die Geschwindigkeit der Synthese und Bereitstellung des Baumaterials durch die Zellen geregelt werden. Die irreversible Faserbildung beeinflußt möglicherweise auch den Nachschub neuen Baumaterials aus den Zellen, doch weiß man über die Steuerungsvorgänge im einzelnen noch keine Einzelheiten. Feststeht, daß diese Prozesse fermentativ gelenkt werden. Darüber wird später berichtet.

Die „leblose" Intercellularsubstanz verliert im Alter die Fähigkeit, Wasser zu binden. Veränderungen der elektrischen Ladungen bewirken Verluste der feinen Dispersion, es bilden sich gröbere Strukturen. Die Endphase der kolloidalen Alterung ist die völlige Ausfüllung mit entsprechenden Störungen der Wandelastizität, der Permeabilität und der chemischen Reaktionen in der Gefäßwand.

Elastizitäts- und Dehnungsminderungen führen unter der Wirkung des Blutdruckes zur Erweiterung und Längenzunahme der Arterien.

B. Die Pathogenese der Arteriosklerose.

Wenn wir nach den Gründen für die Entwicklung der geschilderten Veränderungen fragen, so gibt es zwei Erklärungen. Einmal können primär in der Gefäßwand selbst Strukturveränderungen auftreten, zum anderen können Umwandlungen des Serums sekundär zum Wandumbau führen. Zwischen ihnen steht das Vorkommen gestörten Stoffaustausches durch Strömungsänderungen des Blutes oder des intramuralen Lymphstromes (Abflußhindernisse in Media und Adventitia!). Die *primären Wandschäden* können durch in der Wand selbst gelegene Faktoren, so etwa durch Enzyme, verursacht werden. Hierzu sind Alterungsvorgänge zu zählen, die vor allem die Kolloide der Zwischensubstanzen betreffen. Es ist kein Zweifel, daß diesen Prozessen für die Pathogenese der menschlichen Arteriosklerose eine große Bedeutung zukommt. Sie können auch durch von außen in die Wand gelangende Stoffe, wie etwa Toxine, Antigene usw. ausgelöst und unterhalten werden. Sekundär können Wandschäden durch vorausgehende

Serumveränderungen hervorgerufen werden. Die Eukolloidität des Serums ist bei nachgewiesener Arteriosklerose oft und in. verschiedener Weise gestört. So wird z. B. eine Verschiebung feindisperser Kolloide zur grobdispersen Phase hin aufgezeigt werden, die für die Ernährung der Gefäßwand von großer Bedeutung ist. Schließlich ist eine Beeinflussung der Serumkolloide von der Gefäßwand aus möglich, und es entstünde so ein Circulus vitiosus, in dem die Serumkolloidität wiederum die Wandernährung schädigte.

Welche dieser Störungen zuerst auftritt, ist bisher nicht entschieden. Zwar sind Tierversuche im einen oder anderen Sinne ausgelegt worden, doch sind diese Ergebnisse für die Arteriosklerose des Menschen von geringem Wert. Im Einzelfall ist es z. Z. sehr schwer und manchmal unmöglich, eine Entscheidung über die Priorität der Wand- oder Serumveränderungen zu treffen. Es ist durchaus denkbar, daß beide Vorgänge zeitlich gleichgeordnet sind.

1. Primäre Wandveränderungen als erste Ursache der Arteriosklerose.

Die Ursachen der Wandstrukturveränderungen, wie sie im Abschnitt über die Morphologie der Arteriosklerose beschrieben wurden, können verschieden sein. Wir hatten bereits darauf hingewiesen, daß der Altersumbau der Arterien eine wichtige Voraussetzung der Arteriosklerose ist, ohne daß der Alterungsvorgang an sich mit Arteriosklerose identisch ist. Er ist nicht etwa an höhere Lebensalter gebunden. Wenn wir unter Altern eine Umwandlung der Zwischensubstanzen, und in gewisser Weise auch der Zellen verstehen, so kann diese durch abnorm starke und andauernde Belastungen auch bei Jugendlichen oder Menschen mittleren Alters mit besonderer Veranlagung entstehen. Unter den Belastungen der Arterienwand kommt dem Blutdruck eine besondere Rolle zu.

a) Blutdruck und Gefäßwandveränderungen.

Seit VIRCHOW und ASCHOFF ist die Theorie der mechanischen Begünstigung der Arteriosklerose oft angegriffen oder verteidigt worden. Nach ASCHOFF wird die feinmolekulare Struktur der Arterienwand von „physikalischen Erschütterungen durch die Pulswelle" verändert. Je länger und intensiver die Arterienwand dem Pulswellendruck ausgesetzt ist, um so stärker müßten die Veränderungen sein. Zweifellos gibt es gute Gründe, mechanische Einflüsse auf die Entstehung arteriosklerotischer Gefäßschäden anzunehmen.

So finden sich die schwersten und frühesten Gefäßläsionen an Stellen der größten mechanischen Belastungen und des höchsten arteriellen Druckes, z. B. im Gebiet des Aortenbogens, auf den die Pulswelle aufprallt. Auch das von BENNINGHOFF beschriebene Längsfaserband der Aorta, das starken Druckwirkungen ausgesetzt ist, wird bei Arteriosklerose schwer betroffen. Bei Isthmusstenose der Aorta sind die proximal von der Stenose gelegenen Bezirke im Gegensatz zu den distalen häufig sklerotisch. Mitralklappen sind bei Mitralvitien auf der Seite der Drucksteigerung verdickt und oft verfettet. Beim Ventrikelseptumdefekt sind die dem Defekt gegenüberliegenden Endokardbezirke des rechten Herzens, auf die das Blut beim links-rechts-Shunt auftrifft, sklerotisch. Das gleiche gilt für den offenen Ductus Botalli, für Phlebosklerosen bei arteriovenösen Fisteln, für die Wandverhärtung chronisch gestauter Venen und schließlich für die Arterienveränderungen beim pulmonalen Hochdruck, bzw. beim Cor pulmonale. (Einzelheiten s. E. KAUFMANN, W. HUECK.) Die Arterienabgänge aus der Aorta, Lieblingssitze früher und schwerer Sklerosen, sind dem Blutdruck besonders ausgesetzt. Das ist nach MOON eine ausreichende Erklärung für die Bevorzugung dieser Orte. Es besteht die Möglichkeit, daß derartige „Nahtstellen" schon anlagemäßig strukturelle Besonderheiten aufweisen.

Sklerotische Polster finden sich weiter in Gefäßbezirken, die der aufprallenden Pulswelle nicht ausweichen können, so am Durchtritt der A. cerebri durch das große Hinterhauptloch, an der Hinterwand der vor der Wirbelsäule liegenden Aortenstrecken, an Abzweigungen der Intercostalarterien.

In den Coronargefäßen sind die mechanisch stärker beanspruchten Gebiete sklerosegefährdet. So drückt in der Systole die Muskulatur des kräftigen linken Ventrikels stärker auf die lichtungsnahe gelegenen Coronargefäße als die des rechten Herzens. Dadurch wird die intracoronare Strombahn stärker eingeengt, der Blutstrom verlangsamt, der intravasale Druck dabei gesteigert (E. Volhard und Mitarbeiter, Gregg, Johnson und Mitarbeiter). Damit wird die Sklerose offenbar beschleunigt und verstärkt. Hinzu kommt die funktionelle Mehrbelastung der für die muskelkräftigen Herzanteile versorgenden Kranzgefäße (Hochrein, Horn und Mitarbeiter). So altert die vordere absteigende Kranzader nach Ehrlich und Mitarbeiter schneller als die übrigen Coronargefäßstrecken. Der statische Druck in den unteren Extremitäten soll nach Gubner und Ungerleider die Arteriosklerose begünstigen. Tierexperimente von Wilens bestätigen das, er fand die Cholesterinatherosklerose in den Aorten aufrechtstehender Kaninchen gegenüber liegenden Kontrolltieren verstärkt. Hierher gehört auch die Beobachtung, daß besonders belastete Gefäßbezirke der Extremitäten sklerotisch begünstigt sind. (Bevorzugung der oberen Extremitäten bei Lastträgern und Ringern, der unteren bei Botengängern usw. s. Aschoff, Frey, Munk.)

In einer Studie über die Bedeutung des aufrechten Ganges für Funktion und Struktur der menschlichen Kreislauforgane berichtet Bürger die Ergebnisse seines Mitarbeiters Hevelke. Vergleichende Analysen von Femoral- und Brachialarterien ergaben mit zunehmendem Lebensalter eine in den Femoralarterien viel stärker ausgeprägte und fortschreitende Ablagerung u. a. von Cholesterin und Calcium bei Zunahme der Schwere und Dicke gleicher Gefäßabschnitte. So fand Hevelke in der Altersgruppe 0—20 Jahre in der A. brachialis 146 mg Cholesterin in 100 g Feuchtsubstanz, in der A. femoralis 149 mg. Bei 40—60jährigen waren es 212 bzw. 394 mg, bei 60—80jährigen 226 bzw. 480 mg-% Cholesterin. Für Calcium betragen die Werte 14,1 bzw. 14,6 mg-% bei Jugendlichen, 25,3 bzw. 32,7 mg-% bei 40—60jährigen, 44,8 bzw. 75,6 mg-% bei 60—80jährigen.

Diese in alternden Gefäßen ohne besondere Berücksichtigung der Arteriosklerose gefundenen Beziehungen sind bei Arteriosklerosedisponierten frühzeitiger noch stärker ausgeprägt, wie man nach Bürgers Untersuchungen an Diabetikerarterien annehmen darf.

Auch ohne Berücksichtigung belasteter Gefäßstrecken begünstigt ganz allgemein die Steigerung des Arteriendruckes die Arteriosklerose. So haben rund 40% aller klinisch diagnostizierten Arteriensklerotiker eine Hypertension. Dieser Prozentsatz dürfte noch höher sein, wenn man klinisch nicht faßbare Sklerosen berücksichtigt.

60% aller *fixierten* Hypertoniker haben zur Zeit der ersten klinischen Diagnose Zeichen der Arteriosklerose (Wakerlin). Je länger der Hypertonus besteht, um so größer sind die Chancen für eine generalisierte Arteriensklerose (Aschoff u. a.). Bei autoptisch festgestellten generalisierten Arteriosklerosen fehlt der Hochdruck in der Vorgeschichte recht selten (s. dazu Aschoff, Linzbach). Ferner spricht die zeitliche Übereinstimmung schwerer Sklerosen und der Hypertoniehäufigkeit in gewisser Weise für derartige Beziehungen. Die Häufigkeitsverteilung von Hochdruck und schweren Coronarsklerosen hat zwischen dem 50. und 80. Lebensjahr deutliche Gipfel (s. Abb. 1).

Umgekehrt neigen Hypotoniker viel weniger zu Arteriosklerose und zu Herz- und Gefäßkrankheiten. Damit steigt die Lebenserwartung dieser Gruppe beträchtlich (Daley und Mitarbeiter). Bei Blutdruckwerten, die 20 mm Hg unter dem zu erwartenden Normaldurchschnitt liegen, ist die Mortalität an Coronarkrankheiten nach Hunter um rund 25% niedriger als bei Normotonikern und Hypertonikern. Es wird von anderer Seite betont, daß die Blutdruckwerte der nordamerikanischen Bevölkerung schon normalerweise höher seien als die der europäischen (PAGE, KEYS) und daß dadurch die größere Mortalität an Coronarleiden in den USA mitbedingt sei.

Die Beziehungen zwischen Hochdruck und Arteriensklerose müssen auch die Rückwirkungen eines umgebauten Gefäßes auf die Blutdrucklage erfassen. Änderungen der Wandspannung sind für das Zustandekommen von Druckänderungen sicher recht wesentlich. Dem Blutdruck wirkt der onkotische Druck des Blutes entgegen. In den großen und mittleren Arterien ist dessen Gegenwirkung aber ungleich geringer als in den distalen Arteriolenabschnitten oder

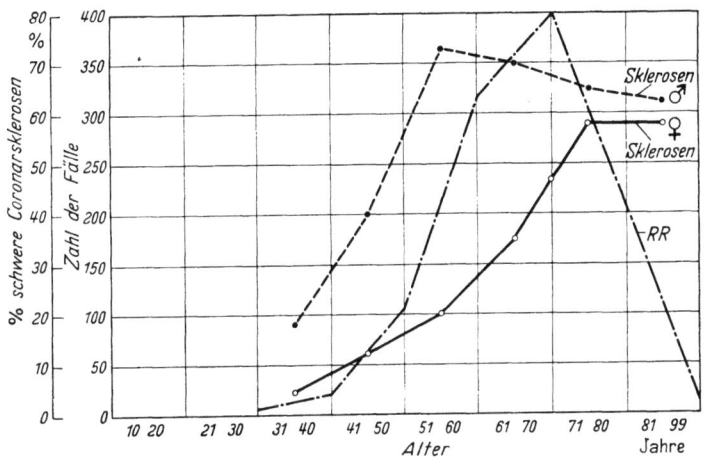

Abb. 1: Altersverteilung der Hochdruckerkrankungen nach BÜRGER (·—·—·, 1074 Fälle) und Anteil schwerer Coronarsklerosen am Gesamtsektionsgut der Mayo-Klinik nach WHITE und ACKERMANN (- - - - männl. ——— weibl. 1200 Fälle)

gar in den Capillaren. So ergibt sich in den großen Gefäßen ein hoher Filtrationsdruck (= Blutdruck minus onkotischem Druck). Dieser Filtrationsdruck preßt die ernährenden Säfte in die Gefäßwand ein, wobei diese durch das Endothel erstmals „abgesiebt" werden. Mit der Zunahme des Filtrationsdruckes können nun auch wandfremde, grobdisperse Stoffe eingepreßt werden, zumal wenn das Endothel wie bei fortgeschrittener Atherosklerose, nicht mehr intakt ist. Der Weitertransport der Lymphe durch die Gefäßwand wird durch deren muskuläre und elastische Elemente gefördert. So wird es auch verständlich, wenn die Zerstörung dieser Wandbestandteile weitere Ernährungsstörungen nach sich zieht. Sie werden durch die geschilderten Veränderungen der Intercellularsubstanz hervorgerufen, die die Permeabilität noch stärker beeinflussen.

Ernährungsstörungen der Gefäßwand können auch auftreten, wenn der Filtrationsdruck zu niedrig wird. Dem normalen Gefäß werden zwar hypotone Druckschwankungen nicht viel ausmachen, arteriosklerotisch umgebaute Gefäße werden aber empfindlicher sein, da ihre Strukturwandlung und Dickenzunahme einen höheren Filtrationsdruck verlangen. Der Druckabfall des herzdekompensierten Hypertonikers mit Arteriosklerose gefährdet also die Ernährung der Gefäße. Die in diesen Phasen nicht seltenen Hirngefäßblutungen finden damit eine Erklärung, zumal infolge des aufrechten Ganges des Menschen im Schädel ein relativer Unterdruck herrscht (SCHALTENBRAND, BÜRGER).

b) Die Permeabilität der Gefäße.

Schon VIRCHOW und ASCHOFF sahen in Permeabilitätsveränderungen ein wichtiges Prinzip der Arteriosklerose-Entstehung. Nach Experimenten ANITSCHKOWs nehmen arteriosklerotische (durch Cholesterinfütterung veränderte) Gefäße besonders rasch und intensiv Farbstoffe und andere Kolloide auf, und umgekehrt wird Cholesterin in Gefäßgebieten verstärkt abgelagert, die für kolloidale Farbstoffe gut permeabel sind. Bestimmte Kolloide dringen sogar nur in geschädigte Gefäßbezirke ein. So ist z. B. Thorotrast bei cholesteringefütterten Kaninchen innerhalb von 20 min nur in atheromatösen und sklerotischen Partien röntgenologisch nachzuweisen (DUFF und MCMILLAN).

Wie und warum die Permeabilitätsveränderungen zustande kommen, ist noch weitgehend unbekannt. Selbst unsere Kenntnisse über künstliche Membranen sind sehr lückenhaft, und die Funktionen der Endothelmembran der Gefäße sind noch nicht aufgeklärt. SCHÜRMANN und MACMAHON vermuten bei verschiedenen Grundkrankheiten eine Steigerung der Endotheldurchlässigkeit, so bei Diphtherie, Fleckfieber, Scharlach, Grippe und anderen Viruskrankheiten, Vergiftungen (Hg, Au, Co, Salvarsan, Nicotin, Vitamin D), bei allergischen Erkrankungen (akute Glomerulonephritis, Periarteriitis, Thrombangiitis), schweren Mangelzuständen (Eiweiß, Salze, Wasser, Vitamine des B_2-Komplexes und B_6 betreffend). Auch in Tierversuchen wurden derartige Beobachtungen gemacht (RINEHARD und Mitarbeiter). Auffällig oft sieht man bei septischen Krankheiten Endothelschädigungen mit Veränderungen der Intima, die als Frühformen der Arteriosklerose zu deuten sind (HUECK). So kommt SALTYKOW nach Literaturstudien zu dem Ergebnis, daß derartige Gefäßläsionen bei Kindern nach septischen Infektionskrankheiten sechsmal häufiger sind als bei Kindern mit anderen Todesursachen. Bei akuten Infektionskrankheiten sahen BREDT und HOLLE Gefäßveränderungen nach kurzer Krankheitsdauer von wenigen Tagen. STUMPF untersuchte 84 Aorten, darunter 35 unter 1 Jahr, 35 unter 15 und 14 unter 20 Jahren. Über 50% dieser Gefäße hatten Intimaläsionen. Etwa $^2/_3$ der Patienten starben an chronischen Infektionen. Auch STUMPF nimmt daher als führende Ursache der Gefäßveränderungen chronische Infektionen an, und auf Grund von Untersuchungen an 644 Personen unter 16 Jahren kam SCHMIDTMANN zu ähnlichen Schlüssen. Sie stellte aber die Tbc. als ätiologischen Faktor heraus.

MARTIUS fand unter 178 an Infektionskrankheiten Gestorbenen 54mal Arteriosklerosen aller Stadien und aller Altersklassen, während 62 an Lues oder Tbc., 48 an Fehl- oder Unterernährung verstorbene Kinder keine Gefäßschäden aufwiesen. Der gleiche Autor fand Intima-Läsionen bei Verbrennungen 3. Grades und bei CO-Vergiftung. Derartige Frühveränderungen können zwar die Vorläufer der Arteriosklerose sein, können aber auch vollständig zurückgebildet werden (HUECK).

Experimentelle Untersuchungen über die Einwirkung von Bakterien bzw. ihrer Toxine sind zahlreich. So konnten z. B. KLOTZ durch intravenöse Injektion von Typhusbacillen, SALTYKOW durch Staphylokokkenkulturen Gefäßveränderungen bei Kaninchen erzeugen, die auf eine vermehrte Endotheldurchlässigkeit hinweisen und den Frühformen der menschlichen Arteriosklerose gleichen. Man muß hier freilich mit Analogieschlüssen vorsichtig sein. Allen diesen Gefäßveränderungen liegen nach SCHÜRMANN, LETTERER (Ruhr!) u. a. örtliche Kreislaufschädigungen, wie sie RICKER und LANGE für die Arteriosklerose schon früher angenommen hatten, zugrunde. Als Ursachen dieser lokalen Kreislaufstörungen schuldigen diese Autoren Alterationen der Gefäßnerven durch Bakterien, Toxine, Antigene u. a. an, die zu Prästase und Stase mit allen ihren Folgen führen. Die selektive Funktion des Endothels, aber auch der intravasale Säftestrom und der Abfluß der Gewebsflüssigkeit aus dem Gefäß würden dann ausschließlich der vasonervalen Beeinflussung unterliegen.

K. LANGE konnte nachweisen, daß Schilddrüsenwirkstoffe die Permeabilität herabsetzen und daß diese bei Schilddrüsenunterfunktion vermehrt ist. Calcium, Ascorbinsäure, Vitamin P, Thiocyanat vermindern die Durchlässigkeit im Gegensatz zur permeabilitätsfördernden Wirkung von Histamin, Sauerstoffmangel und Ansäuerung.

Uns interessiert besonders die Permeabilität der in arteriosklerotischen Gefäßen so auffällig vermehrten Lipide. Leider sind hierüber unsere Kenntnisse gering. Isotopenversuche lassen hier weitere Fortschritte erwarten. KELLNER und CHANG untersuchten die Zusammensetzung der die Gefäßwand durchströmenden Lymphe. Sie fanden den Fettgehalt der aus den Arterien normaler und cholesteringefütterter Kaninchen abfließenden Lymphe qualitativ gegenüber dem Serum verändert. Die Lymphe normaler Tiere enthält etwa $1/3$ der im Serum bestimmten Fette, nach Cholesterinfütterung ist sie relativ fettärmer (etwa 5% der Serumfette). Aus der Zusammensetzung der Fette ergibt sich, daß das Endothel für Phospholipide permeabler ist als für Cholesterin und Neutralfette. Ist das Serum milchig getrübt, so ist die adventitiell abfließende Lymphe immer klar, d. h. große Fettpartikel (Chylomikronen) werden bei der Endothelpassage irgendwie verändert. Wird der Abfluß der Gefäßlymphe gehemmt, z. B. durch Läsion und Verödung der Adventitia oder Umhüllung des Gefäßes mit einer Seidenmanschette, so kommt es zu schweren Schäden der gesamten Gefäßwand (Page, Katz). Außer der Behinderung des Durchflusses sind wohl die Anreicherung von Stoffwechselschlacken und der Mangel an nachströmenden Nährstoffen Ursachen dieser Schäden (Schlichter).

Nach Hueper wird die Arteriosklerose durch die Ausfällung eines Cholesterinfilmes auf dem Endothel eingeleitet, wodurch die Permeabilität vor allem für O_2 vermindert würde. Auf dem Boden einer Anoxie entstehe dann ein Gefäßschaden. Erst sekundär käme es dann zur Lipidimbibition. Hueper erzeugte durch intravenöse Injektionen von Polyvinylalkohol und Methylcellulose ähnliche Gefäßläsionen wie durch Cholesterinfütterungen. Polyvinylalkohol umgibt im Blut die Erythrocyten als feindisperse Emulsion und schlägt sich auf dem Intimaendothel nieder. Aus der Übereinstimmung der histologischen Bilder kommt er zum Analogieschluß der primären Anoxie und sekundären Lipid- und Zellinfiltration auch für die Pathogenese der menschlichen Arteriosklerose. Cullen und Swank konnten zeigen, daß hochgradige Lipämien zur Verlangsamung des intracapillären Blutstromes führen. Die Erythrocyten verklumpen und lagern sich der Gefäßinnenwand an. Nach Abklingen der Lipämie ist die Zirkulation wieder normal. Ernährungsstörungen der Gefäßwand werden danach auch meist wieder ausgeglichen. Bei anhaltender Hyperlipämie sind bleibende Permeabilitätsstörungen wahrscheinlich. Dem membranabdichtenden Cholesterin kommt dabei eine besondere Bedeutung zu. Das Verhältnis Cholesterin: Phospholipid bestimmt weitgehend die Dichte derartiger Lipoidfilme auf der Gefäßinnenwand. Die Hypothese Huepers ist, so viel sie auch für sich hat, bisher nicht bewiesen.

Nach den Untersuchungen Büchners ist dagegen sicher, daß dem Sauerstoffmangel eine kausale Bedeutung bestimmter Gefäßveränderungen zukommen kann. So erzeugte Büchner mit seinen Mitarbeitern bei absolutem und relativem Sauerstoffdefizit Gefäßschäden, wie sie bei Frühformen der Arteriosklerose auftreten. Zellproliferation, Sklerose, Hyalinose und Lipoidose sind nach Rotter „unmittelbare Folgen der sich an der Gefäßwand auswirkenden Ernährungsstörung", unter denen der Sauerstoffmangel die Hauptrolle spiele. Nach Opitz sind reversible Strukturveränderungen der Gefäße die Folge des O_2-Mangels, während irreversible auf einer Oxydationshemmung bei schwerstem O_2-Defizit beruhten, zusätzlich aber einer Stromverlangsamung bedürften.

c) Fermentstörungen und Arteriosklerose.

Die normale Sauerstoffspannung ist nicht nur für die physiologischen Oxydationsvorgänge notwendig, sondern auch für den Ablauf wichtiger *Ferment*prozesse (Opitz). In arteriosklerotischen Aorten wies Raska eine Abnahme der Atmungsfermentkatalysatoren nach, wie sie ganz allgemein bei Ernährungsstörungen auch in anderen Organen gefunden wird.

Bei der Diffusion der Ernährungsflüssigkeit durch die Gefäßwand ist die Möglichkeit des Eindringens von Enzymen aus der Blutbahn gegeben. Sie können theoretisch bei der Diffusion unverändert bleiben, bei der Passage des Intima-endothels oder in den tieferen Intima- und Mediaschichten umgewandelt werden. Eine Selektion einzelner Fermente ist denkbar. Schließlich können durch die Tätigkeit der Wandzellen Fermente gebildet und abgeschieden werden. So ist bei der Prüfung von Fermentwirkungen auf den Enzymgehalt in Blut und bzw. Plasma *und* Gefäßwand zu achten. RÖSSLE, SCHÜRMANN und McMAHON schreiben der fermentativen Tätigkeit im Rahmen der serösen Entzündung bzw. des dyshorischen Geschehens eine führende Bedeutung zu, wie überhaupt zum Begriff der Entzündung Fermentwirkungen gehören. Sie sind zu diesen Schlüssen besonders bei den Gefäßwandveränderungen berechtigt, da Verflüssigungs-, Verfestigungs- und die im morphologischen Teil besprochenen weiteren Umbauvorgänge schwer ohne Fermentwirkungen zu erklären sind.

Zum Studium des Fermentgehaltes bzw. der Fermentwirkung in Organen bedient man sich oft der Autolyseverfahren. Bewahrt man z. B. äußerlich arteriosklerosefreie und histochemisch fettfreie Aorten tagelang im Brutschrank auf, so werden nach Färben mit fettlöslichen Farbstoffen Fette und Lipoide sichtbar, die vorher maskiert waren (SCHETTLER). Mit dem Absterben der Zellen werden in der Zelle gebundene oder gelöste Fermente freigesetzt, die die Fäulnisvorgänge in Gang bringen und unterhalten. So werden die Fett-Eiweißverbindungen offenbar fermentativ gesprengt, die den histochemischen Fettnachweis verhindern, selbst wenn quantitativ reichlich Fett vorhanden ist. Mit den Vorgängen im lebenden Gewebe haben diese Prozesse direkt nichts zu tun, da alle vorhandenen Substrate angegriffen werden, die in der lebenden Zelle an unlösliche Protoplasmabestandteile gebunden sind, also selbst unlöslich sind und da außerdem mit der Zerstörung der Zellmembranen gelöste Fermente frei werden. Die Anwesenheit bestimmter Ionen, Temperatur und p_H beeinflussen den Ablauf der Autolyse zudem entscheidend. Immerhin beweisen die Versuche die Anwesenheit von Fermenten in der Gefäßwand, nichts aber über ihre Aktivität.

Autolyseversuche sagen auch nichts über die selektive Tätigkeit der vitalen Endothelzellen aus, wie sie von SCHÜRMANN angenommen wird. Die Hauptaufgabe des Endothels ist nach SCHÜRMANN, die Blutflüssigkeit für das Durchströmen der Gefäßwand „gewebsfähig" zu machen, indem es „gewebsfeindliche" Stoffe zurückhält und fermentativ verarbeitet und in die Gefäßwand weiterleitet. Als Teil des „reticuloendothelialen" Systems wohnen ihm also „speichernde und verdauende" Kräfte inne, die darüber hinaus auch dem Eigenstoffwechsel der Zelle selbst dienen. Alle Störungen am Endothel müssen neben quantitativen auch qualitative Veränderungen der Gewebsflüssigkeit, also hier der Gefäßwandlymphe, nach sich ziehen, die um so größer sind, je erheblicher der Endothelschaden ist. Der Extremfall wäre die völlige Zerstörung (Arteriolennekrose), die ein Eindringen des Vollblutes mit nachfolgenden schwersten Destruktionen bedingt. Aber auch bei äußerlich intaktem Endothelrohr kann seine Funktion gestört sein.

Isoliert wurde an Fermenten aus der Media von KIRK und PRAETORIUS eine Phosphatase mit optimaler Aktivität bei p_H 5,7—5,8, die in alten und jugendlichen Aorten, in einzelnen Aortenabschnitten, normalen oder sklerotischen, gleichwirksam ist und sich postmortal nicht verändert.

Im Tierversuch beobachtete SUSKIN nach Cholesterinfütterung eine Zunahme der alkalischen Phosphatase in der Media bei Vermehrung von Cholesterin, anderen Lipiden, Globulinen und metachromatischer Grundsubstanz. Die Aktivität der Cholesterinesterasen in der Gefäßwand ist m. W. noch nicht untersucht. Dabei kommt diesem Ferment, das esterspaltend oder -bildend sein kann, eine große Rolle zu. Wie soll man sonst die Umsetzungen zwischen freiem und verestertem Cholesterin in alternden und atheromatösen Aorten verstehen, wie sie später gezeigt werden? Auch die unterschiedliche Zusammensetzung der Serum- und Gefäßwandlipide Atheroskleröser spricht für fermentative Vorgänge.

Cholesterinesterase wurde im Serum von Menschen und Hunden durch SPERRY und KLEIN nachgewiesen, die das im Serum vorhandene freie Cholesterin bis zu 90% mit Fettsäuren veresterten. Sie wird durch gallensaure Salze gehemmt. MORRISON, WOLFSON und BERLIN prüften diese veresternde Potenz im Serum normaler und coronarsklerotischer Menschen. Bei Normalen werden 30% freies Cholesterin innerhalb von 72 Stunden bei 37° C verestert. Diese Umwandlung bleibt bei Coronarsklerosekranken aus. Möglicherweise hat diese verschiedene Fermentwirkung etwas mit der Arterioskleroseentstehung zu tun, sei es über die Stabilität des Serumcholesterins und damit der Fette überhaupt, sei es für ihre Diffusion in die Gefäßwand.

Die Stabilität der Serumlipide ist, wie später noch besprochen wird, weitgehend vom Verhältnis des Cholesterins zu den Phospholipiden abhängig. Bei Cholesterinüberschuß findet man grobdisperse Lipidphasen, die durch Phospholipid zu feinerdispersen verschoben werden. Die den Aufbau beider Substanzen katalysierenden Enzyme sind daher für den Dispersionsgrad der Serumlipide mit verantwortlich.

Für die Synthese des Cholesterins aus Acetat ist Coenzym A der Katalysator ($A c\overline{CoA}$). Die Phospholipide werden synthetisiert aus Fettsäure-$\overline{CoA}$ mit α-Glycerophosphat und der Base Äthanolamin nach dem Vorgang 2 Acyl-$\overline{CoA}$ + Glycerophosphat → Diacylphosphatidsäure + 2 $\overline{CoA}$. Die Acyl-$\overline{CoA}$-Verbindungen wiederum werden aufgebaut aus Fettsäure und $\overline{CoA}$-SH, wobei Adenosintriphosphorsäure die Energie liefert. Die Reaktion wird katalysiert vom KORNBERGschen Fettsäureaktivierungs-Enzym nach dem Vorgang:

$$CH_3(CH_2)_n\,COOH + \overline{CoA}SH + ATP \rightleftharpoons CH_3(CH_2)_n COS\overline{CoA} + AMP + \text{Pyrophosphat.}$$

Ob diese Prozesse bei der menschlichen Arteriosklerose gestört sind, ist noch nicht bewiesen.

Im Serum Arteriosklerosekranker wurde gelegentlich eine Vermehrung der Serumlipase gefunden (FLASCHENTRÄGER), doch steht diese Angabe im gewissen Widerspruch zu den Ergebnissen von SCHEMANN, der mit Vermehrung des Blutcholesterins eine Hemmung der Serumlipase bemerkte, da das Serum bei der Arteriosklerose auffällig oft cholesterinreich ist. Der Lipasegehalt des Blutes ist für die Aufnahmefähigkeit des Serums für Fette und ihre Verteilung mitverantwortlich. Lipase wird nach Tierversuchen von J. TUBA und E. HOARE durch Diäthylstilboestrol bei männlichen und weiblichen Ratten vermindert, durch Alloxandiabetes vermehrt. Vielleicht hängen die Lipämie und der starke Arteriosklerosebefall schlecht eingestellter Diabetiker mit der Blutlipasekonzentration zusammen. Auch für Pankreas- und bestimmte Lebererkrankungen wurde eine verschiedene Blutlipase-Aktivität festgestellt. Ob der oxydative Fettsäurenabbau bei Arteriosklerose gestört ist, weiß man bisher nicht. Damit bestünden Beziehungen zum Citronensäure-Cyklus. Besondere Aufmerksamkeit muß man den jedem Ferment zugehörigen Hemmstoffen widmen, die für den Ablauf biochemischer Vorgänge genauso wichtig sind wie die Fermente selbst. Die Hemmstoffe proteolytischer Fermente sind z. B. polymere Kohlenhydrateiweißverbindungen. Andererseits wird die fermentativ gesteuerte Faserproteinbildung durch hochmolekulare Glucoproteide oder Nucleoproteide gehemmt. Ein ähnlicher Vorgang ist die Hemmung der Blutgerinnung durch das hochmolekulare Mucopolysaccharid Heparin. Im Alter nehmen derartige Hemmstoffe, z. B. auch das Wachstum betreffend, zu (CARREL, WEITZMAN, HOFFMANN SEELICH).

Die in den letzten Jahren mitgeteilten Beobachtungen über die Wirkungen des *Heparins* bei Arteriosklerose gehen auf P. T. Hahn zurück, der bei Hunden alimentär lipämische Seren durch Heparininjektionen aufhellte. Diese Klärung ist nur in vivo, nicht aber in vitro möglich. Später fand Anderson, daß Plasma heparininjizierter Tiere das lipämisch getrübte Serum anderer Tiere in vitro klärt. Es muß also ein Plasmafaktor zur Heparinwirkung kommen. Er wird "heparin clearing factor" (H C F) genannt und spielt im angelsächsischen Schrifttum eine Rolle als therapeutisches Prinzip der allgemeinen Atherosklerose, besonders aber der Coronaratherosklerose. Neben der gerinnungshemmenden Wirkung bei Coronarthrombose soll dem Heparin eine Bedeutung für die Verhinderung der die Coronarverschlüsse meist bedingenden Coronarwandatherome zukommen. Die dazu benötigten Dosen liegen weit unter den gerinnungswirksamen. Diese Heparinwirkung betrifft weniger die quantitativen Verhältnisse der Serumfette als ihren physikalischen Zustand.

So wurde eine Verminderung der Chylomikronenzahl (s. unten) nach Heparininjektionen beobachtet, die mit einem Anstieg der im Dunkelfeld nicht sichtbaren Neutralfette einhergeht. Danach fiel auch jener Neutralfettanteil wieder ab. Man schloß daraus, daß diese Fette die Gefäßschranke passieren. Es wurde gezeigt, daß Heparin die Chylomikronen konglutiniert. Diese Aggregate sollen nach Swank in den Blutcapillaren festgehalten werden, wodurch die Passage der Fettpartikel durch die Capillarwand gefördert würde. Da Moreton der alimentären Hyperlipämie und besonders den Chylomikronen eine kausale Bedeutung für die humane Atherosklerose zuspricht, so wird dieser Effekt des Heparins für den Niederschlag der Fette in der Gefäßwand besonders beachtet. Weitere Wirkungen beziehen sich auf die Lipoproteine. So wird die Wanderungsgeschwindigkeit der β-Lipoproteine im elektrischen Feld durch Heparin beschleunigt. Die Gofmanschen atherogenen Riesenmoleküle der Sf 10—20 und 20—50 Klassen werden durch eine einmalige Heparininjektion in niedrigere Klassen übergeführt. Da Heparin bei Kaninchen die Cholesterinsklerose hemmt, und die atheromfördernden Klassen der Lipoproteine vermindert, verwandte Gofman Heparin auch bei Coronarsklerotikern, meist nach länger zurückliegenden Herzinfarkten. Neben der Normalisierung pathologischer Lipoproteinspektren konnte er durch i. v. Injektionen von 25—100 mg Heparin oft eine schlagartige Besserung pectanginöser Beschwerden erzielen. Diese klinische Besserung konnte auch durch andere Autoren bestätigt, von anderen nicht bestätigt werden.

Über die Heparineinwirkung auf elektrophoretisch bestimmte Lipoproteine berichtet Nikkilä.

Art und Entstehungsort des Heparin-Klärungsfaktors sind noch weitgehend unbekannt. Er hat Fermentnatur und wurde bei der Ratte aus Herz- und Lungengewebe von anderen Untersuchungen aus Capillarwänden gewonnen. Auch den Mastzellen wird die H C F-Bildung zugesprochen. Zahl und Funktion der in der Gefäßintima und -media liegenden Mastzellen werden in Beziehung zum Lipoidniederschlag in der Gefäßwand gesetzt.

Das dem anticoagulatorischen Effekt des Heparins antagonistische Protamin wirkt auch im Chylomikronenversuch gegensätzlich. Man hat aus dem Wirkungsmechanismus des Protamins, der über die Sulfatgruppe geht, geschlossen, daß die Anwesenheit von Sulfatgruppen für die chylolytische Wirkung überhaupt verantwortlich sei, da auch andere sulfathaltige Anticoagulantien wie Dextran und Heparinoide die Chylomikronen beeinflussen.

Ob bei den alternden oder arteriosklerotischen Menschen heparinähnliche Faktoren im Blut vermindert sind oder fehlen, wodurch das abnorme Verhalten der alimentären Chylomikronen erklärt wäre, ist noch nicht geprüft. Die Heparinwirkung auf die alimentäre Lipämie setzt jedenfalls bei Coronarsklerotikern, wie mehrfach gezeigt wurde, langsamer ein. (Eine Literaturübersicht zum Thema Heparin findet sich bei STUDER.)

Die Fermentlehre ist der Schlüssel für weitere, vielleicht entscheidende Kenntnisse auf dem Gebiet der Arterioskleroseforschung, denn es fällt schwer, den Gefäßumbau ohne biologische Wirkungspotentiale einfach als Kette mechanisch-physikalischer Prozesse zu erklären und etwa in der Ablagerung organischer und anorganischer „Schlackenstoffe" das pathogenetische Prinzip der Arteriosklerose zu sehen.

d) Die chemische Zusammensetzung sklerotischer Arterienwände.

Dem morphologisch sichtbaren Umbau arteriosklerotischer Gefäße entspricht eine Zunahme chemisch nachweisbarer Stoffe. Die quantitativen und qualitativen Analysen erweisen sich histochemischen Verfahren hierbei manchmal überlegen. So kann der Lipidgehalt alternder Gefäße gegenüber jugendlichen mehrfach erhöht sein, ohne daß einer der üblichen Fettnachweise im Gewebsschnitt positiv ausfällt. Die Bindung der Fette an Eiweiß und das Mischungsverhältnis der Lipide untereinander sind für dieses Verhalten anzuschuldigen.

Unter den bei Arteriosklerose vermehrten Wandbestandteilen führen die Lipide, und darunter das Cholesterin. Besonders bei der Atherosklerose kann die Lipideinlagerung das makroskopische und mikroskopische Bild beherrschen. Außerdem finden sich Veränderungen der Eiweißkörper, des Salz- und Wassergehaltes.

α) Lipide.

Die auf Veranlassung ASCHOFFs von WINDAUS vorgenommenen chemischen Analysen atheromatöser Aorten hatten einen hohen Prozentsatz von freiem und verestertem Cholesterin ergeben. Später untersuchte SCHÖNHEIMER am ASCHOFF-schen Institut Aorten, deren Adventitia und äußere Media abpräpariert wurden. Innere Media und Intima wurden mit Äther heiß extrahiert. Die gefundenen Cholesterinwerte sind wohl nicht exakt. Gelingt doch eine völlige Herauslösung des Cholesterins aus Blut und Organen mit heißem Äther nicht (s. SCHETTLER). Immerhin fand SCHÖNHEIMER im Ätherextrakt atheromatöser Aorten gegenüber normalen eine Zunahme des freien Cholesterins bis zum 67fachen, des veresterten bis zum 262fachen. Aus einer Aorta wurde bis zu 1,5 g Cholesterin extrahiert. 55—60% des Ätherextraktes bestehen aus Cholesterinestern der Olein-, Palmitin- und Stearinsäure, 23—26% aus freiem Cholesterin und höchstens 20% aus anderen Stoffen. In verkalkten und nicht verkalkten Aortenpartien ist das Verhältnis des freien zum veresterten Cholesterin gleich. Ätherlösliche Phosphatide wurden wesentlich weniger gefunden (maximal 5,71%). Auch hier enthalten athero-sklerotische Aorten relativ mehr Phosphatide als normale. Dabei ist zu beachten, daß auch Phospholipide durch Äther unvollständig extrahiert werden. So konnte McFARLANE durch Extraktion mit unterkühltem Äther bei völliger Cholesterin-ablösung nur $^2/_3$ der Phosphatide von den Serumeiweißkörpern trennen. SCHÖN-HEIMER wies ferner in atheromatösen Aorten ein Galaktosidgemenge, und im Unverseifbaren 2fach ungesättigte Cholesterinester nach.

Zuverlässige Analysenwerte gibt BÜRGER an. Er fand in Aorten zwischen 1 und 60 Jahren ohne sichtbare krankhafte Veränderungen, ansteigende Chole-sterinwerte in der Trockensubstanz von 589—986 mg-%, 3 Aorten von Säuglingen enthielten kein Cholesterin. 9 Aorten, von denen 7 leicht atheromatös verändert waren, enthielten im Mittel 1123 mg-%. Der Gesamtlipidgehalt steigt bis zum 50. Lebensjahr von etwa 4 g-% auf über 6 g-% an, sinkt bei späteren Altersgruppen wieder ab. Dagegen beteiligen sich die Phosphatide am Lipidanstieg unverhältnismäßig wenig, sie bleiben fast gleichhoch (um 1 g-%), sinken etwa gleichzeitig mit den Gesamtlipiden wieder ab. Mit zunehmendem Alter wird also das Verhältnis der Phosphatide zum Cholesterin, das vorher größer als 1 war, kleiner als 1. Dieser Quotient schien uns besonders prüfenswert. Wir bestimmten daher an 12 Aorten ohne äußerlich sichtbare arteriosklerotische Veränderungen (Präparation wie SCHÖNHEIMER) Gesamtfettgehalt, freies und verestertes Cholesterin, Gesamtphospholipide und Lecithin. Die Ergebnisse sind aus folgender Tabelle ersichtlich.

Tabelle 1. *Lipide in normalen Aorten* (mg-% in Feuchtsubstanz).

Lebensalter	Gesamtfett	Gesamtcholesterin	Gesamt-phospholipide	Lecithin	Neutralfett
2	720	152	270	138	298
7	980	170	310	150	500
12	1011	241	432	162	338
19	1120	253	474	144	393
25	1320	264	522	136	524
26	1232	205	533	152	494
34	1250	235	522	162	493
42	1380	270	492	168	618
54	1520	265	517	132	738
59	1510	301	490	145	719
62	1565	370	444	160	751
64[1]	1632	432	412	142	788

In Übereinstimmung mit BÜRGER fanden wir mit zunehmendem Alter einen kontinuierlichen Anstieg des Gesamtfettes und Gesamtcholesterins. Die Gesamtphosphatide steigen anfänglich an, scheinen ihren Gipfel zwischen dem 3. und 5. Lebensjahrzehnt zu erreichen, nehmen dann aber nicht weiter zu, sondern eher ab.

Der Quotient Cholesterin: Phosphatide nähert sich zwar dem Wert 1, unterschreitet ihn aber nur in einem Fall. Das mag an der Auswahl der Fälle liegen, da BÜRGER auch Aorten mit den Zeichen der Arteriosklerose untersuchte. Bei Umrechnung auf Trockensubstanz sind unsere Phosphatidwerte durchweg höher als die BÜRGERs. Auffällig ist die relative Konstanz des Lecithins. Daraus ist zu schließen, daß die Phosphatidzunahme andere Monoaminophosphatide (Cephalin, Plasmalogene), Diaminophosphatide (Sphingomyeline) oder Phosphatidsäuren, nicht aber Lecithin einschließen kann. Kürzlich berichteten BUCK und ROSITTER über Fettbestimmungen in Aorten. Makroskopisch unveränderte Aorten (Mittelwerte aus 17 Fällen) mit einem Durchschnittsalter von 27 Jahren enthielten folgende Lipidmengen:

Gesamtfett: . . . . 1380 ± 150   Gesamtcholesterin: . . . . . 310 ± 40
Gesamtphosphatide: . . . . 540 ± 40   Lecithin: . . . . 150 ± 0(!)
Sphingomyelin: . . . . . . 210 ± 30   Kephalin: . . . . 240 ± 10
Neutralfett: . . . . 490 ± 90   (Werte in mg-% Feuchtsubstanz)

Damit stimmen diese Werte mit unseren der gleichen Altersklassen gut überein. Darüber hinaus ergab die Auftrennung der Phosphatide ein Überwiegen des Cephalins und Sphingomyelins über das Lecithin. Mit zunehmendem Alter steigen die von BÜRGER und von uns beschriebenen Fettfraktionen an, während Lecithin und Cephalin wenig verändert werden. Der Anstieg der Phosphatide betrifft also vorwiegend die Sphingomyeline. Das Neutralfett verändert sich nach BUCK kaum.

Mit zunehmender Schwere der Arteriosklerose fanden die Autoren unabhängig vom Alter eine weitere Zunahme von Gesamtfett, Neutralfett, Gesamtcholesterin und Gesamtphosphatiden. Am Anstieg der Phosphatide beteiligen sich Sphingomyelin, im Gegensatz zum Altersvorgang aber auch Lecithin. Nur Cephalin bleibt praktisch unverändert.

---

[1] Leichte Arteriosklerose.

Aufschlußreich ist das Verhalten des freien und veresterten Cholesterins. Während beim Alternsprozeß das veresterte Cholesterin rascher als das freie ansteigt, nimmt in atheromatösen Aorten das freie Cholesterin rascher zu, das veresterte bleibt zurück. Trotz des Anstiegs nahezu *aller* Lipidfraktionen bei Arteriosklerose ergibt sich ein verschiedenes Bild, wenn man die prozentuale Verteilung der einzelnen Lipide berücksichtigt.

Darüber unterrichtet Abb. 2. Sie enthält die Mittelwerte von Bestimmungen BUCKs (32 Aorten) und eigene Analysen (10 Aorten).

0 = äußerlich arterosklerosefreie Aorten,
1 = leichte Arteriosklerose,
2 = mittelschwere Arteriosklerose,
3 = schwere Arteriosklerose.

Man sieht daraus, daß einem prozentualen Anstieg des freien und veresterten Cholesterins eine relative Abnahme der Gesamtphosphatide, Cephalin, Lecithin, Sphingomyelin, weniger stark des Neutralfettes entspricht. Die Mischungsverhältnisse der Lipide haben sich also in arteriosklerotischen Aorten wesentlich verändert.

Eine weitere chemische Verarbeitung der Lipide brachte die Isolierung von vier Oxydationsprodukten des Cholesterins, die im Blut nicht vorkommen:

3,5 Cholestadien-7-on, 4,5 Cholestadien-3-on,

7-β-Hydrocholesterin und 3,5,6-Cholestantriol (nach FIESER und FIESER). Bei hohem Cholesteringehalt des Plasmas soll ihre Ablagerung begünstigt werden (GUBNER und UNGERLEIDER). Beim Nachweis derartiger Oxydationsprodukte ist auf die Veränderung des Cholesterins während der Verarbeitung zu achten. So sind diese Verbindungen möglicherweise Kunstprodukte.

Wir finden also beim reinen Altersvorgang wie auch bei arteriosklerotischem Umbau der Aorta eine Zunahme der Lipide. Sie unterscheiden sich aber hinsichtlich der *Lokalisation* und der *Mischungsverhältnisse.*

Die untersuchten Aorten mit reinen Altersveränderungen ohne äußerliche Zeichen der AS haben eine relativ dünne Intima, in der die vermehrten Lipide nicht gestapelt sein können. Sie müssen also in der Media angereichert sein, wie das früher WEINHOUSE und HIRSCH durch Analysen der abpräparierten Media nachgewiesen hatten. In den

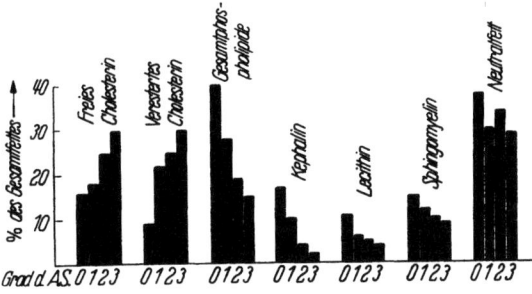

Abb. 2. Mittlere Lipidkonzentrationen in Aorten verschiedener Arteriosklerosegrade (% des Geamtfettes) nach BUCK u. SCHETTLER (42 Fälle).

atherosklerotischen Gefäßen ist dagegen die Intima erheblich verdickt und schon histochemisch oft fettreich. Die Mediaverfettung tritt dagegen zurück.

Periphere Arterien scheinen hinsichtlich ihres Cholesteringehaltes die gleichen altersmäßigen Veränderungen aufzuweisen, wie Aorten, wenn man HEVELKEs Analysen menschlicher Femoralarterien betrachtet.

β) Mineralien.

Die Gewichtszunahme alternder und arteriosklerotischer Gefäße ist nicht nur die Folge vermehrter Lipideinlagerung, sondern betrifft auch verschiedene Mineralsalze. Die morphologisch sichtbare Verkalkung geht mit Zunahme des chemisch-analytisch gefundenen Calciums einher. Der Kalkgehalt alternder Gefäße kann jedoch erhöht sein, ohne daß histochemisch Kalzium nachzuweisen ist (HESSE). Auch Spezialverfahren (nach KOSSA) geben bisweilen negative Befunde. Der Kalk muß in irgendeiner Form maskiert sein. So fand BÜRGER in alternden menschlichen Aorten ohne sichtbare Zeichen der Arteriosklerose einen Anstieg des Calciums von 53 mg in 100 g Trockensubstanz bei etwa 6 jährigen, auf 947 mg bei etwa 40 jährigen, 1155 mg im 7. Lebensjahrzehnt und 1638 mg im 8. Lebensjahrzehnt. Auch nach BUCK nimmt der Calciumgehalt in alternden Gefäßen ohne Arteriosklerosezeichen zu. Am frühesten und stärksten verkalken nach BLUMENTHAL u. Mitarb. Arteria iliaca, A. renalis und der vordere absteigende Ast der Coronararterie, mit Abstand folgen Aorta und Leberarterie. Nach HEVELKE steigt der Calciumgehalt menschlicher Femoralarterien mit zunehmendem Lebensalter, vor allem im Senium, beträchtlich an.

Arteriosklerotische Aorten sind meist noch kalkreicher als äußerlich normale Aorten der gleichen Altersgruppen. Vergleiche einzelner Partien der gleichen Aorten ergaben zwar einen höheren Kalkgehalt der arteriosklerotischen Gefäßanteile, die Zunahme war jedoch relativ nicht so groß wie die durch den Altersvorgang bedingte in äußerlich unveränderten Abschnitten (BUCK). Neben dem Calcium nehmen in alternden Aorten auch anorganischer Phosphor (BÜRGER) und Magnesium (BUCK) zu. RECHENBERGER und HEVELKE berichteten kürzlich dagegen über eine altersbedingte Abnahme des Magnesiums in normalen Aorten.

Arteriosklerotisch umgewandelte Aorten enthalten noch reichlicher Phosphor und Magnesium. Die folgende Tabelle von BUCK gibt einen Überblick über die quantitativen Verhältnisse.

Tabelle 2. *Mittlere Konzentration von nichtlipidem Phosphor, Calcium, Magnesium, fettfreiem Trockenrückstand und Wasser in Aorten, klassifiziert nach dem Grad der Atherosklerose.* (mg-% in Feuchtsubstanz).

Grad der AS	Nr.	Mittl. Alter Jahre	Mittl. Dicke d. Intima, Mikren	Mittl. Konzentrationen			Fettfreier Trocken-rückstand	Wasser
				Nichtlip. P	Calcium	Magnesium		
0	17	27	126 ± 17	0,085 ± 0,017	0,120 ± 0,035	0,011 ± 0,003	22,15 ± 0,89	76,46 ± 0,88
1	11	54	352 ± 62	0,116 ± 0,024	0,212 ± 0,047	0,015 ± 0,002	20,39 ± 0,63	77,75 ± 0,60
2	14	64	1309 ± 169	0,369 ± 0,122	0,801 ± 0,292	0,029 ± 0,007	19,85 ± 0,75	74,72 ± 0,95
3	13	67	2088 ± 378	1,238 ± 0,323	3,093 ± 0,912	0,046 ± 0,013	22,75 ± 2,15	68,99 ± 2,33

RECHENBERGER und HEVELKE bestätigen den Magnesiumreichtum atherosklerotischer Aorten.

In alternden Gefäßen enthält die *Media* weitaus den größten Teil der Mineralien, während bei Atherosklerose die *Intima* am meisten Salze aufnimmt. Hier findet man auch histochemisch Kalkherde und -schollen. Die Mediasklerose MÖNCKEBERGs ist durch einen sehr starken Anstieg des Kalkgehaltes gekennzeichnet. Hier übertreffen die Kalksalze alle anderen Mineralien und die Lipide. Auf die daraus entstehenden klinischen Besonderheiten wurde bereits hingewiesen.

Das Mischungsverhältnis der einzelnen Mineralien in den Aorten ist so konstant, daß eine chemische Verbindung angenommen werden muß. Sie ist weitgehend mit den Salzen des Knochens identisch (SCHÖNHEIMER), besteht also ungefähr zu 6—7% aus $CaCO_3$, etwa 1,4% $Mg_3(PO_4)_2$, etwa 80% $Ca_3(PO_4)_2$.

Daß sich in atherosklerotischen Aorten fettsaure Kalkseifen bilden, wurde erstmals von KLOTZ behauptet. Die Fettsäuren sollten aus den Cholesterinestern der Atherome frei werden. SCHÖNHEIMER bewies jedoch, daß der Anteil des veresterten Cholesterins in kalkreichen und kalkärmeren Gefäßabschnitten gleich ist, die Cholesterinester der Atherome also keine Fettsäuren freigeben. Über die chemische Natur der Kalkfettsäureverbindungen fanden wir keine weiteren

Angaben. So ist u. E. nicht geklärt, ob die auffällig häufige Anwesenheit der Kalksalze in Atheromen physikalische oder chemische Ursachen hat. Wir kennen aber verkalkte Arterienbezirke ohne jegliche Fetteinlagerung (W. MEYER, BLUMENTHAL u. Mitarb.).

Neben Calcium, Phosphor und Magnesium nimmt der Schwefel in alternden Gefäßen zu (BÜRGER u. Mitarb.). Angaben für die Arteriosklerose fehlen. Es ist auch noch nicht aufgeklärt, in welcher Form Schwefel in der menschlichen Aorta vorkommt. Die Aorten alter Pferde sind auffallend reich an Chondroitinschwefelsäure (STALLMANN, zit. nach BÜRGER), der nach BÜRGER eine Bedeutung für die Metachromasie der Grundsubstanz zukommt. H. E. TAYLOR kam kürzlich zu ähnlichen Ergebnissen nach Untersuchung menschlicher Aorten. Der Chondroitinschwefelsäure kommt vermutlich auch eine Bedeutung für die menschliche Arteriosklerose zu. Die BÜRGERschen Angaben über die Wasserverarmung alternder Gefäße wurden kürzlich von BUCK bestätigt. Damit verhalten sich die Gefäße wie viele bindegewebliche Organe (Knorpel, Haut u.a.), die im Alter, wasserärmer werdend, sich verfestigen. BÜRGER faßt sie als bradytrophe Gewebe zusammen. RUZICKA spricht dann von Syntropie, RANKE von Synaerese. Sind die Aorten arteriosklerotisch umgebaut, so braucht der Wassergehalt nicht in jedem Falle abzunehmen, doch fand BUCK (s. Tab. 2) im allgemeinen mit zunehmender Schwere der Arteriosklerose eine Wasserverarmung. Frühformen, z. B. Intimaödeme, können wasserreicher sein.

γ) Proteine und Proteide.

Die Gefäße werden aber nicht allein wasserärmer, sondern auch ihr Eiweißgehalt wird verändert. Würden die Aorten nur austrocknen, so müßte ihr N-Gehalt relativ ansteigen. Er sinkt jedoch nach BÜRGER bei Pferd, Rind und Mensch mit steigendem Alter ab. Auch die menschlichen Femoralarterien werden im Alter N-ärmer (HEVELKE). Das ist um so erstaunlicher, als RÖSSLE, LINZBACH, MEYER u. a. in alternden Aorten eine Vermehrung der eiweißreichen Grundsubstanz, vor allem in der Media, MEYER auch in der Intima arteriosklerotischer Aorten fanden, die eher eine Stickstoffzunahme erwarten ließen. Es müssen sich also Umbauvorgänge in der Gefäßwand abspielen, die den Eiweißgehalt betreffen. Dafür finden wir weitere Hinweise. W. FREY und SCHÖNHOLZER extrahierten aus zerkleinerten und mit Kohlensäureschnee gefrorenen Kaninchenaorten in Boratpuffer lösliche Eiweißsubstanzen. Nach Erzeugung verschiedener Arteriosklerosetypen, z. B. mit Adrenalininjektion, Fütterung von Vitamin D oder ölgelöstem Cholesterin konnten sie eine Zunahme der leicht fällbaren Eiweißkörper (30 und 50% Ammonsulfatsättigung) in den Gefäßen feststellen. Eine Veränderung der kolloidalen Eiweißstruktur tritt vor Beginn der histologisch sichtbaren Verkalkung oder Verfettung ein, wie später auch SULKIN bestätigte. Baustein-Analysen dieser Stoffe wurden leider nicht gemacht, so daß über ihren tatsächlichen Gehalt in Anbetracht ihrer möglichen Maskierung (s. o.) nichts ausgesagt werden kann. Wenn auch die verwandte Methodik der Eiweißlösung keine völlige Extraktion gewährt, so kann zumindest für die bei immer gleichbleibendem Lösungsverfahren gewonnenen Eiweiß-„Fraktionen" eine Zunahme der grobdispersen Phasen angenommen werden. Freilich ist damit noch kein sicherer Rückschluß auf die Eiweißkörper menschlicher Aorten erlaubt.

Nach den Analysen BUCKs entspricht einer Wasserverarmung atherosklerotischer Gefäße nicht eine gleichsinnige Zunahme der fettfreien Trockensubstanz, d. h. die Gewichtszunahme der Gefäße bei Atherosklerose betrifft, auch unter Berücksichtigung der nachgewiesenen Stickstoffabnahme, die Lipide. Für alternde Gefäße liegen keine Werte vor.

Neben den Proteinen sind offenbar auch Proteide in arteriosklerotischen und alternden Gefäßen vorhanden. Ein Teil der Lipide und Mineralien liegen sicher in Form von Proteiden vor, ohne daß wir über ihre qualitative und quantitative Beschaffenheit bisher sicheres aussagen könnten. Die schwer zu definierenden, wechselnd zusammengesetzten Stoffklassen, die wir im Serum wiederfinden werden, spielen beim Alterns- und Sklerosevorgang eine große Rolle. Auch Muco- und Glykoproteiden kommt eine große Bedeutung zu. Saure Mucopoly-saccharide sind ein normaler Bestandteil der Aortenwand. Sie werden schon beim Feten gefunden. In der Media nimmt ihr Anteil bis zum 4. Lebensjahrzehnt zu, vermindert sich aber mit wachsendem Elastizitätsverlust. Ansammlungen in den inneren Gefäßschichten sollen nach H. E. TAYLOR vor allem die innere Media und nicht die Intima betreffen. Man nimmt an, daß die zur Grundsubstanz gerechneten Mucopolysaccharide von den Fibrocyten gebildet werden. Neueres Schrifttum findet sich bei H. E. TAYLOR und C. H. BUNTING.

Die vorstehenden Analysen haben also weitgehende Unterschiede jugend-licher und alternder Gefäße einerseits, makroskopisch unauffälliger und arterio-sklerotischer Gefäße andererseits gezeigt. Es bleibt weiter zu klären, welche Vorgänge diesen Veränderungen zugrunde liegen, d.h. auf welche Weise sie im Kör-per gebildet oder mit der Nahrung resorbiert werden und wie die vermehrten Stoffe in die Gefäße gelangen.

δ) Die Herkunft der in arteriosklerotischen Gefäßwänden vermehrten Stoffe.

Zur Erklärung der Herkunft der verschiedenen Wandbestandteile ist es not-wendig, deren Stoffwechsel kurz darzulegen, zumal in den letzten Jahren und Monaten beträchtliche Fortschritte erzielt wurden und weitere Ergebnisse laufend zu erwarten sind.

Der Cholesterinstoffwechsel des normalen Menschen.

Als der gegenüber normalen Arterien bei Atherosklerose am stärksten vermehrte Stoff ist zunächst das Cholesterin zu besprechen. Cholesterin ist in allen Zellen und Säften des menschlichen Organismus enthalten. Seit etwa 30 Jahren weiß man aus Bilanzversuchen, daß der Körper Cholesterin synthetisieren kann. Aber erst Isotopenversuche haben gelehrt, daß Cholesterin aus verhältnismäßig kleinen Bau-steinen aufgebaut wird.

In diesen Isotopenversuchen wird die mutmaßliche Vorstufe des Cholesterins mit Deu-terium markiert und verfüttert, das gebildete Cholesterin wird isoliert und auf seinen Deu-teriumgehalt geprüft. Bei derartigen markierten Vorstufen dürfen sich die Deuteriumatome nur an solchen Stellen des Moleküls befinden, an denen sie nicht gegen Wasserstoff aus-getauscht werden. Eine andere Methode besteht darin, daß man bei Tieren durch Deuterium-oxydgaben die Körperflüssigkeit mit Deuterium anreichert und anschließend den Deuterium-gehalt des Cholesterins bestimmt. Diese Methode ist für Cholesterin besonders geeignet, weil im fertigen Molekül der weitaus größte Teil der Wasserstoffatome, soweit sie nämlich an Kohlenstoffatome gebunden sind, nicht mehr gegen Deuterium ausgetauscht werden können. In einem derartigen Experiment fanden RITTENBERG und SCHÖNHEIMER im Chol-esterin von Mäusen, deren Trinkwasser zwei Monate lang mit Deuteriumoxyd angereichert wurde, eine hohe Deuteriumkonzentration. Sie schlossen, daß die Hälfte der Wasserstoff-atome des Cholesterins aus dem Trinkwasser stammt. Der Abbau des Cholesterins geht in diesem Versuch relativ langsam vor sich (Halbwertzeit des Cholesterins 15—25 Tage bei Mäusen, Halbwertzeit der Fettsäuren 5—9 Tage).

In einem anderen Versuch fütterten BLOCH und RITTENBERG bei wachsenden Mäusen und ausgewachsenen Ratten 8 Tage lang Natrium-Deuteriumacetat. Bei allen Tieren ent-hielten Körper- und Kotsterine mehr als dreimal soviel Deuterium wie die Körperflüssigkeiten.

So sind alle Säuren, die zu Essigsäure abgebaut werden, zur Cholesterinsynthese fähig (BLOCH und RITTENBERG). Nach Versuchen RITTENBERGs kann Cholesterin aus Äthyl-alkohol und Aceton gebildet werden. Es besteht dann die Möglichkeit, daß Aceton erst in Essig-säure verwandelt wird. Aus Essigsäure werden nun nicht nur Cholesterin, sondern auch

Fettsäuren synthetisiert (RITTENBERG und BLOCH). Coenzym A ist der Katalysator, (PONTI-CORVO und Mitarbeiter). Umgekehrt werden Fettsäuren in vivo in Essigsäuren verwandelt, (BLOCH und RITTENBERG), und es ist denkbar, daß über die Acetatbildung aus Fettsäuren vermehrt Cholesterin gebildet wird. An der Cholesterinsynthese scheinen sich Vitamine des B-Komplexes zu beteiligen.

Das Tempo der Cholesterinsynthese aus Essigsäure ist außerordentlich rasch. Wenn man einem Hund durch die Magen-Darm-Sonde markiertes Acetat verabreicht, so findet man bereits nach wenigen Minuten markiertes freies Cholesterin im Serum. Die Aktivität des Serum-cholesterins nimmt in den folgenden Stunden weiter zu, ohne daß der Gesamtcholeringehalt verändert wird.

Im gleichen Zeitraum ist der Gehalt des Plasmas an markiertem, freiem Cholesterin ebenso groß wie in der Leber. Markiertes Estercholesterin ist aber im Plasma niedriger, so daß man zunächst eine Synthese des freien Cholesterins annehmen muß, ehe es dann verestert wird.

Das Plasmacholesterin wird hauptsächlich in der Leber synthetisiert. Das Körpercholesterin wird vor allem in den Reticulumzellen von Leber, Milz, Lunge und Nebennierenrinde gebildet (weitere Einzelheiten s. GOULD).

Das Körpercholesterin besteht einmal aus diesem synthetisierten (endogenen) Cholesterin, zum anderen aus dem mit der Nahrung resorbierten (exogenen). Welches Cholesterin dem einen oder dem anderen entstammt, wissen wir nicht. Es ist auch unbekannt, ob beide Anteile getrennte Funktionen haben.

Die Verfütterung von ölig gelöstem Cholesterin bewirkt bei Hunden und Kaninchen eine Abnahme der Cholesterinsynthese aus markierter Essigsäure in der Leber, nicht aber in Haut und Dünndarmwand. Auch in vitro enthalten Leberschnitte weniger neugebildetes Cholesterin, wenn die Tiere vorher Cholesterin aufgenommen hatten (GOULD). Umgekehrt steigt mit Beschränkung der exogenen Cholesterin-zufuhr die endogene Synthese an.

Das Nahrungscholesterin kann also die Cholesterinsynthese in der Leber beeinflussen. Der Gesamtcholesterinbestand des Körpers wird dadurch jedoch nicht verringert. Die Resorption des Cholesterins wird durch Fette (gleich ob tierischen oder pflanzlichen Ursprungs) gefördert. Umgekehrt wird die Fett-resorption durch Cholesterinzusatz gesteigert. Der Schmelzpunkt der Fette ist dafür wesentlich, da z. B. Rindertalg mit hohem Schmelzpunkt in viel geringerem Maße resorbiert wird als Butter, Olivenöl oder Schweineschmalz. Weiter ist die Bildung feiner Emulsionen für die Fettresorption wichtig. Sie wird durch Chole-sterinzusatz und bei Anwesenheit von Gallensäure gefördert. Aber auch ohne Fett wird Cholesterin vom Darm resorbiert, wenn es nur in fein verteiltem Zustand ist. Auch ohne Galle ist eine Resorption möglich. So fanden wir bei einer Patientin (Bau.) mit jahrelangem komplettem Gallenwegverschluß (Choledochusligatur) nach peroraler Cholesterinbelastung einen Anstieg des Serumcholesterins und der Chylomikronen.

Das resorbierte Cholesterin gelangt auf dem Lymph- bzw. Blutwege in Organe und Fettdepots (Subcutis, Mesenterium usw.). Aus ihnen kann es jederzeit durch verschiedene Kräfte mobilisiert werden. So fanden wir bei absolutem Hunger (im Tierversuch) und während des Saftfastens Bewegungen des Serumcholesterins, die durch Abzug des Depotcholesterins zu erklären sind. Weiter greifen Hormone in den Cholesterin- und Fetttransport ein. Unter ihnen führen Hypophysenvorder-lappen, Schilddrüse und Sexualwirkstoffe, während die Rolle der Nebennieren für die Cholesterinbewegung noch nicht aufgeklärt ist. Am Transport des Cholesterins beteiligen sich maßgeblich die sogenannten lipotropen Faktoren. Cholin, auf dem Wege der intravitalen Cholinsynthese auch Methionin und Betain, Inosit und andere Vitamine des B-Komplexes regeln Zu- oder Abtransport des Leberchole-sterins als Begleitsubstanz anderer Lipide.

Im Blut kreist Cholesterin in veresterter und freier Form. Die roten Blutkörperchen enthalten nur freies Cholesterin, im Serum sind rund $^2/_3$ mit Fettsäuren verestert, $^1/_3$ ist unverestert.

Cholesterin und seine Ester sind größtenteils an die Serumeiweißkörper gebunden. Mit ihnen bildet es festere oder lockere Symplexe, über deren Stoffwechsel noch nicht viel bekannt ist. Die Bindungen in diesen Lipoproteiden betreffen nach BENNHOLD, MACHEBOEUF, COHN u. a. die α- und β-Globuline. Diese Verbindungen enthalten außer Cholesterin auch die meisten anderen Blutfette, vor allem die Phosphatide. Sie werden durch die üblichen Lipidbestimmungsmethoden nicht erfaßt, da die Lösungsmittel den Eiweißanteil niederschlagen. Dagegen lassen sie sich elektrophoretisch und mit fraktionierten Fällungen trennen. Die jetzt häufiger geübte Bestimmung der Lipoproteine mittels Papierelektrophorese erfaßt nur die Gesamtlipide. Nach Ausarbeitung einer modifizierten Zonenelektrophorese im Stärkemedium haben wir mit DIETRICH und EGGSTEIN die Differenzierung der Gesamtlipide möglich gemacht und den Anteil an freiem und gesamtem Cholesterin, Phospholipiden, Acetalphosphatiden und veresterten Fettsäuren in den einzelnen Wanderungsbezirken quantitativ bestimmt. Die Ergebnisse werden an anderer Stelle veröffentlicht. (s. a. SCHETTLER, Handbuch der inn. Med., 4. Aufl., Bd. VII, 1955.) Eine schonende Trennung der Lipoproteine ermöglicht die präparative Ultrazentrifuge, wie sie der GOFMANsche Arbeitskreis durchführt. Sie beruht auf folgenden Prinzipien:

Große Moleküle von spezifisch niedrigem Gewicht schwimmen unter bestimmten Bedingungen in der Ultrazentrifuge in einer bestimmten Grenzschicht. Durch Abpipettieren dieser Schicht und erneuter Ultrazentrifugierung unter bestimmten Lösungs- und Geschwindigkeitsbedingungen lassen sich entsprechend der Molekülgröße verschiedene Klassen von Lipoproteinen trennen, die sich während des Zentrifugierens verschieden bewegen und mit Hilfe eines optischen Systems photographiert werden. Auch diese Moleküle sind nicht starr, sondern werden nach GOFMAN im Verlauf des Cholesterin- und Fetttransportes laufend in kleinere Teilchen umgewandelt. Wie sie beim Eindringen in Zellen und Zwischengewebe geändert werden, ist noch nicht bekannt.

Kleine Anteile des Blutcholesterins, wie der Blutfette überhaupt, kreisen anscheinend vorübergehend in nicht oder sehr schwach proteingebundener Form, vor allem nach Resorption großer Fettmahlzeiten. Sie sind im Dunkelfeld bei 1900facher Vergrößerung als Chylomikronen (Makromoleküle über 0,5 μ Durchmesser) sichtbar. H. JOBST arbeitete in unserem Arbeitskreis ein Verfahren aus, das die bisher beträchtlichen methodischen Fehler reduzierte.

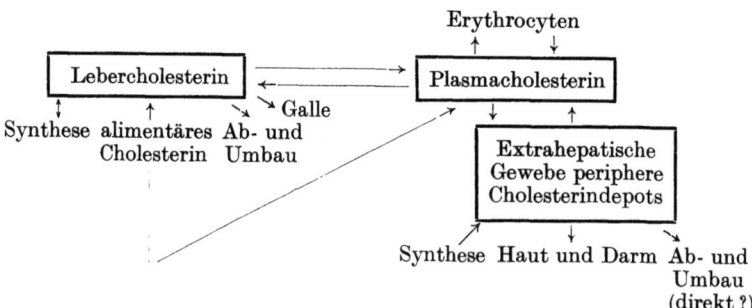

Cholesterin kann im Körper verbraucht (verbrannt), umgewandelt und ausgeschieden werden. Für unsere Fragestellung ist die Ausscheidung wichtig. Das mit der Galle ausgeschiedene Cholesterin (täglich etwa $^1/_2$ g) wird im Dünndarm rückresorbiert und dann vorwiegend über den Dickdarm ausgeschieden. Die Konzentration des Cholesterins in der Lebergalle ist niedriger als die des Serums (THANNHAUSER). Auch über die Haut verläßt Cholesterin den Organismus, während der Urin beim Gesunden nur Spuren enthält. Auf dem Darmweg wird nur wenig Cholesterin unverändert ausgeschieden, da es durch die Wirkung der Darmbakterien reduziert wird. Die Regenerationszeit des endogenen synthetisierten Plasmacholesterins beträgt rund 12 Tage (LONDON und RITTENBERG). Das bedeutet die tägliche Regeneration von rund 546 mg Plasmacholesterin.

Weitere Einzelheiten über Konstitution und intermediäre Wandlungsmöglichkeiten, insbesondere zu den Steroidhormonen, s. in Erg. inn. Med. N. F. 3, 299 (1952), „Neues vom Cholesterinstoffwechsel" und Handbuch der inneren Medizin VII/2, 1955, „Lipidosen". Das vorstehende Schema gibt einen Überblick über den Weg des Cholesterins im Organismus. Es gilt, bis auf die Erythrocyten, auch für die Phospholipide.

Der Phospholipidstoffwechsel. Unter den Phospholipiden interessieren hier die Monoaminophosphatide Lecithin und Cephalin und das Diaminophosphatid Sphingomyelin, die in der alternden bzw. atherosklerotischen Gefäßwand aufgefunden werden. Ohne auf ihre chemische Konstitution einzugehen, ist ein Hinweis auf die lebensnotwendige Rolle der Phospholipide wichtig. Sie sind Bestandteile aller lebenden Gewebe. Ihre Aufgaben betreffen Nerven- und Muskelstoffwechsel, Immunitätsvorgänge, hauptsächlich aber die Herstellung von Lipidgleichgewichten, wie die für die Zellpermeabilität, die Eukolloidität des Zellprotoplasmas und des Serums nötig sind.

So ist das Verhältnis des hydrophilen Kolloids Lecithin zum hydrophoben Cholesterin für die optische Klarheit menschlichen Serums (AHRENS und KUNKEL, SCHETTLER) und den histochemischen Nachweis von Zell- und Gewebsverfettungen (SCHETTLER, HARTMANN) ausschlaggebend. Dagegen transportieren die Phospholipide nicht Fettsäuren von einem Organ zum anderen (GOULD), wie man es früher annahm. Zum Abtransport der Fette aus der Leber ins Serum werden Fettsäuren allerdings ins Phospholipidmolekül eingebaut (CHAIKOFF u. Mitarb.). Sie werden aus Fettsäure-$\overline{\text{CoA}}$ mit α-Glycerophosphat und Äthanolamin synthetisiert (KORNBERG und PRICER). Alle Zellen des menschlichen Körpers sind in der Lage, Phospholipide zu synthetisieren, wenn die nötigen Bausteine, also essentielle Fettsäuren, Cholin, bzw. verfügbare Methylgruppen, Inosit vorhanden sind. Bei Verwendung von P^{32}-markiertem Phosphat wurde die Phopholipidsynthese in überlebenden Schnitten von Leber, Niere, Dünndarm, Muskel, Gehirn und Nerven bewiesen (GOULD). Weitere Isotopenversuche CHAIKOFFs zeigten, daß die *Plasma*phospholipide allein von der Leber gebildet werden, obwohl die obengenannten Gewebe grundsätzlich der Phospholipidsynthese auch in vivo fähig sind. Werden biosynthetisch präparierte Phospholipide ins Plasma eines anderen Versuchstieres übertragen, so verlassen die markierten Moleküle rasch die Strombahn und werden größtenteils nach wenigen Stunden in der Leber wiedergefunden. Andere Organe nehmen in diesem Zeitraum nur wenig Phospholipide auf. Der Phosphatidspiegel im Blut wird dadurch nicht verändert, d. h. es tritt eine Äquilibrierung der Plasmaphosphatide ein. Ein anderer Teil des radioaktiven Lecithins verläßt die Blutbahn und gelangt in die Lymphgefäße, woraus geschlossen werden muß, daß die Phospholipide die Gefäß- und Capillarwände unverändert passieren. Die Halbwertzeit markierter Plasmaphosphatide ist unter diesen Umständen 1—$1^1/_2$ Std. beim Kaninchen, 5—8 Std. beim Hund (GOULD). Die Regeneration wurde durch mehrfache Punktionen bei Hunden bestimmt (GOULD). Lecithin wird am schnellsten, Sphingomyelin am langsamsten regeneriert. Die Plasmaphosphatide normaler Menschen bestehen zu 80% aus Lecithin, 3—8% Cephalin und etwa 15% Sphingomyelin.

Auch Cephalin ist ein Bestandteil jeder Zelle. Seine Synthese und sein intermediärer Stoffwechsel sind noch unbekannt. Das Verhältnis zum Lecithin in den
Organen wechselt stark, so kann ein hoher Lecithingehalt in verfetteten Organen
gefunden werden, dessen Cephalingehalt niedrig ist. Auch der Gehalt in Serum
und Plasma ist umstritten. Nach THANNHAUSER u. Mitarb., ARTOM werden meß-
bare Mengen im Serum gefunden, während FOLCH und VAN SLYKE, ENTENMAN und
CHAIKOFF fast keines fanden. Um so bemerkenswerter ist die Ablagerung von
Cephalin in atheromatösen Gefäßen. Sphingomyelin kommt in jeder Zelle vor,
seine Konzentration ist unter normalen Bedingungen konstant und wird durch
Ernährung und Fetttransport nicht beeinflußt (THANNHAUSER, BENOTTI, REIN-
STEIN). Wahrscheinlich halten intracelluläre Fermente Synthese und Abbau des
Sphingomyelins unter Kontrolle. Das wurde nachgewiesen für Cholinesterase und
eine spezifische Phosphatase, die nicht mit alkalischer Darmphosphatase identisch
ist. Bei der NIEMANN-PICKSCHEN Erkrankung ist die Stabilität des Sphingomyelins
gestört. Dagegen ist es nicht erwiesen, ob sie im Serum bei Arteriosklerose verändert ist. Nach BUCK ist Sphingomyelin in alternden und atherosklerotischen
Arterien vermehrt. Es ist zu klären, ob es hier stärker aus dem Serum abgesiebt
wurde oder aber in der Gefäßwand selbst gebildet oder zurückgehalten wird.

Weitere Einzelheiten zur Biochemie der Lipide s. K. LANG, „Der intermediäre Stoffwechsel". Berlin, Göttingen, Heidelberg: Springer-Verlag 1952 und G. SCHETTLER: „Lipidosen" im Handbuch der inneren Medizin, 4. Aufl. VII/2, Berlin, Göttingen, Heidelberg:
Springer-Verlag 1955. Fragen der Fettresorption wurden von K. LANG auf dem 59. Kongreß der
Z. Ges. inn. Med. (Wiesbaden 1953) behandelt.

Die Frage nach der *Herkunft* der *in der Aorta* abgelagerten Lipide und besonders des Cholesterins ist erst in den letzten Monaten durch Isotopenversuche weiter
geklärt worden. Nach den für die Pathogenese der Arteriosklerose außerordentlich wichtigen Ergebnissen besteht kein Zweifel, daß das mit der Nahrung zugeführte markierte Cholesterin in arteriosklerotischen menschlichen Aorten nachgewiesen werden kann.

BIGGS und Mitarbeiter verabreichten tritiummarkiertes Cholesterin (Einzelgaben zwischen
0,65 und 1,55 g) in Öl gelöst oder in kristallinischer Form. Nach einer einmaligen oralen Gabe
war zwischen 36 und 72 Std. eine Zunahme des markierten Cholesterins im Serum vorhanden.
Der Anstieg erfolgte ausgesprochen träge. Eine der Versuchspersonen, ein nach Schädeltrauma
bewußtloser Patient, erhielt markiertes Cholesterin durch die Magensonde. Nach seinem
Tode (Bronchopneumonie), 43 Tage nach der einmaligen Cholesteringabe, fand sich markiertes
Cholesterin in meßbarer Menge in der stark atheromatösen Aorta wieder. Es lag hier in der
Intima und Subintima. Damit wurde der Beweis erbracht, daß das exogene Cholesterin
in die Aortenwand diffundiert. Erstaunlich ist in diesem Versuch das langsame Tempo der
enteralen Resorption und die lange Verweildauer des markierten Cholesterins im menschlichen
Organismus. So ist 17 Tage nach der Gabe noch aktives Cholesterin in den Faeces nachzuweisen.

Auch GOULD und Mitarbeiter wiesen markiertes Cholesterin in der Aorta nach. Sie
entbluteten Hunde, die vorher C_{14}-markiertes Cholesterin erhalten hatten und übertrugen
das Blut auf andere Hunde. Nach Tötung dieser Tiere hatten 15 verschiedene Gewebe,
darunter auch die Aorta, aber nicht das Gehirn, markiertes Cholesterin aufgenommen.
Es dauerte 70 Std., ehe die Aktivität des markierten Cholesterins in der Aorta die Hälfte der
im Plasma vorherrschenden Aktivität erreicht hatte, während Leber und Milz 4—6, Herz
und Darm 20—24, die Haut 150—200 Std. dazu benötigten. Offenbar ist die Gefäßwand
selbst der Cholesterinsynthese aus C_{14}-Acetat fähig (GOULD). Mengenmäßig bleibt es nach
GOULD hinter dem aus dem Serum infiltrierenden Cholesterin zurück.

Bemerkenswert sind neuere Ergebnisse von WERTHESSEN und Mitarbeiter: Die Untersuchung des Cholesteringehaltes verschiedener Abschnitte von Kälberaorten zeigte den geringsten Cholesteringehalt am Ursprung der Aorta aus dem Herzen und einen fortlaufenden
Anstieg mit einem Maximum der Cholesterinwerte an der Bifurkation. Durchströmungs-
versuche der überlebenden Aorta von Kälbern mit defibriniertem und mit WHITEscher
Lösung 1:1 verdünntem Blut ergaben im Durchschnitt eine Cholesterinvermehrung um 70%
nach einer Durchströmungszeit von etwa 72 Std. Dabei fanden die Verfasser ein direktes
Verhältnis zwischen der Menge der verbrauchten Glucose und dem Anstieg der Cholesterin-

konzentration. Zwischen dem Lipoproteingehalt der Durchströmungsflüssigkeit und dem Cholesteringehalt der durchströmten Aorta bestand keine Beziehung. Der Verbrauch von markiertem Acetat beweist, daß während der Zeit der Anreicherung von Cholesterin in der Aorta eine aktive Biosynthese von Cholesterin in diesem Organ vor sich geht.

Die Verfasser kommen zu dem Schluß, daß die überlebende durchströmte Aorta Cholesterin in einem solchen Ausmaß synthetisieren kann, daß sie in kurzer Zeit die Cholesterinkonzentration in sich fast verdoppeln kann. Die Ergebnisse zeigen, daß das angereicherte Cholesterin zu einem größeren Teil synthetisiert ist als aus der Durchströmungsflüssigkeit aufgenommen.

Mit Hilfe der Isotopen-Methoden wird man vor allem das Studium der Frühveränderungen der Arteriosklerose weitertreiben können. Der Gehalt der wiederholt beschriebenen beetartigen Intimaquellungen, die als Vorläufer der späteren Arteriosklerose gelten, an markiertem Cholesterin kann z. B. etwas über die Rolle des Cholesterins in den ersten Anfängen der Arteriosklerose aussagen. Erweisen sich diese Beete, ceteris paribus, als nicht cholesterinreicher als die benachbarten Gefäßanteile, so spräche das gegen die ursächliche Bedeutung des Cholesterins für die Arteriosklerose.

Neben dem Cholesterin werden auch Phospholipide und Fettsäuren in der Aortenwand synthetisiert. (BIGGS, CHERNIK und Mitarbeiter.) Ihr Anteil am Gesamtfett- und Phosphatidgehalt der atheromatösen Gefäße tritt gegenüber den von der Blutbahn her einströmenden Lipiden sicher zurück. Es wird von Interesse sein, die Verteilung exogen-alimentärer, endogen-lebersynthetisierter und endogen-gefäßwandsynthetisierter Lipide während der verschiedenen Stadien der Arteriosklerose und Atherosklerose kennenzulernen. Im Tierexperiment konnten ZILVERSMIT, MORIS, SHORE und AKERMAN kürzlich zeigen, daß der Phospholipid-Haushalt der Aorta durch Cholesterinfütterung gestört wird. Die Anreicherung von radioaktivem Phosphor (P^{32}) in Leber, Plasma und Aorta wird bei Kaninchen durch Cholesterinfütterung verstärkt. Der Phospholipidgehalt atherosklerotischer Kaninchenaorten ist gegenüber normalen um das rund 5fache erhöht. Die Autoren nehmen an, daß unter diesen Versuchsbedingungen von der Aorta vermehrt Phospholipide gebildet wurden und daß der größte Teil der in der Gefäßwand gefundenen Phospholipide dort entstanden sei. Die Cholesterinfütterung stört offenbar auch den Phospholipidstoffwechsel der Tiere.

Das Einströmen der Lipide in die Gefäßwand kann kein rein passiver Vorgang sein, sonst müßten die einzelnen Lipide in alternden und arteriosklerotischen Gefäßen etwa gleich verteilt sein. Tatsächlich liegen sie in alten, sklerosefreien Gefäßen in der Media, in sklerotischen Gefäßen aber in der Intima.

Gegen die reine Imbibition der Serumfette sprechen ferner vergleichende chemische Analysen von Blut und Gefäßen. Wir finden in alternden und atheromatösen Aorten nach SCHÖNHEIMER reichlich verestertes, weniger freies Cholesterin. Nach BUCK und SCHETTLER dagegen enthalten schwer atheroskleröse Aorten relativ mehr freies Cholesterin. Das im Blutserum gebundene Cholesterin ist aber zu $^2/_3$ verestert, zu $^1/_3$ frei. Dieses Verhältnis ist in der Gefäßwand nicht gewahrt. Es beträgt in den mäßig erkrankten Aorten etwa 1,4:1, bei schweren Formen dagegen etwa 0,4:1. Noch auffälliger ist das Verhalten der Phosphatide, die im Serum zu 80% aus Lecithin und 15% aus Sphingomyelin bestehen, während in der Gefäßwand dagegen das Sphingomyelin überwiegt. Die Ablagerung der Fette müßte also selektiv vor sich gehen, oder aber die Lipide werden bei Arteriosklerose in der Gefäßwand verändert. Für die selektive Aufnahme bzw. Ablagerung speziell der Cholesterin- und Phosphatidfraktionen haben wir bisher keine Beweise. Für die Umwandlung des Cholesterins in der Gefäßwand spricht der Nachweis von Oxydationsprodukten in atheromatösen Aorten, die im Blut des gleichen Kranken nicht nachzuweisen sind. Wir verweisen hier auf den Abschnitt über die Fermente bei Arteriosklerose.

Das Mischungsverhältnis der einzelnen Lipidfraktionen ist in atheromatösen gegenüber normalen Aorten jeden Alters verändert. Die Zunahme der Phosphatide betrifft beim Altern das Sphingomyelin, nicht aber Lecithin. In atheromatösen Aorten ist auch das Lecithin vermehrt, *relativ* überwiegt aber das Cholesterin noch bei weitem.

Das ist für den physikalischen Zustand der Fette sicher nicht unbedeutend. Ist doch der Verteilungsgrad von Fettgemischen weitgehend vom Gehalt der Phosphatide abhängig, die eine feine Emulgierung bewirken. Relativer Phosphatidmangel könnte zum Niederschlag des Cholesterins und des Neutralfettes führen. Damit käme dem Lecithin als Schutzkolloid für die Cholesterin- und Neutralfettablagerung eine große Rolle zu.

Für den Zustand der Seren haben dies AHRENS, KUNKEL und SCHETTLER nachgewiesen. Als Arbeitshypothese für die Atheroskleroseentwicklung wurde der Quotient Cholesterin : Lecithin ebenfalls bereits verwandt. (s. u. AHRENS und KUNKEL.) Es ist jedenfalls auffällig, daß die Phosphatide und unter ihnen vorallem Lecithin und Cephalin kontinuierlich mit Zunahmen der Atherosklerose relativ absinken. Welche Kräfte das bewirken, wissen wir nicht. Es ist auch unklar, ob die Stapelung des Cholesterins ein aktiver Vorgang, die relative Abnahme von Lecithin und Cephalin nur ein Verdünnungseffekt ist. Festzuhalten ist, daß nach KELLNER und CHANG die Gefäßwand von Phospholipiden leichter passiert wird als vom Cholesterin. Ferner wäre zu überlegen, ob zwischen den einzelnen Fetten Umsetzungen stattfinden, etwa daß Fettsäuren der Cholesterinester für die Lecithinsynthese in der Gefäßwand benutzt werden. Auch hierfür müssen Fermentwirkungen angenommen werden.

Mineralien. Der Mineralstoffwechsel kann ebenso wie der Eiweißstoffwechsel in diesem Rahmen nur insoweit besprochen werden, wie er die Arteriosklerose betrifft.

Das in der alternden und sklerotischen Gefäßwand vermehrte Calcium wird auf dem Blutwege transportiert. Die normale Nahrung enthält ausreichend Calcium. Die individuell in engen Grenzen schwankende Blutkonzentration ist ohne Einfluß auf die Ablagerung in der Gefäßwand. Bei ungenügender Calciumzufuhr (allgemeine Mangelernährung, qualitative Ernährungsstörungen wie milch- und fleischloser Kost, Sprue u. ä.) werden Kalksalze aus dem Skelet mobilisiert. Auch bei Überdosierung von Vitamin D, AT 10 oder Parathormon kann Calcium in größeren Mengen aus dem Skelet abgezogen werden. Der Organismus ist auf die äußere Zufuhr angewiesen. Damit unterscheiden sich die Mineralien grundsätzlich vom Cholesterin, das unabhängig von der Nahrung in ausreichendem Maße endogen synthetisiert wird. Zur endogenen Phospholipidsynthese braucht der Körper Phosphor, der in anorganischer oder organischer Form zugeführt werden muß. Der Umsatz des anorganischen Phosphors ist eng an den Calciumhaushalt gebunden.

Kalk- und Phosphorablagerung in den Gefäßwänden sind vom Mineralgehalt der Nahrung nach unseren bisherigen Kenntnissen weitgehend unabhängig. Auch bei schweren Hungerkrankheiten können die Arterienwände stark verkalkt sein.

Hier ist offensichtlich der Gewebsfaktor, das pathologische Hyalin BÜCHNERs für die Verkalkung verantwortlich.

Magnesium ist ein lebenswichtiges Element. Bei Magnesiummangel kommt es zu schweren Allgemeinstörungen, Haut- und Haarveränderungen, Ausfällen am Zentralnervensystem usw. Hinsichtlich der Arteriosklerose haben Calcium, Phosphor und besonders Magnesium eine entscheidende Wirkung auf den Ablauf von Fermentreaktionen. Erinnert sei an die Bedeutung des Ca·· für die Blutgerinnung und des Mg·· für die Phosphorylierung. Direkte Wirkungen auf

Fermentprozesse in der Gefäßwand sind bisher nicht bekannt. Es muß weiter geklärt werden, woher das in sklerotischen Arterien vermehrte Magnesium und Calcium stammt. Die chemische Zusammensetzung der Salze spricht in gewissem Sinne dafür, daß sie vor oder bei der Ablagerung in den Arterien verändert werden, da die gefundenen Salze weitgehend der Zusammensetzung des Knochens und nicht der Nahrung gleichen. Schließlich muß der Mineralsalzbedarf des alternden Menschen geklärt werden. Ist doch die reichliche Ablagerung von Calcium, Phosphor und Magnesium in der Gefäßwand immerhin auffällig, da der alternde Organismus an Magnesium *verarmen* soll (KEESER, RECHENBERGER). Mit der normalen Nahrung wird dem Körper im allgemeinen auch genügend Magnesium zugeführt. Der tägliche Bedarf beträgt nach RUBNER an Kalk 1,22 g, an Phosphorsäure 4,47 g, an Magnesium 4,57 g.

Im ganzen sind unsere Kenntnisse auf dem Mineralstoffwechselgebiet noch recht begrenzt, so daß in der speziellen Frage der Arterioskleroseentstehung, auch was Schwefel, Kupfer und die Spurenelemente angeht, Zurückhaltung geboten ist.

c) Noch geringer sind unsere Kenntnisse über die Herkunft der *Eiweißkörper* (Proteine und Proteide) und der Mucopolysaccharide in der Gefäßwand. Die Eiweißkörper können, wie bereits ausgeführt, vom Gefäßinnern aus in die Wände gelangen, oder aber von ortsständigen Zellen gebildet werden. Für die Frühstadien der Arteriosklerose, die Intimaödeme, nimmt W. MEYER die Insudation aus dem strömenden Blut (nach Überwindung der Endothelschranke) an. Die altersbedingten Umwandlungen können wahrscheinlich auch die Folge ortsständiger Substratänderungen ohne Eiweißinsudation sein, indem eiweißhaltige Grundsubstanz von Gefäßwandzellen abgeschieden und/oder fermentativ angegriffen wird. Die Mucopolysaccharide sollen von den Fibrocyten gebildet werden (BUNTING). Gerade die Betrachtung der Eiweißkörper lenkt unsere Aufmerksamkeit auf die Veränderungen des Serums als mögliche Ursachen der Arterioskleroseentstehung.

2. Veränderungen des Blutserums als Ursachen der Arteriosklerose.

a) Lipide.

Untersuchen wir das Serum Kranker mit sicheren Arteriosklerosen, z. B. mit Herzinfarkten, denen fast immer Coronarsklerosen zugrunde liegen, so finden wir auffällig oft Besonderheiten der Serumfette. Die quantitative Zusammensetzung der Serumlipide kann bei Arteriosklerose ebenso gestört sein wie die qualitative, den physikalischen Zustand und ihre Bindungen an die Serumeiweißkörper betreffend.

Am besten ist das *Serumcholesterin* untersucht, weil es am stärksten verändert und methodisch am leichtesten zu erfassen ist. Freilich sollte die Spreu unzuverlässiger, kolorimetrisch gewonnener Ergebnisse der Serumcholesterinbestimmungen vom Weizen der allein exakten Digitoninverfahren (SCHÖN-

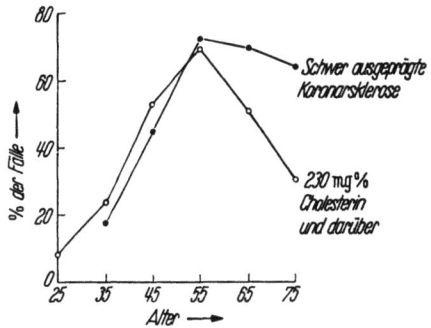

Abb. 3. Blutcholesterin und schwere Coronarsklerose, nach KEYS (Minnesota) 1500 gesunde Menschen und DRY (Mayo-Klinik, Rochester) 600 Autopsien.

HEIMER und SPERRY, SCHMIDT-THOMÉ und SCHETTLER) getrennt werden. Ergebnisse ohne Angaben der Methoden können nicht verwertet werden. Unter Berücksichtigung dieser Zusammenhänge fanden wir bei 1116 Fällen von Coronarsklerose oder allgemeiner Arteriosklerose 786 mal, d. h. in rund 70% Serumcholesterinwerte über 220 mg-%. Die Ergebnisse sind im folgender Abb. 3 zusammengestellt.

Der Prozentsatz der Hypercholesterinämiewerte ist nach dieser Übersicht vielleicht etwas zu hoch, da ADLERSBERGs Krankengut viele Juden mit familiärer hypercholesterinämischer Disposition enthält. Wertet man als hypercholesterinämisch nur den Serumgehalt über 250 mg-%, so sind es im vorliegenden Material rund 50% der Fälle.

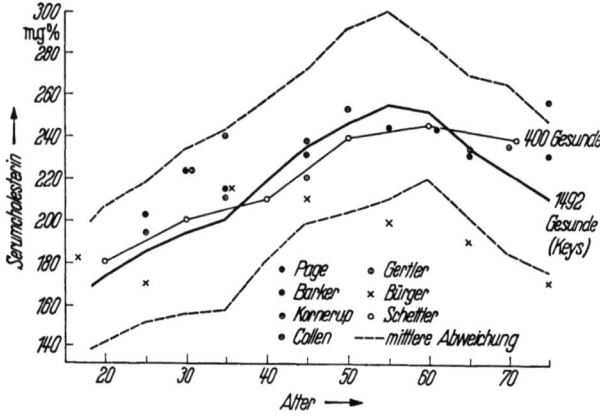

Abb. 4. Die Altersabhängigkeit des Serumcholesterins.

Wir ziehen zum Vergleich die Werte gesunder Menschen verschiedenen Alters heran und finden bei diesen einen Anstieg des Serumcholesterins bis zum 6. Lebensjahrzehnt, danach wieder einen Abfall (s. Abb. 4).

Vermutlich werden unter den älteren Jahresklassen auch Menschen mit klinisch latenter Arteriosklerose sein, da die Diagnose bekanntlich auch heute noch recht schwierig ist. Gegenüber den nordamerikanischen Normalwerten sind die deutschen etwas niedriger (BÜRGER, SCHETTLER). Die südeuropäischen (Italien, Spanien) und die südasiatischen (Indien, Indonesien, China) sind nach KEYS, FIDANZA, KEYS und VIVANCO, STEINER u. a. noch niedriger. Man findet hier auch nicht die höchsten Werte um das 50. Lebensjahr, sondern es kommt zwar zu einem Anstieg des Cholesterins bis zum 35. Lebensjahr, danach steigen aber die Werte nicht weiter an oder sinken, wie aus der folgenden Abbildung ersichtlich,

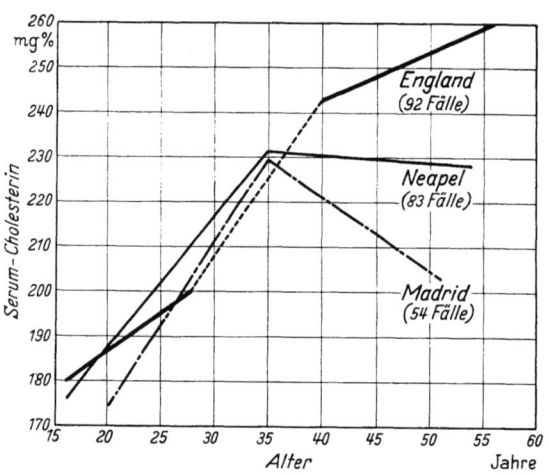

Abb. 5. Serumcholesterin bei Gesunden verschiedenen Alters in England, Neapel, Madrid (nach A. KEYS).

wieder ab (Abb. 5). Wir möchten dieses Verhalten mehr auf rassisch-konstitutionelle Unterschiede als auf die Ernährung zurückführen.

Die Altersverteilung schwerer Coronarsklerosen gibt den gleichen Häufigkeitsgipfel wie die Hypercholesterinämie (s. Abb. 6). Im Einzelfall von Arteriosklerose und Coronarsklerose braucht das Blutcholesterin nicht erhöht zu sein. Es gibt sogar sichere Sklerosen mit deutlich erniedrigtem Serumcholesterin (LANDÉ und SPERRY). Wir können bei reinen Mediasklerosen gar keine hohen Cholesterinwerte erwarten, da ja hier Fettstoffwechselveränderungen nicht bestehen. Im hohen Alter herrschen aber Verkalkungen vor und nicht Atheromatosen. So sind die von

POMERANZE, BOYD und GOLDBLOOM bei Menschen zwischen 80 und 101 Jahren gefundenen niedrigen Cholesterinwerte nicht verwunderlich. Die beim Gesunden über lange Zeiträume relativ konstanten Nüchternblut-Cholesterinwerte (BLOOR, SCHETTLER) schwanken bei Atherosklerotikern manchmal nach oben oder unten (STEINER und DOMANSKI, MORRISON, HALL, GONZALES).

Cerebralsklerosen sollen gegenüber Normalwerten gleichen Alters ohne generalisierte Arteriosklerose in der Regel keinen erhöhten Cholesterinwert aufweisen.

Wissenswert ist ferner, daß frische Coronarinfarkte das Serumcholesterin abfallen lassen. Die Werte sinken bis zur 3. Krankheitswoche ab, steigen in der 6. Woche wieder an und sind nach dem 3.—5. Monat noch niedriger als vor dem Infarkt. Diese von GOLDBLOOM gefundenen Schwankungen sind nicht ausreichend statistisch gesichert. Wir haben bei 8 frischen Coronarinfarkten gegenüber gleichaltrigen Gesunden deutlich erniedrigte Serumcholesterinwerte gefunden. Werte aus der Vorinfarktzeit waren uns nicht bekannt. In 6 Fällen sank das Cholesterin innerhalb von 6 Wochen weiter ab, stieg danach wieder an und erreichte gegenüber Gesunden erhöhte Werte. Bei 2 Kranken blieb das Blutcholesterin innerhalb der methodisch bedingten Schwankungsbreite. Diese

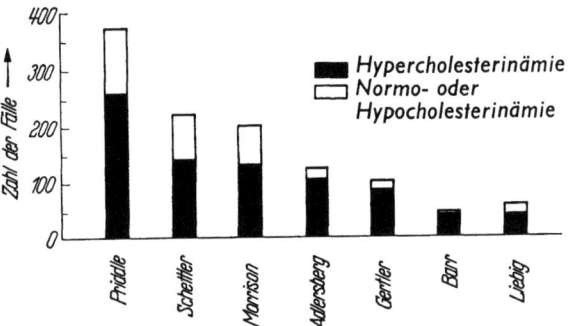

Abb. 6. Anteil der Hypercholesterinämie (über 220 mg-%) bei allgemeiner Arteriosklerose oder Coronarsklerose.

Bewegungen sind wohl ein Teil der im Rahmen des Infarktgeschehens von F. HOFF, HAUSS u. a. beschriebenen vegetativen Gesamtregulationsstörungen. Die von MORRISON und Mitarbeitern bei Coronarinfarktkranken gefundenen großen Schwankungen des Blutcholesterins scheinen dadurch erklärt.

Eine statistische Untersuchung GUBNERs und UNGERLEIDERs ergab, daß 22% der nordamerikanischen Patienten mit leichter Hypercholesterinämie (über 220 mg-%) autoptisch Aortensklerosen hatten, Normocholesterinämische (um 200 mg-% Chol.) waren zu 20%, also praktisch ebenso, erkrankt, während Hypocholesterinämiker nur in 7% Aortensklerosen aufwiesen. Auch daraus ist zu ersehen, daß normale Cholesterinwerte bei Sklerosen vorkommen, daß niedrige Werte aber ungleich seltener sind. Das Untersuchungsgut von 250 Fällen sollte noch erweitert werden.

Der Zustand der Fette im Serum wird, außer von der Lipideiweißbindung, vom Verhältnis des hydrophoben Kolloids Cholesterin zu den hydrophilen *Phospholipiden* bestimmt. Die optische Klarheit eines fettreichen Serums ist weitgehend vom Cholesterin : Phospholipid-Quotienten abhängig. Dieser „lipocytische Quotient" MAYER-SCHAEFFERs beträgt beim normalen Menschen etwa 1. Wird er weit zugunsten des Cholesterins verschoben, also größer als 1, so trübt sich das Serum unter Umständen. Stark fett- und cholesterinhaltige Seren mit 10—20-facher Erhöhung bleiben dagegen klar, wenn auch die Phospholipide erhöht sind. AHRENS und KUNKEL konnten diese emulgierende Wirkung der Phospholipide, die bekanntlich zu 80% aus Lecithin bestehen, dadurch beweisen, daß die bakterielle Zerstörung durch Lecithinase in vitro klare lipämische Seren trüb werden ließ. Mit Abnahme des Lecithins nimmt die nephelometrisch gemessene Größe der Fettpartikel zu. Wir konnten trübe cholesterinreiche, relativ phospholipidarme Seren durch orale und parenterale Lecithingaben beim Menschen wieder klären.

21*

Ausgehend von ihren Beobachtungen bei xanthomatösen biliären Lebercirrhosen schlossen nun AHRENS und KUNKEL, daß der Cholesterin : Phospholipid-Quotient eine Bedeutung für die Pathogenese der Arteriosklerose habe. Bei dieser Leberkrankheit, die wir im Hdb. f. inn. Med. Bd. VII/2 näher beschrieben, werden meist exzessiv hohe Lipidwerte im Serum gefunden, die nach Erfahrungen bei anderen hyperlipämischen Krankheiten zu Arteriosklerosen führen müßten. Das ist nicht der Fall. Arteriosklerose ist hier im Gegenteil sehr selten. Die Autoren führen das auf die hohen Phospholipidwerte im Serum zurück. Wenn bei biliärer Cirrhose doch Atherosklerose vorkommt, so überwiegt relativ das Cholesterin. Auch Tierversuche scheinen für eine Bedeutung des Cholesterin : Phospholipid-Quotienten für die Atherosklerose zu sprechen. Durch Zufuhr oberflächenaktiver Substanzen wie Tween 80 (Polyoxyalkylenderivat des Sorbit) konnten KELLNER, CORRELL und LADD, PAYNE und DUFF die experimentelle Cholesterinsklerose bei Kaninchen verhindern. Obwohl die sonst atherogenen Cholesterinwerte im Serum erreicht wurden, blieben die Arterien der Tiere frei. Der Cholesterin : Phospholipid-Quotient war hier niedrig, da die Phospholipide im Gegensatz zur reinen Cholesterin-Öl-Fütterung mitanstiegen.

Obwohl bei sicheren Arteriosklerosen das Verhältnis Cholesterin : Phospholipide auffällig zugunsten des Cholesterins verschoben ist (s. a. GERTLER, GERTLER und OPPENHEIMER, MORRISON u. Mitarb., OLIVER und BOYD), steht der Beweis noch aus, daß diesem Quotienten eine *pathogenetische* Bedeutung für die allgemeine Arteriosklerose des Menschen zukommt. Unseres Ermessens ist dieses Verhalten *ein* Ausdruck allgemeiner Serumkolloidstörungen. Man darf nicht erwarten, daß dadurch allgemein eine Arteriosklerose hervorgerufen wird, kann aber weit über 1 vergrößerte Cholesterin:Phospholipid-Quotienten als diagnostischen Hinweis auf eine Atherosklerose auch beim Menschen verwerten. Wir haben allerdings auch sichere Coronar-Atherosklerosen mit niedrigem Cholesterin : Phospholipid-Quotienten beobachtet.

Neuerdings werden nach Tierversuchen Substanzen, die im Serum sichtbare Lipaemien erzeugen, Lipfanogen genannt (SIMMS u. Mitarb.). Sie sollen eine Rolle bei der Erzeugung experimenteller Arteriosklerosen spielen.

Als Ausdruck einer veränderten Stabilität der Serumlipide möchten wir auch das Lösungsvermögen in vitro zum Serum Arteriosklerösor zugesetzten Cholesterins verstehen. Dieses *Cholesterinolysevermögen*, erstmals von LOEPER angegeben, soll beim Altersvorgang abnehmen und bei Arteriosklerose herabgesetzt sein. Setzt man zum Serum kristallinisches Cholesterin, filtriert nach 48 stündiger Bebrütung des Serums bei 36° C, so kann der Cholesteringehalt dieses Serums unverändert sein, d. h. das Cholesterinolysevermögen des Serums ist gleich Null. Der Cholesteringehalt kann aber auch zugenommen haben, das Cholesterinolysevermögen ist also positiv, oder das Cholesterin kann endlich abgenommen haben, d. h. das Lösungsvermögen ist negativ. Das Serum hat also beim Bebrütungsvorgang Cholesterin ausfallen lassen.

Dieses Cholesterinolysevermögen ist unabhängig von der Höhe des Blutcholesterins (SCHÖNHOLZER, HAHN). Wir fanden bei Blutcholesterinwerten über 400 mg-% gelegentlich positives Lösungsvermögen, während bei 100 mg-% negatives Verhalten möglich war.

Die Ergebnisse SCHÖNHOLZERs ließen einen lebensalterbedingten Abfall der Cholesterinolyse erkennen. HAHN untersuchte an unserer Klinik 220 Personen ohne sichere Zeichen der Sklerose. Er fand bereits bis zum 30. Lebensjahr eine Abnahme der Cholesterinolyse, zwischen dem 4. und 5. Lebensjahrzehnt wieder einen Anstieg, ohne die bei Jüngeren gemessenen Werte zu erreichen. Nach dem

6. Lebensjahrzehnt fällt das lytische Vermögen wieder ab. Dieser Abfall ist nicht obligatorisch. Auch im Greisenalter sind positive Cholesterinolysen möglich, wie negative in mittleren Lebensjahren.

Im Schrifttum fehlen aber noch statistische Erhebungen über das Verhalten des Cholesterinolysevermögens im Serum sicherer Arteriosklerosen, wie sie für Cholesterin, Phospholipide und Lipoproteine bekannt sind.

Worauf beruht die Cholesterinolyse? Zahlreiche Versuche wurden gemacht, ohne daß eine völlige Klärung möglich war. Nachdem es KEESER gelang, Fermentwirkungen als Ursachen auszuschließen, lag es nahe, das Mischungsverhältnis der einzelnen Serumlipide und verschiedene Bindungsverhältnisse an die Serumproteine dafür anzuschuldigen.

Nach Modellversuchen KEESERs, die durch Tierexperimente und Ergebnisse der Literatur ergänzt wurden, hängt die Cholesterinolyse von der Anwesenheit und dem Lösungszustand von Fettsäuren bzw. Seifen ab. Ölsäure steigert das Cholesterinolysevermögen. Das Verhältnis des freien zum veresterten Cholesterin beeinflußt diese Lösungspotenz offenbar nicht.

Die bereits betonte Wechselwirkung von Cholesterin und Phospholipiden auf die kolloidalen Lipidstrukturen im Serum ist für die Cholesterinolyse wichtig. So steigert nach Versuchen SCHÖNHOLZERs und KEESERs Lecithin in vitro die Cholesterinolyse. Nach intravenöser Zufuhr klarer 5%iger Lecithinlösungen (Essentiale 303) beim Menschen nimmt das Cholesterinolysevermögen im Serum im Verlauf mehrerer Wochen immer zu (SCHETTLER und HAHN). Wichtig ist in diesem Zusammenhang, daß unter Verwendung des Lösungsvermittlers Tween 80 mit steigender Cholesterinolyse der Quotient Cholesterin: Phospholipid abnimmt, da die Phospholipide im Serum ansteigen. Der Zusatz von Lecithin bestimmter Chargen steigert die lytische Wirkung des Serums ebenso wie den Gehalt der Serumphospholipide. Diese Beobachtungen sprechen für die Vermutung SCHÖNHOLZERs, daß die Phospholipide eine große Rolle für die Cholesterinolyse spielen.

Die Bedeutung der Lipoproteide für die Cholesterinolyse des Menschen muß weiter geprüft werden. SCHÖNHOLZER und FORRER konnten keine signifikanten Veränderungen der Serumeiweißfraktionen bei positiver oder negativer Cholesterinolyse finden. In Anbetracht der gleich zu besprechenden Lipideiweißsymplexe sind weitere Versuche angezeigt, kennt man doch altersbedingte Verschiebungen der Serumeiweißkörper, die in ihren Auswirkungen auch auf die Cholesterinolyse mit zuverlässigen Methoden untersucht werden sollten. Dem Albumin als Serumstabilisator (POLLAK) ist besondere Aufmerksamkeit zu widmen. Vorsicht bei der Verwertung von Tierexperimenten ist auch hier geboten. Ergebnisse mit Hunde- und Kaninchenserum erlauben nur bedingt Rückschlüsse auf die menschliche Arteriosklerose, da erstere kaum spontane Sklerosen aufweisen, letztere ganz andere Stoffwechselbedingungen haben und der menschlichen Sklerose vergleichbare Gefäßveränderungen ebenfalls fehlen.

Bevor das Wesen der Cholesterinolyse aufgeklärt ist, muß man ihren Wert für die Diagnose der Atherosklerose kritisch beurteilen. Neue Untersuchungen von WAGNER und POINDEXTER ergaben eine erhebliche Beeinflussung der Esterifizierung im Brutschrank stehenden Cholesterins im Serum durch Zusatz kristallinischen Cholesterins, das auch die esterfördernde Wirkung von Sojalecithin inhibierte. Man weiß eben noch nicht, wie das im Serum unlösliche kristallinische Cholesterin die Kolloidstabilität beeinflußt und muß die Fehlerbreite des Verfahrens noch genau festlegen. Für klinische Zwecke scheint mir die Bestimmung der Cholesterinolyse das unsicherste Verfahren zur Diagnose der Arteriosklerose zu sein.

Fett- und Cholesterinbelastung, Chylo- und Lipomikronen in ihrer Bedeutung für die Pathogenese der Arteriosklerose.

Nach den Untersuchungen Bürgers, Schallys, Schrades sind Blutfette und -cholesterin nach oralen Fett-Cholesterin-Gaben vorübergehend erhöht. Die Ergebnisse wurden von Thannhauser, Chaikoff und Mitarbeitern nicht bestätigt. Nach Bürger sind diese Differenzen durch methodische Abweichungen erklärt. Es ist kein Zweifel, daß die Serumfettsäuren auf oralem Wege zu beeinflussen sind (s. Thannhauser, Schettler). Auch bestimmte Lipoproteide, Chylo- und Lipomikronen werden durch Fettmahlzeiten beeinflußt. Das freie Cholesterin des Serums ist relativ träge.

Die im Dunkelfeld bei 1900facher Vergrößerung sichtbaren, über $0,5\,\mu$ großen Chylomikronen bestehen größtenteils aus Lipiden, vor allem aus Neutralfett, wahrscheinlich in geringem Maße auch aus Cholesterin. Die sog. Lipomikronen sind kleiner als $0,5\,\mu$.

Nach Belastung mit 0,5 g Fett pro kg Körpergewicht steigt die Chylomikronenzahl signifikant an, erreicht nach 2—3 Std. ihr Maximum und sinkt innerhalb von 5 Std. zum Ausgangswert zurück (Pollak, Zinn, Moreton). Ein ähnliches Verhalten zeigen bestimmte Fetteiweißmoleküle vom Typ der G-Substanzen Gofmans.

Bei älteren Menschen ist der Anstieg der Blutlipid- und Cholesterinkurve nach Fettmahlzeiten verzögert, erreicht aber höhere Werte und sinkt langsamer wieder ab (Herzstein und Mitarbeiter, Pollak). Ähnlich verhalten sich die Chylomikronen (Jobst und Schettler).

Nüchternseren zeigen Unterschiede zwischen Arteriosklerotikern und gleichaltrigen Kontrollpersonen, da der Anteil der großen Chylomikronen an der Gesamtzahl der Lipomikronen bei Coronarsklerotikern wesentlich höher sein soll (Zinn und Griffith). Auch bei arteriosklerosegefährdeten Krankheiten findet man dieses Verhalten. Es gibt aber sichere Coronar- und allgemeine Sklerosen, die sich nicht von normalen Fällen unterscheiden. Diese Möglichkeit wird allerdings von Zinn und Griffith mit 1 : 1000 angegeben.

Die absoluten Serum-Cholesterinwerte nach Fettbelastungen zeigen keine statistisch sicheren Abweichungen zwischen normalen, nicht arteriosklerotischen Kranken und sicheren Arteriosklerosen (Jan Wang, Jobst und Schettler). Die nach den Belastungen bestimmten Kurven der Chylomikronen sollen nach Zinn und Griffith ebenfalls keine verwertbaren Unterschiede geben.

Immerhin zeigen die Nüchternwerte im Serum Gesunder und Sklerotiker Verschiedenheiten der Fettpartikel, die im Rahmen weiterer kolloidaler Besonderheiten der Arteriosklerose in pathogenetischer und diagnostischer Hinsicht Beachtung verdienen. Moreton gründet darauf in Anlehnung der früher besprochenen Ansichten Huepers die Theorie, daß derartige Makromoleküle wie die Chylomikronen atherosklerotische Gefäßwandveränderungen nach sich ziehen.

b) Lipoproteine und Arteriosklerose.

Die Stabilität der Serumlipide wird vom Verhältnis Cholesterin: Phospholipid weitgehend bestimmt. Bekanntlich kreisen beide, wie bereits dargelegt, nicht frei im Serum, sondern sind größtenteils an Proteine gebunden. Diese Lipoproteine sind keine gleichbleibenden Moleküle, sondern mehr oder minder feste Symplexe. Nach den grundlegenden Arbeiten Macheboeufs hat sich die Cohnsche Schule der präparativen Darstellung der Lipoproteine angenommen (Oncley, Gurd, Melin). Nach diesen Arbeiten sind annähernd drei Viertel der Plasmalipide in der gut charakterisierten β-Lipoproteinfraktion gebunden, die etwa 5% des normalen Plasmaproteins ausmacht. Barr und Mitarbeiter wiesen mit den Cohnschen Methoden nach, daß Cholesterin und Phospholipide nahezu vollständig in dieser β-Lipoproteinfraktion und in der α-Fraktion gebunden sind. Das Verhältnis Cholesterin : Phospholipid beträgt in diesen α-Proteinen 0,5, während es in den β-Fraktionen zwischen 1,1 und 1,53 liegt, d. h. die β-Lipoproteine sind cholesterin-reicher. Löslichkeit und amphotere Eigenschaften der Lipoproteine sollen typisch für Plasmaproteine sein. Sie werden also nicht durch die Lipidkomponente be-stimmt, obwohl diese im Bereich der β-Fraktion mehr als dreimal so schwer ist wie die Aminosäure. Die Stabilität dieser Proteine wird in Wasser gewahrt, Frieren oder Trocknen zerstört jedoch die streng definierten Löslichkeitsbedingungen. Damit unterscheiden sich diese Fraktionen von Albumin und γ-Globulin, die in getrocknetem Zustand unverändert bleiben. Wasser scheint die Lipidpolypeptid-bindung aufrechtzuerhalten. Wie weit die Lipidkomponenten die Eigenschaften der Lipoproteine doch verändern, muß noch weiter geprüft werden. Die wasser-löslichen Symplexe werden vermutlich in der Leber gebildet und vermitteln dann den Fetttransport von und zu den Fettdepots. Fettlösliche Vitamine und Hormone werden z. B. in dieser wichtigen Fraktion gebunden transportiert. Bei hyper-cholesterinämischen Zuständen, wie z. B. bei familiärer essentieller Hyper-cholesterinämie oder bei Nephrose werden die Lipoproteine verändert, indem die α-Fraktion ab- und die β-Fraktion relativ und absolut zunimmt. Der naheliegende Schluß, daß die häufige Hypercholesterinämie bei Arteriosklerose die Lipid-Eiweißaggregate in ähnlicher Weise verändert, konnte von BARR bestätigt werden. Die β-Lipoproteinfraktion des COHNschen Spektrums nimmt in manchen Fällen von sicherer Arteriosklerose zu (s. Tabelle 3), kann aber auch gegenüber Nor-malwerten unverändert sein, und darüber hinaus in Fällen ohne Arteriosklerose sicher vermehrt sein. Das schränkt den pathogenetischen ebenso wie den dia-gnostischen Wert dieser Serumfraktionierung ein.

Tabelle 3.

Cholesterin- und Eiweißgehalt der Lipoproteinhaltigen Fraktionen A, C + D nach BARR bei Arteriosklerose und Diabetes mellitus.

	% Cholesterin in Fraktion A	% Protein in Fraktion A	% Protein in Fraktion C+D
85 normale ♂ und ♀ (Alter 18—65) . .	$27,8 \pm 7,2$	$67,8 \pm 2,9$	$19,9 \pm 1,88$
33 Arteriosklerotiker ♂ und ♀ (28—66a) .	$13,6 \pm 5,16$	$60,6 \pm 6,1$	$26,1 \pm 4,72$
34 Diabetiker ♂ und ♀ (4—84a)	$19,1 \pm 8,45$	$62 \pm 6,58$	$26,3 \pm 6,34$

Fraktion A enthält: Albumin, α_1-Lipoprotein, $\alpha_1 \pm \alpha_2$-Glykoprotein, α_2-Mucoprotein, β_1 metallbindendes Globulin, kleine Proteine und Peptide.

Fraktion B enthält: γ-Globulin, Spuren von Albumin und β_2-Globulin.

Fraktion C enthält: β_1-Lipoprotein, β_1 lipidarme Euglobuline, β_2-Globulin, α_1 und α_2-Globulin, Spuren von Albumin und Fibrinogen.

Fraktion D enthält: Fibrinogen, Prothrombin, kälteunlösliches Globulin, Plasminogen, β_1-Globulin, kleine Mengen α_2- und γ-Globulin.

Ebensowenig wie dieses zeitraubende Verfahren ist die Methode der präparativen Ultra-zentrifugierung nach GOFMAN und Mitarbeiter für die klinische Routineuntersuchung geeignet. Durch Veränderung des spezifischen Gewichtes des Lösungsmittels wurden von GOFMAN ver-schieden große Moleküle gewonnen, deren größte den nach der Fettresorption im Serum auftretenden mikroskopisch sichtbaren Chylomikronen entsprechen. (Einteilung nach SVED-BERG-Einheiten Sf 100—75.) Diese postabsorptiven Moleküle sollen nach GOFMAN laufend in kleinere umgewandelt werden. Bei Arteriosklerose und Coronarsklerose sollen Moleküle der Klasse Sf 10—20 mit einem Molekulargewicht von 3 Mill. im Serum vermehrt sein. Die Klasse 10—20 enthält mindestens drei verschiedene Arten von Molekülen, deren jede etwa 30 Gewichtsprozent Cholesterin enthält. Die Klasse Sf 3—8 ist wesentlich cholesterinärmer. Zusammensetzung der Lipoproteine und ihre Verteilung bei Arteriosklerose sind aus den folgenden Tabellen ersichtlich.

Tabelle 4. *Lipidkonzentrationen der Lipoproteine.* (Nach GOFMAN.)

	Sf 4	Sf 6	Sf 8	Sf 10	Sf 13	Sf 17	Sf 17—40	Sf 40—40000
Gesamtcholesterin ..	30%	—	—	—		ständig abnehmend		→ 5%
Verestertes Cholesterin	75%	—	—	—		ständig abnehmend		→ 0%
Phospholipide	25%	—	—	—		ständig abnehmend		→ 5%
Proteine	25%	—	—	—		ständig abnehmend		→ 5%
Glycerinester	fehlen oder sehr niedrig in dieser Reihe					ständig zunehmend		75—85%

Tabelle 5. *Lipoproteinspektrum bei verschieden schwerer Arteriosklerose.* (Nach GOFMAN.)

<table>
<tr><td rowspan="6" style="writing-mode:vertical-lr">Zunahme der Arteriosklerose</td><td>Sf 4</td><td>Sf 6</td><td>Sf 8</td><td>Sf 10</td><td></td><td></td><td></td><td></td><td></td></tr>
<tr><td>Sf 4</td><td>Sf 6</td><td>Sf 8</td><td>Sf 10</td><td>Sf 13</td><td></td><td></td><td></td><td></td></tr>
<tr><td>Sf 4</td><td>Sf 6</td><td>Sf 8</td><td>Sf 10</td><td>Sf 13</td><td>Sf 17</td><td></td><td></td><td></td></tr>
<tr><td>Sf 4</td><td>Sf 6</td><td>Sf 8</td><td>Sf 10</td><td>Sf 13</td><td>Sf 17</td><td>Sf 17—20</td><td></td><td></td></tr>
<tr><td>Sf 4</td><td>Sf 6</td><td>Sf 8</td><td>Sf 10</td><td>Sf 13</td><td>Sf 17</td><td>Sf 17—20</td><td>Sf 20—40</td><td></td></tr>
<tr><td>Sf 4</td><td>Sf 6</td><td>Sf 8</td><td>Sf 10</td><td>Sf 13</td><td>Sf 17</td><td>Sf 17—20</td><td>Sf 20—40</td><td>Sf 40—40000</td></tr>
</table>

Die Vermehrung der Sf 10—20 Lipoproteine steht in keiner Beziehung zur Höhe des Gesamtserumcholesterins. Patienten mit Myokardinfarkt oder Angina pectoris weisen oft eine Vermehrung derartiger Lipoproteine auf. Das wird ebenso wie ihre gelegentliche Vermehrung bei Hochdruckkranken als Zeichen einer beginnenden oder bereits entwickelten Arteriosklerose gewertet. Diabetiker mit Gefäßkomplikationen zeigen höhere Sf 10—20 Werte als Zuckerkranke ohne derartige Komplikationen. Auch Myxödem, Nephrose, essentielle familiäre Hypercholesterinämie, familiäre Xanthomatosis, nach neueren Untersuchungen auch die infektiöse Mononucleose (RUBIN) weisen eine Vermehrung dieser Molekülgruppe auf. Dagegen soll es keine Vermehrung bei Patienten mit dem klinischen Bild der Cerebralsklerose geben, wenn keine periphere oder Aortensklerose mitbesteht. Bei autoptischer Sicherung einer allgemeinen Sklerose unter Einschluß der Gehirngefäße besteht im Blut dagegen eine Vermehrung der Sf 10—20 Moleküle.

Recht bedeutend scheinen mir die Beobachtungen von BIGGS und COLLMAN mit markierten Substanzen bei Patienten, die nach Ultrazentrifugenuntersuchungen Störungen des Fettstoffwechsels aufwiesen. Derartige Kranke resorbieren mehr tritiummarkiertes Cholesterin, im Serum finden sich mehr markierte Cholesterinfettsäureester als bei normalen Menschen, während sich der absolute Cholesteringehalt nicht vom normalen unterscheidet. Mit markiertem Cholesterin gefütterte Kaninchen zeigten abnorme Resorptionskurven und pathologische Lipoproteinspektren, während Hunde nach der Cholesterinfütterung normale Spektren behalten. Hierin sehen die Autoren die Erklärung der Resistenz der Hunde gegen die alimentäre Cholesterinatherosklerose.

GOFMAN ist geneigt, die Anhäufung der Sf 10—20 und 20—100-Moleküle als Grundlage der Arterioskleroseentwicklung anzusehen. Das Wesen der Arteriosklerose wäre dann in Störungen des Lipidtransportes zu erblicken, in dem die physiologische Umwandlung von größeren lockeren zu kleineren dichten Aggregaten bei Arteriosklerose in der Phase Sf 10—20 stehengeblieben sei. Es ist nun auffällig, daß Sf 10—20-Moleküle gelegentlich, wenn auch selten, beim normalen, d. h. auch beim arteriosklerosefreien Menschen vorkommen, so daß eine spezifische Rolle dieser Moleküle an sich nicht bewiesen ist. Dagegen spricht auch, daß bei sicheren Coronarsklerosen diese Moleküle manchmal nicht vermehrt sind. Auch die These vom gestörten Lipidtransport ist bisher nicht erwiesen. Nach neueren Untersuchungen GOFMANs trat die erwartete Vermehrung radioaktiver Sf 10—20-Moleküle in präformierten Sf 10—20-Aggregaten nicht auf, wenn cholesteringefütterte Kaninchen markierten Kohlenstoff und Phosphor i.v. erhielten.

Immerhin muß festgehalten werden, daß im sehr großen Untersuchungsgut GOFMANs eine Vermehrung der Sf 10—20-Moleküle bei Arteriosklerose auffällig häufig ist. GOFMAN ist sogar der Meinung, daß man mit der präparativen Ultrazentrifuge die Prognose des akuten Myokardinfarktes beurteilen könne, die bei Vermehrung der Sf 10—20-Moleküle schlecht ist. Laufende Beobachtungen des gleichen Patienten sollen drohende Rückfälle von Infarkten durch Anstieg dieser Moleküle anzeigen. Ob man GOFMANs jüngsten Schlußfolgerungen beistimmen kann, die Atherosklerosegefährdung jüngerer Menschen für spätere Lebensalter aus Zusammensetzung und zeitlichem Verhalten der Lipoproteine zu errechnen, müssen weitere Untersuchungen erst noch klären.

Aufsehenerregende Ergebnisse GOFMANs betreffen die therapeutische Beeinflussung der pathologischen Lipoproteinklassen beim Herzinfarkt durch Heparin, auf die wir im Kapitel über die Fermente eingegangen sind. Sie bestärken die Ansicht, daß den Lipoproteinen GOFMANs für die Pathogenese und Diagnose doch eine Sonderstellung gegenüber der bloßen Bestimmung des Serumcholesterins zukommt. Das wird von KEYS strikt abgelehnt, der den ,,G-Substanzen" (= Giantmolecules = Riesenlipoproteinmoleküle) jegliche Überlegenheit über die gewöhnliche Cholesterinbestimmung für die Diagnose der Atherosklerose abspricht und ihre pathogenetische Bedeutung als unbewiesen ansieht. Für die Praxis sind diese Verfahren GOFMANs, aber auch die COHNschen Fraktionierungen zu zeitraubend und kostspielig.

Wir versuchten daher, mit der Mikroelektrophorese des Serums diagnostische Hinweise auf abnorme Lipoproteine bei Arteriosklerose zu gewinnen.

Das benutzte Verfahren nach ANTWEILER erlaubt zwar keine für unsere Zwecke ausreichende Auftrennung von Albumin und α-Globulinen, gibt aber im β-Bereich gegenüber der Papierelektrophorese und dem TISELIUSschen Verfahren genaue Werte.

Wir fanden unter 1653 Serumelektrophoresen in 38% β-Globulinwerte über 15 rel. % bei entsprechender Albuminabnahme. Diese Fälle sind nicht ausgewählte Kranke verschiedenen Alters. Gesunde sind darin nicht enthalten. Unter diesen Fällen untersuchten wir 123 Arteriosklerosen oder stark Skleroseverdächtige, von denen 88 = 72% β-Globulinwerte über 15 rel. % hatten. Vergleichen wir diese Verteilung mit der Hypercholesterinämiequote von Coronarsklerosen oder allgemeinen Atherosklerosen, so ergibt sich eine gute Übereinstimmung. Im Einzelfall stimmen Hypercholesterinämie und β-Globulinvermehrung fast immer überein. Umgekehrt sind β-Hyperglobulinämien nicht immer mit Hypercholesterinämie oder Hyperlipämie verbunden (BENNHOLD, BENNHOLD und OTT). So fanden wir auch bei drei Herzinfarkten β-Globulinwerte über 15 rel. % mit niedrignormalem Serumcholesterin und -phospholipid.

Man kann aus der β-Hyperglobulinämie allein weniger als aus der Hypercholesterinämie auf eine mögliche Atherosklerose schließen. Die β-Hyperglobulinämie ist noch polyätiologischer als die Hypercholesterinämie. Eine Zusammenstellung unseres Mitarbeiters JAEGER (s. Handbuch für innere Medizin VII/2, Beitrag ,,Lipidosen") ergibt, daß vor allem akute Hepatitis, Cholepathien, Diabetes mellitus, Hypothyreosen, Nephrosen, Verschlußikterus, exsudative Tuberkulosen, wie bekannt, β-Hyperglobulinämien aufweisen. Unter diesen Krankheiten sind die oft mit Hypercholesterinämie, aber auch mit Atherosklerosen verbundenen. Auch hier finden wir also begreiflicherweise Parallelen zur Hypercholesterinämie.

Angezeigt sind Vergleichsuntersuchungen von Lipoproteinen bei Menschen verschiedener Altersklassen mit und ohne Arteriosklerose, ähnlich den Elektrophoreseuntersuchungen der Serumeiweißkörper durch NÖCKER und LAMPEN.

Die Papierelektrophorese nach SWAHN wurde verschiedentlich auch zur Bestimmung der Lipoproteine bei Atherosklerose verwandt. Die bisher berichteten

Ergebnisse sind solange mit Vorsicht zu verwerten, wie nicht die Adsorption der Lipoproteine an die Papierfaser geklärt ist. NIKKILÄ isoliert mit einer modifizierten Methode bestimmte Lipoproteinklassen bei Atherosklerose. Die nach Proteinfärbung zerschnittenen Papierstreifen werden extrahiert, ihr Phospholipid- und Cholesteringehalt wird quantitativ bestimmt. Auch gegen NIKKILÄs Verfahren sind Einwände zu erheben, die Trennung der Lipoproteinklassen auf dem Papierstreifen und die Bestimmung des „Cholesterins" mit der LIEBERMAN-BURCHARDschen Farbreaktion betreffend. Die damit bestimmten Werte sind durchweg unkontrollierbar hoch. Die Farbreaktion wird durch Nichtcholesterinsubstanzen beeinflußt, ohne Digitoninfällung ist keine exakte Cholesterinbestimmung möglich. Darauf hat BUTENANDT kürzlich erneut nachdrücklich hingewiesen.

Wir haben zur Auftrennung bestimmter Lipoproteinklassen die Zonenelektrophorese im Stärkemedium weiter entwickelt und bei Arteriosklerose signifikante Veränderungen gegenüber Normalwerten entsprechender Altersklassen gefunden.

Wir verweisen auf die Originalarbeit (DIETRICH, EGGSTEIN, SCHETTLER) und auf unseren Beitrag „Lipidosen" im Handbuch der inneren Medizin, Band VII/2. Berlin, Göttingen, Heidelberg: Springer-Verlag, 1955.

c) Serummucoproteide, -glycoproteide und Arteriosklerose.

Nach neueren Untersuchungen enthalten alle Serumeiweißfraktionen mit Ausnahme des kristallisierten Serumalbumins geringe Mengen proteingebundener Kohlenhydrate. BADER und SCHMID isolierten ein kristallisiertes Mucoprotein. WEIMER und Mitarbeiter gaben die Fällungsstufen an, nach denen ein Mucoprotein erhalten wird mit einem typischen Kohlenhydrat- und Hexosamingehalt. Es wandert in der Elektrophorese bei p_H 8,4 mit dem α_1-Globulin. Ein anderes Mucoprotein wandert nach SURGENOR und Mitarbeiter mit dem α_2-Globulin[1]. Da ihre Lösungen leicht auszusalzen sind und eine hohe Viscosität zeigen, wäre eine Vermehrung dieser Stoffe bei Arteriosklerose recht aufschlußreich. Auch die besser löslichen Glykoproteine müssen bei Arteriosklerose noch untersucht werden, da derartige Stoffe in arteriosklerotischen Gefäßwänden aufzufinden sind[2].

d) Der Mineralgehalt des Blutes bei Arteriosklerose.

Im Gegensatz zu den Veränderungen der Blutlipide und -lipoproteine wissen wir über die Mineralsalze des Blutes bei der Arteriosklerose recht wenig. Calcium, Phosphor und Magnesium sind beim einzelnen normalen Menschen relativ konstant. Mit zunehmendem Alter scheinen Calcium und Magnesium abzunehmen. So fanden GRIESHEIMER und Mitarbeiter eine Verminderung des Serumcalciums zwischen dem 2. und 8. Lebensjahrzehnt. Die mittleren Differenzen sind gering. Die Werte schwanken zwischen 11,8 und 9,7 mg-% bei Frauen und 11,6 und 10 mg-% bei Männern. Einer Zunahme des Gefäßwandcalciums im Alter scheint also eine Abnahme des Serumcalciums zu entsprechen. Leider kann man aus der Höhe des letzteren im Einzelfall keine Rückschlüsse auf eine Gefäßverkalkung ziehen. Nur bei Intoxikationen mit Vitamin D, Parathormon oder Tachysterol (AT10) kann man bei länger anhaltender Hypercalcämie (Werte über 20 mg-% sind öfter beschrieben) auch Gefäßverkalkungen erwarten. Nach neueren Feststellungen gehen hier Veränderungen der Wandstrukturen den Verkalkungen voraus (SCHETTLER und WEITZ). Im Serum findet man Eiweiß- und Wasserstoffwechsel-

---

[1] BENHAMOU und Mitarbeiter sowie STARY, WUNDERLY und PILLER berichteten bereits über die klinische Anwendung.

[2] BERKMAN, RIFKIN und Ross haben bei Diabetikern ohne Gefäßläsionen normale proteingebundene Polysaccharide und Mucoproteide, Tyrosin und Glucosamin gefunden. Diabetiker mit Gefäßschäden hatten erhöhte proteingebundene Polysaccharide sowie vermehrt Glucosamin im Serum. Zwischen der Höhe des Blutzuckers und den Polysaccharidveränderungen bestehen keine sicheren Beziehungen.

störungen (SCHETTLER und OTT). Die vor allem in der Media gelegenen Verkalkungen gehen mit Aussetzen der Schädlichkeit zurück, und auch das Serumcalcium normalisiert sich allmählich. Mit der gewöhnlichen Arteriosklerose des Menschen haben diese Veränderungen nichts zu tun.

Systematische Untersuchungen des Phosphor- und Magnesiumgehaltes im Serum verschiedener Altersstufen sind mir *nicht* bekannt. Sie fehlen auch, wie für Calcium, bei nachgewiesenen Arteriosklerosen. Dabei sind diese Beziehungen von großer Wichtigkeit. Kommt es doch offenbar bei allgemeinen Mineral-Mangelzuständen zu verschiedenen Störungen, z. B. des Lipidhaushaltes und bestimmter Fermentreaktionen (LEHNARTZ, KEESER). Ernährungsreformer wie WAERLAND haben sich dieser Zusammenhänge besonders angenommen. Hier sind noch viele Grundlagenforschungen angebracht, ehe so weitgehende, die ganze Volkswirtschaft betreffende Postulate nach grundlegenden Ernährungsreformen erfüllt werden. Diese Forschungen müssen den Mineralgehalt unserer Grundnahrungsmittel, insbesondere von Brot und Mehl einbeziehen.

Die Frage des physikalischen Zustandes der Mineralien im Serum von Arteriosklerotikern ist ebenfalls nicht geklärt. Es ist für ihren Transport im Serum und von da aus in die Gefäße sicher sehr wichtig, ob die Mineralien echt gelöst, kolloidal an Eiweiß gekoppelt, als Komplexsalzverbindungen im Serum kreisen. Die Wechselwirkungen zwischen Salzen, Lipiden und Eiweißkörpern sind für die Aufrechterhaltung der Eukolloidität des Plasmas ebenso bedeutungsvoll wie für die Strukturen der Gefäßwand (s. WUHRMANN und WUNDERLY), doch sind wir hier vorerst auf Spekulationen angewiesen.

Arteriosklerose und Stoffwechselkrankheiten.

Wenn bestimmte Arterioskleroseformen durch Stoffwechselveränderungen gekennzeichnet und ihre Pathogenese weitgehend metabolisch zu begründen ist, so ist zu erwarten, daß ausgesprochene Stoffwechselkrankheiten relativ häufig Arteriosklerosen entwickeln. Das trifft für Diabetes mellitus, die Hypothyreose, gewisse Nephroseformen, für die essentielle Hypercholesterinämie und Hyperlipämie sowie für manche Fälle von Fettsucht zu. Dagegen lassen Leber-, Gallenwegs- und Pankreaserkrankungen keine besondere Disposition zu Arteriosklerose erkennen. Wir haben in gemeinsamen Untersuchungen mit R. KÖHL das Marburger Sektions- und interne Krankengut der Jahre 1939—1954 ausgewertet.

Bei Diabetes mellitus stellt die Arteriosklerose mit ihren Folgezuständen seit der Einführung des Insulins die Haupttodesursache dar. Das in der Literatur niedergelegte Material über diese Fragen haben wir an anderer Stelle veröffentlicht (SCHETTLER, Lebensvers.-med. sowie „Arteriosklerose" in „Klinik der Gegenwart", München und Wien: Urban und Schwarzenberg, 1955). Wir vertreten mit den meisten Autoren die Ansicht, daß die diabetische Angiopathie die Folge von Störungen des Gesamtstoffwechsels unter Bevorzugung des Kohlenhydrathaushaltes ist und daß Lipidstoffwechselstörungen hinter diese zurücktreten. Störungen des Gesamtmetabolismus liegen offenbar auch den häufig bei genuiner, Amyloid- und einem Teil der Pseudonephrosen gefundenen Arteriosklerosen zugrunde. Auch bei Schilddrüsenunterfunktion ist die Hypercholesterinämie nur pathogenetischer Teilfaktor der häufigen und hochgradigen Arteriosklerose (Literatur s. SCHETTLER „Lipidosen").

Die essentielle familiäre Hypercholesterinämie ist ganz außergewöhnlich durch Arteriosklerose gefährdet. Bei dieser dominant erblichen Störung des Cholesterinstoffwechsels entstehen in Haut, Sehnen und Arterien Xanthome, die zu Lichtungsverengung vor allem der Coronargefäße führen und bei Kranken jugendlichen bis mittleren Alters katastrophale Folgen machen. Auch die essentielle Hyperlipämie, eine mit Xanthombildung einhergehende Störung des Fettstoffwechsels unter Bevorzugung der Neutralfette, neigt zu frühen und schweren Arteriosklerosen. Die Klinik dieser beiden Stoffwechselkrankheiten wird ausführlich im Abschnitt „Lipidosen" (Handbuch der inneren Medizin VII/2, 1955) abgehandelt.

Die Fettsucht allein disponiert nicht zu schwerer und frühzeitiger Arteriosklerose, wenn nicht Stoffwechselstörungen, insbesondere die hier nicht seltenen Störungen des Lipidhaushaltes bestehen (Campbell).

Der Einfluß der Ernährung und des Fettverzehrs auf die Arteriosklerose wurde in unserem Referat „Arteriosklerose und Lipoidstoffwechsel" (Verh. dtsch. Ges. inn. Med., Wiesbaden 1953) besprochen, das die entsprechende Literatur bis zum März 1953 enthält. Inzwischen sind weitere Beispiele für die atherosklerosefördernde Rolle der Überernährung und der Fettmast veröffentlicht worden. So teilt R. Jaffé aus Venezuela mit, daß die Arteriosklerose in wohlhabenden Kreisen ungemein häufig sei, während die ärmere Bevölkerung selten betroffen sei. Folke Henschen findet unter der nordschwedischen Bevölkerung seit der Umstellung knapper, vorwiegend kohlenhydratreicher Kost auf fett- und fleischreichere Nahrung häufiger und schwerere Atherosklerosen, die früher in diesem Gebiet selten beobachtet wurden. Weitere Beobachtungen zur geographischen Pathologie der Arteriosklerose stammen aus Südafrika (Walker und Arvidsson) aus China (Firstbrook), Italien (Keys, Fidanza und Mitarbeiter) und Spanien (A. Keys, Vivanco, Miñon, M. H. Keys und Mendoza). Keys ist auf Grund seiner Beobachtungen in Minnesota (USA), London, Madrid und Neapel geneigt, dem Fettgehalt der Nahrung und der weitgehend davon abhängigen Höhe des Serumcholesterins eine Hauptrolle für die Entwicklung der Atherosklerose jenseits des 3. Jahrzehntes zuzuschreiben.

Für die Bedeutung des Stoffwechsels in der Pathogenese der Arteriosklerose sprechen weiter die Beziehungen zu den Hormonen. Wenn sie auch eng mit dem Cholesterinmetabolismus verknüpft sind, so besteht m. E. kein Zweifel, daß sie nicht allein darauf beschränkt sind, sondern den Gesamtstoffwechsel betreffen. Unsere Kenntnisse sind allerdings am besten auf dem Cholesterinsektor und hier besonders gut in seinen Wechselwirkungen zu den Sexualhormonen. Die grundlegenden Beobachtungen über Cyclus und Blutcholesterinspiegel von C. Kaufmann wurden später durch Tierversuche (Katz und seine Schule, Falk, Siperstein und Mitarbeiter) und Beobachtungen beim Menschen (Oliver und Boyd, D. P. Barr, Rivin und Dimitroff, Gertler und Oppenheimer, S. J. Glass, Marett und Vivos, Eilert, Morrison) mehrfach bestätigt und erweitert. Für unsere Fragestellung ist die Tatsache wichtig, daß Frauen vor der Menopause relativ selten und geringgradigere allgemeine u. coronare Gefäßsklerosen entwickeln als Männer (s. Barr), und daß sich diese Unterschiede nach dem Klimakterium verwischen. Für die sklerosehemmende Wirkung normaler Ovarialfunktion sprechen die Beobachtungen von Wuest, Dry und Edwards, wonach bei Frauen, die im geschlechtsreifen Alter kastriert werden mußten, häufigere und schwerere Coronarsklerosen auftreten als bei Kontrollpersonen. Rivin und Dimitroff kommen zu ähnlichen Ergebnissen und berichten darüber hinaus über die Seltenheit von Sklerosen bei stilboestrolbehandelten Prostata-Carcinomträgern. Man nimmt an, daß diese Wirkung über die Serumlipide geht, da kastrierte und mit Diäthylstilboestrol (500 mg täglich) behandelte Männer ein Absinken des Serumcholesterins und einen Anstieg der Phospholipide zeigten (Gertler, Putson, Jost). Bei Frauen jenseits des 65. Lebensjahres wurden von Gertler und Oppenheimer durchweg höhere Serumlipidwerte (außer den Neutralfetten) und Lipoproteine (Sf 10—20-Klassen) als bei Männern gefunden. Weitere Beobachtungen

über Sexualhormone und Serumlipide stammen von GLASS, der ebenso wie GOF-
MAN über fehlende Wirkung der Sexualhormone auf Serumlipide und -lipoproteine
berichtet. Männliche Sexualhormone sollen pathologische Lipidspektren im
Serum noch verstärken (D. P. BARR). Hier dürften weitere Untersuchungen
angezeigt sein, da die Verwendung von Methyltestosteron bei peripheren Durchblutungsstörungen klinisch nützlich erscheint. Coronarsklerosen reagieren
möglicherweise anders als allgemeine Sklerosen (GERTLER, BARR). Auch die Wirkung von Hypophysenhormonen (TOMKINS, BLOOM und PIERCE) muß noch näher
aufgeklärt werden.

Über die Beziehungen zwischen Schilddrüse und Cholesterinhaushalt haben BANSI und
unter besonderer Berücksichtigung der Arteriosklerose SCHETTLER im Handbuch der inneren
Medizin, 4. Aufl., Band, VII 1955 berichtet.

Zusammenfassung.

Die menschliche Arteriosklerose ist polyätiologisch. Mechanische, toxisch-
infektiöse, autotoxische, exogentoxische, hormonale, nervöse und psychische
Alterationen können den Zustand der Gefäßverhärtung, der Lichtungsänderung
und des Elastizitätsverlustes hervorrufen.

Die in der vorliegenden Arbeit besprochenen Stoffwechselstörungen bestehen
nur bei einem Teil des gesamten Arteriosklerose-Krankengutes. Unter den
Sklerotikern jugendlichen und mittleren Alters sind sie dagegen unverhältnismäßig
häufig zu finden. Die Feststellung derartiger Stoffwechselanomalien ist wichtig,
um bei klinischem Verdacht die Diagnose Arteriosklerose zu stützen, vor allem
aber, um prophylaktisch und therapeutisch ansetzen zu können.

Im Einzelfall kann man kaum mehr feststellen, ob die ersten Veränderungen
im Serum vor sich gehen und die Gefäßwandstörungen sekundär sind oder umgekehrt. Wie sich beide Faktoren gegenseitig beeinflussen, ist ebenfalls noch wenig
geklärt. Das komplexe Geschehen bei der menschlichen Arteriosklerose kann nur
durch breitangelegte, die klinische und experimentelle Medizin, die Biochemie und
Biophysik erfassende Forschungen weiter aufgeklärt werden. Die einseitige
Betrachtung bestimmter Stoffwechselfaktoren, z. B. des Cholesterins, ist der
Erfassung der menschlichen Arteriosklerose nicht dienlich.

VI. Extrarenale Azotämie und extrarenales Nierensyndrom[1].

Von

R. HEINTZ.

Mit 5 Abbildungen.

Inhalt.

Literatur 334
I. Einleitung und Begriffsbestimmung 343
II. Die extrarenale Azotämie 344
   1. Extrarenale Azotämie durch erhöhten Eiweißabbau 344
     a) Extrarenale Azotämie bei zentral-nervös ausgelöster Änderung des Eiweiß-
       stoffwechsels 344
     b) Extrarenale Azotämie nach Operationen und intestinalen Blutungen 347
   2. Die extrarenalen Azotämien infolge verminderten Flüssigkeitsangebotes an die
     Nieren 348
     a) Die extrarenale Azotämie bei den mit Exsiccose einhergehenden Krankheits-
       zuständen 348
     b) Die extrarenale Azotämie infolge Herzinsuffizienz. 355
   3. Extrarenale Azotämie bei Nierenkrankheiten 356
III. Das extrarenale Nierensyndrom (NONNENBRUCH) 358
   1. Begrenzung des Begriffes 358
   2. Das extrarenale Nierensyndrom infolge nervaler Einflüsse 360
   3. Nierenfunktion und Endokrinium 362
     a) Nebennieren und Nierenfunktion 362
     b) Hypophyse und Nierenfunktion 363
     c) Keimdrüsen und Nierenfunktion 366
     d) Nebenschilddrüsen und Nierenfunktion 367
   4. Die Beeinflussung der Nierenfunktion durch Störungen des Elektrolyt- und
     Fermenthaushaltes 369
IV. Zusammenfassung 373

Literatur.

AAS, A., and E. BLEGEN: The renal blood flow and the glomerular filtration rate in congestive
heart failure and some other clinical conditions. The effect of exercise and hypoxemia.
A preliminary report. Scand. J. Clin. a. Labor.-Invest. 1, 22—32 (1949).
ACHARD, CH.: Disk. Bem. Bull. Soc. méd. Hôp. Paris 46 (1930).
— Néphrite avec hypochlorémie traitée par la chloruration. Bull. Soc. méd. Hôp. Paris 46, 27
(1930).
— et A. RIBOT: Action comparée du bicarbonate de soude et du chlorure de sodium dans un
cas de néphrite chronique retention d'urée. Bull. Soc. méd. Hôp. Paris 35, 539 (1913).
ALBERT, F.: Congrès français de Chirurgie, Paris 42, 335 (1933).
ALBRIGHT, F., and E. C. REIFENSTEIN: The parathyroid glands and metabolic bone disease
selected studies. Baltimore: Williams & Wilkins Co. 1948.
— P. C. BAIRD, O. COPE and E. BLOOMBERG: Studies of the physiology of the parathyroid
glands. IV. Renal complications of hyperparathyreoidism. Amer. J. Med. Sci. 187, 49
(1934).

---

[1] Aus der I. Med. Univ. Klinik Frankfurt/M. (Direktor Prof. Dr. F. HOFF).

ALBRIGHT, F. and W. V. CONSOLAZIO, F. S. COOMBS, H. W. SULKOWITCH and H. J. TALBOTT: Metabolic studies and therapy in a case of nephrocalcinosis with rickets and dwarfism. Bull. Johns Hopkins Hosp. **66**, 7—33 (1940).
— C. H. BURNETT, O. COPE and W. PARSON: Acute atrophy of bone (osteoporosis) simulating hyperparathyreoidism. J. Clin. Endocrin. **1**, 711 (1941).
ÅKERREN, Y.: A case of bilateral cortical necrosis of the kidneys with noticable hypochloremia Acta med. scand. (Stockh.) Suppl. **196**, 273 (1947).
ALSTEDT, G.: Studies on azotemia after haematemesis and melaena. Acta med. scand. (Stockh.) Suppl. **78**, 900 (1936).
AMBARD, L., J. STAHL et D. KUHLMANN: Azotémie et chloropénie. Arch. Mal. Reins **7**, 465 (1932/33).
ANDREWS, E.: Experimental Uremia. Arch. Int. Med. **40**, 548 (1927).
ARSÉNIO NUNES, M.: Nierenveränderungen bei den akuten Formen der Hepatitis und der portalen Leberzirrhose. Acta neurovegetativa (Wien) **4**, 425 (1952).
ATCHLEY, D. W., R. F. LOEB, E. M. BENEDICT and W. W. PALMER: Physical and chemical studies of human bloodserum. Arch. Int. Med. **31**, 606, 611, 616 (1923).
AYER, D.: Renal lesions associated with deep jaundice. (With comments on their relations to those in the so-called hepatorenal syndrome and in transfusion reactions.) Arch. of Path. **30**, 26 (1940).
ANDERSON, E., M. JOSEPH and V. HERRIN: Changes in excretion of radioactive Na, K and in carbohydrate stores 24 hours following adrenalectomy. Proc. Soc. Exper. Biol. a. Med. **42**, 782 (1939).
BÁLINT, P., L. HÁRSING, M. LENNER and I. RUSZNYÁK: Hypersalemia and tubular azotemia. Experientia (Basel) **5**, 82—83 (1949).
BANG, I.: Untersuchungen über den Reststickstoff des Blutes. Biochem. Z. **72**, 104, 119, 129, 139, 146 (1916).
BARCLAY, J. A., W. T. COOKE and R. A. KENNEY: Observations on the effects of adrenalin on renal function and circulation in man. Amer. J. Physiol. **151**, 621 (1947).
— — and M. E. NUTT: The effects of water diuresis and exercise on the volume and composition of the urine. Amer. J. Physiol. **148**, 327 (1947).
BARGMANN, W., R. ORTMANN u. T. H. SCHIEBLER: Morphologische und experimentelle Untersuchungen über das hypothalamisch-hypophysäre System. Acta neurovegetativa (Wien) **1**, 233 (1950).
BARKER, N. W.: The pathologic anatomy in 28 cases of Addison's disease. Arch. of Path. **8**, 432 (1929).
BARTH, H., u. F. GÖRLITZ: Untersuchungen über die Bewertung von Clearance-Bestimmungen mit der Halbwertzeit-Methode nach H. WITTKOPF. Klin. Wschr. **1953**, 274.
BASSET, S. H., E. H. KEUTMANN and C. D. KOCHAKIAN: Effects of injections of testosterone propionate on an male subjects with nephrotic syndrome. J. Clin. Endocrin., **3**, 400 (1943).
BAXTER, J. H., and C. T. ASHWOTH: Renal lesions in portal cirrhosis. Arch. of Path. **41**, 476 (1946).
BEARD, D. E., and W. E. GOODYEAR: Hyperparathyroidism and urolithiasis. J. of Urol. **64**, 638 (1950).
BECHER, E.: Die Beeinflussung der Ausscheidung harnfähiger Substanzen, insbesondere aromatischer Körper, durch Änderung der Harnmenge. Verh. dtsch. Ges. inn. Med. Wiesbaden **43**, 173 (1931).
— Studien über die Diurese durch hypertonische Lösungen von Salzen, Harnstoff, Harnstoffderivaten und Zucker. Ein Beitrag zur Kenntnis des Vorganges der Harnbereitung. Münch. med. Wschr. **1924**, 499.
— Die renalen Wirkungen des Harnstoffes. Dtsch. Arch. klin. Med. **145**, 222 (1924).
— Symptomatologie, Pathogenese und Therapie der akuten und chronischen Pseudourämie und der echten Urämie. Erg. inn. Med. **56**, 194 (1939).
BECKMANN, K.: Krankheiten der Leber. Handbuch der inneren Medizin, Bd. III/2. Berlin-Göttingen-Heidelberg: Springer Verlag 1952.
BEGTRUP, H., u. J. B. NIELSEN: Die sogenannte Lower-Nephron-Nephrosis bei akuter Cholecystitis (hepatorenales Syndrom). Nord. Med. **1950**, 1795.
BELL, E. T., and R. C. KNUTSON: Extrarenal azotemia and tubular disease. J. Amer. Med. Assoc. **1947**, 441.
BERNE, R. M., and M. M. LEVY: Effects of acute reductions of cardiac output on the renal circulation of the dog. J. Clin. Invest. **29**, 444 (1950).
BILBAO, L., et P. GRABAR: Azotémie par manque de sel chez le lapin. C. r. Soc. Biol. (Paris) **102**, 47 (1929).
BIRKLE, K.: Beitrag zur Frage der zentral-nervösen Regulationen bei der Encephalographie. Klin. Wschr. **1951**, 743.

Birnie, J. H., R. Jenkins, W. J. Eversole and R. Gaunt: An antidiuretic substance in the blood of normal and adrenalectomized rats. Soc. Exper. Biol. a. Med. 70, 83 (1949).

Blum, L.: L'azotémie par manque de chlorure de sodium. Ann. de Physiol. 4, 660 (1928).

— L'azotémie par manque de sel. Paris: Masson & Cie. 1930.

— et P. Grabar: Troubles de la fonction rénale par hypochloruration. Monde méd. 1928, 731.

— — Troubles de la fonction rénale par hypochloruration. Presse méd. 1928, 135.

— van Caulaert, C., et P. Grabar: Néphrite avec syndrome azotémique d'origine mixte. Bull. Soc. méd. Hôp. Paris 45, 121 (1929).

— — Etude biologique d'un cas néphrite subaigue avec rétention chlorée. Bull. Soc. méd. Hôp. Paris 54, 34 (1930).

— et P. Grabar: Troubles de la secrétion rénale par manque de chlorure de sodium. C. r. Soc. Biol. (Paris) 48 (1928).

— C. van Caulaert et P. Grabar: Néphrite aigue avec azotémique provoqué par le manque de sel. Bull. Soc. méd. Hôp. Paris 44, 1624 (1928).

— — — Phénomènes d'hypochloruration apparaissant chez un urémique traité par le régime sel nécessité du contrôle de l'état de la chloruration au cours du traitement des néphrites azotémique (1). Bull. Soc. méd. Hôp. Paris 45, 251 (1929).

Bock, H. E., G. Schettler u. P. Schölmerich: Nierenfunktion und Nierenkreislauf beim Herzkranken. Die Medizinische 1952, 626.

Boss, W. R., C. M. Osborn and A. Renzi: Effects of adrenal cortical extract on renal function in hypophysectomised rats. Endocrinology (Springfield, Ill.) 51, 66 (1952).

Borst, J. G. G.: Urämie durch Kochsalzmangel. Z. klin. Med. 117, 55 (1931).

— Über Erhöhung des Kochsalz- und Harnstoffgehaltes und Erniedrigung des Albumingehaltes des Blutes bei Patienten mit starken Magenblutungen. Z. klin. Med. 130, 74 (1936).

Bradley, S. R., and G. P. Bradley: The effect of increased intra-abdominal pressure on renal function in man. J. Clin. Invest. 26, 1010 (1947).

— C. J. Tyson, J. J. Cury and W. D. Blake: Renal function in renal disease. Amer. J. Med. 9, 766—798 (1950).

Brod, J., and J. H. Sirota: Effects of emotional disturbance on water diuresis and renal blood flow in the rabbit. Amer. J. Physiol. 157, 31—39 (1949).

Brown, G. E., G. B. Eustermann, H. R. Hartmann and L. G. Rowntree: Toxic nephritis in pyloric and duodenal obstruction; renal insufficiency complicating gastric tetany. Arch. Int. Med. 32, 425—455 (1923).

Bürger, M.: Aussprache zur Urämie. Verh. dtsch. Ges. inn. Med. 58, 204 (1952).

— u. M. Grauhan: Der postoperative Eiweißzerfall, sein Nachweis und seine Bedeutung. Klin. Wschr. 1927, 1767.

— — Über postoperativen Eiweißzerfall I. Z. exper. Med. 27, 97 (1922).

— — Über postoperativen Eiweißzerfall II. Die postoperative Azoturie. Z. exper. Med. 35, 16 (1923).

Bull, G. M., A. M. Joekes, K. G. Lowe and B. Evans: Conservative treatment of anuric uremia. Lancet 1949 II, 229—234.

Burnett, Ch. H., R. R. Commons, F. Albright and J. E. Howard: Hypercalcemia without hypercalcuria or hypophosphatemia, calcinosis and renal insufficiency. (A syndrom following prolonged intake of milk and alkali.) New England J. Med. 240, 787 (1949).

Butler, A. M., J. L. Wilson and S. Farber: Dehydration and acidosis with calcification at renal tubules. J. of Pediatr. 8, 489 (1936).

Burgess, W. W., A. M. Harvey and E. K. Marshall: The site of the antidiuretic action of pituitary extract. J. Pharmacol. a. Exper. Ther. 49, 237 (1933).

Castaigne, J., et F. Rathéry: Action exercée ,,in vitro" par les solutions de chlorure de sodium sur l'épithélium rénal. Arch. Méd. exper. (Paris) 15, 669 (1903.

van Caulaert, C., J. Stahl et J. Hofstein: Les vomissements dans les néphrites. Presse méd. 1932, 1270.

Chabanier, H., C. Lobo-Onell et E. Lélu: A propos d'un cas d'hyperazotémie postopératoire avec déchloruration guéri par la rechloruration. Presse méd. 1933, 987.

— — — Sur le mécanisme des vomissements liés à la dechloruration à propos d'un cas de poussée d'azotémie chez un néphrite chronique. Presse méd. 1933, 1249.

Christiansen, T.: Hyperazotemia in intraintestinal hemorrhage. Acta med. scand. (Stockh.) Suppl. 78, 895 (1936).

Cain, A., R. Catton et M. Zarachowitsch: Sur quelques cas d'hyperazotémie transitoire observés au cours d'hémorrhagies gastro-intestinales et d'épistaxis déglutie. Importance du diagnostic avec les hemorragies d'origine urémique. Bull. Soc. méd. Hôp. Paris 54, 260—268 (1938).

Carpenter, H. M.: Hyperparathyreoidism with renal insufficiency. New England J. Med. 250, 453 (1954).

CLAUSSEN, J.: Hyperazotemia in cases of acute ventricle hemorrhage. Acta med. scand. (Stockh.) Suppl., **78**, 908 (1936).

CLAUSEN, F.: Über die Diurese der Herzkranken. I. Vom Wesen der Salyrgandiurese. Z. exper. Med. **83**, 231 (1932).

COOKE, J. V., F. H. RODENBAUGH and G. H. WHIPPLE: J. of Exper. Med. **23**, 717 (1916).

COURTOIS, A.: Les azotémies d'origine nerveuse. Presse méd. **1934**, 1155.

v. CORONINI, S.: Über Frühveränderungen toxisch geschädigter Nieren verschiedener Art. Virchows Arch. **300**, 594 (1937).

DANOWSKI, T. S., A. W. WINKLER and J. P. PETERS: Tissue calcification and renal failure produced by massive dose vitamin D therapy of arthritis. Ann. Int. Med. **23**, 22 (1945).

DARROW, D. C., and H. JANNET: The changes in the distribution of body water accompanying increase and decrease in extracellular electrolyte. J. Clin. Invest. **14**, 266 (1935).

DAVIES, C. E., and J. A. KILPATRICK: Renal circulation in "low output" and "high output" heart failure I. Clin. Sci. **10**, 53 (1951).

DAVIDSON, Ch. N. et al.: Nephrocalcinosis associated with sarcoidosis. Radiology **62**, H. 2 (1954).

DEBRÉ, R, P. ROYER, J. J. ALLOITEAU et A. SPAHR: Nanisme hypophysaire avec oligurie et oligodipsie. Arch. franç. Pédiatr. **11**, Nr. 6 (1954).

DÉROT, M., u. M. LEGRAIN: Zur Behandlung der akuten mit Harnsperre einhergehenden Nierenkrankheiten. Med. Welt. **20**, 1123 (1951).

DIXON, C. F.: The value of sodium chlorid in the treatment of duodenal intoxication. J. Amer. Med. Assoc. **1924**, 1498.

DOXIADIS, S. A.: Arch. Dis. Childh. **27**, 409 (1953); zit. nach ZWEYMÜLLER u. RÖSSLER.

DRAGSTEDT, L. R.: Blood chemistry in intestinal obstruction. Proc. Soc. Exper. Biol. a. Med. **25**, 239 (1928).

DUFAULT, F. X., and G. J. TOBIAS: Potentially reversible renal failure following excessive calcium and alkali intake in peptic ulcer therapy. Amer. J. Med. **16**, 231 (1954).

EGER, W.: Ein Beitrag über die Beziehungen der chronischen Niereninsuffizienz zu innersekretorischen Drüsen an Hand experimenteller Untersuchungen. Klin. Wschr. **1953**, 409.

FANCONI, G.: Neue Aspekte der Nierenpathologie. Schweiz. med. Wschr. **1950**, 757.

— Von der nosologischen zur funktionellen Betrachtungsweise der Nephropathien. Schweiz. med. Wschr. **1952**, 404.

— Über chronische Störungen des Calcium- und Phosphatstoffwechsels im Kindesalter. Schweiz. med. Wschr. **1951**, 908.

— Der frühinfantile nephrotisch-glykosurische Zwergwuchs mit hypophosphatämischer Rachitis. Jb. Kinderheilk. **147**, 299 (1936).

— u. H. BICKEL: Die chronische Aminoacidurie bei der Glykogenose und der Cystinkrankheit. Helv. Paed. Acta **4**, 359—369 (1949).

— u. A. PRADER: Renaler Zwergwuchs. Schweiz. med. Wschr. **1953**, 186.

v. FARKAS, G.: Studien über Nierenphysiologie. Diuresen. Z. klin. Med. **123**, 111 (1933).

— Klinisches und Experimentelles zur Salz-Wassertherapie der chronischen Urämie Z. klin. Med. **126**, 373 (1934).

FARAH, A., G. GRAHM and F. KODA: Renal transport of para-aminohippurate in the hypophysectomized rat. Proc. Soc. Exper. Biol. a. Med. **81**, 89 (1952).

FLUCH, M., u. ST. GREIF: Untersuchungen über die zentral-nervöse Beeinflussung des Reststickstoffes und der Eiweißkörper des Blutes. Z. exper. Med. **113**, 549 (1944).

FRANK, E.: Die akute Azotämie (Rest-N-Erhöhung ohne Nierenerkrankung). Med. Klin. **1932**, 1451 u. 2011.

— Über die Beziehungen der Hypophyse zum Diabetes insipidus. Berl. klin. Wschr. **1912**, 393.

FREY, J.: Die Rolle des Kochsalzes bei der Harnbereitung. Klin. Wschr. **1950**, 263.

— Die Bedeutung des Nebennierenrindenhormons für die Therapie der Nierenkrankheiten. Dtsch. med. Wschr. **1948**, 98.

— u. F. WERZ: Abhängigkeit der renalen Ausscheidung der Chloride von derjenigen des Zuckers bei Diabetes mellitus. Z. klin. Med. **146**, 112 (1950).

— u. G. JOCKELS: Das Verhalten der Harnkonzentrationen von Chloriden und Achloriden bei Belastungen mit Vertretern dieser Stoffgruppen. Z. klin. Med. **146**, 117 (1950).

FREUND, H., u. E. GRAFE: Über die Beeinflussung des Gesamtstoffwechsels und des Eiweißumsatzes beim Warmblüter durch operative Eingriffe am Zentralnervensystem. Pflügers Arch. **168**, 1 (1917).

FRIEDMANN, G. J. et al.: A case of hyperparathyreoidism with severe nephrocalcinosis. J. Amer. Med. Assoc. **156**, 597 (1954).

GAMBLE, J. L.: Dehydration. New Engl. J. Med. **201**, 909 (1929).

GÄNSSLEN, M.: Die Behandlung der perniziösen Anämie mit minimalen Campolondosen. Med. Klin. **1936**, 533.

— Die Lebertherapie. Fortschr. Med. **1933**, 615.

Gaudino, M., and M. F. Levitt: Influence of the adrenal cortex on body water distribution and renal function. J. Clin. Invest. 28, 1487—1497 (1949).

Gaunt, R., J. H. Birnie and W. J. Eversole: Adrenal cortex and water metabolism. Physiologic. Rev. 29, 281 (1949).

— zit. nach Kappert: Endocrinology (Springfield, Ill.) 34, 400 (1944); J. Clin. Endocrin. 6, 595 (1946).

Gersh, I., and A. Grollman: Kidney function in adrenal cortical insufficiency. Amer. J. Physiol. 125, 66 (1939).

Gold, E.: Über die Bedeutung der Epithelkörperchenvergrößerung bei der Otitis fibrosa generalisata Recklinghausen. Mitt. Grenzgeb. Med. u. Chir. 41, 63 (1928).

Govan, A. D. T.: Nephrocalcinosis associated with hyperchloremia and low plasma-bicarbonate. Quart. J. Med. 19, 277—283 (1950).

Gömöri, P., u. L. Podhradszky: The mechanism of extrarenal (hypochloremic) azotemia. Acta med. scand. (Stockh.) 92, 347 (1937).

— and St. Frenreisz: The osmoregulation disturbance of tissues in hypochloremic azotemia. Acta med. scand. (Stockh.) 92, 497 (1937).

Gömöri, P., and St. Frenreisz: Influencing "Hypochloremic" azotemias with hypertonic and physiological NaCl solutions. Acta med. scand. (Stockh.) 92, 503 (1937.

— and L. Podhradszky: Protein disintegration in hypochloremic azotemia after pylorus obstruction and its mechanism. Acta med. scand. (Stockh.) 92, 515 (1937).

Grauhan, M.: Die Anurie in der Chirurgie. Zbl. Chir. 49, 1772 (1922).

Greene, C. H., and L. G. Rowntree: On the volume and concentration of the blood. J. of Physiol. 80, 209 (1926).

— W. W. Swingle and J. J. Pfiffner: Metabolic studies in Addison's disease: effect of treatment with cortical hormone of suprarenal gland. Amer. J. Med. Sci. 183, 1 (1932).

Greenspan, E. N.: Hyperchloremic acidosis and nephrocalcinosis. (The syndrome of pure "lower nephron" insufficiency.) Arch. Int. Med. 83, 271 (1949).

Grünwald, H. F.: Beiträge zur Physiologie und Pharmakologie der Niere. Arch. exper. Path. u. Pharmakol. 60, 360 (1909).

Gsell, O.: Beiträge zur Hypochlorämie. 1. Hypochlorämie beim Morbus Addison, 2. Hypochlorämische Urämie mit Kalknephrose. Helvet. med. Acta 3, 197 (1936).

Gilman, A., and L. Goodman: The secretory response of the posterior pituitary to the need for water conservation. J. Physiol. 90, 113 (1937).

— — The secretion of an antidiuretic hypophyseal hormone in response to the need for renal water conservation. Science (Lancaster, Pa.) 84, 24 (1936).

— — Effect of pituitrin injection in rabbits on serum osmotic pressure and blood picture. Proc. Soc. Exper. Biol. a. Med. 33, 238 (1935/36).

Gundermann: Zit. nach W. Nonnenbruch. Die doppelseitigen Nierenkrankheiten.

Haden, R. L., and T. G. Orr: The cause of certain acute symptoms following Gastro-Enterostomy. Bull. Johns Hopkins Hosp. 34, 26 (1923).

— — Use of sodium chlorid in treatment of intestinal obstruction. J. Amer. Med. Assoc. 82, 1515 (1924).

Haensel, W.: Über einen Fall von Nephrokalzinose mit Hyperchlorämie und Azidose. Z. Urol. 47, 7 (1954).

Halshofer, L.: Die Engel-Recklinghausensche Krankheit. Handbuch der speziellen pathologisch-anatomischen Histologie, Bd. IX/3 Berlin: Julius Springer 1937.

Hauss, W. H., u. H. Losse: Über neuere klinische Befunde beim Herzinfarkt. Verh. dtsch. Ges. inn. Med. 57, 506 (1951).

— Über das humorale Kollapssyndrom. Klin. Wschr. 1950, 537.

Heinbecker, P., D. Rolf and H. L. White: Effects of adrenal cortex on some renal functions. Amer. J. Physiol. 139, 543 (1943).

Heintz, R.: Extrarenale Azotämie, extrarenales Nierensyndrom und akute Nephrose. Habil.-Schrift, Frankfurt a. M. 1954.

— Zur Ätiologie und Klinik der Nephrokalzinose. Vortr. Frankf. med. Ges. 2. Juni 1954.

— u. E. Dobner: Untersuchungen über die Wirkung von Desoxycorticosteronacetat und Kochsalz auf Blutdruck, Wasserhaushalt und Nebennierengewicht von Albinoratten. Z. exper. Med. 120, 1—8 (1952).

— H. Losse u. H. Barth: Die Differentialdiagnose und Therapie der Urämie bei akuter Nephrose und bei akuter diffuser Glomerulonephritis. Ärztl. Forsch. 1953, 401.

Hellström, J.: Further observations regarding the prognosis and diagnosis in hyperparathyreoidism. Acta chir. scand. (Stockh.) 105, 122 (1953).

Held, A.: Nierensystem bei Hyperparathyreosis. Z. Urol., Verh. dtsch. Ges. Urol. 1951, Sonderh. 1952, S. 104.

Henderson, E., H. Seneca, A. H. Messie and M. Weinberg: Androgens and renal function; effect of testerone propionate in uremia due to cholera. J. Clin. Endocrin. 8, 851 (1948).

HEUCHEL, G.: Über die Rückbildungsfähigkeit renaler Veränderungen und Symptome bei der Endocarditis lenta. Ärztl. Wschr. 1952, 866.

HERRIN, R. C., and W. J. MEEK: Distention as a factor in intestinal obstruction. Arch. Int. Med. 51, 152 (1933).

HEUSSER, H.: Die postoperative Anurie. Z. Urol., Verh. dtsch. Ges. Urol. 1951.

— Über den Stickstoff- und Chloridstoffwechsel im postoperativen Stadium. Helvet. med. Acta 3, 155 (1936).

HELLER, B. I., and W. E. JACOBSEN: Renal hemodynamics in heart disease. Amer. Heart J. 39, 188—204 (1950).

HILD, W.: Vergleichende Untersuchungen über Neurosekretion im Zwischenhirn von Amphibien und Reptilien. Z. Anat. 115, 459 (1951).

— Experimentell-morphologische Untersuchungen über das Verhalten der „Neurosekretorischen Bahn" nach Hypophysenstieldurchtrennung, Eingriffen in den Wasserhaushalt und Belastung der Osmoregulation. Virchows Arch. 319, 526 (1951).

— Das Verhalten des neurosekretorischen Systems nach Hypophysenstieldurchschneidung und die physiologische Bedeutung des Neurosekrets. Acta neurovegetativa (Wien) 3, 81 (1952).

— u. G. ZETLER: Neurosekretion und Hormonvorkommen im Zwischenhirn des Menschen. Klin. Wschr. 1952, 433.

— — Experimenteller Beweis für die Entstehung der sog. Hypophysenhinterlappenwirkstoffe im Hypothalamus. Pflügers Arch. 257, 169 (1953).

HOFF, F.: Wasserhaushalt und Säurenbasenhaushalt. Dtsch. med. Wschr. 1935, 741, 789.

— Beitrag zur Frage der Fiebertherapie. Dtsch. Z. Nervenheilk. 132/133, 218 (1933/34).

— Über hypochlorämische Urämie. Dtsch. med. Wschr. 1932, 1869.

— Klinische Physiologie und Pathologie. 3. Aufl. Stuttgart: Georg Thieme 1953.

— Über den Einfluß von Bakterienstoffen auf das Blut. Z. exper. Med. 67, 615 (1929).

— Medizinische Klinik. Renaler Diabetes. Stuttgart: Georg Thieme 1948.

— u. H. LEITINGER: Untersuchungen über renalen Diabetes. Dtsch. Arch. klin. Med. 191, 352 (1943).

HOPPER, J., A. BOLOMEY and R. WENNESLAND: Chronic renal insufficiency. Part I: Appraisal of the patient. Part II: Treatment. Ann. Int. Med. 41, 18 (1954).

HÖPKER, W.: Zur Kenntnis des extrarenalen Nierensyndroms. Med. Klin. 1947, 331.

— Die Nierenfunktion des Plasmozytomkranken. Dtsch. med. Wschr. 1948, 154.

JEZLER, A.: Experimentelle hypochlorämische Azotämie. Helvet. med. Acta 3, 190 (1936).

JUNG, G.: Über extrarenal bedingte Harnstoffretention. Z. klin. Med. 118, 546 (1931).

KALAPOS, I.: Über die klinische Bedeutung der Hypochlorämie bei Nierenkranken. Klin. Wschr. 1933, 751.

KALK, H., u. E. WILDHIRT: Die Methylenblauprobe im Urin bei Leberkrankheiten. Med. Klin. 1950, 531.

KAPPERT, A.: Die Diagnostik und Therapie des Nebennierenausfalls und das Krankheitsbild der relativen Nebennierenrindeninsuffizienz (Hypadrenie). Basel: Benno Schwabe 1947.

KATSCH, G., u. K. MELLINGHOFF: Über Magensaftentziehung. Z. klin. Med. 123, 390 (1933).

KENNEY, R. A.: Effects of water deprivation on the renal hemodynamics in man. Acta med. scand. (Stockh.) 135, 172 (1949).

KERMIT, L. P., and G. H. MUDGE: Renal tubular acidosis with osteomalacia. Report of three cases. Amer. J. Med. 11, 302 (1951).

KERPEL-FRONIUS, E.: Über die Wechselbeziehungen zwischen Kochsalz und Reststickstoff. Z. exper. Med. 85, 235 (1932).

— Salzmangelzustände und chloroprive Azotämie. Erg. inn. Med. 51, 623 (1936).

— Zur Pathogenese der „hypochlorämischen" Azotämie. Z. exper. Med. 97, 733 (1936).

— u. R. MARTYN: Zur Pathogenese der Kalknekrose der Nieren im Salzmangelzustande. Klin. Wschr. 1940, 440.

KLEINFELDER, H.: Zur Klinik und Therapie der Endocarditis lenta unter besonderer Berücksichtigung der Behandlung mit Streptomycin und hohen Penicillindosen. Z. klin. Med. 148, 53 (1951).

KLINEFELTER, H. F., and S. M. SALLY: Sarcoidosis simulating glomerulonephritis. Bull. Johns Hopkins Hosp. 79, 333 (1946).

KLOPP, C., N. F. YOUNG and H. C. TAYLOR Jr.: The effects of testosterone and of testosterone propionate on renal functions in man. J. Clin. Invest. 24, 189 (1945).

KLOTZ, H. P., and J. DEBRAY: Treatment of nephropathies with testosterone propionate. J. Amer. Med. Assoc. 1951, 46.

KOCH, F.: Nierenfunktionsstörungen und Nierenveränderungen bei Lebererkrankungen. Zbl. inn. Med. 53, 679 (1932).

KOCHAKIAN, C. D.: A comparison of the renotropic with the androgenic activity of various steroids. Amer. J. Physiol. 142, 315 (1944).

Korenchevsky, V., and M. A. Ross: Kidneys and sex hormons. Brit. Med. J. **1940**, 645.
Latner, A. L., and E. D. Burnad: Idiopathic hyperchloraemic renal acidosis of infants. (Nephrocalcinosis infantum.) Observations on the site and nature of the lesion. Quart. J. Med. **19**, 285 (1950).
Labhart, A., u. O. Spühler: Alkalotische und acidotische Hypokaliämie als Ursache und als Folge von Nierenfunktionsstörungen. Schweiz. med. Wschr. **1953**, 349.
Leitner, N.: Letale Gastro-Enteritis mit extremer Rest-N-Erhöhung. Med. Klin. **1931**, 1789.
Leövey, F., u. E. Kerpel-Fronius: Über die Störung der Osmoregulation bei der experimentellen Urämie. Arch. exper. Path. u. Pharmakol. **159**, 236 (1931).
— — Über experimentelle Urämie und Chlorgehalt der Cortex. Arch. exper. Path. u. Pharmakol. **138**, 372 (1928).
Leonhardi, G.: Über Störungen des Eiweiß-Stoffwechsels nach akuten Blutungen. (Die sog. posthaemorrhagische Azotämie.) Inaug.-Diss. Leipzig 1941.
Levy, M. S., M. H. Power and E. J. Kepler: Specificity of "watertest" as diagnostic procedure in Addison's disease. J. Clin. Endocrin. **6**, 607, (1946).
Lemierre, A., J. Delay et G. Tardieu: Azotémie et troubles psychiques. L'encéphalose azotémique. Presse méd. **1941**, 617—619.
— — — Encéphalose azotémique et encéphalites psychosiques aigues azotémiques. Le problème des azotémies dites extrarénales. Presse méd. **1941** 689—691.
Lemaire, F.: Méd. et Hyg. **176**, 302 (1950).
Linneweh, F.: Beitrag zur Frage der chronischen Aminoacidurie. Vergleichende Untersuchungen über Cystinurie und Cystinspeicherkrankheit. Klin. Wschr. **1951**, 633.
Lightwood, R.: Calcium infarction of the kidneys in infants. Arch. Dis. Childh. **10**, 205 (1935).
Lotspeich, W. D.: The effect of adrenalectomy on the renal tubular reabsorption of water in the rat. Endocrinology (Springfield, Ill.) **44**, 314—316 (1949).
Luetkens, U., u. A. Gehrke: Organtherapie der Leber-Gallenwegerkrankungen. Münch. med. Wschr. **1929**, 1035—1041.
Luckè, B.: Lower nephron nephrosis: Renal lesion of crush syndrome, of burns transfusion and other conditions affecting lower segments of nephrons. Mil. Surg. **99**, 371—396 (1946).
Luft, R., and B. Sjögren: The significance of the adenohypophysis, adrenal cortex and thyroid in renal function in man. Acta endocrinol. (Copenh.) **4**, 351—362 (1950).
Mayer, E.: Das Verhalten der Nieren bei akuter gelber Leberatrophie. Virchows Arch. **236**, 279 (1922).
MacCallum, W. B., H. Lintz, H. N. Vermilye, T. H. Legget and E. Boas: The effect of pyloric obstruction in relation to gastric tetany. Bull. Johns Hopkins Hosp. **31**, 1—7 (1920).
Margitay-Becht, A., u. P. Gömöri: Die Nierenfunktion bei der Addisonschen Krankheit. Z. exper. Med. **104**, 22 (1938).
Markoff, N.: Klinik und Therapie der massiven Magendarmblutung. Bern: Hans Huber 1950.
McCance, R. A.: Medial problems in mineral metabolism. Lancet **1936**, 765.
— and E. M. Widdowson: Alkalosis with disordered kidney functions: observations on case. Lancet **1937**, 247.
McLetchie, N. G. B.: Renal lesions in cases of excessive vomiting. J. of. Path. **15**, 17—22 (1934).
McQuarrie, J., and G. H. Whipphle: I. Renal function influenced by intestinal obstruction. J. of Exper. Med. **29**, 397 (1919).
— — II. Renal function influenced by proteose intoxication. J. of Exper. Med. **29**, 421 (1919).
Merrill, A. J.: Edema and decreased renal blood flow in patients with chronic congestive heart evidence of "forward failure" as the primary cause of edema. J. Clin. Invest. **25**, 389 (1946).
— and W. H. Cargill: The effect of exercise on the renal plasma flow and filtration rate of normal and cardiac subjects. J. Clin. Invest. **27**, 272 (1948).
Meuser, H., u. H. Kreitner: Hyperparathyreoidismus und Nierensteine. Z. Urol. **43**, 1 (1950).
Mixius, O. H.: Über extrarenal bedingte Reststickstofferhöhungen. Dtsch. med. Wschr. **1937**, 1801.
Moench, K., C. Rother, H. J. Sarre u. H. Sartorius: Die morphologische Komponente im Ablauf der experimentellen Nephritis nach Masugi. Verh. dtsch. Ges. inn. Med. Wiesbaden **1953**, 458.
Mokotoff, R., G. Ross and L. Leiter: Renal plasma flow and sodium reabsorption and excretion in congestive heart failure. J. Clin. Invest. **27**, 1 (1948).
— and G. Ross: The effect of spinal anaesthesia on the renal ischemia in congestive heart failure. J. Clin. Invest. **27**, 335 (1948).
Moon, V. H.: Renal deficiency associated with shock. J. Amer. Med. Assoc. **1947**, 425.
Moeller, J., u. W. Rex: Nierenfunktionsstörungen bei tubulärer Insuffizienz. Z. klin. Med. **150**, 103 (1952).

MORAWITZ, P., u. J. SCHLOSS: „Extrarenale" Albuminurie und Urämie. Klin. Wschr. **1932**, 1628.

MORTENSEN, J. D., J. L. EMMETT and A. H. BAGGENSTOSS: Clinical aspects of Nephrocalcinosis. Proc. Staff Meet. Mayo Clin. **28**, 305 (1953).

MOULONGUET, P., et J. A. LIÈVRE: Nouvelle observation d'ostéose parathyroidienne, anurie post-opératoire guérison. Bull. Soc. méd. Hôp. Paris **54**, 764 (1938).

MOZER, J. J., et R. S. MACH: Azotémie et déchloruration. Un cas de tétanie gastrique avec alcalose et chloropénie. Bull. Soc. méd. Hôp. Paris **1934**, 443.

NONNENBRUCH, W.: Untersuchungen über den Gesamt- und Eiweißstoffwechsel von chronischen Nierenkranken. Münch. med. Wschr. **1925**, 1064.

— Über die klinische Bedeutung der Reststickstoffbestimmung und die extrarenalen Azotämien. Z. klin. Med. **131**, 524 (1937).

— Die doppelseitigen Nierenkrankheiten. Stuttgart: Ferdinand Enke 1949.

— Das extrarenale Nierensyndrom. Dtsch. Arch. klin. Med. **189**, 56 (1942).

— Über das extrarenale Nierensyndrom. Münch. med. Wschr. **1942**, 146.

— u. J. WEISER: Über die Beziehungen des Residualstickstoffes zum Harnstoffstickstoff im Blutserum. Dtsch. Arch. klin. Med. **178**, 239 (1936).

OERTEL, H.: Cholera nostras und Reststickstofferhöhung auf 187,6 mg-%. Dtsch. Arch. klin. Med. **165**, 369 (1929).

OETTEL, H.: Über experimentelle hepatogene Schäden. Z. klin. Med. **141**, 775 (1942).

— Hepatogene Toxikose. Z. klin. Med. **141**, 443 (1942).

— Degenerative Nierenerkrankungen. Leipzig: Georg Thieme 1948.

— Folgen der Leberinsuffizienz. Schweiz. med. Wschr. **1948**, 833.

OLIVER, J., M. McDOWELL and A. TRACY: The pathogenesis of acute renal failure associated with traumatic and toxic injury. Renal ischemia, nephrotoxic damage and the ischemuric episode. J. Clin. Invest. **30**, 1305 (1951).

ORTMANN, R.: Über experimentelle Veränderungen der Morphologie des Hypophysen-Zwischenhirnsystems. Z. Zellforsch. **36**, 92 (1951).

PFEIFFER, H.: Physiologie und Pathologie des Peptidasenhaushaltes. Wien. Arch. inn. Med. **15** (1928).

— Die Eiweißzerfallsvergiftung. Krkh.forsch. **1**, 407 (1925).

PICKFORD, M., and J. A. WATT: Changes in renal function in man due to disease of the anterior lobe of the pituitary. J. of Endocrin. **6**, 398—404 (1950).

PITTS, R. F., and W. D. LOTSPEICH: Bicarbonate and the renal regulation of acid base balance. Amer. J. Physiol. **147**, 138 (1946).

— J. L. AYER and W. A. SCHIESS: The renal regulation of acid-base balance in man. III. The reabsorption and excretion of bicarbonate. J. Clin. Invest. **28**, 35 (1949).

PORGES, O.: Über Coma hypochloraemicum. Klin. Wschr. **1932**, 186.

PYTEL, A.: Zur Frage des hepato-renalen Syndroms. Arch. klin. Chir. **187**, 27 (1936).

RANDERATH, E.: Über den Ort der Eiweißausscheidungen in der Niere bei nephrotischen Nierenkrankheiten nebst Bemerkung über den Begriff und die Einteilung der Nephrosen. Zieglers Beitr. **95**, 403 (1935).

— Nephritis-Nephrose. In E. BECHER „Nierenkrankheiten". Jena: Gustav Fischer 1947.

RATHÈRY, F., et M. RUDOLF: Crises d'azotémie aigue récidivantes. Chlorures sanguins et réserve alcaline. Bull. Soc. méd. Hôp. Paris **44**, T. 52, 1363 (1928).

— Le rôle du rein dans les hypochlorémies. Congrès franç. Méd. **25**, 158 (1938).

REINWEIN, H.: Extrarenale Azotämie. In E. BECHER „Nierenkrankheiten". Jena: Gustav Fischer 1947.

— Extrarenale Azotämie. Med. Klin. **1939**, 1336, 1368, 1393.

RUSZNYÁK, J., M. FÖLDI u. G. SZABÓ: Maximale tubuläre Zuckerresorption (Tmg) und Phosphorylierung. Experientia (Basel) **3**, 420 (1947).

SANDERSON, P. H.: Renal function in Addison's disease. Clin. Sci. **6**, 197 (1948).

SARRE, H.: Zur Pathogenese und Therapie des nephrotischen Syndroms. Dtsch. med. Wschr. **1954**, 1713.

— u. A. MOENCH: Funktionelle und morphologische Veränderungen der Niere bei anhaltender elektrischer Reizung der vegetativen Nerven im Bereich des Nierengefäßstieles. Acta neurovegetativa (Wien) **4**, 316 (1952).

— — Funktionelle und morphologische Veränderungen der Niere durch chronischen Nervenreiz. Z. exper. Med. **117**, 49 (1951).

SCHRADE, W.: Beitrag zur zentralnervösen Regulation des Eiweißstoffwechsels. Klin. Wschr. **1947**, 705.

— u. L. ROESTER: Zur Frage der zentralnervösen Regulation des Eiweißstoffwechsels. Klin. Wschr. **1943**, 390.

SCHREINER, G. G., L. H. SMITH and L. H. KYLE: Renal hyperchloremic acidosis. Amer. J. Med. **15**, 122—129 (1953).

Selkurt, E. E., P. W. Hall and M. P. Spencer: Response of renal blood flow and clearance to graded partial obstruction of the renal vein. Amer. J. Physiol.157, 40 (1949).
— — — Influence of graded arterial pressure decrement on renal clearance of creatinine, p-aminohippurate and sodium. Amer. J. Physiol. 159, 369 (1949).
Selye, H.: Stress. Montreal, Acta, Inc. Medical Publishers 1950.
Shannon, J. A.: The control of the renal excretion of water. I. The effect of variations in the state of hydration on water excretion in dogs with diabetes insipidus. J. of Exper. Med. 76, 371 (1942).
Shipley, R. A.: The cause of abnormal retention of ingested water in adrenalectomized rats. Endocrinology (Springfield, Ill.) 36, 118 (1945).
Sinclair-Smith, B., A. A. Kattus, J. Genest and E. V. Newman: The renal mechanism of electrolyte and the metabolic balance of electrolytes and nitrogen in congestive cardiac failure; the effect of exercise, rest and aminophyllin. Bull. Johns Hopkins Hosp. 84, 369 (1949).
Simpson, S. L. and V. Korenchevsky: Histological changes in the kidney of adrenalectomised rats. J. of Path. 40, 483 (1935).
Smith, H. W.: Lectures on the kidney. Univ. Extension Division Univ. of Kansas. Kansas: Lawrence 1943.
— The kidneys structures and functions in health and disease. New York: Oxford Univ. Press 1952.
Snapper, I.: On extracorporal dialysis of blood in acute anuria. The importance of oxydation in the kidney tubules. Bull. New York Acad. Med. 28, 621 (1952).
— et al.: Metastatic Calcification and Nephrocalcinosis from medical treatment of peptic ulcer. Arch. Int. Med. 93, 807 (1954).
Sorkin, S. Z.: Addison's disease. Medicine 28, 371 (1949).
Spatz, H.: Neues über das Hypophysen-Hypothalamus-System und die Regulation der Sexualfunktionen. Regensburger Jb. ärztl. Fortbildg. 2, 311 (1952).
Stabilini, G., F. Silvestrini, E. Polli e G. Ratti: Epatonefropatia acutissima e sindrome emolitica acute da atophan, in soggetto sensibile al medicamento. Arch. Pat. e Clin. med. 28, 366—383 (1950).
Stapleton, T.: Idiopathic renal acidosis in man infant with excessive loss of bicarbonate in the urine. Lancet 1949, 683.
Stäheli: Zit. nach W. Nonnenbruch: Die doppelseitigen Nierenkrankheiten.
Stead, A.: Renal factor in congestive heart failure. Circulation 3, 294 (1951).
Steiger, M., u. E. Strehler: Atmung und Ammoniakbildung der Niere bei sublimatvergifteten Kaninchen. Klin. Wschr. 1947, 171.
Strauss, H.: Über chloroprive Urämie bzw. Azotämie. Klin. Wschr. 1931, 2354.
Sücic, D.: Akute Azotämie bei großen gastro-intestinalen Blutungen. Klin. Wschr. 1935 II, 1316.
van Slyke, D. D.: The effects of shock on the kidney. Ann. Int. Med. 28, 701 (1948).
Talbott, J. H., L. J. Becora, R. S. Melville and W. V. Consolazio: Renal function in patients with Addison's Disease and in patients with adrenal insufficiency secondary to pituitary panhypofunction. J. Clin. Invest. 21, 107 (1942).
Theobald, G. W., and E. B. Verney: The inhibition of water diuresis by afferent nerve stimuli after complete denervation of the kidney. J. of Physiol. 83, 341 (1935).
Tietze, K., u. E. H. Schultz: Über den Stickstoffhaushalt beim Myokardinfarkt. Schweiz. med. Wschr. 1953, 34.
Törnblom, N.: Renal crisis following the extirpation of parathyroid adenomata. Acta endocrinol. (Copenh.) 2, 178 (1949).
Touw, J. F.: Der Harnstoffspiegel im Blut nach Operationen. Z. klin. Med. 130, 497 (1936).
Versé, M.: Zur akuten Leberatrophie. Berl. klin. Wschr. 1920, 127.
Verspijek, P. H., u. R. Maathuis: Urenmretentie door gebrek aan vocht. Nederl. Tijdschr. Geneesk. 1933, 2016.
von den Velden, R.: Die Nierenwirkung von Hypophysenextrakten beim Menschen. Berl. klin. Wschr. 1913, 2083.
Volhard, F.: Die Nephrosen, die primären Parenchym- und Mesenchymdegenerationen. Handbuch der inneren Medizin, S. 1024—1176. Berlin: Julius Springer 1931.
— Die Behandlung der Niereninsuffizienz vom Standpunkt des Internisten. Verh. dtsch. Ges. Urol., München 1949.
Walker, A. M.: Experiments upon the relation between the pituitary gland and water diuresis. Amer. J. Physiol. 127, 519 (1939).
— P. A. Bott, J. Oliver and M. C. MacDowell: The collection and analysis of fluid from single nephrons of the mammalian kidney. Amer. J. Physiol. 134, 580 (1941).
de Wardener, H. E., and R. R. McSwiney: Renal hemodynamics in vaso-fainting due to hemorrhage. Clin. Sci. 10, 209 (1951).

WEBER, H.: Beitrag zur Frage der Nierenfunktionsstörungen bei Cystinosis. Helvet. paediatr. Acta 8, 348 (1953).

WEISER, J.: Zur Frage der „Hepatonephritis". Hepatorenale Insuffizienz bei einem Lymphogranulom. Z. klin. Med. 130, 621 (1936).

WELSH, C. A., A. ROSENTHAL, M. T. DUNCAN and H. C. TAYLOR JR.: The effects of testosterone propionate on renal function in the dog, as measured by the creatinine and diodrast clearance and diodrast Tm. Amer. J. Physiol. 137, 338 (1942).

WHITE, H. L., and D. ROLF: Effect of exercise on renal circulation. Federat. Proc. 7, 133 (1948).

— P. HEINBECKER and D. ROLF: Hypophysis and renal function. Amer. J. Physiol. 133, 489 (1941).

— — — Enhancing effects of growth hormone on renal function. Amer J. Physiol. 157, 47 (1949).

WILDER, R. M., and L. P. HOWELL: Etiology and diagnosis in hyperparathyroidism; review of 1935 proved cases. J. Amer. Med. Assoc. 106, 427 (1936).

WITTKOPF, H.: Eine Vereinfachung der Nierenfunktionsprüfung mit Para-Amino-Hippursäure nach der Clearancemethodik. Klin. Wschr. 1951, 191.

ZOLLINGER, H. U.: Die interstitielle Nephritis. Basel: S. Karger, 1945.

— Anurie bei Chromproteinurie. (Hämolysenniere, Crush-Niere.) Stuttgart: Georg Thieme, 1952.

— u. H. ROSENMUND: Urämie bei endogen bedingter subakuter und chronischer Calciumoxalatniere. (Calciumoxalatnephritis u. Calciumoxalatschrumpfniere.) Schweiz. med. Wschr. 1952, 1261.

ZONDEK, S. G.: Extrarenal Uremia. Brit. Med. J. 1946.

ZUKSCHWERDT, L., M. KNEDEL u. H. ZETTEL: Eiweißprobleme in der Chirurgie. Dtsch. med. Wschr. 1952, 640.

ZWEYMÜLLER, E., u. H. RÖSSLER: Chronische Vitamin-D-resistente Rachitis mit Nephrocalcinose. Helvet. paediatr. Acta 9, 28—42 (1954).

I. Einleitung und Begriffsbestimmung.

Der Arzt versucht, seine Beobachtungen am Krankenbett in erster Linie durch anatomische Organveränderungen zu erklären. In vielen Fällen ist es jedoch nicht möglich, eine befriedigende Erklärung für einen Krankheitszustand durch den pathologisch-anatomischen Befund zu erhalten, weil die typischen anatomischen Veränderungen fehlen, für die ein Krankheitssymptom pathognomonisch zu sein scheint.

Diese Feststellung gilt auch für die *Azotämie* und für bestimmte *Nierenfunktionsstörungen*, denen wir in der Klinik häufig unter sehr verschiedenen Umständen begegnen.

Sehr oft findet sich eine Azotämie oder Reststickstoff-(Rest-N=)Erhöhung als *Folge organischer Nierenerkrankungen:* Glomerulonephritis, maligne Nephrosklerose, Pyelonephritis, Harnstauungsniere usw., und lange Zeit verband sich mit der Feststellung einer Rest-N-Steigerung *allein* der Gedanke an eine dieser Nierenerkrankungen. Darüber hinaus wurde die *Azotämie* als Zeichen einer *Glomerulusfunktionsstörung* angesehen.

In den letzten Jahren begegnet man jedoch in zunehmender Häufigkeit einer Nierenerkrankung mit erheblicher Azotämie, bei welcher allein oder vorwiegend der *pathologisch-anatomische Prozeß* sich *an den Zellen der Nierentubuli* abspielt. Die morphologischen Veränderungen dabei sind in erster Linie degenerativer Natur, während man klinisch eine akute Niereninsuffizienz findet. Das Krankheitsbild läßt sich daher am besten nosologisch als *akute Nephrose* einordnen. (VOLHARD, LUCKÉ, HOPPER, BOLOMEY und WENNESLAND, HEINTZ, LOSSE und BARTH). Schließlich findet man weiterhin zahlreiche Krankheitszustände mit *Azotämie ohne anatomische Nierenveränderungen.* Nicht selten sind dabei *auch funktionelle Nierenstörungen nicht* nachzuweisen. Heute wissen wir, daß Azotämien häufiger ohne als mit Nierenerkrankungen vorkommen.

Dieser Tatsache wurde durch die Bezeichnung *extrarenale Azotämie* (e. A., Reinwein) oder *extrarenales Nierensyndrom* (e.Ns., Nonnenbruch) Rechnung getragen. Beide Begriffe werden häufig irrtümlich als Synonyma gebraucht. Definitionsgemäß und aus praktischen Gründen sollten die beiden Bezeichnungen jedoch scharf unterschieden werden:

Extrarenale Azotämie bedeutet eine Reststickstofferhöhung *ohne* gleichzeitig vorhandene krankhafte *morphologische Veränderungen* und *ohne Funktionsstörungen* der Nieren.

Unter dem *extrarenalen Nierensyndrom* ist dagegen nach der von Nonnenbruch gegebenen Definition eine *Nierenfunktionsstörung* zu verstehen, die durch einen außerhalb der Nieren liegenden Krankheitsprozeß verursacht wird und die *nicht durch morphologische Veränderungen* am Nierenparenchym *erklärt* werden kann.

Schwierigkeiten in der Differentialdiagnose zwischen extrarenaler Azotämie, extrarenalem Nierensyndrom und akuter Nephrose ergeben sich vor allem aus der Tatsache, daß jedem von ihnen der gleiche Ursachenkomplex zugrunde liegen kann und ihre klinische Symptomatologie sich in vielen Punkten gleicht. Alle drei können eine Azotämie und eine Störung der Harnabscheidung aufweisen, die jedesmal auf verschiedenen pathophysiologischen Vorgängen beruhen. Die Kenntnis der im einzelnen Falle vorliegenden funktionellen und anatomischen Störungen ist aber bedeutsam für die Beurteilung der jeweiligen Erkrankung und für die anzuwendende Therapie.

Der klinischen Abgrenzung der *extrarenalen Azotämie und des extrarenalen Nierensyndroms* sowie der Darstellung ihrer unterschiedlichen Pathogenese und pathophysiologischen Besonderheiten und der dabei vorkommenden *Übergänge* dienen die folgenden Abschnitte. Zur Kenntnis der *akuten Nephrose* als einer schweren organischen Parenchymschädigung der Niere wird auf die ältere und neuere Literatur verwiesen (s. o.).

II. Die extrarenale Azotämie (e.A.).

1. Extrarenale Azotämien durch erhöhten Eiweißabbau.

a) Extrarenale Azotämie bei zentral-nervös ausgelöster Änderung des Eiweißstoffwechsels.

In der Klinik kennen wir Rest-N-Steigerungen bei verschiedenen zentralnervösen Reizzuständen, wie sie z. B. infolge akuter zirkulatorischer Störung im Gehirn mit und ohne Blutung oder Erweichung, bei Leptomeningitis, bei Pachymeningitis haemorrhagica u.ä. auftreten können (Morawitz und Schloss, Mixius, Nonnenbruch, Courtois, Lemierre, Delay und Tardieu, Schrade). Es sind die gleichen Zustände, bei welchen verschiedene Reaktionen der vegetativen Steuerung gefunden werden.

So kommt es zum Beispiel nach lokaler zentral-nervöser Reizung ebenso wie nach kurz dauerndem natürlichem und künstlichem Fieber, nach Operationen, Schock usw. zu gesetzmäßigen Veränderungen der Leukocyten, des Blutzuckers, der Körpertemperatur, des Gesamtstoffwechsels, der Alkalireserve, des Serumeiweißes u. a. m. Die *Gesamtheit dieser vegetativen Reaktionen* wird durch Impulse ausgelöst, die wahrscheinlich vom Zwischenhirn ausgehen, und wir fassen sie unter dem Begriff der „*vegetativen Gesamtumschaltung*" zusammen (F. Hoff).

Die verschiedenen vegetativen Reaktionen laufen dabei in zwei Phasen ab. In der ersten Phase der vegetativen Gesamtumschaltung kommt es zu einem Übergewicht des Sympathicus, in der zweiten Phase zu einem Übergewicht des Parasympathicus. So findet sich in der ersten Phase u. a. Fieberanstieg, Leukocytenanstieg, Eosinophilensturz, Anstieg des Gesamtstoffwechsels, Blutzuckeranstieg, in der zweiten Phase dagegen Fieberabfall, Leukocytenabfall, Eosinophilen-anstieg, Abfall des Gesamtstoffwechsels, Blutzuckerabfall. *Auch der Reststick-stoff* im Serum zeigt nach den obengenannten verschiedenen Reizen häufig Ver-änderungen.

Als Beispiele möchten wir einen eigenen Fall von Rest-N-Steigerung im Rah-men einer zentral ausgelösten vegetativen Gesamtumschaltung mitteilen.

Fall 1: A. Th., 53 jähriger Mann.

Patient glitt auf der Treppe aus, schlug mit dem Kopf auf und war anschließend 20 min bewußtlos. Danach starke Kopfschmerzen und anhaltende Benommenheit. In diesem Zustand zwei Tage nach dem Unfall Einlieferung in die Klinik.

Bei der Aufnahme fand sich außer einer geringen Benommenheit eine leichte spastische Parese beider Beine mit gesteigerten Patellar- und Achillessehnenreflexen und doppelseitigem Babinski. Sonst war bei der klinischen Untersuchung kein krankhafter Befund zu erheben. Rest-N 114 mg-%.

Weiter fand sich ein erhöhter Blutdruck von *220/150 mm Hg, Liquordruck 350 mm* Wasser, *Leukocytose* von 14800 mit 66% Segmentkern., 8% Stabkern., 3% Jugendf. und 23% Lym-phoc., Temperatur 38,3°.

Klin. Diagnose: Contusio cerebri. Für subdurales Hämatom keine sicheren Zeichen.

Im Verlauf von vier Tagen unter der Behandlung mit strenger Bettruhe, Injektionen hochprozentigen Traubenzuckers und entwässernden Maßnahmen Rückgang der Tempera-turen, Aufhellung des Bewußtseins, Verschwinden der neurologischen Erscheinung und Leuko-cytenabfall auf 9600. Nach weiteren drei Tagen war die Gesamtleukocytenzahl auf 7800 ab-gefallen mit 55% Segmentkern., 2% Stabkern. 3% Eos. und 40% Lymphocyten. Der Liquordruck betrug nur noch 160 mm Wasser, der Blutdruck 135/75 mm Hg, und der Rest-N war auf *25,6 mg-%* abgesunken. *Xanthoprot. u. Indikan i. S.* immer normal. Nach insgesamt vier Wochen wurde der Patient ohne einen krankhaften Befund entlassen.

Epikritisch handelte es sich hier anscheinend um eine schwere Contusio cerebri mit Pyra-midenzeichen, *akuter Liquordruck-, Blutdruck- und Blutzuckersteigerung, Leukocytose* mit Links-verschiebung und *Rest-N-Anstieg* auf 114 mg-% *ohne Vermehrung der aromatischen Sub-stanzen* im Serum.

In dem vorstehenden Fall war es im Verlauf der vegetativen Gesamtum-schaltung nach zentral-nervösem Reiz durch Contusio cerebri zu einer deutlichen Rest-N-Steigerung im Serum gekommen. Der Rest-N-Anstieg ist in solchen Fällen anscheinend der ersten Phase der vegetativen Gesamtumschaltung zuzuordnen. Zur Zeit der höchsten Rest-N-Werte ist dabei keine Vermehrung der aromatischen Substanzen im Serum nachweisbar.

Es muß allerdings bemerkt werden, daß eine Rest-N-Steigerung bei sehr vielen Fällen mit cerebralen Blutungen oder Erweichungen *nicht* gefunden wird. Für die Entstehung der Rest-N-Erhöhung ist sehr wahrscheinlich die Akuität des cere-bralen Geschehens Voraussetzung. Außerdem ist damit zu rechnen, wie es sich aus weiter unten angeführten Untersuchungen ergibt, daß es nach zentral-nervö-sem Reiz auch zu einem Absinken des Rest-N kommen kann.

Es erhebt sich nun die Frage nach der Ursache des Rest-N-Anstiegs. Zur Er-klärung sind zunächst einige experimentelle Untersuchungen anzuführen.

Anknüpfend an die Untersuchungen von F. Hoff und von Freund und Grafe über die zentralnervöse Auslösung vegetativer Reaktionen untersuchten Schrade und Roester den Gehalt des Blutes an stickstoffhaltigen Substanzen (Rest-N, Harnstoff und Aminosäuren-Stickstoff) unter dem Einfluß zentralnervöser Reize durch Luftfüllung der Gehirnventrikel bei Kaninchen. Es kam in den Versuchen zu erheblichen *Veränderungen* des *Rest-Stickstoffes*, woran sowohl der Harnstoff-Stickstoff wie auch der Residualstickstoff beteiligt waren. In einer kurzen Anfangsphase sanken Harnstoff und Rest-N im Serum zunächst ab, um dann auf übernormale Werte anzusteigen. Die Harnsäure zeigte zur Zeit des Rest-N-Anstiegs nach dem zentralnervösen Reiz einen Abfall, was sehr gegen eine Beteiligung der Nieren am Zustande-kommen der Rest-N-Erhöhung sprach, denn gerade bei den renal verursachten Erhöhungen der Harnfixa im Blut steigt die Harnsäure *vor* dem Harnstoff an. Als Zeichen einer guterhal-tenen Nierenfunktion muß man bei den Untersuchungen von Schrade und Roester auch den starken *Anstieg der Stickstoffkonzentration* und des *spezifischen Gewichtes des Harns* ansehen. Es sind die gleichen Veränderungen der Harnzusammensetzung, wie wir sie neben der Ver-minderung der NaCl-Konzentration bei den extrarenalen Azotämien häufig feststellen können.

Ebenfalls aus dem Arbeitskreis von F. Hoff haben Fluch und Greif nach Luftence-phalographien beim Menschen über 24 bis 48 Std. die Reaktionen des Rest-N im Serum verfolgt. Sie fanden in den ersten Stunden nach suboccipitalen Luftfüllungen ebenfalls ein Absinken des Rest-N, ohne allerdings in ihren Fällen einen nachfolgenden Anstieg auf übernormale Werte feststellen zu können. Diese Befunde wurden später von Birkle aus der Tönnis-schen Klinik bestätigt.

Aus diesen experimentellen und klinischen Untersuchungen geht jedenfalls hervor, daß die Konzentration von Rest-N, Harnstoff und Harnsäure im Serum vom Zentralnervensystem aus beeinflußt werden kann. Schrade nimmt an, daß es unter einem zentral-nervösen Reiz zu einer Änderung der Höhe des Eiweiß-umsatzes nach beiden Richtungen kommen kann. Bei einer *Rest-N-Erhöhung* wäre dann ein *verstärkter Eiweißumsatz* vorhanden, so daß die *stickstoffhaltigen Harn-fixa schneller gebildet* werden, *als* sie durch die Nieren *ausgeschieden* werden können.

Man muß annehmen, daß auch die in der Klinik unter einem zentrogenen Reiz auftretenden Azotämien auf einer Steigerung des Eiweißstoffwechsels beruhen.

Schrade spricht bereits die Vermutung aus, daß möglicherweise das extrarenale Nieren-syndrom cerebraler Genese (Nonnenbruch) durch Eiweißstoffwechseländerungen infolge zentral-nervöser Reize verursacht sein könnte.

In diesem Zusammenhang ist auch die Azotämie zu erwähnen, die nicht selten in den ersten Tagen einer akuten fieberhaften Erkrankung zu beobachten ist. Wir wissen, daß die nach zentral-nervösen Reizen ablaufenden vegetativen Reaktionen weitgehend mit den vegetativen Erscheinungen bei kurzdauerndem natürlichem oder künstlichem Fieber übereinstimmen (F. Hoff). Sehr wahrscheinlich kann derselbe Reiz, der auf zentral-nervösem Wege die Temperaturerhöhung hervorruft auch zu einer Eiweißstoffwechselsteigerung und damit zur Azotämie führen.

Bei künstlichem Fieber (Pyrifer) fanden wir manchmal den Harnstoff einige Stunden nach Fieberbeginn kurzdauernd erhöht. Hierbei konnten wir ebenso wie bei Pneumonie- und Grippekranken mit Azotämie im Fieberstadium anhand der Harndichte, der PAH- und Kreatinin-Clearance und der Harnstoffkonzen-tration im Harn *keine Störung der Nierenfunktion* feststellen (Tab. 1).

Tabelle 1. *Clearanceuntersuchungen bei Patienten mit Harnstoffsteigerung im Serum im Verlauf eines akuten Infektes bzw. während eines Fieberstoßes mit Pyrifer.*

Die Clearancewerte sind in jedem Falle normal. Ebenso besteht ein normales Verhältnis zwischen Harnmenge und spezifischem Gewicht in den 4 daraufhin untersuchten Fällen. ↓ = Harnstoffanstieg, GF = Glomerulusfiltrat nach der endogenen Kreatininclearance (Popper, Mandel u. Mayer), C_{PAH} = effektiver Nierenplasmastrom bestimmt mit fallendem PAH-Plasmaspiegel nach Wittkopf und nach Barth u. Görlitz.

Diagnose	Harnstoff i. S. mg-%	NaCl i. S. mg-%	GF cm³/min	C_{PAH} cm³/min	Rück-resorption %	Harnmenge 24Std., spez. Gewicht
Lobärpneumonie F.R. 1953	60	575	101	800	99,5	1200/25
Lobärpneumonie G.L. 1953	72	590	98	595	97,8	1400/19
Grippaler Infekt F.G. 1953	82	605	110	655	98,7	1600/24
Pyrifer Inj. Temp. 40,1°, M.N.1953	41 ↓ 51	580	95	570	98,5	1300/20
Pyrifer Inj. Temp. 39,6°, L.St. 1953	37 ↓ 48	610	97	605	97,6	—
Normal	bis 48	560—625	80—160	450—650	>98,0	—

Die Harnstoff- bzw. Rest-N-Erhöhung im Fieber ist auf Grund der oben stehenden Untersuchungen wahrscheinlich in erster Linie durch einen verstärkten Eiweißabbau zu erklären, da eine Nierenfunktionsstörung in solchen Fällen häufig nicht festzustellen ist.

Als fördernder Faktor bei der Entstehung der Fieberazotämie kommt möglicherweise die in manchen Fällen vorhandene relative Oligurie infolge vermehrten extrarenalen Wasserverlustes in Betracht.

Zu dem Kreis der extrarenalen Azotämien durch einen gesteigerten Eiweißabbau im Rahmen der vegetativen Gesamtumschaltung gehört nach Untersuchungen von Hauss wahrscheinlich auch der Rest-N-Anstieg in den ersten Tagen nach einem *Herzinfarkt*. Wie Hauss zeigen konnte, kommt es nach dem Eintritt eines Herzinfarktes und bei akuten Kollapszuständen (z. B. orthostatischer Kollaps, Lungenembolie usw.) zu einem „akuten Syndrom" mit Fieber, Leukocytose, Eosinopenie, Hyperglykämie und *Rest-N-Anstieg*. Der Rest-N-Anstieg ist mit sehr großer Wahrscheinlichkeit nicht renal verursacht. Hauss und Losse haben zum Zeitpunkt der Rest-N-Steigerung nach Herzinfarkt normale Werte für das Glomerulusfiltrat und die Nierendurchblutung finden können. Tietze und Schultz stellten in den Tagen des Rest-N-Anstiegs nach Herzinfarkt eine *negative* Stickstoffbilanz und eine *erhöhte Harndichte* fest.

b) Extrarenale Azotämie nach Operationen und intestinalen Blutungen.

Bei den vorgenannten Zuständen (cerebrale Störungen, Fieber, Kollaps, Herzinfarkt) sehen wir in erster Linie in einer zentralnervösen Regulationsänderung die Ursache für die Steigerung des Eiweißabbaues und die damit verbundene Azotämie. Die Mitwirkung eines zentralnervösen Faktors ist aber auch bei der *extrarenalen Azotämie nach Operationen und Magenblutungen* sehr wahrscheinlich. Allerdings spielt bei diesen Zuständen ein *lokal gesteigerter Eiweißabbau* im Operationsbereich bzw. im Magen-Darm-Kanal ebenfalls eine Rolle.

Bürger und Grauhan fanden bei der postoperativen Azotämie, ebenso wie später Heusser, Chabanier, Lobo-Onell u. Lélu, daß die Nieren nach Operationen gerade bezüglich der Abbauprodukte des Eiweißstoffwechsels eine gesteigerte Ausscheidungsarbeit leisten. Ihre Fälle wiesen eine *Azotämie* auf *trotz guter Stickstoffausscheidung* durch die Nieren bei einem fast stets hohen spezifischen Gewicht des Harns. Bürger und Grauhan sahen die Ursache der postoperativen Azotämie in einem verstärkten Eiweißabbau, der durch die traumatische Gewebsschädigung, die ischämische Nekrose und die Zersetzung des Wundsekretes im Operationsgebiet zustande käme. Neben diesen Faktoren als Ursache verstärkten Eiweißabbaues mit nachfolgender Azotämie ist aber wohl die Annahme berechtigt, daß es durch die nach Operationen auftretenden vegetativen Reaktionen zu einer Steigerung des Gesamtstoffwechsels kommt. Die dabei ablaufende vegetative Gesamtumschaltung wird wahrscheinlich durch in den Kreislauf gelangende körpereigene Stoffe ausgelöst (F. Hoff). Auch Zukschwerdt, Knedel und Zettel haben die postoperativen Änderungen des Eiweißstoffwechsels auf zentral-nervöse Einflüsse zurückgeführt.

Für die Genese der *Azotämie nach großen intestinalen Blutungen* spielen ähnliche Faktoren wie für die postoperative Azotämie eine Rolle. Auch hier ist zunächst festzustellen, daß die Nierenfunktion nicht gestört ist, wie es sich aus der guten Harnstoffkonzentration und -ausscheidung durch die Nieren und aus dem hohen spezifischen Gewicht des Harns ersehen läßt (Alsted, Borst, Christiansen, Clausen, Leonhardi, Sŭcic).

Als Ursache für die Harnstofferhöhung nach Magen-Darm-Blutungen nimmt Borst einen verstärkten Eiweißabbau an. Er denkt an erster Stelle an Harnstoff, der aus dem Abbau des in den Magen-Darm-Kanal ergossenen Blutes stammt. In diesem Zusammenhang weist er darauf hin, daß es auch zu einer Erhöhung des Blutharnstoffspiegels um 10 bis 20 mg-% einige Stunden nach einer reichlichen Fleischmahlzeit kommt. Für seine Ansicht über die Entstehung der Azotämie spricht auch die Mitteilung von Markoff, daß *nach* einer *Lungenblutung* eine *Azotämie nur* dann auftritt, wenn *viel Blut geschluckt* wurde. Ebenso findet man nach langdauerndem Nasenbluten mit Blutschlucken eine Azotämie (Cain,

Catton und Zarachowitsch). Clausen hat nachgewiesen, daß die perorale Aufnahme von 500 cm³ Blut den Rest-N-Gehalt des Blutes innerhalb von 8 Std. verdoppelt.

Einige Untersucher kommen jedoch auf Grund von Stickstoffbilanzen zu der Anschauung, daß die Azotämie nach akuter Magen-Darm-Blutung nicht allein durch die Resorption der in den Darm ergossenen Blutmengen, sondern auch durch den verstärkten Abbau von körpereigenem Eiweiß mitverursacht sein müßte. Bei der akuten Magen-Darm-Blutung erscheint es sehr wahrscheinlich, daß der oft vorhandene Kollaps (Hauss) und möglicherweise die reichliche Resorption von Eiweißspaltprodukten zur Auslösung einer Eiweißstoffwechselsteigerung im Rahmen der vegetativen Gesamtumschaltung führen können.

Zusammenfassend ist über die extrarenale Azotämie durch erhöhten Eiweißabbau folgendes zu sagen:

1. Ein *akut vermehrtes Angebot von harnpflichtigen Substanzen* an die Nieren *infolge erhöhten Eiweißabbaues* führt *auch bei normaler Nierenfunktion zu einem Rest-N-Anstieg* ("Überproduktionsurämie", H. Pfeiffer).

2. Das erhöhte Angebot von Rest-N-Substanzen, insbesondere von Harnstoff, kann die Folge einer Eiweißstoffwechselsteigerung im Rahmen der vegetativen Gesamtumschaltung (akute cerebrale Störungen, Fieber, Kollaps usw.), eines verstärkten Eiweißabbaues im Wundbereich nach Operationen, einer reichlichen Eiweißresorption nach intestinalen Blutungen oder eines Zusammenwirkens mehrerer dieser Faktoren sein.

Die Erhöhung des Harnstoffes bzw. des Reststickstoffes bei den vorgenannten Zuständen ist im allgemeinen ohne besondere Bedeutung für den Krankheitsverlauf und verschwindet um so rascher, je größer die Harnausscheidung ist. Es ist möglich, in diesen Fällen — im Gegensatz zum extrarenalen Nierensyndrom und zur akuten Nephrose — die Harnmenge durch reichliche Flüssigkeitszufuhr zu steigern.

2. Die extrarenalen Azotämien infolge verminderten Flüssigkeitsangebotes an die Nieren.

a) Die extrarenale Azotämie bei den mit Exsiccose einhergehenden Krankheitszuständen.

Die Rest-N-Steigerung durch Exsiccose tritt uns vor allem bei Zuständen mit starkem Erbrechen und Diarrhoen, dann bei Diabetes mellitus, bei Ileus, bei akuter Peritonitis, nach Magensaftentzug, in der Addisonkrise, bei Asthma bronchiale, nach Gastroenterostomie u. a. m. entgegen (Atchley, Loeb, Benedict und Palmer, F. Hoff, Porges, Reinwein, Borst, Dixon, Haden und Orr, Jung, Katsch und Mellinghoff, Leitner, Touw u. a.).

Bei den Erörterungen über die Pathogenese der Azotämie dieser Zustände wurde von den Untersuchern teils die häufig vorhandene Hypochlorämie, teils eine Nierenschädigung, ein Flüssigkeitsmangel oder ein vermehrter Eiweißabbau in den Vordergrund gestellt (Blum und Weil, Blum und Grabar, Bilbao und Grabar, Blum und van Caulaert, Chabanier und Lobo-Onell, Mozer und Mach, Dragstedt, Jezler, Rathéry und Rudolf, Brown, Eustermann, Hartmann und Rowntree, McQuarrie und Whipple, Gömöri und Podhradszky, Gömöri und Frenreisz, Kalapos, Kerpel-Fronius, Verspijck und Maathuis).

Zur Aufklärung der Zusammenhänge wurden zahlreiche Tierversuche ausgeführt, von denen einige grundlegende hier kurz erwähnt werden müssen.

Cooke, Rodenbaugh und Whipple zeigten als erste an Hunden, daß bei experimenteller *Darmunterbindung* mit starkem Flüssigkeitsverlust durch Erbrechen der Rest-N ansteigt. Da in ihren Versuchen gleichzeitig eine *verstärkte Stickstoffausscheidung* mit dem Harn auftrat, nahmen sie an, daß keine Nierenfunktionsstörung für die Azotämie verantwortlich sein könnte.

HERRIN und MEEK isolierten bei Hunden ein Stück Dünndarm und pflanzten die beiden Enden in die Bauchwand ein mit Ableitung des Sekrets nach außen. In die isolierte Darmschleife fand eine erhöhte Flüssigkeitssekretion statt. Die Hunde starben nach 5-8 Tagen im Koma unter Zunahme des Harnstoffs und Abnahme des Chlors im Serum. *Dabei stieg die Harnstoffkonzentration im Harn an.* Wurde der Darmsaft des isolierten Darmabschnittes über eine Anastomose in den normalen Darmkanal zurückgeleitet, so blieben die Versuchstiere am Leben. Lebenserhaltend wirkte auch eine tägliche Kochsalzinjektion. Die Untersucher schlossen daraus, daß der Tod bei ihren Versuchstieren durch NaCl-Verlust herbeigeführt worden sei. Sie berücksichtigten aber nicht, daß durch die isolierte Darmschlinge eine große Flüssigkeitsmenge dem Körper entzogen wurde und für die Harnproduktion verlorenging. Nach unserer Ansicht wirkte dagegen die Kochsalzgabe flüssigkeitssparend, weil durch die Erhöhung der Elektrolytkonzentration im Organismus der Flüssigkeitsverlust nach außen gehemmt wurde. Durch seine osmotische Wirksamkeit spielt das Kochsalz eine wesentliche Rolle für die Retention und Fixierung von Körperwasser und damit auch für die Verhütung und Beseitigung einer Exsiccose. Dadurch kann es indirekt über den Wasserhaushalt einer Azotämie entgegenwirken.

Die Abhängigkeit der Azotämie von dem Wasserbestand des Organismus wird durch Versuche von AMBARD, STAHL und KUHLMANN deutlich gezeigt. Beim Hund erzeugten sie durch wiederholtes Erbrechen eine Hypochlorämie und Azotämie. Während einer ersten Periode erhielt das Tier eine flüssigkeitsreiche und eiweißarme Kost. *Dabei war trotz Hypochlorämie die Wasser- und Harnstoffausscheidung durch die Nieren nicht vermindert.* Unter dem flüssigkeitsreichen Regime trat unabhängig von der Chloropenie ein Abfall der Harnstoffkonzentration im Blut ein.

In einer zweiten Periode dagegen bei flüssigkeitsarmer, aber eiweißreicher Kost kam es trotz hoher Harnstoffkonzentration im Urin zum Anstieg des Blutharnstoffes.

Es ergibt sich daraus, daß die Nieren auch bei niedrigem Chlorspiegel des Blutes genügend Harnstoff ausscheiden können, wenn genügend Körperwasser zur Harnbereitung zur Verfügung steht. Auch KERPEL-FRONIUS konnte experimentell eine *Hypochlorämie ohne Azotämie* hervorrufen. Weiterhin zeigte er, daß bei Azotämie mit Hypochlorämie Flüssigkeitszufuhr ohne Kochsalzzugabe die Azotämie beseitigte. Diese Feststellung steht im Gegensatz zu der starken Betonung der Hypochlorämie als ursächlicher Faktor für das Zustandekommen einer Azotämie durch BLUM und seine Schule.

Um über die Beziehungen zwischen Flüssigkeits- und Kochsalzbestand des Organismus sowie zwischen Eiweißabbau und Nierenfunktion in der Exsiccose beim Menschen weitere Aufklärung zu erhalten, wurden die nachstehenden eigenen Untersuchungen vorgenommen. Die Ergebnisse geben uns einigen Aufschluß über die für die Pathogenese der extrarenalen Azotämie wichtigen Faktoren.

Gesunde Versuchspersonen erhielten über 5 Tage als *einzige* Flüssigkeitszufuhr täglich 500 cm³ einer 4%igen Kochsalzlösung, d. h. wenigstens 20 g Kochsalz täglich. Daneben wurden bei Trockenkost in 24 Std. mindestens 2500 Kalorien mit etwa 50 g Eiweiß zugeführt. Unter diesem Regime trat eine tägliche Gewichtsabnahme von 800—1200 g ein, die hauptsächlich durch Wasserverlust zustande kam. Der Harnstoff i. S. stieg während der Versuchstage allmählich an (Tab. 2).

Tabelle 2. *Harnstoffanstieg im Serum während eines 5tägigen „Austrocknungsversuches" (s. Text) bei 3 Versuchspersonen.*

Versuch Nr.	Vorbeobachtungstage	Harnstoff i. S. in mg-%					
		1	2	3	4	5	6
1	25,8; 23,6; 25,5	23,5	24,3	32,0	—	44,0	48,0
2	30,1; 28,4	27,3	26,2	—	35,6	39,2	47,3
3	31,0; 32,1	30,0	31,1	—	37,3	46,9	51,1

Das Blut zur Harnstoffbestimmung wurde am Morgen (8.30) jedes Versuchstages (1—6) entnommen.

Gleichzeitig nahm die Harnstoff-Konzentration im Harn deutlich zu, während die Kochsalzkonzentration etwa in derselben Größenordnung zurückging, obwohl täglich relativ große Mengen Kochsalz peroral zugeführt wurden. Die 24 Std.-Harnmenge nahm wegen der künstlich herbeigeführten Exsiccose nach dem zweiten Tag ab (Abb. 1).

Auch J. Frey und Jockels konnten beim Menschen im kurzfristigen Belastungsversuch mit Harnstoff nachweisen, daß die Nieren bei Oligurie Schlackenstoffe nur im reziproken Verhältnis zum Kochsalz ausscheiden können. Auf Grund eigener Feststellungen können wir uns jedoch nicht der Ansicht von J. Frey anschließen, daß das Kochsalz bei der Harnbereitung als Austauschstoff für Harnstoff fungiert, d. h. daß Kochsalz in den Tubuli rückresorbiert und dafür Harnstoff sezerniert würde. Weder bei extrarenaler Azotämie noch bei akuter oder chronischer Niereninsuffizienz sahen wir unter Kochsalzzufuhr *allein* eine Steigerung der absoluten Harnstoffausscheidung im Harn (s. Abb. 5 u. S. 356 ff.) Wenn es unter NaCl-Verabreichung in manchen Fällen von extrarenaler Azotämie oder organisch bedingter Niereninsuffizienz zum Absinken des Harnstoffs kommt, so erfolgt dies über eine verbesserte Hydration des Organismus und eine Steigerung der Harnmenge.

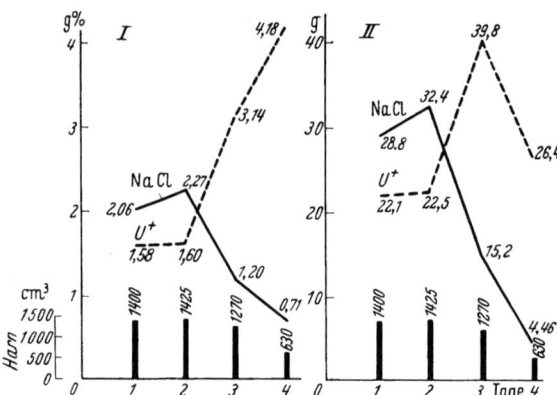

Abb. 1. Verlauf der prozentualen (*I*) und der absoluten (*II*) Harnstoff- und Kochsalzausscheidung im Harn bei Exsiccose und Hypersalämie.

Das Verhalten der gesunden Nieren bezüglich der Kochsalz- und Harnausscheidung bei herabgesetzter Diurese in der Exsiccose zeigt, daß bei Oligurie Kochsalz und Harnstoff nicht zu gleicher Zeit in hoher Konzentration ausgeschieden werden können. Bei konkurrierender Ausscheidung von Harnstoff und Kochsalz erhält der Harnstoff offenbar den Vorrang, und Kochsalz wird trotz reichlicher Zufuhr vermindert ausgeschieden.

In dieser Reaktionsweise der Niere ist ein Kriterium für die Funktionstüchtigkeit des Organs zu erblicken. Diese Reaktionsfähigkeit ist bei den extrarenalen Azotämien erhalten, während sie z. B. bei den akuten degenerativen Erkrankungen des Tubulusapparates verlorengeht.

Aus unseren Untersuchungen läßt sich weiterhin erkennen, daß es im Zustand der Exsiccose zu einem erhöhten Eiweißabbau kommt. So zeigt der in Abb. 1 dargestellte Versuch, daß am 3. Tag 40 und am 4. Tag 26 g Harnstoff ausgeschieden wurden, was einem Eiweißabbau von etwa 115 und 70 g entsprach. Es wurde also wesentlich mehr Eiweiß abgebaut als täglich zugeführt (50 g). Das gleiche Ergebnis zeigt der in Tab. 3 dargestellte, unter den gleichen Bedingungen vorgenommene Versuch. Ein dritter Versuch ergab einen ähnlichen Befund und wird daher nicht aufgeführt.

Insgesamt ergab sich also bei allen drei Versuchspersonen trotz ausreichender Kalorienzufuhr mit zunehmender Exsiccose (s. Körpergewicht) ein vermehrter Abbau körpereigenen Eiweißes. Hierbei ist darauf hinzuweisen, daß diese Eiweißstoffwechselveränderungen bei einer gleichzeitig bestehenden *Hypersalämie* zustande kamen. Diese Tatsache spricht gegen die ursprünglich von Blum aufgestellte These, das Chlor wirke als Bremse gegen einen vermehrten Eiweißzerfall.

Eine weitere Untersuchung zeigte die *Abhängigkeit der Harnstoffausscheidung* und damit der Harnstoffhöhe i. S. *von der Hydration* des Organismus. Es wurde eine *Harnstoffbelastung* im Zustand normaler Hydration und nach mehrtägigem

Dursten bei unseren 3 Versuchspersonen vorgenommen (Abb. 2). Bei ausreichendem Wasserbestand des Organismus führte die Verabreichung von 40 g Harnstoff, peroral innerhalb von 5 min gegeben, zu einem raschen und steilen Anstieg des Blutharnstoffs, dem nach 2 Std. ein zunächst ebenso steiler, dann flacher werdender Abfall folgte, so daß unter deutlicher Steigerung der Tagesharnmenge nach 24 Std. der Harnstoff-Ausgangswert im Serum nahezu wieder

Tabelle 3. *Versuchsprotokoll eines Durstversuchs über 5 Tage.*

Versuchstag	NaCl i. S. mg-%	NaCl i. Harn g	U+ i. Harn g	Eiweißzufuhr täglich etwa g	Eiweißabbau g	Körpergewicht kg
1	590	18,2	24,20	50	70,5	67,1
2	590	26,0	23,75	50	69,0	65,8
3	620	15,6	30,07	50	89,3	64,0
4	630	5,1	38,05	50	111,0	63,0
5	630	3,2	33,00 ↓	50	96,0 ↓	62,2

Einzige Flüssigkeitszufuhr 500 cm³ 4%iger Kochsalzlösung. Während des Versuches nimmt das Körpergewicht durch die Exsiccose deutlich ab; im Harn steigt die Harnstoffausscheidung an, während die Kochsalzausscheidung absinkt. Der Eiweißabbau übersteigt die Eiweißzufuhr zum Teil wesentlich.

erreicht war. Die gleiche Harnstoffbelastung bei derselben Versuchsperson am 5. Tag der vorerwähnten Austrocknungsperiode zeigte zunächst einen deutlich erhöhten Ausgangswert des Blutharnstoffs (44 gegenüber 24 mg-%). Verlauf und Höhe des U+-Anstiegs nach 40 g Harnstoff p. o. glichen weitgehend der Kurve des Vorversuchs. Es kommt dann jedoch zu einer geringeren und kurzdauernderen Diuresesteigerung innerhalb der ersten 3—4 Std. nach der Harnstoffverabreichung. Entsprechend langsam erfolgte der Harnstoffabfall im Blut in den ersten 24 Std., und erst nach reichlicher Flüssigkeitszufuhr in den zweiten 24 Std. war nach insgesamt 48 Std. der Harnstoffwert im Serum wieder normal.

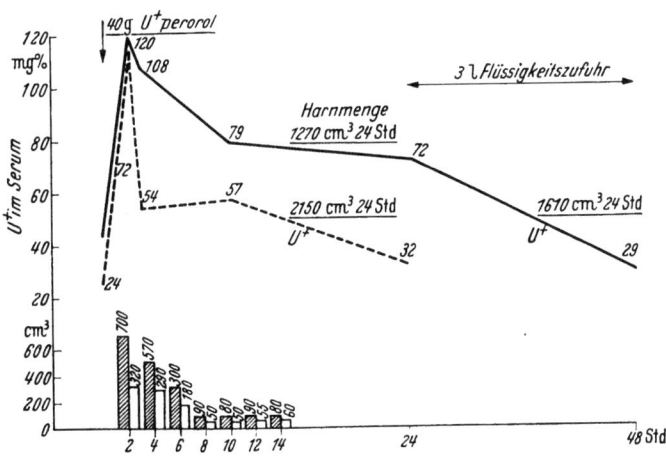

Abb. 2. Bewegung der Harnstoffwerte im Serum über 24 bzw. 48 Std. nach Belastung mit 40 g Harnstoff (U+) peroral im Zustand normaler Hydration (- - -) und bei Exsiccose (——). Säulen: 2stündliche Harnausscheidung nach Harnstoffbelastung. ▨ bei normaler Hydration, □ bei Exsiccose.

An diesem Versuch zeigt sich die Abhängigkeit der Ausscheidung des Harnstoffs, dessen Stickstoff zu 50—90% den Reststickstoff des Blutes ausmacht, von der Hydration des Organismus und damit von dem der Niere zur Verfügung stehenden Gewebswasser.

Der kurze diuretische Harnstoffreiz reichte in der Exsiccose nicht aus, um in 24 Std. den zugeführten Harnstoff zu eliminieren. Becher hatte schon beim Tier festgestellt, daß der diuretische Effekt des Harnstoffs nachläßt, wenn der Organismus durch eine längere Periode der Flüssigkeitseinschränkung wasserarm geworden ist. Die Abnahme des diuretischen Harnstoffeffektes kommt nach Bechers und unseren eigenen Untersuchungen sicher nicht durch eine Funktionsunfähigkeit der Nieren zustande, sondern durch den Wassermangel der Gewebe. Die Harnstoffausscheidung durch die *gesunden* Nieren ist von der Wassermenge abhängig, welche die Gewebe abgeben können und den Nieren durch den Kreislauf angeboten wird.

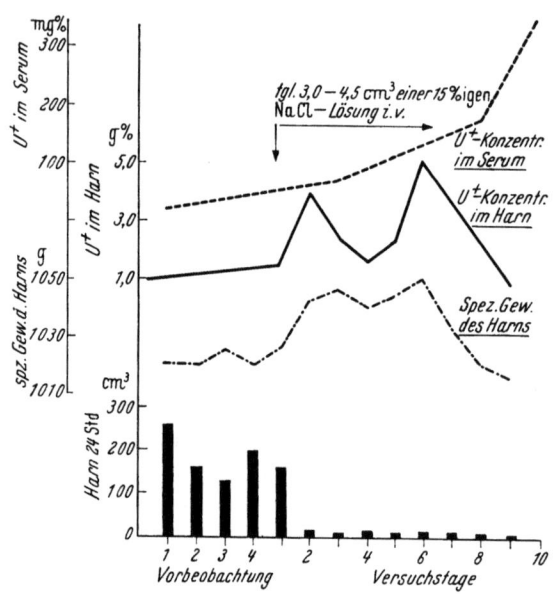

Abb. 3. Verhalten von Harnmenge, spez. Gewicht des Harns. Harnstoffkonzentration im Harn und Serum bei einem Kaninchen im Exsiccosezustand infolge täglicher intravenöser Injektion von 3,0—4,5 cm³ 15%iger NaCl-Lösung.

Es zeigt sich weiterhin in dem in Abb. 2 dargestellten Versuch, daß es *durch Exsiccose allein*, unabhängig vom Kochsalzspiegel i. S., zum Harnstoffanstieg kommen kann. Noch deutlicher läßt sich diese Feststellung im Tierversuch treffen.

Am Kaninchen konnten wir finden, daß hypertonische Kochsalzlösung intravenös über mehrere Tage bei Trokkenkost verabreicht genau so zur Austrocknung und zu den blutchemischen Erscheinungen der Urämie führt, wie eine durch dauernde Diuretingaben oder andere Maßnahmen herbeigeführte Exsiccose mit Hypochlorämie (Grünwald, Andrews, Leövey und Kerpel-Fronius). Die Tiere sterben an der Exsiccose nach 8—11 Tagen (Abb. 3). Auch Bálint und Mitarbeiter haben im Tierversuch *Azotämie bei Hypersalämie* beobachtet.

Bei den vorstehend angeführten Untersuchungen mit einer durch Flüssigkeitseinschränkung bei hoher NaCl-Zufuhr herbeigeführten Exsiccose und Harnstoffsteigerung i. S. erhob sich die Frage, wie sich die Nierenfunktion in diesem Zustand verhält.

Aus Gründen der Übersichtlichkeit wurde in der Abb. 1 (s. S. 350) das spezifische Gewicht des Harns nicht aufgezeichnet. Bei mehrfachen Kontrollen in der Exsiccose sowohl in 2 Std.-Portionen wie auch in der Tagesharnmenge lag es niemals unter 1024. Vereinzelt wurden hochnormale Werte bis 1032 beobachtet. Auch in dem in Abb. 3 dargestellten Kaninchenversuch blieb in der Exsiccose 6 Tage lang das spezifische Gewicht sehr hoch, um erst in den letzten 3 Tagen ante finem abzunehmen. Es läßt sich also feststellen, daß es in der Exsiccose trotz erhaltenem Konzentrationsvermögen der Nieren zur Azotämie kommen kann.

Zur Feststellung bzw. zum Ausschluß einer autochthonen Nierenfunktionsstörung wurden weiterhin vor und in der Exsiccose, mit und ohne Harnstoffbelastung, das Glomerulusfiltrat, der Nierenplasma- und Nierenblutstrom bestimmt. Das Ergebnis ist aus Abb. 4 und Tab. 4 abzulesen.

Tabelle 4. *Nierenplasma-, Nierenblutstrom, Glomerulusfiltrat, Filtrationsfraktion,*
Minutenvolumen- u. Nierenfraktion bei normaler Hydration und bei Exsiccose
mit und ohne Harnstoffbelastung.

	GF	C_{PAH}	FF	Hämato-krit	NB	Vm	NF %
Normale Hydration . . .	95	550	0,176	38	887	4200	21,1
Exsiccose	76	420	0,181	43	738	3200	23,1
Harnstoffbelastung bei normaler Hydration . .	—	800	—	39	1310	4400	29,8
Harnstoffbelastung in der Exsiccose	89	700	0,127	43	1228	3000	40,9

GF = Glomerulusfiltrat cm^3/min (Kreatininclearance);
C$_{PAH}$ = Effektiver Nierenplasmastrom cm^3/min (PAH-Clearance n. d. Halbwertszeit-methode);
FF = Filtrationsfraktion GF/C$_{PAH}$;
NB = Nierenblutstrom (cm^3/min) aus C$_{PAH}$ und Hämatokrit;
Vm = Minutenvolumen nach WEZLER und BÖGER in cm^3;
NF = Nierenfraktion = Anteil der Nierendurchblutung am Minutenvolumen.

Es ergibt sich, daß sich in der Exsiccose effektiver Nierenplasmastrom und Glomerulusfiltrat etwa im gleichen Verhältnis vermindern, so daß die Filtrations-fraktion (FF) annähernd gleichbleibt.

Der Anteil des Nierenblutstromes am Minutenvolumen (NF) beträgt im vor-liegenden Fall im Zustand normaler Hydration 21,1% und in der Exsiccose 23,1%, wird also unter der Austrocknung nicht deutlich verändert. Unter der Harnstoffbelastung (40 g p.o.) steigt jedoch im Normalzu-stand und besonders in der Exsiccose der Anteil der Nierendurchblutung am Mi-nutenvolumen erheblich an (29,8 und 40,9%). Man kann daraus auf eine beträchtliche Minderung des Strömungs-widerstandes im Nierengefäß-gebiet unter der Harnstoff-wirkung schließen. Da das Glomerulusfiltrat bei der Harnstoffbelastung nicht im gleichen Ausmaß wie der Nierenplasmastrom ansteigt, die Filtrationsfraktion also zurückgeht, muß man an-nehmen, daß anscheinend besonders die Vasa efferentia

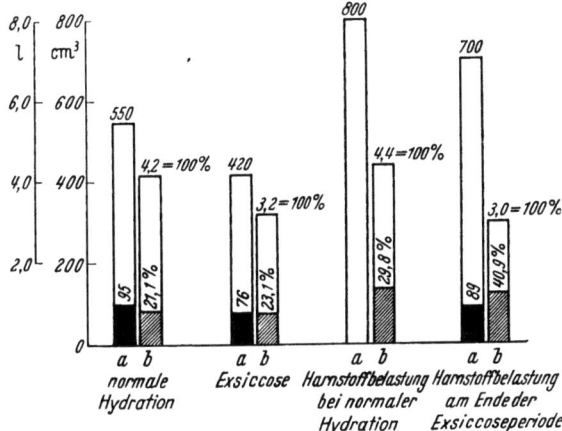

Abb. 4. Nierenplasmastrom und Glomerulusfiltrat (Säulen a) und Anteil des Nierenblutstromes am Minutenvolumen (Säulen b) bei normaler Hydration und bei Exsiccose mit und ohne Harnstoff-belastung. Das Minutenvolumen in Liter gleich 100%. Weitere Erläuterung s. Text.

weitgestellt werden. Andererseits kann bei exsiccotischen Zuständen der Strömungs-widerstand im Vas efferens stärker als im Vas afferens ansteigen, wie man aus dem Anstieg der Filtrationsfraktion in manchen Fällen schließen muß (KENNEY).

Nach H. SMITH besitzen die Nieren in der Möglichkeit der Kontraktion oder Dilatation des Vas efferens einen wichtigen Regulationsmechanismus für die Größe des Glomerulusfiltrates. Entsprechend dem Strömungswiderstand im Vas efferens steigt oder fällt der Filtrationsdruck in den vorgeschalteten Glomeruluscapillaren und damit die Filtrationsgröße. Auf welchem Wege diese Änderung des Lumens des Vas efferens zustande kommt, ist bisher nicht bekannt.

In unseren Versuchen mit einer künstlich herbeigeführten Azotämie zeigt die gute Reaktion der Nieren auf einen diuretischen Reiz die volle Funktionstüchtigkeit des Organpaares, wie sie schon aus dem normalen Konzentrationsvermögen, der normalen Harnstoffkonzentration im Harn und der raschen Harnstoffeliminierung nach ausreichender Flüssigkeitszufuhr hervorgeht.

Fassen wir die gewonnenen Ergebnisse zusammen, so läßt sich folgendes feststellen:

Im Zustand der Exsiccose wird nicht nur eine zeitgerechte Ausscheidung des Harnstoffes und damit auch des Reststickstoffs infolge des Flüssigkeitsdefizits des Organismus verhindert, sondern es wird auch der Abbau von körpereigenem Eiweiß verstärkt.

Exsiccose, gesteigerter Eiweißabbau und Azotämie zeigen dabei keine unmittelbare Abhängigkeit von der Kochsalzkonzentration i. S.

Ziehen wir unsere experimentellen Befunde zur Erklärung der extrarenalen Azotämie bei der pathologischen Exsiccose heran, so ist zu schließen, daß auch *bei völlig gesunden Nieren* eine *Verminderung des Wasserbestandes des Organismus*, verbunden *mit* einem *vermehrten Angebot harnpflichtiger Substanzen, zur Azotämie* führen kann.

Bei den verschiedenen zu Beginn dieses Abschnittes genannten Krankheitsbildern, die oft mit sehr viel größeren Wasserverlusten einhergehen, als sie bei unserem Modellversuch am Menschen herbeizuführen waren, besteht eine ungenügende Harnstoffausscheidung *infolge Mangels an Lösungswasser*. Auch von Moeller und Rex wird dieser Zusammenhang besonders betont.

Von einzelnen Untersuchern wurden die Azotämien bei Exsiccose wegen einer oft pathologischen Phenolsulfonphthalein-Probe auf eine Störung der Nierenfunktion zurückgeführt. Diese Ansicht ist heute nicht mehr gerechtfertigt. Man muß vielmehr annehmen, daß bei den mit Exsiccose und Hämokonzentration einhergehenden Zuständen die *Nierendurchblutung insgesamt vermindert* ist, so daß den Nieren wahrscheinlich auch weniger Phenolsulfonphthalein in der Zeiteinheit zur Ausscheidung angeboten wird (Shannon).

Es erscheint allerdings fraglich, ob durch einen Kreislaufkollaps *allein*, d. h. ohne starken Flüssigkeitsverlust, die Nierendurchblutung sich in einem solchen Ausmaß vermindern kann, daß es dadurch bereits zur Azotämie kommt. In der von uns durchgesehenen Literatur finden wir keinen einwandfrei beobachteten Fall von *Azotämie durch Unterdurchblutung der Nieren* infolge eines Kreislaufkollapses. Meistens spielen auch noch andere Faktoren eine Rolle (Moon). Hauss und Losse aus unserer Klinik haben bei Herzinfarkten mit Azotämie und Kollaps *keine* wesentliche *Beeinträchtigung* der Nierendurchblutung feststellen können. Die Azotämie bei Kollaps muß vielmehr als Folge der dabei ausgelösten vegetativen Gesamtumschaltung angesehen werden, worauf bereits hingewiesen wurde. Für diese Auffassung sprechen auch mehrere eigene Beobachtungen an Kranken mit Herzinfarkt, bei welchen von Anfang an ein sehr schwerer Kreislaufkollaps über 2—3 Wochen bestand, die anfängliche Azotämie aber trotzdem innerhalb von 5 Tagen zurückging.

Andererseits ist darauf hinzuweisen, daß es bei längerer Dauer eines *Austrocknungszustandes* und des damit verbundenen Kollapses schließlich zu schweren, bis zur Nekrose gehenden morphologischen Veränderungen am Tubulusepithel kommen kann, wodurch eine echte Nierenfunktionsstörung im weiteren Verlauf auftritt (Åkerren, Bell und Knutson, Gsell, Oliver, Mac Dowell und Tracy, van Slyke). Das klinische Bild entspricht dann einer *akuten Nephrose* (Hopper, Bolomey und Wennesland, Heintz, Heintz, Losse und Barth). Trotz erfolgreicher Therapie solcher Zustände kann unter Umständen noch monatelang nach dem akuten Stadium mit den Clearance-Untersuchungen eine Nierenfunktionsstörung nachweisbar sein (Burnett, Burrows und Commons).

b) Die extrarenale Azotämie infolge Herzinsuffizienz.

Im Verlauf einer Herzinsuffizienz kann es zu einer mäßigen Azotämie kommen, die aber selten über 80—90 mg.-% hinausgeht. Die Retention der Rest-N-Substanzen ist wohl in erster Linie auf die verminderte Harnausscheidung zurückzuführen. Nach den vorliegenden klinischen und experimentellen Untersuchungen beruht letztere auf einer verminderten Glomerulusfiltration bei gut erhaltener Rückresorption. Vielleicht wird dabei der in normaler Konzentration im Glomerulusfiltrat erscheinende Harnstoff verstärkt in den Tubuli zurückresorbiert. Mit Besserung der Diurese geht die Azotämie in der Regel zurück.

Prinzipiell verhält sich die Nierendurchblutung und die Nierenfunktion bei der Herzinsuffizienz ähnlich wie bei der Exsiccose:

Oligurie, hohe Harndichte, relativ hoher Harnstoff und geringer Chloridgehalt des Harns, mäßige Verringerung des Glomerulusfiltrates, stärkere Abnahme des Nierenplasmastromes, Anstieg der Filtrationsfraktion.

Bei Herzinsuffizienz liegt das *Extraktionsverhältnis* (Verhältnis der Menge eines durch die Nieren ausgeschiedenen Stoffes zur Menge des Angebots an die Nieren in der Zeiteinheit) für Paraaminohippursäure (PAH) innerhalb normaler Grenzen, wie durch die Nierenvenenkatheterisierung gezeigt wurde (BRADLEY, BRADLEY, TYSON, CURY und BLAKE). Die PAH-Clearance kann daher bei Herzinsuffizienz tatsächlich als Maß des renalen Plasmastroms angesehen werden.

MERRILL fand den Nierenplasmastrom bei chronischer Herzinsuffizienz auf 20% und die Glomerulusfiltration auf 33% der normalen Werte herabgesetzt. Ähnliche Befunde wurden von verschiedenen Seiten mitgeteilt (MOKOTOFF, ROSS und LEITER, MOKOTOFF und ROSS, HELLER und JACOBSEN, AAS und BLEGEN, SINCLAIR-SMITH, KATTUS, GENEST und NEWMAN, BOCK, SCHETTLER und SCHÖLMERICH).

Bei Hunden wurde die Nierendurchblutung unter gradueller Verminderung des Minutenvolumens untersucht und dabei ein relativer Anstieg der Nierendurchblutung gefunden (im Verhältnis zum Minutenvolumen). Auch dieser Befund ist ähnlich dem bei der Exsiccose. Weiterhin nahm bei den Tieren die Glomerulusfiltration weniger als der Nierenplasmastrom ab, und es kam zum Anstieg der Filtrationsfraktion (BERNE und LEVY, SELKURT, HALL und SPENCER). Bei Erhöhung des Nierenvenendrucks im Experiment fanden SELKURT, HALL und SPENCER allerdings einen *parallelen Abfall* von Nierendurchblutung und Glomerulusfiltrat. Die bei Herzinsuffizienz zu beobachtende *relative Vermehrung des Glomerulusfiltrates* (im Vergleich zur Gesamtnierendurchblutung) führen sie daher eher auf eine humoral bedingte Tonuszunahme der Vasa efferentia als auf die venöse Stauung zurück.

Die Clearance-Werte, wie sie für eine Herzinsuffizienz charakteristisch sind, zeigt Tab. 5 in einem Falle, der von schwerster kardialer Dekompensation bis zur vollen Kompensation verfolgt werden konnte. Auffallend ist besonders die Parallelität zwischen der Besserung der Nierendurchblutung und dem Rückgang der Azotämie.

Tabelle 5. (Legende s. S. 356)

Datum	U+ i. S. mg-%	VD mm Wasser	GF	c_{PAH}	FF
4. 2. 53	66	280	76	140	0,54
7. 2. 53	52	255	109	210	0,52
14. 2. 53	36	190	95	240	0,40
20. 2. 53	30	150	105	350	0,30
28. 2. 53	35	115	125	550	0,23
Normalwerte	bis 48	40—120	80—160	450—650	0,20

23*

Legende zu Tabelle 5: Pat. P. K., 77 Jahre. Harnstoff i. S., Venendruck, Glomerulusfiltrat, effektiver Nierenplasmastrom und Filtrationsfraktion bei Herzinsuffizienz. Werte
während des Krankheitsverlaufes von kardialer Dekompensation bis zur vollen Kompensation.

  VD = Venendruck n. Moritz-Tabora;
  GF = Glomerulusfiltrat cm³/min (Kreatininclearance);
  C_{PAH} = Effektiver Nierenplasmastrom cm³/min (PAH-Clearance n. d. Halbwertszeit-
       methode);
  FF = Filtrationsfraktion (GF/C_{PAH}).

Die Untersuchung ergab zu Beginn der Behandlung eine starke Verminderung des Nierenplasmastroms, eine geringere des Glomerulusfiltrates. Die Filtrationsfraktion war anfangs
erheblich erhöht. Nach Beseitigung der Herzinsuffizienz waren auch die Clearance-Werte
normal.

Demnach ist festzustellen, daß bei der Herzinsuffizienz ebenso wie bei der Exsiccose die
Menge des den Nieren zur Ausscheidung in der Zeiteinheit angebotenen Blut- und Gewebs-
wassers verringert ist. *Eine autochthone Nierenfunktionsstörung liegt dabei nicht vor.*

3. Extrarenale Azotämien bei Nierenkrankheiten.

Es erhebt sich die Frage, ob an der Azotämie der doppelseitigen hämatogenen
Nierenerkrankungen auch extrarenal verursachte Rest-N-Erhöhungen beteiligt sind.

Es erscheint verständlich, daß bei Nieren, deren Filtrations- und Sekretions-
fläche und deren Konzentrationsfähigkeit durch eine *organische* Nierenerkrankung
eingeschränkt ist, eine zusätzliche Belastung durch vermehrten Eiweißabbau oder
durch Flüssigkeitsverarmung rascher eine „extrarenale Azotämie" herbeiführt, als
dies bei organisch gesunden Nieren der Fall ist.

Mit dieser Möglichkeit ist besonders dann zu rechnen, wenn im Stadium der
Präurämie oder Urämie durch Erbrechen und Durchfälle größere Mengen Flüssigkeit extrarenal mit und ohne Kochsalz verlorengehen. Es entsteht dann zweifellos
ein Zustand, der die Azotämie und die urämischen Zustände verstärkt. In gleicher
Weise kann auch in Fällen doppelseitiger Nierenerkrankungen mit einer unter
normalen Umständen noch ausreichenden Nierenfunktion ein vermindertes
Flüssigkeitsangebot verhältnismäßig bald zu einer erheblichen Azotämie führen.

Die daraus sich ergebende Forderung nach einer genügenden Flüssigkeitszufuhr bei ein-
geschränkter Nierenfunktion im Verlaufe von chronischen, doppelseitigen Nierenerkrankungen
darf jedoch *nicht ohne weiteres* auf die akute Nephritis übertragen werden. Hierbei liegt unseres
Erachtens eine mehr oder weniger ausgesprochene Sekretionssperre für „Wasser" in den
Glomeruli vor mit dadurch verursachter Hydrämie. Die *Durstbehandlung* ist deshalb *bei der
akuten Nephritis* angebracht, abgesehen davon, daß die Durstkur dabei noch große Bedeutung
für die Schonung des Kreislaufs hat.

Im nachstehend angeführten Fall einer ausgesprochenen malignen Nephrosklerose mit noch normalen Rest-N-Werten bei ausreichender Hydration entstand nach 5tägigem Dursten eine hochgradige Azotämie. Die Azotämie ging
allein auf Flüssigkeitszufuhr *ohne* Kochsalzzugabe zurück (Tab. 6).

Die Zahlen der Tabelle sind in verschiedener Hinsicht aufschlußreich:
Einmal zeigt sich die bekannte Empfindlichkeit der — hier beginnenden — Schrumpfniere
gegenüber Flüssigkeitsentzug. Es kommt zu einem starken Rest-N-Anstieg infolge Exsiccose
mit Verminderung der Harnausscheidung. *Der Kochsalzspiegel im Serum bleibt dabei normal.*
Der erhöhte Rest-N, innerhalb von 5 Tagen von 42,6 auf 160 mg-% angestiegen, geht unter
relativ geringer Flüssigkeitszufuhr langsam wieder auf Normalwerte zurück, *unabhängig von
der Serumkochsalzkonzentration und unabhängig von der NaCl-Ausscheidung im Harn.*

Auch im folgenden Falle von paraproteinämischer Nephrose kam es unter einer
wegen Verdachts auf Nephritis durchgeführten Hunger- und Durstbehandlung zu
einem deutlichen Anstieg des Reststickstoffes, der auf Flüssigkeitszufuhr wieder
zurückging.

R. Sch. 3960/1952.
30jährige Patientin wurde wegen ausgedehnter Ödeme und großer Albuminuric, die seit
5 Wochen bestanden, eingewiesen. Rest-N bei der Aufnahme *36,5mg-%. Hypoproteinämie,*

die *Sternalpunktion* zum Ausschluß eines Plasmocytoms war *o. B.* Daraufhin wurde in der Annahme einer subakuten Nephritis eine 5 tägige Hunger- und Durstbehandlung durchgeführt. Während der Fastenperiode traten Durchfälle auf. Erhebliche Bluteindickung, Hb. 120%, Ery. 6,3 Mill. Nach 5 Tagen Rest-N *114,8 mg-%*, Xanthoprotein und Indican *nicht* erhöht, NaCl im Serum *600 mg-%*. Unter täglicher Zufuhr von 1500—2000 cm³ Flüssigkeit Anstieg der Tagesharnmenge von durchschnittlich 400 auf 1300 cm³, innerhalb von 8 Tagen Rückgang des Rest-N auf *60,9 mg-%*.

3 Wochen später erfolgte der Tod an Lungenembolie. Die Sektion ergab eine Paraproteinoseniere und Plasmazellenwucherungen im Wirbelkörpermark.

Tabelle 6. *Auftreten einer schweren extrarenalen (Exsiccose-) Azotämie unter Hunger- und Durstbehandlung bei einer malignen Nephrosklerose.*
Rückgang der Azotämie unter Flüssigkeitszufuhr ohne Kochsalzzugabe.
Pat. A. F. 1985/1948. Maligne Nephrosklerose.

Beobachtungstag	Flüssigkeitszufuhr in 24 Std.	Harnmenge in 24 Std.	Harn-NaCl g	Rest-N mg-%	NaCl i. S. mg-%	Blutdruck	Bemerkungen
1	0	1275	—	*42,6*	610	270/150	Hungern und Dursten
2	0	240	0,84	—	—	—	
3	0	390	—	—	—	—	
4	0	435	0,09	—	—	—	
5	0	690	0,28	—	605	230/160	
6	500	400	0,08	*162,3*	590	250/170	Salzfreie, eiweißarme Kost
7	500	750	0,02				
8	700	340	0,07				
9	700	820	0,55				
10	700	—	—	146,5		190/130	
12	1000	550	0,36			180/120	
15	2000	850	0,85	99,0	590	125/90	
29	2000	1240	0,96	53,0		120/80	
41	1500	800	—	49,6		215/130	
50	750	1125	1,50	37,4		210/140	

Die vorstehenden Fälle sind Beispiele dafür, daß sich eine extrarenale Azotämie erheblichen Grades infolge verminderten Flüssigkeitsangebotes auf eine Nierenkrankheit aufpfropfen und durch die entsprechende Therapie mit Flüssigkeit wieder zurückbilden kann. Dazu geben wir in solchen Fällen manchmal Kochsalz trotz normaler Blutkochsalzkonzentration, um dadurch die Hydration des Organismus rascher zu normalisieren.

Es muß hier mit besonderem Nachdruck darauf hingewiesen werden, daß in *bestimmten Stadien* von chronischer Niereninsuffizienz die schematische Behandlung der Nierenkrankheiten mit einer flüssigkeits- und salzarmen Kost ungünstig wirken kann. Manchmal ist gerade Flüssigkeits- und Kochsalzzufuhr notwendig. Man kann damit in erster Linie den *extrarenalen Anteil* an der Azotämie bei chronischer Niereninsuffizienz beseitigen («Azotémie mixte» der Franzosen).

Die Anwendung von größeren Flüssigkeitsmengen und von Kochsalz sollte aber stets vorsichtig erfolgen, da durch forcierte Kochsalzzufuhr die Kochsalzkonzentration i. S. akut über den Normalwert ansteigen und die damit verbundene Wasserretention dann zu Erbrechen, Kopfschmerzen, Ödemen, verstärkter Albuminurie und Oligurie führen kann (VAN CAULAERT, STAHL und HOFSTEIN, „paradoxe Oligurie" GREENE und ROWNTREE). Auch experimentelle Urämien verschlechtern sich nach reichlicher Chlorzufuhr.

Im allgemeinen darf von der Wasser-Salz-Therapie bei vorgeschrittener chronischer Niereninsuffizienz nicht allzu viel hinsichtlich der Ausschwemmung harnpflichtiger Substanzen erwartet werden (BECHER, v. FARKAS). Die Behandlung ist nur wirkungsvoll, wenn das vorhandene Nierengewebe ausreicht, noch eine

24 Std.-Harnmenge von mindestens 2000 cm³ auszuscheiden. Die bei dieser Therapie der Niereninsuffizienz erreichbare Vermehrung der absoluten Harnstoffausscheidung kommt mit großer Wahrscheinlichkeit lediglich durch die Erhöhung der Harnmenge bei *gleichbleibender Harnstoffkonzentration* zustande. Diese Feststellung geht sehr deutlich aus der nachstehenden Abbildung hervor (Abb. 5).

Abschließend sei noch auf den *vorzeitigen* Eintritt einer *Niereninsuffizienz* im Verlauf einer chronischen Nierenerkrankung hingewiesen, wenn eine *Herzinsuffizienz* hinzukommt. Im Abschnitt über die „extrarenale Azotämie" durch Herzinsuffizienz wurde bereits erwähnt, daß bei kardialer Dekompensation eine Unterdurchblutung der Nieren besteht. Dieser extrarenale Faktor kommt dann zu der organisch verursachten Unterdurchblutung der Nieren z. B. bei maligner Nephrosklerose oder chronischer Nephritis hinzu. Hierin liegt u. E. eine Ursache dafür, daß eine maligne Nephrosklerose oder eine chronische Nephritis mit dem Einsetzen einer Herzinsuffizienz auch rasch niereninsuffizient werden kann, wenn sie vorher gerade an der Grenze zur Niereninsuffizienz stand. Über ähnliche Beobachtungen wird bei der Endocarditis lenta berichtet (Heuchel, Kleinfelder).

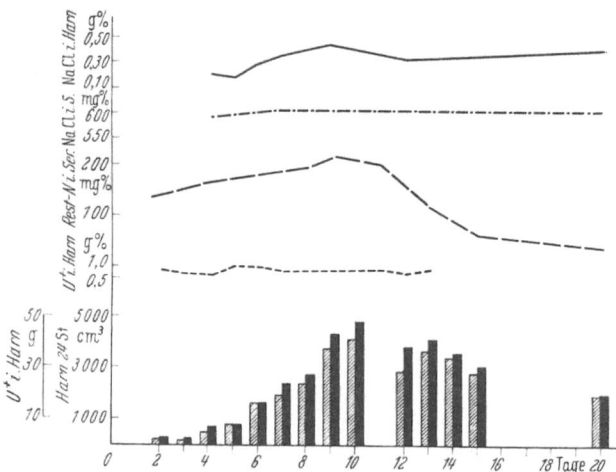

Abb. 5. Abhängigkeit der absolut ausgeschiedenen Harnstoffmenge von der Harnmenge in 24 Std. (Polyurisches Stadium einer akuten Nephrose.) ▨ Tägliche Harnmenge; ▪ tägliche Harnstoffausscheidung.

Die mit modernen Methoden festgestellte Verminderung der Nierendurchblutung bei Herzinsuffizienz rechtfertigt den sinngemäß angewandten Begriff „kardiale Urämie" der alten Ärzte. Wenn im Verlauf einer chronischen Nephritis oder malignen Nephrosklerose ein Teil der Azotämie durch eine Herzinsuffizienz verursacht ist, so kann unter entsprechender Herzbehandlung (Strophanthin) die Azotämie geringer werden.

III. Das extrarenale Nierensyndrom (Nonnenbruch).

1. Begrenzung des Begriffes.

Nonnenbruch wählte die Bezeichnung „extrarenales Nierensyndrom" (e. Ns.), um zum Ausdruck zu bringen, daß bei den Nierenfunktionsstörungen des e. Ns. neben dem extrarenalen auch noch ein renaler Faktor vorhanden ist. Die Namen „extrarenale Azotämie" oder „extrarenale Urämie" hält Nonnenbruch nicht für genügend kennzeichnend, da damit die Nierenbeteiligung nicht zum Ausdruck käme. Außerdem gäbe es auch *extrarenal* verursachte *Nierenfunktionsstörungen ohne Azotämie und Urämie.*

Nonnenbruch nennt als ein Charakteristikum des e. Ns. das *Mißverhältnis* zwischen dem geringen *anatomischen Befund* und der manchmal *schwer gestörten Nierenfunktion.*

Hier ist allerdings der Einwand zu machen, daß im Hinblick auf die Nierenfunktion als bedeutungsvolle anatomische Befunde in den letzten Jahrzehnten immer nur die

Veränderungen an den Glomeruli bewertet wurden, während die histologischen Veränderungen an den Kanälchenepithelien in ihrer Bedeutung für die *sezernierende* Nierentätigkeit weniger Beachtung fanden.

Überblickt man die von NONNENBRUCH zum e. Ns. gerechneten Zustände, so gehört ein großer Teil zu den extrarenalen Azotämien: das e. Ns. bei cerebralen Prozessen, bei der Pneumonie, bei Exsiccose und Salzmangel, bei der Nebenniereninsuffizienz und bei Diabetes mellitus. Ein anderer Teil zeigt klinisch und anatomisch das typische Bild einer akuten degenerativen Erkrankung der Tubulusepithelien: Niereninsuffizienz bei der Sublimatvergiftung, bei akuter schwerer Myolyse und Hämolyse, bei Lebererkrankungen und bei der serösen interstitiellen Nephritis.

Es ist oft schwierig, manchmal unmöglich, am Krankenbett sicher festzustellen, ob bei einer Diuresestörung oder Azotämie im Verlauf der vorgenannten Krankheitszustände eine extrarenale Azotämie, eine rein funktionelle Nierenstörung oder eine organische Nierenschädigung zugrunde liegt.

Am Beispiel des „hepato-renalen Syndroms" (NONNENBRUCH), das zu einem oft gebrauchten klinischen Begriff geworden ist und allgemein zum extrarenalen Nierensyndrom gerechnet wird, läßt sich zeigen, daß häufig nicht nur funktionelle Störungen, sondern auch anatomische Veränderungen an den Nieren beim extrarenalen Nierensyndrom zu finden sind. MOELLER und REX haben bei hepatorenalem Syndrom auf die Störung der Tubulustätigkeit („tubuläre Insuffizienz") hingewiesen, für deren Auftreten die morphologischen Nierenbefunde wahrscheinlich nicht ohne Bedeutung sein dürften.

Unter dem hepato-renalen Syndrom wird eine Nierenfunktionsstörung im Verlauf der verschiedensten Lebererkrankungen verstanden. Es kann bei allen infektiösen und toxischen Lebererkrankungen, bei Carcinom und Lymphogranulomatose auftreten. Verschiedene Formen von Diuresestörungen wie Oligurie ohne und mit Hyposthenurie, Anurie und Polyurie können dabei vorkommen. Eine Niereninsuffizienz ist bei manchen Fällen vorhanden, bei anderen wieder nicht. NONNENBRUCH weist darauf hin, daß die Erklärung der von der Lebererkrankung abhängigen Nierenstörung nicht über Vermutungen hinauskommt. Anatomisch findet man in vielen Fällen die Nieren „normal", in anderen sind die Zeichen einer akuten interstitiellen oder serösen Nephritis und einer Nephrose vorhanden. Besonders bei der WEILschen Krankheit, deren Nierenerscheinungen NONNENBRUCH auch zum hepatorenalen Syndrom rechnet, sind diese *anatomischen Veränderungen* vorhanden und hierbei steht klinisch die Nierenerkrankung häufig sehr stark im Vordergrund. Diesen Zusammenhang sollte man u. E. für die Erklärung des hepato-renalen Syndroms nicht übersehen.

Durch die in den letzten zweieinhalb Jahrzehnten ausgearbeiteten ClearanceMethoden ist die Bedeutung der Tubuli für Rückresorption, Sekretion und Austauschvorgänge zwischen dem Primärharn und dem Blut der intertubulären Capillaren stärker in den Vordergrund getreten. Für diese wichtigen Funktionen der Harnbereitung können die degenerativen Veränderungen der Kanälchenepithelien und ein interstitielles Ödem, das sich zwischen den Tubuli und den Capillaren findet, nicht ohne Bedeutung sein.

ARSÉNIO NUNES fand bei der akuten Hepatitis Degenerationszeichen an den Tubulusepithelien mit stärkster Ausbildung im aufsteigenden Schenkel der HENLEschen Schleife und im Tubulus contortus zweiter Ordnung. Die Tubuli waren teilweise geborsten. In der Umgebung der Bruchstellen fand sich ein granulomatöses Gewebe mit Thrombosen in den anliegenden Gefäßen.

Dieser Befund stimmt in vielen Punkten mit den histologischen Nierenveränderungen überein, wie sie bei akutem Nierenversagen nach Intoxikation, Infektion, Trauma, unverträglichen Bluttransfusionen usw. gefunden werden (OLIVER und Mitarbeiter, ZOLLINGER). ARSÉNIO NUNES sieht die Veränderungen an den Tubuli in Übereinstimmung mit RANDERATH als Folge einer bei Lebererkrankungen bestehenden Paraproteinämie an.

Auch bei der akuten, gelben Leberatrophie wurden an den Nieren wiederholt trübe Schwellung, fettige Degeneration und Zellnekrosen beschrieben (CORONINI, ARSÉNIO NUNES)

BAXTER und ASHWORTH erwähnen bei Lebercirrhose eine Erweiterung des Tubuluslumens mit Abplattung der Epithelien, Degenerations- und Regenerationszeichen. OETTEL beschreibt eine Lebercirrhose mit Nephrose und Nekrose der Tubuluszellen. Über histologische Nierenveränderungen bei den verschiedensten Leberkrankheiten berichten AYER, F. KOCH, VERSÉ und WEISER, STABILINI und Mitarbeiter. Schließlich nehmen dann in jüngerer Zeit BEGTRUP und NIELSEN auf Grund pathologisch-anatomischer Untersuchungen an, daß die Niereninsuffizienz bei dem sog. hepato-renalen Syndrom tatsächlich auf einer Nephrose des distalen Nephrons beruhe.

Für die Erklärung der Nierenfunktionsstörung bei Leberkrankheiten ist weiterhin darauf hinzuweisen, daß enzymatische Vorgänge in der Nierenzelle durch Gifte, z. B. Sublimat, schon gestört sein können, bevor morphologische Veränderungen mit den uns bisher zur Verfügung stehenden Untersuchungsmethoden nachweisbar sind (STEIGER und STREHLER). Die Schädigung der Nierenzelle im submikroskopischen Bereich kann also den histologisch nachweisbaren Veränderungen vorausgehen. Auf diese Weise könnten auch in der Leber entstehende toxische Stoffwechselprodukte auf die Nieren wirken (STÄHELI, GUNDERMANN, PYTEL).

Aus dem Vorstehenden läßt sich jedenfalls erkennen, daß auch *morphologische Nierenveränderungen* für die Entstehung des hepato-renalen Syndroms in Betracht gezogen werden müssen. Es bestehen hier anscheinend fließende Übergänge von der rein funktionellen Störung ohne pathologisch-anatomischen Nierenbefund bis zu schweren degenerativen Nierenveränderungen im Sinne einer akuten Nephrose.

Vom hepato-renalen Syndrom muß man die extrarenalen Störungen des Wasserhaushaltes bei Leberkrankheiten unterscheiden. Sie beruhen nicht auf funktionellen oder organischen Nierenschädigungen, sondern anscheinend auf extrarenalen Ursachen im Bereich der „Vorniere". In solchen Fällen zeigt sich eine verringerte oder verzögerte Wasserausscheidung, die deutlicher unter der Belastung durch einen Wasser- und Konzentrationsversuch hervortritt. BECKMANN weist darauf hin, daß dabei im Gegensatz zu der Glomerulonephritis das spezifische Gewicht ansteigen und eine gute Konzentrationsfähigkeit der Nieren anzeigen kann. In diesem Zusammenhang wäre auch der diuretische Effekt von Leberextrakten, Leberhydrolysaten und Gallensäuren zu erwähnen (CLAUSSEN, GÄNSSLEN, KALK und WILDHIRT, LUETKENS und GEHRKE). Zur Erklärung dieser Wirkung macht GÄNSSLEN auf die überraschende Vermehrung der Arbeitscapillaren unter der Lebertherapie aufmerksam. Nach seiner Ansicht kommt es dadurch sehr wahrscheinlich zur Verbesserung des Stoffaustausches in den Geweben, d. h. auch im Gebiet der Vorniere. OETTEL erörtert als Ursachen der Wasserhaushaltsstörung bei Leberkrankheiten u. a. ein diuretisches Hormon der Leber (?), Elektrolytverschiebungen im Gewebe und Änderungen des Säure-Basen-Haushaltes. In neuester Zeit wird besonders ein von der Leber zu bildendes Enzym diskutiert, das normalerweise Adiuretin inaktivieren soll. Die kranke Leber würde dann dieses Enzym nur ungenügend bilden, und dadurch käme es zu einer Vermehrung des Adiuretins im Organismus mit Diuresehemmung. Aber auch diese Vorstellung ist durch klinische und experimentelle Untersuchungen noch keineswegs genügend gesichert (GAUNT und BIRNIE).

2. Das extrarenale Nierensyndrom infolge nervaler Einflüsse.

Trotz der sich ergebenden Einschränkungen des Begriffes „extrarenales Nierensyndrom" gibt es in anderer Richtung zahlreiche experimentelle und klinische Beweise für das Vorkommen einer extrarenalen Beeinflussung der Nierenfunktion *ohne* anatomische Nierenveränderungen.

SARRE und MOENCH haben in neuerer Zeit experimentelle Untersuchungen über die Wirkung verschiedener Nierennervenreize auf Funktion und Morphologie der Nieren vorgenommen. Sie fanden bei der elektrischen Reizung eine deutliche Hemmung der Harnsekretion und nach mehrstündigem Dauerreiz schwere bis zur Nekrose gehende degenerative Veränderungen im Tubulusbereich. Bei fortdauerndem Reiz entwickelten die Nieren anscheinend eine gewisse Anpassungsfähigkeit, und das Kanälchenepithel regenerierte sich wieder vollständig.

Entsprechende klinische Beobachtungen sind bisher in der Literatur kaum vorhanden. Wir können hier zwei einschlägige eigene Fälle mitteilen. Beide Patientinnen starben an Urämie. Für diese fand sich an den Nieren histologisch keine Erklärung, aber die den Nieren zugehörenden Spinalganglien zeigten erhebliche pathologische Veränderungen.

Fall 1. E. Sp. (207/52) 66jährige Frau[1].

Die Patientin war bis 4 Wochen vor der Klinikaufnahme niemals ernstlich krank. Seit 4 Wochen ab und zu Schmerzen im Leib und stark geblähter Bauch. In den letzten 14 Tagen manchmal Erbrechen.

Bei der Aufnahme leichte Somnolenz. Zunge trocken und weiß belegt. Abdomen weich, im rechten Oberbauch leichte Druckempfindlichkeit, sonst klinische Untersuchung o. B. Das Blutbild zeigte eine mäßige Leukocytose von 9800 mit 80% Segmentk., 5% Stabk., 1% Bas. und 14% Lymphoc., Blutsenkung 58/72 n. W., kein Fieber. Blutdruck schwankend zwischen 105/80 und 155/85 mm Hg nach RR.

Die Cholecystographie ergab eine Steingallenblase. Im Harn geringe Albuminurie, im Sediment mäßig Leukocyten und Epithelien, *Oligurie mit Hyposthenurie.*

Während des Klinikaufenthaltes zunächst leichte Besserung des Allgemeinzustandes, dann plötzlich zunehmende Verschlechterung mit psychotischen Erscheinungen. In dieser Zeit Anstieg des Rest-N auf über 100 mg-% und Entwicklung eines urämischen Zustandes, schließlich Tod im Coma uraemicum.

Über die Ursachen der Urämie konnten klinisch nur Vermutungen geäußert werden; es wurde an eine Nephrosklerose gedacht, die durch einen Infekt in eine Niereninsuffizienz gekommen sein könnte.

Sektion (Senckenbergisches Pathologisches Institut der Universität Frankfurt am Main, Dir. Prof. Dr. Lauche[2]):

Sarkom der weichen Hirnhäute mit *Metastasen in den den Nieren zugehörigen spinalen Ganglien. Die Nieren selbst waren makroskopisch und histologisch ohne jeglichen krankhaften Befund.*

Ein zweiter Fall, der von Brass in pathologisch-anatomischer Hinsicht an anderer Stelle veröffentlicht wurde, war ganz ähnlich gelagert.

Fall 2. B. Do. (1948), 72jährige Frau.

Die Patientin hatte in den letzten Jahren ab und zu einmal Schmerzen im Leib verspürt. In der Woche vor der Aufnahme in die Klinik waren die Beschwerden stärker geworden. Die Einweisung erfolgte wegen Ileusverdachtes in die Chirurgische Klinik. Es wurde dort an eine Cholecystitis gedacht, ohne daß sich dieser Verdacht durch den klinischen Befund endgültig bestätigen ließ. Die Leukocytenzahl war auf 24000 erhöht. Schließlich wurde die Patientin ohne feststellbare Ursache zunehmend benommen.

Die *Rest-N*-Untersuchung ergab einen Wert von *200 mg-%* und die Patientin wurde daraufhin mit der Diagnose *Urämie* in unsere Klinik verlegt.

Bei der Einlieferung war die Patientin nicht mehr ansprechbar. Klinisch ließ sich kein krankhafter organischer Befund lokalisieren. Blutdruck 160/120 mm Hg nach RR, im Harn Spur Albumen, im Sediment Erythrocyten und Leukocyten in mäßiger Anzahl. Blutbild: 91% Hgb., 4,5 Mill. Erythro., 27900 Leukoc., 83% Segmentk., 8% Stabk., 2% Monoc., 7% Lymphoc. Im Serum Rest-N 206 mg-%, Indican +, Xanthoprotein 33. Blutsenkung 2/5 mm n. W. Im Lumballiquor 11/3 Zellen, sonst o. B. Der Harn konnte nicht gesammelt werden, da die Patientin unter sich ließ. Mit dem Katheter gewonnene kleine Harnportionen hatten ein *spezifisches Gewicht zwischen 1011 und 1015.*

48 Std. nach der Aufnahme starb die Patientin an Urämie im Kreislaufversagen.

Klinisch blieb die *Ursache* der anscheinend ziemlich rasch, innerhalb von Tagen, aufgetretenen *Urämie ungeklärt.* Es wurde an ein extrarenales Nierensyndrom bei Cholecystitis oder ähnliches gedacht.

Sektion (Senckenbergisches Pathologisches Institut der Universität Frankfurt am Main, Dir. Prof. Dr. Lauche):

---

[1] Für die Überlassung dieses Falles bin ich Herrn Prof. Dr. Heupke, Hospital zum Heiligen Geist, Frankfurt am Main, zu Dank verpflichtet.

[2] Herrn Prof. Lauche danke ich für die Überlassung der angeführten Sektionsprotokolle seines Institutes.

Schwere, teilweise verkäsende Neuritis und Perineuritis tuberculosa der Spinalnerven, und zwar nur in den regionären Segmenten der Nieren (hauptsächlich im Bereich von D 9—L 1). *Die Nieren selbst zeigten keine krankhaften Veränderungen.*

In beiden Fällen war es also zu einer *tödlichen Urämie ohne krankhafte histologische Veränderungen an den Nieren,* aber mit schweren Veränderungen der Spinalnerven bzw. -ganglien, die den Nieren zugehören, gekommen. Aus diesen Beobachtungen läßt sich erkennen, welchen Einfluß extrarenale, nervale Faktoren auf die Nierenfunktion nehmen können. Diese Einflüsse wirken sich anscheinend sowohl auf die Wasserausscheidung, wie auch auf die Sekretion von festen Substanzen aus, wie man auf Grund des niedrigen spezifischen Harngewichtes in beiden Fällen annehmen muß. Bei diesen Nierenfunktionsstörungen besteht die Bezeichnung „extrarenales Nierensyndrom" zu vollem Recht.

3. Nierenfunktion und Endokrinium.

Wenn in der Literatur von extrarenalem Nierensyndrom und von extrarenalen Einflüssen auf die Nierenfunktion gesprochen wird, so finden dabei selten die hormonal verursachten Nierenstörungen Erwähnung. Gerade hier liegen aber die Verhältnisse insofern eindeutig, als es sich meistens um *erhebliche Nierenfunktionsstörungen ohne morphologische Veränderungen an den Nieren* handelt (Gersh und Grollmann). Allerdings führen die hormonal verursachten Störungen kaum *unmittelbar* zu einer Niereninsuffizienz. Auch der Morbus Addison führt erst durch eine *Exsiccose* in der Krise zu einer Azotämie, und die Ostitis fibrosa generalisata Recklinghausen ruft z. T. erst *sekundär* durch Kalkmetastasen im Nierenparenchym eine Nephrocirrhose mit Niereninsuffizienz hervor.

a) Nebennieren und Nierenfunktion.

Zahlreiche klinische und experimentelle Beweise können für die Beeinflussung bestimmter Partialfunktionen der Nieren durch die Nebennieren angeführt werden. Besonders die Wasser- und Elektrolytausscheidung wird hiervon betroffen. Fördernd wirkte sich für die Untersuchungen auf diesem Gebiete die gute Reproduzierbarkeit einer Nebenniereninsuffizienz oder auch -überfunktion im Tierversuch aus. So konnte eine weitgehende Übereinstimmung in den Ergebnissen der Clearance-Untersuchungen bei Addison-Kranken und bei adrenalektomierten Tieren bzw. bei Tieren, deren Nebennieren*rinde* entfernt worden war, gefunden werden.

Mehrere Untersucher stellten bei Patienten mit Nebennierenrindeninsuffizienz außerhalb der Krise eine verminderte Glomerulusfiltration fest, die sich zwar bei einigen Patienten unter der Behandlung mit Desoxycorticosteron und Nebennierenrinden-Extrakten besserte, aber selten normale Werte erreichte, auch nicht nach Normalisierung des Wasser- und Salzhaushaltes. Weiterhin zeigt sich bei Addisonkranken in der Regel eine mäßige Verminderung des Nierenplasmastromes und der maximalen tubulären Ausscheidungskapazität für Diodrast (Margitay-Becht und Gomori, McCance, Talbott und Mitarbeiter, Sanderson, Waterhouse und Keutmann).

Das Adrenalin spielt für die exkretorische Nierenfunktion unter physiologischen Verhältnissen anscheinend keine Rolle. Nach Adrenalin i.m. (0,75—1,0 mg) kommt es zum Anstieg der Filtrationsfraktion infolge Konstriktion des Vas efferens (Barcley, Cooke und Kenney).

Wir haben bei 3 Addison-Patienten das Glomerulusfiltrat und den effektiven Nierenplasmastrom bestimmt. In zwei Fällen lag sowohl das Glomerulusfiltrat wie auch der effektive Nierenplasmastrom an der unteren Grenze der Norm, im dritten Fall waren beide unter dem Normalwert (Tab. 7).

Tabelle 7. *Glomerulusfiltrat, effektiver Nierenplasmastrom*
und Filtrationsfraktion bei 3 Kranken mit M. Addison.

Name	Diagnose	GF cm³/min	C_{PAH} cm³/min	FF
E. H. ♀	M. Addison	98 K	475	0,21
A. A. ♀	M. Addison	87 K	483	0,18
L. B. ♂	M. Addison	77 J	380	0,21
normal		80—160	450—650	0,20

GF = Glomerulusfiltrat (K = Kreatinin-Clearance, J = Jnulin-Clearance);
C_{PAH} = PAH-Clearance = effektiver Nierenplasmastrom n. d. Halbwertszeitmethode
　　　(WITTKOPF, BARTH u. GÖRLITZ);
FF = Filtrationsfraktion (GF/C_{PAH}).

Man muß bei der *Nebenniereninsuffizienz unterscheiden zwischen der Nieren-*
funktionsstörung im Stadium der Kompensation der Nebenniereninsuffizienz und der
Azotämie in der Addisonkrise infolge Exsiccose, Hypochlorämie und Hyponaträmie.

Im ersteren Falle handelt es sich um einen direkten Einfluß hormonaler Faktoren auf den
Modus der Salz- und Wasserausscheidung durch die Nieren. Die dadurch hervorgerufenen
Störungen können *häufig nicht* durch die Untersuchung der aktuellen Verteilung der Elektrolyte und des Wassers des Körpers festgestellt werden, sondern sie werden erst durch die Beobachtung des regulativen Verhaltens des Elektrolyt-Wasser-Stoffwechsels bei Belastung aufgedeckt (KAPPERT). Es zeigt sich dabei, daß die Nieren bei Nebennierenrindeninsuffizienz
nicht in der Lage sind, sich einer wechselnden Salz- oder Wasserzufuhr anzupassen. So können
die Nieren im Überschuß zugeführtes Wasser oder Salz nicht rasch genug aus dem Körper
ausscheiden. Rindenlose Versuchstiere gehen bei reichlicher Kochsalzzufuhr schnell zu Grunde
(ANDERSON, JOSEPH und HERRIN). Epinephrektomierte Ratten zeigen eine deutlich verminderte Harnabscheidung bei anscheinend normalem Glomerulusfiltrat (SHIPLEY, LOTSPEICH).
LOTSPEICH schließt daraus auf eine erhöhte Rückresorption durch vermehrte Ausschüttung von
Adiuretin bei Nebennierenrindenausfall. Clearance-Untersuchungen bei Ratten sind allerdings mit mehreren Fehlerquellen behaftet (H. W. SMITH). Bei Hunden zeigt sich nach Ent-
fernung beider Nebennieren eine Abnahme der Inulin- und PAH-Clearance (GAUDINO und
LEVITT). Gegenüber großer Flüssigkeitszufuhr sind adrenalektomierte Tiere sehr empfindlich
(GAUNT). Die gleiche Störung zeigt sich im Wasserversuch bei der Nebennierenrindeninsuffizienz des Menschen. Die diuretische Wirkung eines Wasserstoßes bleibt dabei aus.

Trotz dieser Unfähigkeit der Nieren, bei Nebennierenrindeninsuffizienz Wasser und Salz
unter *einer Belastung* mit diesen Stoffen rasch genug auszuscheiden, verarmt der rinden-
insuffiziente Organismus *allmählich* an Kochsalz und Flüssigkeit. Die Natrium- und Chlor-
ausscheidung im Harn (Chlorid-Clearance) ist bei M. Addison im Mittel dauernd höher als
bei gesunden Menschen (LEVY, POWER und KEPLER). Die Rückresorptionsfähigkeit der Nieren
für Natrium ist beeinträchtigt, und mit dem Natrium gehen die entsprechenden Mengen
Flüssigkeit dem Organismus verloren (SORKIN). Unter diesen Verhältnissen kommt es daher
bei M. Addison durch Erbrechen oder Durchfälle besonders rasch zur Exsiccose. Die Azotämie
in der Addison-Krise ist erst eine Folge dieser Exsiccose und der damit verbundenen Hypo-
salämie.

Je nach Schwere und Dauer dieser Störungen kann man dabei unter Umständen die gleiche
Nierenschädigung — nephrotische Veränderung und interstitielles Ödem — wie bei schwerer,
langdauernder Exsiccose und Hypochlorämie aus anderen Ursachen finden (BARKER,
SIMPSON und KORENCHEVSKY, GSELL).

b) Hypophyse und Nierenfunktion.

Von den hormonalen Einflüssen auf die Nierenfunktion ist am längsten die
diuresehemmende Wirkung des Hypophysenhinterlappenhormons *Adiuretin*
bekannt (FRANK, VON DEN VELDEN). Es fördert die Wasserrückresorption in den
Nierenkanälchen und greift wahrscheinlich am dünnen Teil der Henleschen
Schleife oder am distalen Tubulus contortus an (BURGESS, HARVEY und MARSHALL,
GILMAN und GOODMAN, WALKER, WALKER, BOTT, OLIVER und McDOWELL). Beim
Menschen wurde beobachtet, daß der antidiuretische Effekt des Adiuretins bei
akuter, toxischer Schädigung der Tubuluszellen aufgehoben sein kann (HEINTZ,
LOSSE und BARTH).

Die Sekretion des Adiuretins wird wahrscheinlich von den vegetativen Zentren der Wasser- und Salzregulation im Zwischenhirn gesteuert. Es ist heute eine gut begründete Annahme, daß nicht der Hypophysenhinterlappen, sondern bestimmte Kerngebiete im Hypothalamus der Säugetiere das *Adiuretin* neben Vasopressin und Oxytocin bilden.

Bereits 1928 fand Scharrer im Bereich der Nuclei supraoptici und paraventriculares des Hypothalamus sekretorische Erscheinungen und vermutete ebenso wie später Bargmann einen Transport von Neurosekret aus den genannten hypothalamischen Kernen zum Hypophysenhinterlappen. Bargmann (1949) wies auf mögliche Zusammenhänge zwischen diesem Neurosekret und dem antidiuretischen Hormon hin. Er konnte dann in den letzten Jahren zusammen mit seinen Mitarbeitern unter Benutzung der Spezialfärbung des Neurosekretes nach Gomori nachweisen, daß

1. eine „neurosekrotische Bahn" zwischen Hypothalamus und Neurohypophyse besteht (Tractus supraoptico-hypophyseus);

2. der Transport von Neurosekret *aus dem Hypothalamus in die Neurohypophyse* stattfindet und

3. wahrscheinlich das Neurosekret als Trägersubstanz für die Hormone Adiuretin, Vasopressin und Oxytocin anzusehen ist (Bargmann, Hild, Ortmann und Schiebler, Ortmann, Hild, Hild und Zetler).

Nach Beobachtungen von Spatz wuchern nach Durchschneidung des Tractus supraopticohypophyseus die neurohypophysären Pituicyten, die bisher als Bildungszellen des Adiuretins angesehen wurden. Diese Vermehrung der Pituicyten verhindert aber keineswegs das Erlöschen der Adiuretinproduktion und das Auftreten eines Diabetes insipidus.

Auf Grund dieser experimentellen und morphologischen Untersuchungen erscheint es sehr wahrscheinlich, daß der Hypophysenhinterlappen die genannten Hormone — entgegen den bisherigen Vorstellungen — *nicht bildet*, sondern die ihm aus dem Hypothalamus auf der „neurosekretorischen Bahn" zugeleiteten Hormone lediglich speichert und ausscheidet.

Durch diese Annahme erscheint es auch verständlicher, daß das Krankheitsbild des Adiuretinmangels, der Diabetes insipidus, nicht nur bei Hypophysenerkrankungen und -verletzungen, sondern auch nach einer *Schädigung des Hypothalamus allein* bei intakter Hypophyse auftreten kann.

Weiterhin finden mit dieser neuen Vorstellung von einer Neuro- und Hormonsekretion im Hypothalamusbereich wohl auch manche in der Klinik zu beobachtende zentral-nervöse Beeinflussungen der Nierenfunktion, besonders der Salz- und Wasserausscheidung, ihre Erklärung. So können nach Fleckfieber, Encephalitis, Ruhr und anderen schweren Infektionskrankheiten sowie nach Commotio cerebri *Diuresestörungen* mit periodischem Wechsel zwischen Polyurie und Oligurie auftreten, die wahrscheinlich *über eine Schädigung des Hypothalamus* mit Störung der dort stattfindenden Adiuretinproduktion zustande kommen (F. Hoff).

Im Gegensatz zu den wohlbekannten Zusammenhängen zwischen Hypophysenhinterlappen-Zwischenhirn und Nierenfunktion weiß man über die Beziehung zwischen dem Hypophysen*vorderlappen* (HVL) und der Nierentätigkeit wenig Sicheres. Die Bedeutung des HVL für die Nierenfunktion läßt sich bis heute lediglich aus einigen klinischen und experimentellen Beobachtungen in Umrissen erschließen. So ist zu vermuten, daß im Hypophysenvorderlappen ein *diuretisches* Hormon (?) sezerniert wird, denn *experimentell* läßt sich ein *Diabetes insipidus* durch Entfernung des Hypophysenhinterlappens *nur* erzeugen, *wenn der Hypophysenvorderlappen erhalten* bleibt. Weiterhin ist z. B. bei hypophysenlosen Ratten das Glomerulusfiltrat und die Nierendurchblutung sowie die Rückresorptionskapazität der Tubuli für Glucose herabgesetzt, was nach unserem heutigen Wissen nicht durch den Ausfall des Hypophysenhinterlappens und auch nicht allein durch das Fehlen der die Nebennierenrinde stimulierenden Hormone erklärt werden kann, sondern auf das Fehlen des Hypophysenvorderlappens bezogen werden muß (White, Heinbecker und Rolf).

Die Verminderung des Nierenplasmastromes bei hypophysektomierten Tieren ist jedoch nur scheinbar, denn die Verringerung der PAH-Clearance erklärt sich nicht durch eine tatsächliche Herabsetzung des Nierenplasmastroms, sondern durch die *bei hypophysektomierten Tieren* vorhandene *Unfähigkeit der Tubuluszellen, Paraaminohippursäure in normalem Ausmaß zu sezernieren* (FARAH und Mitarbeiter). Durch die Verabreichung von Wachstumshormon können sie dazu wieder befähigt werden (BOSS, OSBORN und RENZI). *Nur bei* hypophysektomierten *Ratten* gelingt dies auch durch Nebennierenrindenextrakt.

Entsprechend diesen experimentellen Beobachtungen kann man unter Umständen bei Patienten mit Schädigung des Hypophysenvorderlappens erhebliche Störungen der Nierenfunktion finden (PICKFORD und WATT). Von DEBRÉ und Mitarbeiter wurde besonders auf die Beeinträchtigung der Wasserausscheidung bei hypophysärem Zwergwuchs unter normaler Wasserzufuhr wie auch unter Wasserbelastung hingewiesen. Wir beobachteten bei einem Patienten mit einer autoptisch bestätigten hochgradigen Atrophie verschiedener endokriner Drüsen (Hypophyse, Nebenniere, Schilddrüse, Testes) eine schwere Störung in der Wasserausscheidungs- und Konzentrationsfähigkeit der Nieren. Diese Erscheinungen waren so erheblich, daß während der klinischen Beobachtung eine Schrumpfniere unklarer Ätiologie differentialdiagnostisch in Erwähnung gezogen wurde.

O. L., 707/52, 57jähriger Mann.
Bis 1942 immer wohl gefühlt und leistungsfähig. Körpergewicht konstant um 72 kg. Trotz einer auch in den Kriegsjahren ausreichenden Ernährung seit 1942 laufend körperlich schwächer geworden, ohne daß etwas besonderes vorausging. Allmählich Gewichtsabnahme, Schwächegefühl, Rückgang der Körperbehaarung, Impotenz bei erhaltener Libido.

Befund: Allgemeine Atrophie der Muskulatur, blasse Gesichtsfarbe, *keine auffallende Pigmentierung*. Körpergewicht 49,0 kg bei 1,68 m. Fehlen der Scham- und Achselbehaarung. Atrophie der Hoden auf Haselnußgröße und Hypoplasie des Genitales. Adynamie. Blutzucker ständig niedrig: 58 mg-%, 73 mg-%, 68 mg-%.
17-Ketosteroide im Harn stark herabgesetzt: 2,8 und 3,3 mg in 24 Std.
Blutdruck zwischen 105/70 und 125/80 mm Hg.
Auf Grund der allgemeinen körperlichen Reduktion, der Hodenatrophie, der niedrigen, teilweise hypoglykämischen Blutzuckerwerte, des relativ niedrigen Blutdrucks, der herabgesetzten 17 - Ketosteroid - Ausscheidung im Harn und der Adynamie ohne Hautpigmentierung wurde klinisch eine *hypophysäre Insuffizienz* mit sekundärer Beteiligung der Nebennierenrinde und der Keimdrüsen angenommen. Auffallend waren außerdem die Befunde der Nierenuntersuchungen:

Harn: Eiweiß, Nitrit, Zucker und Gallenfarbstoffe negativ.

Sediment: vereinzelt bis mäßig Erythrocyt., vereinzelt hyaline Zylinder und Leukocyten.

Wasserversuch.		
Stunde 7.00 — 7.45	1500 cm³ Tee getrunken Harnmenge/spezif. Gew.	Kö.-Gew. 50,5 kg
8.00	80/12	
8.30	30/—	
9.00	25/09	
9.30	30/—	
10.00	60/07	
10.30	55/06	
11.00	30/04	
11.30	—/—	51,4 kg
	310	

Konzentrationsversuch:

Im Verlauf von 48 Std. unter Trockenkost höchstes spez. Gewicht nach Hypophysininjektion und NaCl-Zugabe *1019*.
Wasser- und Konzentrationsversuch wurden insgesamt dreimal wiederholt, ohne daß wesentliche Änderungen eintraten.

Clearance-Untersuchungen:
Kreatinin im Serum . . . . 0,87 mg-%
endogene Kreatinin-Clearance (= Glomerulusfiltrat) . . . . 64,3 cm³/min
Wasserrückresorption . . . . 98,6 %
Konzentrationsindex 76,3
PAH-Clearance (= effektiver Plasmastrom) . . . . 180,0 cm³/min
Filtrationsfraktion . . . . 35,75 %

Blutbefunde: Rest-N 39,2 mg-%, NaCl im Serum 570 mg-%, Kalium 22 mg-%, Calcium 10,5 mg-%.

Auf Anertan- und Cortiron-Medikation *keine Änderung* des Allgemeinzustandes oder *der Nierenfunktion*.

Tod an Bronchopneumonie.

Auszug des Sektionsberichtes (Doz. Dr. med. SANDRITTER, Senckenbergisches Pathologisches Institut der Universität Frankfurt am Main, Dir.: Prof. D. A. LAUCHE):

Atrophie der innersekretorischen Organe:

Gewicht der Hypophyse 0,5 statt 6 g,

der Nebennieren 5 statt 13 g,

der Hoden 16 statt 35 g,

der Schilddrüse 7 statt 30 g,

des Pankreas 30 statt 60 g.

Mikroskopischer Befund:

Hypophyse: Es findet sich eine hochgradige *Atrophie des Hypophysenvorderlappens* mit Verdickung der bindegewebigen Kapsel und Entwicklung eines zellarmen Fasergewebes zwischen den spärlichen Zellhaufen.

Hypophysenhinterlappen ohne pathologischen Befund. Im Hypophysenstiel beobachtet man eine Auflockerung und Auftreten von eosinroten Eiweißseen zwischen den Fasern.

Diagnose: sklerotische Atrophie der Hypophyse.

Nebenniere: Es findet sich eine Atrophie sämtlicher Schichten der Rinde mit Verkleinerung der Rindenzellen.

Nieren: Am Parenchym und am Interstitium außer einer Arteriosklerose geringen Grades kein pathologischer Befund.

Epikritisch handelte es sich bei dem mit 58 Jahren gestorbenen Mann um eine allgemeine endokrine Unterfunktion, die zu Lebzeiten primär auf eine hypophysäre Insuffizienz bezogen wurde. Außerdem waren erhebliche Störungen der Nierenfunktion auffallend, die sich in einer stark herabgesetzten Konzentrations- und Wasserausscheidungsfähigkeit zeigten. Die Kreatinin-Clearance ergab eine mäßige Verringerung des Glomerulusfiltrates, während der effektive Nierenplasmastrom sehr stark vermindert war. Die Filtrationsfraktion zeigte eine entsprechende Erhöhung, wie sie auch von H. SMITH bei Panhypopituitarismus im Gegensatz zur erniedrigten Filtrationsfraktion bei Nebenniereninsuffizienz erwähnt wird. Wegen der klinisch nachweisbaren erheblichen Nierenfunktionsstörungen wurde zeitweise an eine Schrumpfniere unklarer Ätiologie gedacht.

Im vorstehenden Falle handelt es sich demnach um eine ausgesprochen extrarenale, hormonal bewirkte Funktionsstörung der Nieren. Pathogenetisch am bedeutungsvollsten schien dabei der Ausfall des Hypophysenvorderlappens gewesen zu sein. Bei Patienten mit primärer Nebennierenrindeninsuffizienz sind nach den bisherigen Beobachtungen Glomerulusfiltrat und effektiver Nierenplasmastrom niemals so stark herabgesetzt wie bei unserem Patienten mit Hypophysenvorderlappenausfall. Eine Behandlung mit androgenen Hormonen und mit Desoxycorticosteron zeigte auch nicht die geringste Wirkung auf die Nierenfunktionsstörung.

Durch unsere Beobachtung wird die Vorstellung unterstützt, daß auch der *Hypophysenvorderlappen nicht ohne Bedeutung für die Nierenfunktion* ist. Sein Ausfall verursacht anscheinend eine Diuresehemmung, eine Konzentrationsschwäche und vielleicht auch eine Verminderung der Exkretionskapazität für bestimmte Substanzen (PAH).

c) Keimdrüsen und Nierenfunktion.

In den letzten Jahren ist der renotrope Effekt von verschiedenen Steroidhormonen, besonders aber von Androgenen, bei Säugetieren eingehender untersucht worden (SELYE, KOCHAKIAN, KORENCHEVSKY u. ROSS).

Unter der Behandlung mit Testosteronpropionat steigt bei kastrierten weiblichen Hunden die maximale Exkretionskapazität der Tubuli an (WELSH, ROSENTHAL, DUNCAN und TAYLOR). Durch Testosterongaben und noch stärker durch

Oestradiol wird weiterhin die *nephrotische Komponente* bei experimenteller Nephritis deutlich verringert (SARRE, MOENCH, ROTHER, SARRE und SARTORIUS). SARRE spricht von einem „zellschützenden Effekt" des Testosterons im Hinblick auf die Tubulusepithelien. Dagegen sollen die glomerulären Schäden bei der Masugi-Nephritis durch Testosteron verstärkt werden.

Entgegen diesen experimentellen Ergebnissen wurde von mehreren Untersuchern bei gesunden Menschen, Eunuchen und Patienten mit Nierenkrankheiten keine Änderung bzw. Besserung der Nierenfunktion unter der Behandlung mit Androgenen erreicht. (KLOPP, YOUNG und TAYLOR, BASSETT, KEUTMANN und KOCHAKIAN). Andere Autoren wieder schreiben den Androgenen eine günstige Wirkung auf die Nierenfunktion bei verschiedenen Nephropathien zu.

HENDERSON und Mitarbeiter berichten über 40 Urämiefälle während einer Choleraepidemie, bei denen durch die Anwendung von Testosteronpropionat die Mortalität von 70% auf 18,5% (!) abgefallen sei. Ebenfalls günstige Behandlungsergebnisse mit Testosteron wurden bei toxischer Nephrose und chronischer Nephritis gesehen (DÉROT und LEGRAIN, LEMAIRE, KLOTZ und DERRAY).

Wir haben bei 5 Patienten mit Niereninsuffizienz verschiedenen Grades im Verlauf einer chronischen Nephritis von einer langdauernden Behandlung mit Testosteron keinen objektiv meßbaren Erfolg gesehen. Sie zeigten alle den hypertonisch-vasculären Verlaufstyp der chronischen diffusen Glomerulonephritis. Inzwischen ist von SARRE gezeigt worden, daß es möglich ist, das nephrotische Syndrom bei chronischer Nephritis mit Testosteron und Oestradiol überraschend günstig zu beeinflussen. Es kommt unter der Behandlung im Serum zum Anstieg des Gesamteiweißes und des Albumins, zum Rückgang des Globulins und Cholesterins, der Proteinurie und der Ödeme. Der Wirkungsmechanismus des Testosterons und des Oestradiols im Zusammenhang mit dem nephrotischen Syndrom ist noch unbekannt. Einmal wird auf den anabolischen Effekt des Testosterons bezüglich des Eiweißstoffwechsels hingewiesen, zum anderen wird auch die Beeinflussung enzymatischer Vorgänge in der Tubuluszelle erörtert.

d) Nebenschilddrüsen und Nierenfunktion.

Zu den innersekretorischen Drüsen, deren Hormone eine besondere Wirkung auf die Nierenfunktion haben, müssen auch die Nebenschilddrüsen gerechnet werden. Die Beziehungen zwischen Nebenschilddrüse und Nierenfunktion sind in vielen Fällen unübersichtlich, weil häufig die Trennung zwischen primär-renalen und primär-extrarenalen Faktoren nicht sicher durchgeführt werden kann. In erster Linie ist auf die Steuerung der Phosphatausscheidung und die damit verbundene Beeinflussung des Calciumstoffwechsels durch Wechselwirkungen zwischen Parathyreoidea und Niere hinzuweisen. Darüber hinaus spielt aber bei der renalen Phosphatausscheidung sicher auch noch das vegetative Nervensystem eine Rolle. So werden bei der echten pathologischen „Phosphaturie" nicht selten vegetativ-nervöse Begleitsymptome beobachtet (F. HOFF, KLEINSORGE). Schließlich sind an der Steuerung des Phosphatstoffwechsels der Darm als Resorptionsund Ausscheidungsorgan und der Knochen als Erfolgsorgan des Ca- und P-Umsatzes beteiligt. Die Niere ist also innerhalb des P-Stoffwechsels in einen Regulationsmechanismus miteinbezogen, in dem sich Zentrum und Peripherie, Ausscheidungs- und Erfolgsorgan, vegetatives Nervensystem und Endokrinium gegenseitig beeinflussen und einen Funktionskreis im Sinne F. HOFFs bilden.

So besteht z. B. bei primärem Hyperparathyreoidismus, etwa bei einem Epithelkörperchentumor, eine vermehrte Phosphatausscheidung im Urin durch *Hemmung der tubulären Rückresorption* (COHN und AUB). Manches spricht dafür, daß vielleicht auch auf einer durch Parathormon gestörten Wasserrückresorption in den Tubuli die bei Hyperparathyreoidismus oft vorhandene Polyurie beruht. Im Knochen kommt es bei Überfunktionen der Nebenschilddrüse zu verstärkter Osteoklastentätigkeit und zur Ostitis fibrosa generalisata.

Umgekehrt kann es *infolge Hemmung der Phosphatausscheidung* (Phosphat-stauung) durch die Nieren bei einer chronischen Niereninsuffizienz (Glomerulo-nephritis, Pyelonephritis) zu einer Hypertrophie der Epithelkörperchen kommen (sekundärer Hyperparathyreoidismus nach Albright). Röntgenologisch findet man dann eine mehr oder weniger ausgesprochene allgemeine Decalcifikation des Skelets. In solchen Fällen spielt wahrscheinlich neben der Parathormonwirkung eine direkt das Knochengewebe beeinflussende Acidose durch Niereninsuffizienz eine Rolle, wie man nach experimentellen Untersuchungen von Eger annehmen muß. Das Calcium des Knochens dient wahrscheinlich zur Kompensation der Acidose.

Hier zeigt es sich, daß die gegenseitige Abhängigkeit der einzelnen Glieder eines Funktionskreises, die Koordination von Regulation und Gegenregulation, nicht nur günstig zum Ausgleich einer Störung, sondern auch als krankheits-fördernder Faktor wirken kann.

Die verstärkte Calciummobilisation aus dem Knochen bei Ostitis fibrosa generalisata führt u. U. zu Kalkmetastasen auch in den Nieren. Abgesehen von einer Neigung zur Nierensteinbildung finden sich dann im Nierengewebe Kalk-ablagerungen und eine chronische interstitielle Nephritis, die möglicherweise zur Ursache einer Hypertonie und Niereninsuffizienz wird. Als Beispiel können wir über folgende Beobachtung berichten.

I. Sp., 16 jähriges Mädchen, Aufnahme 29. Oktober 1953.

Die grazile Patientin hatte als Kind Masern, Keuchhusten und Mittelohrentzündung. Mit 13 Jahren Wurmfortsatz entfernt. Seit Ostern 1953 dauernd müde, Schmerzen in den Knöcheln, im Rücken und in den Unterarmen. Nachts Krämpfe in den Beinen. Seit Mitte August 1953 ab und zu Erbrechen, das in den letzten Wochen häufiger auftrat.

Wegen Rückenschmerzen, Fiebers und pathologischen Sedimentbefundes wurde sie im September 1953 auf Nierenbeckenentzündung behandelt. Auffallend sei ein ständiger lang-samer Anstieg der Blutsenkung gewesen. Unter der Behandlung mit Penicillin und Gantrisin keine wesentliche Besserung des Zustandes. Bemerkenswert sei noch ein in letzter Zeit auf-getretenes starkes Durstgefühl gewesen.

Einweisungsdiagnose: Nephritis.

Die klinische Untersuchung ergibt einen mäßigen Ernährungs- und Allgemeinzustand und außer einem kirschgroßen Knoten in der linken Supraclaviculargrube (Epithelkörperchen-tumor?) keinen krankhaften Organbefund. Blutdruck 130/90 mm Hg nach RR.

Bsg 35/68 mm, Blutbild: Hb 76%, Ery. 3,8 Mill., Leuko. 6400, davon 3% Stabk., 72% Segmentk., 3% Monoc., 22% Lymphoc.

Rest-N mit 45 mg-% erhöht, ebenso Harnsäure mit 8 mg-%, Indican und Xanthoprotein im Serum normal.

Calcium i.S. 20mg-%, Kalium 13,4 mg-%, Natrium 317 mg-%. Anorganischer Phosphor i. S. mit 5,45 mg-% deutlich *erhöht*.

Im Harn Eiweiß, Zucker, Nitritprobe, Gallenfarbstoffe negativ. Im Sediment vereinzelt Erythrocyten, mäßig hyaline und granulierte Cylinder. Die Röntgenuntersuchung des Skelets ergab eine *diffuse Osteoporose*.

Auf Grund der Blutcalciumwerte, des kirschgroßen Tumors im medialen Anteil der linken Supraclaviculargrube und der Osteoporose wurde die Diagnose Ostitis fibrosa generalisata Recklinghausen gestellt.

Nierenfunktionsuntersuchungen:

Dauernd leichte Polyurie um 2000 cm³ täglich, im Wasserversuch ausreichende Gesamt-ausscheidung nach 4 Std. bei normalem Ablauf und guter Verdünnung, im Konzentrations-versuch höchstes spezifisches Gewicht jedoch nur *1017* nach 48 Std. Die Kreatinin-Clearance mit 66 cm³/min, die PAH-Clearance mit 250 cm³/min deutlich herabgesetzt. Die Phosphat-Clearance war mit 1,5 cm³/min erhöht, ebenso die Phosphatausscheidung in 24 Std. mit 8.0 g.

Neben dem zu Anfang der klinischen Beobachtung leicht erhöhten Rest-N und deutlich erhöhten Harnsäurewert i. S., dem pathologischen Ausfall des Konzentrationsversuches und der Clearance-Untersuchung wies hier besonders der *erhöhte* (!) anorganische Phosphor i. S. auf eine erhebliche Nierenfunktionsstörung, vielleicht bereits auf organischer Grundlage, hin (Schrumpfniere bei Morbus Recklinghausen).

Am 21. Januar 1954 wurde in der Chirurgischen Universitätsklinik (Prof. Geissendörfer) ein taubeneigroßer Epithelkörperchentumor aus der linken Supraclaviculargrube entfernt. Der postoperative Verlauf war unter der Behandlung mit reichlich Flüssigkeits- und Kalkzufuhr komplikationslos. Calciumabfall i. S. von 19,8 mg-% vor der Operation auf 8,6 mg-% am 4. Tag nach der Operation, Abfall des anorganischen Phosphors auf 2,2 mg-%.

Nach der Operation Rest-N i. S. 25 mg-%, Anstieg der Konzentrationsfähigkeit der Nieren auf ein spezifisches Gewicht von *1025* in 24 Std., Verschwinden der Polyurie. Kreatinin- und PAH-Clearance unverändert niedrig, Normalisierung der Phosphat-Clearance.

Epikrise: Bei einer 16jährigen Patientin standen im Verlauf einer Ostitis fibrosa generalisata durch Epithelkörperchentumor klinisch zunächst Nierenerscheinungen sehr stark im Vordergrund. Der deutlich pathologische Ausfall der verschiedenen Nierenfunktionsprüfungen und der *erhöhte anorganische* Phosphor i. S. legen den Verdacht auf eine bereits vorhandene organische Nierenschädigung nahe (Nephrocirrhose bei Ostitis fibrosa generalisata Recklinghausen). Trotz der erfolgreich verlaufenen Operation des Epithelkörperchentumors und der Besserung des Konzentrationsvermögens kann daher nur mit Vorbehalt eine günstige Prognose für den weiteren Krankheitsverlauf gestellt werden.

Nierenveränderungen, wie wir sie in unserem Falle annehmen müssen, mit einer früher oder später sich entwickelnden Niereninsuffizienz sind — auch nach erfolgreicher Operation — die häufigste Todesursache bei Ostitis fibrosa generalisata (Hellström, Törnblom). Abgesehen von der akuten postoperativen Tetanie droht in den ersten Tagen nach der Operation eine ernste Gefahr von seiten einer akuten Urämie. Sehr häufig kommt es zu Oligurie oder sogar Anurie (Gold, Snapper, Albert, Moulonguet und Lièvre, Wilder und Howell). Snapper sieht im Wegfall des diuretisch wirkenden Parathormons die Ursache der Oligurie und weist darauf hin, daß Parathormon bei ödematösen Herzpatienten manchmal diuretisch wirke. Nach Durchsicht der in der Literatur näher beschriebenen Fälle von *akuter* Niereninsuffizienz in den ersten Tagen nach Entfernung eines Nebenschilddrüsentumors erscheint es sehr gut möglich, daß die tödliche Nierenkomplikation durch eine postoperativ auftretende seröse Nephritis oder akute Nephrose verursacht sein kann.

Auch die Spättodesfälle einige Jahre nach der Operation sind auf die Nieren zurückzuführen und durch eine fortschreitende Nierenschrumpfung verursacht. Urämie, Apoplexie oder Herzversagen infolge Hypertonie werden dann zu unmittelbaren Todesursachen (Halshofer, Albright, Baird, Cope und Bloomberg, Hellström).

Schließlich ist noch zu erwähnen, daß es nach Albright eine *nur an den Nieren* bzw. den harnableitenden Wegen als Nephrocalcinose oder Nephrolithiasis sich äußernde Form des Hyperparathyreoidismus gibt. Diese Feststellung wurde von mehreren Seiten bestätigt. (Beard und Goodyear, Meuser und Kreitner, Carpenter, Friedman.)

4. Die Beeinflussung der Nierenfunktion durch Störungen des Elektrolyt- und Fermenthaushaltes.

Abgesehen von den Nierenfunktionsstörungen zusammen mit einer Hypochlorämie und mit den Veränderungen des Calcium-Phosphatstoffwechsels durch Hyperparathyreoidismus gibt es noch einige seltene Krankheitsbilder, bei welchen wahrscheinlich krankhafte Veränderungen des Ionenmilieus im Organismus Störungen der Nierentätigkeit zur Folge haben. Labhart und Spühler berichten über erhebliche Einschränkungen der Konzentrationsfähigkeit der Nieren und Verminderung der Urea-, Inulin- und Paraaminohippursäure-Clearance bei

2 Patientinnen mit alkalotischer Hypokaliämie von 7,3—11,0 bzw. 10,0—12,0 mg-%. Mit dem Ausgleich der Hypokaliämie gingen die Nierenstörungen zurück. Die Autoren lassen die Frage nach dem Mechanismus der ursächlichen Verknüpfung von Nierenfunktionsstörungen und Hypokaliämie offen. Auch von anderer Seite wurden schwere Störungen der Nierenfunktion bei einer Alkalose des Organismus beobachtet. (McCance und Widdowson).

Von Burnett, Commons, Albright und Howard (1949) wurden 6 Patienten beobachtet, bei welchen es im Anschluß an die langdauernde Aufnahme von Milch und Alkali wegen Magenbeschwerden zu einer Hypercalcämie und Niereninsuffizienz mit Azotämie gekommen war. Verkalkungen wurden bei diesen Patienten in verschiedenen Organen und Geweben festgestellt: Im Tentorium, in der Falx cerebri, im Diaphragma, in Sehnen, Rippenknorpeln, Gefäßen, Bronchien und in der Subcutis. In 2 Fällen bestand auch eine *Nephrocalcinose* (Fall 1 und 3), d. h. eine Ablagerung von Kalksalzen *innerhalb* des Nierengewebes in den Tubuslumina, in den Tubulusepithelien, in den Basalmembranen und im Interstitium. Auffallend war weiterhin bei allen Patienten eine *bandförmige Keratose*. Auf Grund der Clearance-Untersuchungen und der schlechten Konzentrationsfähigkeit der Nieren nehmen die Autoren an, daß bei ihren Beobachtungen die Tubulustätigkeit relativ stärker als die Glomerulusfunktion gestört war. Das Zustandekommen der Ca-Stoffwechselstörung (Hypercalcämie und Calcinosis) halten Burnett und Mitarbeiter in ihren Fällen für zunächst noch unerklärlich. Dieser ersten Mitteilung (1949) von Calcinosis, insbesondere Nephrocalcinosis nach längerer Milch- und Alkaliaufnahme sind inzwischen einige gleichartige Beobachtungen von anderer Seite gefolgt. (Snapper, Dufault und Tobias, Heintz). In 2 eigenen Beobachtungen war neben der *Nephrocalcinose und Niereninsuffizienz* auch noch eine Nephrolithiasis vorhanden. Es bestand jedoch keine Hypercalcämie wie in den Fällen von Burnett und Mitarbeitern. Die diffusen intrarenalen Verkalkungen waren nach dem Röntgenbild vorwiegend im Markbereich gelegen; in einem Falle erstreckten sich Kalkstreifen fächerförmig von den Pyramidenspitzen zur Nierenrinde hin. Nach Fanconi (1951) ist diese Erscheinung vielleicht auf die in den unteren Nephronteilen und in den Sammelröhren zunehmende Konzentration des Primärharns und auf die durch Alkalisierung begünstigte Ausfällung von Calciumsalzen zurückzuführen. Die im Niereninterstitium abgelagerten Calciumsalze führen sehr wahrscheinlich, wie es bei der Nephrocalcinose im Gefolge eines Hyperparathyreoidismus bereits bekannt ist, zu einer chronischen interstitiellen Nephritis und evt. Schrumpfniere. Diese Nierengewebsveränderungen sind als wesentliche Teilursache für das Auftreten der progredienten Niereninsuffizienz in solchen Fällen anzusehen.

Nierenversagen durch eine *sekundäre Nephrocalcinose* mit und ohne Hypercalcämie ist weiterhin beschrieben bei *akuter Osteoporose*, bei *D-Hypervitaminose, Sarcoidosis, Myelom, generalisierter Carcinomatose mit metastatischer Knochenbeteiligung, chronischer Osteomyelitis und bei Oxalsäurediathese* (Albright, Burnett, Copen, Parson, Davidson und Mitarbeiter, Danowski, Winkler und Peters, Greenspan, Geraci, Harris und Keith, Klinefelter und Sally, Zollinger und Rosenmund).

Die vorgenannten Formen von *Nephrocalcinose* treten *sekundär* infolge *extrarenal* gelegener Primärerkrankungen auf. Dagegen ist die primäre Störung, welche bei dem Krankheitsbild der sog. „idiopathischen" *hyperchlorämischen Acidose* zur Nephrocalcinose führt, vorwiegend in die Nieren zu lokalisieren (Lightwood, Butler, Wilson und Faber, Albright, Consolazio, Coombs, Sulkowitch und Talbott, Greenspan, Kermit und Mudge, Govan, Latner und Burnad,

MORTENSEN, EMMET und BAGGENSTOSS, SCHREINER, SMITH und KYLE, ZWEY-
MÜLLER und RÖSSLER, HAENSEL). Als obligates Symptom findet man bei dieser
Erkrankung eine dauernde *Erhöhung der Serumchlorkonzentration* in Verbindung
mit einer *Blut- und Gewebsacidose*. Diese Erscheinungen sind die Folge einer
„renalen Acidose infolge tubulärer Insuffizienz ohne glomuläre Insuffizienz"
(ALBRIGHT und REIFENSTEIN). Nach ALBRIGHT sind die distalen Tubulus-
abschnitte bei dieser Krankheit nicht imstande, NH_3 zur Absättigung der mit dem
Harn auszuscheidenden Säureäquivalente zu bilden. Hierfür werden dann die
fixen Basen Natrium, Kalium und *Calcium* verstärkt in Anspruch genommen. Das
darauffolgende Absinken des Ca-Spiegels im Serum veranlaßt eine vermehrte Freisetzung von Parathormon durch die Glandula parathyreoidea. Es kommt dadurch
zur Hypophosphatämie und Phosphaturie. Die erhöhte Harn-Ca- und P-Aus-
scheidung führt zum Niederschlag von Calciumsalzen im Bereich der distalen
Tubuluskanälchen und in den Sammelröhren, d. h. zur *Nephrocalcinose*. GREEN-
SPAN sieht die Ursache der hyperchlorämischen Acidose in einem Mangel an
H-Ionen, welche unter normalen Verhältnissen in den distalen Tubuluszellen über
die Kohlensäurebildung mit Hilfe der Carbanhydrase freigesetzt und für die An-
säurung des Harns bzw. als Austausch-Ion für die Rückresorption von fixem Alkali
bereitgestellt werden. Bei der hypochlorämischen Acidose soll die Carbanhydrase
gehemmt sein. Als Folge dieser distalen Tubulusstörung komme es zu einer
fixierten Harnalkalose bei Blut- und Gewebsacidose.

Andere Autoren fanden bei der hyperchlorämischen Acidose eine erhöhte
Bicarbonatausscheidung im Harn (STAPLETON, LATNER und BURNAD, DOXIADIS).
Auf Grund der Untersuchungen von PITTS, AYER und SCHIESS, wonach das im
Glomerulus filtrierte Bicarbonat im proximalen Tubulus zurückresorbiert wird,
nehmen daher LATNER und BURNAD sowie DOXIADIS eine Störung im proximalen
Tubulusbereich bei der hyperchlorämischen Acidose an. Als Ursachen der „hyperchlorämischen Acidose" werden erbliche, kongenitale Funktionsstörungen der
Tubuluszellen oder auch infektiöse und toxische Schädigungen der Kanälchenepithelien im Säuglings- und Kindesalter angenommen. Infektiöse (pyelo-
nephritische) Schäden der Tubuli werden auch für die erhöhte Urin-Ca-Aus-
scheidung bei der „*idiopathischen Hypercalcurie*" verantwortlich gemacht
(ALBRIGHT und REIFENSTEIN). Die Ca-Rückresorption in den Tubuli ist dabei vermindert. Man findet eine Neigung zur Nierensteinbildung. Sonstige Krankheits-
symptome sind dabei nicht bekannt.

In diesem Zusammenhang ist weiterhin ein von FANCONI (1951) mitgeteiltes
Krankheitsbild bei Kindern zu erwähnen, das nosologisch noch nicht eingeordnet
werden kann. Es ist gekennzeichnet 1. durch eine chronische Hypercalcämie und
Hyperphosphatämie sowie niedrige Alkalireserve, 2. durch eine Osteosklerose, die
an die Marmorknochenkrankheit erinnert, 3. durch Kraniostenose, (frühzeitiger
Verschluß der Schädelnähte), 4. durch Oligophrenie, 5. durch *Nephrocalcinose und
eine dauernde Reststickstofferhöhung*, die ebenso wie eine erniedrigte Phosphat-
Clearance auf eine wohl koordinierte Nephropathie hinweisen.

Auch die von FANCONI (1936) beschriebene chronische Aminoacidurie bei
Kindern gehört in den Betrachtungskreis über die Nierenfunktionsstörungen durch
Veränderung des normalen Elektrolyt- und Fermenthaushaltes. Die Pathogenese
der chronischen Aminoacidurie ist noch nicht geklärt. Bei dieser Krankheit findet
sich außer einer erhöhten Aminosäureausscheidung im Harn noch Hypophosphatämie, Polyurie, Albuminurie, Glykosurie, Phosphaturie und weiterhin Osteoporose
mit Wachstumsstörungen. Es braucht jedoch nicht immer das Vollsyndrom zu
bestehen. Die Krankheit soll auf einer Störung der tubulären Rückresorption für

Glucose, Phosphate und Aminosäuren infolge einer primären, kongenitalen *Fermentschwäche* des proximalen Tubulusteils beruhen.

Auch die *Cystinurie* wird von Fanconi auf verminderte tubuläre Aminosäuren-Rücksorption durch einen *Phosphatasemangel* der Nieren zurückgeführt. Das wesentliche der Cystinkrankheit sehen Fanconi u. Bickel jedoch in einer Störung des Aminosäurestoffwechsels. Linneweh nimmt als primum movens der Cystinurie und Cystinosis (Cystinspeicherkrankheit) eine Abbaustörung für Cystin an, das den Nieren dadurch vermehrt zur Ausscheidung angeboten werde. Bei einfacher Cystinurie könne die bezüglich ihrer Ausscheidungsfunktion intakte Niere den Cystinanteil bewältigen, während das Cystinangebot bei der Cystinspeicherkrankheit die Ausscheidungskapazität der primär gesunden Niere übersteige, so daß es zur Cystinretention kommt. Dieser Ansicht stehen von Weber erhobene Befunde gegenüber, wonach bei Cystinosis unter Umständen verschiedene tubuläre Nierenfunktionsstörungen nachgewiesen werden können: renale Glucosurie, pathologische Aminosäureausscheidung im Harn und Carbanhydrasehemmung im distalen Tubulusbereich mit hyperchlorämischer Acidose. Cystinurie und Cystinosis werden daher von Weber ebenfalls auf einen Fermentmangel in der Niere mit Rückresorptionsstörung zurückgeführt.

Hier bestehen vielleicht Beziehungen zu manchen Formen von *renalem Diabetes*. So beobachteten F. Hoff und Leitinger 2 Fälle von *renaler Glucosurie mit Kreatinurie* bei Vater und Sohn. Glucosurie und Kreatinurie konnten durch Lactoflavininjektionen für die Dauer der Behandlung zum Verschwinden gebracht werden. Die Patienten zeigten außerdem unter der Vitamin B_2-Behandlung eine bessere Glucoseresorption aus dem Darm als ohne diese Behandlung. Man muß daraus schließen, daß bei einem Teil der Fälle von renalem Diabetes eine allgemeine Störung im intermediären Kohlenhydratstoffwechsel vorliegt, und die Glucosurie dabei nur ein Teilsymptom darstellt. F. Hoff und Leitinger erklären die Lactoflavinwirkung im Sinne von Verzár durch die Verbesserung der Phosphorylierungsprozesse u. a. bei der Glucoserückresorption in den Tubuluszellen. Für diese Ansicht sprechen tierexperimentelle Untersuchungen, wonach die tubuläre Rückresorption von intravenös gegebenem Traubenzucker durch intravenöse Desoxycorticosteron-Verabreichung gesteigert wird (Rusznyák, Földi und Szabó). Auch diese Beobachtung wird mit der Verbesserung der Phosphorylierung durch Desoxycorticosteron erklärt.

Abschließend ist festzustellen, daß die exkretorische Nierenfunktion, und hier wieder besonders die äußerst differenten Funktionen der Tubuluszellen (Rückresorption und Sekretion), nicht nur physiologischerweise einer ständigen Beeinflussung durch das vegetative System unterliegt, sondern daß eine gestörte Regulation seitens des vegetativen Nervensystems oder des Endokriniums sowie Änderungen im Elektrolyt- oder Fermenthaushalt zu erheblichen pathologischen Veränderungen der Nierenfunktion führen können. Im Vordergrund stehen dabei meistens Erscheinungen seitens der Elektrolyt- und Wasserausscheidung sowie der Glucose- und Aminosäurenrückresorption. Darüber hinaus werden aber auch schwere Ausscheidungsstörungen für die sog. harnpflichtigen Substanzen (Rest-N-Fraktionen, aromatische Substanzen) beobachtet. Bei diesen Zuständen finden sich in manchen Fällen keine pathologisch-anatomischen Veränderungen an den Nieren, und man kann daher von einem hormonal oder nerval ausgelösten „extrarenalen Nierensyndrom" nach der von Nonnenbruch gegebenen Definition sprechen. Andererseits ist es wohl richtig, worauf am Anfang dieses Abschnittes bereits hingewiesen wurde, einen Teil der von Nonnenbruch zum extrarenalen Nierensyndrom gezählten Zustände zu den extrarenalen Azotämien oder zu der akuten Nephrose zu rechnen.

Zusammenfassung.

Anhand eigener klinischer Beobachtungen und experimenteller Untersuchungen sowie auf Grund einer Literaturübersicht wird die Notwendigkeit und Möglichkeit einer Trennung von *extrarenaler Azotämie* (e. A.) und *extrarenalem Nierensyndrom* (e. Ns.) besprochen. Auf die Unterscheidung der e. A. und des e. Ns. von der *akuten Niereninsuffizienz* bei akuten degenerativen Nierenschäden *(akute Nephrose)* nach Intoxikationen, Infektionen, Trauma, unverträglichen Bluttransfusionen usw. wird hingewiesen. Die pathophysiologischen Besonderheiten der e. A. und des e. Ns. werden besonders unter Berücksichtigung von Clearance-Untersuchungen dargestellt. Es wird weiterhin erwähnt, daß sich e. A. und e. Ns. nicht immer voneinander abgrenzen lassen.

Bei den extrarenalen Azotämien ist die Nierenfunktionsfähigkeit voll erhalten. Sie entstehen aus dem *Mißverhältnis* zwischen *normaler Nierenleistung* und einem *Überangebot an harnpflichtigen Substanzen* oder einem *Mangel an Lösungswasser.* Ein Überangebot an harnpflichtigen Substanzen (Rest-N-Fraktionen) liegt vor bei den zentralnervös ausgelösten Änderungen des Eiweißstoffwechsels und bei vermehrtem Angebot von Eiweiß bzw. dessen Abbauprodukten nach Operationen und intestinalen Blutungen. Eine extrarenale Azotämie durch vermindertes Angebot von Flüssigkeit an die Nieren findet sich bei exsiccotischen Zuständen sowie bei Herzinsuffizienz. Auch bei Nierenkrankheiten kann es zu einer zusätzlichen Azotämie durch einen inadäquat hohen Eiweißzerfall oder durch Flüssigkeitsmangel kommen.

Die Anwendung des Begriffes extrarenales Nierensyndrom wird einmal im Hinblick auf die extrarenale Azotämie und die akute Nephrose eingeschränkt, zum anderen jedoch erweitert auf die infolge nervaler und hormonaler Einflüsse auftretenden *Störungen der Nierenfunktion ohne morphologische Nierenveränderungen.* Entsprechende klinische und experimentelle Beobachtungen werden mitgeteilt.

Weiterhin wird auf extrarenal und zum Teil renal verursachte Änderungen des Elektrolyt- und Fermenthaushaltes und die damit verbundenen funktionellen und organischen Nierenschädigungen, soweit sie sich klinisch nachweisen lassen, eingegangen.

VII. Die Nasennebenhöhlen und ihre Bedeutung für die innere Medizin[1].

Von

H. UTHGENANNT und H. H. KLOSE.

Mit 28 Textabbildungen.

Inhalt.

I. Die Erkrankung der Nasennebenhöhlen

Literatur 375

Einleitung 379

1. Fragestellung 379
2. Untersuchungsmethoden 380
   Die röntgenologische Untersuchung S. 380. — Die internistische Untersuchung S. 381. — Die rhinologische Diagnostik S. 381
3. Das sino-broncho-pulmonale System 381
   Die physiologische Bedeutung der Nebenhöhlen S. 381. — Die Thermoregulation der Kopfsinnesorgane durch die Nebenhöhlen S. 382. — Die Steuerung der Atmung durch die naso-bronchialen Reflexe S. 383.
4. Die Symptomatologie der Sinusitis nasalis 383
   Die klinischen Symptome der akuten und chronischen Nebenhöhlenentzündung S. 384. — Die röntgenologischen Symptome der exsudativen, der hyperplastischen und der produktiven Nebenhöhlenentzündung S. 385. — Die Erkrankung einzelner Nebenhöhlen und die Pansinusitis nasalis S. 388.
5. Die Ätiologie der Sinusitis nasalis 389
6. Die Pathogenese der Sinusitis nasalis 390
   Die dentogene Sinusitis nasalis S. 391. — Die rhinogene Sinusitis nasalis S. 393. — Die Bedeutung der Konstitution bei der Entstehung einer Sinusitis nasalis S. 395.
7. Vorkommen, Häufigkeit und Verteilung der Sinusitis nasalis 395
   Die Verteilung der Nebenhöhlenentzündung auf die verschiedenen Krankheitsgruppen S. 396. — Die Häufigkeit klinisch latenter Nebenhöhlenentzündungen S. 396. — Die Häufigkeitsverteilung der exsudativen und hyperplastischen Sinusitis nasalis S. 397.

II. Krankheitsbilder

1. Die „Bade"-Sinusitis 397
2. Das naso-ethmoidale Augensyndrom 398
   Die retrobulbäre Neuritis bei Sinusitis nasalis S. 399. — Das „Charlin"-Syndrom S. 399.
3. Bronchiektasie und Sinusitis nasalis 400
   Die patho-morphologischen Zusammenhänge (Die Trias. KARTAGENER) S. 400—
   Die patho-physiologischen Zusammenhänge S. 401.

[1] Aus der Medizinischen Abteilung des Städtischen Krankenhauses Süd, Lübeck. Direktor: Prof. Dr. K. HANSEN.
(Diese Arbeit wurde durchgeführt mit Unterstützung der Deutschen Forschungsgemeinschaft, Bad Godesberg.)

4. Das sino-broncho-pulmonale Syndrom 402
Die Sinobronchitis S. 402. — Die homolaterale Sinusitis nasalis bei Pneumonie
S. 403. — Das Emphysem pulmonum und die Sinusitis nasalis S. 404. — Die
Therapie der Sinobronchitis S. 405.

5. Asthma bronchiale und Sinusitis nasalis 406
Die Häufigkeit der Sinusitis nasalis bei Asthma bronchiale S. 406. — Die
Asthma-Sinusitis S. 407. — Asthma bronchiale als postsinusitisches Lungen-
syndrom S. 410. — Die Therapie der Sinusitis nasalis bei Asthma bronchiale
S. 417.

6. Zusammenfassung 417

Literatur.

Monographien; Lehrbücher.

BALLENGER, W. L., and H. C. BALLENGER: Disease of nose, throat and ear. Philadelphia
Lea and Febiger 1943.
CLEMENTSCHITSCH, P.: Die Röntgendarstellung des Gesichtsschädels. Wien: Urban &
Schwarzenberg 1950.
GRASHEY, R.: Atlas typischer Röntgenbilder von normalen Menschen. München: Urban &
Schwarzenberg 1953.
HANSEL, F. K.: Allergy of the nose and paranasal sinuses. St. Louis: C. V. Mosby 1936.
HANSEN, K.: Allergie. Leipzig: Georg Thieme 1943.
HÄUPL, K., W. MEYER u. K. SCHUCHARDT: Handbuch für Zahn-, Mund- und Kieferheilkunde.
München-Berlin: Urban & Schwarzenberg 1953.
HERTWIG, O.: Entwicklungslehre des Menschen und des Wirbeltieres. Jena: Gustav Fischer
1904.
HEUSER, H.: Die normale und kranke Alveolarbucht. Leipzig: J. A. Barth 1938.
— Zahnärztliche Röntgendiagnostik. Leipzig: J. A. Barth 1952.
KÖHLER, A., u. A. ZIMMER: Grenzen des Normalen und Anfänge des Pathologischen im
Röntgenbilde des Skelettes. Stuttgart: G. Thieme 1953.
LOEPP, W., u. R. LORENZ: Röntgendiagnostik des Schädels. Stuttgart: G. Thieme 1954.
MITTERMAIER, R.: Die Krankheiten der Nasennebenhöhlen, der Ohren und des Halses im
Röntgenbild. Stuttgart: Georg Thieme 1952.
PROETZ, A.: The displacement method of sinus diagnosis and treatment. — St. Louis: Annals
Publishing Company 1946.
SAMUEL, E.: Clinical radiology of the ear, nose and throat. London: H. K. Lewis 1952.
SCHINZ, H. R., W. E. BAENSCH, E. FRIEDL u. E. UEHLINGER: Lehrbuch der Röntgen-
diagnostik. Stuttgart: Georg Thieme 1952.
SCHWARZ, M.: Die Schleimhäute des Ohres und der Luftwege. Berlin: Springer-Verlag 1949.
SKILLERN, R. H.: Accessory sinuses of the nose. Philadelphia: J. B. Lippincott Company
1923.
SYLLA, A.: Lungenkrankheiten einschließlich der Erkrankungen der oberen Luftwege und
des Brustfelles. München: Urban & Schwarzenberg 1952.
WIESE, O.: Die Bronchiektasen im Kindesalter. Berlin: Julius Springer 1927.

Anatomie, Physiologie, Experimentelles.

DUBOIS DE MONTREYNAUD, J.-M.: Étude expérimentale, bronchoscopique et anatomique
des bronches au cours de la crise d'asthme. Ann. Méd. 51, 712 (1950).
EBBECKE, U.: Der Gesichtsreflex des Trigeminus als Wärmeschutzreflex (Wind- und Wetterreflex) des Kopfes. Klin. Wschr. 1944, 141; Pflügers Arch. 247, 240 (1943).
— Über Wärmemessungen im Bereich des Gesichtsschädels. Persönl. Mitteilung.
FROUCHTMAN, J., y R. SANGLAS: Aspectos endoscópios del asma bronquial. Estudio histo-
patológico. Med. clin. (Barcelona) 19, 106 (1952).
LÓPEZ-BOTET, E.: Nuovas ideas sobre la fisio-patologia del asma bronquial. (1. das normale
und pathologische Pneumotachogramm; 2. die normale und pathologische Bronchial-
resistenz). Rev. clin. españ. 45, 327 u. 405 (1952).
PETER, K.: Bedeutung perossaler Gefäße bei umschriebener Entzündung der Kieferhöhlen-
schleimhaut. Arch. klin. Chir. 169, 393 (1932).
ŠERCER, A.: Über die Beeinflussung der Bronchien von der Nase aus. Arch. Ohr- usw. Heilk.
u. Z. Hals- usw. Heilk. 161, 264 (1952).
SOULAS, S., et A. MOUNIER-KUHN: Bronchologie. Paris: Masson et Cie. 1949.
SCHMIDT, W.: Experimentelle Gewerbestaubschädigungen der Nase und Nebenhöhlen.
Leipzig: J. A. Barth 1949.

WILKERSON, W. W.: Antral window in the middle meatus. Arch. of Otolaryng. **49**, 463 (1950/51).

WIRTH, E.: Experimentelle Untersuchungen über elektive Lokalisationsfähigkeit von Mandelkeimen. Z. Hals-usw. Heilk. **28**, 189 (1931).

Röntgenologie.

ADAM, B.: Über vergleichende Kieferhöhlendiagnostik. Z. Laryng. usw. **32**, 202 (1953).

ANDRESEN, V.: Die Kontrastfüllung als Hilfsmittel zur Kieferhöhlenuntersuchung. HNO, Beih. z. Z. Hals- usw. Heilk. **3**, 92 (1952).

AUER, K. H.: Beitrag zur Analyse der projektionsbedingten Verdunkelungen der Kieferhöhlen im occipito-nasalen Strahlengang. Z. Laryng. usw. **31**, 507 (1952).

— Beitrag zur Topographie der Kieferhöhlen im Röntgenbild. Z. Laryng. usw. **32**, 206 (1953).

BAYER u. WERNER: Vergleichende Untersuchungen über das Siebbein und über Siebbeindefekte im Röntgenbild und Röntgenschichtbild. Fortschr. Röntgenstr. **65**, 22 (1942).

BEUTLER, B.: Verschiedene Methoden der Kontrastdarstellung der Nebenhöhlen im Röntgenbild. HNO, Beih. z. Z. Hals- usw. Heilk. **2**, 135 (1950).

BLÜMLEIN, H.: Die Röntgendiagnostik im Bereich von Nase und Nebenhöhlen. Z. Laryng. usw. **33**, 149 (1954).

BUCH, A.: Non-diagnosed maxillary sinusitis. Acta otolaryng. (Stockh.) Suppl. **77**, 17 (1949).

DANN, D. S., S. RUBIN, J. BIRENBOIM and A. AUSTIN: Value of roentgen-study of ethmoid sinuses through the orbital window. Amer. J. Roentgenol. **70**, 226 (1953).

ECKEL, W.: Der diagnostische Wert von Diaphanoskopie und Röntgenaufnahme bei Kieferhöhlenerkrankungen. HNO. Beih. z. Z. Hals- usw. Heilk. **2**, 4, 164 (1950).

FAABORG-ANDERSEN, K.: Roentgenologic examination of maxillary sinuses following injection of contrast solution. Acta otolaryng. (Stockh.) Suppl. **109**, 27 (1953).

— La radiographie des sinus paranasaux. Acta otol. etc. belg. **7**, 299 (1953).

GREINEDER, K.: Das Schichtbild der Stirnhöhlen-Siebbeingegend vom Gesunden. — Fortschr. Röntgenstr. **69**, 63 (1944).

— Schichtdiagnostik fronto-basaler Schädelverletzungen. Fortschr. Röntgenstr. **69**, 123 (1944).

HODGSON, G.: The radiography of the accessory nasal sinuses. Brit. J. Radiol. **4**, 421 (1931).

KÜNTZEL, J.: Zur röntgenologischen Darstellung der Nasennebenhöhlen mit wasserlöslichen viskösen Kontrastmitteln. HNO, Beih. z. Z. Hals- usw. Heilk. **2**, 12, 443 (1951).

LEIBER, B., u. R. PABST: Die Röntgendurchleuchtung der Nasennebenhöhlen als Teil der Allgemeinuntersuchung. Die Medizinische **1952**, 121.

LEVÈRE, P.: Exploration radiologique du sinus postérieurs et de la base du crâne au cours des sinusites postérieures. (Confrontation clinique et chirurgicale de 250 cas.) Soc. franç. Electroradiol. méd. filiale méditerranéen, 26 et 27 Janvier 1952, J. de Radiol. **34**, 99 (1952).

MEHMKE, S., u. K. NEHLS: Die Reichweite der Röntgendurchleuchtung der Nasennebenhöhlen. — HNO, Beih. z. Z. Hals- usw. Heilk. **4**, 174 (1954).

MOCZKOWA, W.: Das normale und pathologische Röntgenbild der Nasennebenhöhlen im Kindesalter. Polski przegl. radjol. **1953**, H. 2.

ONDRASCHEK, G.: Seltener Verbindungsweg zwischen Oberkieferhöhle und Stirnhöhle. Röntgenpraxis **15**, 289 (1943).

SAMUEL, E.: The opaque maxillary antrum. Brit. J. Radiol. **26**, 465 (1953).

SCHLOSSHAUER, B.: Die Grenzen der Nebenhöhlen- und Nasenrachenraumdiagnostik mit Hilfe der Röntgendurchleuchtung. HNO, Beih. z. Z. Hals- usw. Heilk. **3**, 291 (1952).

SCHLUNGBAUM, W.: Die Röntgendarstellung der Nasennebenhöhlen. Röntgen- u. Labor.-Praxis **7**, 33 u. 97 (1954).

SCHOGER, G. A.: Die Erkennung der Nebenhöhlenerkrankung bei Seriendurchleuchtung. Dtsch. med. Wschr. **1954**, 52.

SCHÜLE, H.: Zur Röntgendiagnostik der Kieferhöhle. Z. Laryng. usw. **22**, 518 (1953).

TEITGE, H.: Hartstrahldurchleuchtung des Schädels. Med. Klin. **1951**, 772.

VINSON, H. A.: Paranasal sinuses: radiographic technic. U. S. Armed. Forc. Med. J. **3**, 139 (1952).

DE VEGA-GOICOECHEA, S.: Estudio radiológico del laberinto etmoidal Rev. españ. Otol. etc. y Neurocir. **10**, 175 (1953).

VOGEL, K.: Die Kontrastfüllung als Hilfsmittel zur Kieferhöhlenuntersuchung. — Diskussionsbeitrag zu ANDRESEN. HNO, Beih. z. Z. Hals- usw. Heilk. **3**, 3, 93 (1952).

WELIN, S.: The roentgen ray examination of the paranasal sinuses with particular reference to the frontal sinuses. Brit. J. Radiol. **21** 431 (1948).

— "Overshot axial projection", its value in the roentgen examination of the accessory sinuses. Acta radiol. (Stockh.) **31**, 92 (1949).

Sinusitis nasalis als örtliche Erkrankung.

BOESCHEN, H.: Der Wert der Chemo- und Biotherapie bei Kieferhöhleneiterungen auf Grund der Resistenzprüfung ihrer Erreger. HNO, Beih. z. Z. Hals- usw. Heilk. 3, 8, 234 (1952).

ECKERT-MÖBIUS, A.: Die wesentlichen Ursachen und Folgen der behinderten Nasenatmung. Neue med. Welt 1950, 123.

— Solitäre Schleimhautcysten der Oberkieferhöhle. HNO, Beih. z. Z. Hals- usw. Heilk. 2, 10, 367 (1951).

DOEPNER, F.: Über Sanierung des Körpereinganges. Z. biol. Heilwesen 61, H. 6 (1949).

HOEPFEL, W.: Über das Verhalten der Kieferhöhle. Dtsch. Zahn- usw. Heilk. 4, 44 (1937).

HÜNERMANN, TH.: Über unerkannte Kieferhöhlenentzündungen. Mschr. Ohrenheilk. u. Laryngo-Rhinologie 85, 86 (1951).

JOHNSON, E. D.: Acute frontal sinusitis. Arch. of Oto-laryng. 47, 165 (1948).

FLEMING, A., L. WHITEY a. C. LARROUDÉ: Die Rolle der antibiotischen und chemotherapeutischen Mittel in der Behandlung der Nebenhöhlenerkrankung. 4. Int. otolaryngologischer Kongreß London 1949.

KOUMROUYAN, H.: Quelques aspects des complications des sinusites latentes chroniques. Schweiz. med. Wschr. 1949, 489.

LAKE, C. F.: The surgical treatment of chronic sinusitis. Surg. Clin. N. Amer. 1952, 1149.

PORT, TH.: Entstehungswege des dentalen Kieferhöhlenempyems. Münch. med. Wschr. 1952, 22.

PSENNER, L.: Über seltene Erkrankungen der Stirnhöhlen und ihre Diagnose und Differentialdiagnose aus dem Röntgenbild. Radiol. Clin. (Basel) 18, 65 (1948).

— Über einige seltene Kieferhöhlenerkrankungen. Fortschr. Röntgenstr. 79, 582 (1953).

RÄBER, A.: Die chronische Sinusitis maxillaris des Kindes. Kinderärztl. Prax. 22, H. 10 (1954).

RAUCH, S.: Lokale Therapie der Kieferhöhlenentzündungen. HNO, Beih. z. Z. Hals- usw. Heilk. 2, 1, 1 (1950).

RICHTER, H.: Über die verschiedenen Formen der Kieferhöhlenentzündungen. Münch. med. Wschr. 1953, 525.

TRAUTERMANN, H.: Zur Penicillinbehandlung des Kieferhöhlenempyems in der Praxis. HNO, Beih. z. Z. Hals- usw. Heilk. 2, 10, 393 (1951).

UFFENORDE, W.: Deszendierender Katarrh. Dtsch. med. Wschr. 1929, H. 34.

— Nachträge. Hals- usw. Heilk. 27, 142 (1936).

WASSMUND, M.: Dentale Cysten im Gebiet der Nase und Kieferhöhle. HNO, Beih. z. Z. Hals- usw. Heilk. 2, 4, 145 (1950/51).

WESSOLOWSKI, M., W. TILING u. O. BERGMANN: Die Sinusitis maxillaris purulenta im Kindesalter. Kinderärztl. Prax. 21, 518 (1953).

WINBORN, D.: Frontal sinus infections complications and management. Ann. of Otol. 58, 280 (1949).

YOUNG, N.: Sinusitis. Medical Press 1952, 270.

ZANGE, J.: Sinusitis. Arch. Ohr- usw. Heilk. 156, 33 (1949)

Sinusitis nasalis und Augenerkrankungen.

BIEMOND, A.: Nervus opticus und Chiasma. Fortschritte der Augenheilkunde I — Basel: S. Karger 1952.

COSTI, C.: Conjunctivitis alérgicas par oco septico nasal. Arch. Soc. Oftalm. hisp.-amer. 9, 1293 (1949).

GOODYEAR, H. M.: Ophthalmic conditions referable to diseases of the paranasal sinuses. Arch. of Otolaryng. 47, 202 (1948).

KYRIELEIS, W.: Sehbahn, Auge und Nervenkrankheiten. (Berichte über die ophthalmologische Literatur), Z. Augenheilk. 82, 141 (1933); 79, 302 (1932); 93, 300 (1937).

LASKIEWICZ, A.: Neuralgic syndrom of nasal origin (Sluder-Charlin). Acta oto-laryng. (Stockh.) 36, 203 (1948).

MARSHALL, J. H., G. H. HOWELLS, W. H. MELANOWSKI, E. GODTFREDSEN and B. RYCROFT: Rhinology in relation to ophthalmology. Trans. Ophthal. Soc. U. Kingd. 67, 19 (1947).

RÜEDI, L.: Die Erkrankungen der Nasennebenhöhlen im Kindesalter („Bade"-Sinusitis). Schweiz. med. Wschr. 1953, 1247.

SCHWARZ, M.: Die Voraussetzungen einer spontanen Beteiligung von Lidern und Orbita bei den Erkrankungen der Nasennebenhöhlen. Klin. Mbl. Augenheilk. 114, 535 (1949).

SMITH, A. T., a. J. T. SPENCER: Orbital complications resulting from lesions of the sinuses. Ann. of Otol. 57, 5 (1948).

CASTROVIEJO, R., u. J. CASANOVAS: Bedeutung der Herdaffektion und insbesondere der Sinusitis in der Augenheilkunde. Arch. Soc. Oftalm. hisp.-amer. 13, 257 (1933).

Sinusitis nasalis und bronchopulmonale Erkrankungen.

Abendroth, H.: Die Bedeutung der Nebenhöhlenerkrankungen für die Emphysembronchitis (Sinusbronchitis). Ärztl. Wschr. **1952**, 809.

Braksiek, H.: Nasen- und Nebenhöhlenerkrankungen als Ursache von Bronchialleiden mit Beitrag zur Behandlungsart der Nebenhöhlenerkrankungen. Arch. Ohr.- usw. Heilk. u. Z. Hals- usw. Heilk. **161**, 368 (1952).

Conway, D. J.: A congenital factor in bronchiectasis. Arch. Dis. Childh. **26**, 253 (1951).

Findeisen, D. G. R.: Über die chronische Sinusitis maxillaris und Sinobronchitis bei Kindern. Dtsch. Gesundheitswesen **9**, 376 (1954).

Grün, R., u. G. Hennemann: Die chronische Bronchitis und ihre Komplikationen — eine Teilerscheinung des „sinopulmonalen Syndroms". Z. Laryng. **32**, 592 (1952).

Kartagener, M.: Zur Pathogenese der Bronchiektasen. Beitr. Klin. Tbk. **87**, 610 (1936).

— u. K. Ulrich: Zur Pathogenese der Bronchiektasen (Bronchiektasen und Veränderungen der Nasennebenhöhlen). Beitr. Klin. Tbk. **86**, 349 (1935).

— u. A. Horlacher: Zur Pathogenese der Bronchiektasen. Beitr. Klin. Tbk. **87**, 331 (1936).

— Die Diagnostik der Bronchiektasen. „Bronchus et Pulmo". Bibl. tbc. (Basel) Fasc. 4, 1950.

Leiber, B.: Sinobronchitis im Kindesalter. Kinderärztl. Prax. **21**, 175 (1953).

Meyer, H. E.: Bronchiektasien und Erbanlage. Beitr. Klin. Tbk. **94**, 264 (1940).

Schenk, S. G., and M. Seldowitz: Sinobronchitis in children. Amer. J. Roentgenol. **67**, 240 (1952).

Steinmann, B., u. M. Schmid: Über die sog. chronische Emphysembronchitis. Schweiz. med. Wschr. **1953**, 103.

Weber, H. H.: Die Sinusitis maxillaris und das postsinusitische Lungensyndrom in der Röntgenpraxis. Schweiz. med. Wschr. **1951**, 207.

Wishart, D. H. S., and J. B. Whaley: Rhinology in children. Laryngoscope **61**, 957 (1951).

Sinusitis nasalis und Herderkrankungen.

Bartelheimer, H.: Entstehung von Fernerkrankungen bei Herdinfektionen. HNO, Beih. z. Z. Hals- usw. Heilk. **3**, 3, 92 (1952).

Berger, W.: Die fokale Infektion als Problem der Allergie. Verh. dtsch. Ges. inn. Med. **51**, 455 (1939).

Hansen, K.: Diagnose der Herderkrankung und Allergie. Aus: Diagnose der Herderkrankung. München: Karl Hanser 1953.

Hoepfel, W.: Stellungnahme des Zahnarztes bei der Diagnose von Herderkrankungen. Aus: Diagnose der Herderkrankung. München: Karl Hanser 1953.

Klepsch, S., u. A. Stahl: Herdinfektion und Nasennebenhöhlenentzündungen. HNO, Beih. z. Z. Hals- usw. Heilk. **1**, 159 (1948).

Kourilsky, R.: L'infection focale en pathologie respiratoire. Semaine Hôp. (Paris) **1950**, 4754.

Littell, J. J.: Lupus erythematosus disseminatus. Report of a case with five-year arrest following ethmoidectomy. Arch. of Otolaryng. **55**, 65 (1952).

Meák, G.: Über Wesen, Pathogenese und Behandlung der Herdinfektion. Schweiz. med. Wschr. **1949**, 450.

Parade, G. W.: Die Verantwortung des Arztes bei den Herderkrankungen. Zahnärzt. Mitt. **42**, 105 (1954).

Rössle, R.: Über Fokalinfektion (anatomischer Bericht). Verh. dtsch. Ges. inn. Med. **51**, 423 (1939).

— Allergie und Pathergie. Klin. Wschr. **1933**, 574.

Theissing, G.: Diagnose der Herderkrankungen vom Standpunkt des HNO-Arztes. Aus: Diagnose der Herderkrankungen. S. 43. München: Karl Hanser 1953.

Vogel, K.: Die Herdinfektion im Gebiet des HNO-Arztes. Dresden u. Leipzig: Th. Steinkopff 1940.

Zange, J.: Mandeln, Nasennebenhöhlen und Ohren als Quellherde. Verh. dtsch. Ges. inn. Med. **51**, 501 (1939).

Sinusitis nasalis und Asthma bronchiale.

van Alyer, O. E.: Surgical management of nasal and sinus allergy. Ann. Allergy **9**, 585 (1951).

Baajöe, K. H.: Rhinitis vasomotoria. Aus.: Lehrbuch der Allergie — K. Hansen —. Leipzig: Georg Thieme 1943.

Berdal, S.: Investigations on nasal polyps and their genesis. A preliminary report. Acta oto-laryng. (Stockh.) Suppl. **95**, 138 (1951).

Chobot, R., S. Uvitsky and A. Dundy: The relationship of the etiologic factors in asthma in infants and children. J. Allergy **22**, 106 (1951).

Diederichs, W.: Mehlallergie bei Angehörigen des Bäckerei- und Müllergewerbes. (Im Druck.)

Ferrando-Botet, J. M.: Patologia oto-rino laringológica en el asma bronquial. Med. Clin. (Barcelona) 17, 12 (1951).

Grove, R. C.: The importance of hyperplastic sinusitis in bacterial allergy. J. Allergy 22, 550 (1951).

— The importance of sinusitis in allergic manifestations. — Laryngoscope 59, 653 (1949).

Guerrant, J. L., A. McCausland and O. Swineford: Asthma with sinus disease. A comparison of radical sinus surgery and conservative treatement. J. Allergy 21, 187 (1950).

Hansen, K.: Die Allergielehre und ihre Bedeutung für die Hals-Nasen-Ohrenheilkunde. HNO-Beih. z. Z. Hals- usw. Heilk. 1, 2, 55 (1948).

Haslhofer, L.: Histologische Befunde bei Asthma bronchiale (im besonderen in Nasen- und Nebenhöhlenpolypen). Schweiz. Z. Path. 13, 385 (1950).

Hollmann, W.: Die Gestaltungsfaktoren des chronischen Bronchialasthmas und ihre Bedeutung für seine Therapie. Dtsch. Gesundheitswesen 8, 261 (1953).

— u. W. Krause: Die endobronchialen Symptome asthmatischer Krankheiten. Z. inn. Med. 8, 243 (1953).

Kourilsky, R., G. Decroix, M. Blondeau et G. Ganter: L'infection bronchique dans l'asthme. Z. franç. Méd. et Chir. thorac. 6, 201 (1952).

Mausmann, J. A.: The etiological diagnosis of bronchial asthma. Ann. Allergy 10, 705 (1952).

Majer, E. H.: Histologische Untersuchung der Nasenschleimhäute bei allergischen Erkrankungen. Acta neurovegetativa (Wien) 3, 373 (1952).

Orie, N. G. M., and A. A. Israel: The role of bacterial bronchialinfection in bronchial asthma. Acta allergol. (København) 6, Suppl. 3, 73 (1953).

Price, C., and A. Solow: Allergy as a factor in childhood sinobronchitis. J. Allergy 22, 4 (1951).

Royle, H.: Röntgenbilder bei Asthma. Brit. Med. J. 1952, 577.

Strömme, O.: Some aspects of allergic maxillary sinusitis with special consideration of latent allergy. Ann. of Otol. 60, 336 (1951); J. Allergy 23, 88 (1952).

Turiaf, J., et P. Marland: Les asthmes tardifs. Ann. Méd. 52, 356 (1951).

I. Erkrankung der Nasennebenhöhlen.

1. Einleitung.

Aus den Erfahrungen einer ausgedehnten röntgenologisch-internistischen Tätigkeit, vor allem angeregt durch unsere Untersuchungen der Erkrankungs- und Unterhaltungsbedingungen beim Asthma, stellte sich uns die Frage, ob das Zusammentreffen bronchopulmonaler Erkrankungen mit entzündlichen Affektionen der Nasennebenhöhlen Folge tieferer pathogenetischer Zusammenhänge sein könnte. Die Beobachtung von Patienten mit langjährig bestehendem, sich infolge intermittierender Infekte der oberen Luftwege sowie der Nasennebenhöhlen schubweise verschlimmerndem Asthma ließ solche Zusammenhänge vermuten. Nachdem bei einzelnen Asthmakranken nach Sanierung eiternder Kieferhöhlen Besserung, ja Heilung beobachtet wurde, konnte zumindest für einzelne Erkrankungsformen der Kausalnexus zwischen entzündlichen Nasennebenhöhlenerkrankungen und bronchopulmonalen Krankheitsvorgängen als erwiesen angesehen werden. Von diesen Erfahrungstatsachen ließen wir uns bei der Suche nach weiteren Fakten zur Klärung der gestellten Aufgabe leiten und immer wieder neu anregen. Die ursprünglich beabsichtigte Begrenzung unseres Themas allein auf die Krankheitsvorgänge beim Asthma erwies sich dabei bald als unzureichend, da infolge der Vielzahl parallellaufender Störungen im sino-bronchopulmonalen System (die zunächst den Charakter des Zufälligen trugen, und die ihren inneren Zusammenhang erst allmählich im Verlauf besonders darauf ausgerichteter Untersuchungen zu erkennen gaben) sehr viel umfassendere Betrachtungen notwendig wurden.

Die seit langem bekannte und so sehr wichtige, in der Praxis diagnostisch bisher jedoch nicht immer hinreichend berücksichtigte Tatsache des klinisch unterschwelligen Verlaufs monate-, ja jahrelang bestehender eitriger Nebenhöhlenentzündungen rechtfertigte es, die diagnostischen Erhebungen von der

röntgenologischen Seite her in Angriff zu nehmen.   Nur so bestand die Gewähr
einer lückenlosen Erfassung des Krankengutes.   Für die Klinik, in der grundsätzlich jeder Patient einer Thoraxdurchleuchtung unterzogen wird, bedeutet dieser
Weg keine besonderen Schwierigkeiten, da sich Nasennebenhöhlen und Thorax-
organe mühelos in dem gleichen Arbeitsgang untersuchen lassen.   Auf diese Weise
konnten innerhalb eines Jahres ungefähr 4000 Patienten untersucht und darunter
210mal Erkrankungen der Nasennebenhöhlen festgestellt werden.   (Mittlerweile
verfügen wir über ein Krankengut von 528 Fällen mit Nebenhöhlenentzündungen,
die bei der Durchleuchtung von über 10 000 Patienten bekannt wurden.)

2. Untersuchungsmethoden.

Heute kann kaum noch ein Zweifel darüber bestehen, daß die *Röntgenuntersuchung* der
Nebenhöhlen in den letzten Jahren zunehmend an Bedeutung gewonnen hat.   Ihre Überlegenheit gegenüber den rhinologischen Untersuchungsmethoden wird von fast allen Autoren
übereinstimmend anerkannt.   Gegenteilige Meinungen — wie beispielsweise die von Eckel,
daß die Diaphanoskopie der Röntgenuntersuchung in diagnostischer Beziehung gleichwertig
sei — werden nur noch selten geäußert.   Die Durchsicht der Fachliteratur — besonders der
in neuer Auflage erschienenen, mit reichhaltigem Bildmaterial ausgestatteten Monographie
von Mittermaier — zeigt auch den röntgenologisch weniger Erfahrenen, in welch hohem
Maß sich die Röntgenuntersuchung hinsichtlich der Erfassung pathologisch-anatomischer
Veränderungen im Nebenhöhlenbereich als *die* Untersuchungsmethode bewährt hat.   Die
rhinologische Inspektion der Nase mit vorderer und hinterer Rhinoskopie einschließlich
Diaphanoskopie sowie probatorischer Spülung reichen bei der Fahndung nach entzündlichen
Vorgängen im Bereich der Nebenhöhlen allein nicht aus; bei ihrer alleinigen Verwendung sind
erhebliche Fehlschlüsse möglich.   Sie können die Röntgenuntersuchung in keinem Fall
ersetzen.   Über den Wert der Röntgenuntersuchung in der Nebenhöhlendiagnostik braucht
deshalb heute kaum noch ein Wort gesagt zu werden; es bleibt lediglich die Frage zu prüfen,
für welche Methode und Darstellungstechnik man sich im einzelnen entscheiden soll.   Zahlreiche Kombinationen verschiedener Einstellungen sind vorgeschlagen worden, die letzten
Endes sämtlich anstreben, das Nebenhöhlensystem in einem geeigneten Blickwinkel auf
möglichst zahlreichen Bildern zur Darstellung zu bringen.   So beschreibt Welin 5 Standard-
einstellungen und hebt hervor, wie wichtig es ist, daß der Nasennebenhöhlenbefund auf
möglichst vielen Aufnahmen festgehalten wird, weil die Beurteilung des Einzelfalles dadurch
erheblich an Sicherheit gewinnt.   Diese mit großem Zeit- und auch Materialaufwand belastete
Methode bleibt unseres Erachtens speziellen Fragestellungen vorbehalten, denn für allgemein-
orientierende Untersuchungen kommt ein derart kostspieliges Verfahren nicht in Betracht.
Deshalb mußte für unsere Aufgabe ein Weg gefunden werden, der es ermöglicht, sämtliche
die Klinik passierenden Patienten röntgenologisch zu erfassen, und zwar mit dem Ziel,
gerade die inapparenten Erkrankungsfälle zu ermitteln, bei denen sich die Indikation zu
detaillierterer Röntgenuntersuchung zunächst noch gar nicht beurteilen läßt.   Für ein solches
routinemäßig durchzuführendes, vorerst lediglich sichtendes „Ausleseverfahren" konnte nur
die *Röntgendurchleuchtung* in Betracht kommen.

H. H. Weber weist darauf hin, daß der Röntgenologe über die hohe Zahl positiver Befunde
erstaunt sein wird, wenn er es sich zur Regel macht, bei allen Thoraxdurchleuchtungen
grundsätzlich eine Durchleuchtung der Nebenhöhlen anzuschließen.   Im deutschen Schrifttum
berichtet Leiber über ähnliche Erfahrungen.

Hinsichtlich der Durchleuchtungstechnik sei darauf hingewiesen, daß der Patient in
stehender Stellung untersucht werden muß, damit die Niveaueinstellung verschieblicher
Flüssigkeitsansammlungen und somit das Ausmaß der entzündlichen Exsudation direkt
ablesbar wird.   Bei einer Durchleuchtung im Liegen können sich geringe Sekretmengen
so dünnschichtig in der Nebenhöhle verteilen, daß keine ausreichende Strahlenabsorption
eintritt und der Prozeß unerkannt bleibt.   Beim stehenden Patienten hingegen können
sehr geringe Sekretmengen, nach unserer Erfahrung bis zu $^1/_2$ cm³, im unteren Recessus der
Kieferhöhle als Bodensatz mit Spiegelbildung sicher erkannt werden.   Daher müssen wir uns
auch in der Aufnahmetechnik bewußt von den fixen Einstellungsregeln freimachen.   Das
Nebenhöhlensystem ist in der Durchleuchtung bei Drehung und graduell abgestufter Beugung
des Kopfes systematisch abzusuchen und bei Verdacht auf pathologische Veränderungen
gezielt zur Darstellung zu bringen.   Die Nebenhöhlen sind unter Umständen erheblichen
anatomischen Variationen unterworfen und im Einzelfall manchmal recht schwierig
zu differenzieren.   Für die Stirnhöhle ist das seit langem bekannt, das gleiche trifft auch für
die Siebbeinzellen zu, die bei schwierigen Verhältnissen und Überlagerung durch störende
benachbarte Knochenabschnitte spezielleUntersuchungsverfahren erfordern: Schrägaufnahme

und stereoskopische Aufnahmen. Die für die Kieferhöhle andernortes noch gelegentlich empfohlene Methode der Kontrastmitteldarstellung (ECKERT-MÖBIUS, RISSOM und KÜNTZEL u. ANDRESEN) halten wir für überflüssig. Durch Veränderung der Strahlenhärte lassen sich selbst maximal verdichtete Kieferhöhlen ausreichend zur Darstellung bringen; die Abgrenzung der Kieferhöhlenwand gelingt so gut wie immer auch die Detailerkennbarkeit pathologischer Wandveränderungen ist ausreichend. Die Kontrastmitteluntersuchung hat uns kaum jemals wirklich weitergebracht, so daß wir diese Methode heute ganz aufgegeben haben. Eine einzige Ausnahme sei erwähnt: Eine Röntgendiagnostik operierter Nebenhöhlen mit der üblichen Aufnahme- und Darstellungstechnik ist schwierig; hier haben wir uns deshalb — ähnlich wie dies von PSENNER für die Analyse der Oberkieferhöhlentumoren angegeben wurde — mit guten Ergebnissen der Tomographie und daneben in seltenen Fällen wohl auch der Kontrastfüllung bedient.

BAYER, WERNER und GREINEDER berichteten über gute Erfahrungen mit der Tomographie in der Nasennebenhöhlendiagnostik. Großen Anklang hat die Methode jedoch nicht gefunden, sehr zu Unrecht, wie uns scheint. Wir müssen bekennen, daß wir bei der röntgenologischen Untersuchung operierter Nebenhöhlen recht hilflos sind und im allgemeinen über die banale Feststellung: Status post op. nicht hinauskommen. Die nach Siebbeinoperationen am Kieferhöhlendach oder im rückwärtigen Gebiet häufig zurückbleibenden Restzellen, die Quelle unaufhörlicher Eiterungen sein können, lassen sich mit der einfachen Röntgenuntersuchung nicht auffinden, sondern nur mittels Tomographie. Das gleiche gilt für Resthöhlen im basalen Recessus operierter Kieferhöhlen.

Die *internistische Untersuchung* unserer Patienten erstreckt sich auf den an unserer Klinik üblichen Rahmen. Die Kollegen der angeschlossenen Fachabteilungen wurden — je nach Indikation — als Berater hinzugezogen. Auf der Suche nach weiteren Herden nimmt die zahnärztliche Untersuchung die erste Stelle ein. Bei allen Erkrankungen, die allergische Zusammenhänge nahelegen, werden mit den häufigsten Antigengruppen Hauttestungen, notfalls auch passive Übertragungen nach PRAUSNITZ-KÜSTNER, durchgeführt.

Für die *rhinologische Diagnostik* stellten sich die Kollegen unserer HNO-Abteilung in dankenswerter Weise zur Verfügung. Außer dem Lokalbefund gaben sie uns Aufschluß über den Zustand des Nasen-Rachen-Raumes sowie des Kehlkopfgebietes und berücksichtigten auch begleitende oder bereits abgelaufene Prozesse des lymphatischen Apparates sowie des Mittelohres. In der Mehrzahl der Fälle erfolgten Probespülungen und gelegentlich auch bei besonderer Fragestellung sterile Punktionen der Kieferhöhlen.

3. Das sino-broncho-pulmonale System.

Die mit der Nasenhaupthöhle durch enge Ostien verbundenen pneumatischen Nebenhöhlen sind mit einem sehr zarten Flimmerepithel ausgekleidet, das sich kontinuierlich in die Mucosa der Haupthöhle fortsetzt. Um die Ausführungsgänge herum ist reichlich Schwellkörpergewebe angeordnet, das nach KLEPSCH und STAHL durch vasomotorische Reizung zu vorübergehendem Verschluß der Nebenhöhlen führen kann. Das Flimmerepithel ist anscheinend sehr vulnerabel und stellt seine Funktion bei infektiös-toxischer Schädigung und Schwellung der Schleimhaut rasch ein. Die formale Ausgestaltung der Nebenhöhlen hängt von geno- und paratypischen Faktoren ab, ähnlich wie das von der Pneumatisation des Warzenfortsatzes her bekannt ist. Wir wissen, daß der Pneumatisationsvorgang eine konstitutionell vollwertige und durch keinerlei äußere Einflüsse geschädigte Schleimhaut voraussetzt. Nur unter dieser Bedingung können die der Nase benachbarten Knochen des Gesichtsschädels abgebaut und pneumatisiert werden. Störungen der Pneumatisation sind meist Folge einer konstitutionell bedingten Minderwertigkeit der Schleimhaut oder aber einer in frühkindlichem Alter erworbenen Schädigung der Mucosa mit Hemmung ihres spezifischen resorptiven Leistungsvermögens. Neben den von SCHWARZ und LEICHER an eineiigen Zwillingen gesicherten erblichen Faktoren können somit — analog den von WITTMAACK am Warzenfortsatz geklärten Verhältnissen — auch erworbene entzündliche Schleimhautveränderungen der oberen Luftwege Ursache unzureichender Differenzierung im Nasennebenhöhlenbereich sein.

Die Siebbeinzellen sind unmittelbar nach der Geburt als Hohlräume erkennbar. Die Kieferhöhle ist nur spaltförmig angelegt und wird erst im 2. Lebensjahr röntgenologisch nachweisbar; ihre individuelle Pneumatisation erreicht sie im 5.—6. Lebensjahr. Die Keilbeinhöhle wird im 4. Lebensjahr erkennbar. Die Pneumatisation der Stirnhöhle beginnt im 3. bis 12. Lebensjahr und kommt jenseits des 20. Lebensjahres zum Abschluß.

Die funktionelle Bedeutung der Nasennebenhöhlen wird unterschiedlich beurteilt; nur über die Zugehörigkeit der Nebenhöhlen zum respiratorischen System besteht heute kein Zweifel mehr. Die Beziehungen sind allerdings recht verwickelt. Entwicklungsgeschichtlich gehören die Nasennebenhöhlen zum Atmungsorgan. Dieser innere Zusammenhang ist zeitlebens erkennbar. Daneben gibt es aber noch andere Beziehungen. Die Nasennebenhöhlen stehen auch in dem Dienst von Organen, die nicht zum respiratorischen System gehören, und haben Aufgaben zu erfüllen, die mit der Atmung nichts zu tun haben. Hier muß die innige funktionelle Verflechtung erwähnt werden, die zwischen den Nasennebenhöhlen und den Sinnesorganen des Schädels besteht. Bei den makrosmatischen Säugetieren (z. B. Reh) sind die Nasennebenhöhlen, wie die Zoologen wissen, Sitz der dort sehr ausgedehnten olfaktorischen Schleimhaut. Bei Menschen spielen die Nebenhöhlen eine andere Rolle; hier haben sie für den Wärmeschutz der Sinnesorgane und der Hirnbasis zu sorgen (nach dem Prinzip des Doppelfensters mit Warmwasserheizung: stagnierende Luft in einem Raum, dessen Schleimhautwände reichlich und verschieden stark von Blut durchströmt und dadurch temperiert werden). Die Receptoren für die Distanzsinne des Sehens, Hörens und Riechens müssen ebenso wie das Gehirn auf konstanter Temperatur gehalten werden, um konstant zu funktionieren. An dieser Wärmeregulation nehmen die Nebenhöhlen des Gesichtsschädels — nicht nur der Nase, sondern auch des Ohres — entscheidend teil. Ebbecke hat diese Zusammenhänge näher untersucht und sehr exakte Temperaturmessungen am Gesichtsschädel durchgeführt. Während die übrigen Gesichtspartien in ihrer Hauttemperatur stark schwanken, ist die Temperatur am inneren Augenwinkel konstant 36°. Die Haut des äußeren Gehörganges in der Nähe des Trommelfelles zeigt die gleiche Temperatur. Beim Einführen der thermischen Meßsonde in den Nasengang kommt man ebenfalls auf Temperaturen von 36°. Diese Untersuchungsergebnisse sind für den Kliniker sehr interessant. Der Rhinologe wird bei seinen operativen Eingriffen an den Nasennebenhöhlen beachten müssen, daß die Heizfunktion der Nebenhöhlen gestört oder sogar völlig aufgehoben wird, wenn er die pneumatischen Räume breit eröffnet. Die Kieferhöhlenoperation ist ein Eingriff, der wohl überlegt sein will. Ebbecke berichtet über Erfahrungen aus dem Fachgebiet der Rhinologie und teilt mit, daß manche Patienten nach Eröffnung der Nasennebenhöhlen über Kopfschmerzen klagen, die verschwinden, wenn die den breiten Zugang ermöglichende, aber die Heizfunktion lahmlegende künstliche Öffnung verstopft wird (persönliche Mitteilung).

In vielen klinischen Arbeiten wird auf die Möglichkeit einer Beeinflussung der Respirationsorgane durch Nebenhöhlenerkrankungen hingewiesen und dabei neben der kontinuierlichen Ausbreitung der Schleimhautentzündung auch an eine hypothetische neurale und fokal-allergisierende Reizausweitung gedacht; doch zu der Frage der klinischen Bedeutung der einzelnen Faktoren und zu der Frage der Ausbreitungswege fehlen bisher verwertbare Angaben. In der Physiologie ist seit längerem bekannt, daß sich die Atembewegung bei Tieren von der Nase aus beeinflussen läßt (Ellis u. a.). Von einzelnen, auf diesem Gebiet sehr erfahrenen Klinikern wird die reflektorische Steuerung der Lungenventilation durch die Nase und die Nebenhöhlen auch beim Menschen als erwiesen angesehen (Soulas, Pietrantoni). Die Atmung wird unter anderem durch sog. naso-pulmonale Reflexe gesteuert. Die bei Menschen mit behinderter Nasenatmung zu beobachtende Störung der Atemtiefe mit Einschränkung ihrer Modulationsfähigkeit gestattet im Licht dieser Erkenntnisse neue Erklärungsmöglichkeiten; vermutlich ist diese Atmungsstörung im wesentlichen auf die bei Mundatmung eintretende Ausschaltung des naso-pulmonalen Reflexes zurückzuführen.

Daß sich hier wichtige biologische Phänomene verbergen, sei nur am Rande vermerkt. Lüscher konnte nachweisen, daß die experimentell erzwungene oder durch Erkrankung bedingte Mundatmung regelmäßig zu einer Verschlechterung der Lungenventilation mit Störung des Säure-Basengleichgewichtes im Sinne einer Verminderung der Alkalireserve führt.

Das Erfolgsorgan dieser von der Nase ausgehenden Reflexe ist die gesamte, den Atemmechanismus regulierende Muskulatur. Ob und wieweit aber ist die Bronchialmuskulatur selbst in diesen Reflexvorgang mit eingeschaltet?

Šercer hat die reflektorische Verbindung der oberen und unteren Luftwege in langjähriger Beobachtung studiert und vor kurzem experimentell den Beweis für das Vorliegen auch eines naso-bronchialen Reflexes erbracht. Diese Untersuchungsergebnisse sind geeignet, das bisherige Dunkel vieler, sich scheinbar widersprechender Vorstellungen über das Krankheitsbild der Sinobronchitis zu erhellen, sie bedürfen deshalb ausführlicher Erörterung.

Šercer untersuchte die naso-bronchialen Reflexe an laryngektomierten Patienten, weil hier infolge Kontinuitätstrennung der Luftröhre die nach Reizung der oberen Luftwege auftretenden Reflexäußerungen im unteren Abschnitt des respiratorischen Systems sicher als reflektorisch bedingt aufgefaßt werden konnten. Die nach Reizung der Nasenschleimhaut eintretenden Tonusschwankungen im Bereich der unteren Luftwege wurden mit Hilfe eines Gummiballons im rechten Seitenbronchus gemessen und kymographisch registriert.

Šercer kam zu folgendem Ergebnis:

1. Bei mechanischer, chemischer und thermischer Reizung der Nasenschleimhaut treten deutliche Kontraktionen der Bronchien auf, die von der Thoraxbewegung unabhängig sind.

2. Die naso-bronchialen Reflexe gehören in die Gruppe der atemregulierenden Reflexe.

3. Die naso-bronchialen Reflexe laufen — in Übereinstimmung mit tierexperimentellen Untersuchungsergebnissen — homolateral ab.

4. Die Reflexe können unter pathologischen Bedingungen Ausgangspunkt charakteristischer Krankheitsbilder werden.

Als wesentliches Ergebnis muß festgehalten werden, daß dem respiratorischen System in dem naso-bronchialen Reflex ein Mechanismus zur Verfügung steht, der bei pathologischer Reizung der oberen Luftwege unter Umständen eine unerwünschte Reaktion in den unteren Luftwegen hervorrufen kann. Wichtig ist der Hinweis, daß diese Reflexe bei einseitiger Reizung der Nasenschleimhaut homolateral ablaufen — eine Beobachtung, die klinischer Überprüfung wert erscheint. Zusammenfassend kann gesagt werden, daß die These der neuralen Beeinflußbarkeit des respiratorischen Systems durch die Nase keine bloße Fiktion ist, sondern experimentell gesicherte Erfahrung darstellt.

4. Die Symptomatologie der Sinusitis nasalis.

Die *klinische Symptomatologie* der Nebenhöhlenerkrankung ist uncharakteristisch und bietet zielstrebigen diagnostischen Erhebungen nur geringe Anhaltspunkte. Eine einzige Ausnahme bildet hier das akute Empyem der Kieferhöhle, früher als die häufigste und wichtigste Form der Nebenhöhlenerkrankung angesehen; seine Symptomatologie ist bekannt und bietet kaum differentialdiagnostische Schwierigkeiten. Anders dagegen die chronische Nebenhöhlenentzündungen, die meist zu keinem so eindeutigen Beschwerdebild führen und als Krankheit

nicht die strenge Organgebundenheit wie das akute Kieferhöhlenempyem aufweisen. Hier treten Störungen auf, die weit über den Nasen-Rachen-Raum hinausgreifen; nicht umsonst ist deshalb das Krankheitsbild der chronischen Nebenhöhlenentzündung über das rhinologische Fachgebiet hinaus Gegenstand so
lebhaften Interesses der Internisten und Pädiater geworden. Im einzelnen ist die
Symptomatologie der chronischen Nebenhöhlenentzündung ungemein vieldeutig.
Angaben über häufige Infekte der oberen Luftwege mit Abgeschlagenheit,
Benommenheit, Nervosität und wechselnden subfebrilen Temperaturen finden sich
zwar oft in der Anamnese, doch bilden derartige Beschwerden nur selten den
unmittelbaren Anlaß für eine Inanspruchnahme ärztlicher Behandlung. Ein
Lokalschmerz wird fast nie geäußert, eher wird, ganz besonders bei Siebbeinprozessen, über diffuse Kopfschmerzen geklagt. Mitunter finden sich Kopfschmerzen morgens beim Aufstehen; Schenck und Seldowitz berichten
darüber in 4% ihrer Beobachtungsfälle. Plötzlich aufflammende Nebenhöhlenentzündungen im Gefolge einer Grippe oder anderer Virusinfektionen der Luftwege können vorübergehend stürmische Lokalbeschwerden auslösen, doch
kommen auch solche Prozesse trotz Fortdauer der exsudativen Vorgänge subjektiv
in der Regel sehr bald wieder zur Ruhe. Wird der spontane örtliche Schmerz in der
Mehrzahl der Erkrankungsfälle vermißt, so sind Druck- und Klopfschmerz schon
eher nachweisbar. Bei Perkussion findet sich neben dem Erschütterungsschmerz
zuweilen auch einmal über der entzündeten Kieferhöhle eine Dämpfung. Diese
Untersuchungsmethode wird in der Praxis neben der Diaphanoskopie immer dann
ihre Berechtigung haben, wenn eine Röntgenuntersuchung aus technischen
Gründen nicht möglich ist. Neuralgien im Bereich des Ramus lateralis (N. frontalis) kommen auch bei isolierten Kieferhöhlenprozessen vor und nicht nur bei
entzündlichen Siebbein- oder Stirnhöhlenerkrankungen. Besondere Beachtung
verdienen andere neurale Komplikationen, wie sie besonders bei Siebbeinprozessen
gesehen werden. Charlin beschrieb sekundär-entzündliche Veränderungen am
Uvealtractus, die — über den N. nasociliaris — von der Nase und den Nebenhöhlen ihren Ausgang nehmen und sich in einem wohl abgrenzbaren Symptomenkomplex äußern. Dieses sog. „Charlin-Syndrom" ist sehr charakteristisch und
für das Verständnis lokalisiert fokaler Rückwirkung entzündlicher Nebenhöhlenprozesse auf benachbarte Organe von so entscheidender Bedeutung, daß diese
neuro-oculäre Komplikation der Sinusitis nasalis noch einer näheren Betrachtung
bedarf. Soweit die Nebenhöhlenentzündung über die beschriebenen örtlichen
Erscheinungen hinaus zu manifesten Störungen führt und von Patient und Arzt
bemerkt wird, handelt es sich in der Regel um Reizzustände der oberen und unteren
Luftwege — ob direkt fortgeleitet oder in Form eines bloßen Sekretüberlaufens
oder aber reflektorisch über das Nervensystem, soll zunächst noch unerörtert
bleiben. Die Schleimhäute des gesamten respiratorischen Systems sind dann in
den Entzündungsprozeß mit einbezogen, wie dies aus dem Auftreten eines ein-
oder auch doppelseitigen Schnupfens, von Halsschmerzen, Heiserkeit und Husten
hervorgeht und durch rhinoskopische sowie laryngoskopische Untersuchungen
mit Nachweis typischer Schleim- und Eiterstraßen sowie entzündlicher Schleimhautveränderungen im Bereich des gesamten Respirationstractus bestätigt
werden kann.

Die Analyse *der Röntgensymptomatologie* setzt die Kenntnis des normalen
röntgenanatomischen Befundes voraus. Zur normalen Anatomie der Nasennebenhöhlen sei auf die Lehrbücher von Alban Köhler, Grashey und Clementschitsch verwiesen. Die topographischen Verhältnisse der Kieferhöhle und ihre
anatomischen Variationsmöglichkeiten sind von Auer eingehend röntgenologisch
untersucht worden. Diese Arbeit bedarf keiner Ergänzungen; alles Wissenswerte

über die Anatomie dieser klinisch so wichtigen und so häufig krankhaft veränderten Nebenhöhle hat hier eine erschöpfende Darstellung gefunden. Kieferhöhle, Stirnhöhle und auch die Keilbeinhöhle bereiten in der Durchleuchtung und
bei der Beurteilung der Aufnahmen kaum ernstliche Schwierigkeiten; anders
dagegen das *Siebbeinzellensystem*, das wegen seiner versteckten Lage und der
individuell sehr unterschiedlich ausgeprägten Gestalt der einzelnen ineinander
verschachtelten Zellzüge recht abweichende Bilder ergeben kann und deshalb schwierig zu differenzieren ist. LEIBER und PAPST weisen darauf hin, daß
die in der Röntgenprojektion zwischen den beiden Augenhöhlen gelegenen Siebbeinzellen am besten zu übersehen sind, wenn der Kopf während der Durchleuchtung mehrfach im Sinne einer leichten Nickbewegung auf und ab gebeugt
wird. Wir können dies bestätigen, empfehlen aber doch im Falle pathologischer
Veränderungen Durchleuchtungen in schrägen Durchmessern und Schrägaufnahmen sowie die von WELIN beschriebene axiale Einstellung. Erfahrungsgemäß werden im Bereich der Siebbeinzellen am häufigsten pathologische Veränderungen übersehen, deshalb ist hier die Röntgenuntersuchung besonders exakt
durchzuführen. Ohne Zweifel stellt die Durchleuchtung der Siebbeinzellen gegenüber der einfachen Aufnahme-
technik eine methodische Ver-

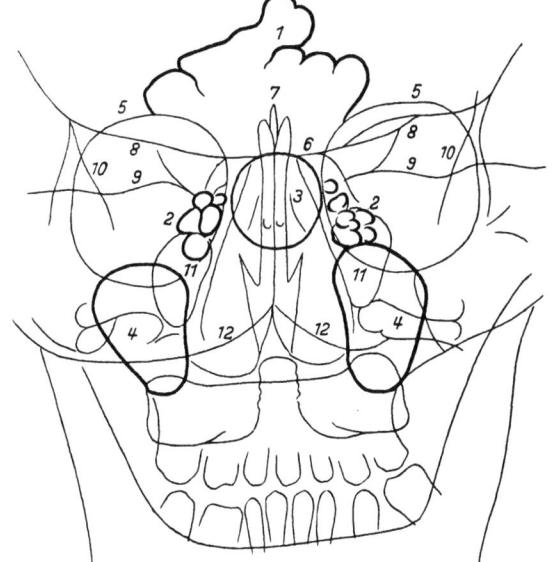 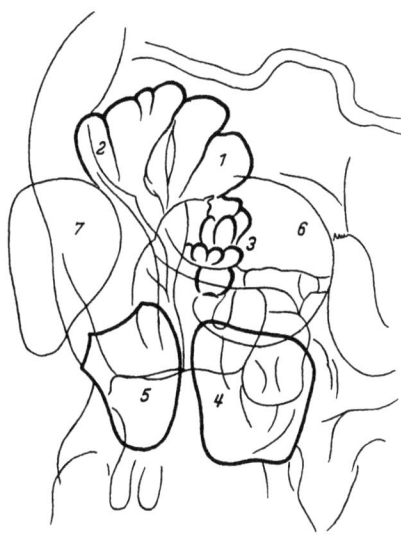

Abb. 1. *Die occipito-frontale Einstellung des Siebbeins.* 1. Stirnhöhle; 2. Siebbeinzellen; 3. Keilbeinhöhle; 4. Kieferhöhle;
5. Margo orbitalis ossis frontalis; 6. Planum sphenoideum;
7. Crista galli; 8. Kleiner Keilbeinflügel; 9. Großer Keilbeinflügel; 10. Linea innominata; 11. Margo orbitalis maxillae;
12. Squama occipitalis.

Abb. 2. *Die Schrägeinstellung des Siebbeins.*
1. Linke Stirnhöhle; 2. Rechte Stirnhöhle;
3. Siebbeinzellen; 4. Linke Kieferhöhle;
5. Rechte Kieferhöhle; 6. Linke Orbita;
7. Rechte Orbita.

besserung dar, erhält man hier doch einen sehr viel günstigeren Eindruck vom Luftgehalt des Siebbeinzellensystems als auf einer routinemäßig hergestellten Aufnahme.

Occipito-frontale Aufnahme des Siebbeins: Stirn- und Nasenspitze werden dem Durchleuchtungsschirm angelegt. Die Siebbeinzellen müssen beiderseits am medialen Augenhöhlenrand gut zu übersehen sein. Der Luftgehalt der Siebbeinzellen läßt sich am besten in der
Durchleuchtung beurteilen, die Struktur dagegen besser auf der Aufnahme. Die Aufnahme
wird in der Durchleuchtung eingestellt und gezielt angefertigt. Bei dieser Einstellung proji-
zieren sich Siebbeinzellen und Keilbeinhöhle aufeinander. Isoliert kommen nur die hinteren
Zellen des Siebbeins zur Darstellung (Abb. 1).

Schrägaufnahme des Siebbeins: Kinn- und Nasenspitze werden angelegt. Der Mund soll geöffnet sein. Zur Darstellung der linken Siebbeinzellen wird der Kopf gedreht und das linke Jochbein der Kassette so weit genähert, daß Stirn und Kassette einen Winkel von etwa 15° bilden. Auf diese Weise lassen sich die hinteren und vorderen Siebbeinzellen voneinander getrennt darstellen. Wegen der ungewöhnlichen Projektionsverhältnisse erfordert die Deutung der Bilder einige Übung (Abb. 2).

Auf der intraorbitalen Siebbeinaufnahme, wie wir sie vorschlagen, werden ähnlich wie bei der Einstellung nach Rhese-Goalwin die vorderen und hinteren Siebbeinzellen getrennt dargestellt. Wegen der weniger starken Drehung des Kopfes erscheint unsere Einstellung günstiger, weil auf diese Weise Überlagerungen des Sinus ethmoidalis durch die Siebbeinzellen der

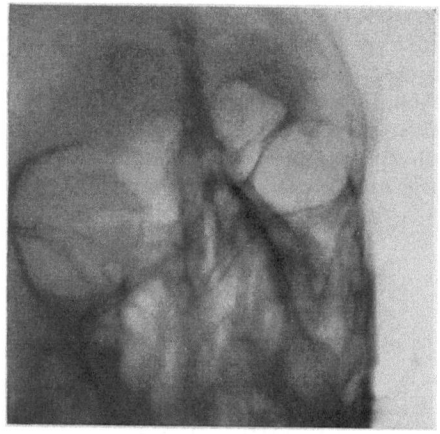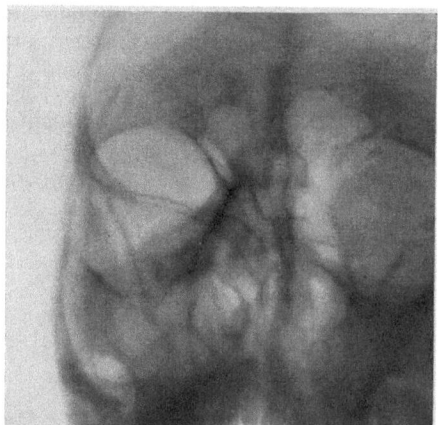

Abb. 3 u. 4. *Schrägaufnahmen des Siebbeins.* In dieser Projektion stellen sich die Siebbeinzellen als bläschenförmige Aufhellungsfiguren am inneren Augenhöhlenrand dar. Die Scheidewände der luftgefüllten Zellen sind gut zu übersehen.

Gegenseite vermieden werden (Abb. 3 u. 4). Die Aufnahme nach Rhese-Goalwin lassen wir nur anfertigen, wenn speziell die anatomischen Verhältnisse im Bereich der präsphenoidalen Siebbeinzellen und die Beziehungen zum Knochenkanal des Sehnerven zu klären sind.

Zu welcher Aufnahme man sich auch immer im einzelnen entschließt, auf eines muß in jedem Fall peinlich geachtet werden: achsengerechte Einstellung der Aufnahmen bei sagittalem Strahlengang und sorgfältige Einhaltung des Drehwinkels bei schrägem Strahlengang. Außerdem muß bei der Einstellung dafür gesorgt werden, daß die Patienten nicht das Gesicht asymmetrisch verziehen, andernfalls kommt es zu täuschenden Transparenzunterschieden der Nebenhöhlen. Verkrampfung der Gesichtsmuskulatur bei der Mundöffnung, Umstülpung der Oberlippe, Verbiegung der Nase durch zu starkes Anpressen an den Leuchtschirm oder die Kassette stellen hier die häufigsten Fehlerquellen dar.

Konturunschärfe, Trübung, Verschattung einer pneumatischen Höhle haben im allgemeinen als pathologische Zeichen zu gelten. Weist jedoch eine Höhle infolge seitendifferenter Größenanlage im sagittalen Diameter unterschiedliche Tiefendimensionen im Vergleich zur Gegenseite auf, so kann eine einseitige Verschattung vorgetäuscht werden. Auch die unterschiedliche Knochendichte der Höhlenwandung kann zu Irrtümern führen. Gerade hier hat sich die Abwendung von der schablonemäßig durchgeführten Röntgenaufnahmetechnik bewährt, da die Durchleuchtung des rotierend bewegten Patienten mit Untersuchung der Nebenhöhlen sowohl in axialen als auch in schrägen Durchmessern solche Fehldeutungen leicht aufzudecken vermag. Für die so häufig asymmetrisch angelegte Stirnhöhle sei in diesem Zusammenhang auf die überkippte axiale Einstellung hingewiesen, die sich uns besonders bewährt hat und eindeutigen Aufschluß über Tiefe und Wandbegrenzung der Stirnhöhle zuläßt.

Entzündliche Nebenhöhlenveränderungen beeinflussen die Transparenz der pneumatischen Höhlen und führen zu Helligkeitsabschwächungen sämtlicher Stärkegrade. Von leichter Verschleierung über milchglasartige Trübung bis zu massiver homogener Verschattung finden sich alle Abstufungen. Bleibt die betreffende Nebenhöhle belüftet, so ist das entzündliche Exsudat meist in Form eines Bodensatzes mit lageverschieblicher Niveaueinstellung nachweisbar (Abb. 5 und Abb. 6). Die Höhe des Sekretspiegels ist oft Schwankungen unterworfen, auch dann, wenn keine ableitende Behandlung erfolgt. So kann beispielsweise eine

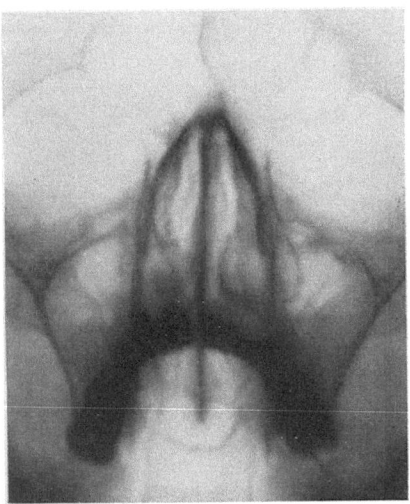 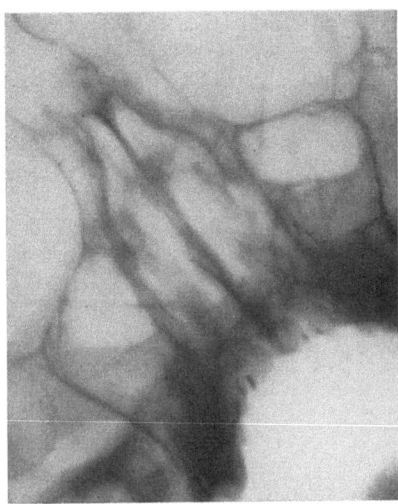

Abb. 5 u. 6. *Seröse Kieferhöhlenentzündung* mit lageverschieblicher Flüssigkeitsansammlung. Bei Seitneigung des Kopfes erfolgt horizontale Spiegeleinstellung des als Bodensatz in den Kieferhöhlen befindlichen Exsudats.

frühmorgens ,,leer''-befundene entzündete Kieferhöhle abends unter Umständen einen beträchtlichen Sekretspiegel aufweisen. Wahrscheinlich kommt es nachts infolge der Haltungsänderung des Kopfes zu einer teilweisen Entleerung des Kieferhöhlenexsudates in den Rachen. Diese Tatsache stimmt mit der klinischen Beobachtung gut überein, daß manche Patienten morgens nach dem Aufstehen größere Mengen eines schleimig-eitrigen Auswurfes entleeren. Hyperplastische Schleimhautentzündungen, besonders im Bereich der Kieferhöhlen, führen zu wandständigen Verschattungen, die — entweder scharf und linear begrenzt oder aber polsterförmig vorspringend — das Lumen konzentrisch einengen und die Randkonturen verwischen. Solche, früher als einfache Begleitschatten gedeutete Schleimhautschwellungen gehen — wie wir durch unsere Untersuchungsergebnisse nachweisen konnten — nicht selten mit Sekretansammlung und Eiterung einher. Tapetenartig der Wand aufliegendes eitriges Exsudat kann zu Bildern führen wie bei der Schleimhautschwellung (Abb. 7 und Abb. 8). Aus dem Befund einer wandständigen Verschattung läßt sich deshalb zunächst noch kein endgültiger Schluß ziehen. Aus diesem Grund lassen wir bei entsprechender Indikation auch bei Patienten mit wandständigen Kieferhöhlenverschattungen grundsätzlich die erkrankte Nebenhöhle spülen. Komplette Verschattungen der Kieferhöhlen von eigentümlich marmoriertem Aussehen sind Folge fibröser Schleimhautverdickungen, von Narbenresiduen oder einer Polyposis. Derartige Erkrankungen können große, ja unüberwindliche diagnostische Schwierigkeiten bereiten, da sich in den Winkeln solcher organisierter Kieferhöhlen gelegentlich empyemartig eingedickter Eiter verbirgt, der durch Probespülung nicht herausbefördert und erst durch Operation nachgewiesen werden kann. Die Aufdeckung gerade dieser Erkrankungen ist besonders wichtig, da sich hier am ehesten Bedingungen für die Entstehung einer echten Herdentzündung entwickeln können.

Zimmers Ansicht, daß die marmorierte Verschattung der Oberkieferhöhle das Zeichen für eine abgelaufene Erkrankung sei, können wir nicht teilen. Zimmer schreibt wörtlich: „Zuweilen erscheint eine pneumatische Höhle nicht gleichmäßig verdunkelt, sondern marmoriert hell und dunkel. Dieser Befund, der hauptsächlich an der Oberkieferhöhle zu erheben ist, spricht für eine abgelaufene Erkrankung." Entgegen dieser Auffassung fanden wir bei unseren

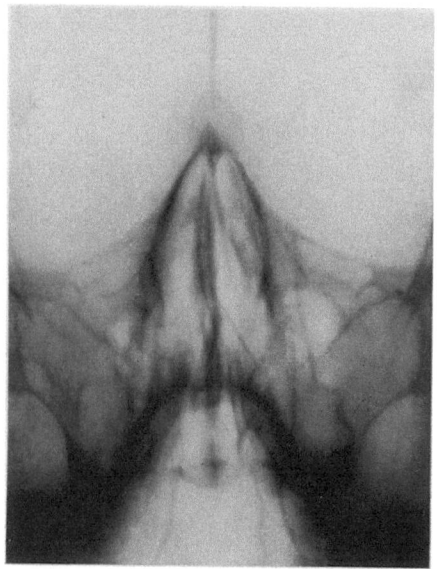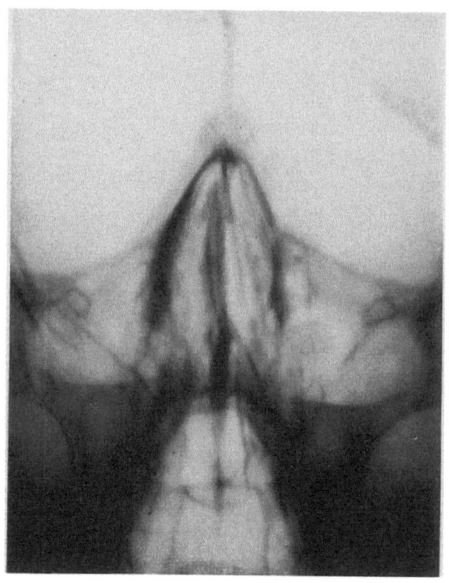

Abb. 7 u. 8. *Eitrige Kieferhöhlenentzündung* mit fingerbreitem Wandbeschlag in beiden Kieferhöhlen. Hyperplastische Kieferhöhlenentzündung mit Schwellung der Schleimhaut röntgenologisch nicht zu unterscheiden. Nach Entleerung des Empyems durch die Spülung zeigt sich, daß die Kieferhöhlenwand frei ist. Eine Schleimhautschwellung liegt nicht vor. Die Aufnahmen sind unmittelbar vor und nach der Spülung angefertigt. Nach der Spülung in der Kieferhöhle bds. Spülflüssigkeit.]

Untersuchungen solche Bilder bei chronisch-produktiv entzündlichen Prozessen mit polypöser Entartung der Mucosa. Wir warnen davor, die Diagnose: *abgelaufene Erkrankung* aus dem Röntgenbild zu stellen.

Theissing beschreibt eine 3 Jahre lang beobachtete Sinusitis hyperplastica mit rezidivierender Polypenbildung, bei der mangels positiver Probespülung eine Schleimhauthyperplasie angenommen und aus diesem Grund der fokale Charakter des Kieferhöhlenprozesses abgelehnt wurde. Bei der Operation fand sich dann in den Nischen zwischen den polypösen Schleimhautverdickungen trotz des negativen Spülungsergebnisses reichlich Eiter. Theissing weist mit Recht warnend darauf hin, daß der Charakter dieser hyperplastisch polypösen, scheinbar blanden Kieferhöhlenentzündung häufig verkannt wird.

Unserer Erfahrung nach steht die Kieferhöhlenentzündung an der Spitze aller Nebenhöhlenerkrankungen; sie stellt — wie auch Theissing hervorhebt — gewissermaßen das Explosionszentrum im Nebenhöhlengebiet dar. Bei mangelhaftem Sekretabfluß dehnt sich die Entzündung zwangsläufig von der Kieferhöhle in die höher gelegenen Systeme wie Siebbeinzellen und Stirnhöhlen aus, wobei die Durchleuchtung am aufrechtstehenden Patienten das Steigen oder Fallen des Sekretspiegels in den Nebenhöhlen gut erkennen läßt. Wir haben die Niveaueinstellung der retinierten Sekretmengen als den „Pegelstand" des Exsudates bezeichnet.

Die in zahlreichen Erkrankungsfällen immer wieder bestätigte Tatsache, daß ein exsudativer Kieferhöhlenprozeß sich bei seinem Fortschreiten sukzessiv in die höher gelegenen Zellräume ausdehnt und daß anderseits aus diesen Nebenhöhlenabschnitten das Exsudat allein durch Spülung der Kieferhöhlen wieder zum Abfluß gebracht werden kann, läßt sich aus den anatomischen Gegebenheiten nicht ohne weiteres erklären. Stirnhöhle, Siebbeinzellen und Kieferhöhle besitzen getrennte, wenn auch eng benachbarte Ausführungsgänge und weisen normalerweise keine kommunizierenden Verbindungen auf. (Exonasale Verbindungswege zwischen Kieferhöhle, Siebbeinzellen und Stirnhöhle kommen nach ONDRASCHEK nur sehr selten vor.) Die Tatsache eines Sekretüberlaufes aus der Kieferhöhle in Siebbeinzellen und Stirnhöhle ist aber gewiß. Dieses „Überlaufen" von Kieferhöhleninhalt in höhergelegene Systeme läßt sich auch bei der Kontrastmittelfüllung des Sinus maxillaris beobachten, allerdings nur bei Rückenlage des Patienten. Es kann mithin kein Zweifel sein, daß dünnflüssiger Inhalt aus der Kieferhöhle bei bestimmter Lagerung des Kopfes über die benachbarten Ausführungsgänge in die Siebbeinzellen und Stirnhöhle eintreten kann. Mit diesen Feststellungen erhebt sich die Frage, ob isolierte Siebbein- und Stirnhöhlenentzündungen wirkliche Einzelerkrankungen der betreffenden Nebenhöhlen darstellen oder ob sie nicht vielmehr die Folgen vorausgehender Kieferhöhlenprozesse sind. Wir sind dieser Frage nachgegangen und haben in zahlreichen Verlaufsbeobachtungen bestätigt gefunden, daß die sog. „isolierten" Entzündungen von Stirnhöhlen und Siebbeinzellen fast stets auf eine Pansinusitis zurückgehen. Isolierte Erkrankungen von Siebbeinzellen und Stirnhöhlen werden unseres Erachtens meist dadurch vorgetäuscht, daß bei einer Pansinusitis die Kieferhöhlenentzündung separat ausheilt, das Sekret in höher gelegenen Zellsystemen jedoch infolge entzündlichen Verschlusses der Ausführungsgänge retiniert wird und der Prozeß hier bestehen bleibt.

Fassen wir die Ergebnisse der röntgenologischen NH-Diagnostik zusammen, so kommen wir zu folgendem Resultat.

Am häufigsten ist die Oberkieferhöhle erkrankt. Die Diagnose kann leicht gestellt werden, besonders wenn spiegelbildende Flüssigkeit vorhanden ist. Aus der Transparenz der Flüssigkeit schließen zu wollen, ob ein seröser oder eitriger Erguß vorliegt, ist nicht möglich. Wandständigen Verschattungen von scharfer Begrenzung liegen vorwiegend entzündliche Schleimhautschwellungen zu Grunde; ist die Schattengrenze jedoch unscharf, kann die wandständige Verschattung auch auf Sekretauflagerung beruhen. Der Röntgenologe muß bei der Deutung der wandständigen Trübung: *Schleimhautschwellung* oder *Sekretauflagerung* zurückhaltend sein.

Die Erkrankung der Siebbeinzellen wird röntgenologisch häufig übersehen, ihre Bedeutung klinisch meist verkannt. Das Fehlen einer zielgerichteten klinischen Fragestellung mag der Grund sein, warum die Siebbeinzellen röntgenologisch oft unzureichend untersucht werden. Die Zeichen der Sinusitis ethmoidalis sind die Verschleierung und die Strukturaufhebung der Zellwände. Die Durchleuchtung ergibt hinreichenden Aufschluß über den Luftgehalt des Siebbeins, durch die Anfertigung von Spezialaufnahmen wird die Diagnosestellung sehr erleichtert.

In dem gleichen Maß, wie Siebbeinprozesse übersehen werden, wird die Sinusitis frontalis nach unserer Erfahrung röntgenologisch zu häufig diagnostiziert. Unterschiede in der sagittalen Tiefe und die Buckelung der Stirnhöhlenhinterwand verleiten leicht zur Annahme einer echten Transparenzminderung. Vor einer Fehldiagnose bewahrt nur die überkippte axiale Aufnahme. Bei einer Sinusitis frontalis verliert die Höhlenwand bereits nach 2—3 Wochen ihre scharfe Abgrenzung, der Knochen wird sehr viel früher als z. B. bei der Sinusitis maxillaris in Mitleidenschaft gezogen.

5. Die Ätiologie der Sinusitis nasalis.

Bakteriologische Untersuchungen wurden in 128 Fällen durchgeführt. Fünfmal war nach 48stündiger Bebrütung nichts gewachsen. Wir fanden folgende Häufigkeitsverteilung:

Streptococcus	32	Farbstoffbildner-Gruppe	86
Staphylococcus aureus	11	Bact. coli	29
Staphylococcus albus	7	Bact. pyocyaneum	8
Pneumococcus	4	Bact. faecale alcaligenes	10
Pseudomeningococcus	4	Bact. lactis aerogenes	6
Enterococcus	2	Bact. proteus	5
Sarcina	3	Diphtheroide Stäbchen	5

Die weitaus häufigste Gruppe der Farbstoffbildner-Bakterien findet sich fast stets neben anderer Flora und kann sowohl in Gemeinschaft mit Kokken als auch Bakterien vorkommen. Daß auch die Farbstoffbildner, wenn sie allein nachweisbar waren, sehr wohl in der Lage sind, Eiterungen zu unterhalten, können wir durch 21 Spülungsbefunde belegen. Trotzdem möchten wir die Farbstoffbildner als vorherrschende Bestandteile der jedenfalls in jetziger Zeit physiologischen Flora der oberen Luftwege ansehen. Nach den Erfahrungen der Bakteriologen hat sich in den letzten Jahren eine tiefgreifende Wandlung dessen vollzogen, was als jeweils „normale" Bakterienflora für die einzelnen Organsysteme zu gelten hat. Man vermutet hier Zusammenhänge mit der immer intensiver geübten antibiotischen Behandlung, die in dem konkurrierenden Wachstum der Mikroorganismen zu Gleichgewichtsstörungen geführt hat. So wird auch die allgemeine klinische Erfahrung des häufigen Ausbrechens von an sich im Verdauungstrakt ansässigen Keimen bis hinauf in die oberen Atemwege verständlich. Hierbei handelt es sich um die Bakterien coli, faecale alcaligenes und lactis aerogenes.

Zu der Frage der Bakteriologie wurde von Kissling, Boeschen und Johnson auf Grund größerer Untersuchungsreihen Stellung genommen; dabei haben die einzelnen Autoren teils steril entnommenes Punktat, aber auch die Spülflüssigkeit selbst untersucht, ohne daß bei vergleichsweiser Betrachtung der Statistiken wesentliche Unterschiede in der Häufigkeitsverteilung der Keime zu bemerken sind. Das Resultat dieser Untersuchungen stimmt mit unseren Untersuchungsergebnissen annähernd überein. Young äußert in diesem Zusammenhang, daß es sich bei der rhinogenen NH-Entzündung ursprünglich um eine penicillin-unempfindliche Viruserkrankung handele, auf die erst später banale Erreger aufgepfropft würden. Die Virus-Ätiologie hat viel für sich, sie wird vor allem für die Sinusitis bei primärer Virus-Pneumonie zutreffen.

6. Die Pathogenese der Sinusitis nasalis.

Die Frage der *dentogenen Entstehung* sowohl akuter als auch chronischer Kieferhöhlenentzündung — ganz gleich, ob es sich um exsudative oder produktive Prozesse handelt — wurde wiederholt gestellt (Uffenorde, Zange, Peter, Höpfel und Heuser). Bevor wir uns dieser recht problematischen Frage zuwenden, sei vorwegnehmend festgestellt, daß es sichere klinisch-rhinologische, röntgenologische oder bakteriologische Kriterien zur Unterscheidung zwischen rhinogenen und dentogenen Kieferhöhlenentzündungen nicht gibt. Wir waren zunächst anderer Ansicht (Hansen) und darüber hinaus aus gewissen diagnostischen Überlegungen bereit, der Erkrankung des Zahnapparates für die Auslösung entzündlicher Kieferhöhlenaffektionen eine größere Rolle zuzuerkennen als heute nach Abschluß unserer Untersuchungen. Wir haben uns hier weitgehend korrigieren müssen.

Es gibt zwei Formen der dentogenen Sinusitis maxillaris: die fortgeleitete kollaterale seröse Entzündung sowie das nach Durchbruch von Bakterien auftretende dentale Empyem. Das Empyem ist ein eindeutiges Krankheitsbild. Anders dagegen die dentogene seröse Kieferhöhlenentzündung, die als perifokale

Reaktion bei Erkrankung der Zähne und des Alveolarfortsatzes auftritt. Die akute Form dieser Nebenhöhlenentzündung klingt mit Heilung der Zahnerkrankung rasch ab. Bei den chronisch-entzündlichen Veränderungen im Bereich der Alveolarbucht dagegen kommt es zu einer polypösen Entartung der Schleimhaut am Kieferhöhlenboden und zur Entstehung von dicken Bindegewebspolstern. Diese produktive Entzündung am Boden der Kieferhöhle ist die häufigste Form der dentogenen Sinusitis maxillaris. Sie verdankt ihre Entstehung den engen wechselseitigen Beziehungen, die zwischen dem Alveolarfortsatz und dem Kieferhöhlenboden bestehen, sowie der gemeinsamen Blut- und Lymphgefäßversorgung (Abb. 9).

Die Unterscheidung der dentogenen Sinusitis von der rhinogenen Entzündung ist schwierig. Wenn HEUSER argumentiert, daß sich die rhinogene Entzündung anfänglich fast nie im Bereich der Alveolarbucht abspielt, meist doppelseitig auftritt sowie fast ausnahmslos durch rhinologische Untersuchungsmaßnahmen erfaßt werden kann, und er aus diesem angeblich gesetzmäßigen Verhalten verläßliche differentialdiagnostische Hinweise ableiten zu können meint, so bedarf diese Feststellung einer kritischen Entgegnung. Zur Frage der Ein- oder Doppelseitigkeit sei gesagt, daß in unserem Krankengut annähernd die Hälfte aller sicher rhinogenen Kieferhöhlenentzündungen nur einseitig waren. Die These von der vorwiegenden

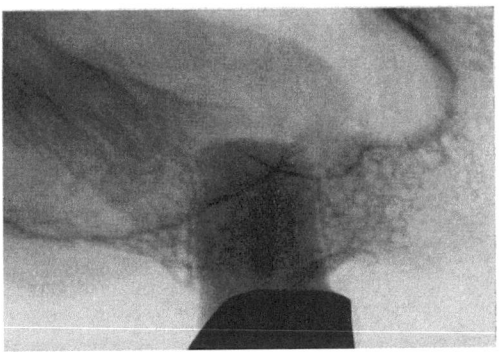

Abb. 9. *Circumscripte dentogene Sinusitis maxillaris.* Der Zahnfilm zeigt in der periapikalen Region des Mahlzahnes eine herdförmige Entschattung des Knochens. Antrumboden in der Nähe des Herdes nicht abgrenzbar. Schleimhaut der Alveolarbucht grob polsterförmig verdickt.

Doppelseitigkeit rhinogener Nebenhöhlenentzündungen besitzt keine durchgehende Gültigkeit, wie die Verlaufsbeobachtung katarrhalischer Luftwegsinfektionen mit konkommitierenden Kieferhöhlenentzündungen beweist. Überhaupt scheinen uns lokalisatorische Indizien als Beweismittel für die Klärung dieses Fragenkomplexes wenig geeignet, denn auch die angebliche Präponderanz dentaler Faktoren bei dem Vorliegen lokalisiert entzündlicher Vorgänge in den basalen Recessus der Kieferhöhle gilt nur cum grano salis. Wer sich die Mühe macht, den Ausheilungsvorgang rhinogener Kieferhöhlenentzündungen fortlaufend röntgenologisch zu kontrollieren, wird feststellen müssen, daß nach derartigen Entzündungen häufig genug Restverschattungen am tiefsten Punkt der Kieferhöhle zurückbleiben, die — wie operative Kontrollen zeigen — Folge basaler Schwartenbildung sind. Aus dem status praesens eines einzelnen Erkrankungsfalles mit nachgewiesenen basalen Entzündungsvorgängen kann also keinesfalls ohne weiteres der Rückschluß auf eine dentale Genese der Kieferhöhlenentzündung abgeleitet werden. Daß die Kieferhöhlenentzündung subjektiv unbemerkt verlaufen und sich oft auch rhinologischer Diagnostik entziehen kann, sei hier nur kurz vermerkt.

Wir haben versucht zu klären, ob bei akuten Ereignissen im Bereich des Zahnapparates wirklich nur die unmittelbar benachbarten Kieferhöhlenabschnitte reagieren und haben darum eine größere Reihe von Patienten untersucht, bei denen eine Extraktion im Bereich der Prämolaren und der ersten Molaren des Oberkiefers durchgeführt wurde. Wir fanden bei all diesen Patienten eine sich innerhalb von 12—24 Std. entwickelnde, kranial rasch fortschreitende Schwellung der gesamten Kieferhöhlenschleimhaut, die gelegentlich bis zu 2—3 Wochen anhielt, manchmal monströse Formen annahm und dann gestaltlich von rhinogenen Schleimhauthyperplasien nicht zu unterscheiden war (Abb. 10). Im akuten Geschehen dentogener Kieferhöhlenentzündungen kann von einer Begrenzung der entzündlichen Veränderungen auf die basalen zahnbenachbarten Regionen nicht die Rede sein. Es ist also, wie schon erwähnt, um die Unterscheidungsmerkmale zwischen rhinogenen und dentogenen Kieferhöhlenentzündungen schlecht bestellt.

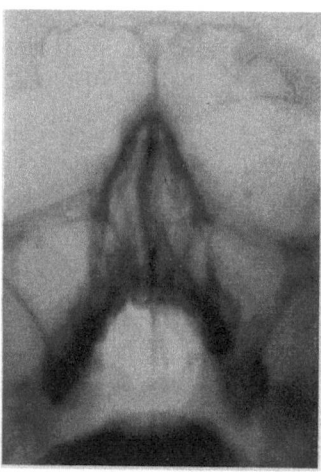

Abb. 10. Reaktive Sinusitis maxillaris nach Mahlzahnextraktion 24 Stunden nach der Extraktion. Zirkuläre Schleimhautschwellung wie bei der rhinogenen Sinusitis maxillaris.

Wir sehen, wenn nicht andere dringende Verdachtsmomente vorliegen, zunächst in jeder Kieferhöhlenentzündung den Ausdruck einer primären Luftwegserkrankung und messen der dentalen Ursache heute nur noch eine geringe Rolle zu. Dies enthebt uns freilich nicht der Aufgabe, bei dem Vorliegen eines Kieferhöhlenempyems nach apikalen Eiterungen im Alveolarfortsatz des Oberkieferknochens zu suchen, und zwar deshalb, weil — wie zahlreiche Beobachtungen ergaben — derartige vom Zahn ausgehende Herde die Heilung einer primär rhinogenen Sinusitis hemmen können. Der periapikale Zahnherd kann zur Unterhaltungsursache der primär rhinogenen Kieferhöhlenentzündung werden.

Besonders vor Durchführung einer operativen Kieferhöhlenbehandlung muß unbedingt eine Gebißsanierung vorgenommen werden, andernfalls treten sehr unangenehme Störungen der Heilung auf.

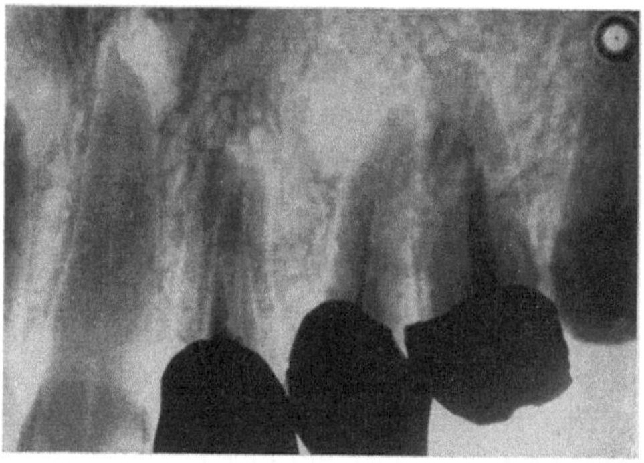

Fall 1: K. Luise, 39 Jahre, Reg.-Nr. 5571/53.

Die Patientin kommt zur Untersuchung ihrer Arbeitsfähigkeit in die Klinik. Jahrelang eitriger Schnupfen, deshalb 3mal an der li. KH operiert. Lange Klinikbeobachtung und stationäre Behandlung ohne wesentliche Besserung der Rhinitis purulenta. Immer wieder Rezidiv-Eiterung der li. KH.

Klagen: Bei schlechtem Wetter Bronchitis und eitriger Auswurf. Bewegungsdyspnoe. Stirnkopfschmerzen. Schmerzen im Nacken, Rücken und in den Kniegelenken. — Eitriger Schnupfen, Geruch fast völlig aufgehoben, erhebliche Geschmacksstörungen. Geruchsbelästigung anderer Menschen trotz mehrmaliger täglicher Nasenspülung.

Abb. 11. Ausgedehnte periapikale Knocheneinschmelzung im Bereich fast aller Zähne des linken Oberkiefers. Chronischer Alveolarabsceß und chronische Ostitis mit diffusem Übergang in den Kieferhöhlenboden.

Befund: Gebiß verwahrlost, zahlreiche eiternde Zahnstümpfe. Rö-Zahnstatus: Osteolytische Herde periapikal bei 2, 3, 4, 5, 6 li. oben (!), Granulom 6 re. oben, 8 li. unten und am Wurzelrest 7 li. unten (Abb. 11).

Nase: Weites Lumen mit atrophischer Schleimhaut, z. T. von übelriechenden Borken bedeckt, die auch in den Nasen-Rachen-Raum reichen (li. mehr als re.). Starker Foetor aus Nase und Mund. Vergrößerte Halslymphknoten.

Trockene Bronchitis. Herz klin., rö. und im EKG unauffällig.

Rö-Nebenhöhlen: Li. Kieferhöhle erheblich eingeengt mit osteosklerotisch verdichteter, unregelmäßig begrenzter Wand. Enorale Aufnahme des Kieferhöhlenbodens läßt die anatomischen Beziehungen zu den Knochenveränderungen im Bereich des Proc. alveolaris max. deutlich erkennen. Re. Kieferhöhle wandständig getrübt (Abb. 12).

Derartige Verlaufsbeobachtungen zeigen, daß unbedingt bei jedem Patienten, der sich zur Kieferhöhlenoperation in ärztliche Behandlung begibt, das Gebiß kontrolliert werden muß. Periapikale Herde im Bereich der zu operierenden Seite müssen ausgeschlossen bzw. vor der Kieferhöhlenoperation beseitigt werden. Das Operationsergebnis wird durch langanhaltende und schließlich überhaupt nicht mehr beeinflußbare Kieferhöhlen- und Kieferknochen-Eiterungen getrübt, wenn diese Forderung mißachtet wird.

Die *rhinogene Entstehung* der Mehrzahl aller Nebenhöhlenentzündungen steht außer Zweifel, anders wäre die übereinstimmend von allen Autoren angegebene Morbiditätszunahme von Nebenhöhlenerkrankungen in Zeiten gehäufter und epidemieartig sich ausbreitender, witterungsabhängiger Erkältungskrankheiten der Luftwege nicht zu verstehen. Dabei ist es — wie gleich näher ausgeführt werden soll — gar nicht einmal notwendig, besondere Erreger für derartige „Erkältungs"-Sinusitiden anzunehmen. Wetter- und Kältereize allein reichen aus, um Durchblutungsstörungen im Gebiet des Gesichtes mit Hyperämie der Haut und Hypersekretion der Schleimhäute hervorzurufen. Wenn naßkalter Wind, Schnee- oder Regen-

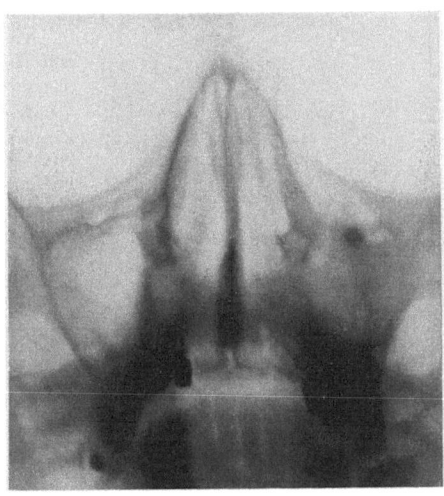

Abb. 12. Chronische ossifizierende Sinusitis maxillaris bei chronischer Zahnbetteiterung am linken Oberkiefer.

schauer das Gesicht peitschen, fangen Gesicht und Augen an, sich zu röten und die Nase beginnt zu „laufen". Abkühlung des Gesichtes durch Wasser oder stürmisch bewegte Luft verschlägt den Atem, rötet das Gesicht, erregt den Schluckreflex und läßt es zu einer — im Experiment meßbaren — Verlangsamung der Herztätigkeit kommen. Durch den reflektorischen Atemstillstand versucht der Körper sich offenbar gegen das Eindringen kalter Luftmassen in das respiratorische System zu schützen, gleichzeitig aber setzen noch andere Abwehrmaßnahmen ein, die den ganzen Körper betreffen und in wichtige Funktionen eingreifen wie Atmung, Herztätigkeit, Gefäßinnervation, Schweißsekretion und Stoffwechselregulation. Diese Reflexvorgänge dienen nach EBBECKE dazu, die Temperatur im Gebiet des Schädels (Gehirn, Auge, Nasenschleimhaut) konstant zu halten. Der Vasodilatation und Mehrdurchblutung aller Äste der A. carotis (REIN) bei Kälteeinwirkung auf das Gesicht steht dabei eine Vasokonstriktion in der Körperperipherie entgegen. (Der Wind- und Wetterreflex des Trigeminus macht es auch verständlich, warum gerade die dem Witterungseinfluß so schutzlos preisgegebene Gesichtshaut im Gegensatz beispielsweise zu den Händen kaum Temperaturschwankungen aufweist und sich im Gegensatz zu anderen Regionen der Körperoberfläche so streng homoeotherm verhält.) Funktionelle Reizung der oberen Luftwege, verstärkt durch Staub oder Kälte, vermag bei entsprechendem Erregbarkeitsgrad schnupfenartige Erscheinungen, eine abakterielle Entzündung der Nasenschleimhaut und eine Exsudation in den

Nasennebenhöhlen hervorzurufen. Die Ansprechbarkeit der Nasenschleimhaut ist dabei sicherlich konstitutionellen Schwankungen unterworfen. Diese Vorstellungen sind nicht nur Arbeitshypothesen, sondern empirisch nachweisbar, wie jeder Röntgenologe bestätigen wird, der Patienten mit sog. „empfindlicher" Nase

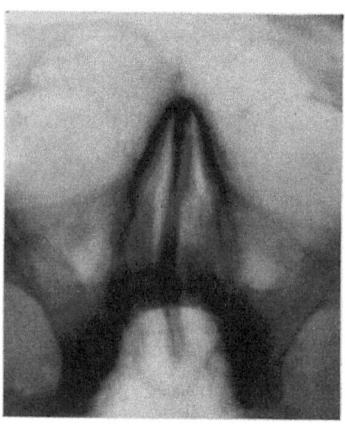

einmal über längere Zeit verfolgt und in Schlechtwetterperioden wiederholt hinter seinen Durchleuchtungsschirm stellt. Er wird überrascht sein über die Reagibilität der Kieferhöhlenschleimhaut unter dem Einfluß klimatischer Faktoren.

Fall 2: L. Gisela, 31 Jahre, Reg.-Nr. 16934/52.

Ärztin, als Kind häufig Otitis media, mit 29 Jahren Hepatitis (Laborinfektion-Leptospirose ?).

3 Tage vor der Aufnahme akut mit plötzlicher Übelkeit, Schüttelfrost und Gliederschmerzen erkrankt. Kontinuafieber um 39°. Zunächst nur geringe katarrhalische Erscheinungen im naso-pharyngealen Raum, dann zunehmender Husten und starke Rhinitis.

Befund: Flüchtiger pulmonaler Befund mit feinblasigen klingenden Rg's im re. Unterlappen. Heftige

Abb. 13.

reflektorische Krankheitszeichen mit Schonung der re. Thoraxseite, hyperästhetischer Zone bei D 6—8 re. u. a.

Rö-Untersuchung (4. Krankheitstag): Geringe Hyperämie beider Lungen mit verschleierter und vermehrter Hiluszeichnung. Geringe Schleimhautschwellung in beiden Kieferhöhlen.

Verlauf: Entfieberung am 6. Krankheitstag. Gliederschmerzen hielten länger, desgleichen die Bronchitis, kein Auswurf. Gleichzeitig wurde rö. Zunahme der Schleimhautschwellung

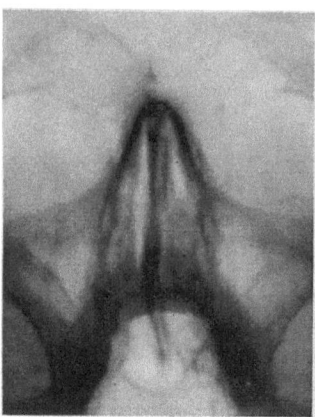 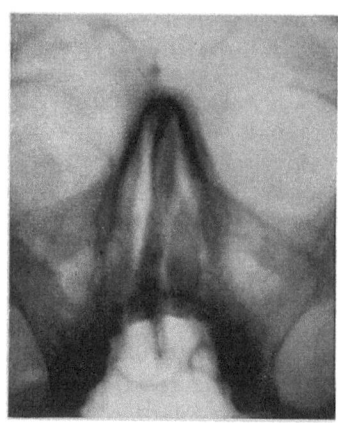

Abb. 14.   Abb. 15.

Abb. 13, 14, 15. Rezidivierende Sinusitis maxillaris bei einer Patientin mit „wetterempfindlicher" Nase. Jahreszeitliche Schwankungen der Sinusitis. Breite Schleimhautschwellung in beiden Kieferhöhlen, anfangs mit Sekretansammlung.

in den KH mit jetzt sicherer 1 Qfg. hoher Sekretansammlung festgestellt. Am 12. Krankheitstag kein Sekret mehr in den KH, die Schleimhautschwellung dagegen hatte noch zugenommen. Die Heilung zog sich über Wochen hin, Spülung absichtlich nicht durchgeführt, konservative Behandlung.

In den folgenden Monaten anfällig gegenüber Erkältungen mit später wochenlang dauernder Rhinitis, die rö. jedesmal mit Schwellung der KH-Schleimhaut einhergeht. Die Sinusitis exacerbiert besonders in Schlechtwetterperioden, subjektiv dabei Verschlimmerung des Hustens und des Schnupfens. — Beobachtungszeitraum 1 Jahr (Abb. 13, 14, 15).

Die Schleimhautüberempfindlichkeit der Nase und der Nebenhöhlen, die sich in einer erhöhten Bereitschaft zu einer Rhinopathia vasomotoria äußern kann, muß zum Teil auf *konstitutionelle Faktoren* zurückgeführt werden. Mitteilungen über Familien mit gehäuftem Vorkommen von Nebenhöhlenaffektionen und die bei Zwillingen beobachtete Neigung zu Sinusitiden sprechen für eine derartige Auffassung (RÜEDI). Daneben aber muß auch mit der Möglichkeit einer erworbenen Schleimhautüberempfindlichkeit der Nase gerechnet werden. Der Einbruch belebter und unbelebter Fremdkörper (pathogene Keime — antigene Substanzen) in bis dahin gesunde Nebenhöhlen kann die Umstimmung herbeiführen und das initiale Ereignis bei der Entstehung einer dann nicht mehr abreißenden Kette von Sinusitiden sein. Dabei spielt die Infektion wohl die geringere Rolle; jedenfalls sahen wir bei unseren Patienten, die mit einer akuten Sinusitis, sei es im Gefolge von grippalen Infekten oder von entzündlichen Lungenerkrankungen, zu uns kamen und nach einem Jahr nachuntersucht wurden, nur in einem geringen Teil der Fälle eine rezidivierende Nebenhöhlenentzündung entstehen. Der Allergie mag in dieser Hinsicht eine etwas größere Bedeutung zukommen. An dieser Stelle verdienen die Untersuchungen von BERDAL hervorgehoben zu werden. Dieser Autor hat den Antikörpergehalt von Nasenpolypenflüssigkeit im PRAUSNITZ-KÜSTNER-Versuch geprüft und bei Allergie auf verschiedene tierische und pflanzliche Stoffe Anhäufung von Antikörpern im Polypen nachweisen können. In erster Linie also ist es die erworbene oder konstitutionelle Schleimhautüberempfindlichkeit, die zur Entstehung gehäufter Sinusitiden führt. Mit diesen Feststellungen soll die Bedeutung der endogenen Faktoren aber nicht überschätzt werden. Daneben spielt die Invasion von pathogenen Keimen in die Nebenhöhlen sicher eine große Rolle. Nur ist der Verlauf solcher akuten Infekt-Sinusitiden ein anderer. Die chronische Sinusitis ist mit dem Omen der Eigenwilligkeit und Neigung zu hartnäckigen Rückfällen behaftet und darin unterscheidet sie sich von der akuten Infekt-Sinusitis. Ebenso rasch, wie die akuten Entzündungen auftreten, gehen sie auch meist bei sachgemäßer Behandlung wieder zurück, und gerade darin besteht der Unterschied gegenüber den sog. okkulten chronischen Sinusitiden, die weniger stürmisch, dafür aber um so langwieriger verlaufen.

Unsere Untersuchungen zeigen, daß 20—24% aller infektiös-entzündlichen Erkrankungen des respiratorischen Systems sowie 40—50% aller Pneumonien mit einer Sinusitis einhergehen. Das sind eindeutige Zahlen, die den Einfluß der Infektion für die Entstehung einer Sinusitis beweisen. Nur ist dabei zu bedenken, daß 95% aller derartigen akuten Infekt-Sinusitiden rasch und folgenlos heilen und zum Teil auch ohne jede Spülungsbehandlung nach Abklingen der Luftwegsinfektion wieder zur Ruhe kommen. In der Kausalgenese der chronischen Sinusitis kann die unmittelbare Kontakt-Infektion folglich keine so dominierende Rolle spielen, wie vielfach angenommen wird. Konstitutionelle Faktoren und Vorgänge des allergischen Geschehens sind es, die hier weit wirksamer sind.

7. Vorkommen, Häufigkeit, Verteilung der Sinusitis nasalis.

In den ersten 12 Monaten unserer insgesamt 30 monatigen Beobachtungszeit haben 3369 Patienten die Medizinische Klinik durchlaufen. Mit nur verschwindend geringen Ausnahmen erfolgte stets eine Thoraxdurchleuchtung. Hinzu kommt noch eine Anzahl Kranker der Augen- und der HNO-Abteilung, die uns meist wegen eines Focusverdachtes zur diagnostischen Klärung überwiesen wurden. Hinzuzurechnen sind ferner die regelmäßig stattfindenden Durchleuchtungen des gesamten Krankenhauspersonals, so daß die Zahl der insgesamt kontrollierten Personen in diesem Zeitraum etwa 4000 beträgt.

Über die Patienten mit pathologischem Nebenhöhlenbefund (NH) bei gleichzeitig vorliegenden Erkrankungen der Luftwege bzw. mit fokalverdächtigen Allgemeinstörungen geben wir eine Aufstellung, in der die Anteilzahlen der in den einzelnen Gruppen enthaltenen Nebenhöhlenerkrankungen einander gegenübergestellt werden.

Tabelle 1. *Patienten mit pathologischem Nebenhöhlenbefund (NH) bei gleichzeitig vorliegenden Erkrankungen der Luftwege, bzw. mit fokalverdächtigen Allgemeinstörungen.*

Erkrankungen	Anzahl	davon NH	%
A. Respiratorisches System:			
1. Asthma bronchiale	325	66	20,5
2. Lungenemphysem, Bronchiektasen, Bronchitis, Pneumonie	404	55	13,6
3. Erkrankungen der oberen Luftwege und des Mittelohrs . .	165	35	21,2
B. Fokalverdächtige und „rheumatische" Allgemeinerkrankungen:			
4. Fokaltoxikose, Tetanie, Urticaria, Quincke-Ödem, Ekzem und andere	175	21	12,0
5. Polyarthritis rheumatica	78	7	9,0
Insgesamt . . .	1147	184	16,0

Die darüber hinaus beobachteten 26 NH-Befunde verteilen sich auf folgende Krankheiten: mehrmals auf Herzinsuffizienz, Diabetes mellitus, Ulcus ventriculi und duodeni, Gastritis sowie cerebrale Prozesse; in je einem Fall auf Scharlach, Hepatitis, Thyreotoxikose, Cholecystitis, Nephrolithiasis und multiple Sklerose.

Von diesen insgesamt 210 NH-Erkrankungen waren *55 (= 26,1%) schon vorher bekannt* und bereits gespült oder operiert worden. Hingegen fanden sich bei *67 (= 32%) weder anamnestische, noch deutliche klinische Hinweise,* so daß die NH-Erkrankungen den Patienten selbst unbekannt waren und deshalb von dem Arzt zunächst kaum vermutet wurden. *In den übrigen Fällen* bestand *dringender Verdacht* entweder infolge eines über Wochen anhaltenden oder chronisch rezidivierenden Schnupfens, eines Heuschnupfens, langanhaltender Kopfschmerzen oder neuro-okulärer Störungen, oder wegen lang bestehender Zahnschmerzen mit Ausstrahlung in Oberkiefer- und Ohrgebiet.

Teilt man die 26 im Sinn unseres Themas nicht interessierenden NH-Befunde nach diesen Gesichtspunkten, so waren: bekannt 8, verdächtig 10, nicht vermutet 8 (unter letzteren fanden sich 3 von einem Zahn ausgehende polypöse bzw. tumoröse Prozesse). Das Verhältnis der latenten und zunächst unerkannt bleibenden NH-Prozesse ist also bei allen Erkrankungen anscheinend gleich groß.

Weiter interessiert die Zusammensetzung der klinisch als unverdächtig bezeichneten, röntgenologisch aber positiven 67 Fälle:

Asthma . . . . 16 = 24,3% (von 66)
Pulmonale Erkrankungen . . . . . 26 = 47,2% (von 55)
Erkrankungen der oberen Luftwege . 7 = 20,0% (von 35)
Fokalerkrankungen 7   (von 21)
Polyarthritis 3   (von 7)
Übrige 8   (von 26)

Dabei ist recht wesentlich, daß der hohe Anteil der (meist entzündlichen) Lungenkrankheiten fast alle atypischen Pneumonien sowie viele der sog. „grippalen Infekte" umfaßt. Mittlerweile verfügen wir über ein Krankengut von 528 NH-Erkrankungen nach Durchleuchtung von etwa 10 000 Patienten. Neue Gesichtspunkte ergeben sich bei Verwertung des Gesamtmaterials nicht; auf eine Korrektur der mitgeteilten Verhältniszahlen kann verzichtet werden, da die Abweichungen nur unerheblich sind.

Bei 5% aller in die Klinik kommenden Patienten muß mit einer Sinusitis gerechnet werden, zum größten Teil handelt es sich dabei um Patienten mit Erkrankungen der Luftwege. 15—20% aller Erkrankungen des respiratorischen Systems gehen mit einer Sinusitis einher, bei Virus- und Pneumokokken-Pneumonien sind es 40—50%.

Unter den Röntgenologen hat sich vor allem Buch mit dem Problem der klinisch nicht diagnostizierten NH-Prozesse befaßt. Er bringt die Ergebnisse einer serienmäßigen Untersuchung von 4682 Patienten, die auf Nebenhöhlenentzündungen unverdächtig waren, wegen der verschiedensten anderen Krankheiten jedoch in ärztlicher Behandlung standen. Viele waren bereits — z. T. von Fachärzten — mit negativem Ergebnis auf NH untersucht! Von diesen 4682 Patienten hatten 8% eine ein- oder doppelseitige Kieferhöhlenentzündung! Verglichen wird die Verteilung auf 23 Krankheitsgruppen: Atmungsorgane 20%, Ohren 13%, Nieren und Harnwege 1%. In den übrigen Gruppen keine Abweichung vom Durchschnitt. In den Altersgruppen zeigten sich von 0—45 Jahren gleiche Prozentsätze; bei über 45 jährigen Zunahme um fast 50%. Als Ursache für die späte Diagnosestellung werden genannt: 25% keine Symptome, 32% Symptome, die ebensogut der Hauptkrankheit hätten zugewiesen werden können, 41% Sinusitis-Symptome (Sekretabsonderung, behinderte Nasenatmung u. a.), ohne daß die Patienten den Arzt aufsuchten.

Unsere Ergebnisse stimmen mit den von Buch 1949 mitgeteilten Resultaten annähernd überein.

Wichtige Vergleichsmöglichkeiten gestatten die Ergebnisse der *diagnostischen Spülungen.* Begreiflicherweise waren Spülungen nicht bei allen Patienten durchführbar; gelegentlich ließ der Zustand des Kranken einen solchen Eingriff nicht gerechtfertigt erscheinen. Andere wieder verweigerten die Spülung oder aber entzogen sich weiterer Behandlung; schließlich wurden bereits radikaloperierte Kieferhöhlen nur selten gespült.

Von 210 Patienten mit positivem Rö-Befund wurden gespült:

> 169 Kranke . . . . = 71,5% (von 210)
> 127 hatten Schleim oder Eiter . . . . = 75,0% (von 169)
> 42 waren frei . . . . = 25,0% (von 169)

Unter den 75% befinden sich 26 Patienten, bei denen nach dem Rö-Bild eine wandständige Schleimhautschwellung ohne freie Exsudation angenommen wurde, die anschließende Spülung aber dann doch Sekret gefördert hat. Der Rö-Befund der wandständigen Verschattung muß also zurückhaltend beurteilt werden und berechtigt keineswegs ohne weiteres zu der Annahme einer ,,bloßen'' Schleimhautschwellung.

Die Spülungsergebnisse waren in den ersten beiden Krankheitsgruppen (Tab. 1) recht unterschiedlich:

> *Asthma* . . . . Eiter: 41, frei: 16 = 2,56:1
> *Lungenerkrankungen* . Eiter: 34, frei: 7 = 4,85:1

Die Asthmatiker weisen also in einem höheren Verhältnis als vermutet nur entzündliche Schleimhautschwellungen in den Kieferhöhlen auf. Bei den entzündlichen Lungenerkrankungen dagegen handelt es sich in erster Linie um exsudative NH-Prozesse.

II. Die Krankheitsbilder.

1. Die ,,Bade''-Sinusitis.

Diese Erkrankung betrifft vorwiegend Knaben im schulpflichtigen Alter. Sie stellt eine Bade-Infektion dar, die bei Aufenthalt im Wasser, und zwar zumeist beim Schwimmen und Tauchen in stehenden, verschmutzten Gewässern erfolgt. Immer handelt es sich dabei um außerordentlich foudroyant verlaufende Infektionen der Nebenhöhlen. Da der Prozeß die Knochengrenzen der Nebenhöhlen rasch überschreitet und sich in die Orbita ausdehnt, stehen die Augensymptome wie Chemosis, Protrusio bulbi ganz im Vordergrund des Krankheitsgeschehens. Der rhinologische Befund kann leicht übersehen werden, zumal, wenn auch noch meningitische Reizsymptome auftreten und bei doppelseitiger Entzündung das Bild einer Thrombose des Sinus cavernosus vorgetäuscht wird. Die Kinder machen einen schwerkranken Eindruck; sie werden wie vom Blitz aus heiterem Himmel von ihrer Krankheit überrascht und geraten unbehandelt schnell in einen bedrohlichen Zustand. Die Initial-Symptome sind Kopfschmerzen, hohes Fieber und Lidödem, danach tritt rasch das Bild der Orbitalphlegmone auf.

Fall 3: D. Peter, 11 Jahre, Reg.-Nr. 5272/53.

Nach stundenlangem Baden in einem Binnensee der Lübecker Umgebung entwickelt sich ein rechtsseitiger eitriger Schnupfen mit heftigen Kopfschmerzen und hohem Fieber. Der Naseninnenraum schwillt rechts weitgehend zu, dabei kommt die Eitersekretion scheinbar zum Versiegen. Unter weiter zunehmenden Kopfschmerzen bildet sich über Nacht eine rechtsseitige Orbitalphlegmone aus.

Der bewußtseinsgetrübte Junge wimmert vor Schmerzen. Es werden rasende Kopf- und bohrende Augenschmerzen angegeben. Es besteht eine Protrusio bulbi sowie ein mächtiges Lidödem (Doppelbilder und Nystagmus beim Blick nach links). Visus anscheinend nicht beeinträchtigt. Druckschmerz am re. Stirnhöhlenboden. Kein Meningismus. Die Inspektion der Nase zeigt eine Schleimhautschwellung im re. Nasengang mit Sekretstraßen. Bei der Röntgenuntersuchung findet sich in der re. Kieferhöhle eine kompakte weichteildichte Verschattung von inhomogenem Aussehen, die li. Kieferhöhle ist im baso-medialen Bereich wandständig getrübt. Auf der re. Seite sind außerdem die Siebbeinzellen sowie die etwa bohnengroß ausgebildete Stirnhöhle verschleiert.

Diagnose: Pansinusitis nasalis mit beginnender rechtsseitiger Orbitalphlegmone. Typische „Bade"-Sinusitis.

Bei Punktion der re. Kieferhöhle entleert sich in beträchtlichen Mengen dünnflüssiger Eiter. Bakteriologisch findet sich B. pyocyaneum (!). Spülungsbehandlung und Instillation von antibiotischen Remedien. 2 Tage nach Beginn der klinischen Behandlung bessert sich das subjektive Befinden, das Fieber geht zurück, die Kopfschmerzen hören auf. Die bedrohlichen phlegmonösen Erscheinungen in der Orbita klingen nach Druckentlastung der sekretüberfüllten Nebenhöhlen rasch ab. Die Heilung der Sinusitis erfolgt in der dritten Behandlungswoche.

Wer Nebenhöhlenerkrankungen von derart bösartigem Charakter beobachtet, wird erinnert an die ehemals zu Recht so sehr gefürchtete Ethmoiditis des Scharlachs. Die Scarlatina-Sinusitis wird bei dem augenblicklich benignen Verlauf des Scharlachs nicht mehr gesehen. Dafür gewinnt die phänomenologisch ähnlich ablaufende Bade-Sinusitis eine um so größere Bedeutung. Die Anamnese bei dieser Nebenhöhlenentzündung ist eindeutig, der Infektionsmodus klar — wie selten — zu übersehen und die Entzündung gegenüber allen anderen Formen der Sinusitis von einer derart hemmungslos inflammatorischen Tendenz, daß die Herausstellung dieser Erkrankung als Sonderform der Sinusitis berechtigt ist; auch die Bezeichnung: Bade-Sinusitis — mit dem den Infektionsvorgang kennzeichnenden Präfix — erscheint begründet. *3 Erkrankungen* dieser Art haben wir beobachtet und jedesmal wurde B. pyocyaneum als Erreger in der erkrankten Nebenhöhle gefunden (Abb. 16 und 17).

Bei allen derartigen Erkrankungen sollte — ganz gleich ob der hinzugezogene Rhinologe einen krankhaften Befund im Nasen-Rachen-Raum feststellt oder nicht — unverzüglich eine Klärung durch die Röntgenuntersuchung angestrebt werden. Die Behandlung besteht in einer Spülung der erkrankten Nebenhöhlen, womit meist auch sofort eine ausreichende Entlastung der Augenhöhle erreicht wird. Verschlimmert sich die Orbitalphlegmone trotz ausreichender Entleerung des Sekretes aus der Nebenhöhle, muß an eine subperiostale Eiterung der Orbita gedacht und damit die Indikation zu aktivem Eingreifen gestellt werden. Neben diesen Maßnahmen darf die antibiotische Behandlung nicht versäumt werden.

2. Das naso-ethmoidale Augensyndrom.

Eine Entzündung der Schleimhaut in den paranasalen Räumen kann bei den innigen nervalen und vasalen Beziehungen, die zwischen der Nasennebenhöhle und der Orbita bestehen, auf die Organe der Augenhöhle übergreifen und charakteristische Krankheitsbilder hervorrufen. Die Orbitalphlegmone als Komplikation der Bade-Sinusitis stellt ein Ereignis dar, das sich von der Nebenhöhle aus per continuitatem entwickelt, mithin also einen direkten Einbruch der Entzündung in die Orbita darstellt. Der Kausalzusammenhang ist hier klar zu übersehen; anders dagegen ist es bei den folgenden Krankheitsbildern.

Seit jeher beschäftigt die Ophthalmologen die Frage der rhinogenen Entstehung bestimmter Augenerkrankungen, und hier beansprucht die Neuritis retrobulbaris das größte Interesse. Die nahen örtlichen Beziehungen der Nebenhöhle zum Nervus opticus lassen an das direkte Übergreifen einer Entzündung auf den Sehnerven denken. Die Frage allerdings — wie häufig das vorkommt — ist nicht geklärt (CAMPBELL, CHARLIN, CERISE und HALPHEN,

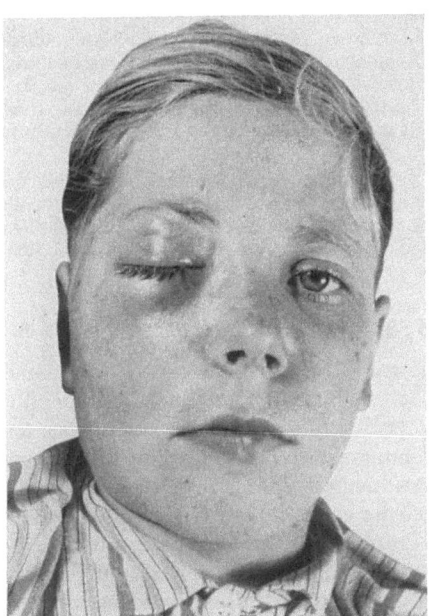

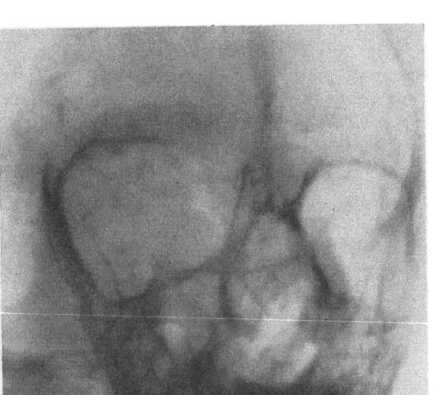

Abb. 16. „*Bade*"-*Sinusitis*. Orbitalphlegmone mit Protrusio bulbi und Lidödem. Die Erkrankung erfolgte 24 Std. nach Baden in einem verschmutzten Planschbecken.

Abb. 17. Schrägaufnahme zeigt eine Verschattung der rechten Siebbeinzellen bei „Bade"-Sinusitis (Abb. 16).

BEHR, DEL BUONO, ELKES, FORD, KOCH und MCCREADY). Zu der sehr wichtigen und so häufig diskutierten Frage, ob der Nebenhöhlenaffektion neben der multiplen Sklerose und den ihr verwandten Nervenkrankheiten eine wesentliche Bedeutung als Entstehungsursache der retrobulbären Neuritis beizumessen ist, können wir auf Grund eigener Erfahrungen keine Stellung nehmen. Unter 528 Patienten mit pathologischem Nasennebenhöhlenbefund haben wir nur in einem einzigen Erkrankungsfall einmal die Entstehung einer isolierten umschriebenen Entmarkungsmyelitis des Sehnerven auf dem Boden einer fortgeleiteten Sinusitis nasalis beobachten können. Über diesen z. Z. noch in Überwachung stehenden Patienten wird anderen Ortes berichtet werden (CIMBAL). Lehrreich ist die Beschreibung eines Erkrankungsfalles von ELKES. Hier trat bei einer Neuritis retrobulbaris nach Eröffnung der Siebbeinzellen zunächst eine Verschlechterung und erst später nach Septumresektion und vollständiger Ausräumung des Siebbeins Dauerheilung ein. Bei diesem Verlauf scheint die Annahme eines ursächlichen Zusammenhangs zwischen Nebenhöhlenerkrankung und dem Sehnervenleiden gerechtfertigt. Im allgemeinen aber wird sonst — und hier folgen wir den Berichten des augenärztlichen Schrifttums — die Rolle der Sinusitis bei der Entstehung eines Sehnervenleidens heute sehr zurückhaltend beurteilt.

Im Jahre 1930 berichtete CHARLIN über neurooculäre Komplikationen bei akuter Sinusitis. Das nach ihm benannte Syndrom (das CHARLIN-*Syndrom*), umfaßt Störungen, die auf nasoethmoidale Entzündungsvorgänge mit Reizung des in unmittelbarer Nachbarschaft vom Sinus ethmoidalis gelegenen Nervus nasociliaris und des Ganglion ciliare zurückgehen. Heftige Schmerzen im Ausbreitungsgebiet des 1. Trigeminusastes sowie Reizerscheinungen des Auges mit Tränenfluß, Lichtscheu, conjunctivaler und ciliarer Hyperämie kennzeichnen das Bild. Die klinische Symptomatologie dieser Störungen ist eindeutig; sie diagnostisch richtig anzusprechen, wird immer möglich sein, wenn bei Neuralgien im Bereich des Auges an die Möglichkeit eines nasalen Ursprungs der Beschwerden gedacht wird (Laskiewicz). Nicht immer müssen dabei die Entzündungserscheinungen an der Iris und dem Corpus ciliare sehr deutlich sein; sie können unterschwellig verlaufen.

Stehen die Schmerzen im Ausbreitungsgebiet des N. trigeminus im Vordergrund, liegt also das Bild der symptomatischen Trigeminusneuralgie vor, so kann die Abgrenzung des Beschwerdekomplexes als Charlin-Syndrom unter Umständen schwierig sein. Manchmal wird der Kern des Symptomenkomplexes — der Reizzustand im Bereich N. nasociliaris — erst nach Abklingen des akuten, alles andere überdeckenden Trigeminusschmerzes erkennbar. Sobald der Krankheitszusammenhang geklärt ist, muß der Patient augenärztlich überwacht werden, damit keine Entzündungsvorgänge am Auge übersehen werden.

Kommt es bei einer stürmischen Infektion der Luftwege mit Beteiligung der Nasennebenhöhlen zur Ausbildung eines naso-ethmoidalen Augensyndroms, so sind die neurooculären Störungen wenig ins Auge fallend. Dieses Verhältnis kann sich umkehren, wenn die Trigeminusreizung auf dem Boden einer klinisch latenten Sinusitis nasalis entsteht. Dann ist es ganz der Augenbefund, der die Aufmerksamkeit auf sich zieht, — das Charlin-Syndrom tritt unverhüllt in Erscheinung.

In der Regel stellt diese Komplikation der Nebenhöhlenentzündung nur eine ephemere Bagatellerkrankung dar; das muß aber durchaus nicht immer so sein. Die klinische Erfahrung zeigt, daß die naso-ethmoidale Trigeminusreizung unter Umständen ernste und bedrohliche Zwischenfälle auslösen kann, die eine langwierige und verantwortungsvolle augenärztliche Behandlung und Überwachung erfordern.

3. Bronchiektasie und Sinusitis nasalis.

Kartagener hat auf die Trias Bronchiektasie, Situs inversus viscerum und Hypoplasie der Stirnhöhle — die Leicher auf Grund von Zwillingsuntersuchungen auf eine Veränderung des Keimplasmas zurückführen möchte — hingewiesen und H. E. Meyer hat durch Sippenuntersuchungen ergänzend festgestellt, daß bei Bronchiektatikern und ihrer nahen Verwandtschaft die Stirnhöhlen sehr viel häufiger aplastisch angetroffen werden als bei der gesunden Bevölkerung. Seitdem kann die gemeinsame keimplasmatische Verankerung der für die normale Entwicklung des sino-bronchopulmonalen Systems verantwortlichen Bildungskräfte als gesichert gelten. Torgersen stellt sich (auf Grund klinischer Untersuchungsergebnisse) die Entwicklung der oberen und unteren Luftwege ebenfalls von einem Genkomplex aus gesteuert vor.

Fall 8: O. Erich, 53 Jahre, Rö.-Reg.-Nr. 1783/53.

Der Patient leidet seit einer vor 4 Jahren durchgemachten rechtsseitigen Oberlappenpneumonie an einer zunehmenden respiratorischen Insuffizienz, derethalben er in unsere Klinikbehandlung kommt. Es liegt bei ihm das Krankheitsbild einer Wabenlunge mit vorwiegender Beteiligung des re. Ober- und Unterlappens vor; gleichzeitig besteht eine Aplasie der li. Stirnhöhle und eine Hypoplasie beider Kieferhöhlen. Krankheitserscheinungen traten erst im Alter von 49 Jahren auf, bis dahin war das anlagebedingte Organleiden subjektiv nicht aufgefallen. Erst mit der Pneumonie und den danach auftretenden Entzündungsschüben im sino-bronchialen System (chron. rezidivierender eitriger Schnupfen infolge Sinusitis maxillaris und Polyposis nasi, gehäufte Bronchialinfekte mit immer wieder aufflammenden Bronchopneumonien) verschlimmerte sich das Leiden, bis schließlich die Organkatastrophe mit Ausbildung einer hochgradigen respiratorischen Insuffizienz erfolgte (Abb. 18 u. 19).

Bei Bronchiektatikern lassen sich über die morphologischen Beziehungen hinaus noch Tatsachen aufzeigen, die für eine enge Zusammengehörigkeit dieser beiden Organe: Sinus nasales und Respirationstraktus sprechen. Erwähnt werden muß in diesem Zusammenhang, daß die bei Bronchiektatikern so häufig geschwächte Infektabwehr der Schleimhaut keineswegs nur den makroskopisch mehr oder weniger grob geschädigten Bronchialbaum betrifft und auf ihn beschränkt bleibt, sondern sich in gleicher Weise an den gesamten Atemwegen einschließlich Nasennebenhöhlen äußert. In unserer Untersuchungsreihe sind 18 Patienten mit mehr oder minder fortgeschrittenen Bronchiektasen; in allen

Erkrankungsfällen lagen chronische, hyperplastische, meist eitrige Entzündungen der Nasennebenhöhlen, und zwar immer in Verbindung mit deutlichen Zeichen einer Pneumatisationshemmung vor.
Damit bestätigt sich die ebenfalls von KARTAGENER und ULRICH bereits getroffene Feststellung, daß Bronchiektasen und Sinusitiden häufig gleichzeitig vorkommen. Es wird an eine koordinierte, konstitutionelle Entwicklungshemmung an zwei verschiedenen Stellen des Respirationstraktus gedacht, die für das Haftenbleiben der Entzündung an beiden Orten verantwortlich zu machen ist. Deshalb kann nicht dringlich genug gefordert werden, bei Patienten mit Bronchiektasen stets auch auf entzündliche Veränderungen im Bereich der Nasennebenhöhlen zu achten, vor allem dann, wenn thoraxchirurgische Eingriffe geplant sind. Denn alle Maßnahmen zur Bekämpfung des Bronchialinfektes vor oder nach Durchführung

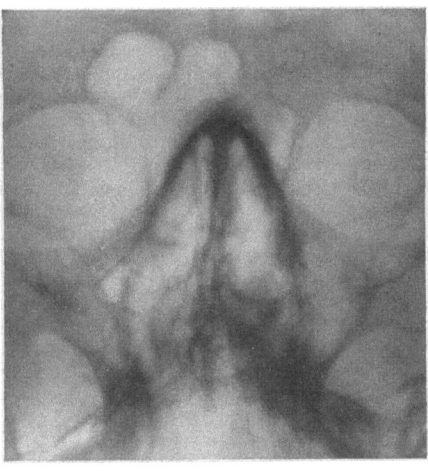

Abb. 18. Hypoplasie der Stirn- und Kieferhöhlen bei einem Patienten mit einer Wabenlunge. Chronische Kieferhöhleneiterung.

operativer Lungeneingriffe bleiben insuffizient, wenn entzündliche Veränderungen der Nasennebenhöhlen übersehen werden und der Behandlung entgehen.

Bei jugendlichen Patienten mit beginnenden Bronchiektasen läßt sich der bronchopulmonale Prozeß durch die Sanierung eiternder Nasennebenhöhlen gelegentlich sehr günstig beeinflussen, so daß der thoraxchirurgische Eingriff hinausgeschoben werden kann, bis die Kinder älter geworden sind und sich von den Folgen ihrer eitrigen Luftwegsinfektion erholt haben.

Fall 9: K. Horst, 12 Jahre, Reg.-Nr. 12665/52.

Der schmächtig aussehende, asthenische Junge hat seit der frühesten Kindheit dauernd Schnupfen, wäßrig-schleimig, oft aber auch eitrig. Es entwickelt sich langsam eine chronische Bronchitis mit rezidivierenden Bronchopneumonien. In den letzten Jahren besteht reichlich eitriger Auswurf. Asthmatische Zustände mit zunehmender Dyspnoe veranlassen schließlich die klinische Behand-

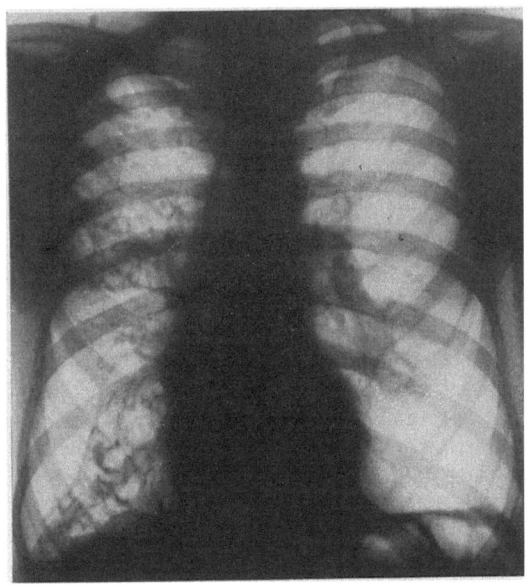

Abb. 19. Ausgedehnte Wabenlungen mit rezidivierenden Bronchopneumonien. Chronische Sinobronchitis bei anlagebedingter Differenzierungsstörung der Nasennebenhöhlen und des Bronchialbaumes.

lung. Seeklimakur 2 Jahre zuvor auf Amrum hatte kaum Erfolg. Bislang Nebenhöhlenerkrankungen nicht bekannt, aber auch nicht danach gefahndet.

Befund: Zähne, Tonsillen und Ohren gesund. Grobe Bronchitis, re. mehr als li., Temperaturen subfebril, gelegentlich Fieberschübe bis 39°. Eitriges Sputum: Staphylococcus aureus.

26

Rö-Nebenhöhlen: Breite Schleimhautschwellung mit Sekretansammlung in beiden Kieferhöhlen, li. Stirnhöhle diffus verschleiert.

Spülung: In beiden Kieferhöhlen eingedickter Eiter, Aristamid-Instillationen. Nach 6 Spülungen sind die Kieferhöhlen frei. Rö-Befund geht zurück. Husten und Auswurf aber sind kaum verändert, deshalb Bronchialspülungen mit Penicillin, danach Besserung. In der Zwischenzeit Rezidiv des Kieferhöhlenempyems.

Inhalationskur in Bad R. 6 Monate nach Abschluß der Krankenhausbehandlung. Während der Kur entwickeln sich neue Bronchopneumonien, auch stellt sich wieder eitriger Schnupfen ein. Bei der Rückkehr aus dem Kurort hohes Fieber.

Nachuntersuchung (unmittelbar nach Rückkehr aus der Kurbehandlung): Wieder starker eitriger Schnupfen mit Auswurf, Gewichtsverlust, stärkere Störungen des Allgemeinbefindens. Rö-Thorax: Re. Z'fellkuppe abgeflacht und tiefer stehend als li. Emphysem des Lungenmantels und der baso-lateralen Abschnitte beider Unterlappen. Im streifig verdichteten re. Herz-Z'fell-Winkel mehrere zylindrische Aufhellungen (Tomogramm). Keine Zunahme des Befundes gegenüber der letzten Untersuchuug. Herz unauffällig.

Rö-Nebenhöhlen: In der re. Kieferhöhle findet sich bei Verschleierung der Randzone ein Qfg.hoher Sekretspiegel. Die li. Kieferhöhle zeigt eine breite Schleimhautschwellung und ebenfalls Sekretansammlung mit weitgehender Verlegung des Sinus maxillaris. Siebbeinzellen bds. verschleiert, in der Durchleuchtung keine sichere Aufhellung erkennbar.

Beurteilung: Es handelt sich um das Krankheitsbild einer chronisch-eitrigen Sinobronchitis mit Bronchiektasen im Bereich des re. Unterlappens. Wegen der rasch auftretenden Sinusitis-Rezidive und der daraus sich ergebenden Gefahr für den an Bronchiektasen leidenden Patienten wird die Indikation zur radikalen Behandlung der Kieferhöhlenentzündung gestellt.

Ergebnis: Bei der Radikal-Op. der Kieferhöhlen findet sich eine polypös-schwielig verdickte Schleimhaut mit empyemartig eingedicktem Eiter. Nach langsamer, komplikationsloser Heilung allmählich deutliche Besserung von Schnupfen und Husten. 6 Monate p. op. Gewichtszunahme von 9,3 kg und Aufblühen des bis dahin ständig kränkelnden Jungen. Über Schnupfen wird nicht mehr geklagt, Nasenatmung frei, noch immer etwas Husten, jedoch kein Auswurf mehr.

4. Das sino-broncho-pulmonale Syndrom.

Die Betrachtung *funktioneller* Störungen im Bereich des sino-bronchopulmonalen Systems zeigt, daß die pathogenetischen Beziehungen zwischen Nase, Nasenrachenraum und Bronchialsystem über den Formenkreis der Trias Kartagener weit hinausgehen und eine sehr viel umfassendere Bedeutung besitzen. Engel gebührt das Verdienst, entsprechende pathogenetische Zusammenhänge erstmalig erkannt zu haben. Er sprach von der Aerosyringitis sup. und media. Seitdem ist — besonders in der Kinderheilkunde — ein umfangreiches Schrifttum zu dem Thema der heute als Sinobronchitis bezeichneten Krankheit entstanden. Es handelt sich hierbei um eine pathologische Äußerung der Schleimhaut im Bereich des gesamten respiratorischen Systems, wobei bis heute allerdings ungeklärt ist, ob die Fortleitung der Entzündung von der Sinusitis durch Aspiration des überfließenden Sekrets erfolgt, die Entzündung sich mehr oder weniger kontinuierlich ausbreitet und damit als „Syndrom descendant" gedeutet werden kann, oder aber ob der Nebenhöhlenprozeß auf nervalem Weg an dem bronchopulmonalen Apparat wirksam wird. Weiter muß erwogen werden, ob nicht bei primärer Reizung der Bronchien auch umgekehrt mit Reaktionen im Nasennebenhöhlenbereich zu rechnen ist. Wenn Alemán von einem Broncho-Sinusitissyndrom spricht, so scheint er den pulmonalen Erscheinungen das Primat in dem bunten Wechsel dieser Krankheitszeichen zuerkennen zu wollen. Die aufgeworfenen Fragen lassen sich nach unserer Erfahrung (entgegen der vielfach vertretenen Auffassung) aus der verschiedenen klinischen Wertigkeit der einzelnen Krankheitslokalisationen nicht erschöpfend beantworten. Die Verlaufsbeobachtungen beim Asthma zeigen, daß die Akzentuierung der Krankheitszeichen sich rasch verschieben kann.

Die Entstehung des sino-broncho-pulmonalen Syndroms ist noch nicht restlos geklärt. Neben der Reizung des Bronchialbaumes durch Sekret aus der Nasennebenhöhle muß sicher auch an eine neurale Beeinflussung gedacht werden;

das zeigen die erwähnten Experimente von Šercer sehr deutlich. In unserer Untersuchungsreihe verfügen wir über eine Reihe von Beobachtungen, die auch klinisch eine neural gesteuerte Wechselbeziehung zwischen Nasennebenhöhlen und Bronchialbaum wahrscheinlich machen. Besonders dramatisch und eindrucksvoll gestaltete sich der Krankheitsverlauf bei einem Patienten, der wegen einer doppelseitigen Sinusitis maxillaris purulenta operiert worden war. Bei diesem Patienten kam es postoperativ infolge Vergessens einer Tamponade in der linken Kieferhöhle zu einer sehr heftigen, wochenlang anhaltenden, asthmatischen Bronchitis. Die spastische Bronchitis besserte sich schlagartig, nachdem der Patient den zurückgelassenen Tampon in einem Niesanfall ausgeschneuzt hatte. Daß nach „gelungenen" Nebenhöhlenoperationen als Folge des chirurgischen Eingriffes bei bis dahin asthmafreien Patienten echtes Bronchialasthma auftreten

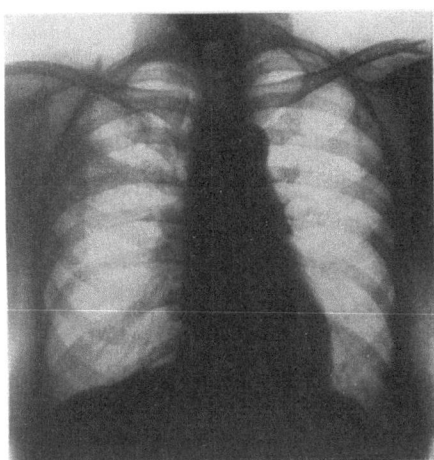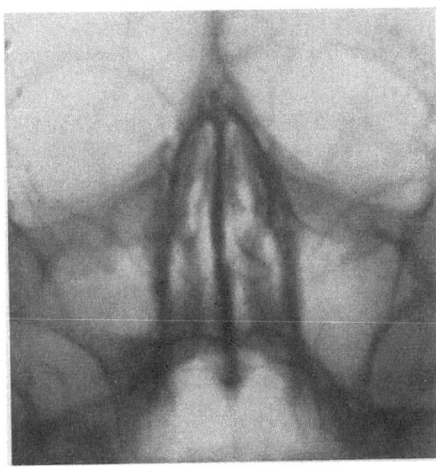

Abb. 20 u. 21. Homolaterale exsudative Sinusitis maxillaris bei rechtsseitiger Segmentpneumonie im rechten Oberlappen. Im Sputum massenhaft Pneumokokken. Wegen Trigeminusneuralgie wird die Kieferhöhle gespült, danach Besserung. Keine Keime in der Spülflüssigkeit.

kann, wurde von Rüedi beschrieben und auch von uns in einem Fall beobachtet. (Bei Nasenoperationen gelegentlich auftretende kardiale Zwischenfälle zeigen, daß neben dem Bronchialbaum auch das Herz in das Reflex-Bezugssystem der Nase eingeschaltet ist.) Wie diese Befunde im einzelnen zu werten sind und welche Bedeutung ihnen zukommt, bleibt zunächst noch ungewiß — vorläufig handelt es sich hier nur um Einzelbeobachtungen. Eines jedoch ist sicher, hinter dem als Sinobronchitis bezeichneten Syndrom verbirgt sich ein sehr komplexer Vorgang, der mehr darstellt als nur die Folgeerscheinung eines bloßen Überlaufens von Nebenhöhlensekret in den Bronchialbaum. In diesem Zusammenhang muß folgende klinische Beobachtung erwähnt werden. Wir fanden bei unseren Patienten mit einseitiger Lungenentzündung auffallend häufig eine Nebenhöhlenentzündung der kranken Seite; wir sprechen in solchen Fällen von homolateraler Sinusitis bei Pneumonie (Abb. 20, 21). In zwei Fällen konnten wir beobachten, daß bei Wandern der Pneumonie auf die zunächst gesunde Seite die Nebenhöhlenentzündung diesen Seitenwechsel ebenfalls mitmacht.

Unter 528 Patienten mit einer Sinusitis finden sich 49 mit einer Pneumonie; bei 38 Patienten verlief die Sinusitis homolateral, bei 7 bilateral und bei 8 kontralateral.

Die Erscheinung der homolateralen Sinusitis bei Lungenentzündung wagen wir wegen des kleinen Zahlenmaterials noch nicht weiter zu deuten. Die Vermutung liegt allerdings nahe, daß sich hier widerspiegelt, was Šercer bei seinen experimentellen Untersuchungen fand, nämlich homolaterale naso-bronchiale Reflexbeziehungen.

Fall 10. R. Anni, 29 Jahre, Reg.-Nr. 16589/52.

Die Patientin kommt wegen einer Viruspneumonie in unsere Behandlung. Bisher immer gesund, keine Nebenhöhlenanamnese, keine Bronchitis.

Die Patientin erkrankte 14 Tage vor der Aufnahme mit wechselnd hohen Temperaturen zwischen 38 und 39°, starkem Hinfälligkeitsgefühl, Frösteln, Schmerzen in der Brust infolge Pleurareizung, bohrenden Glieder- und Kopfschmerzen. Außer Pleurareiben klinisch nur geringer pulmonaler Befund. Röntgenologisch kleinherdige Bronchopneumonien, anfangs vorwiegend im re. Unterlappen, in der dritten Woche bei Rückgang des rechtsseitigen Befundes frische ausgedehnte mittelherdige Infiltrationen im li. Unterlappen. Langes, schweres Krankheitsbild. BSR 105/131, Kälteagglutination 1:256 positiv.

Nebenhöhlenbefund: In der ersten Woche der Krankenhausbehandlung ausgedehnte Schleimhautschwellung in der re. Kieferhöhle ohne Exsudat, li. Kieferhöhle frei. In der dritten Krankheitswoche mit Seitenwechsel der Pneumonie stärkere Schleimhautschwellung in der li. Kieferhöhle mit Exsudatspiegel. Zu dieser Zeit klinisch Nebenhöhlenerscheinungen: Schmerzen und Schnupfen. Aerosolbehandlung und intranasale Instillation von schleimhautabschwellenden Medikamenten. Spülung absichtlich unterlassen. Langsame Ausheilung der Kieferhöhlenentzündung, zeitlich übereinstimmend mit dem Rückgang des Lungenbefundes.

Röntgenologisch sind die Kieferhöhlen erst nach einem Vierteljahr frei. Nachuntersuchung ein halbes Jahr später bestätigt die endgültige Heilung.

Klinisch äußert sich das sino-broncho-pulmonale Syndrom in einem Krankheitsbild, das durch ein gleichzeitiges Vorkommen von Entzündung im Bronchialbaum und in den Nasennebenhöhlen gekennzeichnet ist. Soweit es sich lediglich um eine Bronchitis handelt, die mit der Sinusitis vergesellschaftet ist, sprechen wir von einer Sinobronchitis (Alemán, Bowman, Dutton und Fuchlow, Price und Solow, Schenck und Seldowitz, Weber). Im deutschen Schrifttum wurde uns das Krankheitsbild durch Leiber nähergebracht, der hierüber seine Erfahrungen aus der Kinderheilkunde mitgeteilt hat. Die allgemeine Disposition ist im Kindesalter sicher besonders groß — es kann jedoch nicht übersehen werden, daß auch Erwachsene häufig an einer Sinobronchitis erkranken (sie kommen damit nur seltener in ärztliche Behandlung). Viele unserer Patienten mit einer Emphysembronchitis leiden an einer Sinusitis (Abendroth), und bei manchen Patienten mit dekompensiertem Lungenemphysem scheint die anatomische Läsion des broncho-pulmonalen Apparates der Endzustand einer chronischen Sinobronchitis zu sein. Bei einem Teil dieser Patienten erhält man anamnestische Angaben über gehäufte „Erkältungen", die sich bis ins Kindesalter zurückverfolgen lassen. Wer Gelegenheit hat, solche Erkrankungsfälle über längere Zeit röntgenologisch zu beobachten, kann die Entwicklung dieser Störung sehr gut stadienweise verfolgen (Abb. 22 und 23).

Die Anamnese, der Befund und Verlauf bei der chronischen Sinobronchitis sind recht einförmig. Katamnestische Untersuchungen zeigen, daß das Leiden meist viele Jahre besteht, ehe es gelingt, dieser häufigen, zur klinischen Alltagserscheinung gehörenden Erkrankung auf die Spur zu kommen. Insbesondere sind es die Ärzte unserer großen Kur- und Badeorte, die hierüber berichten. Braksiek in Bad Reichenhall fand bei seinen Patienten mit broncho-pulmonalen Erkrankungen in 25% der Fälle entzündliche Nebenhöhlenprozesse, von denen weder die Patienten noch ihre behandelnden Ärzte etwas ahnten. Ebenso wichtig sind die Berichte der Röntgenologen. Wenn Weber unter 1000 Patienten mit chronischem Husten bei 25%, und zwar namentlich bei Kindern, Verschattungen der Nebenhöhlen beschreibt, so sind dies Zahlen, die uns nachdenklich stimmen. Wishart und Whaley haben die Beziehungen zwischen Sinusitis und Lungenkrankheiten bei der Entstehung chronischer Bronchitiden und Bronchiektasen näher untersucht und gezeigt, daß der Weg von der funktionellen

Störung zur organischen Schädigung des broncho-pulmonalen Systems ein zwangsläufiger ist. Um so mehr haben wir deshalb die Verpflichtung, unsere Diagnostik darauf einzustellen. Die Lungendurchleuchtung bei chronischer Bronchitis ohne Berücksichtigung der Nebenhöhlen muß als unvollständig angesehen werden.

Therapeutisch sollte bei einer chronischen Sinobronchitis aktiv vorgegangen werden, wenn sich die Bronchitis bei manifester Nebenhöhlenentzündung konservativ nicht zur Ruhe bringen läßt. Die konservative Behandlung der Sinobronchitis umfaßt neben der eigentlichen Bronchitistherapie, die für sich allein fast stets nutzlos ist, eine sehr sorgfältige Nasenpflege. Die Schleimhaut der Nase muß unter allen Umständen zum Abschwellen gebracht werden, welches der entsprechenden Medikamente benutzt wird,

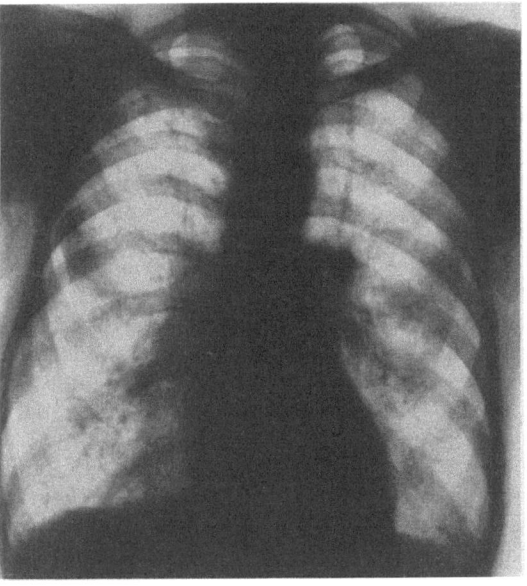

Abb. 22. Eitrige Bronchitis bei hochgradigem Lungenemphysem. Seit der Jugend Schnupfen und Husten, im Alter von 50 Jahren beginnende respiratorische Insuffizienz. Chronische Sinobronchitis.

dürfte dabei ziemlich belanglos sein. Zwischendurch ist für Abhärtung durch ausgiebigen Aufenthalt an der freien Luft zu sorgen. Entleert sich das Sekret aus der Nebenhöhle unter dieser Behandlung nicht, so ist die Spülung unumgänglich. Bei verzögerter Heilung kann örtliche Wärmeanwendung, unter Umständen auch eine Röntgenbestrahlung nützlich sein. Die Operation kommt in Frage, wenn die Sinobronchitis gehäuft auftritt. Mag sich das Behandlungsergebnis durch die Rezidivneigung der Sinusitis trotz all dieser Maßnahmen auch oftmals wieder trüben, so darf das nicht unsere therapeutischen Bemühungen lähmen. Die drohenden Komplikationen der Sinobronchitis: Asthma bronchiale, Bronchiektasie, Lungenemphysem sind zu ernst, als daß die uns hier gestellten Aufgaben leichtgenommen werden könnten.

Die Sinusitis bei einer Pneumonie kommt in der Regel mit Ausheilung der Lungenentzündung von selbst wieder zur Ruhe, so daß hier eine spezielle Therapie, insbesondere eine Spülungsbehandlung, nicht erforderlich ist. Der Ausheilungsvorgang muß allerdings röntgenologisch fortlaufend kontrolliert werden, damit

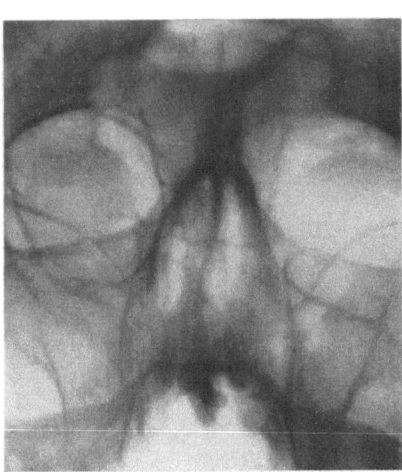

Abb. 23. Exsudative Pansinusitis nasalis mit Spiegeleinstellung des Sekretes in der Stirnhöhle. Spülung der Kieferhöhlen führt zur Entleerung des Empyems auch aus der Stirnhöhle. Chronische Sinusitis nasalis (4mal rezidiviert in einem Halbjahr) mit konsekutivem Lungenemphysem. (Abb. 22.)

nicht evtl. auftretende Sekretverhaltungen in den Nebenhöhlen übersehen werden. Die Entstehung einer chronischen Sinusitis mit broncho-pulmonalen Spätkomplikationen muß unbedingt vermieden werden.

5. Asthma bronchiale und Sinusitis nasalis.

Für unsere Betrachtungen ist es notwendig, unsere Kenntnisse über die Asthmaentstehung zu beleuchten. Die folgenden, grundlegenden, dem Lehrbuch von Hansen entnommenen Feststellungen besitzen auch heute noch volle Gültigkeit.

1. Die Ursachenkette ist bei jedem Asthmatiker vielgliedrig. Es sind zu unterscheiden: disponierende Ursachen und auslösende Ursachen. Jede dieser beiden Ursachengruppen besteht aus zahlreichen Einzelfaktoren.

2. Es gibt jedoch viele, z. T. voneinander recht verschiedene Ursachenketten; der Einheit des Erfolgsorganes, des Mechanismus und der klinischen Bilder entspricht also eine Vielheit der Ursachen, doch finden sich alle in einer „letzten gemeinsamen Strecke" der multiplen Bronchiolostenose und den ihr verwandten Störungen. Daraus ergibt sich für die nosologische Asthmaauffassung: *Bronchial-asthma ist keine ätiologische Krankheitseinheit, vielmehr ein pathogenetischer und symptomatischer Begriff.*

3. Sogar bei dem gleichen Kranken kommen abwechselnd oder einander verstärkend verschiedene Ursachen in Frage; diese können nichtallergischer und allergischer Natur sein, auch die wirksamen Allergene können bei dem einzelnen Kranken wechseln.

Die Klärung der Krankheitsursachen ist im Einzelfall außerordentlich schwierig. Im Laufe der verschiedenen Anfallsperioden kommt es beim Asthma schicksalsmäßig zu einer ständig sich steigernden Sensibilisierung; die Ansprechbarkeit des Asthmaapparates sowie die auslösenden Ursachen nehmen zu, bis schließlich aus dem ursprünglich monovalenten Asthma sog. polyvalentes oder gar habituelles Asthma entsteht. Der Weg vom monovalenten Asthma zu den polyvalenten, ätiologischen Mischformen ist dabei ein sehr verschlungener, und trotz aller Bemühungen gelingt es nur selten einmal, das Ursachenverhältnis bei dem inveterierten Asthma wirklich klar zu erhellen. Die Voraussetzungen für die Behandlung sind infolgedessen ungünstig. Angesichts der therapeutischen Machtlosigkeit in der Endphase des Asthma muß gefordert werden, daß die Behandlung im Frühstadium so sorgfältig wie möglich durchgeführt wird. Alle Faktoren, die die Krankheit verschlimmern und das Ursachenspektrum ausweiten, müssen rechtzeitig aufgespürt und ausgeschaltet werden. Dabei ist es notwendig zu prüfen, ob die Sinusitis nasalis mit zu den Faktoren gehört, die das Asthma bronchiale beeinflussen können und es initial auslösen.

Tabelle 2. *Häufigkeit der Sinusitis nasalis bei Asthma.*

Autoren	Anzahl der Patienten	%
Guerrant, McCausland, Swineford	181	25
Royle, Allergy Clinic	200	mehr als 50 (!)
Gottlieb	117	25
Hansen-Pruss (13% Pat. 7—15 Jahre 44% Pat. 46—65 Jahre alt)	355	31
Ferrando-Botet	483	34
Uthgenannt, Klose	325	20,5

Wie steht es mit der Häufigkeit der Sinusitis nasalis bei Bronchialasthma? Wir fanden in unserem Krankengut unter 325 Erkrankungsfällen 66mal, d. h. in 20,5% eine Sinusitis nasalis. Dieses Ergebnis stimmt mit den Angaben anderer Autoren nur annähernd überein.

Ebenso wie HANSEN-PRUSS konnten wir feststellen, daß die Häufigkeit der Sinusitis bei Patienten der Altersklassen von 50—65 Jahren sprunghaft ansteigt. Bei den übrigen Autoren fehlen die Altersangaben der untersuchten Patienten.

DIEDERICHS hat an unserer Klinik eine Reihe mehlexponierter Asthmatiker untersucht und dabei im Auftrag des Bundesarbeitsministeriums Fragen der Berufserkrankung zu klären versucht. Bislang wurden 64 Angehörige des Müllerei- und Bäckergewerbes, die infolge ihres Lungenleidens mehr oder minder berufsunfähig waren, klinisch, allergologisch und röntgenologisch untersucht. Von diesen 64 Patienten in einem durchschnittlichen Alter von 51 Jahren hatten 22 eine Sinusitis. Die Angaben von HANSEN-PRUSS, daß ältere Asthmatiker häufiger an Nebenhöhlenentzündung leiden, finden sich bestätigt. (Das Krankengut dieser Untersuchungsreihe ist in der Tab. 1 nicht enthalten.)

Tabelle 3. *64 Patienten mit Verdacht auf Mehl-Asthma.*

37 Patienten mit nachweisbarem monovalentem Mehl-Asthma	*13 Patienten* davon haben eine Sinusitis nasalis
27 Patienten mit asthmatischen Erscheinungen ohne Anhalt für Allergie (Bronchitis, Emphysem, Herzinsuffizienz)	*9 Patienten* davon haben eine Sinusitis nasalis

Zum eingehenden Studium dieser in gewerbemedizinischer Hinsicht sehr wertvollen Untersuchungsergebnisse sei auf die Arbeit von DIEDERICHS hingewiesen.

Es zeigt sich, daß das allergische, in dieser Untersuchungsreihe überwiegend monovalente Asthma bronchiale praktisch in dem gleichen Verhältnis wie das nichtallergische Asthma symptomaticum mit Nebenhöhlenaffektionen einhergeht, etwa im Verhältnis 3,5:1. Das sino-broncho-pulmonale System erweist sich also auch bei Betrachtung des Asthmas als *eine* Funktionseinheit. Die verschiedenartigsten Ursachen führen in diesem einheitlich reagierenden System quantitativ zu gleichen Reaktionsabläufen. Die Frage, inwieweit die Sinusitis bei Asthma bronchiale sich qualitativ von der Nebenhöhlenentzündung bei nicht allergischen, asthmatischen Krankheitszuständen unterscheidet, bleibt von diesen Feststellungen unberührt.

Die Asthma-Sinusitis:

Die Sinusitis bei Asthma bronchiale stellt primär in der Regel eine hyperplastische Schleimhautentzündung dar — Exsudat fehlt anfangs so gut wie immer und bildet sich erst, wenn es zu einer Sekundärinfektion der Nebenhöhlen kommt. Dafür sprechen die unterschiedlichen Spülungsbefunde bei den einzelnen Formen der Sinusitis. Aus der tabellarischen Zusammenstellung unserer Untersuchungsergebnisse ist ersichtlich, daß bei der Asthma-Sinusitis sehr viel seltener freies Exsudat in den Nebenhöhlen gefunden wird als bei den Nebenhöhlenaffektionen anderer Ätiologie. Interessant sind die histologischen Untersuchungsergebnisse. MAJER konnte mittels „en-bloc"-Versilberungstechnik in Nasenpolypen Granulome nachweisen, ähnlich wie auch HASLHOFER sie bei Asthmapatienten mit der Hämatoxylin-Eosin-Färbung fand. Diese Granulome bestehen aus silberpositiven polygonalen Zellen mit netzförmigen Fortsätzen; sie sind von Lymphocyten und Plasmazellen, vor allem aber reichlich von eosinophilen Leukocyten durchsetzt. In unserer Untersuchungsreihe liegen von 29 operierten Patienten histologische Ergebnisse vor. Bei den Asthmaerkrankungen fand sich in der Kieferhöhle allemal das Bild der unspezifischen chronischen Entzündung mit Ödem, gewucherten Drüsenelementen und Bindegewebsreaktionen unterschiedlicher Ausprägung, bisweilen konnten lymphoplasmacelluläre Infiltrate nachgewiesen werden. In 6 Fällen lag eine ungewöhnlich

starke Anhäufung von eosinophilen Leukocyten vor. Der Nachweis der Gewebs-
eosinophilie bei allergischen Nebenhöhlenentzündungen kann klinisch für die
Differentialdiagnose dieser Erkrankung ausgenützt werden. Zu diesem Zweck
wird die Spülflüssigkeit der Nebenhöhlen untersucht. Meistens gibt die Analyse
des Nasensekretes auch schon hinreichenden Aufschluß, wie die Berichte von
Strömme, Dutton und Fuchlow sowie Hansel zeigen.

Die allergische Sinusitis unterscheidet sich nicht nur anatomisch von der
infektiös-entzündlichen Nebenhöhlenaffektion, deutlicher noch äußert sich
der Unterschied in den klinisch-röntgenologischen Merkmalen und den Verlaufs-
eigentümlichkeiten. Als das besondere Kennzeichen der allergischen Sinusitis

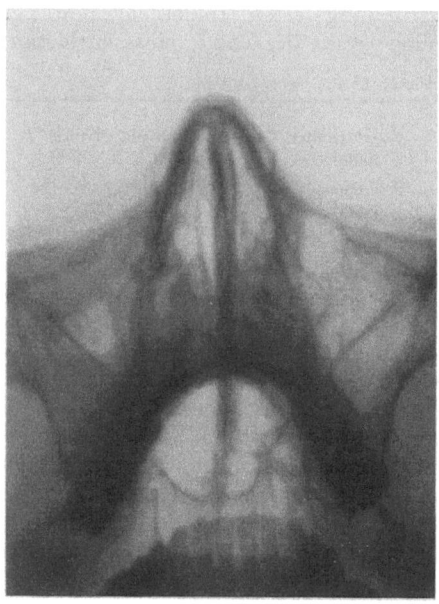

muß der rasche Wechsel der Schleimhautveränderungen angesehen werden. Die röntgenologischen Befunde
wechseln in bunter Folge von einem
Tag zum anderen, ohne daß sich das
klinisch bemerkbar macht. Die tag-
täglich sich ändernden Befunde lassen sich nur durch die fortlaufende
Röntgenuntersuchung fassen. Eine
einmalig und willkürlich in den Untersuchungsgang eingeschaltete Röntgendurchleuchtung gibt nur Augenblicks-
bilder wieder; die Schleimhautreaktion
flammt auf, ohne daß Witterungseinflüsse und Infektionen wesentlich
mitwirken. Ganz allein allergische
Faktoren sind hier maßgebend. Ebenso
rasch, wie die Sinusitis entsteht,
kann sie auch wieder zurückgehen.
Wegen dieses Verhaltens läßt sich die
allergische Sinusitis auch als Urticaria der Nasennebenhöhlenschleim-
haut auffassen. Wichtig ist, daß diese
allergische Sinusitis bei Asthmatikern
häufig auch außerhalb der Anfallsperioden zu beobachten ist. Bei Ausschaltung der auslösenden Antigene

Abb. 24. Asthma-Sinusitis bei Mehlallergie. In der rechten Kieferhöhle mächtige Schwellung der Schleimhaut,
links nur an der lateralen Wand Verbreiterung der Mucosa. Flüchtiger Befund. Nach 3 Tagen Klinikbeobachtung sind die Kieferhöhlen frei (dabei keine spezielle
Behandlung).

bildet sich die Schleimhautschwellung rasch zurück, selbst massive zirkuläre
Schleimhautverdickungen, ja sogar große tumorartige Polypen, pilzförmige
Schleimhautwülste im Recessus alveolaris sind rückbildungsfähig (Abb. 24).

Interessant sind die Beobachtungen von Kern und Schenk, die einen größeren Patienten-
kreis untersuchten und Schleimhautpolypen ausschließlich bei Allergikern fanden. Aus der
Kasuistik verdient eine Mitteilung von Proetz hervorgehoben zu werden. Dieser Autor
untersuchte eine Patientin mit einer Federnallergie. Bei der ambulanten Röntgenuntersuchung mit Kontrastfüllung der Kieferhöhle konnten krankhafte Veränderungen ausgeschlossen werden. In der dritten Nacht nach der Untersuchung schlief die Patientin auf
einem Gänsefederkopfkissen und bekam dadurch einen heftigen Asthmaanfall. Bei der am
nächsten Morgen wiederholten Röntgenuntersuchung war die zuvor normale Kieferhöhle
durch polypös sich vorbuckelnde Schleimhautschwellungen verlegt.

Bei der Sinusitis nasalis des Asthmatikers sind die gleichen Ursachen wirksam
wie beim Asthma selbst; wir bezeichnen diese Form der Nebenhöhlenaffektion
deshalb als Asthma-Sinusitis. Damit zeigt sich das sino-broncho-pulmonale
Syndrom beim Asthma in einem ganz besonderen Licht; wir lernen die sino-

broncho-pulmonale Störung als Spielart einer allergischen Systemaffektion kennen. Die Sinusitis stellt als Teilerscheinung einer auf Antigeneinwirkung beruhenden Erkrankung des gesamten respiratorischen Systems eine Störung dar, die dem Asthma verwandt ist. Das ist von großer Bedeutung. Hier ergeben sich Parallelen zu den allergischen Bronchial- und Trachealkatarrhen, die ähnlich wie die allergische Sinusitis formes frustes des Asthmas darstellen. Die Asthma-äquivalente können sowohl in den Intervallen zwischen den einzelnen Anfällen auftreten als auch im Anfall selbst Begleiterscheinung der Bronchiolostenose sein. Von der allergischen Tracheobronchitis ist bekannt, daß sie mitunter bei Patienten auftritt, die nicht über Asthma klagen und zeitlebens anfallsfrei bleiben. Ähnliches läßt sich bei der Asthma-Sinusitis beobachten. Das bedeutet, daß bei jeder Sinusitis nasalis mit der Möglichkeit einer allergischen Ätiologie gerechnet werden muß.

Die Asthma-Sinusitis stellt eine Kontaktallergie der Nasen- und Nebenhöhlen-schleimhaut dar. Dafür spricht die unterschiedliche Häufigkeitsverteilung der Sinusitis bei Asthma, das durch nutritive oder inhalative Allergene hervorgerufen wird. Die durch inhalativ inkorporierte Antigene ausgelöste Nebenhöhlen-entzündung verläuft klinisch stumm; große Bedeutung kommt ihr im Gesamt-geschehen der am respiratorischen System sich abspielenden allergischen Krank-heitsäußerungen sicher nicht zu; weder als örtliche Erkrankung noch als Quellherd für das Asthma bronchiale. Die Röntgendiagnose besagt lediglich, daß ein beson-derer Zustand der Nebenhöhlenschleimhaut vorliegt und erlaubt darüber hinaus keine weiteren Schlüsse. Das kann sich ändern, wenn eine Superinfektion der Nebenhöhlen eintritt. Zur Klärung dieser Frage ist aber eine sorgfältige rhinologische Untersuchung mit cytologischer und bakteriologischer Analyse des Nebenhöhlen-sekretes erforderlich sowie eine genaue Abwägung auch der klinischen und allergo-logischen Befunde. Wichtige Hinweise ergeben sich aus der Anamnese und der Verlaufseigenart des Asthmas. Auf jeden Fall müssen alle diese Faktoren berück-sichtigt und sorgfältig gegeneinander abgewogen werden, bevor man sich zur näheren Deutung eines röntgenologischen Nebenhöhlenbefundes bei einem Asthmatiker entschließt. Mit allem Nachdruck warnen wir vor der kritiklosen und voreiligen Übertragung der an den Begriff der Sinobronchitis geknüpften Vorstellungen auf das Krankheitsbild des Asthma bronchiale. Wiederholt wurde in letzter Zeit auf das häufige Vorkommen von Nebenhöhlenentzündungen bei Asthmatikern hingewiesen und in Anlehnung an angloamerikanische Veröffent-lichungen die Möglichkeit einer postsinusitischen Asthmaentstehung diskutiert. Diese Feststellungen beruhen auf Einzelbeobachtungen, die sicher sehr interessant und aufschlußreich sind. Auch wir verfügen über solche Beobachtungen und werden im einzelnen noch darauf zu sprechen kommen. Es sei jedoch bereits jetzt mit Nachdruck festgestellt, daß es sich hier um Einzelbeobachtungen handelt, die nicht verallgemeinert werden dürfen. Bei sorgfältiger Analyse aller in Frage kommenden Ursachen stellt sich heraus, daß zwischen Nebenhöhlenerkrankung und Asthma nur selten Kausalbeziehungen bestehen. Auch in der Frage der Asthmaverschlimmerung sind wir mit zunehmender Erfahrung zurückhaltender geworden. Durch die bakterielle Infektion der Nebenhöhlen entstehen Bedingun-gen, die sich ungünstig auswirken können — meist jedoch in Überschneidung mit anderen asthmagestaltenden Faktoren, so daß der wirkliche Einfluß der Sinusitis auf das Asthma nur schwer bestimmbar ist.

Mit der Feststellung, daß es sich bei der Asthma-Sinusitis um eine Kontakt-allergie der Nasen- und Nebenhöhlenschleimhaut handelt, wird auch verständlich, warum die operativen Eingriffe an den Nasennebenhöhlen bei Asthmatikern eine so auffällig schlechte Streckenprognose aufweisen. Eine Operation ist indiziert, wenn eine sekundäre Infektion der Nebenhöhlen vorliegt und eine chronische Eiterung entsteht, die konservativ nicht beeinflußt werden kann. Durch die operative Ausräumung der Schleimhaut und die Schaffung besserer Abflußwege kann jedoch immer nur vorübergehend eine Besserung erzielt werden, keinesfalls läßt sich die Sinusitis definitiv heilen. Die Oberkieferhöhle ist in

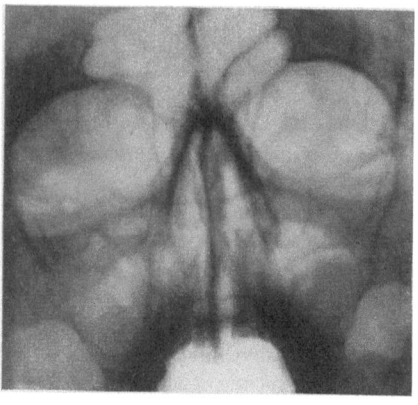

erstaunlich kurzer Zeit wieder epithelisiert und die Ersatzschleimhaut reagiert in der gleichen Weise, so daß bei unbeeinflußtem Grundleiden rasch wieder eine Asthma-Sinusitis entsteht (Abb. 25, 26, 27).

Abschließend sei noch einmal hervorgehoben, daß das respiratorische System beim Asthmatiker ein hochempfindliches Organ darstellt, das auf die verschiedenartigsten Antigene in ganz bestimmter Weise anspricht. Dabei können die einzelnen Abschnitte des Atmungsorganes von den Nebenhöhlen bis zu den Bronchien quantitativ sehr unterschiedlich reagieren, so daß symptomatologisch verschiedene Bilder entstehen: Asthma-Sinusitis, Asthma-Rhinitis, Asthma-

Abb. 25.

Bronchitis. Bei Beteiligung aller Abschnitte des respiratorischen Systems sprechen wir von einem sino-broncho-pulmonalen Asthmasyndrom.

Asthma bronchiale als postsinusitisches Syndrom:

Über die pathogenetische Bedeutung der Infektion für das Asthma bronchiale bestehen recht unterschiedliche Vorstellungen. Die Möglichkeit einer infektionsallergischen Auslösung des Asthmas wird zwar allerseits zugegeben — in der Frage

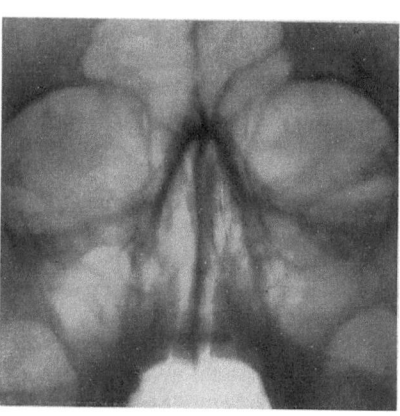

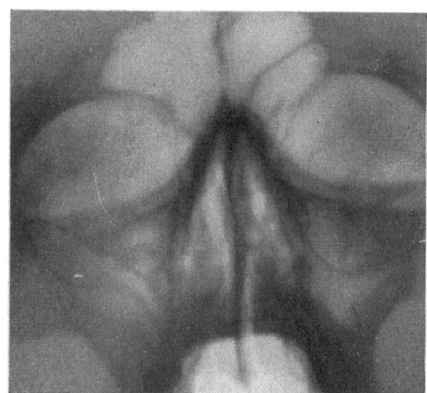

Abb. 26.   Abb. 27.

Abb. 25,—27. Polyvalentes Asthma bronchiale mit Asthma-Sinusitis und Superinfektion der Kieferhöhlen. Wegen der sekundären Kieferhöhleneiterung, die sich konservativ nicht bessern läßt, wird die Radikaloperation durchgeführt. Bereits 6 Wochen nach der Operation bestehen wieder polypöse Verschattungen am Boden beider Kieferhöhlen. ½ Jahr nach der Operation ist das Bild der chron. Sinusitis mit wechselnd starker Eiterung der Nebenhöhlen wieder vorhanden wie vor der Operation.

jedoch, wie häufig das geschieht und welcher Art die Zusammenhänge im einzelnen sind, gehen die Meinungen weit auseinander. Vorläufig wird dieses Problem durch die experimentell-klinische Forschung nicht zu lösen sein, da die sonst bewährten und geläufigen Nachweismethoden der Allergie für die Prüfung dieses Fragenkomplexes ungeeignet sind und bessere Methoden bislang nicht gefunden werden konnten. Für Hypothesen und Mutmaßungen bleibt hier infolgedessen viel Raum. Im Tierexperiment ist es zwar gelungen, Bronchialasthma am bakteriell-anaphylaktischen Meerschweinchen durch Inhalation von zerstäubten Bakterien zu erzeugen; über die Verhältnisse beim Menschen jedoch sagen diese Untersuchungsergebnisse nichts aus. Vorläufig haben wir keinerlei Möglichkeiten, unsere klinischen Vorstellungen über die Infektionsallergie beim Asthma bronchiale experimentell zu überprüfen. Für den empirisch eingestellten Kliniker, der seine Vorstellungen in synoptischer Betrachtung entwickelt, ist das unerheblich. Er stützt sich bei der Beurteilung der Krankheitszusammenhänge auf seine Beobachtungen am Krankenbett und die Ergebnisse seiner Therapie. Soweit er sich hierbei auf die Beschreibung der Fakten beschränkt, wird er damit auch kaum Widerspruch hervorrufen. Der Widerstreit der Meinungen beginnt erst, wenn etwas über die Art des Kausalzusammenhangs im einzelnen ausgesagt wird. Hier sind die Grenzen unseres Wissens, die wir in unzulässiger Weise überschreiten würden, wenn wir aus der Koinzidenz von Infekt und Asthma ohne weiteres infektionsallergische Zusammenhänge ableiten. Aus dem gleichen Grund kann nicht entschieden werden, ob die Verschlimmerung des Asthmas durch eine Infektion überhaupt ein im Sinne der Allergie spezifisches Geschehen darstellt; es sei denn, daß Methoden gefunden werden, die uns die Wahrheit solcher wissenschaftlicher Behauptungen nachzuprüfen erlauben. Bis dahin aber bleibt alles Hypothese. Gegen die ebenfalls vertretene Ansicht, daß ein spezifisch sensibilisierter Asthmatiker bei einer eitrigen Entzündung der Luftwege auch auf unspezifische Weise Asthma bekommen kann, ohne daß dabei Antigen-Antikörperreaktionen eine Rolle spielen, lassen sich bis heute trotz aller anderslautenden Beteuerungen keine stichhaltigen Argumente anführen.

Im folgenden wollen wir einige Beobachtungen über das gemeinsame Auftreten von Luftwegsinfektionen mit eitrigen Nasennebenhöhlenentzündungen und Asthma bronchiale mitteilen. Dabei sollen alle Hypothesen und Schlußfolgerungen vermieden werden, die über den Bereich der ermittelten und ermittelbaren Tatsachen hinausgehen. Wir stellen von vornherein fest, daß es uns nicht gelungen ist, die Art des Zusammenhanges von Infektion und Asthma zu klären.

Die klinische Erfahrung zeigt, daß Asthma bronchiale durch eine akute Infektion der Luftwege oder das Aufflackern einer chronischen Bronchitis ausgelöst werden kann. Bei einer bereits bestehenden Asthmatisierung kann die Infektion zur Verschlimmerung des Asthmas führen. In letzter Zeit wird besonders auf die wichtige Rolle hingewiesen, die die Infektion bei der Erstmanifestation des Asthmas spielt. Bei der Auslösung des Asthmas bei bis dahin anfallsfreien Menschen wird daran gedacht, daß die Infektion die Organwahl im Allergisierungsprozeß begünstigt oder gar bestimmt. Vermutlich wirkt die Infektion dabei als Schrittmacher für das Asthma bronchiale, ohne selbst an dem spezifischen Vorgang der allergischen Reaktion teilzunehmen. CHOBOT fand bei der Untersuchung von 400 Kleinkindern und Kindern, deren Asthma vor dem 3. Lebensjahr einsetzte, als hauptsächliche Ursache die Infektion.

HANSEN gibt an, daß eine recht große Gruppe von Asthmatikern jedesmal dann ihren Anfall bekommen, wenn ein absteigender Katarrh die Bronchiolen erreicht. Daß es sich bei diesen Luftwegsentzündungen nicht um allergische Bronchitiden, dem Asthma äquivalente Störungen handelt, sondern um Katarrhe infektiöser Natur, beweist das Auftreten kleiner Haus- und Umgebungsinfektionen. Unter diesen Umständen kann erwartet werden, daß sich auch ein von den Nasennebenhöhlen ausgehender, deszendierender Katarrh ungünstig für das Asthma auswirkt. Wir wissen, daß die infektiöse Luftwegserkrankung in 20%

aller Fälle mit einer Sinusitis nasalis vergesellschaftet ist. Im allgemeinen heilen die konkomittierenden Sinusitiden akuter Luftwegsentzündungen rasch und nur in etwa 5%, wenn besondere endogene Faktoren mit im Spiel sind, kommt es zum Krankheitsbild der chronischen Nasennebenhöhlenentzündung. Beim

Tabelle 4. *Ursachen des Asthma bronchiale nach Untersuchungen an 400 Patienten von* Chobot.

Ein ursächlicher Faktor in	41,0%	Mehrere ursächliche Faktoren in	59,0%
		Infektion inhalative Antigene	44,25%
Infektion	30,5 %	Infektion nutritive Antigene	4,75%
inhalative Antigene	10,25%		
nutritive Antigene	0,25%	Infektion nutritive und inhalative Antigene	7,75%
		inhalative nutritive Antigene	2,25%

Asthma bronchiale erscheint es jedoch aus verschiedenen Gründen fraglich, ob die aus akuten Luftwegsentzündungen hervorgehende Sinusitis nasalis ebenso schnell heilt wie bei Patienten ohne inhalative Allergie. Diese Frage muß zunächst geklärt werden.

Es kann von vornherein unterstellt werden, daß die Voraussetzungen für die Heilung einer infektiösen Sinusitis beim Asthmatiker ungünstig sind, da hier sehr häufig bereits eine entzündliche Schwellung der Nebenhöhlenschleimhaut, eine Asthma-Sinusitis, besteht. Und auch wenn sich eine allergische Sinusitis vor der Infektion nicht nachweisen läßt, muß doch mit einer vorausgehenden Schädigung der Schleimhaut durch den Kontakt mit den inhalativen Allergenen gerechnet werden. Die Mikroben treffen hier also immer eine bereits in irgendeiner Form vorgeschädigte Schleimhaut, und das ist — wie Hansel zeigte — für die Entwicklung und den Ablauf einer Nebenhöhlenentzündung nicht unwichtig. Es läßt sich nachweisen, daß die bakterielle Nebenhöhleninfektion bei vorausgegangener Sensibilisierung der Schleimhaut durch inhalative Antigene sehr viel stürmischer verläuft als gewöhnlich. Die Nebenhöhlenschleimhaut erfährt entweder direkt durch die Allergisierung oder aber als Folge der allergischen Reaktion auch eine unspezifische, nicht auf Antikörperbildung beruhende Umstimmung. Daraus ergibt sich eine verstärkte Entzündungsbereitschaft der Nebenhöhlen bei Allergikern, die auch wir beobachten konnten. Diese unspezifische Umstimmung ist in der klinischen und experimentellen Allergielehre unter dem Begriff der Parallergie seit langem bekannt.

Die infektiöse Nasennebenhöhlenentzündung verläuft bei Asthmatikern nicht nur stürmischer, sondern auch langwieriger und neigt weit häufiger dazu, einen chronischen Verlauf anzunehmen. Das hängt wahrscheinlich mit den pathologisch-anatomischen Besonderheiten der Gewebsreaktion zusammen. Wir haben bereits festgestellt, daß beim Asthmatiker die Nebenhöhlenschleimhaut oft hyperplastisch ist und zu einer produktiven Entzündung neigt. Bei einer Superinfektion behindert die Schleimhautschwellung das Abfließen des entzündlichen Sekretes und damit wird die Entwicklung chronischer Krankheitsverläufe gefördert. Die Heilung einer derartigen Sinusitis setzt sofort ein, wenn die Aufstauung des Sekretes durch die Behandlung beseitigt wird, sei es durch konservative Therapie, Spülung oder Operation.

Wenn wir beim Asthma bronchiale die Nasennebenhöhlen so häufig patholo-gisch verändert finden, so beruht das auf zweierlei Ursachen:

1. Die Sensibilisierung der Schleimhaut mit inhalativen Antigenen führt zu einer erhöhten Reaktionsbereitschaft der Nebenhöhlen. Die Reizantwort erfolgt nur auf das jeweils spezifische Antigen. Klinisch und röntgenologisch kommt es zum Bild der Asthma-Sinusitis.

2. Die Allergisierung der Nasennebenhöhlen geht mit einer unspezifischen Umstimmung der Schleimhaut einher. Die Entzündungsbereitschaft nimmt zu. Bei einer bakteriellen Infektion der Nasennebenhöhlen entsteht eine besonders heftige und langwierig verlaufende Sinusitis nasalis.

Beim Asthmatiker stellen die Nasennebenhöhlen in doppelter Beziehung einen Locus majoris reactionis dar, und zwar als Folge einer allergischen und parallergischen Umstimmung der Schleimhaut. Die Tatsache, daß beim Asthma-tiker häufiger als sonst eine chronische Sinusitis entsteht, findet ihre Erklärung in der besonderen Disposition des Allergikers (nicht umgekehrt!). In diesem Zusammenhang muß daran erinnert werden, daß wir bei Patienten mit asthma-tischen Krankheitserscheinungen nicht allergischer Ursache (Emphysem, Bron-chitis, Bronchiektasen) in dem gleichen Verhältnis eine chronische Sinusitis finden, wie bei den Allergikern. Bei den Patienten dieser Krankheitsgruppe hängt die Disposition zu chronischen Nasennebenhöhlenentzündungen vorwiegend von endogenen Faktoren ab.

Die Häufigkeit der Nebenhöhlen-Superinfektion beim Asthmatiker läßt sich annähernd aus den Spülungsbefunden ablesen. Bei 30% aller Erkrankten mit einer röntgenologisch festgestellten Sinusitis nasalis besteht eine hyperplastische oder polypöse Schleimhautentzündung. Diese Form der Entzündung haben wir als den Prototyp der allergischen Sinusitis kennengelernt. Die unterschied-lichen Spülungsergebnisse zeigen folglich, daß in einem Drittel aller Fälle mit gleichzeitigem Vorkommen von Asthma und Sinusitis allergische Faktoren zur Nasennebenhöhlenentzündung führen.

Auch dann, wenn die Diagnose einer Sinusitis nasalis purulenta durch die Spülung gesichert ist, kann nicht ohne weiteres etwas über die pathogene-tische Bedeutung der Nebenhöhlenerkrankung für das Asthma ausgesagt werden. Voreilige Rückschlüsse wirken sich sehr verhängnisvoll aus, besonders wenn daraus unberechtigte therapeutische Konsequenzen abgeleitet werden. Viele Asthmatiker sind an den Nasennebenhöhlen operiert worden, ohne daß dazu ein wirklich hinreichender Grund vorgelegen hat (und den meisten dieser Patienten geht es nach der Operation schlechter als zuvor). Die rhinologischen und röntgeno-logischen Befunde müssen durch sorgfältige klinische und allergologische Erhe-bungen ergänzt werden und erst dann, wenn das Ursachenspektrum des Asthma bronchiale in ganzer Breite übersehbar ist, kann die Wirksamkeit einzelner Faktoren näher untersucht werden.

Um die Rolle der Sinusitis beim Asthma zu klären und daraus im Vergleich mit der Wirksamkeit anderer ätiologischer Faktoren neue Gesichtspunkte für die Behandlung dieses Leidens zu finden, müssen alle auslösenden oder ursäch-lichen Momente berücksichtigt werden. Darunter verdienen vor allem die Fak-toren des allergischen Geschehens sowie fokale Entzündungen im Bereich der Mundhöhle eine eingehende Berücksichtigung. Unter unseren 210 Patienten der verschiedensten Krankheitsgruppen fand sich 79mal die NH als allein zu verwertender Faktor, also bei mehr als einem Drittel der Fälle, darunter — wie nicht anders zu erwarten — fast sämtliche Patienten mit akuten entzündlichen Lungenerkrankungen.

Aus der *folgenden Tab. 5* läßt sich die Häufigkeit der ursächlichen Faktoren ablesen. Dabei wird das Gesamtkrankengut und die Gruppe des Asthma bronchiale getrennt dargestellt (die Zahl der Asthmapatienten findet sich jeweils in der Klammer).

Tabelle 5. *Ursachenspektrum bei Erkrankungen mit Sinusitis nasalis.*

	Ein Faktor 79 Fälle	Mehrere Faktoren 131 Fälle		
	NH	NH Entzündungen in der Mundhöhle	NH Entzündungen in der Mundhöhle Allergene	NH Allergene
Gesamtkrankengut	79	61	35	35
Asthma bronchiale	(11)	(11)	(24)	(20)

Die Tabelle zeigt deutlich die Verbreiterung des Ursachenspektrums beim Asthma bronchiale und den Einfluß der allergischen Komponente bei dieser Krankheitsgruppe.

Gelegentlich begegnen uns beim Asthma bronchiale Krankheitsbilder, bei denen das Ursachenverhältnis klar und eindeutig zu übersehen ist. Solche „reinen" Bilder, die für das Verständnis der pathogenetischen Zusammenhänge wichtig sind, sollen im folgenden dargestellt werden.

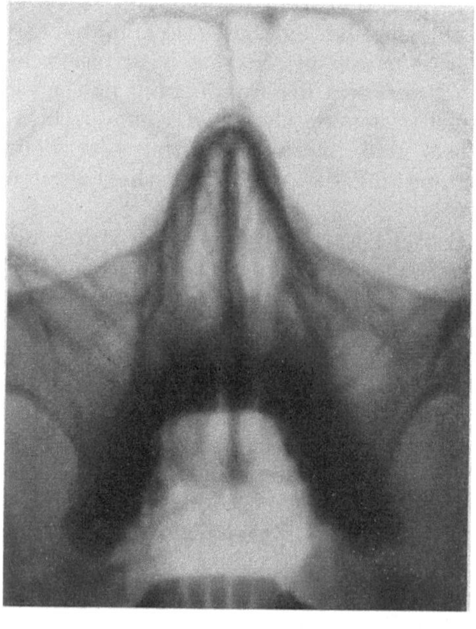

Fall 11: Sch., Ernst, 55 Jahre, Reg.-Nr. 4942/52.

Der Patient erkrankte $1^{1}/_{2}$ Jahre vor der Aufnahme an einer schweren Grippe, die mit einer Bronchopneumonie einherging. Zuvor war er immer gesund, besonders klagte er nicht über Beschwerden von seiten der Atmungsorgane. Vom Tage der als Grippe aufgefaßten Erkrankung an besteht ein chronischer Schnupfen von wechselnder Stärke. In den kalten Jahreszeiten verschlimmert sich die Entzündung in den oberen Luftwegen, gleichzeitig tritt Asthma auf. Die Krankenhausaufnahme erfolgt wegen eines seit Wochen bestehenden Asthmas.

Befund: Adipöser, cyanotischer, kreislauflabiler Patient mit akutem Lungenemphysem. Tag und Nacht gleichbleibende spastische Bronchitis, die sich symptomatisch nur wenig beeinflussen läßt. Zähschleimig-glasiges Sputum mit reichlich eosinophilen Leukocyten. Vorgeschichte, Befund und Antigenanalyse ergeben keinen Anhalt für eine allergische Ätiologie des Asthmas.

Abb. 28. Chronische Sinusitis purulenta mit postsinusitischem Asthma bronchiale. Befund röntgenologisch nicht von der Asthma-Sinusitis unterscheidbar.

Bei der Untersuchung der oberen Luftwege findet sich eine chronische Eiterung der Nase und der Nasennebenhöhlen. Im re. mittleren Nasengang kleine Schleimhautpolypen und Eiterstraßen. Die re. Kieferhöhle zeigt eine fingerbreite wandständige Verschattung, die li. Kieferhöhle weist einen geringeren Befund auf. Bei der Kieferhöhlenspülung ergibt sich nach Überwindung eines stärkeren Widerstandes reichlich Eiter, besonders re. Bakteriologisch bds. vergrünende Streptokokken (Abb. 28).

Therapie: Die Diagnose ist klar. Es handelt sich um ein schweres Dauerasthma nichtallergischer Ursache, das durch eine Luftwegsinfektion vor $1^{1}/_{2}$ Jahren ausgelöst wurde und wegen einer chronischen eitrigen Sinusitis nasalis danach nicht zur Ruhe kam. Klinisch und allergologisch können keine anderen ätiologischen Faktoren gefunden werden.

Die Spülungsbehandlung der Kieferhöhlen führt zu keinem Erfolg. Bei der Radikaloperation der Kieferhöhlen finden sich bds. große Mengen fötiden Eiters, in der ödematösen Schleimhaut liegen leukocytäre Infiltrate vor, daneben aber auch Hinweise für chronische Entzündungsvorgänge.

Verlauf: Nach der Operation kein Asthma mehr, allmähliche Besserung der Bronchitis. Mehrwöchige Nachkur in Bad Ems. Nach 2jähriger Beobachtung asthmafrei geblieben.

Bei diesem Patienten liegt das Krankheitsbild einer chronischen eitrigen Sino-Bronchitis mit typischen jahreszeitlichen Schwankungen vor. Im Verlauf dieser Erkrankung bildet sich allmählich eine asthmatische Bronchiolostenose aus, zunächst periodisch, dann in Form des Dauerasthmas. Die Erkrankung kommt nach Sanierung der eiternden Kieferhöhlen zur Heilung.

Fall 12: F., Hans, 74 Jahre, Reg.-Nr. 10312/53.

Der Patient kommt im Status asthmaticus in unsere Klinik. Das Asthma ist akut aufgetreten. Allergische Vorkrankheiten bestehen nicht. Der Zustand bei der Einweisung ist lebensbedrohlich.

Befund und Verlauf: Maximal ausgebildetes Emphysem, das durch mechanische und medikamentöse Maßnahmen nicht zu beeinflussen ist. Inhalation von Glycerinan-Sauerstoff hilft von Tag zu Tag über den schweren Zustand hinweg. Durch Expektorantien Verflüssigung des Sputum. Sputummenge 120—150 cm^3. Im Auswurf massenhaft eosinophile Zellen und 17 eosinophile Zellen auf 100 im Blut. Herzfunktion gut. Unter der Annahme, daß eine infektiöse entzündliche Schwellung der Bronchialschleimhaut den Emphysemzustand aufrechterhält, wird mit Terramycin behandelt, nicht ohne einen gewissen Erfolg, der aber nicht von langer Dauer ist. Wegen der fortbestehenden Lebensgefahr schließlich Übergang auf ACTH-Behandlung, danach tritt die erwartete Besserung ein.

Beurteilung: Das Auftreten eines Emphysems unter so alarmierenden Allgemeinsymptomen in dem hohen Alter des Patienten ist verhältnismäßig selten und setzt eine spezielle Auslösungsursache voraus. Einer Durchprüfung der möglicherweise auslösenden exogenen Antigene konnte wegen des Allgemeinzustandes nicht nachgegangen werden. Nach der Vorgeschichte ist eine allergische Ätiologie jedoch wenig wahrscheinlich. Als wesentliche Ursache des asthmatischen Zustandes wird eine doppelseitige Sinusitis maxillaris gefunden. Beide Kieferhöhlen sind wandständig kompakt verschattet mit einer polypös-hypertrophischen Schleimhautverbreiterung. Nach Radikaloperation der Kieferhöhlen ist der Sturm des asthmatischen Krankheitsgeschehens gebrochen, allmähliche Besserung des Allgemeinzustandes.

Asthma bronchiale kann von den Nasennebenhöhlen ausgelöst werden, ohne daß dabei im äußeren Erscheinungsbild Unterschiede gegenüber dem allergischen Asthma auftreten. Die mitgeteilten Krankheitsberichte zeigen, wie schwer und vehement das sino-bronchogene Asthma sein kann. Mit Häufung der Anfälle kommt es hier genau so wie bei dem exogen-allergischen Asthma zu dem Bild des lebensbedrohlichen Status asthmaticus. Im Gegensatz zu DUTTON und FUCHLOW haben wir keine differentialdiagnostischen Hinweise finden können, die eine sichere Abgrenzung des sino-bronchogenen Asthmas von den exogen-allergisch bedingten Anfällen ermöglichen. Ganz im Gegenteil, wir haben die Erfahrung gemacht, daß das Asthma sich in seinem formalen Ablauf unabhängig von der jeweils vorliegenden Noxe gestaltet und auch bei unterschiedlicher Ätiologie streng gleichförmig, ja geradezu monoton verläuft. Die klinische Erfahrung, daß das Asthma bronchiale keine ätiologische Krankheitseinheit darstellt, sondern nur die Verkörperung eines bestimmten pathogenetischen Prinzips ist, findet damit erneut eine Bestätigung. Unsere Patienten mit monovalentem sino-bronchogenem Asthma konnten durch die Operation der Nasennebenhöhlen schlagartig geheilt werden. Der gleiche therapeutische Erfolg tritt ein, wenn bei einem allergischen Asthma, das infolge einer chronischen Sinusitis nicht zur Ruhe kommt, die Nasennebenhöhlen saniert werden. Auch hier konnten wir beobachten, daß lebensbedrohliches Dauerasthma nach operativer Sanierung eiternder Kieferhöhlen und Siebbeinzellen sich beherrschen läßt. Soweit nicht andere Faktoren in solchen Erkrankungsfällen noch wesentlich weiterwirken, ist die Heilung des Asthmas nach der Operation der Nasennebenhöhlen endgültig.

Fall 13: L. Elfriede, 29 Jahre, Reg.-Nr. 8085, 9779 u. 13277/51.

Vorgeschichte: Eine Schwester der Patientin leidet an Asthma bronchiale. Bei der Patientin selbst besteht seit der Jugend Neigung zu Bronchitiden, deshalb im Alter von 25 Jahren an der li. Kieferhöhle operiert worden. Unverminderte Neigung zu Bronchialkatarrhen. 1 Jahr vor der Aufnahme traten erstmalig unter Verschlimmerung der Bronchitis Atembeschwerden im Sinne des Asthmas auf. Nach 4 Wochen anhaltendem asthmatischem Dauerzustand erfolgte die Einweisung.

Befund und Verlauf: Die Patientin wird in kurzen Abständen 3mal im Laufe eines Jahres klinisch behandelt, dabei wiederholt akute Lebensgefahr: Hochgradiges Lungenemphysem mit spastischer Bronchitis, schwerste Cyanose und Dyspnoe. Bei der Aufnahme jedesmal Fieber, eitrige Sputummengen um 150 cm³, Leukocyten um 20000 mit 17% Eosinophilen im Differentialblutbild. Die schweren Anfälle lassen sich unter dem Einsatz aller therapeutischen Möglichkeiten leidlich beeinflussen. Die allergologische Untersuchung mit Antigenanalyse und Ortsbesichtigung verläuft immer völlig negativ. Aus dem Befund und der Anamnese — das Asthma entsteht jedesmal im Anschluß an einen infektiös-bronchitischen Schub — wird auf eine infektiös-allergische Ätiologie geschlossen. Als Herd kommt nur ein chronischer Infekt des Nasenrachenraumes in Frage, wofür die immer wieder auftretenden eitrigen Entleerungen aus der Nase sprechen. Die Nasennebenhöhlenentzündung ist nach Radikaloperation der Kieferhöhlen nicht zur Ruhe gekommen. Die Kieferhöhlen selbst sind frei, die Siebbeinzellen und die Stirnhöhle li. dagegen zeigen eine chronische Eiterung.

Rhinologischer Befund (Dr. Sellerbeck): In der li. Nase sind die untere und mittlere Muschel gerötet und aufgelockert. Im mittleren Nasengang reichlich Eiter, der straßenförmig über die untere Muschel herabzieht. Bei stumpfer Spülung der li. Kieferhöhle entleeren sich mit der Spülflüssigkeit vereinzelte kleine Schleimflocken. Die Röntgenaufnahme der Nasennebenhöhlen zeigt neben der Verschattung der operierten li. Oberkieferhöhle eine deutliche Verschleierung der li. Stirnhöhle und der li. Siebbeinzellen. Daraufhin Radikaloperation nach Ritter-Jansen. Die li. Stirnhöhle und die li. Siebbeinzellen werden von außen freigelegt. Es findet sich eine polypös verdickte Schleimhaut dieser Nebenhöhlen, die prall mit rahmigem Eiter gefüllt sind. Nach Ausräumung aller Siebbeinzellen und der Stirnhöhle wird eine breite Verbindung zur Nase geschaffen, in die ein Thierschlappen eingebettet wird. Seit der Operation keine Eiterung aus der Nase mehr. Die Patientin wird 2 Jahre beobachtet, Asthmaanfälle sind nicht mehr aufgetreten.

Diese Erkrankungsfälle zeigen, wie wichtig die Kenntnis der sino-bronchogenen Asthmaentstehung ist. Im Gesamtkrankengut nimmt das aus einer Sinobronchitis hervorgehende Asthma bronchiale sicher nur einen bescheidenen Platz ein, das schmälert jedoch nicht die grundsätzliche Bedeutung dieser pathogenetischen Zusammenhänge. Wir haben aus unserer Untersuchungsreihe 3 Erkrankungsfälle ausgewählt und damit zeigen wollen, daß Gesundheit und Leben eines Asthmatikers unter Umständen von der rechtzeitigen Aufdeckung eines klinisch sonst sehr unscheinbaren Herdes im Nasennebenhöhlenbereich abhängen können. Ähnliche Verlaufsbeobachtungen werden von Guerrant, McCausland und Swineford mitgeteilt. Diese Autoren fanden unter einem Krankengut von 1470 Asthmatikern 71mal ein postsinusitisches Asthma. Eine Operation möchten sie nur befürworten, wenn ein konservativer Behandlungsversuch von 6 bis 12 Monaten vorausgegangen ist. Diese Empfehlung läßt sich nach unseren Erfahrungen jedoch nur als allgemeine Richtlinie auffassen.

Zur Frage der Pathogenese des Asthma bronchiale bringen die vorliegenden Untersuchungen keinen neuen Beitrag. Dagegen zeigt sich, wie häufig sich an den Nasennebenhöhlen Prozesse abspielen, die unbemerkt entstehen und lange Zeit ohne direkte Krankheitserscheinungen bestehen können. Bei broncho-pulmonalen oder das gesamte respiratorische System ergreifenden Krankheiten stellen selbst fortgeschrittene Stadien lediglich Begleiterscheinungen des Grundleidens dar. Beim Asthma bronchiale können allergische Schleimhautschwellungen in den Nebenhöhlen auftreten, die im periodischen Phasenwechsel des Asthmas Schwankungen aufweisen und zunächst noch keine eigentliche Krankheitsbedeutung besitzen. Hier verläuft die Probespülung in der Regel negativ. Die Krankheitssituation ändert sich, wenn eine Sekundärinfektion mit Eiterbildung erfolgt — eine Komplikation, die durch die klinisch-röntgenologische Untersuchung allein nicht sicher zu klären ist, und die nur durch die Probepunktion der NH aufgedeckt werden kann. Es steht außer Frage, daß diese Komplikation eine Belastung für den Asthmakranken darstellt.

Allergische Schleimhauterkrankungen der NH beim Asthma bronchiale, die — ebenso wie die Veränderungen an der Bronchialschleimhaut — das Ergebnis inhalativer Antigeneinwirkung sind, wie BERDAL durch den Nachweis sessiler Antikörper in operativ gewonnenem polypös verändertem Schleimhautmaterial zeigen konnte, sollten bei Ausschluß einer Sekundärinfektion durch die Probespülung möglichst nicht über den Rahmen der allgemeinen Asthmatherapie behandelt werden. Unbestritten bleibt, daß bei einer Sekundärinfektion die eitrige Nebenhöhlenentzündung das Asthma komplizieren und schubweise verschlimmern kann. Die eitrige Nebenhöhlenentzündung muß unter allen Umständen zur Heilung gebracht werden. Im allgemeinen reicht die Spülungsbehandlung aus. Schleimhautabschwellende Medikamente und antibiotische Substanzen wirken sich günstig aus. Der Heilungserfolg muß über längere Zeit kontrolliert werden, da die Sinusitis zu Rezidiven neigt. Kommt der eitrige Nebenhöhlenprozeß im Zeitraum eines halben Jahres nicht zur Ruhe, tritt die operative Behandlung in ihr Recht. Lebensbedrohliches sino-bronchogenes Asthma verbietet langwierige konservative Behandlungsversuche, hier muß die sofortige radikale Operation der erkrankten Nasennebenhöhlen der Anfang aller therapeutischen Bemühungen sein und nicht das Ende.

Zusammenfassung.

1. Die Erkrankung der Nasennebenhöhlen ist fast immer gleichbedeutend mit einer Erkrankung des gesamten Atmungsorganes. Klimatische und toxische sowie infektiöse und allergische Inhalationsschäden treffen das Atmungsorgan als Ganzes — das gesamte System wird irritiert. Die Sinobronchitis ist ein feststehender Krankheitsbegriff der inneren Medizin.

2. Die Schädigung kann jedoch auch auf einzelne Abschnitte des Atmungsorganes beschränkt bleiben. Hier verdient die isolierte Nasennebenhöhlenentzündung besonderes Interesse. Die Sinusitis nasalis kann auf dem Wege über nasobronchiale Reflexbeziehungen ihrerseits Quelle von Erkrankungen der tieferen Luftwege werden. — Neben der neuralreflektorischen Auswirkung muß die direkte Beeinflussung der Bronchien durch abfließendes Sekret aus den Nasennebenhöhlen beachtet werden.

3. Beim Asthma bronchiale ist die allergische Sinusitis nasalis streng von der nichtallergischen, infektiösen Nebenhöhlenentzündung zu trennen. Die Asthma-Sinusitis kann als Asthma-Äquivalent aufgefaßt werden; sie stellt eine Kontaktallergose der Schleimhaut dar, die durch inhalative Antigene hervorgerufen wird. Klinisch ist sie bedeutungslos.

4. Der bakteriellen Nebenhöhlenentzündung beim Asthmatiker liegt meist eine Superinfektion bei bereits bestehender Asthma-Sinusitis zu Grunde. Sie kann zur Verschlimmerung des Asthmas führen und lebensbedrohliches Dauerasthma auslösen.

5. Die eitrige Nebenhöhlenentzündung kann bei Nichtallergikern zu schwerem Bronchialasthma führen; wir sprechen von einem postsinusitischen asthmatischen Lungensyndrom. Das postsinusitische Asthma bronchiale nichtallergischer

Ätiologie läßt sich von dem allergischen Asthma phänomenologisch nicht unterscheiden. Bronchialsathma ist keine ätiologische Krankheitseinheit.

6. Neben den sino-broncho-pulmonalen Störungen gibt es auch Erkrankungen systemfremder Organe, die auf Nebenhöhlenaffektionen beruhen. Die den Nasennebenhöhlen benachbarten Kopfsinnesorgane sind besonders gefährdet. Die Kenntnis der naso-ethmoidalen Erkrankungen des Auges und der Augenhöhle ist auch für den Internisten wichtig.

7. Die einzelnen Krankheitsbilder werden ausführlich beschrieben und die Mittel und Wege unserer Therapie erläutert. Unsere Erfahrungen stützen sich auf Beobachtung und Analyse von 528 Nebenhöhlenerkrankungen, die nach Röntgendurchleuchtung von etwa 10000 Patienten im Zeitraum von 3 Jahren bekannt wurden.

VIII. Die Lungenverschattungen im Ablauf der Primärtuberkulose des Kindes[1].

Von

H. BRÜGGER.

Mit 31 Abbildungen.

Inhalt.

	Seite
Literatur	419
A. Einleitender geschichtlicher Überblick	423
B. Die Grundlagen der Verschattungen	425
I. Die Primärinfiltrierung	425
II. Die Weiterentwicklung bis zum Aspirationsinfiltrat	430
1. Die tumorige (intumeszierende) Hiluslymphknotentuberkulose	430
2. Der Lymphknoteneinbruch (die progressive Hiluslymphknotentuberkulose)	431
III. Typische Folgeerscheinungen der Hiluslymphknoten-Perforation	434
1. Der subakute und schleichende Verlauf des Aspirationsinfiltrats	434
2. Der akute Verlauf des Aspirationsinfiltrats (Aspirationsinfiltrierung)	440
3. Die massive käsige Bronchopneumonie	441
4. Die bronchogene Streuung	444
5. Die Atelektasen	446
a) Die Obturationsatelektase	447
b) Kompressionsatelektase	457
6. Überblähung in Beziehung zur Atelektase	458
7. Folgezustände der stenosierenden Bronchustuberkulose	461
C. Schlußbetrachtung	465

Literatur.

ALEXANDER, H.: Zur Frage der Tuberkulose der großen Bronchen. Acta med. scand. (Stockh.) 80, 133 (1949).
— Atelektasen der Lunge. Tbk.-Bücherei. Stuttgart: Georg Thieme 1951.
— Lungenatelektase. Kritischer Übersichtsbericht. Zbl. Tbk.forsch. 55, 313 (1942—43).
— Die Tuberkulose der großen Bronchen. Eine Sonderform der Lungentuberkulose. Tuberkulosearzt 3, 613 (1949).
— Überlegungen zur Frage der Lungenatelektase unter besonderer Berücksichtigung der Tuberkulose. Beitr. Klin. Tbk. 104, 422 (1951).
ASSMANN, H.: Klinische Röntgendiagnostik der inneren Erkrankung. 3. Aufl. Leipzig: F. C. W. Vogel 1924.
BEITZKE, H.: Über die Reinfektion bei der Tuberkulose. Berl. klin. Wschr. 1921, 912.
— Über die Infektionswege der Tuberkulose. Z. Tbk. 37, 401 (1923).
— Über einige neue Gesichtspunkte zur Verbreitungsweise der Tuberkulose. Dtsch. med. Wschr. 1925, 849.
— Zur Frage der Infektionswege. Z. Tbk. 47, 18 (1927).
— Pathologische Anatomie der Lungentuberkulose im Pubertätsalter. Erg. Tbk.forsch. 3, 1 (1931).

---

[1] Aus der Kinderheilstätte, Wangen/Allg., Direktor und leitender Arzt: Prof. Dr. H. BRÜGGER.

Beitzke, H.: Die pathologisch-anatomischen Unterlagen für die Diagnose „Hilusdrüsentuberkulose". In Blümels Handbuch der Tuberkulose-Fürsorge, Bd. I. München 1926.
— Pathologische Anatomie. Handbuch der Kindertuberkulose. Engel und v. Pirquet, Bd. I, H. 4, 182. Leipzig: Georg Thieme 1930.
— Pathologische Anatomie des Tracheobronchialdrüsendurchbruchs. Erg. Tbk.forsch. 12, 17 (1954).
Bernou, A.: La tuberculose des bronches périphériques. Étude tomographique. Maroc. méd. 30, 920—937 (1951).
Böhm, F.: Zur klinischen Pathologie der Tuberkulose des Tracheobronchialbaums. Beitr. Klin. Tbk. 105, 11 (1951).
— Totaler Bronchusfüllungsausfall (absent bronchus) ohne Verschattung des versorgten Parenchymgebietes bei Lungen- und Bronchustuberkulose. Tuberkulosearzt 7, 258 ff. (1953).
Bossert, O., u. W. Plettenberg: Entstehung, Bedeutung, Folgeerscheinungen und Behandlung von Lymphknoteneinbrüchen bei tuberkulösen Kindern. Dtsch. med. Wschr. 1954, 665—669.
Brügger, H.: Die anatomischen Grundlagen der großen, gutartigen Lungenverschattungen bei der kindlichen Primärtuberkulose. Beitr. Klin. Tbk. 103, 153—181 (1950).
— Über Bronchostenosen und Atelektasen im Verlauf der kindlichen Tuberkulose. Dtsch. Tuberkulose-Ges., Wiesbaden 1948.
— Über Primärinfiltrierungen. Z. Tbk. 66, H. 1 (1932).
— Pathogenese der tuberkulösen Streuungen. Tagungsbericht d. Österr. Tbc. Ges. gemeinsam mit der Süddt. Tbc. Ges. in Innsbruck v. 14. bis 17. V. 1953.
— Die großen gutartigen Lungenverschattungen bei der kindlichen Primärtuberkulose (Epituberkulose) und ihre Pathogenese. Monatsschrift f. Kinderheilk. 98 123 (1950).
Catel, W.: Vorlesungen über die Tuberkulose des Kindes und Jugendlichen. Leipzig: Georg Thieme 1950, XI.
Cohnheim, J.: Vorlesungen über allg. Pathologie, 2. Aufl., Bd. 2. Berlin 1882.
Coryllos, P. N.: Bronchial obstruction, its relation to atelectasis, bronchopneumonia and lobar pneumonia. Amer. J. Roentgenol. 22, 401 (1929).
— Über die Bedeutung der Atelektase für den Verlauf der Lungentuberkulose. Beitr. Klin. Tbk. 85, 339 (1934).
Dufourt, A.: Traité de Phthisiologie clinique, 3. Edition. Paris: Vigot Frères 1953.
— Les ombres pulmonaires d'origine ganglionnaire consécutives a la primo-infection chez l'enfant et l'adulte. J. Méd. Lyon 1948, 879.
— et P. Mounier-Kuhn: Primo-infections et bronchoscopie; contribution a la pathogénie des épituberculoses. Paris Méd. 31 janvier 1946.
— Infiltrations pulmonaires tuberculeuses d'origine lymphoglandulaire. Revue de la Tbc. 11, 3 (1947).
— — Les stenoses bronchiques de la période primo-secondaire. Revue de la Tbc. 11, 68 (1947); Presse méd. 1947, 207.
— — Étude bronchoscopique et comportement des bronches au cours des périodes primaires et secondaires de l'infection tuberculeuse. Schweiz. Z. Tbk. 5, 49 (1948).
— et A. Depierre: Klinik des Tracheobronchialdrüsendurchbruchs. Erg. Tbk.forsch. 12, 47 (1954).
— et P. Galy: Sur les ruptures endobronchiques des ganglions du complexe primaire. Presse méd. 1944, 149.
— — Primo-infection tuberculeuse et syndrome radio-clinique de perforation ganglionnaire dans les bronches. Arch. Tisiol. 4, 301 (1949).
— — Traité de phthisiologie clinique. 3ème éd. 1953. Paris: Vigot Frères.
Eliasberg, H.: Seltene Folgeerscheinungen der Bronchialdrüsentuberkulose. Kompressionsemphysem und massiver Lungenkollaps. Jb. Kinderheilk. 139, 12 (1933).
— u. W. Neuland: Die epituberkulöse Infiltration der Lunge. Jb. Kinderheilk. 93, 88 (1920).
— — Die epituberkulöse Infiltration bei tuberkulösen Säuglingen und Kindern. Jb. Kinderheilk. 93, 88 (1920).
— — Zur Klinik der epituberkulösen und gelatinösen Infiltrationen der kindlichen Lunge. Jb. Kinderheilk. 94, 102 (1921).
Engel, St.: Lokalisation und röntgenologische Darstellung des tuberkulösen Primärherdes in der Lunge. Erg. Tbk.forsch. 1, 535 (1930).
— Der Hilus des Kindes. Erg. Tbk.forsch. 5, 55 (1933).
— Erkrankungen der Respirationsorgane in Pfaundler-Schlossmann, Handbuch der Kinderheilkunde, 3. Aufl., Bd. 3, 1924.
— Die Anfangserscheinungen der kindlichen Tuberkulose. Beitr. Klin. Tbk. 59, 522 (1924).
— Klinik der Tuberkulose. Dtsch. Ges. f. Kinderheilk., Innsbruck, 18. Sept. 1924. Ref. in Zbl. Kinderheilk. 17, 347 (1925).
— Die Topographie der bronchialen Lymphknoten. Klin. Wschr. 1926 I, 1136.

ENGEL, ST.: Die Topographie der bronchialen Lymphknoten und ihre präparatorische Darstellung. Beitr. Klin. Tbk. **64**, 468 (1926).
— Zur Pathologie und Röntgenologie der Bronchialdrüsentuberkulose. Med. Klin. **1929 II**, 1049.
— Der Bronchalbaum. Ergebn. ges. Tbc. Forschg. Bd. XII. Georg Thieme, Stuttgart 1954.
ERICHSON, K.: Die Bronchustuberkulose und der Bronchiallymphknoten-Einbruch im Rahmen der Pathogenese der Tuberkulose. Ärztl. Wschr. **1953**, 825.
ESSER, C.: Über hochgradige Schrumpfung ganzer Lungenlappen (Lappenatelektase und Lappenbronchiektase). Fortschr. Röntgenstr. **71**, 1 (1949).
FLEISCHNER, F.: Stenosen und Perforationen der großen Bronchien in ihrer Bedeutung für die Lungenpathologie. Wien. klin. Wschr. **1935**, 983, 1016.
— Atelektase und gerichteter Kollaps der Lunge. Fortschr. Röntgenstr. **53**, 607 (1936).
— Die Bedeutung der Atelektase in der Lungenpathologie und ihre Röntgendiagnose. Fortschr. Röntgenstr. **56**, 16 (1937).
— Atelektase und Lungentuberkulose. Beitr. Klin. Tbk. **83**, 313 (1934).
GALY, P.: Tuberculose médiastinale chez un sénégalais. Péricardite caséeuse d'évolution symphysaire rapide. Lyon méd. **1942**, 1, 337.
— Épituberculose, atélectasie, dissémination bronchogène pulmonaire d'origine ganglionnaire. Thèse, Lyon 1941.
— Histologie et physiologie des Bronches. Ann. d'Oto-Laryng. **67**, 351 (1950).
— et P. TOUSSAINT: Les bronchites tuberculeuses caséeuses, stenosantes et ectasiantes. Acta tbc. belg. **42**, 428—454 (1951).
GHON, A.: Der primäre Lungenherd bei der Tuberkulose der Kinder. Berlin u. Wien: Urban u. Schwarzenberg 1912.
— Zur Frage der sog. endogenen Reinfektion bei der Tuberkulose. Z. exper. Med. **50**, 26 (1926).
GÖRGENYI-GÖTTCHE, O.: Tuberkulose im Kindesalter. Wien: Springer 1951.
— Über die Epituberkulose. Ann. paediatr. (Basel) **173**, 356 (1949).
— Zur Bedeutung der Bronchialperforation bei der Tuberkulose der endothorakalen Lymphknoten. Schweiz. med. Wschr. **1950**, 1213.
— u. KASSAY, D.: Die Bedeutung der Bronchusperforation in der Tuberkulose der endothorakalen Lymphknoten. Ann. paediatr. (Basel) **168**, 56 (1947).
HUEBSCHMANN, P.: Pathologische Anatomie der Tuberkulose. Berlin: Julius Springer 1928.
— Pathologische Anatomie der perifokalen Entzündung. Erg. inn. Med. **6**, 51 (1934).
— Die Entstehung und Entwicklung der Tuberkulose im Lichte neuerer Forschung. Verh. dtsch. path. Ges. **24**, 103 (1929).
HUTINEL, V. H.: Cirrhoses cardiaques et cirrhoses tuberculeuses. Rev. Mal. Enf. 1893—1894.
— Mediastinites chroniques. Path. Infant. 8, 241 (1911).
JEUNE, M., C. BÉRAUD, P. MOUNIER-KUHN et J. NORMAND: Les bronchectasies consécutives à la tuberculose de primo-infection chez l'enfant. (A propos de 30 observation personnelles.) Semaine Hôp. (Paris) **1951**, 1442—1458.
— P. MOUNIER-KUHN, M. BÉTHENOD et F. POTTON: Les condensations lobaires et segmentaires de la primo-infection tuberculeuse de l'enfant. Données bronchoscopiques; essay d'interprétation radiologique et pathogénique. Semaine Hôp. **1951**, 1414—1428.
— — et F. POTTON: La fistulisation ganglionnaire au cours de la primo-infection tuberculeuse de l'enfant (A propos de 41 observations personnelles). Semaine Hôp. **1951**, 1428 bis 1441.
KASSAY, D.: The bronchialtree: a classification and nomenclature. Acta oto etc. belg. **37**, 355 (1949).
KAUFMANN, A.: Zur Frage der glatten Muskulatur der Lunge. Frankf. Z. Path. **63**, 122 (1952).
KLEINSCHMIDT, H.: Die perifokalen Entzündungen. Handbuch der Kindertuberkulose von ENGEL-PIRQUET Bd. I, 1930.
— Hochgradige tuberkulöse und epituberkulöse Schwellungen beim Kind. Beitr. Klin. Tbk. **61**, 330 (1952).
— Die anatomischen Grundlagen der sog. Epituberkulose. Mschr. Kinderheilk. **97**, 273 (1949).
— Tuberkulose des Kindesalters, 2. Aufl. 1927.
— Zur Erfassung, Prognose und Vorbeugung der Säuglingstuberkulose. Beitr. Klin. Tbk. **98**, 153 (1942).
— Aktuelle Tuberkulinprobleme. Dtsch. med. Wschr. **1952**, 933.
— Zur prognostischen Beurteilung der Tuberkuloseinfektion. Dtsch. med. Wschr. **1950**, 1280.
KLINKE, K., u. E. HUTH: Zur Deutung epituberkulöser Verschattungen. Arch. Kinderheilk. **146**, 219 (1953).
KOURILSKY, R.: Étude sur la primo-infection tuberculeuse. La notion de chancre d'inoculation et la voie d'abord (4. Mem.-1. Partie). Revue de la Tbc. **16**, 180—196 (1952).

Kourilsky, R., Max Bidermann, Simone Kourilsky et S. Ettedgui: Étude sur la primo-infection tuberculeuse. Troisième mémoire. Aspects tomographiques de cinq observations de primo-infection tuberculeuse par contage inhabituel. Revue de la Tbc. 16, 34—53 (1952).

Korol, E.: Atelectasis in pulmonary tuberculosis. Amer. Rev. Tbc. 23, 493 (1931).

Letterer, E.: In Deist und Krauss, Die Tuberkulose. Stuttgart: Ferdinand Enke 1951.

Meyer, André, et J. P. Nico: In Traité de Médecine, Tome VI, Tuberculose pulmonaire par M. Bariéty und A. Dufourt. Paris: Masson & Cie. 1952.

Mounier-Kuhn, P., M. Jeune et J. Potton: Sur 34 observations de fistules ganglionnaires au cours de la primo-infection tuberculeuses chez l'enfant. Acta davosiana 10, 3—5 (1951).

Müller, R. W.: Die Symptomatologie der tuberkulösen Späterstinfektion. Med. Klin. 1949, 657.

— Der Tuberkuloseablauf im Körper. Stuttgart: Georg Thieme 1952.

— Über die Epituberkulose. Beitr. Klin. Tbk. 99, 195 (1943).

— Atelektasen bei Hilusdrüsentuberkulose. Beitr. Klin. Tbk. 91, 275 (1938).

— Über Ventilbildungen in den Bronchien. Med. Welt 1951, 1017.

— Der Lymphknotendurchbruch bei der Tuberkulose. Münch. med. Wschr. 1950, 55.

Redeker, F.: Über die Primärinfiltrierung. Z. Tbk. 45, 1 (1926).

— Über die infraclaviculären Infiltrate, ihre Entwicklungsformen und ihre Stellung zur Pubertätsphthise und zum Phthiseogeneseproblem. Beitr. Klin. Tbk. 63, 574 (1926).

— Die tuberkulöse Erstinfektion des Jugendlichen und Erwachsenen. Verh. 10. Internat. Tbk.-Kongreß Lissabon 1937, 252.

— Zur Einordnung atelektatischer Vorgänge im Ablauf des Tuberkuloseschubes. Z. Tbk. 84, 170 (1938).

Ribadeau-Dumas, L.: Sur une forme curable de la tuberculose ganglio-pulmonaire. Revue de la Tbc. 4, 13 (1923).

— Les débuts de la tuberculose pulmonaire. Paris 1925.

Rich, A. R.: The pathogenesis of tuberculosis, 2nd Edition. Springfield: Ch. C. Thomas 1952.

Rietschel, H.: Über Epituberkulose. Ein Beitrag zur Frage des Bronchialeinbruchs verkäster, tuberkulöser Lymphdrüsen in den Bronchus. Ärztl. Wschr. 1952, 428.

Rilliet, F., et E. Barthez: Maladie des enfants. 3ème éd. Bd. 3, S. 1056. Paris: Alcan 1891.

— Recherches anatomico-pathologiques sur la tuberculinisation des ganglions bronchiques chez les enfants. Arch. Géné de Méd. 1840, 1842.

— Traité clinique et pratique des maladies des enfants. Tome 3. Paris 1843.

— Handbuch der Kinderkrankheiten (Deutsch v. G. Krupp, III. Teil. S. 109—140). Leipzig 1844.

Rössle, R.: Die pathologisch-anatomischen Grundlagen der Epituberkulose. Virchows Arch. 296, 1 (1935).

Rothmund, W.: Von den Gestaltungsfaktoren des Tuberkuloseablaufs. Tuberkulosearzt 1951, 265.

— Pathogenetik der Tuberkulose. Med. Wschr. 1952, 424.

— Grundzüge einer erweiterten Lehre vom Tuberkulosebeginn und -ablauf. Beitr. Klin. Tbk. 110, 271—309 (1953).

Rubinstein, H.: Zur pathologischen Anatomie der Lungeninfiltrierungen. Beitr. Klin. Tbk. 70, 773 (1928).

Schmid, P. Ch.: Über die segmentale Anordnung schrumpfender Lungenabschnitte mit Bronchektasenbildung. Fortschr. Röntgenstr. 73, 307 (1950).

— Die topographische Darstellung der Lungensegmente im Röntgenbild. Fortschr. Röntgenstr. 73, 318 (1950).

Schürmann, P.: Zur Frage der Gesetzmäßigkeiten im Ablauf der Tuberkulose unter besonderer Berücksichtigung der Entwicklungslehre Rankes. Beitr. path. Anat. 81, 568 (1929).

— Der Primärkomplex Rankes unter den anatomischen Erscheinungsformen der Tuberkulose. Virchows Arch. 260, 664 (1926).

Schwartz, Ph.: Empfindlichkeit und Schwindsucht. Leipzig 1935.

— Allergie und Tuberkulose. Schweiz. med. Wschr. 1936, 36.

— Die anatomische, endogene, lymphadeno-bronchogene Reinfektion in der Initialperiode der Tuberkulose. Fol. pathol. (Istanbul) Vol. I, 1948.

— Einbrüche tuberkulöser Lymphknoten in das Bronchialsystem und ihre pathogenetische Bedeutung. Beitr. Klin. Tbk. 103, 182 (1950).

— Bronchialwandschädigungen durch tuberkulöse Lymphknoten und ihre Beziehungen zu primären Bronchialwandtumoren. Beitr. Klin. Tbk. 103, 192 (1950).

— Die Beziehungen der Lymphknotentuberkulose zur Entstehung der Lungenphthise. Schweiz. med. Wschr. 1951, 1200.

SCHWARTZ, PH.: Neue Beiträge zur Morphologie und Pathogenese der Lungenschwindsucht. Fol. pathol. (Istanbul) Vol. II, 1952.
— Die Bronchustuberkulose und der Bronchialdrüsendurchbruch im Rahmen der Pathogenese der Lungentuberkulose. Verh. dtsch. Tbk. Ges. Goslar 1952.
— Die lymphadenogenen Bronchialschädigungen und ihre Bedeutung für die Entwicklung der Lungenschwindsucht. Beitr. Klin. Tbk. 110, 106 (1953).
SIMON, G.: Kindertuberkulose, ,,Die Tuberkulose, ihre Erkennung und Behandlung". Stuttgart: Ferdinand Enke 1951.
— Zur Kenntnis akuter, katarrhalischer und pneumonischer Entzündungen an tuberkulös erkrankten Lungenhilen. Zbl. Tbk. 13, 58 (1919).
— Über Hilustuberkulose. Z. ärztl. Fortbildg. 20, 646 (1923).
— Über die Früherscheinungen der kindlichen Lungentuberkulose. Beitr. Klin. Tbk. 59, 529 (1924).
— Diagnostik und Klinik der Lungentuberkulose des Kindesalters. Beih. Arch. Kinderheilk. Stuttgart: Ferdinand Enke 1940.
— u. F. REDEKER: Praktisches Lehrbuch der Kindertuberkulose. Leipzig 1930.
SIMON, O.: Tuberkulose und Atelektase (vom klinischen und röntgenologischen Standpunkt). Erg. Tbk.forsch. 1, 333 (1941).
SOULAS, A.: La tuberculose bronchique. Tuberkulosearzt 5, 665 (1951).
— et P. MOUNIER-KUHN: Traité de bronchologie. Paris: Masson & Cie. 1949.
SPIVEK, M. L.: Obstructive pulmonary emphysema due to partial obstruction of the bronchi by tuberculous lesions. Amer. J. Dis. Childr. 51, 69 (1936).
STOLOFF, E. G.: Acute massive atelectasis of the lung. Complicating a fresh tuberculous primary complex. Amer. J. Dis. Childr. 35, 239 (1928).
UEHLINGER, E.: Die pathologische Anatomie der Bronchustuberkulose. Bibl. tbc. (Basel) 4, 31 (1950).
— Die tuberkulöse Spät-Erstinfektion und ihre Frühevolution. Schweiz. med. Wschr. 1942, 701.
— Der Hilus des Kindes. Kongreßbericht der 1. wissenschaftl. Tagung der Norddeutschen Tuberkulose-Ges., S. 5. Stuttgart: Georg Thieme 1952.
— Diagnose und Bedeutung der Bronchustuberkulose. Sitzgsber. Tuberkulosearzt 4, 641 (1950).
— Die pathologische Anatomie der tuberkulösen Spät-Erstinfektion. Erg. inn. Med. 11, 1 (1953).
— Die Epidemiologie des Bronchialdurchbruchs tuberkulöser Lymphknoten. Verh. dtsch. Tbk.-Ges. 14. Tagung, Goslar. Beitr. Klin. Tbk. 110, 128 (1952).
VOELCKER, A.: Ulceration of a caseous bronchial gland into the trachea. Transactions of Pathological Society, London 1898.
— Caseous gland opening into the oesophagus. Brit. Med. J. 22, 11 (1890).
WISSLER, H.: Totalatelektase einer Lunge mit Bronchiektasen als Folge einer Hilusdrüsen-Tuberkulose. Schweiz. Z. f. Tbk. 1948. Vol. V. Fasc. 1.
— Die Bedeutung der durch tuberkulöse Bronchialdrüsen hervorgerufenen Bronchusveränderungen für den Ablauf der Tuberkulose im Kindesalter. Schweiz. med.Wschr.1950,831.
WURM, H.: Allgemeine Pathologie und pathologische Anatomie der Tuberkulose des Menschen. Die Tuberkulose, Handbuch, Bd. I, S. 135. Leipzig: Georg Thieme 1943.
— Die pathologisch-anatomischen Grundlagen der Kollapsbehandlung der Lungentuberkulose und pathol. Anatomie der Heilungsvorgänge bei der tbc. Lungenkaverne. HEIN KREMER-SCHMIDT, Kollapstherapie der Lungentuberkulose. Leipzig: Georg Thieme 1938.
— Über die Grenzen der Röntgendiagnostik für die Beurteilung der Krankheitsanfänge bei Lungentuberkulose Erwachsener. B. Pathol.-anat. Teil. Beitr. Klin. Tbk. 81, 707 (1932).
— Über Spätveränderungen an alten tuberkulösen Primärkomplexen und Reinfekten. Beitr. path. Anat. 75, 399 (1926).
— Über die Bedeutung der tuberkulösen Erstinfektion im Erwachsenenalter für die heutige Tuberkulosesituation in Deutschland. Klin. Wschr. 1948, 231.
— Die späte Erstinfektion mit Tuberkulose. (Pathologische Anatomie.) Beitr. Klin. Tbk. 106, 264 (1951).

A. Einleitender geschichtlicher Überblick.

Der Fragenkreis der Lungenverschattungen im Verlauf der Primärtuberkulose ist am besten zu verstehen, wenn wir den Wandel des Gesamt-Tuberkuloseablaufs in den letzten 200 Jahren überschauen. Soweit wir rückblickend und schematisch vereinfachend darüber aussagen können, läßt sich dieser Wandel etwa folgendermaßen charakterisieren: Im 16. und 17. Jahrhundert war die großflächige, käsige Pneumonie noch die Hauptmanifestationsform der Lungentuberkulose; man kannte die Tuberkulose nur als Phthise, als eine überwiegend todbringende Seuche. Erst im 18. Jahrhundert taucht die Erörterung des Zusammenhangs zwischen der granulierenden und der einheitlich käsigen Tuberkulose auf, ein Problem, das die Literatur der ersten Hälfte des 19. Jahrhunderts dann ganz beherrscht. Aber auch vor 100 Jahren scheint unter den Infiltrationsformen der Lungentuberkulose die käsige Pneumonie noch durchaus vorherrschend gewesen zu sein und selbst um 1900 kannte die Literatur — wenn man von einigen wenigen noch ungeklärten Beobachtungen absieht — im wesentlichen nur das verkäsende Infiltrat in seinen verschiedenen Abwandlungen. Heute dagegen sind die nicht mehr rückbildungsfähigen progressiven pneumonischen Formen selten geworden. Wir selbst haben 1947 den letzten Fall einer primär tödlichen käsigen Pneumonie beobachtet.

Der Franzose GRANCHER scheint als erster auf das Vorkommen rückbildungs- d. h. also resorptionsfähiger Infiltrationen im Tuberkuloseablauf aufmerksam geworden zu sein. Er legte seine Beobachtungen in zwei Veröffentlichungen 1883 nieder und beschrieb darin die sogen. «pneumonie massive», die als eine akute Initialform unter plötzlichem Fieber bei Jugendlichen vom 7. Lebensjahr an vorkomme und einen auffälligen Kontrast zeigte zwischen der Intensität der physikalischen Erscheinungen und der Geringfügigkeit der Allgemeinstörungen. Sie sollte schon nach 4—6 Wochen in Heilung oder aber auch in eine chronische Erkrankung übergehen können. BORDEL befaßte sich schon 1886 ausführlich mit dieser neuen Erkrankungsform, fand pathologisch-anatomisch eine gewisse Ähnlichkeit mit der pneumonischen «congestion» der splenisierten Form und hielt die neuentdeckte Splenopneumonie daher für eine Sonderform der nichtspezifischen Bronchopneumonie. Der Zusammenhang mit der Tuberkulose blieb ungeklärt, auch als HUTJNEL 1911 auf das häufige Vorkommen dieser Splenopneumonie bei Bronchaldrüsentuberkulose hinwies. Inzwischen hatte BUHL aus dem mikroskopischen Substrat, dem serös-kleinzelligen Exsudat mit hämorrhagischem Ödem und massenhaft eingelagerten Alveolarepithelien, die Bezeichnung Desquamativpneumonie abgeleitet. Der Zusammenhang dieser Infiltrationen mit der Hilustuberkulose blieb zunächst weiter im Dunkel. Um 1919—1921 wurden mit der Einführung des Röntgengeräts in die Kliniken KLEINSCHMIDT mit seinen Mitarbeitern ELIASBERG und NEULAND, sowie in Frankreich RIBADEAU-DUMAS ziemlich gleichzeitig Neuentdecker der rückbildungsfähigen pneumonieähnlichen Lungenverschattung. Sie beobachten die Entwicklung mehr oder weniger ausgedehnter, ziemlich homogener Verschattungen in einzelnen Lungenlappen, „besonders geartete katarrhalische Pneumonien mit kleinzelligen Exsudaten" unter Temperaturanstieg. Auch jetzt noch hielt man zunächst daran fest, daß es sich um „unspezifische", pneumonieähnliche Infiltrationen handle, die auch von der gelatinösen Infiltration als einer Vorstufe zur käsigen Pneumonie zu trennen seien. Ähnliche Beobachtungen machte 1920 auch EICHELBERG an zwei Kleinkindern, deren ausgedehnte Lungeninfiltrate innerhalb kurzer Zeit verschwanden. Man war sich nur einig darüber, daß diese Infiltrationen epituberkulös, d. h. auf dem Boden der Tuberkulose entstanden seien.

In näheren Zusammenhang mit der Tuberkulose stellte REDEKER diese Lungenverschattungen, als er sie 1924 als Infiltrierungen der primären und der sekundären Tuberkulose erklärte, nachdem schon in den Jahren vorher HARMS, TENDELOO u. a. ihr Wesen in einer perifokalen oder kollateralen Entzündung um einen tuberkulösen Kern zu sehen gelehrt hatten. Man sah von jetzt an darin eine gutartige, aber ausgesprochen seltene, besondere Verlaufsform der Kindertuberkulose. Diese Annahme wurde gestützt durch den Umstand, daß sie zunächst nur ganz selten pathologisch-anatomisch faßbar wurden, so der Fall von RUBINSTEIN 1928, von GORTERLIGNAC 1931 und von SPENCE 1932. Nach 1930 wurde aber von verschiedenen Autoren, so WESTERMARK, STOLOFF, KOROL, CORYLLOS, FLEISCHNER usw. die Vermutung geäußert, die sogen. Infiltrierungen seien doch zu einem beträchtlichen Teil Atelektasen. RÖSSLE veröffentlichte 1936 sechs Obduktionsfälle (darunter einen aus unserer Anstalt) und kam auf Grund seiner Untersuchungen zu dem Ergebnis, daß es sich in der Tat überwiegend um Atelektasen bei diesem Verschattungstyp handle. Der Streit Atelektase oder Infiltrierung ist bis heute noch nicht ganz verstummt. Einer der gründlichsten Untersucher des Problems, GÖRGENYI-GÖTTCHE, fand auf Grund von 33 Beobachtungsfällen aus den Jahren 1940—1944 RÖSSLEs Behauptung bestätigt, daß „die sogen. Infiltrationen eigentlich doch Atelektasen sind". Er fand 4 Bronchostenosen und unter den übrigen 29 Fällen 22 Atelektasen. Doch das Problem der Infiltrierung ist damit noch nicht aus der Literatur verbannt. 1934 hatten im Ergebnisband VI der Tuberkuloseforschung G. SIMON und P. HÜBSCHMANN eingehend zum Problem der perifokalen Entzündung vom klinischen und anatomischen Standpunkt aus Stellung genommen in Arbeiten, deren faktisches Material und Ergebnisse noch nicht dadurch hinfällig werden, daß man häufiger als früherAtelektasen diagnostiziert. Ebenso hält der bedeutsame amerikanische Pathologe RICH bis in die neueste Zeit an der Unterscheidung einer pneumonischen und einer atelektatischen Form der Epituberkulose fest. Einen ähnlichen Standpunkt nahm von uns REINER W. MÜLLER ein. Es scheint uns daher notwendig, beide Standpunkte erneut zu prüfen und wenn möglich zu vereinigen. Die Berechtigung zu solch einer zusammenfassenden Überschau scheint uns um so größer, als inzwischen der Formenkreis der Lungenverschattungen zusammen mit der Hiluslymphknotentuberkulose zum Hauptinhalt der Lungentuberkulose des Kindesalters geworden ist.

B. Die Grundlagen der Verschattungen.

Die in nahem, zeitlichem Zusammenhang mit der pulmonalen Infizierung stehenden Infiltrationen gehören heute zu den häufigsten und also wichtigsten Formenbildern der Lungentuberkulose. Sie treten in 3 Grundtypen auf, die zwar ihrem äußeren Bild nach recht ähnlich sein können; doch nach Genese, pathologischer Anatomie und Verlauf als wesensmäßig verschieden zu beurteilen und darum zu trennen sind: die Primärherdinfiltrierung, das Aspirationsinfiltrat und die Atelektase. Sie gehören dem Formenkreis der sogen. Früherkrankung an, für die wir herkömmlich den Namen Primärtuberkulose beibehalten haben. Diese Früherkrankung tritt auf bis weit in das 3. Lebensjahrzehnt hinein. Das einzige, alle diese Fälle zusammenfassende Merkmal ist die Tatsache der Erkrankung noch in der Zeit der Aktivität beider oder mindestens eines Primärkomplexanteils.

I. Die Primärinfiltrierung.

In der Diagnose sind wir in erster Linie auf das Röntgenbild angewiesen. Wir gehen deshalb auch hier von einem röntgenographischen Begriff aus, von einer Verschattung, die wir sehen. Darunter verstehen wir einen *Herdschatten* bestimmter Mindestgröße (2 cm Durchmesser im normalen Röntgenbild mit 1,5 m Focus-Bildabstand). Sie kann dem pathol.-anatomischen Begriff Infiltrat entsprechen. Zur Abgrenzung Verschattung—Rundherd (Tuberculom usw.) ist als „Verschattung" bzw. „Infiltrat" nur derjenige Herdschatten über Pfenniggröße bezeichnet, der auch im Röntgenbild *unscharfe Konturen* aufweist als Ausdruck der zerfließenden Exsudatgrenze am Infiltratrand im anatomischen Präparat. Infiltrat bedeutet, wie schon angedeutet, in erster Linie das pathologisch-anatomische Substrat des Röntgenschattens. Der Begriff bezieht also seinen wesentlichen Inhalt auch dann aus der Pathologie, wenn er in der Röntgenologie synonym mit Herdschatten oder Verschattung angewandt wird. Im engeren Sinne, d. h. überall dort, wo eine korrekte, inhaltliche Unterscheidung zwischen Infiltrat und Infiltrierung vorgenommen wird, bezeichnet nun in der Phthisiologie *Infiltrierung den resorptionsfähigen, Infiltrat den degenerativ schwerer veränderten Infiltrationsanteil* im Sinne Redekers und der Lehre von der Perifokalreaktion. Wir halten diese Unterscheidung in der Tat auch heute noch für berechtigt, sinnvoll und nutzbringend gerade in der Phthisiologie des Kindesalters. Übereinstimmend damit ist ja auch die tuberkulöse Infiltratbildung des Erwachsenen in eben demselben Sinne verschieden von der rasch rückbildungsfähigen Infiltrierung des Kleinkindes im hyperergischen Stadium. Der geläufige Ausdruck Primärinfiltrierung hat heute nur noch losgelöst vom Stadiengedanken des Primär-Sekundär sachliche Basis. Er meint jetzt und will verstanden sein nur als kürzere Form für Primärherdinfiltrierung.

Der frische Lungenprimärherd wird im *Röntgenbild* darstellbar, wenn er ein bestimmtes Alter und vor allem eine bestimmte Mindestgröße besitzt. Im Durchleuchtungsbild erfaßbar wird er nur unter weiteren, hier unwesentlichen physikalischen Bedingungen. So kommt es, daß er in der Entwicklungsperiode in der Mehrzahl unerfaßt bleibt. Noch geringer ist aber die Zahl der Fälle, in denen der Primärherd als Infiltrat erscheint. Wir schätzen sie auf einige wenige Prozent. Dagegen ist nach unseren Erfahrungen in tuberkulosebelasteten Familien die Zahl der Kinder, die, statt einen unkomplizierten Primärkomplex (mit einer stummen Infektion) auszubilden, mit einer Primärinfiltrierung reagieren, noch immer recht groß. Es mögen etwa 20% dieser Kinder sein. Die Mehrzahl aller Jugendlichen, vor allem die nicht familiär Belasteten, zeigen heute allerdings ihre Infektion erst durch die Hiluslymphknotentuberkulose an. Und nur ein kleiner Teil von ihnen zeitigt eine Progression der Ersterkrankung im Sinne einer Mitbeteiligung weiter entfernt gelegener Lymphknotenketten oder in Form der Exacerbation vom Hilus aus.

Dementsprechend vielgestaltig ist das *Formenbild der Primärherdinfiltrierung.* Bei einem familiär nicht belasteten älteren Kind ist in der Regel der Infiltratschatten nicht besonders groß. Auch die Schwellung der regionären Hiluslymphknoten muß nicht hervorstechend sein. In der eigenen Familie angesteckte jüngere Kinder dagegen weisen auch in den letzten Jahren noch öfter das bekannte *hantelförmige Bild* des sogenannten *bipolaren Stadiums* auf, zwei größere Verschattungen verbunden durch ein schmäleres Streifenband, wobei der tumorig vergrößerte Hilus den einen Schattenpol bildet. Beispiel 1, Abb. 1. Dazwischen liegen alle Formen uncharakteristischer, kleinerer Verschattungen, meist zum Zeitpunkt der Klinikeinweisung im Zug der fibrösen Umwandlung schon mehr oder weniger streifig durchsetzt. Charakteristisch ist aber immer die verdichtete Streifenbahn zum Hilus, und in der überwiegenden Mehrzahl ist auch die Hilusfigur unverkennbar pathologisch verändert. Nicht immer, aber doch meist liegt dabei der regionäre Lymphknoten auf der Seite des Primärherds. Denn das *Lymphabflußgebiet des linken Unterlappens und evtl. auch der Lingula des linken Oberlappens führt mindestens zum Teil auch zur rechtsseitigen, tracheobronchalen Lymphknotenkette.* Man darf also nicht erstaunt sein, bei Primärinfiltrierung auf der linken Seite auch rechts vergrößerte Lymphknoten anzutreffen. Bei einer umgekehrten Beteiligung von Lymphknoten der linken Seite bei rechtsseitigem Primärherd pflegt sich pathologisch-anatomisch diese Beteiligung auf eine uncharakteristische Schwellung ohne Verkäsung zu beschränken (UEHLINGER). Liegt der *Primärherd hilusnah*, so können die perifokale Lymphangitis, eine etwaige zirkumfokale, bronchogene Streuung und die serös-lymphocytäre Durchtränkung der Herdumgebung mit der Zone der Perifokalreaktion um den Hilus zusammenfließen. Das Anfangsbild ist in solchen Fällen pathogenetisch kaum zu deuten, besonders wenn man weiß, daß die rückläufig entstandenen Aspirationsinfiltrate vom Hilus aus zunächst weitgehend ähnliche Bilder ergeben.

Beispiel 1.

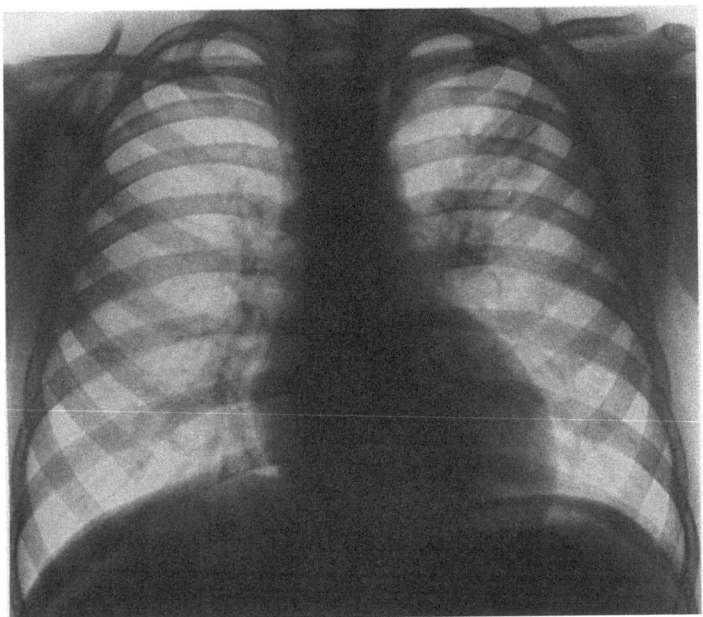

Abb. 1. 21. 8. 50: *Holger Wo.* 5 Jahre. Bipolares Stadium einer Primärinfiltrierung.

Das *äußere Bild der Primärherdinfiltrierung* richtet sich auch sonst nach der Lokalisation. Liegt es pleuranahe, so hat es mitunter Keilform, scharfrandig abschließend mit einer Lappenspalte. Die Basisfläche ist dann gegen die Pleura gerichtet, die Spitze gegen den Hilus. Zentrale Infiltrate haben mehr Kugelform.

Beispiel 2, Abb. 2. Johanna Stü., 9 Monate alt.

Das Röntgenbild zeigte bei der Aufnahme eine keilförmige, nach unten scharf begrenzte Verschattung im rechten lateralen Mittelfeld (anteriores Segment des rechten Oberlappens). Breiter, verwaschener Hilus.

Diagnose: Primärinfiltrierung im rechten Oberlappen mit Pleurabeteiligung. Drei Wochen nach der Aufnahme Zeichen einer beginnenden Meningitis tuberculosa, der das Kind schnell erlag.

Pathologisch-anatomische Diagnose von Prof. SCHÜRMANN, Beispiel 2, Abb. 3: Lungenprimärkomplex, relativ frisch, mit Primärherd im unteren Teil des rechten Oberlappens und zirkumfokaler Infiltration des Lungengewebes, letztere bestehend aus einer interstitiellen, teils alveolaren Pneumonie mit Atelektase und eingestreuten, teils lymphogenen, teils bronchogenen, kleinen, tuberkulösen Herden.

Hier handelt es sich um einen noch frischen Vorgang. Die vollkommene Abgrenzung des verkästen Primärherdes und vor allem der verkästen Lymphknoten ist nach dem histologischen Bilde noch nicht vollzogen. *Im Vordergrund steht die perifokale Entzündung.* Die Atelektase spielt eine untergeordnete Rolle. Daneben bestehen lymphogene und bronchogene Streuherde. Das röntgenographische Bild hat man sich entstanden zu denken durch das Zusammenwirken *zweier Ursachengruppen:*

Beispiel 2.

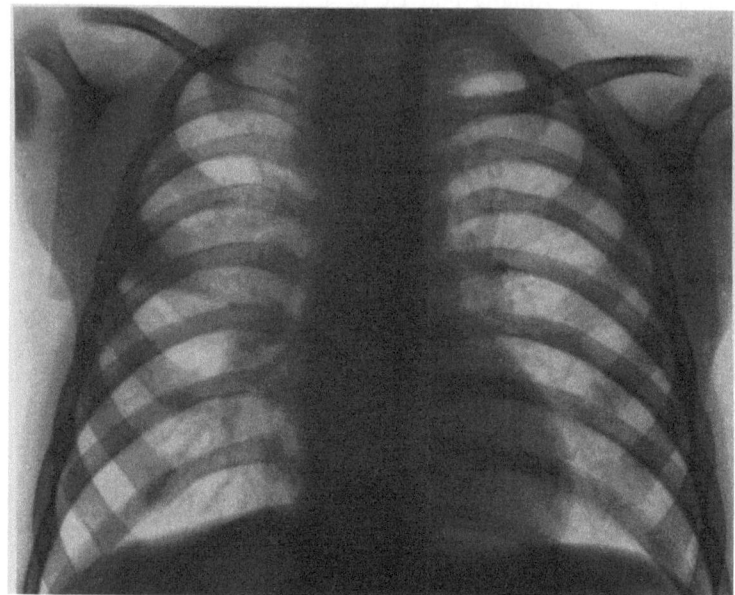

Abb. 2. 17. 1. 39: *Johanna Stü.* 9 Monate. Primärinfiltrierung im rechten Oberlappen.

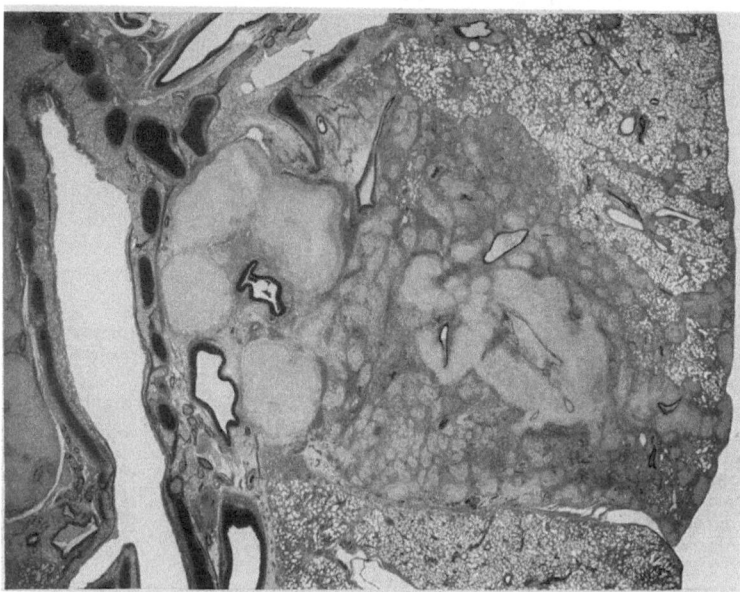

Abb. 3. Sektionsbefund.

1. Aus dem lange nachwirkenden *tuberkulo-toxischen Reiz vom verkäsenden Primärherd,* konzentrisch sich ausbreitend auf die Umgebung, indem die Reiz-

wirkung und damit die Reizreaktion kontinuierlich von innen nach außen abnimmt. Die Mitbeteiligung der Umgebung in abgeschwächter Form ist nach den Versuchen von KAUFMANN und TENDELOO im Prinzip an jedem Infektionsherd, gleichgültig welcher Genese, wiederzufinden. Man muß aber annehmen, daß die zarte Alveolarstruktur und die beständige Bewegungsmassage das Herdwachstum durch Diffusion in der Lunge besonders begünstigen. Die kleinzellige, hauptsächlich lymphocytäre Infiltration („Granulation") ist Kennzeichen dieser Reizwirkung. Die Bedeutung des bakteriellen Reizes vom Primärherd aus wird auch dadurch unterstrichen, daß die Infiltrierungen viel häufiger bei familiär Belasteten auftreten, die nachgewiesenermaßen viel giftempfindlicher sind. Auch die von UEHLINGER jüngst mitgeteilte Tatsache, daß „die Primärinfiltrate um so ausgedehnter sind, je rascher der Träger seiner Erkrankung erliegt", deutet in demselben Sinne auf die Abhängigkeit der Größe von der Ausbreitungsgeschwindigkeit der Bakterientoxine.

2. Aus der eigentlichen *hyperergischen Perifokalreaktion* etwa des 2. und 3. Monats nach der Infizierung. Sie ist eine neue, exsudative, mehr seröse als lymphocytäre Gewebsreaktion der Umgebung, zwar gefördert durch den zentralen Verkäsungsherd und seine Umgebungswirkung, aber doch zugleich das Ergebnis einer zusätzlichen Gruppe von Allergisierungsfaktoren. Darauf deutet am besten hin die regelmäßig zu findende überstürzte amöboide Beteiligung der Alveolarendothelien, die noch immer mit dem Ausdruck BUHLs als Desquamativpneumonie wiedergegeben wird, obwohl es sich weder um eine Pneumonie noch um eine Abschuppung der Zellen handelt. Es gibt Infiltrierungen solcher Ausdehnung und Dichte, daß das Mißverhältnis der Umgebungsreaktion zum Zentralherd in die Augen springt, noch ehe sie sich auflösen. Auch daß sich mitunter die Infiltrierung so überstürzt innerhalb weniger Tage ausbildet, deutet auf die Hyperergisierung hin. Manche Autoren, z. B. UEHLINGER, nehmen heute mehrere gleichzeitig wirkende allergische Faktoren an, eine nicht passiv übertragbare Hyperergisierung der einzelnen Zellen durch Bakterienproteine und eine sich auschließlich am Gefäßbindegewebsapparat manifestierende, übertragbare „Sensibilisierung" durch sonstige Eiweißstoffe, z. B. auch Zerfallsprodukte aus dem Nekrosebezirk. Diese zweite Form der hyperergischen Reagibilität liefere die exsudativ-produktive Perifokalreaktion.

Wäre diese Allergisierung des Organs die Hauptentstehungsursache für die Infiltrierung, so müßte diese für jeden Tuberkulosebeginn die Regel und jedenfalls ungleich häufiger sein, als bislang nachgewiesen wurde. Doch darf sie nicht außer acht gelassen werden. Denn unter sonst gleichen Bedingungen ist die *Primärherdinfiltrierung um so häufiger, je jünger* die Altersgruppe ist, die man zum Vergleich heranzieht, da bei den jüngeren Kindern die allergische Reagibilität besonders groß ist. Der Ausgang besteht in einer *Auflösung* (Resorption) der Verschattung, bis nur noch der kalkinkrustierende Kern in feinstreifiger Verbindung zum Hilus übrigbleibt. Die Infiltrierung ist in dieser Hinsicht chronischen Pneumonien vergleichbar, deren Lösung sich einige Monate hinzieht. Es gibt aber auch Abheilungen ohne Kalkimprägnation, besonders bei Erwachsenen. Entweder kommt es dann zur völligen Resorption des perifokalen Exsudats, oder es entwickeln sich *Indurationsfelder*, in denen oft Bronchektasen nachgewiesen werden können. (P. CH. SCHMID). Die Ursache für die vermehrte Kalkeinlagerung beim Kind sieht RICH einerseits in dem viel höheren Phosphorgehalt des kindlichen Blutplasmas und zum anderen in der vermehrten Tätigkeit der Glandula parathyreoidea. Die phthisische Entwicklung der Primärtuberkulose, durch Einschmelzung des Primärherdes eingeleitet, kann in ihrem Beginn flächenhafte Verschattungen aufweisen, solange die Kaverne noch nicht deutlich ist und Streuungen von dort aus nicht erfolgt sind. Bei Kindern sind gröbere *Kavernisierungen vom Primärherd aus*, abgesehen vom Säuglingsalter, selten. Diagnostisch wichtig ist die Eruierung des Ansteckungszeitpunktes. Das später auftretende Aspirationsinfiltrat ist viel häufiger. Seinem röntgenographischen Erscheinungsbild fehlen die prägnanten Merkmale, die auf einen etwaigen Primärherd schließen lassen. Die Kenntnis der typischen Aspirationsinfiltrate erleichtert die richtige Deutung. Ausgeschlossen werden müssen weiterhin die atypischen Pneumonien und das eosinophile Infiltrat.

Die literarische Erörterung des Fragenkreises um die Primärinfiltrierung ist noch immer im Flusse. Ja, selbst die Frage, ob es Perifokalreaktionen in nennenswerter Häufigkeit überhaupt gibt, wird bis in die neueste Zeit immer wieder aufgeworfen und dann meist vom Standpunkt des pathologisch-anatomischen Kritikers beleuchtet, der sich darauf beruft, nur selten eine solche Perifokalreaktion gesehen zu haben.

Wir möchten demgegenüber darauf verweisen, daß es nach den Angaben von Uehlinger, Schwartz, Rich u. a. *mit Sicherheit eine resorbierbare cellular-ödematöse Perifokalreaktion* gibt und daß diese auch inzwischen genügend anatomisch verifiziert wurde. Selbst wenn diese flüchtigen Infiltrationen noch niemals mikroskopisch analysiert worden wären, so müßte man nach dem klinischen Bild mit großer Sicherheit etwas Derartiges annehmen. Weil diese Perifokalreaktionen aber so flüchtig sind, darum kann auch die Zahl der anatomisch bestätigten Beobachtungen anhand von Untersuchungsfällen mit tödlichem Ausgang kein Maßstab für die wirkliche Häufigkeit sein, noch gar dazu berechtigen, die Existenz des Phänomens anzuzweifeln. Pathologisch-anatomische Unterlagen können für diese Fragen nur von solchem Sektionsgut bestimmter Altersklassen erwartet werden, das zum Zeitpunkt des Todes zufällig eine in Entwicklung begriffene, gutartige Hilus-Lungentuberkulose aufwies. Es scheint uns erwiesen, daß der Befund der „sehr ausgedehnten Perifokalreaktion" (Uehlinger) in Wirklichkeit nicht selten ist.

II. Die Weiterentwicklung bis zum Aspirationsinfiltrat.

1. Die tumorige (intumeszierende) Hiluslymphknotentuberkulose.

Die Kenntnis der Hiluslymphknotentuberkulose und ihrer Gesamtpathologie ist zum Verständnis der von ihr ausgehenden Komplikationen der Lungentuberkulose so unentbehrlich, daß hier kurz auf sie eingegangen werden muß. Außer Betracht bleiben dabei die leichteren, obgleich häufigsten, jedoch eben nichttumorigen Hilusveränderungen, die jeder Träger eines tuberkulösen Primärkomplexes aufweist.

Der *tumorige Hilus entsteht* im ersten Halbjahr nach der Infizierung dadurch, daß eine Anzahl (meist etwa 5—20) von bronchopulmonalen Lymphknoten einzeln oder zusammenhängend im Laufe der Erkrankung anschwellen und er dann, besonders an den beiden Polen, zwetschengroße Pakete untereinander zum Teil verbackener Knoten aufweist. Die Knoten pflegen mit derben, bis fast zentimeterdicken bindegewebigen Kapseln untereinander verlötet zu sein. Es können aber auch Einzelknoten bis walnußgroß werden. Ganz analog dem Prozeß der erweichenden Halslymphknotentuberkulose pflegt von da an im Laufe von Monaten bis Jahren eine teilweise *Erweichung des käsigen Inhalts* zu schmierig dickem, grünlichem Eiter mit einer ebenso teilweisen Kalkeinlagerung an anderen Stellen parallel zu laufen. Schon vorher hat meist der Prozeß nach oben fortschreitend auch auf die Paratracheallymphknoten der rechten Seite oder auf die Lymphknoten am Ductus Botalli und am Aortenbogen auf der linken Seite übergegriffen, die ebenfalls mindestens noch teilweise verkäsen.

Ein solcher Hilustumor zeigt im Vollbild seiner Entwicklung als charakteristischste Form die *kugelige bzw. hantelförmige Auftreibung beider Pole*. Scharf abgegrenzte, bis über zehnpfennigstückgroße Scheiben sitzen dem Hilus im Durchleuchtungsbild so dicht an, daß sie nicht von ihm isolierbar sind. Weitere haselnuß- bis zwetschengroße homogene Schatten schließen sich nach oben medial an, teilweise in den Mediastinalschatten gerückt. Nicht selten ist dann aber der ganze Hilus in einen ziemlich dichten, eigroßen „Tumor" verwandelt.

Die *Erkennung* macht kaum Schwierigkeiten, wenn das im Wachstumsalter jedem Lebensjahr eigene Normalbild des Hilus nach Form und Dichte bekannt ist, wenn sorgsam beide Seiten verglichen werden und eine gewisse Sicherheit in der Lokalisierung aller Befunde erworben wurde. (Es ist dabei zu beachten, daß der linke Hilus insbesondere vom 9.—10. Lebensjahr an schon normalerweise etwas plump und bei leichter Drehung häufig auch etwas dichter erscheint als der rechte.) Der Verlauf zeigt um so häufiger und um so auffälligere Komplikationen in Form von Einbrüchen und Aspirationsherden der Lunge, je jünger der Träger und je rascher der Verkäsungsprozeß am Hilus fortschreitet. Im Gegensatz zu diesen Fällen sehen wir aber in den letzten Jahren eine steigende Anzahl von ausgesprochen intumeszierenden Hilusprozessen unter kräftigen Jugendlichen des Pubertätsalters, die mit kastanien- bis zwetschengroßen Hilustumoren beiderseits jahrelang zwar nicht beschwerde-, aber doch komplikationsfrei bleiben.

2. Der Lymphknoteneinbruch.
(Die progressive Hiluslymphknotentuberkulose.)

Die selbst in den Tuberkulose-widerstandsfähig gewordenen Bevölkerungsgruppen noch so häufige Lymphknotenverkäsung und -erweichung liefert die auffälligsten Symptomendilder in der Tuberkulosepathologie des Kindesalters. Sie vereinigt damit alle jenen progressiven Tendenzen, die früher die Tuberkulose aller Organe zur Seuche machten, in sich. Doch ist im Vergleich zu früher selbst diese Form relativ gutartig geworden. Die verkäsende und fortschreitende Primärherdtuberkulose ist ihr gegenüber, wenigstens beim Kind, ganz in den Hintergrund getreten, dadurch, daß bezüglich Ausdehnung und Schwere des Befalls schon sehr bald nach der Lungeninfizierung der Hilus die Führung zu übernehmen pflegt. Die Hiluslymphknotentuberkulose ist damit zu einer wichtigen „Organtuberkulose" geworden in dem Sinne eines örtlich ausgedehnten, langdauernden Prozesses. Dieser pathophysiologischen Wertung als Organtuberkulose steht auch nicht entgegen, daß das befallene Organ ja eigentlich kein Organ im strengen Sinne, sondern nur Teil eines Gewebssystems darstellt.

Eben diese *progressive Tendenz der Lymphknotenverkäsung* an der Lungenwurzel ist auch Ursache und Ausgangspunkt für die überwiegende Mehrzahl der Lungenverschattungen. Daher das gesteigerte Interesse, das sich seit ihrer Wiederentdeckung in den 30er Jahren der progressiven Hilustuberkulose allgemein zugewandt hat.

Der Kenner der Medizingeschichte könnte sich in diesem Zusammenhang aber daran erinnern, daß es vor dieser Wiederentdeckung und der heutigen Aktualität des Problems schon eine Zeit gegeben hat, in der Pathologen und Kliniker sich schon recht eingehend damit befaßten. So hatten RILLIET und BARTHEZ schon im Jahre 1843 45 Fälle gesammelt. WIDERHOFER gab ein Menschenalter später schon eine vorzügliche Schilderung der Symptome der Bronchostenose und des Einbruchs. Allerdings muß man annehmen, daß in der Zeit, als die Ärzte damit bekannt wurden, der Einbruch von Lymphknoten in die Bronchen im Gegensatz zu heute ein überwiegend lebenbedrohendes Ereignis bedeutete und daß das damalige Interesse und die Kenntnisse darüber von daher geweckt worden waren. Kleinere Kinder erstickten zu dieser Zeit noch häufig an den Käsebröckeln, d. h. die Lymphknotentuberkulose nahm zu jener Zeit noch solche Ausmaße an, daß überwiegend selbst die großen Bronchen arrodiert wurden. Von dem ersten vom Erstickungstod geretteten Kind berichtet 1885 PETERSEN (alle Angaben nach GÖRGENYI-GÖTTCHE, 1947).

Die *Ursachen der* umfangreichen *Verkäsung* der Lungenwurzellymphknoten sind uns heute überwiegend bekannt. Es sei zunächst daran erinnert, daß sie ja als Sammelbecken eines Teils der im Primärherd-Quellgebiet auf Millionen- und Milliardenziffern anwachsenden Bakterien dienen. Das lymphatische Gewebe ist aber von Natur aus den Tuberkelbakterien gegenüber nicht widerstandsfähiger als irgendein anderes Organ, beim jüngeren Menschen der ersten 10 Lebensjahre sogar darüber hinaus noch nicht im Vollbesitz seiner späteren humoralen Abwehrleistungsfähigkeit. Die praktisch einzige Abwehr, die die erstbefallenen Hiluslymphknoten bei solchem Ansturm leisten können, ist die Retention (Speicherung) und die der allmählichen Vernichtung der Keime in der Selbstaufopferung (Nekrobiose). Die allgemeine Gewebsresistenz in unseren Breiten ist der Tuberkulose gegenüber schon soweit gewachsen, daß sich der so hervorgerufene Verkäsungsprozeß in den Lymphknoten gegenüber früher deutlich verlangsamt abspielt, soweit verlangsamt jedenfalls, daß die Schwellungsfähigkeit des lymphatischen Gewebes und die Dehnung und Vergrößerung ihrer Kapsel mit der allmählichen Verkäsung einigermaßen Schritt halten. So allein ist es ja zu erklären, daß Lymphknoten im Laufe von Monaten oder gar Jahren bis auf das über 50fache ihres ursprünglichen Volumens anwachsen können. Aber die Tatsache allein, daß die Hiluslymphknoten im Laufe der Primärtuberkulose noch immer solche Größen erreichen, zeigt zugleich auch die Bedrohung, die in dem Schwellungsvorgang für die Lymphknoten selbst wie für ihre Umgebung (Gefäße, Bronchen) liegt. Sehr oft reicht eben die Dehnungsfähigkeit nicht aus, häufig erweicht und vereitert der Inhalt, ehe der Prozeß der Zerstörung von seinen Zentren her zur Ruhe kommt. Damit ist die Perforation unvermeidlich geworden. Selbst wenn der riesenhaft vergrößerte einzelne Knoten mit seiner Kapsel standhält, ohne die anliegenden Gewebe (Gefäße und Bronchen) weiter zu bedrohen, selbst dann ist ja der entstandene Schaden nahezu irreparabel, wenn nicht genügend Reste unversehrten, gefäßhaltigen Gewebes an der Kapsel zur Bildung eines Organisationspols ausreichen, von dem aus wenigstens die Schrumpfung und die Verkalkung eingeleitet werden können. Fehlt schließlich auch diese Möglichkeit der Bereinigung an Ort und Stelle, so bleibt nur noch die Ausstoßung. Die Verkäsung greift in diesem Falle auf den benachbarten Bronchus über, arrodiert ihn und hat damit ein Entleerungsventil geschaffen. Seltener erfolgt ein Durchbruch in die Pleurahöhle, in den Herzbeutel, in die Blutgefäße, in den Oesophagus und ins Mediastinum. Begünstigt wird der Durchbruch durch Infektionskrankheiten, besonders durch Masern und Keuchhusten, durch Superinfektion und auch durch gewaltsame sportliche Betätigung (DUFOUR und DEPIERRE). Der Durchbruch geht in heutiger Zeit in Westeuropa überwiegend unbemerkt und langsam vor sich im Sinne der Penetration. Zunächst verklebt der Lymphknoten mit der Bronchalwand, zerstört sie schrittweise von außen her und schiebt dabei die Schleimhaut gegen die Innenseite vor. Bald schimmert der käsige Inhalt des Lymphknotens durch sie hindurch und bricht dann in den Bronchus ein. Die Entleerung kann rasch und kontinuierlich vor sich gehen, geschieht aber überwiegend in kleineren Portionen über längere Zeit verteilt (KLINKE und HUTH). DUFOUR und DEPIERRE beschreiben chronische Fisteln, die mit Unterbrechung 12—15 Monate sezernierten. Krater- und muldenförmige Perforationsstellen sind mitunter schon nach wenigen Wochen narbig geschlossen. Die Narben sind stern-, mulden- oder trichterförmig, wallartig oder knotig verdickt, mitunter aber auch ganz flach. Oft haben sie einen perlmutterartigen Glanz. Bei der Mehrzahl der Patienten von DUFOUR und DEPIERRE war aber die Heilung derart, daß man endoskopisch nichts mehr nachweisen konnte. Überwiegend wird aber der Inhalt zur Zeit der Perforation schon erweicht und in bestimmtem Umfang teilweise verflüssigt sein. Selbst in diesem Zustand kann der

Prozeß Halt machen, wie wir aus vieljähriger Erfahrung von der Halslymphknoten-tuberkulose her wissen. Durch einzelne Schubperioden unterbrochen zieht sich dann gewöhnlich der Gesamtprozeß jahrelang hin, bis es schließlich doch einmal zu einer Perforation kommt. Jetzt kann es allerdings sein, daß die mitaffizierte Kapsel plötzlich breit arrodiert wird und der dickflüssige, rahmige Eiter sich aus einer mehrere Millimeter großen Öffnung in das Bronchallumen ergießt. Ver-schiedene Autoren, so SIMON, GÖRGENYI-GÖTTCHE und neuerdings BOSSERT-PLETTENBERG, haben dabei Todesfälle durch Ersticken oder Kreislaufinsuffizienz verzeichnet, wenn der bedrohliche Zustand sich über Stunden oder Tage erstreckte. In Ungarn (GÖRGENYI-GÖTTCHE) scheint dieses Ereignis unter Kindern der ersten Lebensjahre sogar noch immer relativ häufig zu sein. In anderen Fällen ist ein lang anhaltender, äußerst heftiger und medikamentös kaum beeinflußbarer Reiz-husten unter mehr oder weniger deutlichen Stenoseerscheinungen ein charakte-ristischer Hinweis, besonders wenn der Husten einen metallischen, bitonalen Bei-klang hat. Nicht selten bricht ein größerer Lymphknoten auch in mehrere Bron-chen zu gleicher Zeit ein.

Über die *Häufigkeit des Einbruchs* gehen die Angaben der einzelnen Autoren auseinander. Dabei ist zu berücksichtigen, daß die einzelnen Rassen verschieden reagieren. So fand RICH bei Negern öfter Durchbrüche als bei Weißen. Sicher ist der Durchbruch häufiger, als Pathologen in früherer Zeit angaben. UEHLINGER schätzt die Zahl neuerdings auf 10—20 % aller Tuberkulosetodesfälle, DE VELASCO errechnet sie mit 18,7 %, SCHWARTZ in Istanbul findet Spuren dieses Einbruchs bei seinen überdurchschnittlichen schweren Befunden sogar in 90 %. Ebenso variieren die Angaben der Kliniker. Einbrüche stellten fest SUTER und ISELEIN unter 192 18—51jährigen in 6 %, JEUNE und MOUNIER-KUHN unter 47 3—15-jährigen in 55 %, KOURILSKY und Mitarbeiter bei 71 3- 25jährigen in 57,4 %, HAUSER bei 650 Erwachsenen in 3 %, ADELBERGER fand an 82 Resektionspräpa-raten Erwachsener nur 2,4 %, GÖRGENYI-GÖTTCHE und KASSAY fanden bei ihren an Tuberkulose verstorbenen Kindern die diesbezüglichen Veränderungen in 47,1 %.

Es spricht wieder für die *Gutartigkeit der heutigen Hilustuberkulosen*, daß die meisten Bronchaleinbrüche ganz oder nahezu symptomlos verlaufen. GÖRGENYI-GÖTTCHE, der in den letzten 10 Jahren das Krankheitsbild des Einbruchs beson-ders sorgfältig studiert hat, errechnet selbst an seinem Krankengut mit durch-schnittlich schwereren Erkrankungen, als wir sie hier verzeichnen, daß über 60 % aller Einbrüche nicht nur symptomlos, also von Arzt und Patient unbemerkt vor sich gegangen seien, sondern daß etwa die Hälfte aller Fälle mit nachträglich *pathologischerseits* festgestellten Zeichen einer Bronchalwandarrosion auch zeit-lebens keinerlei Folgeerscheinungen des stattgehabten Einbruchs aufwiesen. Um-gekehrt läßt sich unschwer nachweisen, daß die Mehrzahl der symptomstarken Einbrüche in das Bronchalsystem mit entsprechenden Aspirationserscheinungen an Kindern aus tuberkulosebelasteter Familie beobachtet werden.

Auf die *Komplikationen des Lymphknotendurchbruchs* weisen vor allem DUFOUR und DEPIERRE hin. Die schwerwiegendste ist das Auftreten einer *Generalisierung*. Von 55 Perforationen waren 6 mit einer Miliartuberkulose oder Meningitis ver-gesellschaftet. Seltener sind *Hämoptoen*. Bei 100 Patienten dieser Autoren wurde fünfmal Blutauswurf beobachtet. Die Kranken waren 14—25 Jahre alt. Schwere Zwischenfälle können auftreten, wenn der *Einbruch in ein großes Gefäß* erfolgt. So erlebten wir eine tödliche Blutung durch Einbruch eines tuberkulösen Hals-lymphknotens in die Carotis. Weiterhin beobachteten wir das Auftreten einer *eitrigen tuberkulösen Pleuritis* nach Durchbruch eines Lymphknotens in die Pleura-höhle. Auch die Entwicklung eines *mediastinalen Emphysems* im Anschluß an eine

Perforation ist beschrieben worden (Völcker, Spivek). Diese Komplikation dürfte aber sehr selten sein.

Für den direkten *Nachweis des Lymphknotendurchbruchs* wird heute allgemein in erster Linie das Bronchoskop verlangt und benutzt. Erst in zweiter Linie greift man zur Tomo- und Bronchographie. Doch ist darauf hinzuweisen, daß es auch bei bester Untersuchungstechnik und -apparatur nicht immer möglich ist, alle Bronchuspartien einzusehen. Außerdem kann eine Fistelöffnung in infiltriertem und ödematös gequollenem Schleimhautgebiet dem Auge des Untersuchers verborgen bleiben, so daß mitunter mehrere Bronchoskopien notwendig werden (Böhm), bis dieser Nachweis schließlich erbracht ist. Dufour und Depierre weisen darauf hin, daß mittels der Endoskopie nur ein Drittel der Perforationen festgestellt werden kann.

Gegenüber dem direkten, aber doch oftmals recht umständlichen, unangenehmen und unsicheren Nachweisverfahren ist der indirekte Nachweis durch die Aufdeckung der Perforations*folgen* oft sehr viel einfacher und auch eindrucksvoll, wenn es z. B. gelingt, die Bronchalwandfistel bronchographisch festzuhalten, oder wenn die Entleerung des Hiluslymphknotens in der Röntgenfilmserie zum Vorschein kommt.

III. Typische Folgeerscheinungen der Hiluslymphknoten-Perforation.

1. Der subakute und schleichende Verlauf des Aspirationsinfiltrats.

Das *Aspirationsinfiltrat* ist als Folge eines penetrierenden Durchbruchs eine *im allgemeinen gutartige und rückbildungsfähige Infiltration* eines Teilgebiets der Lunge unter nur geringer Perifokalreaktion. Ihr pathogenetisches Kennzeichen ist demgemäß der von der kritischen Zeit der ersten 2—3 Monate post infectionem abgerückte Entstehungszeitpunkt. Meist bedarf es ja bei einer durchschnittlichen Wachstumsgeschwindigkeit des Hiluslymphknoten-Prozesses einer gewissen Anlaufzeit, bis es zum Lymphknoteneinbruch kommt. Nach Dufour und Depierre tritt er gewöhnlich vom Ende des dritten Monats bis zum siebenten nach Umschwung der Allergie ein. Je nach Konstitution und Alter wird dieser Zeitpunkt aber auch noch erheblich weiter hinausgerückt. Je kräftiger und je älter der Patient, desto eher wird schon vorher eine bindegewebige Kapselbildung ausreichenden Grades und damit eine örtliche Lokalisierung möglich sein. Kommt es aber in der oben genannten Form zum Durchbruch, so ist jetzt die gewöhnliche Folge nicht eine in wenigen Tagen umfangreich werdende Infiltrierung, sondern ein Infiltrat, das das befallene Gewebe degenerativ in Mitleidenschaft zieht.

Dieses häufige und für die Klinik der Primärtuberkulose so charakteristische Aspirationsinfiltrat tritt in zahlreichen *Varianten in Größe und Lokalisation* auf. Infolge seiner Häufigkeit ist es auch pathologisch-anatomisch heute gut bekannt.

Zum Beispiel sind die in der Literatur so bekannt gewordenen Einzelbeobachtungen von Rubinstein (1928), der Fall von Gorter-Lignac (1931) und der Fall von Spence (1932) hier einzureihen. Sie alle wiesen die gleiche serös-kleinzellige Perifokalreaktion auf, durchmischt mit Epitheloidzellennestern und sonstige Anzeichen der toxischen Mitbeteiligung des Gewebes um den verkäsenden Kern. Eine Reihe von Obduktionsbefunden dieser Art wurde auch von uns in früheren Arbeiten wiedergegeben (Brügger, 1949).

In den letzten Jahren hat ganz besonders Schwartz auf die Aspirationsfolgen hingewiesen. Die Radiergummiinfiltrate von Schwartz sind nach Beitzke mit der Buhlschen Desquamativpneumonie identisch. Auch entsprechen diese Radiergummiinfiltrate dem histologischen Befund des Falles von Rubinstein. Der Ausdruck: Splenopneumonie paßt aber nach Beitzke nicht mehr. Zur Zeit dieser Wortprägung scheinen die Aspirationsinfiltrate weniger gutartig und weniger resorptionsfähig gewesen zu sein als die Radiergummiinfiltrate.

Im *Röntgenbild* kennzeichnend sind die Hilusnähe, die evtl. scharfrandige Abgrenzung einer Seite durch eine Lappenspalte, die angedeutete Dreiecks- oder Rhombenform sowie die zwischen Mirabellen- und Zwetschengröße wechselnde Ausdehnung. Zum typischen Bild gehört auch die unregelmäßige und unscharfe Vermehrung der Bronchal- und Gefäßzeichnung in der nächsten Umgebung. Diese Infiltrate hinterlassen oft ein streifiges Indurationsfeld, nicht selten aber bleibt ein zipfelig ausgezogener Verdichtungsherd, der auf den Hilus zu immer mehr schrumpft, lange Zeit bestehen.

In bezug auf die *Lokalisation* überwiegt die rechte Seite. Befallen werden vorzugsweise das anteriore Oberlappensegment und die beiden Teilsegmente des Mittellappens, was SIMON, BOSSERT u. a. bestätigt haben. Die Bevorzugung der rückwärtigen Oberlappensegmente ist jedenfalls nicht so ausgeprägt, wie für das Frühinfiltrat angegeben wurde. Alle übrigen Lungensegmente werden nach unserer Erfahrung in etwa gleicher Häufigkeit befallen. Nur im linken postero-basalen Segment sehen wir auffallend selten ein Aspirationsinfiltrat.

In Ausnahmefällen ist die *Diagnostik erschwert*, z. B. wenn das anteriore und das posteriore Oberlappensegment frei sind, das apikale Segment dagegen befallen ist. Die Verdichtung nimmt selten das ganze Segment in charakteristischer Form ein. Hier ist es manchmal schwer zu entscheiden, ob es sich um eine lokalisierte Kompressionsatelektase durch einen im Mediastinum versteckten Paratracheallymphknoten handelt oder ob das genannte Segment selbst affiziert ist. Typisch sind dagegen wieder die Infiltrate in den kleineren apikalen Unterlappensegmenten. Der Infiltratschatten umgibt im Sagittalbild manchmal den Hilus in der Form, die früher als SLUKAsches Dreieck oder als perihiläre Infiltrierung bezeichnet wurde.

Ob es *Aspirationsinfiltrate absolut nicht-segmentalen Charakters* gibt, wie SOULAS und MOUNIER-KUHN anzunehmen scheinen, möchten wir bezweifeln. Daß die entstehenden Lungenverschattungen vielmehr überwiegend die erwähnte angedeutete Beziehung zu den Segmentgrenzen aufweisen, indem sie sich an der einen Seite häufig an die Interlobärspalte anlegen, geht ja aus der Tatsache der Eiterfüllung eines Lappen- oder Segmentbronchus hervor.

Der gutartige Charakter dieser Aspirationsinfiltrate wird durch den *Verlauf* fast ausnahmslos bestätigt. Auch sie bilden sich überwiegend in der Form zurück, daß nach BEITZKE ein Teil durch Karnifikation vernarbt, der größere Anteil aber residuenlos resorbiert wird. Diese Auflösung benötigt jedoch längere Zeiträume, gewöhnlich wiederum Monate. Hand in Hand damit geht im Röntgenbild die Schrumpfung in Richtung zum Hilus und die Konsistenz- und Dichtezunahme des Kerngebiets der Verschattung, das schließlich noch 1/3 bis 1/4 des ursprünglichen Gesamtvolumens ausmacht. Darin kommt dann nach frühestens 6—7 Monaten die Kalkablagerung zum Vorschein. Dieser Kern verkleinert sich im Laufe von 12—18 Monaten noch weiter, bis schließlich nur noch einzeln stehende Kalkherdchen oder in anderen Fällen ein oder zwei größere Konglomeratkalkschatten übrigbleiben. Auch sie lösen sich späterhin wieder in einem Teil der Fälle auf, während sie in anderen lebenslänglich bestehen bleiben. Es kann sein, daß so schließlich ein kleines, umschriebenes Indurationsfeld streifiger Verdichtung allein noch Zeuge eines jahrelangen Organprozesses bleibt.

Beispiel 3. Oskar Fu.: 7 Jahre alt, Infektionsquelle unbekannt. 8 Monate vor Beginn der Kur mit hohem Fieber erkrankt. Moro+.

Bild 4: Großer, tumoriger Hilus links. Unterhalb wolkige Verschattung, herznah. Diagnose: Primärinfiltrierung.

Bild 5: 5 Monate später. Unter Temperatur von 39° tritt jetzt eine große, flächenhafte Verschattung des linken Mittel- und Unterfeldes auf, medial intensiver als lateral. Leukocytenzahl: 9000.

Bild 6: Nach 4 Monaten. Hilus jetzt erheblich schmäler, härter und besser abgesetzt. Die große Verschattung löst sich von medial nach lateral fleckig auf. Hilusnah, in Höhe des 3. ICR, Kalkfleckchen.

Beispiel 3.

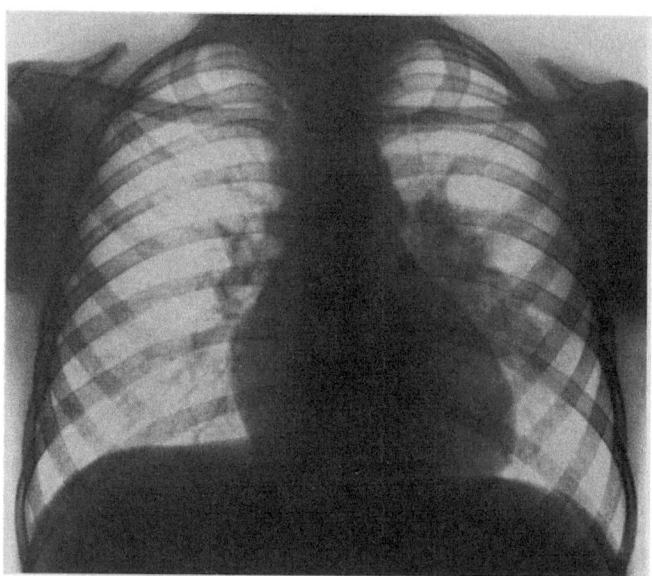

Abb. 4. 11. 11. 48: *Oskar Fu.* 7 Jahre. Infiltrierung links.

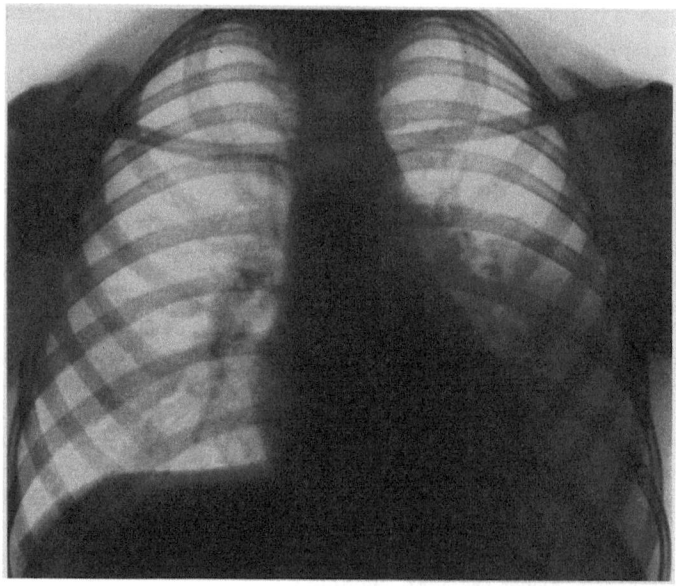

Abb. 5. 11. 4. 49: Aspirationsinfiltrat im linken Unterlappen, die Infiltrierung überdeckend.

Bild 7: 2 Jahre später. Hilus weiter verschmälert, kleine Kalkfleckchen in den Mittel-schatten projiziert. Die Gruppe von Kalkfleckchen in Höhe des 3. ICR ist geschlossener. Eine größere lockere Gruppe von kalkharten Schattenflecken oberhalb des Zwerchfells.

Bei bestehender Primärinfiltrierung war es hier zu einem großen Aspirations-infiltrat im linken Unterlappen gekommen (Abb. 5). Nach Abklingen der ent-

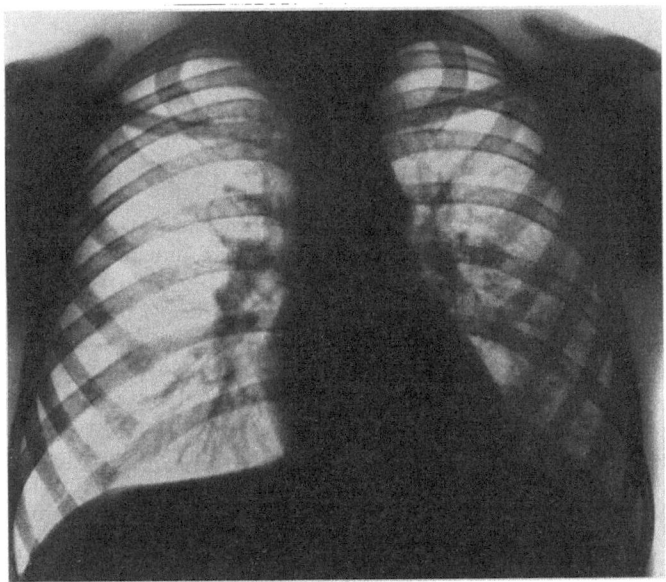

Abb. 6. 2. 8. 49: Rückbildung.

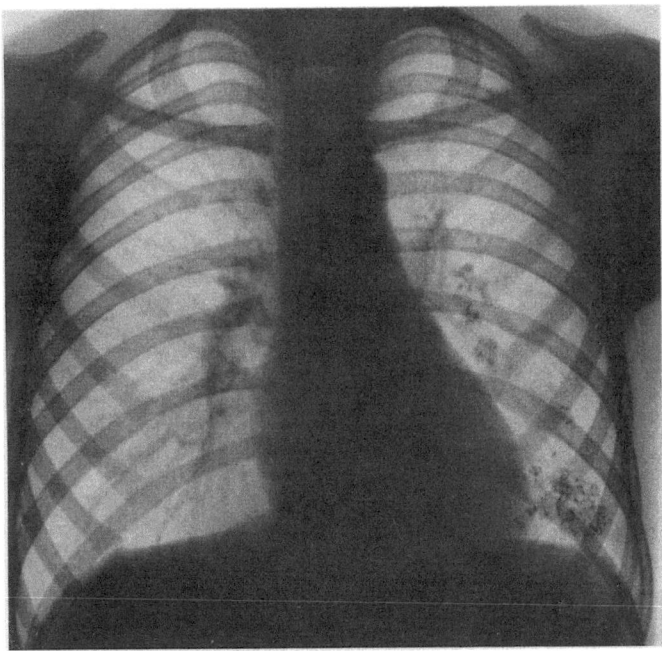

Abb. 7. 14. 3. 51: Entwicklung eines verkalkten Primärkomplexes links. Kalkflecke im linken Unterlappen als Reste des Aspirationsinfiltrats.

zündlichen Reaktionen werden die verkalkenden, käsigen Aspirationsherde sicht-bar (Abb. 7).

Die Verkleinerung der Hilusfigur im Röntgenbild kurz nach der Perforation ist ein weiteres, sehr charakteristisches, aber durchaus nicht regelmäßiges Merkmal des Aspirationsvorgangs. Die *rasche Änderung der Hilusform* pflegt dabei um so eindrucksvoller, auch um so häufiger zu sein, je stärker tumorig der Hiluspol vorgewölbt war, der sich entleert hat. Eine gewisse Abnahme der Dichte, die schärfere Demarkierung der Ränder und *Glättung der Konturen* ist dagegen ausnahmslos zu beobachten.

Auffällige subjektive Erscheinungen gehören wohl zur Entstehung, nicht aber zum Vollbild des Aspirationsinfiltrats. Es sind die oben beschriebenen, allgemein bekannten Begleiterscheinungen des Einbruchs und der eben einsetzenden Lungeninfiltration. Bei Älteren beobachtet man hier und da einen hartnäckigen, subjektiv quälenden Reizhusten, der mitunter nur einer spezifischen Chemotherapie zugänglich ist.

Eine abweichende Verlaufsform bieten alle diejenigen Lungenverschattungen, die zunächst äußerlich nicht oder doch nur vermutungsweise von einem reinen Aspirationsinfiltrat zu unterscheiden waren. Dann handelt es sich entweder um kleinere käsige Pneumonien oder — häufiger — um aus Infiltration und Atelektase zusammengesetzte Mischbilder, die allerdings am ehesten als solche zu deuten und in ihrem Verlauf verständlich sind bei genauer Kenntnis der Formen und Bilder der Obturationsatelektase. In jedem Falle ist auch eine entsprechende Bronchusuntersuchung durchzuführen. Auf die Bedeutung der durch Lymphknotenperforation bedingten Bronchusveränderungen für den Ablauf der Tuberkulose im Kindesalter hat u. a. auch WISSLER hingewiesen.

Beispiel 4.

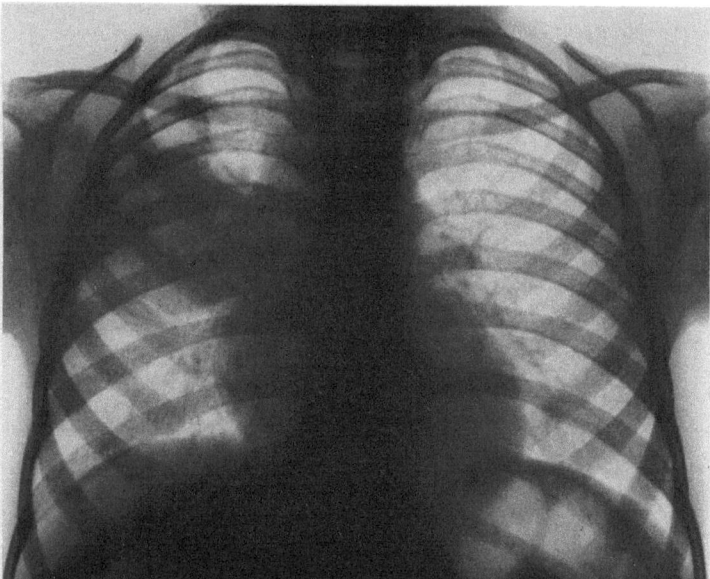

Abb. 8.   1. 8. 44: *Horst De.* 3¹⁰/₁₂ Jahre. Tumorige Bronchal- und Paratracheallymphknoten-Tuberkulose rechts. Aspirationsinfiltrat mit Atelektase im anterioren Segment des rechten Oberlappens.

Beispiel 4. Horst De.: 3 ¹⁰/₁₂ Jahre alt. Februar 1944 Störungen des Allgemeinbefindens. Diagnose: Tumorige Bronchallymphknotentuberkulose, dann Infiltrat im rechten Oberlappen.

Am 28. 7. 44 Aufnahmediagnose in der Kinderheilstätte Wangen: Tumorige Bronchal- und Paratracheallymphknoten-Tbk. und Aspirationsinfiltrat mit Atelektase im anterioren

Segment des rechten Oberlappens (Abb. 8). Knie- und Handgelenktuberkulose. Mastoiditis tuberculosa.

16 Monate später am 11. 12. 45: Perifokale Infiltration zurückgebildet. Im geschrumpften, etwa fünfmarkstückgroßen anterioren Segment Einlagerung zahlreicher Kalkfleckchen (Abb. 9). Fast 3 Jahre später: geschrumpfter Bezirk nur noch etwa zehnpfennigstückgroß. Deutliche Kalkeinlagerung am oberen Hiluspol (Abb. 10).

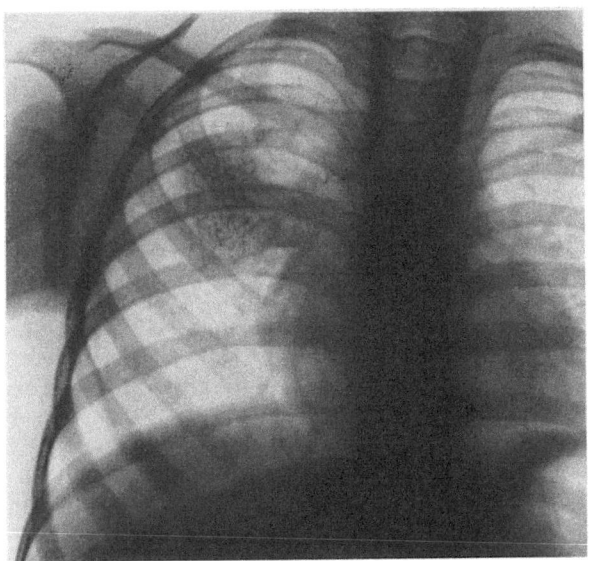

Abb. 9. 11. 12. 45, 16 Monate später: Rückbildung unter Schrumpfung.

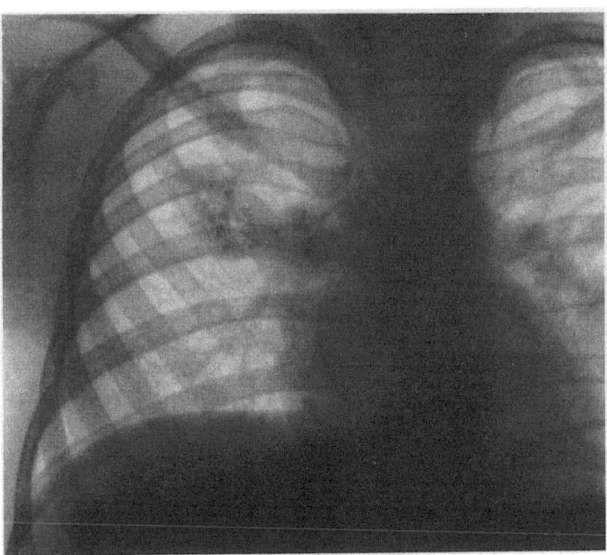

Abb. 10. 20. 9. 48: 3 Jahre später: Weitere Schrumpfung.

Die Therapie der Wahl ist die mehrmonatige kombinierte Chemotherapie während eines Heilverfahrens. Die Prognose ist durchweg günstig, und wenn man von dem geringen Prozentsatz der Kinder absieht, die im Pubertätsalter oder aus einer familiären geringen Tuberkuloseresistenz heraus in den Aspirationsinfiltraten Kavernen ausbilden, so wird im allgemeinen das Behandlungsziel auch in 3—9, im Durchschnitt also in etwa 6 Monaten erreicht.

Wer die erweichende Halslymphknotentuberkulose aus größerer Erfahrung heraus kennt, wird geneigt sein, die Aspiration mitunter als den einzig möglichen Entleerungs- und Entlastungsmechanismus zu verstehen, der dem Organismus bleibt, wenn sich einmal kirsch- bis walnußgroße Säcke flüssig-eitrigen Inhalts am Hilus ausgebildet haben. Früher war der Durchbruch ein immer gefürchtetes Ereignis. Meistens starben die Kinder durch Erstickung, gelegentlich auch durch Verblutung.

2. Der akute Verlauf des Aspirationsinfiltrats.
(Aspirationsinfiltrierung.)

Außer dieser subakuten gibt es auch eine akute Verlaufsform, die vorwiegend bei Kindern der ersten 4—6 Lebensjahre, selten später auftritt. Diese Sonderform ist charakterisiert durch eine *klinisch symptomstarke, pneumonieähnliche, akute Entstehung einer rückbildungsfähigen Infiltration mit ausgedehnter Perifokalreaktion in einem größeren Lungenbezirk.* Sie steht in engem, röntgenographisch oft untrennbarem Zusammenhang mit einem ausgedehnt tumorigen Hilus. Diese Form des Aspirationsinfiltrats entsteht vorzugsweise in den ersten 6—12 Monaten nach der pulmonalen Infizierung, also in einer Zeit maximal gesteigerter Tuberkulinreagibilität. Für ihre Entstehung bedeutsam ist weiterhin die Beschaffenheit des aspirierten Materials. Ältere, schon verkreidete, grobe Käsebröckel obturieren wohl den Bronchus. Aspiriert wird dagegen das erweichte oder verflüssigte Nekrosematerial, das sich bildet, wenn der ganze Verkäsungsprozeß rasch oder unter aggravierenden Zusatzeinflüssen vor sich geht. *Entstehungsbedingungen* der Aspirationsinfiltrierung sind also folgende: 1. Eine *hohe Tuberkulinreagibilität*, abhängig ihrerseits vom Alter des Trägers und Zeitpunkt der Aspiration, 2. eine bestimmte *Konsistenz* und 3. ein bestimmter *Bakteriengehalt* des Aspirationsmaterials. Konsistenz und Bakteriengehalt des Aspirationsmaterials stehen zueinander in Beziehung. Nach Dufour und Depierre ist der Lymphknoteneiter um so flüssiger, je reicher er an Tuberkelbakterien ist. Umgekehrte Formulierung ist zulässig: der Eiter ist um so bacillenreicher, je flüssiger er ist. Demgemäß wird das Bild klinisch und röntgenographisch um so ausgeprägter sein, je jünger das Kind ist und je früher Perforation und Aspiration nach der Infizierung erfolgten. Das Lebensalter ist auch aus einem weiteren Grund bedeutungsvoll. Denn nicht nur die Geschwindigkeit des Verkäsungsprozesses, sondern auch die Perforationsfähigkeit des Lymphknoteninhalts geht mit wachsendem Alter sukzessiv zurück. Die elastischen und zarten Bronchalwandungen des Kleinkindes sind sehr viel mehr von der Lymphknotenperforation bedroht als die festeren des Jugendlichen und starren des erwachsenen Menschen. Ist andererseits die ererbte Tuberkuloseresistenz des Patienten zu gering, so überwiegt leicht der pneumonische und verkäsende Charakter der Aspirationsfolgen, sofern das aspirierte Material in großer Zahl noch lebende Tuberkelbakterien enthält. Dann sieht man entweder schon eine fortschreitende Primärherdtuberkulose, oder aber die ausgedehnte, tumorige Hiluslymphknotentuberkulose zeigt außer den Aspirationsherden nach der Perforation auch umfangreiche Bronchalwandstenosen und Kompressionsfolgen. Es entstehen gemischte Bilder schwereren Grades.

Die pathologische Anatomie der Aspirationsinfiltrierung ist aus den Beobachtungen von Schwartz und auf Grund ihrer experimentellen Erzeugung im Tierversuch gut bekannt. So selten nämlich diese ganz bestimmten Entstehungsursachen beim Menschen isoliert zusammentreffen, so leicht sind sie im Tierexperiment zu vereinigen. Das Musterbeispiel der experimentellen Erzeugung haben BIELING und SCHWARTZ geliefert, indem sie Kaninchen mit wenigen gering pathogenen Tuberkelbakterien vorinfizierten und 3 Wochen später, in der Zeit der höchsten Tuberkulinreagibilität für diese Tierart, mit den für Kaninchen besonders hochpathogenen Bakterien vom Bovinustyp intravenös nachimpften. Sie sahen dann oft auf ganze Lappen ausgedehnte Lungeninfiltrate entstehen, die nach weiteren 20—30 Tagen den Höhepunkt ihrer Ausdehnung erreicht hatten und sich von da an in einem Teil der Fälle überraschend gut zurückbildeten. Mikroskopisch fanden sie die Alveolarräume wieder mit jenen, für eine überstürzte Exsudationsreaktion so charakteristischen, großen rundlichen Alveolarzellen ausgefüllt.

Auf Grund dieser Tierversuche besteht durchaus die Berechtigung, bei der schnellen Rückbildung der Lungenveränderungen von Aspirationsinfiltrierungen statt -infiltraten zu sprechen. Aspirationsinfiltrierungen solchen *reinen* Typs mag es auch beim Kind geben, wir haben sie aber selten gesehen. Die ganz bestimmten Entstehungsbedingungen sind beim Menschen doch wohl selten gegeben.

Das *röntgenographische Erscheinungsbild der Aspirationsinfiltrierung* des Kleinkindes ist das einer ausgedehnten homogenen Verschattung, die nicht selten Lappengröße erreicht und ohne deutliche Abgrenzung den tumorig vergrößerten, etwa ebenso dichten Hilus miteinnimmt. Es gehört dazu ein anamnestisch früher Beginn der Entstehung bald nach der Infizierung unter deutlichen klinischen Zeichen, meist 2—3 Wochen lang von Fieber zwischen 38 und 40°, je nach Alter, begleitet. Der Hilustumor zeigt gewöhnlich nicht oder nur undeutlich die Zeichen der Hilusverkleinerung nach der Lymphknotenentleerung, wie sie für die Aspirationsinfiltrate der späteren Alter so charakteristisch sind. Oft ist die Gesamtbeteiligung des Organismus relativ gering. Die Kinder pflegen nach den Fiebertagen wieder zu essen und zu gedeihen. Das Blutbild zeigt eine Leukocytose unter 20000 ohne sonstige besondere Merkmale. Der Röntgenbefund bildet sich im Laufe von Monaten zurück, sofern sich nicht neue Verkäsungen entwickeln oder Atelektasen das Bild verändern.

Beispiel 5. Edgar Gei.: 3 $^5/_{12}$ Jahre alt. 3 Geschwister haben Lungentuberkulose. 3 Monate vor der Aufnahme tumorige Bronchal- und Paratracheallymphknotentuberkulose, dann entwickelte sich eine „schwere Lungenentzündung" mit 14 tägigem hohem Fieber.

Bei der Aufnahme am 13. 12. 48 besteht neben einer Vergrößerung der Hiluslymphknoten eine ausgedehnte Verschattung des rechten Oberlappens, das apikale Segment ausgenommen (Abb. 11). Hamburger: +. Blutsenkungsgeschwindigkeit beschleunigt, Temperatur normal.

Abb. 12 (Film v. 16. 11. 49): Die Verschattung hat sich fast ganz zurückgebildet. Der Hilus ist noch vergrößert. BSG normal.

Epikrise: Bei einem Kleinkind von 3 $^5/_{12}$ Jahren mit tumoriger Bronchal- und Paratracheallymphknoten-Tbk. bildet sich akut eine Aspirationsinfiltrierung, die sich im Laufe von 11 Monaten fast ganz zurückbildet.

Beispiel 6. Gerald Sa.: 2 $^8/_{12}$ Jahre alt. Vater offene Lungentuberkulose. Am 28. 2. 49 Erythema nodosum. Eingewiesen am 29. 3. 49 mit einer ausgedehnten Bronchallymphknotentuberkulose (Abb. 13). Hamburger +. BSG beschleunigt. Sekundäre Anämie. April 1949 einige Tage Temperaturanstieg zwischen 38 und 39° ohne wesentliche Beeinträchtigung des Allgemeinbefindens. Röntgenographisch: Verschattung im Mittellappengebiet (Abb. 14), die nach 4 Monaten wieder zurückgebildet ist.

Bei diesem Kleinkind ist die Aspirationsinfiltrierung ohne wesentliche Störung des Allgemeinbefindens aufgetreten und hat sich in 4 Monaten wieder zurückgebildet.

Zum Abschluß sei darauf hingewiesen, daß diese beiden Formen der Aspirationsfolgen oft nicht getrennt werden können, sondern daß die Übergänge von der einen zur anderen Form fließend sind.

3. Die massive käsige Bronchopneumonie.

Nach dem Durchbruch können sich auch große, käsige Lungenherde bilden, die gern konfluieren und das Bild einer Pneumonie vortäuschen. Meistens sind aber am Rande isolierte Knoten festzustellen. Histologisch sind die bronchopneumonischen Knoten vor allem um die Bronchen herum angeordnet, die

Beispiel 5.

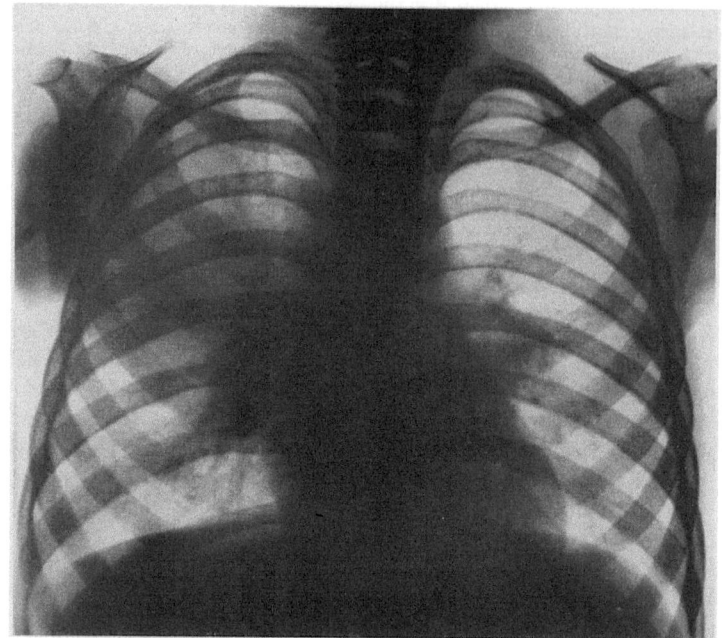

Abb. 11. 14. 12. 48: *Edgar Gei.* 3⁵/₁₂ Jahre. Aspirationsinfiltrierung im rechten Oberlappen.

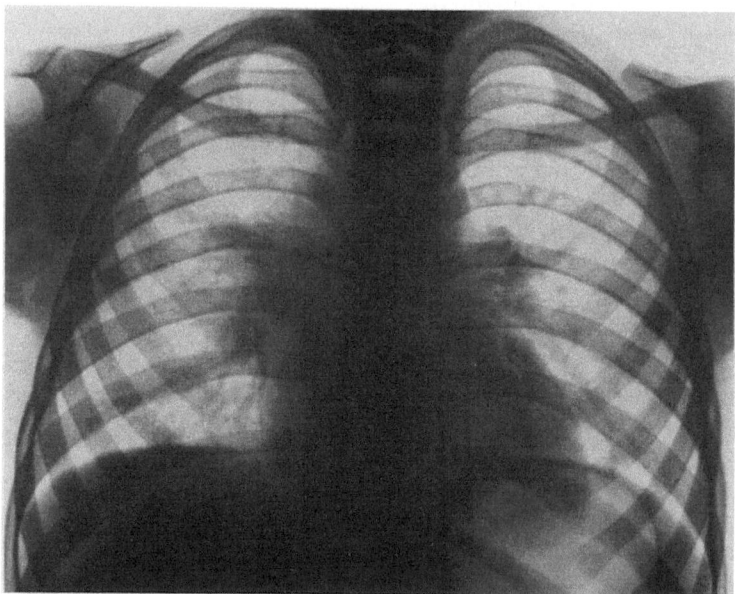

Abb. 12. 16. 11. 49: Verschattung fast ganz zurückgebildet. Hilus noch vergrößert.

Veränderungen im Sinne der Endobronchitis tuberculosa bis zur Panbronchitis caseosa zeigen. Der Verlauf ist meist akut mit hoher Temperatur, heftigem Hustenreiz und den übrigen Zeichen einer Bronchopneumonie. Bei Kindern können diese Bronchopneumonien, wie ich früher zeigen konnte, zunächst symptomarm ablaufen und eine Primärinfiltrierung oder ein Aspirationsinfiltrat vortäuschen. Die Prognose ist meistens, bei Kindern aber nicht immer, schlecht.

Beispiel 6.

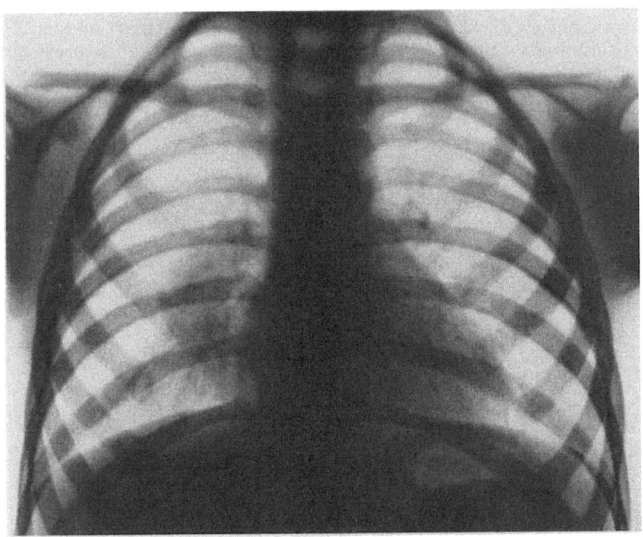

Abb. 13. 8. 4. 49: *Gerold Sau.* 2⁸/₁₂ Jahre. Ausgedehnte Bronchallymphknoten-Tuberkulose rechts.

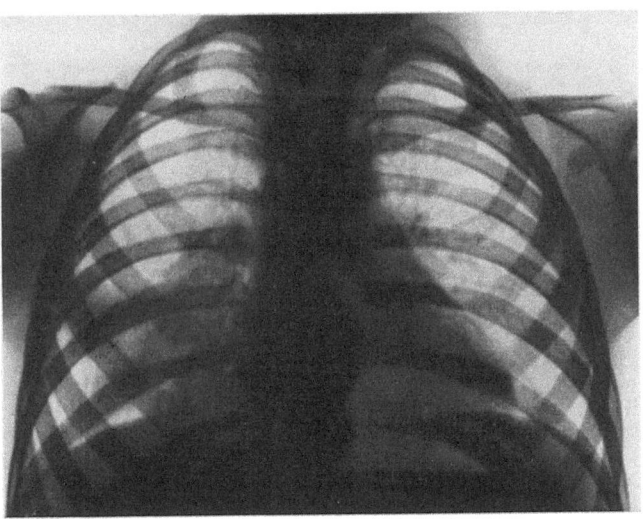

Abb. 14. 29. 4. 49: Aspirationsinfiltrierung rechts im Mittellappengebiet.

Rückbildung ist möglich, andererseits aber auch Einschmelzung. Es ist natürlich nicht verwunderlich, daß bei progredient verlaufenden Tuberkulosen, die ad exitum kommen, ausgedehnte Verkäsungen das pathologische Bild beherrschen. Jetzt ist diese Erkrankungsform bei uns selten geworden. Wir sahen sie zuletzt vor 7 Jahren.

Beispiel 7. Ute Ha.: $1^8/_{12}$ Jahre. Enger Kontakt mit der Großmutter, die eine offene Lungentuberkulose hat. Aufnahmediagnose: Primärtuberkulose des linken Oberlappens (Abb. 15). Sekundäre Anämie. Leidliches Allgemeinbefinden. Temperatur normal. BSG beschleunigt. 5 Wochen nach der Aufnahme erste Zeichen von Meningitis. Exitus 4 Wochen später.

Auszug aus dem Sektionsbefund des Pathol. Instituts der Universität Tübingen (Prof. Dr. LETTERER): ,,Über dem linken Oberlappen seitlich gelöste, alte Verwachsungen. Die linke Lunge ist kleiner als die rechte. Pleura der rechten Lunge glatt und zart. Auf Lamellenschnitten durch die linke Lunge sieht man im Oberlappen von vorne nach hinten zahlreiche erbs- bis saubohnengroße, teilweise scharf begrenzte Käseherde, die mitunter, vor allem in

Beispiel 7.

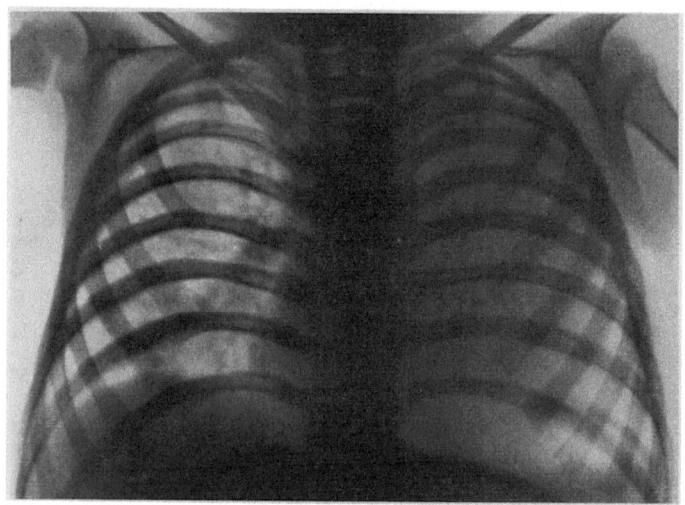

Abb. 15. *Ute Ha.* $1^8/_{12}$ Jahre. Massive, käsige Bronchopneumonie.

den basalen Abschnitten, konfluieren. Das spärliche restliche Lungengewebe des Oberlappens ist luftleer und erscheint vor allem in den subpleuralen Schichten fleischig verdichtet. An den großen Bronchien einige kleine, verkäste Lymphknoten. Die rechte Lunge ist groß, voluminös und in allen Teilen gleichmäßig lufthaltig.

Mikroskopisch findet man abgekapselte, aber sehr ausgedehnte käsige Pneumonien, welche aus konfluierten, bronchopneumonischen Herden sich herleiten. Die röntgenologisch festgestellten Verschattungen gehen sicherlich auf käsige Pneumonien zurück, welche noch jetzt in deutlichem Fortschreiten begriffen sind, denn es sind zahlreiche frische tuberkulöse Herde kleinster Art in dem makroskopisch noch gesunden Gewebe vorhanden.''

4. Die bronchogene Streuung.

Die bronchogene Streuung ist in mancherlei Hinsicht als das *Gegenstück zur Aspirationsinfiltrierung* anzusehen. Ist die Aspirationsinfiltrierung die ausgeprägteste Form einer rasch entstehenden, zusammenhängenden und flächenhaften bzw. mantelförmigen Exsudation, so fehlen demgegenüber hier die Merkmale der Perifokalreaktion. Die bronchogene Streuung setzt sich im Erscheinungsbild daher zusammen aus isoliert stehenden käsig-pneumonischen Herden gröberen Korns, doch ungleichmäßiger Größe (linsen- bis kirschkerngroß). Sie entsteht aus bröckligem, bakterienreichem Aspirationsmaterial und ist die Reaktionsform vorwiegend des 2. bis 3. Lebensjahrzehnts, gelegentlich aber auch des Kindesalters. Der penetrierende Einbruch in einen größeren Bronchus bahnt sich lange Zeit vorher an. Die Aspirationsfolgen verteilen sich auf kleinere Lungenbezirke, hin und wieder aber auch auf größere. Pathogenetisch bedeutsam ist,

Beispiel 8.

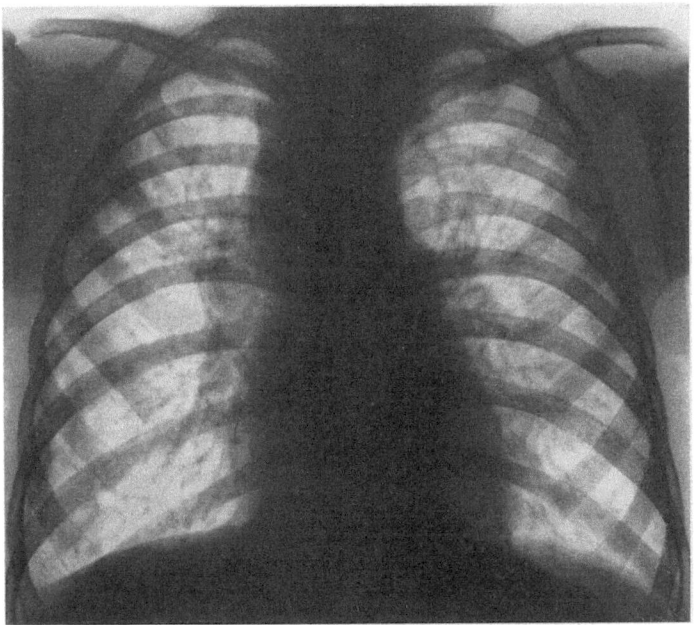

Abb. 16.   28. 1. 47: *Andreas Ma.* 10 Jahre. Tumorige Bronchallymphknoten-Tuberkulose. Tumorige Paratracheallymphknoten-Tuberkulose. Bronchogene Streuung bds. Pleuritis exsudativa rechts in Rückbildung.

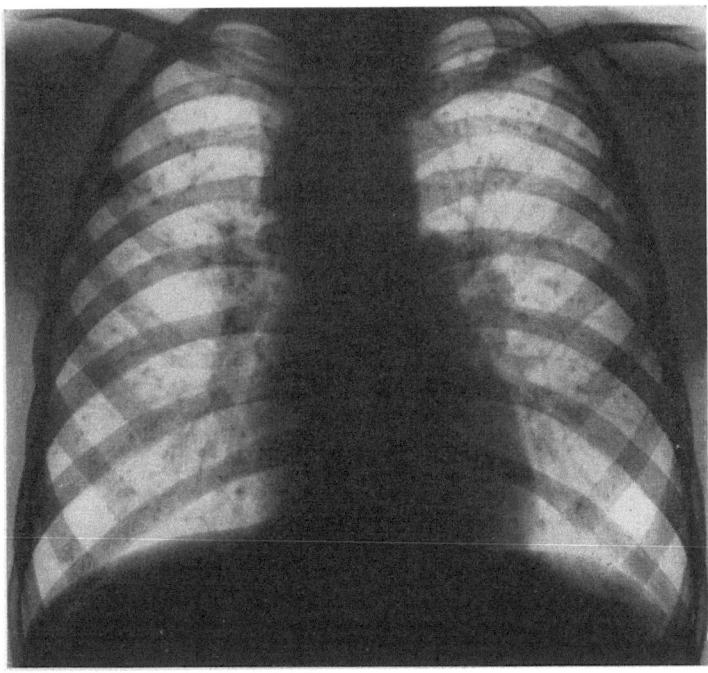

Abb. 17. 17. 2. 48: Rückbildung der Hilusvergrößerung bds. mit Kalkeinlagerung. Rückbildung der weichen
bronchogenen Streuherde unter Kalkeinlagerung.

daß der Einbruch zu einer Zeit erfolgt, da die Tuberkulosehyperergie der ersten Monate einer gemäßigteren Reaktionslage des Organismus Platz gemacht hat. Noch wesentlicher scheint das Alter zu sein. Aus der Aspirationsquelle, die im Kleinkindesalter homogene oder mindestens im Röntgenbild scheinbar zunächst einheitliche Exsudationsprozesse ganzer Segmente oder Teilsegmente entstehen läßt, entwickelt sich später entsprechend der Größe der Bronchalkaliber und der Reaktionslage des Jugendlichen nur noch die einfache, aber grobherdige tuberkulöse Streuung.

Die tuberkulösen bronchopneumonischen Herde *heilen häufig unter Kalkeinlagerung* ab, oder sie wandeln sich fibrös um im Laufe von 3—8 Monaten. Das *klinische Bild* pflegt, wenn auch meist nicht ganz symptomlos, so doch deutlich milder zu sein als das einer Kokkenpneumonie, richtet sich im übrigen sehr nach der vorausgehenden Entwicklung des Einbruchsherdes. Einige Tage Fieber bis 38,5°, bei jüngeren auch etwas höher, ist die Regel. Etwa 10—14 Tage später wird der Röntgenbefund sichtbar. Mischbilder sind auch hier ungemein viel häufiger als die ganz reine Form. Die bronchogene Streuung ist ein dankbares Anwendungsfeld für die Chemotherapie, besonders für Streptomycin und INH.

Beispiel 8. Andreas Ma.: 10 Jahre alt, Flüchtlingskind.
Mutter März 1945 an offener Lungentuberkulose gestorben.
März 1946 Pleuritis bds. und Hiluslymphknotentuberkulose. Soll aber schon vor der Flucht krank gewesen sein. Auf dem auswärtigen Film vom 3. 7. 46 steht die tumorige Hiluslymphknoten-Tbk. im Vordergrund. Im Juli und August 1946 vereinzelt Temperaturanstieg auf 39°. Am 24. 9. 46 Fleckelung bis Erbsengröße, noch mehr Fleckschatten verschiedener Größe im November 1946. Bei der Aufnahme in unsere Heilstätte am 28. 1. 47 paratracheale Verschattung schon etwas zurückgebildet.
Aufnahmediagnose: Tumorige Bronchallymphknoten-Tbk. rechts mehr als links, tumorige Paratracheallymphknoten-Tbk. Zahlreiche bronchogene Streuherde bds. Pleuritis exsudativa rechts in Rückbildung. Reste von Pleuritis links (Abb. 16). Tuberkulinreaktion: +. BSG beschleunigt.
Während der Kur bei uns im April, Mai und Juni 1947 mehrmals Ausscheidung von Tuberkelbakterien. Auf dem Entlassungsfilm vom 17. 2. 48 Hili scharf begrenzt mit reichlicher Einlagerung von Kalksalzen. Rückbildung der weichen Fleckschatten mit Kalkeinlagerung. Fast völlige Rückbildung der Pleuritis (Abb. 17).
Allgemein gut erholt. Gewichtszunahme von 4,4 kg. Normalisierung der BSG. Keine Chemotherapie. Zu bemerken ist noch, daß solche bronchogenen Streuherde ohne perifokale Reaktionen bei Kindern selten sind. Häufiger sehen wir sie bei älteren Patienten. Die Fleckschatten sind dann entsprechend dem Bronchalkaliber noch etwas größer. Meistens wird auch nur ein Segment oder Lappen befallen.

5. Die Atelektasen.

Die bisher beschriebenen Typen von Lungenverschattungen werden bereichert durch zwei Atelektaseformen und ergeben mit diesen zusammen in bunter Mischung erst das vielfältig variierte Erscheinungs- und Verlaufsbild der Einzelfälle. Die beiden *Atelektaseformen* sind die *Obturations-* und die *Kompressionsatelektase.* Auf die umstrittene *Kontraktionsatelektase* möchte ich nicht eingehen. Ich verweise auf die ausführlichen Darlegungen WURMs in Bd. XII der Ergebnisse der gesamten Tuberkuloseforschung.

Atelektase ist nicht lediglich der Fachausdruck für Luftleere, vielmehr gibt es nach ROTHMUND zweierlei Luftleeren der Lunge, die man von der Atelektaseluftleere zu trennen hat. Das ist 1. die Luftleere des infiltrierten Gewebes und 2. die Luftleere der von außen eingeengten Alveole. Diese nennt man *Kollaps.* Damit ergibt sich für „Atelektase" die *Inhaltsbestimmung: Luftleere durch Unterbrechung der Luftzufuhr. Atelektatisch ist luftleer durch Bronchusverschluß.* Es ist darum verfehlt, von einer atelektatischen Entzündung, Anschoppung usw. zu

sprechen. Auch muß man sich bewußt machen, daß die Luftleere durch Luft-
verdrängung, die bei jeder Infiltration eintritt, weder in der Entstehung, noch
ihrem Wesen und Inhalt nach Beziehung zum Atelektasebegriff hat. Wenn also
im Laufe einer Pneumonie das erkrankte Gebiet luftleer wird, so wäre es verwirrend und sachlich unrichtig, wenn hier von einer atelektatischen Pneumonie
oder einer pneumonischen Atelektase gesprochen würde. Ebenso falsch ist es,
von einer „atelektatischen Pneumonie" zu sprechen, wenn sich in einem geschrumpften, luftleeren Lappen eine Infektion entwickelt.

In letzter Zeit verneint WURM, sich stützend auf COHNHEIM, erneut die
Existenz der Kompressionsatelektase im strengen Wortsinn. Durch Kompression
komme keine Atelektase des Lungengewebes zustande. Dies schließt u. E. nicht
aus, daß Alveolargebiete im strengen Sinne der obigen Definition atelektatisch
werden, wenn ihr zuführender Bronchus von außen bis zum Verschluß kom-
primiert oder abgeknickt wird. Jede Verwechslung mit dem Begriff Kompressionsatelektase der älteren Sinngebung erscheint uns ausgeschlossen, wenn man sich
davon überzeugt, daß der Wesensunterschied zwischen Kollaps und Atelektase
in dem *Mechanismus* des Luftentweichens (Kollaps) und Luftentzuges (Atelektase) liegt, während man ihn aus der *Wort*bedeutung nicht herleiten kann.

a) Die Obturationsatelektase.

Die Obturationsatelektase ist *die sich aus dem Verschluß eines Bronchallumens
ergebende Luftleere* des diesem Bronchus zugeordneten Lungenabschnitts. Sie
entsteht ganz in der Regel als Verstopfung durch bröckliges Käsematerial beim
Lymphknoteneinbruch, kommt aber auch als Obliteration durch einen endo-
bronchalen Tumor zustande. Die Verlegung des Lumens hat zur Folge, daß
innerhalb von Stunden die Luft aus dem abgeschnittenen Lungenabschnitt
resorbiert wird, ohne ersetzt zu werden. Der entstehende Unterdruck führt zur
Verkleinerung des luftleer gewordenen Gebiets, jedenfalls soweit, als die umgebenden Gewebe nachgeben. Da alle Lungensegmente am Hilus unverrückbar
fixiert sind, entsteht so eine ganz charakteristische Bewegung. Der luftleer gewordene Lappen rückt unter „Mitnahme" des Zwerchfells und der Mediastinal-
organe von oben oder unten keilförmig auf den Hilus zu. Die entstehende Figur
ist im Röntgenbild für jeden Lappen und jedes Segment ganz charakteristisch,
da ja bei diesen Atelektasen im Gegensatz zum Aspirationsinfiltrat der ganze
zum obturierten Bronchus gehörige Abschnitt befallen ist. Anstelle näherer Beschreibung mögen hier schematische Skizzen der einzelnen Segmentatelektasen
im Sagittal- und Frontalbild den Endzustand dieser Atelektasebilder wiedergeben. Sämtliche Bilder stammen von meinem Mitarbeiter PAUL CH. SCHMID.
Für die Diagnostik ist wichtig, daß man sich die wirkliche Form der
Atelektase im Raum aus dem Sagittal- und Frontalbild zusammensetzt. Nur so
treten alle *Röntgenmerkmale* der Obturationsatelektase klar zutage: scharfrandige, bogenförmige Begrenzung durch die Lappenspalten, homogene Dichte,
Verziehung von Zwerchfell und Mittelorganen, je nachdem, wo der atelektatische
Lappen liegt, dreieckförmiges Auslaufen der Verschattung im Flächenbild.

In der *Diagnostik* der frischen Atelektase tritt zu dem klinischen Symptom der
mehr oder weniger auffallenden Dyspnoe meist einige Tage Fieber hinzu, das aber
auch fehlen kann. Im Durchleuchtungsbild sehen wir die als JAKOBSOHN-HOLZ-
KNECHTsches Zeichen bekannt gewordene *Pendelbewegung der Mittelorgane*. Während der Inspiration wandert das Mediastinum in Richtung des stenosierten Lappens. Zunächst pflegt die entstehende Verschattung nahezu den ganzen Raum des
befallenen Abschnitts einzunehmen, der anfänglich bis zur Retraktion teilweise
auch mit einem Ödem ex vacuo erfüllt ist. Die so entstehenden Röntgenbilder

Schematische Darstellung der Lungenlappen und -segmente mit ihren Atelektaseformen.
(Nach Paul Ch. Schmid.)

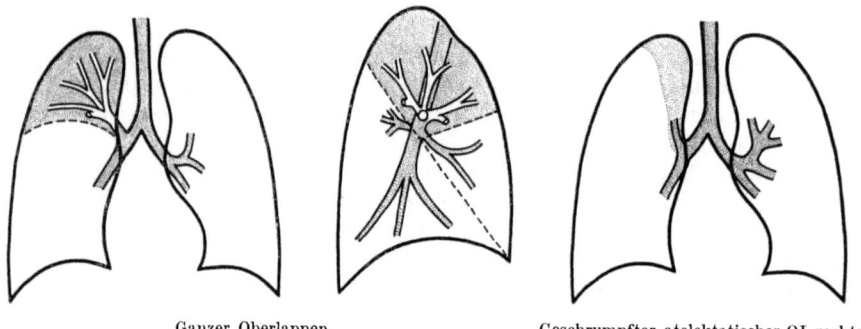

Ganzer Oberlappen.   Geschrumpfter atelektatischer OL rechts.

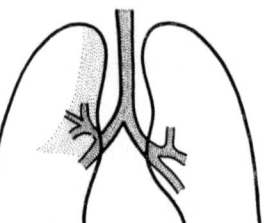 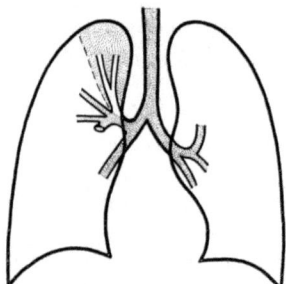 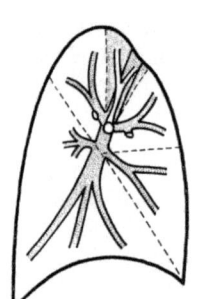

Zelt- oder Nasenform des atelektischen   Apikales Segment des rechten OL.
OL rechts.

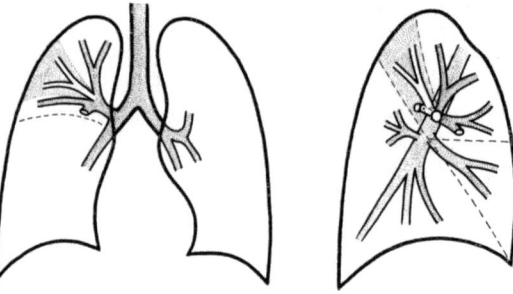

Posteriores Segment des rechten OL.

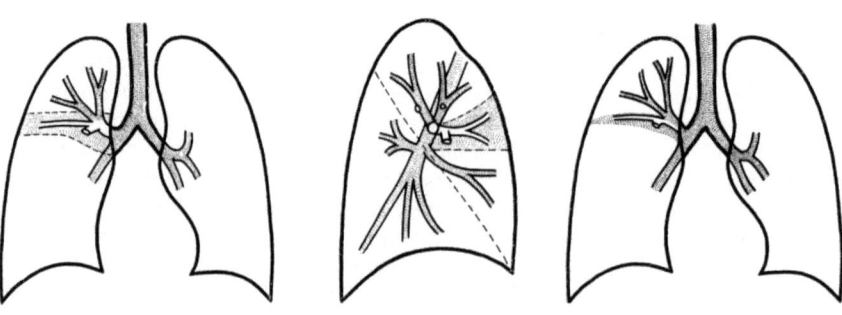

Anteriores Segment des rechten OL.

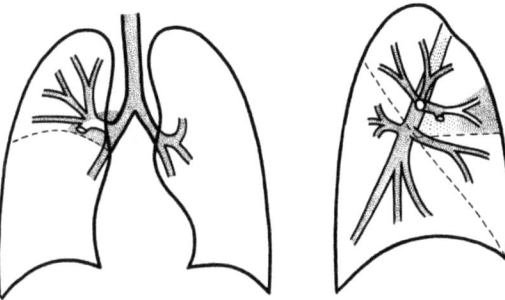

Medialer Anteil des anterioren Segments.

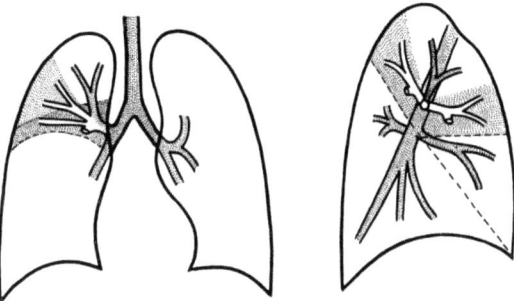

Kombination des posterioren und anterioren Segments.

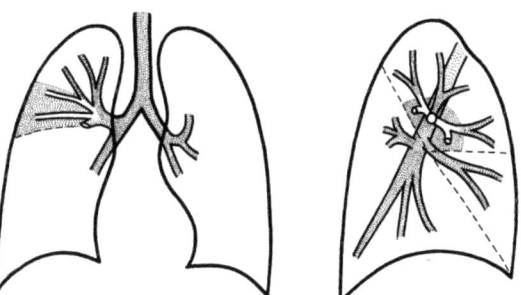

Kombination der lateralen Anteile des posterioren und anterioren Segments.

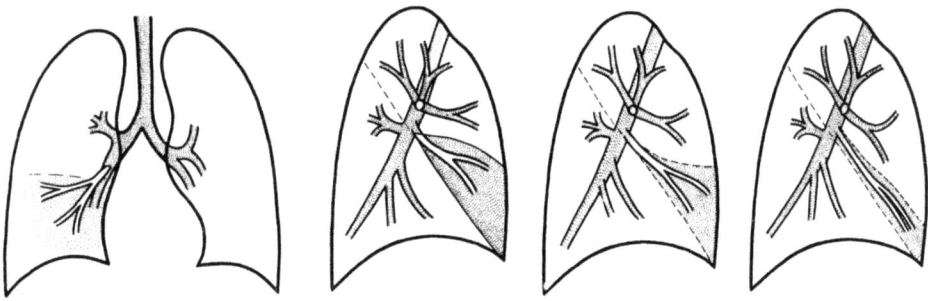

Mittellappen mit verschiedenen Atelektaseformen.

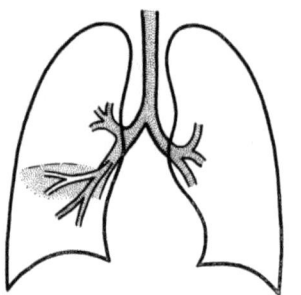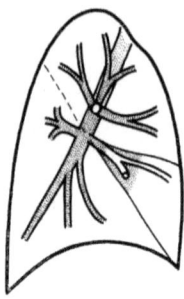

Laterales Segment des ML.

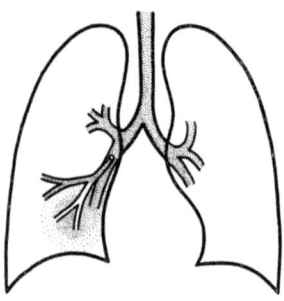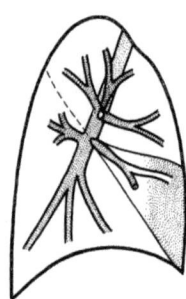

Mediales Segment des ML.

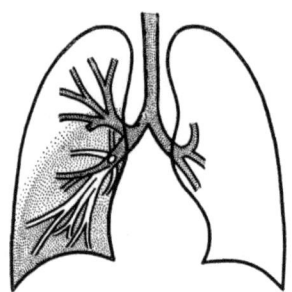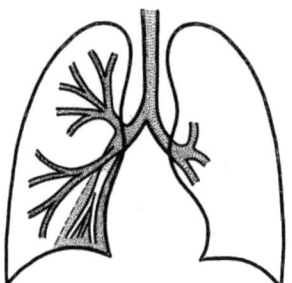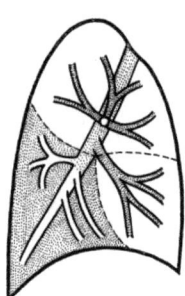

Unterlappen bei Infiltration und Atelektase.

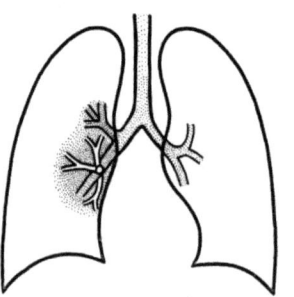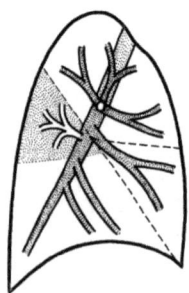

Apikales Segment des UL.

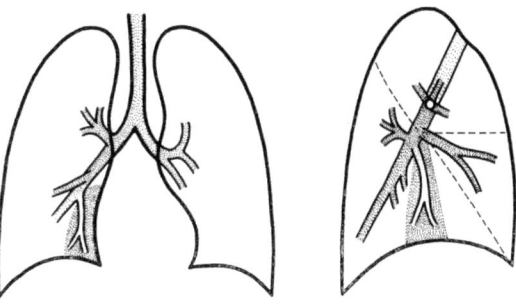

Kardiales Segment des UL.

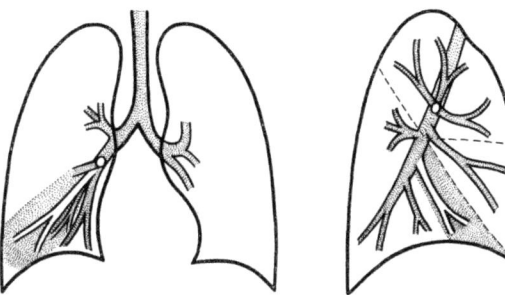

Anterobasales Segment des UL.

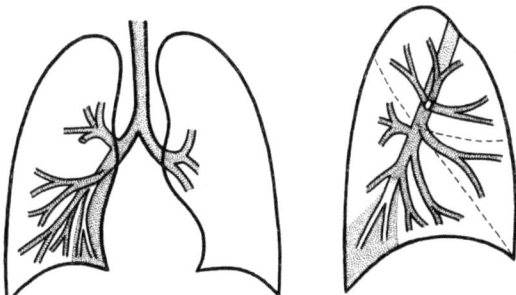

Posterobasales Segment des UL.

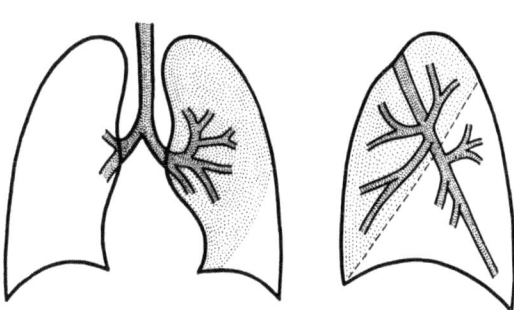

Infiltration des linken Oberlappens mit Lingula.

29*

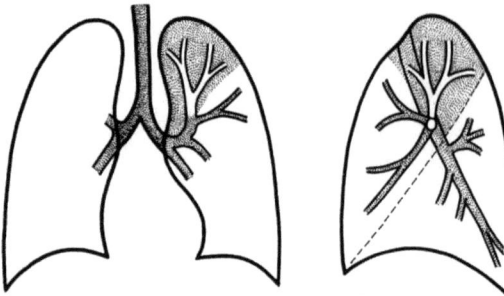

Apikoposteriores Segment des linken OL.

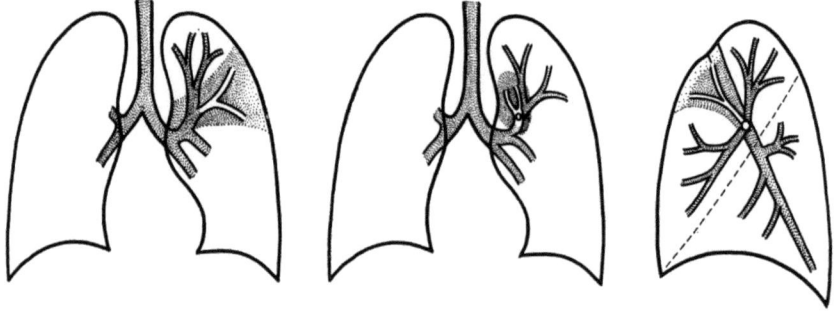

Anteriores Segment des linken OL bei Infiltration und Atelektase.

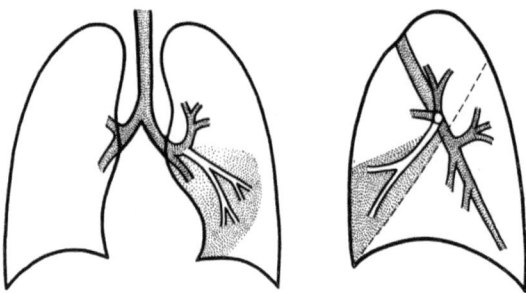

Lingula des linken OL.

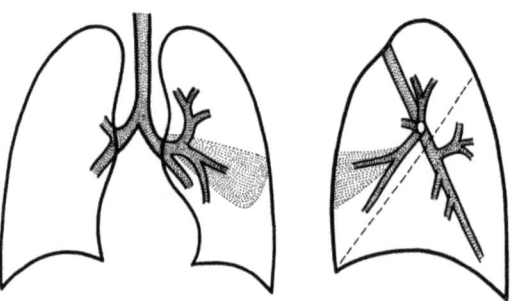

Superiores Segment der Lingula.

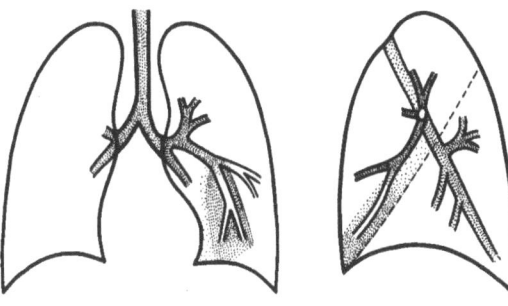

Inferiores Segment der Lingula.

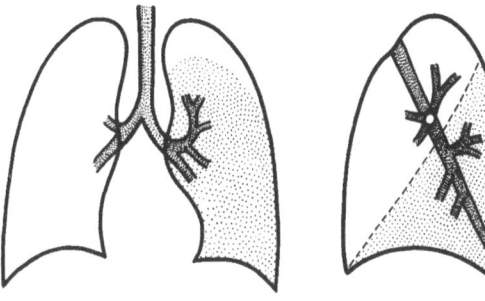

Infiltration des linken UL.

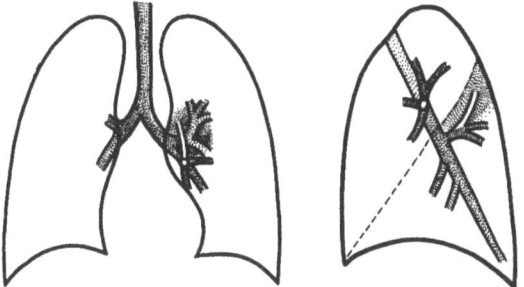

Oberer Anteil des apikalen Segments des linken UL.

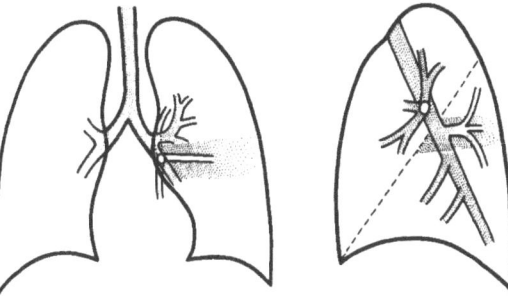

Lateraler Anteil des apikalen Unterlappen-Segments.

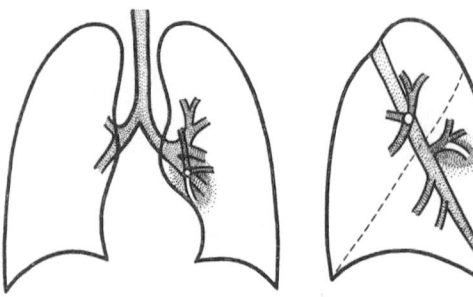

Unterer Anteil des apikalen Unterlappen-Segments.

machen der Deutung um so weniger Schwierigkeiten, je umfangreicher sie sind. Oft bestehen im atelektatischen Gebiet von vornherein entzündliche Veränderungen, die im weiteren Ablauf zur Schrumpfung führen.

Die Lappen- und Segmentfiguren, die am Ende einer längeren Schrumpfungsperiode vorliegen, wurden früher, als man die extreme Schrumpfungsfähigkeit der Lappen noch nicht kannte, oft als Interlobär- oder Mediastinalpleuritis gedeutet. Von C. ESSER und P. CH. SCHMID wurde aber darauf hingewiesen, daß nur, wenn eindeutige Zeichen auch einer Pleuritis parietalis vorhanden sind, die Differentialdiagnose — Atelektase oder Erguß — in Betracht kommt. Das Bronchogramm und die Tomographie lassen Zweifel in der Beurteilung ausschließen.

Schwierig dagegen kann die Atelektasediagnostik dann werden, wenn, wie häufig, noch ein anderer Prozeß als nur eine einfache Segment- oder Lappenatelektase anzunehmen ist, wenn also in einem Lungenbezirk luftleere und infiltrierte Bezirke nebeneinander liegen, oder wenn schrumpfende Bezirke durch Verklebung der Pleura interlobaris oder parietalis an der Ausbildung der typischen Schrumpfungsfigur gehindert sind.

Die Kombination eines Aspirationsinfiltrats mit einer Atelektase, die sich etwa durch späteren erneuten Einbruch von Lymphknoteninhalt in den betreffenden Bronchus hinzugesellt, ist gewöhnlich nur vermutungsweise zu stellen. Diese Verschattungen sind auffallend dicht und voluminös, scharfrandig nach der einen Seite abgesetzt, jedoch ohne die sonstigen Merkmale der Atelektase vollständig

Beispiel 9.

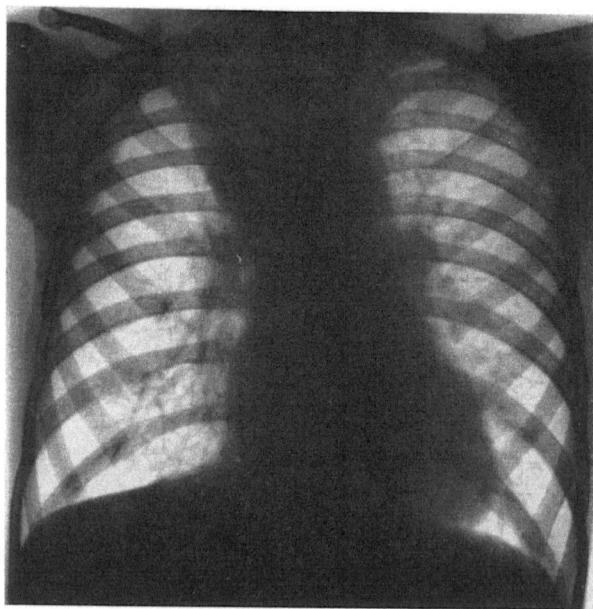

Abb. 18. 20.10.30: *Heinz Pie.* 4²/₁₂ Jahre. Atelektase des rechten Oberlappens.

zu besitzen. So fehlt nicht selten die Verziehung der Mittelorgane oder die auslaufende Dreiecksform im Frontalbild usw. Erst der Verlauf klärt dann mitunter, keineswegs immer, das frühere Bild, vorausgesetzt, daß sich die Atelektase löst.

Die *Lösung einer Atelektase* geschieht meist innerhalb der ersten 3—5 Monate. Bleibt sie aus, so kann der Ausfall eines Segments oder Lappens ein Dauerzustand werden, ohne daß sich sonstige Komplikationen oder Nachteile für den Träger zu ergeben brauchen.

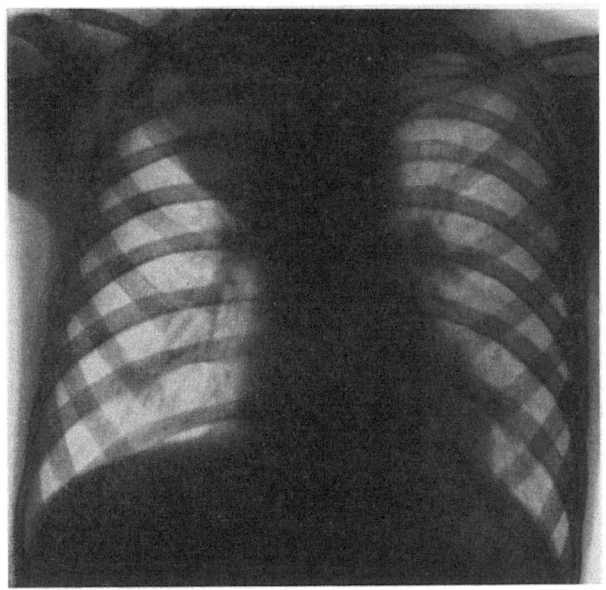

Abb. 19. 30. 4. 31: Schrumpfung des rechten Oberlappens. Übrige Lunge überbläht.

Beispiel 9. Heinz Pie.: $4^2/_{12}$ Jahre alt. Großmutter offene Lungentuberkulose. Aufnahmediagnose am 10. 10. 30: Atelektase des rechten Oberlappens. Blähung der übrigen Lunge (Abb. 18). Hamburger: +. BSG: beschleunigt.

Bei der Entlassung am 1. 5. 31 deutliche Schrumpfung des rechten Oberlappens (Abb. 19). Film vom 27. 7. 37, also fast 7 Jahre nach der Aufnahme: Rechter Oberlappen maximal geschrumpft. Gutes Allgemeinbefinden. Gute Schulleistung (Abb. 20).

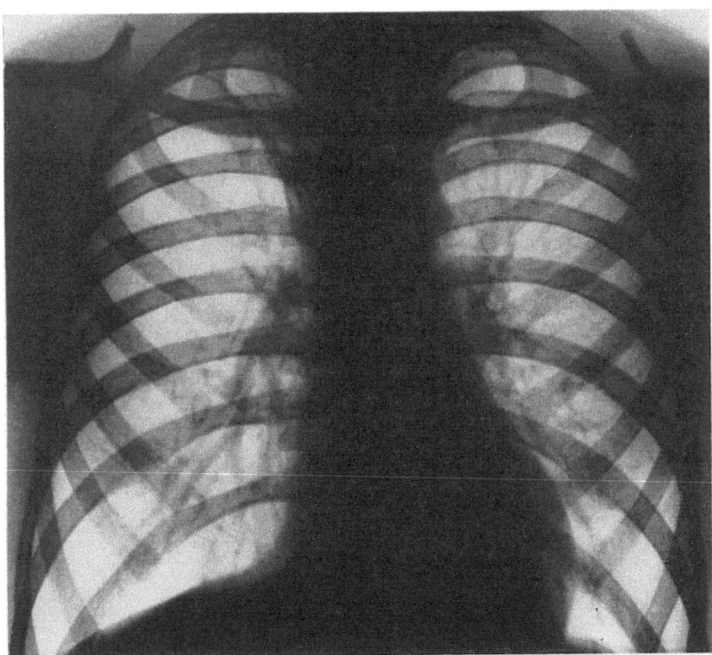

Abb. 20. 27. 7. 37: Maximale Schrumpfung.

Gar nicht selten sieht man in luftleeren Bezirken die sog. Retentionspneu-
monien (Reiner W. Müller) auftreten, bronchopneumonische Kokkeninfek-
tionen, die dann ihrerseits gerne Bronchalwandknickungen und Bronchektasen
erzeugen. Auch abszedieren sie gelegentlich, wie ich früher zeigen konnte. Wie
kompliziert der Ablauf sein kann, zeigt folgender Fall:

Beispiel 10. Peter Ha.: $2^{10}/_{12}$ Jahre alt. Anfang Mai 1944 hohe Temperatur bis 40°.
Am 5. 6. 44 Befund in der Sprechstunde: Tumoriger Hilus links (Abb. 21). Hamburger +.
BSG: beschleunigt. Heilverfahren wird abgelehnt. Anfang Oktober 1944 Temperaturen bis
39°. Hustet viel. Film vom 12. 10. 44: Atelektase der linken Lunge, nur ein Segment des
Oberlappens scheint durchlüftet (Abb. 22). Am 16. 10. 44 Aufnahme in die Heilstätte.

Beispiel 10.

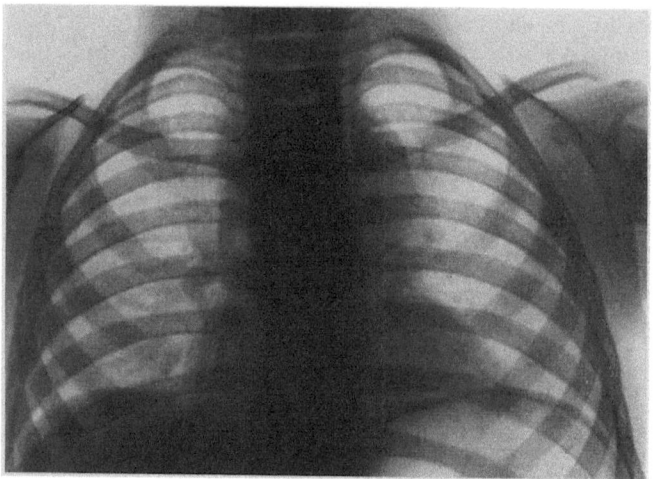

Abb. 21. 5. 6. 44: *Peter Ha.* $2^{10}/_{12}$ Jahre. Tumoriger Hilus links.

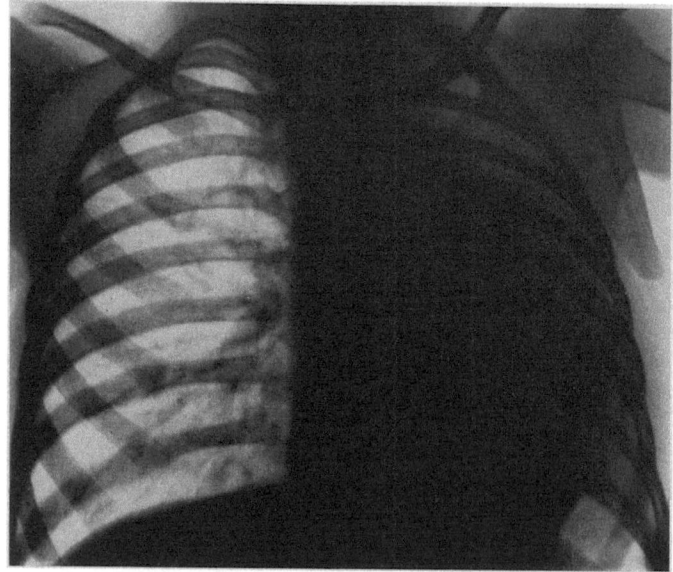

Abb. 22. 12. 10. 44: Atelektase der linken Lunge.

Nach 8 Tagen Unterlappenatelektase gelöst. Im November 44 etwa 10 Tage lang Temperaturen bis 39 und 40°. Atemgeräusch links kaum aufgehoben. Röntgenographisch völlige Verschattung links. Leukocyten: 35000. Weißes Blutbild: 1,0/0,6/18,54/21,0. Auf Sulfonamide zunächst Abfall der Temperaturen. Diagnose: Retentionspneumonie im atelektatischen Gebiet. Im Dezember 1944 wieder Temperaturanstieg auf 39°, wochenlang Fieber, viel Husten, Allgemeinbefinden schlecht. Bluttransfusionen. Erst im Januar 1945 langsame Normalisierung der Temperaturkurve. Kehlkopfabstrich TbB +. In den folgenden Monaten Lösung der Unterlappenatelektase, langsame Schrumpfung des atelektatischen Oberlappens.

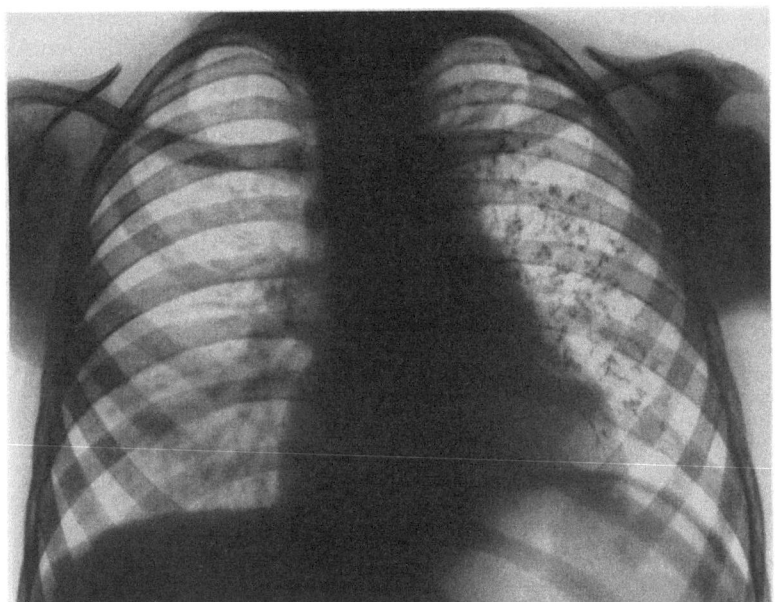

Abb. 23. 21. 11. 46: Maximale Schrumpfung des linken Oberlappens. Im linken Unterlappen kalkharte Schattenflecke.

Bakterienausscheidung im August und Dezember 1945. Entlassung des früher schwerkranken Kindes am 15. 7. 46. Gutes Allgemeinbefinden, normale BSG. Gewichtszunahme von 2,5 kg.

Am 21. 11. 46 maximale Schrumpfung des linken Oberlappens. Im überblähten linken Unterlappen zahlreiche, im Ablauf eines Jahres kalkhart gewordene Schattenflecke (Abb. 23), die in den nächsten Jahren langsam verschwinden.

Bei diesem Kleinkind mit einer tumorigen Paraortallymphknoten-Tbc. steht nach dem Lymphknotendurchbruch die Atelektase im Vordergrund. Eine perifokale Reaktion ist anzunehmen, aber nicht zu beweisen. Dann tritt eine Retentionspneumonie auf, die sich zurückbildet. Außerdem bestanden käsig-pneumonische Herde, die sich ebenfalls zurückbildeten und Kalksalze einlagerten. DUFOUR und DEPIERRE würden hier von Bronchopneumonien mit disseminierten Herden sprechen. Der atelektatische Oberlappen schrumpfte immer mehr zusammen und ist auf dem letzten Film kaum noch zu erkennen. — Trotz des komplikationsreichen Ablaufs später gutes Gedeihen des Kindes. Jetzt sind auf dem Film nur noch einzelne, kleine kalkharte Fleckschatten nachweisbar.

b) Die Kompressionsatelektase.

Die Kompression kleinerer Lungenbezirke ist namentlich im Kleinkindesalter eine häufige Begleiterscheinung der tumorigen Hiluslymphknotentuberkulose. Nicht nur die großen, hilusnahen Paratracheal- und Paraortallymphknoten, sondern auch kleinere, bronchopulmonale Knoten an Verzweigungsstellen höherer Ordnung des Bronchalsystems komprimieren ebensowohl die dünnwandigen, elastischen, kleinen Bronchen und Bronchiolen, wie das zarte, umgebende

Maschengewebe. Damit entstehen bei Kompression der Bronchen Kompressionsatelektasen kleinerer Abschnitte oder ein Kompressionskollaps einzelner Alveolar-
bezirke, wenn die Alveolen direkt betroffen sind. Auf dem *Röntgenbild* bleiben
diese Vorgänge gewöhnlich *unerkennbar*. Nur pathologisch-anatomisch sind sie
eine bekannte Begleiterscheinung im Sektionsbild der jüngsten Altersklassen und
wurden u. a. von Schürmann, Rössle und Letterer wiederholt nachgewiesen.
Diese Kompressionsatelektasen sind dann meist wesentlich am klinisch-röntgeno-
graphischen Verlauf der residuenlosen und auffallend guten Rückbildung mit-
beteiligt. Es kommt mit der Induration der komprimierenden Knoten gewöhnlich
zur unbemerkten, klinisch stummen Repneumatisation der betreffenden Alveolar-
bereiche. Soweit pathologisch-anatomische Untersuchungen darüber vorliegen,
kann man diese kleinen Kompressionsphänomene auch gewöhnlich nicht für etwa
später vorhandene Bronchektasen verantwortlich machen. Denn sie scheinen,
wohlbemerkt nur im Kleinkindalter, häufiger zu sein, als die Bronchektasen.
Bleibt indes ausnahmsweise die Kompression etwa durch einen kastaniengroßen
Bifurkationslymphknoten außergewöhnlich lange bestehen, was durchaus möglich ist, so wird die Abknickung der betroffenen Bronchaläste auch nicht ohne
Folgen bleiben.

Eine ungewöhnliche Ausdehnung der Verschattung, besonders in den medialen Ober-
lappenpartien bei Kleinkindern, die anamnestisch keinen Anhalt für eine Aspirationsinfiltrierung bzw. Infiltrat bieten, und weiterhin eine *plötzliche „ruckartige" Rückbildung* möchten
wir gerade für die sonst nicht diagnostizierbare Kompressionsatelektase als diagnostischen
Wegweiser bezeichnen.

6. Überblähung in Beziehung zur Atelektase.

Weniger oft, im allgemeinen nur bei Kleinkindern, entwickelt sich durch einen
Lymphknoteneinbruch ein Teilverschluß, der zur Stenose eines Bronchus führt.
Ausschlaggebend ist die Weite der Bronchen. Je jünger das Kind ist, je elasti-
scher und nachgiebiger die Bronchen sind, je enger das Bronchallumen, desto
leichter kommt es zu Bronchostenosen und evtl. zum Verschluß.

Meist entwickelt sich ein *Ventilmechanismus*, und zwar derart, daß bei der Inspiration, unter dem etwas größeren Inspirationsdruck, die Alveolen gebläht werden, während bei der Exspiration, unter geringerem Druck, bei etwas engerem
Lumen, die Luft nicht mehr entweichen kann (exspiratorischer Ventilmechanismus). Die Folge ist eine Überblähung des dem Bronchus zugehörigen Lungenabschnitts. Klinisch fällt das abgeschwächte Atemgeräusch auf. Gelegentlich besteht auch ein krampfhafter und klingender Husten. Röntgenographisch erscheint die befallene Seite, besonders im Exspirium, überbläht. Der Mittelschatten
wird zur gesunden Seite verdrängt und das Zwerchfell herabgedrückt. Der
Schritt von der Stenose zum völligen Verschluß ist nicht groß. So kann z. B. bei
einem Lymphknotendurchbruch mit Stenose neues Material in den Bronchus gebracht werden. Die noch bestehende Passage an der Stenosestelle wird nun ganz
aufgehoben und es resultiert eine komplette Verlegung. Es kann also jederzeit der
Überblähung eine Atelektase folgen. Andererseits ist es auch gut vorstellbar, daß
bei einer Obturationsatelektase der Verschluß undicht wird, sich ein Ventilmechanismus bildet und so eine Überblähung der Lunge hinter der jetzt entstandenen Ventilbronchostenose eintritt. So kann auch der Atelektase eine Stenose folgen, wie ich früher beweisen konnte.

Aber auch inspiratorisch kann ein Ventilmechanismus auftreten, und zwar dann,
wenn das Hindernis direkt vor dem Bronchusabgang liegt. Beim Inspirium wird
das Lumen verlegt und beim Exspirium ist es frei. Es tritt dann bald eine völlige
Atelektase des vom Bronchus versorgten Gebiets ein.

Beispiel 11. Amalie Fie.: 2$^6/_{12}$ Jahre alt.

Am 12. 5. 44 in der Sprechstunde. Atemgeräusch rechts aufgehoben. Exspiratorisches Pfeifen und Husten. Röntgenographisch: Verschattung des rechten Oberlappens (Atelektase).

Beispiel 11.

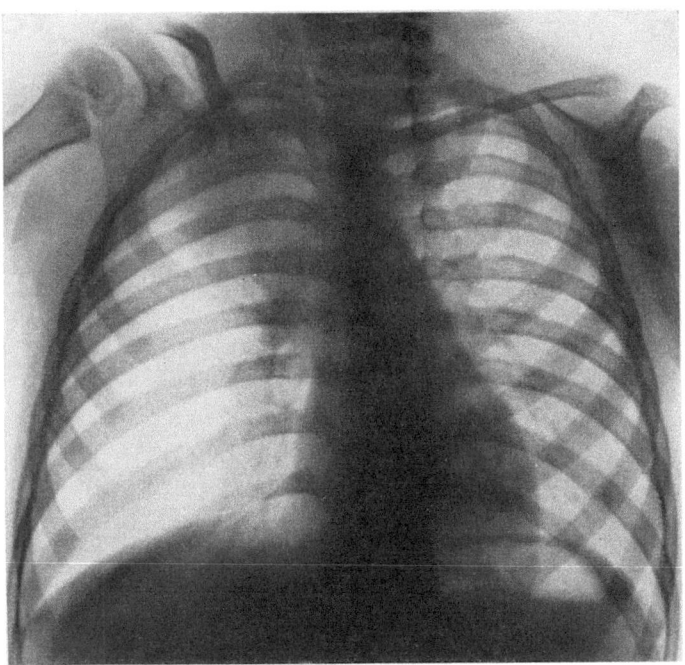

Abb. 24. 12. 5. 44: *Amalie Fie.* 2$^6/_{12}$ Jahre. Atelektase des rechten Oberlappens. Ventilbronchostenose im intermediären Bronchus rechts mit Überblähung des Mittel- und Unterlappens.

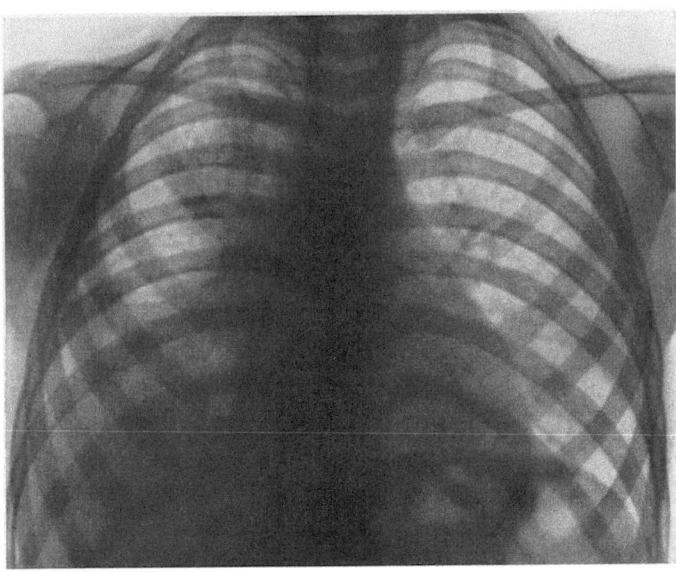

Abb. 25. 14. 6. 44: Atelektase im rechten Oberlappen gelöst. Jetzt Streuherde im Oberlappen nachweisbar. Atelektase rechts unten.

Übrige Lappen überbläht. Herz und Mittelschatten nach links verdrängt (Ventilbroncho-stenose im intermediären Bronchus rechts) Abb. 24. Hamburger: + +. Nach 5 Wochen Lösung der Atelektase des rechten Oberlappens, im Oberlappen Streuherde nachweisbar.

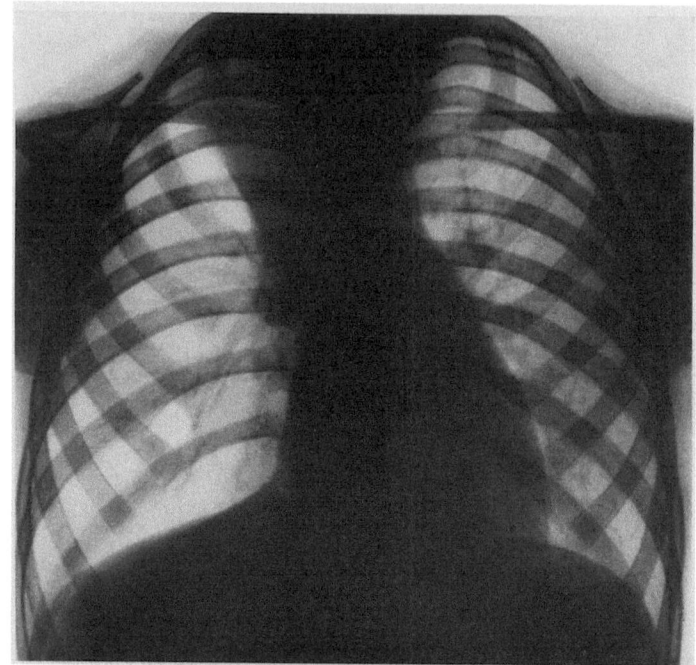

Abb. 26. 1. 7. 44: Atelektase des rechten Oberlappens. Mittel- u. Unterlappen überbläht.

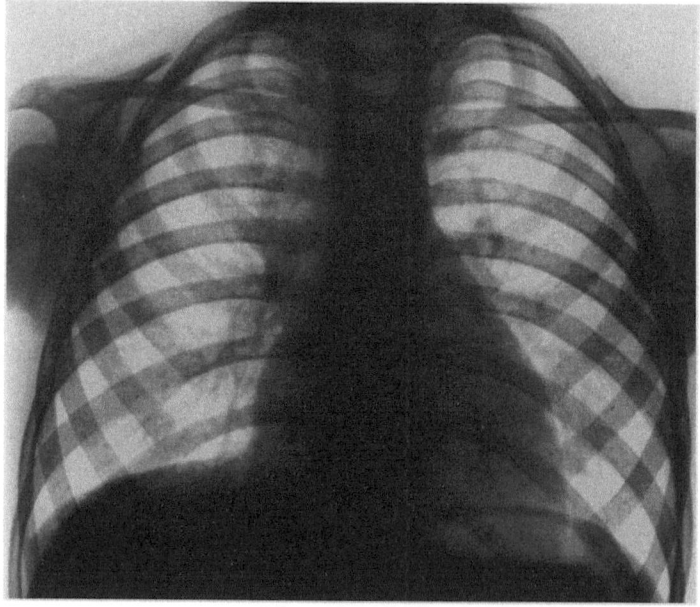

Abb. 27. 15. 7. 44: Atelektase rechts oben gelöst. Fleckige Trübung im Oberlappen. Überblähung rechts unten nicht mehr nachweisbar.

Jetzt Atelektase rechts unten (Abb. 25 vom 14. 6. 44). Am 27. 6. 44 Einweisung in die Kinderheilstätte Wangen. Film vom 1. 7. 44: Atelektase des rechten Oberlappens. Die waagerechte Spalte ist hochgerückt. Mittel- und Unterlappen sind überbläht (Abb. 26). Atemgeräusch rechts nicht zu hören. 14 Tage später starker Husten. Temperaturanstieg. Röntgenographisch: Atelektase rechts oben gelöst. Fleckige Trübung im Oberlappen. Überblähung rechts unten nicht mehr nachweisbar (Abb. 27 vom 15. 7. 44). Atemgeräusch beiderseits deutlich. Kein Husten mehr. Später Rückbildung der fleckigen Trübung im rechten Oberlappen. Weitere Entwicklung ungestört.

Bei diesem Kleinkind besteht also zunächst eine Atelektase des rechten Oberlappens, kombiniert mit einer Bronchostenose des intermediären Bronchus und einer Überblähung des rechten Mittel- und Unterlappens. 5 Wochen später löst sich die Atelektase und eine neue tritt rechts unten auf. Nach 14 Tagen besteht wieder eine komplette Atelektase des rechten Oberlappens, die untere Atelektase hat sich dagegen gelöst. Unter- und Mittellappen sind wieder überbläht. 14 Tage später kommt es unter starkem Husten zur Lösung der Atelektase, eine weitere tritt nicht mehr auf. Eine nachweisbare Einengung ist nicht mehr vorhanden. Nach der Lymphknotenperforation treten also Atelektasen und Stenosen kombiniert und im Wechsel auf.

7. Folgezustände der stenosierenden Bronchustuberkulose.

Schließlich sollen noch Verschattungen erwähnt werden, die, früher meistens nicht richtig gedeutet, mit der Bronchalwandtuberkulose in Zusammenhang stehen.

Die Bedeutung der Bronchustuberkulose ist erst in den letzten 10 Jahren richtig erkannt worden. So fand BÖHM bei 50% seiner Patientinnen, und zwar sowohl bei den kavernösen als auch bei ausgedehnten, nichtkavernösen Prozessen Tracheobronchaltuberkulosen. Dabei muß allerdings bemerkt werden, daß Frauen viel häufiger erkranken als Männer. In allen Phasen des Tuberkuloseablaufs kann eine Bronchustuberkulose auftreten. Sie kann nach UEHLINGER entstehen: a) durch hämatogene Infektion der Bronchalschleimhaut, b) hilipetal im Abflußgebiet eines pulmonalen Zerfallsherdes, c) hilifugal durch Perforation eines tuberkulösen Lymphknotens in die Bronchallichtung. Uns interessiert in diesem Zusammenhang weniger die hämatogen entstehende, seltene, im Röntgenbild kaum hervortretende Endobronchitis caseosa, auch nicht so sehr die hilipetale, im Abflußgebiet einer Kaverne liegende, sondern die hilifugale Bronchalwandtuberkulose. Instruktive Fälle dieser Art sind von WISSLER beschrieben worden.

Oft ist nach GALY und TOUSSAINT der dem pulmonalen Ersther zugehörige Segment- oder Lappenbronchus von einem Ödem und einer reversiblen Infiltration befallen. Dieser Vorgang löst keine größeren Verschattungen aus und hat deshalb hier wenig Gewicht. Die Progression der Schleimhautprozesse geht mehr vom Lymphknoten aus, der, fest verlötet mit der Bronchalwand, sie langsam perforiert und in den Bronchus hineinfistelt. Lymphogen, mehr aber noch durch Apposition, kann ein weiterer Bronchusabschnitt erkranken. Zuerst sieht man nach UEHLINGER in den Stammbronchen und im Mündungsgebiet der Oberlappenbronchen flache Geschwüre mit unterminierten Rändern, die mit oberflächlichen Narben ohne Einengung des Lumens ausheilen können. Wird aber das Knorpelgerüst zerstört und erschlafft die Bronchalwand, so kollabieren die Wandreste und es entwickeln sich Stenosen, weniger oft Verschlüsse. Diese Vorgänge spielen sich nach ALEXANDER in der Regel im Bereich der Bifurkation, im Hauptbronchus und Einmündungsgebiet des Oberlappenbronchus ab, oft einseitig, links mehr als rechts. Entscheidend ist nach ALEXANDER nicht die Größe der Lymphknoten, sondern der Umfang ihrer Verkäsung und ihrer Verlötung mit der Bronchalwand.

Diese Stenosen und Verschlüsse als Folgezustand der Bronchustuberkulose, besonders der großen Bronchen, bedingen Verschattungen, die zunächst schwer zu deuten sind. Manchmal sind die Bronchusverhältnisse durch tomographische Aufnahmen zu klären, ein viel klareres Bild bekommen wir aber nach Bronchographie.

Verschlüsse können locker oder fest sein; feste Verschlüsse sind nach BERNOU prognostisch günstig. Nach UEHLINGER kann aber hinter dem „eisernen Vorhang" der Prozeß jederzeit weiterschreiten. Wir beobachteten bei mehreren Kindern einen festen Verschluß, der jahrelang dicht blieb, so daß wir sie konservativ behandelt haben.

Beispiel 12: Monika Gr: 10⁷/₁₂ Jahre alt. 1948 Pleuritis. Von XII/49—IV/50 und von VI/51—IX/51 Heilverfahren. Chemotherapie. Trotzdem schlechtes Gedeihen und Krankheitsgefühl. Vom 6. 3. 52—3. 6. 52 Kinderklinik. Totale Verschattung der linken Seite mit starker Verziehung der Mittelorgane. Im Sputum Nachweis von Tuberkelbakterien. Bronchoskopie: Spezifische Schleimhautinfiltrate in der Trachea und den beiden Hauptbronchen. Chemotherapie. Aufnahme in die Kinderheilstätte Wangen am 5. 6. 52.

Abb. 28 vom 6. 6. 52: Homogene Verschattung der ganzen linken Lunge mit grobwabigen Aufhellungen im lateralen Spitzen- und Oberfeld (auch nach 2¹/₂ Jahren noch im wesentlichen unverändert). Starke Verziehung der Mittelorgane nach links und Zwerchfellhochstand.

Beispiel 12.

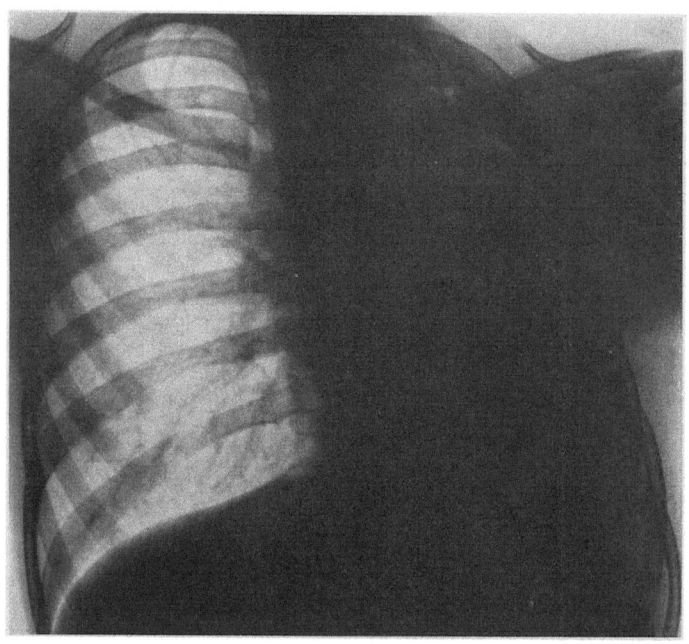

Abb. 28. 6. 6. 52: *Monika Gr.* 10⁷/₁₂ Jahre. Homogene Verschattung der linken Lunge mit grobwabigen Aufhellungen im lateralen Spitzen- und Oberfeld. Verziehung der Mittelorgane nach links und Zwerchfellhochstand.

Abb. 29 vom 7. 8. 52: Bronchogramm. Erhebliche Verziehung des ganzen Bronchalbaums nach links. Deutliche Konturveränderungen am linken Hauptbronchus. Oberlappenbronchus verkürzt, eingeengt. Die einzelnen Äste sind nicht zu unterscheiden. Sackförmige Ektasien. Stopp am Abgang des Lingula-Astes und kurz nach dem Abgang des Unterlappenastes.

Im lateralen Unterfeld zeigt die harte Aufnahme deutliche kalkharte Fleckchen, einige auch weniger deutlich noch oberhalb. Auch rechts alte Streuherde. Bronchogramm vom 5. 1. 54 im wesentlichen unverändert.

Es muß einmal eine größere Aussaat, besonders in den linken Unterlappen, stattgefunden haben, wahrscheinlich durch Aspiration nach Lymphknotenperforation. Eine hilifugale Bronchustuberkulose führte zum Verschluß des Unterlappenbronchus, und der Prozeß heilte unter starker Schrumpfung aus. Auch der Lingula-Ast wurde miterfaßt. Im Bereich des Oberlappenbronchus entstanden sekundär grobe Ektasien.

Bronchoskopisch wurde bei uns am 5. 1. 54 eine narbige Stenosierung mit Schleimhautverdickung im unteren Drittel des linken Hauptbronchus festgestellt.

Stenosen können vorübergehend sein, aber auch bleiben. Wir beobachteten in letzter Zeit bei einem Lymphknotendurchbruch eine Bronchustuberkulose mit einer erheblichen Stenose, die eine Atelektase des linken Oberlappens auslöste. Nach erfolgtem Durchbruch heilte die Bronchustuberkulose nach intensiver Chemotherapie aus und die Atelektase verschwand. Eine Stenose war im Bronchogramm nicht mehr nachweisbar. In anderen Fällen heilt die Bronchustuberkulose mit so starker Einengung des Bronchus aus, daß infolge Schleimhautschwellung oder durch Käsebröckel immer wieder Atelektasen auftreten. Wir werden uns in solchen Fällen zur operativen Behandlung entschließen müssen.

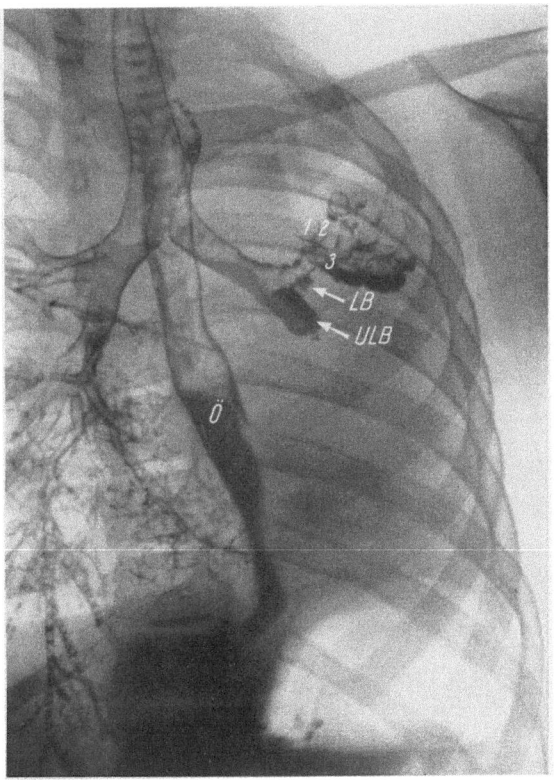

Abb. 29 v. 7. 8. 52: Oberlappenbronchus verkürzt, eingeengt; die einzelnen Segmentbronchen nicht feststellbar. Sackförmige Ektasien. Stopp am Abgang des Lingula-Astes und kurz nach Abgang des Unterlappenastes.

Beispiel 13: August Schm. Bei der ersten Aufnahme in die Kinderheilstätte Wangen 5 Jahre alt. Flüchtling. Mutter vor 2 Monaten an offener Tuberkulose gestorben. Drei Schwestern tuberkulosekrank. Aufnahmediagnose: Tumorige Bronchal- und Paratracheal-lymphknoten-Tuberkulose. Streuherde bds., vor allem in linker Spitze. Tuberkulose des oberen Sprunggelenks.

Skizze 1: Februar 47, nach 1 Monat. Ausgesprochen weicher, tumoriger, unscharfer Hilus links mit frischer, flächenhafter Verschattung im medialen Unterfeld. Streuherde im Spitzen·gebiet. Sputum einmal TbB. positiv.

Skizze 2: Aufhellung der Verschattung Juni 47, also nach 4 Monaten, unter Volumminderung des Hilus.

Skizze 3: Nach 16 Monaten, Juni 48. Ohne besondere klinische Symptome Zunahme der Verschattung im Mittelfeld und mäßiger Zwerchfellhochstand (im Februar 48 wieder einmal Sputum TbB positiv.)

Skizze 4: Dezember 48 Rückbildung der Verschattung, Kalkablagerung in den Lungen·wurzellymphknoten.

Skizze 5: März 49. Unter Temperatur bis 38,2° und einer Leukocytose von 11300 erneut Verschattung des linken Oberlappens und stärkerer Zwerchfellhochstand.

Skizze 6: Nach einer Woche fast völlige Aufhellung der Verschattung und Rückgang des Zwerchfellhochstandes.

Skizze 7: April 49. Temperatur bis 39°. Leukocytose von 11 200. Komplette Verschattung der linken Seite.

Skizze 8: Langsame Rückbildung innerhalb von 3 Monaten. Im August 49 noch einmal Sputum TbB positiv. Das Kind kann trotz des wechselnden Bildes im Januar 50 in gutem Zustand entlassen werden.

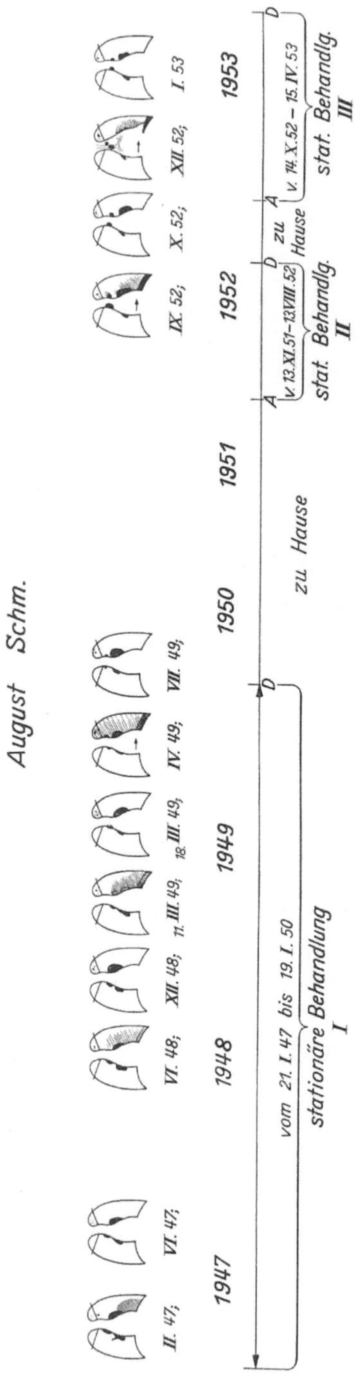

November 51 bis Juli 52 zweite stationäre Behandlung wegen der Fußgelenktuberkulose. Röntgenographisch ausgedehnte Verkalkungen rechts paratracheal und links im Hilusbereich. Verkalkte Streuherde, besonders links oben.

Skizze 9: September 52 zu Hause. Wieder Verschattung im linken Unterfeld mit geringem Zwerchfellhochstand.

Bei der 3. Aufnahme hier im Oktober 52. Verschattung nicht mehr nachweisbar (Skizze 10).

Skizze 11: Wiederauftreten der Verschattung im Dezember unter starker Verziehung der Mittelorgane nach links.

Skizze 12: Rückbildung bereits Januar 53.

Abb. 31. März 53. Bronchogramm. Der linke Hauptbronchus zeigt gleich an seinem Abgang eine

Beispiel 13.

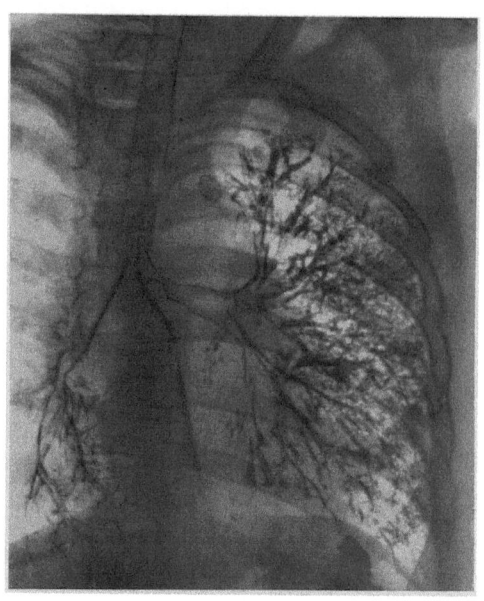

Abb. 31: *August Schm.* Stenose des linken Hauptbronchus.

Verengung und anschließend eine ganz erhebliche Stenose, und zwar durch Einengung von unter her. Hinter der Stenose wieder weiter Hauptbronchus mit Konturveränderung. Die Unterlappenbronchen liegen etwas weit nach lateral. Deutliche Ektasien sind nicht zu erkennen. Oberhalb der Bifurkation großer, verkalkter Lymphknoten.

Die Bronchoskopie ergab eine polsterartig verdickte Trachealschleimhaut. Dicht hinter dem

Abgang des linken Hauptbronchus deutliche Schleimhautschwellung mit teilweiser Stenosierung des Lumens. Die Veränderungen im linken Hauptbronchus werden als spezifisch angesprochen. Im Februar 47 tritt als Aspirationsfolge eine Verschattung in der Lingula auf (Skizze 1), die sich 4 Monate später zurückgebildet hat (Skizze 2). Juni 48 sehen wir eine Atelektase im Lingulagebiet (Skizze 3), die 6 Monate später wieder verschwunden ist (Skizze 4). 3 Monate später bildet sich wiederum eine Verschattung im Oberlappen (Skizze 5), die nur eine Woche Bestand hat (Skizze 6). April 49, also 3 Wochen später, ist der ganze linke Oberlappen atelektatisch, vielleicht auch einzelne Unterlappengebiete (Skizze 7). Die Lösung erfolgt nur langsam (Skizze 8). Von Juli 49 bis September 52 treten keine neue Verschattungen auf. Zu Hause wird im September wieder eine Atelektase im linken Unterlappen beobachtet (Skizze 9), die aber bei der Wiederaufnahme in die Heilstätte am 14. 10. 52 nicht mehr besteht (Skizze 10). Im Dezember 52 kann erneut eine Atelektase des linken Unterlappens festgestellt werden (Skizze 11), die aber Januar 53 nicht mehr nachweisbar ist (Skizze 12). Nach dem Bronchogramm liegt eine ausgesprochene Stenose des linken Hauptbronchus vor infolge einer Schleimhauttuberkulose, die bronchoskopisch bestätigt wird.

Entsprechend unseren Befunden nehmen wir einen ursächlichen Zusammenhang der entzündlichen Veränderungen und der Atelektasen der linken Lunge mit der Stenose des linken Hauptbronchus an.

Schlußbetrachtung.

Wir sind uns darüber im klaren, daß es oft nicht möglich ist, ohne genaue Kenntnis der Anamnese und ohne Filmserie zu erkennen, ob es sich bei den Verschattungen, die mit einer Primärtuberkulose in Zusammenhang stehen, um eine Primärinfiltrierung handelt oder um eine oder mehrere der skizzierten Folgen des Lymphknotendurchbruchs. In Wirklichkeit kommen Infiltrierungen bzw. Infiltrate und Atelektasen gemischt vor, aber auch allein. Meistens liegt aber, wie ich früher anhand von Sektionspräparaten zeigen konnte, ein ganz komplexes Geschehen vor. Was nun den Quantitätsstreit betrifft, ob die Atelektasen oder Infiltrierungen zahlenmäßig überwiegen, so wird man ihn wohl auf sich beruhen lassen müssen. Mag sein, daß die reinen Atelektasen die Zahl der reinen Infiltrate überwiegen, aber die Vereinigung liegt pathogenetisch so nahe und ist so häufig, daß man am besten darauf verzichtet, zu entscheiden, was häufiger ist. Nicht einverstanden sind wir mit der Deutung, bei all diesen Zuständen überwiege die Atelektase, Infiltrierungen seien kaum nachgewiesen. Vom Sektionstisch her ist die Frage nicht zu klären, denn das Sektionsgut ist zu einseitig, hier muß der Kliniker entscheiden.

Für dieses komplexe Geschehen wird vielfach aus Verlegenheit der Name „Epituberkulose" beibehalten. Man wendet mit Recht ein, daß die Wortbildung: Epituberkulose gleich Unbekanntes, das sich der Tuberkulose aufpfropft, falsch ist, denn in Wirklichkeit ist das begrifflich und sprachlich nichtssagende Wortgebilde bereits aufgelöst in die inhaltlich bestimmbaren und sachlich positiv existenten Begriffe Infiltrierung und Atelektase. Solange man diese Vorgänge nach dem Röntgenbild nicht unterscheiden kann, tut man unserer Ansicht nach gut, einfach von Verschattungen im Ablauf der Primärtuberkulose zu sprechen unter der Voraussetzung, daß man sich der Vielheit der auslösenden Ursachen immer bewußt ist und sie nach Möglichkeit auch im einzelnen so exakt wie möglich zu klären versucht.

IX. Lebererkrankungen im Kindesalter[1].

Von

HANS EWERBECK [2].

Inhalt.

Literatur	466
Einleitung	486
Allgemeiner Teil	486
1. Zur Physiologie der kindlichen Leber	486
2. Diagnostik von Lebererkrankungen im Kindesalter	487
a) Gallenfarbstoffwechsel	487
b) Leberfunktionsproben	488
c) Leber-Belastungsproben	489
d) Die bioptische Leberpunktion	490
Spezieller Teil	491
1. Die Hepatitis	491
Anatomische Begriffsbestimmung	491
A. Die Hepatitis epidemica	492
a) Epidemiologie	492
b) Klinisches Bild	494
c) Die Säuglings-Hepatitis	497
d) Prognose	499
e) Prophylaxe	499
B. Die hämatogene Serumhepatitis	500
C. Die Hepatitis bei infektiöser Mononucleose	500
2. Die toxische Hepatopathie	501
Anatomische Begriffsbestimmung	501
a) Die Hepathopathie bei Ernährungsstörungen	501
α) Bei Säuglingen	501
β) Bei der Säuglings-Intoxikation	502
γ) Bei größeren Kindern	502
δ) Die „lipidogene Dyshepatie (WORINGER)	503
b) Toxische Hepatopathie bei Infektionskrankheiten	504
c) Hepatopathie bei hämolytischer Anämie	505
d) Hepatopathie durch exogene Toxine und Verbrennungen	507
3. Die Lebercirrhose	507
A. Klinisches Bild	508
B. Ätiologie	509
a) Nach Hepatitis	509
b) Nach Hepatose	510
c) Die angeborene Lebercirrhose	510
d) Die familiäre Lebercirrhose	511
e) Cirrhose bei Galaktosämie	511
f) „Hämolytische Cirrhose"	511
g) Wilsonsche Krankheit	512
h) Die biliäre Cirrhose	513
i) Die Lebercirrhose bei kongenitaler cystischer Pankreasfibrose mit Bronchiektasen	514
C. Differentialdiagnose	514

[1] Herrn Professor Dr. B. DE RUDDER zum 60. Geburtstag.

[2] Aus der Universitäts-Kinderklinik Köln (Direktor: Professor Dr. C. BENNHOLDT-THOMSEN).

4. Geschwülste der Leber 515
5. Erkrankungen der Gallenwege 515
   a) Gallenblase 515
   b) Gallenwege 516
      α) Atresie 516
      β) Cholangitis 517
6. Therapie der Leberkrankheiten im Kindesalter 518
   a) Allgemeine Therapie 518
   b) Diät 518
   c) Medikamentöse Therapie 518
   d) Therapie der schweren Hepatitis und akuten gelben Atrophie 519
   e) Therapie der toxischen Hepatopathie 520
   f) Therapie bei Leberschäden infolge hämolytischer Anämie 521
   g) Therapie durch exogene Toxine 521
   h) Die Behandlung der Lebercirrhose 522
Schluß 522

Literatur.

ABELS, HANS: Die im Kindesalter beginnenden Gallenaffektionen vom klinischen Standpunkt. Wien. klin. Wschr. **1924**, 1301.

ABEZGANZ, A. M., and R. L. ROZKINA: Determination of prothrombin time in liver function test in certain diseases in children. Vopr. pediatr. **20**, 28 (1922).

ABRAMI, P., et P. FREMUSAN: Les splénopathies cirrhogène; Sur une forme de cirrhose anictérique currable par la splenectomie. Bull. Soc. méd. Hôp. Paris **50**, 288 (1934).

ABRAMS, H. L.: Infectious mononucleosis with intensive jaundice of long duration. New England J. Med. **238**, 295 (1948).

ACETO, G.: Su due casi di atresia delle vie biliari. Lattante **25**, 173 (1954).

ADAMS, F. H., R. C. ANDERSON and L. F. RICKDORF: Four siblings with hepatic disease leading to cirrhosis. Amer. Med. Assoc. J. Dis. Childr. **84**, 168 (1952).

ADDIS, T., L. J. POO and W. LEW: The quantities of protein lost by various organs and tissues of the body during a fast. J. of Biol. Chem. **115**, 111 (1936).

— Protein loss from liver during a tow-day fast. J. of Biol. Chem. **115**, 117 (1936).

ADLER, A.: Neuere funktionelle Ikterusdiagnostik. Klin. Wschr. **1929**, 700.

AGRACEV, S. J.: Störungen der Leberfunktion bei Pneumonie im Kindesalter. Pediatrija (Moskva) **6**, 15 (1953).

— and K. P. GORNSHTEIN: Application of thymol-veronal test in liver function tests in children. Pediatrija (Moskva) **5**, 58 (1952).

AHRENS, E. H., R. C. HARRIS and H. E. MACMAHON: Atresia of the intrahepatic bile ducts. Pediatrics 8, 628 (1951).

AICARDI, J.: Contuite à tenir en présance d'un ictère du nouveau-né. Vie méd. Paris **35**, 175 (1954).

AIDIN, R., and B. CORNER, G. TOVEY: Kernicterus and Prematurity. Lancet **258**, No. 6617 1153 (1950).

AIKAWA, J. K., J. H. FELTS jr. and G. T. HARREL jr.: Alterations in the body potassium content in cirrhosis of the liver. Gastroenterology 24, 437 (1953).

ALBORNOZ-PLATA, A.: Epidemiologia de la hepatitis por virus. Pediatr. Amer., Mex. 9, 422 (1951).

ALBOT, G., et M. CORTEVILLE: La réaction de floculation au rouge colloidal test de l'hépatite mésenchymateuse et de la cirrhose. Semaine Hôp. **1952**, 1975.

ALBRINK, M. J., E. B. MAN and J. P. PETERS: Serum lipids in infectious hepatitis and obstructive jaundice. J. Clin. Invest. **29**, 781 (1950).

ALMADEN, P., and S. ROSS: Jaundice due to methyl testosterone therapy. Ann. Int. Med. **40**, 146 (1945).

ALMERING, M.: Über Hepatitis epidemica im Säuglingsalter. Arch. Kinderheilk. **122**, 35 (1941).

ALSTED, G.: Studies of malignant hepatitis. Amer. J. Med. Sci. **213**, 257 (1947).

ALTMANN, H. W.: Morphologische Beiträge zur Kenntnis des Leberstoffwechsels und seiner Störungen. Dtsch. med. J. **1953**, 429.

AMSLER, R. H.: Ictère au cours des traitments de stréptomycine et hépatites a virus. Gaz. méd. France 58, 557 (1951).

ARCHER, B. H.: Hepatitis following gold therapy. J. Amer. Med. Assoc. **144**, 782 (1950).

ARGUMOSA, R.: La trascendencia diagnóstica de hepatopatia en la infancia. Acta pediátr. españ. **10**, 625 (1952).

ARTHURTON, M. W., and B. W. MEADE: Congenital Galactosaemia. Brit. Med. J. No. 4888, 618 (1954).

ASHLEY, A.: Gamma-Globulin effect on secondary attack rates in infectious hepatitis. New England J. Med. **250**, 412 (1954).

AXENFELD, H., u. K. BRASS: Zur Frage der funktionellen Diagnostik der Leberparenchym-erkrankungen. Wien. klin. Wschr. **1949**, 180.

— Klinische und bioptische Untersuchungen über den sog. Ikterus catarrhalis. Frankf. Z. Path. **57**, 147 (1942).

— Weitere Beiträge zur Morphologie und Pathologie der Hepatitis epidemica insbesondere zur Frage der Hepatitis epidemica sine ictero. Frankf. Z. Path. **58**, 220 (1944).

BAAR, S. H.: The post-mortem examination of the newborn infant. Brit. Med. Bull. **4**, 178, (1946/47).

BAEZA, D. F.: Abscesos hepaticos y peritonitis secundaria a ascardiosis. Rev. chil. Pediatr. **23**, 82 (1952).

BALZER, E., u. A. BÄUMER: Über den Verlauf der Bilirubinämie bei verschiedenen Formen des Ikterus. Dtsch. med. Wschr. **1954**, 779.

BANK, D. D., et N. N. SAN: Recherches sur l'ictère physiologique du nouveau-né. Presse méd. **1951**, 892.

BAUER, R., u. O. WOZASEK: Über den Wert der Blutzuckerkurven beim Versuch auf alimen-täre Galactosurie. Wien. Arch. inn. Med. **15**, 287 (1928).

BAUMANN, W.: Zur Therapie der Leberparenchymerkrankungen mit Adenosintriphosphor-säure und Nebennierenrinden-Vollextrakten. Ärztl. Wschr. **1954**, 296.

BAUMEL, J., et J. FASSIO: Comportement du foie au cours d'affections digestives diverses. Acta gastroenterol. belg. **15**, 737 (1952).

BAUMGÄRTEL, T.: Urobilinogenurie und Blutbilirubinspiegel beim Ikterussymptom der Leber-parenchymerkrankungen. Dtsch. Z. Verdauungskrkh. **12**, 139 (1952).

BARAC, G.: Recherches cliniques et experimentales sur l'élimination rénale de la bilirubine. Arch. Int. Physiol. **60**, 105 (1952).

BAUMRITTER, P., u. H. HIRSZFELD: Leberödemsyndrom im Verlauf chronischer Dickdarm-katarrhe bei Kindern. Pedjatr. polska **12**, 117 (1932).

BAUR, H.: Funktionelle Leberdiagnostik. Helvet. med. Acta **17**, 316 (1950).

— u. H. STAUB: Hepatitistherapie mit Ascorbinsäureinfusionen. Schweiz. med. Wschr. **1954**, 595.

BAUZÁ, J., A. S. FERRADA, G. FRASCOLI, S. GUZMAN, M. KRIBERG and E. A. AGUILAR: Hepatitis cirrhosis hepatica en el niño. Rev. chil. Pediatr. **23**, 465 (1952).

BAYER, B.: Kritische Würdigung der bekanntesten und wichtigsten Leberfunktionsproben. Med. Mschr. **7**, 347 (1953).

BECKMANN, K.: Die Bedeutung der lipotropen Stoffe für die Therapie von Leberkrankheiten. Dtsch. med. Wschr. **1950**, 46.

BEIGLBÖCK, W.: Die Lebercirrhose. Wien. klin. Wschr. **1941**, 262.

BELL, L. S., W. C. BLAIR, ST. LINDSAY and ST. J. WATSON: Lesions of galactose diabetes. Arch. of Path. **49**, 393 (1950).

— and S. M. CALIF: Galactose Diabetes (Galactosemia): A clinicopathologic study of 2 siblings. J. of Pediatr. **36**, 427 (1950).

BELLIN, L. B., and J. W. BAILIT: Congenital cirrhosis of the liver associated with infectious hepatitis of pregnancy. J. Pediatr. St. Louis **40**, 60 (1952).

BENDA, L., E. RISSEL u. N. STEFENELLI: Zum Problem des Hepatorenalen Syndroms unter besonderer Berücksichtigung der Beeinflussung der Nierenfunktion durch die Virus-hepatitiden. Dtsch. med. Wschr. **1954**, 1091.

BENETT, A. M., R. B. CAPPS, M. E. DRAKE, R. H. ETTINGER, E. H. MILLS and J. STOKES jr.: Endemic infectious hepatitis in an infants orphanage. Amer. Med. Assoc. Arch. Int. Med. **90**, 37 (1952).

— J. J. FRANKEL, P. BEDINGER and L. A. BAKER: Infectious mononucleosis with hepatitis. Arch. Int. Med. **86**, 391 (1950).

BENITEZ, R. E.: Degenerative changes in liver associated with aspiration of vernix and hyaline membrane formation in longs in intra uterine anoxia. Amer. Med. Assoc. Arch. of Path. **54**, 378 (1952).

BENSON, C. D., and G. C. PENTERTHY: Surgical excision of primary tumor of liver (hamar-toma) in infant seven month old with recovery. Surgery **12**, 881 (1942).

BENT, M. J., J. R. CUFF and G. D. HOLLOWAY: The role of protein and vitamin B-complex factors in the prevention of liver damage in pneumonia. J. Nat. Med. Assoc. **44**, 257 (1952).

BERGER, H., and J. ZOOLE: The relief of nephrosis after hepatitis. A report of a case. J. Amer. Med. Assoc. **145**, 228 (1951).

BERGMANN, G. V.: Die Leberkrankheiten. In: SCHWIEGK-JORES Lehrbuch der inneren Medizin 6. u. 7. Auflage. Berlin-Göttingen-Heidelberg: Springer-Verlag 1949.

BERGONNION, J. L., et J. TRÉMOLIÈRES: Contribution l'étude de la dégénérescence graisseuse du foie chez le jeune enfant noir (KWASHIORKOR). Bull. Soc. path. exot. **45**. 242 (1952).
— R. MASSEYEFF, G. PÉQUIGUOT et J. TRÉMOLIÈRES: Le Kwashiorkor et ses rapports avec la cirrhose nutritionelle et le cancer du foie. Semaine Hôp. **1953**, 324.
BERK, E. J., and H. SHAY: Liver biopsy and liver functionstests. Complementary roles in diagnosis of liver diseases. J. Amer. Med. Assoc. **148**, 109 (1952).
BHALLA, S. A.: Infantile hepatic cirrhosis. Antiseptic (Madras) **49**, 382 (1952).
BIANCO, S. LE: I tumori maligni primitivi dell fegato nell' infanzia. Lattante **22**, 497 (1951).
BICKEL, H., and E. M. HICKMANS: Paper chromatographic investigations of the urin of patients R. T. and R. R. Arch. Dis. Childh. **27**, 348 (1952).
BIDAULT, G.: L'insuffisance hépatique de l'enfance. Rev. med. chir. mal. foie **27**, 16 (1952).
— L'insuffisance hépatique de l'enfance. Acta paediatr. belg. **6**, 273 (1952).
BIELICKA, J.: Z zagadnien patogenezy i kliniki zoltaczek okresn nowo rod kowego. Pedjatr. polska **26**, 744 (1951).
BLECKMANN, K. H.: Beitrag zum Problem der kindlichen familiären Lebercirrhose. Z.Kinderheilk. **71**, 222 (1952).
BOCK, H. E., W. MASSHOFF u. H. F. V. OLDERSHAUSEN: Zur Bedeutung der Aspirationsbiopsie der Leber für Pathologie und Klinik. Klin. Wschr. **1952**, 297.
BODIAN, M., et G. H. NEWNS: Hépatite néonatale. Arch. franç. Pédiatr. **10**, 169 (1953).
BÖHLKE, E., u. H. G. HENKEL: Funktionelle und Morphologische Leberuntersuchungen bei Thiosemicarbazon behandelten Fällen von Lungentuberkulose. Klin. Wschr. **1952**, 449.
BONDUEL, A. A.: Las hepatitis en la infancia. Día méd. Buenos Aires **24**, 73 (1952).
— y C. J. ROBLES GORRITI: Las hepatitis en la infancia. Rev. Assoc. méd. argent. **65**, 598 (1951).
BOSSERT, O.: Erkrankungen der Leber. Handbuch der Kinderheilkunde von PFAUNDLER-SCHLOSSMANN. 3. Aufl., S. 475. Berlin 1931.
— Erkrankungen der Leber. Handbuch der Kinderheilkunde von PFAUNDLER-SCHLOSSMANN, 4, Ergänzungsband 1. S. 497. Berlin: Julius Springer 1942.
— u. H. LOERS: Über die Bedeutung der Chromocholoskopie als Leberfunktionsprüfung im frühen Kindesalter. Jb. Kinderheilk. **107**, 291 (1925).
BRACHT, J. VAN: Zum Syndrom der akuten hämolytischen Anämie Typ Lederer-Brill. Kinderärztl. Prax. **18**, 14 (1950).
BRAID, FR., and J. H. EBBS: Atrophic cirrhosis of the liver following icterus gravis neonatorum. Arch. Dis. Childh. **12**, 389 (1937).
BRANDI, M. J. F., J. ROSELLI, C. BLANCO, V. E. DE CAINO, R. M. SABBIONE, R. J. DELLEDONNE y A. ACTIS DATO: Consideraciones acerca del cuadro clinico de las hepatitis en la primera y segunda infancia. Rev. Assoc. méd. argent. **65**, 159 (1951).
BRADLEY, S. E.: Variations in hepatic blood flow in man during health and disease. New England J. Med. **240**, 456 (1949).
BRIDGEMAN, M. L., TH. D. ROBERTSON: Familial juvenile cirrhosis of the liver. Amer. J. Dis. Childr. **43**, 1155 (1932).
BRODRIBB, H. S.: Infective hepatitis in a boarding-school. Lancet **1**, 7 339 (1952).
BROICHER, H., u. H. ODENTHAL: Über die Beziehungen zwischen elektrophoretischen Serumeiweißverschiebungen und den durch Laparoskopie und Biopsie kontrollierten pathologischanatomischen Befunden bei chronischen Lebererkrankungen. Klin. Wschr. **1954**, 592.
BROOKS, B. F., D. Y. HSIA and S. S. GELLIS: Family outbreaks of infectious hepatitis prophylactic use of Gamma-Globulin. New England J. Med. **249**, 58 (1953).
BRUGSCH, TH.: Behandlung der chronischen Leberentzündung. Ther. Gegenw. **1936**, 481.
BRUNS, G.: Die sog. infantilen Lebercirrhosen. Zbl. Path. **89**, 333 (1952).
BUBNOVA, M. M.: K voprosn o nachal'nykh simptomakh epidemicheskogo gepatita (bolezni Botkina) u detei. Pediatrija (Moskva) **1951**, 17.
BÜCHMANN, P., u. H. SCHULZE-BUSCHOFF: Zur Frage der Eiweißbehandlung von Leberkrankheiten. Dtsch. med. Wschr. **1950**, 1685.
BÜCHNER, F.: Die Pathologie der unkomplizierten reversiblen Virushepatitis. Schweiz. Z. Path. **16**, 322 (1953).
BUKHSHTAB, E.A.: Otdalennye posled stviia epidemicheskogo gepatita (bolesni Botkina) u detei. Pediatrija (Moskva) **1951**, 29.
BUONOCORE, P.: Cirrosi epatica dell'infanzia. Pediatria Riv. **47**, 629 (1939).
BURNARD, E. D.: Hepatic necrosis and myocardial infarction in acute infantile enteritis; report of a case. New York Med. **8**, 236 (1952).
BUTLER, N. R., and W. G. SPECTOR: Kernikterus without prematury or blood group inkompatibility. Brit. Med. J. **1**, 4769, 1168 (1952).
BUTZENGEIGER, K. H., u. J. LANGE: Über die Bedeutung der Eisen-Kupferbestimmung im Blutserum für die Differentialdiagnose des Ikterus. Ärztl. Wschr. **1952**, 250.

BUTZENGEIGER, K. H., u. J. LANGE: Über das Verhalten des Eisen- und Kupferspiegels im Blut bei Erkrankungen der Leber und der Gallenwege. Dtsch. Arch. klin. Med. 199, 633 (1952).

CACHIM, M., J. DURLACH et J. BLASS: Les acides aminés du sérum sanguin en pathologie hépatique. Semaine Hôp. 1952, 3231.

CALVERT, R. J.: The Biochemistry and management of hepatic coma. Gastroenterology 26, 650 (1954).

CAMERON, G. F.: Primary carcinoma of the liver. Gastroenterology 27, 161 (1954).

CAMPBELL, C. S.: Juvenil cirrhosis of the liver. J. Pediatr., St. Louis 41, 582 (1952).

CAMNER, M.: Cirrhose atrophique type laennec chez un enfant. Bull. Soc. Pédiatr. 1, 16 (1930).

CHAMOKOVA, E. E.: Thymol test in dysentery in children. Vopr. pediatr. 20, 33 (1952).

CHAPMANN, A. W., and A. BARBER: Familial liver cirrhosis. Report of two cases in brothers. Arch. of Pediatr. 48, 316 (1931).

CHAPMANN, R. A., R. M. KARK, R. W. KEETON, N. O. CALLOWAY, C. FR. CONSOLAZIO, G. E. WEIGEND, J. M. DYNIEWICZ and R. H. KYLET: Observations on Laennec's cirrhosis: The effect of cortisone acetate during low sodium regimen. J. Labor. a. Clin. Med. 40, 744 (1952).

CAPPS, R. B., and J. STOKES jr.: Epidemiology of infectious hepatitis and problems of prevention and control. J. Amer. Med. Assoc. 1952, 557.

CHAPTAL, J., P. CAZAL, D. BRUNEL et R. JEAN: Stéatose hépatique du nourrisson, 155 observations. Montpellier méd. 41, 91 (1952).

— Le foie au cours des toxicoses. Etude clinique et histopathologique par prélévements par ponctionsbiopsis du foie: 43 cases. Arch. franç. Pédiatr. 7, 465 (1950).

CAROLI, J., et G. MARCOULIDES: Contribution à la pathogénie des dilatations congénitales du cholédoque. Arch. des Mal. Appar. digest. 42, 1045 (1953).

CARTER, R. F., and G. M. SAYPOL: Surgery for jaundice in infants and children. New York State J. Med. 50, 2945 (1950).

CASAUBON, A., M. J. VERGNOLLE u. R. KREUTZER: Klinisches und anatomisches Studium eines Falles von HANOTscher Cirrhose. Arch. argent. Pédiatr. 3, 85 (1932).

CATHALA, J.: Sur l'ensuffisance hépatique alléguee en médecine infantile. Presse méd. 1950, 1181.

CATTAN, R., R. CARASSO et M. LIBESKIND: Tentatives de traitement par la cortison de cirrhoses postictériques. Semaine Hôp. 1954, 258.

— et P. FRUMUSAN: Une forme rare de cirrhose hépatique d'origine splenique: le purpura splénopathique cirrhogène. Presse méd. 1951, 441.

— J. DAUSSET et P. PARIENTE: Existe -t - il des cirrhoses d'origine sanguine? Presse méd. 1951, 1513.

CHEVALLEY, P., et D. BAROCHEZ: Un cas d'ictère par rétention du choledoque. Arch. franç. Pédiatr. 11, 395 (1954).

CHIRAY, M., et P. CHENE: Les formes frustes de l'amebiase hepatique. Gaz. méd. France 57, 771 (1950).

CHIRICO, M., e P. FRANZINI: L'escezione urobilinica nelle sindromi itteriche. Giorn. Clin. med. 33, 909 (1952).

CHODKOWSKA, S.: Akute gelbe Leberatrophie bei Kindern. Pedjatr. polska 19, 2 (1939).

CHRIST, B.: Gezielte Methionintherapie. Z. inn. Med. 9, 143 (1954).

CHRISTIAN, E. R.: Behavoir of serum iron in various diseases of liver. Arch. Int. Med. 94, 22 (1954).

CLAIREAUX, A.: Haemolytique disease of the newborn. Arch. Dis. Childh. 25, 61 (1950).

CLEMENT, R., et P. H. Co: L'exploration fonctionelle du foie avec la méthionine chez les enfants. Arch. franç. Pédiatr. 9, 1051 (1950).

CLOSE, J.: Etude électrophorétique des protéines sériques de cas de kwashiokor. Ann. Soc. belge Méd. trop. 33, 185 (1953).

COCCHI, U.: Hepatogene Osteoporosen. Radiol. clin. (Basel) 20, 362 (1951).

COCKBURN, W. C., J. A. HARRINGTON, R. A. ZEITLIN, D. MORRIS, and F. E. CAMPS: Homologous serum hepatitis and measles prophylaxis; a report to the medical Research council. Brit. Med. J. No. 4722, 6 (1951).

COLBERT, J. W. jr., J. F. HOLLAND, I. HEISSLER and M. KNOWLTON: The use of ACTH in acute viral hepatitis. New England J. Med. 245, 172 (1951).

COSTA, A., u. P. L. CIPPRIANI: Die Opsobiline und die durch Opsobilinmangel verursachten anikterischen hämoglobinurischen Hyperhämolysen. Virchows Arch. 323, 282 (1953).

CRAIG, J. M.: Sequences in development of cirrhosis of the liver in cases of erythroblastosis fetalis. Arch. of Path. 49, 665 (1950).

— and B. H. LANDING: Form of hepatitis in neonatal periot simulating biliary atresia. Amer. Med. Assoc. Arch. of Path. 54, 321 (1952).

CREVELD, S. VAN: Function of the liver in scarlet fever. Amer. J. Dis. Childr. 44, 265 (1932).

CREFELD, S. VAN: The liver functions in scarlet fever. Acta paediatr. (Stockh.) 11, 121 (1930).
— Late gevolgen von de hongerwinter. Primair levercarcinom; hypoproteinaemisch vedeem dvor leverbeschading. Nederl. Tijdschr. Geneesk. 96, 3234 (1952).
CRIGLER, J. F., jr., V. A. NAJJAR: Congenital familial nonhemolytic jaundice with kernicterus. Pediatrics 10, 169 (1952).
— Congenital familial nonhemolytic jaundice with kernicterus: a new clinical entity. Amer. J. Dis. Childr. 83, 259 (1952).
CULBERTSON, J. W., R. W. WILKINS, F. J. INGELFINGER and St. E. BRADLEY: The effect of the upright posture upon hepatic blood flow in normotensive and hypertensive subjects. J. Clin. Invest. 30, 305 (1951).
CZERNY, A.: Zur Kenntnis der Gastroenteritis im Säuglingsalter. Intoxikation. Jb. Kinderheilk. 44, 15 (1897).
DAECKE, K.: Lamblien-Infektionen als Ursache unklarer Bauchschmerzen und Hepatopathien bei Kindern. Mschr. Kinderheilk. 100, 479 (1952).
DAHMS, H.: Beitrag zur Klinik der kindlichen Leberzirrhose. Kinderärztl. Prax. 21, 505 (1953).
DAITO, Y., and J. OBA: Two autopsy cases of hepatoma in babyhood. Gann., Tokyo 43, 378 (1952).
DANNENBERG, A.: Gall bladder disease in a seven-and one-half-year-old child. Amer. J. Dis. Childr. 88, 350 (1954).
DARGEON, H. W.: Malignant tumors in childblood. J. of Pediatr. 15, 317 (1939).
DARLIN, S. V., and O. MORTENSEN: Amino-aciduria in Galactosaemia. Acta paediatr. (Stockh.) 43, 337 (1954).
DEBRÉ, R.: Familial hepatitis and chronic jaundice. Proc. Roy. Soc. Med. 32, 1173 (1939).
DEKKER-JONKER, A.: Over levercirrhose biy zuigelingen. Mschr. Kindergeneesk. 16, 465 (1949).
DENBER, H. C., and S. LEIBOWITZ: Acute anicteric virus hepatitis. Report of thirty cases. J. Amer. Med. Assoc. 1952, 546.
DERGATSCHOW, I. S., u. T. G. OGANESJAN: Über die Histologie der Leber im frühen Kindesalter bei Darmerkrankungen und bei Pneumonien. Sovet. Pediatr. 3, 149 (1935).
DIDIER, R., S. G. DIACONO et R. FONTAN: Cirrhos du foie en rapport avec une dilatation congenital du cholédoque. Arch. franç. Pédiatr. 8, 544 (1951).
DIJKSTRA, O. H., u. R. ROELOFS: Einige Fälle von Lebercirrhose bei jungen Kindern. Geneesk. Bl. 27, 147 (1929).
DÖNHARDT, A.: Therapie der Leberparenchymschäden. Ther. Gegenw. 93, 6, 49 (1954).
— Zur serochemischen Diagnostik der Leberkrankheiten. Z. klin. Med. 151, 92 (1953).
DOGUET, R.: Un diagnostic très souvent méconnu: l'hepatite anictérique. Le Scalpel 106, 1497 (1953).
DONOVAN, E.J., and T.V. SANTULLI: Resection of the left lobe of the liver for mesenchymonia. Ann. Surg. 124, 90 (1946).
DRAKE, M. E., and C. MING: Gamma Globuline in Epidemic Hepatitis. J. Amer. Med. Assoc. 155, 1302 (1954).
— — J. A. BARONDESS, W. J. BASHE jr., G. HENLE, J. STOKES jr. and R. B. PENNEL: Failure of convalescent gamma globulin to protect against homologous serum hepatitis. J.Amer. Med. Assoc. 152, 690 (1953).
— CH. WARD, J. STOKES jr., W. HENLE, G. C. MEDAIRY, F. MANGOLD and G. HENLE: Studie on the agent of infectious hepatitis. The effect of skin tests for infectious hepatitis on the incidence of the disease in a closed institution. J. of Exper. Med. 95, 231 (1952).
— Infectious heptatitis in infancy and childhood. Med. Clin. N. Amer. 36, 1637 (1952).
DRUMMOND, R. J., and A. G. WATKINS: The RH-factor and hepatomegaly and splenomegaly in children and adolescents. Brit. Med. J. 1, 984 (1946).
DUCCI, H., A. SPOERER, R. KATZ and M. CUEVAS: Serum iron in liver disease. Gastroenterology 22, 52 (1952).
— and R. KATZ: Cortisone, ACTH and antibiotics in fulminant hepatitis. Gastroenterology 21, 357 (1952).
— Cortisone in Hepatitis; recovery in 5 comatose cases. Merck Rep. 62, 21 (1953).
DURLACH, C. J., et M. BERNARD: Etude chromatographique des acides aminés du sérum sanguin en pathologie hépatique. Arch. des Mal., Appar. digest. 41, 637 (1952).
EARL, C. J.: Metabolism of copper in WILSON's disease and in normal subjects. Amer. J. Med. 17, 205 (1954).
ECKSTEIN, A.: Liver cirrhosis with early infantile dwarfisme and hypophosphatemic ricketts; problem of so-called hepatic ricketts. Ann. paediatr. (Basel) 175, 224 (1950).
EGELI, E. S.: Über die klinische Bedeutung der Leberaspirationsbiopsie. Ärztl. Forsch. 6, 107 (1952).

EGGIMANN, P.: Lésions hépatiques et pancréatiques dans l'érythroblastose foetale. Ann. paediatr. (Basel) 172, 73 (1949).

EISENBERG, J.: Das Bild der angeborenen Lebercirrhose. Inaug.-Diss. Zürich 1952.

EISENMENGER, W. J., R. J. SLATER and A. M. BONGIOVANNI: Hypercoagulability of the blood of patients with hepatic cirrhosis following administration of ACTH. Amer. J. Med. 13, 27 (1952).

ELGROVA, M.: Infekčni hepatitidy. Pediatr. listy Praha 6, 288 (1951).

ELLEGAST, H.: Einfluß einer Hepatitis in der Schwangerschaft auf das Kind. Wien. klin. Wschr. 1954, 507.

EMERY, J. L.: Involution of the left liver in the newborn and its relationship to physiological icterus. Arch. Dis. Childh. 28, 463 (1953).

EMMERICH, R.: Das Bluteiweißbild bei Leberparenchymschäden. Plasma 1, 495 (1953).

EPPINGER, H.: Die hepatolienalen Erkrankungen. Berlin: Julius Springer 1920.

— Die Leberkrankheiten. Allgemeine und spezielle Pathologie und Therapie der Leber. Wien: Springer 1937.

ESSEN, K. W., u. A. LEMBKE: Über den Erreger der Hepatitisepidemica. Zbl. Bakter. I. Orig. 159, 387 (1953).

EVANS, A. S., H. SPRINZ and R. S. NELSON: The effect of ACTH and Cortison in severe and fulminant cases in viral hepatitis. Ann. Int. Med. 38, 1148 (1953).

— Adrenal hormon therapy in viral hepatitis: The effect of ACTH in the acute diesease. Ann. Int. Med. 38, 1115 (1953).

EWERBECK, H.: Der Symptomkomplex der dynamischen Milzdekompensation. Z. Kinderheilk. 65, 228 (1947).

— Zur Klinik der dynamischen Milzdekompensation. Z. Kinderheilk. 65, 247 (1947).

— Die Milz als Organ des Pfortadersystems und ihr Versagen. Erg. inn. Med. N. F. 1, 319 (1948).

— Zur Frage der Serumeiweißbildung in der Leber. Z. exper. Med. 117, 237 (1951).

— Zur Bedeutung der Leberfunktion für die Serumproteine. Z. Kinderheilk. 70, 481 (1951).

— Die Behandlung der dynamischen Milzdekompensation. Dtsch. med. Wschr. 1953 II, 1340

— Therapie von Lebererkrankungen im Kindesalter. Kinderärztl. Prax. 22, 408 (1954).

FADDEEVA, A. F.: Funktsional'nye narashemiia pechenii pri reumatizme u detei. Vopr. pediatr. 19, 29 (1951).

FANCONI, G., u. E. ROSSI: Zur Pathologie und Therapie der Toxikosen. Helvet. paediatr. Acta 2, 305 (1947).

FICHTELIUS, K. E.: Über Gallensteine bei Kindern. Sv. Läkartidn. 1954, 1297.

FINKELSTEIN, A.: Lehrbuch der Säuglingskrankheiten. Berlin 1921.

FONSECA, T.: Tratamento da hepatite a virus pelo ACTH. Hospital, Rio 41, 251 (1952).

FORSANDER, O., and N. HALLMANN: On free plasma choline in severe infantile gastroenteritis. Scand. J. Clin. Laborat. Invest. 4, 63 (1952).

FORTI, E.: Profilasse e terapia prottetiva della lesioni epatiche fetali durante la vita intrauterina. Sangue (Milano) 26, 52 (1953).

FRAENKEL, K. A.: Zur Differentialdiagnose und Therapie bestimmter Formen von Gelbsucht. Dtsch. med. J. 3, 197 (1952).

FRANCE, N. E., and M. J. WILMERS: Herpes simplex hepatitis and encephalitis in newborn twins. Lancet 1, 24, 1181 (1953).

FRANKLIN, M.: Clinic observations on the etiology of icterus neonatorum. Amer. J. Obstetr. 22, 913 (1931).

FREDBÄRJ, T.: Über Lebercirrhose bei Kindern. Sv. Läkartidn. 1931, 131.

FREY, J.: Beitrag zur Behandlung von Infektionen und Entzündungen speziell der Leber. Ärztl. Wschr. 1948, 486.

FRIDMAN, R. A.: Epidemicheskii gepatit (bolezni Botkina) u detei grudnogo vozrasta. Pediatrija (Moskva) 1951, 10.

FRIEDRICH, L.: Bedeutung der Leberpunktion bei Hepatitis und Cirrhose. Z. inn. Med. 1953, 987.

FRISCH, A. V., u. F. LASCH: Zur Funktionsprüfung der Leber: Untersuchung zur Wirkung der Diathermie. Acta med. scand. (Stockh.) 69, 241 (1928).

FRUNDER, M. A.: Die Bedeutung der Kälteagglutination für die Diagnose der Virushepatitis und ihre Beziehung zu Blutsenkungsreaktion, Serumlabilitätsreaktionen und Blutbild. Z. inn. Med. 1952, 1143.

— Über Kälteagglutinine bei Hepatitis im Kindesalter. Z. inn. Med. 1953, 269.

GABUZDA, G. J. jr.: Urinary excretion of amino acids in patients with cirrhosis of the liver and in normal adults. J. Clin. Invest. 31, 1015 (1952).

GAJDOS, A.: Méthodes de dosages et variations de protéines sériques au cours des affections hépatiques. Semaine Hôp. 1951, 3679.

GALT, J., and B. R. Hunter: The effect of aureomycin on certain liverfunction tests and blood coagulation. Amer. J. Med. Sci. **220**, 508 (1950).

GANG, G. K.: Hepatic cirrhosis of infants and children. Ind. J. Pediatr. **17**, 123 (1950).

GARBINSKI, T., u. L. KRATOCHWIL: Wplyw zoltaczki na odczyny tuberkulinowe u ludzi Grúzlica **21**, 157 (1953).

GARCIA-MONTES, A.: Un caso de cirrhosis hepatica consecutivo a hepatitis postsarampionosa en una niña de dos años. Acta pediatr. españ. **10**, 817 (1952).

GAROT, L.: Hépatomégalie et déficience de l'état général dans la moyenne enfance. Acta paediatr. belg. **6**, 61 (1952).

— Troubles nutritionnels de la moyenne et la grande enfance: les gros foies d'origine alimentaire. Rev. méd. Liége 8, 733 (1953).

GASSER, E.: Akute Leberatrophie im Kindesalter. Arch. Kinderheilk. **126**, 49 (1942).

GATHALA, J.: Sur l'insufficiance hépatique alléguée en médecine infantile. Presse méd. **1950**, 1181.

GATTNER, H.: Zunahme der Lebercirrhose im Kindesalter. Ärztl. Wschr. **1952**, 657.

GEISER, O.: Beitrag zur akuten Leberatrophie im Kindesalter. Schweiz. med. Wschr. **1942**, 1434.

GELIN, A., et H. CHEMPOEL: A propos d'un cas d'atrésie congénitale des voies biliaires avec ictère. Intervention. guérison. Acta gastroenterol. belg. 15, 784 (1952).

GELLIS, S. S., and C. A. JANEWAY: Viral hepatitis. New England J. Med. **239**, 503 (1949).

— J. M. CRAIG and Y. Y. HSIA: Prolonged obstructive jaundice in infancy. Amer. J. Dis. Childr. 88, 285 (1954).

GERRARD, J.: Kernicterus and prematurity. Lancet 1, VII, 35 (1950).

— Icterus gravis and cirrhosis of the liver. Brit. Med. J. No. 4773, 1385 (1952).

GERRISH, E. W., and J. W. COLE: Surgical jaundice in infants and children. Amer. Med. Assoc. Arch. Surg. **63**, 529 (1951).

GERSTENBERGER, H. J.: Rachitis hepatica. Mschr. Kinderheilk. **56**, 217 (1933).

GIAUME, C.: Contributo allo studio delle funzioni epatiche nella tuberculosi dell'infanzia. Riv. Clin. pediatr. **27**, 130 (1929).

GIBITZ, H.: Stoffwechseluntersuchungen bei infantilen Leberkrankheiten. Münch. med. Wschr. **1953**, 1293.

GILLES, C., and G. SANGSTER: An outbreak of intestinal gastroenteritis in Aberdeen. J. Hyg. Comb. **46**, 1 (1948).

GILLMANN, J., and T. GILLMAN: Liver disease in Johannisburg, relation do pellagra. Lancet **1948 I**, 169.

GILMOUR, J. R.: Erythroblastosis foetalis. Arch. Dis. Childh. **19**, 1 (1944).

GIRAUD, G., P. CAZAL, H. LATOUR et A. LEVY: A propos du syndrome de Pierre Mauriac; origine neuroendercrinienne, surcharge glyco-lipidique du foie. Arch. franç. Pédiatr. **9**, 307 (1952).

GLANZMANN, E.: Einführung in die Kinderheilkunde. Springer, Wien 1949:

GLEISS, J.: Vergleichende Untersuchungen über einfache Serum-Labilitätsreaktionen bei fieberhaften Erkrankungen im Kindesalter. Kinderärztl. Prax. **20**, 345 (1952).

GÖPPERT, F.: Galaktosurie nach Milchzuckergaben bei angeborenem familiärem chronischen Leberleiden. Berl. klin. Wschr. **1947**, 473.

GÖRGES, TH., u. F. FRANZEN: Zur Behandlung chronischer Leberkrankheiten mit Leberhydrolysaten. Münch. med. Wschr. **1954**, 614.

GÖTT, H.: Die perorale Tierserumtherapie der Säuglingsintoxikation. Z. Kinderheilk. **66**, 434 (1949).

GOHR, H., u. T. GÖRGES: Klinische Untersuchungen über die therapeutische Wirkung des Leberhydralysates Prohepar bei der Behandlung von Leberkrankheiten unter Kontrolle der Funktionsstörungen im Eiweiß- und Gallenfarbstoffwechsel. Z. inn. Med. **1953**, 1073.

GOLDBLOOM, R. S.: Aureomycin therapy in hepatic insufficiency. Gastroenterology 18, 93 (1951).

GOLDGRUBER, G.: Über die Diathermiebehandlung der Leberkrankheiten. Klin. Wschr. **1932**, 286.

GOTMAN, N. N.: Lechenie epidemicheskogo gepatica (bolezni Botkina) v detskom vorzraste. Pediatrija (Moskva) **1951**, 20.

GREENSTEIN, N. N., and H. WESSON: Hydrops of the gall bladder in a fourteen-month old infant. Amer. J. Dis. Childr. 87, 208 (1954).

GREGORY, H., and H. CHODAK: Two cases of sub-acute hepatic necrosis. Arch. Dis. Childh. **6**, 101 (1931).

GRIFFIN, G. D. J., and L. A. SMITH: Gallbladder disease in adolescents and young adults. J. Amer. Med. Assoc. 154, 731 (1954).

GROS, H.: Über die Bedeutung und Prognose postdystrophischer Leberparenchymschäden. Die Medizinische **1954**, 1041.

Gros, H.: Störungen des Wasserhaushaltes bei latenter Hepatopathie. Med. Mschr. **6**, 151 (1952).

— u. E. J. Kirnberger: Posthepatische Zustände mit indirekter Hyperbilirubinämie. Ärztl. Wschr. **1952**, 1051.

— — Zur Behandlung chronischer Leberkrankheiten. Klin. Wschr. **1954**, 32.

Gross, K., u. A. Traplovona: Přispevek k pathologickému nálezu u epidemiché hepatitidy. Pediatr. listy Praha **6**, 208 (1951).

Guastavino, G. N.: Obliteratóin congénita del hepato-coledoco. Día méd. Buenos Aires **25**, 812 (1953).

Günther, W.: Tödliche Nabelblutung des Neugeborenen bei biliärer Lebercirrhose durch Aplasie der extrahepatischen Gallenwege. Zbl. Gynäk. **1939**, 1806.

Guerstein, A., et L. Reydermann: Douleurs abdominales chroniques chez l'enfant. Rev. franç. Pédiatr. **10**, 225 (1934).

Gutzeit, K.: Hepatitis epidemica. Dtsch. med. Wschr. **1944**, 463.

György, P.: Effects of antibiotics and Vitamin B_{12} in cirrhosis and necrosis of the liver. Ciba Found. Symp. **1951**, 81. Philadelphia: Blakiston Comp.

Haas, P. K. de: Familiaire leververvetting met galactosämie. Mschr. Kindergeneesk. **19**, 8, 304 (1951).

Haase, K. E.: Zur Cholinbehandlung schwerster Hepatopathien unter besonderer Berücksichtigung des Säuglings- und Kindesalters. Z. Kinderheilk. **71**, 398 (1952).

Hagstrom, H. T.: Fetal dystocia due to metastatic neuroblastoma of the liver. Amer. J. Obstetr. **19**, 673 (1930).

Halbertsma, Tj.: Beiträge zur Klinik der Lebercirrhosen beim Kinde. Mschr. Kindergeneesk. **1**, 395 (1932).

Halbrecht, J.: Icterus precox; further studies on its frequency, etiology, prognosis and the blood chemistry of the cord blood. J. Pediatr., St. Louis **39**, 185 (1951).

Hang, H. D.: Die Hepatitis epidemica im Kindesalter. Diss. Köln 1955.

Hanger, M. F.: The Meaning of liver function tests. Amer. J. Med. **16**, 565 (1954).

Harkness, S. F.: Differential diagnosis of haemolytic disease and hepatic insufficiency. J. Amer. Osteopath. Assoc. **50**, 263 (1951).

Harnack, G. A. v., u. G. A. Martini: Hepatitis und Schwangerschaft; die Auswirkung der Hepatitis auf die Frucht. Dtsch. med. Wschr. **1952**, 40.

— Leberfunktionsdiagnostik bei der Hepatitis epidemica im Kindesalter. Z. Kinderheilk. **70**, 10 (1951).

Harris, R. C.: Liver function tests in infancy. Bull. New York Acad. Med. **28**, 721 (1952).

— D. H. Andersen and R. L. Day: Obstructive jaundice in infants with normal biliary tree. Pediatrics **13**, 293 (1954).

Havens, W. P. jr., R. M. Myerson and J. N. Caroll: Effect of ACTH, cortisone and progesterone on patients with chronic hapatic disease. Metabolism **1**, 172 (1952).

Havlujova, L., E. Kratkova: Infekčni hepatitis v dětskem věku. Pediatr. listy Praha **6**, 284 (1951).

Haeksley, J. C., and R. Lightwood: A contribution to the study of erythroblastosis: Icterus gravis neonatorum. Quart. J. Med. **3**, 155 (1934).

Heepe, F.: Über die anikterischen Lebererkrankungen im Kindesalter und ihre Erkennbarkeit mit Hilfe von Eiweißfällungsreaktionen im Blutserum. Mschr. Kinderheilk. **100**, 497 (1952).

— Kolloidstabilitätsveränderungen im Blutserum bei Erkrankungen des Säuglingsalters. Z. Kinderheilk. **72**, 129 (1952).

Heepe, Fr., E. Lambrecht z. J. Moderegger: Über die Häufigkeit abortiver Verlaufsformen der epidemischen Hepatitis. Klin. Wschr. **1954**, 1039.

Heilmeyer, L.: Klinische Beobachtungen zur Infektionsbeeinflussung durch ACTH und Cortison bei Streptokokkenkrankheiten, Typhus abdominalis, Tuberkulose und Hepatitis Epidemica. Münch. med. Wschr. **1954**, 521.

Heinö, P.: Bilirubinstudien an Kindern. Acta pediatr. (Stockh.) **14**, 453 (1933).

Helbig, G.: Verhalten und klinische Bedeutung des SH-Glutathion bei verschiedenen Hepatopathien. Z. Kinderheilk. **74**, 622 (1954).

Hellbrügge, T. F.: Intrauterine Fruchtschäden durch Hepatitis epidemica. Ann. paediatr. (Basel) **179**, 226 (1952).

Henderson, J. L.: A fourth type of erythroblastosis foetalis showing hepatic cirrhosis in the macerated foetus. Arch. Dis. Childh. **17**, 49 (1942).

Henle, G., M. Drake, W. Henle and J. Stokes jr.: A skin test for infectious hepatitis. Proc. Soc. Exper. Biol. a. Med. **73**, 603 (1950).

Henle, W., S. Harris, G. Henle, T, N. Harris, M. E. Drake, F. Mangold and J. Stokes jr.: Studies on the agent of infectious hepatitis: Propagation of the agent in tissue culture and in the embryonated hen's egg. J. of Exper. Med. **92**, 271 (1950).

HERLITZ, C. W.: ROSENTHAL und WHITES Leberfunktionsprobe (Bromsulfaleinprobe) bei Kindern unter einem Jahr und besonders bei Icterus neonatorum. Acta paediatr. (Stockh.) 6, 214 (1926).
— A contribution to the knowledge of the function of the liver and the reticuloendothelial system, particulary in Infectious diseases of children. Acta paediatr. (Stockh.) 12, Suppl. 31 (1931).
HERMANN, H., J. F. CIER et P. RESAL: Ischémie hépatique et coagulation du sang. C. r. Soc. Biol. (Paris) 145, 1182 (1951).
HEUBNER, O.: Lehrbuch der Kinderkrankheiten. 1911.
HILL, K. R., K. RHODES, J. L. STAFFORD and R. AUB: Serous hepatosis: a pathogenesis of hepatic fibrosis in Jamaican children. Brit. Med. J. No. 4802, 117 (1953).
— Serous hepatosis in Jamaican children. New Zealand Med. J. 51, 420 (1952).
HIPPIUS, H.: Zur postikterischen Encephalopathie der Neugeborenen. Nervenarzt 23, 110 (1952).
HIRSCHBERGER, C.: Akute Leberatrophie und Ikterus katarrhalis bei Geschwistern. Acta paediatr. (Stockh.) 18, 482 (1936).
HIRSCHER, H., u. O. ENGELMEIER: Serologische und elektrophoretische Verlaufsstudien an lipotrop behandelten Lebercirrhosen und akuter gelber Leberatrophie unter besonderer Berücksichtigung genetischer Eiweißmangelschäden. Z. inn. Med. 1953, 150.
HOE, V. C., et P. D. TUAN: Cancer primitif du foie chez un enfant de 14 mois. Nourrisson 39, 248 (1951).
HOEVEN, J. TH. VAN DER: Familiäre juvenile Lebercirrhose. Mschr. Kindergeneesk. 7, 411 (1938).
HOLZEL, A., and N. SHER: Familial jaundice of the newborn associated with hepato-steatosis. Arch. Dis. Childh. 27, 37 (1952).
— G. M. KOMROWER and V. K. WILSON: Amminoaciduria in galactosaemia. Brit. Med. J. 1, 194 (1952).
HOMOLKA, J.: Epidemická hepatitis v dětském věku. Gastroenterol. bohema 4, 85 (1950).
HONÉ, H. W.: Zur kongenitalen Lebercirrhose. Med. Mschr. 8, 680 (1954).
HONET, R.: Recherches sur le metabolisme de la Vitamin D: Recherches sur la pathogénie du soitdisant «Rachitisme hépatique». Ann. paediatr. (Basel) 170, 233 (1948).
HOOD, B., and S. E. FAGERBERG: Hepatolenticular degeneration; biochemical observations in children with and without neurological symptoms; hyperaminoaciduria. Acta med. scand. (Stockh.) 140, 374 (1951).
HOPP, G.: Ein bemerkenswerter Fall von hämolytischem Ikterus bei einem 12jährigen Kind. Arch. Kinderheilk. 146, 252 (1953).
HORNBOSTEL, H.: Neuere Erkenntnisse über das hepatolentikuläre Syndrom. Schweiz. med. Wschr. 1954, 7.
HORSTMAN, D. M., W. F. HAVENS and F. DEUTSCH: Infectious hepatitis in childhood. J. of Pediatr. 30, 384 (1947).
HOWARD, F. H., and W. A. MERIWETHER: Fat disease of the liver. in infants on the isthmus of Panama. Pediatrics 10, 150 (1952).
HSIA, D. Y. Y., and S. S. GELLIS: Hepatic dysfunction in infectious mononucleosis in children Amer. Med. Assoc. Amer. J. Dis. Childr. 84, 175 (1952).
— — Prolonged obstructive jaundice in infancy: Liverfunctionstests. Amer. Med. Assoc. Amer. J. Dis. Childr. 85, 13 (1953).
— P. PATTERSON, F. H. ALLEN jr., L. K. DIAMOND and S. S. GELLIS: Prolonged obstructive jaundice in infancy. General survey of 156 cases. Pediatrics 10, 243 (1952).
— R. G. TAYLOR and S. S. GELLIS: A long-term follow-up study on infectious hepatitis during pregnancy. J. Pediatr., St. Louis 41, 13 (1952).
— LONSWAY, M. jr., and S. S. GELLIS: γ-Globulin in the prevention of infectious hepatitis: studies on the use of small doses in family outbreaks. New England J. Med. 250, 417 (1954).
HUBER, FR.: Über Hepatitis epidemica bei Säuglingen. Z. inn. Med. 3, 70 (1948).
HULT, H.: «Cholémie simple familiale» (GILBERT) and posthepatic states without fibrosis of the liver. Acta med. scand. (Stockh.) 138, Suppl. 244, 1 (1950).
JACOBY, H.: Experimentelle Beeinflußbarkeit der Gallensekretion mit diätetischen und physikalischen Maßnahmen. Arch. exper. Path. u. Pharmakol. 161, 64 (1931).
JAHN, D.: Über die Schädigung der Leber durch Hypoxämie. Dtsch. Z, Verdauungskrkh. 12, 60 (1952).
JAMES, G. W. III, O. J. PURNELL and E. J. EVANS: The anemia of thermal injury II: studies of liver function. J. Clin. Invest. 30, 191 (1951).
JANBON, M., et L. BERTRAND: Aspect histologique de l'ictère de la streptomycintherapie. Semaine Hôp. 1951, 510.
JANKELSON, J. R., and L. R. MILNER: Medical therapy in jaundice. Rev. Gastroenterol. 16, 130 (1949).

Jayasekera, H. T. W., B. V. de Mel and H. Cullumbine: Fatty liver disease of children in Ceylon. Ceylon J. Med. Sci. Sect. D. 8, 1 (1951).

Joppich, G.: Über das Verhalten der Gallensäure im Blut von ikterischen und nicht-ikterischen Kindern. Mschr. Kinderheilk. 101, 51 (1953).

Jorde, W. O.: Die Leberschädigung im Spiegel der klinischen Funktionsdiagnostik. Med. Klin. 1953, 134.

Jungel, M. B.: Die Hepatitis epidemica (sog. Icterus katarrhalis) im Kindesalter. Beitr. Arch. Kinderheilk. 25, Beih. 1942.

Kärst, W.: Die hepatitische Form der infektiösen Mononucleose bei ein-eiigen Zwillingen. Ärztl. Wschr. 1952, 747.

Kahle, H. R., and J. T. Jackson: Cholecystitis in negro children. J. Amer. Med. Assoc. 151, 1269 (1953).

Kakizaki, Y., and Y. Sato: Macrocytic anemia and Sato's bromsinfalein test in children with nutritional dystrophy. Tohoku J. Exper. Med. 56, 319 (1952).

Kalk, H.: Cirrhose und Narbenleber. Stuttgart: F. Enke 1954.

— Die chronischen Verlaufsformen der Hepatitis epidemica im Hinblick auf ihre klinische Symptomatologie. Dtsch. med. Wschr. 1947, 308, 471.

— Bemerkungen zur Therapie der Lebererkrankungen mit lipotropen Substanzen. Dtsch. med. Wschr. 1951, 1065.

— u. E. Wildhirt: Die Bedeutung der Leberfunktionsproben im Vergleich zu dem bioptischen Befund der Leber. Med. Klin. 1951, 585.

— — Untersuchungen zur Behandlung der chronischen Hepatitis und der Lebercirrhose mit Leberextrakten. Dtsch. med. Wschr. 1952, 1390.

Kappert, A.: Die Leberschutztherapie mit wasserlöslichem Percorten. Schweiz. med. Wschr. 1944, 569.

Kanof, A., E. J. Donevan and H. Berner: Congenital atresia in the biliary system. Delayed development of correctability. Amer. J. Dis. Childr. 86, 780 (1953).

Káss, A.: Congenital hydrocephalus in a newborn infant; epidemic hepatitis in the mother in the second-third month pregnancy. Acta paediatr. (Stockh.) 40, 239 (1951).

Kauhtio, J., and N. Hallmann: Sodium and potassium concentration of erythrocytes and bromsulfalein liver function test in severe infantile gastroenteritis. Acta paediatr. (Stockh.) 39, 328 (1950).

— Bromsulfalein liver function test in severe infantile gastroenteritis: experimental studies on functional capacity of the liver in infants. Ann. med. exper. biol. fenn. 28, Supp. 5, 1 (1950).

Kay, S., and P. C. Talbert: Adenoma of the liver, mixed type (Hamartoma). Cancer (N.Y.) 3, 307 (1950).

Keclík, M.: Anikterické formy infekčni žlotennky. Čas. lék. česk. 92, 352 (1953).

Keel, M.: Anaemia neonatorum und Ikterus gravis. Ann. paediatr. (Basel) 160, 113, 179 (1942).

Keiderling, W., u. H. Scharpf: Über die klinische Bedeutung der Serumkupfer- und Serumeisenbestimmung bei Erkrankungen des Leberparenchyms und der Gallenwege. Ärztl. Forsch. 6, I/115 (1952).

Keller, P. D., and W. L. Nute: Cirrhosis of the liver in children. Clinical and pathological study of cases. J. of Pediatr. 34, 588 (1949).

Kempton, J. J., and M. Bodian: Duodenal ulcers with extensive liver damage in infant twins. Arch. Dis. Childh. 28, 471 (1953).

Kleinschmidt, H.: Über latente (anikterische) diffuse Hepatopathie. Kinderärztl. Prax. 7, 489 (1936).

Klinke, K.: Lebererkrankungen im Kindesalter. Dtsch. med. J. 1953, 200.

Kloučková, K.: Recidivy inf. hepatid v detskem veku. Prakt. Lék. (Praha) 32, 366 (1952).

Klütz, W., u. E. Wildhirt: Der Wert der Bromsulfaleinprobe in der Leberdiagnostik. Med. Klin. 1954, 1322.

Knick, B., u. K. Hoffmann: Infektiöse Mononucleose als pantrope Virusinfektion. Ärztl. Wschr. 1953, 219.

Köhler, V.: Einfluß des synthetischen Nebennierenrindenhormons auf die Lävuloseprobe bei Lebercirrhose. Klin. Wschr. 1941, 716.

— Beobachtungen über die therapeutische Wirksamkeit implantierter Rindenhormone bei chronischen Lebererkrankungen. Dtsch. med. Wschr. 1944, 446.

Kölbl, H., u. A. Rosenkranz: Zur Genese der Zahnveränderung bei Kindern nach Ikterus gravis. Österr. Z. Kinderheilk. 7, 216 (1952).

Kövér, B.: Über die akute gelbe Leberatrophie im Kindesalter. Ann. paediatr. (Basel) 170, 299 (1948.

Kolner, R. L. V.: K voprosu o klassifikatsii epidemicheskikh gepatitov (bolezni Botkina) u detei. Pediatrija (Moskva) 1951, 25.

KONCALOVSKAJA, N. M., u. T. V. LEBEDEVA: Die klinischen Erscheinungen der Fettdystrophie der Leber. Klin. Med. (russ.) **28**, 53 (1950).

KOUMANS, A. K. J.: Hepatitis en tic douloureux ten gevolge van giardiasis intestinalis. Nederl. Tijdschar. Geneesk. **1950**, 3233.

KOUPERNIK, C., et S. BUKOT: Les complications neurologiques des ictères néonataux non liés à la maladie hémolytique. Arch. franç. Pédiatr. **9**, 953 (1952).

KOSHLEY, K.: Infantile hepatic cirrhosis. Antiseptic (Madras) **48**, 1019 (1951).

KOTEL'NIKOVA, E. P.: Zur Klinik der Cholangiocystitiden bei Kindern. Soved. Med. **14**, 12 (1950).

KREBS, H.: Zur Pathogenese der Cholelithiasis mit Pankreasbeteiligung im frühen Kindesalter. Mschr. Kinderheilk. **102**, 327 (1954).

KREČMER, B. B.: Das hämorrhagische Syndrom bei epidemischer Hepatitis im Säuglingsalter. Pediatr. (russ.) **1953**, 36.

KRESBACH, E., G. STEPANTSCHITZ u. M. DRESCHER: Beitrag zur Therapie der Hepatitis. Wien. klin. Wschr. **1953**, 33.

KÜCHMEISTER, H.: Versuch einer Behandlung chronischer Leberschäden mit Nebennierenrindenhormon-Implantationen. Ärztl. Wschr. **1950**, 360.

KÜHN, H. A.: Über Pathogenese und Differentialdiagnose des Ikterus. Dtsch. med. Wschr. **1954**, 1018.

— u. G. MEHNERT: Klinische Erfahrungen mit der Leberextraktbehandlung bei Leberkranken. Münch. med. Wschr. **1954**, 617.

— u. A. HITZELBERGER: Über Häufigkeit und prognostische Bedeutung posthepatitischer Beschwerden und Leberfunktionsstörungen. Dtsch. med. Wschr. **1952**, 1562.

KUSKE, F. A.: Klinischer Beitrag zur Leberpathologie im Säuglingsalter. Arch. Kinderheilk. **142**, 132 (1951).

LACKSCHEWITZ, K.: Geburtsverletzung der Leber, unter dem klinischen Bild der Gallengangsaplasie verlaufend. Mschr. Kinderheilk. **36**, 358 (1927).

LANBRINAKOS, J., et P. PAPATHÉODOROU: Sur quelques cas d'atrophie jaune aigue du foie. Consécutive à une hépatite épidemique chez des nourrissons. Helvet. paediatr. Acta Ser. C **9**, 64 (1954).

LANGEN, C. D. DE: Clinical aspect of hepatitis. Schweiz. Z. Path. **16**, 435 (1953).

LASCH, F.: Lävulose bei Leberparenchymerkrankung. Vom Wert der kontinuierlichen Behandlung mit hohen Gaben unter besonderer Berücksichtigung der Leberfunktionsproben. Klin. Med. (Wien) **5**, 212 (1950).

LÄSCH, G. H., u. A. LINKE: Der Vitamin K-Test zur Differentialdiagnose des Ikterus. Dtsch. Arch. klin. Med. **200**, 442 (1953).

LAUDAHN, G.: Die blutchemische Differentialdiagnose des Ikterus unter besonderer Berücksichtigung der Eisen-und Kupferbestimmung im Blutserum. Dtsch. med. Wschr. **1954**, 948.

LEEVY, C. M., C. K. DVORSHACK and A. M. GUASSI: The liver in extrahepatic biliary obstruction. Amer. J. Med. Sci. **227**, 272 (1954).

LEIBER, B.: Ein epidemiologischer Beitrag zur Hepatitis epidemica im Säuglingsalter. Kinderärztl. Prax. **17**, 301 (1949).

LEIBOWITZ, S., and H. BRODY: Cirrhosis of the liver following infectious mononucleosis. Amer. J. Med. **8**, 675 (1950).

LEIKIN, S. L., and A. J. RECINOS: Clinico-pathological conference: lobar-pneumonia: acute hepatic congestion. Clin. Child. Hosp. Wash. **7**, 257 (1951).

LELONG, M., F. LEPAGE, F. ALISON, LE TAN-VINH, B. DESMONTS et ALAGILLE: Toxoplasmose du nouveau -né avec ictère et cirrhose du foie. Arch. franç, Pédiatr. **10**, 530 (1953).

— Ictère du nouveau-né avec hépatite nodulaire nécrotive et inclusions nucléaires. Arch. franç. Pédiatr. **10**, 173 (1953).

LEONARDI, P., e G. DE SANDRE: Sulla interpretazione delle modificazioni fosfatemiche nelle epatopatie. Acta med. Patav. **13**, 177 (1952).

LEONE, A.: Aspetti differenziali di funzionalità epatica nelle eritroblastosi croniche tipo COOLEY, nelle eritroblastosi subchroniche senza osteopatia. Ann. ital. Pediatr. **7**, 1 (1954).

LEPPER, M. H., CH. K. WOLFE, A. J. ZIMMERMANN, H. W. SPIES and H. F. DOWLING: Effect of large doses of aureomycin in human liver. Arch. Int. Med. **88**, 271 (1951).

LEVESQUE, J., R. LAFOURCADE et D. DÉMASSIEU: Sur un type d'état toxique avec dégénérescence graisseuse massive du foie. Arch. franç. Pédiatr. **4**, 380 (1947).

LIGHTWOOD, R., and M. BODIAN: Biliary obstruction associated with icterus gravis neonatorum. Arch. Dis. Childh. **21**, 209 (1946).

LIN, H., and N. J. EASTMAN: The behavior of intravenously injected bilirubin in newborn infants. Amer. J. Obstetr. **33**, 317 (1935).

LIPMAN, B. L.: Fatal virus hepatitis occuring in an infant three month of age. J. Amer. Med. Assoc. **144**, 1090 (1950).

LOCKWOOD, K. L.: Homologous serum jaundice successfully treated with aureomycin. J. Kentucky Med. Assoc. **49**, 116 (1951).

LOGAN, G. B.: Significance of hepatomegaly in infants and children. Postgraduated Medicine (Mineapolis) **13**, 469 (1953).

LONDE, S., and J. G. PROBSTEIN: The hippuric acid liver function test in children. J. of Pediatr. **18**, 371 (1941).

LÓPEZ-GARCÍA, A.: El higado en la patologia infantil. Arch. argent. Pédiatr. **24**, 3 (1953).

LORENZO, V. E. R., y A. ALMEIDA-PIRES: La punción biopsia del hígado en pediatria. Acta pediatr. españ. **10**, 541 (1952).

LUCKÉ, B.: Pathology of fatal epidemic hepatitis. Amer. J. Path. **20**, 471 (1944).

LÜDIN, H.: Hämatologie und Biopsie bei Leberkrankheiten. Helvet. med. Acta **17**, 340 (1940).

MAGNANELLI, L.: Sorpa cinque casi di virus-epatite con sindrome meningitica. Accad. med. **67**, 294 (1952).

MACMAHON, H. E.: Die biliäre Xanthomatose bei Erwachsenen und Kindern. Virchows Arch. **321**, 664 (1952).

MAIER, C., u. A. SULGER-BUEL: Zur Pathogenese des Ikterus juvenilis Meulengracht. Helvet. med. Acta **18**, 314 (1951).

MAKSIM, G.: Akute degeneration (Necrosis) of the liver. Report of a case in a newborn infant. Amer. J. Dis. Childr. **57**, 1398 (1939).

MALKINA, M. G.: Nonicteric form of BOTKIN's disease. Sovet. med. **16**, 26 (1952).

MALLORY, T. B.: Pathology of epidemic hepatitis. J. Amer. Med. Assoc. **134**, 655 (1947).

MARCZYNSKA-ROBOWSKA, M., u. R. STANCZYK: Przypadek nagminnego miazscowego zapalenia watroby z zejściem w ostry zólty zanik u 5- miesieiźnego niemowlecia. Pedjatr. polska **28**, 65 (1953).

MARIE, J., J. SALET, B. LÉVÉQUE, S. HÉBET, A. ROUSSEL et A. HENNEQUET: La ponction biopsie du foie au cours des toxicoses du nourrisson. Arch. franç. Pédiatr. **10**, 1 (1952).

— M. MAILLARD, J. BARBET, M. MONTOUCHET et A. HENNEQUET: Etude biologique de l'insuffience hepatique au cours des toxicoses du nourrisson. Arch. franç. Pédiatr. **9**, 1083 (1952).

— P. H. SERINGE, O. SCHWEINSGUTH et S. HEBET: L'hepatostéatose du syndrome toxique du nourrisson. Arch. franç. Pédiatr. **4**, 389 (1947).

MARINONI, J.: Sul valore clinico in pediatria della reazione di MANCKE-SOMMER: Nelle malatti epatiche. Acta pediatr. Lat. (Buenos Aires) **3**, 509 (1950).

MARQUÉZY, R. A., C. BACH, H. BOURGIN et J. CAVINET: Ictère aggravé chez un enfant; atrophie suraiguë du foie. Arch. franç. Pédiatr. **7**, 652 (1950).

MARRAZZA, P.: Su un caso di infantilismo con epato splenomegalia e steatosi epatica. Riforma med. **66**, 818 (1952).

MARSH, Q. B. DE, and H. L. ALT: Hepatitis without jaundice in infectious mononucleosis. Arch. Int. Med. **80**, 257 (1947).

MARTINI, G. A., u. G. A. v. HARNACK: Stickstoffbilanz bei Parenchymschädigungen der Leber. Ihre Beeinflussung durch Cholin und Methionin. Z. klin. Med. **148**, 341 (1951).

MARTISCHNIG, E.: Hepatom bei einem Säugling. Österr. Z. Kinderheilk. **7**, 253 (1952).

MASSHOFF, W., u. E. WALDSCHÜTZ: Über Wesen und Bedeutung der Milz- u. Lebersiderose bei ernährungsgestörten Säuglingen mit experimentellem Beitrag. Virchows Arch. **320**, 618 (1951).

MATAKIEV, D.: Anikterichni virusni khepatiti. Suvrem. med. Sofia **4**, 72 (1953).

MATASSARIN, B. M., and M. H. DELP: The relation of serum iron to hepatocellular damage. Amer. J. Med. Sci. **224**, 6 (1952).

MATHISEN, A. K.: Hepatitis in infectious mononucleosis. Canad. Med. Assoc. J. **66**, 426 (1952).

MAURIZIO, C. F.: Le cirrosi epatiche ad insorgenza familiare. Arch. Med. Int. **2**, 111, 191 (1950).

MÉAN, A.: Die Hepatitis epidemica im Säuglingsalter mit besonderer Berücksichtigung der Differentialdiagnose. Ann. paediatr. (Basel) **176**, 225 (1953).

MEINERT, R.: Hepatitisinfektion in einem Säuglingssaal. Kinderärztl. Prax. **19**, 209 (1951).

MENEGHELLO, J., H. NIEMEYER and J. ESPINOSA: Liver steatosis in undernourished Chilean children: Its evolution as followed by serial puncture biopsies. Amer. J. Dis. Childr. **80**, 889 (1950).

— — Liver steatosis in undernourished Chilean children: Evaluation of choline treatment with repeated liver biopsies. Amer. J. Dis. Childr. **80**, 905 (1950).

— — O. DANUX, S. RUBIO y J. ESPINOSA: Cirrhosis hepática en el niño: Contributión de la biopsia hepática al diagnóstico de las etapas iniciales. Rev. chil. Pediatr. **23**, 482 (1952).

— — Puncion biopsia del higado en el niño. Rev. chil. Pediatr. **22**, 502 (1951).

MEULENGRACHT, E.: A review of chronic intermittent juvenile jaundice. Quart. J. Med. 16, 83 (1947).

MEYTHALER, F., u. R. SCHICK: Über die Hepatitis contagiosa und ihre Folgeerscheinungen. Erg. inn. Med. N. F. 2, 393 (1950).

MILBURN, C. L., jr., and K. F. ERNST: Eosinophilia-hepatomegaly syndrome of infants and young children. Report of a case due to invasion of liver by nematode larvae. Pediatrics 11, 358 (1953).

MILLS, H., and J. STOKES jr.: Endemic infectious hepatitis in an infants orphanage. Arch. Int. Med. 90, 37 (1952).

MILMAN, D. H., and D. M. GRAYZEL: Mixed tumor of the liver; report of case with a review of the literatur. Amer. Med. Assoc. Diss. Childr. 81, 408 (1951).

MIRONOVIČ, V. K., u. N. E. BILNOVA: Veränderungen der Leberfunktion bei verschiedenen Methoden der Therapie von Hepatitiden bei Kindern. Vopr. pediatr. 19, 30 (1951).

MISRA, S. S.: Infantile cirrhosis of the liver. Indian. J. Med. Sci. 7, 119 (1953).

— Infantile liver cirrhosis. Acta med. scand. (Stockh.) Suppl. 259, 181 (1951).

MOELLER, J., u. R. SCHROEDER: Die Größe der Bilirubinurie beim parenchymatösen und mechanischen Ikterus. Verh. dtsch. Ges. inn. Med. 59. Kongreß 1953.

MOESCHLIN, S., u. J. MÜLLER: Untersuchungen über die Methionintherapie der Hepatitis epidemica. Schweiz. med. Wschr. 1948, 101.

MOGENA, H. G., u. E. R. LOSADA: Anikterische Hepatitis epidemica. Dtsch. Z. Verdauungs-krkh. 12, 177 (1952).

MOLTENI, P., e R. ZANINI: Prove di funzionalità spastica nelle bronceo-polmoniti e polmoniti dell' età infantile. Clin. pediatr. 14, 681 (1932).

MONOD, P.: Les tests sérologiques de l'insuffisence hépatique chez l'infant. Rev. intern. hépatol. 2, 181 (1951).

MONTENOVESI, P.: Dosi urto di desossicorticosterone idrosolubile nell'itero grave dell'infanzia. Gazz. med. ital. 110, 14 (1951).

MOON, V. H.: Atrophic cirrhosis in children. Amer. J. Dis. Childr. 46, 375 (1933).

MOORE, T. C.: Common duct exploration and drainage for obstructive neonatal jaundice. Ann. Surg. 138, 111 (1953).

— Congenital atresia of the extrahepatic bile ducts, report of 31 proved cases. Surg. etc. 96, 215 (1953).

MØRSTADT, O.: Hepatitis som ledd i sykdomsbilledet ved infeksiøs mononucleose. Tidsskr. Norsk. Laegefor. 73, 47 (1953).

MOSSBERG, H.-O.: Vitamin K in the treatment of acute hepatitis. Brit. Med. J. No. 4773, 1382 (1952).

— Akute Hepatitis. Sv. Läkartidn. 1952, 1577.

MOYER, J. H., and O. A. WURL: Liver biopsie: correlation with clinical and biochemical observations. Amer. J. Med. Sci. 221, 28 (1951).

MÜLLER, A. H.: Akute gelbe Leberatrophie im Kindesalter. Z. exper. Path. u. Ther. 22, 249 (1921).

MÜLLER, O.: Ein Fall von symptomloser Cholelithiasis im Säuglingsalter. Münch. med. Wschr. 1927, 1055.

MÜLLER, W.: Leichte Gelbsucht als einziger Befund. Dtsch. med. Wschr. 1954, 685.

— Zur pathologischen Anatomie der alimentären Intoxikation. Dtsch. med. Wschr. 1946, 32.

MUKERJI, S. K.: Infantile cirrhosis of the liver. J. Int. Med. Assoc. 22, 6 (1952).

MULLENS, J., R. jr., and W. W. PEARSON: Infectious hepatitis in children. Mississippi Doctor 30, 403 (1953).

MURI, J. Letal PAS-intoksikasjon. Nord. med. 47, 155 (1952).

MURPHY, W. P., jr., and W. G. WORKMAN: Serumhepatitis durch bestrahltes Plasma. J. Amer. Med. Assoc. 152, 1421 (1953).

MURPHY, E. S., and R. B. JOHNS: Infectious hepatitis in childhood with special considera-tions of progressive hepatitis. J. Pediatr. St. Louis 42, 707 (1953).

MURATORE, F., e G. MEMGANELLI: L'emo lisi quale causa di danno epatico: contributo sperimentale. Arch. Sci. mm. Torino 96, 707 (1953).

NARAYANAMURTHI, K., and T. S. TIRUMURTI: A study of the epidemiology of infantil cir-rhosis of the liver. Indian. J. Pediatr. 6, 85 (1932).

NEFF, F. C., L. D. ENGEL and F. C. HELVEG: Primary carcinoma of the liver in children. J. Kansas Med. Soc. 27, 225 (1927).

NEEFE, J. R., J. M. GAMBESCIA, H. T. GARDNER and M. KNOWLTON: Comparison of the thymol, cephalin-cholesterol flocculations and colloidal red tests in acute viral hepatitis. Amer. J. Med. 8, 600 (1950).

— Liver biopsie. Rev. Gastroenterol. 20, 217 (1953).

— Carriers of hepatitis virus in the blood and viral hepatitis in whole blood recipients. I. Studies on Donors suspected as carriers of hepatitis virus and as sources of post-transfusion viral hepatitis. J. Amer. Med. Assoc. 154, 1066 (1954).

NEGRI, M.: Le cirrosi epatiche del neonato; a proposito di un caso di origine oscura con ittero a carattere pre-epatico anemolitico. Minerva pediatr. (Torino) **2**, 565 (1950).

NEICHTADT, M. I.: La fonction urégénique du foie dans la dyspepsie toxique et dans la dysenterie chez les enfants du premier âge. Pédiatr. (russ.) **12**, 67 (1938).

NELSON, R. S.: The development and function of a liver biopsy program. Amer. J. Med. Sci. **227**, 152 (1954).

NEUBEISER, D.: Über die Eliminierung des Bilirubins beim abklingenden Parenchymikterus durch körperliche Bewegung und durch Cholinmedikation. Med. Klin. **1950**, 932.

NEUMANN, H., u. E. HOMMER: Akute splenopathische Hepatitiden von außergewöhnlichem serohämatologischen Verhalten. Klin. Wschr. **1949**, 747.

MCNICHOLL, B.: Infectious hepatitis following mumps. Lancet **1947 I**, 195.

NIEMEYER, H., O. DANUS y O. UNDURRAGA: O hepatitis aguda en el niño. Rev. chil. Pediatr. **24**, 84 (1953).

— — — Hepatitis a virus en el niño. Rev. chil. Pediatr. **22**, 487 (1951).

— and J. MENEGHELLO: Liver steatosis in undernourished Chilean children. II. Study in some liver function tests. Amer. J. Dis. Childr. **80**, 898 (1950).

NISSEN, K.: Die akute gelbe Leberatrophie als zweite Krankheit. Ärztl. Wschr. **1954**, 149.

NONNENBRUCH, W.: Das hepatorenale Syndrom. Verh. dtsch. Ges. inn. Med. **51**, 341 (1939).

— Akutes Leberversagen. Med. Welt **1942**, 926.

NORDIO, S.: Premessa e contributo clinico-statistico della conoscenza della „piccola insufficienza epatica del bambino". Minerva pediatr. (Torino) **6**, 275 (1953).

NORPOTH, L., u. E. OHLIGSCHLAEGER: Die Bedeutung der Histidinurie für die Differentialdiagnose eines schweren Ikterus. Dtsch. med. Wschr. **1954**, 438.

OBRINSKY, W., R. W. BRAUER and L. D. MALCOLM: Sulfobromophthalein sodium dye excretion test. Amer. Med. Assoc. Amer. Dis. J. Childr. **83**, 401 (1952).

— Physiologic hyperbilirubinemia in premature infants. Amer. J. Dis. Childr. **87**, 305 (1954).

— Sulfobromophthalein sodium excretion test as a measure of liver function in premature infants. Pediatrics **9**, 421 (1952).

OLIVO, O., L. BIANCHI DONNASIBILLA: Richerche sulla funzionalità epatica nell' asma infantile. Acta paediatr. Lat. (Buenos Aires) **5**, 276 (1952).

ORMONDT, A. VAN: Gestörte Leberfunktion. Mschr. Kindergeneesk. **12**, 82 (1942).

OTTO, H.: Über Scharlachschäden an der Leber, Bauchspeicheldrüse und am Magen-Darm-Kanal. Klin. Wschr. **1940**, 519, 562.

PACHMAN, D. J.: Oral and intravenous dextrose tolerance tests in cases of acute (catarrhal) hepatitis. Amer. J. Dis. Childr. **60**, 1277 (1940).

PASACHOFF, F. J.: Congenital atresia of the bile ducts with erythroblastosis and kernicterus. Amer. J. Dis. Childr. **50**, 1048 (1935).

PATEK, A. J.: Hepatitis and cirrhosis of the liver. Adv. Int. Med. **4**, 329 (1950).

PATTERSON, P.: Study of the duodenal fluid in infants with jaundice. Amer. Med. Assoc. Amer. J. Dis. Childr. **83**, 415 (1952).

PAVONI, A.: Quadri istologici epatici da eritroblastosi e rapporti con la circolazione fetoplazentare. Friuli med. **6**, 157 (1951).

PAYET, M.: Amibiasise hépatique. Gaz. méd. France **57**, 763 (1950).

PEDERSEN, V.: Gallenstein bei einem 10jährigen Mädchen. Ugeskr. Laeg. **1953**, 217.

PELUFFO, E.: Sintromo de GUILLAIN-BARRÉ; complicación de una ictericia epidemica. Arch. pediatr. Uruguay **23**, 511 (1952).

PEROZZI, T.: Juvenile cirrhosis. Thesis, Univ. of Minesota **1938**, Thesis=Diss.

PERRY, J. W.: Hepatitis in childhood: a histological diagnosis. Med. J. Austral. **40**, 914 (1953)

PETRIDES, A. S.: Zur Klinik der infantilen Mononucleose. Fol. haemat. (Lpz.) **72**, 1 (1953).

PFAUNDLER-LUST, M. VON: Krankheiten des Kindesalters. Berlin: Urban & Schwarzenberg 1947.

PLETSCHER, A.: Über Erythrocytenresistenz bei hepatischem Ikterus. Schweiz. med. Wschr. **1953**, 1229.

PLEYDELL, M. J.: Infectiv Hepatitis in a boys' hostel. Brit. Med. J. No. 4882, 285 (1954).

PLOUGH, J. C., and R. S. AYERLE: The Guillain-Barré syndrome associated with acute hepatitis. New England J. Med. **249**, 61 (1953).

POPPER, H.: Beziehung zwischen Leberfunktion und Leberstruktur. Wien. klin. Wschr. **1953**, 722.

— and F. SCHAFFNER: Hepatic tests. Adv. Int. Med. **4**, 357 (1950).

POTTER, A. H.: Gall-bladder disease in young subjects. Surg. etc. **46**, 795 (1928).

PRIESEL, R., u. F. SCHULER: Lebercirrhosen im frühen Kindesalter. Wien. klin. Wschr. **1939**, 840.

PUCCINI, C.: Osservazione rare di cirrosi infantile a crossi nodi dopo atrofia gialla con morte improvvisa. Arch. „DeVecchi" (Firenze) **18**, 1007 (1952).

Pugh, R. C. G., G. H. Newns and J. A. Dudgeon: Hepatic necrosis in disseminated herpes simplex. Arch. Dis. Childh. **29**, 60 (1954).

Ramalingaswami, V., S. Sriramachari and P. G. Tulpule: Hepatic cholesterol content in nutritional discorders. Lancet **1952**, 661

Randall, L. M.: The news of methionine in obstetrics. Amer. J. Obstetr. **57**, 143 (1949).

Randolph, M., and A. de Vito: A review of 32 cases of infectious-hepatitis in childrens hospital, Washington. Clin. Proc. Child. Hosp. **3**, 244 (1947).

Randle, A. P., M. J. Smith and B. W. Meade: Chronic intermittent juvenile jaundice. Brit. Med. J. No. 4792, 1029 (1952).

Rankin, Th. J.: Oral glucose tolerance as a test of liver function. Gastroenterology **25**, 548 (1953).

Rao, M. V. R.: Histopathology of the liver in „infantile biliary cirrhosis". Indian. J. Med. Res. **23**, 69 (1935).

— Treatment of infantil cirrhosis of the liver. Indian. Med. Gaz. **85**, 150 (1950).

Rao, K.: Treatment of infantile cirrhosis of the liver with antibiotics. Ann. N. Y. Acad. Sci. **57**, 786 (1954).

Rapaport, M.: The liver. In: Mitchel-Nelson: Textbook of Pediatrics. S. 881. Philadelphia: W. B. Saunders 1950.

Ratnoff, O. D.: Recent concepts in the treatment of hepatic disease. Bull. Johns Hopkins Hosp. **84**, 101 (1949).

Rauh, L. W.: Zur Klinik der progressiven Lenticulardegeneration Wilsons mit besonderer Berücksichtigung der kindlichen Fälle. Arch. Kinderheilk. **95**, 16 (1931).

Reich, N. E.: Review of recent advances in hepatorenal Syndrom. Int. Clin. **4**, 135 (1941).

Remy, R.: Das Glykogenanlagerungsvermögen der gesunden und kranken Leber. Schweiz. med. Wschr. **1952**, 547.

Reuben, M. S., and R. Peskin: Cirrhosis of the liver. Arch. of Pediatr. **47**, 175 (1930).

Reuss, A. v.: Zuckerausscheidung im Säuglingsalter. Wien. med. Wschr. **1908**, 799.

Rhodes, K., R. Aub, K. R. Hill and J. L. Stafford: Serous hepatosis in Jamaican children. Schweiz. Z. Path. **16**, 493 (1953).

Ricketts, W. E., and K. Sterling: Comperative Studies of „livertests" and electrophoretic analyses of serum proteins in portal and biliary cirrhosis. Amer. J. Med. Sci. **221**, 38 (1951).

Rifkin, H., L. J. Marks, D. J. Hammerman, M. J. Blumenthal, A. Weiss and P. Weingarten: Use of corticotropin and cortisone in acute homologous serum hepatitis. Arch. Int. Med. **89**, 32 (1952).

Rissel, E.: Zur Behandlung der Hepatitis epidemica und verwandter Gelbsuchtsformen mit Aureomycin. Helvet. med. Acta **17**, 404 (1950).

Rominger, E.: Die Ernährungsstörungen des Säuglingsalters. In: Lehrbuch der Kinderkrankheiten. Berlin-Göttingen-Heidelberg: Springer-Verlag 1950.

Ross, B. G.: Cirrhosis hepáticas en la infanzia. Rev. chil. Pediatr. **21**, 561 (1950).

Rothe-Meyer, A., and E. Hickmanns: Decrease of serum cholesterol ester in hemolytic disease of newborn. Arch. Dis Childh. **20**, 160 (1935).

Roussel, A., et G. Larrne: Etude des tests biologiques de l'insuffisance hépatique chez l'enfant après ingestion prolongée de chocolat. Semaine Hôp. **1953**, 3794.

Rudder, B. de: Die akuten Zivilisationsseuchen. Leipzig: Georg Thieme 1934.

Rudolf, H.: Chemie und Klinik der Bilirubinreduktionsprodukte. Urobilin und Sterkobilin. Leipzig: Georg Thieme 1952.

Rumball, J. M.: Needle biopsie of the liver. An analysis of 308 cases. Amer. J. Surg. **84**, 131 (1952).

Rupilius, K., u. O. Müller: Zur akuten Leberatrophie im Kindesalter. Arch. Kinderheilk. **93**, 108 (1931).

Sadek, H. M., E. Vasconcelos and F. Cafalli jr.: Children's and youth's cirrhosis. Rev. Brasil. Gastroenterol. **5**, 261 (1953).

Saggese, M.: Epatiti infettive nell' infanzia. Pediatria (Napoli) **60**, 51 (1952).

Saint, E. G., and R. A. Joske: A note on fatty change in the liver complicating aureomycin therapy. Med. J. Austral. **1**, 222 (1953).

Salm, R.: Acute necrosis of the liver following chloramphenicol therapy. Edinburgh Med. J. **60**, 334 (1953).

Salmi, L.: Considerazioni clinico-statistiche su 127 casi di ittero catarrale nell'infanzia. Clin. pediatr. **35**, 627 (1953).

Salvíoli, G., e L. Salmi: Su alcuni casi di cirrosi e di epatosclerosi nell'infanzia. Clin. pediatr. Bologna **35**, 775 (1953).

Sansone, G., e F. de Matteis: La puntura biopsica del fegato nell'infanzia. Minerva pediatr. (Torino) **5**, 130 (1953).

Sansone, G., e G. Cotellessa: Su di un caso gravissimo di epatite tossica acuta con iperazotemia e blocco renale (avvele na mento da olio di chenopodio) trattato successo mediante exsanguino transfusione. Minerva pediatr. (Torino) 3, 717 (1951).

Santoro, A.: Patogenesi e terapia dell'ittero nel neonato. Pediatria (Napoli) 61, 104 (1953).

Sardini, G.: Sopra un caso di purpura fulminans postscarlattinosa con raro reperto necroscopico di una cospicna pediosi epatica. Minerva pediatr. (Torino) 4, 276 (1952).

Sarma, A. V. S.: X-ray appearances of the bones in a case of infantile biliary cirrhosis. Indian. J. of Pediatr. 6, 189 (1939).

— Hepatolenticular degeneration. Antiseptic (Madras) 49, 621 (1952).

— Cirrhosis of the liver: infantile hepatic cirrhosis. Antiseptic (Madras) 49, 448 (1952).

Sato, Y.: Liver biopsy in children: Izumi fever, scarletina and infectious hepatitis. Tohoku J. Exper. Med. 56, 223 (1952).

— A modification of bromsulfalein test and its relation to liver biopsy. Findings in Children. Tohoku J. Exper. Med. 56, 253 (1952).

Savrik, M. E., u. V. K. Stoljarova: Lamblienhepatocholangitiden bei Kindern und ihre Spätfolgen. Pediatr. (russ.) 3, 35 (1951).

Saxl, O., u. F. Gross: Ein Fall von Hepatitis und Cholecystitis bei Scharlach. Med. Klin. 1932, 1168.

Sborov, V. M., and D. A. Sutherland: Fathy liver following Aureomycin and Terramycin-therapy in chronic hepatic disease. Gastroenterology 18, 598 (1951).

— ACTH-Therapy in acute viral hepatitis. J. Labor. a. Clin. Med. 43, 48 (1954).

Scharpff, W.: Sekundäre Infektionen nach Hepatitis epidemica. Dtsch. med. Wschr. 1954, 238.

Schattmann, K.: Beitrag zur Therapie der Leber- und Gallenwegerkrankungen mit Magnesiumsulfat. Ärztl. Wschr. 1951, 340.

Scheinberg, J. H., and D. Gitlin: Deficiency of ceruloplasmin in patients with hepatolenticular degeneration. Science (Lancaster, Pa.) 116, 484 (1952).

Schettler, G.: Zur Wirkung der lipotropen Substanzen. Klin. Wschr. 1952, 627.

Schiff, E., H. Eliasberg u. W. Bayer: Experimentelle Exsikkose und ihre Beziehung zum Toxikoseproblem. Jb. Kinderheilk. 106, 263 (1924).

— u. R. Kochmann: Zur Pathogenese der Ernährungsstörung beim Säugling. Jb. Kinderheilk. 99, 181 (1922).

Schindler, J. A., and L. G. Kindschi: Juvenile cirrhosis of liver in 3 members of the same family. Wisconsin Med. J. 50, 1004 (1951).

Schlesinger, B., W. W. Payne and E. D. Burnard: Liver damage on gastroenteritis. Arch. Dis. Childh. 24, 15, 117 (1949).

Schmengler, F. E.: Über rheumatische Hepatopathien. Die Medizinische 1952, 1553.

Schmidt, K. E. A.: Über mehrjährige diagnostische und therapeutische Erfahrungen bei der akuten und chronischen Hepatitis unter endoskopischer und histologischer Kontrolle. Med. Klin. 1953, 1813.

— Über den erworbenen hämolytischen Ikterus und die intermittierende Hyperbilirubinämie nach Hepatitis epidemica. Dtsch. Arch. klin. Med. 200, 38 (1952).

Schneiderbaur, A., u. V. Samec: Über Leberparenchymaffektion beim Felty-Syndrom. Wien. med. Wschr. 1952, 585.

Schreier, K.: Die diffenrentialdiagnostische Bedeutung der Serumlabilitätsproben für die Pädiatrie. Unter besonderer Berücksichtigung des Thymol-Trübungstestes. Kinderärztl. Prax. 19, 22 (1951).

— u. H. Sattelberg: Untersuchungen über den Aminosäurestoffwechsel bei Erkrankungen der Leber. Dtsch. med. Wschr. 1951, 868.

— u. H. Schönsee: Methioninbelastung als Leberfunktionstest. Dtsch. med. Wschr. 1952, 418.

Schümmelfelder, N.: Die sog. parenchymatöse Degeneration. Dtsch. med. Wschr. 1949, 1285.

Schuler, Fritz: Endemisches Auftreten von Lebercirrhose im frühen Kindesalter. Arch. Kinderheilk. 126, 5 (1942).

Schulze, W.: Hepatitis als Komplikation der Poliomyelitis akuta anterior. Klin. Wschr. 1952, 1025.

Schwartz, M. U.: Neonatal hepatitis: report of a case simulating obstructive jaundice. J. Amer. Med. Assoc. 155, 557 (1954).

Schwiegk, H.: Untersuchungen über die Leberdurchblutung und dem Pfortaderkreislauf. Arch. exper. Path. u. Pharmakol. 168, 693 (1932).

Scott, G. E. M.: Liver damage in association with the coeliac syndrom and fibrocystic disease of the pancreas. Med. J. Austral. 1953, 32.

Seitz, C.: Lebercirrhose bei Kindern. Handbuch für Kinderheilkunde. 3. Aufl. Bd. 3, 1924.

Selander, Per: Hepatitis epidemica. Kinderärztl. Prax. 8, 202, 250 (1937).

SELANDER, PER: Epidemischer und sporadischer Ikterus; eine statistisch-epidemiologische und klinische Untersuchung. Acta paediatr. (Stockh.) 23, IV, 3 (1939).

SERIGO, A.: Commentarios sobre cirrhosis hepatica: a proposito de un caso de cirrosis infantil. Med. españ. 27, 119 (1952).

SHAFFER, J. M., J. D. FARQUHAR, J. STOKES jr. and V. M. SBOROV: Studies on the use of aureomycin in hepatic disease: Aureomycin therapy in acute viral hepatitis. Amer. J. Med. Sci. 220, 1 (1950).

SHIGELLO, W., and Y. SATO: Macrocytic anemia and its relation to liver biopsye of nutritional dystrophy in children. Tohoku J. Exper. Med. 56, 259 (1952).

SIFMAN, V. B.: Hepatocholecystopathien bei älteren Kindern. Vopr. pediatr. 18, 40 (1950).

SILVERA, W. D., D. B. JELLIFFE: Liver biopsies in Nigerian children. J. Trop. Med. Hyg. London 55, 73 (1952).

SKELTON, M. O., and G. H. TOVEY: The relation between congenital obliteration of the bile ducts and icterus gravis neonatorum. Brit. Med. J. 2, 914 (1945).

SMITH, A. G., and S. F. SEELEY: Pseudo-choledochal cyst. Pediatrics 12, 536 (1953).

SOTGIN, G.: Ostruzioni dell'epato-coledoco. Clin. pediatr. Bologna 33, 733 (1951).

SOUCHON, F., u. G. GRUNAU: Zur Aminosäureausscheidung bei leberkranken Kindern. Klin. Wschr. 1952, 663.

SRIRAMACHARI, S., and V. RAMALINGASWAMI: Liver changes in Kwashiorkor. Indian. J. Pediatr. 20, 1 (1953).

STAHL, J., G. LÉVY et R. MESCHENMOSER: A propos de l'épatite anicterique. Strasbourg Méd. N. s. 1, 257 (1950).

STAHLBUSCH, J. C.: Die Widerstandsfähigkeit des Virus der Serum-Hepatitis gegenüber Wärmeeinwirkung im anglo-amerikanischen und deutschen Schrifttum. Med. Mschr. 7, 769 (1953).

STAHLIE, T. D.: Hepatosplenomegalie als gevolg van lambliasis van de galwegen. Mschr. Kindergeneesk. 19, 313 (1951).

STAUB, H.: Problematik in Physiologie, Klinik und Therapie der Leberkrankheiten. Helvet. med. Acta 17, 376 (1950).

STEINER, M. M.: Primary carcinoma of the liver in childhood. Amer. J. Dis. Childr. 55, 807 (1938).

STEINICKE, O. N.: Primary hemangio-endotheliosarcoma in the liver of children. Acta paediatr. (Stockh.) 40, 431 (1951).

STEPANTSCHITZ, G., E. KRESBACH u. M. DRESCHER: Zur Klinik der Virushepatitiden. Klin. Med. (Wien) 1952, 449.

STILLE, G., u. H. P. WACHTER: Ist Vitamin B$_{12}$ ein Leberschutzfaktor? Ärztl. Wschr. 1954, 129.

STOESSER, A. V., and O. H. WANGENSTEEN: Solitary non-parasitic cysts of the liver. Amer. J. Dis. Childr. 38, 241 (1929).

STOKES, J. jr.: Viral hepatitis. Amer. J. Med. Sci. 225, 349 (1953).

— G. HENLE, M. DRAKE and W. HENLE: The use of skin test in studies of viral hepatitis. Trans. Assoc. Amer. Physicians 63, 122 (1950).

— J. J. WOLMAN, MCBLANCHARD and J. D. FARQUHAR: Viral hepatitis in the newborn. Amer. J. Dis. Childr. 82, 213 (1951).

— J. A. FARQUHAR, M. E. DRAKE, R. B. CAPPS, CH. S. WARD jr. and A. W. KITTS: Infectious hepatitis. Length of protections by immune serum globulin (γ-globulin) during epidemics. J. Amer. Med. Assoc. 147, 714 (1951).

— — The carrier-state in viral hepatitis. J. Amer. Med. Assoc. 154, 1059 (1954).

STONE, E. L.: The newborn infant, S. 261. Philadelphia: Lea & Febiger 1946.

STOPPELMAN, M. R. H.: Hepatitis bij jonge zuigelingen. Nederl. Tijdschr. Geneesk. 1952, 1330.

STRANSKY, E.: Congenital familial nonhemolytic jaundice. Ann. paediatr. (Basel) 175, 301 (1950).

— u. N. PESIGAN: Über Leberkrankheiten im Kindesalter. Bibl. Paediatrica: Ann. paediatr. (Basel) Suppl. Fasc. 59, 1 (1955).

STRÖDER, J., u. H. NIGGEMEYER: Zur Kenntnis der Leberfunktion bei Poliomyelitis. Z. Kinderheilk. 72, 463 (1953).

STÜVE, A.: Kasuistischer Beitrag zur Behandlung der Lebercirrhose im Kindesalter. Materia Nordmark 6, 145 (1954).

SUAREZ, M.: La patologia hepatica en el niño y el problema de las cirrosis. Rev. españ. Pediatr. 6, 613 (1950).

— R. VARELA y J. MATO: Cirrosis hepatica infantil, observacion en un niño de tres años, despues de hepaticás aguda. Rev. españ. Pediatr. 6, 485 (1950).

SULAMAA, M.: The surgical treatment of congenital anomalies of the bile ducts. Acta chir. scand. (Stockh.) 106, 95 (1953).

SVARTZ, G.: Cortison och ACTH vid hepatit och cirrhosis. Acta med. scand. (Stockh.) Suppl. 287, 39 (1953).

SWENSON, O., and J. FISHER: Utilizazion of cholangiogram during exploration for biliary atresia. New England J. Med. 247, 247 (1952).

SYNDER, W. H., jr., L. CHAFFIN and L. OETTINGER: Cholelithiasis and perforation of the gall-bladder in an infant with recovery. J. Amer. Med. Assoc. 149, 1645 (1952).

TAKATA, M.: TAKATA-Reaktion und Leberpathologie. Die Medizinische 1954, 8.

TEZNER, O.: Leberschädigung bei Toxikose. Ann. paediatr. (Basel) 176, 321 (1951).

THIEMICH, E.: Über Leberdegeneration bei Gastroenteritis. Zieglers Beitr. 20, 179 (1896).

THORLING, L.: Abortive epidemische Hepatitis. Acta med. scand. (Stockh.) 148, 1 (1954).

TIŠINA, E. N.: Der Einfluß von Eiweißbelastung auf die Funktion der Leber bei Hepatitis epidemica der Kinder. Pediatr. (russ.) 1953, 43.

TOLENTINO, P.: Considerazioni su 12 casi di epatite virale nel lattante. Lattante 24, 209 (1953).

TOSCANO, F., and G. ROSSI: Hepatopathies in infant born prematurely to mother with epidemic hepatitis during pregnancy. Pediatria 58, 209 (1950).

TOWNSEND, E. H., jr., H. H. MASON and G. S. STRONG: Galactosemia and its relation to laenaecs cirrhosis; review of the literature and presentation of 6 additional cases. Pediatrics 7, 760 (1951).

TRAISMAN, A. S., R. C. WHEELER and D. B. FAGER: Virus hepatitis in infancy. J. of Pediatr. 37, 174 (1950).

TRINCAO, C., A. D. SOARES, J. B. LAUÇA ed A. FLORA: Ictericia nao hémolitica familiar. Gaz. méd. port. 5, 339 (1952).

TROY, J.: Homologous serum hepatitis. Med. Times, Great Neck 81, 100 (1953).

TRUETA, H.: Renal pathology in light of recent neurovascular studies; preliminary communication. Lancet 2, 337 (1946).

TRUTSCHEL, W., u. D. FRÖLICH: Leberveränderungen bei rheumatischen Krankheiten. Münch. med. Wschr. 1953, 1251.

— Über die anikterische Hepatitis. Ärztl. Wschr. 1954, 649.

TUPAS, A. V., and D. F. DANIS-LAWAS: Obstructive jaundice in infants. Acta med. Philipp. 7, 111 (1950).

TURNER, K. B., G. H. McCORMACK and A. RICHARDS: Das cholesterinveresternde Enzym des menschlichen Serums. J. Clin. Invest. 32, 801 (1953).

ULIN, A. W., J. L. NOSAL and W. L. MARTIN: Cholecystitis in childhood, assoziated with obstructive jaundice. Surgery 31, 312 (1952).

ULLRICH, O.: Über die perorale Plasmatherapie der Säuglingsintoxikation. Mschr. Kinderheilk. 96, 43 (1948).

UZMAN, L. L., and B. HOOD: The familial nature of the aminoaciduria of WILSON's disease. Amer. J. Med. Sci. 223, 392 (1952).

VANOTTI, A.: La fonction du foie du point de vue clinique. Schweiz. med. Wschr. 1947, 229.

VAUGHAN, V. C., and F. H. ALLEN jr.: Erythroblastosis foetalis. Pediatrics 6, 706 (1950).

VILLEE, C. A.: Regulation of blood glucose in the human fetus. J. Appl. Physiol. 45, 437 (1953).

VOGELENZANG, A. M. H.: Hepatische rhachitis. Nederl. Tijdschr. Geneesk. 1953, 708.

VOLLHABER, H. H.: Pathologisch-anatomischer Beitrag zum Ablauf der infektiösen Hepatitis bei Tuberkulosekranken unter Contebenbehandlung. Beitr. Klin. Tbk. 107, 194 (1952).

WADWORTH, R. C., and P. G. KEIL: Biopsy of the liver in infectious mononucleosis. Amer. J. Path. 28, 1003 (1952).

WADE, H. J., and E. S. FRAZER: Toxipathic hepatitis due to FOWLER's solution; a case treated with domercaprol (BAL). Lancet 1953, 269.

WAINWRIGHT, J.: Hepatitis associated with infantil diarrhea. Arch. Dis. Childh. 25, 286 (1950).

WALLGREN, A.: Hepatite par inoculation chez l'enfant. Acta med. scand. (Stockh.) 138, Suppl. 246, 251 (1950).

— Erfahrungen über epidemischen Ikterus. Acta paediatr. (Stockh.) 9 Suppl. II, 1 (1930).

— Two cases of subacute hepatitis. Acta paediatr. (Stockh.) 12, 318 (1932).

— Epidemic of catarrhal jaundice (epidemic hepatitis), Acta med. scand. (Stockh.) 26, 118 (1928).

WANG, E.: Blutkalium bei Leberkrankheiten. Nord. Med. 47, 176 (1952).

WARNOCK, C. G.: Hepatolenticular degeneration; WILSON's disease, a report of 5 cases with commentary. Ulster Med. J. 21, 155 (1952).

WARTHEN, R. O.: Suggested classification of jaundice in infants and children. Clin. Proc. Child. Hosp. 6, 278 (1950).

WATERLOW, J. C.: Fatty liver disease in infants in the british West Indies. London: His Majesty's Stationery office 1948.

WATSON, C. J.: The bile pigments and porphyrins in jaundice and liver diseases. Trans. Stud. Coll. Physicians Philadelphia 16, 49 (1948).
— The bile pigments. New England J. Med. 227, 665, 705 (1942).
— and F. W. HOFFBAUER: Liver function in hepatitis. Ann. Int. Med. 26, 813 (1947).
WEBB, C. H., S. G. WOLFE, R. T. LUCAS and C. E. ANDERSON: Acute Hepatitis in children. South Med. J. 40, 340 (1947).
WEBSTER, R., and H. WILLIAMS: Hepatitis cirrhosis associated with fibrocystic disease, of the pancreas. Clinical and pathological reports of five patients. Arch. Dis. Childh. 28, 343 (1953).
WEISSE, K.: Die Hepatitis epidemica im ersten Lebenshalbjahr, ein klinischer Abriß. Z. Kinderheilk. 71, 136 (1952).
WELIN, G.: Needle biopsy and liver function tests in acute hepatitis and cirrhosis of the liver. Acta med. scand. (Stockh.) 143, Suppl. 268, 132 (1952).
WELLAUER, J.: Über Cholelithiasis im Kindesalter. Helvet. paediatr. Acta 4, 462 (1949).
WELLER, S. D. V.: Bile pigments in the stools of infants. Arch. Dis. Childh. 26, 86 (1951).
WEXLER, J. B., and A. S. WIENER: Blood croup factors and physiological icterus. Brit. Med. J. No. 4717, 1228 (1951).
WIEDEMANN, H. R.: Der konstitutionelle familiäre hämolytische Ikterus im Kindesalter. Jena: Gustav Fischer 1946.
WIENER, A. S.: Aetiology of physiological jaundice of the newborn. Brit. Med. J. No. 4704, 435 (1951).
WIESENER, H.: Leberschädigungen bei Scharlach. Mschr. Kinderheilk. 100, 389 (1952).
WILLIAMS, C. H. F., and E. B. FLINK: Corticotropin therapy of chronic liver diseases. J. Lab. Clin. Med. 39, 888 (1952).
WILLEMIJNS, F. A., and O. MEULEMANNS: Hepatic rickets, a form of resistant rickets. Mschr. Kindergeneesk. 18, 17 (1950).
WILDHIRT, E.: Zur Behandlung des schweren akuten Leberparenchymschadens. Med. Welt 1951, 941.
WIRZ, H.: Untersuchungen über den Einfluß der Leberdiathermie auf die Harnabsonderung. Z. exper. Med. 88, 126 (1933).
WITTS, L. J.: A review of the dietetic factors in liver disease. Brit. Med. J. 1947, 145.
WOLLHEIM, E.: Kreislauf- u. Wasserhaushalt bei der Hepatitis. Dtsch. med. Wschr. 1951, 789.
WORINGER, P.: Dyspepsie chronique à gros foie chez le jeune enfant. Arch. franç. Pédiatr. 11, 424 (1954).
— La dyshépatie lipidogène de l'enfant et les lipotropiques. Aggiorn. pediatr. (Roma) 3, 395 (1952).
— Methionine in therapy of lipidogenous hepatopathye in infant. Arch. franç. Pédiatr. 7, 430 (1950).
— L'inositol dans le traitement de la dyshépatie lipidogène de l'enfant. Arch. franç. Pédiatr. 9, 632 (1952).
— Les troubles hépatiques chez les enfants. Schweiz. med. Wschr. 1940, 301.
WORMS, R., H. PÉQUIGNOT et J. CIVATTE: L'anergie hépatique existe-t-elle ? Semaine Hôp. 1952, 3323.
WYLLIE, W. G., and M. E. EDMUNDS: Sequelae of infective hepatitis in children. Review of 12 cases. Lancet 2, 553 (1949).
YESNER, R., and P. KUNKEL: Preliminary observations on the effect of aureomycin, terramycin combined tibione and streptomycin and chloromycetin on the morphology of the liver in man. Yale J. Biol. Med. 23, 299 (1951).
YOSHIDA, H., and Y. SATO: Electrophoresis of sera, liver biopsy finding and SATO's bromsulfalein test in children with negative response to the ordinary bromsulfaleintest. Tohoku, J. Exper. Med. 57, 211 (1953).
YLLPÖ, A.: zit. KEEL.
ZELTNER, CH.: Die Rolle der mehrfach ungesättigten Fettsäuren bei Erkrankungen der Leber. Praxis (Basel) 42, 889 (1953).
ZIEVE, L.: The incidence of residuals of viral hepatitis. Gastroenterology 25, 495 (1953).
ZIMDAHL, W. T., I. HYMAN u. F. W. STAFFORD: Wirkung von Pharmaka auf den Kupferstoffwechsel bei hepatolentikulärer Degeneration und bei Normalpersonen. Dtsch. med. Wschr. 1954, 1582.
ZIMMERMANN, H. J., and J. L. THOMAS: Liver in pneumococcal pneumonia: observations in 94 cases on liver function and jaundice in pneumonia. J. Labor. a. Clin. Med. 35, 556 (1950).
ZINK, K. H.: Gestaltliche Leber-Nierenschädigungen und hepatorenale Insuffizienz nach Verbrennung. Klin. Wschr. 1940, 78.
ZOECKLER, S. J.: Cortisone in portal cirrhosis. Gastroenterology 26, 878 (1954).

Zollinger, H. U.: Die biliäre Lebercirrhose im Säuglings- und Kleinkindesalter und ihre Beziehung zum Morbus haemolyticus neonatorum. Helvet. paediatr. Acta 1, Suppl. 1—3, 104 (1945/46).

Zuelzer, W. W., and L. Apt: Disseminated visceral lessions associated with extreme eosinophilia. Amer. J. Dis. Childr. 78, 153 (1949).

Einleitung.

Die in ihrer Gründlichkeit vorbildliche Darstellung der Krankheiten der Leber und der Gallenwege von Beckmann (Handbuch der Inneren Medizin, IV. Auflage, Bd. 2/3; Springer 1953) läßt eine Lücke im Schrifttum erkennen, die nicht nur der Pädiater, sondern jeder mit der ärztlichen Betreuung von Kindern beschäftigte Arzt bemerkt. Es fehlt eine Zusammenfassung der — wie sich zeigen wird — doch recht zahlreichen Forschungsergebnisse über Lebererkrankungen im Kindesalter. Wenn nun hier der Versuch einer kurzen, aber möglichst erschöpfenden derartigen Übersicht gemacht wird, dann kann selbstverständlich, nicht zuletzt Dank Beckmanns Arbeit, auf die Darstellung aller derjenigen Ergebnisse verzichtet werden, die in der Klinik und Pathologie der Erwachsenen gewonnen wurden und auch für den Organismus des Kindes Geltung haben. Sie werden als bekannt vorausgesetzt und höchstens aus Gründen der Antithese oder des besseren Verständnisses wegen einmal erwähnt. Daß trotzdem noch die Möglichkeit einer Aussage besteht, beleuchtet nur die Berechtigung dieser Übersicht.

Lebererkrankungen haben in der Pädiatrie lange Zeit keine besondere Beachtung gefunden und gewinnen erst in den letzten Jahrzehnten, besser noch Jahren, immer mehr an Bedeutung.

Viele Lehr- und Handbücher der Kinderheilkunde gaben keine oder nur unvollständige Angaben über die Häufigkeit und den Verlauf von Affektionen, vor allem bei Säuglingen und Kleinkindern (Pfaundler-Schlossmann 1931, Finkelstein 1938, Feer 1941, Pfaundler: Ergänzungsband 1942, Glanzmann 1949).

Daß sich das in den neueren Lehrbüchern zunehmend ändert (Rominger 1950, Mitchel-Nelson 1950, Fanconi 1953), liegt sicher nicht nur an der heute sehr viel subtileren Funktionsdiagnostik, mit der Leberschädigungen als obligate Begleiterscheinungen vieler Allgemeinerkrankungen leichter erkannt werden, · sondern auch daran, daß vor allem infektiöse Lebererkrankungen gerade im jüngeren Kindesalter und auch beim Säugling sehr viel häufiger auftreten und auch häufiger einen ungünstigen Verlauf nehmen als früher (Bauzá und Mitarbeiter, Drake, Fridman, Gattner, Havlujowa und Kratkova, Horstmann und Mitarbeiter, Klinke, Méan, Murphy, Randolph und de Vito, Stokes und Mitarbeiter, Stoppelman, Weisse u. v. a.). Beides zusammen, Zunahme des Patientengutes und Verbesserung der Diagnostik gaben den Anlaß zu zahlreichen Beobachtungen, die einige Eigentümlichkeiten der Lebererkrankungen im Kindesalter beleuchten und gegenüber der Pathologie des erwachsenen Leberkranken abgrenzen.

Allgemeiner Teil.

1. Zur Physiologie der kindlichen Leber.

Ob die Leber des Kindes tatsächlich widerstandsfähiger als die des gesunden Erwachsenen gegenüber äußeren Insulten oder unphysiologischen Belastungen ist, kann noch nicht als erwiesen angesehen werden, obwohl man, von der Vorstellung eines „unverbrauchten" Organs ausgehend, leicht und vielfach zu dieser Auffassung neigt. Sicher ist sie belastungsfähiger als die eines Erwachsenen *mit bereits vorgeschädigtem Organ*, obwohl auch die Leber des Erwachsenen ein erstaunliches Regenerationsvermögen besitzt, was sich besonders nach einer durchgemachten Hepatitis zeigt (AXENFELD und BRASS).

Beim Neugeborenen, vor allem auch beim frühgeborenen Kind, ist *die Leber* dagegen *noch unreif* (AIDIN, CORNER, TOVEY).

Ihre Fähigkeit z. B. Glykogen zu stapeln ist noch gering, da bis zur 20.—24. Graviditätswoche die Placenta noch die Blutzuckerregulation übernommen hat, die diese Eigenschaft erst gegen Ende der Schwangerschaft verliert (VILLEE). Das erklärt auch die oft starke Hypoglykämie des Neugeborenen (bis zu 20 mg-%). Als Ursache wird die erst langsame Entwicklung der Glykose-6-Phosphatase-Aktivität angenommen (VILLEE).

Die Regulierung des Bilirubinspiegels im Blut gelingt in den ersten Lebenswochen ebenfalls noch nicht. Erst durchschnittlich am 22. Lebenstag sinkt er unter 1,0 mg-% (OBRINSKY, HEINÖ), was allerdings auch bei den Frühgeburten nicht länger dauert, so daß bei dieser Entwicklung wohl mehr das tatsächliche Lebensalter des Kindes als der Reifezustand bei der Geburt eine Rolle spielt. Schließlich zeigt sich auch beim Säugling bei der Bromsulphaleinprobe eine Ausscheidungsschwäche, die erst ab 5. Lebensmonat überwunden ist. Von da an sind die normalen Ausscheidungswerte des Erwachsenen zu erwarten (HERLITZ, KAUHTIO). Besonders ausgeprägt findet sich diese Ausscheidungsschwäche bei Frühgeburten (OBRINSKY).

Es sprechen also einige beachtliche Befunde für eine *sich erst entwickelnde Leistungsfähigkeit der Leber*, auch wenn die Labilitätsproben wie die Takata-Reaktion und auch die Galaktosetoleranz beim Neugeborenen in der Regel normal sind (KEEL) und der Neugeborene bei der Bilirubinbelastung offenbar eine schnellere Ausscheidung für zugeführtes Bilirubin zeigt als der Erwachsene (LIN und EASTMAN).

2. Diagnostik von Lebererkrankungen im Kindesalter.

Die Diagnostik von Lebererkrankungen im Kindesalter hat in den letzten 20 Jahren die gleiche schnelle Entwicklung wie in der Inneren Medizin durchgemacht. Von der leichten Resignation, die BOSSERT 1931 gestützt auf HEUBNER noch zeigte, ist heute keine Rede mehr. *Von der Fülle von Funktionsproben*, die beim Erwachsenen entwickelt wurden, hat ein Teil auch in die Kinderheilkunde Eingang gefunden, während *ein Teil vom Pädiater abgelehnt werden muß*, da einige Funktionsproben dem kindlichen Organismus nicht zugemutet werden können oder die damit verbundene Belastung den diagnostischen Wert nicht aufwiegt.

a) Gallenfarbstoffwechsel.

Die Bestimmung des *Bilirubinspiegels im Blut*, und zwar *des direkt und indirekt reagierenden Anteils*, gehört auch schon beim Säugling zu den wichtigsten Proben der Leberfunktion, auf deren Bedeutung bei den einzelnen Krankheitsbildern noch eingegangen wird. Man bedient sich dabei besser der Methode von JENDRASSIK-CLEGHORN (BALZER, BÄUMER), als der von HIJMANS van den BERGH, da bei ihr das Gesamtbilirubin quantitativ sicherer und das direkt und indirekt reagierende Bilirubin zahlenmäßig bestimmt werden kann. Nach P. HEINÖ ist der *Gesamtbilirubinspiegel* im ersten Lebensjahr nach Abklingen des Neugeborenenikterus *durchschnittlich 0,36 mg-%*, davon indirektes 0,16 mg-% und direkt reagierendes 0,2 mg-%. Zwischen dem 2. und 14. Lebensjahr ist der normale Blutspiegel des Gesamtbilirubins dann langsam bis zur Norm des Erwachsenen angestiegen auf durchschnittlich 0,45 mg-%. Das indirekt reagierende Bilirubin beträgt dann im Durchschnitt 0,16 mg-%, das direkte 0,29 mg-%.

Der von WATSON angegebene *Schwellenwert der Niere für die Bilirubinausscheidung im Urin* von 2,0 mg-% Gesamtbilirubin im Blut (zu Beginn einer Gelbsucht, während des weiteren Verlaufs steigt die Nierenschwelle bekanntlich an) gilt auch für die Kindheit mit Ausnahme des Neugeborenenalters. In dieser Zeit wird auch ohne Leberschädigung bei geringerem Bilirubinspiegel im Blut etwas Bilirubin ausgeschieden (YLLPö zit. KEEL).

Selbstverständlich handelt es sich dabei um direkt reagierendes Bilirubin, so daß bei verstärktem Neugeborenenikterus oder gar bei Icterus gravis neonatorum diese Bilirubinuria spuria des Neugeborenen nicht zunimmt, während sie bei der angeborenen Gallengangsatresie erheblich sein kann (GERRISH und COLE, GUASTAVINO, HSIA und GELLIS, LIGHTWOOD, PASACHOFF, TUPAS).

Der Nachweis von *Urobilinogen im Urin*, auf dessen Bedeutung 1930 schon KLEINSCHMIDT vor allem bei der anikterischen Hepatitis hingewiesen hat, ist auch weiterhin zur Beurteilung einer Leberschädigung bedeutungsvoll, obwohl Urobilinogen gerade beim Kind auch schon bei hohem Fieber und im Hungerzustand — wohl als Folge des Glykogenmangels — im Urin auftreten kann (BOSSERT). Die EHRLICHsche Aldehydprobe hat für die Pädiatrie auch nichts an ihrer Bedeutung verloren, seitdem bekannt ist, daß mit ihr auch Stercobilin nachgewiesen wird, so daß bei extrahepatischem Ikterus ihr positiver Ausfall nicht auf eine Leberschädigung hinweisen muß.

Die *Mesobiliviolin-* und die *Pentdyopentreaktion* zur Differenzierung von Sterco- und Urobilinogen hat jedenfalls nach der vorliegenden Literatur in der Kinderheilkunde keine Verbreitung gefunden. Bei 20% der Kinder in den ersten vier Lebensmonaten fehlt Stercobilin übrigens auch im Stuhl (WELLER), so daß zur Differentialdiagnose des Verschlußikterus die Faeces auch auf Bilirubin untersucht werden müssen.

b) Leberfunktionsproben.

Hier kann wieder auf BECKMANN verwiesen werden, der die heute üblichen und bewährten Funktionsproben, wie sie auch in der Pädiatrie Anwendung finden, in extenso dargestellt hat. Man kombiniert auch hier üblicherweise eine Prüfung auf dem Gebiet des *Kohlenhydratstoffwechsels*, wobei in der Kinderheilkunde wegen der geringen Belastung des Kindes die *orale Galaktosebelastung* (1,75 g/kg Körpergewicht) bevorzugt wird, mit einer oder mehreren *Serumlabilitätsreaktionen* wie Takata-Reaktion (als Mikroreaktion nach HEEPE), WELTMANNsches Coagulationsband, Thymoltest, Cephalin-Cholesterinflockung, Kolloidal-Rot-Test, Cadmiumsulfatreaktion (ALBOT und CORTEVILLE, BAYER, DÖNHARDT, EMMERICH, GAJDOS, GLEISS, VON HARNACK, HARRIS, HEEPE, JORDE, MARINONI, MONOD, SCHREIER).

Die *elektrophoretische Trennung der Serumproteine* vermag die Leberdiagnostik weiter zu erleichtern, da aus der Stärke des Albuminabfalls auf die Schwere des Leberschadens geschlossen werden kann, während die relative Zunahme der α- und β-Globuline oder der β-Globuline allein für eine akute Leberschädigung und der γ-Globuline für einen älteren Leberschaden sprechen (EWERBECK, RICKETTS und STERLING).

An 154 Patienten mit Hepatitis der Universitäts-Kinderklinik Köln konnte bei der Prüfung des WELTMANNschen Coagulationsbandes, der Takata-Reaktion und der Serumelektrophorese das Ergebnis der Abb. 1 gewonnen werden. Daraus geht hervor, daß *die Elektrophorese* der Serumproteine ein recht *empfindlicher Indicator für Leberschäden* auf dem Gebiet des Eiweißstoffwechsels ist. Sie vermag offenbar bestimmte Labilitätsproben in ihrer Empfindlichkeit zu übertreffen, aber sie vermag sie keinesfalls zu ersetzen, da sie andere Eigenschaften

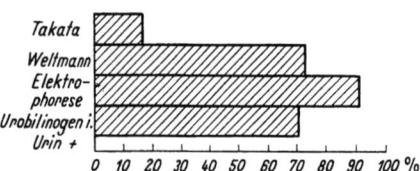

Abb. 1. Häufigkeit der positiven Funktionsproben im Serum bei Hepatitis epidemica im Kindesalter (154 Fälle).

der Serumproteine prüft als die Kolloidreaktionen. Das erklärt die Tatsache, daß elektrophoretisch normale Serumproben doch positive Labilitätsreaktionen ergeben können (EWERBECK). Bei der Anwendung der Labilitätsproben allein wie z. B. einer Kombination von Thymoltest, Cephalin-Cholesterin-Flockung und Kolloidal Rot-Test, werden Leberschäden in etwa 15% aller Fälle nicht erfaßt (NEEFE, GAMBECIA, GARDNER, KNOWLTON).

Man muß deshalb, vor allem in differentialdiagnostisch schwierigen Situationen auch heute noch die Leber auf anderen Gebieten ihrer Funktion prüfen. Dabei hat sich auf dem Gebiet des *Fettstoffwechsels* die Beobachtung des Verhältnisses zwischen freiem Cholesterin und Cholesterinester für die Differentialdiagnose zwischen Parenchym- und Verschlußikterus einigermaßen bewährt. Bei akutem Leberzellschaden sinkt der normale Esterwert von 50% des freien Cholesterins in den ersten 4—5 Tagen der Erkrankung auf 10—40% ab (WATSON und HOFBAUER), und zwar infolge eines durch Lebererkrankung bedingten akuten Mangels an Cholesterin veresterndem Enzym (TURNER, CORMACK und RICHARDS). Beim Verschlußikterus sind die Esterwerte bekanntlich nicht vermindert und das Gesamtcholesterin steigt vor allem bei hochsitzendem Verschluß oft an (ALBRINK, MAN und PETERS). Auch beim Icterus gravis des Neugeborenen sinkt der Serum-Cholesterinesterwert als Zeichen des eingetretenen Parenchymschadens der Leber oft ab (ROTHE-MEYER und HICKMANNS).

c) Leber-Belastungsproben.

Von den zahlreichen *Belastungsproben mit körpereigenen oder körperfremden Substanzen* haben sich nur einige wenige in die Pädiatrie einführen können. Auf dem Gebiet des *Eiweißstoffwechsels* haben SCHREIER und SCHÖNSEE, CLEMENT und Co die Beobachtung, daß bei Leberschäden der Methioninspiegel im Blut und die Methioninausscheidung im Urin erhöht sind, zu einer Funktionsprobe benutzt, wobei der Patient mit 0,2 g/kg Körpergewicht *Methionin* belastet und die Ausscheidung im Urin gemessen wird. Ausscheidung von mehr als 15% der zuge-führten Menge beim Kind gilt als Zeichen eines Leberschadens. Die Prüfung der *Aminosäurenausscheidung ohne Belastung* hat wenig diagnostische Bedeutung (CACHIN, GABUZDA, SCHREIER und SATTELBERG, SOUCHON und GRUNAU), da nur bei schweren Parenchymschäden einzelne Aminosäuren (Methionin, Leucin, Tyrosin, Taurin) vermehrt im Urin ausgeschieden werden. Auch bei der Lebercirrhose liegen die Verhältnisse nicht anders (GABUZDA). Der Nachweis von *Histidin* im Urin, das bei schweren Leberschäden ebenfalls im Urin auftritt, kann differentialdiagnostische Bedeutung haben, da es bei Ver-schlußikterus im Harn fehlt (NORPOTH und OHLIGSCHLAEGER). Auch das *SH-Glutathion* scheint bei schwierigen Differentialdiagnosen von Wichtigkeit zu sein, da der Serumspiegel dieses Tripeptids aus d-Glutaminsäure, l-Cystein und Glykokoll bei allen Ikterusformen erniedrigt ist und nur beim Icterus neonatorum normal gefunden wird (HELBIG).

An Belastungsproben auf dem Gebiet des Eiweißstoffwechsels wurde an manchen Kinder-kliniken in den letzten Jahren auch die sog. *Test-Acidprobe* nach FELIX und TESKE (1941) eingeführt, bei der das Kind oral mit p-Oxyphenylbrenztraubensäure (ein Abbauprodukt des d-Tyrosins) belastet wird, das nur in der Leber durch ein leberspezifisches Ferment zu Brenz-traubensäure und Acetessigsäure abgebaut wird. Normalerweise dürfen nicht mehr als 8% der zugeführten Menge im Urin ausgeschieden werden. Nach den vorliegenden Erfahrungen aus der Inneren Medizin des Erwachsenen (BECKMANN) wird man aber auf diese Probe als Routineuntersuchung beim Kind verzichten können.

Auch die *Hippursäureprobe* nach QUICK (1933), über deren Anwendung in der Pädiatrie LONDE, SOL und PROBSTEIN sowie v. HARNACK berichten, dürfte als Routinemethode entbehrlich sein, vor allem da die Hippursäuresynthese auch in der Niere stattfindet und die Probe also nicht im strengen Sinn leberspezifisch ist.

Sie fällt deshalb auch bei Kindern mit chronischer Arthritis und nach Infekten der oberen Luftwege positiv aus (LONDE, SOL und PROBSTEIN).

Dagegen hat die *Bromsulphaleinbelastung* nach ROSENTHAL und WHITES vor allem im anglo-amerikanischen Sprachgebiet große Beliebtheit errungen. Sie wird auch von Frühgeburten und Säuglingen gut vertragen (HERLITZ), gibt aber erst jenseits des 5. Lebensmonats normale Ausscheidungswerte (OBRINSKY, DENLEY, BRAUER, HERLITZ), da der Farbstoff bei jüngeren Kindern wie bei Leberschäden retiniert wird, was als Zeichen einer funktionellen Unreife des Organs gedeutet werden kann (OBRINSKY). Andererseits zeigt die Leber auch schon in diesem Zeitabschnitt bei *Belastung mit Bilirubin* nach von BERGMANN und EILBOTT (1927) eine normale, ja überdurchschnittliche Ausscheidungsleistung (BECKMANN, LIN und EASTMAN).

Die Bromsulphaleinprobe scheint in der von SATO angegebenen Modifikation mit höherer Dosierung (10 mg/kg Körpergewicht) für Kinder besonders geeignet und empfindlicher zu sein (KAKIZAKI, YOSHIDA, SATO).

Dagegen hat die *Vitamin K-Belastung* oder auch die *Prothrombinzeitbestimmung* allein zur Leberfunktionsdiagnostik in der Pädiatrie keine große Verwendung gefunden (ABEZGANZ, ROZKINA) und wird auch weiterhin wohl entbehrt werden können.

Auch für die Bestimmung des *Eisen- und Kupferspiegels* im Blut gilt dies bisher, obwohl beide Werte sicher von differentialdiagnostischer Bedeutung sein können, da bei der Hepatitis der Fe-Spiegel im Blut ansteigt während der Cu-Spiegel normal bleibt, so daß ein Fe/Cu-Quotient von etwa 1,5 entsteht. Beim Verschlußikterus dagegen bleibt der Fe-Spiegel normal oder sinkt gar ab, während der Cu-Spiegel ansteigt. Der normale Fe/Cu-Quotient von 0,8—1,0 sinkt deshalb bei Okklusion auf etwa 0,4 ab (BUTZENGEIGER und LANGE, CHRISTIAN, DUCCI, SPOERER, KATZ und CUEVAS, KEIDERLING und SCHARPF, LAUDAHN, MATASSARIN und DELP).

Prüfungen auf Symptome des bei Leberschäden und latenten Hepatopathien gestörten *Wasserhaushaltes* haben im Gegensatz zur Klinik des Erwachsenen (GROS, WOLLHEIM) in der Kinderheilkunde keinen diagnostischen Wert, da sie bei der Hydrolabilität des Kindes nicht genügend exakt durchführbar sind.

d) Die bioptische Leberpunktion.

Die Durchführung der *Leberpunktion* auch nach der Methode von KALK bei laparoskopischer Kontrolle unter Leitung des Auges ist am Kind schon als Methode *nicht indiziert* (WEISSE). Die Gefahr nicht beeinflußbarer Reaktionen des Kindes mit den schon vom Erwachsenen bekannten möglichen fatalen Folgen ist beim Kind zu groß. Die pädiatrischen Erfahrungen, die darüber vorliegen (HILL, RHODES, STAFFORD und AUB, MARIE, SALET, LÉVÉQUE, ROUSSEE und HENEQUET, MENEGHELLO, RUBIO, ESPINOZA und NIEMEYER, SANSONE und DE MATTAIS, SATO) bestätigen die zahlreichen Ergebnisse aus der Klinik der Erwachsenen (AXENFELD und BRASS, BERK und SHAY, BOCK, MASSHOFF und v. OLDERSHAUSEN, EGELI, FRIEDRICH, KALK und WILDHIRT, MOYER und WURL, NEEFE, POPPER, RUMBALL, WELIN), daß *der Schweregrad des morphologischen Schadens unabhängig ist von den klinischen Symptomen*, besonders von der Ausprägung des Ikterus und daß vor allem *kein Zusammenhang besteht zwischen bioptischem Befund und Ausfall der Leberfunktionsproben*. Sicher kann ein Teil der Hepatitiden, besonders der chronischen und ebenso der Fälle mit Leberverfettung nur durch den histologischen Befund geklärt werden (KALK). Für den Pädiater kann das aber keine andere Konsequenz haben, als die, aus den Befunden am Erwachsenen zu lernen und auch *beim Kind sehr vorsichtig zu sein bei der Annahme einer gesunden Leber bei*

ungestörten oder nur leicht gestörten Leberfunktionsproben. Der von ORMONDT veröffentlichte Fall eines 2 jährigen Kindes, bei dem bei Lebzeiten eine kaum gestörte
Leberfunktion bestand, während die Obduktion ergab, daß praktisch kein normales Lebergewebe mehr vorhanden war, bestätigt diese Folgerung nur.

Daraus geht *zusammenfassend* hervor, daß auch heute noch die Leberfunktionsproben einen recht bescheidenen Anteil an der Leberdiagnostik haben (HANGER)
und nur in engem Zusammenhang mit dem klinischen Bild brauchbar sind. Das
darf aber auch in der Kinderheilkunde nicht zu einem diagnostischen Leichtsinn
verführen, weil gerade die anikterische Hepatitis im Kindesalter keineswegs selten
ist, und auch die Gelbsucht erst ein Spätsymptom darstellt (AXENFELD und BRASS).
Schließlich ist auch beim Kind der Übergang einer harmlosen Hepatitis in eine
fortschreitende Lebercirrhose durchaus möglich.

Eine Übersicht der heute gebräuchlichen und zur Differentialdiagnose auch im
Kindesalter notwendigen Leberfunktionsproben gibt Tab. 1 wieder.

Tabelle 1. *Für Kinder geeignete Leberfunktionsproben.* ( ) = fakultativ durchführbare Proben
bei diagnostischen Schwierigkeiten.

Im Blutserum	Im Urin	Belastungsproben mit

Bilirubin
    direkt
    indirekt
Elektrophorese
Labilitätsproben:
    Takata
    Weltmann
    Thymoltest
    Cephalin-Cholesterininfl.
    u. a. m.
(Gesamtcholesterin
    Cholesterinester)
	Bilirubin
	
	Urobilinogen (n. EHRLICH)
	(Sterco- u. Urobilinogen
	    getrennt)
		Galaktose
		
		(Bromsulphalein
		Testacid u. a.)

Spezieller Teil.

1. Die Hepatitis.

Anatomische Begriffsbestimmung.

Die durch ein Virus erzeugte Hepatitis zeigt an drei Stellen histologisch
charakteristische Veränderungen (BÜCHNER, PERRY, GROSS, TRAPLOVONA):
1. in den periportalen Feldern, also den GLISSONSCHEN Kapseln; 2. an den
Parenchymzellen der Leber; 3. an den Mesenchymzellen der Leberläppchen.

In den periportalen Feldern kommt es schon 1—7 Tage vor dem Auftreten des Ikterus
(MALLORY) zu einer Schwellung und Vermehrung der Mesenchymzellen mit Infiltration durch
Plasmazellen, Lympho- und Leukocyten. Die Infiltrationen, vor allem durch Leukocyten
nehmen bis zum Höhepunkt der Krankheit zu, überdauern aber bei ihrer anschließenden
Abnahme die klinischen Erscheinungen und sind noch wochen- und monatelang (AXENFELD
und BRASS, KÜHN) nach Verschwinden des Ikterus bioptisch nachzuweisen.

Im Parenchym der Leber treten zur gleichen Zeit unregelmäßig über das ganze Leberläppchen verteilte Einzelzellnekrosen auf. Dadurch läßt sich die Virushepatitis deutlich von
der toxischen (nekrotisierenden) Hepatopathie unterscheiden (BÜCHNER, JENNINGS, POPPER),
bei der die Nekrosen in den Läppchenzentren auftreten. Die toxische Hepatopathie gleicht
damit weitgehend dem Bild der hypoxämischen Leberschädigung (MEESSEN, MOON). Bei der
Virushepatitis werden die ausgefallenen Parenchymzellen bald durch eine sehr rege Regeneration, die sich an einer schnellen Häufung der Zellmitosen anzeigt, ersetzt, so daß man
annehmen kann, daß im Verlauf einer solchen Erkrankung der größte Teil der ursprünglich
vorhandenen Leberepithelien vernichtet und durch neue ersetzt wird.

Im Mesenchym der Leberläppchen macht sich schließlich im Verlauf der Hepatitis eine gesteigerte Wucherung der Wandzellen der Sinusoide bemerkbar, die einerseits bei der Verdauung der nekrotischen Leberepithelien mitwirken und sich andererseits abstoßen und als für die Virushepatitis typische monocytoide Zellen in die Blutbahn gelangen. Auch durch dieses histologische Symptom lassen sich die toxischen und auch hypoxämischen Hepatopathien von den Virushepatopathien abgrenzen, da bei ihnen die Mesenchymzellen im Leberläppchen kaum Veränderungen zeigen (Büchner).

Das histologische Bild der Virushepatitis kann voll entwickelt sein, ohne daß je ein Ikterus auftritt (Axenfeld und Brass, Mallory, Altmann), was epidemiologisch und natürlich auch individuell-prognostisch bedeutungsvoll ist.

Unterschiede zwischen dem histologischen Bild der epidemischen Hepatitis (Virus A) und der hämatogenen (Spritzen-)Hepatitis (Virus B) (Axenfeld und Brass) und der Hepatitis bei infektiöser Mononucleose (Leibowith, Brody) bestehen nicht, ebenso keine zwischen der Hepatitis beim Kind und beim Erwachsenen (Gross und Trablovona, Perry).

A. Die Hepatitis epidemica.

a) Epidemiologie.

Diese durch das Virus A (Stokes) hervorgerufene Infektionskrankheit gehört nach den Kriterien de Rudders in den Kreis der *Zivilisationsseuchen*. Damit wird ihr epidemiologisches Verhalten von der Art der Übertragung (in der Regel als Tröpfcheninfektion), von der Exposition einer Bevölkerungsgruppe und von der Disposition des Empfängers bestimmt. In normalen Zeiten ist die epidemische Hepatitis deshalb bei der langdauernden Immunität, die sie hinterläßt, in Ländern mit dichter Besiedlung eine *Kinderkrankheit*, die meist in einer milderen Form als beim Erwachsenen auftritt (Gellis und Janeway, Horstman, Havens und Deutsch). Zeiten der Bevölkerungsbewegung führen mit der damit obligat verbundenen Massierung zu einer erhöhten Exposition aller Altersklassen. Die Folge davon ist eine *Präzession des durchschnittlichen Erkrankungsalters* (de Rudder, Weisse), so daß wir heute nach dem letzten Krieg neben der immer mehr anwachsenden Literatur über Erkrankungen im Kindesalter[1] auch über *zahlreiche Beobachtungen im Säuglingsalter verfügen* (Almering, Craig und Landing, Brandi et al., Leiber, Méan, Meinert, Stokes und Mitarbeiter, Weisse).

Über den *Kontagionsindex* läßt sich heute noch nichts Sicheres sagen, da die Angaben über die *Häufigkeit der anikterischen Fälle* einer Epidemie stark schwanken. Offenbar kommt diese Form der Immunisierung gerade bei Kindern besonders häufig vor, was natürlich epidemiologisch von großer Bedeutung ist. So beobachteten Capps und Stokes in einer leicht überschaubaren Waisenhausepidemie 95% (!) anikterische Erkrankungen. Die Altersverteilung der diagnostizierten Fälle kann von den meisten Autoren nur mangelhaft angegeben werden, da in fast allen Ländern nur die hospitalisierten Patienten erfaßt werden. Wallgren konnte seine Beobachtungen in der Stadt Gotenburg machen, in der die Gelbsucht seit 1900 meldepflichtig ist. Seine Zahlen aus dem Jahre 1930 decken sich weitgehend mit den Angaben von Horstman, der eine Epidemie in New Haven (1944—1945) beschreibt (Tab. 2):

---

[1] Albornoz-Plata, Argumosa, Bauzá und Mitarbeiter, Benett und Mitarbeiter, Bonduel, Bonduel und Corriti, Brodribb, Capps und Stokes, Drake, Elgrova, Fridman, Havlujova und Kratkova, Homolka, Horstman, Havens und Deutsch, Kolner, Mills und Stokes, Mironovich und Blinova, Murphy und Johns, Mullens und Pearson, Niemeyer, Danus und Undurraga, Randolph und de Vito, Sagese, Selander, Stoppelman, Tolentina, Traisman, Wheeler und Fager, Wallgren, Webb, Wolfe, Lucas und Anderson.

Tabelle 2. *Altersverteilung einer Hepatitisepidemie in Gotenburg* [WALLGREN: Acta paediatr. (Stockh.) **9** Suppl. 2, S. 14 (1930)] *und New Haven* [HORSTMAN und Mitarbeiter: J. of Pediatr. **30**, 381 (1947)].

Alter	Zahl der Fälle		
		New Haven	
Jahre	*Gotenburg*		davon hospitalisiert
1—4	45	6	1
5—9	230	55	2
10—14	80	35	3
15—19	25	8	1
20—24	30	9	5
25—29	30	4	4
30—34	27	1	1

Eine gewisse Rolle bei der auffälligen Bevorzugung des 5.—10. Lebensjahres scheint eine alterspezifische Empfänglichkeit der Erkrankten zu spielen, wie aus den Beobachtungen von DRAKE hervorgeht (Tab. 3):

Tabelle 3. *Häufigkeit von Hepatitis mit Gelbsucht in einer Gruppe von exponierten Kindern während einer Epidemie.* [DRAKE: Med. Clin. N. Amer. **36**, 1637 (1952).]

Alter Jahre	Sicher exponierte Fälle	Gelbsucht	Ansteckungs- rate/1000
0— 2	25	0	0
3— 5	32	5	133
6— 8	17	13	433
9—11	18	9	333
12—14	22	7	241
15—18	32	4	110

Interessant sind über die Frage der Altersverteilung hinaus die Beobachtungen von HORSTMAN und Mitarbeiter auch, weil aus ihnen hervorgeht, daß *die Hepatitis im Kindesalter* unter normalen Umständen *eine „Hausarzt"-Krankheit* ist: mit zunehmendem Lebensalter nimmt die Anzahl der hospitalisierten Fälle prozentual schnell zu (Tab. 1). Die Altersverteilung der reinen Krankenhausfälle gibt deshalb kein richtiges Bild des epidemiologischen Verhaltens. Die Zahlen der in der Universitäts-Kinderklinik Köln von 1948—1954 stationär behandelten 193 Fälle zeigen aber doch die schon genannte Präzession der Infektion, d. h. das Betroffensein schon des Säuglingsalters (Tab. 4):

Tabelle 4. *Altersverteilung der stationären Hepatitispatienten der Universitäts-Kinderklinik Köln 1948—1953.*

Alter	Zahl der Fälle	Alter	Zahl der Fälle
bis 6 Monate	3	7— 8 Jahre	13
6—12 Monate	4	8— 9 Jahre	17
1—2 Jahre	14	9—10 Jahre	10
2—3 Jahre	18	10—11 Jahre	14
3—4 Jahre	17	11—12 Jahre	11
4—5 Jahre	19	12—13 Jahre	6
5—6 Jahre	22	13—14 Jahre	4
6—7 Jahre	22		

Ein weiterer Fortschritt zur Aufklärung der Epidemiologie der Hepatitis ist mit dem *Hepatitis-Hauttest* möglich (DRAKE, WARD, STOKES, W. HENLE, MANGOLD und G. HENLE).

Mit Hepatitis-Virus infizierte und mit Ultraviolettlicht bestrahlte Amnionflüssigkeit von Hühnerembryonen wird als Hauttest-Antigen benutzt, 0,1 cm³ intracutan in die Haut des Unterarmes gespritzt. Der Test wird als positiv bezeichnet, wenn nach 24 und 36 Std. ein Erythem von mindestens 10 mm Durchmesser besteht.

Bei 95,3% aller Patienten, die eine klinisch bekannte Hepatitis durchgemacht haben, fällt der Test positiv aus; bei denen, die keine Hepatitis in der Anamnese hatten, in 45% (DRAKE und Mitarbeiter). Bei einer Heimepidemie zeigten 80% aller Kinder, die mindestens 6 Monate in der Anstalt waren, einen positiven Hauttest, obwohl nur ein sehr geringer Teil der Kinder tatsächlich klinisch erkrankt war (CAPPS und STOKES).

Das Virus der Hepatitis A läßt sich, wie STOKES an Infektionsversuchen mit Freiwilligen zeigen konnte, bei Infizierten oft unbegrenzte Zeit im Stuhl nachweisen, auch wenn der „Träger" klinisch völlig symptomfrei ist und auch in der Vorgeschichte war, vor allem auch, wenn keine Gelbsucht bestand, und nur leichte Leberfunktionsstörungen oder bioptisch nachweisbare Leberveränderungen zu finden waren. Bei einem Säugling konnte auf diese Weise sogar eine transplacentare Infektion gesichert werden (STOKES).

Zusammenfassend ergeben sich aus diesen Befunden etwa folgende epidemiologische Konsequenzen:

Die durch das A-Virus hervorgerufene epidemische Hepatitis besitzt offenbar eine *höhere Kontagiosität*, als man bisher angenommen hat, deren Objektivierung aber infolge des schwierigen Virusnachweises bisher nicht sicher möglich war. Sie zeichnet sich aber mit den bisher durchgeführten Freiwilligenversuchen und durch die Methode des Hauttests immer mehr ab. Nur in einem gewissen Prozentsatz führt die Infektion offenbar zu einer klinisch nachweisbaren Erkrankung und in einem noch geringeren Teil der Fälle zum Ikterus, also zum Bild der infektiösen Gelbsucht. Zweifellos ergeben sich dadurch gewisse epidemiologische und klinische Parallelen zu einer anderen Virus-„Kinderkrankheit", zur Poliomyelitis, die ja auch zu den Zivilisationsseuchen zu zählen ist (DE RUDDER). Die Unsicherheit über die Frage der Dauer der nach einer Infektion — mit oder ohne klinisch sichtbare Folgen — eingetretenen Immunität (BECKMANN), könnte ihre Ursache in der Tatsache haben, daß es wie auch bei der Poliomyelitis epidemisch und landschaftlich gebundene Virusstämme gibt, die sich in ihrer Antigen-Struktur ähnlich, aber nicht völlig identisch verhalten. Die Resistenz der Erwachsenen, die sich ja in bestimmten Situationen (Kasernierung) nur als relativ erweist, scheint bis auf die Fälle, die in der Jugend eine Infektion durchgemacht haben, in der Regel unspezifisch zu sein (WALLGREN). Allerdings kann heute an der Möglichkeit einer „stummen Infektion" und damit auch „stillen Feiung" (v. PFAUNDLER) nach den geschilderten Ergebnissen nicht mehr gezweifelt werden.

b) Klinisches Bild.

Während der Inkubationszeit von 20—30 Tagen (STOKES) beginnen beim Kind in der Regel *Prodromalerscheinungen*, die evident machen, daß es sich bei dieser Krankheit um *eine Allgemeinerkrankung* des Organismus handelt (C. D. DE LANGEN),

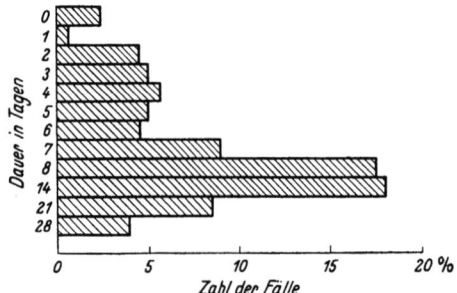

Abb. 2. Dauer der Prodromalerscheinungen in Tagen bei der Hepatitis epidemica im Kindesalter.

bei der die Gelbsucht nur ein fakultatives Symptom ist. An 178 Fällen der Kölner Univ.-Kinderklinik beobachteten wir 151mal Prodromalzeichen (HANG).

Ihre Dauer läßt Abb. 2 erkennen. Ein großer Teil der Kinder hat also schon fast während der ganzen Inkubationszeit Krankheitszeichen gezeigt, deren Art der Tab. 5 zu entnehmen ist:

Tabelle 5. *Häufigkeit der Prodromalerscheinungen bei Patienten der Kölner Universitäts-Kinderklinik.*

Symptom	Häufigkeit des Symptoms	Symptom	Häufigkeit des Symptoms
Appetitlosigkeit	110 mal	Hinfälligkeit	29 mal
Erbrechen	71 mal	Kopfschmerzen	20 mal
Schmerzen im Oberbauch	67 mal	Durchfall	16 mal
Fieber,	39 mal	Mißlaunig	11 mal
davon über 40° 3		Abnormer Durst	10 mal
über 39° 14		Brechreiz	8 mal
über 38° 22		dunkler Urin	3 mal
Auffallende Müdigkeit	35 mal	Hautjucken	2 mal
Übelkeit	30 mal	Foetor ex ore	1 mal
		Heller Stuhl	1 mal

Im präikterischen Stadium sind also *Fieber* und *gastrointestinale Erscheinungen*, auch Durchfälle oder Obstipation recht häufig (BAUZÁ, BENETT, BONDUEL, BUBNOVA, ELGROVA, FRIDMAN, HAVLUJOVA, MULLENS, SAGGESE, WEBB).

Brechattacken können bei einer Dauer von 3—4 Tagen so heftig und mit einer deutlichen Acidose verbunden sein, daß die Differentialdiagnose zum *acetonämischen Erbrechen* des Kindesalters oft schwierig ist und erst der weitere Verlauf, das Auftreten der Gelbsucht oder bei anikterischen Fällen der Nachweis von Leberfunktionsstörungen, die beim echten acetonämischen Erbrechen des Kindes fehlen, Klarheit bringt. Das recht häufige Symptom der *Schmerzen im Oberbauch* wird in der Regel in die Magengegend lokalisiert oder ins rechte Epichondrium. Es dürfte manchmal mit dem Erbrechen in Zusammenhang stehen, in der Regel aber auf die Leberschwellung zurückzuführen sein (WALLGREN). Manchmal wird es seine Ursache auch in einem besonders beim Kleinkind deutlichen *Meteorismus* haben, der wohl als Zeichen einer durch die Leberschwellung bedingten leichten Pfortaderstauung zu werten ist und von manchen als ominöses Symptom gedeutet wird, vor allem, wenn es im Verlauf der Erkrankung nicht verschwindet, sondern zunimmt (MURPHY und JOHNS).

Beim Säugling findet sich nicht selten das Bild der *akuten Ernährungsstörung*. Bei Schulkindern treten die *Kopfschmerzen* in den Vordergrund, die sich bis zu *meningitisch-encephalitischen Erscheinungen* mit Stauungspapille steigern können (BAUZÁ). Dabei ist der Liquordruck erhöht und manchmal läßt sich eine lymphocytäre Pleocytose nachweisen. Auch Reststickstoffsteigerungen im Blut finden sich bei diesem meningitischen Syndrom der Virushepatitis (MAGNANELLI). Selbst ein Guillain-Barré kann auftreten (PELUFFO).

Es gibt allerdings auch in der Kindheit Hepatitisfälle, bei denen selbst bei genauer Beobachtung keinerlei Prodromalerscheinungen zu verzeichnen sind und die Gelbsucht das erste Zeichen der Hepatitis ist (WALLGREN).

Das Auftreten des *Ikterus*, eindrucksvoll für den Patienten und die Umgebung, eröffnet keinen neuen, umschriebenen Abschnitt im Krankheitsverlauf, sondern bedeutet nur ein graduelles Symptom der bereits bestehenden Leberbeeinträchtigung. Diese ist in der Regel schon in der präikterischen Zeit an der beim Kind deutlich erkennbaren *Organvergrößerung* und *Verhärtung der Leber* zu vermuten, die eines der wichtigsten Symptome der Hepatitis im Kindesalter (LOGAN) darstellt und sehr häufig nicht diagnostiziert wird (siehe Tab. 6):

Tabelle 6. *Häufigkeit und Stärke der Leber- und Milzvergrößerung bei 178 Patienten der Universitäts-Kinderklinik Köln.*

Vergrößerung unter Rippenbogen		Leber	Milz
$^1/_2$	Querfinger	12 mal	5 mal
1	Querfinger	29 mal	—
$1^1/_2$	Querfinger	16 mal	—
2	Querfinger	58 mal	1 mal
3	Querfinger	27 mal	1 mal

Eine Milzschwellung tritt weniger oft auf, wird aber vor allem bei der Hepatitis des Säuglings beobachtet (Klinke). Auch Polymikroadenie kann auftreten (de Langen).

Die Allgemeinsymptome der *ikterischen Phase* sind beim Vergleich mit der Symptomatik der Hepatitis beim Erwachsenen beim Kind geringer (Horstman, Havens und Deutsch) und auch die Ikterusdauer scheint nach diesen Autoren durchschnittlich kürzer zu sein (mittlere Dauer beim Kind 9,8 Tage, beim Erwachsenen 27 Tage).

Das ikterische Stadium gleicht im übrigen weitgehend dem des Erwachsenen, so daß wieder nur auf Beckmann verwiesen werden kann.

Die Häufigkeit von Allgemeinsymptomen während der ikterischen Phase ist aus Tab. 7 zu ersehen.

Man sieht, daß das beim Erwachsenen häufige *Hautjucken* beim Kind *selten* ist, was auch schon früher beobachtet wurde (Jungel, Kleinschmidt, v. Pfaundler, Selander). Dagegen kommt es doch recht häufig auch beim Kinde wenigstens vorübergehend zu einer deutlichen *Bradykardie*, bezogen auf die Normalwerte des Pulses der jeweiligen Altersstufe (Jungel).

Tabelle 7. *Häufigkeit von Allgemeinsymptomen während der ikterischen Phase des Patientengutes der Universitäts-Kinderklinik Köln.*

Symptom	Häufigkeit
Erbrechen	33 mal
Schmerzen im Oberbauch	8 mal
Hautjucken	7 mal
Durchfall	4 mal
Kopfschmerzen	3 mal
Durst	2 mal

Der *Blutbilirubinspiegel* kann von normalen (trotz deutlichem Skleral- und Hautikterus) auch bei der gewöhnlichen Hepatitis bis zu hohen Werten (16 mg-% in 4 Fällen unseres Beobachtungsgutes) alle Zwischenstufen erreichen. Vorwiegend ist das *direkt nachweisbare Bilirubin* vermehrt (Balzer und Bäumer).

Im dunkel verfärbten *Urin* läßt sich sehr häufig *Urobilinogen* nachweisen (138 mal bei den genannten 178 Fällen). Außerdem tritt oft eine *Bilirubinurie* in Abhängigkeit von der Höhe des Blutbilirubinspiegels (Watson) auf (in 84 Fällen unseres Beobachtungsgutes). Die Farbe des Harns kann in seltenen Fällen so eigentümlich werden, daß der Eindruck einer Hämaturie entsteht (Wallgren). Dieses Symptom kann vor allem dann eindrucksvoll sein, wenn gleichzeitig *im Urin Eiweiß* nachweisbar wird (23 mal in unserem Krankengut) oder im Sediment gar *Erythrocyten* auftreten, was wir bei 7 Kindern mit Hepatitis beobachtet haben. Etwas häufiger beobachtet man eine *Leukocyturie*, ohne daß eine Cystitis besteht, d.h. bei fehlendem Bakteriennachweis (33 mal bei 178 Fällen), woraus man wieder auf die Tatsache einer Allgemeininfektion durch das Virus schließen kann. Sie führt auch zu einer *Leistungseinschränkung der Nieren* (Benda, Rissel und Stefenelli), die sich aus einer Einschränkung der Konzentrationsfähigkeit und einer Verminderung der Sekretion von Phenolrot und PAH ablesen läßt und als Zeichen einer tubulären Insuffizienz gedeutet werden muß (Möller und Schröder). Auch die quantitative Bilirubinausscheidung ist bei der Virushepatitis deutlich geringer als — bei gleich hohem Blutbilirubinspiegel — bei Fällen von mechanischem Ikterus (Möller und Schröder), so daß an einer *renalen Insuffizienz* als Folge der Allgemeininfektion nicht mehr gezweifelt werden kann.

Die *Entfärbung der Faeces*, die wir bei 23 Kindern beobachteten, beruht auf einer Abnahme des Gallenfarbstoffes und einer Zunahme des Fettgehaltes. Sie kann in manchen Fällen so hochgradig sein, daß sich Gallenfarbstoff nicht mehr im Stuhl nachweisen läßt, was natürlich nicht zu einer Korrektur der Diagnose führen darf, aber von einer gewissen prognostischen Bedeutung ist, weil es besonders die schweren Fälle sind, bei denen ein völliger Schwund des Gallenfarbstoffs im Stuhl bemerkt werden kann (WALLGREN). Aber auch bei leichteren Fällen kann die Farbstoffprobe im Stuhl abundant negativ ausfallen.

Diagnostisch besonders schwierig kann die häufige *anikterische Verlaufsform* sein (DENBER und LEIBOWITZ, DOGUET, HEEPE, KECLIK, KLEINSCHMIDT, MALKINA, MATAKIEV, MOGENA und LOSADA, STAHL und LÉVY, THORLING). Sie läßt zumeist bei bestehenden Allgemeinsymptomen nur durch eine positive EHRLICHSCHE Aldehydprobe (KLEINSCHMIDT) oder durch eine „Batterie von Leberfunktionsproben" (NEEFE) wahrscheinlich machen, da dem Pädiater die Möglichkeit der histologischen Klärung durch Punktion (KALK) nicht offensteht. Besonders gefährdet sind Kinder, die bei anikterischer Hepatitis wegen der (üblichen!) Bauchschmerzen in den Verdacht geraten, eine Appendicitis zu haben und laparotomiert werden. Die zusätzliche Leberbelastung durch die Narkose kann dann die Ursache einer akuten gelben Atrophie sein (DE LANGEN).

Das *rote Blutbild* ist anfänglich unverändert, kann aber im weiteren Verlauf in das einer leichten sekundären Infektanämie übergehen. Durch eine Reifestörung des Knochenmarks (LÜDIN) kann es zu einer *Makrocytose* kommen mit einer *Erhöhung* der osmotischen, Saponin- und mechanischen *Resistenz* oder einer dieser Resistenzformen isoliert (PLETSCHER). Das *weiße Blutbild* kann zu Beginn der Erkrankung unverändert sein oder bei fast normalen Zahlen eine Linksverschiebung zeigen, die im Verlauf in eine Lymphocytose übergeht, oft verbunden mit einer Leukopenie. In Einzelfällen finden sich anfänglich auch Leukocytosen (sechs unserer Patienten hatten Leukocytenwerte von 15 400—28 500). Im Knochenmark findet sich eine Linksverschiebung im roten und weißen System (SALMI).

Verlauf und *Komplikationen* der Hepatitis bei *größeren Kindern* unterscheiden sich von den Erfahrungen beim Erwachsenen wenig. Der *Verlauf* ist in der Regel kürzer, die *Komplikationen* sind seltener.

Die *akute gelbe Leberatrophie* trat in unserem Beobachtungsgut im ganzen zweimal auf. BAUZÁ beobachtete sie unter 850 Kinderfällen 5mal. Sie kann aber in malignen Epidemien häufiger sein (ALSTED). Ihre Symptomatik ist dieselbe wie beim Erwachsenen (GEISER, GREGORY, HIRSCHBERGER, KÖVÉR, MARQUÉZY, PUCCINI, NISSEN, RUPILIUS und MÜLLER, WALLGREN).

c) Die Säuglings-Hepatitis.

Die Hepatitis beim Säugling, die früher fast völlig unbekannt war und heute schon bei drei Wochen alten Kindern (WEISSE), ja bei Neugeborenen (SCHWARTZ, GELLIS, STOKES) zu beobachten ist, macht leicht besondere differentialdiagnostische Schwierigkeiten, vor allem, wenn sie in sehr jungem Alter auftritt. Bei ikterischen Fällen muß die Gallengangsatresie ausgeschlossen werden, was oft nicht ohne Laparotomie möglich ist (CRAIG und LANDING). Auch der septische Ikterus wie bei einer Nabelinfektion, bei Lues, Pneumonie, Colipyurie, Tuberkulose, Leptospirose und anderen Infektionen ist auszuschließen. Das fällt vor allem dann schwer, wenn es zum *hämorrhagischen Syndrom der Säuglingshepatitis* (KREČMER) gekommen ist, was besonders bei jungen Säuglingen zu beobachten ist. Dabei treten an Rumpf und Extremitäten, manchmal nur an den Extremitäten unter dem Bild einer Capillartoxikose petechiale Blutungen und größere Hämorrhagien auf. Die Leukocyten sind normal oder vermehrt, schwere Fälle weisen eine Lymphopenie auf. Auch Thrombopenie wird beobachtet. Die Prothrombinwerte sind auf 45—60%, manchmal auf 35—27% vermindert (Krečmer).

Der *Verlauf der normalen Säuglingshepatitis* gleicht meistens dem Bild der Gelbsucht bei größeren Kindern, nur findet man häufiger eine *Milzschwellung* (Huber, Weisse). Auch eine leichte sekundäre Anämie ist nicht selten im klinischen Bild.

In einigen Fällen entwickelt sich ein *akutes hämolytisches Syndrom* (4 Fälle von 23 bei Weisse), wie es auch beim Erwachsenen schon bekannt ist (Beckmann). Auffallend ist dabei das Fehlen einer erhöhten Regeneration, die sich bei der Säuglingshepatitis oft durch erniedrigte Reticulocytenzahlen besonders deutlich anzeigt und als Zeichen einer *Markhemmung* angesehen werden muß. Ob die Markhemmung splenopathisch ist oder durch die Virusinfektion bedingt wird, sei dahingestellt. Da dieses hämolytische Syndrom bei der Säuglingshepatitis wie auch bei der Hepatitis des größeren Kindes und beim Erwachsenen durch plötzlich entstandene Autohämagglutinine ausgelöst wird (Neumann und Hommer), ist seine differentialdiagnostische Unterscheidung von der akuten hämolytischen Anämie vom Typ Lederer-Brill, das ja auch im Säuglingsalter vorkommen kann (van Bracht) außerordentlich schwer und wird sich oft wohl nur durch Virusnachweis oder den Nachweis einer bestehenden Leberschädigung objektivieren lassen.

Normalerweise entwickeln sich aber auch bei der Hepatitis des Säuglings keine hämolytischen Zeichen, sondern unter Appetitlosigkeit, Übelkeit, Erbrechen, Durchfällen entsteht nach 3—14 Tagen der Ikterus. Es tritt Bilirubin im Urin auf, manchmal auch Urobilinogen und die Stühle werden in der Regel acholisch, fett- und fettsäurehaltig (Méan). Im Stuhl läßt sich oft monatelang Virus nachweisen (Drake). Die Leberfunktionsproben lassen häufig im Stich. Nach Drake bewährt sich am besten die Thymolprobe und der Serumbilirubinwert, der wie auch beim größeren Kinde, vor allem im direkten Anteil vermehrt ist.

Die *Prognose der Säuglingshepatitis* ist nicht unbedingt günstig, vor allem bei sehr jungen Säuglingen nicht. Von den 20 Fällen von Craig sind 10 während des ersten Krankseins und 2 nach Entwicklung einer Cirrhose gestorben, von den 9 Fällen von Traisman haben nur 4 überlebt.

Meistens besteht histologisch bei der Obduktion das Bild der akuten gelben Leberdystrophie (Lanbrinakos, Marczynska-Robowska), die schon wenige Tage nach der Geburt auftreten kann (Maksim). Ein selbstbeobachteter Fall eines vier Monate alten Säuglings bot folgende Symptome:

Es handelt sich um einen vorher immer gesunden, kräftig entwickelten männlichen Säugling (K. Ma., Krankengesch. Nr. 160/53/54), der auch nach der Geburt keine auffallende Gelbsucht gehabt hatte und bis zum Tag der Aufnahme voll gestillt wurde. Am 11. 4. bemerkte die Mutter erstmalig eine Gelbfärbung der Haut. Der Stuhl wurde „schneeweiß", der Urin „zitronengelb". Dabei kein Fieber und guter Appetit. Am 13. 4. zunehmende Gelbfärbung und „Leibkrämpfe". Kind schreit mehrere Stunden lang. Am 15. 4. Gelbfärbung auch der Skleren. Die Stühle bekommen angeblich wieder normale Farbe. Urin wird dunkel, kein Fieber. Kind schreit viel und lange. Bei der Aufnahme am 16. 4. leichter Ikterus bei kräftigem Säugling ohne krankhaften internen Befund. Die Leber ist $1/2$ Querfinger unter dem Rippenbogen zu tasten, die Milz nicht tastbar. Auffallend ist, daß der Säugling außer kurzen Unterbrechungen mit krampfhaft angezogenen Beinen und angespannten Bauchdecken daliegt. Blutbilirubinspiegel 7,2 mg-%. Takata negativ, Weltmann bis R. 9 verlängert, Elektrophorese: normal, Wa.R. und Nebenreaktionen negativ. Im Urin kein krankhafter Befund außer positivem Bilirubinnachweis. Am 17. 4. morgens plötzlich akute Verschlechterung. Starker Meningismus, Benommenheit. Kind ist auffallend hyperästhetisch und hat kurze generalisierte tonisch-klonische Krämpfe. Lumbalpunktion: o.B. bis auf sehr niedrigen Zuckerwert (11 mg-%). Es wird ein i.v. Dauertropf angelegt mit Laevosan, Hepsan (methionensaures Cholin) Vitamin B-Komplex und Ringerlösung. Unter zunehmender Somnolenz,

verstärktem Hämatinerbrechen, hyperpyretischen Temperaturen Exitus letalis am 19. 4.
Bei der Sektion völliger Zusammenbruch des Leberparenchyms mit Verwischung der Zell-
grenzen und weitgehendem Strukturverlust im Sinne der akuten gelben Leberatrophie.

Sicher hängt die Häufigkeit des letalen Ausgangs auch vom Charakter der
jeweiligen Epidemie ab, da z. B. WEISSE bessere Erfahrungen gemacht hat. Histologisch finden sich bei der Obduktion in der Säuglingsleber keine Veränderungen,
die wesentlich von den Bildern der späteren Altersstufen abweichen (MÉAN). Ein
Übergang in die chronische Hepatopathie mit Ausgang in die Lebercirrhose ist
durchaus auch beim Säugling möglich (BUKHSHTAB, MÉAN, WEISSE).

d) Prognose.

Die Prognose der Hepatitis im Kindesalter scheint, soweit sie vom Kinder-
kliniker überblickt werden kann, günstiger als beim Erwachsenen zu sein, abgesehen wohl von der Säuglingshepatitis. Die von MURPHY beschriebene Form
der progressiven Hepatitis beim Kind, die in 2—9 Monaten zum Tode führt,
wurde von uns nicht beobachtet. Nur ein Patient unseres Krankengutes mußte
als chronische Hepatopathie mit deutlichen Zeichen der beginnenden Lebercirrhose nach Hause entlassen werden. In anderen Epidemien ist dieser
Ausgang häufiger (WALLGREN). Allerdings muß damit gerechnet werden, daß
manche Spätfolgen erst im Erwachsenenalter diagnostizierbar werden und sich
damit der Beurteilung des Pädiaters entziehen.

Außer der echten Lebercirrhose als Folge einer Hepatitis, auf die weiter unten
eingegangen wird, sieht der Kinderarzt nicht so selten (WORINGER) *Kinder mit
chronisch gestörter Leberfunktion.* Es handelt sich dabei um Kinder, die an un-
bestimmten Bauchbeschwerden leiden, leicht erbrechen, Appetitlosigkeit, Durst,
Kopfschmerzen, verbunden mit Müdigkeit haben, in der Schulleistung nachlassen
und reizbarer Stimmung sind. Wenn sich dieser Beschwerdenkomplex im Anschluß einer Hepatitis ausbildet, ist die Diagnose relativ leicht, vor allem wenn
noch die eine oder andere Leberfunktionsprobe pathologisch ausfällt oder eine
Lebervergrößerung von wechselndem Ausmaß nachweisbar ist. Schwieriger ist die
Erkennung des Syndroms schon, wenn keine Gelbsucht in der Anamnese bekannt
ist, obwohl man auch dann an die Folgen einer anikterischen Hepatitis denken
muß. Eine solche Ätiologie ist um so naheliegender, wenn die Leberfunktionsproben pathologisch sind. Bei negativen Funktionsproben wird man gern diese
Symptomatik in die Gruppe der Fälle mit vegetativer Dystonie und vielleicht
auch konstitutioneller Organminderwertigkeit der Leber und des Magen-Darm-
Traktes einordnen (BIDAULT, GATHALA). Man darf aber nicht vergessen, daß die
chronische Leberinsuffizienz auch im Kindesalter nicht immer mit Leberfunktionsproben objektivierbar ist (BIDAULD, GARROT) und daß außerdem trotz negativer
Funktionsproben schwere morphologische Leberschäden vorliegen können
(AXENFELD und BRASS, BECKMANN, KALK u. a.). Auffallend ist jedenfalls, daß
diese Fälle, auch wenn sie funktionell oder anamnestisch nicht als chronische
Leberinsuffizienz zu objektivieren sind, schnell unter einer gezielten Lebertherapie
beschwerdefrei werden (BIDAULT, GARROT, WORINGER).

e) Prophylaxe.

Die Prophylaxe der Hepatitis epidemica ist im Gegensatz zur Serum-Virus-B-
Hepatitis (DRAKE) mit menschlichem γ-Globulin in einer Dosis von 0,2 cm³/kg
Körpergewicht relativ sicher möglich (BROOKS, HSIA und GELLIS, STOKES,
FARQUHAR, DRAKE, CAPPS, WARD und VITTS, PEYDELL), wenn man rechtzeitig in
der Inkubation und nicht erst kurz vor Ausbruch der Gelbsucht injizieren kann.
Der Schutz dauert bis zu acht Monaten, so daß man schon diskutiert hat, ob nicht

auf diese Weise eine passiv-aktive Immunisierung erreicht worden sei (STOKES).
Eine echte aktive Immunisierung scheint mit dem Hauttest auf infektiöse Hepatitis möglich zu sein, da beobachtet wurde, daß in einer geschlossenen Gruppe
(Schule) von den getesteten 320 Kindern nur 5 an Hepatitis erkrankten, bei den
nicht getesteten von 825 aber 112. Das ergibt eine Erkrankungshäufigkeit der
Getesteten von 1,6% und der Nichtgetesteten von 13,6% (DRAKE). DRAKE vermutet als Erklärung, daß in dem Impfstoff nur abgeschwächtes und nicht ganz
abgetötetes Virus enthalten sei.

Aus dem europäischen Schrifttum liegen bis jetzt keine Erfahrungen über diese
Form der aktiven Immunisierung vor.

B. Die hämatogene Serumhepatitis.

Auch diese, durch das Virus B (STOKES) hervorgerufene Hepatitisform ist in
den letzten Jahren mehrfach an Kindern beobachtet worden (COCKBURN, HARRING-
TON, ZEITLIN, MORRIS und CAMPS, WALLGREN). Ihr Verlauf entspricht einschließlich der sehr langen Inkubationszeit von 60—90 Tagen völlig dem beim erwachsenen Patienten. Sie tritt auch schon beim Säugling auf, wie es COCKBURN nach einer
durchgeführten Masernprophylaxe mit Sammelplasma beobachtet hat. Von den
10 geschützten Säuglingen und Kleinkindern im Alter von 18—49 Monaten
bekamen 7 eine schwere Gelbsucht und 3 davon starben. Der eine der gestorbenen
Säuglinge bot die Symptome einer Encephalitis, hatte aber keinen Ikterus. Von
den 60 Spendern des verwendeten Plasmas hatten 6 eine Gelbsucht in der Vorgeschichte durchgemacht. Das Plasma wurde nachher zur Herstellung von
γ-Globulin verwendet und 58 Patienten injiziert. Von den 56 anschließend
überwachten Empfängern bekam ein 12 jähriger Junge nach einer Dosis von 8 cm³
eine leichte Gelbsucht. Auch die Ultraviolettbestrahlung des Spenderplasmas ist
kein sicherer Schutz vor der Serumhepatitis, da das Virus B anscheinend nicht
zerstört wird (MURPHY und WORKMAN). NEEFE konnte inzwischen nachweisen,
daß es bei dem Hepatitisvirus ein asymptomatisches Blutstadium gibt, so daß
man mit gesunden Virusträgern rechnen muß. Bei einigen dieser Virusträger
konnte bioptisch ein chronischer Leberschaden gefunden werden, der nach NEEFE
wohl eine Entwicklungsmöglichkeit zur Lebercirrhose hin hat. Auch für die Pädiatrie, für die die Blut-Plasma- oder Serumtransfusion ein wichtiges Therapeuticum
darstellt, sind diese Befunde von großer Bedeutung und der Hinweis ist wichtig,
daß zur Blutspende nur solche Spender genommen werden sollen, die in den
letzten Jahren vor der Spende keine Gelbsucht durchgemacht haben.

C. Die Hepatitis bei infektiöser Mononucleose.

Das Auftreten der Gelbsucht im Verlauf einer infektiösen Mononucleose ist
kein häufiges Ereignis (in 9,6% der Fälle nach ABRAMS). Die histologischen Veränderungen entsprechen der einer Virushepatitis (WADWORTH und KEIL) weitgehend, vor allem gehen sie oft auch nicht im Schweregrad ihrer Ausprägung dem
klinischen Bild oder dem Ausfall der Leberfunktionsproben parallel. Die Leberfunktion ist bei dieser Krankheit noch sehr viel häufiger merklich eingeschränkt:
84% der Kinder nach HSIA und GELLIS, 90,2% sogar nach BENETT, FRANKEL,
BEDINGER und BAKER zeigen pathologische Funktionsproben. In der Regel sind
die empfindlichen Labilitätsproben gestört (ABRAMS, MARSH, MATHISEN), was
sich über 2—5 Monate hinziehen kann. Auch schwere Leberstörungen können
auftreten bis zum Präkoma (KÄRST). Man muß also bei dieser Allgemeininfektion,
die zu 80% Kinder befällt, um so mehr das Augenmerk sehr auf die Leberfunktion
richten, als BENETT und Mitarbeiter in 7 Fällen unter 90 Patienten eine chronische
oder rezidivierende Hepatitis beobachtet haben, die sich 5—31 Monate hinzog.

2. Die toxische Hepatopathie.

Anatomische Begriffsbestimmung.

Die toxische Hepatopathie manifestiert sich histologisch besonders durch die Nekrosen im Läppchenzentrum der Leber, wie es bei Phosphor, Tetrachlorkohlenstoff, Chloroform bekannt ist, aber in gleicher Weise auch bei Hypoxämie und Anoxämie vorkommt (Büchner). Eine stärkere Reaktion des Mesenchyms tritt nicht ein, dagegen kommt es sekundär in einem Teil der Fälle zu einer Kollagenisierung der Reticulumfasern des Läppchenzentrums im Sinne einer Sklerosierung (Büchner). Neben dieser ausgeprägten Form der toxischen Leberschädigung besteht eine andere, vor allem im Kindesalter recht häufige: die *Leberverfettung*. Staubartiges und feintropfiges Sichtbarwerden von Fett in den Parenchymzellen der Leber kann schon bei der chronischen Form der Hepatitis im histologischen Bild gefunden werden, ohne daß man von Fettleber spricht (Beckmann), die eigentliche grobtropfige Verfettung verbunden mit Veränderungen der Parenchymzellen und der Zellen des RES sowie auch Zellinfiltrationen und beginnende Bindegewebsvermehrung wird als degeneratives, deutliches Zeichen der Leberschädigung angesehen (Czerny, Thiemich, Schümmelfelder), über deren Entstehung die Ansichten noch geteilt sind, da offenbar sehr viele Faktoren von Bedeutung sind. So verursachen bekanntlich organische und anorganische Zellgifte ihre Bildung, ja schon im Hungerzustand wird das aus der Leber schwindende Eiweiß und Glykogen durch Fett ersetzt (Addis, Poo und Leew) und vor allem führt der Mangel an lipotropen Substanzen zur Leberverfettung (Beckmann).

a) Die Hepatopathie bei Ernährungsstörungen.

α) *Bei Säuglingen.*

So ist diese Form der toxischen Hepatopathie, die Leberverfettung, eine der häufigsten Befunde bei der sog. Ernährungsstörung, bei der Gastroenteritis des Säuglings und Kleinkindes[1]. Schon lange wurde bei der schweren Ernährungsstörung des Säuglings eine Leberstörung vermutet und versucht, sie mit Funktionsproben nachzuweisen (Pfaundler, Schiff, Bossert und Loers u. a.). Die Labilitätsproben sind dabei von zweifelhaftem Wert, weil sie als unspezifische Reaktionen auch auf die infektiös bedingten Dysproteinämien mit positivem Ausfall reagieren, so daß zumindest bei den parenteral bedingten Ernährungsstörungen kein Schluß auf eine Leberschädigung gezogen werden kann. Sehr viel mehr leistet dabei die *Bromsulphaleinausscheidungsprobe*, bei der sich in allen Fällen mit schwerer Ernährungsstörung eine erhöhte Retention und verlangsamte Ausscheidung zeigt im Vergleich mit gesunden Säuglingen (Kauhtio). Auch aus der gefundenen Verlängerung der *Prothrombinzeit* (Kuske) läßt sich auf die funktionelle Leberstörung schließen. Sehr viel häufiger findet sich beim ernährungsgestörten Säugling mit der *Leberpunktion* eine Leberschädigung wie es Chaptal und Mitarbeiter an 155 Fällen nachweisen konnten. Klinisch läßt sich die Diagnose schwer objektivieren, da die Leber in der Regel bei der Untersuchung nicht vergrößert oder verhärtet gefunden wird (Schlesinger), es sei denn, es kommt zum Auftreten einer Gelbsucht, was Schlesinger, Payne und Burnard in 6 Fällen im Verlauf einer Gastroenteritis bei Säuglingen beobachtet haben. Allerdings liegt dann der Verdacht nahe, daß es sich in solchen Fällen um

---

[1] Baumritter, Burnard, Chaptal, Czerny, Fanconi, Finkelstein, Garrot, Gilles, Kauhtio, Kempton, Kuske, Levesque, Marie, Müller, Neichstadt, Schiff, Schlesinger, Shigeho, Tezner, Thiemich, Wainwright, Worringer.

Hepatitis epidemica bei Säuglingen mit dyspeptischem Prodromalstadium handelt. Wainwright hat aber wohl sicher an den von ihm beobachteten 15 Säuglingen von 3—10 Wochen mit der gleichen Symptomatik histologisch nachweisen können, daß es bei der Gastroenteritis des Säuglings mit Gelbsucht zu einer toxischen Leberschädigung mit Fettinfiltrationen, periportalen Nekrosen der Parenchymzellen und Proliferation von Gallengängen und Fibroblasten kommen kann, die wohl als Folge der Stoffwechselstörung der Enteritis im Sinne Schlesingers aufgefaßt werden muß. Auch beim Pylorospasmus des Säuglings sind derartige Leberschäden schon beobachtet worden (Kuske).

β) Bei der Säuglings-Intoxikation.

Sehr viel ausgeprägter und klinisch bedeutungsvoller ist der Leberschaden natürlich bei der *Intoxikation*, bei der toxischen Form der Ernährungsstörung des Säuglings, wo bei seiner Genese sicher die Anhydrämie der Exikose mit der dadurch bedingten Gewebshypoxie in der Leber eine bestimmende Rolle spielt. Der Leberschaden läßt sich vor allem wieder histologisch unübersehbar nachweisen mit hochgradiger, meist diffuser Leberverfettung, besonders mit reichlich doppelbrechenden Substanzen unter gleichzeitiger Kernschädigung der Parenchymzellen (Chaptal, Müller), oft auch isoliert und inselförmig angeordnet (Marie, Seringe, Schweisguth und Hebert). Aber auch mit Funktionsproben läßt sich die Leberbeteiligung bei der Intoxikation leichter nachweisen als bei der gewöhnlichen Ernährungsstörung (Tezner), vor allem wenn außer den Labilitätsproben auch die Prothrombinzeit bestimmt wird. Proben auf dem Gebiet des Zuckerstoffwechsels sind in der Regel normal und die Bestimmung der Blutungszeit und des Cholesterins und der Cholesterinester zeigen uncharakteristische Ergebnisse (Marie, Seringe, Maillard u. a.). Klinisch muß nach diesen Autoren an einen den Allgemeinzustand belastenden Leberschaden immer gedacht werden, wenn es sich als unmöglich erweist, die normale Nahrungstoleranz wieder zu erreichen, wenn es zu einer fortschreitenden Verschlechterung des Allgemeinzustandes kommt, und eine Rehydratation trotz i.v. Behandlung nicht erreicht wird, wenn hämorrhagische Zeichen wie Purpura, Ecchymosen, Melaena und Hämatinerbrechen auftreten und schließlich, was selten der Fall ist, wenn sich eine zunehmende Hepatomegalie bemerkbar macht. Ob die toxische Schädigung der Leber nun bakteriell oder alimentär ist, muß noch als unentschieden angesehen werden. Auffallend ist, daß diese Art der Leberschädigung mit Verfettung auch bei reinen Brustkindern auftritt (Levesque, Lafourcade und Démassien), bei denen man eher eine wenig vorbelastete und geschützte Leber vermutet. Allerdings enthält die Brustmilch weniger Methionin als die Kuhmilch. Auch bei der toxischen Dyspepsie und Ruhr *des Kleinkindes* (Neichtad) und bei der chronischen Colitis (Baumritter) lassen sich funktionelle Störungen der Leber nachweisen, ja können im Vordergrund des Krankheitsbildes stehen.

Es empfiehlt sich, nach dem Dargestellten bei der schweren Ernährungsstörung des Säuglings und des Kleinkindes auch den *Leberschutz* mit in den Therapieplan aufzunehmen, was am besten durch i.v. Zufuhr von großen Eiweißdosen (Humanserum) (Schlesinger) und oralen Gaben von Aminosäuren geschieht (Fanconi).

γ) Bei größeren Kindern.

Chronische Unterernährung und Eiweißmangel führen zu einem Krankheitsbild des Kindes, das in besonders reiner Form in den letzten Jahren in tropischen und subtropischen Ländern studiert wurde, wie in Jamaika (Hill und Mitarbeiter, Rhodes und Mitarbeiter), Chile (Meneghello und Mitarbeiter), Panama (Howard

und MERIWETHER), den Philippinen (STRANSKY), Ceylon (JAYASEKERA und Mitarbeiter), Nigeria (SILVERA und JELLIFFE), Indien (SCRIVAMAHARI, WATERLOW).
Es wird unter den verschiedensten Namen geführt: *Fettleberkrankheit, Mangel-
krankheit, Kwashiorkor, Distrofia polocarenicial, kindliche Pellagra,* und hat
charakteristische Symptome. Bei den befallenen Kindern, die infolge lange
vorausgehender einseitiger und ungenügender Kohlenhydratkost sogar im Wachstum zurückgeblieben sein können (HOWARD), treten Ödeme, Ascites, Fieber,
Erbrechen, Glossitis, Durchfälle auf, die den Patienten in kurzer Zeit in einen
extrem schlechten Zustand bringen können. Das Gesamteiweiß im Blut ist vermindert, vor allem die Albumine, Hb und Erythrocytenwerte sind abgefallen, die
Blutfettkonzentration ist erhöht, die alkalische Serumphosphatase ist erniedrigt,
die Acidität des Magensaftes verringert. Gleichzeitig findet man eine erhöhte
Bromsulphaleinretention und eine verlängerte Prothrombinzeit als Zeichen des
Leberschadens (JAYASEKERA), auf den in manchen Fällen schon eine Lebervergrößerung und Ascites hinweist. Die Leberverfettung ist klinisch nicht leicht
zu diagnostizieren, da die Funktionsproben auch normal sein können, trotzdem
eine extreme Verfettung besteht, die sich dann erst bei der Leberpunktion zeigt
(NIEMEYER und MENEGHELLO). Wenn die Leberverfettung bei sehr jungen Kindern auftritt (im ersten Lebensmonat), möchte SILVERA sogar eine latente
Kwashiorkor der Mutter als Ursache annehmen.

Die *Prognose* ist schlecht, wenn nicht mit hochwertiger eiweißreicher und fett-
armer Diät, Cholin und Methionin ein Umschwung erreicht wird. Dann allerdings
bilden sich auch die hochgradigen Veränderungen in der Leber schnell zurück
(HOWARD, MENEGHELLO). Offenbar beeinflußt die Cholintherapie vor allem die
Geschwindigkeit des Rückgangs der Leberveränderungen, nicht aber den endgültigen Grad der Ausheilung, wie sich bioptisch verifizieren ließ (MENEGHELLO).

Dieselbe unzureichende Ernährung kann bei Kindern auch zu einem Krankheitsbild führen, das von seinen Beschreibern (RHODES, AUB, HILL und STAFFORD)
„*seröse Hepatose*" genannt wird. Auch hierbei kann es zu Leberschwellung,
Ascites, Beinödemen und manchmal Milzschwellung und Gelbsucht kommen.
Histologisch entsteht nach ihren Angaben eine seröse Exsudation oder ein Ödem
in den DISSÉschen Räumen ohne begleitende Rundzelleninfiltrate und eine sich
langsam fortentwickelnde *Leberfibrose.* Man findet das Krankheitsbild vor allem
bei Kindern von 1—3 Jahren, und in der Hälfte der Fälle schienen verschiedenartige Infekte eine auslösende Rolle gespielt zu haben.

δ) Die „*lipidogene Dyshepatie*" (WORINGER).

Auch ein anderes Krankheitsbild des Kindes gehört in die Gruppe der alimentären Hepatosen, auf das neuerdings vor allem WORINGER aufmerksam
gemacht hat: die *lipidogene Dyshepatie.* Es handelt sich dabei um Kinder, die
objektiv Verdauungsstörungen (Obstipation), Leibschmerzen in Attacken wie
Nabelkoliken, vor allem nachts und gegen Morgen, Übelkeit und Foetor ex ore
haben. Sie sehen schlecht aus und haben eine belegte Zunge. Dazu kommen als
subjektive Beschwerden: Supraorbitalkopfschmerzen, oft anfallsweise ähnlich
Migräne, Appetitlosigkeit mit Aversion besonders gegen fette Speisen, starke
Müdigkeit, Nachlassen der Schulleistung, depressive Gemütslage, manchmal
nächtliche Angstzustände. GARROT fügt diesem vieldeutigen Krankheitsbild noch
das Symptom des häufig auffallend gesteigerten Durstes hinzu und weist vor
allem auf die Anamnese dieser Kinder, die immer sichere Diätfehler im Sinne
eines übergroßen Fett- und Kohlenhydratkonsums (Süßigkeiten) bei relativ zu
geringer Eiweißzufuhr aufweisen. Häufig handelt es sich um Kinder, die ihre
Ernährung selbst bestimmen und ihre Eltern damit tyrannisieren. Er hält diese

Diätfehler auch für die Ursache des Hauptsymptoms: der oft stark, aber immer deutlich vergrößerten Leber. Histologisch findet sich eine Verfettung der Leberzellen. Große Dosen von Schokolade über längere Zeit gegeben bei normaler Eiweißzufuhr führen übrigens nicht zu Leberschäden (ROUSSEL). Es muß also zur Pathogenese des Syndroms schon noch der relative Eiweißmangel dazukommen. Eine Normalisierung des Fett-Kohlenhydrat-Eiweiß-Verhältnisses in der Ernährung gibt oft wenig befriedigende therapeutische Erfolge, aber mit lipotropen Substanzen wie Cholin, Methionin und Inosit (WORINGER), und einer fettlosen Diät mit viel Eiweiß, Obst und Gemüse läßt sich das Zustandsbild auch in bezug auf die psychische Verfassung schnell beseitigen. Vor allem schwindet die Leberschwellung schnell. In mittelschweren Fällen tritt der Erfolg schon nach 10 bis 15 Tagen deutlich ein. Das Verhalten der Lebergröße entscheidet über die Dauer der Behandlung.

b) Toxische Hepatopathie bei Infektionskrankheiten.

Bei vielen Infektionskrankheiten des Kindes ist die Leber in Mitleidenschaft gezogen. Besonders gilt dies für den *Scharlach* (v. CREFELD, OTTO, SARDINI, SAXL, WIESENER). Schon in der ersten afebrilen Phase der Krankheit kann die Galaktosetoleranz verringert sein (VAN CREFELD), was bis zur 6. Woche anhalten kann; auch die verringerte Bromsulphaleinexkretion muß so gedeutet werden (HERLITZ). Im selben Sinne spricht wohl auch die zu beobachtende Leberschwellung und die häufig positive Takata-Reaktion (OTTO). Das Auftreten einer Acetonurie kann allerdings nicht unbedingt auf die Leber bezogen werden, auch nicht die schon in Kälte positive EHRLICHsche Aldehydprobe auf Urobilinogen, da ihr Ausfall in der Regel beim Scharlach durch vermehrte Stercobilinogenexkretion und manchmal (in 10%) auch durch eine erhöhte Indikanurie bestimmt wird (WIESENER). Den Anstieg des Bilirubinspiegels im Blut (meist der indirekt reagierenden, aber auch der direkt reagierenden Fraktion) hat der Scharlach mit anderen Streptokokkenerkrankungen, vor allem durch hämolytische Streptokokken, gemein (VAN CREFELD). Er ist wohl die Folge eines schnelleren Blutabbaues. Eindeutig ist der Leberschaden nach Scharlach, wenn es zu einer Purpura fulminans kommt und sich pathologisch-anatomisch eine Peliosis hepatica findet.

Bei der *Pneumonie* des Säuglings sind die histologischen Veränderungen ziemlich konform den Befunden bei schweren Ernährungsstörungen: es finden sich degenerative Zeichen an den Leberparenchymzellen und Fettinfiltrationen. Besonders stark sind die degenerativen Veränderungen bei Säuglingen im ersten Lebensmonat (DERGATSCHOW und OGANESJAN). Auch bei größeren Kindern mit Bronchopneumonie und lobärer Pneumonie läßt sich häufig klinisch eine Leberbeeinträchtigung nachweisen (AGRAJEV, LEIKIN und RECINOS, MOLTENI und ZANINI). ZIMMERMANN und THOMAS fanden in ihrem Beobachtungsgut bei Pneumokokken-Pneumonie bei der Aufnahme in 81,5% eine verminderte Bromsulphaleinausscheidung, in 72,8% eine positive Cephalin-Flockung und bei 20,9% der Fälle fiel die Thymoltrübung pathologisch aus. Nach 48 Std. hatten sich die Funktionsproben in der Regel verschlechtert und auch in der Rekonvaleszenz konnte noch in einem Viertel (Thymoltrübung und Bromsulphaleinexkretion) bis zur Hälfte (Cephalin-Flockung) der Fälle ein pathologischer Befund erhoben werden.

Lange bekannt sind die toxischen Leberschäden bei *Diphtherie, Typhus, Morbus Bang, Sepsis,* (Lit. s. BECKMANN) so daß hier nicht mehr darauf eingegangen werden soll, vor allem, da keine speziell kindertümliche Reaktion bekannt ist.

Auch die hämorrhagische Sepsis des Neugeborenen (BUHLsche *Krankheit*) zeigt neben der hochgradigen Cyanose, den multiplen Hämorrhagien und dem Ikterus histologisch eine schwere fettige Degeneration der Leber, was auch zum Bild der anderen besonderen Verlaufsform der Neugeborenensepsis gehört, der WINCKELschen *Krankheit*, bei der zu den allgemeinen septischen Symptomen noch eine charakteristische Hämoglobinämie, Hämaturie und Hämoglobinurie hinzutritt. Auch die *Toxoplasmose* kann übrigens unter dem Bilde einer fortschreitenden Neugeborenengelbsucht mit Leber- und Milzvergrößerung einhergehen (LELONG und Mitarbeiter).

Die funktionelle Beeinträchtigung der Leber bei der *Tuberkulose* der Kinder ist schon seit geraumer Zeit nachgewiesen (GIAUME). Bei der *Poliomyelitis acuta anterior* konnten STRÖDER und NIGGEMEYER keine pathologische Leberfunktion finden. In seltenen Fällen scheint aber auch bei dieser Krankheit die Leber befallen zu sein (SCHULZE). Das gilt auch für die *Herpes simplex-Infektion*. FRANCE berichtet über zwei Fälle, bei denen dieser Erreger zum Tod bei Neugeborenen am 7. bzw. 16. Lebenstag durch die Hepatitis herpetica und Encephalitis geführt hat. Das Virus konnte in der Leber nachgewiesen werden.

Die *rheumatischen Hepatopathien* (SCHMENGLER, SCHNEIDERBAUR und Mitarbeiter, TRUTSCHEL) stehen in bezug auf ihre Ätiologie (ob toxisch oder allergisch) in der Inneren Medizin heute noch in der Diskussion. An ihrer Existenz kann wohl nicht mehr gezweifelt werden, da sowohl funktionell als auch bioptisch Veränderungen leichter Art bis zur Lebercirrhose gefunden wurden (SCHMENGLER). Funktionelle Leberstörungen beim rheumakranken Kind konnte auch FADDEEVA neuerdings nachweisen.

Ein seltenes, wohl durch eine *Infektion mit Nematoden-Larven* bedingtes Krankheitsbild, das bisher 15mal beschrieben wurde (MILBURN und ERNST, ZUELZER und APT) muß hier erwähnt werden: Im Alter von $1^1/_2$—3 Jahren kommt es unter Allgemeinsymptomen zu Lungeninfiltrationen, asthmatischer Atmung, Urticaria und Krämpfen und einer zunehmenden Hepatomegalie. Dabei besteht eine Hyperleukocytose (bis 98000 Leukocyten) mit starker Eosinophilie (bis 87%) und Hyperglobulinämie, so daß die Unterscheidung gegenüber der Leukämie oft schwierig, aber wichtig ist, da das Leiden in der Regel gutartig ist und trotz langer Dauer (bis 36 Monate) zur Selbstheilung neigt. Autoptisch finden sich multiple Lebernekrosen, Granulome, eosinophile Infiltrate wie bei LÖFFLERs Syndrom und endophlebitische Veränderungen.

Zusammenfassend kann über das Kapitel der Hepatopathie bei Infektionen im Kindesalter gesagt werden, daß die Leber des Kindes wohl häufiger in das Krankheitsgeschehen einbezogen ist, als allgemein angenommen wird. Allerdings ist die Prognose solcher Prozesse allgemein günstig und nach Überwindung der Infektion tritt die Restitution in der Regel ohne weitere therapeutische Maßnahmen von selbst ein. Auf der anderen Seite darf nicht übersehen werden, daß auch die Hepatopathie bei Infektionskrankheiten wie die Virushepatitis fortschreiten, schwere Formen annehmen und in die akute Atrophie übergehen kann. So findet sich unter den 69 Fällen von Leberatrophie bei Kindern von H. MÜLLER 13mal eine Infektionskrankheit in der unmittelbaren Vorgeschichte.

c) Hepatopathie bei hämolytischer Anämie.

Die Tatsache, daß sowohl der physiologische Ikterus des Neugeborenen, der sicher nicht nur hepatisch, sondern auch extrahepatisch bedingt ist (WEXLER, WIENER), im Sinne eines kombinierten Retentions- und Hyperproduktionsikterus (KÜHN), als auch die hämolytische Neugeborenenerythroblastose auf eine unreife, wenig belastungsfähige Leber trifft, hat die Möglichkeit gegeben, den schädigenden

Einfluß akuter und subakuter hämolytischer Vorgänge auf die Leber an einem besonders geeigneten, sensiblen Objekt zu studieren (Bielicka, Drummond, und Watkins, Gilmour, Halbrecht, Hawksley, Harkness, Keel, Lelong, Leone, Lightwood und Bodian, López-García, Pavoni, Santoro, Vaughan). Während die Leberfunktionsproben wie Thymoltrübung, Cephalin-Flockung, Takata, Galaktosetoleranz, Cholesterinspiegel, Gesamteiweiß selbst beim Icterus gravis bis auf eine leichte Linksverschiebung des Weltmann-Bandes nicht signifikant anders ausfallen als bei gesunden Neugeborenen (Halbrecht, Keel), weisen die Gallensäurestudien von Joppich doch auf eine deutliche *Leberinsuffizienz*, die schon beim physiologischen Ikterus des Neugeborenen, in besonders starker Weise aber beim Icterus gravis zu einer Erhöhung des Gallensäurespiegels im Blut führt; auch der abgesunkene Cholesterinwert beim Icterus gravis spricht für einen Leberschaden (Rothe-Meyer und Hickmanns). Das bestätigt die histologischen Befunde an der Leber bei Anaemia neonatorum und Icterus gravis, die Glykogenarmut, Verfettung und Zellnekrosen ergeben haben (Keel). *Eine Weiterentwicklung* dieses Schadens mit zunehmender Fibrose *bis zur Lebercirrhose* ist möglich, worauf im folgenden noch einzugehen sein wird.

In besonders schweren Fällen von hämolytischer Anämie führt ein relatives Versagen der exkretorischen Funktion der unreifen Säuglingsleber zu einer Viscositätssteigerung der intrahepatischen Galle, so daß es zu Gallethromben bis zum vorübergehenden *intrahepatischen Verschluß* kommt. Klinisch verschwindet dann der Gallefarbstoff völlig aus den Stühlen und es entsteht der *Eindruck eines* manchmal rezidivierenden *Obstruktionsikterus*, so daß leicht eine Verwechslung mit der angeborenen Gallengangsatresie möglich ist (Harris, Hawksley, Lightwood). Nach diesen Autoren spricht dann nur der normale Wert der alkalischen Serumphosphatase gegen den Verschluß. Oft wird sich die Differentialdiagnose aber erst intra laparatomiam klären lassen, vor allem da es in solchen Fällen beim Säugling auch zu einem echten *extrahepatischen Verschlußikterus* durch frisch entstandene Pigmentsteine kommen kann (Lightwood und Bodian). Auch aus diesen beiden Formen des extra- oder intrahepatischen Verschlußikterus kann sich eine Cirrhoseform entwickeln: die *biliäre Cirrhose des Säuglings*, ob nur unter dem Hinzutreten einer Infektion der Gallenwege (Cholangiolitis [Beckmann]), sei dahingestellt. Die intrahepatische Form des Verschlußikterus, die sog. „obstruktive Phase" wird bei der hämolytischen Anämie des Säuglings in der Regel überwunden, wobei allerdings die Möglichkeit eines latenten oder okkulten Leberschadens als Grundlage einer späteren Leberinsuffizienz offenbleibt.

Differentialdiagnostisch muß in solchen Fällen mit schwerer Neugeborenengelbsucht auch an die *kongenitale, nicht hämolytische Gelbsucht* (Crigler und Najjar, Stransky, Trincão) gedacht werden. Dabei handelt es sich offenbar um eine angeborene, erbliche Anomalie, die zu einem *Anstieg* vor allem *des indirekt reagierenden Bilirubins* im Blut führt und die Symptome eines Kernikterus zeigen kann. *Hämolytische Zeichen fehlen immer* und eine Leberinsuffizienz läßt sich klinisch nicht nachweisen (Stransky), wenn man nicht eine verzögerte Ausscheidung bei der Bilirubinbelastung dahingehend deuten möchte (Crigler). Die *Prognose* dieses Leidens ist trotzdem schlecht. Meistens kommt es zum letalen Ausgang in den ersten $1\frac{1}{2}$ Jahren. Histologisch finden sich stets Gallenthromben in allen kleinen Gallengängen und häufig eine periportale Fibrose. Es handelt sich offenbar um ein recessives Erbleiden (Crigler).

Auch beim *konstitutionellen*, familiären, *hämolytischen Ikterus* im Kindesalter kann es bei akuten Exacerbationen des Blutzerfalls infolge Abflußschwierigkeiten der dann besonders dickflüssigen Galle zusätzlich noch zu einem Stauungsikterus kommen durch intracapillare Gallenthromben. Die Möglichkeit einer Leberschädigung ist dann auch beim größeren Kind durchaus gegeben. In der Regel aber fallen die Leberfunktionsproben beim familiären hämolytischen Ikterus im Kindesalter negativ aus (WIEDEMANN), so daß man annehmen kann, daß die reife Leber des größeren Kindes der erhöhten Belastung durch das Überangebot an Abbauprodukten des Blutfarbstoffes gewachsen ist.

d) Hepatopathie durch exogene Toxine.

Leberschäden dieser Art verlaufen im Kindesalter nicht anders als beim Erwachsenen und haben auch dieselben Ursachen (BECKMANN). Besonders hingewiesen sei auf die Zeichen der *Leberverfettung nach Aureomycin* (YESNER und KUNKEL, SAINT und JOSKE, SBOROV und SUTHERLAND), auf das Auftreten akuter *Lebernekrosen nach Chloromycetin* (SALM) und von *Gelbsucht nach Streptomycin* (AMSLER, JANBON). Die *Leberschäden nach Conteben* sind bekannt (BÖHLKE, VOLLHABER) und eine *tödliche PAS-Intoxikation*, allerdings beim Erwachsenen, hat MURI 1952 beobachtet. Wichtig ist vielleicht der Hinweis, daß es SANSONE gelungen ist, eine schwere toxische Hepatopathie bei einem Kind nach *Chenopodiumvergiftung* durch Austauschtransfusion erfolgreich zu behandeln. Auch nach kleinen therapeutischen *Gold*-Dosen sind schon toxische ikterische und anikterische Hepatosefälle aufgetreten (ARCHER).

Schließlich sei an dieser Stelle noch an die schwere Leberschädigung erinnert, die bei den im Kindesalter nicht seltenen *Verbrennungen und Verbrühungen* eintreten und die in ihrer Morphologie mit zentralen und intermediären Läppchennekrosen sehr an die Veränderungen bei Diphtherie erinnern. Sie sind wohl nicht nur toxisch durch Eiweißzerfallsprodukte, sondern auch hypoxämisch durch die häufig ungenügend bekämpfte Bluteindickung bedingt (JAMES, PURNELL und EVANS).

Zusammenfassend läßt sich wohl feststellen, daß auf dem Gebiet der toxischen Leberschäden im Kindesalter gegenüber dem Verhalten der Erwachsenen zwei Ursachen eine größere Rolle spielen: die *Ernährungsstörungen*, besonders die toxische Form der Gastroenteritis im Säuglingsalter und die *hämolytische Anämie des Neugeborenen*. In beiden Fällen wird offenbar die funktionelle Leistungsfähigkeit der Leber des Kindes überschritten, das eine Mal bei der Entgiftung und das andere Mal bei der Verarbeitung des anfallenden Blutfarbstoffes. In beiden Fällen wird der Leistungsabfall der Leber durch eine direkte Schädigung des Leberparenchyms durch Hypoxie noch verstärkt. Die Prognose der toxischen Hepatopathie beim Kind ist nicht schlecht, sie kann aber wie beim Erwachsenen den Boden für einen fortschreitenden Leberschaden abgeben.

3. Die Lebercirrhose.

Die heutige Auffassung von der Cirrhose hat ihr wesentlichstes Gepräge durch die Ergebnisse fortlaufender Leberpunktionen erhalten. Dabei hat sich vor allem gezeigt, daß die gewohnten Einteilungsprinzipien wie etwa in hypertrophische oder atrophische, degenerative oder entzündliche Cirrhose durchaus fragwürdig sind, da sich eine klassische Cirrhose sowohl aus primär entzündlichen, als auch aus toxisch degenerativen Leberschäden entwickeln kann und die hypertrophische und atrophische Cirrhose offenbar nicht verschiedene Formen, sondern verschiedene Stadien derselben Erkrankung sind. Vor allem findet sich immer wieder eine mangelnde Kongruenz zwischen klinischem Bild und bioptischem Befund (AXENFELD und BRASS, BECKMANN, KALK). Während man klinisch noch an eine chronische Hepatitis denkt, besteht bereits histologisch eine eindeutige Cirrhose und in anderen Fällen verschwindet eine deutliche Induration der Leber mit Vergrößerung oder Verkleinerung des Organs und ersten Symptomen einer Pfortaderbeteiligung wieder, ein Zeichen dafür, daß keine Cirrhose vorlag, sondern nur eine chronische Hepatitis. Ja es kann sogar sein, daß gleichzeitig in einem Teil der Leber histologisch eine chronische Hepatitis nachgewiesen wird, während ein anderer Teil den Befund einer echten Cirrhose darbietet (BECKMANN, KALK). Die modernen Untersuchungsmethoden haben also die bisherigen pathognomonischen Grenzen in Bewegung gebracht und erschweren neue Einteilungsversuche. Es bleiben wenigstens im Kindesalter eigentlich nur noch zwei unterscheidbare Gruppen übrig, die sich nach dem Angriffsort der primären Schädigung und dem histologischen Bild unterscheiden:

    a) die hämatogene diffuse Cirrhose (LAËNNEC),
    b) die biliäre Cirrhose.

Die schon in der Erwachsenenmedizin seltenen Formen von Cirrhoseentstehung auf dem Boden einer Thesaurismose (bei Morbus Gaucher, die biliäre xanthomatöse Cirrhose, die hämosiderotische Cirrhose) spielt auch in der Kinderheilkunde keine bedeutende Rolle. Über 5 Fälle von xanthomatöser biliärer Cirrhose bei Kindern von 3—10 Jahren hat neuerdings E. MACMAHON berichtet. Bei diesem auch als „biliäre Xanthomatose" bekannten Krankheitsbild kommt es zu einem Stauungsikterus, Hepatosplenomegalie, Pruritus und xanthomatösen Veränderungen in der Haut. Der Phospholipoidspiegel und das Gesamtcholesterin im Blut steigen zu hohen Werten an. Pathologisch-anatomisch findet sich eine kongenitale, acholangitische biliäre Cirrhose, die man bei diesem Leiden heute für primär hält, während die Störungen im Lipoidhaushalt wohl sekundärer Natur sind.

A. Klinisches Bild.

Die Symptomatik der Lebercirrhose beim Kind[1] beginnt unauffällig oder vieldeutig. Appetitlosigkeit, schlechte Laune, Empfindlichkeit, Weinerlichkeit, Konzentrationsschwäche machen sich oft als Erstes bemerkbar. Neigung zu Verstopfung mit Völlegefühl, Meteorismus und anfallartigen Leibschmerzen können dazukommen und werden gern als Ursache der genannten subjektiven Symptome gedeutet. Geringe körperliche Leistungsfähigkeit, Neigung zu Schwindel und plötzlichen Schweißausbrüchen lassen sich mit „vegetativer Dystonie" diagnostizieren, bis dann zunehmender Flüssigkeitsbedarf, Abneigung besonders gegen fette Speisen, häufiges Nasenbluten oder gar Hämatemesis den Blick auf die Leber lenken, die dann deutlich vergrößert und verhärtet gefunden wird. Oft besteht sogar bereits ein Milztumor als Zeichen der eingetretenen Pfortaderstauung. Die subjektiven Symptome entsprechen also völlig denen, die auch bei der Hepatitis, vor allem der subakut oder chronisch verlaufenden Form auftreten, und sind als Folgen der funktionellen Leberinsuffizienz zu deuten. Der Unterschied zum Erwachsenen besteht vor allem darin, daß beim Kind mit fehlender Leberanamnese sehr viel leichter und länger eine Fehldiagnose wie vegetative Labilität, Nabelkoliken oder Dyspädeusis festgehalten wird, nicht zuletzt wegen der relativ großen Seltenheit des Krankheitsbildes. Bezogen auf die Obduktionsstatistik scheint allerdings die Lebercirrhose auch im Kindesalter gar nicht so selten zu sein. So fand ZOLLINGER unter 613 Sektionsfällen von Patienten unter 20 Jahren doch 15 Lebercirrhosen, davon 12 vom diffusen Typ. Die Altersverteilung ist recht

---

[1] BAUZÁ, BERGONION, BHALLA, BLECKMANN, BRUHNS, BUONOCORE, CAMNER, CAMPBELL, DAHMS, DIJKSTRA, FREDBÄRJ, GANG, CARCIA-MONTES, GIBITZ, HILL, KOSHLEY, MENEGHELLO, MISRA, MUKERJI, NARANAYANAMURTHI, PRIESEL, REUBNER, ROSS, SADEK, SALVIOLI, SARMA, SERIGO, SUÁREZ, WEBSTER.

charakteristisch: 10% fallen ins Säuglingsalter, 20% ins Kleinkindesalter und 60% der Fälle treten im Schulalter auf (SEITZ).

Im weiteren Verlauf treten im klinischen Bild immer deutlichere Zeichen der Pfortaderhypertension und -stauung als Folge der zunehmenden cirrhotischen Einengung der intrahepatischen Pfortaderverzweigungen mit Milztumor, venösen Gefäßerweiterungen in der Bauchhaut und Kollateralen- und Anastomosenbildungen und Ascites hinzu, so daß differentialdiagnostisch die *hämodynamische Milzdekompensation* (EWERBECK) infolge einer *prähepatischen* Blockierung im Pfortaderbereich oder einer *intralienalen Ursache* ausgeschlossen werden muß. Da dieses Milz-Pfortader-Syndrom, wenn es extrahepatisch bedingt ist, aber beim Kind erst sehr spät zu einer Leberschädigung im Sinne einer BANTISCHEN Erkrankung führt (EWERBECK), ist der Ausfall der verschiedenen Leberfunktionsproben entscheidend.

Allerdings zeigt die bioptische Kontrolle bei erwachsenen Patienten, daß die Funktionsproben in 15% der Fälle bei kompletten Cirrhosen versagen, bei denen nur die laparoskopische Leberpunktion den tatsächlichen Zustand klären konnte (KALK).

Im übrigen entspricht der weitere klinische Verlauf dem des Erwachsenen, so daß nur wieder auf die entsprechenden Arbeiten verwiesen werden kann (BECKMANN, KALK).

Auf einen Symptomenkomplex im Kindesalter als Folge schwerer chronischer Leberschäden, besonders bei Cirrhosen muß hier allerdings doch noch verwiesen werden. Er ist besonders mit dem Namen des jüngst verstorbenen Pädiaters GERSTENBERGER verknüpft und wird häufig nach biliären Cirrhosen infolge Gallengangsatresie beobachtet: die sog. *Rachitis hepatica.* GERSTENBERGERs Annahme, daß die cirrhotische Leber des Säuglings und Kleinkindes bei diesem die avitaminotische echte Rachitis phänokopierenden Krankheitsbild das zugeführte Vitamin D nicht auszunutzen vermag, hat sich allerdings nicht bewahrheitet, und man spricht heute mit COCCHI wohl besser von der *frühkindlichen hepatogenen Osteoporose,* deren röntgenologische Veränderungen schon SARMA beschrieben hat. Sie ist Vitamin D-resistent (COCCHI, ECKSTEIN, GERSTENBERGER, HONET, WILLEMIJNS und MEULEMANNS) und führt zu einem frühinfantilen Zwergwuchs. Ätiologisch liegt eine schwere primäre Verminderung der Ca-Resorption infolge Acholie im Darm vor, während die Phosphatresorption genauso gut ist wie bei einem rachitisfreien Säugling. Reaktiv kommt es zu einer Hyperparathyreoidie (HONET) mit erhöhter Lösung der Knochensalze, vermehrter Ca-Ausscheidung im Urin, Senkung der Phosphatnierenschwelle und Absinken des Blutphosphatspiegels infolge hoher Phosphorharnausscheidung (HONET). Auch Nebennieren, Keimdrüsen und Hypophyse können in diese ursprünglich hepatogene Störung des Hormonhaushaltes mit einbezogen sein, wie COCCHI an 27 eigenen und 89 Fällen aus der Literatur nachweisen konnte. Eine zufällig aufgepfropfte avitaminotische Rachitis kann durch parenterale Vitamin D-Gaben beeinflußt werden, oral gegebenes Vitamin D wird wegen der Acholie nicht richtig resorbiert. Das „*hepatogene, hypophosphatämische, normocalcämische, osteoporotische Syndrom*" selbst aber bleibt durch Vitamingaben unbeeinflußt.

Auch bei der *Ätiologie der Lebercirrhosen im Kindesalter* ergeben sich *einige Besonderheiten.*

B. Ätiologie.

a) Nach Hepatitis.

Ein Teil der Cirrhosefälle im Kindesalter entsteht auf dem Wege einer *chronischen Entzündung* aus der infektiösen Hepatitis und anderen Viruserkrankungen der Leber wie der hämatogenen Serumhepatitis und infektiösen Mononucleose als *posthepatische Cirrhose* (Bauza, Bruhns, Keller, Kosleyh, Moon, Mukerji, Perozzi, Ross, Salvioli, Sarma, Serigo, Suárez, Wallgren). Oft ist diese Pathogenese nicht erkennbar, weil die vorangegangene Hepatitis anikterisch verlaufen ist. Auch nach anderen Allgemeininfektionen sind beim Kind schon Cirrhosen beobachtet worden, so nach Masern (Garcia-Montez), Bilharziose (H. M. Sanek).

b) Nach Hepatose.

Das außergewöhnlich häufige Vorkommen von Lebercirrhosen im Kindesalter in tropischen Gebieten (Stransky, Gillman, Bergonion) und Bevölkerungsgruppen mit starker Eiweißunterernährung hat neuerdings die pathogenetische Bedeutung der *Leberverfettung* für das Entstehen einer Lebercirrhose erkennen lassen und beleuchtet auch von der Humanpathologie aus die protektive Wirkung des Nahrungseiweißes für die Leber. Also auch nach der oben geschilderten „Fettleberkrankheit" nach „Kwashiorkor", kurz nach der *alimentär oder toxisch bedingten Hepatose* kann es zur Lebercirrhose beim Kind kommen (Bergonion, Hill, Meneghello, Misra, Narayanamurthi, Sadek).

Es ist zwar durchaus möglich, daß sich auch nach einer toxischen Hepatose infolge einer gewöhnlichen schweren *Ernährungsstörung* des Säuglings und Kleinkindes eine progrediente Lebercirrhose entwickelt, vor allem wenn das Kind weiter eiweißarm und quantitativ unterernährt wird, aber es liegen bisher im Schrifttum noch keine gesicherten Befunde eines derartigen Kausalzusammenhanges vor. Allerdings beweist das noch nicht viel, da bei Lebercirrhosen im Säuglings- oder Kleinkindesalter ohne vorausgegangene Gelbsucht eben a priori in der Regel eine anikterische Hepatitis kausalgenetisch angenommen wird.

c) Die angeborene Lebercirrhose.

Eine ätiologisch besonders unklare Form kindlicher Lebercirrhosen ist die *angeborene Lebercirrhose* (Bellin, Günther, Henderson, Honé, Negri) ohne vorherige Gelbsucht, die symptomatisch leicht mit der Neugeborenenlues zu verwechseln ist und bei der es schon beim Neugeborenen zu tödlichen Nabelblutungen kommen kann (Günther). Ein Teil der Fälle läßt sich als Folge einer Hepatitis der Mutter während der Gravidität mit konsekutiver Infektion der kindlichen Leber klären (Bellin, Ellegast, Lipman, Toscano und Rossi). In der Regel scheint allerdings eine Hepatitis in der Gravidität nach der 24. Schwangerschaftswoche für das Kind ohne schädigenden Einfluß auf die kindliche Leber zu sein, wie Hsia, Taylor und Gellis in langfristigen Nachuntersuchungen nachweisen konnten.

Virushepatitiden in den *ersten* Schwangerschaftswochen können dagegen offenbar die Ursache einer Embryopathie sein mit Mißbildungen wie Hydrocephalus (Kass), Mikrocephalie, Anencephalus, Innenohrschwerhörigkeit (v. Harnack), Mikrogyrie mit körperlichem und geistigem Rückstand, Mikrophthalmus und Colobom (Hellbrügge).

Auch die Toxoplasmose kann einmal eine Cirrhose des Neugeborenen verursachen (Lelong und Mitarbeiter). Ein anderer Teil der Fälle mit angeborener Lebercirrhose scheint eine bisher unbeachtete Form der Rh-Inkompatibilität zu sein, bei welcher der bereits beschriebene schwere Leberzellschaden durch überstürzten Blutabbau vielleicht zusammen mit einer direkten Schädigung der Leber durch die Antikörper der Mutter bereits intrauterin zu einer progredienten diffusen Cirrhose mit Milztumor führt (Henderson). Und schließlich kann die Lebercirrhose des Neugeborenen auch eine sehr frühzeitig manifest gewordene biliäre Cirrhose infolge Aplasie der extrahepatischen Gallengänge sein (Günther), die allerdings in diesem Kausalzusammenhang in der Regel später Erscheinungen macht (s. S. 513).

d) Die familiäre Lebercirrhose.

Auch die sog. „*juvenile familiäre Lebercirrhose*" ist ätiologisch noch nicht sicher
geklärt. Es handelt sich zwar um ein äußerst seltenes Ereignis, daß in bestimmten
Familien mehrere Kinder, oft im gleichen Lebensalter, an Cirrhose erkranken und
daran zugrunde gehen, aber über die hypothetische Annahme einer konstitutionellen Minderwertigkeit der Leber (ADAMS, ADANAS, BRIDGEMAN, CHAPMAN,
DEBRÉ, DEKKER, HOEVEN, SCHINDLER) einer Heredität mit dominantem oder
recessivem Erbgang (MAURIZIO) oder einer „zentralen Genese" (BLECKMANN) ist
man noch nicht hinausgekommen. Bei einem Teil der Fälle entwickelt sich ein
ausgeprägter hepatischer Infantilismus. Wenn allerdings in einem eng umschriebenen Bezirk eine besonders bösartige Hepatitisepidemie herrscht, wie z. B.
um Kitzbühel (HUBER), so kann das gehäufte Auftreten von Cirrhosefällen auch
in denselben Familien (33 Kinder aus 12 Familien) sicher nicht ohne weiteres dem
Krankheitsbild der juvenilen, familiären Cirrhose zugeschlagen werden, da der
exogene Faktor dabei doch wohl die entscheidende Rolle spielt. Auch das nahezu
gleichzeitige Auftreten von Cirrhosen bei *verschieden alten* Kindern einer Familie
(LEIBER), scheint doch zu sehr exogen bedingt zu sein, vor allem wenn gleichzeitig auch bei den Eltern Leberschädigungen festgestellt werden können (LEIBER),
als daß dafür ein besonderes familiäres Syndrom in Anspruch genommen werden
muß. Was sich aber auch in diesen Fällen bemerkbar machen mag, ist eine endogene, ererbte Organminderwertigkeit der Leber. An Existenz einer juvenilen,
familiären Lebercirrhose kann allerdings wohl nicht mehr gezweifelt werden.

e) Cirrhose bei Galaktosämie.

Vielleicht gehört ein Teil der bisher publizierten Fälle von familiärer Leber-
cirrhose zu dem zuerst von v. REUSS 1908 inaugurierten und dann auch von BELL,
DE HAAS, JOHNS beschriebenen Krankheitsbild der familiären Leberverfettung
mit Galaktosämie, bei dem schon kurz nach der Geburt eine fortschreitende Leber-
vergrößerung, Ikterus, hämorrhagische Diathese, Eiweiß-, Aminosäuren- und
Galaktoseausscheidung im Urin auftreten können (BICKEL, DARLING, HOLZEL).
In der Leber findet sich eine ausgedehnte Verfettung mit sekundär degenerativen
Veränderungen bis zu Nekrosen (BELL und Mitarbeiter) und schließlich fibröse
Umwandlung im Sinne einer Cirrhose (JOHNS, TOWNSEND und Mitarbeiter,
DECKER-JONKER). Die Pathogenese ist in einem erheblichen Unvermögen der
Patienten zu suchen, die Galaktose der Nahrung in Glucose umzuwandeln, so daß
sie unverändert in der Leber abgelagert wird. Dabei können auch Nieren- und
Augenschäden (Linsentrübungen) auftreten. Die rechtzeitige Diagnose dieses
Krankheitsbildes (Hypoglykämie, Hyper-Galaktosämie, Galaktosurie) ist für den
Patienten entscheidend, da durch galaktosefreie Ernährung eine klinische Heilung
erreicht werden kann (BELL).

f) Hämolytische Cirrhose.

Als weitere Ursache einer Cirrhoseentstehung muß an dieser Stelle auf *die
hämolytische Anämie* verwiesen werden, die im Säuglingsalter wohl im Gegensatz
zum Erwachsenen nicht nur eine Hepatopathie (s. S. 505), sondern sicher auch
eine Lebercirrhose erzeugen kann (BRAID, CATTAN, CRAIG, EGGIMANN, HAWKSLEY,
LIGHTWOOD, ZOLLINGER). In der Regel handelt es sich um Kinder mit Icterus
gravis neonatorum, bei denen sich im Anschluß an die Gelbsucht oder noch
während ihres Bestehens eine zunehmende Leberverhärtung meist mit Milztumor
entwickelt. Gleichzeitig kann es zu Ascites kommen und schon nach 7—10 Wochen,
aber auch erst nach Jahren (BRAID) kann der Tod unter den Zeichen des Leber-
versagens eintreten. Histologisch bestehen ausgedehnte Ablagerungen von

Gallenpigment in den Parenchymzellen, degenerative, zentrolobuläre Leberzell-veränderungen mit annulärer Vermehrung des periportalen Bindegewebes und cirrhotischem Umbau der Leber (Craig, Eggimann, Hawksley, Zollinger) bis zur „biliären Cirrhose", für die es allerdings nach Zollinger beim Säugling kein spezifisches morphologisches Substrat gibt, da er dieselben cirrhotischen Ver-änderungen beim Säugling und Kleinkind auch nach alimentärer Intoxikation, Infekt und Eiweißzerfall findet.

Auch ohne besonders stark ausgeprägte Gelbsucht kann eine Rh-Inkompati-bilität beim Säugling zur Cirrhose führen (Claireaux), so daß die Hypothese von Craig an Glaubwürdigkeit gewinnt, daß ein wesentlicher Kausalfaktor des ursächlichen Leberschadens die Tatsache ist, daß ein Großteil des Nabelschnur-blutes, reich an Rh-Antikörpern, unverdünnt direkt in die Leber gelangt und dort die Capillarschädigung setzt, die Zollinger als Ausgangspunkt der Parenchym-läsionen und der Kollagenisierung des Bindegewebes der Leber ansieht. Diese Capillarschädigung durch die mütterlichen Antikörper hält Craig übrigens auch für entscheidend für die Entstehung des Kernikterus. Der weitere Verlauf des Leberschadens wird dann nach der Geburt durch die starke funktionelle Be-lastung der Leber infolge der dort stattfindenden Erythropoese mit gesteigertem O_2-Bedarf beschleunigt, da dieser Sauerstoffbedarf bei der zunehmenden Anämie des Erythroblastosekindes und der kurzen Lebensdauer der unreifen Erythrocyten nicht gedeckt wird (Craig). Nach den Befunden der genannten zahlreichen Autoren steht die Ansicht Gerrards vereinzelt da, der das Vorkommen einer Cirrhose nach Icterus gravis für nicht wahrscheinlich hält. Cattan, Lausset und Pariente haben übrigens neuerdings darauf aufmerksam gemacht, daß bei hämolytischen Anämieformen mit inkompletten Antikörpern auch bei Erwachse-nen eine „hämolytische" Cirrhose entstehen kann.

g) Die Wilsonsche Krankheit.

Dieses familiäre Krankheitsbild, dessen erste Symptome meist schon im Kin-desalter auftreten und sich durch ein Zusammentreffen von atrophischer Leber-cirrhose mit Parkinsonismus kennzeichnet, konnte in den letzten Jahren immer deutlicher als allgemeine Stoffwechselstörungen geklärt werden, die auch als Ursache der degenerativen Veränderung in den Stammganglien, vor allem im Linsenkern und Putamen, angesehen werden müssen (Hood, Hornborstel, Sarma, Uzman, Warnock). Man wies *Kupferspeicherungen* in Leber, Nieren und Stammganglien nach, gleichzeitig ist das Cöruloplasmin, die Transportform des Kupfers im Serum, ein Metall-Proteinkomplex, erniedrigt. Mit BAL-Therapie wird eine Mobilisierung des gespeicherten Kupfers aus den Geweben und eine erhöhte Urinausscheidung erreicht, Ionenaustauscher führen zu einer vermehrten Cu-Ausscheidung im Stuhl und gleichzeitig gegebene kupferarme Nahrung ergibt eine negative Kupferbilanz. Unter dieser Therapie läßt sich eine klinische Besse-rung erreichen (Earl, Hornbostel, Zimdahl). Die in der Regel bei diesem Krankheitsbild bestehende *Hyper-Aminoacidurie* bleibt allerdings unbeeinflußt und läßt sich durch Leberschutzkost nicht ändern (Hood). Von diesem Autor stammt übrigens eine bemerkenswerte Beobachtung, die den unterschiedlichen Schweregrad jenes Erbleidens erkennen läßt: in einer Familie mit 11 Kindern ist ein Kind mit 9 Jahren an einer Cirrhose gestorben, drei Kinder hatten mit 10 und 12 Jahren das ausgeprägte Bild einer Wilsonschen Krankheit, ein 13jähriges Mäd-chen und ein Zwillingspaar boten Symptome eindeutiger Leberfunktionsstörungen und Hyperaminoacidurie. Wegen ihrer Seltenheit — 1931 fand Rauh 61 kindliche Fälle im Schrifttum — spielt diese Erkrankung allerdings in der Genese kindlicher Lebercirrhosen keine große Rolle. Anders verhält es sich mit der folgenden Gruppe.

h) Die biliäre Cirrhose.

Den Ablauf einer klassischen biliären Cirrhose sieht der Pädiater leider immer wieder bei den nicht oparablen Formen der *Gallengangsatresie*, vor allem wenn auch die intrahepatischen Gänge befallen sind. Ihre *Häufigkeit* ist etwa 1 : 20000 bis 30000 Geburten (MOORE). Die chirurgische Korrekturfähigkeit ist relativ gering, SULAMAA fand unter seinen 10 Fällen 6 mit intrahepatischem Verschluß, nach MOORE sind etwa $^1/_4$ der Fälle chirurgisch zu behandeln (8 von 31 Fällen). Aber auch von seinen operierten Kindern hat nur eines symptomfrei überlebt. Das klinische Bild (AHRENS, GUASTAVINO, GÜNTHER, HSIA, LIGHTWOOD, PASACHOFF, SKELTON, SOTGIN) der Gallengangsatresie ist in seiner klassischen Ausprägung mit zunehmender Gelbsucht, Leberschwellung, acholischen Stühlen und dunkelbraunem Urin mit positivem Gallennachweis nicht schwer zu erkennen, so daß eigentlich nicht erst durchschnittlich im Alter von $4^1/_2$ Monaten, wie MOORE berichtet, die Indikation zur Operation gestellt werden sollte, wenn bereits Milztumor, Meteorismus und Ascites als Zeichen der biliären Cirrhose nachweisbar werden. Leider aber besteht nicht immer diese klassische Form. So kann z. B. bei sonst gleichbleibender Symptomatik das Auftreten von Galle im Stuhl und Urobilinogen im Urin nicht gegen einen Okklusionsikterus und für das Freisein der Gallenwege verwendet werden, da auch ein inkompletter Verschluß (HSIA und GELLIS) vorliegen kann, ganz abgesehen davon, daß die Differentialdiagnose gegenüber dem Icterus gravis oft sehr schwer ist, worauf schon hingewiesen wurde. An einem größeren Untersuchungsgut (156 Fälle von HSIA und Mitarbeiter) ergab sich, daß nur etwa 60% der Fälle von Verschlußikterus im Säuglingsalter durch Gallengangsatresie erzeugt werden. Bei 15% verursachte eine fetale Erythroblastose entweder durch Pigmentstein oder auch nur durch eingedickte Galle den Verschluß und bei 19% der Kinder ließ sich kein Grund für die Okklusion finden. 6 Kinder aus dieser letzten Gruppe starben und 2 davon hatten eine Lebercirrhose. Auch Rh-Inkompatibilität *und* Atresie können vorliegen (LIGHTWOOD), so daß der Nachweis einer Erythroblastose nicht die Möglichkeit einer operationsfähigen Mißbildung ausschließt, ebenso wie auch eine *reine Atresie mit* einer starken, *nicht Rh-bedingten Anämie* (bis 1,5 Mill. Erythrocyten, LIGHTWOOD) einhergehen kann. Nach HSIA spricht ein langsamer Anstieg des Serumbilirubins für eine Atresie, ein schneller für eingedickte Galle oder Hepatitis. Auch ein schneller Abfall des Blutbilirubinspiegels weist auf die beiden letzten Möglichkeiten hin.

Es gibt also, wie abschließend festgestellt werden kann, genügend Kombinationen, die eine Diagnose des Verschlußikterus beim Säugling erschweren, ganz zu schweigen von seiner ätiologischen Klärung durch den Kliniker. Das kann oft erst durch den chirurgischen Eingriff geschehen, zu dem nicht zu spät geschritten werden soll, da die durchschnittliche Lebensdauer ohne chirurgische Korrektur nur 7 Monate ist (MOORE) und schon frühzeitig der bleibende Leberschaden eingetreten sein kann. Aber auch bei offenbar inoperablen Fällen sollte man nicht vor einem Eingriff zurückschrecken, da HSIA über zwei Fälle berichtet, die nachher gesund wurden, obwohl sie sogar noch bei der Operation für inoperabel angesehen wurden; ja, man sollte nach der Beobachtung von KANOF, DONOVAN und BERNER auch noch ein zweites Mal laparotomieren, wenn sich beim ersten Mal eine anscheinend inoperable Atresie der intrahepatischen Gallenwege mit Fehlen der Gallenblase gezeigt hat, da sich offenbar in ganz seltenen Fällen noch später unter dem Druck der laufend gebildeten Galle Gallengänge und Gallenblase öffnen und füllen können, so daß eine chirurgische Verbindung zum Duodenum hergestellt werden kann.

Die morphologischen Besonderheiten der biliären Cirrhose im Säuglings- und Kleinkindesalter sind durch ZOLLINGER ausführlich beschrieben worden, worauf weiter oben schon hingewiesen wurde (s. S. 512).

i) Die Lebercirrhose bei kongenitaler cystischer Pankreasfibrose mit Bronchiektasen.

Auch bei diesem inzwischen allgemein bekannten Syndrom entsteht in manchen Fällen eine diffuse Lebercirrhose mit cystischen Veränderungen am Ductus cysticus (WISSLER und ZOLLINGER). Dann gesellt sich in den ersten Lebenswochen oder Monaten, selten schon kurz nach der Geburt zur typischen Symptomatik einer zunehmenden Dystrophie, häufigen Dyspepsieattacken mit großen, fettreichen übelriechenden Stühlen, fehlendem Fermentgehalt des Stuhls und Duodenalsaftes und pertussiformem Husten eine zunehmende, derbe Lebervergrößerung. Dann beginnt meist eine Vergrößerung der Milz, und Ascites mit allgemeinen Ödemen macht sich bemerkbar. Die Prognose ist infaust und bei der Obduktion findet sich eine periportale diffuse oder auch insuläre Lebercirrhose neben der cystischen Pankreasfibrose und den eitrigen Bronchiektasen.

Ätiologisch wird die der Pankreasfibrose anscheinend zugrunde liegende Sekretanomalie auch für die Entstehung der Lebercirrhose in Anspruch genommen. Einmal können die *Schleimdrüsen*, die normalerweise nur im Gebiet der Gallenblase und des Ductus cysticus vorkommen, auch in Paketen um die Gallenwege liegen und *mit dickflüssigem Sekret* ausgeweitet zu einer Stenose der extrahepatischen Wege führen, zum anderen wird der Nachweis von Thromben in den Gallencapillaren ohne primäre Atresie der Gallenwege für verdächtig auf eine *Sekretanomalie der Leber selbst bei der Gallenproduktion gehalten* (EISENBERG).

Abschließend muß festgehalten werden, daß die Cirrhose beim Säugling, Kleinkind und in der Adoleszenz zwar ein *seltenes Leiden ist*, aber heimtückisch beginnt und *häufig zu spät erkannt* wird.

Ihr klinisches Bild, ihr Verlauf und ihre Prognose gleichen völlig der Cirrhose des Erwachsenen. Die meisten damit befallenen Kinder gehen schließlich mit den Zeichen der Leberinsuffizienz und hochgradigem Ascites zugrunde. Oft stellt sich vorher noch die frühkindliche, hepatogene Osteoporose, die sog. ,,Rachitis hepatica" ein und führt zu entsprechenden auffälligen Wachstumsstörungen.

Auch ihre *Entstehungsursache* ist meist dieselbe wie beim Erwachsenen, nämlich auf dem Boden einer nicht ausgeheilten Hepatitis oder einer toxischen Hepatose. Darüber hinaus aber kennt der Pädiater aber noch einige Sonderformen, wie die *angeborene Lebercirrhose*, die *familiäre Cirrhose*, deren Ätiologie noch nicht völlig geklärt ist, die *Cirrhose bei familiärer Galaktosämie* und bei *Pankreasfibrose*. Schließlich ist beim Säugling auch eine überstürzte Hämolyse imstande, eine Cirrhose zu erzeugen, die ,,*hämolytische Cirrhose*", vor allem bei Blutgruppeninkompatibilität zwischen Mutter und Kind im Sinne der fetalen Erythroblastose. Auch die *biliäre Cirrhose* kann beim Kind, und zwar in besonders reiner Form bei der Gallengangsatresie, auftreten.

Differentialdiagnose.

Bei der dargestellten vielfältigen Entstehungsmöglichkeit einer kindlichen Cirrhose ist die klinische Abgrenzung einer Cirrhose gegenüber einer chronischen Hepatopathie außerordentlich schwierig, da anfänglich die subjektiven und objektiven Symptome dieselben sind. Sehr wichtig ist der Befund einer *Konsistenzzunahme* der Leber bei der Palpation, die beim Kind sehr viel leichter zu erkennen ist als beim Erwachsenen, worauf aber im Zeitalter der Laboratoriumsdiagnostik viel zu wenig geachtet wird. Findet sich auch eine *Vergrößerung* des Organs mit oder ohne *Splenomegalie*, dann verstärkt sich wie beim Erwachsenen der Verdacht auf Cirrhose sehr. Mit der Funktionsdiagnostik muß dann eine möglichst genaue Objektivierung der Leberschädigung erfolgen. Der sichere Nachweis der fibrösen

Umwandlung der kindlichen Leber ist damit nicht möglich. Da es bisher noch keine spezifische Therapie der Lebercirrhose gibt, ist die Leberpunktion beim Kind nach dem Grundsatz: „kein diagnostischer Eingriff ohne therapeutische Konsequenzen" aber auch jetzt nicht indiziert, ganz abgesehen davon, daß diese Methode beim Kind überhaupt nicht anzuwenden ist (s. S. 490). Die symptomatische und allgemeine Leberbehandlung muß also schon auf die Verdachtsdiagnose einsetzen, vermag aber trotzdem den weiteren Verlauf häufig nicht aufzuhalten (BAUZÁ, BERGONION, BRUHNS, HILL, ROSS, SADEK, WEBSTER u. a.). An Sicherheit gewinnt die Diagnose beim Kind erst, wenn mit zunehmendem Meteorismus, Ascites, Venenzeichnung der Bauchhaut und Oesophagusvaricen die Zeichen der portalen Hypertension nachweisbar werden.

4. Geschwülste der Leber.

Gutartige und bösartige Tumoren der Leber im Kindesalter sind sehr selten (BENSON, BIANCO, VAN CREFELD, DAITO, DARGEON, DONOVAN, HAGSTROM, HOE, KAY, MARTISCHNIG, NEFF, STEINER, STEINICKE, STOESSER). Die gutartigen, meist *Adenome, Cystadenome* und *Hämangiome* oder auch ganz selten *Hamartome* (Mischgeschwülste aus normalen Gewebsbestandteilen der Leber) machen meist keine Beschwerden, manchmal leiden die Kinder lange Zeit unter Druckgefühl im Oberbauch, Übelkeit und Erbrechen (KAY und TALBERT), bis sich dann eine Vorwölbung zeigt und auf die Ursache weist. Hämangiome lassen sich oft auskultatorisch nachweisen (KAY). Eine operative Therapie ist anzustreben.

Primärer Leberkrebs ist im Kindesalter eine Rarität, wurde aber als Carcinom schon bei einem 11 Monate alten Mädchen (MARTISCHNIG) und als Hämangioendotheliom bei einem 12 Monate alten Jungen (STEINICKE) beobachtet. Auch ein sekundärer bösartiger Lebertumor kann beim Säugling und Kleinkind, vor allem bei Neuroblastomatose einmal auftreten.

5. Erkrankungen der Gallenwege.

a) Gallenblase.

Das Haupterkrankungsalter an Gallenblasenerkrankungen, vor allem mit Steinentstehung, liegt jenseits des 45. Lebensjahres (GRIFFIN und SMITH). Bei der relativen Seltenheit der Cholelithiasis im Kindesalter ist es deshalb verständlich, daß diese Diagnose bis zum 8. Lebensjahr in der Regel überhaupt nicht gestellt wird (WELLAUER), obwohl nach der Literatur über Gallensteinleiden bei Kindern unter insgesamt 245 Fällen bis 1949 neunzehnmal bei *Neugeborenen* Gallensteine gefunden wurden. 24 Kinder waren jünger als ein Jahr, 14 standen zwischen dem ersten und fünften Lebensjahr, 40 zwischen dem 5. und 10. und 119 Kinder mit Gallensteinen waren über 10 Jahre alt (WELLAUER). Seither sind noch weitere Fälle im Schrifttum erschienen (DANNENBERG, KREBS, PEDERSEN, SYNDER). Auch im Kindesalter besteht eine *Prädisposition des weiblichen Geschlechts:* 147 Mädchen gegenüber 88 Knaben nach WELLAUER. *Die Diagnose* wird dadurch erschwert, daß die Gallensteine vor allem bei Säuglingen und Kleinkindern entweder völlig *symptomlos* sind (MÜLLER) oder auch nur unbestimmte Bauchschmerzen ohne sichere Lokalisation erzeugen. Nur bei größeren Kindern über 12 Jahren und auch dann noch nicht häufig (32 der 245 Fälle von WELLAUER) werden anfallsweise charakteristische Schmerzen im rechten Oberbauch an umschriebener Stelle mit Palpationsbefund und typischen Ausstrahlungen angegeben. In der Regel sind die Schmerzen unabhängig von der Nahrungsaufnahme, besonders häufig in den Morgenstunden zu beobachten und werden recht *oft auch in die Nabelgegend* lokalisiert, so daß die Fehldiagnose „Nabelkolik" — vor allem bei kleinen

Kindern — häufig auftaucht. In einigen Fällen findet sich auch das typische Zusammenkrümmen auf die rechte Seite oder das schmerzhafte Festhalten der rechten Seite. Übelkeit und Erbrechen fehlen selten. Bei der Untersuchung besteht eine Druckempfindlichkeit und Muskelabwehrspannung zwischen Nabel und Rippenbogen oder direkt am rechten unteren Rippenrand, die oft noch tagelang nach der Schmerzattacke nachweisbar bleiben. Die üblichen Laboratoriumsuntersuchungen lassen in der Regel im Stich bis auf den häufigen Befund einer leichten Leukocytose. Hat man Glück, lassen sich in seltenen Fällen die Gallensteine röntgenologisch nachweisen wie bei dem von WELLAUER publizierten Fall eines dreijährigen Mädchens. Meist sichert aber bei einem Verdacht erst die *Duodenalsonde* mit Magnesiumsulfat die Diagnose, wo dann die Reflexgalle *Schleimflocken* und *Leukocyten* und einen erhöhten Eiweißgehalt aufweist oder der fehlende Gallenreflex auf einen Verschluß deutet.

Die Schwierigkeit der Diagnose geht auch aus der großen Literaturübersicht von WELLAUER hervor: 103mal kamen Kinder mit Cholelithiasis unter der Diagnose *Appendicitis* zur Operation, 12mal wurde ohne Diagnose wegen des akut bedrohlichen abdominellen Zustandes probelaparotomiert. Auch *Darminvagination*, *Ulcus ventriculi*, *Nierensteine*, *Icterus catarrhalis* fehlen unter den Fehldiagnosen nicht. Bei der reinen Cholecystitis ohne Steinbildung im Kindesalter besteht die gleiche, oft unklare Symptomatik und auch dieselbe differentialdiagnostische Schwierigkeit wie die Fälle von KAHLE und JACKSON zeigen.

Als *Ursache der Steinentstehung* im frühen Kindesalter scheinen *Mißbildungen der Gallenwege* eine gewisse Rolle zu spielen, vor allem die Stenose des Ductus cysticus. In einigen frühkindlichen Fällen besteht aber auch offenbar eine außergewöhnlich starke *familiäre Belastung* mit Gallensteinaffektionen in der direkten Aszendenz wie bei den Fällen ABELs.

Der Verlauf der Cholelithiasis beim Säugling hat insofern gewisse Besonderheiten, als *nach einer unauffälligen Vorgeschichte*, vielleicht mit flüchtigem Ikterus und mit gefärbten (KREBS) oder auch hellen Stühlen (SYNDER) plötzlich *akute Bauchsymptome mit starker Ascitesbildung* auftreten können, der sich bei der Punktion als gallig und flockenhaltig erweist. Bei der Laparotomie findet sich dann eine *Gallenblasenperforation*, Konkremente im Gallengang und eine *gallige Peritonitis*, die nach SYNDER angeblich vom Säugling gut vertragen wird, da die Darmtätigkeit darunter noch Tage hindurch ungestört weitergeht, während es in anderen Fällen (KREBS) doch zum plötzlichen Exitus letalis kommt. Interessant ist der Hinweis von KREBS, daß bei solchen Fällen auch Pankreasveränderungen im Sinne von Nekrosen beobachtet werden können, die ätiologisch wohl mit der Cholelithiasis im Zusammenhang stehen.

b) Gallenwege.

α) *Atresie.*

Auf die Atresie der Gallenwege mit ihren Folgen bis zur biliären Cirrhose wurde schon eingehend hingewiesen. Eine Atresie des Ductus cysticus allein bleibt in der Regel unbemerkt, kann aber in seltenen Fällen beim Säugling zu einem enormen *Gallenblasenhydrops* führen. Die Zunahme des Bauchumfangs infolge eines prallelastischen Tumors macht dann diagnostische Schwierigkeiten (GREENSTEIN und WESSON). Auch die *cystische Dilatation des Choledochus* (CHEVALLEY) ist oft schwierig zu erkennen, da sie ebenfalls riesige Dimensionen annehmen und dabei einen Stauungsikterus bis zur Cirrhose erzeugen kann. Nach CAROLI und MARCOULIDES gibt es für dieses Syndrom zwei Entstehungsmöglichkeiten, entweder handelt es sich um eine *tiefsitzende* Atresie des Choledochus an der Mündung in das

Duodenum. Dann kommt es zu einer sekundären Dilatation des Choledochus unter Bildung einer *retropankreatischen Choledochuscyste*. Sie kann sekundär die Gallenwege am Leberhilus komprimieren und Ursache einer biliären Cirrhose des Neugeborenen sein. Oder die Striktur sitzt *oberhalb des oberen Pankreasrandes* und führt zu einer *gestielten Choledochuscyste*, die ebenfalls sekundär zu einer Kompressionsstauung der abführenden Gallenwege führen kann. Daß derartige Strikturen beim Säugling im Gegensatz zum Erwachsenen zu einer Choledochusdilatation führen, liegt möglicherweise daran, daß die Gallenwege in diesem Alter angeblich eine größere Dehnbarkeit besitzen (CAROLI und MARCOULIDES). Auch eine Choledochusverletzung, z. B. bei einer Pylorotomie, kann nach Wochen zu einer enormen Cystenbildung führen, die als Ascites mißdeutet werden kann (SMITH und SEELY).

Die Therapie besteht in einer chirurgischen Anastomose zwischen dem Gallengangssystem und dem Dünndarm.

β) *Cholangitis.*

Auch die Cholangitis im Kindesalter läßt sich bei exakter Untersuchung wohl etwas häufiger diagnostizieren als allgemein angenommen wird (GUERSTEIN und REYDERMANN, KOTELNIKOVA). Die *klinischen Symptome* decken sich weitgehend mit denen der akuten Hepatitis ohne Gelbsucht. Auffallend sind allerdings die oft starken anfallsweise auftretenden Leibschmerzen, die ebenfalls häufig als Nabelkoliken mißdeutet werden. Mit wenigen Ausnahmen ist aber *die Leber* palpabel *vergrößert* (SIFMAN).

Als Ursache kommt eine ascendierende oder auch hämatogene *bakterielle Infektion* wie beim Erwachsenen (BECKMANN), vor allem im Anschluß an eine Hepatitis (SCHARPPF, SIFMAN) und eine *Lamblieninfektion* in Frage (DAECKE, GUERSTEIN, KOUMANS, SAVRIK, DIFMAN, STAHLIE). Schließlich muß man beim Kind noch an die *Ascaridiasis* (BAEZA) und an eine *Amoebiasis* (CHIRAY, PAYET) denken. Eine besondere Rolle in der Pathogenese der Cholangiopathien und ascendierenden Hepatopathien (KLEINSCHMIDT) im Kindesalter spielt die *Infektion mit der Lamblia intestinalis*, da die Kinder vor allem im Spiel- und frühen Schulalter von diesem Flagellaten befallen werden. Die Infektionen mit der Cystenform des Protozoon führt entweder zu einem *intestinalen Krankheitsbild* mit entero-kolitischen Symptomen und Entzündungen, Nekrosen und Ulcerationen im Darm oder zur obengenannten aufsteigenden *Cholangitis* und *Cholecystitis* mit hepatitiformem Symptomkomplex (DAECKE). Dabei bestehen noch Allgemeinsymptome wie Müdigkeit, hypochrome Anämie, meist Lymphocytose bei normalen Leukocytenzahlen, oft Eosinophilie (SAVRIK). Die Blutsenkung ist in der Regel nicht beschleunigt, auch die Temperaturen steigen selten über subfebrile Werte an. Die *Diagnose* läßt sich leicht durch *Duodenalsonde* mit Magnesiumsulfatprovokation klären, wobei man neben den Entzündungsprodukten in der Blasengalle und im Duodenalsaft die labile vegetative Form des Flagellaten nachweisen kann. Sie ist, allerdings weniger sicher, auch in weichen Stühlen zu finden. Leider wird das Leiden im Kindesalter selten erkannt, so daß die Lamblien-Hepatocholangitis meist chronisch verläuft und schließlich zu Leberfunktionsstörungen führt (SAVRIK). Die Therapie mit einer 5tägigen Kur und einer 3tägigen Nachkur nach 14 Tagen mit Atebrin, Acranil oder Acrichin ist einfach und erfolgreich. Gleichzeitig muß mit Wärmeapplikation, Duodenalspülungen und Belladonnapräparaten eine Behandlung der Cholangitis und der Cholecystitis erfolgen.

Werden bei der Duodenalsondierung in der Galle andere Erreger gefunden, dann müssen diese natürlich am besten mit Antibioticis entfernt werden, vor allem wenn es sich um eine posthepatitische Cholangiopathie handelt, da erst dann die Leberparenchymschädigung ausheilt (Scharpff).

Abschließend und zusammenfassend kann über die Erkrankungen der Gallenwege gesagt werden, daß sie doch nicht so selten den Anlaß für Leberschädigungen im Kindesalter abgeben. Bei ausgedehnten Mißbildungen läßt sich das Ende in der biliären Lebercirrhose oft nicht vermeiden. Aber auch dabei, mehr allerdings noch bei den entzündlichen und parasitären Cholangiopathien, kommt alles auf die Frühdiagnose an, um die Prognose günstiger zu gestalten.

6. Die Therapie der Lebererkrankungen im Kindesalter.

Die Therapie deckt sich fast völlig mit den Maßnahmen beim Erwachsenen (Hotman, Klinke, Rao, Rapoport, Mironovič, Stüve), so daß nur einige Bemerkungen nötig sind und im übrigen auf Beckmann verwiesen werden kann.

a) Allgemeine Therapie.

Bettruhe muß mindestens bis zum Abklingen der klinischen Zeichen einer akuten Leberschädigung eingehalten werden, um die Leberdurchblutung möglichst hoch zu halten, die ja allein durch aufrechte Körperhaltung schnell absinkt (Bradley). Demselben Ziel dient die lokale *Wärmeanwendung* mit Kataplasmen und Kurzwellenbestrahlung (Schiegk, Frisch und Lasch, Goldgruber), die auch die Gallensekretion verstärkt (Jakoby, Wirtz).

b) Diät.

Auch die diätetische Therapie entspricht den Grundsätzen der inneren Medizin und wird beim Kind (Ewerbeck 1954) im akuten Stadium einer Hepatitis in der Phase der Appetitlosigkeit mit Tagen reiner Obstsaftzufuhr begonnen. Die Säfte werden mit 5—10% *Traubenzucker/Laevulose* $\overline{aa}$ angereichert. Nach 3—4 Tagen wird eine kalorienmäßig altersentsprechende Diät gegeben, die neben Kohlenhydraten 2 g Eiweiß/kg Körpergewicht und 1 g Fett/kg/Tag enthält. Fett wird nicht mehr als 30 g/Tag gestattet. Wegen des bestehenden intracellulären Kaliummangels muß mit reichlicher Gemüsezufuhr genügend Kalium angeboten werden (Aikawa, Felts, Harrel).

c) Medikamentöse Therapie.

Lipotrope Substanzen erübrigen sich in der Regel bei der gewöhnlichen Hepatitis im Kindesalter, da bei ausreichender Zufuhr von vollwertigem Eiweiß die Kost genügend lipotrope Substanzen enthält (Rattnoff, Randall, Jankelson, Witz). Bei der akuten Hepatitis epidemica sind sie überhaupt ohne Erfolg (Möschlin und Müller). Eine eiweißreiche Kost mit zusätzlichen lipotropen Substanzen ist nicht immer ungefährlich, weil damit von der Leber eine erhöhte Arbeitsleistung verlangt wird, die vor allem beim hepatorenalen Syndrom, also bei der Leberinsuffizienz mit extrarenaler Azotämie (Zondek, Reich, Trueta) die Azotämie verstärken kann.

Von den *Vitaminen* sind besonders die komplexen Vitaminpräparate der *Vitamin B-Gruppe* indiziert, da sie die Zuckerausnutzung und die Glykogenfixation in der Leber steigern (Genazzani). Auch *Ascorbinsäure* in sehr großen Dosen wird neuerdings empfohlen (Baur und Staub).

Eine *Hormontherapie* ist bei der normalen Hepatitis im Kindesalter unnötig und erfolglos und auch Cholagoga sollen im akuten Stadium nicht gegeben werden, da sich das Krankheitsbild (Nissen) und die Leberfunktion (Bauer, Adler) darunter verschlechtern können. Das so beliebte Karlsbader Salz und andere

Glaubersalz enthaltende Quellen wirken ebenfalls cholekinetisch. Sie sind deshalb in diesem Stadium nur bei wirklich bestehender Obstipation indiziert. Auch die empfohlene antibiotische Therapie mit Aureomycin (RISSEL) hat sich inzwischen als nicht signifikant wirkungsvoll bei der akuten Hepatitis erwiesen (SHAFFER, FARQUHAR, STOKES und SBOROV).

Zusammenfassend bleibt also bei der akuten gewöhnlichen Hepatitis im Kindesalter nur die genügende Bettruhe mit lokaler Wärmeanwendung und die genannte diätetische Therapie übrig, die nicht zu früh abgebrochen werden soll. Auch nach der Rekonvaleszenz muß das Kind etwa $^1/_2$ Jahr vor einseitiger kh-reicher Kost und Ernährungsexzessen bewahrt werden, da auch bei der gewöhnlichen Hepatitis erst nach etwa 6 Monaten die letzten morphologischen Veränderungen aus der Leber verschwinden (AXENFELD und BRASS).

d) Therapie der schweren Hepatitis und akuten gelben Atrophie.

Hier muß das ganze Rüstzeug der modernen Lebertherapie angewandt werden. Die von GUTZEIT inaugurierte intraduodenale oder wenigstens im Magen liegende *Dauersonde* hat sich auch in der Pädiatrie bewährt. Selbst beim Säugling läßt sie sich leicht mit einem Polythenkatheter, am besten durch die Nase eingeführt, anwenden. Sie bleibt als Dauersonde liegen und man gibt durch sie als *Dauertropf* 4—5 Tage lang täglich 60—100 cm³/kg Körpergewicht einer 5—8%igen *Glucose-lösung* (GUTZEIT) oder besser wieder einer Mischung von *Dextrose und Laevulose* (5—8%) oder auch einer 10%igen Lösung eines natürlichen *Invertzuckers* (REMY, GROS), wie sie im Honigpräparat M 2 WOELM vorliegt. Der Infusion wird außerdem ein Vitamin B-Komplex-Präparat zugesetzt. Mehrmals täglich wird das *Duodenalsekret* durch die Sonde *abgesaugt*, von dem angenommen wird, daß es toxische Produkte enthält, die durch den enterohepatischen Kreislauf wieder zur Leber gelangen könnten (KALK). Wenn die Dauersonde nicht vertragen wird, kann die Lösung auch als Tropfklysma gegeben werden (FRAENKEL). Mit dieser Therapie sistiert auch das oft heftige Erbrechen der Prodromalzeit der Virushepatitis sehr schnell, das sich mit Sedativis meist kaum beeinflussen läßt und die Kinder schnell in eine Acidose bringt.

In schweren Fällen wird der Infusionsflüssigkeit heute gern *Methionin* und *Cholin* zugesetzt, was die gefahrloseste Art der Applikation ist, da vor allem das Cholin als starkes Vagotonikum bei Kindern zu schwersten Kreislaufstörungen führen kann. Intravenös darf es beim Kind deshalb nur in starker Verdünnung in langsamer Tropfenfolge gegeben werden; und zwar gibt man bei größeren Kindern 2—3g täglich in einer Lösung von 2 g/500 cm³ 5%iger Glucoselösung. Die Infusionsgeschwindigkeit muß langsamer als beim Erwachsenen sein und darf 500 cm³ in 12—15 Std. nicht überschreiten. Bei Säuglingen scheint auch eine i.m. Applikation von 4mal täglich 25 mg Cholin in physiologischer Kochsalzlösung verdünnt wirkungsvoll zu sein (HAASE). Auf die *umstrittene Indikation der lipotropen Substanzen* bei der akuten Hepatitis (BECKMANN) braucht hier nicht mehr eingegangen zu werden. Es wurde auch schon gesagt, daß sie bei den meisten Fällen im Kindesalter nicht nötig sind. Bei den schweren toxischen Fällen kann man auch nach den Erfahrungen in der Pädiatrie (HAASE, EWERBECK) wohl nicht auf sie verzichten.

Auch eine *Hormontherapie* läßt sich in solchen schweren, oft fulminanten Fällen vertreten. Das *Desoxycorticosteronacetat* (DOCA) wird wegen der aus dem Tierversuch bekannten Beschleunigung der Hexosen-Phosphorylierung schon lange empfohlen (EPPINGER, NONNENBRUCH, BEIGLBÖCK, KÖHLER, GUTZEIT, FREY, KALK, KÜCHENMEISTER u. a.). Es kann als wasserlösliches synthetisches Präparat (Percorten) in niederer Dosierung (bis 10 mg/Tag) dem Dauertropf zugesetzt werden (KAPPERT) oder i.m. in fallenden Dosen (BÜCHMANN) angewendet werden.

Eine *länger dauernde Applikation* ist *gefährlich*, da die bei jedem Leberparenchymschaden bestehende Mineralstoffwechselstörung noch verstärkt wird, so daß es zu Ödembildungen kommt. Gleichzeitig muß deshalb eine *kochsalzarme Diät* gegeben werden. Wegen dieser Dosierungsschwierigkeiten ist KALK neuerdings wieder völlig von der DOCA-Therapie abgekommen, da nach seiner Erfahrung außer Ödembildung auch die Gefahr eines echten *hepatorenalen Syndroms* mit Blutdrucksteigerung, Urämie und Koma droht.

Andererseits werden gerade bei der schweren Hepatitis des Kindes auch massive Dosen wasserlöslichen DOCA's empfohlen (MONTENOVESI).

Auch das *Cortison* und *ACTH* sind neuerdings in den Heilplan der akuten Hepatitis mit aufgenommen worden. Während sich SBOROV auf Grund seiner Beobachtungen an 49 behandelten und 36 Kontrollfällen noch nicht zu einem empfehlenden Urteil entschließen kann, haben COLBERT, DUCCI, EVANS, FONSECA, HEILMEYER, RIFKIN auch bei komatösen Patienten Erfolge gesehen. Eine schnelle Besserung tritt ein, der Bilirubinspiegel fällt in 5—7 Tagen ab, der Allgemeinzustand hebt sich und der Appetit stellt sich wieder ein. Allerdings wird allgemein hoch dosiert, so daß es in vielen Fällen zur Glykosurie kommt (EVANS) und beim Absetzen des Mittels nach 9—21 Tagen Gelenkschmerzen und Gelenkergüsse auftreten können (COLBERT). Auch Rückfälle können nach der Medikamentation auftreten (EVANS, RIFKIN), die aber nach erneuter Steroid-Therapie wieder abklingen. Jedenfalls können bei schwersten Fällen die Besserungen so dramatisch sein, daß HEILMEYER die Cortisontherapie für die erste wirklich wirksame Therapie überhaupt hält und vor allem komatöse Patienten so zu behandeln empfiehlt.

e) Therapie der toxischen Hepatopathie.

Die toxischen Leberschäden *bei Ernährungsstörungen* im Kindesalter (Gastroenteritis des Säuglings, Intoxikationen) dürfen bei der Behandlung der jeweiligen Grundkrankheit nicht übersehen werden. Die moderne Therapie mit *reichlicher i.v. Zufuhr von Serumkonserve, Plasma* und oralen Gaben von *Aminosäuren* (FANCONI, ROMINGER, SCHLESINGER) und *Boviserin* (ULLRICH) wirkt dabei als Leberschutz und beseitigt schnell die bei der Pathogenese der toxischen Ernährungsstörung so bedeutungsvolle Exsiccose, die ihrerseits über Anhydrie — Volumenmangelkollaps — Gewebshypoxie zur Leberschädigung durch Sauerstoffmangel führt, auf die vor allem die BÜCHNERsche Schule hingewiesen hat.

Die gleichen therapeutischen Grundsätze: ausreichende i.v. Serum- und Kolloidtherapie zur Bekämpfung des Volumenmangelkollapses und reichliche orale Eiweißzufuhr gelten auch für die Bekämpfung und Vermeidung der *Leberschäden bei Verbrennungen*.

Die toxische Hepatopathie bei *Infektionskrankheiten* im Kindesalter bedarf in der Regel keiner besonderen Therapie, da bei dem heutigen antibakteriellen Rüstzeug die Grundkrankheit meistens einen kurzen Verlauf hat und die Leber sich dann in der Rekonvaleszenz schnell erholt. Eine Ausnahme bilden *chronische Infektionskrankheiten*, die mit einer längerdauernden Inappetenz einhergehen. Langfristige Ernährung mit einer einseitigen, kohlenhydratreichen „Schonkost" kann dann bei dem im Vergleich zum Erwachsenen relativ großen Stickstoffbedarf des Kindes eine Eiweißmangelsituation hervorrufen, so daß die kindliche Leber nicht nur der Infektionskrankheit und den bakteriellen Toxinen, sondern auch den leberbelastenden, oft leberschädigenden Medikamenten (Aureomycin, Chloromycetin, Streptomycin u. a., s. S. 507) ungeschützt gegenübersteht. Die sich dann möglicherweise entwickelnden, oft schwersten Hepatopathien lassen sich durch *lipotrope Substanzen* trotz Fortsetzung der notwendigen antibakteriellen Therapie gut beeinflussen, wie an folgendem Beispiel gezeigt sei:

Krankengesch. 973, 49/50 Gisela G. — Ein 4,10 Jahre altes Mädchen, das am 17. 7. 49 am 5. Krankheitstag mit einer schweren Miliartuberkulose ohne Meningitis zur Aufnahme kam. Abdomen unter Thoraxniveau, Leber 2 Querfinger unter dem Rippenbogen, Milz eben tastbar; leichter Subikterus. Während der Streptomycinbehandlung vergrößert sich die Leber in drei Wochen über 4 Querfinger unter dem Rippenrand, die Milz überragt den Rippenbogen schließlich um 2 Querfingerbreite. Das Abdomen ist stark aufgetrieben, deutliche Venenzeichnung. Der Skleralikterus ist abgeklungen, aber die Leberfunktionsproben fallen immer stärker positiv aus. Weltmann Röhrchen 9, die Albumine fallen bis auf 24% ab, die β-Globuline steigen auf 42% an, γ-Globuline auf 24%. Unter Fortsetzung der Streptomycintherapie wird 18 Tage lang Methionin und 21 Tage lang Cholinchlorat gegeben. Dabei erfolgt eine schnelle Besserung des klinischen Befundes, die Leberschwellung geht zurück, die Milz wird nicht mehr nachweisbar, das Weltmannband normalisiert sich (Takata war stets normal!), das Gesamteiweiß steigt von 6,0 g-% auf 7,1 g-% an, die Albuminkonzentration nimmt in 4 Wochen um 16% zu und ist in 8 Wochen auf 50% angestiegen, und der Anteil der β- und γ-Globuline normalisiert sich.

Schließlich sind auch die Zeichen einer Pfortaderstauung nicht mehr nachweisbar und das Kind wird ohne krankhaften Befund nach Hause entlassen.

Wenn also bei chronischen Infektionskrankheiten lange Zeit eine Kost mit altersentsprechendem Eiweißgehalt refusiert wird, empfiehlt es sich, oral *Methionin und Cholin*, am besten in Form eines Sirups zu geben, um derartige Zwischenfälle zu vermeiden. Vor allem aber muß *häufig die Leberfunktion geprüft* werden, um spätestens beim Auftreten von Funktionsstörungen eine entsprechende protektive Therapie einleiten zu können.

f) Therapie bei Leberschäden infolge hämolytischer Anämie.

Bei diesem Syndrom, das, wie gesagt, in der Regel bei der Neugeborenen-Erythroblastose auftreten kann, kommt alles darauf an, bei der zunehmenden Gelbsucht die *Viscositätssteigerung der Galle zu bekämpfen*, damit nicht ein intrahepatischer Verschluß durch Gallenthromben eintritt und eine zusätzliche Noxe für die Leber mit der Gefahr der späteren Cirrhoseentwicklung abgibt. Die bei diesen stark ikterischen Kindern üblicherweise große Trinklust muß deshalb durch ausreichende parenterale Flüssigkeitszufuhr, besser noch durch transnasale Sondenfütterung ausreichend kompensiert werden, damit eine auch leichte *Exsiccation verhindert* wird. Bei der bereits erwähnten geringen glykogen-speichernden Kraft der Leber des Neugeborenen erscheint es außerdem notwendig, der *Sondennahrung genügend Glucose* zuzusetzen. Diese Notwendigkeit wird durch den Befund einer besonderen *Glykogenarmut der Leber* bei Anämie neonatorum und Icterus gravis (KEEL) unterstrichen. Außerdem besitzt Glucose nach BAUM-GÄRTEL ja auch eine Bilirubin eliminierende Kraft, d. h. sie macht es dialysabel, so daß das in der Leber stagnierende Bilirubin in die Blutbahn übertreten und durch die Nieren ausgeschieden werden kann. Auch dazu ist wieder die reichliche Flüssigkeitszufuhr nötig. Gelingt es, bei dem Icterus gravis durch *Austauschtransfusionen* die Entstehung des Ikterus zu verhindern, dann erübrigt sich eine besondere Lebertherapie. Auch die hämolytische Anämieformen des größeren Kindes bedürfen in der Regel keiner speziellen Leberschutzbehandlung.

g) Therapie bei Hepatopathie durch exogene Toxine.

Die beste Therapie der Leberschäden auf diesem Gebiet ist ihre Vermeidung, was in bezug auf Medikamente bei richtiger Dosierung in manchen Fällen möglich wäre. Gerade beim Kind führen aber Unkenntnis oder übertriebene therapeutische Aktivität leicht zu einer unnötigen oder schädlichen Leberbelastung. Bereits eingetretene Leberschäden müssen nach den Grundsätzen der Therapie der leichten oder schweren Hepatitis behandelt werden, wobei die *lipotropen Substanzen* an Bedeutung gewinnen.

h) Die Behandlung der Lebercirrhose.

Hier muß wieder auf das internistische Schrifttum verwiesen werden (Beckmann, Kalk), da das pädiatrische Vorgehen beim schweren chronischen Leberschaden und der Cirrhose keine wesentlichen anderen Gesichtspunkte kennt. Die Diät soll eiweißreich (25% der Tageskalorien nach Rapaport) und fettarm sein. Milch und Milchprodukte werden besser als Fisch und Fleisch vertragen (Rapaport). Lipotrope Substanzen scheinen bei der auf dem Boden der Leberverfettung entstandenen Cirrhose wirksam zu sein, während sie bei den nach entzündlichen Lebererkrankungen aufgetretenen Cirrhosen offenbar keinen Effekt haben (Beckmann, Kalk, Möschlin, Schettler). Auch Vitamin B-Komplex-Präparate, vor allem anscheinend B_{12} (Rao), sind wieder indiziert und auch von *ungereinigten Leberextrakten* (Prohepar/Nordmark, Ripason/Robapharm, Neo-Hepatex/Evans-Liverpool) werden Erfolge berichtet (Bergmann, Brugsch, Demeulenaere, Kalk, Layne, Stüve, Gohr, Patek, Rattnoff u. a.). Bei der Cirrhose des Säuglings hält Rao die aufsteigende Coliinfektion der Leber für pathogenetisch bedeutungsvoll und führt deshalb zusätzlich noch eine *Coli-Vaccinebehandlung* durch. Schließlich wird neuerdings auch bei der Lebercirrhose *Cortison* und *ACTH* versucht, aber die bisherigen Berichte sind teilweise nicht überzeugend (Havens, Svartz), teilweise wird kein Erfolg gesehen (Williams). Leider sind auch die anderen genannten therapeutischen Maßnahmen nur bei einem geringen Teil der Fälle von einem Erfolg gekrönt und vor allem bei der bioptischen Kontrolle des Lebergewebes beim cirrhosekranken Erwachsenen zeigt sich, daß es heute noch keine Therapie der Wahl bei der Cirrhose gibt (Schmidt).

Schluß.

Die Zunahme von Lebererkrankungen im Kindesalter ist nach den vorgebrachten Beobachtungen nicht mehr zu übersehen. In welcher Häufigkeit nach durchgemachten Leberschäden im Kindesalter Spätfolgen beim Erwachsenen zu befürchten sind, ist noch unbekannt. Um so größer ist die Verantwortung aller derjenigen, die die ärztliche Betreuung dieses Lebensabschnittes übernommen haben. In ihren Händen liegt es, die gerade im Kindesalter nicht selten schwierige Diagnose einer Lebererkrankung rechtzeitig zu stellen, differentialdiagnostisch und pathogenetisch zu klären und funktionell zu objektivieren. Nur dann wird es möglich sein, auch im Kindesalter eine gezielte Therapie zu treiben, damit der Jugendliche dann mit einer belastungsfähigen Leber ins Leben treten kann. Mit der Zunahme der Lebererkrankungen im Kindesalter ist der Pädiatrie ein weiterer Zuwachs an Aufgaben entstanden, denen sie sich bereits mit Intensität zugewendet hat.

X. Parenterale Ernährung.

Mit einem Anhang: Rectale Ernährung.

Von

HANS GLATZEL.

Inhalt.

	Seite
Literatur	528
I. Einleitung. Zur Geschichte der parenteralen Ernährung	545
II. Die Indikationen der parenteralen Ernährung im allgemeinen	547
III. Technik und Nebenwirkung der parenteralen Ernährung	548
IV. Parenterale Ernährung mit Wasser und Kochsalz	550
V. Parenterale Ernährung mit Kohlenhydraten	553
VI. Parenterale Ernährung mit Fetten	554
VII. Parenterale Ernährung mit Eiweißstoffen	557
a) Zur Pathophysiologie und Genese des Eiweißmangels	557
b) Vollblut- und Plasmainfusionen	563
c) Infusionen von hydrolysierten Eiweißkörpern und Aminosäuren	566
VIII. Rectale Ernährung	577

Literatur.

I. Einleitung. Zur Geschichte der parenteralen Ernährung.

ANNAN: An exhibition of books on the growth of our knowledge of blood transfusion. Bull. New York Acad. Med. **15**, 622 (1939).

BARKER: Use of subcutaneous injections of saline and carbohydrate. Ann. of Med. **9**, 234 (1905).

BLACK: Body-fluid depletion. Lancet **1953** I, 353.

BLAHD-BASSETT: Potassium deficiency in man. Metabolism **2**, 218 (1953).

BLOMBERG and LINDQUIST: The electrocardiogramm in paroxysmal essential hypopotassemia (periodic paralysis). Report of two cases. Acta med. scand. (Stockh.) **147**, 437 (1954).

BLUNDELL: Zit. nach ANNAN.

CANNON, FRAZIER and HUGHES: Sodium as a toxic ion in potassium deficiency. Metabolism **2**, 297 (1953).

DA COSTA: A manual of modern surgery. Philadelphia 1898.

DENIS: Zit. nach ANNAN.

DENNIS: The history and development of surgery during the past century. Ann. of Med. **9**, 139 (1905).

DURY: Effect of intravenous glucose on tissue water and ionic content and moderation of potassium plethora with Epinephrine and Insulin pretreatment. Amer. J. Physiol. **171**, 630 (1952).

EICHHORN: Zur künstlichen Ernährung durch subcutane Injektion. Wien. med. Wschr. **1881**, 895, 918, 945, 967.

ELMAN: Parenteral alimentation in surgery. New York 1948.

— SHATZ, KEATING and WEICHSELBAUM: Intracellular and extracellular potassium deficits in surgical patients. Ann. Surg. **136**, 111 (1952).

FOURMAN: Depletion of potassium induced in man with an exchange resin. Clin. Sci. **13**, 93 (1954).

FRIEDRICH: Die künstliche subcutane Ernährung in der praktischen Chirurgie. Arch. klin. Chir. **73**, 507 (1904).

FROST, SMITH and FELTS: Influence of potassium salts on efficiency of parenteral protein alimentation in the surgical patient. Metabolism **2**, 529 (1953).

Gaspar: The potassium problem in surgery. Amer. J. Surg. **18**, 524 (1952).

Gaule: Korresp.bl. Schweiz. Ärzte **16**, 428 (1886).

Glatzel: Krankenernährung. Berlin - Göttingen - Heidelberg 1953.

— Ernährungskrankheiten und Ernährungstherapie. In Handbuch der inneren Medizin, Bd. VI/2, S. 313. Berlin - Göttingen - Heidelberg 1954.

Hardy, Borum, Paysek, Robinson, Smith and Zimmerman: Potassium depletion in dogs. Effect on wound healing, on blood protein and electrolyte levels, and on response to anesthesia. Amer. Surg. **66**, 226 (1953).

Hertel: Zur Physiologie und Pathologie des Kaliumstoffwechsels. Materia med. Nordmark **1954**, 291.

Hodder: Transfusion of milk in cholera. Practitioner **10**, 14 (1873).

de Jongh: Arzneimittel, die einen Kaliummangel veranlassen können. Nederl. Tijdschr. Geneesk. **1953**, 1678.

Kausch: Über intravenöse und subcutane Ernährung mit Traubenzucker. Dtsch. med. Wschr. **1911**, 37.

Krueg: Künstliche Ernährung durch subcutane Injektion. Wien. med. Wschr. **1875**, 753.

Landerer: Über Transfusion und Infusion. Arch. klin. Chir. **34**, 807 (1887).

Lans, Gollin, Daro and Nora: Hypokalemia due to persistent vomiting during pregnancy. J. Amer. Med. Assoc. **153**, 1012 (1953).

Lasch: Störungen des Kaliumstoffwechsels und ihre Therapie. Wien. klin. Wschr. **1954**, 298.

Latta: Injections of saline solutions in extraordinary quantities into the veins in cases of malignant cholera. Lancet **1831/32 II**, 243.

Le Quesne: The administration of water and electrolytes during the postoperative period. Ann. Roy. Coll. Surg. **13**, 207 (1953).

Lewisohn: Blood transfusion by the citrate method. Surgery etc. **21**, 37 (1915).

— Development of the technique of blood transfusion since 1907. J. Mt. Sinay Hosp. **10**, 605 (1944).

Lilienfeld: Versuche über intravenöse Ernährung. Z. physik. u. diät. Ther. **2**, 209 (1899).

Lower: Zit. nach Annan.

Matas: A clinical report on intravenous saline infusion in the wards of the New Orleans Charity Hospital. June 1888 to June 1891. New Orleans Med. J. **14**, 1, 81 (1891/92).

— The continued intravenous "Drip". Ann. Surg. **79**, 643 (1924).

McPhee: Some apparent anomalies of potassium metabolism. Brit. Med. J. **1953**, 528.

Menzel u. Perco: Über die Resorption von Nahrungsmitteln vom Unterhaut-Zellgewebe aus. Wien. med. Wschr. **1869**, 517.

Mudge: Potassium imbalance. Bull. New York Acad. Med. **29**, 846 (1953).

Nadler: Recent advances in potassium metabolism. Amer. J. Med. Sci. **226**, 88 (1953).

Pendl: Zur Pathologie und Therapie des Kaliumstoffwechsels. Z. klin. Med. **152**, 202 (1953).

Sarteschi ed Ardito: Modificazioni electrocardiografiche ed electroencefalografiche da ipopotassiemia sperimentale. Acta neurol. (Napoli) **8**, 767 (1953).

Schwartz: The electrocardiogramm in potassium depletion. Amer. J. Med. (1954).

— and Relman: Metabolic and renal studies in chronic potassium depletion resulting from overuse of laxatiys. J. Clin. Invest. **32**, 258 (1953).

Seibert: Fever-producing substance found in some distilled waters. Amer. J. Physiol. **67**, 90 (1923).

Thomas: Intravenous injection of milk as a substitute for transfusions of blood. New York State J. Med. **27**, 449 (1878).

Trémolières et Derache: Données actuelles sur le métabolisme du sodium et du potassium. Presse méd. **1954**, 534.

Whittaker: Hypodermic alimentation. Clinic **1876**, 37.

Woodyatt, Sansum and Wilder: Prolonged and accurately timed intravenous injections of sugar. J. Amer. Med. Assoc. **65**, 2067 (1915).

Wren: Zit. nach Annan.

Zellweger u. Adolph: Vitamine und Vitaminkrankheiten. In Handbuch der inneren Medizin, Bd. VI/2, S. 687. Berlin - Göttingen - Heidelberg: Springer-Verlag 1954.

II. Die Indikationen der parenteralen Ernährung im allgemeinen.

Elman: Parenteral Alimentation in surgery. New York 1948.

III. Technik und Nebenwirkungen der parenteralen Ernährung.

Altschuler and Gilligan: The effects on the cardiovascular system of fluids administered intravenously in man. II. The dynamics of the circulation. J. Clin. Invest. **17**, 401 (1938).

Arnott: Use of rotary pumps in intravenous therapy. Brit. Med. J. **1941 I**, 517.

BATTISTONI: Comportamento del sangue dell'midollo orseo nelle transfusioni endosternali. Policlinico Sez. prat. **1942**, 1723.

BAXTER: Effects of intravenous fluids on bleeding and clotting time. South. Med. J. **38**, 641 (1945).

Co TUI and WRIGHT: The preparation of nonpyrogenic infusion and other intravenous fluids by absorptive filtration. Ann. Surg. **116**, 412 (1942).

DE GOWIN, HARRIS and PLASS: Studies on preserved blood. J. Amer. Med. Assoc. **114**, 850 (1940).

DRINKER: Application of pulmonary physiology to therapeutic procedures. New England J. Med. **231**, 477 (1944).

ELMAN: Parenteral alimentation in surgery. New York 1948.

FREIMANN: Über die Technik der Infusion von Blut und Heilmitteln in das Knochenmark des Schienbeins. Chirurg. Nachr. **67**, 9 (1947); ref. Dtsch. Gesundheitswesen **1948**, 188.

GILLIGAN, ALTSCHULER and VOLK: The effects on the cardiovascular system of fluids administered intravenously in man. I. Studies of the amount and duration of changes in blood volume. J. Clin. Invest. **17**, 7 (1938).

GIRAUD et DESMONTS: La transfusion médullaire. Son action antihémorragique au cours d'un cas d'aleucie hémorragique. Bull. Soc. méd. Hôp. Paris **3**, 57, 734 (1941).

HARDY and GODFREY: The effect of intravenous fluids in dehydrated patients and on normal subjects. J. Amer. Med. Assoc. **126**, 23 (1944).

HENNING: Die Sternalpunktion als Ersatz für die intravenöse Injektion. Verh. dtsch. Ges. inn. Med. **52**, 319 (1940).

HIMWICH, GOLDMAN and KROSNICK: Studies on subcutaneous absorption. Amer. J. Physiol. **102**, 365 (1922).

HORVITZ, SACHAR and ELMAN: Effects of parenteral amino acids (hydrolyzed casein) on growth h of rats. Proc. Soc. Exper. Biol. a. Med. **49**, 118 (1942).

— — — An experimental study of phlebitis following venoclysis with glucose and amino acid solutions. J. Labor. a. Clin. Med. **28**, 842 (1943).

KOLB: Die Methode der sternalen Bluttransfusion. Münch. med. Wschr. **1944**, 420.

LUNDY and ROGERS: Hand roller for the rapid intravenous administration of urgently needed blood solution. Proc. Staff Meet. Mayo Clin. **12**, 726 (1938).

MURPHY, CORRELL and GRILL: Effects of intravenous solutions in patients with and without cardiovascular defects. J. Ameri. Med. Assoc. **116**, 104 (1941).

SEIBERT: Fever producing substance found in some distilled waters. Amer. J. Physiol. **67**, 90 (1923).

SHAB: Zit. nach ELMAN 1948.

STEWART and ROURKE: Changes in blood and urine after intravenous amino acid mixtures in patients with liver disease. Proc. Soc. Exper. Biol. a. Med. **51**, 364 (1942).

— — Effects of large intravenous infusion on the body fluids. J. Clin. Invest. **21**, 197 (1942).

TOCANTIS and O'NEILL: Infusion of blood and other fluids into the circulation via the bone marrow. J. Amer. Med. Assoc. **117**, 1229 (1941).

TOD and MILLER: Apparatus for intravenous injection. Lancet **1939 I**, 1160.

VAN ALLEN: Pump for clinical and laboratory purposes which employs the milking principle. J. Amer. Med. Assoc. **98**, 1805 (1932).

WALTER: The relation of proper preparation of solutions for intravenous therapy to febrile reactions. Ann. Surg. **58**, 121 (1940).

WEED: The cerebrospinal fluid. Physiol. Rev. **2**, 171 (1922).

IV. Parenterale Ernährung mit Wasser und Kochsalz.

ADOLPH: Water and salt needs of men working in hot climates. Bull. Committee Med. Res. **29**, 345 (1945).

BASKIN, KEITH and SCRIBNER: Water intoxication. Report of a case in which cumulative-chloride-balance data aided diagnosis and therapy. Amer. J. Dis. Childr. **84**, 351 (1952).

BAUMGARTNER: Über postoperative Veränderungen im Salz- und Wasserhaushalt und deren Beeinflussung durch die Infusionstherapie. Helvet. chir. Acta **19**, 561 (1952).

BLACK, McCANCE and YOUNG: A study of dehydration by means of balance. J. of Physiol. **102**, 406 (1944).

COLLER: Effect of ether and cyclopropane anesthesia on renal function in man. Ann. Surg. **118**, 717 (1943).

— Postoperative salt intolerance. Ann. Surg. **119**, 533 (1944).

— and MADDOCK: Water and electrolyte balance. Surg. etc. **70**, 340 (1940); Surgery **12**, 192 (1942).

DARROW: Treatment of dehydration, acidosis and alkalosis. J. Amer. Med. Assoc. **114**, 655 (1940).

ELKINTON and WINKLER: Transfers of intracellular K in experimental dehydration. J. Clin. Invest. **23**, 93 (1943).

ELMAN: Parenteral alimentation in surgery. New York 1948.

EVANS and SHULMAN: On the danger of forcing fluids in malnutrition. Amer. J. Med. Sci. **199**, 237 (1940).

FISHBERG and BIERMAN: Acid-base balance in sweat. J. of Biol. Chem. **97**, 433 (1932).

FOX and KESTON: The mechanism of shock from burns and trauma traced with radio sodium. Surg. etc. **80**, 561 (1945).

FUTCHER, CONSOLAZIO and PACE: Water balance of survivors of shipwreck in tropical waters. War Med. **5**, 203 (1944).

GAMBLE: Chemical anatomy, physiology and pathology of extracellular fluids. Cambridge, Mass. 1942.

GLATZEL: Krankenernährung. Berlin - Göttingen - Heidelberg 1953.

— Ernährungskrankheiten. In Handbuch der Inneren Medizin, Bd. VI/2, S. 313. Berlin - Göttingen - Heidelberg 1954.

— Das Kochsalz und seine Bedeutung in der Klinik. Erg. inn. Med. **53**, 1 (1937).

LASHMET and NEWBURGH: Comparative study of the excretion of water by normal and abnormal kidneys. J. Clin. Invest. **11**, 1003 (1932).

LATTA: Injections of saline solutions in extraordinary quantities into the veins in cases of malignant cholera. Lancet **1831/32 II**, 243.

LUSK: The science of nutrition. Philadelphia 1928.

MARRIOTT: Anhydremia. Physiol. Rev. **3**, 275 (1923).

McCANCE, YOUNG and BLACK: Secretion of urine during dehydration and rehydration. J. of Physiol. **102**, 415 (1944).

McQUARRIC: Water metabolism. Amer. Rev. Physiol. **7**, 127 (1945).

NADAL: Diagnosis of dehydration in surgical conditions. Amer. J. Surg. **56**, 282 (1942).

O'SHAUGHNESSY: Report on the chemical pathology of malignant cholera. Analyses of blood, dejections etc. of patients labouring under the disease in Newcastle and London. London 1832.

PETERS: Body water. Springfield, Ill. 1935.

— Water exchange. Physiol. Rev. **24**, 491 (1944).

ROGERS: Zit. nach ELMAN 1948.

SELLARDS: Principles of acidosis. Cambridge, Mass. 1919.

SNYDER, SNYDER and BUNCH: Urinary excretion of electrolytes and water before, during and after surgery. Arch. Surg. **65**, 578 (1952).

STEWART and ROURKE: Changes in blood and urine after intravenous amino acid mixtures in patients with liver disease. Proc. Soc. Exper. Biol. a. Med. **51**, 364 (1942).

— — Effects of large intravenous infusion on the body fluids. J. Clin. Invest. **21**, 197 (1942).

STRUMIA, McGRAW and BLAKE: Reactions to parenteral fluid administration. Ann. Int. Med. **19**, 718 (1943).

THORN: New England J. Med. **33**, 229 (1943).

WINKLER, DANOWSKI, ELKINTON and PETERS: Electrolyte and fluid studies during water deprivation and starvation in human subjects, and the effect of ingestion of fish, of carbohydrate and of salt solutions. J. Clin. Invest. **23**, 807 (1944).

WYNN and ROB: Water intoxication. Differential diagnosis of the hypotonic syndromes. Lancet **1954 I**, 587.

ZIMMERMANN and WANGENSTEEN: Observations on water intoxication in surgical patients. Surgery **31**, 654 (1952).

V. Parenterale Ernährung mit Kohlenhydraten.

ALTHAUSEN: Dextrose therapy in diseases of the liver. J. Amer. Med. Assoc. **100**, 1163 (1933).

BERNARD: Zit. nach FOSTER, CLAUDE BERNARD. New York 1899.

BERTINO, DAWSON, FRENCH, MARGEN and KINSELL: Comparative observations regarding utilization and excretion of infused glucose, fructose, and invert sugar, respectively. J. Clin. Endocrin. **13**, 658 (1953).

BIEDL u. KRAUS: Über intravenöse Traubenzuckerinfusionen an Menschen. Wien. klin. Wschr. **1896**, 55.

BÜRGER: Die Ernährung als Heilfaktor. In Handbuch der Inneren Medizin, Bd. VI/2, S. 807. Berlin 1944.

CORI and CORI: Influence of Insuline and Epinephrine on glycogen formation in liver. J. of Biol. Chem. **85**, 275 (1929).

DEUEL: The intermediary metabolism of fructose and galactose. Physiol. Rev. **16**, 173 (1936).

ELMAN: Parenteral alimentation in surgery. New York 1948.

— DAVEY and KIYASU: Nitrogen balance on a restricted caloric intake. J. Labor. a. Clin. Med. **30**, 273 (1945).

FANTUS: Fluids postoperatively. J. Amer. Med. Assoc. **107**, 14 (1936).

GLATZEL: Ernährungskrankheiten. In Handbuch der Inneren Medizin, Bd. VI/2, S. 313. Berlin - Göttingen - Heidelberg 1954.

LAWTON, CURRERI and GALE: Use of invert sugar solutions for parenteral feeding of surgical patients. Arch. Surg. **63**, 561 (1951).

McINTYRE, PEDERSEN and MADDOCK: Glycogen content of the human liver. Surgery **10**, 716 (1941).

MENDELOFF and WEICHSELBAUM: Role of the human liver in the assimilation of intravenously administered fructose. Metabolism **2**, 450 (1953).

MOORE and KARP: Intravenous alcohol in surgical patients. Surg. etc. **80**, 523 (1945).

MUELLER: The use of alcohol intravenously with special reference to its value in severe peritonitis. Surg. etc. **19**, 401 (1939).

PLANCHEREL u. MÖSCHLIN: Über die Verträglichkeit der Fructose beim Diabetes mellitus. Schweiz. med. Wschr. **1954**, 28.

RENOLT, HASTINGS and NESBETT: J. of Biol. Chem. **209**, 687 (1954).

RICE, ORR and ENQVIST: Parenteral nutrition in the surgical patient as provided from glucose, amino acids and alcohol. The role played by alcohol. Ann. Surg. **131**, 289 (1950).

SEIBERT: Fever producing substance found in some distilled waters. Amer. J. Physiol. **67**, 90 (1923).

SMITH, ETTINGER, SELIGSON and LIGHTCAP: A comparison of the metabolism of fructose and glucose in hepatic disease and diabetes mellitus. J. Clin. Invest. **32**, 273 (1953).

SOSKIN and HUMAN: Physiologic basis of intravenous dextrose therapy for diseases of the liver. Arch. Int. Med. **64**, 1265 (1939).

WEICHSELBAUM, ELMAN and LUND: Comparative utilization of fructose and glucose given intravenously. Proc. Soc. Exper. Biol. a Med. **75**, 816 (1950).

— MARGRAF and ELMAN: Metabolism of intravenously infused fructose in man. Metabolism **2**, 434 (1953).

WERNER: The use of a mixture of pure amino acids in surgical nutrition. I. Certain pharmacologic considerations. Ann. Surg. **126**, 169 (1947).

WINSLOW: Dextrose utilization in surgical patients. Surgery **4**, 867 (1938).

WOODYATT, SANSUM and WILDER: Prolonged and accurately timed intravenous injections of sugar. J. Amer. Med. Assoc. **65**, 2067 (1915).

ZINTEL, RIEGEL, PETERS and RHOADS: Intravenous administration of dextrose in the treatment of patients with disease of the biliary tract. Arch. Surg. **49**, 238 (1944).

VI. Parenterale Ernährung mit Fetten.

ALBANESE: The use of oral fat in hyperalimentation and parenteral alimentation. Ann. New York Acad. Sci. **56**, 55 (1952).

BEAUVILLAIN: L'injection intraveineuse de lipides, clé de l'alimentation par la veine. Presse méd. **1952**, 390.

BOINES: Oral fat emulsions combined with protein supplements in the management of acute poliomyelitis. Ann. New York Acad. Sci. **56**, 99 (1952).

BRIEN, TURNER, WATSON and GEDDES: A study of carbohydrate and fat absorption from the normal and diseased intestine in man. II. Changes in the serum lipids in man after the ingestion of butterfat with and without tween 80 (sorlate). Gastroenterology **20**, 294 (1952).

CLARK and BRUNSCHWIG: Intravenous nourishment with protein, carbohydrate and fat in man. Proc. Soc. Exper. Biol. a. Med. **49**, 329 (1942).

COLLINS, KRAFT, KINNEY, DAVIDSON, YOUNG and STARE: Parenteral nutrition. III. Studies on the tolerance of dogs to intravenous administration of fat emulsions. J. Labor. a. Clin. Med. **33**, 143 (1948).

CREDITOR, CREECH and NAIR: Some observations of effects of intravenous fat emulsions on erythrocyte fragility. Proc. Soc. Exper. Biol. a. Med. **82**, 83 (1953).

FULLERTON, DAVIES and ANASTASOPOULOS: Relationship of alimentary lipaemia to blood coagulability. Brit. Med. J. **1953**, 250.

GEYER: Fat absorption and the experimental basis for oral fat emulsions. Ann. New York Acad. Sci. **56**, 16 (1952).

— CHAPMAN and STARE: In vivo oxidation of emulsified radioactive trilaurin administered intravenously. J. of Biol. Chem. **176**, 1469 (1948).

— MANN and STARE: Parenteral nutrition. IV. Improved techniques for the preparation of fat emulsions for intravenous nutrition. J. Labor. a. Clin. Med. **33**, 153 (1948).

— — — Parenteral Nutrition. VI. Fat emulsions for intravenous nutrition: The turbidimetric determination of infused fat in blood after intravenous administration of fat emulsions. J. Labor. a. Clin. Med. **33**, 175 (1948).

Geyer, Mann, Young, Kinney and Stare: Parenteral nutrition. V. Studies on soybean phosphatides as emulsifier for intravenous fat emulsions. J. Labor. a. Clin. Med. 33, 163 (1948).
— Watkin, Matthews and Stare: Parenteral nutrition. VIII. The vasodepressoractivity of soybean phosphatide preparations. J. Labor. a. Clin. Med. 34, 688 (1949).
— — — Parenteral nutrition. IX. Studies with stable and instable fat emulsions administered intravenously. Proc. Soc. Exper. Biol. a. Med. 77, 872 (1951).
Goldberg, Stein and Meyer: Administration of fat emulsion by mouth, gastrostomy and jejunostomy. J. Amer. Med. Assoc. 150, 1665 (1952).
Gordon and Levine: Respiratory metabolism in infancy and childhood; effect of intravenous infusions of fat on energy exchange of infants. Amer. J. Dis. Childh. 50, 894 (1935).
Gorens, Geyer, Matthews and Stare: Parenteral nutrition. X. Observations on the use of a fat emulsion for intravenous nutrition in man. J. Labor. a. Clin. Med. 34, 1627 (1949).
Grollman: The use of oral fat emulsions in experimental and clinical medicine. Ann. New York Acad. Sci. 56, 65 (1952).
Holt, Tidwell and Scott: Intravenous administration of fat; practical therapeutic procedure. J. of Pediatr. 6, 151 (1935).
van Itallie, Logan, Smythe, Geyer and Stare: Fat emulsions for oral nutrition. IV. Metabolic studies on human subjects. Metabolism 1, 80 (1952).
— Moore and Stare: Oral fat emulsions in the study of caloric-nitrogen relationships in man. Ann. New York Acad. Sci. 56, 28 (1952).
— Waddell, Geyer and Stare: Clinical use of fat injected intravenously. Arch. Int. Med. 89, 353 (1952).
Johnson, Freeman and Meyer: Some effects of intravenous fat emulsions on human subjects. J. Labor. a. Clin. Med. 39, 176 (1952).
— — — The disappearance of intravenously injected emulsified fat from the circulation of patients and animals. J. Labor. a. Clin. Med. 39, 414 (1952).
Koehne and Mendel: The utilization of fatty oils given parenterally. J. Nutrit. 1, 399 (1929).
Lambert, Miller and Frost: Febrile response following intravenous administration of fat. Amer. J. Physiol. 164, 490 (1951).
Lerner, Chaikoff, Entenman and Dauben: Oxydation of parenterally administered C14-labeled tripalmitine emulsions. Science (Lancaster, Pa.) 109, 13 (1949).
Mann, Geyer, Watkin, Smythe, Dju, Zamcheck and Stare: Parenteral nutrition. VII. Metabolic studies on puppies infused with fat emulsions. J. Labor. a. Clin. Med. 33, 1503 (1948).
— — — and Stare: Parenteral nutrition. IX. Fat emulsions for intravenous nutrition in man. J. Labor. a. Clin. Med. 34, 699 (1949).
McKibbin, Pope, Thayer, Ferry and Stare: Parenteral nutrition. I. Studies on fat emulsions for intravenous administration. J. Labor. a. Clin. Med. 30, 488 (1945).
Meng: A fat emulsion for intravenous nutrition in rabbits. J. Labor. a. Clin. Med. 37, 222 (1951).
— and Early: Study of complete parenteral alimentation in dogs. J. Labor. a. Clin. Med. 34, 1121 (1949).
Murlin and Riche: Blood fat in relation to heat production and depth of narcosis. Proc. Soc. Exper. Biol. a. Med. 13, 7 (1915).
Murray and Freeman: The morphologic distribution of intravenous injected fatty chyle and artificial fat emulsion in rats and dogs. J. Labor. a. Clin. Med. 38, 56 (1951).
Neptune, Geyer, Saslaw and Stare: Parenteral nutrition. XII. The successful intravenous administration of large quantities of fat emulsion to man. Surg. etc. 92, 365 (1951).
Rice, Strickler and Erwin: Parenteral nutrition with a solution containing one thousand calories per liter. Arch. Surg. 64, 20 (1952).
Shafiroff: The administration of fat emulsion in man. Trans. New York Acad. Sci. Ser. II, 80 (1951).
— and Mulholland: Effects on human subjects of intravenous fat emulsions of high caloric potency. Ann. Surg. 133, 145 (1951).
— — and Baker: Proof of the early utilisation of fat administered intravenously into human subjects. Exper. Med. a. Surg. 9, 184 (1951).
— — Roth and Baron: Intravenous infusion of a combined fat emulsion into human subjects. Proc. Soc. Exper. Biol. a. Med. 70, 343 (1949).
— — Co Tui, Roth and Baron: The intravenous administration of acombined fat emulsion into surgical patients. Surg. etc. 89, 398 (1949).
Shoshkes: Clinical studies on the use of an oral fat emulsion. Ann. New York Acad. Sci. 56, 22 (1952).
Tidwell and Nagler: Effect of emulsifieds on fat absorption in the normal young adult. Gastroenterology 23, 470 (1953).
Yamakawa: Zit. nach Holt, Tidwell u. Scott 1935.

VIIa. Zur Pathophysiologie und Genese des Eiweißmangels.

ABBOTT, HIRSCHFELD, WILLIAMS, MATTHEWS, PILLING, MEYER and DETROIT: Metabolic alterations following thermal burns. VI. The effect of altering the nitrogen and caloric intake or of administering testosterone-propionate on the nitrogen balance. Surgery **20**, 284 (1946).

ADDIS, POO and LEW: The quantities of protein lost by the various organs and tissues of the body during fast. J. of Biol. Chem. **115**, 111 (1936).

ANNERSTEN u. NORINDER: Acta chir. scand. (Stockh.) **94**, 320 (1946).

ARIEL: The nature of postoperative hypoproteinemia in patients with gastrointestinal cancer. Surg. etc. **88**, 185 (1949).

— ABELS, PACK and RHOADS: Metabolic studies in patients with carcinoma of gastrointestinal tract. XI. Postoperative hypoproteinemia and relationship of serum protein fall to urinary nitrogen excretion. Surg. etc. **77**, 16 (1943).

BEATTIE: Metabolic disturbances after injury. Brit. Med. J. **1947**, 813.

BESSEY: Proc. conference on convalescence and rehabilitation. New York Acad. Med. 121 (1944).

BROWNE, SCHENKER and STEVENSON: Some metabolic aspects of damage and convalescence. J. Clin. Invest. **23**, 932 (1944).

BRUNSHWIG, CLARK and CORBIN: Postoperative nitrogen loss and studies on parenteral nitrogen nutrition by means of casein digest. Ann. Surg. **115**, 1091 (1942).

— — — The intravenous injection of casein digests (amino acids) in the maintenance of nutrition. A consideration of medico-military aspects. Mil. Surgeon **92**, 413 (1943).

BÜRGER u. GRAUHAN: Über postoperativen Eiweißzerfall. I. Z. exper. Med. **27**, 97 (1921).

— — Über postoperativen Eiweißzerfall. II. Mitt. Die postoperative Azoturie. Z. exper. Med. **35**, 16 (1922).

— — Über postoperativen Eiweißzerfall. III. Mitt. Die postoperative Azotämie. Z. exper. Med. **42**, 345 (1924).

— — Klin. Wschr. **1927**.

CANNON, CHASE and WISSLER: Relationship of protein reserves to antibody productions; effects of low-protein diet and plasmapheresis upon formation of agglutinins. J. of Immun. **47**, 133 (1943).

— WISSLER, WOOLRIDGE and BENDITT: Relationship of protein deficiency to infection. Ann. Surg. **120**, 514 (1944).

CASTEN and BODENHEIMER: The problem of hypoproteinemia in surgical patients. Surg. etc. **72**, 178 (1941).

— BODENHEIMER and BARCHAM: Study of plasma protein variations in surgical patients. Ann. Surg. **117**, 52 (1943).

CHAUNCEY and GRAY: Relation of concentration of protein in serum to postoperative gastric retention. Gastroenterology 1, 72 (1943).

CLARK: Effect of diet on healing of wounds. Bull. John Hopkins Hosp. **30**, 117 (1919).

— Present status of dietary regimens in urinary infections. J. Amer. Med. Assoc. **107**, 1280 (1936).

— NELSON, LYONS, MAYERSON and DE CAMP: Chronic shock. The problem of reduced blood volume in the chronically ill patient. Ann. Surg. **125**, 618 (1947).

COLLER, CROOK and JOB: Blood loss in surgical operations. J. Amer. Med. Assoc. **126**, 1 (1944).

Co TUI: Zit. nach ELMAN 1948.

— WRIGHT, MULHOLLAND, CARABBA, BARCHAM and VINCI: Studies on the surgical convalescence. I. Sources of nitrogen lost post gastrectomy and effect of high aminoacid and high caloric intake on convalescence. Ann. Surg. **120**, 99 (1944).

CROFT and PETERS: Nitrogen loss after thermal burns. Effects of adding protein and methionine to diet of rats. Lancet **1945**, 266.

CURPHEY and ORR: Edema in surgical patients. Surgery 1, 589 (1937).

CUTHBERTSON: Observations in the disturbance of metabolism produced by injury of the limbs. Quart. J. Med. 1, 233 (1932).

— Post-shock metabolic response. Lancet **1942 II**, 433.

— McGIRR and ROBERTSON: Quart. J. Exper. Physiol. **29**, 13 (1939).

DEITRICK, WHEDON and SHORR: Effects of immobilization upon various metabolic and physiologic functions of normal man. Amer. J. Med. 4, 3 (1948).

DIRSCHREIT: Großchirurgische Eingriffe, Plasmaeiweißquantum, Eiweißfraktion. Wien. med. Klin. **1948**, Nr. 35/36.

DUESBERG: Die Blutübertragung als parenterale Eiweißsubstitution bei Eiweißverlust infolge Eiterung oder Blutung. Klin. Wschr. **1943**, 633.

— u. SCHROEDER: Zur Pathophysiologie und Klinik der Kollapszustände. Dtsch. Militärarzt **8**, 527 (1943).

Ebert, Stead and Gibson: Response of normal subjects to acute blood loss, with special reference to mechanism of restoration of blood volume. Arch. Int. Med. 68, 1578 (1941).

Elman: Serum albumin regeneration following intravenous amino acids (hydrolyzed casein) in hypoproteinemia produced by severe hemorrhage. Proc. Soc. Exper. Biol. a. Med. 43, 14 (1940).

— Parenteral replacement of protein with the aminoacids of hydrolyzed casein. Ann. Surg. 112, 594 (1940).

— Acute protein deficiency (hypoproteinemia) in surgical shock due to severe hemorrhage and in burns, intestinal obstruction and general peritonitis with special reference to the use of plasma and hydrolyzed protein. J. Amer. Med. Assoc. 120, 1176 (1942).

— A design for surgical convalescence. Ann. Surg. 122, 716 (1945).

— Parenteral alimentation in surgery. New York 1948.

— and Davey: Effect of high protein (meat) diet on mortality from surgical shock due to repeated hemorrhage. Proc. Soc. Exper. Biol. a. Med. 56, 208 (1944).

— — and Kiyasu: Zit. nach Elman 1948.

— and Heifetz: Experimental hypoalbuminemia. Its effect on the morphology, function and protein and water content of the liver. J. of Exper. Med. 73, 417 (1941).

— Lischer and Davey: Plasma proteins (albumin and globulin) and red cell volume following single severe non-fatal hemorrhage. Amer. J. Physiol. 138, 569 (1943).

— — — Red cell volume, plasma albumin, and globulin in fatal surgical shock due to repeated hemorrhage. Amer. J. Physiol. 140, 737 (1944).

— Smith and Sachar: Correlation of cytological with chemical changes in the liver as influenced by diet, particularly protein. Gastroenterology 1, 24 (1943).

— and Weiner: Intravenous alimentation with special reference to Protein (amino acid) metabolism. J. Amer. Med. Assoc. 112, 796 (1939).

Fine, Horvitz and Mark: Clinical study of plasma volume in acute intestinal obstruction. Ann. Surg. 112, 546 (1940).

Gendel and Fine: The effect of acute intestinal obstruction on the blood and plasma volumes. Ann. Surg. 110, 25 (1939).

Glatzel: Ernährungskrankheiten. In Handbuch der Inneren Medizin, Bd. VI/2, S. 313 Berlin - Göttingen - Heidelberg 1954.

Goldsmith: Arch. Dermat. 55, 397 (1947).

Grossman, Sappington, Burrowa, Labietes and Peters: Nitrogen metabolism in acute infections. J. Clin. Invest. 24, 523 (1945).

György: Proc. conference on convalescence and rehabilitation. New York Acad. Med. 1944, 123.

Harkins: The treatment of burns. Springfield, Ill. 1942.

Hartzell, Winfield and Irvin: Vitamin C and serum protein levels in wound disruption. J. Amer. Med. Assoc. 116, 669 (1941).

Harvey and Howes: Effect of high protein diet on the velocity of growth of fibroblasts in the healing wound. Ann. Surg. 91, 641 (1930).

Hlisnikowski: Z. Haut- u. Geschlechtskrkh. 4, 350 (1948).

Howard: Studies on fracture convalescence. Bull. Johns Hopkins Hosp. 75, 156, 209 (1944).

— Bigham, Eisenberg, Wagner and Baily: Bull. Johns Hopkins Hosp. 78, 282 (1946).

Inami: J. of Exper. Med. 17, 80 (1931).

Johnson: Bull. Vancouver Med. Assoc. 19, 20 (1942).

Johnston: Factors influencing retention of nitrogen and calcium in period of growth. VII. Effect of methyltestosterone. Amer. J. Dis. Childr. 74, 52 (1947).

Jones and Eaton: Postoperative nutritional edema. Arch. Surg. 27, 159 (1933).

Juluson, Ravdin, Vars and Zintel: Symposium on pre- and postoperative treatment; effect of diet on composition of liver in presence of obstruction of common bile duct. Arch. Surg. 40, 1104 (1940).

Kaunitz u. Kren: Mineralstoffwechsel im postoperativen Zustand. Z. klin. Med. 131, 317 (1937).

Keeton, Cole, Calloway, Glickman, Mitchell, Dyniewicz and Howes: Convalescence. A study in the physiological recovery of nitrogen metabolism and liver function. Ann. Int. Med. 28, 521 (1948).

— — — — Mitchell, Dyniewicz and Howes: Studies in convalescence following hernioraphy; the effect of diet, supplements and ambulation on metabolic changes and on the performance of patients as measured by tests of cardiovascular efficiency and muscular fitness. J. Labor. a. Clin. Med. 32, 316 (1947).

Keilhack: Zit. nach Kühnau 1949.

Kerr, Horvitz and Whipple: Regeneration of serum protein. III. Liver injury alone; liver injury and plasma depletion; the Eck fistula combined with plasma depletion. Amer. J. Physiol. 47, 379 (1918).

KIRSNER, SHEFFNER and PALMER: Studies on amino acid excretion in man. III. Amino acid levels in plasma and urine of normal men, fed diets of varying protein content. J. Clin. Invest. 28, 716 (1949).

KOOP, DREW, RIEGEL and RHOADS: Studies on nutrition. Ann. Surg. 124, 1165 (1946).

KOSTER and SHAPIRO: Serum protein and wound healing. Arch. Surg. 41, 723 (1940).

LATZKA: Veränderungen des Plasmaeiweißes nach Abdominaloperationen. Arch. Gynäk. 158, 427 (1934).

LE VEEN and FISHMAN: Blood and liver proteins in surgical patients as related to protein depletion. Ann. Surg. 127, 352 (1948).

LOCALIS, SHASSIN and HINTON: Tissue protein depletion. A factor in wound disruption. Surg. etc. 86, 107 (1948).

LUCK: The liver proteins. In NEEDHAM and GREEN, Perspectives in biochemistry. London 1938.

LUND and LEVENSON: Protein in surgery. J. Amer. Med. Assoc. 128, 95 (1945).

— — In SAHYUN, Proteins and amino acids in nutrition, p. 349. New York 1948.

MACRAY, BARDEN and RAVDIN: Nutritional edema. Its effect on the gastric emptying time before and after gastric operation. Surgery 1, 53 (1937).

MADDEN: Plasma protein production influenced by amino acid mixtures and lack of essential amino acids. J. of Exper. Med. 82, 77 (1945).

— BASSETT and REMINGTON: Amino acids in therapy of diseases, parenteral and oral administration compared. Surg. etc. 82, 131 (1946).

— and WHIPPLE: Plasma proteins, their source, production and utilization. Physiologic. Rev. 20, 194 (1940).

— ZELDIS, HENGERER, MILLER, ROWE, TURNER and WHIPPLE: Casein digests parenterally utilized to form blood plasma protein. J. of Exper. Med. 73, 727 (1941).

MAHONEY: New York State J. Med. 43, 1307 (1943).

McGAVACK, SHEARMAN and DREKTER: Bull. New York Med. Coll. 10, 27 (1948).

McHENRY and PATTERSON: Lipotropic factors. Physiologic. Rev. 24, 128 (1944).

McINTOSH, ARONOFF, GRAHAM and LEROUX: A study of protein repletion in a case of marked undernutrition. Canad. Med. Assoc. J. 71, 256 (1954).

McNAUGHT, SCOTT, WOODS and WHIPPLE: Blood plasma protein regeneration controlled by diet. J. of Exper. Med. 63, 277 (1935).

McPHEE: Metabolic changes associated with operation. Brit. Med. J. 1953, 1023.

MEYER, HIRSCHFELD and ABBOTT: J. Clin. Invest. 26, 796 (1947).

— and KOZOL: Protein deficiency in surgical patients. Surg. etc. 78, 181 (1944).

MITCHELL, HAMILTON, STEGGERDA and BEAN: Chemical composition of the adult human body and its bearing on the biochemistry of growth. J. of Biol. Chem. 158, 625 (1945).

MULHOLLAND, Co TUI, WRIGHT and VINCI: Nitrogen metabolism, caloric intake and weight loss in postoperative convalescence. Ann. Surg. 117, 512 (1943).

ORR and RICE: Pre- and postoperative nutritional requirements. Minnesota Med. 3, 346 (1948).

PETERS, KING, THOMPSON, WILLIAM and NICOL: Problems of nitrogen metabolism. Federat. Proc. 3, 197 (1944).

— Lancet 1945, 264.

PFAU: Zur Physiologie der Aminosäuren und über die therapeutische Verwendung von Aminosäuregemischen. Med. Klin. 1946, 249.

RAVDIN: Hypoproteinemia and its relation to surgical problems. Ann. Surg. 18, 491 (1940).

— McNAMEE, RAMHOLZ and RHOADS: Effect of hypoproteinemia on susceptibility to shock resulting from hemorrhage. Arch. Surg. 18, 491 (1944).

— STENGEL and PRUSHANKIN: Control of hypoproteinemia in surgical patients. J. Amer. Med. Assoc. 114, 107 (1940).

RHOADS, FLIEGELMAN and PANZER: Mechanism of delayed wound healing in presence of hypoproteinemia. J. Amer. Med. Assoc. 118, 21 (1942).

RICE, STRICKLER and ORR: The rationale of eliminating starvation postoperatively. Minnesota Med. 1948.

ROOST: Fortschritte der amerikanischen Chirurgie. Warum? Schweiz. med. Wschr. 1947, 1109.

ROUS and WILSON: Fluid substitutes for transfusion after hemorrhage. J. Amer. Med. Assoc. 70, 219 (1918).

SACHAR, HORVITZ and ELMAN: Studies on hypoalbuminemia produced by protein deficient diets. I. Hypoalbuminemia as a quantitative measure of tissue protein depletion. J. of Exper. Med. 75, 453 (1942).

SHEFFNER, KIRSNER and PALMER: Studies on amino acid excretion in man. I. Amino acids in urine. J. Biol. Chem. 175, 107 (1948).

— — — Studies on amino acid excretion in man. II. Amino acids in feces. J. of Biol. Chem. 176, 89 (1948).

Studley: Percentage of weight loss. A basic indicator of surgical risk in patients with chronic peptic ulcer. J. Amer. Med. Assoc. 106, 458 (1936).

Taylor: Protein requirements under special physiological demands with particular relation to burns, penetrating wounds and trauma. Buffalo Univ. Centennial Conference Lecture, Oct. 1946.

Thompson, Ravdin and Frank: Effects of hypoproteinemia on wound disruption. Arch. Surg. 36, 500 (1938).

— Rhoads and Frank: Use of lyophile plasma in correction of hypoproteinemia and prevention of wound disruption. Arch. Surg. 36, 509 (1938).

Thorn: Zit. nach McIntosh, Aronoff, Graham and Leroux 1954.

Thornton, Adams and Schafer: Hypoproteinemia in thoracic surgery — a chemical study. Surg. etc. 79, 368 (1944).

Tiling: Eiweißmangel im Kindesalter. Synopsis 1, 92 (1948).

— Aminosäurezufuhr bei Ernährungsstörungen. In Holthusen, Aktuelle Probleme der Pathologie und Therapie. Stuttgart 1949.

Urra: Beitrag unserer Klinik zum Studium der Proteine des Plasmas. Verh. dtsch. Ges. inn. Med. 1949, 248.

Vollmer: Bisherige Ergebnisse unserer Therapie mit Aminosäuregemischen. Dtsch. med. Rdsch. 3, 1 (1949).

— Einfluß der Aminosäurebehandlung auf die Stickstoffbilanz. Verh. dtsch. Ges. inn. Med. 1949, 238.

— Über die biologische Wertigkeit eines Hefeeiweißpräparates beim Menschen. Klin. Wschr. 1950, 76.

Wachsmuth: Die Kriegswundkachexie. Ein durch Infektion und Eiweißverlust entstandener Symptomenkomplex. Dtsch. Militärarzt 8, 495 (1943).

— Med. Mschr. 2, 431 (1948).

Wangensteen, Coller and Crook: Zit. nach Roost 1947.

Weber: Eiweißforschung 1948, 60.

Weech, Wollstein and Goettsch: Nutritional edema in the dog. V. Development of deficits in erythrocytes and hemoglobin on a diet deficient in protein. J. Clin. Invest. 16, 719 (1937).

Weiner, Rowlette and Elman: Significance of loss of serum protein in therapy of severe burns. Proc. Soc. Exper. Biol. a. Med. 34, 484 (1936).

Whipple: Hemoglobin and plasma proteins; their production, utilization and interrelation. Amer. J. Med. Sci. 203, 477 (1942).

Wiley: Postoperative protein deficiency. With special reference to the cancer patient. Surgery 21, 889 (1947).

Wilkinson, Billing, Nagy and Stewart: Nitrogen metabolism after surgical operations. Use of protein hydrolysate after partial gastroectomy. Lancet 1950 I, 523.

Wuhrmann u. Wunderly: Die Bluteiweißkörper des Menschen. Untersuchungsmethoden und deren klinisch-praktische Bedeutung. Basel 1954.

Zenker, v. Campenhausen u. Kühner: Zur Pflege des Eiweißhaushaltes vor, während und nach Operationen. Verh. dtsch. Ges. inn. Med. 55, 225 (1949).

Zettel u. Knedel: Die Veränderungen der Plasmaeiweißkörper während operativer Eingriffe. Chirurg 23, 460 (1952).

VIIb. Vollblut- und Plasmainfusionen.

Albright: Zit. nach Elman 1948.

Amberson, Jacobs, Hisey and Monke: Hemoglobine-saline solutions as transfusion media, blood substitutes and blood transfusion. In Mudd and Thalheimer 1942.

Austin and Eisenbrey: The utilization of parenterally introduced serum. Arch. Int. Med. 10, 305 (1912).

Bansi: Das Hungerödem. Stuttgart 1949.

Beattie and Collard: Plasma protein concentration after hemorrhage. Brit. Med. J. 1942 II, 507.

Brand, Kassel and Saidel: Chemical, clinical and immunological studies on the products of human plasma fractionation. III. Amino acid composition of plasma proteins. J. Clin. Invest. 23, 437 (1944).

Brunschwig, Corbin and Johnston: Intravenous gelatin. Surgery 118, 1058 (1943).

Burger: Über Verwandtenbluttransfusion. Therap. Halbmschr. 35, 386, 425, 457 (1921).

Cannon, Humphreys, Wissler and Frazier: Chemical, clinical and immunological studies on the products of human plasma fractionation. XXIII. The effects of feeding possible blood substitutes on serum protein regeneration and weight recovery in the hypoproteinemia-rat. J. Clin. Invest. 23, 601 (1944).

Cohn: Blood proteins and their therapeutic value. Science (Lancaster, Pa.) 101, 51 (1945).

COHN, ONCLEY, STRONG, HUGHES and ARMSTRONG: Chemical, clinical and immunological studies on the products of human plasma fractionation. I. The characterization of the protein fractions of human plasma. J. Clin. Invest. **23**, 417 (1944).

CROSBY and SCARBOROUGH: Studies on stored blood. 2. The leucocytes in stored blood. Edinburgh Med. J. **47**, 553 (1940).

CUCCIOLI: Modificazioni morfologiche e fisiologiche del sangue conservato. Arch. Ist. biochim. ital. **14**, 189 (1942).

DAFT, ROBSCHEIT-ROBBINS and WHIPPLE: Plasma protein given by vein and its influence upon body metabolism. J. of Biol. Chem. **123**, 87 (1938).

DAVID u. BILLETER: Der Einfluß der Lagerungsdauer auf die Verträglichkeit von Blut-konserven. Schweiz. med. Wschr. **1953**, 234.

DAVIDSOHN: Indications and contraindications for whole blood and its various fractions. Amer. J. Clin. Path. **24**, 349 (1954).

DAVIS and GETZOFF: Hypoproteinemia in surgical diseases. Relation of serum protein level to hepatic function and the influence of the transfusion of ascitic fluid. Arch. Surg. **44**, 1071 (1942).

DUESBERG: Die Blutübertragung als parenterale Eiweißsubstitution bei Eiweißverlust infolge Eiterung oder Blutung. Klin. Wschr. **1943**, 633.

— u. SCHROEDER: Zur Pathophysiologie und Klinik der Kollapszustände. Dtsch. Militärarzt **8**, 527 (1943).

DURAN u. JORDA: Zit. nach SCHILLING 1940.

ELLIOTT: Military Surgeon **88**, 118 (1941).

ELMAN: Acute protein deficiency (hypoproteinemia) in surgical shock due to severe hemorrhage and in burns, intestinal obstruction and general peritonitis with special reference to the use of plasma and hydrolyzed protein. J. Amer. Med. Assoc. **120**, 1176 (1942).

— Parenteral alimentation in surgery. New York 1948.

— and DAVEY: Studies on hypoalbuminemia produced by protein deficient diets. III. The correction of hypoalbuminemia by means of large plasma transfusions. J. of Exper. Med. **77**, 1 (1943).

ERF and JONES: Experiences associated with a transfusion unit. Ann. Int. Med. **19**, 1 (1943).

FINK, ENHS, KIMBALL, SILBERSTEIN, BALE, MADDEN and WHIPPLE: Plasma protein metabolism — normal and associated with shock observations using protein labeled by heavy nitrogen in lysine. J. of Exper. Med. **80**, 455 (1944).

FISCHER: Indications majeurs et mineurs des injections intraveineuses de sang conservé universel. Schweiz. med. Wschr. **1941**, 1024.

— et PAILLARD: A propos du sang conservé. Note préliminaire sur quelques aspects physico-chimiques des systèmes constitués par les acides aldoniques. Bull. Soc. Chim. biol. (Paris) **22**, 481 (1940).

— et JEANNERET: Morphologie et propriétés biologiques des leucocytes dans le sang conservé. Sang **14**, 308 (1941).

— Einige Gesichtspunkte zur Frage der Blutkonservierung. Schweiz. med. Wschr. **1941**, 291.

HARKINS: The treatment of burns. Springfield, Ill. 1942.

HAYWARD and JORDAN: Changes in blood volume after transfusions of serum or plasma and fate of injected protein. Brit. Med. J. **1942 I**, 462.

HEDENIUS: Bemerkungen zur Infusions- und Transfusionsbehandlung. Nord. Med. **1941**, 2831.

HEGSTEDT, McKIBBIN and STARE: The nutritive value of human plasma for the rat. J. Clin. Invest. **23**, 705 (1944).

HEILMEYER: Blut und Blutkrankheiten. In Handbuch der Inneren Medizin, 4. Aufl., Bd. II. Berlin - Göttingen - Heidelberg 1951.

HEINEN: Blutplasmatherapie und Angabe einer neuen Methode zur Plasmagewinnung. Verh. dtsch. Ges. inn. Med. **1949**, 246.

HOLMAN: Plasma injections on level of plasma protein. J. of Exper. Med. **76**, 519 (1942).

— MAHONEY and WHIPPLE: Blood plasma protein given by vein utilized in body metabolism. II. A dynamic equilibrium between plasma and tissue proteins. J. of Exper. Med. **59**, 269 (1934).

HOLT and KNOEFEL: Changes in plasma volume and cardiac output following intravenous injection of gelatin, serum and physiological saline. J. Clin. Invest. **23**, 657 (1944).

HOWLAND and HAWKINS: Protein metabolism, protein interchange and utilization in phlorhizinized dogs. J. of Biol. Chem. **123**, 99 (1938).

JANEWAY, GIBSON, WOODRUFF, HEYL, BAILEY and NEWHOUSER: Chemical, clinical and immunological studies on the products of human plasma fractionation. VII. Concentrated human serum albumin. J. Clin. Invest. **23**, 465 (1944).

KARABIN, UDESKY and SEED: Effect of stored citrate blood transfusions upon patients with hypoprothrombinemia. Surg. etc. **73**, 10 (1941).

Ki: Experimentelle Untersuchungen über den N-Stoffwechsel nach Bluttransfusion. Tohoku J. Exper. med. **20**, 123 (1932).

Kilduffe and de Barkey: The blood bank. The technique and therapeutics of transfusions. St. Louis 1942.

Koop, Drew, Riegel and Rhoads: Studies on nutrition. Ann. Surg. **124**, 1165 (1946).

Kremer, Hall, Koschnitzke, Stevens and Wangensteen: Studies on the intravenous administration of whole bovine plasma and serum to man. Surgery **11**, 333 (1942).

Kunz: Über die Infusion artgleichen Serums. Zbl. Chir. **59**, 1003 (1932).

Lang: Der intermediäre Stoffwechsel. Berlin - Göttingen - Heidelberg 1952.

— Die Physiologie der Ernährung. In Lang u. Schoen, Die Ernährung, S. 65. Berlin - Göttingen - Heidelberg 1952.

— — Menschliches Serum als Blutersatzmittel. Dtsch. Militärarzt **6**, 561 (1941).

— u. Schwiegk: Erfahrungen mit der Serumkonserve und mit Plasma als Blutersatzmittel Dtsch. Militärarzt **7**, 379 (1942).

Lommel: Über den Eiweißabbau bei parenteraler Eiweißzufuhr. Arch. exper. Path. u. Pharmakol. **58**, 50 (1908).

Lozner, Lemish, Campbell and Newhouser: Preservation of normal human plasma in the liquid state. V. Clinical, chemical and physiochemical studies during three years of storage at room temperature. Blood **1**, 459 (1946).

Madden and Whipple: Plasma proteins, their source, production and utilization. Physiol. Rev. **20**, 194 (1940).

Melnick and Cowgill: Protein minima for nitrogen equilibrium with different proteins. J. Nutrit. **13**, 401 (1937).

— — and Burack: Influence of diet upon regeneration of serum protein; potency ratios of serum protein, lactalbumin and casein and effect of tissue protein catabolism on formation of serum protein. J. of Exper. Med. **64**, 897 (1936).

Metcalf: Fate and effects of transfused serum or plasma in normal dogs. J. Clin. Invest. **23**, 403 (1944).

Mudd and Thalheimer: Blood substitutes and blood transfusion. Springfield, Ill. 1942

Muether and Andrews: Studies on "stored blood". 1. Technic for storage blood. Amer. J. Clin. Path. **11**, 307 (1941).

— — Studies on "stored blood". 2. Effect of storage on human blood. Amer. J. Clin. Path. **11**, 314 (1941).

— — Studies on "stored blood". 3. Effects of stored blood on the patient. Amer. J. Clin. Path. **11**, 321 (1941).

Nissler: Die Wirkung von intravenös zugeführtem menschlichem Serum auf die Stickstoffbilanz des Säuglings. Mschr. Kinderheilk. **98**, 116 (1950).

Nöller: Die Bluttransfusion unter besonderer Berücksichtigung der Blutkonservierung und des Trockenblutes. Bruns Beitr. **173**, 73 (1942).

Oehlecker: Die Bluttransfusion. 2. Aufl. Wien u. Berlin 1940.

Opitz u. Klinke: Eiweißabbaustudien nach Bluttransfusion beim Menschen. Biochem. Z. **149**, 294 (1924).

Parkins: Gelatin as a plasma substitute with particular reference to experimental hemorrhage and burn shock. Ann. Surg. **118**, 193 (1943).

Pommerenke, Slavin, Karcher and Whipple: Dog plasma protein given by vein utilized in body metabolism of dogs. J. of Exper. Med. **61**, 283 (1935).

Popper: Evaluation of gelatin and pectin solutions as substitutes for plasma in the treatment of shock; histologic changes produced in human beings. Arch. Surg. **50**, 34 (1945).

Robscheit-Robbins, Miller and Whipple: Gelatin — its usefulness and toxicity; blood protein production impaired by continued gelatin by vein. J. of Exper. Med. **80**, 145 (1944).

Scatchard: The properties of a solution of human serum albumin of low salt content. J. Clin. Invest. **24**, 671 (1945).

Schilling: Blutübertragung und Konservierung. Verh. dtsch. Ges. inn. Med. **52**, 202 (1940).

— Direkte, indirekte und Konservenbluttransfusion. Erg. inn. Med. **59**, 284 (1940).

— Zum Technischen der Blutkonservierung. Zbl. Chir. **67**, 2050 (1940).

Schoenheimer: Interaction of blood proteins of the rat with dietary nitrogen. J. of Biol. Chem. **144**, 541, 545 (1942).

— The dynamic state of body constituents. Cambridge, Mass. 1942.

Schwenzer: Neuzeitliche Sicherungen bei Bluttransfusionen. Erg. inn. Med. N.F. **5**, 160 (1954).

Self, Thalheimer and Scudder: Pooled human serum. Ann. Surg. **121**, 338 (1945).

Sharpey, Schafer and Wallace: Retention of injected serum in the circulation. Lancet **1942 I**, 699.

Strumia: Use of "modified globin" from human erythrocytes as a plasma substitute. Amer.

— J. med. Sci. **209**, 436 (1945); **211**, 51 (1946). J. Amer. Med. Assoc. **131**, 1033 (1946).

— and McGraw: J. Amer. Med. Assoc. **116**, 2378 (1941).

SUREAU, ESCALIER et ANDRÉ: Thérapeutique par le plasma humain. Traitement de l'hypoproteinémie des oedémes de carence par injections intraveineuses de plasma. Bull. Acad. Méd. Paris **126**, 404 (1942).

SWEDBERG u. LIDSTRÖM: Plasmatransfusion. Schlußfolgerung aus einer Zusammenstellung von 545 Transfusionsberichten aus den Jahren 1944 bis 1947. Nord. Med. **36**, 2415 (1947).

TATSUMI and MAENO: Effects of plasma transfusion upon protein metabolism in rabbits of experimental hypoproteinemia. J. Kyoto Prefect. Med. Univ. **52**, 901 (1952).

WARD: Transfusion of plasma. Brit. Med. J. **1918 I**, 301.

WEECH: Dietary protein and regeneration of serum protein; potency values of dried beef serum, whole egg, cow's milk, cow's colostrum, lactalbumin and wheat gluten. Bull. Johns Hopkins Hosp. **70**, 157 (1942).

WEICKSEL: Über Stoffwechsel- und Harnsäureuntersuchungen bei bluttransfundierten Perniciösen. Z. klin. Med. **100**, 802 (1924).

WEINER: Blood groups and transfusions. Springfield, Ill. 1943.

— ROWLETTE and ELMAN: Significance of loss of serum protein in therapy of severe burns. Proc. Soc. Exper. Biol. a. Med. **34**, 484 (1936).

WENDEROTH: Über die Ausnutzung von transfundiertem Plasmaeiweiß. Verh. dtsch. Ges. inn. Med. **1949**, 243.

WHIPPLE: Hemoglobin and plasma proteins; their production, utilization and interrelation. Amer. J. Med. Sci. **203**, 477 (1942).

— and MADDLE: Hemoglobin, plasma proteins and cellprotein — their interchange and construction in emergencies. Medicine **23**, 215 (1944).

WILLENEGGER: Das Schicksal transfundierter Erythrozyten im Empfänger. Schweiz. med. Wschr. **1942**, 23.

— Erfahrungen mit der Plasmatransfusion. Helvet. med. Acta **10**, 261 (1943).

— Der heutige Stand der Blutersatzfrage. Schweiz. med. Wschr. **1947**, 614.

ZENKER, v. CAMPENHAUSEN u. KÜHNER: Zur Pflege des Eiweißhaushaltes vor, während und nach Operationen. Verh. dtsch. Ges. inn. Med. **55**, 225 (1949).

VIIc. Infusionen von hydrolysierten Eiweißkörpern und Aminosäuren.

ABBOTT, HIRSCHFELD, WILLIAMS, MATTHEWS, PILLING, MEYER and DETROIT: Metabolic alterations following thermal burns. VI. The effect of altering the nitrogen and caloric intake or of administering testosterone-propionate on the nitrogen balance. Surgery **20**, 284 (1946).

— and MELLORS: Total circulating plasma proteins in surgical patients with dehydration and malnutrition; indications for intravenous alimentation with amino acids. Arch. Surg. **46**, 277 (1943).

ABDERHALDEN: Fütterungsversuche mit vollständig abgebauten Nahrungsstoffen, Lösung des Problems der künstlichen Darstellung der Nahrungsstoffe. Z. physiol. Chem. **77**, 22 (1912).

— Fütterungsversuche mit vollständig bis zu Aminosäuren abgebautem Eiweiß und mit Ammonsalzen. Versuch, den Stickstoffbedarf des tierischen Organismus durch anorganische Stickstoffquellen zu decken. Z. physiol. Chem. **78**, 1 (1912).

— FRANK u. SCHITTENHELM: Z. physiol. Chem. **63**, 265 (1909).

— u. HIRSCH: Weiterer Beitrag zur Kenntnis der synthetischen Fähigkeiten der Zellen von Säugetieren. Fortgesetzte Versuche, den Eiweißbedarf des Hundes durch Ammonsalze und ferner durch einzelne Aminosäuren ganz oder teilweise zu decken. Z. physiol. Chem. **80**, 136 (1912).

— — Fortgesetzte Untersuchungen über die synthetischen Fähigkeiten der tierischen Zelle. Versuche über die Verwertung verschiedener Stickstoffquellen im Organismus des Hundes. Z. physiol. Chem. **82**, 1 (1912).

— u. LAMPÉ: Weiterer Beitrag zur Frage nach der Vertretbarkeit von Eiweiß resp. eines vollwertigen Aminosäuregemisches durch Gelatine und Ammonsalze. Z. physiol. Chem. **80**, 160 (1912).

— u. LONDON: Weitere Versuche zur Frage nach der Verwertung von tief abgebautem Eiweiß im tierischen Organismus, ausgeführt an einem Hunde mit einer Eck'schen Fistel. Z. physiol. Chem. **54**, 80, 907/08.

— u. LONDON: Studien über den Eiweißstoffwechsel. Z. physiol. Chem. **62**, 237, (1909)

— — — Weiterer Beitrag zur Frage nach dem Ab- und Aufbau der Proteine im tierischen Organismus. Z. physiol. Chem. **65**, 251 (1910).

— u. RONA: Weiterer Beitrag zur Frage nach der Verwertung von tief abgebautem Eiweiß im tierischen Organismus. Z. physiol. Chem. **67**, 405 (1910).

AHLHELM, BACKHAUS, BANSI, FRANKE, FRETWURST, KÖRNER u. POSER: In HOLTHUSEN, Aktuelle Probleme der Pathologie und Therapie. Stuttgart 1949.

ALBANESE: Zit. nach ELMAN 1948.

— and HIGGONS: Blood proteins and nutritional states. Plasma (Milano) **1**, 17 (1953);

— — McDONALD, FELCH, VESTAL and STEFANSON: Biological value of an encymatic digest of bovine plasma. J. Nutrit. **44**, 28 (1951).

ALBANESE and IRBY: Observations on the biological value of a mixture of essential amino acids. Science (Lancaster, Pa.) **98**, 286 (1943).

ALLISON: Utilization of protein hydrolysates by normal and proteindepleted animals. Amer. J. Med. **5**, 419 (1948).

— SEELEY and FERGUSON: The determination of nitrogen balance indexes of proteinhydrolysates in dogs. J. of Biol. Chem. **171**, 91 (1947).

ALPER, CHOW and DE BIASI: A comparison of parenterally and orally supplied protein hydrolysates for utilization of the nitrogen in long continued feeding experiments. J. Nutrit. **40**, 81 (1950).

ALTSCHULER, HENSEL and SAHYUN: Maintenance of nitrogen equilibrium of amino acids administered parenterally. Amer. J. Med. Sci. **200**, 239 (1940).

— SAHYUN, SCHNEIDER and SATRIANO: Clinical use of amino acids for the maintenance of nitrogen equilibrium. J. Amer. Med. Assoc. **121**, 163 (1943).

AMIGEN: Descriptive booklet prepared by Mead Johnson a. Co. Elansville, Ind.

BABORKA, CARROL, HEPLER and KREBS: Utilization of parenteral protein hydrolysate in the normal. Gastroenterology **9**, 579 (1947).

BACH: Die Therapie der Subacidität mit Paractol. Münch. med. Wschr. **1936**, 696.

BANSI: Das Hungerödem, Stuttgart 1949).

— u. LUDWIG: Die Aminosäuren und ihre Bedeutung für Ernährung und Therapie. Erg. physikal.-diätet. Ther. **4**, 1 (1951).

BASSETT, WOODS, SHULL and MADDEN: Parenterally administered amino acids as a source of protein in man. New England J. Med. **230**, 106 (1944).

BELING and LEE: Treatment of hypoproteinemia by oral administration of protein hydrolysate. Arch. of Surg. **43**, 735 (1941).

BENDITT, WOOLRIDGE and STEPTO: The dynamics of protein metabolism. II. The relationship between the level of protein intake and the rate of protein utilization by protein-depleted men and rats. J. Labor. a. Clin. Med. **33**, 269 (1948).

BERGMANN: Some biological aspects of protein chemistry. J. Mt. Sinai Hosp. **6**, 171 (1939).

BILLING, DONALD, STEWART and WILKINSON: Protein hydrolysate. Edinburgh Med. J. **1952**, 581.

BLOCK and BOLLING: The amino acid composition of proteins and foods. Springfield, Ill. 1945.

BROCH: On the effect of plasma transfusions in cases of nephrogenic hypoproteinemia. Acta med. scand. (Stockh.) **138**, Suppl. 239, 34 (1950).

BROWN, SCHENKER and STEVENSON: Some metabolic aspects of damage and convalescence. J. Clin. Invest. **23**, 932 (1944).

BRUNSCHWIG, BIGELOW and MICHOLS: Intravenous nutrition for eight weeks; partial enterectomy; recovery. J. Amer. Med. Assoc. **129**, 441 (1945).

— CLARK and CORBIN: Postoperative nitrogen loss and studies on parenteral nitrogen nutrition by means of casein digest. Ann. Surg. **115**, 1091 (1942).

— and CORBIN: Clinical study of relative efficiency for nitrogen metabolism of casein administered intravenously and protein ingested by mouth. Surgery **14**, 898 (1943).

BRYANT, GRIFFITTS and SMITH: Prolonged drip-feeding. Jackson Mem. Hosp. Bull. (Miami) **6**, 1 (1952).

BUGLIA: Untersuchungen über die biologische Bedeutung und den Metabolismus der Eiweißstoffe. X. Gesamtstickstoff und Aminosäurestickstoff im Harn der per os mit Fleisch oder auf intravenösem Wege mit den Verdauungsprodukten des Fleisches ernährten Tiere. Z. Biol. **58**, 162 (1912).

BÜRGER u. GRAUHAN: Über postoperativen Eiweißzerfall. I. Mitt. Z. exper. Med. **27**, 97 (1922).

— — Über postoperativen Eiweißzerfall. II. Mitt. Die postoperative Azoturie. Z. exper. Med. **35**, 16 (1923).

— — Über postoperativen Eiweißzerfall. III. Mitt. Die postoperative Azotämie. Z. exper. Med. **42**, 345 (1924).

CANNON: Amino acid utilization in the surgical patient. J. Amer. Med. Assoc. **135**, 1043 (1947).

— The dynamic equilibrium in protein metabolism. Amer. J. Clin. Path. **19**, 99 (1949).

— STEFFEE, FRAZIER, ROWLEY and STEPTO: The influence of time of ingestion of essential amino acids upon utilization in tissue synthesis. Federat. Proc. **6**, 390 (1947).

CASTEN and BODENHEIMER: The problem of hypoproteinemia in surgical patients. Surgery etc. **72**, 178 (1941).

CHANUTIN and LUDEWIG: Effects of protein and methionine on nitrogen balance of burned rats. Surgery **21**, 593 (1947).

CHOW and DE BIASE: The Effect of oral administration of casein hydrolysate on the total circulating plasma proteins of man. J. Labor. a. Clin. Med. **33**, 453 (1948).

CHRISTENSEN: Peptide wastage consequent to infusion of two protein hydrolysates. J. Nutrit. **42**, 189 (1950).

CHRISTENSEN, LYNCH, DECKER and POWERS: The conjugated, non-protein amino acids of plasma. IV. A difference in the utilization of the peptides of hydrolysates of fibrin and casein. J. Clin. Invest. **26**, 849 (1946).

CHRISTENSEN, LYNCH and POWERS: The conjugated, non-protein amino acids of plasma. III. Peptidemia and hyperpeptiduria as a result of the intravenous administration of partially hydrolyzed casein (Amigen). J. Biol. Chem. **166**, 649 (1946).

CHRISTENSEN, STREICHER and ELBINGER: Effects of feeding individual amino acids upon the distribution of other amino acids between cells and extracellular fluid. J. Biol. Chem. **172**, 515 (1948).

CLARK: Continuous drip treatment of peptic ulcer. Lancet **1950 I**, 435.

— BRUNSCHWIG and CORBIN: Utilization of parenterally administered casein digest for synthesis of proteins. Proc. Soc. Exper. Biol. a. Med. **49**, 282 (1942).

CORBOULD, CLARK and McKECHNIE: The intravenous feeding of amino acids. Amer. J. Med. Sci. **6**, 185 (1939).

CORNELL: Amer. J. Med. **3**, 427 (1947).

CORR, WAGNER and HETZER: Intravenous amino acids in nephrotic toxemia of pregnancy. Amer. J. Obstetr. **47**, 70 (1944).

Co TUI, WRIGHT, MULHOLLAND, CARABBA, BARCHAM and VINCI: Studies on the surgical convalescence. I. Sources of nitrogen lost post gastrectomy and effect of high amino acid and high caloric intake on convalescence. Ann. Surg. **120**, 99 (1944).

DE COURCY: Significance of dietary supplementation in surgical cases. Amer. J. Surg. **77**, 461 (1949).

COX and MUELLER: Nitrogen-retention on casein digests. Proc. Soc. Exper. Biol. a. Med. **42**, 658 (1939).

— — Effect of intravenous casein hydrolysate on the amino nitrogen and CO_2 combining power of plasma. Federat. Proc. **2**, 59 (1943).

— — Intravenously administered crystalline amino acids in causation of vomiting in dogs. Federat. Proc. **3**, 56 (1944).

— — Serum protein regeneration as effected by intravenously and orally administered protein hydrolysates. J. Clin. Invest. **23**, 875 (1944).

CURRERI and HIBMAN: Experiences with the parenteral use of amino acids. Wisconsin Med. J. **43**, 609 (1944).

CUTHBERTSON: Observations in the disturbance of metabolism produced by injury of the limbs. Quart. J. Med. **1**, 233 (1932).

— Post-shock metabolic response. Lancet **1942 II**, 433.

DAVIS: Routine use of protein digest intravenously following major surgical procedures. Surg. etc. **81**, 31 (1945).

DENT and SCHILLING: Arch. of Biochem. **44**, 318 (1949).

DEITRICK, WHEDON and SHORR: Effects of immobilization upon various metabolic and physiologic functions of normal men. Amer. J. Med. **4**, 3 (1948).

DOXIADES: Parenteral alimentation in relation to nitrogen balance and liver damage. Proc. Roy. Soc. Med. **44**, 5 (1951).

DRURY and GREELEY: Intravenous injection of amino acids on glucose utilization rate of hypophysectomized and insulin-treated rabbits. Proc. Soc. Exper. Biol. a. Med. **39**, 310 (1938).

DUNCAN, MIRICK and HOWARD: Total intravenous alimentation. Its effect on mineral and bacterial content of feces. Bull. John Hopkins Hosp. **82**, 515 (1948).

ECKHARDT and DAVIDSON: Urinary excretion of amino acids following the rapid injection of a solution of amino acids in man. J. Clin. Invest. **27**, 727 (1948).

— — The rapid injection of a solution of amino acids. A note on its clinical tolerance in man. New England J. Med. **239**, 164 (1948).

— — The nutritive value of intravenously administered hydrolyzed human serum albumin in man. J. Labor. a. Clin. Med. **34**, 1133 (1949).

— FALOON and DAVIDSON: Improvement of active liver cirrhosis in patients maintained with amino acids intravenously as the source of protein and lipotropic substances. J. Clin. Invest. **27**, 531 (1948).

— LEWIS, MURPHY, BATCHELAR and DAVIDSON: J. Clin. Invest. **27**, 119 (1948).

EDGE: Plasma in starvation. Lancet **1945 I**, 833.

EISENREICH u. SCHEDEL: Unsere Erfahrungen mit intravenösen Aminosäureinfusionen. Münch. med. Wschr. **1950**, 267.

— Zum Problem des Eiweißmangels in der Chirurgie. Ärztl. Forsch. **5**, I/385 (1951).

ELLIOTT: Mil. Surgeon **88**, 118 (1941).

— GRIFFITTS, SMITH, LEWIS and FERRO: Continuous enteral feeding and its importance in protein metabolism of the sick. Southern Med. J. **46**, 572 (1953).

— SMITH, GRIFFITTS, LEWIS and FERRO: New regimes in feeding the critically ill. Arch. Surg. **64**, 278 (1952).

Elliott, Smith, Griffitts and Lee: Preliminary concerning an improved method of enteral feeding. Meeting of the Southern Med. Assoc., Dallas 1951.

Elman: Intravenous injection of amino acids in regeneration of serum protein following severe experimental hemorrhage. Proc. Soc. Exper. Biol. a. Med. **36**, 867 (1937).

— Amino acid content of the blood following intravenous injection of hydrolyzed casein. Proc. Soc. Exper. Biol. a. Med. **37**, 437 (1937).

— Urinary output of nitrogen as influenced by intravenous injection of a mixture of amino acids. Proc. Soc. Exper. Biol. a. Med. **37**, 610 (1938).

— Time factor in retention of nitrogen after intravenous injection of a mixture of amino acids. Proc. Soc. Exper. Biol. a. Med. **40**, 484 (1939).

— Parenteral replacement of protein with the amino acids of hydrolyzed casein. Ann. Surg. **112**, 594 (1940).

— Serum albumin regeneration following intravenous amino acids (hydrolyzed casein) in hypoproteinemia produced by severe hemorrhage. Proc. Soc. Exper. Biol. a. Med. **43**, 14 (1940).

— The therapeutic significance of plasma protein replacement in severe burns. J. Amer. Med. Assoc. **116**, 213 (1941).

— J. Amer. Med. Assoc. **121**, 498 (1943).

— Proc. Soc. Exper.Biol. a. Med. **43**, 40 (1943).

— The oral use of the amino-acids of hydrolyzed casein (Amigen) in surgical patients. Amer. J. Digest. Dis. **10**, 48 (1943).

— Acute starvation following operation or injury with special reference to caloric and protein needs. Ann. Surg. **120**, 350 (1944).

— Maintenance of nitrogen balance by the intravenous administration of plasma proteins and protein hydrolysates. Physiol. Rev. **24**, 372 (1944).

— Parenteral alimentation in surgery. New York 1948.

— Charnas and Davey: Ceiling of utilization of nitrogen. Arch. Surg. **47**, 216 (1943).

— Davey and Loo: The influence of histidine on the urinary excretions of nitrogen in dogs given pure amino acid mixtures intravenously. Arch. of Biochem. **3**, 45 (1943).

— and Lischer: Amino acids, serum and plasma in the replacement therapy of fatal shock due to repeated hemorrhage; an experimental study. Ann. Surg. **118**, 225 (1943).

— — The occurrence and correction of hypoproteinemia (hypoalbuminemia) in surgical patients. A collective review. Surg. etc. **76**, 503 (1943).

Elman, Pareira, Conrad, Weichselbaum, Moncrief and Wren: The metabolism of fructose as related to the utilization of amino acids when both are given by intravenous injection. Ann. Surg. **136**, 635 (1952).

— Sachar, Horvitz and Wolff: Regeneration of serum albumin with hydrolyzed protein in chronic hypoproteinemia produced by diet. An experimental study. Arch. Surg. **44**, 1064 (1942).

— Shatz, Keating and Weichselbaum: Intracellular and extracellular potassium deficits in surgical patients. Ann. of Surg. **136**, 111 (1952).

— and Weiner: Intravenous alimentation with special reference to protein (amino acid) metabolism. J. Amer. Med. Assoc. **112**, 796 (1939).

— — and Bradley: Intravenous injections of amino acids (hydrolyzed casein) in postoperative patients. Ann. Surg. **115**, 1160 (1942).

Emerson and Beckman: Some effects of the administration of amino acids in a patient with idiopathic steatorrhea. J. Clin. Invest. **23**, 937 (1944).

— and Binkley: Effect of administration of essential amino acids on utilization of dietary protein in malnutrition among war casualities. J. Clin. Invest. **25**, 184 (1946).

Fagin, Sahyun and Pagel: Cirrhosis of the liver; the lipotropic action of parenterally administered amino acids. J. Labor. a. Clin. Med. **28**, 987 (1943).

— and Zinn: Cirrhosis of the liver, results of treatment with parenterally administered amino acids. J. Labor. a. Clin. Med. **27**, 1400 (1942).

Farr: The intravenous administration of small doses of casein hydrolysate to nephrotic children and its effect upon the nitrogen balance and plasma amino acid level. J. of Pediatr. **6**, 679 (1940).

— The significance of protein metabolism in the nephrotic child. J. of Pediatr. **17**, 734 (1940).

— Indications for therapeutic use of intravenous amino acids. Connecticut Med. J. **24** (1941).

— Emerson and Futcher: The comparative nutritive efficiency of intravenous amino acids and dietary protein in children with the nephrotic syndrome. J. of Pediatr. **17**, 595 (1940).

— and McFadyen: Amino acid nitrogen in urine of children with the nephrotic syndrome following intravenous amino acids. Proc. Soc. Exper. Biol. a. Med. **42**, 444 (1939).

Fernando, Medonza and Rajasuriya: Cirrhosis of the liver in Ceylon and its relation to diet. Lancet **1948 II**, 205.

FLETCHER, GIMBEL and RIEGEL: Parenteral nutrition with human serumalbumin as the source of protein in the early postoperative period. Surg. etc. **90**, 151 (1950).

FOSTER, SCHOENHEIMER and RITTENBERG: Studies in protein metabolism. V. The utilization of ammonia for amino acid and creatine formation. J. Biol. Chem. **127**, 319 (1939).

FRIEDBERG, TARVER and GREENBERG: The distribution pattern of sulfur-labeled methionine in the protein and the free amino acid fraction of tissues after intravenous administration. J. of Biol. Chem. **173**, 355 (1948).

FRIEDRICH: Die künstliche subcutane Ernährung in der praktischen Chirurgie. Arch. klin. Chir. **73**, 507 (1904).

GARDNER and TRENT: Intravenous amino acid administration in surgical patients using an encymatic casein digest. Surg. etc. **75**, 657 (1942).

GILLMAN: Nature (London) **154**, 210 (1944).

GLATZEL: Ernährungskrankheiten. In Handbuch der Inneren Medizin, Bd. VI/2, S. 313. Berlin - Göttingen - Heidelberg 1954.

GOETTSCH, LYTTLE, GRIM and DUNBAR: Amino acid studies. I. Plasma amino acid retention in the hypoproteinemic dog as evidence of impaired liver function. J. of Biol. Chem. **144**, 121 (1942).

— — — — Amino acid studies. III. The reversibility of plasma amino acid retention during recovery from dietary hypoproteinemia in the dog. J. of Biol. Chem. **151**, 149 (1943).

— — — — The renal amino acid clearance in the normal dog. Amer. J. Physiol. **140**, 688 (1944).

GOLDSCHMIDT, VARS and RAVDIN: The influence of the foodstuffs upon susceptibility of the liver to injury by chloroform and probable mechanism of their action. J. Clin. Invest. **18**, 277 (1939).

GREENBERG and WINNICK: Studies in protein metabolism with compounds labeled with radioactive carbon. II. The metabolism of glycine in the rat. J. Biol. Chem. **173**, 199 (1948.)

GRÜHN: Aminosäurebehandlung bei chronischen Krankheiten und in der Rekonvaleszenz. Neue Med. Welt **1950**, 573.

HAEHNER, HEINEN u. HEINEN: Frischplasma in der Behandlung chronischer Nierenkranker und Hypertoniker. Vorl. Mitt. Münch. med. Wschr. **1950**, 18.

HARPER: Intravenous amino acid tolerance studies in humans. Proc. Soc. Exper. Biol. a. Med. **72**, 184 (1949).

HARTMAN, LAWLER and MECKER: Studies of amino acid administration. II. Clinical uses of an encymatic digest of casein. J. of Pediatr. **24**, 371 (1944).

— MEEKER, PERLEY and McGINNIS: Studies of amino acid administration. I. Utilization of an encymatic digest of casein. J. of Pediatr. **20**, 308 (1942).

HARTMANN: Versuche über die Ausnutzung intravenös gegebenen Humanalbumins. Dtsch. med. Wschr. **1952**, 801.

HELFRICK and ABELSON: Intravenous feeding of a complete diet in a child; report of a case J. of Pediatr. **25**, 400 (1944).

HENRIQUES: Die Eiweißsynthese im tierischen Organismus. Z. physiol. Chem. **54**, 406 (1907/08).

— u. ANDERSON: Über parenterale Ernährung durch intravenöse Injektion. Z. physiol. Chem. **88**, 357 (1913).

— u. GJALDBÄK: Über quantitative Bestimmung der im Protein oder in dessen Abbauprodukten vorhandenen Peptidbindungen. Z. physiol. Chem. **67**, 8 (1910).

— — Über hydrolytische Spaltungen von Proteinen durch Einwirkung von Pepsin, Trypsin, Säuren und Alkalien. Z. physiol. Chem. **75**, 363 (1911).

— u. HANSEN: Über Eiweißsynthese im Tierkörper. Z. physiol. Chem. **43**, 417 (1904/05).

HOFFMAN, KOZOLL, MEYER and POPPER: J. Labor. a. Clin. Med. **33**, 280 (1948).

— — and OSGOOD: Blood chemical changes following administration of a casein hydrolysate to human subjects. Proc. Soc. Exper. Biol. a. Med. **61**, 137 (1946).

HOMBURGER: Use of protein hydrolysates by mouth. Amer. J. Med. **3**, 430 (1947).

— Problems in the evaluation of protein therapy. Amer. J. Med. **5**, 264 (1948).

HOPPS and CAMPBELL: Immunologic and toxic properties of casein digest as prepared for parenteral administration. J. Labor. a. Clin. Med. **28**, 1203 (1943).

HORVITZ, SACHAR and ELMAN: Zit. nach ELMAN 1948.

HOWARD: Studies on fracture convalescence. Bull. Johns Hopkins Hosp. **75**, 156, 209 (1944).

JOHNSON: Bull. Vancouver Med. Assoc. **19**, 20 (1944).

JORPES, MAGNUSSON and WRETLIND: Lancet **1940** I, 228.

KAMIN and HANDLER: Metabolism of parenterally administered amino acids. J. of Biol. Chem. **179**, 283 (1949); **188**, 193 (1951).

KEETON, COLE, CALLOWAY, GLICKMAN, MITCHELL, DYNIEWICZ and HOWES: Convalescence. A study in the physiological recovery of nitrogen metabolism and liver function. Ann. Int. Med. **28**, 521 (1948).

Keston, Rittenberg and Schoenheimer: Studies in protein metabolism. IV. The stability of nitrogen in organic compounds. J. Biol. Chem. **127**, 315 (1939).

Killian and Ingelfinger: Nutritional problems presented by a patient with extensive Jejuno-ileitis. Arch. Int. Med. **73**, 466 (1944).

Kirk: Amino acid and ammonia metabolism in liver diseases. Acta med. Skand. Suppl. **77**, 1 (1936).

Kirsner, Sheffner, Palmer and Bergeim: Amino acids in plasma and urine of patients with hepatitis before and after single infusion of protein hydrolysate. J. Labor. a. Clin. Med. **36**, 735 (1950).

Koop, Riegel, Grigger and Barnes: A study of protein hydrolysates, ossein gelatin and glucose in parenteral nutrition. Surg. etc. **84**, 1065 (1947).

Krishnan, Narayanan and Sankaran: Protein hydrolysates in treatment of inanition. Indian Med. Gaz. **79**, 160 (1944).

Kühnau: Die biologische Bedeutung des Nahrungseiweißes. Synopsis **1**, 51 (1948).

— Biochemie des Nahrungseiweißes. Angew. Chemie **61**, 357 (1949).

Kunkel, Labby, Ahrens, Shank and Hoagland: The use of concentradet human serum albumin in the treatment of cirrhosis of liver. J. Clin. Invest. **27**, 305 (1948).

Landesman and Weinstein: The intravenous use of amino acids for nutritional purposes in the surgical patient. Surg. etc. **75**, 300 (1942).

Lang: Die Physiologie der Ernährung. In Lang u. Schoen, Die Ernährung, S. 65 Berlin-Göttingen-Heidelberg 1952.

Leigh: Ileus associated with edema of the bowel. Surg. etc. **75**, 279 (1942).

Lesné et Richet: Le sérum aminé en thérapeutique infantile. Bull. Soc. Pédiatr. (Paris) **22**, 414 (1924).

Le Veen and Fishman: Blood and liver proteins in surgical patients as related to protein depletion. Ann. Surg. **127**, 352 (1948).

Levey, Hoganson, Harroun and Smyth: The excretion of amino acids in normal and undernourished human subjects following a single infusion of an amino acid preparation. J. Nutrit. **42**, 71 (1950).

Lewis, Taylor and Davidson: Tolerance of intravenously administered protein hydrolysate in severe human liver cirrhosis. Amer. J. med. Sci. **214**, 656 (1947).

Lidström u. Wretlind: Intravenöse Ernährung mit Aminosäuren. Nord. Med. **46**, 1783 (1951).

— — Effect of dialyzed casein hydrolysate. The effect of intravenous administration of a dialyzed, encymatic casein hydrolysate (Aminosol) on the serum concentration and on the urinary excretion of amino acids, peptids and nitrogen. Scand. J. Clin. Labor. Invest. **4**, 167 (1952).

Lilienfeld: Versuche über intravenöse Ernährung. Z. physikal. u. diätet. Ther. **2**, 209 (1899).

Lindenschmidt: Bedeutung und Behandlungsmöglichkeiten der Hypoproteinämie in der Chirurgie. Bruns Beitr. **177**, 463 (1948).

— Wirkungen der Aminosäure Methionin bei Leberinsuffizienz. Dtsch. Z. Verdgs- usw. Krkh. **9**, 214 (1949).

— Chirurgische Beobachtungen zur Hypoproteinämie und Aminosäurentherapie. Verh. dtsch. Ges. inn. Med. **1949**, 231; Bruns Beitr. **179**, 463 (1950).

— Das Eiweißproblem in der Chirurgie. Langenbecks Arch. u. Dtsch. Z. Chir. **265**, 302 (1950).

Loewi 1902: Zit. nach Abderhalden 1912.

Lommel: Über den Eiweißabbau bei parenteraler Eiweißzufuhr. Arch. exper. Path. u. Pharmakol. **88**, 50 (1908).

London: Ein Reversionsphänomen bei Darmsafteinwirkung auf Caseinverdauungsprodukte. Z. physiol. Chem. **74**, 301 (1911).

— u. Dagaew: Zur Kenntnis der Verdauungs- und Resorptionsgesetze. X. Mitt. Das Verschwinden einer Glucoselösung aus dem Magen. Z. physiol. Chem. **74**, 318 (1911).

— — Stassow u. Holmberg: Defekte Verdauung und Resorption. I. Mitt. Z. physiol. Chem. **74**, 328 (1911).

— u. Gabrilowitsch: Zur Kenntnis der Verdauungs- und Resorptionsgesetze. XI. Mitt. Resorption von Eiweiß- und Kohlenhydratsubstanzen. Z. physiol. Chem. **74**, 322 (1911).

— u. Krym: Studien über die spezifische Anpassung der Verdauungssäfte. IV. Mitt. Der relative Fermentgehalt des Darmchymus bei verschiedenartiger Nahrungszufuhr. Z. physiol. Chem. **74**, 325 (1911).

— u. Rabinowitsch: Zum Chemismus der Verdauung und Resorption im tierischen Organismus. XL. Mitt. Der Grad des Abbaues von verschiedenen Eiweißarten im Lumen des Magendarmkanals. Z. physiol. Chem. **74**, 305 (1911).

— u. Solowjew: Die Einwirkung des Darmsaftes auf die Verdauungsprodukte verschiedenartigen Eiweißes aus dem Darm. Z. physiol. Chem. **74**, 309 (1911).

Luetscher, Hall and Kremer: Treatment of nephrosis with concentrated human serum albumin. J. Clin. Invest. **29**, 896 (1950).

LUND and LEVENSON: Protein in surgery. J. Amer. Med. Assoc. 128, 95 (1945).

LYTTLE, GOETTSCH, GREELEY, GRIM and DUNBAR: Amino acid studies. II. Plasma amino acid retention of impaired liver function. Investigations in children with nephrosis and liver disease. J. Clin. Invest. 22, 169 (1943).

MAASS, LARSON and GORDON: The distribution in normal tissues of radioactive sulfur fed as labeled methionine. J. Biol. Chem. 177, 209 (1949).

MADDEN: Ten amino acids essential for plasma protein production effective orally or intravenously. J. of Exper. Med. 77, 277 (1943).

— Amino acid mixtures effective parenterally for long continued plasma protein production, casein digests compared. J. of Exper. Med. 79, 607 (1944).

— Plasma protein production influenced by amino acid mixtures and lack of exsential amino acids. J. of Exper. Med. 82, 77 (1945).

— Plasma protein formation in diseased states. In YOUMANS, Plasma protein 2; Symposia on nutrition of the Robert Gould research foundation, 62. Springfield, Ill. 1950.

— and WHIPPLE: Plasma proteins, their source, production and utilization. Physiol. Rev. 20, 194 (1940).

— ZELDIS, HENGERER, MILLER, ROWE, TURNER and WHIPPLE: Casein digests parenterally utilized to form blood plasma protein. J. of Exper. Med. 73, 727 (1941).

MAGNUSSON: Über die Anwendung eines Aminosäurengemisches (Caseinhydrolysat) als Zusatznahrung für Frühgeborene während der ersten Lebenswochen. Acta paediatr. (Stockh.) 32, 2 (1945).

MAHONEY: New York State J. Med. 43, 1307 (1943).

MARTIN and THOMPSON: Intravenous alimentation with amino acids; a review. Medicine 22, 73 (1943).

MESSINGER: Serum protein regeneration following use of amino acids in nephritis (nephrotic stage). Proc. Soc. Exper. Biol. a. Med. 47, 281 (1941).

— Nitrogen equilibrium and regeneration of serum protein. Arch. Int. Med. 72, 91 (1943).

— and HAWKINS: Arsphenamine liver injury modified by diet. Protein and carbohydrate protective but fat injurions. Amer. J. Med. Sci. 199, 216 (1940).

MEYER, HIRSCHFELD and ABBOTT: J. Clin. Invest. 26, 796 (1947).

MICHON et PAGNARD: Le drip-feeding. Alimentation per-orale en goutte-à-goutte continu per cathéter nasal selon la méthode de la "Blood bank of Dady County" de Miami. Semaine Hôp. 1954, 1825.

MILLER, BALE, YUILE, MASTERS, TISHKOFF and WHIPPLE: J. of Exper. Med. 90, 297 (1949).

— and WHIPPLE: Chloroform liver injury increases a protein stores decrease; studies in nitrogen metabolism in these dogs. Amer. J. Med. Sci. 199, 204 (1940).

MOORE: Surgical nutrition. Nutr. Rev. 6, 161 (1948).

MUELLER, FICKAS and COX: Minimum maintenance requirement of an encymic casein hydrolysate. Bull. Johns Hopkins Hosp. 72, 110 (1943).

— KAMMERER, COX and BARNES: The effect of casein and a casein digest on growth and serum protein regeneration. J. of Biol. Chem. 134, 573 (1940).

MULHOLLAND, BRIDGE and FOX: Studies on the metabolism and disposal of amino acid mixtures given intravenously. Pediatrics 10, 381 (1952).

NEMIR, HAWTHORNE and LECRONE: Prolongation of life by employment of parenteral alimentation. Surgery 29, 508 (1951).

NEUMEISTER: Zur Frage nach dem Schicksal der Eiweißnahrung im Organismus. Sitzungsber. phys.-math. Ges. Würzburg 1889, 64.

NISSLER: Die Wirkungen von intravenös zugeführtem menschlichem Serum auf die Stickstoffbilanz des Säuglings. Mschr. Kinderheilk. 1950, 116.

NITSCHKE: Über die Bedeutung der Aminosäuren für den Wasserwechsel und ihre therapeutische Verwertung. Mschr. Kinderheilk. 138, 145 (1928).

PETERS: Effect of injury and disease on nitrogen metabolism. Amer. J. Med. 5, 100 (1948).

— KING, THOMPSON, WILLIAMS and NICOL: Sulphur-containing amino acids and jaundice. Nature (London) 153, 773 (1944).

PILGERSTORFER u. EXNER: Die Verwendung von Aminogen in der Diätküche. Wien. klin. Wschr. 1938 II, 1364.

PITTS: A comparison of the renal reabsorptive processes for several amino acids. Amer. J. Physiol. 140, 535 (1944).

PLOTZ: J. Amer. Med. Assoc. 139, 623 (1949).

PLÜCKTHUN: Über den Einfluß intravenöser und peroraler Gaben arteigenen Serums auf die Stickstoffbilanz. Zugleich ein Beitrag zur Frage der parenteralen Ernährung. Z. Kinderheilk. 66, 496 (1949).

POLLOCK, HARRIS and WILSON: Lancet 1946, 881.

PRADEO u. VALLADARES: Über die Toleranz gegenüber Eiweißhydrolysaten. Rev. brasil. Chir. 18, 899 (1949).

Ratner, Rittenberg, Keston and Schoenheimer: J. of Biol. Chem. **134**, 665 (1940).
— Schoenheimer and Rittenberg: J. of Biol. Chem. **134**, 653 (1940).
Rausch: Studien mit Aminosäuren. I. Mitt. Ernährungsversuche mit Aminosäuregemischen am Menschen. Dtsch. Arch. klin. Med. **193**, 48 (1947).
— Studien mit Aminosäuren. II. Mitt. Ernährungsversuche mit Aminosäuregemischen am Menschen. Dtsch. Arch. klin. Med. **193**, 217 (1947).
— Die Stoffwechselwirkung von Aminosäuregemischen. Klin. Wschr. **1948**, 169.
— Die Wirkung von Aminosäuregemischen auf die Tätigkeit der Magenschleimhaut. Ärztl. Forsch. **2**, H. 7/8 (1949).
— Probleme der oralen Aminosäurentherapie bei Unterernährten. Z. klin. Med. **148**, 487 (1951.)
— Aktuelle Eiweiß- und Aminosäurenprobleme. Fortschr. Med. **1952**, H. 23/24.
Ravdin: Some physiological aspects of surgical trauma. Ann. of Surg. **136**, 345 (1952).
—, Stengel and Pruschankin: Control of hypoproteinemia in surgical patients. J. Amer. Med. Assoc. **114**, 107 (1940).
— and Zintel: Nutrition in the care of the surgical patient. In Wohl, Dietotherapy, S. 875. Philadelphia 1945.
Reinlein u. Geering: Rinderserumernährung bei akuten und chronischen Ernährungsstörungen des Säuglings. Arch. Kinderheilk. **140**, 114 (1950).
Ribadeau-Dumas et Fouet: De l'emploi d'un sérum aminé dans les troubles nutritifs du nourrisson. Bull. Soc. Pédiatr. (Paris) **22**, 410 (1924).
Riegel, Koop, Drew, Stevens, Rhoads, Bullitt, Barrus, Grigger, Barnes, Barnhart, Boger, Bowen, Goulding and McGinley: The nutritional requirement for nitrogen balance in surgical patients during the early postoperative period. J. Clin. Invest. **26**, 18, (1947).
— — Schwegman, Barnes and Grigger: An evaluation of mixtures of ossein gelatine, hydrolyzed protein, and glucose in the parenteral nutrition of postoperative patients. Surgery **25**, 672 (1949).
Rittenberg, Keston, Rosebury and Schoenheimer: Studies in protein metabolism. II. The determination of nitrogen isotopes in organic compounds. J. Biol. Chem. **127**, 291 (1939).
— and Schoenheimer: Studies in protein metabolism. VI. Hippuric acid formation, studied with the aid of the nitrogen isotope. J. Biol. Chem. **127**, 329 (1939).
Robinson and Oppenheimer: Effects of intravenous injections of an amino acid mixture on duodenal motility of anesthetized dogs. Federat. Proc. **3**, 39 (1944).
Robscheit-Robbins, Miller and Whipple: J. of Exper. Med. **85**, 243 (1947).
— — Gelatine — its usefulness and toxicity. Blood protein production impaired by continued gelatine by vein. J. of Exper. Med. **80**, 145 (1944).
— and Whipple: Dietary effects on anemia plus hypoproteinemia in dogs. I. Some proteins further the production of hemoglobin another plasma protein production. J. of Exper. Med. **89**, 339 (1949).
— — Dietary effects on anemia plus hypoproteinemia in dogs. II. The findings with milk products, wheat, and peanut flours as compared with liver. J. of Exper. Med. **89**, 359 (1949).
Rose: The nutritional significance of the amino acids. Physiol. Rev. **18**, 109 (1938).
— Federat. Proc. **8**, 546 (1949).
— Haines, Johnson and Warner: Further experiments on the role of the amino acids in human nutrition. J. of Biol. Chem. **148**, 456 (1943).
Russ: Zur Behandlung der Nährschäden im Säuglingsalter mit einem Aminosäuregemisch. Kinderärztl. Prax. **17**, 318 (1949).
Sahyun: Some aspects of metabolism following parenteral administration of casein hydrolysates. Proc. Soc. Exper. Biol. a. Med. **48**, 14 (1941).
Schwiegk u. Mitarb.: Künstliche radioaktive Isotope in Physiologie, Diagnostik und Therapie. Berlin - Göttingen - Heidelber 1953.
Schoenheimer and Ratner: Studies in protein metabolism. III. Synthesis of amino acids containing isotopic nitrogen. J. Biol. Chem. **127**, 301 (1939).
— — and Rittenberg: Studies in protein metabolism. VII. The metabolism of tyrosine. J. Biol. Chem. **127**, 333 (1939).
— — J. of Biol. Chem. **130**, 703 (1939).
— and Rittenberg: Studies in protein metabolism. I. General considerations in the application of isotopes to the study of protein metabolism. The normal abundance of nitrogen isotopes in amino acids. J. Biol. Chem. **127**, 285 (1939).
— — and Keston: Studies in protein metabolism. VIII. The activity of the α-amino group of histidine in animals. J. Biol. Chem. **127**, 385 (1939).
Shohl: Nitrogen storage following intravenous and oral administration of casein hydrolysate to infants with acute gastrointestinal disturbance. J. Clin. Invest. **22**, 257 (1943).

SHOHL and BLACKFAN: The intravenous administration of crystalline amino acids to infants. Nutrition 20, 305 (1940).
— BUTLER, BLACKFAN and McLACHLAN: Nitrogen metabolism during the oral and parenteral administration of the amino acids of hydrolysed casein. J. of Pediatr. 15, 469 (1939).
SILBER and PORTER: Urinary excretion of amino acids and peptides by dogs fed protein hydrolysates or amino acids. J. Nutrit. 38, 155 (1949).
SIMON and BROWN: Lancet 1946, 2.
VAN SLYKE: Physiology of amino acids. Science (Lancaster, Pa.) 95, 259 (1942); Nature (London) 149, 342 (1942).
— and MEYER: Fate of protein digestion products in the body. J. of Biol. Chem. 16, 197, 213 (1913).
SMITH, PHILLIPS and ROTH: Effects and fate of human serum albumin administered intravenously and orally to premature infants. J. Clin. Invest. 29, 218 (1950).
SMYTH, LASICHAK and LEVEY: zit. nach ELMAN 1948.
SPENCE, EVANS and FORBANS: Ann. Surg. 124, 131 (1946).
SPRINZ: Medical clinics of North America. Postwar medicine. Philadelphia and London 1946.
STEWART, HALL and SCHAER: Management of protein deficiency in surgical patients. J. Amer. Med. Assoc. 136, 1017 (1948).
— and ROURKE: Changes in blood and urine after intravenous amino acid mixtures in patients with liver disease. Proc. Soc. Exper. Biol. a. Med. 51, 364 (1942).
— — Effects of large intravenous infusion on the body fluids. J. Clin. Invest. 21, 197 (1942).
STICH: Stoffwechsel- und Therapieversuche mit Globin und Plasmaprotein. Verh. dtsch. Ges. inn. Med. 55, 312 (1949).
TANRET: L'alimentation protidique au cours des néphrites azotémiques. Bull. Soc. sci. Hyg. aliment. Paris 40, 35 (1952).
TARVER and MORSE: The release of the sulfur from the tissues of rats fed labeled methionine. J. of Biol. Chem. 173, 53 (1948).
— and REINHARDT: Methionine labeled with radioactive sulfur as an indicator of protein formation in the hepatectomized dog. J. of Biol. Chem. 167, 395 (1947).
— and SCHMIDT: J. of Biol. Chem. 130, 67 (1939).
TAYLOR: Protein requirements under special physiological demands with particular relation to burns, penetrating wounds and trauma. Buffalo Univ. Centennial Conference Lecture, Oct. 1946.
TERRY, SANDROCK, NYE and WHIPPLE: Parenteral plasma protein maintains nitrogen equilibrium over long periods. J. of Exper. Med. 87, 547 (1948).
THORN: Effect of cortin on renal secretion and balance of electrolyte in the human. Proc. Soc. Exper. Biol. a. Med. 35, 247 (1936).
VARCO: Surg. etc. 84, 611 (1947).
VAUGHN: Meeting of Medical Section of the Royal Society of Medicine, May 29. 1945. Lancet 1945 I, 723; 1945 II, 282.
VOLLMER: Bisherige Ergebnisse unserer Therapie mit Aminosäuregemischen. Dtsch. med. Rdsch. 3, 1 (1949).
— Einfluß der Aminosäurebehandlung auf die Stickstoffbilanz. Verh. dtsch. Ges. inn. Med. 55, 238 (1949).
VOLWILER and DEALY: Gamma globuline in treatment of chronic phase of epidemic infectious hepatitis. Gastroenterology 12, 87 (1949).
WACHSMUTH: Die Kriegswundkachexie. Ein durch Infektion und Eiweißverlust entstandener Symptomenkomplex. Dtsch. Militärarzt 8, 495 (1943).
WATERHOUSE, BASSETT, HOLLER and CLISSON: Metabolic studies on protein-depleted patients receiving a large part of their nitrogen intake from human serum albumin administered intravenously. J. Clin. Invest. 28, 245 (1949).
WEINSTEIN: Intravenous, subcutaneous and rapid intramuscular infusions of protein hydrolysate. Surg. etc. 87, 93 (1948).
— Intramuscular infusions of protein hydrolysates. Amer. J. Surg. 78, 870 (1949).
WERNER: The use of a mixture of pure amino acids in surgical nutrition. I. Certain pharmacologic considerations. Ann. Surg. 126, 169 (1947).
WEST, WILSON and EYLES: Amer. J. Dis. Children 72, 251 (1946).
WESTON, OPPENHEIMER, LEARNER and STAUFFER: Parenteral use of amino acids and gastrointestinal motility. Federat. Proc. 2, 53 (1943).
WHITE and WEINSTEIN: Blood derivates and substitutes. New York 1947.
WILEY: Postoperative protein deficiency. With special reference to the cancer patient. Surgery 21, 889 (1947).
WILKINSON, BILLING, NAGY and STEWART: Nitrogen metabolism after surgical operations. Use of protein hydrolysate after partial gastrectomy. Lancet 1950 I, 533.
WILLIAMS, BISHOP and YOUNG: Hydrolyzed casein for parenteral administration to infants. Arch. Dis. Childh. 24, 119 (1949).

WILSON, POLLACK and HARRIS: Diet in the treatment of infective hepatitis. Therapeutic trial of cysteine and variation of fat-content. Lancet **1946**, 881.

WINNICK, FRIEDBERG and GREENBERG: Studies in protein metabolism with compounds labeled with radioactive carbon. I. Metabolism of DL-tyrosine in the normal and tumor-bearing rat. J. Biol. Chem. **173**, 189 (1948).

WISSLER, STEFFEE, WOOLRIDGE, BENDITT and CANNON: Amer. J. Dietet. Assoc. **23**, 841 (1947.)

WOOLEY: Some correlations of growth producing powers of proteins with their strepogenin content. J. of Biol. Chem. **162**, 382 (1946).

— J. of Biol. Chem. **164**, 11 (1946).

— Strepogenin activity of serylglycylglutamic acid. J. of Biol. Chem. **166**, 783 (1946).

— Strepogenin activity of derivates of glutamic acid. J. of Biol. Chem. **172**, 71 (1948).

ZENKER, v. CAMPENHAUSEN u. KÜHNER: Zur Pflege des Eiweißhaushalts vor, während und nach Operationen. Verh. dtsch. Ges. inn. Med. **55**, 225 (1949).

ZWEIG, MEYER and STEIGMANN: The effect of intravenous protein hydrolysates on the stomach. Gastroenterology **12**, No. 4 (1949).

VIII. Rectale Ernährung.

ABDERHALDEN, FRANK u. SCHITTENHELM: Über die Verwertung von tief abgebautem Eiweiß im menschlichen Organismus. Z. physiol. Chem. **63**, 215 (1909).

D'AGOSTINO, LEADBETTER and SCHWARTZ: Alternations in the ionic composition of isotonic saline solution instilled into the colon. J. Clin. Invest. **32**, 444 (1953).

ARANDES y ADÁN: Absorción rectal de soluciones de glucosa. Rev. españ. Fisiol. **8**, 123 (1952).

BERGMARK: Skand. Arch. Physiol. **32**, 355 (1915).

BIRCHER u. ROTHLIN: Ärztl. Nachr. berufl. Fortbildg. **3**, 3 (1947).

v. BRANDT u. KRAUTWALD: Über den Wert rectaler Traubenzuckergaben. Dtsch. Gesundheitswesen **1950**, 451.

BRAUN: Untersuchungen über den Calciumstoffwechsel und die Calciumtherapie. II. Mitt. Die rectale Resorption von Calciumsalzen. Med. Mschr. **1948**, 15.

— Vergleichende Untersuchungen über die rectale Resorption von Calciumsalzen beim Menschen. Schweiz. med. Wschr. **1949**, 103.

CANALS, MARIGNAN et CORDIER: A propos de l'assimilation du calcium par voie rectale. Bull. Acad. Nat. Méd., Ser. III **136**, 476 (1952).

— — — Etude de l'assimilation du calcium par Ca[45]. Comparaison des voies orale et rectale. Ann. pharm. franç. **9**, 318 (1951).

CREMER: Arzneimittelforsch. **3**, 448 (1953).

FEHR: Schweiz. med. Wschr. **1948**, 90.

GEIER u. MORITZ: Wien. med. Wschr. **1950**, 543.

GEISSBERGER: Calciumbilanz beim Menschen mit Ca[45] nach intravenöser, oraler und rectaler Verabreichung. Helvet. med. Acta **18**, 461 (1951).

— BAUR u. STRIEBEL: Über die rectale Calciumresorption. Helvet. med. Acta, **17**, 465 (1950).

GOTOR y MESTRE: La administracion de sales de calcio por via rectal. Resultados conseguidos. Rev. clin. españ. **42**, 254 (1951).

v. HALÁSZ: Die Resorption und das biologische Verhalten der verschiedenen Zuckerarten im Dickdarm. Dtsch. Arch. klin. Med. **98**, 433 (1910).

HARI u. v. HALÁSZ: Über die Resorption des rectal eingeführten Traubenzuckers. Biochem. Z. **88**, 337 (1918).

HUBHARD and WILSON: Proc. Soc. Exper. Biol. a. Med. **19**, 5292 (1922).

LESNÉ et RICHET: Le sérum aminé en therapeutique infantile. Bull. Soc. Pédiatr. (Paris) **22**, 414 (1924).

McNEALEY and WILLEMS: Ann. Surg. **22**, 649 (1931).

MOCHIZUKI: Studies on enema. I. Influences of the p_H value of enema on the absorption of calcium in the large intestine. Tohoku J. Exper. Med. **58**, 83 (1953).

MÜLLER: Méd. et Hyg. **16**, Nr. 135 (1948).

v. NOORDEN: Handbuch der Ernährungslehre. Berlin 1920.

— Alte und neuzeitliche Ernährungsfragen. Berlin 1931.

OIDE: Jap. J. Sci. **9**, 1, 299 (1929).

RAUSCH: Studien mit Aminosäuren. I. Mitt. Ernährungsversuche mit Aminosäuregemischen am Menschen. Dtsch. Arch. klin. Med. **193**, 48 (1947).

— Studien mit Aminosäuren. II. Mitt. Ernährungsversuche mit Aminosäuregemischen am Menschen. Dtsch. Arch. klin. Med. **193**, 217 (1947).

REACH: Über Resorption von Kohlenhydraten von der Schleimhaut des Rectums. Arch. exper. Path. u. Pharmakol. **47**, 231 (1902).

REISCHLE: Über die rectale Calciumtherapie beim Säugling. Med. Mschr. **5**, 16 (1951).

REMY u. EULER: Vergleichende Blutcalciumbestimmungen bei intravenöser, oraler und rectaler Applikation verschiedener Calciumsalze. Med. Welt **1951**, 219.

Remy u. Euler: Zur rectalen Calciumresorption. Med. Klin. **1953**, 1817.

Rubino u. Varela: Reaktive Hypoglykämie durch parenterale Zuckerzufuhr. Klin. Wschr. **1922**, 2370.

Sauter: Quantitativer Nachweis rectaler Calciumresorption durch Tonusmessung am graviden menschlichen Uterus. Schweiz. med. Wschr. **1948**, 404.

Scheer: Über die Resorptionsfähigkeit der Darmwand für Wasserstoffionen. Klin. Wschr. **1929**, 1757.

Schwartzer: Über den Wert der Traubenzuckerklysmen. Med. Klin. **1939**, H. 8.

Shafiroff: The administration of fat emulsions in man. Trans. New York Acad. Sci., Ser. 2, **1951**, 80.

Shima: Experimentelle Untersuchungen über die Resorption von Eiweißabkömmlingen im Verdauungstraktus. Biochem. Z. **237**, 303 (1931).

Short and Bywaters: Amino acids and sugars in rectal feeding. Brit. Med. J. **1913** I, 1361.

Tornak: Über den Wert rectaler Traubenzuckerzufuhr beim Menschen. Klin. Wschr. **1938**, 1400.

Tsunoo, Kawai and Mori: Studies on enema on the absorption of amino acids from the colon. Jap. J. Pharmacol. **2**, 149 (1953).

Walther: Zur rectalen Calciumanwendung in der Dermatologie. Med. Mschr. **3**, 353 (1949).

Widmer: Rectale Applikation von Calcium kombiniert mit den Vitaminen A und D. Praxis (Bern) **1947**, 781.

Zellweger u. Adolph: Vitamine und Vitaminkrankheiten. In Handbuch der inneren Medizin, Bd. VI/2, S. 687. Berlin-Göttingen-Heidelberg: 1954.

I. Einleitung: Zur Geschichte der parenteralen Ernährung.

In ihrer modernen Form repräsentiert die parenterale Ernährung (p. E.), d. h. die Nahrungszufuhr unmittelbar in die Blutbahn und die Gewebe unter Umgehung des Magen-Darm-Kanals, ein so bedeutsames therapeutisches Verfahren, daß sich das Wissen um die Wirkungsmöglichkeiten dieser Art von Ernährung heute nicht mehr auf wenige Fachärzte beschränken darf. Dank der in den letzten 20 Jahren erzielten Fortschritte ist sie im Begriff, im Rahmen der Ernährungstherapie eine Rolle zu spielen, die mit der Rolle der parenteralen Arzneitherapie wohl verglichen werden darf. "Complete parenteral alimentation can be considered a practical reality" schrieb der amerikanische Chirurg Elman schon im Jahre 1948.

Der Gedanke, durch die Venen Flüssigkeiten zu infundieren, ist nicht neu. Während Wren (1658) nur Medikamente bei Hunden und Lower (1665) nur Blut von Tier zu Tier infundiert hatten, führten 1667 Lower in London und Denis in Paris die ersten *Bluttransfusionen* von Tier auf Mensch und Blundell (1818) die ersten Transfusionen von Mensch auf Mensch aus. Die Hindernisse, die sich in Gestalt unerfreulicher, oft dramatischer Zwischenfälle einer weiteren Ausbreitung der Bluttransfusion als Behandlungsmethode entgegenstellten, sind allgemein bekannt. Sie wurden erst im 20. Jahrhundert nach Entdeckung der Blutgruppen allmählich überwunden. Noch im Jahre 1898 stand in einem chirurgischen Lehrbuch, die Bluttransfusion setze „den Kranken der Gefahr der Embolie und Infektion aus; sie benötigt ein Material, das schwer zu beschaffen ist und besitzt keinerlei anderen Wert als den der Salzzufuhr" (DaCosta).

Einen weiteren Fortschritt und zugleich die Voraussetzung für die heute weit verbreitete Einrichtung von Blutbanken brachte dann die Methode, das Blut mit Natriumcitrat ungerinnbar zu machen [Lewisohn (1915, 1944)].

Weniger riskant als die Transfusion bzw. Infusion von Blut ist die *Infusion reiner Kochsalzlösungen*. Man kann sich heute kaum mehr vorstellen, welches Aufsehen die ersten intravenösen Kochsalzinfusionen bei den Kranken der englischen Choleraepidemie im Jahre 1831 erregten. Latta wandte sie an, um diesen ausgetrockneten Schwerkranken, die weder per os noch per rectum Wasser aufnehmen konnten, ihre lebensbedrohlichen Wasser- und Salzverluste zu ersetzen.

Die Versuche, nicht nur Medikamente, Blut, Wasser und Kochsalz, sondern auch *energiehaltige Nährstoffe* parenteral zuzuführen, gewannen erst von etwa 1870 ab praktische Bedeutung [MENZEL u. PERCO (1869), HODDER (1873), KRUEG (1873), WHITTAKER (1876), THOMAS (1878), EICHHORN (1881), GAULE (1886), LANDERER (1887), MATAS (1891/92), LILIENFELD (1899)]. Die in den 70er Jahren geübte intravenöse Infusion von Milch bei extrem Unterernährten und Cholera-kranken scheint nicht selten zu unliebsamen Zwischenfällen geführt zu haben. Jedenfalls findet man in der Literatur nach den 80er Jahren kaum noch etwas darüber. Eine neue Epoche der Entwicklung begann 1904 mit der aufsehen-erregenden Arbeit des Leipziger Chirurgen FRIEDRICH: ,,Die künstliche subcutane Ernährung in der praktischen Chirurgie." FRIEDRICH infundierte Kranken mit Peritonitis, Magen-Darm-Perforationen und anderen akuten Krankheiten aus dem chirurgischen Bereich 10—14 Tage lang Wasser, Kochsalz, Kohlenhydrate, Fette und Peptone (aus angedautem Fibrin). Trotz der ermutigenden Ergebnisse von FRIEDRICH und trotz seines Optimismus — ,,Wir stehen nicht am Ende, sondern am Anfang einer neuen Epoche" — haben sich mit der p. E. auch weiterhin zunächst nur wenige befaßt [BARKER (1905), DENNIS (1905), KAUSCH (1911), WOODYATT, SANSUM u. WILDER (1915)]. Noch 1924 enthält das Übersichts-referat von MATAS nur wenige Literaturangaben über die intravenöse Zufuhr von Glucose als Nährstoff. Ein Grund für die Zurückhaltung der Kliniker gegen-über diesem Verfahren lag vielleicht in den nach der Infusion häufig einsetzen-den, auf bakteriellen Verunreinigungen beruhenden Fieberreaktionen [SEIBERT (1923)].

Es waren also unzureichende physiologische, bakteriologische und chemische Kenntnisse, die den jahrhundertealten Gedanken, dem Kranken seine Nahrungs-energien parenteral zuzuführen, nicht Wirklichkeit werden ließen. Erst als die Ernährungsphysiologie den Stand erreicht hatte, daß alle Nährstoffe isoliert und genau analysiert werden konnten, war es möglich, sie in geeigneter Form parenteral injizieren und vollständige Resorption und Ausnutzung erwarten zu können [ELMAN (1948)].

Die Durchführung der *Vitaminversorgung* auf parenteralem Wege — auch die Versorgung mit *fett*löslichen Vitaminen — macht wegen der geringen Mengen, die hier in Betracht kommen, keine Schwierigkeiten.

Der Bedarf an *Spurenelementen* ist zwar nur sehr unvollkommen bekannt, sicher aber so gering, daß er selbst bei wochenlang dauernder ausschließlicher p. E. praktisch vernachlässigt werden darf. Am ehesten wäre noch das Eisen mit einem Tagesbedarf von etwa 15 mg im Auge zu behalten.

Nicht außer acht gelassen werden dürfen aber schon bei mehrtägiger p. E. die Elemente *Calcium, Phosphor, Kalium, Natrium* und *Chlor*. Die Optimalbedarfs-zahlen liegen hier sehr viel höher als bei den Spurenelementen und betragen für Calcium rund 1 g, für Magnesium rund 0,25 g, für Kalium rund 1 g, für Natrium-chlorid 5—15 g und für Phosphor rund 1 g [Lit. bei GLATZEL (1954)].

Ehe man den Entschluß zu parenteraler Verabreichung von *Natrium* und *Chlorid* faßt, muß man sich selbsterständlich darüber klar werden, ob im gegebenen Fall auch wirklich ein Zustand von Natrium*verarmung* vorliegt [Lit. bei GLATZEL (1954), außerdem TRÉMOLIÈRES-DERACHE (1954)]. Natriumchlorid-Infusionen am falschen Ort — bei Herzinsuffizienz, bei Ödembereitschaft, bei Infektionskrankheiten — haben schon viel Unheil angerichtet. Kalium-mangelzustände, insbesondere postoperative Kaliummangelzustände sind offenbar sehr viel häufiger als wir noch vor wenigen Jahren angenommen hatten. Darüber liegen umfangreiche Untersuchungen vor [Lit. Übersicht bei GLATZEL (1954), außerdem ELMAN, SHATZ, KEATING u. WEICHSELBAUM (1952), DURY (1952), GASPAR (1952), HARDY, BORUM, PAYSEK, ROBINSON, SMITH u. ZIMMERMAN (1953), SCHWARTZ u. RELMAN (1953), BLACK (1953), MUDGE (1953), FROST, SMITH u. FELTS (1953), PENDL (1953), CANNON, FRAZIER u. HUGHES (1953), DE JONGH (1953), NADLER (1953), MCPHEE (1953), BLAHD u. BASSETT (1953), LANS, GOLLIN, DARO

u. NORA (1953), SARTESCHI u. ARDITO (1953), LE QUESNE (1953), SCHWARTZ (1954), LASCH (1954), BLOMBERG u. LINDQUIST (1954), FOURMAN (1954), HERTEL (1954)].

Da die notwendigen Mengen an Calcium, Magnesium, Kalium, Natrium, Chlorid und Phosphat sich parenteral ebenfalls ohne weiteres infundieren lassen, handelt es sich bei den *Schwierigkeiten* der p. E. im wesentlichen also um die Versorgung mit jenen Nährstoffen, die in noch größeren Mengen benötigt werden, d. h. um die Versorgung mit Wasser, Kohlenhydraten, Fetten und Eiweißstoffen. Dementsprechend werden in der folgenden Darstellung die Fragen einer parenteralen Versorgung mit Vitaminen und anorganisch gebundenen Elementen nur gelegentlich gestreift werden. Das soll aber keineswegs bedeuten — es sei noch einmal ausdrücklich betont —, daß die Elektrolyte bei länger dauernder p. E. ganz vernachlässigt werden dürfen.

II. Die Indikationen der parenteralen Ernährung im allgemeinen.

Die p. E. ist mühsam, unbequem, zeitraubend und nicht immer ungefährlich und selbst bei einer p. E., die alle notwendigen Eiweißstoffe, Fette, Kohlenhydrate, Vitamine und Mineralstoffe in ausreichenden Mengen zuführt, muß mit der Möglichkeit gerechnet werden, daß ihr Nährstoffe fehlen, die in den natürlichen Nahrungsmitteln enthalten, als solche aber bis heute noch unbekannt sind. Man sollte die p. E. aus diesen Gründen nur dann und nur so lange anwenden, als sie unbedingt notwendig ist. Es ist weiterhin zweckmäßig, in jedem Fall die infundierten Mengen möglichst klein zu halten — nicht so klein natürlich, daß die p. E. zur symbolischen Handlung wird — und die Konzentration der Nährlösungen möglichst blutisotonisch zu machen. Kochsalz hat sich am besten in 0,9%iger Lösung bewährt, Glucose in 5—10%iger Lösung (meist mit einem Zusatz von 0,9% Kochsalz; blutisotonisch ist 5,4%ige Glucoselösung), Aminosäuregemisch gleichfalls in 5%iger Lösung.

Die p. E. kann in vielen Fällen lebensrettend und durch nichts anderes ersetzbar sein. In anderen kann sie mithelfen zur Überwindung kritischer Zeiten. In Einzelfällen ist p. E. über Wochen hin notwendig; meist genügt sie jedoch für einen Zeitraum von Tagen.

Man kann ganz allgemein sagen, daß die parenterale Zufuhr von Nährstoffen zwei verschiedenen Zwecken dienen kann: einmal der raschen *Ergänzung akut aufgetretener Mängel* in Fällen, da die Kräfte des Organismus allein zur Überwindung des Schadens nicht mehr ausreichen und zweitens der *Erhaltung einer ausreichenden Nährstoffversorgung*, wo äußerste Schonung der Verdauungsorgane geboten oder eine Nahrungszufuhr per vias naturales überhaupt unmöglich ist. Im Einzelfall treffen oft beide Indikationen zusammen.

Zur ersten Gruppe der Indikationen gehören Blutverluste durch schwere *Blutungen*. Durch Infusionen von Vollblut oder Plasma kann die spontane Erholung beschleunigt und vervollständigt, können unerwünschte Komplikationen vermieden, kann die Zeit der Operationsvorbereitung abgekürzt, ja die Durchführung eines operativen Eingriffs überhaupt erst ermöglicht werden. Grundsätzlich dasselbe gilt für jene Zustände, in denen es nicht um den Ersatz von Vollblut, sondern lediglich um den Ersatz von Blutplasma geht. Solche Plasmaverluste kommen bei schweren *Verbrennungen* vor, bei schweren *Infektionen* und großen *Wunden*, bei *Ileus*zuständen und bei operativen *Eingriffen* im Bauchraum. Wesentlich um einen Ausgleich von Wasser- und Kochsalzverlusten handelt es sich, wenn durch anhaltendes *Erbrechen*, fortdauernde *Durchfälle*, profuse *Schweiße* oder stark sezernierende *Darmfisteln* große Mengen Wasser und Kochsalz verlorengegangen sind und der oft unmittelbar lebensbedrohliche

Zustand durch enterale Zufuhr nicht wirkungsvoll und schnell genug bekämpft werden kann.

Zur ersten, aber auch schon zur zweiten Indikationsgruppe zählen die schweren *Leberparenchymerkrankungen* mit anhaltendem Erbrechen und hartnäckiger Appetitlosigkeit.

In Krankheitszuständen mit Unmöglichkeit oder Unerwünschtheit einer Nahrungszufuhr auf natürlichem Wege — die *zweite Gruppe der Indikationen für p. E.* — genügt zur Aufrechterhaltung eines leidlichen Kräftezustandes für *kurze* Zeitspannen, d. h. für wenige Tage, die intravenöse Zufuhr von Glucose und Kochsalz. *Längere* Perioden lassen sich jedoch nur überbrücken, wenn außer hinreichenden Energiemengen auch genügend Eiweiß parenteral aufgenommen werden kann. Diese Indikationen der p. E. sind gegeben bei *Passagehindernissen im Magen-Darm-Kanal* (Oesophagus-Carcinomen, stenosierenden Magencarcinomen, Ileus), bei ausgedehnter *Peritonitis*, bei anhaltendem *Erbrechen* aus den verschiedensten Ursachen, bei *örtlichen Entzündungsprozessen* (ulcerierender Colitis, Ruhr u. a.) und bei *Unterernährung*, vor allen Dingen bei schwerer Hungerdystrophie, wo nicht selten jeder Versuch einer peroralen Nahrungsaufnahme explosive Durchfälle und Erbrechen auslöst und den Allgemeinzustand nur noch weiter verschlechtert. Hartnäckige *Hungerlosigkeit und Nahrungsverweigerung* bei endokrinen Störungen, bei chronischen Infektionen und bei schwersten Erschöpfungszuständen infolge körperlicher Überbeanspruchung und maligner Gewächse, aber auch Hungerlosigkeit und Nahrungsverweigerung als Ausdrucksformen neurotischer Störungen und organisch begründbarer Psychosen, lassen nicht selten als letztes Mittel zur p. E. greifen, um den Kranken über kritische Zeiten hinwegzubringen. Gelegentlich mag sogar eine tagelang anhaltende tiefe *Bewußtlosigkeit* infolge Vergiftung, traumatischer Schädigung oder Meningitis dazu Veranlassung geben. Allein die p. E. ermöglicht eine völlige Stillegung der Verdauungsorgane des *Frischoperierten*, ohne die Aufbau- und Abwehrkräfte durch Unterernährung zu schädigen und bei der *Operationsvorbereitung* von abgezehrten Kranken, deren Verdauungsorgane leistungsunfähig sind oder wegen des bevorstehenden Eingriffs unbelastet bleiben sollen, leistet sie unersetzliche Dienste. Die p. E. läßt die Kranken in besserem Zustand zur Operation kommen und sich rascher erholen; nur sie ermöglicht, um mit ELMAN (1948) zu sprechen, eine "surgery without starvation".

Auf die *speziellen* Indikationen der p. E. mit Wasser, Kochsalz, Kohlenhydraten, Fetten und Eiweißstoffen werden wir noch zu sprechen kommen (s. S. 550 bzw. 553, bzw. 554, bzw. 557).

III. Technik und Nebenwirkung der parenteralen Ernährung.

Vier Wege bieten sich an, um Nährflüssigkeiten unter Umgehung der Verdauungsorgane dem Menschen zuzuführen: der intravenöse, der subcutane, der intraperitoneale und der intramedulläre Weg.

Die intramedulläre Ernährung, d. h. die Ernährung durch *Infusion in das Knochenmark*, bringt die Nährlösung unmittelbar ins Mark der langen Röhrenknochen oder des Sternums [HENNING (1940), TOCANTIS u. O'NEILL (1941). GIRAUD u. DESONTS (1941), BATTISTONI (1942), KOLB (1944), FREIMANN (1948), ELMMAN (1948)]. Obwohl das Verfahren befriedigende Resultate ergeben kann und vor allen Dingen in Betracht kommen könnte, wenn geeignete Venen für intravenöse Infusion fehlen, hat es sich doch nicht durchgesetzt. Der Grund liegt darin, daß Knochen- und speziell Sternalpunktionen bei den Kranken (und den Ärzten) sehr viel weniger beliebt sind als Venenpunktionen, und daß die Gefahren

— Infusion in das Mediastinum und Knochenmarksinfektionen — beträchtlich größer sind als bei intravenösen Infusionen.

Intraperitoneale Infusionen wurden früher vorgenommen, weil sich auf diese Weise große Flüssigkeitsmengen innerhalb kurzer Zeit infundieren lassen. Man hat die intraperitoneale Infusion heute fast ganz aufgegeben im Hinblick auf die Möglichkeit peritonitischer Komplikationen infolge von Darmverletzungen und die Reizwirkung selbst isotonischer Nährlösungen. Soviel wir sehen, wird die Methode heute nur noch in der Kinderheilkunde angewandt.

Die einfachste und den Kranken am wenigsten belästigende Art von p. E. ist die *subcutane Ernährung*. Ihr Nachteil liegt darin, daß, besonders bei Ödemkranken, subcutan infundierte Lösungen sehr langsam resorbiert werden. Außerdem lassen sich in dieser Art nur blut*iso*tonische Lösungen infundieren, weil ja *hyper*tonische Lösungen aller Art die Gewebe schädigen. Soll die subcutane Infusion als Nahrungsquelle überhaupt ins Gewicht fallen, dann müssen also sehr große Flüssigkeitsmengen infundiert werden. 1 l blutisotonische (5,4%ige) Glucoselösung bringt erst 220 Calorien, d. h. rund $^1/_{10}$ des Tagesbedarfs. Aus einer subcutan infundierten 30%igen Glucoselösung resorbiert der Organismus [nach HIMWICH, GOLDMAN u. KROSNICK (1932)] übrigens nicht mehr Glucose als aus einer subcutan infundierten 5%igen Lösung. Der Nährstoffzufuhr sind hier also mengenmäßig ziemlich enge Grenzen gezogen. Die Wahl der *Örtlichkeit für die Infusion:* Oberschenkel, Gesäß, Axillargegend, Bauchhaut ist ohne wesentliche Bedeutung.

Vor allen anderen besitzt die *intravenöse Infusion* den großen Vorteil, rasche Zufuhr von Flüssigkeiten aller Art, insbesondere von *hyper*tonischen Nährlösungen aller Art zu erlauben. Andererseits hat auch sie ihre Nachteile. Hierher gehören zunächst die Fieberreaktionen durch bakterielle Verunreinigungen, durch „pyrogene Stoffe" und durch zu große Nährstoffteilchen. Durch sorgfältiges Filtrieren und Sterilisieren der Nährlösung lassen sie sich allerdings weitgehend verhüten [siehe auch SEIBERT (1923), WALTER (1940), CoTUIu.WRIGHT (1942)]. Kälte- und Prickelempfindungen, Schwächegefühl, Wallungen, Tachykardien, Brechreiz und Durchfälle machen im allgemeinen keine, allergische Erscheinungen machen nur sehr selten völligen Verzicht auf Infusionen erforderlich (vergl. S. 575). Gelegentlich kommt es zu Thrombophlebitiden, und zwar vor allen Dingen nach Infusion hypertonischer Aminosäurelösungen mit tiefem p_H [HORVITZ, SACHAR u. ELMAN (1943)] und [nach ELMAN (1948)] auch dann, wenn das Kaliber der Infusionsnadel im Verhältnis zum Kaliber der Vene zu groß ist.

Am bequemsten zugänglich für intravenöse Infusionen sind die Cubital-Unterarm- und Knöchelvenen. Empfohlen worden sind außerdem die Femoralvenen, die Jugularvenen und beim Mann die Corpora cavernosa des Penis [SHAB (1928)]. Bei Kindern kommen oft nur die Venen der Kopfschwarte und die Sinus longitudinales in Betracht.

Die alte Vorschrift, die Nährlösung körperwarm oder noch wärmer einfließen zu lassen, hat sich als überflüssig erwiesen; es ist anscheinend sogar zweckmäßiger mit kühlen Infusionslösungen zu arbeiten (DE GOWIN, HARRIS u. PLASS (1940)].

Zur Regulierung der Geschwindigkeit der Flüssigkeitszufuhr dient in der Regel die Zwischenschaltung einer Glaskugel, die die Tropfgeschwindigkeit aus einem hochgestellten Vorratsgefäß erkennen läßt. Geräte zur unmittelbaren Einstellung von Infusionsdruck und Infusionsgeschwindigkeit [VAN ALLEN (1932), LUNDY u. ROGERS (1938), TOD u. MILLER (1939), ARNOTT (1941)] haben wegen der Schwierigkeit ihrer Handhabung und der befriedigenden Ergebnisse mit dem einfachen Einfließenlassen aus hochgestellten Vorratsgefäßen keinen Eingang in die Klinik gefunden. Bezüglich der Infusionsgeschwindigkeit gilt als bewährte Faustregel:

1 l je Std. Glucose- und Aminosäurelösungen gibt man trotz des Strebens, mit der Infusion sobald als möglich zu Ende zu kommen, eher etwas langsamer.

Bei jeder intravenösen Infusion von Nährlösungen muß man sich darüber im klaren sein, daß die mit der Infusion notwendig verknüpften Änderungen des Blutvolumens, des Blutwassergehaltes, der Blutumlaufgeschwindigkeit und des Venendrucks von der Konzentration der Infusionslösung und der Geschwindigkeit der Infusion abhängen und unter Umständen bedrohliche Symptome verursachen (vgl. insbesondere Gilligan, Altschuler u. Volk (1938), Murphy, Correll u. Grill (1941), Stewart u. Rourke (1942), Hardy u. Godfrey (1944)]. Schon bei Infusion relativ kleiner Mengen (500—1000 cm³) kann es zu alarmierenden Kreislaufstörungen kommen, wenn zu schnell infundiert wird. An Gesunden beobachteten z.B. Altschuler u. Gilligan (1938) bei einer Infusionsgeschwindigkeit von nur 1 200 cm³ je Std. (20 cm³ je min) trotz deutlicher Vermehrung des Plasmavolumens keine Kreislaufstörungen. Bei höherer Infusionsgeschwindigkeit aber stiegen Venendruck, Schlagvolumen und Blutumlaufgeschwindigkeit, in einzelnen Fällen außerdem Pulsfrequenz und Arteriendruck; die P-Schwankungen im Elektrokardiogramm nahmen andere Gestalt an. Reine Kochsalzlösungen sind in dieser Hinsicht vielleicht gefährlicher als Glucoselösungen [Baxter (1945)]. Die Diurese steigt nach Infusion von Kochsalzlösung viel weniger an als nach Glucose-Infusion: 1 115 bzw. 2013 cm³ nach 5 000 cm³ isotonischer Kochsalzlösung — 5 380 cm³ nach 5 000 cm³ 5—10%iger Glucose [Stewart u. Rourke (1942)]. Die Veränderungen der Kreislauffunktionen und der Blutzusammensetzung dürfen vor allen Dingen bei Herzkranken und älteren Menschen nicht unterschätzt werden.

Bei schwer Lungenkranken sind alle Auswirkungen großer intravenöser Infusionen besonders stark ausgeprägt, vermutlich weil die Infusionsflüssigkeit zunächst in den Lungenkreislauf gelangt. Chirurgischerseits weiß man, daß postoperative Kochsalzinfusionen schon bei Lungengesunden nicht selten zu Flüssigkeitsanschoppung in den Bronchien führen [Näheres bei Drinker (1944)].

Von Auswirkungen intravenöser Infusionen auf den intrakraniellen Druck weiß man wenig. Hypertonische Kochsalzlösungen sollen ihn senken [Weed (1922)], Ringerlösung und destilliertes Wasser bei schneller Infusion ihn vorübergehend ansteigen lassen. 50%ige Glucoselösung intravenös gegeben verringert den intrakraniellen Druck kaum, wahrscheinlich weil die Glucose rasch verbrannt oder ausgeschieden wird [Elman (1948)].

IV. Parenterale Ernährung mit Wasser und Kochsalz.

Es ist hier nicht der Ort, näher einzugehen auf die Fragen des Wasser- und Kochsalzbedarfs und auf die engen Beziehungen zwischen Wasserhaushalt und Kochsalzhaushalt, deren Bedeutung speziell für die Operationsnachbehandlung in den letzten Jahren oft genug betont worden ist (Lit. bei Marriott (1923), Lusk (1928), Lashmet u. Newburgh (1932), Fishberg u. Bierman (1932), Thorn (1936), Glatzel (1937), Evans u. Schulman (1940), Darrow (1940), Gamble (1942), Coller u. Maddock (1942), Stewart u. Rourke (1942), Coller (1943, 1944), McCance, Young u. Black (1944), Futcher, Consolazio u. Pace (1944), Winkler, Danowski, Elkinton u. Peters (1944), Peters (1944), Black, McCance u. Young (1944), Adolph (1945), Fox u. Keston (1945), McQuarrie (1945), Baumgartner (1952), Snyder, Snyder u. Bunch (1952), Glatzel (1953, 1954)]. Intravenöse Zufuhr von reinem Wasser verträgt der Organismus viel schlechter als intravenöse Zufuhr blutisotonischer Kochsalzlösung, und so ist parenterale Wasserzufuhr heute gleichbedeutend geworden mit parenteraler Kochsalzzufuhr. Wasserzufuhr allein kann zu den bekannten Erscheinungen der „Wasservergiftung" führen (Näheres bei GLATZEL (1954), außerdem ZIMMERMANN u. WANGENSTEEN (1952), BASKIN, KEITH u. SCRIBNER (1952), WYNN u. ROB (1954)].

Die ersten intravenösen Infusionen mit 0,5 bis 5%igen Kochsalzlösungen wurden 1831 von LATTA bei Cholerakranken durchgeführt und sollen teilweise zauberhafte Erfolge gehabt haben [Lit. bei O'SHAUGHNESSY (1932)]. Daß die *Konzentrationen* der Kochsalzlösung für den Erfolg eine Rolle spielten, entdeckte man erst sehr viel später [ROGERS (1909); siehe auch SELLARDS (1919)].

Die Wahl der Kochsalz*konzentration* für die Infusionslösung hängt, wo es sich um den *Ausgleich von Verlusten* handelt, von der Art dieser Verluste ab. *Wasserverarmung* allein — bei Kranken etwa, die gar nichts zu sich nehmen und natürlich trotzdem durch die Lungen, die Haut und die Nieren laufend Wasser abgeben — erfordert (obwohl ja im Schweiß und Urin stets *Kochsalz* ausgeschieden wird), niedrige Konzentrationen an Kochsalz. In solchen Fällen wird man isotonische (0,9%ige) Kochsalzlösungen geben und in Kauf nehmen, daß bei eiweißverarmten Unterernährten bei dieser Behandlung möglicherweise Ödeme auftreten. Diese Ödemneigung verschwindet erst nach Beseitigung des Eiweißmangels. Anhaltendes Erbrechen, Durchfälle, profuse Schweiße, sezernierende Fisteln und Magen-Darm-Drainagen verursachen *höhere Kochsalzverluste.* Auch in diesen Fällen genügt jedoch in der Regel isotonische Kochsalzlösung. Anders wird die therapeutische Situation, sobald diese Kranken, um ihren Durst zu stillen, viel reines Wasser getrunken (oder reine Glucoselösungen intravenös bekommen) haben. Dann kann das Wasser in den natriumarm gewordenen Geweben nicht mehr festgehalten werden. Als Schweiß oder Urin wird es alsbald wieder ausgeschieden, und zwar, da weder Haut noch Nieren *reines* Wasser ausscheiden können, unter Mitnahme von Natrium. So führt das fortgesetzte Trinken von reinem Wasser zur „Überwässerung" des Körpers, zu immer stärkerer Natriumverarmung der Gewebe und nur Zufuhr von Wasser *und* Kochsalz vermag den reduzierten Wasserbestand des Organismus jetzt wieder aufzufüllen und den Durst zu löschen. Diesen physiologischen Tatsachen entspricht die alte Bergsteigererfahrung, daß Quellwassertrinken nur noch durstiger macht und die andere Erfahrung, daß Salzheringe den Brand nach der Kneipe am wirkungsvollsten bekämpfen, gesalzene „Radi" und Salzbrezeln ihn am besten verhindern. Das Heilmittel für kochsalz- und wasserarm gewordene Kranke ist also die Infusion *hypertonischer Kochsalzlösung.*

Wieviel Kochsalzlösung im gegebenen Fall gebraucht wird, läßt sich im voraus kaum sagen. Schwerste Wasserverarmungszustände sollen 3—7 l isotonische Kochsalzlösung zur Beseitigung erfordern [COLLER u. MADDOCK (1942), NADAL (1942), PETERS (1944)]. Am besten richtet man sich nach dem *Gesamtzustand des Kranken,* nach dem Wasser- und Chloridgehalt des Blutes (Normalwerte im Plasma 89—91g% bzw. 330—380 mg-%) und nach der Kochsalzausscheidung im Urin. Im extremen Kochsalzmangelzustand sinkt diese auf ein Minimum. Vorsicht ist geboten bei Nierenschädigungen mit Störungen der Kochsalzausscheidung, wie sie als vorübergehende Zustände nach operativen Eingriffen nicht ganz selten sind und bei Kranken mit Ödembereitschaft, die auf die Infusion unter Umständen mit manifesten Ödemen reagieren. Wenn man diese Gesichtspunkte im Auge behält und dazu die Kreislaufverhältnisse berücksichtigt, braucht man bei der intravenösen Infusion isotonischer und hypertonischer Kochsalzlösungen unerwartete Zwischenfälle nicht zu befürchten.

Einfacher liegen die Dinge, wenn es sich nicht um den Ersatz von Wasser- und Kochsalzverlusten handelt, sondern um die *Deckung des laufenden Bedarfes* zur Überbrückung einer Zeit, da perorale Zufuhr unmöglich oder unerwünscht ist. Als grober Anhalt für den *Wasserbedarf*, d. h. für jene Wassermenge, die genügt, um die fortlaufenden Wasserverluste durch Lunge, Haut und Darm zu ersetzen, können für den Erwachsenen, körperlich nicht arbeitenden Menschen unter mitteleuropäischen Klimabedingungen 2 l angenommen werden (30—40 cm³ je kg Körpergewicht); der Bedarf des Kindes liegt relativ höher (50—150 g je kg Körpergewicht). Dieser Bedarf wird normalerweise gedeckt durch das als solches getrunkene, durch das in der Nahrung enthaltene und durch das bei der Oxydation der Nährstoffe entstehende Wasser [im Verhältnis von etwa 1000:800:200; ELMAN (1948)]. Zur Deckung des *Kochsalzbedarfs* genügen unter den genannten Bedingungen für den gesunden Erwachsenen 5—10 g täglich vollauf — eine Menge, die in 1000 cm³ Wasser ohne Schwierigkeiten zugeführt werden kann. Daß Ödembereitschaft und Niereninsuffizienz eine Einschränkung der Wasser- und auch der Kochsalzzufuhr erfordern können, braucht nicht ausdrücklich betont zu werden.

Als *Indikation für parenterale Kochsalzzufuhr* können also, wenn wir noch einmal zusammenfassen, alle Kochsalzmangelzustände durch ungenügende Kochsalzzufuhr bzw. durch übermäßige Kochsalzverluste in Betracht kommen, sofern diese Mängel durch perorale Zufuhr nicht oder nicht schnell genug behoben werden können [Ausführliche Darstellung und Literatur zur Klinik und Physiologie des Kochsalzmangels bei GLATZEL (1937)]. *Kochsalzverluste* können entstehen als Folge von Natrium- und Chloridverlusten durch die Nieren (bei Polydipsie und Polyurie, Diabetes insipidus, Nebennierenrindeninsuffizienz und unter dem Einfluß von Salyrgan), als Folge von Natrium- und Chloridverlusten durch den *Magen-Darm-Kanal* (bei Durchfällen und anhaltendem Erbrechen), als Folge von Natrium- und Chloridverlusten durch die *Haut* (bei profusen Schweißen) und gelegentlich vielleicht auch einmal als Folge oft wiederholter ausgiebiger *Ascitespunktionen* bei kochsalzfreier Ernährung.

In ähnlicher Weise hat sich die parenterale Infusion von Kochsalzlösungen zur Behebung und Vorbeugung *postoperativer Komplikationen* bewährt. Im postoperativen Zustand handelt es sich um einen Mangel an frei verfügbarem Natrium und Chlorid infolge einer Natrium- und Chloridverschiebung und -fixierung in den Geweben. Ganz ähnlich liegen die Dinge bei *Verbrennungen* und *Strahlenschädigungen*. Verstärkte Natrium- und Chloridfixierung in den Geweben findet man auch bei *Pneumonie* und *anderen Infektionskrankheiten*, bei Herz-, Nieren- und Leberkrankheiten und bei Diabetes mellitus. Bei Herz- und Nierenkranken sind Kochsalzinfusionen im Hinblick auf die Ödembereitschaft und die arterielle Hypertension kontraindiziert und über Erfolge und Mißerfolge von Kochsalzinfusionen bei *Infektionskranken* und bei *Leberkranken* ist nichts Sicheres bekannt. Unbedingt notwendig ist jedoch eine ausreichende Versorgung mit frei verfügbarem Natrium und Chlorid für den *Diabetiker*. Es steht fest, daß insulinrefraktäre Diabetiker nach Kochsalzzufuhr wieder in gewohnter Weise auf Insulin ansprechen.

Intravenöse Zufuhr von reinem Wasser — subcutane Zufuhr von reinem Wasser ist aus osmotischen Gründen nicht statthaft — kann höchstens dort in Frage kommen, wo der Organismus abnorm salzreich und wasserarm geworden ist. Verwirklicht findet sich diese Möglichkeit nicht im Zustand nach anhaltendem Schwitzen—hier verliert der Organismus Wasser *und* Kochsalz— sondern nur dann, wenn große Mengen salzreicher Flüssigkeit getrunken worden sind. Mit anderen Worten: Man sieht diese Zustände bei Schiffbrüchigen, die lange Zeit ohne Nahrung und Trinkwasser auf dem Ozean getrieben und Meerwasser getrunken haben [Näheres bei GLATZEL (1954)].

V. Parenterale Ernährung mit Kohlenhydraten.

Als Kohlenhydrate kommen als die beiden einzigen im Organismus unmittelbar verwertbaren Kohlenhydratformen für parenterale Ernährung nur *Glucose* (Dextrose) und Fructose (Lävulose) in Betracht. Nur in Form von Glucose und Fructose werden auch die vielerlei Nahrungskohlenhydrate aus dem Darm resorbiert.

Die ersten intravenösen Zuckerinfusionen hat BERNARD 1843 bei Tieren ausgeführt. 1896 konnten BIEDL u. KRAUS die Verwertung intravenös gegebener Glucose beim Menschen nachweisen und WOODYATT, SANSUM u. WILDER (1915) zeigten ergänzend, daß der 70 kg schwere Mann 63 g intravenös infundierte Glucose assimilieren kann, ohne danach Harnzucker auszuscheiden; erst wenn intravenös mehr als 0,9 g je kg und Std. gegeben wurden, tritt Glykosurie auf.

Einer ausgedehnten Anwendung der parenteralen Ernährung mit Glucose standen lange Zeit die Fieberreaktionen im Wege, die sehr oft im Anschluß an die Infusion auftraten und deren Ursachen erst später [u. a. durch SEIBERT (1923)] aufgeklärt und beseitigt werden konnten. Seitdem werden intravenöse Glucoseinfusionen in großem Umfang überall dort angewandt, wo es um die parenterale Zufuhr von Nahrungsenergien geht und in einer zusammenfassenden Darstellung des Gesamtgebietes der intravenösen Ernährung überhaupt erklärte BÜRGER noch im Jahre 1944 kurz und bündig: „Als Material kommen nur isotonische Traubenzucker- und Caloroselösungen in Frage." Freilich entsprach diese Meinung schon damals, als sie ausgesprochen wurde, nicht mehr den tatsächlichen Verhältnissen — die bereits damals veröffentlichten amerikanischen Erfahrungen mit intravenöser Eiweißernährung waren BÜRGER offenbar unbekannt geblieben — und sie entspricht ihnen heute noch sehr viel weniger.

In Form von Glucose lassen sich immerhin *beträchtliche Energiemengen* zuführen. Mehr als 10%ige Glucoselösungen — blutisotonisch ist 5,4%ige Glucose — thrombosieren jedoch mit der Zeit sehr leicht die Venen; außerdem steigt mit steigender Konzentration die Viscosität, so daß 20%ige und höher konzentrierte Lösungen wegen ihrer Dickflüssigkeit nur noch unter starkem Druck infundiert werden können. 4 l einer 10%igen Glucoselösung bringen rund 1600 Calorien (Grundumsatz des 40jährigen, 70 kg schweren und 170 cm großen Mannes rund 1600 Calorien). 1600 Calorien decken also den Bedarf eines erwachsenen Mannes nur sehr unvollkommen. Sie unterbinden aber die Entwicklung einer Ketonämie, und wenn sich die parenterale Ernährung auf einen Zeitraum von wenigen Tagen beschränkt, kann man auf vollkommene Deckung des Bedarfs auch unbedenklich verzichten — vor allem dann, wenn gleichzeitig Aminosäuren gegeben und dadurch negative N-Bilanzen vermieden werden [ELMAN, DAVEY u. KIYASU (1945), ELMAN (1948), WERNER (1947).

Infusionen von 4 l einer 10%igen Glucoselösung bringen auch eine große Menge *Wasser*. Wenn man aber Wassermengen dieser Größenordnung infundiert, darf man nicht vergessen, daß die dadurch in Gang gesetzte Diurese zwangsläufig zu Natriumverlusten führt, die auf die Dauer nicht unberücksichtigt bleiben dürfen. Aus solchen Überlegungen heraus ist es üblich geworden, den Glucoselösungen 0,9% Kochsalz zuzusetzen.

Die gegenüber der Glucose leichtere Assimilierbarkeit der *Fructose* [Lit. bei GLATZEL (1954) außerdem CRAIG (1951), MENDELOFF u. WEICHSELBAUM (1953), BERTINO, DAWSON, FRENCH, MARGEN u. KINSELL (1953), SMITH, ETTINGER, SELIGSON u. LIGHTCAP (1953), WYSHAK u. CHAIKOFF (1953), RENOLT, HASTINGS u. NESBETT (1954), PLANCHEREL u. MÖSCHLIN (1954)] legt es nahe, Fructose oder Invertzucker (d. h. ein Gemisch von Fructose und Glucose, das unter der Bezeichnung Calorose im Handel ist) auch für die p. E. heranzuziehen. Selbst bei rascher intravenöser Infusion verschwindet Fructose schneller aus der Blutbahn als Glucose, ohne daß nennenswerte Mengen im Urin erscheinen [WEICHSELBAUM, ELMAN u. LUND (1950)]. Hinsichtlich des weiteren Schicksals der Fructose sind verschiedene Möglichkeiten denkbar: Phosphorylierung, Aufbau zu Glykogen, Abbau zu Milchsäure, Umbau in Glucose, Umwandlung in Fettsäuren und Verbrennungen zu CO_2. Eine umfassende Studie zu dieser Frage stammt von WEICHSELBAUM, MARGRAF u. ELMAN (1953). Danach ist die arteriovenöse Differenz nach intravenöser Infusion von Fructose ebenso groß oder größer als nach Infusion von Glucose; mit anderen Worten: die Fructoseassimilation in den Geweben ist ebenso gut oder besser als die Glucoseassimilation. Am Ende einer einzigen Infusion wurden im Venenblut *höhere* Fructosewerte gefunden als im Arterienblut. („Negative arterio-venöse Differenz" als Zeichen des Rückflusses freier Fructose aus der Haut und Muskulatur?) Anaesthesie hemmte das Abströmen der Fructose aus dem Blut. Mit Ausnahme *eines* Versuches stimmte in allen Fällen die Menge der tatsächlich infundierten Fructose überein mit der Menge, die aus dem intra- und extracellullären Fructoseanstieg und dem Anstieg von Glucose, Brenztraubensäure und Milchsäure errechnet wurde. Ins Gewicht fallende Schwankungen im Säurebasengleichgewicht fehlten. Auf die bemerkenswerte Erscheinung, daß die Verwertung intravenös gegebener Aminosäuren durch Fructose verbessert wird, hatte ELMAN (1952) schon früher hingewiesen.

Zu einem geringen Teil können durch intravenös gegebenen *Alkohol* Kohlenhydrate eingespart werden [MUELLER (1939), MOORE u. KARP (1945), RICE, ORR u. ENQVIST (1950)].

Als spezielle *Indikationen* über die allgemeine Indikation der Energiezufuhr hinaus gelten für parenterale Glucose- und Fructosezufuhr: Hypoglykämien aller Art, Wasserverluste ohne gleichzeitige Kochsalzverluste und Glykogenverarmungszustände der Leber. Auf planmäßige Bekämpfung vor allem der postoperativen Glykogenverarmung der Leber wird von vielen Chirurgen großer Wert gelegt. McINTYRE, PEDERSEN u. MADDOCK (1941) fanden bei Leberbiopsie operierter Kranker, daß präoperative Glucosezufuhr einen Anstieg des Leberglykogens von i. M. 3,96% auf i. M. 5,03% zur Folge hatte und ZINTEL, RIEGEL, PETERS u. RHOADS (1944) sahen nach Infusion von 2 l 10%iger Glucose einen Anstieg von i. M. 2,8 auf i. M. 6,1% [siehe auch CORI u. CORI (1929), ALTHAUSEN (1933), SOSKIN u. HUMAN (1939)]. Postoperativ assimiliert der Organismus Glucose offenbar weniger gut als in intaktem Zustand [FANTUS (1936), WINSLOW (1938)]. ELMAN (1948) empfahl, die Infusion bei operierten Kranken im allgemeinen so einzurichten, daß innerhalb von 2 Std. 1 l 5%iger Glucose (0,35 g je kg Körpergewicht und Stunde) gegeben werden, und zwar möglichst zusammen mit Aminosäuren.

VI. Parenterale Ernährung mit Fetten.

Wegen des *hohen Energiewertes* der Fette — 1 g Fett = 9,3 Calorien, 1 g Kohlenhydrate = 4,1 Calorien — wäre es sehr erwünscht, Fette in möglichst weitem Umfang auch für die p. E. heranziehen zu können. Der Gedanke ist keineswegs neu. Seiner Verwirklichung steht als hauptsächliche Schwierigkeit die *Wasserunlöslichkeit* der Fette entgegen.

Die ersten exakten Versuche über die Ausnutzung parenteral, und zwar *subcutan* infundierten Fettes stammen von KOEHNE u. MENDEL (1929). Schon früher hatten MURLIN u. RICHE (1915) 3%ige Speck- und Ölemulsionen Hunden subcutan injiziert und gefunden, daß daraufhin der Umsatz anstieg, der respiratorische Quotient absank, das Fett also tatsächlich verbrannt wurde.

Die ersten *intravenösen* Fettinfusionen beim Menschen hat offenbar YAMAKAWA (1920) ausgeführt. Die Tatsache, daß intravenös gegebenes Fett vom menschlichen Organismus verwertet werden kann, ist dann in der Folge von einer ganzen Reihe von Untersuchern bestätigt worden [HOLT, TIDWELL u. SCOTT (1935), GORDON u. LEVINE (1935), CLARK u. BRUNSCHWIG (1942), McKIBBIN, POPE, THAYER, FERRY u. STARE (1945), GEYER, CHAPMAN u. STARE (1948), LERNER, CHAIKOFF, ENTENMAN u. DAUBEN (1949)]. COLLINS, KRAFT, KINNEY, DAVIDSON, YOUNG u. STARE (1948) stellten fest, daß man 30%ige Fettemulsionen bei Hunden sogar ziemlich rasch infundieren kann (0,13 g Fett je kg Körpergewicht und Minute). Sie gaben z. B. einem Tier im Verlauf einer mehrwöchigen Versuchsperiode insgesamt annähernd 800 g Fett und sahen dabei nur in den ersten 2—3 Tagen störende Begleiterscheinungen in Gestalt von Erbrechen. Die Plasmaphosphatase stieg dabei an, ebenso das Blutfett; beide Werte gingen nach Beendigung jeder Infusion aber rasch wieder auf den Ausgangsstand zurück.

Eine Voraussetzung für die Verträglichkeit und den therapeutischen Erfolg jeder intravenösen Fettzufuhr liegt darin, daß die *Fett-Teilchen der infundierten Emulsion* möglichst klein sind, d. h. größenordnungsmäßig an der unteren Grenze der mikroskopischen Sichtbarkeit (unter 3 μ) liegen. Die Teilchengröße spielt anscheinend auch bei der Ausnutzung des *enteral* aufgenommenen Fettes eine Rolle, wiewohl die Verhältnisse hier noch nicht eindeutig klar liegen. Emulgiertes Fett erwies sich vielfach leichter verdaulich als kompaktes Fett und ist deshalb neuerdings auch für die *enterale* Krankenernährung empfohlen worden (GOLDBERG, STEIN u. MEYER (1952), GEYER (1952), SHOSHKES (1952), VAN ITALLIE, MOORE u. STARE (1952), BOINES (1952), BRIEN, TURNER, WATSON u. GEDDES (1952), TIDWELL u. NAGLER (1953)]. Als Hilfsmittel zur Herstellung und vor allem zur Stabilisierung solcher Fettemulsionen sind Sojaphosphatide, Cholin und Glycerinester geeignet. Unerwünscht, wenn auch offenbar unschädlich, sind bei intravenöser Verabfolgung gelegentliche Nebenwirkungen dieser *stabilisierenden Emulgatoren.* So läßt z. B. eine bestimmte Fraktion der Sojaphosphatide in vielen Fällen granulomatöse Veränderungen in Lungen, Milz und Leber entstehen [GEYER, MANN u. STARE (1948), GEYER, MANN, YOUNG, KINNEY u. STARE (1948); GEYER WATKIN, MATTHEWS u. STARE (1949, 1951)]. Fettemulsionen der genannten, Art mit 15% Fett werden aber in Mengen von täglich 300—600 cm³ (460—920 Calorien) auch bei intravenöser Zufuhr von Tieren und Menschen im allgemeinen gut vertragen und ausgenutzt [MANN, GEYER, WATKIN u. STARE (1949]).

Die *therapeutischen Erfolge* der parenteralen Fettzufuhr sind im ganzen durchaus ermutigend und wenn, wie gesagt, die Teilchen der Emulsion klein genug sind und die Emulsion selbst stabil gehalten wird, auch hinsichtlich unerwünschter Nebenwirkungen (Fettembolien, Granulombildung in den Organen) ganz unbedenklich. Die Unregelmäßigkeiten der Ausnutzung intravenös infundierter Fette bedürfen noch der Erklärung; Zusätze von Glucose und Eiweißhydrolysaten können die Ausnutzung anscheinend verbessern. Die heute vorliegenden Erfahrungen, die sich allmählich auf ein sehr umfangreiches Beobachtungsgut stützen, stammen vor allen Dingen aus der amerikanischen Klinik [McKIBBIN, POPE, THAYER, FERRY u. STARE (1945), MANN, GEYER, WATKIN, SMYTHE, DJU, ZAMCHECK u. STARE (1948), COLLINS, KRAFT, KINNEY, DAVIDSON, YOUNG u. STARE (1948), LERNER, CHAIKOFF, ENTENMAN u. DAUBEN (1949), MANN, GEYER, WATKIN u. STARE (1949), GEYER, WATKIN, MATTHEWS u. STARE (1949, 1951), SHAFIROFF, MULHOLLAND, CO TUI, ROTH u. BARON (1949), SHAFIROFF, MULHOLLAND, ROTH u. BARON (1949), GORENS, GEYER, MATTHEWS u. STARE (1949), MENG u. EARLY (1949), SHAFIROFF (1951), MENG (1951), NEPTUNE, GEYER, SASLAW u. STARE (1951), LAMBERT, MILLER u. FROST (1951), MURRAY u. FREEMAN (1951), SHAFIROFF u. MULHOLLAND

(1951), Shafiroff, Mulholland u. Baker (1951), Meng (1951), van Itallie, Waddell, Geyer u. Stare (1952), Johnson, Freeman u. Meyer (1952), Rice, Strickler u. Erwin (1952), van Itallie, Logan, Smythe, Geyer u. Stare (1952), Goldberg, Stein u. Meyer (1952), Albanese (1952)].

Bemerkenswert erscheint u. a. die Feststellung von Johnson, Freeman u. Meyer (1952), daß intravenöse Tageszufuhren von 1 g Fett je kg Körpergewicht in 10%iger Emulsion 24 Tage lang anstandslos vertragen werden, daß die *Thrombocytenzahl aber abnimmt* und die *Blutungszeit ansteigt*, wenn man die gleiche Tagesfettmenge in 20%igen Emulsionen nur 11 Tage lang gibt. Nach Fullerton, Davies u. Anastasopoulos(1953) verkürzt *perorale* Fettzufuhr die*Blutgerinnungs-zeit*, wobei der Minimalwert etwa mit dem Maximalwert der alimentären Hyper-lipämie zusammenfällt. Diese Fragen bedürfen noch der Klärung durch weitere Untersuchungen. Creditor, Creech u. Nair (1953) haben bei Hunden und Menschen nach intravenöser Fettinfusion *hämolytische Erscheinungen* beobachtet. *Stickstoffbilanzen*, die bei peroraler Zufuhr von Fettemulsionen ausgeglichen sind, sollen negativ werden, wenn die gleichen Mengen der Fettemulsion unmittelbar in die Blutbahn gegeben werden [van Itallie, Logan, Smythe, Geyer u. Stare (1952)].

Die Erfahrungen Shafiroffs (1951) an 750 Kranken sind, um hier nur ein Beispiel zu nennen, besonders umfangreich. Shafiroff infundierte intravenös ein Gemisch von 10% Kokosöl mit Zusätzen von Glucose, Eiweißhydrolysat und Gelatine (1 l Emulsion innerhalb von 3—4 Std.) und sah in 13% der Fälle vorüber-gehende Temperatursteigerungen, in Einzelfällen Kopfschmerzen, Übelkeit und Erbrechen. Die starke Chylomikronenvermehrung im Blut ging noch während der Infusion zurück, der Anstieg des Gesamtblutfettes jedoch erst 3—4 Std. nach Infusionsende. Die Hälfte des infundierten Fettes wurde nachweislich innerhalb von 24 Std. verbrannt, gelegentlich unter vorübergehender Acetonurie.

Bei insgesamt 35 Kranken verabreichen van Itallie, Waddell, Geyer u. Stare (1952) im Einzelfall 5—36 Infusionen (je 500—2000 cm³ 10%ige Fett-emulsion mit einer Teilchengröße unter 1 μ), ohne dabei Leber- oder Erythro-cytenschädigungen zu sehen. Eine Emulsion mit 10% Olivenöl, 1% Lecithin und 5% Glucose (1 g Fett je kg Körpergewicht im Laufe von 4 Std.) benutzten John-son, Freeman u. Meyer (1952) bei 22 Kranken. Fettsäuren, Cholesterin und Phospholipoide im Blut stiegen bei verschiedenen Kranken verschieden hoch an und kehrten nach verschiedenen Zeiten zum Ausgangswert zurück. Störende Nebenerscheinungen irgendwelcher Art traten nicht auf.

Im ganzen darf man also wohl sagen, daß die wesentlichen Fragen der intra-venösen Fettzufuhr grundsätzlich gelöst sind und die praktische Durchführung über das Versuchsstadium hinaus gediehen ist. Die intravenöse Fettinfusion in ihrer heutigen Form stellt ein diätetisches Behandlungsverfahren dar, das zwar nicht so einfach durchführbar und nicht so ohne weiteres verträglich ist wie die intravenöse Glucoseinfusion. In geringen Flüssigkeitsvolumina gestattet sie aber Energie-zufuhren, die allein mit Kohlenhydraten (infolge ihres geringeren Energie-wertes je Gramm) in dieser Größe viel schwerer erreichbar sind. Sei erleich-tert dadurch die Energieversorgung, ja sie macht unter Umständen eine aus-reichende Energieversorgung bei Kranken, die auf parenterale Ernährung an-gewiesen sind, überhaupt erst möglich.

Die *Indikationen* der parenteralen Ernährung mit Fetten sind überall dort gegeben, wo es auf die Zufuhr von Nahrungsenergien ankommt; spezielle Indikationen für diese Art von parenteraler Nahrungszufuhr gibt es daneben nicht.

VII. Parenterale Ernährung mit Eiweißstoffen.

a) Zur Pathophysiologie und Genese des Eiweißmangels.

Auf alle Fragen des Eiweißbedarfs und auf die Fülle der klinischen und pathophysiologischen Erscheinungen und Probleme des Eiweißmangelzustandes kann hier im einzelnen nicht eingegangen werden; es sei diesbezüglich auf die ausführliche Darstellung von GLATZEL (1954) verwiesen. Im Hinblick auf die Aufgaben und Schwierigkeiten, denen die Eiweiß-Ersatz-Therapie sich gegenübergestellt sieht, erscheint es aber doch notwendig, einige wenige ernährungsphysiologische Tatsachen ins Gedächtnis zurückzurufen.

Die Hauptmasse des *Körpereiweißes* besteht aus Muskeleiweiß. Setzt man den Anteil der Muskulatur am Körpergewicht mit 30% und ihren Wassergehalt mit 80% in die Rechnung ein, dann ergibt sich für den 70 kg schweren Menschen ein Betrag von etwa 3600 g Muskeleiweiß gegenüber 350 g Lebereiweiß und 245 g Plasmaeiweiß [MITCHELL, HAMILTON, STEGGERDA u. BEAN (1945)].

Von den *Bluteiweißkörpern* [zusammenfassende Darstellung bei WUHRMANN u. WUNDERLY (1954)] sind hier die Albumine hervorzuheben, die (zu 85%) den osmotischen Druck des Plasmas bestimmen und damit für die Aufrechterhaltung des Kreislaufs und des Wasserstoffwechsels entscheidende Bedeutung besitzen. Das Ausmaß eines Absinkens der Bluteiweißkörper steht, wie zuerst WEECH, WOLLSTEIN u. GOETTSCH (1937) und später SACHAR, HORVITZ u. ELMAN (1942) und viele andere zeigen konnten, in einem festen Verhältnis (1:30) zum Absinken des Gewebeeiweißes, d. h. also: für jedes Gramm Plasmaeiweiß, das im Eiweißmangelzustand verlorengeht, gehen 30 g anderes Körpereiweiß verloren. Das Hämoglobin als intracelluläres Eiweiß sinkt im Unterernährungszustand später ab als das Plasmaeiweiß [WEECH, WOLLSTEIN u. GOETTSCH (1937), WHIPPLE (1942)]. Dasselbe Verhältnis gilt für den Eiweiß*ansatz*. Rechnet man die Ergebnisse der Hundeversuche von THORN (1943) auf den Menschen um, dann müssen etwa 750 g Eiweiß retiniert werden, wenn der infolge Eiweißverarmung abgesunkene Plasma-Albumingehalt um 1 g-% erhöht werden soll. Aus *unmittelbaren* Beobachtungen an einem schwer unterernährten Menschen berechneten MCINTOSH, ARONOFF, GRAHAM u. LEROUX (1954) diese Eiweißmenge zu 650 und 1030 g. WHIPPLE (1942) glaubt, Plasmaeiweiß könne ohne Stickstoffverluste in Gewebeeiweiß umgewandelt werden und umgekehrt. Obwohl diese Vorstellung auch andere Autoren vertreten [ELMAN (1948)], kommt es offenbar doch auch vor, daß die Plasmaeiweißkörper vor dem Einbau in die Gewebe hydrolysiert werden und dabei Stickstoff verlorengeht.

Der Eiweißgehalt der *Leber* schwankt, wie man seit langem weiß, in Abhängigkeit vom Eiweißgehalt der Nahrung [ADDIS, POO u. LEW (1936), LUCK (1938), ELMAN u. HEIFETZ (1941), ELMAN, SMITH u. SACHAR (1943)]; er sinkt im Eiweißmangelzustand sehr viel stärker ab als der Eiweißgehalt anderer Gewebe [ADDIS, POO u. LEW (1936)]. Im Eiweißmangelzustand sinkt auch die Widerstandsfähigkeit der Leber gegenüber Infektionen und Vergiftungen [GOLDSCHMIDT; VARS u. RAVDIN (1939), MILLER u. WIPPLE (1940), MESSINGER u. HAWKINS (1940), ELMAN u. HEIFETZ (1941), ELMAN, SMITH u. SACHAR (1943)] und anscheinend wird bei akuten Plasma-Eiweißverlusten durch Blutungen, Verbrennungen u. ä. zunächst das Lebereiweiß als Ersatz herangezogen [KERR, HORVITZ u. WHIPPLE (1918), WHIPPLE (1942), ELMAN u. DAVEY (1944)]. Es darf in diesem Zusammenhang schließlich an die Bedeutung der lipotropen Aminosäuren für die Erhaltung normaler Leberfunktionen und an die Diskussionen um die Behandlung Leberkranker mit eiweißreicher Kost erinnert werden [Näheres bei GLATZEL (1954)].

Als *Ursachen von Eiweißverarmung* des Organismus kommt eine Reihe von Faktoren in Betracht. Am harmlosesten ist der *Gewebsschwund der untätigen Muskulatur*, die Inaktivitätsatrophie. Eine häufige Ursache von Eiweißverarmung ist *unzureichende Energie- oder Eiweißzufuhr mit der Nahrung*. Es entwickelt sich dann das charakteristische Bild der Eiweißunterernährung und der Hungerdystrophie mit ihren verschiedenen Formen: kachektische, ödematöse und lipophile Dystrophie, die als bekannt vorausgesetzt werden dürfen [zusammenfassende Darstellung bei Glatzel (1954)]. Die Ursachen der unzureichenden Energie- und Eiweißversorgung können freiwillige oder erzwungene Nahrungsabstinenz sein, aber auch Störungen der Darmpassage und Resorption (Näheres darüber siehe S. 576).

Schwere Eiweißverarmungszustände mit Verlusten von bis zu 30 g Eiweiß täglich entstehen auf dem Boden „*toxischen*" *Gewebszerfalls* bei *Infektionen, endokrinen Störungen, malignen Gewächsen, chronischen Nierenerkrankungen* nach schweren *mechanischen Gewalteinwirkungen*, und (als „Autointoxikation" auch ohne Begleitinfektion!) *nach operativen Eingriffen*.

Die ersten Untersuchungen über die *mit jedem operativen Eingriff verbundenen Eiweißverluste* stammen von Bürger u. Grauhan (1921, 1922, 1924, 1927). Sie sind neuerdings vielfach bestätigt worden [Cuthbertson (1932, 1942), Elman (1940), Casten (1941), Brunschwig, Clark u. Corbin (1942), Mahoney (1943), Elman, Lischer u. Davey (1942, 1943). Wachsmuth (1943), Taylor (1946)]. Dabei kann trotz verminderter Eiweißzufuhr die Harn-Stickstoff-Ausscheidung auf das Doppelte und Mehrfache des Ausgangswertes ansteigen. Ein magenoperierter Kranker von Bürger u. Grauhan z. B. verlor allein in den ersten 5 Tagen post operationem 40 g Stickstoff = 250 g Eiweiß, und Pfau (1946) berichtete von 36 Kranken, die postoperative Eiweißverluste von 25—1100 g erlitten hatten. Der Gesunde schränkt bei einer ähnlich geringen Nahrungszufuhr wie der des operierten Kranken und im Gegensatz zu diesem seine Stickstoffausscheidung sofort ein [Wilkinson, Billing, Nagy u. Stewart (1950)]. Daß die postoperativen Eiweißverluste sich in einzelnen Fällen auch durch höchste Eiweißzufuhren nicht aufhalten und ersetzen lassen, wurde wiederholt festgestellt [siehe auch Browne, Schenker u. Stevenson (1944), Peters King, Thompson, William u. Nicol (1944), Howard (1944)]. Mt peroraler Eiweißzufuhr gelingt das allein schon deswegen nicht, weil die Kranken nicht genug essen können, sollen oder wollen. Ohne parenterale Eiweißzufuhr ist an einen auch nur annähernd ausreichenden Ersatz überhaupt nicht zu denken.

Zu dem „toxischen" operativ bedingten Gewebszerfall kommen die Eiweißverluste durch *Blutungen* — 1 l Vollblut enthält, vom Blutkörpercheneiweiß ganz abgesehen, immerhin 70 g Eiweiß — und die Verluste durch *eiweißreiche Sekrete* aller Art [siehe auch Harkins (1942)].

Die höchsten Eiweißverluste dieser dritten Art sieht man bei *Frischoperierten*, bei Kranken mit schweren *Verbrennungen*, bei Kranken mit *Frakturen*, die zu ausgedehnter Gewebszerstörung geführt haben und bei Kranken mit starker *Wund- und Eitersekretion*. Infolge von akutem *Ileus* oder ausgedehnter *Peritonitis* sollen unter Umständen innerhalb von 24 Std. 55% des Blutplasmas durch die Gefäße austreten [Gendel u. Fine (1939)], infolge von ausgedehnten *Verbrennungen* in den ersten Wochen 10—50 g täglich [Duesberg (1943), Duesberg u. Schroeder (1943), Co Tui (1948)]. Nach Berechnungen von Mahoney (1943) verliert ein 70 kg schwerer Mensch, dessen Hautoberfläche zu 50% verbrannt ist, innerhalb von 24 Std. allein durch Exsudation 19,9 g Stickstoff = 124 g Eiweiß = 600 g Fleisch.

Als mittleren Eiweißverlust bei chronischen *Wundeiterungen* nennt Wachsmuth (1948) 136 g Eiweiß innerhalb von 10 Tagen, als Maximum 263 g.

DUESBERG (1943) fand in 2 Fällen von eiternden Schußverletzungen innerhalb von 10 Tagen Eiweißverluste von 157 und 113 g. Rechnet man dazu, den Stickstoffverlusten im Urin entsprechend, einen Verlust von 213 g Eiweiß, dann ergibt sich im 2. Fall in Gesamtverlust von 346 g innerhalb von 10 Tagen = 34 g je Tag und, die 5 fache Menge Nahrungseiweiß als notwendige Ersatzzufuhr gerechnet (s. S. 562), ein Tagesbedarf von 170 g Nahrungseiweiß. Eiweißmengen dieser Größenordnung sind den darniederliegenden Kranken auf natürlichem Wege allein bei weitem nicht beizubringen. Daß die Eindämmung des Eiterherdes in solchen Fällen Voraussetzung jeder erfolgreichen Behandlung ist, geht auch aus Befunden von VOLLMER (1949) hervor. Ähnlich hohe Stickstoffverluste wie bei Eiterungen sollen übrigens auch bei hochgradig schuppenden Hautkrankheiten vorkommen [PETERS (1945), GOLDSMITH (1947), TILING (1948, 1949), WEBER (1948), HLISNIKOWSKI (1948)].

Dank der modernen Anaesthesierungsverfahren, der Sulfonamide und der Antibiotica nehmen die großen Eingriffe — Magenresektionen, Lungenlappenexstirpationen, Herzoperationen — in der „großen" Chirurgie heute einen viel breiteren Raum ein als früher. Bei solchen Eingriffen verliert der Kranke viel Blut. Für die *Blutverluste* bei einer Reihe häufiger Operationen haben WANGENSTEEN, COLLER u. CROOK [zit. nach ROOST (1947)] die folgenden Durchschnittswerte errechnet (Tab. 1).

Tabelle 1.

Operation	Blutverlust cm³	Operation	Blutverlust cm³
Appendektomie	26	Magenresektion (Ulcus)	500
Herniotomie	82	Magenresektion (Carcinom) . .	455
Gallenblasenentfernung	180	Thyreoidektomie	405
Dickdarmresektion	121	Pneumektomie	1400
Lobektomie	1600		

Selbstverständlich können die Blutverluste im Einzelfall von diesen Mittelwerten bei optimaler chirurgischer Technik erheblich abweichen.

Zu dem „toxischen" Gewebszerfall und zu den Eiweißverlusten in Gestalt von Blut und Sekreten kommt beim *Operierten* noch der Eiweißmehrzerfall infolge der *Narkose* [ELMAN (1940), INAM (1931), CASTEN, BODENHEIMER u. BARCHAM (1943)] und unter Umständen infolge von Infektionen [GROSSMAN, SAPPINGTON, BURROWA, LABIETES u. PETERS (1945)]. Nach einstündiger Narkose hat man bei 70% aller Kranken ein Absinken des Plasmaeiweißes um 0,5 g-% gefunden und je länger die Narkose dauert, desto tiefer sinkt das Plasmaeiweiß [PFAU (1946)].

Nach einer Magenresektion sollen in den ersten 5 Tagen täglich insgesamt 100 bis 150 g, nach einer Leistenbruchoperation täglich insgesamt 44 g Eiweiß zusätzlich abgebaut werden [ROOST (1947)]. Eiweißverluste zwischen 19 und 1100 g während der ersten 10 Tage nach verschiedenen Operationen sahen BRUNSCHWIG, CLARK u. CORBIN (1942), Verluste zwischen 315 und 950 g im gleichen Zeitraum CO TUI, WRIGHT, MULHOLLAND, CARABBA, BARCHAM u. VINCI (1944). Nimmt man nach solchen Feststellungen die Verluste durch Abbau von Gewebeeiweiß — sie lassen sich durch Bestimmung der renalen N-Ausscheidung genau ermitteln — mit durchschnittlich 40 g N = 250 g Eiweiß an und rechnet man dazu den Eiweißverlust in Gestalt von Exsudaten und Blut in Höhe von 10—50 g, dann kommt man zu erschreckenden Zahlen. "Is it surprising, therefore, that tremendous wasting may occur after extensive injury or operation?" [ELMAN (1948)]. Der ausgiebige Zerfall von Gewebseiweiß ist ein "common factor" vieler krankhafter

Zustände [Beattie (1947)]. Bei 20—100% aller ihrer Kranken fanden Casten, Bodenheimer u. Barcham (1943) postoperativ ein Absinken der Plasmaeiweißkonzentration um 0,5 g% oder mehr — eine immerhin beachtliche Feststellung, wenn man bedenkt, daß das Ausmaß der Eiweißverarmung durch die gleichzeitige Wasserverarmung des Plasmas (Reduzierung des gesamten Plasmavolumens) verdeckt sein kann und daß die Albuminverarmung kompensiert sein kann durch einen Anstieg der Globulinkonzentration. Zur Schwächung der Widerstandskraft aus diesen Wurzeln kommt dann als letztes oft noch die spontane oder ärztlich erzwungene Einschränkung der Nahrungsaufnahme.

So summieren sich also beim operierten Kranken erhöhter Eiweißabbau infolge des Eingriffs als solchen, erhöhter Eiweißabbau infolge Narkose und Eiweißverlust infolge Exsudation, Blutung und unter Umständen infolge Eiterung. Das entscheidende Gewicht reichlicher Eiweißzufuhr in jeder nur möglichen Form geht daraus klar hervor. In den USA hat die Klinik seit Jahren die Konsequenzen daraus gezogen und damit die Erfolge der chirurgischen Technik in überraschender Weise verbessern können, ja in vielen Fällen Eingriffe ermöglicht, die anders nicht hätten gewagt werden dürfen.

Beachtlich ist es, daß allein schon bei *Bettruhe* trotz gleichbleibender Eiweißzufuhr die N-Ausscheidung ansteigt [Deitrick, Whedon u. Shorr (1948), Howard, Bigham, Eisenberg, Wagner u. Baily (1946)] und frühzeitiges Aufstehen nach operativen Eingriffen die Negativität der N-Bilanzen vermindert [Keeton, Cole, Calloway, Glickman, Dyniewicz u. Howes (1948)].

Schließlich darf man nicht vergessen, daß abgemagerte Kranke sehr oft schon *vor der Operation* beträchtliche Mengen von *Körpereiweiß* verloren haben. Rechnet man überschlagsweise, daß bei 30 kg Gewichtsverlust 10 kg eiweißhaltige Gewebe und 20% dieser Gewebe reines Eiweiß sind, dann beträgt der Verlust 2000 g Eiweiß. Elman (1948) hat auf eine andere Möglichkeit der Berechnung der Verluste hingewiesen, die sich darauf stützt, daß der Plasma-Eiweißverlust zum Gewebs-Eiweißverlust sich verhält wie 1:30 (s. S. 557). ,,Ein unterernährter Kranker mit einem Normalgewicht von 70 kg habe 3500 cm³ Plasma, dessen normale Albuminkonzentration 4,5 g-% beträgt. Wenn dieser Wert 2,5 erreicht hat, dann beträgt das gesamte Plasmadefizit (4,5 — 2,5) mal 35 = 70 g. Da die übrigen Eiweißgewebe gleichfalls verarmt sind und das Verhältnis des gesamten Körpereiweißes zum Plasmaeiweiß 30:1 beträgt, berechnet sich das Eiweißdefizit des gesamten Körpers zu 70 mal 30 = 2100 g.''

44% aller Carcinomkranken eines amerikanischen Krankenhauses hatten bereits vor der Operation tiefnormale Plasmaeiweißwerte (i. M. 6,5 g-%) und auffallend hohe Harnstickstoffausscheidung [Wiley (1947)], und es ist daher heute in den USA weithin üblich geworden, bei jedem für einen operativen Eingriff vorgesehenen Kranken Plasmaeiweiß und Stickstoffausscheidung zu bestimmen, um dann nötigenfalls schon *vor* dem Eingriff die Eiweißverluste so weit wie möglich zu ersetzen. Daß bei Erschöpften und Appetitlosen und bei Kranken mit hartnäckigem Widerwillen gegen jede Nahrungsaufnahme, der parenteralen Eiweißzufuhr wieder eine ganz besondere Bedeutung zukommt, liegt auf der Hand.

Hand in Hand mit der postoperativen Eiweißverarmung geht die *Verarmung* an *Kalium, Phosphor und Schwefel* und die *Anreicherung mit Natrium und Wasser* [Kaunitz u. Kren (1937), Elman u. Weiner (1939), Cuthbertson, McGirr u. Robertson (1939), Juluson, Ravdin, Vars u. Zintel (1940), Cuthbertson (1942), Wachsmuth (1943), Mulholland, Co Tui, Wright u. Vinci (1943), Croft u. Peters (1945), Grossman, Sappington, Burrowa, Labietes u. Peters (1945), Annersten u. Norinder (1946), Koop, Drew, Riegel u. Rhoads (1946), Orr u. Rice (1948), Localis, Shasin u. Hinton

(1948), Rice, Strickler u. Orr (1948), Zenker, v. Campenhausen u. Kühner (1949), Ariel (1949), Wilkinson, Billing, Nagy u. Stewart (1950), Zettel u. Knedel (1952), McPhee (1953)]. Die Natrium- und Wasserretention und die erhöhte Kaliumausscheidung hat man auf eine gesteigerte Aktivität der Nebennierenrinde im postoperativen Zustand bezogen (erhöhte Ausscheidung von 11 Oxysteron und 17 Ketosteron); [Lit. bei McPhee (1953)].

Tiefe *Plasmaeiweißwerte* zeigen immer schon eine beträchtliche Eiweißverarmung des Organismus an, da, wie bereits erwähnt, das Verhältnis Plasmaverlust: Gewebsverlust etwa 1:30 beträgt und offensichtlich das Bestreben besteht, den Plasmaeiweißbestand auf Kosten des Organeiweißbestandes aufrechtzuerhalten [Addis, Poo u. Lew (1936), Madden u. Whipple (1940), Elman, Lischer u. Davey (1943)]. Im Hinblick auf die starke Eiweißverarmung der Gewebe ist es verständlich, daß dann der Abfall der Plasmaeiweißkörper therapeutisch auch nur sehr langsam wieder ausgeglichen wird [Kerr, Horvitz u. Whipple (1918), Latzka (1934), Ebert, Stead u. Gibson (1941), Elman (1942), Elman, Lischer u. Davey (1943, 1944), Ariel, Abels, Pack u. Rhoads (1943), Chauncey u. Gray (1943), Coller, Crook u. Job (1944), Meyer u. Kozol (1944), Thornton, Adams u. Schafer (1494), Wiley (1947)]. Die *Leber*, die nur wenig Eiweiß speichern kann [nach Le Veen-Fishman (1948) maximal 2,28 g in 1500 g] wird bei Eiweißverarmung fettreicher und narkoseempfindlicher; Zugabe von lipotropen Aminosäuren läßt das Leberfett schnell wieder absinken [s. Glatzel 1954, außerdem McHenry-Patterson (1944)]. Da Wundheilung und Rekonvaleszenz nicht von der Höhe des *Plasma*eiweißes, sondern von der Quantität und Qualität des *Gewebs*eiweißes und dessen Mobilisierbarkeit abhängen, ist normales Plasmaeiweiß noch kein Beweis optimaler Heilkraft des Organismus. Bei kachektischen Carcinomkranken soll eine Eiweißverarmung des Plasmas nicht selten fehlen [Zenker, v. Campenhausen u. Kühner (1949), dagegen Clark, Nelson, Lyons, Mayerson u. De Camp (1947)].

Je stärker die präoperative und postoperative Eiweißverarmung, desto höher ist die *Infektanfälligkeit* [McNaught, Scott, Woods u. Whipple (1935), Weiner, Rowlette u. Elman (1936), Cannon, Chase u. Wissler (1943), Cannon, Wissler, Woolridge u. Benditt (1944)], desto schlechter die *Wundheilung* [Harvey u. Howes (1930), Macray, Barden u. Ravdin (1937), Thompson, Ravdin u. Frank (1938), Thompson, Rhoads u. Frank (1938), Koster u. Shapiro (1940), Hartzell, Winfield u. Irvin (1941), Rhoads, Fliegelman u. Panzer (1942), György (1944), Bessey (1944), Lund u. Levenson (1945), Keeton, Cole, Calloway, Glickman, Dyniewicz u. Howes (1948)], desto schlechter vermutlich auch die *Funktionsfähigkeit der Leber* [Lit. über Eiweißernährung und Leberfunktion siehe bei Glatzel (1954)] und desto langsamer vielleicht auf die *Magenentleerung* [Macray, Barden u. Ravdin (1937)].

Die Ursache des *postoperativen Schocks* liegt wesentlich in der Hypoproteinämie und nicht in der Anämie [Rous u. Wilson (1918), Kerr, Horvitz u. Whipple (1918), Ravdin (1940), Ravdin, Stengel u. Prushankin (1940), Co Tui Wright, Mulholland, Carrabba, Barcham u. Vinci (1944), Ravdin, McNamee, Ramholz u. Rhoads (1944), Elman (1948)]. Auch die postoperativen *Störungen der Harnausscheidung* und die postoperative *Darmlähmung* werden von Elman (1948) [siehe auch Fine, Horvitz u. Mark (1940)] auf die Hypoproteinämie bezogen. Daß *Ascites und Ödeme* als Folge von Eiweißunterernährung auftreten können, ist in Deutschland seit dem ersten Weltkrieg allgemein bekannt [Lit. bei Glatzel (1954)]. Daß sie auch Folgen *postoperativer* Eiweißverarmung sein können, weiß man seit sehr viel kürzerer Zeit [Jones u. Eaton (1933), Curphey u.

Orr (1937), Ravdin, Stengel u. Prushankin (1940), Ariel, Abels, Pack u. Rhoads (1943), Chauncey u. Gray (1943), Meyer u. Kozol (1944)]. Nach Studley (1936) ist die *Operationsmortalität* nach Magenresektion dem präoperativen Gewichtsverlust direkt proportional. Dabei braucht sich eine therapeutisch erzielte Hebung der Eiweißbestände des Organismus nicht notwendig in einer Erhöhung der Plasmaeiweißwerte zu zeigen, mit anderen Worten: fehlender Anstieg des Plasmaeiweißes ist noch kein Beweis fehlenden therapeutischen Effektes [Urra (1949), Dirschreit (1948)]. Elman (1948) hat wiederholt darauf hingewiesen, daß Eiweißverarmung sehr häufig die Ursache „unerklärlicher" postoperativer Todesfälle ist und meint: "That a fatal outcome after injury of operation may be due to protein starvation, would certainly surprise most surgeons in this land of plenty."

Die *Höhe des Eiweißbedarfs* bei operierten, aber auch bei vielen anderen akut und chronisch Kranken, wird in der Regel unterschätzt. Amerikanische Chirurgen betrachten schon bei verhältnismäßig leichten Eingriffen eine Transfusion von 500 cm³ Vollblut (entsprechend etwa 35 g Eiweiß) in jedem Fall als therapeutisches Minimum; nach schweren Eingriffen werden 2 l und mehr für erforderlich gehalten. Durch Erhöhung des Eiweißanteils in der Kost von etwa 20 auf 80% lassen sich nach Elman, Davey u. Kiyasu (1945) auch bei energetisch unzureichender Nahrungszufuhr Verluste von Körpereiweiß häufig vermeiden. In anderen — in sehr vielen — Fällen sind die Eiweißverluste so groß, daß an eine Deckung durch perorale Zufuhr allein gar nicht zu denken ist. Aus den oben genannten Verlustzahlen — bei schweren Verbrennungen Eiweißverluste je Tag bis zu 124 g, bei Schußverletzungen mit eiternden Wunden bis zu 34 g, nach großen operativen Eingriffen bis zu 150 g — ergeben sich, wie gesagt, gewaltige Zahlen für die als Ersatz notwendigen Mengen von Nahrungseiweiß. Nach Untersuchungsergebnissen von Keilhack [zit. nach Kühnau (1949)] braucht man als Ersatz für 6—10 g Plasmaeiweiß 15—25 g Plasmaeiweiß oder 36—60 g Muskeleiweiß oder 60—100 g Casein oder Sojaeiweiß. Nimmt man an, dieses verlorene Eiweiß entspräche in seinem biologischen Wert dem Plasmaeiweiß — und diese Annahme ist wohl erlaubt —, dann käme man auf Tagebedarfszahl an Muskeleiweiß von 600 g bei Verbrennungsgeschädigten und 750 g bei operierten Kranken. 600 g Muskeleiweiß bedeuten aber 3000 g Fleisch! Daß perorale Eiweißzufuhren dieser Größenordnung eine glatte Unmöglichkeit sind, schon gar bei Schwerkranken liegt auf der Hand. Hier kann nur die parenterale Infusion großer Mengen von Eiweißhydrolysaten und Aminosäurengemischen einigermaßen helfen.

Erfahrungsgemäß wird therapeutisch meist zu wenig Eiweiß gegeben und es empfiehlt sich, um Klarheit über das Ausmaß der Eiweißverarmung zu gewinnen, dem schon von Elman (1948) gemachten Vorschlag zu folgen und bei jedem auf Eiweißverarmung verdächtigen Kranken wenn irgend möglich Stickstoffbilanzen aufzustellen. Es gibt viele Kranke, die 150 g Eiweiß täglich brauchen, um ins Stickstoffgleichgewicht zu kommen; manche brauchen sehr viel mehr und bei einzelnen gelingt die Herstellung eines Stickstoffgleichgewichts selbst mit größtmöglichen Eiweißzufuhren nicht mehr. Bei einem Kranken Mahoneys (1943) mit schweren Verbrennungen ließen sich erst mit 50 g Stickstoff in Form von Aminosäuren (entsprechend 312 g Eiweiß täglich), nicht aber schon mit 36 g Stickstoff ausgeglichene Stickstoffbilanzen erzielen. Daß sich die Therapie im gegebenen Fall nicht in der Zufuhr größtmöglicher Eiweißmengen erschöpfen kann, sondern vor allem die Beseitigung der Grundkrankheit anstreben muß, versteht sich von selbst. Mit 300 g Eiweiß täglich in Form von Aminosäuren hat Elman (1940) bei seinen Kranken das Maximum erreicht. Er hat auch darauf hingewiesen, daß sich beträchtliche Besserungen im

Zustand schwer eiweißverarmter Kranker schon dann bemerkbar machen, wenn $^1/_4$ des Mangels ausgeglichen ist und verlangt als Operationsvorbereitung für nicht eiweißverarmte Kranke einen Tageseiweißverzehr von mindestens 100 g. Die prä- und postoperative Ernährung ist entscheidend für die Prognose [s. auch Koop, Drew, Riegel u. Rhoads (1946)].

b) Vollblut- und Plasmainfusionen.

Blutplasma (und einen einzigen anderen körperfremden Eiweißstoff: Gelatine) verträgt der menschliche Organismus im allgemeinen reaktionslos auch bei parenteraler Zufuhr. Alle anderen Eiweißkörper, insbesondere die Eiweißkörper der Nahrung, können, wenn sie *parenteral* gegeben werden, *unerwünschte Reaktionen* nach sich ziehen und diese Reaktionen waren es, die sich der Durchführung der parenteralen Ernährung mit Eiweißstoffen so lange hinderlich in den Weg stellten.

Obwohl die parenterale Ernährung mit *Aminosäuren und Eiweißhydrolysaten* heute keine grundsätzlichen Schwierigkeiten mehr macht, hat doch die ältere Form der parenteralen Eiweißernährung, die Infusion von *Vollblut und Plasma* noch keineswegs ihre Bedeutung verloren. „Blutbanken" gibt es heute in jeder größeren Stadt, und Plasmainfusionen spielen eigentlich erst seit 1939 eine größere Rolle [Ward (1918), Kunz (1932), Weiner, Rowlette u. Elman (1936), Elman (1941), Harkins (1942)]. Sie haben ihre Bewährungsprobe bei Eiweißunterernährten und ausgebluteten Verwundeten im zweiten Weltkrieg glänzend bestanden.

Die *Bluttransfusion* [vgl. die zusammenfassenden Darstellungen von Oehlecker (1940), Heilmeyer (1951) und Schwenzer (1954] dient nicht allein als Ersatz für Vollblut, Plasma und Gewebseiweiß; sie erhöht gleichzeitig in vielen Fällen die Gerinnungsfähigkeit des Blutes und bewirkt das, was die Klinik als „Umstimmung" zu bezeichnen pflegt.

Auf die *Voraussetzungen* jeder Bluttransfusion und ihre Gefahren: Hämolyse der transfundierten Blutkörperchen bei falscher Blutgruppenwahl, Temperatursteigerungen, Übertragungen von Infektionen, Kollaps, Hämoglobinurie und allergische Erscheinungen, ist hier im einzelnen nicht einzugehen [ausführliche Darstellung und Literatur bei Heilmeyer (1951)].

Die Schwierigkeiten, im gegebenen Fall stets einen geeigneten Spender zur Hand zu haben, und die Notwendigkeit großer infusionsfähiger Blutmengen im Kriege und bei Massenkatastrophen, haben die *Blutkonserve* entstehen lassen. Als Konservierungsmittel bewährte sich das Verfahren von Schilling (1940) [vgl. auch Muether u. Andrews (1941)]: Eine Natriumcitrat-Glucoselösung (5,0 Natrium citricum, 40,0 Glucose, Aqua destillata ad 1000,0) wird im Verhältnis 1:1 dem Blut zugesetzt. Die Konserve muß kühl aufbewahrt werden; auch dann zerfallen jedoch die Leukocyten ziemlich rasch [Crosby u. Scarborough (1940), Fischer u. Paillard (1940), Fischer u. Jeanneret (1941), Cuccioli (1942)]; gleichzeitig sinkt der Prothrombingehalt des Plasmas [Karabin, Udesky u. Seed (1941)], während das Plasma-Kalium ansteigt [Fischer (1941)]. Andere Arten von Konservierung haben sich weniger gut bewährt. Blutkonserven fanden zum erstenmal während des Spanischen Bürgerkrieges in größerem Ausmaß Verwendung [Duran u. Jorda (1940)], später dann auch im zweiten Weltkrieg.

Wegen der begrenzten Haltbarkeit der Vollblutkonserve [neuerdings David u. Billeter (1953)] und den Schwierigkeiten, die das Aufbewahren und Transportieren großer Flüssigkeitsmengen notwendig mit sich bringen, hat sich neben der Vollblut- und der *Plasmakonserve* immer mehr das *Trockenplasma* durchgesetzt. Es ist unbegrenzt haltbar und leicht löslich [Elliott (1941), Strumia u. McGraw (1941), Lang u. Schwiegk (1941, 1942), Hedenius (1941), Kilduffe

u. de Barkey (1942), Willenegger (1942, 1943, 1947), Nöller (1942), Duesberg (1943), Duesberg u. Schroeder (1943), Sureau, Escalier u. André (1943), Lozner, Campbell u. Newhouser (1946), Swedberg u. Lidström (1947), Heinen (1949), Wenderoth (1949), Bansi (1949), Zenker, v. Campenhausen u. Kühner (1949)]. Bis Kriegsende 1945 soll das Amerikanische Rote Kreuz 7381000 l Blut von 13 Millionen Spendern gesammelt und größtenteils zu Trockenplasma verarbeitet haben [Heilmeyer (1951)].

Um die Gefahr von Unverträglichkeitsreaktionen nach Möglichkeit zu vermeiden, wird in der Regel das Plasma von mehreren Spendern gemischt [Kremer, Hall, Koschnitzke, Stevens u. Wangensteen (1942), Mudd u. Thalheimer (1942), Erf u. Jones (1943), Weiner (1943)]. Infusionen von Serum (= Plasma ohne Fibrinogen) scheinen nicht immer so gut vertragen zu werden wie Infusionen von Plasma [Self, Thalheimer u. Scudder (1945)]. Im ganzen sind unerwünschte Reaktionen aber auch dabei nicht häufig.

Die *Dosierung* des infundierten Plasmas richtet sich nach dem klinischen Zustandsbild und dem Bluteiweißgehalt. Sie läßt sich vor allem dann, wenn es sich, wie bei Ileus, Peritonitis, Wundeiterungen und Verbrennungen um fortlaufende Verluste handelt, nicht von vornherein bestimmen. Elman (1948) empfahl, nach jedem größeren chirurgischen Eingriff 20 cm³ Plasma je kg Körpergewicht, dem Erwachsenen im Durchschnitt also etwa 1,5 l Plasma zu infundieren.

Die Verwendung von *Tierplasma* anstelle von Menschenplasma ist wegen der Gefahren, die eine parenterale Zufuhr artfremden Eiweißes notwendig mit sich bringt, nicht angebracht.

Die Infusion von einzelnen *Plasmafraktionen* (von Albuminen, Globulinen und Fibrin) haben Cohn, Oncley, Strong, Hughes u. Armstrong (1944), Janeway, Gibson, Woodruff, Heyl, Bailey u. Newhouser (1944), Cohn (1945) und Scatchard (1945) angeregt. Das Verfahren hat aber, vor allem wegen seiner Kostspieligkeit, doch mehr theoretisches als praktisches Interesse. Hämoglobin hat den Nachteil, schnell ausgeschieden zu werden und biologisch weniger wertvoll zu sein als Plasmaeiweiß [Amberson, Jacobs, Hisey u. Monke (1942), Strumia (1945, 1946)].

Die gelegentlich empfohlenen Infusionen von *Ascitesflüssigkeit* [Davis u. Getzoff (1942)] kommen wegen der Schwierigkeiten der Materialbeschaffung und des geringen Eiweißgehaltes der Ascites-Flüssigkeit (1—2 g %) praktisch nicht in Betracht.

*Gelatine*infusionen lösen zwar keine allergischen Erscheinungen aus wie artfremde Eiweißkörper. Da die Gelatine aber keinen ins Gewicht fallenden Nährwert besitzt, kommt sie (als kolloidale Lösung) nur als Ergänzung abgesunkener Plasmavolumina in Betracht und hat daher, wie Periston (= Kollidon, kolloidaler isotonischer Blutflüssigkeitsersatz mit 4% Polyvinylpyrrolidon in physiologischer Kochsalzlösung), Dextran (kolloidaler Blutflüssigkeitsersatz aus Glykopyranoseeinheiten) und ähnliche Präparate, vor allem für die chirurgische Kollapsbehandlung eine gewisse Bedeutung [Brunschwig, Corbin u. Johnston (1943), Parkins (1943), Popper (1945) u. a.]. Ein großer Teil der infundierten Gelatine erscheint alsbald im Urin; der Schicksal des Restes ist unbekannt [Robscheit-Robbins, Miller u. Whipple (1944), Popper (1945)].

Die *Indikationen* der parenteralen Zufuhr von Vollblut [s. neuerdings auch Davidson (1954)] bzw. von Plasma liegen einmal in Blutverlusten durch akute, große Blutungen, Sickerblutungen, Nach- und Spätblutungen, in Anämien jeder Art, schweren Wundinfektionen und starken Wundsekretionen, Ileus, Peritonitis, schwerer Colitis und ausgedehnten Verbrennungen; Urämie und manche

Vergiftungen sind weitere Indikationen. Wo es speziell auf Ersatz der Erythrocyten als Hämoglobinträger ankommt, ist die Vollblutinfusion der Plasmainfusion selbstverständlich überlegen. Die Plasmainfusion andererseits hat vor der Vollblutinfusion den Vorzug, daß sie im gleichen Volumen die doppelte Menge *Plasmaeiweiß* bringt. Die Erfolge solcher Infusionen sind hinlänglich bekannt und verständlich.

In einer zweiten *Indikationsgruppe* dient die Vollblut- und Plasmainfusion nicht in erster Linie dem Ausgleich eines akut verminderten Blutvolumens oder Erythrocytenbestandes, sondern als Eiweißquelle für einen eiweißverarmten Organismus.

In diesem Fall muß das *körperfremde Nahrungseiweiß* umgebaut werden zu körpereigenem Gewebseiweiß. Wir deuteten bereits an, daß hinsichtlich dieses Umbaumechanismus zwei Auffassungen vertreten werden. Nach der *einen* muß das infundierte Plasmaeiweiß bis zu seinen Aminosäurebestandteilen abgebaut und unter Verlust, d. h. vollständigem Abbau eines Teiles von diesen, danach zu Gewebseiweiß wiederaufgebaut werden. In diesem Sinne könnte die Beobachtung verstanden werden, daß beim Hund das tiereigene Plasmaeiweiß nur im Verhältnis 1:2,6 durch tierfremdes Plasmaeiweiß ersetzt werden kann [POMMERENKE, SLAVIN, KARCHER u. WHIPPLE (1935)]. Nach der *anderen Auffassung*, die durch neuere Untersuchungen starke Stützen erhalten hat, ist ein solch vollständiger Abbau keine notwendige Voraussetzung für den Aufbau von Gewebseiweiß bzw. die vollständige Ausnutzung des tranfundierten Plasmaeiweißes [HOLMAN, MAHONEY u. WHIPPLE (1934), POMMERENKE, SLAVIN, KARCHER u. WHIPPLE (1935). DAFT, ROBSCHEIT-ROBBINS u. WHIPPLE (1938), MADDEN u. WHIPPLE (1940), SCHOENHEIMER (1942), WHIPPLE (1942), HOLMAN (1942), WHIPPLE u. MADDEN (1944), dagegen ELMAN u. DAVEY (1943)].

Daß es gelingt, beim *Hund* mit intra-venös verabfolgtem Plasma Stickstoffgleichgewicht zu erzielen, weiß man seit langem [LOMMEL (1908), AUSTIN u. EISENBREY (1912)]; Voraussetzung ist nur, daß sich Spender- und Empfängerplasma miteinander vertragen [KI (1932)]. Die Beobachtungsergebnisse dieser Art am *Menschen* sind zwar uneinheitlich und aus methodischen Gründen schwer zu be: werten [BURGER (1921), WEICKSEL (1924), OPITZ u. KLINKE (1924), KREMER, HALL, KOSCHNITZKE, STEVENS u. WANGENSTEEN (1942)]. Anscheinend gelingt es aber auch beim Menschen, durch intravenöse Plasmainfusionen das Stickstoffgleichgewicht aufrecht zu erhalten; Unverträglichkeit der Partner erhöht die Stickstoffausscheidung sofort und läßt es nach Absetzen der Infusionen zu Stickstoffverlusten kommen.

Auf alle Fälle *verschwindet das infundierte Plasmaeiweiß ziemlich rasch aus der Blutbahn* [HOLMAN, MAHONEY u. WHIPPLE (1934), BEATTIE u. COLLARD (1942), ELMAN u. DAVEY (1943), HOLT u. KNOEFEL (1944), METCALF (1944)]. In Hundeversuchen von FINK, ENHS, KIMBALL, SILBERSTEIN, BALE, MADDEN u. WHIPPLE (1944) mit radioaktivem Lysin z. B. waren 24 Std. nach der Infusion 50%, 6 Tage später 75% des infundierten Eiweißes verschwunden. Bei den 19 Versuchspersonen von HAYWARD u. JORDAN (1942) — unter ihnen waren 2 Kranke mit Hungerödem — stieg nach Plasmainfusionen von 800—1 200 cm³ bei gleichbleibendem Eiweißgehalt das Plasmavolumen nicht an. Die Autoren schließen daraus, das infundierte Eiweiß sei rasch wieder aus der Blutbahn verschwunden, und zwar bei den Gesunden sowohl wie bei den Hungerödemkranken. Diese Feststellungen von HAYWARD u. JORDAN (1942) stimmen überein mit Ergebnissen von HOWLAND u. HAWKINS (1938), SHARPEY, SCHAFER u. WALLACE (1942), JANEWAY, GIBSON, WOODRUFF, HEYL, BAILEY u. NEWHOUSER (1942), ELMAN (1948) und BANSI (1949). Es scheint, daß das infundierte Plasmaeiweiß, wenn es die Blutbahn verlassen hat, etwa zur Hälfte in den Geweben retiniert, zur anderen Hälfte im Laufe von 6—10 Tagen im Urin als Harnstoff ausgeschieden wird [Albright (1948)]. Das würde eine ausgezeichnete Verwertung des Infusionseiweißes bedeuten, sofern man mit Schoenheimer (1942) [ausführliche Darstellung und Literatur bei Lang (1952)] annimmt, daß im gesunden Organismus im Laufe von etwa 14 Tagen die Hälfte des Plasmaeiweißes abgebaut und durch neues Eiweiß ersetzt wird. Bei Hungerödemkranken mit ihren extrem eiweißverarmten Geweben läßt sich der abgesunkene Plasmaeiweißgehalt mit Plasmainfusionen *allein* nicht ergänzen.

Bemerkenswert ist vielleicht noch, daß der *biologische Wert des menschlichen Plasmaeiweißes* für den *erwachsenen* Organismus jedenfalls bei *peroraler* Zufuhr größer ist als für den *heranwachsenden* [Melnick, Cowgill u. Burack (1936), Melnick u. Cowgill (1937), Weech (1492), Whipple (1942), Cannon, Humphreys, Wissler u. Frazier (1944), Hegstedt, McKibbin u. Stare (1944), Brand, Kassel u. Saidel (1944).] Vergleiche zwischen der Ausnutzung von *Hunde*plasma bei peroraler und intravenöser Verabreichung führten Holman, Mahoney u. Whipple (1934) zu dem Ergebnis: ,,Offensichtlich wird intravenös gegebenes Eiweiß etwas vollständiger für die Neubildung von Eiweiß ausgenutzt als dasselbe Eiweiß bei peroraler Verabfolgung.''

Abbau und Verwertung des Erythrocyten-Eiweißes gehen langsamer vonstatten als Abbau und Verwertung des Plasmaeiweißes. Das Blutkörpercheneiweiß, das den größten Teil des Vollbluteiweißes ausmacht, soll für den Empfängerorganismus erst nach 60—120 Tagen nutzbar werden. Die Beobachtung hinsichtlich der Abbau- und Verwertungsgeschwindigkeit sind nicht ganz einheitlich [Heilmeyer (1951)].

c) Infusionen von hydrolysierten Eiweißkörpern und Aminosäuren.

Wenn auch der therapeutische Wert von Vollblut- und Plasmainfusionen außer Frage steht, und wenn auch insbesondere die Vollblutinfusion durch nichts anderes gleichwertig ersetzbar ist, wenn es sich um die Ergänzung der Erythrocytenbestände handelt, haften doch an diesen Formen der parenteralen Eiweißernährung gewisse Mängel. Vor allem ist das *Plasmaeiweiß* infolge seines geringen Tryptophan- und Isoleucingehaltes [Block u. Bolling (1945)] *biologisch nicht vollwertig.* Milch- und Eiereiweiß z. B. liegen in ihrem biologischen Wert sowohl wie in ihrem Ergänzungswert erheblich höher. Lediglich hinsichtlich seiner Fähigkeit, als Ersatz für Plasmaeiweiß dienen zu können, übertrifft das Plasmaeiweiß — selbstverständlich, möchte man fast sagen — das Milcheiweiß an biologischem Wert. Dazu kommt ein Zweites: Um Eiweißmengen auch nur von der Größenordnung des Tagesbedarfs eines Gesunden geben zu können — 1 g je kg Körpergewicht —, braucht man rund 1 l Plasma, d. h. etwa 2 l Vollblut. Das ist eine Blutmenge, die die Spendebereitschaft von 6—8 geeigneten Spendern voraussetzt. In der *Bereitstellung* so vieler geeigneter Spender zur richtigen Zeit und am richtigen Ort liegt aber natürlich eine große praktische Schwierigkeit.

Aus diesen Gründen entstand schon vor langen Jahren der Wunsch, *biologisch hochwertige Nahrungs-Eiweißstoffe* oder *hochwertige Aminosäuregemische* intravenös zuführen zu können. Eine solche von Blutspendern unabhängige Methode mußte frei sein von unangenehmen oder gar gefährlichen Nebenwirkungen und sie mußte die Verwertung des zugeführten Eiweißes durch den Organismus gewährleisten. Als körperfremde Eiweißstoffe können aber die Eiweißkörper der Nahrung nicht unverändert parenteral infundiert werden. Sollen unerwünschte Abwehrreaktionen vermieden werden, dann müssen sie ihres Charakters als körperfremde Stoffe entkleidet werden und in einer Zustandsform in die Blutbahn gelangen, die möglichst weitgehend jener Form gleicht, in der sie nach enteraler Zufuhr im Blut erscheinen. Mit anderen Worten: Die Nahrungseiweißkörper müssen vor der parenteralen Infusion abgebaut werden. Es ist nun aber durchaus nicht von vornherein selbstverständlich — und die Forschung bestätigte diese Meinung —, daß mehr oder minder weit abgebaute Nahrungseiweißkörper den Ausgangsstoffen biologisch gleichwertig sind. Es könnte durch die „künstlichen" Abbauvorgänge ein Teil der Aminosäuren zerstört werden (vom Tryptophan z. B. ist das bekannt), es könnten stoffwechselphysiologisch wichtige Bindungen der Aminosäuren aneinander gelöst werden und es könnten schließlich auch lebenswichtige *nicht*eiweißartige Nährstoffe zugrunde gehen.

Mit Alkali hydrolysiertes Casein und andere hydrolysierte Eiweißstoffe wurden schon 1889 ohne unerwünschte Nebenwirkungen bei *Tieren* intravenös infundiert [NEUMEISTER (1889)]. Man fand auch sehr bald, daß es an dem Gehalt der abgebauten Eiweißstoffe an Peptonen lag, wenn Vergiftungserscheinungen in Gestalt eines „Pepton-Schocks" auftraten [LILIENFELD (1899)]. FRIEDRICH hat dann 1904 als erster seinen frischoperierten *Kranken* Eiweißhydrolysate (angedautes Fibrin) intravenös infundiert. Anscheinend war es die Unvoraussehbarkeit der Wirkungen der parenteralen Eiweißgaben, die die Kliniker bis auf wenige Ausnahmen [LOMMEL (1908), BUGLIA (1912), HENRIQUES u. ANDERSON (1913)] vor der parentalen Ernährung mit Eiweißstoffen noch lange Zeit zurückschrecken ließ. Erst 1937 und 1938 erschienen Berichte über *Hunde*versuche, in denen es gelang, durch langsame intravenöse Infusion vollkommen hydrolysierten Caseins mit Tryptophan- und Cystinzusatz — Tryptophan wird bei der Hydrolyse zerstört — ausgeglichene Stickstoffbilanzen zu erzielen [JORPES, MAGNUSSON u. WRETLIND (1940), LANDESMAN u. WEINSTEIN (1942), ALBANESE u. IRBY (1943)].

Die ersten klinischen Berichte über positive Stickstoffbilanzen bei intravenöser Ernährung mit Eiweißhydrolysaten *ohne* Aminosäurezusätze stammen von Beobachtungen an Kindern: 3 — 46% der Zufuhr wurden retiniert, d. h. etwa ebensoviel wie bei gleichgroßer *peroraler* Stickstoffzufuhr in Form von Milch [SHOL, BUTLER, BLACKFAN u. MCLACHLAN (1939)]. In derselben Richtung liegen die Ergebnisse von Farr u. MCFADYEN (1939), FARR, EMERSON u. FUTCHER (1940) und SHOHL u. BLACKFAN (1940). ELMAN (1940) ernährte 35 Erwachsene über 2 bis 23 Tage (im Mittel 10 Tage), mit einem Caseinhydrolysat, dem Tryptophan und Cystin zugesetzt war, als einziger Stickstoffquelle. Obwohl gelegentlich Fieberreaktionen auftraten, war die klinische Besserung während der Behandlung "often dramatic". In einem Fall von schwerer Ileitis mit Durchfällen z. B. erreichte ELMAN bei ausschließlich parenteraler Ernährung positive Stickstoffbilanzen von täglich rund 0,5 g und im Laufe von 8 Tagen einen Anstieg des Serumalbumins von 3,0 auf 4,1 g-%. Er bemerkt zu diesen Beobachtungen im ganzen: „Am auffallendsten war die Besserung des klinischen Allgemeinzustandes... Positive Stickstoffbilanzen wurden in 4 Fällen erzielt, bei 2 über einen Zeitraum von 15 Tagen." Die Stickstoffbilanzen wurden negativ, sobald Tryptophan und Cystin weggelassen oder erst 6 Std. nach dem Caseinhydrolysat gegeben wurden [ELMAN (1939), ELMAN, DAVEY u. LOO (1943)]. Mit denselben Caseinhydrolysaten erzielten ELMAN (1948), ELMAN u. WEINER (1939) und CORBOULD, CLARK u. MCKECHNIE (1939) bei anderen Kranken dieselben Ergebnisse. Auch hier ließen sich positive Stickstoffbilanzen erreichen, die bei Fortfall des Tryptophanzusatzes sofort negativ wurden. Entscheidend für den therapeutischen Erfolg ist also offenbar die Zusammensetzung des Eiweißhydrolysates im Sinne biologischer Hochwertigkeit [siehe auch ALTSCHULER, SAHYUN, SCHNEIDER u. SATRIANO (1943)]. In einem Fall ELMANs stieg z. B. bei dieser Behandlung das Plasmaeiweiß von 4,31 auf 5,52 g-%. Unerwünschte Nebenwirkungen traten nicht in Erscheinung.

Bis 1944 erschienen dann zahlreiche Mitteilungen dieser Art, die in Deutschland jedoch erst 1946 und noch später bekannt wurden. Sie beziehen sich zum

Teil auf *Hundeversuche mit Amigen*, einem enzymatischen Caseinhydrolysat [ELMAN, SACHAR, HORVITZ u. WOLFF (1942), GOETTSCH, LYTTLE GRIM u. DUNBAR (1942, 1943, 1944), CLARK, BRUNSCHWIG u. CORBIN (1942), ELMAN, CHARNAS u. DAVEY (1943), BRUNSCHWIG u. CORBIN (1943), COX u. MUELLER (1943, 1944), MADDEN (1944)], mit *anderen Casein- und Plasmahydrolysaten* [MADDEN (1943, 1944), SAHYUN (1941), HORVITZ, SACHAR u. ELMAN (1942), COX u. MUELLER (1944), PITTS (1944)] und mit *kristallinen Aminosäuren* (ELMAN, DAVEY u. LOO (1943), ROBSCHEIT-ROBBINS, MILLER u. WHIPPLE (1947), MADDEN (1943, 1944)]. Andere Beobachtungen beziehen sich auf *Kranke mit intravenösen Infusionen von Amigen* [GARDNER u. TRENT (1942), CLARK, BRUNSCHWIG u. CORBIN (1942), BRUNSCHWIG, CLARK u. CORBIN (1943), LANDESMAN u. WEINSTEIN (1942), HARTMAN, MEEKER, PERLEY u. MCGINNIS (1942), ELMAN, WEINER u. BRADLEY (1942), SHOHL (1943), LYTTLE, GOETTSCH, GREELEY, GRIM u. DUNBAR (1943), HOPPS u. CAMPBELL (1943), HARTMAN, LAWLER u. MEEKER (1944), HELFRICK u. ABELSON (1944), EMERSON u. BECKMAN (1944), CURRERI u. HIBMAN (1944)], auf *Kranke mit Infusionen von Parenamine*, einem Säurehydrolysat von Casein mit Tryptophanzusatz [ALTSCHULER, HENSEL u. SAHYUN (1940), MESSINGER (1941, 1943), FAGIN u. ZINN (1942), ALTSCHULER, SAHYUN, SCHNEIDER u. SATRIANO (1943), ABBOTT u. MELLORS (1943), FAGIN, SAHYUN u. PAGEL (1943), CORR, WAGNER u. HETZER (1944), KILLIAN u. INGELFINGER (1944)] und auf *Kranke mit Infusionen von kristallinen Aminosäuren* [BASSET, WOODS, SHULL u. MADDEN (1944)].

Aus allein diesen Beobachtungen und den unabsehbar vielen anderen Veröffentlichungen, die nach 1944 erschienen sind und nicht im einzelnen genannt werden können und genannt zu werden brauchen, geht hervor, daß intravenöse Infusionen von Eiweißhydrolysaten und Aminosäuregemischen aller Art — sorgfältige Herstellung und richtige Infusionstechnik vorausgesetzt — von gesunden und kranken Menschen gut vertragen werden, und daß mit ihnen, sofern sie biologisch hochwertig sind und in genügender Menge gegeben werden, Stickstoffgleichgewicht erzielt, das Plasmaeiweiß regeneriert und der klinische Allgemeinzustand gehoben werden kann.

Erwähnt seien noch neben den älteren Veröffentlichungen von RAVDIN, STENGEL u. PRUSCHANKIN (1940), MADDEN, ZELDIS, HENGERER, MILLER, ROWE, TURNER u. WHIPPLE (1941), BELING, ABBOTT u. LEE (1941), ALBANESE u. IRBY (1943) und CO TUI, WRIGHT, MULHOLLAND, CARABBA, BARCHAM u. VINCI (1944), ohne Anspruch auf Vollständigkeit die neueren Untersuchungsergebnisse von DAVIS (1945), LUND u. LEVENSON (1945), RAVDIN u. ZINTEL (1945), SPRINZ (1946), HOFFMAN, KOZOLL u. OSGOOD (1946), BRUNSCHWIG, BIGELOW u. MICHOLS (1945), ABBOTT, HIRSCHFELD, WILLIAMS, PILLING u. MEYER (1946), SPENCE, EVANS u. FORBANS (1946), WHITE u. WEINSTEIN (1947), ROBSCHEIT-ROBBINS, MILLER u. WHIPPLE (1947), WERNER (1947), CANNON (1947), KOOP, RIEGEL, GRIGGER u. BARNES (1947), WILEY (1947), CHANUTIN u. LUDEWIG (1947), KEETON, COLE, CALLOWAY, GLICKMAN, MITCHELL, DYNIEWICZ u. HOWES (1947), MEYER, HIRSCHFELD u. ABBOTT (1947), RIEGEL, KOOP, DREW, STEVENS, RHOADS, BULLITT, BARRIS, GRIGGER, BARNES, BARNHART, BOGER, BOWEN, GOULDING, MCGINLEY (1947), VARCO (1947), ALLISON (1948), HOMBURGER (1948), MOORE (1948), PETERS (1948), BENDITT, WOOLRIDGE, STEPPTO (1948), LE VEEN u. FISHMAN (1948), DUNCAN, MIRICK u. HOWART (1948), ECKHARDT, LEWIS, MURPHY, BATCHELAR u. DAVIDSON (1948), PRADEO u. VALLADARES (1949), WATERHOUSE, BASSET, HOLLER u. CLISSON (1949), PLÜCKTHUN (1949), VOLWILER u. DEALY (1949), RIEGEL, KOOP, SCHWEGMAN, BARNES u. GRIGGER (1949), ECKHARDT, FALOON u. DAVIDSON (1949), ECKHARDT u. DAVIDSON (1949), HARPER (1949), STEWART, HALL u.

SCHAER (1948), DE COURCY (1949), ZENKER, V. CAMPENHAUSEN u. KÜHNER (1949), LINDENSCHMIDT (1949), BANSI (1949), VOLLMER (1949), ZWEIG, MEYER u. STEIG-MANN (1949), WILLIAMS, BISHOP u. YOUNG (1949), ALPER, CHOW u. DE BIASI (1950), HAEHNER, HEINEN u. HEINEN (1950), CHRISTENSEN (1950), EISENREICH u. SCHEDEL (1950), KIRSNER, SCHEFFNER, PALMER u. BERGHEIM (1950), BROCH (1950), FLETCHER, GIMBEL u. RIEGEL (1950), LUETSCHER, HALL u. KREMER (1950) LEVEY, HOGANSON, HARROUN u. SMYTH (1950), MADDEN (1950), NEMIR, HAW-THORNE u. LECRONE (1951), DOXIADES (1951), Leitartikel des J. Amer. Med. Assoc. **145**, 650 (1951), HARTMANN (1952).

Als störend bei der Infusion von Eiweißhydrolysaten und Aminosäure-gemischen erweisen sich nicht selten unangenehme *Begleiterscheinungen* (s. S. 575), die vielleicht bedingt sind durch biogene Amine oder Dicarboxylsäuren [SMYTH, LASICHAK u. LEVEY (1947)]. Kopfschmerzen, Hitzegefühl und Kollapse können auftreten, denen man durch Glucosezusatz und langsame Infusionsgeschwin-digkeit vorzubeugen sucht und die mit fortschreitender Besserung der Präpa-rate seltener geworden sind. Nur bei Infusionen großer Mengen von hochkonzen-trierten Lösungen (über 5%) kommt es gelegentlich zu Thrombosen. Wegen der Gefahr der Acidose und des Harnstoffanstiegs im Blut gilt jede Nierenschädigung als Gegenindikation der intravenösen Aminosäuretherapie — wie weit wirklich zu Recht, bedarf noch der Klärung.

Die *intramuskuläre Infusion* von Eiweißhydrolysaten und Aminosäure-gemischen ist vor allen Dingen bei atrophischen Säuglingen und Frühgeburten erfolgreich angewendet worden [LESNÉ u. RICHET (1924), RIBADEAU, DUMAS u. FOUST (1924), NITSCHKE (1928), SHOL, BUTLER, BLACKFANG u. MCLACHLAN (1939) MAGNUSSON (1945), RUSS (1949)]. Sie wird wegen der Möglichkeit, die gleiche Hydrolysat- bzw. Aminosäuremenge in der halben Zeit infundieren zu können, wie auf intravenösem Wege auch für die Behandlung Erwachsener empfohlen [WEINSTEIN (1948, (1949)].

Trotz aller Erfolge der p. E. mit Eiweißkörpern ist es in den vergangenen Jahren doch auch immer wieder zu unbefriedigenden therapeutischen Erfolgen gekommen. Es erscheint deshalb nicht nur aus theoretischen, sondern auch aus praktischen Gründen notwendig, sich Klarheit zu verschaffen über das weitere Schicksal der intravenös gegebenen Eiweißhydrolysate und Aminosäuregemische.

Da die Verhältnisse bei *peroraler Zufuhr* der Eiweißhydrolysate und Aminosäure-gemische leichter zu übersehen sind, hat man, um dem Schicksal der unmittelbar in die Blutbahn aufgenommenen abgebauten Nahrungseiweißstoffe auf die Spur zu kommen, zunächst das Schicksal von peroral zugeführten, natürlichen Nahrungs-eiweißkörpern, Hydrolysaten und Aminosäuregemischen untersucht.

Die älteren Versuche von LOEWI (1902), HENRIQUES u. HANSEN (1904/05, 1907/08), ABDERHALDEN, FRANK u. SCHITTENHELM (1909), ABDERHALDEN u. LONDON (1909, 1910), ABDERHALDEN (1912), ABDERHALDEN u. HIRSCH (1912), ABDERHALDEN u. LAMPÉ (1912) hatten gezeigt, daß es gelingt, Tiere mit Eiweißab-bauprodukten in Gestalt von hydrolysiertem Casein, hydrolysiertem Fleisch und anderen hydrolysierten Eiweißkörpern monatelang am Leben zu erhalten, und 1912 schrieb ABDERHALDEN: ,,Es besteht zu hoffen, daß die abgebauten Nahrungsstoffe in der Therapie eine bedeutungsvolle Rolle spielen werden. Es stehen ganz neue Wege offen. Versagt der Magen-Darm-Kanal mit seinen Fermenten, dann lassen wir außerhalb des Organismus die Verdauung zu Ende gehen und führen dann das vollständig abgebaute Produkt zu. Daß abgebautes Fleisch vorzüglich resorbiert und auch verwertet wird, hat die klinische Erfah-rung mit Erepton bereits bewiesen. Wollen wir eine Wunde heilen, dann sorgen wir vor allem für Ruhe. Solange wir Nahrung zuführen, wird der Darmkanal bei Verletzungen nie zur Ruhe kommen. Wir schalten ihn aus, indem wir per rectum abgebaute Nahrungsstoffe zuführen."

Diese Hoffnung ABDERHALDENS hat sich freilich erst 40 Jahre später erfüllt: Heute gibt es eine unübersehbare Menge von Mitteilungen über den *therapeutischen Nutzen von Eiweißhydrolysaten und Aminosäuregemischen bei peroraler Verabreichung.* Von Erfolgen dieser Therapie berichteten — um nur einige wenige zu nennen — ELLIOTT (1941), SHOL (1943), HOMBURGER (1947), RAUSCH (1947, 1948, 1949, 1951), WEST, WILSON u. EYLES (1947), CHOW u. DE BIASI (1948), AHLHELM, BACKHAUS, BANSI, FRANKE, FRETWURST, KÖRNER u. POSER (1949), STICH (1949), VOLLMER (1949), REINLEIN u. GEERING (1950), GRÜHN (1950), CLARK (1950), ALBANESE, HIGGONS, MACDONALD, FELCH, VESTAL u. STEFANSON (1951), BANSI u. LUDWIG (1951), LINDENSCHMIDT (1951), ELLIOTT, SMITH, GRIFFITTS u. LEE (1951), ELLIOTT, SMITH, GRIFFITTS, LEWIS u. FERRO (1952), BRYANT, GRIFFITTS u. SMITH (1952), BILLING, DONALD, STEWART u. WILKINSON (1952), ELLIOTT, GRIFFITTS, SMITH, LEWIS u. FERRO (1953), MICHON u. PAGNARD (1954). PLOTZ (1949) bezog die Wiederherstellung des normalen Cyclus amenorrhoischer Frauen auf seine perorale Aminosäurentherapie. CORNELL (1947) sah bei ekzematösen Kindern Besserung des Zustandes, wenn die übliche (eiweißhaltige) Kost durch eine Kost mit 20% Aminosäuregemisch, 50% Kohlenhydraten und 18% Fetten ersetzt wurde und JORPES, MAGNUSSON u. WRETLIND (1940) fanden bei Frühgeburten stärkere Gewichtszunahmen, wenn sie je 100 g der Muttermilch 2,5 g eines Aminosäurengemisches und 2,5 g Glucose zusetzten.

Die perorale Verabreichung von abgebauten Eiweißkörpern bzw. Aminosäuren stellt also ohne Zweifel eine *Bereicherung der Ernährungstherapie* dar. Daß bei schweren Schädigungen des Eiweißstoffwechsels und überhöhtem Eiweißzerfall — bei schweren Infektionen etwa, bei Carcinomen, lipophiler Dystrophie, überhaupt bei schwerer Dystrophie und bei langdauernden schweren Eiterungen — der Krankheitszustand *allein* auf diese Weise nicht überwunden werden kann, braucht nicht ausdrücklich hervorgehoben zu werden.

Im praktischen Gebrauch macht gelegentlich der schlechte Geschmack der Präparate und ihre schlechte küchenmäßige Verwendbarkeit Schwierigkeiten. PILGERSTORFER u. EXNER haben für Aminogen übrigens schon 1938 einige brauchbare Küchenrezepte mitgeteilt.

Es kann heute als sichergestellt angenommen werden, daß das Nahrungseiweiß zum allergrößten Teil in Form von Aminosäuren, zum kleineren Teil aber auch in Form höhermolekularer Spaltprodukte (Peptide) resorbiert wird [Zusammenfassende Darstellung bei LANG (1952)]. Beim Hund ist vollständige Resorption des Nahrungseiweißes anscheinend auch noch nach Resektion von $^7/_8$ des Dünndarms möglich [LONDON, DAGAEW, STASSOW u. HOLMBERG (1911)].

Eine fortlaufende *Synthese von Eiweißkörpern* findet dann offenbar schon in der Darmwand statt. Jedenfalls steigt — wie schon ABDERHALDEN u. LONDON (1910) vermuteten — der Aminosäuregehalt der Darmwand sowohl nach peroraler wie auch nach *parenteraler* Aminosäurenzufuhr an [SCHOENHEIMER, RATNER u. RITTENBERG (1939), RITTENBERG u. SCHOENHEIMER (1939), TARVER u. SCHMIDT (1939), RATNER, SCHOENHEIMER u. RITTENBERG (1940), RATNER, RITTENBERGER, KESTON u. SCHOENHEIMER (1940), TARVER u. REINHARDT (1947), GREENBERG u. WINNICK (1948), TARVER u. MORSE (1948), WINNICK, FRIEDBERG u. GREENBERG (1948), MILLER, BALE, YUILE, MASTERS, TISHKOFF u. WHIPPLE (1949), MAASS, LARSON u. GORDON (1949), DENT u. SCHILLING (1949)]. Das Ausmaß dieser Peptidsynthese läßt sich nicht genau beurteilen. Der geringe Konzentrationsanstieg in der Darmschleimhaut könnte sehr wohl darauf beruhen, daß die Produkte der Synthese schnell abtransportiert werden. In der Hauptsache findet die Eiweißsynthese jedoch offenbar erst in der Leber statt [MADDEN u. WHIPPLE (1940), VAN SLYKE (1942), KÜHNAU (1949)].

„Der Vorrang der Darmschleimhaut hinsichtlich der Proteinsynthese ist nicht durch ihre Stellung als Auffangorgan bedingt, da der Darm auch bei Injektions- und Gewebebreiversuchen schneller als andere Organe Aminosäuren in Eiweiß einbaut. Es ist jedoch zweifelhaft, ob die schnelle Eiweißsynthese in der Darmwand dem Gesamtorganismus zugute kommt oder nicht vielmehr nur den eigenen Bedürfnissen des Darms (Fermentproduktion) dient. Anders verhält sich die Leber, die die mit der Nahrung angebotenen Aminosäuren zwar langsamer, aber in größerem Umfange zu Eiweiß aufbaut und den gesamten Organismus dann damit versorgt. WHIPPLE und seine Schüler haben gezeigt, daß die Leber aus den Nahrungsproteinen einen Eiweißvorrat (protein pool) herstellt, aus dem alle anderen Organe, soweit sie die Nahrungsaminosäuren nicht direkt verwerten, in einem je nach der Größe ihres Bedarfs wechselnden Umfang mit „Roh"eiweiß beliefern werden, das erst an der Stelle seiner Verwendung die eigentliche organspezifische Ausformung erhält" [KÜHNAU (1949)].

Auf Grund dieser Erkenntnisse von den Ausnutzungsbedingungen *peroral* gegebener Eiweißhydrolysate und Aminosäuregemische stand zu erwarten, daß trotz gewisser, durch die intravenöse Zufuhr als solche bedingter Unterschiede, die *intravenös* gegebenen Hydrolysate und Gemische in ähnlicher Weise ausgenutzt würden. Die Unterschiede liegen darin, daß bei intravenöser Infusion von Eiweißhydrolysaten und Aminosäurengemischen die Peptide und Aminosäuren gleich schnell die Gewebe erreichen — die Resorption im Darm geht nicht immer gleichmäßig vonstatten — und daß bei intravenöser Infusion sowohl die bakteriellen Einwirkungen im Darm wie auch die Passage durch die Leber (wo Desaminierungen und Synthesen vor sich gehen) ganz wegfallen.

Die gute Ausnutzung parenteral injizierter Eiweißstoffe ist seit langem bekannt [ABDERHALDEN u. LONDON (1909), TERRY, SANDROCK, NYE u. WHIPPLE (1948)] und die Ausnutzungsunterschiede bei enteraler und intravenöser Zufuhr der Aminosäuren sind unerheblich [HENRIQUES u. ANDERSON (1913), SHOL, BUTLER, BLACKFAN u. McLACHLAN (1939), ELMAN, SACHAR, HORVITZ u. WOLFF (1942), HARTMANN, MEEKER, PERLEY u. McGINNIS (1942), BRUNSCHWIG u. CORBIN (1943)]. Lediglich MADDEN (1943) fand, daß kristalline Aminosäuren bei peroraler Zufuhr besser ausgenutzt würden als bei intravenöser.

Entscheidend für die Ausnutzung intravenös zugeführter Aminosäuregemische ist die *gleichzeitige Zufuhr aller lebensnotwendigen* (essentiellen) *Aminosäuren*. Bei natürlicher Ernährung und bei intravenöser Zufuhr von Hydrolysaten biologisch hochwertiger Eiweißkörper ist diese Gleichzeitigkeit naturgemäß gegeben. Fehlen in einem Aminosäuregemisch eine oder mehrere essentielle Aminosäuren, dann verschlechtern sich (entsprechend dem geringen biologischen Wert) sofort die Stickstoffbilanzen. Die Bilanzen verschlechtern sich sogar auch dann, wenn die fehlenden Aminosäuren einige Stunden später als das übrige Gemisch nachinfundiert werden [BABORKA, CARROL, HEPLER u. KREBS (1947), ALLISON, SEELEY u. FERGUSON (1947), CANNON, STEFFEE, FRAZIER, ROWLEY u. STEPTO (1947), RAUSCH (1947, 1948, 1952)].

Die Tatsache, daß unter günstigen Bedingungen nur ein kleiner Teil der intravenös gegebenen Aminosäuren sofort abgebaut und als Harnstoff im Harn ausgeschieden wird — je schneller infundiert wird, desto mehr Aminosäuren werden ausgeschieden —, geht auch aus zahlreichen anderen Beobachtungen hervor, wonach es gelingt, allein mit intravenöser Zufuhr geeigneter Aminosäurengemische positive Stickstoffbilanzen zu erzielen [Elman (1940), Madden (1941), Brunsch-wig, Clark u. Corbin (1942), Gardner u. Trent (1942), Shol (1943)] und Erhöhungen des Plasmaalbumins zu erreichen [Elman (1940), Clark, Brun-schwig u. Corbin (1942), Cox u. Mueller (1944), Madden (1945)]. Van Slyke u. Meyer (1913) infundierten Hunden große Dosen von Fleisch- und Casein-hydrolysaten (1,5 g je kg innerhalb von 30 min), töteten die Tiere eine halbe bis einige Stunden nach der Infusion und fanden dann nur noch 5% der infundierten Aminosäuren im Blut. 11% waren im Urin ausgeschieden, die übrigen in allen Geweben gespeichert worden, am stärksten in der Leber.

Bemerkenswert ist vielleicht noch eine andere Feststellung von Madden (1950): Setzt man bei Tieren Terpentinabscesse, dann steigt die Stickstoff-ausscheidung steil an. Gibt man jetzt ein biologisch hochwertiges Aminosäure-gemisch mit radioaktivem Methionin, dann zeigt sich, daß der radioaktive Schwefel in gleicher Weise in den Geweben erscheint, wie bei gesunden Tieren. Daraus ergibt sich offenbar die wichtige Tatsache, daß auch bei hohem Stickstoffabbau das zugefügte Nahrungseiweiß nicht nur als Energiequelle herangezogen wird und eine hohe Eiweißzufuhr als in solchen Zuständen durchaus sinnvoll ist.

Trotz der guten Verwertbarkeit intravenös zugeführter Aminosäuren ist die parenterale Form der natürlichen enteralen Form der Eiweißzufuhr unterlegen. Schon beim Vergleich peroral zugeführter *natürlicher* Eiweißkörper mit Amino-säurengemischen zeigten sich Unterschiede zugunsten der natürlichen Eiweißkörper. In Versuchen mit einer Stickstoffzufuhr von jeweils 10 g je Tag erzielte z. B. Rose (1949) beim Menschen deutlich positive Stickstoffbilanzen mit 35 Calorien/kg, wenn die Eiweißquelle in Casein, aber erst mit 45 Calorien/kg, wenn die Ei-weißquelle in einem Gemisch von 9 essentiellen Aminosäuren bestand. Wor-auf diese Unterschiede beruhen — man könnte an das Fehlen gewisser höher-molekularer Komplexe oder an nichteiweißartige Stoffe denken —, läßt sich nicht mit Sicherheit sagen.

Im Zusammenhang mit dem Problem der Einverleibung synthetischer Amino-säuren hat Lang (1952) darauf hingewiesen, daß die Verwertbarkeit von Amino-säuren der d-Reihe abhängig von der Fähigkeit des Organismus, diese in Amino-säuren der (natürlichen) l-Reihe umzuwandeln. d-Histidin, d-Phenylalanin, d-Tryptophan und d-Thyrosin sind für den menschlichen Organismus unverwert-bar. Hinsichtlich der Resorbierbarkeit bestehen jedoch keine Unterschiede. Größere Mengen von d-Aminosäuren und racemischen Aminosäuren (d, l-Amino-säuren) haben unerwünschte Nebenwirkungen im Gefolge. Ähnliche unerwünschte Erscheinungen — Wachstumsstörungen, Gewichtsverluste, Nephritiden, Leber-nekrosen, Alopecie, Keratitis, Cheilosis — treten bei Tieren auch nach Überfütte-rung mit einzelnen l-Aminosäuren in Erscheinung. „Jede im Übermaß zugeführte Aminosäure blockiert das bei der Aufnahme von Aminosäuren in die Zelle wirk-same System" [Lang (1952)].

Zur Frage des *intermediären Stoffwechsels parenteral zugeführter Aminosäuren* sei verwiesen auf die Darstellungen von Friedberg, Tarver u. Greenberg (1948), Kamin u. Handler (1949, 1951) und Mulholland, Bridge u. Fox (1952).

Wenn die parenterale Eiweißzufuhr längere Zeit fortgesetzt werden soll, dann muß bedacht werden, daß Zelleiweiß nur angesetzt werden kann, wenn auch genügende Mengen von Elektrolyten, insbesondere von Kalium und Magnesium verfügbar sind. Ob eiweißarm gewordene Kranke über die nötigen Bestände an Kalium, Magnesium und anderen Elektrolyten (und Vitaminen) verfügen, ist noch eine offene Frage.

Offen ist auch noch die Frage, ob *gleichzeitige Glucosezufuhr* die Aminosäuren-ausnutzung selbst dann verbessert, wenn die Energieversorgung ausreicht. Versuchsergebnisse von FARR (1940, 1941) sprechen dafür [siehe auch DRURY u. GREELEY (1938), BRUNSCHWIG, CLARK u. CORBIN (1942)].

ELMAN (1948) meint, die intravenöse Infusion von Aminosäuren könne das *Hungergefühl* fast ebensogut stillen, wie die perorale Aufnahme gleicher Eiweiß-mengen. Intravenöse Aminosäurenzufuhr soll beim *Menschen* den Tonus und die Motorik des Magen-Darm-Kanals herabsetzen [WESTON, OPPENHEIMER, LEARNER u. STAUFFER (1943), beim *Hund* die Duodenalmotorik verstärken ROBINSON u. OPPENHEIMER (1944)].

Eine ideale, zur intravenösen Infusion geeignete *Eiweiß-Nährlösung* muß zuerst ausreichende Mengen aller notwendigen Aminosäuren enthalten. Die Bemühungen, eine solche Nährlösung durch *Kombination reiner Aminosäuren* zu schaffen [ROSE (1938), ROSE, HAINES, JOHNSON u. WARNER (1943), MADDEN (1943, 1944, 1950)], haben sich wegen der Unsicherheit der Bedarfszahlen und der Kostspieligkeit reiner Aminosäuren praktisch-therapeutisch noch nicht ausgewirkt. Vorläufig spielen deshalb *Eiweißhydrolysate* therapeutisch die Hauptrolle — Eiweißhydrolysate, die *ausschließlich* aus Aminosäuren bestehen und Eiweißenzymhydrolysate mit 50—60% Aminosäuren [Lit. bei MARTIN u. THOMPSON (1943)].

Es ist noch nicht eindeutig geklärt, welche Bestandteile der Eiweißhydrolysate — Peptone, Peptide, Aminosäuren — für den Aufbau von Körpereiweiß am besten verwertbar sind. BERGMANN (1939) hält kleine Aminosäuregruppen für die geeignetste Form, andere halten große Peptide für geeigneter als kleine und WOOLEY (1946, 1948) wies nach, daß das für den *wachsenden* Organismus unentbehrliche Peptid Strepogenin vom menschlichen Organismus selbst nicht synthetisiert werden kann. Wo es lediglich auf den osmotischen Druck, d. h. nicht eigentlich auf die Ernährung ankommt, ist selbstverständlich die Teilchengröße der hydrolysierten Eiweißkörper entscheidend.

Aminosäuregemische und Eiweißhydrolysate müssen, wenn sie sich für parenterale Ernährung eignen sollen, nach ELMAN (1948) vier Bedingungen erfüllen: Sie müssen 1. leicht wasserlöslich sein und dürfen bei mäßiger Injektionsgeschwindigkeit keine unerwünschten Nebenwirkungen im Gefolge haben; sie müssen 2. als alleinige Stickstoffquellen positive Stickstoffbilanzen erzielen können, 3. als alleinige Stickstoffquellen für eiweißverarmte Tiere und Menschen bei intravenöser Injektion Regeneration von Plasmaeiweiß bewirken, und 4. ausreichende Mengen aller essentiellen Aminosäuren enthalten.

Von den handelsüblichen Präparaten enthalten die Eiweißhydrolysate in der Regel Aminosäuren und kleine Peptide. *Parenamine* ist ein Casein-Säurehydrolysat mit Tryptophanzusatz, *Aminosol* ein Fibrin-Säurehydrolysat. Das viel verwendete *Amigen* besteht aus Aminosäuren und kleinen Peptiden [genauere Angaben und Anwendungsvorschriften bei MUELLER, KAMMERER, COX u. BARNES (1940), HORVITZ, SACHAR u. ELMAN (1942), MUELLER, FICKAS u. COX (1943), ELMAN (1948) und in der Schrift „Amigen" der Herstellerfirma]. Andere Präparate sind *Aminotrat* (nach Angabe des Herstellers ein „biologisch vollwertiger Amino-säurenkomplex", der in fester Form 50%, in flüssiger Form 10% Aminosäuren enthält), *Aminox* (nach Angabe des Herstellers „durch Säurehydrolyse aus Milch-eiweiß gewonnenes flüssiges Aminosäurengemisch"), *Nutramid* (nach Angabe des Herstellers ein Säurehydrolysat mit sämtlichen Aminosäuren des Lactalbumins), *Aminopur* (nach Angabe des Herstellers ein Gemisch kristalliner Aminosäuren), *Aminogen* (nach Angabe des Herstellers ein „spezifisches" Gobulin mit Citrullin,

Glutathion und Glutamin), *Aminosol* [nach Angabe des Herstellers ein enzymatisches Eiweißhydrolysat, in dem etwa die Hälfte des Stickstoffs in Form freier Aminosäuren enthalten ist; Lidström u. Wretlind (1951, 1952)] und *Elamine = Aminovit* (nach Angabe des Herstellers ein Gemisch „durch pilzfermentativen Abbau gewonnener Aminosäuren").

Hunde, die gebräuchlichsten Versuchstiere, verhalten sich übrigens gleichen Präparaten gegenüber offenbar anders als Menschen. Kristalline Aminosäuregemische lassen sich bei ihnen, ohne daß es zu Übelkeit und Erbrechen kommt, viel schneller injizieren als Eiweißhydrolysate, die anscheinend Histamin oder Thyramin enthalten [Hopps u. Campbel (1943), Elman (1948)].

Tabelle 2. *Merkmale von Eiweißhydrolysaten und kristallinen Aminosäuregemischen hinsichtlich ihrer Eignung als intravenöse Eiweißnahrung. (Nach Albanese.)*

Merkmal	Eiweißhydrolysat	Kristallines Aminosäuregemisch
Reinheit	Anscheinend Freiheit von unnatürlichen optischen Isomeren	Freiheit von nicht-aminosäure-artigen Beimengungen
Nutzen	Zusammensetzung leicht veränderbar durch Zusätze, weniger leicht durch den Grad des Abbaues	Zusammensetzung leicht veränderbar
Stoffwechselwirkung	Vermeidung von Synthesen nicht lebensnotwendiger Aminosäuren	Vermeidung der Desaminierung und Ausscheidung nicht lebensnotwendiger Aminosäuren
Giftwirkung	Giftwirkung durch unnatürliche Isomeren werden vermieden	Giftwirkung durch nicht lebenswichtige Aminosäuren werden vermieden
Zufuhrgeschwindigkeit	Schnelle Infusion ist möglich	Schnelle Injektion ist wegen der dabei auftretenden größeren Verluste durch den Urin nicht gleichbedeutend mit schnellerer Verwertung
Vorzüge	Möglichkeit, daß 1. sich gewisse, nicht lebenswichtige Aminosäuren als lebensnotwendig erweisen und 2. Eiweißhydrolysate noch unbekannte lebensnotwendige Aminosäuren enthalten	
Verwendbarkeit	Allgemein verwendbar	Nicht allgemein verwendbar.

100—150 g Eiweißhydrolysat oder Aminosäuregemische je Tag kann man im allgemeinen ohne Schwierigkeit infundieren — eine immerhin beachtliche Menge bei einem Tagesbedarf des Gesunden von etwa 70 g. Elman (1948) gibt unter Umständen doppelt soviel und mehr und Hunde können 10 g Aminosäuren je kg und Tag ausnutzen [Elman, Charnas u. Davey (1943)], d. h. eine Menge, die beim erwachsenen Menschen 700 g Eiweiß oder 14 l einer 5%igen Amigenlösung entsprechen würde.

Eine Zusammenstellung der *Vor- und Nachteile von Eiweißhydrolysaten und Gemischen kristalliner Aminosäuren* stammt von Albanese (1948) (Tab. 2). Gute Erfolge bei indischen Hungerkranken sahen Krishnan, Narayanan u. Sankaran (1944)nach peptidreichen Hydrolsyaten („Pepton-Glucose-Lösungen"). Bei europäischen Dystrophikern sollen sich Enzymhydrolysate besser bewährt haben als Säurehydrolsate. Vaughn und Mitarbeiter (1945) und Edgee (1945) fanden Plasma wirkungsvoller als Hydrolsate.

Unerläßliche Voraussetzungen für jede klinische Anwendung von Eiweißhydrolysaten und Aminosäuregemischen sind sorgfältige *Sterilisierung* der Lösung und rasches, steriles Arbeiten. Eiweißlösungen sind beste Bakteriennährböden! Trübungen und Niederschläge in den Lösungen verbieten ihre

Benutzung. Auf die Gefahren der intravenösen Ernährung im allgemeinen wurde bereits hingewiesen (s. S. 550). Speziell bei *zu rascher Injektion* von Aminosäuren kommt es zu Übelkeit und Erbrechen. Glycerinzusätze sollen die Verträglichkeit verbessern [MADDEN (1943), BASSETT, WOODS, SHULL u. MADDEN (1944)], Glutaminsäure und Asparaginsäure vor allem für die Übelkeit und das Erbrechen verantwortlich sein [MADDEN (1944, 1945), dagegen COX u. MUELLER (1944)].

Gegenindikationen intravenöser Zufuhr von Eiweißhydrolysaten und Aminosäurengemischen bilden im allgemeinen schwere *Leberparenchymschäden* [HOPPS u. CAMPBELL (1943)]; immerhin haben auch schwer Leberkranke hydrolysierte Eiweißlösungen gut vertragen [STEWART u. ROURKE (1942)].

Eine gute Vorstellung von der *Häufigkeit von Komplikationen* gibt die Zusammenstellung von ELMAN, WEINER u. BRADLEY (1942). Sie beruht auf Erfahrungen an 352 operierten Kranken, denen insgesamt 2729 l (i. M. 8 l je Kranker) einer Nährlösung mit 5% Amigen, 5% Glucose und einem p_H von 6,5 infundiert wurden. Die größte Menge, die *einem* Kranken verabfolgt wurde, waren 53 l, das meiste, was *ein* Kranker innerhalb kurzer Zeit bekam, waren 44 l innerhalb von 23 Tagen. Die durchschnittliche Infusionsgeschwindigkeit lag bei 2 Std. je Liter. Die Häufigkeit unerwünschter Reaktionen belief sich auf insgesamt 22 = 0,8%: 12 Fieberreaktionen, 6 allergische Reaktionen und 4 andersartige Reaktionen in Gestalt von Erbrechen, Flauheit, Schwitzen, Kopfschmerzen, Schwindel, Prickeln und Atemnot. Man muß bei diesen Zahlen allerdings berücksichtigen, daß es sich um Ergebnisse von Chirurgen handelt, die auf diesem Gebiet überdurchschnittliche Kenntnisse und Erfahrungen besitzen. Alle derartigen Reaktionen erfordern zwar sofortige Unterbrechung der Infusion, bilden aber, mit Ausnahme der allergischen Reaktionen, keine Gegenindikationen für spätere Infusionen.

Die Gefahr von *Thrombophlebitiden* und *Verminderung* der *Alkalireserve* des Blutes fällt praktisch nicht ins Gewicht [HORVITZ, SACHAR u. ELMAN (1942), HOPPS u. CAMPBELL (1943), COX u. MUELLER (1943)] und selten wird wegen *Niereninsuffizienz* eine intravenöse Eiweißinfusion unterbleiben müssen.

Von den *allgemeinen Indikationen* der parenteralen Ernährung und den Indikationen der Vollblut- und Plasmainfusion war schon die Rede (s. S. 547). Speziell die parenterale Zufuhr von *Eiweißhydrolsaten und Aminosäuren* kommt weniger bei akuten Blutverlusten und im postoperativen Schock in Betracht, wo es in erster Linie um die Auffüllung des Gefäßsystems geht. Ihre Domäne sind Eiweißmangelzustände jeder Art.

Da es aus ganz verschiedenen Gründen und auf ganz verschiedene Art und Weise zu Eiweißmangelzuständen kommen kann [ausführliche Darstellung und Literatur bei GLATZEL (1954)], ist die *Indikation für parenterale* (wie auch für enterale) *Zufuhr von Eiweißstoffen* bei pathogenetisch ganz verschiedenen Zuständen angezeigt.

Mit BANSI u. LUDWIG (1951) lassen sich 4 Untergruppen von Eiweißmangelzuständen unterscheiden: Eiweißmangelzustände infolge

1. Ungenügender Nahrungszufuhr, speziell infolge minderwertiger Eiweißzufuhr.

2. Störungen der Resorption des zugeführten Eiweißes.

3. Mangelhafter oder gestörter Synthese der resorbierten Eiweißstoffe.

4. Verlustes von Körpereiweiß in der Form von a) nativem Eiweiß (durch Blutungen und Exsudate) oder b) pathologisch gesteigertem Eiweißumsatz (Eiweißzerfall).

Übergänge und Kombinationen gibt es zwischen allen diesen 4 Untergruppen; darauf ist hier nicht einzugehen. In jedem Fall aber läßt sich der therapeutische Erfolg beurteilen an der Verbesserung der Stickstoffbilanz, dem Anstieg des Plasmaeiweißes und der Hebung von Allgemeinzustand und Wohlbefinden.

Zu den 4 Indikationsgruppen braucht im einzelnen nicht sehr viel gesagt zu werden. Zur *ersten Gruppe* gehören die erzwungenen und freiwilligen Hungerzustände aller Art und Intensität bis zum Hungerödem und zur Hungerfettsucht. Hierher gehören aber auch die Unterernährungszustände infolge hartnäckiger Anorexie bei chronischen Krankheiten (Tuberkulose, Anämien, Leukämien u. ä.), infolge von Stenosen oder Fisteln des Magen-Darm-Kanals und infolge anhaltenden Erbrechens.

Störungen der Resorption der peroral zugeführten Eiweißstoffe — die Eiweiß-mangelzustände der *zweiten Indikationsgruppe* — sind bedingt durch unzureichende Fermentwirkung bei Enteritiden, Sprue, Darmamyloidose, gastrocolischer Fistel, Carcinose der Mesenterialgefäße, ausgedehnten Magen-Darm-Resektionen, Afermentie durch Hunger oder Ruhr, und beschleunigter Darmpassage (z. B. bei Thyreotoxikose). Weniger bekannt ist in diesem Zusammenhang die unzureichende Resorptionsfähigkeit des Darmes von Frühgeborenen, die Ursache von Durchfällen und schweren Unterernährungszuständen werden kann [Magnusson (1945), Jorpes, Magnusson u. Wretlin (1946), Smith, Philips u. Roth (1950), Bansi u. Ludwig (1951)].

Eine beherrschende Stellung im Umbau und Abbau der Eiweißstoffe kommt der Leber zu und es steht einerseits fest, daß Störungen des Eiweißstoffwechsels bei Leberkranken auftreten können, andererseits aber auch, daß Eiweißunterernährung die Leberfunktionen und Leberstrukturen zu schädigen vermag [zusammenfassende Darstellung und Literatur bei Glatzel (1954)].

Die *dritte Indikationsgruppe*: Mangelhafte oder gestörte Synthese der resorbierten Eiweißstoffe, wird somit vor allem repräsentiert durch gewisse Leberkrankheiten (Lebercirrhose, infektiöse und toxische Leberschädigungen). Es liegt nahe, von diesen Feststellungen auszugehen und eiweißreiche Ernährung für die Diät der Wahl zu halten bei Leberkrankheiten, insbesondere bei Lebercirrhose. In den vergangenen Jahren wurde von chemisch-physiologischer, experimentell-biologischer und klinischer Seite über diese Fragen sehr viel gearbeitet [Lit. Zusammenstellung bei Glatzel (1954), außerdem Peters, King, Thompson, Williams u. Nicol (1944), Gillman (1944), Simon u. Brown (1946), Pollock, Harris u. Wilson (1946), Lewis, Taylor u. Davidson (1947), Kunkel, Labby, Ahrens, Shank u. Hoagland (1948), Fernando, Medonza u. Rayasuriya (1948), Eckhardt u. Davidson (1948)]. Alles in allem darf man sagen, daß diese Untersuchungen zwar die — im Gegensatz zu der alten und nicht hinreichend begründeten Lehre stehende — Unschädlichkeit eiweißreicher Ernährung für Leberkranke erwiesen haben, daß jedoch eine spezielle Heilwirkung der eiweißreichen Kost bei Lebercirrhosen und Hepatitiden nicht überzeugend aufgezeigt werden konnte.

Schließlich die *vierte Indikationsgruppe*: Ersatz für Verlust von Körpereiweiß in Gestalt von Blutung, Eiterung, seröser Exsudation und abnorm erhöhtem Eiweißabbau. Beide Arten von Eiweißverlust kommen oft zusammen vor. Eiweißmangelzustände auf dem Boden „toxischen" Gewebszerfalls entstehen, wie bereits dargelegt, bei endokrinen Störungen, malignen Gewächsen, chronischen Nierenerkrankungen und im Gefolge von operativen Eingriffen.

VIII. Rectale Ernährung.

Seit Jahrhunderten — schon zu Zeiten von *Celsus* und *Galen* — pflegte man Kranken, die nicht essen sollten oder wollten, Nährklysmen zu verordnen und ihnen in dieser Form nahrhafte und wohlschmeckende Gemische von Rotwein, Zucker, Eiern und Milch zu applizieren. Heute steht fest, daß der Nutzen dieser Behandlung — sie ist immer noch nicht ganz ausgestorben — im Verhältnis zum Aufwand mehr als bescheiden ist. Der Dickdarm, bis zu dem bei normal ablaufender Verdauung gar keine Nährstoffe mehr hingelangen, ist auf die Resorption von Nährstoffen nicht eingerichtet und kann daher im wesentlichen nur den Kochsalz- und den Wasseranteil dieser Rotwein-Zucker-Milch-Eier-Klysmen, vollständig ausnutzen.

Die Frage, wie weit rectal eingeflößte *wasserlösliche Vitamine* resorbiert und wieweit sie bakteriell zerstört werden, läßt sich mangels methodisch einwandfreier Untersuchungen nicht beantworten. Manches spricht dafür, daß nicht einmal alle im Dickdarm bakteriell *gebildeten* Vitamine resorbiert werden können [vgl. die zusammenfassende Darstellung von ZELLWEGER u. ADOLPH (1954)].

Da Fett von der Colonschleimhaut nicht resorbiert werden kann, kann auch mit einer Resorption rectal zugeführter *fettlöslicher Vitamine* nicht gerechnet werden.

Die gute Resorbierbarkeit rectal zugeführten *Natriums, Kaliums* und *Chlorides* ist lange bekannt [SCHEER (1927) neuerdings D'AGOSTINO, LEADBETTER u. SCHWARTZ (1953)]. Hinsichtlich des *Magnesiums*, des *Phosphors*, des *Schwefels* und der *Spurenelemente* liegen einschlägige Untersuchungen nicht vor.

Mindestens sehr unvollkommen ist in den untersten Dickdarmabschnitten die Resorption des *Calciums* die d. h. Resorption jenes anorganisch gebundenen Elements, von dem der Organismus nächst Chlorid, Natrium und Kalium von allen Mineralstoffen am meisten benötigt (rund 1 g Calcium täglich gegenüber rund 6 g Chlorid, 4 g Natrium und 1—2 g Kalium).

Daß Calcium zu therapeutischen Zwecken in verschiedenen Formen gelegentlich rectal gegeben wurde und wird, besagt natürlich gar nichts hinsichtlich des tatsächlichen Nutzens der Methode. Aus vieldeutigen und vielseitig beeinflußbaren Änderungen von Krankheitsabläufen — Rückgang allergischer und entzündlicher Prozesse, Normalisierung der mechanischen und elektrischen Übererregbarkeit bei Spasmophilie, Blutungshemmung und Hemmung der Magnesium-Narkose [WIDMER (1947), FEHR (1948), MÜLLER (1948), SAUTER (1948), WALTHER (1949), GEILER u. MORITZ (1950), REISCHLE (1951), REMY u. EULER (1953)] — auf eine tatsächlich stattfindende rectale Calciumresorption zu schließen und anzunehmen, es müßte demzufolge Calcium resorbiert worden sein, ist kein sehr überzeugendes Verfahren. Sofern überhaupt eine über erwartungsgemäße Besserung objektiv nachgewiesen werden kann, müßten unspezifische Wirkungen des Klysmas ausgeschlossen werden. Kleine Schwankungen des Plasmacalciums sind schon aus *methodischen* Gründen nur mit größtem Vorbehalt als Indicatoren einer Calciumresorption verwertbar [WIDMER (1947), FEHR (1948), BRAUN (1948, 1949) GEILER u. MORITZ (1950), REMY u. EULER (1951), GOTOR u. MESTRE (1951)]. Sorgfältige Untersuchungen von GEISSBERGER (1951) und BIRCHER u. ROTHLIN (1947) ergaben, daß nach rectaler Zufuhr von flüssigem oder festem Calciumgluconat in allen Fällen mit dem zweiten oder dritten Stuhl 100% des verabreichten Calciums wieder erschienen! Die Resorption war also praktisch gleich Null. Bemerkenswert sind demgegenüber die Ergebnisse von Versuchen mit radioaktiven Calciumisotopen, die nach rectaler Zufuhr von Calciumgluconat im Blut sowohl wie im Knochen einen langsam einsetzenden, hohe Werte erreichenden Calciumanstieg ergaben [CANALS, MARIGNAN u.

CORDIER (1951, 1952); CREMER (1953)]. Wenn auch die Gründe für die wider-
sprechenden Versuchsergebnisse noch nicht klarliegen, so kann man doch wohl
unter ganz bestimmten Bedingungen mit einer nennenswerten Resorption rectal
zugeführten Calciums rechnen [s. auch MOCHIZUKI (1953)].

Der Wert der rectalen Ernährung wird entscheidend dadurch bestimmt, wie
weit sie den Organismus mit jenen Nährstoffen zu versorgen vermag, die in den
notwendigen Mengen enteral oder parenteral nicht so leicht zugeführt werden
können wie die Vitamine und anorganischen Stoffe. Mit anderen Worten: der
Wert der rectalen Ernährung wird dadurch bestimmt, wie weit Eiweißstoffe und
Energieträger in Form von Kohlenhydraten und Fetten zugeführt werden können.

Kohlenhydrate werden von der ganzen Darmschleimhaut nur in Form von
Traubenzucker resorbiert. Da die stärkespaltenden und disaccharidspaltenden
Fermente des oberen Verdauungskanals (Speichelamylase, Pankreasamylase,
Pankreasmaltase und Darmmaltase) im Colon naturgemäß fehlen, können im Colon
Kohlenhydrate höchstens dann resorbiert werden, wenn sie als Traubenzucker
zur Verfügung stehen.

Ein Teil des rectal zugeführten Zuckers wird nun ohne Zweifel durch die Colon-
bakterien zu Buttersäure und Alkohol *vergoren*, d. h. in Stoffe umgewandelt, die,
selbst wenn sie von der Colonschleimhaut resorbiert würden, für den menschlichen
Organismus keinen nennenswerten Nährwert besäßen. Es fragt sich nur, *wieviel*
vergoren wird und wieviel von dem rectal gegebenen Zucker für eine eventuelle
Resorption noch übrigbleibt.

Sicher gingen jene Autoren zu weit, die glaubten, irgendeine ins Gewicht
fallende Menge Zucker würde im Colon überhaupt nicht resorbiert [MCNEALEY u.
WILLEMS (1931) u. a.]. Daß das nicht richtig sein kann, geht zwingend hervor aus
dem Anstieg des respiratorischen Quotienten [REACH (1902), v. HALÁSZ (1910),
HARI u. v. HALÁZS (1918)], der Beseitigung der Insulinhypoglykämie, dem Anstieg der diabetischen Glykosurie und dem Verschwinden der Hungeracetonurie
des Säuglings nach rectaler Zuckerzufuhr [BERGMARK (1915), SCHWARTZER (1939),
v. BRANDT u. KRAUTWALD (1950), ARANDES u. ADÁN (1952)].

Wenn rectale Zuckerzufuhr dennoch den *Nüchternblutzucker* des Gesunden
nicht ansteigen läßt [TORNAK (1938) u. a.], dann ist das noch kein Beweis für
fehlende Rectalresorption. Die Hyperglykämie nach *peroraler* Zuckerzufuhr
beruht nämlich aller Wahrscheinlichkeit nach auf einer Zuckerausschüttung der
Leber, die reflektorisch durch den alimentär zugeleiteten Zucker hervorgerufen
wird, und vielleicht dazu dient, die Hyperglykämie, d. h. den adäquaten Reiz
für die Insulinsekretion zu verstärken. Wenn aber die alimentär verabfolgten
Zuckermengen nicht, wie bei einer Nahrungszufuhr auf normalem Wege, auf das
Pfortaderblut konzentriert sind, sich also nicht so intensiv oder gar nicht auf die
Leber auswirken, dann fällt die reflektorisch bedingte Zuckermobilisierung in der
Leber aus. Der Blutzucker steigt nicht an, ja er kann — infolge der allmählich
in Gang kommenden Insulinsekretion? — bei langsamer intravenöser Infusion
(100 cm³ 5%iger Glucose innerhalb von 40 min) sogar deutlich absinken [RU-
BINO u. VARELA (1922)]. So spricht es also durchaus nicht *gegen* eine im Colon
stattfindende Zuckerresorption, wenn trotz fortlaufender rectaler Zuckerzufuhr
ein Blutzuckeranstieg im peripheren Capillar- und Venenblut fehlt und sogar
Blutzuckersenkungen festgestellt werden können.

Daß rectal zugeführter Zucker resorbiert werden kann, steht also außer Zweifel.
Wieviel resorbiert wird, wissen wir nicht, und immer noch gilt jenes Wort, das ein
überragender Diätetiker wie v. NOORDEN vor mehr als 30 Jahren geschrieben hat:
,,Leider ist die Frage, wieviel Energie aus den Zuckerklistieren durch Mikroben-
wirkung verschwindet, noch ungelöst.''

Hinsichtlich des Nutzens rectaler *Fett*zufuhr muß man sich vor Augen halten, daß die Fettresorption ein sehr komplexes Geschehen ist, an dem Cholinesterasen, Gallensäuren und Phosphorsäure teilnehmen. Alle diese Bedingungen sind in den untersten Darmabschnitten nicht gegeben und tatsächlich ist meines Wissens bisher nur von SHAFIROFF (1951) eine Resorption rectal verabfolgten Fettes behauptet worden. Die Befunde SHAFIROFFs bei rectaler Infusion eines 10%igen Gemisches von Cocosöl, Glucose, Eiweißhydrolysat und Gelatine mit einem Zusatz von Hyaluronidase bedürfen der Bestätigung durch andere Untersucher.

Natürliche *Eiweißkörper* gehen nach rectaler Zufuhr per vias naturales unverändert ab [OIDE (1929) u. a.].

Es waren als erste ABDERHALDEN, FRANK u. SCHITTENHELM, die 1909 zeigten, daß man mit rectal zugeführtem, *fermentativ vollständig abgebautem Fleischeiweiß* — nicht mit unverändertem, „nativem" Fleischeiweiß und Fleisch — positive Stickstoffbilanzen erzielen kann. Später haben LESNÉ u. RICHET (1924) u. a. diese Befunde bestätigt. Damit ist bewiesen, daß die Rectalschleimhaut Eiweißsubstanzen zu resorbieren vermag in Mengen, die praktisch durchaus ins Gewicht fallen; Voraussetzung ist lediglich, daß die natürlichen Eiweißstoffe weit genug abgebaut dargeboten werden. Größere Spaltstücke — Peptide, Albumosen, Peptone — sind schwerer resorbierbar als Aminosäuren [SHIMA (1931)]. Zusätze von Calciumchlorid, Calciumoxyd und Ochsengalle sollen die Resorption rectal gegebener Aminosäuregemische erhöhen [TSUNOO, KAWAI u. MORI (1953)].

Bei Resorption eines per rectum gegebenen Aminosäuregemisches hat z. B. RAUSCH (1947) nach einem Versuch mit 4 Tage langer Zufuhr von täglich 35 g zu 78% der Zufuhr berechnet. Allerdings wurden die rectal *resorbierten* Aminosäuren nicht im Organismus *festgehalten*, sondern sofort wieder im Urin ausgeschieden, so daß die rectale Zufuhr letzten Endes doch keinen Nutzen brachte. Bei gleicher *Resorption* scheint die *Retention* von Aminosäuregemischen bei rectaler Verabreichung, ähnlich wie die Retention bei intravenöser Zufuhr (s. S. 567), um so besser zu werden, je vollständiger die Gemische hinsichtlich ihres Bestandes an lebensnotwendigen Aminosäuren (und an anderen Stoffen wie Strepogenin, Vitamin B_{12}, Folsäure?) den biologisch hochwertigen Eiweißstoffen gleichen. RAUSCH (1947) hat Versuchsergebnisse mitgeteilt, nach denen ein Aminosäurengemisch, das mit Ausnahme von Tryptophan und Methionin alle lebensnotwendigen Aminosäuren enthielt, bei rectaler Zufuhr zu 77% resorbiert *und* retiniert wurde.

Außer Kochsalz und Glucose kann man also für Nährklysmen auch Hydrolysate hochwertiger Eiweißkörper bzw. biologisch hochwertige Aminosäuregemische benutzen. Als brauchbares Nährklysma kommt z. B. eine Nährlösung folgender Zusammensetzung in Betracht: 7 g Kochsalz, 100 g Glucose, 50 g eines Hydrolysates von Casein oder 50 g eines biologisch hochwertigen Aminosäurengemisches, 1000 g Wasser. In 1 l enthält diese Nährlösung rund 600 Calorien. Man gibt das Nährklysma am besten nach einem Reinigungseinlauf in Form einer Dauertropfinfusion (etwa 200 cm³ je Std.). Reizzustände des Dickdarmes lassen sich durch Zusätze von Haferschleim, Reisschleim oder Salepschleim abmildern.

Wegen der begrenzten Resorptionsfähigkeit des Colons und der auf die Dauer kaum vermeidbaren Reizzustände des Enddarms kann jedoch die *rectale* Ernährung niemals auch nur entfernt das leisten, was die *intravenöse* Ernährung in ihren heutigen Formen zu leisten vermag.

XI. Pulmonale Hypertonie und chronisches Cor pulmonale[1].

Von

P. H. Rossier, A. Bühlmann, F. Schaub und P. Luchsinger.

Mit 17 Textabbildungen.

Inhalt.

	Seite
Literatur	580
A. Einleitung	588
B. Untersuchungsmethoden	589
1. Untersuchung der Lungenfunktion	589
2. Untersuchung der Herzfunktion mit dem Herzkatheterismus	591
C. Beziehungen zwischen Ventilation und Lungenkreislauf	596
D. Die Klassifikation der verschiedenen Formen der Lungeninsuffizienz, basierend auf den arteriellen Blutgasen	600
E. Die Klassifikation der verschiedenen Formen der pulmonalen Hypertonie	604
1. Vergrößerung des Herzminutenvolumens (kongenitale Vitien, usw.)	604
2. Ausflußbehinderung aus dem Lungenkreislauf (Mitralstenose usw.)	607
3. Einschränkung der Capillaroberfläche	608
4. Chronische alveoläre Hypoventilation	609
F. Die Klinik des chronischen Cor pulmonale	615
1. Definition des Cor pulmonale und der kardialen Rechtsinsuffizienz	615
2. Klinische Erscheinungen des chronischen Cor pulmonale	615
3. Die elektrokardiographischen Veränderungen bei pulmonaler Hypertonie und chronischem Cor pulmonale	618
4. Das räumliche Vektorkardiogramm bei der Hypertrophie des rechten Ventrikels	622
G. Vorkommen des chronischen Cor pulmonale	626
1. Emphysem	626
2. Asthma bronchiale, chronische spastische Bronchitis und Bronchiektasen	627
3. Silikose und Pneumokoniosen	628
4. Thoraxdeformitäten	629
5. Thoraxchirurgie	629
6. Lungenfibrosen	630
7. Primäre und sekundäre Pulmonalsklerose	632
H. Die Therapie der pulmonalen Hypertonie und des chronischen Cor pulmonale	635
Schlußbemerkungen	639

Literatur.

Eine ausführliche Zusammenstellung der Literatur mit etwa 2500 Angaben über die Pathophysiologie der Atmung und des Lungenkreislaufes sowie über die Untersuchungsmethoden findet sich:

P. H. Rossier und A. Bühlmann: Pathophysiologie der Atmung, Handbuch der inneren Medizin, Band IV, 4. Auflage. Springer-Verlag.

Hier werden deshalb nur die wichtigsten und neueren Arbeiten ab 1952 zitiert.

---

[1] Aus der medizinischen Universitätspoliklinik Zürich (Dir.: Prof. P. H. Rossier).

Pathophysiologie des Lungenkreislaufes.
(vorwiegend experimentelle Arbeiten).

ANDERSON, L. L., J. C. BELL and S. G. BLOUNT jr.: An Evaluation of Factors Affecting the Alveolar-Arterial Oxygen Tension Gradient in Chronic Pulmonary Disease. Amer. Rev. Tbc. **69**, 71 (1954).

BARTELS, H., u. G. RODEWALD: Die alveolär-arterielle Sauerstoffdruckdifferenz und das Problem des Gasaustausches in der menschlichen Lunge. Pflügers Arch. **258**, 163 (1954).

BAYER, O., F. LOOGEN, R. RIPPERT u. H. H. WOLTER: Klinische und physiologische Untersuchungsergebnisse beim Vorhofsseptumdefekt. Z. Kreislaufforsch. **42**, 335 (1953).

BERNSMEIER, A., H. BLÖMER u. W. SCHIMMLER: Cerebrale Komplikationen beim chronischen Cor pulmonale. Verh. dtsch. Ges. Kreislaufforsch. 1955 (im Druck).

BJÖRK, V. O.: The arterial oxygen and carbon dioxide tension during the postoperative period in cases of pulmonary resection an thoracoplastics. J. Thorac. Surg. **27**, 455 (1954).

— Circulation through an Atelectatic Lung in Man. J. Thorac. Surg. **26**, 533 (1953).

BOGAERT, A. VAN, A. VAN GENABEEK, H. VAN DER HEUST et J. VANDAEL: Observation critique à propos des données hémodynamiques dans la sténose mitrale. Extr. Mal. Coeur **8**, 673 (1953).

— H. VAN DER HEUST, E. FAUNES, L. BUYTAERT, J. DE MUNK, A. VAN GENABEEK et J. VANDAEL: Hypertension artérielle pulmonaire après ligature d'une ou plusieurs veines pulmonaires. Arch. Mal. Coeur **4**, 289 (1953).

— — A. VAN GENABEEK et J. VANDAEL: Tension artérielle pulmonaire et teneur en O$_2$ du sang de l'artère pulmonaire. Etude clinique et expérimentale. Arch. Mal. Coeur **11**, 962 (1953).

BROWN, C. C. jr., D. L. FRY and R. V. EBERT: The Mechanics of Pulmonary Ventilation in Patients with heart disease. Amer. J. Med. **17**, 438 (1954).

BÜHLMANN, A., C. MAIER, M. HEGGLIN, R. KÄLIN u. F. SCHAUB: Beziehungen zwischen Lungenfunktion und Lungenkreislauf. Schweiz. med. Wschr. **1953**, 1199.

— — — — Zur Pathogenese der arteriellen pulmonalen Hypertonie mit besonderer Berücksichtigung des Cor pulmonale beim Emphysem. Cardiologia (Basel) **24**, 96 (1954).

— F. SCHAUB u. P. LUCHSINGER: Zur Erfolgsbeurteilung der Kommissurotomie bei Mitralstenose. Dtsch. med. Wschr. **1954**, 630.

— — — Die Haemodynamik des Lungenkreislaufes während Ruhe und körperlicher Arbeit beim Gesunden und bei den verschiedenen Formen der pulmonalen Hypertonie. Schweiz. med. Wschr. **1955**, 253.

— — u. P. H. ROSSIER: Zur Ätiologie und Therapie des Cor pulmonale. Schweiz. med. Wschr. **1954**, 587.

BUHR, G.: Beitrag zur Beeinflußbarkeit des menschlichen Lungenkreislaufes durch vasoaktive Substanzen. Z. Kreislaufforsch. **43**, 17/18, 601 (1954).

CURTI, P. C., G. COHEN, B. CASTLEMAN, J. G. SCANELL, A. L. FRIEDLICH and G. S. MYERS: Respiratory and Circulatory Studies of Patients with Mitral Stenosis. Circulation (New York) **8**, 893 (1953).

DONALD, K. W., J. M. BISHOP and O. L. WADE: A Study of Minute to Minute Changes of Arterio-Venous Oxygen Content Difference, Oxygen Uptake and Cardiac Output and Rate of Achievement of a Steady State during Exercise in Rheumatic Heart Disease. J. Clin. Invest. **33**, 1146 (1954).

EPSTEIN, F. H., O. W. SHADLE, T. B. FERGUSON and M. E. McDOWELL: Cardiac Output and Intracardiac Pressures in Patients with Arteriovenous Fistulas. J. Clin. Invest. **32**, 543 (1953).

EULER, U. S. VON, and G. LILJESTRAND: Observation on the Pulmonary Arterial Blood Pressure in the Cat. Acta physiol. scand. (Stockh.) **12**, 301 (1947).

FERRIS, B. G. jr., H. A. KRIETE and B. C. KRIETE: Alveolar-Arterial Oxygene Difference. A. Comparison of Two Methods. Appl. Physiol. **3**, 519 (1951).

FILLEY, G. F., F. GREGOIRE and G. W. WRIGHT: Alveolar and Arterial Oxygen Tensions and the Significance of the Alveolar-Arterial Oxygen Tension Difference in Normal Men. J. Clin. Invest. **33**, 517 (1954).

— E. GAY and G. W. WRIGHT: The Accuracy of Direct Determinations of Oxygen and Carbondioxyde Tensions in human Blood in Vitro. J. Clin. Invest. **33**, 510 (1954).

— D. J. McINTOSH and G. W. WRIGHT: Carbon Monoxyde Uptake and Pulmonary Diffusing Capacity in Normal Subjects at Rest and During Exercise. J. Clin. Invest. **33**, 530 (1954).

FOWLER, N. O.: Further Studies of the Relationship Between Pulmonary Arteriolar Resistance and Pulmonary Artery Pressures. Amer. Heart J. **46**, 1 (1953).

FRANK, H., u. J. SEUSIG: Über die alveolär-arterielle Sauerstoffdruckdifferenz unter Sauerstoffmangelatmung. Dtsch. Arch. klin. Med. **201**, 242 (1954).

GROSSE-BROCKHOFF, F.: Hämodynamik des Lungenkreislaufes. Tuberkulosearzt **6**, 38 (1952).

Hall, P. W.: Effects of Anoxia on Postarteriolar Pulmonary Vascular Resistance. Circulation Res. 1, 238 (1953).

Harvey, R. M., and M. I. Ferrer: Pulmonary Circulation: Its Relation to Normal and Altered Dynamics. Dis. Chest 25, 3, 247 (1954).

Hauch, H. J.: Der Lungenkreislauf bei der Mitralstenose. Klin. Wschr. 1953, 883.

Hochrein, M. e. c.: Pulmonale Dystonie und pulmonaler Hochdruck. Med. Klin. 1954, 27, 1064.

Knebel, R., u. W. Bolt: Die pathologische Physiologie des Cor pulmonale. Verh. dtsch. Ges. Kreislaufforsch. 1955 (im Druck).

Maurath, J.: Funktionelle Untersuchungen in der Lungenchirurgie. Dtsch. med. Wschr. 1953, 1288.

Muller, W. H., F. Dammann jr. and W. H. Head jr.: Changes in the Pulmonary Vessels Produced by Experimental Pulmonary Hypertension. Surgery 34, 363 (1953).

Riley, R. L., R. H. Shepart, J. E. Cohn, D. G. Carroll and B. W. Armstrong: Maximal Diffusing Capacity of the Lung. J. Appl. Physiol. 6, 573 (1954).

Rinck, H., H. Venrath, H. Valentin u. Th. Schmitz: Diffusionsstörungen in den Lungen bei alten Insuffizienzen des linken Herzens und bei der Mitralstenose, nebst einigen Bemerkungen zur Operation der Mitralfehler. Thoraxchirurgie 1, 403 (1954).

Rodbard, S.: Bronchomotor Tone. Amer. J. Med. 15, 356 (1953).

Rossier, P. H., A. Bühlmann u. P. Luchsinger: Bemerkungen über Diffusionsstörungen der Lunge. Schweiz. med. Wschr. 1954, 25.

— — Cor pulmonale et pathophysiologie alvéolaire. Cardiologia (Basel) 25, 132 (1954).

Roughton, F. J. W.: The Average Time Spent by the Blood in the Human Lung Capillary and its Relation to the Rates of CO Uptake and Elimination in Man. Amer. J. Physiol. 143, 628 (1951).

Stroud, R. C., and H. Rahn: Effect of O_2 and CO_2 Tension upon the Resistance of Pulmonary Blood Vessels. Amer. J. Physiol. 172, 211 (1953).

Swan, H. J. C., J. Zapata-Diaz, H. B. Burchell and E. H. Wood: Pulmonary Hypertension in Congenital Heart Disease. Amer. J. Med. 16, 12 (1954).

Ulmer, W.: Untersuchungen zur Analyse der alveolären Ventilationsstörung bei chronischem Cor pulmonale. Verh. dtsch. Ges. Kreislaufforsch. 1955 (im Druck).

Werkö, L., et H. Eliasch: Etude de la circulation dans un cas d'hypertension pulmonaire primitive. Cardiologia (Basel) 21, 403 (1952).

Whitaker, W.: Pulmonary Hypertension in Congestive Heart Failure complicating Chronic Lung Disease. Quarterly J. Med. 23, 57 (1954).

Williams, M. H.: Pulmonary Function in Boecks Sarcoid. J. Clin. Invest. 32, 909 (1953).

Wilson, R. H., R. V. Ebert, C. W. Borden, R. T. Pearson, R. S. Johnson, A. Falk and M. E. Dempsey: The Determination of Blood Flow through Nonventilated Portions of the Normal and Diseased Lung. Amer. Rev. Tbc. 68, 177 (1953).

— W. T. McKenna, F. E. Johnson, N. K. Jensen, W. F. Mazzitello and M. E. Dempsey: The Significance of the Pulmonary Arterial „Wedge" Pressure. J. Labor. a. Clin. Med. 42, 408 (1953).

Therapie der pulmonalen Hypertonie und des chronischen Cor pulmonale.

Bansi, H. W.: Indikationsstellung zur Chirurgie der erworbenen Herzleiden. Schweiz. med. Wschr. 1953, 254.

Bayer, O., E. Boden u. E. Derra: Ergebnisse der chirurgischen Behandlung bei 55 Mitralstenosen. Münch. med. Wschr. 1952, 789, 817.

Bock, H. E., u. P. Schölmerich: Über die operative Beseitigung von Mitralstenosen. Dtsch. med. Wschr., 1953, 556; 1953, 596.

Bolt, W., H. W. Knipping, H. Valentin u. H. Venrath: Das prä- und postoperative funktionelle Bild bei Eingriffen an den Klappen des linken Herzens und bei der Kardiolysis. Dtsch. med. Wschr. 1953, 1178.

Buhr, G.: Über den Einfluß der Aleudrin-Ärosol-Inhalation auf die Druckverhältnisse in der Art. pulm. beim Menschen. Z. Kreislaufforsch. 42, 669 (1953).

Campbell, M., D. C. Deuchar and R. Brock: Results of Pulmonary Valvotomy and Infundibular Resections in 100 Cases of Fallots Tetralogy. Brit. Med. J. 17, 111 (1954).

Celice, J., F. Plaset and F. Jeanson: Acquisitions récentes pour le traitement des coeurs pulmonaires chroniques. Presse méd. 1953, 1151.

McClement, J. H., A. D. Renzetti, A. Himmelstein and A. Cournand: Cardiopulmonary Function in the Pulmonary Form of Boecks Sarcoid and its Modification by Cortisone Therapy. Amer. Rev. Tbc. 67, 154 (1953).

Derra, E.: Erfolge der Herzchirurgie. Wien. med. Wschr. 1954, 575.

DOGLIOTTI, M.: Lo stato attuale della chirurgica nello stenosi mitralica. Minerva med. **44**, 101 (1953).

HARVEY, R. M., M. I. FERRER and A. COURNAND: The Treatment of Chronic Cor Pulmonale. Circulation (New York) **7**, 932 (1953).

HERSCHFUS, J. A., E. BRESNIAK and M. S. SEGAL: Pulmonary Function Studies in Bronchial Asthma. Amer. J. Med. **14**, 23 (1953).

— — — Pulmonary Function Studies in Treated Bronchial Asthma. Amer. J. Med. **14**, 34 (1953).

HOCHREIN, M.: Zur Symptomatologie und Therapie des Cor pulmonale. Med. Klin. **47**, 1551 (1952).

— u. I. SCHLEICHER: Zur therapeutischen Beeinflussung des kardiopulmonalen Systems. Med. Mschr. **1952**, 780.

LANDEN, H. C., u. O. BAYER: Weitere Untersuchungen über die Lungenfunktion bei Mitralstenose vor und nach der Operation. Z. Kreislaufforsch. **44**, 651 (1954).

LOGAN, A., and R. TURNER: Mitralstenosis, Diagnosis and Treatment. Lancet **264**, 1007 (1953).

MANN, B., and E. A. MURPHY: The treatment of Hypertrophic Emphysema by Pneumoperitoneum. Thorax **9**, 1, 87 (1954).

MILLER, W. F.: A Physiologic Evaluation of the Effects of Diaphragmatic Breathing Training in Patients with Chronic Pulmonary Emphysema. Amer. J. Med. **17**, 471 (1954).

NAEF, A. P.: La chirurgie de la sténose mitrale. Praxis (Bern) **42**, 596 (1953).

SAMUELSON, S.: The Danger of Using Morphine in Cor Pulmonale. Cardiologia (Basel) **21**, 817 (1952).

SCHLEGEL, J. J.: Die chirurgische Behandlung der Mitralstenose. Erg. Chir. **39**, 453 (1955).

SELLORS, T. H., D. E. BEDFORD and W. SOMMERVILLE: Valvotomy in the Treatment of Mitral Stenosis. Brit. Med. J. **14**, 1059 (1953).

SOULIÉ, P.: Le rétrécissement mitral et son traitement par commissurotomie. Semaine Hôp. Paris **29**, 41 (1953).

STORER, J., P. LISAN, J. E. DELMONICO and CH. P. BAILEY: Physiopathological Concepts of Mitral Valvular Disease. J. Amer. Med. Assoc. **8**, 155 (1954).

TAUSSIG, H. B., and S. R. BAUERSFELD: Followup Studies on the First 1000 Patients Operated for Pulmonary Stenosis or Atresia. Cardiologia (Basel) **21**, 541 (1952).

WILSON, R. H., W. HOSETH and M. E. DEMPSEY: Effects Decreasing Respiratory Minute Volume in Patients with Severe Chronic Pulmonary Emphysema, with Specific Reference to Oxygen, Morphine and Barbiturates. Amer. J. Med. **17**, 464 (1954).

WILLIAMS, H. jr.: Pulmonary Function Studies in Mitral Stenosis Before and After Commissurotomy. J. Clin. Invest. **32**, 1094 (1953).

Klinik der pulmonalen Hypertonie und des chronischen Cor pulmonale.
(vorwiegend klinische Arbeiten).

BARNARD, P. J.: Thrombo-embolic Primary Pulmonary Arteriosclerosis. Brit. Heart J. **16**, 1, 93 (1954).

— Pulmonary Arteriosclerosis and Cor Pulmonale Due to Recurrent Thromboembolism. Circulation (New York) **10**, 3, 343 (1954).

BING, R. J., R. WEBER, J. E. SPARKS, F. A. BALBONI, A. G. VITALE and M. HANLON: Congenital Pulmonary Stenosis. J. Amer. Med. Assoc. **154**, 127 (1954).

BOBEK, V., u. J. VANĚK: Cor pulmonale chronicum infolge Lungenembolisation. Z. inn. Med. **8**, 596 (1953).

BOLT, W., H. W. KNIPPING, H. VALENTIN u. H. VENRATH: Herzfunktion und Herzfunktionsdiagnostik. (Indikationen und Differentialdiagnose.) Dtsch. med. Wschr. **1953**, 523, 628.

BOLT, W. e. c.: Zur Klinik und Praxis der Insuffizienz des rechten Herzens. Med. Klin. **1952**, 1691.

BOLT, W.: Emphysem. Beitr. Klin. Tbk. **11**, 266 (1954).

BRINTON, W. D.: Primary pulmonary hypertension. Brit. Heart J. **12**, 305 (1950).

CHIARI, H.: Cor pulmonale. Bull. schweiz. Akad. med. Wiss. **6**, 432 (1950).

COHN, J. E., D. G. CARROL and R. L. RILEY: Respiratory Acidosis in Patients with Emphysema. Amer. J. Med. **17**, 447 (1954).

McCORT, J. J., and P. PARE.: Pulmonary Fibrosis and Cor pulmonale in Sarcoidosis. Radiology **62**, 4, 496 (1954).

COSB, R. S., S. C. GRIFFITH, W. J. ZINN, D. C. LIVINSON and S. P. DIMITROFF: Cardiac Catherization in Interal Septal Defect. Amer. J. Med. **14**, 4 (1953).

CUTLER, J. G., A. S. NADAS, W. T. GOODALE, R. B. HICKER and A. M. RUDOLPH: Pulmonary Arterial Hypertension with Markedly Increased Pulmonary Resistance. Amer. J. Med. **17**, 485 (1954).

584   P. H. Rossier, A. Bühlmann, F. Schaub und P. Luchsinger:

Daumann, J. F., M. Berthrong and R. J. Bug: The Reverse Ductus Botalli. Bull. J. Hopkins Hosp. **92**, 128 (1953).
Denolin, H.: Le coeur pulmonaire chronique en médicine interne. Verh. dtsch. Ges. Kreislaufforsch. 1955 (im Druck).
Dimond, E. G., and T. K. Lin: The Clinical Picture of Pulmonary Stenosis without Ventricular Septal Defect. Ann. Int. Med. **40**, 1108 (1954).
Dressler, W.: Effort syncope as a early manifestation of primary pulmonary hypertension. Amer. J. Med. Sci. **223**, 121 (1952).
Ernst, C.: Zur Kreislaufdynamik beim chronischen Cor pulmonale. Ärztl. Wschr. **1954**, 1, 1.
Feuardent, R.: L'endofibrose oblitérante idiopathique des artérioles du poumon. Presse méd. **1953**, 594.
Flint, F. J.: Cor pulmonale. Incidence and Aetiology in an Industrial City. Lancet **10**, 51 (1954).
Franke, H.: Das Cor pulmonale in der Thoraxchirurgie. Verh. dtsch. Ges. Kreislaufforsch. 1955 (im Druck).
Fowler, N. O., and R. N. Westcott: The Cardiac Output in Chronic Cor Pulmonale. Circulation (New York) **6**, 888 (1952).
Friedrichs, W.: Lungenkreislauf und Hypertonie. Dtsch. med. Wschr. **1954**, 485.
Fulton, R. M.: The Heart in Chronic Pulmonary Disease. Quart. J. Med. **22**, 43 (1953).
Golden, A., and T. T. Bronk: Diffuse Interstitiel Lung Fibrosis. Arch. Int. Med. Chicago **92**, 606 (1953).
Gordon, B.: The Clinical and Physiologic Aspects of Emphysema. Diagnosis and Treatment. North Carolina Med. J. **14**, 10 (1953).
Grosse-Brockhoff, F.: Zur Frage der Häufigkeit der Operations-Indikation bei Mitralstenose. Z. Kreislaufforsch. **43**, 12, 402 (1954).
Hiltpold, P.: Die Sklerose der Pulmonalarterien. Schweiz. med. Wschr. **1954**, 161.
Hochrein, M., u. I. Schleicher: Die Funktion des kardiopulmonalen Systems. Med. Klin. **1953**, 765.
Horsters, H.: Das Emphysemherz. Z. inn. Med. **7**, 39 (1952).
Keith, J. D., R. D. Rowe, P. Vlaid and J. H. O'Hanley: Complete Anomalous Pulmonary Venous Drainage. Amer. J. Med. **16**, 23 (1954).
McKeown, F.: The Pathology of Pulmonary Heart Disease. Brit. Heart J. **14**, 25 (1952).
Kirshner, J. J., R. L. Breckenridge and F. A. Albritten jr.: Diffuse Interstitial Fibrosing Pneumonitis. J. Amer. Med. Assoc. **154**, 336 (1954).
Lenègre, J. et A. Gerbaux: Le coeur pulmonaire chronique par thrombose artérielle pulmonaire. Arch. Mal. Coeur **45**, 289 (1952).
— P. Maurice, L. Scébat, P. Y. Hatt et R. Jacquot: Le coeur des asthmatiques. 2. congrès internat. de l'asthma le Mont Dore 1950.
Lequime, J.: Les malformations septales isolées. Semaine Hôp. Paris **11**, 623 (1954).
Lewis, C. S. jr., A. J. Samuels and H. H. Hecht: Chronic Lung Disease, Polycythemia and Congestive Heart Failure. Cardiorespiratory, Vascular and Renal Adjustemenets in Cor Pulmonale. Circulation (New York) **6**, 874 (1952).
Mériel, P.: Le coeur pulmonaire chronique. Paris 1952.
McMichael, J.: Heart Failure of Pulmonary Origin. Edinburgh Med. J. **55**, 65 (1948).
Mounsey, J. P. D.: Emphysema Heart Disease. Brit. J. Tbc. and Dos. Chest **48**, 1, 63 (1954).
Nogrette, P.: Aneurysmes arterio veineux pulmonaires. Presse méd. **1953**, 25.
Provenzale, L.: Tetralogie de Fallot avec hypertension pulmonaire. Arch. Mal. Coeur **46**, 310 (1953).
Puddu, V.: Il Cuore Polmonare. Relazione al 13 Congresso della Società di Cardiologia. 1952.
Rossier, P. H., A. Bühlmann u. P. Luchsinger: Cor pulmonale und Silikose. Archiv Gewerbepathologie u. Hygiene **13**, 486 (1955).
— — — Die Pathophysiologie der Atmung bei der Silikose und die Beurteilung der Arbeitsfähigkeit. Dtsch. med. Wschr. **1955**, 608.
Samuelson, S.: Primary Cor pulmonale. Acta med. scand. (Stockh.) **142**, 177 (1952).
— Chronic cor pulmonale in bronchial asthma, chronic bronchitis, bronchiectasies and pulmonary emphysema. Acta med. scand. **143**, 15 (1952).
Schaub, F., A. Bühlmann u. R. Kälin: Das „Kyphoskolioseherz" und seine Pathogenese. Cardiologia (Basel) **25**, 148 (1954).
— — u. T. Wegmann: Zur Klinik und Pathogenese des sogenannten Kyphoskolioseherzens. Schweiz. med. Wschr. **1954**, 1147.
Schmidt, H.: Primäre und sekundäre pulmonale Hypertonie. Dtsch. Arch. klin. Med. **200**, 837 (1953).
— Die essentielle Hypertonie des Lungenkreislaufes und deren Beziehung zur sogenannten primären Pulmonalsklerose. Arch. Kreislaufforsch. **19**, 91 (1953).

Schweizer, W.: Über die Indikationen zur Commissurotomie bei Mitralstenose. Schweiz. med. Wschr. **1953**, 1.
— Die pulmonäre arterielle Hypertension. Schweiz. med. Wschr. **1953**, 1055.
Selzer, A.: Defect of the Cardiac Septums. J. Amer. Med. Assoc. **154**, 129 (1954).
— and W. H. Carness: The Role of Pulmonary Stenosis in the Production of Chronic Cyanosis. Amer. Heart J. **45**, 382 (1953).
Simpson, T.: Acute Respiratory Infectious in Emphysema. Brit. Med. J. **17**, 297 (1954).
Soulié, P., R. Tricot, J. di Mattéo, J. Baillet et J. Silvestre: L'hypertension artérielle pulmonaire primitive. Bull. Soc. Hôp. Paris **69**, 629 (1953).
Spang, K.: Die primär-pulmonale Rechtsinsuffizienz. Dtsch. med. Wschr. **1954**, 9.
Staemmler, M.: Hypertonie im großen und kleinen Kreislauf. Wien. med. Wschr. **1954**, 14, 279.
Stender, H. St., u. M. Tanbert: Zum klinischen Erscheinungsbild der Arteriitis pulmonalis. Ärztl. Wschr. **1953**, 121.
Straser, T.: A case of Primary Pulmonary Arteriosclerosis in a Child. Acta Med. Jugoslav. VII, **1953**, 3, 293.
Swan, H. J. C.: Pulmonary Hypertension in Congenital Heart Disease. Amer. J. Med. **16**, 1, 12 (1954).
Talbot, T. J., and J. J. Silverman: Pulmonary Artery Enlargement Simulating a Neoplasm of the Lung. Amer. Heart J. **48**, 1, 146 (1954).
Taquini, A. C.: Physiopathological Bases for the Clinical Interpretation of Chronic Cor pulmonale. Cardiologia (Basel) **21**, 393 (1952).
Tourniaire, A.: Syndrome prémonitoire du coeur pulmonaire chronique. Arch. Mal. Coeur **47**, 7, 591 (1954).
Valenzuela, C. e. c.: Structural changes in Intrapulmonary Arteries exposed to systemic Pressures from Birth. Arch. of Path. **57**, 1, 51 (1954).
Viar, W. N., and T. H. Harrison: Chest Pain in Association with Pulmonary Hypertension: Its Similarity to Pain of Coronary Disease. Circulation (New York) **5**, 1 (1952).
Wegmann, T., u. F. Schaub: Die klinische Bedeutung der Trichterbrust. Schweiz. med. Wschr. **1953**, 41, 986.
Westlake, E. K., and M. Kaye: Raised Intracranial Pressure in Emphysema. Brit. Med. J. No. 4857, 302 (1954).
Whitaker, W.: Pulmonary Hypertension in Congestive Heart Failure Complicating Chronic Lung Disease. Quart. J. Med. **23**, 89, 57 (1954).
— Clinical Diagnosis of Pulmonary Hypertension in Patients with Mitral Stenosis. Quart. J. Med. **23**, 89, 105 (1954).
Wood, P.: Mitral Stenosis. Brit. Med. J. No. 4870, 1051 (1954; No. 4871, 1113 (1954).

Elektrokardiographie bei Rechtshypertrophie, besonders beim chronischen Cor pulmonale.

Bogaert, A. van, A. van Genabeek, H. van den Heust et J. Vandael: Insuffisance mitrale inflammatoire et sinistrodéviation de l'électrocardiogramme ventriculaire. Arch. Mal. Coeur **47**, 27 (1954).
Campbell, M., and G. Reynolds: Electrocardiographic Changes during Operations for Mitral Stenosis. Cardiologia (Basel) **21**, 642 (1952).
— Editorial, Brit. Heart J. **14**, 204 (1952).
Carlotti, J., G. Capretti et F. Joly: Etude électrocardiographique dans 39 cas de communications intracardiaques isolées. Arch. Mal. Coeur **45**, 1121 (1952).
Carouso, G., J. Tilmant et J. Lenègre: L'électrocardiogramme dans le rétrécissement mitral. Arch. Mal. Coeur **43**, 609 (1950).
Cosby, R. S., D. C. Levinson, W. J. Zinn, S. P. Dimitrow and G. C. Griffith: Congenital Heart Disease. An Analysis of Electrocardiographic patterns in forty-four patients with elevated right ventricular pressure. Amer. Heart J. **44**, 581 (1952).
— — S. P. Dimitroff, R. W. Oblath, L. M. Herman and G. C. Griffith: The Electrocardiogram in Congenital Heart Disease and Mitral Stenosis. A Correlation of Electrocardiographic Patterns with Right Ventricular Pressure, Flow and Work. Amer. Heart J. **46**, 670 (1953).
Dauzier, G., M. Durand et R. Métianu: L'électrocardiogramme dans la persistance du canal artériel. Etude de 52 cas personels opérés. Arch. Mal. Coeur **46**, 994 (1953).
Davies, L. G., J. F. Goodwin, R. E. Steiner and B. D. van Leuven: Über die Korrelationen zwischen pulmonalem arteriellem Druck und klinischen und radiologischen Befunden bei Mitralstenosen. Brit. Heart J. **15**, 393 (1953).
Elster, K., u. M. von Lutterotti: Die Rechtshypertrophie im Elektrokardiogramm und das Massenverhältnis der beiden Kammern. Z. Kreislaufforsch. **43**, 247 (1954).
Fulton, R. M., E. C. Hutchinson and A. M. Jones: Ventricular Weight in Cardiac Hypertrophy. Brit. Heart J. **14**, 3, 413 (1952).

Fulton, R. M., The Heart in Chronic Pulmonary Disease. Quart. J. of Med. 22, 85, 4. (1953).

Goodwin, J. F.: The Electrocardiogram in Normal Children and in Children with Right Ventricular Hypertrophy. Brit. Heart J. 14, 2, 173 (1952).

Gordon, A., and H. Goldberg: Correlation of the electrocardiographic pattern of right heart strain and evidence of right ventricular hypertension in congenital heart disease. Amer. Heart J. 42, 226 (1951).

Janton, O. H., G. Heidorn, L. A. Soloff, Th. J. E. O'Neill and R. P. Glover: The Clinical Determination of Mitral Insufficiency when Associated with Mitral Stenosis, Circulation (New York) 1, 2, 207 (1954).

Johnson, J. B., M. J. Ferrer, J. R. West and A. Cournand: The Relation between Electrocardiographic Evidence of Right Ventricular Hypertrophy and Pulmonary Arterial Pressure in Patients with Chronic Cor Pulmonale. Circulation (New York) 1, 536 (1950).

Joly, F., G. Folly et J. Carlotti: Etude électrocardiographique comparé des Trilogies et Tetralogies de Fallot. Arch. Mal. Coeur 12, 1108 (1952).

— — J. Di Matteo, G. Voci et J. Carlotti: L'électrocardiogramme pré- et postopératoire du rétrécissement mitral. Etude comparé de l'ECG et de l'hémodynamique. Semaine Hôp. Paris 41, 1483 (1953).

Korth, C., u. J. Schmidt: Dextroversio cordis. Arch. Kreislaufforsch. 20, 167 (1953).

Kossmann, C. E.: Electrocardiograms of Deceptive Form Ventricular Hypertrophy. Circulation (New York) 8, 403 (1953).

Lutterotti, M. von: Die Überlastung des rechten Herzens im Elektrokardiogramm. Dtsch. med. Wschr. 1953, 781, 30.

Mathieu, L.: Troubles de conduction intraventriculaire et affections pulmonaires chroniques. Semaine Hôp. Paris 1953, 1005.

McGregor, M.: The genesis of the electrocardiogram of right ventricular hypertrophy. Brit. Heart J. 12, 351 (1950).

Mounsey, J. P. D., L. W. Ritzmann and N. J. Selverstone: Cardiographic studies in severe pulmonary emphysema. Brit. Heart J. 14, 442 (1952).

Pagnoni, A., and J. F. Goodwin: The Cardiographic Diagnosis of Combines Ventricular Hypertrophy. Brit. Heart J. 14, 4, 451 (1952).

Puddu,V., L. Comberiati et A. Collicelli: Electrocardiographic Changes after Commissurotomy in Mitral Stenosis. Cardiologia (Basel) 21, 657 (1952).

Rochu, P.: Les aspects électrocardiographiques dans le scléroemphysème diffus pulmonaire. Arch. Mal. Coeur. 46, 63 (1953).

Schaub, F., u. T. Wegmann: Elektrokardiographische Veränderungen bei Trichterbrust, Cardiologia (Basel) 24, 1, 39 (1954).

— A. Bühlmann, R. Kälin u. T. Wegmann: Zur Klinik und Pathogenese des sogenannten Kyphoskolioseherzens. Schweiz. med. Wschr. 1954, 40, 1147.

— J. Vögtlin u. A. Bühlmann: Die Beziehungen zwischen den elektrokardiographischen Veränderungen der Rechtshypertrophie und den hämodynamischen Größen bei congenitalen Vitien, bei Mitralstenosen und beim chronischen Cor pulmonale. Cardiologia (Basel) 1955 (im Druck). Siehe dort auch weitere Literatur.

Schölmerich, P., u. H. H. Marx: Elektrokardiographische Befunde beim Emphysem. Arch. phys. Ther. 6, 2, 108 (1954).

Schweizer, W., J. Heller et J. Lenègre: La relation entre la pression artérielle pulmonaire moyenne et l'hypertrophie ventriculaire droite électrique et anatomique dans les Cardiopathies droites, gauches et mixtes. Cardiologia (Basel) 23, 1, 1 (1953).

Spang, K., u. A. Welsch: Die elektrokardiographische Feststellung einer Rechtshypertrophie Dtsch. Arch. klin. Med. 197, 197 (1950).

Soulié, P., F. Joly, J. Di Matteo et G. Folly: Modifications postopératoires de l'électrocardiogramme dans le rétrécissement mitral. Cardiologia (Basel) 21, 665 (1952).

— J. Di Matteo, G. Voci et G. Barbano: Electrocardiogramme et insuffisance mitrale. Arch. Mal. Coeur 46, 769 (1953).

Taquini, A. C., B. B. Lozada, R. J. Donaldson, D. Aruzolo and R. E. H. Ballini: Mitral Stenosis and Cor Pulmonale. Amer. Heart J. 46, 5, 639 (1953).

Trounce, J. R.: The Electrocardiogram in Mitral Stenosis. Brit. Heart J. 14, 2, 193 (1952).

Vögtlin, J., F. Schaub u. A. Bühlmann: Elektrokardiographische Veränderungen beim chronischen cor pulmonale. Cardiologia (Basel) 25, 1, 108 (1954).

Woods, A: The Electrocardiogram in Tetralogy of Fallot; Brit.Heart J.14, 2. 193 (1952).

Ziegler, R. F.: Some Aspects of Electrocardiography in Infants and Children with Congenital Heart Disease. Dis. Chest. 25, 5, 490 (1954).

Vektorkardiographie bei pulmonaler Hypertonie.

BAYLEY, R. H.: On Certain Applications of Modern Electrocardiographic Theory to the Interpretation of Electrocardiograms which Indicate Myocardial Disease. Amer. Heart J. **26**, 769 (1943).

BOCK, K. D.: Untersuchungen am Menschen über Ursachen, Größe und Richtung der Fehler des unipolaren Brustwand-EKG bei vektoriellen Analysen. Arch. Kreislaufforsch. **21**, 161 (1954).

— u. W. BAUST: Tierexperimentelle Untersuchung über die Ursachen der Fehler bei der Vektoranalyse des unipolaren Brustwand-EKG. Z. Kreislaufforsch. **43**, 624 (1954).

BURCH, G. E., J. A. ABILDSKOV and J. A. CRONVICH: Spatial Vectorcardiography. Philadelphia: Lea und Febiger 1953.

DAHL, J. C., and E. SIMONSON: Spatial Vector Analysis of Early Right Ventricular Preponderance. Amer. Heart J. **45**, 841 (1953).

DAMMIN, G. L., and R. A. MOORE: Cardiac Muscle in Idiopathic Hypertrophy of Heart in Infancy. Arch. of Path. **27**, 122 (1939).

DEXTER, L., J. Y. WHITTENBERGER, F. W. HAYNES, W. T. GOODALE, R. GORLIN and C. G. SAWYER: Effect of Exercise on Circulatory Dynamics of Normal Individuals. J. Appl. Physiol. **3**, 439 (1951).

ELEK, S. R., B. J. ALLENSTEIN and G. C. GRIFFITH: The Direct Spatial Vectorcardiogram in the Infant. Amer. Heart J. **46**, 507 (1953).

— — — R. S. COSBY u. D. C. LEVINSON: A Correlation of the Spatial Vectorcardiogram with Right Ventricular Hypertrophy. Amer. Heart J. **47**, 369 (1954).

FOWLER, N. O., and R. A. HELM: The Spatial QRS Loop in Right Ventricular Hypertrophy with Special Reference to the Initial Component. Circulation (New York) **7**, 573 (1953).

GARDBERG, M., and R. ASHMAN: The QRS Complex of the Electrocardiogram. Arch. Int. Med. **72**, 210 (1943).

GORLIN, R., and S. G. GORLIN: Hydraulic Formula for Calculation of Area of the Stenotic Mitral Valve, Other Cardiac Shunts and Central Circulatory Shunts. Amer. Heart J. **41**, 1 (1951).

GRANT, R. P., and E. H. ESTES: Spatial Vector Electrocardiography. Philadelphia: Blakiston Co. 1951.

— The Distribution of Cardiac Potentials Around the Chest in One Hundred und Three Normal Men. Circulation (New York) **6**, 201 (1952).

— Relationship between Anatomic Position of Heart and ECG. Circulation (New York) **7**, 890 (1953).

GRISHMAN, A., and L. SCHERLIS: Spatial Vectorcardiography. Philadelphia: W. B. Saunders and Comp. 1952.

HELM, R. A., and N. O. FOWLER: A Simplified Method for Determining the Angle Between Two Spatial Vectors. Amer. Heart J. **45**, 835 (1953).

— — Studies on the QRS-T Angle. Amer. Heart J. **46**, 229 (1953).

LAMB, L. E., and E. G. DIMOND: The Spatial Vectorcardiogram During the First Decade of Life. Amer. Heart J. **44**, 174 (1952).

LASSER, R. P., E. R. BORUN and A. GRISHMAN: Spatial Vectorcardiography: Right Ventricular Hypertrophy as Seen in Congenital Heart Disease. Amer. Heart J. **42**, 370 (1951).

MACMAHON, H. E.: Hypertrophy of Heart in Infants. Amer. J. Dis. Childr. **55**, 93 (1938).

MÜLLER, W.: Die Massenverhältnisse des menschlichen Herzens. Hamburg und Leipzig 1883.

PARKINSON, J., and C. HOGLE: The Heart in Emphysema. Quart. J. Med. **6**, 59 (1937).

PIPBERGER, H., P. LUCHSINGER u. F SCHAUB: R. KÄLIN: Das räumliche Vektorkardiogramm bei Hypertrophie des rechten Ventrikels. Cardiologia 1955 (in Druck).

— u. R. KÄLIN: Vektorkardiographische Untersuchungen bei Blutdrucksenkung im peripheren Kreislauf durch Hexamethonium. Cardiologia (in Vorbereitung).

PODIO, R. B., J. PEREIRA, J. IUDICELLO, C. BAUDINO e I. CRESTA: El Vectorcardiograma de Recien Nacido. Rev. Argent. Cardiol. **20**, 358 (1953).

SCHAFFER, A. I., and W. H. BEINFIELD: The Vectorcardiogram of the Newborn Infant. Amer. Heart J. **44**, 89 (1952).

SHILLINGFORD, J., and W. BRIDGEN: The Vectorcardiogram of Mitral Stenosis. Brit. Heart J. **16**, 13 (1954).

WILSON, F. H., F. D. JOHNSTON and C. E. KOSSMANN: The Substitution of a Tetrahedron for the Einthoven Triangle. Amer. Heart J. **33**, 594 (1947).

A. Einleitung.

Unsere gegenwärtigen Kenntnisse der Lungenfunktion und des Lungenkreislaufes sind das Resultat der engen Zusammenarbeit zwischen Physiologen, Biochemikern, Thoraxchirurgen und Internisten. Insbesondere in den letzten 20 Jahren hat die Untersuchung der Lungenfunktion einen solchen Grad an Vollkommenheit erreicht, daß man heute sagen kann, daß die Lunge dasjenige Organ ist, dessen Funktion klinisch mit der größten Genauigkeit untersucht werden kann.

Für die Entwicklung unserer heutigen Kenntnisse verdienen folgende Daten eine besondere Erwähnung. 1800 bestimmte Davis erstmals die Residualluft mit der heute noch verwendeten Wasserstoffmethode. 1846 definierte Hutchinson die Vitalkapazität und gab als Methode die Spirometrie an, die sich im Laufe der Jahre prinzipiell nur wenig verändert hat. Auf die Bedeutung der Gasspannungen für die Atemphysiologie und Pathophysiologie wies Paul Bert 1878 erstmals hin und gab damit die Basis, auf der sich in der Folgezeit unsere gesamte funktionelle Pathologie der Lunge entwickelte. Zu Beginn dieses Jahrhunderts schufen die Physiologen weitere Grundlagen der Atemfunktion, indem sie u. a. die Dissoziationskurven des Sauerstoffs und der Kohlensäure, die Alveolarluft und den Totraum bestimmten. Hier sind vor allem die Arbeiten von Barcroft, Haldane, Bohr, Krogh zu erwähnen. Dem Kliniker wurde die Bedeutung dieser Forschung erst viel später bewußt. Tatsächlich interessierten sich vor dem ersten Weltkrieg nur wenige Internisten für die Lungenfunktion. Es gibt jedoch Ausnahmen, unter denen vor allem Siebeck zu nennen ist, der sich zwischen 1909 und 1911 in wertvollen Untersuchungen der Erforschung des funktionellen Totraumes widmete. Ebenfalls vor 1914 zeigte Hurter die Harmlosigkeit der Arterienpunktion und machte damit die Einführung dieser wichtigen Untersuchungsmethodik in die Klinik möglich.

Nach Kriegsende entstanden eine ganze Reihe neuer physiologischer und klinischer Arbeiten. Hier sind die Untersuchungen von van Slyke über das Säure-Basen-Gleichgewicht und die über die Cyanose von Lundsgaard und van Slyke sowie von Stadie zu nennen. L. J. Henderson wagte als erster eine physiko-chemische Synthese der ganzen Atemfunktion. In der gleichen Epoche entwickelte sich andererseits mit Brauer und Knipping und ihren Schülern Anthony, Hermannsen, Petzold, Zorn u. a. eine Schule, die sich vor allem mit der Spirometrie befaßte. Wir verdanken diesen Autoren Begriffe wie Atemäquivalent, Atemgrenzwert sowie die erste Klassifikation der verschiedenen Typen der Lungeninsuffizienz. Das Referat Brauers 1932 vor der deutschen Gesellschaft für innere Medizin ist ein wichtiges Datum in der Geschichte der Pathophysiologie der Atmung. Das Buch von Davies und Meakins (1925) sowie die Monographie Dautrebandes (1930) zeigen die großen Fortschritte, die in den Jahren nach dem ersten Weltkrieg erreicht worden waren.

Beim Ausbruch des zweiten Weltkrieges waren zwei Tendenzen in der Weiterentwicklung für die Untersuchungsmethoden der Lungenfunktion zu unterscheiden. Die Angelsachsen und Belgier beschäftigten sich vor allem mit den arteriellen Blutgasen und dem Säure-Basen-Gleichgewicht, während die Schule von Brauer und Knipping ihre Anstrengungen auf die Verbesserung der Spirometrie als klinische Untersuchungsmethode konzentrierte.

Erst in den Jahren 1942—1946 erfolgte die Synthese zwischen den Befunden des arteriellen Blutes und der Spirometrie (Rossier und Mitarbeiter, 1942—1946; Riley und Mitarbeiter, 1946). Diese Synthese ermöglichte mit den sog. Alveolarformeln das Studium der alveolären Gasspannungen, der alveolären Ventilation und des funktionellen Totraumes sowie der Diffusionskapazität und gab damit die Basis einer neuen Einteilung der verschiedenen Formen von Lungeninsuffizienz.

In der Zwischenzeit hatte sich zudem ein neuer Weg für die Untersuchungsmöglichkeiten geöffnet. FORSSMANN führte 1929 den Herzkatheterismus ein, dessen Bedeutung für die Klinik aber erst im Anschluß an die Arbeiten von COURNAND und Mitarbeiter klar erkannt wurde. Zum ersten Male konnten mit dieser neuen Methode die hämodynamischen Verhältnisse im Lungenkreislauf direkt untersucht werden. VON EULER und Mitarbeiter beschrieben 1946 beim Tier die gegenseitigen Beziehungen zwischen Lungenventilation und Lungenkreislauf und zeigten damit den Einfluß der alveolären Gasspannungen auf den Kreislauf. Diese Untersuchungen wurden dann von MOTLEY und Mitarbeiter beim Menschen bestätigt. Damit kam der Zeitpunkt, die ventilatorische und zirkulatorische Funktion der Lunge zu integrieren.

Auf diese Weise sind wir heute im Begriff eine Pathophysiologie der Atmung zu beschreiben, in der einerseits die ventilatorischen Funktionen wie das Atemminutenvolumen, die alveoläre Ventilation, der funktionelle Totraum und andererseits die Hämodynamik des Lungenkreislaufes mit dem Herzminutenvolumen, dem Strömungswiderstand, der Herzarbeit usw. berücksichtigt sind. Diese Synthese, die die engen Beziehungen zwischen Lungeninsuffizienz und pulmonaler Hypertonie bzw. chronischem Cor pulmonale aufdeckt, soll in den folgenden Kapiteln besprochen werden. Wir verzichten in dieser Arbeit auf zahlreiche Einzelbeispiele, die wir schon an anderen Orten gebracht haben, ersetzen sie dafür durch Schemata, die die Ergebnisse zusammenfassen.

B. Untersuchungsmethoden.

1. Untersuchung der Lungenfunktion.

Das Charakteristische unserer Methode der Lungenfunktionsprüfung besteht in der Kombination von Spirometrie und Untersuchung der arteriellen Blutgase. Für die Spirometrie benutzen wir ein großvolumiges Kreislaufspirometersystem mit vollautomatischer Sauerstoffstabilisation (SIGRIST und WIESINGER, 1948). Mit einer Untersuchung unter Grundumsatzbedingungen erhalten wir Befunde wie Atemminutenvolumen, Atemfrequenz, Sauerstoffaufnahme, Kohlensäureabgabe sowie den respiratorischen Quotienten, die Mittelwerte eines mindestens 10 min dauernden Versuches darstellen. Anschließend messen wir die Vitalkapazität im Liegen und im Stehen sowie den Atemgrenzwert. Die Totalkapazität, die funktionelle Residualluft und Residualluft bestimmen wir mit der Heliummischmethode in einem 2. Versuch mit einem kleinvolumigen Kreislaufspirometer, das ebenfalls mit einer automatischen Sauerstoffstabilisation ausgerüstet ist. Der Konzentrationsabfall des Fremdgases wird fortlaufend mit einem parallelgeschalteten Diaferometer nach NOYONS gemessen. Auf diese Weise wird noch ein Einblick in die zeitlichen Verhältnisse der Luftdurchmischung in den Lungen gewonnen. Sauerstoffaufnahme und Kohlensäureabgabe werden auf 0°C und 760 mm Hg reduziert, alle übrigen Lungenvolumina und Ventilationswerte werden auf „Lungenverhältnisse" d. h. 37°C, athmosphärischen Druck und Wasserdampfspannung bei 37°C korrigiert.

Vor der oder auch während der spirometrischen Untersuchung punktieren wir eine Arterie, meist die Art. brachialis oder die Art. femoralis. Bei Verwendung von dünnen, sehr gut geschliffenen Kanülen ist eine Lokalanästhesie überflüssig. Bei gut palpabler Art. brachialis legen wir, wenn immer möglich eine Verweilkanüle mit Mandarin ein, um weitere Blutentnahmen z. B. bei Arbeit ohne erneute Punktion machen zu können. In der Spritze befindet sich in Pulverform neutrales Kaliumoxalat in einer Konzentration von $2^1/_2°/_{00}$ und Natriumfluorid in einer Konzentration von $1^1/_2°/_{00}$ zur Hemmung der Gerinnung bzw. Autoxydation. Auf diese Weise erübrigt sich eine Korrektur für die Verdünnung mit einem flüssigen Antikoagulanz und man gewinnt etwas Zeit für die Blutgasanalysen, die ohne Hemmung der Autooxydation schon während der ersten halben Stunde nach der Blutentnahme durchgeführt werden müßten. Im luftfrei aspirierten Blut bestimmen wir die O_2-Kapazität und die O_2-Sättigung mit dem Apparat von HALDANE mit den Modifikationen von COURTICE und DOUGLAS. Wir haben diesen Apparat so weit entwickelt, daß in einem Arbeitsgang eine Doppelanalyse für die Sättigung und Kapazität ermöglicht wird, wofür mit der Methode nach VAN SLYKE vier Einzelanalysen nötig wären. Die arterielle O_2-Spannung (pO_2) messen wir polarographisch im Plasma nach der Methode von Wiesinger, oder wir verwenden die Mikroanalyse im Vollblut, wie sie von Krogh angegeben und von Scholander verbessert wurde. Im Plasma bestimmen wir den CO_2-Gehalt mit dem Apparat von van Slyke und messen das p_H potentiometrisch mit einer Glaselektrode bei 37° C im Thermostat. Die CO_2-Spannung berechnen wir unter Verwendung eines pk' von 6,107 nach der Formel von Hasselbalch-Henderson.

$$pCO_2 \text{ mm Hg} = \frac{CO_2 \text{ Vol.-\%}}{0,1316 \times \alpha \times (10^{\,p_H - pk'} + 1)}$$

$\alpha = 0,521 =$ Löslichkeit der CO_2 im Plasma bei 37° C.

Da der CO_2-Gehalt auf 0,05 Vol.-% und das p_H auf 0,01 Einheiten genau bestimmt werden, ergibt sich mit diesem indirekten Vorgehen bei der Summierung beider Fehlermöglichkeiten höchstens eine Fehlberechnung von $\pm$ 1 mm Hg für die arterielle pCO_2. Vergleichende Untersuchungen mit dieser indirekten und direkten Messung der pCO_2 von Wright und Mitarbeitern ergaben eine größere Zuverlässigkeit der indirekten Bestimmung.

Wie die direkte Untersuchung der alveolären Gasspannungen erlaubt die Synthese von Gasanalyse des arteriellen Blutes und Spirometrie das Studium der alveolären Pathophysiologie. Aus der pro Minute ausgeschiedenen CO_2-Menge und der arteriellen pCO_2, die wir mit Ausnahme von größeren intrakardialen oder pulmonalen Kurzschlüssen der mittleren alveolären pCO_2 gleichsetzen können, läßt sich mit Hilfe einer Clearanceformel die alveoläre Ventilation berechnen (Rossier, 1942).

$$\text{alveoläre Ventilation, cm}^3/\text{min (37° C)} = \frac{CO_2\text{-Ausscheidung} \times 863}{pCO_2}$$

Wir verstehen unter alveolärer Ventilation den Teil der Ventilation, der in den Alveolen zum Gasaustausch mit dem Blut kommt. Die Differenz zwischen alveolärer Ventilation und der mit dem Spirometer gemessenen Gesamtventilation bezeichnen wir als Totraumventilation. Diese dividiert durch die Atemfrequenz ergibt uns den funktionellen Totraum. Bei diesem Vorgehen entspricht das Volumen des funktionellen Totraumes dem Teil des Atemzuges, der bei der Exspiration noch die Zusammensetzung der Inspirationsluft hat (Rossier, Bühlmann und Müller 1954). Ferner können wir mit der sog. „Alveolarformel" aus der arteriellen pCO_2 und dem respiratorischen Quotienten auch die mittlere alveoläre pO_2 berechnen (Rossier 1942 u. 1946, Riley 1946).

$$\text{alv. } pO_2 \text{ mm Hg} = 0,2093 \times (P - 47) - \frac{pCO_2}{RQ} + \frac{pCO_2 \times 0,2093 \times (1 - RQ)}{RQ}$$

$P =$ atmosph. Druck, 47 = Wasserdampfspannung bei 37° C in mm Hg.

Mit diesem Vorgehen sind die meisten Daten der Lungenfunktion in Ruhe bekannt, sie werden ergänzt durch zusätzliche Untersuchungen. Hierzu gehört der Sauerstoffversuch, d. h. das Studium des Einflusses höherer alvolärer Sauerstoffspannungen auf das arterielle Blut, eine Methode, die man nicht mit dem spirometrischen Sauerstoffversuch nach Uhlenbruck-Knipping verwechseln darf sowie der Adrenalinversuch zur Feststellung von Bronchialspasmen (Rossier und Méan 1936). Größte Bedeutung kommt dem Arbeitsversuch zu, den wir mit einem Fahrradergometer durchführen (Ergostat nach Fleisch). Die Spiroergometrie gibt nur dann brauchbare Ergebnisse, wenn Forderungen an die Apparatur wie resistenzarme Atmung, genaue Sauerstoffstabilisation und vollständige Kohlensäureabsorption auch bei großem Gaswechsel in optimaler Weise erfüllt sind (Rossier und Bühlmann 1950). Verzichtet man beim Arbeitsversuch auf die Ventilations- und Gaswechselwerte und begnügt sich mit der Feststellung, ob es zu einer im arteriellen Blut nachweisbaren Insuffizienz kommt, so genügt es, die O_2-Sättigung photoelektrisch mit einem Oxymeter zu kontrollieren und im Falle eines Absinkens eine arterielle Blutentnahme zu machen (Bühlmann, 1951). Ein Abfall der arteriellen O_2-Sättigung kann verschiedene Ursachen haben. Nur die gleichzeitige Bestimmung der arteriellen pO_2 und pCO_2 während der Arbeit kann uns darüber Aufschluß geben, ob wir es mit einer ventilatorischen Insuffizienz, quantitativ ungenügende oder auch ungleichmäßige Belüftung der verschiedenen Lungenpartien, oder mit einer Diffusionsstörung zu tun haben (Kaltreider, Wright, Baldwin, Rossier, Bühlmann u. a.).

Normalwerte für das arterielle Blut:

O_2-Kapazität Vol.-%	19,5—20,5
O_2-Sättigung %	95—97
pO_2, mm Hg (Zürich)	85—95
CO_2-Gehalt Vol.-%	54—57
p_H	7,38—7,41
pCO_2, mm Hg	40,0
alv. pO_2, mm Hg (Zürich)	92—98
alv.-art. pO_2-Gradient, mm Hg	5—10

Schematische Darstellung der Untersuchung der Lungenfunktion und der Kombination der Einzelergebnisse.

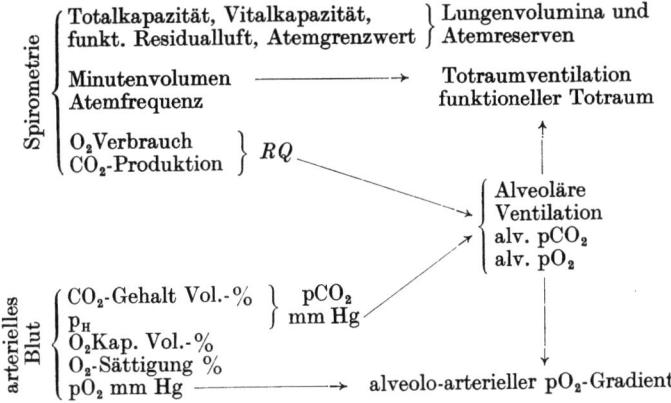

Ruheversuch

Zusätzlich: Arbeitsversuch mit oxymetrischer Kontrolle der O_2-Sättigung bei verschiedenen Belastungsstufen. Im Falle eines Absinkens der O_2-Sättigung: arterielle Blutgasanalyse. Mit der arteriellen pCO_2 kann eine ventilatorische Insuffizienz von einer Diffusionsstörung differenziert werden.

Adrenalinversuch zum Nachweis von Bronchialspasmen.

Bei leichter und mittelschwerer körperlicher Arbeit ergeben sich keine wesentlichen Änderungen dieser Zahlen. Bei größerer Arbeit (O_2-Aufnahme mehr als 1500 cm³/min) kommt es zu einer leichten Abnahme der CO_2-Werte und des p_H, so daß auch ein CO_2-Gehalt von 42—46 Vol.-% und eine pCO_2 von 35 mm Hg sowie ein p_H von 7,35 noch als normal bezeichnet werden müssen. Die alveoläre pO_2 wird etwas höher und der alveolo-arterielle pO_2-Gradient nimmt physiologischerweise zu und kann 15—17 mm Hg betragen.

Die Normalwerte mit dem physiologischen Streubereich für O_2-Aufnahme, Atemminutenvolumen und alveolärer Ventilation bei körperlicher Arbeit bis zu 200 Watt gehen aus den folgenden Abbildungen hervor.

Der praktisch lineare Anstieg zeigt, daß bei Arbeit die Relationen zwischen O_2-Aufnahme und Atemminutenvolumen (Spezifische Ventilation oder Atemäquivalent) und alveolärer Ventilation die gleichen wie in Ruhe sind.

2. Untersuchung der Herzfunktion mit dem Herzkatheterismus.

FORSSMANN führte 1929 im Selbstversuch erstmals einen Herzkatheterismus durch. Doch wurde die Bedeutung dieser neuen Untersuchungsmethode erst viel später in Zusammenhang mit den Fortschritten der Lungen- und Herzchirurgie, die eine Verfeinerung der Diagnostik erforderten, erkannt. Die Gefahren des Herzkatheterismus sind nicht groß. Größere Statistiken z. B. von COURNAND (6000 Untersuchungen) LENÈGRE und SOULIÉ ergeben eine Mortalität von weniger als 1‰. Tödliche Zwischenfälle sind meistens auf eine subendotheliale Blutung oder irreversibles Kammerflimmern zurückzuführen. Die Mortalität der Angiokardiographie ist vergleichsweise bedeutend größer und beträgt je nach Autor 2—6%.

Die mit der bisher beschriebenen Untersuchungsmethode der Lungenfunktion gewonnenen Ergebnisse ergänzen die des Herzkatheterismus. In der Kombination beider Untersuchungsmöglichkeiten ist COURNAND vorangegangen. Seitdem einige gesetzmäßige Beziehungen zwischen Lungenventilation und -zirkulation bekannt sind, kann aus dem Ausfall der Befunde der einen Untersuchungsmethode auf die zu erwartenden der anderen geschlossen werden, wie es weiter unten noch ausführlich besprochen wird. So weisen bestimmte mit der Lungenfunktionsprüfung erfaßbare pathologische Veränderungen mit großer Sicherheit auf eine pulmonale Hypertonie hin.

Der Herzkatheterismus ermöglicht die Messung der Druckverhältnisse in den verschiedenen Gefäß- und Herzabschnitten sowie die Bestimmung des Herzminutenvolumens und eventuelle Kurzschlußverbindungen. Die Kombination von Druck und Volumen erlaubt die Berechnung der Strömungswiderstände, der Herzarbeit und der Klappenöffnungsflächen im Falle von Klappenstenosen. Auf die Möglichkeiten dieser Untersuchung und auf die detaillierte Technik bei den angeborenen und erworbenen Herzfehlern soll in diesem Zusammenhang nicht speziell eingegangen werden. Wir verweisen hierfür auf die einschlägige Literatur, insbesondere auf die Monographien von Soulié, Bayer und Rossi.

Unsere Technik entspricht im wesentlichen der allgemein üblichen, weshalb hier nur auf einige Details eingegangen werden soll. Die Untersuchung erfolgt nüchtern und nachdem der Patient mindestens eine halbe Stunde gelegen hat. Als Vorbereitung geben wir während 2—3 Tagen tgl. 4mal 250 mg Pronestyl. Nur wenn der Patient besonders aufgeregt ist, erhält er noch kurz vor dem Eingriff $^1/_2$ mg Morphium (Dilaudid) i.m. Wenn immer möglich wird der Katheter in die Vena basilica media des linken Armes eingeführt, die in Lokalanaesthesie mit einem kleinen Querschnitt freigelegt wird. Unter dauernder Spühlung mit körperwarmer physiologischer Kochsalzlösung mit Liqueminzusatz wird der Katheter unter Durchleuchtungskontrolle in die Hohlvenen, in die Herzkammern und bis in die Lungenperipherie vorgestoßen. In allen Abschnitten wird der Druck elektromanometrisch gemessen und gleichzeitig mit dem Elektrokardiogramm registriert. Wenn möglich legen wir eine Kanüle mit Mandarin in die Arteria brachialis des rechten Armes ein und registrieren auch gleichzeitig den Druck im großen Kreislauf. Die Membran der Druckmeßgeräte befindet sich in „Herzhöhe" d. h. 5 cm unter dem Sternum des liegenden Patienten.

Der Untersuchungsgang wird vereinfacht, wenn man Druckkurven und Elektrokardiogramm dauernd auf einer Braunschen Röhre beobachten kann. Eine spezielle Gefahr besteht beim Sondieren einer Coronarvene bzw. des Sinus venosus, was auf dem Leuchtschirm an einer charakteristischen Kurvenform sofort erkannt werden kann. Das Blut aus den Coronarvenen ist besonders tief mit Sauerstoff gesättigt, die Sättigung beträgt in Ruhe selten mehr als 40%. Die Verstärkung der Druckmessung wird so gewählt, daß man gut ausmeßbare Kurven erhält. Von besonderer Bedeutung für die Berechnung der Kreislaufgrößen ist der Mitteldruck, den man entweder durch graphische Integration eines größeren Kurvenstückes oder durch direkte elektrische Integration erhält.

Der in den Hohlvenen und in den Herzkammern sowie in der Arteria pulmonalis gemessene Druck entspricht dem effektiv dort herrschenden hämodynamischen Druck, anders ist es mit dem sog. „Capillardruck", den man erhält, wenn der Katheter soweit in die Peripherie vorgestoßen wird, bis das Gefäß allseitig von der Sonde umschlossen wird. Dieser so gemessene Capillardruck entspricht dem statischen Druck, wie er in den Lungenvenen und im linken Vorhof herrscht. Dazu kommen noch kreislauffremde, z. T. von der Respiration und von der Lungenelastizität abhängige, die Kurve deformierende Einflüsse. Wegen dieser kreislauffremden Faktoren sollte der Capillardruck, es wurde auch die Bezeichnung "wedge pressure" vorgeschlagen, an verschiedenen Stellen gemessen werden. Der Capillardruck entspricht nicht dem hämodynamischen Druck in den Capillaren, weil die Blutströmung durch die Sonde blockiert wird. Er ist deshalb nur immer dann erhöht, wenn auch der Druck in den Lungenvenen erhöht ist, also bei einer Ausflußbehinderung aus dem Lungenkreislauf. In den Fällen bei denen nicht wie normalerweise der Druckabfall im Bereich der Arteriolen, sondern in den Capillaren selbst erfolgt, entspricht der mit der üblichen Methode gemessene Capillardruck nicht dem effektiv herrschenden hämodynamischen, was zu Mißverständnissen führen kann. Es soll noch erwähnt werden, daß analog zum Vorgehen bei der Messung des Capillardruckes von den Lungenvenen her (Vorhofsseptumdefekt) der Druck in der Arteria pulmonalis und von der Lebervene der Druck in der Vena porta gemessen werden kann.

Aus den verschiedenen Gefäß- und Herzabschnitten werden eine oder besser mehrere Blutproben entnommen, wobei darauf zu achten ist, daß der Katheter mit dem zu untersuchenden Blut vorgängig gespült wird. Insbesondere bei dilatierten Herzkammern und intrakardialen Kurzschlußverbindungen empfehlen sich zahlreiche Blutentnahmen, weil die Blutdurchmischung in diesen Fällen meistens verschlechtert ist. Den zuverlässigsten Wert für das venöse Mischblut erhält man in der Arteria pulmonalis, sofern keine Kurzschlußverbindung vorliegt. (Unsere Untersuchungen basieren alle auf dem aus der Arteria pulmonalis entnommenen venösen Mischblut.) Wie bei der Messung des Capillardruckes muß man sich auch bei der Bestimmung des O_2-Gehaltes des Capillarblutes über die Besonderheiten klar sein, die mit dem Verschluß des Gefäßes durch den Katheter verbunden sind. Der im „retrograd" aspirierten „Capillarblut" gefundene O_2-Gehalt entspricht nicht in allen Fällen dem wirklichen Gehalt am Ende des Capillarausganges bzw. in den Lungenvenen, weil ein wesentlicher Faktor für den Gasaustausch, nämlich die Kontaktzeit zwischen Capillarblut und Alveolargasen verändert, und zwar um ein Vielfaches vergrößert wird. Bei Diffusionsstörungen als Folge einer zu kurzen Kontaktzeit (s. unten) ist die O_2-Sättigung im retrograd aspirierten Capillarblut höher als im Blut der Lungenvenen und in den peripheren Arterien, was deshalb keineswegs als Beweis angeführt werden kann, daß in diesen Fällen der Gasaustausch in den Alveolen normal und die arterielle O_2-Untersättigung die Folge einer vergrößerten postalveolären venösen Zumischung ist.

Das Herzminutenvolumen berechnen wir nach der Formel von Fick:

$$\text{HMV (cm}^3\text{/min)} = \frac{O_2\text{-Aufnahme/min (0°C 760 mm Hg)} \times 100}{\text{art.-ven. } O_2\text{-Differenz (Vol.-\%)}}$$

Die O_2-Aufnahme wird während der Untersuchung oder kurz nachher mittels Spirometrie bestimmt. Dieses so berechnete Herzminutenvolumen gilt beim Fehlen von Kurzschlußverbindungen für den kleinen und großen Kreislauf. Bei shunt-Verbindungen muß je nachdem der O_2-Gehalt des Lungenvenenblutes und der der Hohlvenen eingesetzt werden, womit erhebliche Fehlermöglichkeiten entstehen. Wenn der O_2-Gehalt des Lungenvenenblutes nicht direkt bestimmt werden kann, so darf dafür eine normale O_2-Sättigung (96—97) eingesetzt werden, falls die Lungenfunktionsprüfung eine normale alveoläre pO_2 ergeben hat und eine Diffusionsstörung ausgeschlossen werden kann. Der O_2-Gehalt in den Hohlvenen schwankt entsprechend der ungleichmäßigen Durchmischung und teilweise laminären Strömung ziemlich stark. Der O_2-Gehalt in der Vena cava sup. entspricht nur selten dem der unteren Hohlvene. Die Berechnung der Volumenwerte auf Grund dieser Zahlen ist deshalb oft nur sehr approximativ.

Mittels der Formel von HAGEN-POISEUILLE können die Druck- und Volumenwerte miteinander in Beziehung gesetzt werden:

$$\frac{\text{Volumen}}{\text{Zeit}} = \frac{(P_1 - P_2) \times r^4 \times \pi}{8 \times \eta \times l}$$

Volumen zu Zeit, in unserem Falle das Herzminutenvolumen, sind direkt proportional zur Druckdifferenz (P_1-P_2) und zum Radius (r^4) und umgekehrt proportional zur Viscosität des Blutes (η) und zur Länge des Gefäßsystemes (l).

Der Widerstand wird in dyn/sec cm^{-5} angegeben, womit sich wegen der Umrechnung von mm Hg in dyn der Faktor 1332 ergibt.

$$\text{Gesamtwiderstand, dyn/sec } cm^{-5} = \frac{(PAm-5) \times 1332}{HMV \ (cm^3) : 60} = \frac{(PAm-5) \times 80}{HMV \ (\text{Liter})}$$

(PAm = Mitteldruck in der Art. pulm., 5 = Mitteldruck im linken Vorhof). Bei der Berechnung des arteriolären Widerstandes wird statt 5 der Mitteldruck in den Capillaren, PCm, in die Formel eingesetzt.

Die Arbeit des rechten Ventrikels kann unter Berücksichtigung der Umrechnung der Druckwerte von mm Hg auf mm Wasser wie folgt berechnet werden:

$$\text{Arbeit re. Ventrikel mkg/min:} \ \frac{HMV \ in \ l \times (PAm - ADm) \times 13,6}{1000}.$$

Die Arbeit des linken Ventrikels wird in gleicher Weise berechnet, indem der Mitteldruck in der Aorta und im linken Vorhof (normal um 5) eingesetzt wird. Benützt man statt des Herzminutenvolumens den Herzindex, so erhält man die Arbeit pro m^2 Körperoberfläche.

Solange die Sondenspitze in der Arteria pulmonalis liegt, besteht keine besondere Gefährdung für Rhythmusstörungen und Extrasystolen, so daß auch Arbeitsversuche durchgeführt werden können. Für die Orientierung über die Druckverhältnisse bei Zunahme des Herzminutenvolumens und des Gaswechsels genügt eine einfache Belastung z. B. Beineheben. Für genauere Untersuchungen ist ein Arbeitsversuch mit dosierter Belastung z. B. mit dem Fahrradergometer unter gleichzeitiger Registrierung der O_2-Aufnahme und des Atemminutenvolumens notwendig. Für die Bestimmung des Herzminutenvolumens bei körperlicher Arbeit ist es natürlich von größter Wichtigkeit, daß sich der Patient im steady state befindet. Nun hat die Erfahrung gezeigt, daß die einzelnen Faktoren nicht die gleichen Anlaufzeiten haben. Während Atmung, O_2-Aufnahme, sowie O_2-Sättigung und pCO_2 des arteriellen Blutes beim Normalen nach spätestens 3—4 min konstant bleiben, gilt das nicht für die CO_2-Abgabe, die in den ersten Minuten die O_2-Aufnahme übertrifft (RQ über 1) und auch nicht für die Blutgase des venösen Mischblutes. Die O_2-Sättigung und die pCO_2 des venösen Mischblutes erreichen gemäß unserer Untersuchungen frühestens 8—9 min nach Arbeitsbeginn, bei pathologischen Fällen z. T. noch später, ein mehr oder weniger konstantes Niveau. Der O_2-Gehalt sinkt bis zu 8 min deutlich ab. Bestimmungen des Herzminutenvolumens bei Arbeit, basierend auf dem O_2-Gehalt des venösen Mischblutes, das bereits in den ersten 5 min entnommen wurde, haben deshalb nur relative Bedeutung. Für die in den folgenden Tabellen und Abbildungen dargestellten Normalwerte· haben wir das venöse Mischblut erst während der 8.—12. min nach Arbeitsbeginn gleichzeitig mit dem arteriellen Blut entnommen. Die O_2-Aufnahme wurde ebenfalls erst 8 min nach Arbeitsbeginn spirometrisch bestimmt und sie stellt einen Mittelwert von mindestens 3 min dar. Da wir unsere Zahlen direkt auf die O_2-Aufnahme beziehen, erübrigt sich eine Korrektur mit der Körperoberfläche. Unsere Normalwerte für das Herzminutenvolumen und die Arbeit des rechten Ventrikels liegen etwas unter den von DEXTER und Mitarbeitern 1951 mitgeteilten Zahlen, was z. T. damit zusammenhängen dürfte, daß diese Autoren damals das Blut schon 3 min nach Arbeitsbeginn, also entsprechend den heutigen Kenntnissen, zu früh entnommen haben.

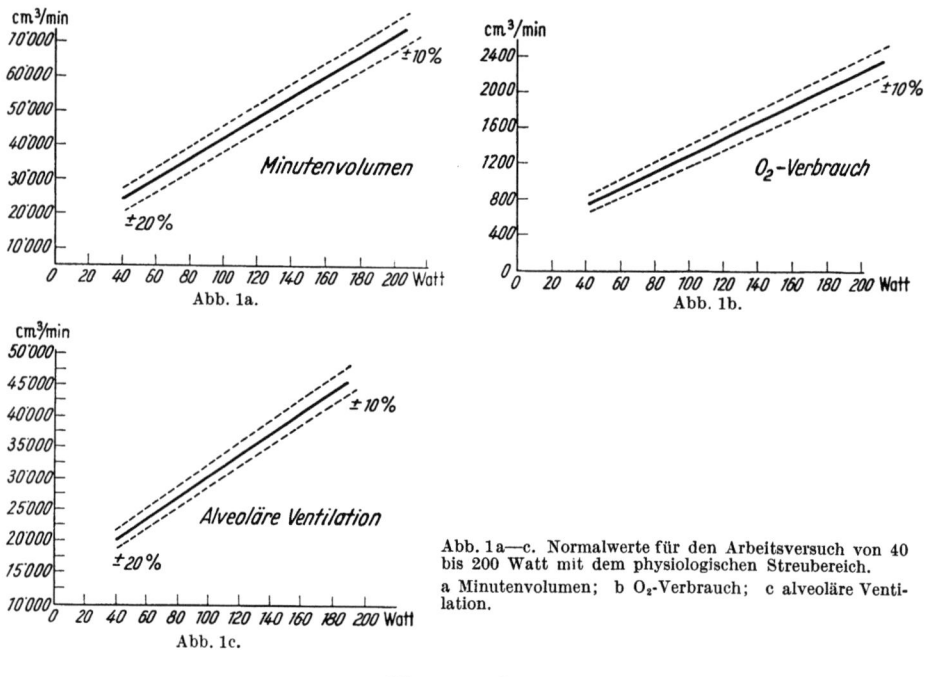

Abb. 1a—c. Normalwerte für den Arbeitsversuch von 40 bis 200 Watt mit dem physiologischen Streubereich.

a Minutenvolumen; b O₂-Verbrauch; c alveoläre Ventilation.

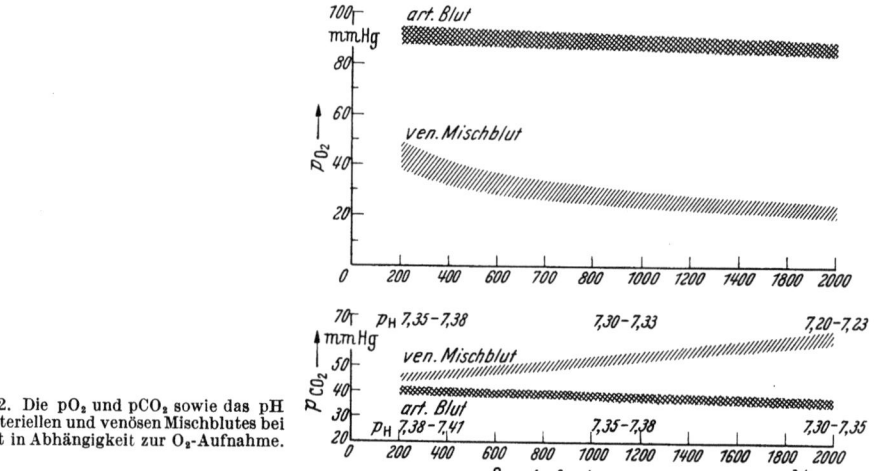

Abb. 2. Die pO_2 und pCO_2 sowie das p_H des arteriellen und venösen Mischblutes bei Arbeit in Abhängigkeit zur O_2-Aufnahme.

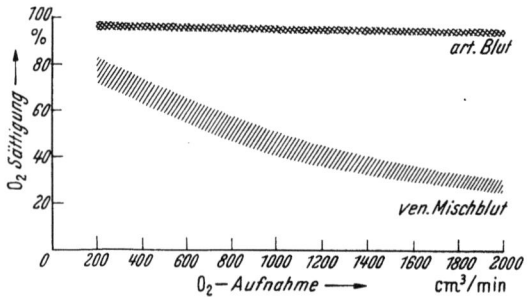

Abb. 3. Die O_2-Sättigung des arteriellen und venösen Mischblutes bei Arbeit.

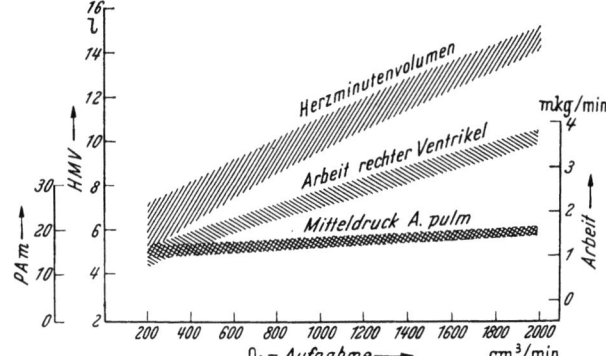

Abb. 4. Das Herzminutenvolumen, Mitteldruck in der A. pulmonalis und Arbeit des rechten Ventrikels.

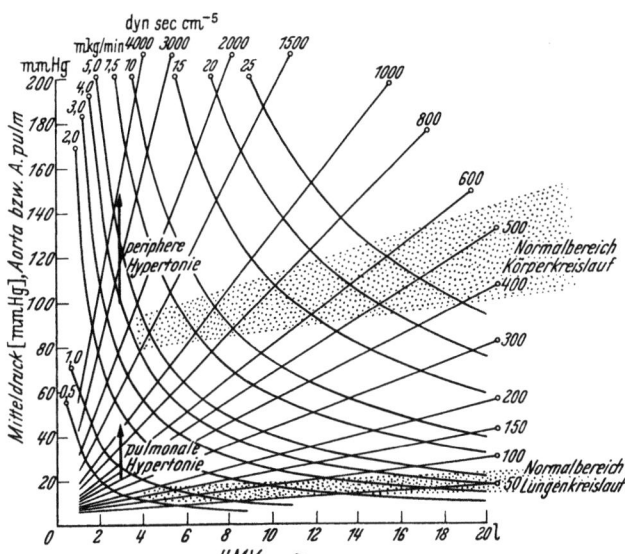

Abb. 5. Die gegenseitigen Beziehungen von Mitteldruck, HMV. Herzarbeit und Strömungswiderstand.

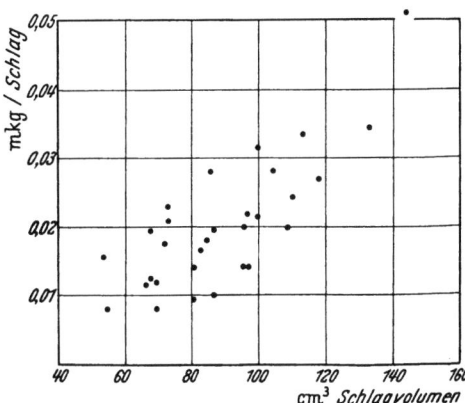

Abb. 6. Schlagvolumen und Arbeit des einzelnen Herzschlages für den rechten Ventrikel.

Normalwerte für Ruhe:

Herzminutenvolumen   4—6 l
Herzindex (HMV/OF)   2,8—3,5 l/m²

Druckwerte:	rechter Vorhof	rechter Ventrikel	A. pulm.	„Capillare"	li. Vorhof
systol/diastol	6/—2	20—25/0	20—25/8—12	7—12/5—8	8/3
Mitteldruck	ADm 2—4		PAm 13—16	PCm 8	Alm 5

Widerstand:

Lungenstrombahn gesamt   100—140 dyn sec cm⁻⁵

arteriolär   80—120 dyn sec cm⁻⁵

Arbeit re. Ventrikel: 0,7—1,0 mkg/min

auf Körperoberfläche   0,4—0,6 mkg/min/m²

C. Beziehungen zwischen Ventilation und Lungenkreislauf.

Aus naheliegenden Gründen müssen zwischen der Ventilation der Lungen und der Lungendurchblutung enge Beziehungen bestehen, wobei heute einige Gesetzmäßigkeiten bekannt sind.

Wie die Ventilation genau definiert werden muß in Gesamtventilation und alveoläre Ventilation, so ist auch für die Lungendurchblutung eine quantitative und qualitative Differenzierung notwendig. Der Gasaustausch spielt sich ja lediglich zwischen Alveolen und Alveolarcapillaren ab, alle anderen zu- und abführenden Gefäße sind für den Gaswechsel, nicht aber für den Blutgehalt der Lungen, ohne Bedeutung. Von großer Wichtigkeit hingegen ist, ob ein gegebenes Herzminutenvolumen eine große Capillaroberfläche, gleichbedeutend mit viel Capillaren, oder eine reduzierende Capillaroberfläche, also eine eingeschränkte capillare Strombahn passiert. Für den Gaswechsel — er erfolgt ja durch die verschiedenen Medien über ein Spannungsgefälle — ist die Verweildauer der Blutsäule bzw. des einzelnen Erythrocyten in der Capillare von ausschlaggebender Bedeutung. Ist die Capillaroberfläche reduziert, so muß bei einem gegebenen Herzminutenvolumen, dessen Größe ja hauptsächlich vom Gaswechselbedarf des Gewebes beeinflußt wird, die Strömungsgeschwindigkeit in den noch vorhandenen und durchgängigen Capillaren beschleunigt sein, gemäß der Beziehung:

$$\bar{u} = \frac{i}{R^2 \pi}$$

$\bar{u}$ = mittlere Geschwindigkeit, i = Volumen/Zeit, R = Radius.

Diese Beschleunigung ist gleichbedeutend mit einer verkürzten Kontaktzeit, da eine wesentliche Verlängerung der einzelnen Capillare ja nicht möglich ist. Aus der etwa 21 mal größeren Löslichkeit der CO_2 im Vergleich zum O_2 ergibt sich, daß bei einer verkürzten Kontaktzeit zwischen Blut und Alveolargasen der Gaswechsel des O_2 erheblich früher beeinflußt wird als der der CO_2. Roughton hat diese Verhältnisse, auf Versuchen mit Kohlenmonoxyd basierend, mathematisch untersucht und berechnet, daß die Kontaktzeit normalerweise 0,7—0,8 sec beträgt, und daß bis zu einer Verkürzung auf 0,35 sec noch ein normaler O_2-Austausch zwischen Alveolarluft und Capillarblut möglich ist. Beträgt diese Kontaktzeit weniger als 0,3 sec, so wird der Ausgleich unvollständig. Die O_2-Spannungsdifferenz zwischen Alveolarluft und dem die Lungencapillaren verlassenden Blut wird so groß, daß die kritische arterielle pO_2 von 80—82 mm Hg unterschritten wird und das Blut nicht mehr in normaler Weise zu 95—97% mit O_2 gesättigt ist, während der CO_2-Austausch noch normal ist. Diesen Zahlen kommt keine absolute Bedeutung zu. Ist die pO_2 des venösen Mischblutes ungewöhnlich niedrig wegen einer vermehrten Gewebsausschöpfung bei zu kleinem Herzminutenvolumen, so ist es möglich, daß der O_2-Spannungsausgleich in den Lungen trotz sekundenmäßig noch genügender Kontaktzeit unvollständig wird. Diese Vorstellungen über die Kontaktzeit werden durch die klinische Erfahrung gestützt, daß man nach einer Pneumonektomie, die ja grob einer Halbierung der Capillaroberfläche entspricht, noch eine normale arterielle O_2-Sättigung in Ruhe findet. Erst bei Arbeit mit Zunahme des Herzminutenvolumens und weiterer Verkürzung der Kontaktzeit sinkt die arterielle O_2-Sättigung ab. Umgekehrt könnte man annehmen, daß das Herzminutenvolumen bei einer normalen Capillaroberfläche etwas mehr als verdoppelt werden kann, ehe die Strömungsgeschwindigkeit in den Capillaren so beschleunigt wird, daß kein normaler O_2-Austausch mehr möglich ist. Dies trifft nun nicht zu. Arbeitsversuche zeigen, daß der Gaswechsel um mehr als das 10fache und das Herzminutenvolumen um etwa das 3—4fache gesteigert werden kann, ehe es zu einem Abfall der arteriellen O_2-Sättigung unter 95% kommt. Hinsichtlich der CO_2 überrascht diese Tatsache nicht. Die bei einem um das 10fache gesteigerten Gaswechsel noch normale arterielle O_2-Sättigung erklärt sich z. T. damit, daß der alveolo-arterielle Gradient von 5 auf etwa 15 mm Hg zunehmen kann, ohne daß in normalen Höhen bis etwa 700 m ü. M. die arterielle pO_2 unter den kritischen Wert von etwa 80 mm Hg absinkt. Zudem muß angenommen werden, daß auch die Anzahl der durchbluteten Capillaren während der Arbeit zunehmen kann. Wäre dies nicht der Fall, so könnte der annähernd vollständige O_2-Spannungsausgleich bei einem z. B. um das 4fache vergrößerten Herzminutenvolumen nicht mehr rein physikalisch erklärt werden, und man müßte für diesen Fall besondere Fermente als Beschleunigungsfaktoren für die O_2-Wanderung aus den Alveolen zum Hämoglobin annehmen, wie das MÜLLER und Mitarbeiter tun. Andererseits hat die Annahme von sog. Reservecapillaren, die erst bei einer Zunahme des Herzminutenvolumens durchblutet werden, viel für sich. VERZÁR und Mitarbeiter haben mittels volumetrischer und thoracometrischer Untersuchungen wiederholt auf die Existenz von sog. „physiologischen Atelektasen", die sich erst bei erhöhtem O_2-Bedarf entfalten, hingewiesen. Derartige Atelektasen würden also die Verhältnisse beim Arbeitsversuch erklären. Im gleichen Sinne sprechen die Untersuchungen von ROUGHTON, der feststellte, daß die Lunge in Ruhe etwa 60 cm³, während der Arbeit aber bis zu 90 cm³ Blut enthält. Diese Zunahme des Blutvolumens in der Lunge kann ebenfalls mit der Eröffnung von in Ruhe nicht durchbluteten Capillaren erklärt werden.

Betrachtet man das Problem von der hämodynamischen Seite her, so ergibt sich eine gewisse Parallelität zum Gaswechsel. Ein Verlust an durchgängigen Capillaren führt nicht nur zu einer Beschleunigung des Blutstromes in den noch durchgängigen Capillaren und damit zu einer verkürzten Kontaktzeit, sondern auch zu einem erhöhten Capillarwiderstand und — gleiches Herzminutenvolumen vorausgesetzt — zu einem Druckanstieg in der Arteria pulmonalis. (BÜHLMANN und Mitarbeiter, 1953.) In dem die Hämodynamik beherrschenden Gesetz von HAGEN-POISEUILLE wird der Radius in der 4. Potenz berücksichtigt. Die Beziehung zwischen Druck und Durchmesser des Gefäßsystems ist demnach nicht linear, sondern exponentiell. Nun ist bei dem bereits erwähnten Beispiel der Pneumonektomie mit einer Verminderung des Capillarbettes um etwa die Hälfte, nicht nur ein für eine normale arterielle O_2-Sättigung genügender O_2-Spannungsausgleich, sondern auch noch ein normaler Druck im rechten Herzen nachweisbar. Mit Vergrößerung des Herzminutenvolumens bei Arbeit sinkt in diesem Fall nicht nur die arterielle O_2-Sättigung ab, parallel dazu steigt auch der Druck in der Arteria pulmonalis steil an. Umgekehrt steigt der Druck bei normalen Lungenverhältnissen mit einer Zunahme des Herzminutenvolumens um das 3—4fache nur sehr wenig an, wie es aus der Abb. 4 hervorgeht. Erst bei Überschreiten einer

von der gesamten Capillaroberfläche abhängigen Grenze kommt es zu einem deutlichen Druckanstieg wie auch zu einem Absinken der arteriellen O_2-Sättigung.
Diese bemerkenswerte Stabilität des Druckes im Lungenkreislauf bei erheblicher
Vergrößerung des Herzminutenvolumens spricht ebenfalls dafür, daß bei Arbeit
in Ruhe nicht durchblutete Capillargebiete eröffnet werden, so daß der Gesamt-
durchmesser der capillären Strombahn vergrößert wird, wofür auch die nachweisbare Verminderung des Strömungswiderstandes spricht. Riley und Mitarbeiter,
1954, kommen auf ganz anderem Wege über die Bestimmung der "maximal
diffusing capacity" zu den gleichen Schlußfolgerungen. Sie konnten mit der von
Lilienthal angegebenen Methode im Arbeitsversuch eine steile Zunahme des
Diffusionskoeffizienten für den O_2 bis zu einer O_2-Aufnahme von 900—1200 cm³
O_2/min feststellen. Die Verdoppelung bis Verdreifachung dieses Koeffizienten,
was nichts anderes bedeutet, daß bei Arbeit mit dem gleichen Spannungsgefälle
doppelt bis dreimal soviel O_2 die ,,Membran" durchwandert, erklären sie ebenfalls
mit einer Vergrößerung der Capillaroberfläche durch Eröffnung von in Ruhe nicht
durchbluteten Capillaren. Sie ziehen aus diesen Versuchen die Schlußfolgerung, daß
die Bestimmung des Diffusionskoeffizienten nur bei Arbeit einen Sinn hat, weil man
im Ruheversuch nicht die Capillarreserven erfaßt, und bestätigen damit die überragende Bedeutung des Arbeitsversuches für das Studium der Lungenfunktion.

Die rein anatomische Gegebenheit der Anzahl an durchgängigen Capillaren,
oder anders ausgedrückt, die Capillaroberfläche beeinflußt nur indirekt die Ventilation der Alveolen, aber direkt den Gasaustausch zwischen Alveolen und Capillarblut, wobei aus rein physikalischen Gründen (wie der Gaslöslichkeit) vor allem die
O_2-Aufnahme betroffen wird. Von praktischer Bedeutung für die Klinik ist die
Verkleinerung der Capillaroberfläche, die verschiedene Ursachen haben kann, wie
ausgedehnte Resektion oder Zerstörung von Lungenparenchym, Verödung von
Capillaren infolge Konfluieren der Alveolarsepten und Verstopfung oder Obliteration der zuführenden Gefäße, insbesondere der Arteriolen, aus den verschiedensten
Ursachen. In jedem Fall ist bei der Unterschreitung einer unteren Grenze neben
einem unvollständigen Spannungsausgleich für den O_2 eine Druckerhöhung in der
Arteria pulmonalis sowie eine Verminderung des Bereiches, indem das Herzminutenvolumen ohne Druckerhöhung vergrößert werden kann, nachweisbar. Die
mit der Untersuchung der arteriellen Blutgase bei diesen Zuständen feststellbare
Symptomatologie, nämlich eine bereits in Ruhe und dann bei Arbeit zunehmende
oder auch erst bei Arbeit auftretende arterielle Hypoxämie, als Folge eines vergrößerten alveolo-arteriellen pO_2-Gradienten bei normaler oder erniedrigter pCO_2
bezeichnen wir als *Diffusionsstörung*.

Wie bereits ausgeführt, beeinflußt die Größe der Capillaroberfläche nicht
direkt die Ventilation, doch beobachtet man bei einer massiven Einschränkung,
die zu einer Diffusionsstörung führt, meistens eine alveoläre Hyperventilation, die
mit der arteriellen Hypoxämie aber auch mit dem wegen dem erhöhten Capillarwiderstand meist etwas verminderten Herzminutenvolumen erklärt werden kann.
Auch alle anderen Zustände, die zu einer Verkleinerung des Herzminutenvolumens
führen, was immer eine verschlechterte Versorgung des Gewebes zur Folge hat,
wie z. B. Pulmonalstenose, Aortenstenose, Mitralstenose, sind meistens von einer
leichten alveolären Hyperventilation mit Senkung der alveolären und arteriellen
pCO_2 begleitet. Besonders bei Arbeit, wenn das Herzminutenvolumen nicht entsprechend dem vergrößerten Gaswechsel erhöht werden kann, so daß die Gewebe-
ausschöpfung ungewöhnlich zunehmen muß, wird diese Hyperventilation, die von
den Patienten als Dyspnoe empfunden wird, sehr deutlich. Diese Hyperventilation
fehlt natürlich, wenn eine Ventilationssteigerung wie z. B. beim Emphysem nicht
möglich ist.

Neben diesen beiden Faktoren wie Größe der Capillaroberfläche und Herzminutenvolumen ist der Blutgehalt der Lungen für die Ventilation nur von untergeordneter Bedeutung. Durch eine Zunahme des Blutvolumens, sei die Ursache nun aktiv, z. B. vermehrte Lungendurchblutung bei kongenitalen Herzfehlern mit links-rechts-shunt, oder passiv z. B. Rückstauung in den Lungenkreislauf infolge kardialer Linksinsuffizienz, erleiden die Lungen einen Verlust an Elastizität, was die Ventilation ungünstig beeinflussen kann. Mit zunehmender Blutfülle der Lunge werden die Lungenvolumina wie Totalkapazität und Vitalkapazität und die Atemreserven verkleinert. Bei Rückstauung ist die Strömungsgeschwindigkeit des Blutes in den Capillaren verlangsamt, was an sich keine Beeinträchtigung des Gasaustausches bedeutet. Die zu diesen Zuständen gehörende Transsudation in die Alveolen, im Extremfall das Lungenödem und als Dauerzustand die chronische „Stauungsbronchitis", stören jedoch die Ventilation in dem Sinne, daß die Luft wie bei der echten Bronchitis und beim Asthma bronchiale auf die verschiedenen Lungenabschnitte ungleichmäßig verteilt wird. Die Abnahme der Lungenelastizität und die Stauungsbronchitis bedeuten auch eine Zunahme der exspiratorischen Atemwiderstände. Der Einfluß der Lungenstauung auf die Ventilation fand schon sehr früh viel Interesse und wurde bereits vor 20 Jahren von KNIPPING und Mitarbeiter zur Objektivierung der klinischen Begriffe Asthma cardiale und Asthma bronchiale studiert. LANDEN und Mitarbeiter sowie WYSS haben das Problem in neuerer Zeit wieder aufgenommen. Letzterer weist darauf hin, daß sich die mit Spirometrie und Pneumotachographie feststellbaren Ventilationsstörungen bei der chronischen Lungenstauung kaum von denen des echten Bronchialasthma unterscheiden lassen.

Erst seit wenigen Jahren wissen wir, daß auch die Ventilation den Lungenkreislauf beeinflußt. 1946 zeigten VON EULER und LILJESTRAND im Tierversuch, daß eine Erhöhung der alveolären pCO_2 wie auch eine Erniedrigung der alveolären pO_2 zu einer Engerstellung der Arteriolen und Venolen führt. COURNAND und Mitarbeiter wiesen 1951 nach, daß dieser „alveolo-vasculäre" Reflex auch beim Menschen besteht. Der Sinn dieses Reflexes ist, nicht mehr ventilierte Lungenabschnitte von der Zirkulation auszuschließen. Er erklärt, warum mehr als 2 Tage bestehende Atelektasen aus dem Lungenkreislauf ausgeschlossen sind und nicht mehr zu einem vasculären Kurzschluß führen, wie er zwangsläufig in einer nicht mehr ventilierten, aber noch durchbluteten Lunge entstehen müßte. Inzwischen sind eine ganze Reihe von Versuchen über diese Beziehungen veröffentlicht worden. Wird z. B. eine Lunge nur mit Stickstoff beatmet, so daß die alveoläre pO_2 in dieser Lunge absinkt, so kann sofort eine deutliche Abnahme der Durchblutung dieser Lunge nachgewiesen werden. Ob die alveolären Gasspannungen direkt oder über eine Zwischensubstanz z. B. Histamin, den Tonus der Lungengefäße beeinflussen, ist noch nicht sicher. Die Frage, ob dem O_2 oder der CO_2 die größere Bedeutung zukommt, hat weniger Bedeutung, weil beim Atmen von atmosphärischer Luft bei entsprechenden Ventilationsstörungen immer beide Gase gegensinnig erhöht oder erniedrigt sind. Dieser alveolo-vasculäre Reflex spielt aber nicht nur, wenn ein Teil der Lunge schlecht ventiliert wird, sondern auch dann, wenn sich die alveolären Gasspannungen in der ganzen Lunge bzw. in der Mehrzahl der Alveolen ändern. Herrscht wegen Hypoventilation eine erniedrigte pO_2 und erhöhte pCO_2, die gegenseitige Beziehung ist beim Atmen von atmosphärischer Luft, wie schon erwähnt, immer reziprok, so muß der Druck in der Arteria pulmonalis ansteigen, weil das Herzminutenvolumen, dessen Größe ja hauptsächlich vom Gaswechselbedürfnis des Gesamtorganismus reguliert wird, nicht wesentlich reduziert werden kann. Eine Erniedrigung der alveolären pO_2 führt natürlich auch zu einer arteriellen Hypoxämie, welche in der Folge von zahlreichen Autoren als Ursache der Drucksteigerung betrachtet wurde, was aber nicht dem Mechanismus der Experimente von Eulers und auch nicht der klinischen Erfahrung entspricht. Ist die arterielle Hypoxämie nicht die Folge einer zu kleinen Capillaroberfläche, die wegen des erhöhten Capillarwiderstandes aus rein anatomischen Gründen zu einer Drucksteigerung führt, oder auch nicht das Ergebnis einer Hypoventilation aller oder der Mehrzahl der Alveolen, wobei dann auch immer die alveoläre und arterielle pCO_2 erhöht ist, so besteht keine pulmonale Hypertonie. Hypoxämiezustände aus anderen als den erwähnten beiden Gründen mit Ausnahme des Hypoxämieversuches, wobei die pO_2 bereits in der Inspirationsluft erniedrigt wird, führen zu keiner pulmonalen Hypertonie. Das gilt insbesondere für die beim Emphysem so häufige Partial- oder Verteilungsinsuffizienz (s. unten). So kann es auch nicht überraschen, daß zwischen dem Grad der arteriellen O_2-Untersättigung und der Druckerhöhung keine sichere Korrelation besteht, während andererseits die Beziehung zwischen der mittels der arteriellen pCO_2 berechneten mittleren alveolären pO_2 und dem Mitteldruck in der Arteria pulmonalis als eindeutig betrachtet werden kann, wie es aus der Abb. 10 hervorgeht (Bühlmann und Mitarbeiter, 1954). Dieser Einfluß der Ventilation oder genauer der alveolären Gasspannungen auf den Lungenkreislauf ist klinisch von größter Bedeutung und spielt in der Ätiologie des chronischen Cor pulmonale eine wichtige Rolle. Die künstliche Erhöhung der alveolären pO_2 durch Atmenlassen eines O_2-reichen Luftgemisches führt auch bei normalen Druckverhältnissen zu einer leichten Senkung des Druckes sowie oft zu einer Zunahme des Herzminutenvolumens, was weniger für die O_2-Therapie als für die zahlreichen Lungenfunktionsprüfungen mit O_2-Atmung wichtig ist, und insofern eine Fehlerquelle darstellt, als eben die hämodynamischen Verhältnisse im Lungenkreislauf bei O_2-Atmung etwas anderes sind als beim Atmen von atmosphärischer Luft. Dies gilt ganz besonders für die Fälle mit einer pulmonalen Hypertonie bei alveolärer Hypoventilation mit erniedrigter alveolärer pO_2 und erhöhter pCO_2, weil bei diesen Patienten der Druck während der O_2-Atmung immer deutlich gesenkt und das Herzminutenvolumen vergrößert wird.

D. Die Klassifikation der verschiedenen Formen der Lungeninsuffizienz, basierend auf den arteriellen Blutgasen.

Die Klassifikation der verschiedenen Störungen der Lungenfunktion ist im gewissen Sinne das Spiegelbild der angewandten Untersuchungsmethoden. Es ist daher nicht erstaunlich, wenn immer wieder neue Schemata entstehen und alte bewährte Einteilungen verdrängt werden. Wir erinnern in diesem Zusammenhang an die Klassifikation Brauers, an die Forschungen von Meakins, Davis, Dautrebande, Knippings u. a. und schließlich an die Einteilung der modernen amerikanischen Schule von Cournand, Riley und ihren Mitarbeitern. Alle Klassifikationen haben ihre Vor- und Nachteile. Eine befriedigende Lösung kann nur gefunden werden, wenn wir neben der Einteilung der bekannten Tatsachen genügend Platz für kommende Forschungsergebnisse lassen. Unsere Klassifikation basiert auf der Synthese der Spirometrie mit den Ergebnissen der Gasanalyse des arteriellen Blutes, wie sie in der methodischen Einleitung beschrieben wurde. Sie ist vorwiegend beschreibend und weist lediglich auf den Mechanismus der Störung hin und berücksichtigt in der Nomenklatur nicht die verschiedenen anatomischen Ursachen, die zu der gleichen Insuffizienzform führen können.

Entsprechend dem Verhalten der arteriellen O_2-Sättigung in Ruhe unterscheiden wir eine latente und eine manifeste Lungeninsuffizienz.

Die *latente Insuffizienz* ist durch eine Einschränkung der Vitalkapazität, vor allem aber des Atemgrenzwertes, also der dynamischen Atemreserven charakterisiert. Die arteriellen Blutgase sind in Ruhe normal, erst bei körperlicher Arbeit kommt es bei einer bestimmten Belastungsgröße zur Insuffizienz, d. h. zum Abfall der O_2-Sättigung.

Die *manifeste Insuffizienz* zeichnet sich durch eine bereits in Ruhe feststellbare ungenügende Arterialisation des Blutes in den Lungen aus. Wir unterscheiden in dieser Gruppe verschiedene Formen. Die häufigste ist die *Partialinsuffizienz*, die der Verteilungsinsuffizienz der amerikanischen Autoren entspricht. In Ruhe ist die O_2-Sättigung etwas erniedrigt, die CO_2-Werte liegen noch im Bereiche der Norm. Die Partialinsuffizienz ist die Folge einer ungleichmäßigen Belüftung der verschiedenen Lungenbezirke, als deren Ursache hauptsächlich eine Störung der Entfaltung der Lunge wegen Verwachsungen, Pleuraschwarten und Bronchialspasmen bzw. Verlegung einzelner Bronchien mit Sekret zu nennen sind. Im Arbeitsversuch läßt sich die Partialinsuffizienz von den anderen deutlich unterscheiden, indem bei körperlicher Belastung die Luftdurchmischung mit der allgemeinen Ventilationssteigerung meistens besser d. h. gleichmäßiger wird, so daß die arterielle O_2-Sättigung ansteigt.

Von der Partialinsuffizienz ist der „*vasculäre Kurzschluß*" zu unterscheiden. Auch hier findet man eine mehr oder weniger deutliche arterielle Hypoxämie bei normalen oder wegen Hyperventilation erniedrigten CO_2-Werten. Der vasculäre Kurzschluß kommt zustande, wenn nicht mehr ventiliertes Lungengewebe noch durchblutet wird, was z. B. bei einer frischen Atelektase und größeren Infiltraten (Pneumonie) der Fall ist. Im Gegensatz zur Partialinsuffizienz und zu den noch zu besprechenden Insuffizienzformen geht die arterielle O_2-Sättigung beim Kurzschluß während O_2-Atmung nicht auf 100%.

Als dritte Form der manifesten Insuffizienz kennen wir die *Globalinsuffizienz* (ROSSIER und MÉAN, 1942), die der „chronischen respiratorischen Acidose" der amerikanischen Autoren entspricht. Infolge einer allgemeinen alveolären Hypoventilation ist die arterielle O_2-Sättigung erniedrigt und die arterielle pCO_2 erhöht. Wir finden die Globalinsuffizienz, die also nur diagnostiziert werden kann, wenn man neben der O_2-Sättigung auch die arterielle pCO_2 bestimmt, relativ häufig beim fortgeschrittenen Emphysem, beim Asthma bronchiale, bei der chronisch spastischen Bronchitis, bei der Silikose, bei Stenoseatmung, bei schweren Thoraxdeformitäten z. B. auch bei älteren Patienten mit einer Totalplastik und schließlich auch als akute Störung bei Atemlähmungen, Poliomyelitis, Schlafmittelintoxikationen usw. Die Atemreserven sind meistens sehr stark eingeschränkt, der Atemgrenzwert beträgt selten mehr als 40 l/min, die Residualluft ist meistens absolut, zumindestens aber prozentual zur Totalkapazität vergrößert. Im Arbeitsversuch erreichen diese Patienten höchstens bei kleinen Belastungen (20—40 Watt) einen steady state, bei höheren Belastungen nimmt die Insuffizienz meistens zu. Da bei diesen Patienten, Emphysematikern usw. oft auch die oben beschriebenen Mechanismen der Partialinsuffizienz mitspielen, kann man gelegentlich bei Arbeit eine leichte Besserung der arteriellen O_2-Sättigung feststellen, doch bleibt die arterielle pCO_2 wie in Ruhe stark erhöht, oder nimmt sogar noch zu. Mit O_2-Atmung erreicht man bei der Globalinsuffizienz immer eine 100%ige arterielle O_2-Sättigung. Die O_2-Atmung kann aber in diesen Fällen schwerwiegende Folgen haben, weil bei diesen Patienten mit einer chronisch erhöhten arteriellen pCO_2 die Atmung nicht mehr wie normalerweise mit der pCO_2 bzw. dem p_H, sondern über die arterielle pO_2 von den Glomera carotica reguliert wird. Die Erhöhung der arteriellen pO_2 während O_2-Atmung führt dann meistens zu einer Einschränkung der Ventilation, so daß es zu einer weiteren Retention von CO_2 und damit zu einer schweren respiratorischen Acidose und zur Bewußtlosigkeit kommen kann.

Neben den bisher beschriebenen Insuffizienzformen kennen wir noch eine weitere, deren Existenz lange sehr problematisch war. Es handelt sich dabei um die *Diffusionsstörung*, bzw. um die *Pneumonose* (Brauer). Infolge pathologischer Veränderungen in der funktionellen „alveolären Membran" kommt es zu einem ungenügenden Spannungsausgleich für den O_2 zwischen Alveolarluft und Lungencapillarblut, während die CO_2-Abgabe wegen der viel größeren Löslichkeit dieses Gases nicht oder in einem viel geringeren Maße betroffen wird. Wir sprechen von einer „funktionellen alveolären Membran", weil die Diffusion eines Gases direkt proportional zur Spannungsdifferenz und umgekehrt proportional zur Membrandicke ist. In diesem Faktor „Dicke" ist aber auch die Kontaktzeit des die Lungencapillaren durchströmenden Blutes mit den Alveolargasen enthalten. Früher dachte man (z. B. Brauer) als Ursache von pathologischen Diffusionsstörungen an anatomische Veränderungen der Alveolarmembran, wir haben als Grund der meisten Diffusionsstörungen eine pathologisch verkürzte Kontaktzeit in den Vordergrund gestellt (Bühlmann und Mitarbeiter, 1953). Um die Bestimmung des Diffusionskoeffizienten haben sich zahlreiche Autoren bemüht. Wir möchten nur an die modernen Arbeiten von Lilienthal, Riley, Cournand, Opitz und Bartels erinnern. Während jedoch die Messung des Diffusionskoeffizienten relativ kompliziert ist und auf einigen nicht sicher zu bestimmenden Voraussetzungen beruht, wenn man das Herzminutenvolumen bzw. die pO_2 des venösen Mischblutes in der Arteria pulmonalis nicht kennt, so genügt zur Feststellung einer Diffusionsstörung die Bestimmung des alveolo-arteriellen pO_2 Gradienten in Ruhe und bei Arbeit (Wright, Baldwin, Williams, Rossier und Mitarbeiter). Je nach Schwere der Diffusionsstörung ist die arterielle pO_2 in Ruhe noch normal oder schon erniedrigt. Bei körperlicher Arbeit kommt es zu einer massiven Vergrößerung des Gradienten und damit zu einem Abfall der arteriellen pO_2-und O_2-Sättigung. Dabei sind als Zeichen einer genügenden oder meist gesteigerten alveolären Ventilation eine erniedrigte alveoläre und arterielle pCO_2 festzustellen. Diese Befunde beim Arbeitsversuch entsprechen einer leichten Ruhedyspnoe, insbesondere aber einer Anstrengungsdyspnoe und einer bei Arbeit zunehmenden Cyanose. Wir finden diese Störung in typischer Weise beim Ausfall größerer Teile der capillären Strombahn, z. B. bei multiplen Embolien, bei der sog. primären und sekundären Pulmonalsklerose, bei ausgedehnten diffusen Lungenfibrosen, bei der miliaren Form des Morbus Boeck, bei ausgedehnten carcinomatösen Infiltrationen und selbstverständlich auch bei ausgedehnter Zerstörung oder Resektion des Lungenparenchyms. Der Capillarverlust bei all diesen Möglichkeiten führt zu einer Zunahme der Strömungsgeschwindigkeit des Blutes in den noch durchgängigen Capillaren, solange das Herzminutenvolumen nicht wesentlich vermindert ist. Wegen der größeren Strömungsgeschwindigkeit des Blutes wird die Kontaktzeit für einen normalen O_2-Spannungsausgleich zu kurz. Selbstverständlich handelt es sich bei der Diffusionsstörung um eine quantitative Frage. Ist der Capillarverlust schwer und beträgt z. B. mehr als $2/3$ des normalen Capillarbettes, so ist bereits in Ruhe eine Diffusionsstörung wie auch eine pulmonale Hypertonie als Folge des vermehrten Capillarwiderstandes nachweisbar. Bei Arbeit wird die Störung dann noch deutlicher. Ist der Capillarverlust weniger massiv und beträgt z. B. nur $1/2$, so werden die Diffusionsstörungen sowie die pulmonale Hypertonie erst bei Arbeit mit Steigerung des Gaswechsels manifest.

Wir haben den Eindruck, daß bei Diffusionsstörungen der Capillaroberfläche und damit der Kontaktzeit die entscheidende Bedeutung zukommt, womit wir aber nicht sagen wollen, daß es nicht auch derartige Störungen infolge wirklicher

Schema.

Klassifikation der Lungeninsuffizienz, basierend auf den arteriellen Blutgasen, Form der Insuffizienz, Mechanismus der Funktionsstörung, Symptome im arteriellen Blut	Lungenkreislauf	
A. Latente Insuffizienz: Eingeschränkte Atemreserven, arterielles Blut in Ruhe normal	normal	Diese Funktionsstörungen sind nicht spezifisch für einen bestimmten anatomischen Zustand. Man findet sie bei: chronischer Bronchitis, Asthma bronchiale, Emphysem, Bronchiektasen, Staublungen, stark eingeschränkter Thorax- und Zwerchfellbeweglichkeit, bei der Kollapstherapie der Lungentuberkulose. Die Globalinsuffizienz tritt als akute Störung auf bei: Atemlähmungen der verschiedensten Genese, bei Schlafmittelvergiftungen, bei Narkosezwischenfällen mit ungenügender Atmung und bei massiver Bicarbonatmedikation.
B. Manifeste Insuffizienz: **I. Partialinsuffizienz:** Ursache: ungleichmäßige Belüftung der verschiedenen Lungenpartien. Arterielles Blut: O_2-Sättigung erniedrigt, pCO_2 normal. Bei Arbeit meistens Besserung der O_2-Sättigung. Bei O_2-Atmung steigt die O_2-Sättigung auf 100%.	normal	
II. Globalinsuffizienz: Ursache: alveoläre Hypoventilation. Arterielles Blut: O_2-Sättigung erniedrigt, pCO_2 erhöht, respiratorische Acidose mehr oder weniger kompensiert. Bei Arbeit meistens keine wesentlichen Änderungen. Bei O_2-Atmung arterielle O_2-Sättigung 100%, aber zusätzliche CO_2-Retention mit Anstieg der pCO_2 und Zunahme der respiratorischen Acidose wegen sedativen Einflusses des O_2 auf die Atemzentren.	*pulmonale Hypertonie* als Folge einer Vasokonstriktion wegen pathologisch veränderter alveolärer Gasspannungen, keine wesentlichen Unterschiede in Ruhe und bei Arbeit, Herzminutenvolumen in Ruhe im oberen Bereiche der Norm. Die Normalisierung der alveolären Gasspannungen führt zu einem deutlichen Druckabfall.	
III. Diffusionsstörung: Ursache: unvollständiger O_2-Spannungsausgleich zwischen Alveolarluft und Capillarblut wegen stark verkürzter Kontaktzeit bei eingeschränkter capillärer Strombahn. Arterielles Blut: O_2-Sättigung erniedrigt, pCO_2 normal oder meistens wegen Hyperventilation erniedrigt. Bei Arbeit weiteres Absinken der O_2-Sättigung. Bei O_2-Atmung arterielle O_2-Sättigung 100%.	*Pulmonale Hypertonie* als Folge eines erhöhten Capillarwiderstandes wegen eingeschränkter capillärer Strombahn. Bei Arbeit massiver Druckanstieg. Herzminutenvolumen im unteren Bereich der Norm oder vermindert, kann bei Arbeit nur ungenügend vergrößert werden. Der Druck kann durch Änderungen der alveolären Gasspannungen nicht wesentlich beeinflußt werden.	Diffusionsstörungen treten gehäuft auf bei: massiven Parenchymverlusten der Lungen, diffusen Lungenfibrosen verschiedenster Ätiologie, Miliartuberkulose und miliarer Form des M. Boeck, bei fortgeschrittenen Fällen von Staublungen und bei den sogenannten primären und sekundären Pulmonalsklerose, soweit sie die kleinen und kleinsten Lungengefäße betrifft.
IV. Vasculärer Kurzschluß: Ursache: venöse Zumischung zum arteriellen Blut aus nicht mehr ventilierten, aber noch durchbluteten Bezirken. Arterielles Blut: O_2-Sättigung erniedrigt, pCO_2 normal. Bei O_2-Atmung steigt die arterielle O_2-Sättigung nicht auf 100%.	*Keine pulmonale Hypertonie*	Tritt auf bei arteriovenösen Aneurysmen in der Lunge, bei frischen Atelektasen und gelegentlich bei größeren Infiltraten und Pneumonien. Prinzipiell das gleiche Bild wie bei intrakardialen Kurzschlüssen mit Rechts-links-shunt.
C. Pseudoinsuffizienz: Die arterielle Hypoxämie ist nicht pulmonal bedingt: Ursache: verminderte Affinität des Hämoglobins zum O_2, Rechtsverschiebung der O_2-Dissoziationskurve. Arterielles Blut: O_2-Sättigung erniedrigt, pCO_2 normal, auch bei O_2-Atmung gelegentlich keine vollständige O_2-Sättigung.	normal	Rechtsverschiebung der O_2-Dissoziationskurve bei Fieber mit Temperaturen über 39° C, bei Sulfhämoglobinämien.

pathologischer Membranveränderungen geben kann. Doch haben wir mit Ausnahme des Lungenödems noch nie eine sichere Diffusionsstörung gesehen, die nicht mit einer verkürzten Kontaktzeit hätte erklärt werden können.

Neben diesen verschiedenen Insuffizienzformen kennen wir noch eine *Pseudoinsuffizienz*. Wir verstehen darunter eine echte arterielle Hypoxämie, die aber nicht auf einer pulmonalen Störung oder einer vergrößerten venösen Zumischung, sondern auf einer verminderten Affinität des Hämoglobins zum O_2 beruht. In diesen Fällen ist die Dissoziationskurve des O_2 nach rechts verschoben, z.B. beim Fieber (Rossier, 1936) und bei Sulfhämoglobinämien (Maier und Mitarbeiter, 1951).

Im vorstehenden Schema auf S. 603 geben wir unsere Klassifikation stichwortartig zusammengefaßt mit den Mechanismen der Funktionsstörungen und den Beziehungen zum Lungenkreislauf. Dabei ist aber zu betonen, daß sich diese verschiedenen Funktionsstörungen kombinieren können.

E. Die Klassifikation der verschiedenen Formen der pulmonalen Hypertonie.

Wenn man die Ursachen, die zu einer Drucksteigerung im Lungenkreislauf führen, untersucht, so lassen sich pathogenetisch 4 Gruppen unterscheiden. In der Abb. 7 wird versucht, diese 4 Gruppen und die Beziehungen zur Lungenfunktion zu schematisieren, was natürlich nicht ohne eine gewisse Vereinfachung möglich ist.

Die *Pulmonalstenose*, isoliert oder in Verbindung mit weiteren kardialen Mißbildungen, führt lediglich zu einer Drucksteigerung im rechten Ventrikel nicht aber in der Arteria pulmonalis, weshalb wir sie gesondert kurz besprechen. Bei der Pulmonalstenose ist die Ventilation je nach Schwere der Stenose erheblich gesteigert, die arterielle O_2-Sättigung normal und die pCO_2 je nach dem Grad der Hyperventilation erniedrigt. Besonders charakteristisch sind die Befunde beim Arbeitsversuch. Das Herzminutenvolumen kann nur wenig vergrößert werden, wohl aber die Ventilation, die unter dem Einfluß der Gewebehypoxie — bei ungenügender Vergrößerung des Herzminutenvolumens muß die periphere O_2-Ausschöpfung zunehmen — sehr groß werden kann. Im arteriellen Blut findet man dann eine normale bzw. hohe O_2-Sättigung und eine stark erniedrigte pCO_2 mit flüchtiger Alkalose. Das Atemäquivalent bzw. die spezifische Ventilation werden sehr groß, die alveoläre O_2-Ausnutzung klein. Prinzipiell die gleichen Verhältnisse findet man bei der Pulmonalstenose, die mit anderen Mißbildungen, die zu einem Rechts-links shunt führen, kombiniert sind, z.B. Tetralogie oder Trilogie von Fallot. Nur besteht in diesen Fällen entsprechend der venösen Zumischung eine mehr oder weniger starke arterielle Hypoxämie, die sich durch O_2-Atmung nicht beseitigen läßt.

1. Vergrößerung des Herzminutenvolumens (kongenitale Vitien, usw.).

Alle angeborenen Vitien mit einem Rechts-links shunt, wie Ductus Botalli, Vorhof- und Ventrikelseptumdefekt, arterio-venöse Kurzschlußverbindungen im großen und kleinen Kreislauf (arteriovenöse Aneurysmen und Morbus Paget) und gelegentlich auch die Hyperthyreose führen schon im Ruhezustand zu einer beträchtlichen Vergrößerung der Herzminutenvolumen bzw. der Lungendurchblutung, was eine mehr oder weniger deutliche Druckerhöhung im rechten Ventrikel und in der Arteria pulmonalis zur Folge hat. Gegen die Capillaren fällt der Druck deutlich ab. Bei diesen Kranken findet man röntgenologisch meistens eine „Lungenstauung". Dabei handelt es sich aber nicht um eine wirkliche Stauung vor einem Hindernis, sondern um eine aktiv gesteigerte Durchblutung. Die Lungenfunktion zeigt in diesen Fällen keine schweren Veränderungen. Die Arterialisation des Blutes in der Lunge ist meistens vollständig, die Atmung nicht gesteigert und ökonomisch. Bei körperlicher Arbeit ist in der Mehrzahl der Fälle eine gute Anpassung an leichte bis mittelschwere Belastungen, z. B. 60 bis

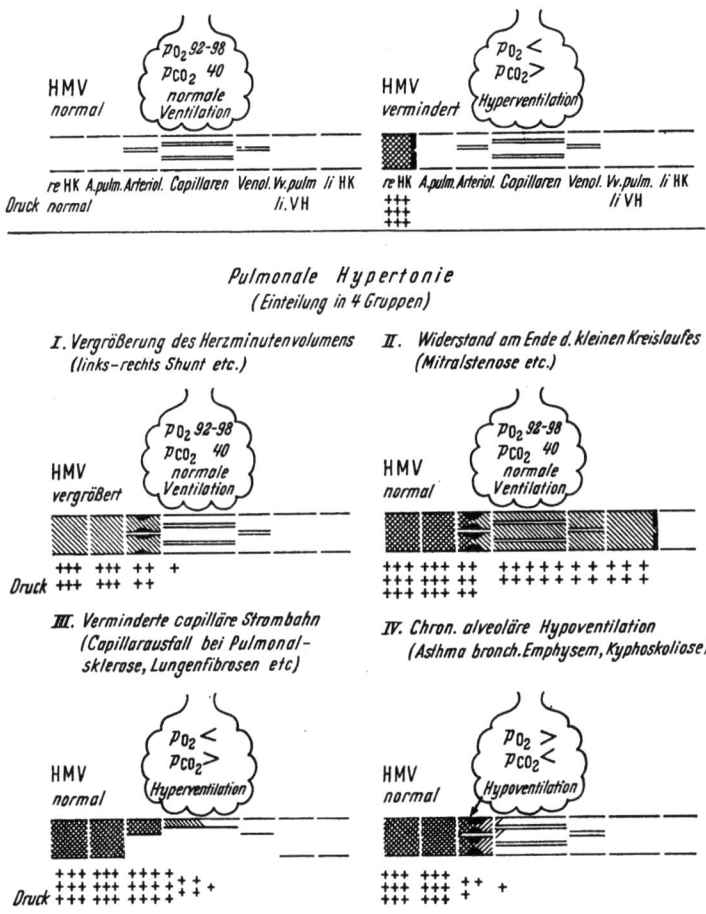

Abb. 7. Schematische Darstellung der Beziehungen zwischen Ventilation der Alveolen und Druck im Lungenkreislauf.

120 Watt, auf dem Fahrradergometer festzustellen. Besteht neben dem Links-rechts shunt, noch zusätzlich ein Rechts-links shunt, wie z.B. beim EISENMENGER-Komplex, bei bestimmten hochgelegenen Ventrikelseptumdefekten und bei arterio-venösen Aneurysmen im Lungenkreislauf, so entsteht eine Mischblutcyanose. Die arterielle Hypoxämie hat oft eine zusätzliche Stimulierung der Atmung zur Folge, die dann entsprechend gesteigert ist.

Die Druckerhöhung steht aber nicht immer in einer direkten Korrelation zur Größe des Herzminutenvolumens bzw. der Lungendurchblutung. Durch eine Engerstellung der Arteriolen wird in diesen Fällen die gesteigerte Lungendurch-blutung, die wegen des vergrößerten Volumenangebotes auch eine zusätzliche

Belastung des linken Ventrikels bedeutet, gedrosselt. Diese Engerstellung der Arteriolen, die man analog zu den Verhältnissen bei der noch zu besprechenden 2. Gruppe (Mitralstenose usw.) als Schutzmechanismus· bezeichnen kann, hat einen zusätzlichen Druckanstieg in der Arteria pulmonalis zur Folge. Die Engerstellung läßt sich mit der selektiven Angiocardiographie nach Bolt direkt röntgenologisch darstellen. Der dauernd erhöhte Arteriolentonus führt schließlich zu histologisch nachweisbaren Intima- und Mediaveränderungen, die man als sekundäre Sklerose der kleinen Lungengefäße bezeichnen kann. Auf diese Weise wird der Widerstand im Lungenkreislauf erhöht und dem des großen Kreislaufes angeglichen. Wichtig ist, daß diese Gefäßveränderungen den Widerstand der Lungenstrombahn fixieren, und die Anpassungsmöglichkeiten des Herzens hinsichtlich Vergrößerung des Herzminutenvolumens bei Arbeit reduzieren und auch zu einem Verlust an durchgängigen Capillaren, also zu einer Einschränkung der Capillaroberfläche führen, was wiederum eine Diffusionsstörung zur Folge hat. Dieser Mechanismus erklärt auch, warum es z. B. beim Ductus Botalli mit der Zeit zu einer shunt Umkehr kommt, nämlich dann, wenn der Druck in der Arteria pulmonalis den Aortendruck erreicht. In diesen Fällen findet man in der Arteria femoralis eine tiefere O_2-Sättigung als in der rechten Arteria brachialis, deren Blut entsprechend des vom Ductus proximal gelegenen Abganges der Arteria subclavia keine venöse Zumischung enthält. In diesen Fällen ist die Unterbindung des Ductus Botalli kontraindiziert.

Der Zeitpunkt des Eintrittes, bzw. die Entwicklungsdauer dieser Gefäßveränderungen an den Arteriolen und Capillaren steht in einer gewissen Abhängigkeit von der Größe des ursprünglichen Shuntes. Beim Eisenmenger-Komplex sowie bei hochliegenden und großen Ventrikelseptumdefekten und beim gemeinsamen Ventrikel und gemeinsamen Vorhof sind diese Gefäßveränderungen schon sehr früh, meistens schon im Kindesalter nachweisbar, so daß man beim Erwachsenen dann keine vergrößerte, eher eine verminderte Lungendurchblutung findet. Beim einfachen Ventrikelseptumdefekt und beim Ductus Botalli dauert die Entwicklung dieser Gefäßveränderungen viel länger, so daß sie erst im 3.—4. Lebensjahrzehnt hämodynamisch deutlich wirksam werden. Der einfache Vorhofseptumdefekt führt oft zu keinem nennenswerten Shunt, und man findet in diesen Fällen auch im höheren Alter keine Gefäßveränderungen im Sinne der sekundären Pulmonalsklerose. Diese Unterschiede sind natürlich für die Prognose der verschiedenen angeborenen Herzfehler von großer Bedeutung. Ob allerdings diese Vorstellungen über den Zusammenhang der sekundären Pulmonalsklerose mit der Größe des ursprünglichen Links-rechts shuntes richtig sind, ist nicht ganz sicher und läßt sich auch kaum beweisen, da ja im konkreten Fall immer der Shunt infolge dieser Lungengefäßveränderungen, die dann auch zu einer massiven pulmonalen Hypertonie führen, vermindert ist. Nach Seltzer kommt es nur in 8—10% aller Vorhofseptumdefekte zu einer massiven pulmonalen Hypertonie, weshalb auch die Meinung vertreten wird, daß in diesen Fällen gar kein Zusammenhang mit dem Defekt besteht, daß vielmehr die Lungengefäßveränderungen Ausdruck einer zusätzlichen Erkrankung sind, um so mehr, als man die gleichen histologischen Bilder auch bei Fällen ohne jeden angeborenen Herzfehler finden kann (s. auch Gruppe 3 und primäre Pulmonalsklerose).

Wie beim Ductus Botalli angedeutet, kann die simultane Untersuchung der arteriellen Blutgase an der oberen und unteren Extremität wertvolle Hilfe für die Diagnostik bieten. Der Ductus Botalli mit Shunt-Umkehr, die Transposition der Gefäße kombiniert mit einem Ductus sowie die Isthmusstenose der Aorta mit einem Ductus Botalli können bereits aus der Differenz der O_2-Sättigung zwischen rechtem Arm und Bein vermutet werden. Beim hochliegenden Ventrikelseptumdefekt, beim EISENMENGER-Komplex und beim FALLOT gibt das Maß der venösen Zumischung zum arteriellen Blut, also die Schwere der arteriellen Hypoxämie, einen Anhaltspunkt über den Grad der Dextroposition der Aorta.

2. Ausflußbehinderung aus dem Lungenkreislauf (Mitralstenose usw.).

Bei der Mitralstenose, der Mitralinsuffizienz und der kardialen Linksinsuffizienz handelt es sich um einen Stauungshochdruck infolge eines erhöhten Widerstandes am Ende der Strombahn des Lungenkreislaufes. Die gleichen Symptome findet man auch bei der Kompression der Venae pulmonales, durch mediastinale Prozesse, bei Tumoren im linken Vorhof sowie bei der Pericarditis adhaesiva. Der Druck ist bis zum Hindernis mehr oder weniger stark erhöht. Durch sekundäre reflektorische Mechanismen kommt es in vielen Fällen über eine Engerstellung der Arteriolen zu einem zusätzlichen Druckanstieg in der Arteria pulmonalis, so daß man zwischen Arteria pulmonalis und Capillaren einen deutlichen Druckabfall feststellen kann. Die Lungenfunktion ist unter Ruhebedingungen oft nicht wesentlich verändert. Ob es zu einer Störung kommt, ist abhängig von der Schwere der Lungenstauung, die nicht proportional zur Drucksteigerung sein muß. Meistens ist das Blut in Ruhe in normaler Weise mit O_2 gesättigt, gelegentlich besteht eine leichte Hyperventilation mit Erniedrigung der arteriellen pCO_2. Die Lungenstauung zeigt sich, wenn auch nicht immer sehr deutlich, in einer leichten Einschränkung der Total- und Vitalkapazität. Die Residualluft kann vermindert, aber auch vergrößert sein. Die durch die Lungenstauung hervorgerufene Lungenstarre beeinträchtigt den Atemgrenzwert. Der Einfluß der Lungenstauung auf die Lungenfunktion wurde von KNIPPING und Mitarbeiter sowie SCHOEN und DERRA schon vor 20 Jahren eingehend studiert. In neuerer Zeit wurden diese Fragen von LANDEN wie auch von WYSS erneut aufgegriffen.

Charakteristisch für diese Zustände ist die schlechte Anpassungsfähigkeit an körperliche Arbeit. Besonders bei der Mitralstenose, bei der die hämodynamischen Verhältnisse am einfachsten sind, gibt der Arbeitsversuch eindeutige Befunde. Bei der Arbeit steigt der Druck weiter an, und die Lungenstauung nimmt so zu, daß der Gasaustausch nicht mehr in normaler Weise funktioniert. Die Alveolenmembranen schwellen an, einzelne Alveolen füllen sich mit Transsudat. Schon bei leichter körperlicher Belastung kommt es dann zu einem Absinken der arteriellen O_2-Sättigung trotz erheblich gesteigerter Ventilation. Dieser Abfall der Sättigung beruht auf 3 verschiedenen Faktoren:

1. Ungleichmäßige Ventilation (Partialinsuffizienz) wegen Schwellung der Bronchien und Bronchiolen.

2. Vasculärer Kurzschluß in den mit Transsudat gefüllten und nicht mehr ventilierten Alveolen.

3. „Diffusionsstörung" infolge Veränderungen der Alveolarmembran der noch ventilierten Alveolen.

Mit der operativen Erweiterung der Stenose ist in dieser Beziehung eine deutliche Besserung möglich, wenn nicht nur der Druck im Lungenkreislauf gesenkt und die Lungenstauung vermindert wird, sondern auch das Herzminutenvolumen bei Arbeit genügend vergrößert werden kann. Natürlich muß berücksichtigt werden, daß die hämodynamische Umstellung vieler Monate bedarf. Kontrolliert man die Befunde in regelmäßigen Abständen, so kann man die Besserung gut verfolgen.

Weniger frappant ist die Besserung nach der Commissurotomie bei Patienten, bei denen infolge der chronischen Lungenstauung bereits eine Schädigung der Arteriolen und Capillaren im Sinne der sekundären Pulmonalsklerose aufgetreten

ist. In diesen Fällen findet man auch Monate nach der Operation noch eine stark
reduzierte Anpassungsfähigkeit im Arbeitsversuch sowie die Befunde einer Diffusionsstörung.

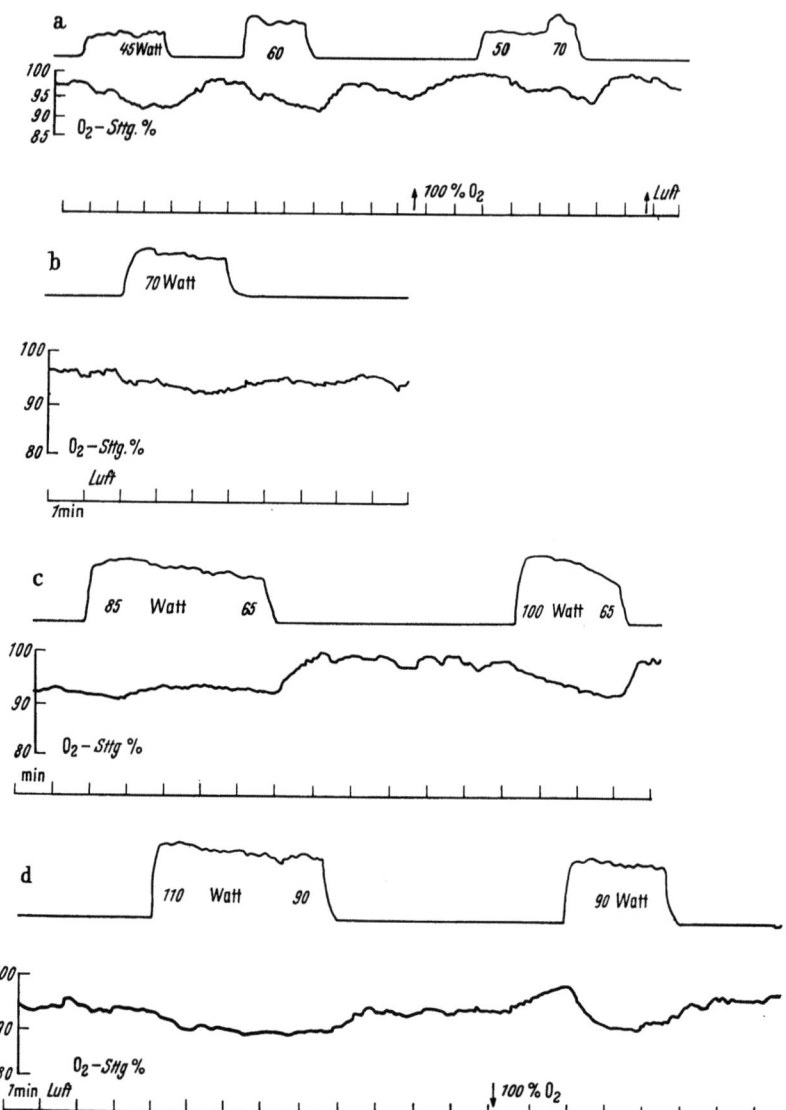

Abb. 8a—d. Arbeitsversuch mit oxymetrischer Kontrolle der O₂-Sättigung bei Mitralstenose. a Vor der Operation
deutlicher Abfall der Sättigung bereits bei 45 Watt, auch bei O₂-Atmung Abfall der Sättigung bei 70 Watt;
b 2 Monate nach der Commissurotomie werden 70 Watt ohne Abfall der Sättigung bewältigt; c 4 Monate nach der
Operation werden 70—80 Watt ohne deutliche Untersättigung bewältigt; d 6 Monate nach der Operation leichter.
Abfall der Sättigung bei 100 Watt auch während O₂-Atmung.

3. Einschränkung der Capillaroberfläche.

Die pulmonale Hypertonie kann auch die Folge einer Einschränkung der
capillären Strombahn sein. Die verminderte Capillaroberfläche ist gleichbedeutend
mit einem vergrößerten Capillarwiderstand. Die Lungenfunktionsprüfung, insbesondere der Arbeitsversuch ergibt bei diesen Zuständen die typischen Befunde

einer Diffusionsstörung, Vergrößerung des alveolo-arteriellen pO_2-Gradienten, bei Arbeit zunehmende arterielle Hypoxämie trotz Hyperventilation mit Senkung der pCO_2, wie sie bei der Klassifikation der Lungeninsuffizienzformen bereits besprochen wurde. Die Befunde hinsichtlich Herzkatheterismus und Lungenfunktionsprüfung sind immer dieselben, gleich welcher Genese die Einschränkung der Capillaroberfläche ist. Die zu kleine Capillaroberfläche führt wegen der Beschleunigung der Strömungsgeschwindigkeit des Blutes in den noch durchgängigen Capillaren zu einer Verkürzung der Kontaktzeit und damit zu einer Zunahme des alveolo-arteriellen pO_2-Gradienten und wegen des erhöhten Capillarwiderstands zu einer pulmonalen Hypertonie, solange das Herzminutenvolumen nicht wesentlich vermindert wird. Bei körperlicher Arbeit nehmen sowohl der Druck, als auch der alveolo-arterielle pO_2-Gradient und damit die Diffusionsstörung deutlich zu, weshalb eine gute Übereinstimmung zwischen dem Gradienten und dem Mitteldruck der Arteria pulmonalis besteht.

Entsprechend der anatomischen Ursache der pulmonalen Hypertonie bei diesen Zuständen handelt es sich um einen fixierten Widerstand, der sich zum Unterschied bei der noch zu besprechenden 4. Gruppe durch O_2-Atmung nicht wesentlich beeinflussen läßt, obwohl man damit die arterielle Hypoxämie als Folge der Diffusionsstörung beseitigt.

Das Herzminutenvolumen liegt bei dieser Form der pulmonalen Hypertonie eher an der unteren Grenze der Norm, und kann

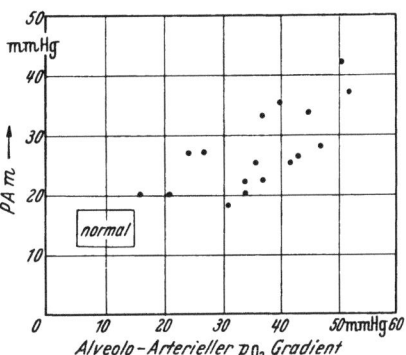

Abb. 9. Alveolo-arterieller pO_2-Gradient und PAm (17 Fälle).

vor allem bei Arbeit nicht entsprechend dem vergrößerten Gaswechsel zunehmen. Berechnet man die Arbeit des rechten Ventrikels während körperlicher Arbeit, ergibt sich im Vergleich zur Normalkurve (Abb. 5) ein sehr steiler Anstieg, wobei es sich weniger um eine Volumen- als vielmehr um eine Druckarbeit handelt. Natürlich handelt es sich bei dieser Form der pulmonalen Hypertonie um eine quantitative Frage, ob bereits in Ruhe oder erst bei Arbeit eine Drucksteigerung besteht. Charakteristisch ist, daß der Druck bei Steigerung des Gaswechsels im Vergleich zum Normalzustand wie auch die Herzarbeit steil ansteigen. Dieser Umstand ist für die klinische und z. B. auch für die elektrokardiographische Beurteilung sehr wichtig. Sie erklärt, warum es zu einer Rechtshypertrophie und zu einem Cor pulmonale kommen kann, wenn auch der Druck unter Ruhebedingungen noch im Bereiche der Norm liegt, da ja diese Patienten nicht dauernd in einem Ruhezustand leben, ergibt sich bei ihnen doch während einer kürzeren oder längeren Zeit des Tages eine Druckerhöhung und damit eine Überlastung des rechten Herzens.

4. Chronische alveoläre Hypoventilation.

Bei den bisher besprochenen 3 Gruppen lag die Ursache der pulmonalen Hypertonie in pathologischen Veränderungen des Herzens oder der Lungengefäße selber. Die Lungenfunktion im engeren Sinne wird bei all diesen Zuständen sekundär beeinflußt. Anders ist es bei der 4. Gruppe. Von Euler konnte im Tierversuch zeigen, daß die alveolären Gasspannungen den Tonus der Lungengefäße beeinflussen, wobei es sich um einen Regulationsmechanismus mit dem Zweck, die

Name, Diagnose		O_2-Aufnahme cm³/min	HMV L. Lunge	Widerstand dyn/sec cm⁻⁵	Arbeit re. Ventr. mkg/min	ADm	PAm mm Hg
H. Emma 18j. *Trilogie* FALLOT Arbeitsversuch kein steady state		165	5,3	980	4,7	6	18 70 Ventr.
M. Marc 19j. *Vorhofsseptumdefekt*	Ruhe	265	12,6 Körp. 6,6	95	2,7	5	20
Arbeitsversuch	100 Watt	1170	19,8 Körp.10,5	65	4,5	6	21
J. Elsbeth 28j. *Ductus* BOTALLI	Ruhe	225	14,7 Körp.5,8	95	1,6	3	22
Arbeitsversuch	50 Watt	750	17,5 Körp.8,2	90	2,6	3	25
Sch. Astrid 16j. *Vorhofsseptumdefekt u. „Pulmonalsklerose"* Arbeitsversuch kein steady state	Ruhe	205	2,6	1600	1,9	6	57
E. Willi 50j.	Ruhe	245	4,2 Körp. 2,7	870	2,7	4	50
Vorhofsseptumdefekt u. *„Pulmonalsklerose"*	30 Watt	625	5,9 Körp. 4,5	830	5,1	5	66
F. Alex 16j. *gemeinsamer Vorhof, Ventrikelseptumdefekt, Ductus* BOTALLI Arbeitsversuch kein steady state	Ruhe	200	2,7	1630	1,9	10	60
Sch. Richard 34j. *Mitralstenose*	Ruhe	230	4,4	510	1,9	2	33
Arbeitsversuch	60 Watt	930	7,4	620	5,5	3	62
F. Julia 39j. *Pericarditis adhaesiva*	Ruhe	170	4,1	195	0,7	7	18
Arbeitsversuch	100 Watt	1290	10,6	190	3,3	8	30
H. Julius 47j. *Tbc. pulm. dupl.*	Ruhe	245	5,6	160	1,1	2	16
Arbeitsversuch	80 Watt	1000	10,6	160	3,5	3	26
H. Elsbeth 31j. *Cystenlunge*	Ruhe	195	5,0	210	1,1	3	18
Arbeitsversuch	80 Watt	1010	10,7	205	4,6	3	33
W. Werner 41j. *Cystenlunge*	Ruhe	220	3,8	315	0,9	3	20
Arbeitsversuch	75 Watt	890	10,0	300	5,3	4	42
M. Heinz 36j. *Tbc. pulm. dupl.*	Ruhe	235	4,2	250	0,9	3	18
Arbeitsversuch	45 Watt	660	7,6	340	3,7	3	37
J. Max. 16j. *„primäre Pulmonalsklerose"* Arbeitsversuch kein steady state	Ruhe	200	2,5	2080	2,4	4	70
B. Arnold 53j. *Asthma bronchiale*	Ruhe	260	6,0	200	1,3	4	20
Arbeitsversuch	35 Watt	750	10,4	170	3,3	5	27
B. Karl 51j. *Emphysem*	Ruhe	235	4,4	600	1,6	2	38
Arbeitsversuch	40 Watt	600	7,2	630	5,1	3	62

ADm = Mitteldruck im re. Vorhof.   PAm = Mitteldruck in der A. pulmonalis

PCm	BAm	Arterielles Blut				venöses Mischblut			Bemerkungen
		O₂-Kap. Vol.-%	O₂-Sättigung %	pH	pCO₂ mm Hg	O₂-Sättigung %	pH	pCO₂ mm Hg	
5	100	15,1	88,0	7,40	36,0	74,9	7,36	38,0	Pulmonalstenose
		Lungenvenen							
		15,2	95,3	7,41	31,5				
11	100	19,0	96,0	7,39	37,0	85,8	7,37	40,6	vergrößerte Lungen-
11	105	19,8	98,3	7,32	36,7	68,7	7,30	41,5	durchblutung bei Li.-re. shunt bei
10	95	18,4	95,8	7,39	34,0	87,9	7,35	38,0	normalem und erhöhtem Strömungs-
11	105	19,2	95,4	7,36	33,0	73,0	7,32	43,0	widerstand in der Lunge
—	100	20,3	85,0	7,40	29,9	57,9	7,40	32,0	
		Lungenvenen							
		20,0	97,2	7,44	23,7				
10	100	20,7	85,4	7,39	32,0	59,5	7,38	36,4	
		Lungenvenen							
		21,0	88,7	7,39	27,6				
12	110	21,3	74,3	7,35	32,9	30,3	7,32	42,4	
		Lungenvenen							
		21,3	80,2	7,37	26,0				
—	80	31,0	76,9	7,42	38,0	71,0	7,41	40,0	
		Lungenvenen							
		30,5	95,0	7,44	33,0				
20	85	18,7	94,6	7,41	32,8	68,0	7,37	40,0	Ausflußbehinderung aus dem Lungen-
44	100	19,8	94,8	7,39	33,0	31,5	7,27	52,0	Kreislauf.
14	85	17,2	97,7	7,36	38,9	73,8	7,35	45,6	
18	100	18,2	98,0	7,35	38,1	30,8	7,22	56,3	
5	112	16,3	89,4	7,34	40,1	62,4	7,32	46,1	eingeschränkte
6	150	17,2	89,7	7,31	35,7	34,8	7,27	48,5	Capillaroberfläche aus verschiedenen
8	90	16,7	96,2	7,39	36,0	72,8	7,33	42,6	Gründen.
9	100	18,0	92,5	7,35	33,5	40,6	7,23	58,6	
—	95	18,3	94,0	7,36	36,5	62,1	7,35	43,3	
—	—	20,1	81,0	7,33	37,0	37,2	7,28	47,8	
6	85	20,6	92,3	7,38	42,2	65,0	7,37	44,0	
16	100	21,5	78,7	7,32	45,8	38,2	7,27	57,3	
6	100	28,0	90,3	7,36	33,4	61,0	7,28	42,0	
6	130	21,4	90,5	7,39	45,6	69,9	7,37	47,0	chron. alveoläre Hypoventilation
7	125	21,8	87,5	7,39	43,4	54,5	7,35	46,7	(Globalinsuffizienz) z. T. kombiniert mit
12	80	22,5	89,9	7,33	63,3	66,2	7,32	64,5	kardialer Links- insuffizienz.
13	95	22,5	74,7	7,28	63,5	33,7	7,27	76,4	

PCm = Mitteldruck in den Capillaren   BAm = Mitteldruck in der A. brachialis.

Durchblutung der Ventilation anzupassen, handelt. Bei allen Hypoventilations-
zuständen mit Senkung der alveolären pO_2 und Erhöhung der pCO_2, handle es sich
um eine akute oder chronische Hypoventilation, kommt es über eine Engerstellung
der kleinen Gefäße zu einem Druckanstieg, der in einer deutlichen Relation zur
Erniedrigung der alveolären pO_2 bzw. Erhöhung der pCO_2 steht.

Die chronische alveoläre Hypoventilation ist relativ häufig beim fortgeschrittenen Emphysem, beim chronischen Asthma bronchiale, bei der chronischen spastischen Bronchitis, bei Bronchiektasen mit Bronchialspasmen, bei der Silikose und
bei schweren Thoraxdeformitäten. Sie ist die häufigste Ursache des chronischen
Cor pulmonale. Daß das Emphysem zu einem Cor pulmonale führen kann, ist ja
an und für sich nichts Neues, aber erst die Kombination des Herzkatheterismus
mit der detaillierten Lungenfunktionsprüfung war in der Lage, den Mechanismus

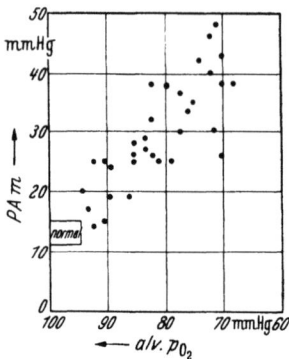

Abb. 10. PAm und alv. pO_2.
(33 Fälle)

dieser Zusammenhänge zu erklären. Beim Emphysem,
bei der Bronchitis usw., bei allen Zuständen mit Erhöhung der Atemwiderstände usw., nehmen während des
Atemcyclus die intrathorakalen Druckschwankungen,
die sich auch auf die Gefäße übertragen, zu. In typischer Weise schwankt der Capillardruck bei diesen
Kranken ziemlich stark, die Differenz zwischen In- und
Exspiration kann 15—20 und mehr mm Hg betragen.
Es wurde deshalb auch versucht, die pulmonale Hypertonie bei diesen Zuständen auf eine mechanische
Capillarkompression während der Exspiration zurückzuführen (Rodbard). Diese Erklärung geht aber an der
wesentlichen Tatsache vorbei, daß trotz der großen
respiratorischen Capillardruck-Schwankungen ein im
Vergleich zum Normalen viel größerer Druckabfall
zwischen Arteria pulmonalis und Capillaren besteht,
der auf einen erhöhten arteriolären Widerstand hinweist. Wenn diese respiratorischen Druckschwankungen auch nicht unterschätzt werden sollen, so sind
sie doch nicht die Ursache der Drucksteigerung, was in einfachster Weise damit
bewiesen wird, daß die Normalisierung oder Besserung der alveolären Gasspannungen durch künstliche Hyperventilation und O_2-Atmung zu einem eindeutigen
Druckabfall führt, obwohl die respiratorischen Druckschwankungen durch derartige Maßnahmen natürlich nicht vermindert werden.

Diese Versuche zeigen, daß es sich bei dieser Form der pulmonalen Hypertonie
als Folge pathologischer alveolärer Gasspannungen um einen reversiblen und damit
auch therapeutisch beeinflußbaren Zustand handelt im Gegensatz zur pulmonalen
Hypertonie bei einer eingeschränkten capillären Strombahn (Gruppe 3). Ein
weiterer wichtiger Unterschied besteht darin, daß das Herzminutenvolumen
meistens nicht vermindert, sondern eher etwas vergrößert ist, und vor allen Dingen
bei leichter Arbeit auch entsprechend dem gesteigerten Gaswechsel vergrößert
werden kann.

Mit dem angegebenen Schema haben wir versucht, die verschiedenen Formen
der pulmonalen Hypertonie pathogenetisch klar zu unterscheiden, doch sind
natürlich Kombinationen möglich, je nach Patientenauswahl sogar häufig. Insbesondere kommt es bei bestimmten angeborenen und erworbenen Herzfehlern oft
zu sekundären Gefäßveränderungen in der Lunge, die wiederum den Gasaustausch
im Sinne der Diffusionsstörung verändern. Auch beim Emphysem usw., das
primär zu ventilatorischen Störungen und über pathologische alveoläre Gasspannungen zu einer pulmonalen Hypertonie führt, ist mit sekundären Gefäßveränderungen im Sinne der Pulmonalsklerose zu rechnen, außerdem wird auch

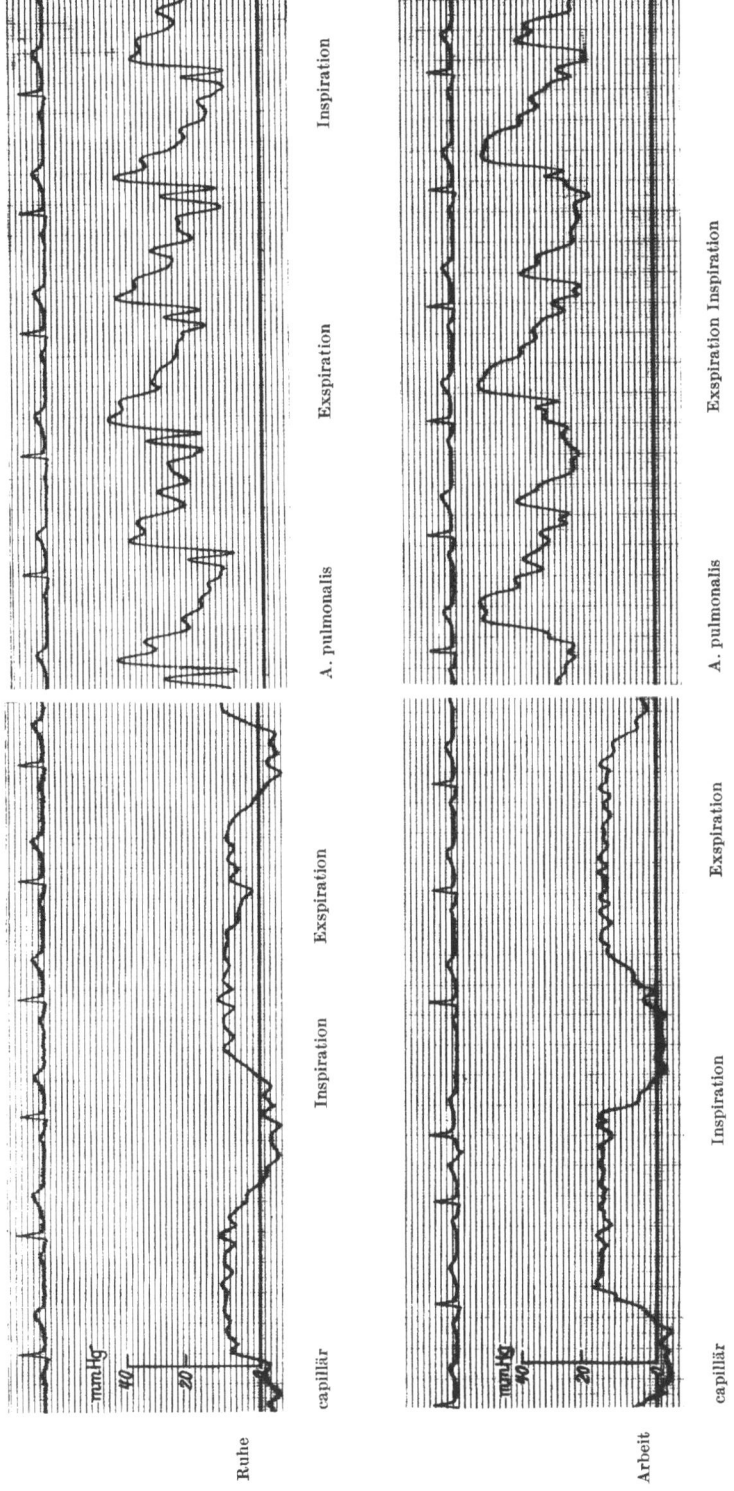

Abb. 11a.) Respiratorische Druckschwankungen bei vermehrten Atemwiderständen wegen chronischem Asthma bronchiale.

durch das Konfluieren der Alveolen die Capillaroberfläche reduziert. Diese Unterschiede verwischen sich ganz bei älteren Patienten, die z. B. an einer dekompen-

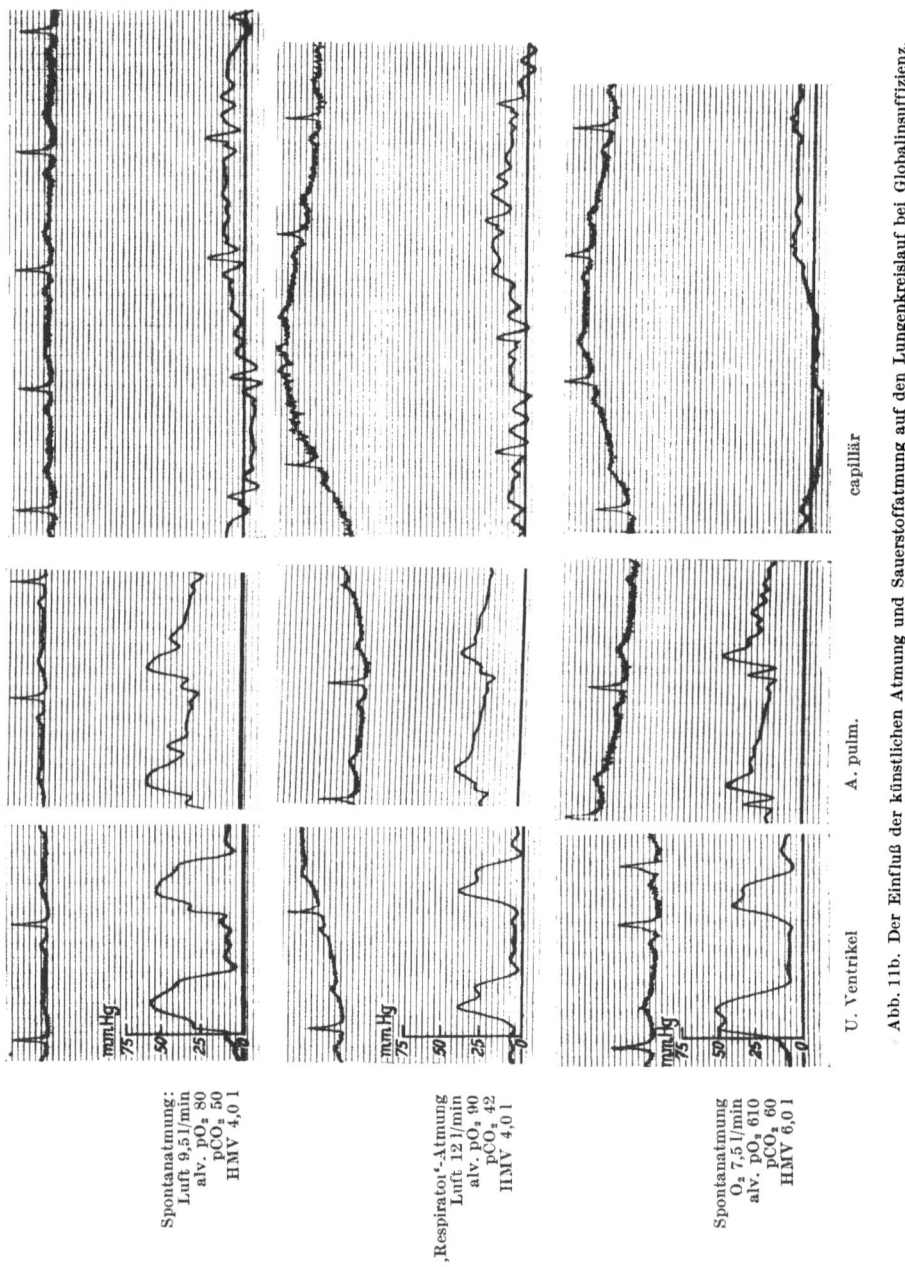

Spontanatmung:
Luft 9,5 l/min
alv. pO₂ 80
pCO₂ 50
HMV 4,0 l

„Respirator"-Atmung
Luft 12 l/min
alv. pO₂ 90
pCO₂ 42
HMV 4,0 l

Spontanatmung
O₂ 7,5 l/min
alv. pO₂ 610
pCO₂ 60
HMV 6,0 l

U. Ventrikel   A. pulm.   capillär

Abb. 11b. Der Einfluß der künstlichen Atmung und Sauerstoffatmung auf den Lungenkreislauf bei Globalinsuffizienz.

sierten Hypertonie mit chronischer Lungenstauung leiden. In diesen Fällen ist der Capillardruck erhöht. Die chronische Stauungsbronchitis führt in schweren Fällen zu einer Hypoventilation, die wiederum den Tonus der kleinen Lungengefäße beeinflußt.

F. Die Klinik des chronischen Cor pulmonale.

1. Definition des Cor pulmonale und der kardialen Rechtsinsuffizienz.

Bisher war nur von der Pathogenese der pulmonalen Hypertonie die Rede. Unter dem chronischen *Cor pulmonale* verstehen wir alle die Anpassungsmechanismen des rechten Ventrikels, insbesondere die Muskelhypertrophie, die als Folgen der pulmonalen Hypertonie, deren Ursachen in der Lunge selbst (Gruppe 3 und 4 unserer Einteilung) liegen, aufgefaßt werden müssen. Die pulmonale Hypertonie bedeutet eine kardiale Rechtsüberlastung, hämodynamisch muß aber von der pulmonalen Hypertonie die kardiale Rechtsinsuffizienz unterschieden werden. Eine Insuffizienz des rechten Ventrikels besteht dann, wenn der diastolische Füllungsdruck im Ventrikel sowie der Druck im rechten Vorhof und in den Venen erhöht ist. Dabei kann das Herzminutenvolumen normal, vergrößert oder auch vermindert sein, während das gesamte im Körper vorhandene Blutvolumen meistens vergrößert ist. Mit dieser strengen Definition der Insuffizienz sollen Mißverständnisse vermieden werden. Das Charakteristische der Insuffizienz besteht darin, daß die hämodynamischen Werte, was die Arbeit in mkg/min betrifft, nicht mehr in die in der Abb. 5 dargelegten Relationen passen, indem das gleiche Herzminutenvolumen bei demselben Druck in der Arteria pulmonalis mit einer kleineren Arbeit für den Ventrikel gefördert wird. Dies bedeutet, daß ein Teil der Arbeit vom rechten Vorhof und über den erhöhten Venendruck sogar vom linken Ventrikel übernommen wird. Auch die Relation zwischen Schlagvolumen und Arbeit für den einzelnen Herzschlag ist gestört, was mit einer Zunahme des Restblutes in Zusammenhang steht, dessen Volumenzunahme jedoch nicht gleichbedeutend mit Insuffizienz ist. Ein weiteres, wenn auch nicht regelmäßiges Zeichen der Insuffizienz besteht darin, daß das Herzminutenvolumen bei körperlicher Arbeit nicht wesentlich vergrößert werden kann, so daß eine Mehraufnahme von Sauerstoff nur über eine Zunahme der peripheren Blutausschöpfung möglich ist, was in einer Zunahme der arterio-venösen O_2-Differenz zum Ausdruck kommt. Da jedoch die O_2-Sättigung des venösen Mischblutes nicht unbegrenzt erniedrigt werden kann, tritt in diesen Fällen meistens als Kompensationsmechanismus eine Polyglobulie in Erscheinung, die die Transportkapazität des Blutes für den O_2 vergrößert. Auf diese Weise kann mit der gleichen O_2-Sättigungsdifferenz mehr O_2 in den Geweben abgegeben werden. Die Unterscheidung zwischen pulmonaler Hypertonie und kardialer Rechtsinsuffizienz ist für die Therapie von großer Bedeutung.

2. Klinische Erscheinungen des chronischen Cor pulmonale.

Die Diagnose des chronischen Cor pulmonale, d. h. der Rechtshypertrophie des Herzens als Folge einer Lungenerkrankung mit pulmonaler Hypertonie, kann im Initialstadium erhebliche Schwierigkeiten bereiten. Klinische Kriterien versagen in den meisten Fällen. Selbst die röntgenologische Untersuchung und die Elektrokardiographie liefern oft keine sicheren Anhaltspunkte. Im Stadium der voll ausgebildeten und evtl. dekompensierten Rechtshypertrophie liegt diese dann allerdings auch dem Unerfahrenen auf der Hand. Die Frühdiagnose ist nur mittels funktioneller Untersuchungen der Lungen- und Herzfunktion, wie es oben beschrieben wurde, möglich.

Ein praktisch fast konstantes Symptom des chronischen Cor pulmonale ist die *Cyanose*, die sich frühzeitig, meistens auch vor der kardialen Dekompensation entwickelt und die Folge der arteriellen Hypoxämie, der Polyglobulie, des kleinen Herzminutenvolumens und dilatierter peripherer Gefäße ist. Die *Dyspnoe*, evtl.

39a

kombiniert mit Husten und Expektoration ist weniger kardial als pulmonal bedingt und verstärkt sich bei jeder körperlichen Anstrengung. Orthopnoe ist nicht typisch für das chronische Cor pulmonale, im Gegenteil, diese Patienten können sich sogar meistens flach hinlegen, ohne daß sich ihre Dyspnoe wie sonst beim Herzkranken verschlimmert. Subjektiv tritt im Stadium der Dekompensation oft eine gewisse Besserung der Dyspnoe ein, wenn die Atemzentren weniger ansprechbar werden und die Patienten deshalb trotz Hypoxämie und Hyperkapnie die Atmung noch mehr einschränken und evtl. sogar somnolent werden. Ein relativ häufiges und gelegentlich mißgedeutetes Symptom ist der präkordiale Schmerz von Angina pectoris-ähnlichem Charakter. Ursache dieser stenokardischen Anfälle ist die Distension der Lungenarterien im Rahmen der pulmonalen Hypertonie, wahrscheinlich aber auch eine Hypoxie des Myokards. Im Gegensatz zur eigentlichen Angina pectoris kennzeichnet die gleichzeitig vorhandene starke Cyanose diese Patienten als Lungenkranke.

Die direkte Untersuchung des Herzens ergibt kaum typische Zeichen. Auch der häufig akzentuierte oder gespaltene 2. Pulmonalton oder etwa die Abschwächung der Herztöne sind ja nicht spezifisch für das chronische Cor pulmonale. Als Folge der Rechtshypertrophie können links parasternal oder im Epigastrium hebende Pulsationen festgestellt werden, sie sind das einzig sichere klinische Zeichen einer Rechtshypertrophie. Auch röntgenologisch ist die Rechtshypertrophie — besonders in den Frühfällen — oft nur schwer zu erkennen oder abzuschätzen, um so mehr als der gleichzeitig häufig vorhandene Zwerchfelltiefstand das Herz klein erscheinen läßt. Ein frühes und verläßliches Zeichen ist die Vorbuchtung des Conus pulmonalis, am besten sichtbar im rechtsvorderen Schrägdurchmesser. Zum Beginn der Rechtshypertrophie verlängert sich zuerst die Ausflußbahn der rechten Kammer, und es kommt zur Ausfüllung der Herzbucht, so daß eine pseudomitrale Konfiguration vorgetäuscht werden kann. Vergrößert sich in der Folge der rechte Ventrikel deutlicher, erscheint das Herz infolge Tendenz der hypertrophischen Kammer zur Linksdrehung als linksverbreitert, die Herzspitze rückt nach oben. Infolge der pulmonalen Hypertonie kann sich die Arteria pulmonalis aneurysmatisch erweitern und einen tumorartigen Schatten verursachen. Wir haben selbst einen Fall erlebt, der wegen Verdacht auf Bronchus-Carcinom eingewiesen und bronchoskopiert wurde, bis die richtige Beurteilung der kardio-pulmonalen Verhältnisse die Diagnose klärte. Wichtige Unterscheidungsmerkmale zwischen der primär pulmonalen Rechtsinsuffizienz gegenüber der sekundären Rechtsinsuffizienz bei Affektionen des linken Herzens sind das Fehlen einer Vergrößerung des linken Vorhofes, die peripher hellen Lungenfelder und die erweiterten und pulsierenden Hauptäste der Arteria pulmonalis. Pleuraergüsse sind ausgesprochen selten. Bei den meisten Patienten besteht eine regelmäßige Sinustachykardie, Arhythmien sind — ohne daß diese Beobachtung befriedigend erklärt werden könnte — sehr selten und erwecken stets den Verdacht auf eine zusätzliche Komplikation. Die elektrokardiographischen Veränderungen werden noch gesondert besprochen. Kurz erwähnt seien noch allgemeine Symptome, wie Schwäche, Müdigkeit, Kopfschmerzen, Unruhe und Schläfrigkeit.

Ungenügend gewürdigt werden im allgemeinen die neurologischen Störungen wie flüchtige Paresen, Doppelsehen, Somnolenz, Schwindel, Sprachstörungen. Hypoxämie und Hyperkapnie erweitern die Retinalgefäße und steigern den intracerebralen Druck. Wir verfügen über die Beobachtung eines Patienten mit einem chronischen Cor pulmonale, der wegen einer Stauungspapille mit Verdacht auf Hirntumor in die Neurochirurgische Klinik eingewiesen wurde. Die konsequente Behandlung der respiratorischen Insuffizienz führte zu einem Rückgang der Stauungspapille. Hier soll noch vermerkt werden, daß bei Patienten mit einem

chronischen Cor pulmonale, die sog. Hustensynkopen, kurzfristiger Bewußtseins-
verlust beim Husten, häufiger auftreten als bei anderen Patienten mit Husten.

Auf die Symptome der pulmonalen Erkrankungen, die zu einem chronischen Cor
pulmonale führen, sowie auf die der vollausgebildeten Rechtsinsuffizienz mit
Leber-, Nierenstauung, Ascites und Ödemen wird hier nicht näher eingegangen.

Die wesentlichen pathologisch-anatomischen Befunde finden sich an den stark
verminderten, durch Veränderungen der Alveolarsepten komprimierten, fibro-
sierten, thrombosierten oder vollständig obliterierten Lungencapillaren, an den
arteriosklerotischen Veränderungen der großen und kleinen Pulmonalgefäße, die
das dem Alter entsprechende Maß übersteigen und als Folgeerscheinung der
Hypertonie erklärt werden können, und an der stark hypertrophischen und evtl.
dilatierten rechten Kammer. Der rechte Vorhof ist im allgemeinen ebenfalls
dilatiert und gelegentlich hypertrophiert. Interessanterweise wird vereinzelt auch
eine Hypertrophie der linken Kammer gefunden, wobei periphere Hypertonie,
Aortenvitien und andere den linken Ventrikel belastende Leiden ausgeschlossen
waren. Diese Hypertrophie der linken Kammer ist nicht geklärt, möglicherweise
spielt die chronische Hypoxämie eine ätiologische Rolle.

Die Häufigkeit des chronischen Cor pulmonale wird in der Literatur verschieden
angegeben und variiert nach den örtlichen Verhältnissen und der Auswahl des
Krankengutes. In einer allgemeinen internen Klinik beträgt die Häufigkeit etwa
3% aller Herzkranken. In der Med. Universitätspoliklinik Zürich wurde 1954
das Cor pulmonale bei einer Patientenzahl von 15419 64mal, d. h. in 0,45%
diagnostiziert. Bei den Herzpatienten (ohne allgemeine Arteriosklerose, essentielle Hypertonie und funktionelle Herzbeschwerden) betrug die Häufigkeit des
chronischen Cor purmonale jedoch bereits 20%. Die Zahlen schwanken je nach
Auswahl der sezierten Herzfälle von 0,9% (WHITE und JONES), 0,62% (WHITE),
6,3% (SCOTT und GARWIN), 25,3% (FLINT) bis zu 50% (WALZER und FROST, Tbc.-
Sanatorien). Im allgemeinen befinden sich die Patienten im Alter von 45—65
Jahren. Auch die Ätiologie wird je nach Krankengut (Interne Kliniken, Sanatorien, Bergbauspitäler) verschieden beurteilt. Im Material der internen Kliniken
überwiegt das Emphysem zahlenmäßig bei weitem (25—75% nach FRIEDBERG), in
denjenigen von Bergbau und Industriezentren stehen die Pneumokoniosen an erster
Stelle. Bei unseren Patienten war in der Hälfte der Fälle das Emphysem,
das Asthma bronchiale, die chronische spastische Bronchitis sowie Bronchiektasen oder Cystenlunge die Ursache des Cor pulmonale. In etwas weniger als 20%
handelte es sich um Patienten mit einer fortgeschrittenen Tuberkulose. Der Rest
verteilt sich auf schwere Thoraxdeformitäten, Silikose, Lungenfibrosen und
primäre Angiopathien der Lungengefäße. GRIGGS und Mitarbeiter fanden autoptisch in etwa 50% ihrer Fälle von Silikose, in etwa 30% ihrer Fälle von Emphysem, in 3,7% ihrer Fälle von Lungentuberkulose und in 36% ihrer Fälle von
Siliko-Tuberkulose ein chronisches Cor pulmonale. NEMETT und ROSENBLATT
konstatierten in 34% ihrer Tuberkulose-Fälle eine Rechtshypertrophie des
Herzens.

Der Verlauf des chronischen Cor pulmonale kann in 3 Stadien eingeteilt werden.
Im ersten stehen die Symptome der Grundkrankheit, die zur pulmonalen Hypertonie führt, im Vordergrund. Im zweiten wird die Rechtshypertrophie manifest,
doch besteht noch keine kardiale Insuffizienz. Im Endstadium entwickelt sich das
Vollbild mit der Insuffizienz. Die einzelnen Stadien werden individuell verschieden rasch durchlaufen. Im allgemeinen beschleunigt sich aber der Verlauf
mit dem Eintritt der manifesten Insuffizienz. Nach SCOTT und GARVIN sterben
86% der Patienten im Verlaufe der ersten Dekompensation, nur 14% erholen sich

davon. Oft entwickelt sich auch unter akuten Bedingungen (Infektionen, Anstrengungen usw.) eine rasch progrediente Dekompensation mit deletärem Ausgang. Die Therapie wird noch besonders besprochen.

3. Die elektrokardiographischen Veränderungen bei pulmonaler Hypertonie und chronischem Cor pulmonale.

Die sich als Folge der Drucksteigerung im Lungenkreislauf entwickelnde Rechtshypertrophie des Herzens, die die reine Mitralstenose, gewisse kongenitale Herzvitien und das chronische Cor pulmonale kennzeichnet, kann in einer gewissen Zahl auch elektrokardiographisch erfaßt werden. Bei diesen elektrokardiographischen Befunden spielen Lageänderungen des Herzens, weiterhin die durch die anatomischen Verhältnisse bedingten Ableitungsbedingungen, Massenzunahme und evtl. Schädigungen des rechten Ventrikels, aber auch gleichzeitig vorhandene, pathogenetisch jedoch anders bedingte Alterationen des Herzens (Hypertonie im großen Kreislauf, Aortenvitien, Coronarsklerose usw.) eine entscheidende Rolle.

Die EKG-Symptome der Rechtshypertrophie sind seit längerer Zeit genau studiert und bekannt. Sie sind typisch für alle Formen der pulmonalen Hypertonie und weichen in den einzelnen Gruppen nur in einigen nicht grundsätzlichen Details untereinander ab. In letzter Zeit sind Korrelifizierungen der EKG-Veränderungen mit den Daten des Herzkatheterismus und der Lungenfunktionsprüfung versucht worden, die besonderes Interesse zum Verständnis der EKG-Bilder bei der Rechtshypertrophie beanspruchen (s. unten).

Folgende Kriterien werden im allgemeinen der rechtsventrikulären Hypertrophie zugeschrieben:

1. Abweichung der elektrischen Achse nach rechts. Hierbei handelt es sich um ein praktisch obligates, aber unspezifisches Symptom, das u. E. nur zur Diagnose der Rechtshypertrophie verwendet werden darf, wenn gleichzeitig andere Zeichen (EKG) für eine pathologische Rechtsüberlastung sprechen. Als erstes Zeichen einer Rechtshypertrophie kann sich eine Rotation im Uhrzeigersinn um die Herzlängsachse (Verlagerung der Übergangszone nach links) einstellen.

2. Pathologisches Verhältnis von R zu S in V1 (> 1) und V6 (< 2), wobei der QRS-Komplex in V1 besondere Aspekte zeigen kann: RS, Rs, qR, R. Eine Amplitude von R in V1 > 5 mm (Grenzwert) soll bei gegebenen klinischen Verhältnissen stets den Verdacht auf eine rechtsventrikuläre Hypertrophie erwecken (Schaub und Mitarbeiter).

3. Verspätung der maximalen örtlichen Negativitätsbewegung in V1 ($> 0,03$ sec) bzw. pathologische Differenz zwischen örtlicher Negativitätsbewegung in V6 minus örtlicher Negativitätsbewegung in V1 ($< 0,08$ sec) (Reindell).

4. Negative T-Zacken rechts präkordial.

5. Auftreten von partiellen oder totalen Rechtsschenkelblockbildern; es werden folgende QRS-Komplexe am häufigsten beobachtet: rSR', rR', rSR', M-Form, rsr'S', sog. embryonale R-Zacken (Mounsey), W-Form (v. Lutterotti), evtl. Verbreiterung der QRS-Gruppe.

6. P-Veränderungen. Sie sind ein sehr sensibles und frühes Kriterium einer pulmonalen Drucksteigerung (Cabréra, Schmidt und Mittweg) und deuten besonders in Form einer spitzpositiven Zacke rechts präkordial mit kurzer schneller Nachschwankung auf eine Vorhofshypertrophie und damit indirekt auf eine Kammerhypertrophie rechts hin.

In vereinzelten Fällen von chronischem Cor pulmonale kommen EKG-Bilder vom rS-Typ in V1—6 vor, die nicht mit einem Vorderwandinfarkt verwechselt werden dürfen (Myers). In allen Fällen, bei denen eine Rechtshypertrophie zur Diskussion steht, sind die Ableitungen Vr 3—5 unerläßlich, da oft nur in diesen ein qR oder rsR'-Komplex zur Darstellung kommen kann. Beim chronischen Cor pulmonale infolge Emphysems besteht die Tendenz zur Niedervoltage.

Die Beziehungen zwischen anatomisch ausgebildeter und elektrokardiographisch nachweisbarer Rechtshypertrophie sind in zahlreichen Arbeiten dargestellt und bewiesen (Methode der getrennten Wägung der rechten und linken Kammer von Fällen, die zur Sektion gekommen sind). Die Relationen zwischen rechtsventrikulärer Hypertrophie im EKG und Drucksteigerung in der Arteria pulmonalis bzw. im rechten Ventrikel sind ebenfalls mehrfach beschrieben. Im großen und ganzen ergibt sich eine positive Beziehung zwischen Druck im Lungenkreislauf und Ausprägung der elektrokardiographischen Rechtshypertrophie bzw. Grad der Achsenabweichung nach rechts. Werden die EKG-Veränderungen mit den Ergebnissen der Lungenfunktionsprüfung beim chronischen Cor pulmonale verglichen, so ergibt sich in den Fällen mit chronischer alveolärer Hypoventilation (Globalinsuffizienz), daß unterhalb einer alveolären O_2-Spannung von 83 mm Hg elektrokardiographische Zeichen einer Rechtshypertrophie manifest werden. In diesen Fällen steht der Winkel α des QRS-Komplexes in einem direkten Verhältnis zur alveolären O_2-Spannung; je schwerer die Globalinsuffizienz, um so mehr weicht das Herz nach rechts ab (VOEGTLIN und Mitarbeiter).

In nicht wenigen Fällen, besonders von chronischem Cor pulmonale findet man ein normales EKG. Die Herzstromkurve erfaßt lediglich fortgeschrittene Fälle mit längerer Anamnese. SCHWEIZER fand in 50%, FULTON in 80% der Fälle von chronischer Cor pulmonale sichere elektrokardiographische Zeichen. In unserem Krankengut beträgt der Prozentsatz sogar nur 30 (SCHAUB und Mitarbeiter). Neben der Auswahl der Patienten bzw. der Zusammensetzung des Krankengutes spielen für diese Unterschiede noch zahlreiche extrakardiale Faktoren wie Lageänderungen des Herzens, Veränderungen des leitenden Milieus und der Ableitungsbedingungen eine wichtige Rolle.

Von COSBY und Mitarbeiter sowie von SCHAUB und Mitarbeiter sind die EKG-Zeichen der Rechtshypertrophie mit den durch Herzkatheterismus gewonnenen hämodynamischen Größen im Lungenkreislauf verglichen worden, indem das EKG bei reiner Mitralstenose, bei kongenitalen Vitien und beim chronischen Cor pulmonale zum Mitteldruck in der Arteria pulmonalis (PAm), zur Arbeit des rechten Ventrikels und zum Strömungswiderstand der Lungenstrombahn in Beziehung gesetzt wurde. Dabei erwies sich R in V1 als beste Korrelationsgröße. R in V1 steht in einem direkten proportionalen Verhältnis zu PAm bei den kongenitalen Vitien (SCHAUB), zu PAm und Widerstand bzw. Arbeit (SCHAUB und COSBY) bei Mitralstenosen und zu PAm und Arbeit beim chronischen Cor pulmonale (SCHAUB). R in V1 > 5 mm kann bei entsprechenden klinischen Symptomen als recht verläßliches Zeichen einer rechtsventrikulären Hypertrophie gewertet werden.

Diese Relationen sind nur locker ausgebildet und bewegen sich innerhalb gewisser Streubereiche, indem verschiedene, vor allem auch extrakardiale Faktoren die Beziehungen beeinflussen. Es ist auch zu berücksichtigen, daß Katheteruntersuchungen meist Ruhe- und immer Momentanwerte darstellen, die Patienten sich aber nicht dauernd unter Ruhebedingungen befinden. Diese Beziehungen werden zudem im Falle der Insuffizienz des Myokards sofort gestört, indem in diesen Fällen z. T. niedrigere Druckwerte und vor allem kleinere Arbeitswerte gemessen werden, während natürlich die ausgeprägten EKG-Zeichen nicht zurückgehen.

Die Rechtsverspätung bzw. der Rechtsschenkelblock ist bei Rechtshypertrophie häufig und vor allem beim chronischen Cor pulmonale ein wertvolles diagnostisches Symptom. Es besteht jedoch keine Abhängigkeit zur Schwere der pulmonalen

Hypertonie, indem sowohl bei leichter und erheblicher Drucksteigerung wie auch bei leichter und schwerer Hypertrophie Rechtsschenkelblockbilder in etwa der gleichen Verteilung vorkommen. Die Entstehung der Rechtsverspätung bei Rechtshypertrophie ist nicht sicher geklärt.

Das EKG versagt in der Früherfassung der Rechtshypertrophie. Eine geringe Massenzunahme des rechten Ventrikels bei nur kurzer Vorgeschichte wird kaum dargestellt. Andererseits orientiert das EKG deshalb gewissermaßen über die Dauer der Rechtsüberlastung, insbesondere beim chronischen Cor pulmonale, bei dem sich die EKG-Zeichen erst nach längerer Krankheitsdauer entwickeln. Bei der reinen Mitralstenose werden Hypertrophiekurven in 60% (Schweizer), in 50% (Cosby Janton) und in 30% (Schaub) beobachtet. Bei unseren kongenitalen Vitien fanden wir ebenfalls nur in 30% Hypertrophiekurven, während Cosby in 91% entsprechende EKG-Veränderungen feststellte. In unseren Fällen überwiegen aber zahlenmäßig die relativ gutartigen Vitien, wie Vorhofs- und Ventrikelseptumdefekte, bei Cosby die schweren Herzfehler. Diese stark abweichenden Zahlen beleuchten die Zusammensetzung des untersuchten Krankengutes. Wir haben z.B. viele Frühfälle von chronischem Cor pulmonale sowie eher leichte, noch nicht „operationsreife" Mitralstenosen untersucht. Da vollständige EKG- und Katheteruntersuchungen solcher Fälle nirgends an einem zahlenmäßig großen Material vorgenommen wurden, kommt diesen Zahlen statistisch keine signifikante Bedeutung zu.

Für die Arbeit des Myokards und damit auch für das Maß der elektrokardiographisch nachweisbaren Hypertrophie sind der Mitteldruck, der vom Widerstand der Lungenstrombahn abhängt, und das Herzminutenvolumen maßgebend. Im allgemeinen ist letzteres bei der Mitralstenose klein, ebenso bei der Mehrzahl der Fälle mit chronischem Cor pulmonale. Bei den kongenitalen Vitien mit Links-rechts-shunt kann die Lungendurchblutung und das Herzminutenvolumen für den rechten Ventrikel sehr groß sein. Beim chronischen Cor pulmonale und bei der Mitralstenose ist der Widerstand in der Lungenstrombahn erhöht, damit kommt dem Druck die entscheidende Bedeutung in der Genese der Rechtshypertrophie zu. Bei den kongenitalen Vitien mit gesteigerter Lungendurchblutung, geringem Strömungswiderstand und relativ niedrigem Druck steht das erhöhte Herz-minutenvolumen im Vordergrund. Für die Fälle mit erhöhtem Widerstand (Pulmonalstenose und sekundären Veränderungen an den Lungengefäßen, M. Eisenmenger usw.) gelten die gleichen Verhältnisse wie bei der Mitralstenose und bei chronischem Cor pulmonale, um so mehr, als in diesen Fällen der Strömungs-widerstand und der Druck meistens extrem hohe Werte erreichen.

Wenn die Hypertrophiebilder prinzipiell für die reine Mitralstenose, die kongenitalen Vitien und das chronische Cor pulmonale gleich sind, so unterscheiden sich diese Krankheitsgruppen mit pulmonaler Hypertonie doch deutlich in den Bedingungen, unter denen die Zeichen der Rechtshypertrophie im EKG erscheinen. Im allgemeinen zeigt das EKG bei den kongenitalen Vitien die ausgeprägtesten Rechtshypertrophiebilder (größte Amplituden für R in V1, ausgesprochene Veränderungen des R/S-Quotienten in V1). Die Koinzidenz zwischen anatomischer und elektrokardiographischer Rechtshypertrophie ist bei den kongenitalen Vitien am besten. Hier treten die pathologischen EKG-Bilder auch schon bei relativ niedrigem Druck (PAm 30 mm Hg) und geringer Arbeit (1 mkg/min/m²) auf, während bei der Mitralstenose diese Zahlen 60 mm Hg und ebenfalls 1 mkg/min/m² betragen (Cosby), weil hier noch andere Faktoren intervenieren. Bei den kongenitalen Vitien besteht aber keine strikte Relation zwischen EKG-Anomalien und Mitteldruck oder Arbeit des rechten Ventrikels. Andererseits ist diese Relation bei der Mitralstenose, bei der elektrokardiographisch überhaupt eine Rechtshyper-

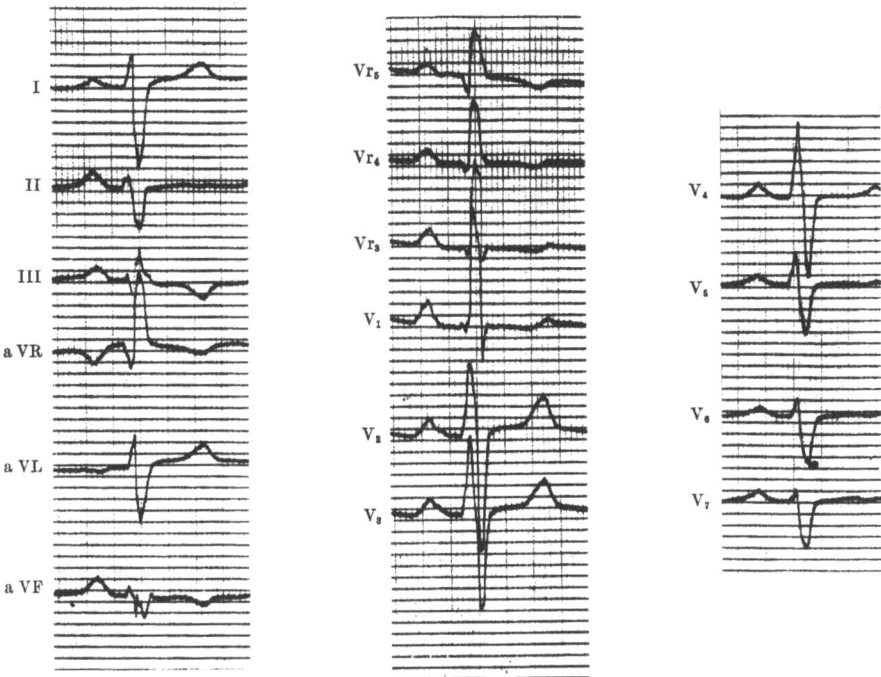

Abb. 12. 16jähr. Knabe, primäre Pulmonalsklerose. EKG: Sinusrhythmus, Vorhofschädigung, Rechtstyp, Rechtshypertrophie mit Rechtsschenkelblock.

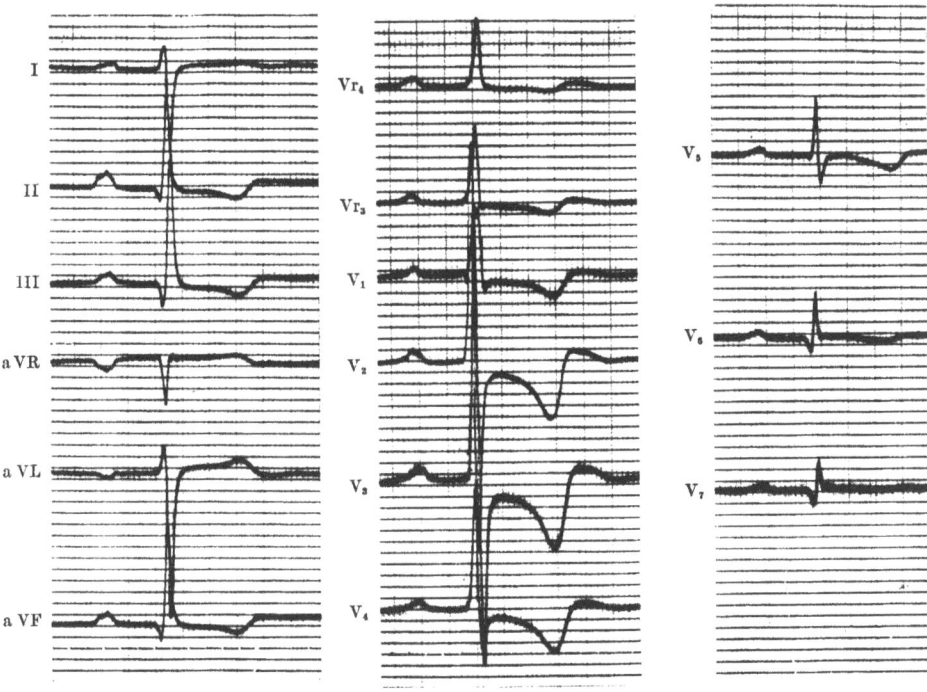

Abb. 13. 24jähr. Pat. mit FALLOTscher Trilogie. EKG: Sinusrhythmus, av-Überleitungsstörung, Vorhofschädigung, Rechtstyp, Rechtshypertrophie, Myokardschaden rechts mit Zeichen von Ischämie.

trophie diagnostiziert werden kann, gut, was R und R/S-Quotient in V1, Mittel-
druck und Arbeit betrifft. Das chronische Cor pulmonale weist innerhalb dieser
Relationen die größte Streubreite auf, da bei diesen Patienten die extrakardialen
Faktoren den größten Einfluß haben.

Schließlich sei noch vermerkt, daß bei Erkrankungen, die den linken Ventrikel
belasten und eine biventrikuläre Hypertrophie verursachen, die Rechtshypertrophie meistens im EKG durch diejenige des linken Ventrikels vollständig maskiert
oder zumindest tiefgreifend modifiziert wird. In diesen Fällen bestehen überhaupt
keine quantitativen Relationen zwischen hämodynamischen Größen des Lungenkreislaufes und EKG, so daß hier die diagnostische Bedeutung des EKG für die
Rechtshypertrophie erheblich vermindert ist.

Wie mehrmals angedeutet, ist das EKG in der Lage, in vielen Fällen die
Rechtshypertrophie zu registrieren und damit die klinische Diagnose der Rechtsüberlastung und der pulmonalen Hypertonie zu ergänzen bzw. zu verbessern.
Zusammenfassend muß aber festgestellt werden, daß die erwähnten Relationen
stets nur lockere sind und im Einzelfall fehlen können und daß der EKG-Dia-
gnostik der Hypertrophie-Schäden des rechten Herzens nicht die gleiche Bedeutung zukommt wie derjenigen des linken Herzens.

4. Das räumliche Vektorkardiogramm bei der Hypertrophie des rechten Ventrikels.

Nachdem die Vektorkardiographie im Laufe der letzten Jahre neben ihrer rein theoretischen Bedeutung auch eine zunehmende klinische Anwendung in der Kardiologie fand, wurde
bereits mehrfach versucht, eine Korrelation zwischen kardialer Rechtshypertrophie und
vektorkardiographischen Befunden herzustellen (Lasser et al., Grishman und Scherlis,
Fowler und Helm, Shillingford und Bridgen, Elek et al.). Die Rechtshypertrophie der
Neugeborenen wurde vektorkardiographisch von Podio et al., Elek et al., Schaffer und
Beinfield und Lamb und Dimond untersucht. Dahl und Simonson wandten bei ihren
Untersuchungen die Methode von Grant an, bei der ein mittlerer Vektor aus der Nullkontur
der Brustwandableitungen konstruiert wird.

Bei unseren Untersuchungen wurden die Vektorschleifen in 3 Ebenen registriert
mit der Elektrodenanordnung des Tetrahedron-Systems nach Wilson et al. und
Burch et al. Über die Methodik werden wir an anderer Stelle ausführlich berichten (Pipberger, Luchsinger und Kälin).

Die mittlere Richtung der QRS-Schleife, die bei der Depolarisation beider
Herzkammern entsteht, wird durch das Massenverhältnis beider Ventrikel
bestimmt. So fanden Elster und v. Lutterotti im EKG nur dann Zeichen einer
Rechtshypertrophie, wenn der Verhältnisindex nach Müller 1,0 oder mehr betrug,
d. h. wenn der rechte Ventrikel ebenso schwer oder schwerer als der linke war.

Bei einer eingehenden pathologisch-anatomischen Untersuchung konnte Grant
nachweisen, daß Lageveränderungen des Herzens bei der Rechtshypertrophie nur
eine sehr geringe Rolle spielen. Die stärksten Rechtshypertrophien wurden bei
kongenitalen Vitien gefunden.

Als Hauptfaktor bei der Entstehung der kardialen Rechtshypertrophie sahen
wir ebenso wie Elek et al. in Übereinstimmung mit den meisten Autoren die
vermehrte Arbeit des rechten Ventrikels an.

Die vektorkardiographischen Kriterien für eine Rechtshypertrophie wurden
im wesentlichen zuerst von Lasser et al. erarbeitet. Während beim normalen
Erwachsenen die mittlere Richtung des QRS nach links, hinten und unten zeigt,
kommt es bei zunehmender Rechtshypertrophie zu einer Rotation nach vorn und
rechts, in extremen Fällen auch bis nach oben (die Richtungsangaben sind jeweils
auf den Patienten bezogen). Die normalerweise in der Horizontalebene im Gegenuhrzeigersinn verlaufende Schleife kehrt sich um und verläuft bei der Rechtshypertrophie im Uhrzeigersinn. Weniger konstant ist die Umkehrung des Umlaufsinns

in der Sagittalebene vom Uhrzeigersinn in den Gegenuhrzeigersinn. FOWLER und HELM fanden, daß die initiale Komponente des QRS in einer statistisch signifikanten Zahl der Fälle nach links, hinten zeigt. Bei der Mehrzahl aller Normalen weist diese Komponente nach vorn, unten und rechts.

In der Differentialdiagnose zwischen Rechtshypertrophie und atypischem Rechtsschenkelblock hat sich das VKG dem EKG überlegen gezeigt. Der Verlauf bei dieser Reizleitungsstörung ist in der Horizontalebene wie beim Normalen im Gegenuhrzeigersinn, wobei jedoch zusätzlich eine deutlich verlangsamte Komponente nach rechts auftritt. Ist auch bei der im Uhrzeigersinn verlaufenden Rechtshypertrophie nur eine terminale Komponente nach rechts gerichtet, so kommt es in V1 und in den Rechtsableitungen zu den gleichen elektrokardiographischen Konfigurationen, dem RSR'-Typ.

Die T-Richtung wird bei der Rechtshypertrophie absolut weniger beeinflußt als das QRS. Die relative Lage zum QRS ändert sich jedoch in zunehmendem Maße und scheint uns in einer gewissen Relation zur Rechtshypertrophie zu stehen. Der QRS-T-Winkel nähert sich, wie auch schon GRISHMAN und SCHERLIS feststellten, 180°. Eine exakte räumliche Winkelbestimmung wurde von diesen Autoren allerdings nicht angegeben. Auf die eminente Bedeutung des QRS-Winkels einzugehen, erübrigt sich in diesem Zusammenhang. Wir verweisen auf die Arbeiten von GRANT und HELM und FOWLER. Im Bestreben, quantitative Normen in die Elektrokardiographie einzuführen, spielt der QRS-T-Winkel die wichtigste Rolle. Die wichtigsten Faktoren, die einen Einfluß auf diesen Winkel nehmen, sind neben vielen anderen vor allem die „Ischämie", wobei dieser Ausdruck nicht unbedingt einem anatomischen Substrat entsprechen muß, sondern hier als der hinreichend bekannte elektrokardiographische Terminus technicus verstanden werden soll. HELM und FOWLER fanden bei Normalpersonen mittels des Tetrahedron-Systems, das auch wir benutzen, einen mittleren QRS-T-Winkel von 27,7 ± 13,7°. Bei Angaben dieses Winkels ist jeweils auf die benutzte Methode zu achten, da hier durch der Winkel stark beeinflußt wird.

Bei der Bestimmung des mittleren QRS-Vektors geht man im VKG gewöhnlich so vor, daß man den Punkt E mit dem Punkt der Schleife verbindet, der am weitesten von E entfernt liegt. In zahlreichen Fällen mit Rechtshypertrophie fanden wir jedoch eine derart bizarre Schleifenkonfiguration, daß wir diesen Weg als zu ungenau ansahen. Wir haben deshalb die Schleife planimetriert und die Halbierungslinie als mittleren Vektor angenommen. Über die näheren Einzelheiten dieser Methode werden wir noch berichten (PIPBERGER et al.).

Als Referenzsystem wählten wir eine Gradeinteilung von 0—360° im Uhrzeigersinn, wobei 0° jeweils rechts vom Beschauer zu liegen kommt. Außerdem wurde noch das triaxiale System von BAYLEY angewandt.

Die Berechnung des räumlichen Winkels wurde nach der von HELM und FOWLER angegebenen Methode durchgeführt.

Bei unseren Untersuchungen standen uns 22 Patienten zur Verfügung. Bei allen wurde ein Herzkatheterismus durchgeführt. 12 Patienten hatten ein chronisches Cor pulmonale verschiedener Ätiologie, 6 ein kongenitales Vitium, 4 eine Mitralstenose. Die gleichzeitig registrierten EKG wurden nach den von SCHAUB und VÖGTLIN angegebenen Kriterien ausgewertet.

Ergebnisse: In 15 Fällen fanden wir die oben angegebenen Zeichen einer Rechtshypertrophie im VKG (Abb. 14, oben). In 2 weiteren Fällen stellten wir vektorkardiographisch die gleiche Diagnose auf Grund folgender Kriterien: Die QRS-Schleife verläuft in der Horizontalebene im Uhrzeigersinn und besitzt eine terminale Komponente rechts von E. Die initiale Komponente weist nach links hinten oder links vorn. Wir haben diese Fälle als Typ II der Rechtshypertrophie zusammengefaßt (Abb. 14, Mitte). Es handelt sich nach unserer Ansicht hier um beginnende Rechtshypertrophien, bei denen der mittlere QRS-Vektor noch nicht aus seiner normalen Richtung wesentlich abgewichen ist. Dieselbe Konfiguration kann zustande kommen, wenn eine Links- und Rechtshypertrophie gleichzeitig bestehen.

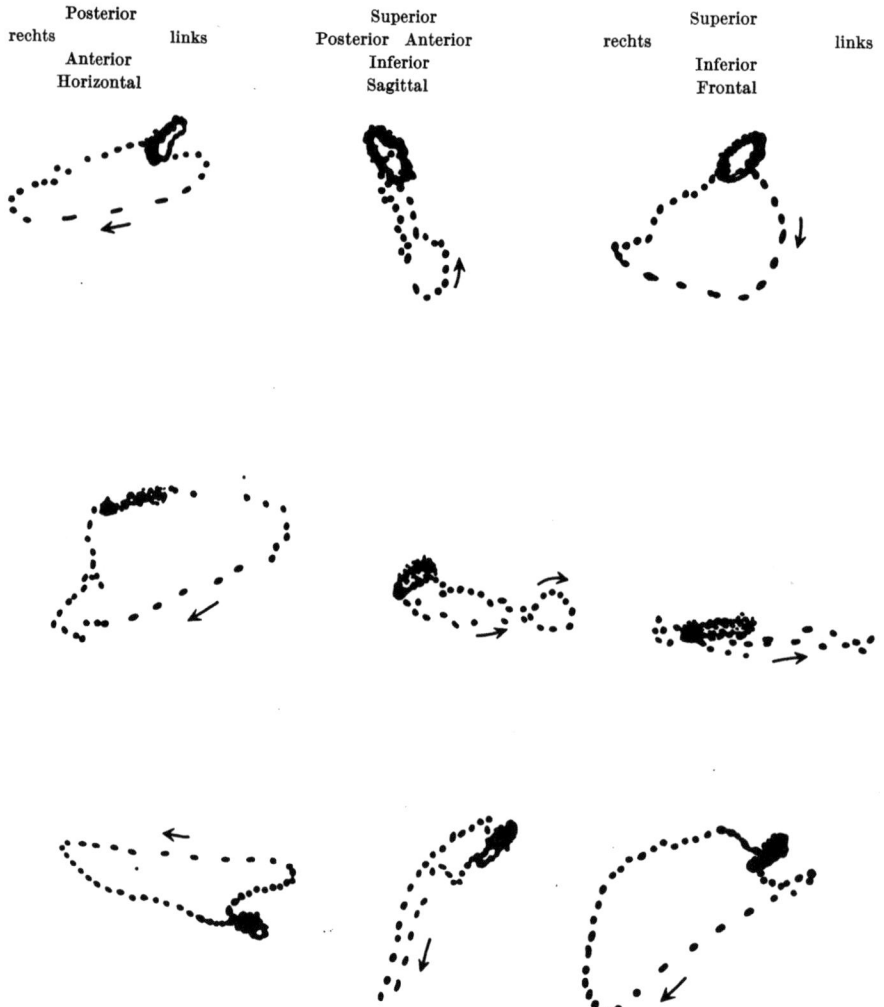

Abb. 14. Vektorkardiographische Befunde bei Rechtshypertrophie. Oben: Rechtshypertrophie Typ I. Mitte: Rechtshypertrophie Typ II. Unten: Atypischer Rechtsschenkelblock bei Rechtshypertrophie.

Parkinson und Hogle konnten zeigen, daß die Ausflußbahn des rechten Ventrikels zuerst hypertrophiert und erst später die übrigen Anteile der Kammer. Folgen wir den Angaben von Gardberg und Ashman, so müssen wir annehmen, daß gerade die Ausflußbahn des rechten Ventrikels zuletzt depolarisiert wird. Hiermit wäre erklärt, daß bei beginnenden Rechtshypertrophien nur die terminale Komponente nach rechts weist. Auch in diesen Fällen fanden wir die initiale Komponente nach links und hinten zeigend, und wir nehmen mit Fowler und Helm hier schon eine pathologische Aktivierung des Kammerseptums an.

In der Sagittalebene fanden wir bei unseren Fällen des Typus I und II keinen einheitlichen Schleifenverlauf, dagegen in der Frontalebene meist einen Verlauf im Uhrzeigersinn. Die initiale Komponente fanden wir nur in 2 Fällen von allen normal verlaufend.

Ein Fall zeigte die oben angegebenen Kriterien für einen atypischen Rechtsschenkelblock (Abb. 14, unten). Die Bestimmung des räumlichen QRS-T-Winkels wurde in diesem Fall unterlassen, da es sich hierbei um sekundäre T-Veränderungen handelt.

In diesem Zusammenhang sei ein Fall erwähnt, der im EKG die Zeichen eines atypischen Rechtsschenkelblocks aufwies ohne jegliche andere klinische Zeichen einer Rechtshypertrophie. Ein bei diesem Patienten durchgeführter Herzkatheterismus ergab ebenfalls normale Verhältnisse. Im VKG verläuft jedoch die QRS-Schleife in der Horizontalebene im Uhrzeigersinn mit einer terminalen, deutlich verlangsamten Komponente nach rechts. In diesem Falle glauben wir uns berechtigt, auch im VKG trotz der Umkehr des Schleifenverlaufs einen atypischen Rechtsschenkelblock zu diagnostizieren. Die von LASSER et al. aufgestellten Kriterien gelten nach unserer Erfahrung für die Mehrzahl der Fälle, jedoch nicht ohne Ausnahmen.

Ein Versuch, den Grad der vektorkardiographischen Rechtshypertrophie mit hämodynamischen Werten, die einen Aufschluß über die anatomische Rechtshypertrophie gestatten, in Beziehung zu setzen, hat mit vielerlei Schwierigkeiten zu rechnen, die bereits im Zusammenhang mit dem EKG näher erläutert wurden. Welche Kriterien erlauben uns vektorkardiographisch eine Rechtshypertrophie als schwerer zu bezeichnen als eine andere ? Wir wissen, daß es in zunehmendem Maße zu einer Rotation der QRS-Achse nach vorn und rechts kommt. Ebenso wird der QRS-T-Winkel über seine normale Größe von $27,7 \pm 13,7°$ hinausgehen. Diese Werte scheinen uns als einzige geeignet, zu einer Korrelation herangezogen zu werden. Die Amplitude der Vektoren haben wir nie berücksichtigt, da diese zu stark von dem Ableitungssystem und den anatomischen Verhältnissen abhängig ist. Für die unipolaren Brustwandableitungen konnten BOCK und BAUST zeigen, daß bei der Bestimmung der Voltage die Fehlerquelle sehr erheblich werden kann.

Wir sind uns darüber im klaren, daß die Zahl unserer Fälle zur Bestimmung statistisch signifikanter Abweichungen relativ klein ist. Unsere Ergebnisse scheinen uns aber unseren Versuch zu rechtfertigen. Aus naheliegenden Gründen haben wir bei unseren Zusammenstellungen die Fälle nach Diagnosen getrennt. Es wurden kongenitale Vitien, Mitralstenosen und chronisches Cor pulmonale aufgeführt. Die Dauer der Erkrankung, die nach unserer Ansicht sicher eine Rolle bei der Ausbildung der Rechtshypertrophie spielt, kann bei den erworbenen Schäden oft nur approximativ ermittelt werden. In einigen Fällen bestand gleichzeitig eine mäßige Erhöhung des peripheren Blutdrucks, so daß die Rechtshypertrophie vektorkardiographisch noch durch eine Linkshypertrophie beeinflußt sein kann.

Die beste Relation fanden wir bei unserem Material zwischen der Arbeit des rechten Ventrikels und dem räumlichen QRS-T-Winkel (Abb. 15). Bis zu einer Arbeitsleistung von 3,0 mkg/min folgen die Werte mit einer geringen Streuung einer Geraden. Bei einem Fall mit höherer Arbeitsleistung handelte es sich um eine FALLOTsche Trilogie.

Eine weniger gute, aber noch ausreichende Relation, fanden wir bei einem Vergleich zwischen der Arbeit des rechten Ventrikels und der QRS-Achse in der Horizontal- und Frontalebene, gar keine in der Sagittalebene.

Wird anstatt der Arbeit des rechten Ventrikels PAm eingesetzt, so ist bei unseren Fällen nur eine lineare Relation mit dem mittleren QRS-Winkel in der Horizontalebene angedeutet.

In Übereinstimmung mit Cosby et al. und Schaub et al. findet man den atypischen Rechtsschenkelblock bei allen Stufen der Rechtshypertrophie. Auch vektorkardiographisch lassen sich daraus keine Rückschlüsse auf die Schwere der Rechtshypertrophie ziehen.

Ein Vergleich unserer Befunde mit den elektrokardiographischen Befunden zeigt eine gewisse Überlegenheit des VKG gegenüber dem EKG. Fanden wir bei den 22 Fällen nur ein normales VKG, so sind es elektrokardiographisch 4 Patienten, die nicht aus dem Bereich der Norm herausfallen. Auf die Differenzierungsmöglichkeit zwischen Rechtshypertrophie und atypischem Rechtsschenkelblock haben wir bereits hingewiesen. Bei unseren Patienten wurde im EKG in 3 Fällen ein atypischer Rechtsschenkelblock diagnostiziert, bei denen wir im VKG eine Rechtshypertrophie feststellten.

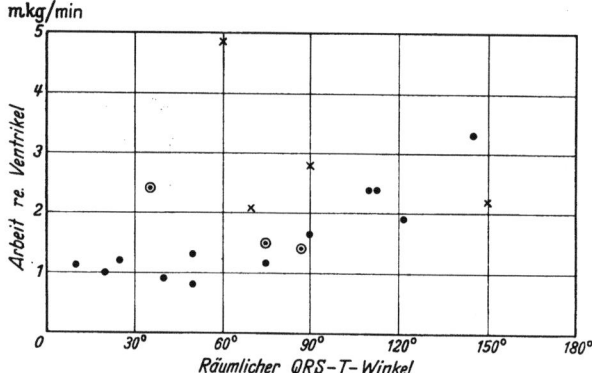

Abb. 15. Beziehung. Arbeit des rechten Ventrikels und räumlichen QRS-T-Winkel.

G. Vorkommen des chronischen Cor pulmonale.

1. Emphysem.

Von größter praktischer Bedeutung als Ursache des chronischen Cor pulmonale ist das Emphysem. Von einem funktionellen Standpunkt aus unterscheiden wir verschiedene Unterformen des Emphysems. Die häufigste Form ist das Dehnungsemphysem bei vermehrten Atemwiderständen, vor allem beim Asthma bronchiale und bei der chronischen spastischen Bronchitis, handle es sich dabei nun um echte Bronchialspasmen oder um eine Schwellung der Bronchialschleimhäute infolge einer Sekretionsstörung. In beiden Fällen kann man nach Applikation eines Broncholyticums eine Besserung der Atemreserven feststellen. Dieses Emphysem entspricht der "obstructiv form" der amerikanischen Autoren. Das echte, substantielle Emphysem, das anatomisch durch einen progredienten Schwund der elastischen Kräfte der Lunge gekennzeichnet ist, wird besonders bei älteren Patienten beobachtet, ist aber im Vergleich zum Dehnungsemphysem viel seltener. Oft ist es in fortgeschrittenen Fällen aber gar nicht möglich, beide Formen streng zu unterscheiden, da auch das Dehnungsemphysem schließlich zu einem Elastizitätsverlust und zu einem Schwund von Lungengewebe wegen Konfluierens der Alveolen führt. Umgekehrt kann es auch beim echten substantiellen Emphysem zu einer Vergrößerung der exspiratorischen Atemwiderstände kommen, da der Elastizitätsverlust eine Störung der Spannungssysteme der Lunge bedeutet, die für die Fixierung der Bronchien von großer Bedeutung sind. Eine mangelhafte Fixierung der Bronchien kann dazu führen, daß diese während der Exspiration einen engeren Durchmesser haben, evtl. sogar kollabieren, wie es Herzog bei bestimmten Emphysematikern bronchoskopisch nachweisen konnte. In diesen Fällen fällt ein Test mit bronchodilatorischen Mitteln negativ aus, obwohl die exspiratorischen Atemwiderstände stark erhöht sind. Als 3. Form des Emphysems unterscheiden wir die kompensatorische Blähung der Lunge oder einzelner Lappen nach thoraxchirurgischen, das Lungenparenchym vermindernden Eingriffen und in Fällen von lokalisierten Fibrosen und Schrumpfungen.

Allen Emphysemformen gemeinsam ist die Blähung der Alveolen und damit die Zunahme des Luftvolumens der einzelnen Alveole, was einer Vergrößerung des Weges vom Bronchus zur Alveolarwand als Ort des Gasaustausches gleichkommt. Aus diesem Grunde sind auch bestimmte funktionelle Merkmale allen Emphysem- formen gemeinsam, wie z. B. die Verschlechterung der Luftdurchmischung bei vergrößerter funktioneller Residualluft, Zunahme der Residualluft und des funktionellen Totraumes sowie unökonomische Totraumhyperventilation. Die Totalkapazität und Vitalkapazität können im Anfangsstadium normal sein oder sogar über den theoretischen Sollwerten liegen, dagegen ist der Atemgrenzwert oder auch der Pneumometerwert und der TIFFENEAU-Test mehr oder weniger stark eingeschränkt bzw. pathologisch. In diesem Sinne ist beim Emphysem immer eine latente Insuffizienz nachweisbar und die Belastungsfähigkeit für körperliche Arbeit je nach Einschränkung der Atemreserven reduziert. Bei vielen Emphy- sematikern ist die Luftdurchmischung in den Lungen so schlecht und ungleichmäßig, daß es zum Syndrom der Partialinsuffizienz kommt, in diesen Fällen besteht trotz arterieller Hypoxämie keine pulmonale Hypertonie. Mit der Ventilations- steigerung beim Arbeitsversuch wird die O_2-Sättigung meistens deutlich besser. Bei den schweren Fällen mit einem Atemgrenzwert unter 30 l pro min besteht meistens eine allgemeine alveoläre Hypoventilation, also eine Globalinsuffizienz sowie eine pulmonale Hypertonie. Das Konfluieren der Alveolen führt zu einer Abnahme der Capillaroberfläche und damit zu einer Einschränkung der Diffu- sionskapazität, so daß man in diesen Fällen neben der Globalinsuffizienz auch noch eine Diffusionsstörung nachweisen kann. Nur ausnahmsweise kann man beim Emphysem einmal bereits in Ruhe eine Diffusionsstörung ohne gleichzeitige Ventilationsstörung im Sinne der Globalinsuffizienz feststellen. Vom funktionellen Standpunkt teilen wir die Entwicklung des Emphysems in 5 Stadien ein:

Allen Stadien gemeinsam: Funktionelle Residualluft und Residualluft vergrößert (absolut oder relativ), Mischzeit verlängert, funktioneller Totraum vergrößert.

1. Stadium: 1. Atemreserven praktisch normal; 2. Alveoläre Ventilation normal; 3. Thorax beweglich; 4. Arterielles Blut normal; 5. Relativ gute Anpas- sung an körperliche Arbeit; 6. Adrenalinversuch positiv beim Vorliegen von Bronchialspasmen.

2. Stadium: 1. Verminderung der Atemreserven, latente Insuffizienz; 2. Alveoläre Ventilation normal; 3. Eventuell Partialinsuffizienz wegen sehr schlechter Luftdurchmischung, in diesem Falle arterielle Hypoxämie bei normalen CO_2-Werten; 4. Totraumhyperventilation; 5. Besserung der Arterialisation im Arbeitsversuch.

3. Stadium: gleich wie 2., aber stärkere Einschränkung der Atemreserven und damit der Arbeitskapazität.

4. Stadium: 1. Sehr starke Einschränkung der Atemreserven, Atemgrenz- wert unter 30 l; 2. Alveoläre Hypoventilation — Globalinsuffizienz — Pulmonale Hypertonie; 3. Thorax praktisch unbeweglich, 4. Sehr starke Einschränkung der Arbeitskapazität. 5. Stadium: Wie 3. und 4., aber zusätzlich deutliche Diffu- sionsstörung wegen erheblicher Einschränkung der Capillaroberfläche.

2. Asthma bronchiale, chronische spastische Bronchitis und Bronchiektasen.

Diese Krankheiten führen über eine Erhöhung der exspiratorischen Atem- widerstände zu einer Lungenblähung und schließlich zu einem Emphysem. Hinsichtlich Lungenfunktion, pulmonaler Hypertonie und Cor pulmonale gilt das gleiche wie für das schon beim Emphysem Gesagte. In den Anfangsstadien führt die chronische Bronchitis sehr oft zu einer Partialinsuffizienz, also einer arteriellen Hypoxämie wegen ungleichmäßiger Belüftung der verschiedenen Lungenpartien, wobei noch keine pulmonale Hypertonie besteht. Diese Zustände sind natürlich sehr inkonstant entsprechend dem schubweisen Verlauf der Krankheit und der mehr oder weniger wirksamen therapeutischen Maßnahmen. In den fortgeschrittenen Fällen ist die Ursache der pulmonalen Hypertonie fast ausschließlich eine chronische alveoläre Hypoventilation, also die Globalinsuffizienz. Da es sich damit um einen mit geeigneten Maßnahmen reversiblen Zustand handelt, ergeben sich bei diesen Krankheiten erfolgreiche Möglichkeiten für die Therapie des Cor pulmonale.

Nur im Falle von ausgedehnten bronchiektatischen Lungenveränderungen und vor allem bei der Cystenlunge kann auch die Capillaroberfläche mehr oder weniger massiv eingeschränkt sein, so daß es aus anatomischen Gründen zu einer fixierten pulmonalen Hypertonie und zu einer Diffusionsstörung kommt.

3. Silikose und Pneumokoniosen.

Die Silikose ist in allen industriereichen und bergbautreibenden Ländern eine sehr häufige Krankheit. Da es sich um eine versicherte Berufskrankheit handelt, stellt die Silikose auch ein wichtiges soziales Problem dar. Die häufigste Todesursache bei der Silikose ist neben der Tuberkulose das Cor pulmonale. Da die Silikose oft von einer chronischen Bronchitis begleitet ist und zu einem Emphysem führt, was vom Stadium unabhängig ist, kommt als Ursache der pulmonalen Hypertonie in erster Linie die Globalinsuffizienz in Betracht. Erst in den fortgeschrittenen Stadien führen die silikotischen Lungenveränderungen auch zu einer merklichen Einschränkung der capillären Strombahn und damit zu einem fixierten erhöhten capillären Widerstand und zu einer Diffusionsstörung. Die statistische Auswertung unseres Krankengutes ergab für die verschiedenen Stadien folgende Befunde:

	Silikose I	Silikose II	Silikose III
Anzahl der Fälle	153	105	80
Diffusionsstörung	1	11	16
Globalinsuffizienz	6	6	10
Cor pulmonale	7	17	26
in %	5	16	33

Wie erwartet und ohne weiteres verständlich, ist das chronische Cor pulmonale in den Anfangsstadien vorwiegend durch die ventilatorisch bedingte Globalinsuffizienz, in den fortgeschrittenen Stadien durch die anatomisch eingeschränkte Capillaroberfläche bedingt. Für diese Zusammenstellung wurden nur die Fälle berücksichtigt, bei denen eine kardiale Linksinsuffizienz ausgeschlossen werden konnte, also Patienten mit einem normalen Capillardruck beim Herzkatheterismus. Auch die Patienten mit einer zusätzlichen Tuberkulose wurden nicht berücksichtigt.

Gegenüber der Silikose sind die anderen Pneumokoniosen, wenn auch ätiologisch interessant, so doch praktisch von untergeordneter Bedeutung. Asbest, Beryllium und Aluminium führen weniger zu knötchenförmigen Veränderungen als zu diffusen Lungenfibrosen. In diesen Fällen findet man gehäuft Diffusionsstörungen, und das Cor pulmonale ist dann vorwiegend eine Folge der eingeschränkten Capillaroberfläche und seltener einer ventilatorischen Störung. Da es sich in diesen Fällen um eine anatomisch bedingte und fixierte pulmonale Hypertonie handelt, ist eine wirksame Therapie unmöglich und die Prognose ungünstiger.

4. Thoraxdeformitäten.

Daß schwere Thoraxdeformitäten, insbesondere die Kyphoskoliose, zu einer kardialen Rechtsinsuffizienz führen können, ist seit langem bekannt. Aber erst die Kombination des Herzkatheterismus mit der detaillierten Lungenfunktionsprüfung war in der Lage zu zeigen, daß es sich beim „Kyphoskolioseherzen" um ein echtes Cor pulmonale handelt. SCHAUB und Mitarbeiter (1954) konnten zeigen, daß auch bei schwersten Thoraxdeformitäten keine pulmonale Hypertonie vorliegt, wenn nicht gleichzeitig auch eine Störung der Lungenfunktion, nämlich eine Globalinsuffizienz oder eine Diffusionsstörung, nachweisbar ist. Dabei handelt es sich praktisch immer um die ventilatorisch bedingte Globalinsuffizienz. Die Häufigkeit des Cor pulmonale bei der Kyphoskoliose erklärt sich mit den infolge der Thoraxstarre stark eingeschränkten Atemreserven, so daß die hier häufigen Bronchitiden und die altersbedingten Lungenveränderungen im Sinne des Emphysems genügen, damit es rasch zu einer alveolären Hypoventilation kommt.

5. Thoraxchirurgie.

Kollapstherapeutische Maßnahmen wie Pneumothorax, Zwerchfellähmung und Thorakoplastik führen meistens zu deutlichen ventilatorischen Störungen im Sinne einer ungleichmäßigen Luftdurchmischung in den Lungen und schlechter Atemökonomie. In 30—50% der Fälle fanden wir eine arterielle Hypoxämie und das am häufigsten bei der Zwerchfellähmung. Eine Globalinsuffizienz und eine pulmonale Hypertonie fanden wir hingegen bei diesen Zuständen nur ausnahmsweise, abgesehen von älteren Patienten mit einer ausgedehnten Thorakoplastik, für die das gleiche gilt, was schon bei den Thoraxdeformitäten gesagt wurde. Bei dem Pneumothorax sollte es sich um einen reversiblen Zustand handeln, was aber nur der Fall ist, wenn dieser zu keinen Komplikationen, z. B. Exsudatbildung, Verschwartung usw., führt, und nicht allzulange durchgeführt wird, wobei als obere Grenze 3—4 Jahre angegeben werden. Bei der zu lange durchgeführten Kollapstherapie und bei Komplikationen ist damit zu rechnen, daß es zu einer definitiven Capillarverödung in der kollabierten Lunge kommt, so daß nach ihrer Entfaltung gar kein Gasaustausch mehr stattfindet. In diesem Fall wird die Atmung nach der Entfaltung besonders unökonomisch, weil die Ventilation einer aus dem kleinen Kreislauf ausgeschalteten Lunge einer Vergrößerung der Totraumventilation gleichkommt. Die Entfernung einer derartigen Lunge verbessert dann die Atemökonomie. Der Ausfall einer Lunge infolge Capillarverödung oder Pneumonektomie bedeutet auch eine Einschränkung der Capillaroberfläche, so daß die Diffusionskapazität vermindert wird. Doch genügt, wie schon im Abschnitt C ausgeführt, eine Lunge, um in Ruhe einen noch annähernd normalen Gasaustausch sowie normale Druckverhältnisse im Lungenkreislauf zu gewährleisten. Man findet demnach bei diesen Patienten nach der Pneumonektomie keine Hypertonie, da aber nur geringe Capillarreserven zur Verfügung stehen, kommt es bei Arbeit zu einem Druckanstieg und zu einer arteriellen Hypoxämie als Folge einer Diffusionsstörung.

Da sich diese Patienten nicht dauernd in einem Ruhezustand befinden, ergibt sich eine von der Tätigkeit des Patienten abhängige, mehr oder weniger ausgesprochene zusätzliche Belastung des rechten Herzens, so daß man auch bei diesen Patienten auf längere Sicht gesehen mit der Entwicklung eines Cor pulmonale rechnen muß. Bei den, das Lungenparenchym bedeutend mehr schonenden

Eingriffen wie Segmentresektion und Lobektomie ist hingegen diese Komplikation weniger zu fürchten.

Gelegentlich wird in sog. Grenzfällen die Indikation für einen thoraxchirurgischen Eingriff vom Ausfall der Lungenfunktionsprüfung und des Herzkatheterismus abhängig gemacht. Dabei sollten 2 Gesichtspunkte berücksichtigt werden, nämlich der unmittelbare postoperative Status und der später zu erwartende funktionelle Zustand. Nach jedem größeren thoraxchirurgischen Eingriff wird während mehrerer Tage mehr oder weniger deutlich hypoventiliert, da die Thoraxbewegungen anfänglich mit Schmerzen verbunden sind und sich zudem meistens

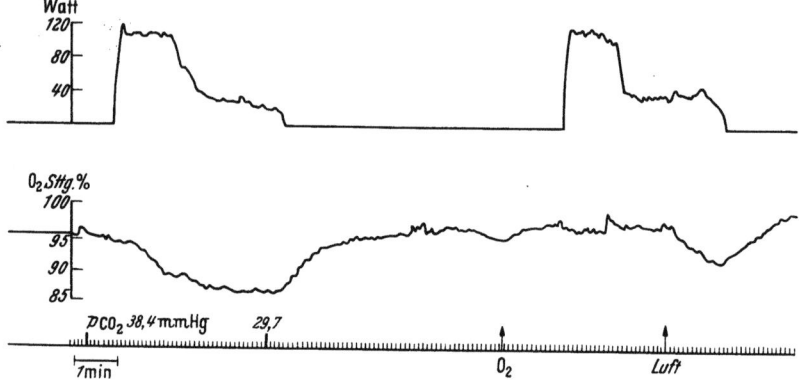

Abb. 16. Pneumonektomie, Arbeitsversuch mit Oxymetrie.

ein Erguß bildet. Wir halten deshalb jeden Eingriff für kontraindiziert, wenn schon vorher eine alveoläre Hypoventilation mit Globalinsuffizienz und pulmonaler Hypertonie nachweisbar ist, und wenn der Atemgrenzwert weniger als 30 l/min. bzw. 25—30% des Sollwertes und die Vitalkapazität weniger als 1000 cm³ betragen. In diesen Fällen wird es während der postoperativen Phase mit großer Wahrscheinlichkeit zu schwersten Störungen kommen. Werden diese überstanden, so ist trotzdem mit einer Zunahme der pulmonalen Hypertonie und Verschlechterung des Cor pulmonale zu rechnen, da alle diese Eingriffe zu einer weiteren Einschränkung der Atemreserven führen. Liegen hingegen die Atemreserven noch deutlich über dieser Grenze (Atemgrenzwert von 30 l), so befürworten wir die Operation auch dann, wenn schon vor dem Eingriff eine leichte pulmonale Hypertonie als Folge einer zu kleinen Capillaroberfläche besteht, sofern die Resektion nicht mehr funktionierendes Lungengewebe, z. B. ein Cavernensystem, betrifft. In diesen Fällen wird man den funktionellen Zustand und die pulmonale Hypertonie kaum wesentlich verschlechtern, eventuell aber die Krankheit bessern. Eine ventilatorische Insuffizienz ist aber nicht zu befürchten, weder für die postoperative Phase noch für die nachfolgende Zeit, wenn die Atemreserven nicht allzu stark eingeschränkt sind.

6. Lungenfibrosen.

Bei den Lungenfibrosen handelt es sich in erster Linie um eine röntgenologische, nicht um eine ätiologische Diagnose; sie sollen trotzdem zusammenhängend besprochen werden. Über Lungenfunktionsstörungen bei Lungenfibrosen verschiedener Ätiologie liegen aus den letzten Jahren mehrere Arbeiten vor. Besonders die amerikanischen Autoren haben derartige Lungenveränderungen mit der speziellen Fragestellung untersucht, ob die Fibrose gewissermaßen als Musterbeispiel einer Membranschädigung zu einer Diffusionsstörung führt. BALDWIN, COURNAND und RICHARDS jr. berichteten 1949 über 39 Fälle von Lungenfibrosen. Bei der Mehrzahl dieser Patienten, bei denen als Ursache der Fibrose Erkrankungen wie Silikose, Bronchiektasen und Tuberkulose bekannt waren, ließen sich lediglich ventilatorische Störungen nachweisen, ähnlich wie beim Emphysem, nämlich eine Partialinsuffizienz mit Besserung der Arterilisation bei Arbeit oder eine Globalinsuffizienz mit pulmonaler Hypertonie, gemäß unserer Nomenklatur. Diffusionsstörungen fanden sich hingegen gehäuft bei Lungenfibrosen, die durch Asbestose, carcinomatöse Infiltrationen, Inhalationsschäden und Sklerodermie bedingt waren. WRIGHT und FILLEY fanden bei 9 Lungenfibrosen lediglich bei einer Berylliose eine sichere Diffusionsstörung mit Vergrößerung des alveolo-arteriellen pO_2-Gradienten bereits in Ruhe und Zunahme desselben bei leichter körperlicher Arbeit. Wir haben entsprechende Befunde ebenfalls bei einer Anzahl von Lungenfibrosen verschiedener Ätiologie und bei der miliaren Form des Morbus BOECK mitgeteilt (ROSSIER, BÜHLMANN und LUCHSINGER). Bei der miliaren Form des Morbus BOECK ist aber zu betonen, daß meistens in Ruhe noch keine sichere Störung nachweisbar ist, was auch für die Miliartuberkulose gilt. Erst bei Arbeit kommt es in diesen Fällen zu einem deutlichen Abfall der arteriellen O_2-Sättigung als Folge einer pathologischen Vergrößerung des alveolo-arteriellen pO_2-Gradienten. Anfänglich dachte man, daß die Diffusionsstörung bei Lungenfibrosen die Folge einer echten Membranschädigung, die den Durchtritt des O_2 erschwert, sei. Wir haben im Abschnitt C auseinandergesetzt, daß in diesem Faktor „Membran" auch die Kontaktzeit des Capillarblutes mit der Alveolarluft enthalten ist. Es ist durchaus möglich, daß Lungenfibrosen auch zu einem Verlust an durchgängigen Capillaren, zu einer Einschränkung der Capillaroberfläche und auf diese Weise zu einer Diffusionsstörung führen. Wäre dies der Fall, so müßte eine pulmonale Hypertonie nachweisbar sein, nicht aber, wenn die Capillaroberfläche normal und nur die Membran verdickt wäre. HARVEY, FERRER und COURNAND (1951) haben entsprechende Befunde mitgeteilt und gezeigt, daß Lungenfibrosen zu einer pulmonalen Hypertonie und zu einem Cor pulmonale führen können. Sie waren jedoch der Meinung, daß die Drucksteigerung mit der chronischen arteriellen Hypoxämie zusammenhänge. In diesen Fällen sollte aber die O_2-Atmung, mit der bei Diffusionsstörungen die arterielle Hypoxämie beseitigt wird, zu einer deutlichen Drucksenkung im Lungenkreislauf führen, was nun nach unseren Untersuchungen nicht der Fall ist. Eine durch O_2-Atmung nicht wesentlich beeinflußbare pulmonale Hypertonie bei einer röntgenologisch diagnostizierbaren Lungenfibrose, gleich welcher Ätiologie, beweist unseres Erachtens einen erhöhten Capillarwiderstand und damit auch, daß die Diffusionsstörung in diesen Fällen die Folge einer zu kleinen Capillaroberfläche ist. So betrachtet ergeben sich bei den Lungenfibrosen, abgesehen von der Ätiologie hinsichtlich Hämodynamik des Lungenkreislaufes, Cor pulmonale und Lungenfunktion, keine prinzipiellen Unterschiede zu den schon besprochenen Zuständen bei fortgeschrittenen Silikosen und Tuberkulosen. Nicht selten handelt es sich bei Lungenfibrosen unklarer Ätiologie um eine sehr protrahiert und atypisch verlaufende Tuberkulose, die wegen fehlenden Cavernenund Tuberkelbacillen-Nachweis nur sehr schwer diagnostiziert werden kann.

Auch die von HAMMAN und RICH 1944 beschriebene, ätiologisch ungeklärte, diffuse, interstitielle und progredient verlaufende Lungenfibrose führt terminal zu einem Cor pulmonale. Die klinischen Zeichen Dyspnoe und Cyanose weisen auf eine Störung der Lungenfunktion und hämodynamische Veränderungen hin. GOLDEN und BRONK fanden histologisch eine „Reticulosis" und diffuse Alveolarwand-Hyperplasie sowie eine Vermehrung und Erweiterung der Capillaren. Ob tatsächlich eine Vermehrung von Capillaren in der ganzen Lunge vorliegt, kann natürlich an Hand der histologischen Schnitte nicht beurteilt werden. Hierfür müßten die Lungengefäße gefüllt und dargestellt werden, die einzige Technik, die einen direkten Vergleich zwischen Lungenfunktion, Hämodynamik des Lungenkreislaufes und Morphologie erlauben würde.

7. Primäre und sekundäre Pulmonalsklerose.

Über diese Krankheit bestehen zahlreiche Unklarheiten, die nicht nur auf die diagnostische Schwierigkeiten und verschiedene z. T. unbekannte Ätiologien, sondern auch auf mißverständliche Definitionen zurückgeführt werden müssen. Zudem ist die Bezeichnung ,,Pulmonalsklerose" auch anatomisch vieldeutig und unglücklich gewählt, hat sich aber nun im deutschen Schrifttum eingebürgert.

Unter Pulmonalsklerose verstehen wir histologisch nachweisbare Veränderungen, wie Intima- und Mediaverdickungen, an den kleinen und kleinsten Lungengefäßen, insbesondere an den Arteriolen mit Gefäßverschlüssen, die zu einer pulmonalen Hypertonie einerseits und wegen einer Einschränkung der Capillaroberfläche zu einer Diffusionsstörung andererseits führen. Ist die Ursache dieser Gefäßveränderungen bekannt oder bestehen primär pathologische hämodynamische Verhältnisse im Lungenkreislauf, die derartige Gefäßveränderungen begünstigen, z. B. erworbene und angeborene Herzfehler, so sprechen wir von einer sekundären Pulmonalsklerose. Das gleiche gilt auch für das Emphysem usw., bei dem wegen einer ventilatorischen Störung (Globalinsuffizienz) vorerst während Jahren eine reversible pulmonale Hypertonie als Folge einer funktionellen Engerstellung der Arteriolen bestehen kann. Jede funktionelle Engerstellung der Arteriolen, mit anderen Worten ein chronisch erhöhter Arteriolentonus, kann sekundär zu histologisch nachweisbaren Intima- und Mediaveränderungen der kleinen Lungengefäße führen. Kennen wir die Ursache dieser Gefäßveränderungen nicht, so sprechen wir von einer primären Pulmonalsklerose. Soweit histologische Untersuchungen und vor allem Lungengefäßfüllungen vorliegen, ist bei derartigen Lungengefäßveränderungen immer mit einer Einschränkung der Capillaroberfläche zu rechnen, da zahlreiche Arteriolen vollständig obliteriert und zahlreiche Capillarabgänge verstopft sind. Diese Gefäßveränderungen, hämodynamisch gleichbedeutend mit einer peripheren Stenose, verursachen nicht nur eine massive Zunahme der Resistenz der Lungenstrombahn und fixierte pulmonale Hypertonie, die exzessive Grade erreichen kann, sondern verhindern auch eine adäquate Zunahme des Herzminutenvolumens bei körperlicher Arbeit. Die klinische Symptomatologie mit auffälliger Anstrengungsdyspnoe unterscheidet sich prinzipiell nicht von der einer Pulmonalstenose. Zum Unterschied zur reinen Pulmonalstenose ist jedoch bei der Pulmonalsklerose wegen der eingeschränkten Capillaroberfläche eine Diffusionsstörung nachweisbar. Hinsichtlich Lungenfunktionsprüfung und Herzkatheterismus ist also kein Unterschied feststellbar zu Lungenerkrankungen, wie Lungenfibrosen, massiver Parenchymverlust usw., die ebenfalls zu einer Einschränkung der Capillaroberfläche und damit zu einer Diffusionsstörung und wegen dem erhöhten Capillarwiderstand zu einer pulmonalen Hypertonie sowie zu einem Cor pulmonale führen. Entscheidend ist deshalb der Röntgenbefund, indem eine pulmonale Hypertonie mit einer Diffusionsstörung bei röntgenologisch unauffälligen Lungen und bei Ausschluß eines angeborenen oder erworbenen Herzfehlers nur auf eine Widerstandserhöhung im Bereiche der Arteriolen, die z. T. obliteriert sein müssen, zurückgeführt werden kann. Damit ist über die Ätiologie noch nichts ausgesagt, und oft genug wird es bei der Feststellung, daß die Arteriolen im Sinne der Pulmonalsklerose verändert sind, bleiben.

AYERZA und ARRILLAGA beschrieben als Morbus coeruleus ein Krankheitsbild, das der primären Pulmonalsklerose, wie sie oben definiert wurde, entsprechen würde. Die Autoren dachten als Ursache insbesondere an die Lues, was aber nicht bestätigt werden konnte. Von klinischer Seite basierend auf Untersuchungen mit dem Herzkatheterismus wurden in neuerer Zeit mehrere Fälle unter verschiedenen Bezeichnungen veröffentlicht. So beschrieben WERKÖ und ELIASH 1952 einen Fall einer «hypertension pulmonaire primitive», SAMUELSON 1952 einen Patienten mit einem primären Cor pulmonale. SOULIÉ und Mitarbeiter faßten 1953 die Befunde von 5 Fällen einer «hypertension artérielle pulmonaire primitive» zusammen. Entsprechende Befunde wurden auch von uns bei 3 Patienten 1954 veröffentlicht. Die Befunde stimmen insofern überein, daß bei allen diesen Patienten in allen Altersstufen eine mehr oder weniger massive, weitgehend fixierte pulmonale Hypertonie bestand, ohne daß ein Herz- oder Lungenleiden nachweisbar waren. Alle diese Patienten zeigten in Ruhe z. T. eine arterielle Hypoxämie, und, soweit die CO_2-Werte untersucht wurden, eine Erniedrigung derselben wegen einer Hyperventilation. Allen gemeinsam war auch eine ausgesprochene Anstrengungsdyspnoe und eine bei körperlicher Arbeit zunehmende Cyanose. Soweit die arterielle O_2-Sättigung untersucht wurde, wie in unseren Fällen, kam es während Arbeit zu einem deutlichen Abfall.

Wir haben den Eindruck, daß es sich bei allen diesen unter verschiedenen Bezeichnungen mitgeteilten Fällen anatomisch um den gleichen Zustand, nämlich um eine Pulmonalsklerose entsprechend der oben gegebenen Definition handelt, womit nicht gesagt ist, daß es sich auch ätiologisch um die gleiche Krankheit handelt, was mit den angewandten Untersuchungsmethoden auch gar nicht entschieden werden kann. Möglicherweise handelt es sich teilweise um echte Arteriitiden, in anderen Fällen vielleicht auch um primär degenerative Veränderungen. Auch nach multiplen Lungenembolien entwickelt sich das gleiche Zustandsbild, insbesondere dann, wenn die Emboli organisiert werden. Mit histologischen Untersuchungen war bisher ebenfalls keine ätiologische Differenzierung möglich, weshalb diese Krankheit von den Pathologen ebenfalls vorwiegend deskriptiv definiert wurde. So beschrieb FEUARDENT einige Fälle, die in dieses Kapitel gehören, als «Endofibrose idiopathique oblitérante des artérioles du poumon» und CUTLER und Mitarbeiter als "Pulmonary vascular obstruction syndrom". Zu erwähnen ist aber, daß bei den von CUTLER mitgeteilten Fällen z. T. ein kongenitales Vitium, nämlich ein Vorhofseptumdefekt, bestand. Die Autoren vertreten aber die Ansicht, daß in diesen Fällen kein Zusammenhang zwischen Vitium und Lungengefäßveränderungen, die das ganze Bild beherrschten, besteht. Bei den von FEUARDENT und CUTLER, wie auch bei den von SOULIÉ und WERKÖ mit ihren Mitarbeitern mitgeteilten Fällen handelte es sich um Kinder und Jugendliche mit massiver pulmonaler Hypertonie und progredientem Verlauf. Wir sehen aber keinen Grund, weniger schwere Fälle, die auch ein etwas höheres Alter erreichen, nicht ebenfalls in diese Gruppe einzureihen, sofern die eingangs erwähnten Bedingungen erfüllt sind und keine sichere ätiologische Differenzierung möglich ist. Abgesehen von einer entzündlichen oder degenerativen Genese der histologischen Gefäßveränderungen wird in Analogie zum Körperkreislauf auch eine essentielle pulmonale Hypertonie diskutiert. SCHMIDT hält eine nervöse Regulationsstörung im Rahmen einer allgemeinen vegetativen Dystonie für wahrscheinlich. HOCHREIN diskutiert insbesondere eine Verteilungsstörung zwischen Lungen- und Bronchialkreislauf. Die histologischen Veränderungen an den kleinen Lungengefäßen entsprechen nach SCHMIDT weitgehend denen der Arteriolosklerose im großen Kreislauf und entwickeln sich als Folge eines chronisch erhöhten Arteriolotonus. Bei den 4 von ihm mitgeteilten Fällen bestand in einem eine schwere

Mitralstenose und bei 2 weiteren Bronchiektasen und diffuse bronchitische Veränderungen und bei einem zudem eine Lungentuberkulose mit cirrhotischen Veränderungen, so daß die Kriterien für eine essentielle oder primäre pulmonale Hypertonie und primäre Pulmonalsklerose nur in einem Fall erfüllt sind.

Es wurde wiederholt betont, daß diese Lungengefäßveränderungen wegen der Obliteration und Verstopfung der Arteriolen zu einer Einschränkung der Capillaroberfläche und damit zu einer Diffusionsstörung wegen einer Verkürzung der Kontaktzeit zwischen Blut und Alveolargasen führen. In diesen Fällen sollte demnach eine arterielle Hypoxämie nachweisbar sein, sofern die Lungendurchblutung gegenüber der Norm nicht stark eingeschränkt ist. In mehreren in der Literatur beschriebenen Fällen bestand aber in Ruhe keine deutliche arterielle Hypoxämie. Wenn wir berücksichtigen, daß in diesen Fällen das Herzminutenvolumen oft weniger als die Hälfte des Normalen beträgt, so wird es verständlich, daß mit einer derartig verminderten Lungendurchblutung die Kontaktzeit viel weniger verkürzt wird, als wenn die gleiche Capillaroberfläche mit einem normalen Herzminutenvolumen durchblutet würde. Wie aus der Abb. 5 hervorgeht, muß der rechte Ventrikel bei einem Strömungswiderstand von etwa 1000 dyn sec cm^{-5} für ein Herzminutenvolumen von 5 l die gleiche Arbeit leisten wie für ein Herzminutenvolumen von etwa 16 l bei einer normalen Resistenz von 100. Da 4 bis 5 mkg/min ungefähr die obere Grenze der Arbeit für den rechten Ventrikel darstellen, ist es verständlich, daß bei exzessiv erhöhtem Strömungswiderstand das Herzminutenvolumen vermindert wird, was wiederum zur Folge hat, daß die arterielle Hypxämie nicht so ausgesprochen ist, als es der Einschränkung der Capillaroberfläche entsprechen würde.

Die Prognose dieser schon im Kindesalter auftretenden primären Pulmonalsklerose ist sehr schlecht, eine wirksame Therapie existiert nicht. Versuche mit Cortison und Liquemin verliefen enttäuschend. Die Lebenserwartung beträgt meistens weniger als 2 Jahrzehnte. Auffällig ist, daß der systolische Druck in der Arteria pulmonalis selten mehr als 120—140 mm Hg beträgt, was die Vermutung nahelegt, daß bei Erreichen einer derartigen Hypertonie — entsprechend einem Notventil — eine gewisse Entlastung über den nutritiven Kreislauf der Lunge, d. h. über die Bronchialvenen stattfindet. Auf diese Weise würde ein Teil des Blutes aus der Arteria pulmonalis nicht durch die Lungencapillaren, sondern über die Bronchialvenen direkt in den linken Vorhof gelangen, was einer vermehrten venösen Beimischung gleichkäme. In diesem Falle würde die arterielle O$_2$-Sättigung bei O$_2$-Atmung nicht auf 100% ansteigen.

Bei den anderen von uns beobachteten Fällen handelte es sich um Erwachsene. Alle hatten eine deutliche pulmonale Hypertonie, die schon bei leichter körperlicher Arbeit zunahm, sowie eine bei Arbeit zunehmende arterielle Hypoxämie. In allen Fällen bestanden auch elektrokardiographische Zeichen einer kardialen Rechtsüberlastung. Angeborene oder erworbene Herzfehler sowie Lungenerkrankungen, die zu einer pulmonalen Hypertonie führen können, wurden durch entsprechende Untersuchungen ausgeschlossen. Die subjektiven Beschwerden und die klinischen Symptome mit auffallender Anstrengungsdyspnoe und bei Arbeit zunehmender Cyanose waren ziemlich uniform. Auffallend häufig wurden die Beschwerden mit einem Asthma bronchiale verwechselt. Ein Patient registrierte eine deutliche Verschlechterung seines Zustandes in der Höhe. Die röntgenologischen Untersuchungen der Lunge ergaben keine pathologischen Befunde, abgesehen von einer gelegentlich verstärkten Lungenzeichnung. Der rechte Ventrikel war, soweit beurteilbar, vergrößert und die Arteria pulmonalis erweitert und stark pulsierend. Auskultatorisch waren außer der Verstärkung des 2. Pulmonaltones keine sicheren pathologischen Geräusche zu hören. In der Literatur wird gelegentlich ein systolisches Geräusch angegeben. Auch eine Hämoptoe, wie sie teilweise beschrieben wurde, bestand bei unseren Patienten nicht.

Abschließend soll noch einmal betont werden, daß es sich bei der „primären Pulmonalsklerose" ätiologisch wahrscheinlich um verschiedene Krankheiten handeln kann, daß aber die zur Verfügung stehenden Untersuchungsmöglichkeiten hinsichtlich Lungenfunktion und Lungenkreislauf sowie die Histologie keine Differenzierung erlauben.

H. Die Therapie der pulmonalen Hypertonie und des chronischen Cor pulmonale.

Die Therapie der pulmonalen Hypertonie und des chronischen Cor pulmonale kann in verschiedenen Fällen direkt die Ursache der pathologischen Drucksteigerung im kleinen Kreislauf teilweise oder vollständig beseitigen; in der Mehrzahl der Fälle muß sie aber auf symptomatische Maßnahmen beschränkt bleiben. Selbstverständlich gilt auch hier der Grundsatz, daß vorgängig jeder Therapie eine genaue diagnostische Abklärung des zur pulmonalen Hypertonie führenden Prozesses unumgänglich ist.

Die allgemein verbreitete ungünstige Beurteilung der Prognose und Therapie des chronischen Cor pulmonale datiert aus jener Zeit, wo sich unsere Behandlung vor allem auf die Beeinflussung der pulmokardialen Rechtsinsuffizienz konzentrieren mußte und eine „kausale" Therapie, d. h. die Ausschaltung der primären Ursache der pulmonalen Hypertonie kaum möglich war. Nicht selten fällt auch heute noch jede Kausaltherapie dahin, weil die Ursache unbekannt bleibt, z. B. für die sog. primäre Pulmonalsklerose. In einer nicht kleinen Zahl ergeben sich aber heute Möglichkeiten, nach genauer diagnostischer Abklärung (Lungenfunktionsprüfungen, Analyse der arteriellen Blutgase, Herzkatheterismus, Angiokardiographie) die eine pulmonale Hypertonie verursachende respiratorische Insuffizienz oder eine anatomische Anomalie (Stenose, shunt) direkt therapeutisch anzugehen.

Wir gehen hier nur ganz kurz ein auf die chirurgische Behandlung der *Mitralstenose*, die heute in jedem Falle erwogen werden muß. Es sei lediglich erwähnt, daß beim Vorliegen einer klinisch manifesten Mitralstenose die Indikation zur Commissurotomie gegeben ist, wenn keine zusätzlichen, besonders den linken Ventrikel belastende Vitien (Mitralinsuffizienz, Aorteninsuffizienz), keine schwere oder irreversible Rechtsinsuffizienz, kein schwerer Myokardschaden und keine erhebliche Dilatation der Herzkammern, keine exzessive Erweiterung des linken Vorhofes und auch nicht gleichzeitig ein Emphysem oder andere chronische Pneumopathien vorliegen. Das Alter erweist sich heute kaum mehr als Kontraindikation (18 bis etwa 55 Jahre), Vorhofflimmern und Embolien ebenfalls nicht. Selbstverständlich müssen Endo- und Myokarditis sicher abgeklungen sein. Die Operationsmortalität schwankt zwischen ungefähr 3—10%. Die funktionellen Resultate sind in etwa 75% sehr gut oder befriedigend. Eventuell kann eine gleichzeitig vorhandene Aortenstenose in der gleichen Sitzung operiert werden.

Die operative Behandlung der *kongenitalen Vitien*, die eine pulmonale Hypertonie verursachen, soll hier ebenfalls nur stichwortartig gestreift werden. Der offene Ductus BOTALLI wird heute routinemäßig chirurgisch behandelt, sofern keine Shuntumkehr von rechts nach links infolge exzessiver pulmonaler Hypertonie vorliegt. In den USA werden heute an verschiedenen Orten auch die Vorhofseptumdefekte operiert; Technik und Indikation sind aber noch nicht gesichert. Die Fälle von Tetralogie und Trilogie von FALLOT, die nach BLALOCK-TAUSSIG (Anastomose zwischen Arteria pulmonalis und großem Kreislauf, z. B. Arteria subclavia) operiert werden, übersteigen die Tausende. Seit 1949 wird die Pulmonalstenose dieser Fälle auch durch direkte Valvulotomie (Mortalität nach Brock etwa 10%), oder infundibuläre Resektion (Mortalität nach Brock etwa 18%) mit ermutigenden Erfolgen angegangen. Schließlich sei in diesem Rahmen auch die operative Behandlung der chronischen konstriktiven Perikarditis und der arteriovenösen Lungenaneurysmen vermerkt.

Für die kausale Behandlung des *chronischen Cor pulmonale* sind die pathophysiologischen Grundlagen erst seit kurzer Zeit gegeben. Wie in den früheren Kapiteln über die Ätiologie und Pathogenese des chronischen Cor pulmonale dargestellt, entsteht dieses durch Drucksteigerung im kleinen Kreislauf als Folge einer mit Hypoxie und Hyperkapnie einhergehenden respiratorischen Insuffizienz (Globalinsuffizienz) oder durch eine Diffusionsstörung als Folge einer anatomischen Reduktion des capillären Strombettes. Im ersten Falle kommt es zu einer vorerst nur funktionellen, später oder terminal eventuell fixierten Engerstellung der kleinen Lungengefäße, die zu Beginn durch Behebung der ventilatorischen Störung und Normalisierung der alveolären Gasspannungen günstig

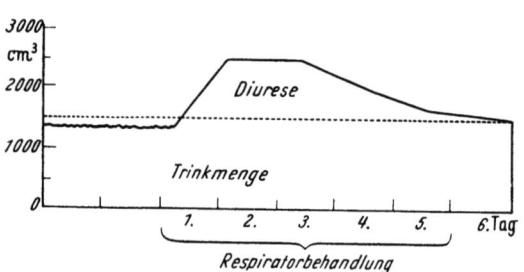

Abb. 17. Diuresekurve. Mittelwerte von 5 Patienten.

beeinflußt oder gar behoben werden kann. Tatsächlich führt die Erhöhung der alveolären pO_2 durch Sauerstoffatmung und die Senkung der erhöhten pCO_2 durch künstlich gesteigerte Ventilation (eiserne Lunge, elektrische Stimulierung der Atemmuskulatur, Respirator usw.) im aktuellen Versuch während des Herzkatheterismus oder als Dauerbehandlung während Tagen und Wochen zu einer markanten Besserung oder Normalisierung der pulmonalen Hypertonie. Wir erreichten z. B. bei Emphysematikern mit massiver Rechtsinsuffizienz nur durch Beatmung im Respirator Engström 3—4mal täglich während etwa 20 min während Wochen eine volle Rekompensation und Entwässerung (siehe Diuresekurve), ohne daß herzaktive Glykoside und Diuretica verabreicht wurden.

Eine analoge Behandlung der Diffusionsstörung besteht nicht; Sauerstoffbeatmung und künstliche Steigerung der Ventilation führen bei diesem anatomisch bedingten erhöhten Strömungswiderstand im Lungenkreislauf zu keiner Drucksenkung. Selbstverständlich bleiben auch bei der Globalinsuffizienz die Erfolge dieser Therapie beschränkt, da sie lediglich die pulmonale Hypertonie, aber nicht die Pneumopathie beeinflussen und von passagerer Wirksamkeit sind.

Wir möchten betonen, daß die künstliche Beatmung resp. die O_2-Therapie kombiniert mit apparativ gesteigerter Ventilation den tatsächlichen Bedürfnissen des Gaswechsels angepaßt werden muß und einige Vorsichtsmaßregeln zu beachten sind. Besonders wichtig erscheinen diese Probleme bei der künstlichen Atmung der akuten Atemlähmung bei Poliomyelitis, Intoxikationen, curarisiertem Tetanus usw.; sie sind aber auch bei der Atmungstherapie der Globalinsuffizienz zu berücksichtigen. Eine zu große alveoläre Ventilation führt zur Alkalose mit all ihren Folgen. Alleinige zu hoch dosierte O_2-Atmung verursacht eine respiratorische Acidose mit CO_2-Retention, die Vasoconstrintion, Blutdrucksteigerung und Asphyxie bedingt. Da das Atemzentrum unter diesen Verhältnissen nicht mehr in normaler Weise auf CO_2 und das p_H anspricht, und die Atemregulation durch die O_2-sensiblen Chemoreceptoren der Carotiden erfolgt, kommt es durch Anstieg der O_2-Konzentration im Blut zu einer weiteren Dämpfung der Atmung, schließlich zu Bewußtseinstrübungen resp. Koma und eventuell Exitus. Wir empfehlen deshalb, im Falle einer O_2-Therapie ohne künstliche Steigerung der Ventilation die O_2-Konzentration in der Inspirationsluft auf etwa 30—35% zu begrenzen.

Alle jene Maßnahmen, die die einer Ventilationsstörung zugrunde liegenden Bronchialspasmen zu beeinflussen versuchen, haben ebenfalls den Charakter einer „kausalen" Therapie in ihrer Auswirkung auf den kleinen Kreislauf. Die Verabreichung von Bronchospasmolytica per os, per inhalat. und parenteral ist deshalb von großer Bedeutung. Außerordentlich wichtig ist die Bekämpfung von chronischen und akuten Infekten der Luftwege mit Antibiotica und Chemotherapeutica in Fällen von Bronchiektasien, chronischer Bronchitis, Emphysem, Kyphoskoliose usw., wo die chronischen entzündlichen Prozesse infolge Schwellung und Hypersekretion der Bronchialschleimhaut und Begünstigung der Spasmen den exspiratorischen Widerstand erhöhen und den Untergang von Parenchym befördern. Jeder Patient mit einer pulmonalen Hypertonie ist gegenüber Infektionen der Bronchien besonders anfällig und nicht selten kommt es zu einer bedrohlichen Verschlechterung der Kreislaufverhältnisse bei Infektionen der Luftwege. Diese führen gelegentlich auch zu einer bakteriellen Autoallergisierung, die ihrerseits asthmatische Zustände begünstigt. Die Bekämpfung chronischer und akuter Infekte der Luftwege hat deshalb eminente Bedeutung.

Lediglich der Vollständigkeit halber erwähnen wir kurz die konservativen und chirurgisch orthopädischen Maßnahmen bei der Kyphoskoliose, die der Entwicklung der Thoraxstarre und Hypoventilation entgegenwirken, die Atemgymnastik und verschiedene Maßnahmen zur Verbesserung der Ventilation, wie die Phrenicusausschaltung und das Pneumoperitonaeum zur Hochdrängung des Zwerchfelles, die Vorschaltung einer nur inspiratorisch wirksamen Stenose, die intermittierende Unterdruckatmung usw. All diese Maßnahmen mit dem Ziel, die Hypoventilation zu verbessern, sind aber aus naheliegenden Gründen keine Routineverfahren oder nur für einzelne Fälle anwendbar.

Es versteht sich von selbst, daß stets das pulmonale Grundleiden in den Therapieplan einbezogen resp. in erster Linie behandelt werden muß. Nicht selten liegen irreversible Schädigungen vor; es sei hier erneut auf die Diffusionsstörung bei Lungenfibrosen verwiesen. In vielen Fällen bringt aber eine erfolgreiche Behandlung des Grundleidens dem Patienten wesentliche Erleichterung selbst dann, wenn die pulmonale Hypertonie an sich unbeeinflußt bleiben muß. Hier spielt die chirurgische Behandlung alter und ausgedehnter chronischer Lungenphthisen eine große Rolle. Cortison und ACTH, die in gewissen Fällen von Lungenfibrosen, z. B. bei der Sarcoidose, gelegentlich klinisch schöne Erfolge zeitigen, lassen leider in den meisten Fällen fortgeschrittener Fibrosen sowohl die anatomischen wie auch die funktionellen Schädigungen völlig unbeeinflußt, abgesehen davon, daß diese Patienten oft an ihrer Grundkrankheit sterben, bevor sich ein chronisches Cor pulmonale entwickelt hat. Wir stehen auch dem Liquemin, das bei pulmonaler Hypertonie in Analogie zur Hypertonie im großen Kreislauf und wegen seiner Wirkung auf die Lipoproteine gegeben wurde, mit Skepsis gegenüber. Schließlich sind alle jene Maßnahmen zu erwähnen, die ganz allgemein bei insuffizientem Myokard indiziert sind. Die Patienten sollen sich körperlich schonen oder ruhiggestellt werden, diätetische Einschränkungen wie bei jedem Herzkranken sind zu verordnen. Aderlässe vermindern die kompensatorische, überschießende Vermehrung der Blutmenge und der Erythrocyten, die zu einer zusätzlichen Überlastung des Herzens durch Steigerung des venösen Rückflusses und Blutviscosität sowie zu Überfüllung des Gefäßsystems beitragen. Man bedenke dabei, daß die Polyglobulie (nach dem Hämatokritwert beurteilt) eine Gegenregulation des Organismus gegen die chronische O_2-Untersättigung darstellt und deshalb nur dann therapeutisch reduziert werden soll, wenn sie ihrerseits krankheitsverschlimmernd wirkt, d. h. wenn die Erhöhung der Blutviscosität an sich tatsächlich eine ungünstige Rolle zu spielen beginnt. Andernfalls bedeuten Aderlässe nur Reize zu weiterer Erythrocytenproduktion. In der Behandlung der pulmokardialen Rechtsinsuffizienz haben die herzaktiven Glykoside mit Diureticis nicht die gleiche überragende Bedeutung wie beim Versagen des linken Ventrikels. Den oben diskutierten Verfahren ist in der Dauerbehandlung und in der langen Periode der fast ausschließlich pulmonal bedingten Symptome wie Dyspnoe und Cyanose die größere Aufmerksamkeit zu schenken. Die eigentliche Herztherapie bleibt den akuten Zuständen und der letzten Phase des Krankheitsprozesses, wo Stauungserscheinungen im großen Kreislauf das Bild beherrschen, vorbehalten. Die Ansicht, bei Rechtsinsuffizienz und beim chronischen Cor pulmonale sei Strophosid angezeigt und Digitalis eher abzuraten, ist unseres Erachtens weder experimentell, noch theoretisch, noch klinisch begründet, um so mehr ja keine grundsätzlichen Unterschiede zwischen diesen beiden Glykosidgruppen bestehen. Die Rechtsinsuffizienz kann unseres Erachtens entsprechend der persönlichen Erfahrung und Einstellung des Therapeuten sowohl mit Strophosid als auch mit Digitalis erfolgreich behandelt werden. Warum die Herzglykoside bei der Rechtsinsuffizienz weniger gut wirken, ist bis heute nicht sicher geklärt; wahrscheinlich spielen die geringere Muskelmasse des rechten Ventrikels und die chronische Hypoxie eine gewisse Rolle. Es sollen beim chronischen Cor pulmonale und besonders bei der primären Pulmonalsklerose nach Strophantinverabreichung häufiger Zwischen- bzw. Todesfälle auftreten, als bei andern Herzleiden; diese werden u. a. damit erklärt, daß bei fixiertem Widerstand im kleinen Kreislauf ein bereits maximal dilatiertes Herz unter Strophantin beim Versuche einer weiteren Kraftentfaltung akut überdehnt wird und versagt bzw. stillsteht.

Ausdrücklich sei vor der Applikation von Morphium bei der Dyspnoe von Patienten mit chronischem Cor pulmonale gewarnt, bei denen Morphinpräparate absolut kontraindiziert sind. Morphium dämpft das ohnehin durch Hypoxie und Hyperkapnie geschädigte Atemzentrum noch zusätzlich und kann zum asphyktischen Koma und Tod führen.

Es konnten im Rahmen dieser Übersicht nicht alle bei pulmokardialen Rechtsinsuffizienzen indizierten therapeutischen Maßnahmen ausführlich oder vollständig diskutiert werden. Wir betonen nochmals, daß vor allem die pulmonale Hypertonie selbst und die ihr zugrunde liegende ventilatorische Störung durch Anwendung und Kombination geeigneter Verfahren im Sinne einer als „kausal" zu bezeichnenden Therapie bekämpft werden muß. Daß unsere Maßnahmen in ihrer Wirksamkeit dabei nur allzu oft begrenzt sind, hat seinen Grund in den Besonderheiten des chronischen Cor pulmonale. Nicht selten ist der pulmonale Hypertonus anatomisch fixiert. Die Reserven des rechten Ventrikels sind beschränkt. Die Hypoxie und Hyperkapnie schädigen die Funktionstüchtigkeit der Gewebe und vor allem des Myokards. Erhöhte Blutviscosität und Blutmenge sind weitere ungünstige Faktoren. Eine einmal eingetretene Linksinsuffizienz mit Lungenstauung und chronischer Stauungschronchitis verstärkt die Hypoventilation und schließt den Circulus vitiosus. Es sei aber doch erwähnt, daß in vielen Fällen nach unserer Erfahrung durch konsequente und systematische Anwendung der die respiratorische Insuffizienz verbessernden Maßnahmen (Respirator, Bronchialspasmolytica usw.) oft während langer Zeit ein leidlicher Zustand erhalten werden kann. Viele Patienten konnten sogar wieder ihre alte Arbeit aufnehmen. Schlechter erscheint die Prognose, wenn einmal eindeutige Zeichen einer Rechtsinsuffizienz vorliegen, die innert Wochen oder Monaten zum Exitus führen können, und bei den Lungenfibrosen, besonders der primären Pulmonalsklerose, wo kein therapeutisches Verfahren die deletäre Diffusionsstörung sicher zu beeinflussen vermag. In diesen Fällen kann lediglich die körperliche Schonung des subjektiven Befindens etwas bessern.

Schlußbemerkungen.

Diese Arbeit stellt einen Versuch dar, die verschiedenen Aspekte der pulmonalen Hypertonie und des chronischen Cor pulmonale zusammenzufassen. Es lag uns insbesondere daran, die Probleme, soweit sie die Lungenfunktion und den Lungenkreislauf betreffen, entsprechend den Forderungen der exakten Naturwissenschaft zu behandeln und auf alle Spekulationen zu verzichten, die mit den heute gesicherten physiologischen und physikalischen Kenntnissen in Konflikt geraten würden. Unsere Darstellung versucht nicht nur eine Synthese der wichtigsten Literatur, sondern basiert vor allem auf den eigenen Erfahrungen mit der Lungenfunktionsprüfung während 25 Jahren, wobei dem Studium der pathophysiologischen Mechanismen um ihrer selbst willen immer die größere Bedeutung zukam als der Entwicklung von praktisch verwertbaren Untersuchungstesten. Dank dieser Konzeption erfuhr unser Untersuchungsmaterial in keiner Weise eine gerichtete Auswahl, sondern berücksichtigt alle physiologischen und pathologischen Zustände, die direkt oder indirekt die Atmung beeinflussen, handle es sich nun um den Gaswechsel in den Lungen, im Blut oder auch im Gewebe. Dabei war es unser Bestreben, nicht nur einzelne, sondern möglichst alle Faktoren, die beim Gaswechsel und bei der Hämodynamik eine Rolle spielen, zu untersuchen. Wir haben den Eindruck, daß sich heute hinsichtlich Lungenfunktion und Lungenkreislauf ein ziemlich geschlossenes Bild ergibt, so daß die wesentlichen Faktoren geklärt sind.

XII. Der heutige Stand der Elektrokymographie[1].

Von

R. Haubrich, Bonn[2].

Mit 45 Abbildungen.

Inhalt.

	Seite
Literatur	640
I. Einleitung	646
II. Technik	647
III. Ergebnisse der Elektrokymographie beim Herzgesunden	652
IV. Das pathologische Elektrokymogramm	654
A. Myokardkrankheiten	654
1. Die muskuläre Insuffizienz	654
2. Herzinfarkt	661
3. Herzwandaneurysma	666
B. Perikardaffektionen	667
1. Accretio pericardii	667
2. Concretio pericardii	669
C. Herzklappenfehler	674
1. Mitralklappenfehler	675
2. Aortenklappenfehler	681
D. Angeborene Herzfehler	683
E. Störungen der Reizerregung und -ausbreitung	687
F. Differentialdiagnose der Aortenaneurysmen, Mediastinal- und Lungentumoren	689
V. Die Aussichten der Elektrokymographie	692

Literatur.

Akman, L. C., A. J. Miller, E. N. Silber, J. A. Schack and L. N. Katz: The ventricular electrokymogram. Circulation 2, 890 (1950).

Altmann, R.: Über den Nachweis der systolischen Ventilebenenverschiebung am menschlichen Herzen. Fortschr. Röntgenstr. 82, 776 (1955).

Andersson, T.: Electrokymography with simultaneous electrocardiography. Acta radiol. (Stockh.) 30, 36 (1948).

— Electrokymographic recording of auricular movements. Acta radiol. (Stockh.) 32, 121 (1949).

— A design for an electrokymograph and some fundamental considerations on the electrokymogram. Acta radiol. (Stockh.) 32, 276 (1949).

— Electrokymographic studies in pulmonary stenosis and tetralogy of Fallot. Acta radiol. (Stockh.) 36, 345 (1951).

— Electrokymographic studies of the left auricular movements in mitral stenosis and insufficiency. Acta radiol. (Stockh.) 38, 81 (1952).

— Electrokymographic examinations in mitral valve disease. Stockholm 1953.

Barcelo, J.: La Cinédensigraphie, Thèse, Faculté de Méd. Paris 1950, Nr. 396.

Barcelo-Rousseau, G.: Diagnostic des tumeurs médiastinales par la cinédensigraphie (méthode photo-électrique) comparaison avec l'angiocardiographie, Thèse, Faculté de Méd. Paris 1951, Nr. 1084.

---

[1] Aus der Röntgenabteilung (Leiter: Prof. Dr. R. Haubrich) der Medizinischen Klinik der Universität Bonn (Direktor: Prof. Dr. P. Martini).

[2] Mit Unterstützung der Deutschen Forschungsgemeinschaft.

BERNER, F.: Die kymographische Untersuchung der pericarditis calculosa. Arch. klin. Chir. **194**, 458 (1939).

BLUMBERGER, KJ., W. BROMMER, S. MEINERS u. L. WALZ: Elektrokymographische Untersuchungen beim Herzalternans. Z. Kreislaufforsch. **43**, 521 (1954).

BÖHME, W.: Über die physiologischen und pathologischen Bewegungen der Vorhöfe. Sitzgsber. nordwestdtsch. Ges. inn. Med. **1934**, 120.

— Zur Physiologie des Herzens mit besonderer Berücksichtigung seiner Funktion als Saugpumpe während der Systole. Klin. Wschr. **1935**, 17.

BOONE, B. R., F. G. GILLICK, W. E. CHAMBERLAIN and M. J. OPPENHEIMER: Electrokymograms of heart border motions; principles of record interpretation. Proc. Federat. Amer. Soc. Exper. Biol. **5**, 9 (1946).

BOONE, B. R., W. E. CHAMBERLAIN, F. G. GILLICK, G. C. HENNY and M. J. OPPENHEIMER: Interpreting the electrokymogram of heart and great vessel motion. Amer. Heart J. **34**, 560 (1947).

— G. F. ELLINGER and F. G. GILLICK: Electrokymography of the heart and great vessels: principles and application. Ann. Int. Med. **31**, 1030 (1949).

— Application of the Electrokymograph to the study of cardiovascular physiology. Abstracts of Communications, XVII. Internat. Physiol. Congr. 6, Oxford, 1947.

— E. F. RANDAK, G. F. ELLINGER and W. E. OPPENHEIMER: Electrokymographic studies of the ventricular isometric relaxation phase of the cardiac cycle in man. J. Appl. Physiol. **1**, 534 (1949).

BOOTH, E., K. WILLIS, T. J. REEVES and T. R. HARRISON: The right auricular electrokymogram of normal subjects. Circulation **7**, 916 (1953).

BOURGAIN, A., et E. GERBAUX: Etude électrokymographique du retard d'éjection ventriculaire gauche dans l'infarctus du myocarde à récuperation imparfaite. Acta cardiol. (Bruxelles) **8**, 519 (1953).

BRANDFONBRENNER, G.: The aortic electrokymogram in normal subjects and patients with syphilitic aortic insufficiency. Amer. Heart J. **48**, 1 (1954).

v. BRAUNBEHRENS, H.: Die Herzmuskelschwiele und das Herzwandaneurysma. Kongr. H. Fortschr. Röntgenstr. **25**, 15 (1934).

BREDNOW, W., u. U. SCHAARE: Kymographische Untersuchungen des normalen Herzens. Z. klin. Med. **125**, 5 (1934).

— u. B. DEPPE: Kymographische und elektrocardiographische Untersuchungen bei Rhythmusstörungen des Herzens. Z. klin. Med. **128**, 3 (1935).

BUSCH, H.: Röntgenuntersuchung bei Patienten mit Mitralstenose vor und nach Valvulotomie. Acta radiol. **37**, 3/4 (1952); ref. in Fortschr. Röntgenstr. **77**, 507 (1952).

CARLOTTI: Vor- und nachoperative Untersuchungen der Hämodynamik bei Mitralvitien. Semaine Hôp. **29**, 2079 (1953); ref. in Dtsch. med. Wschr. **1953**, 1351.

CARLSTEN, A., u. U. RUDHE: An elektrokymographic study of auricular arrhythmia in total heart block. Acta radiol. (Stockh.) **41**, 316 (1954).

CHAMBERLAIN, W. E.: Roentgen Elektrokymography. Acta radiol. (Stockh.) **28**, 847 (1947).

— B. R. BOONE, G. F. ELLINGER, G. C. HENNY and M. J. OPPENHEIMER: Asynchronism of ejection of the ventricles as measured with the elektrokymogram. Federat. Proc. **6**, 88 (1947); zit. n. HEYER.

CLAGETT, A. H.: The electrokymogram in angina pectoris. Delaw. State Med. J. **22**, 44 (1950); zit. n. HEYER and BOONE.

CRAMER, H., u. L. STEHR: Ergebnisse der Kymographie bei Herzbeutelaffektionen. Fortschr. Röntgenstr. **56**, 404 (1937).

DACK, S., M. L. SUSSMAN and A. M. MASTER: The Roentgenkymogram in myocardial infarction II. Amer. Heart J. **19**, 464 (1949).

— D. H. PALEY, and M. L. SUSSMAN: A comparison of electrokymography and roentgenkymography in the study of myocardial infarction. Circulation **1**, 551 (1950).

— D. H. PALEY, and S. S. BRAHMS: Ventricular contraction in Wolff-Parkinson-White Syndrome: An electrokymographic study. Bull. New York Acad. Med. **26**, 273 (1950).

— — The electrokymogram in Wolff-Parkinson-White Syndrome. Amer. Heart J. **41**, 437 (1951).

— — Electrokymography I. The ventricular electrokymogram. Amer. J. Med. **12**, 331 (1952).

— — Review Electrokymography II: The great vessel and auricular electrokymogram. Amer. J. Med. **12**, 447 (1952).

— The ventricular pulsations in myocardial infarction; a fluoroscopic and kymographic study. Dis. of chest **27**, 282 (1955).

DAVIES and VENNING: Electrokymography-Preliminary studies. Brit. Heart J. **14**, 1 (1952).

DAVISON, P. H., and R. G. EPPS: The left auricular electrokymogram in mitral stenosis. Brit. Heart J. **16**, 49 (1954).

Deutsch, E., E. Gmachl, H. Schachinger, H. Siedek u. R. Wenger: Die Elektrokymographie. Z. Kreislaufforsch. **40**, 129 (1951).

Dietlen: Herz und Gefäße im Röntgenbild. Leipzig 1923.

Dussaillant, G., A. Lepe y M. del Fierro: Electrokymografia. Comunicación Preliminar. Rev. Med. Chile **77**, 307 (1949).

— — y G. Gomez: Forma y amplitud del Electrokimograma Ventricular Izquierdo Normal. Rev. Med. Chile **79**, 237 (1951).

— — J. Gonsalez, M. Aspillaga y G. Gomez: Cronometria Ventricular Izquierda, Aortica y Pulmonar. Rev. Med. Chile **79**, 365 (1951).

— H. Alessandri, A. Lepe et G. Gomez: 1er Congr. mondial de Cardiologie, Paris 1950, Tome I, 414 (1951); 430 (1951); 431 (1951).

— A. Lepe, et G. Gomez: Electrokymogramme ventriculaire et auriculaire gauche. Chronologie ventriculaire et artérielle, chez les sujets normaux. Acta cardiol. (Bruxelles) **7**, 38 (1952).

— H. Alessandri, et A. Lepe: Applications cliniques de la méthode électrokymographique. Acta cardiol. (Bruxelles) **7**, 474 (1952).

Eddleman, E. E. jr., K. Willis and H. E. Heyer: The effect of posture on the cardiac cycle, posteroanterior cardiac diameters, and apparent stroke volume as studied by the electrokymography. Amer. Heart J. **40**, 504 (1950).

— — — and Marion J. Greve: The effect of digitoxin on the apparent stroke volume, posteroanterior cardiac diameters, and the cardiac cycle in normal subjects as studied by the electrokymograph. Amer. Heart J. **41**, 161 (1951).

— — — The effect of prolonged motionless standing on the phases of the cardiac cycle, stroke volumes, and the posteroanterior diameters of the heart as studied by the electrokymograph. J. Appl. Physiol. **4**, 156 (1951).

Ellinger, G. F., F. G. Gillick, B. R. Boone and W. E. Chamberlain: Electrokymographic studies of asynchronism of ejection from the ventricles. Amer. Heart J. **35**, 971 (1948).

Engstrom, B., S. L. Kjellberg, L. Persson and U. Rudhe: Some aspects of the use of electrokymography in cardiac investigations. Acta radiol. (Stockh.) **31**, 435 (1948).

Feil, H. S.: Subclavian pulse in aortic valve disease. Amer. Heart J. **6**, 778 (1930).

Fischgold, H.: L'exploration fonctionelle du coeur par la Radiokymographie. J. Radiol. et Electrol. **18**, 10 (1934).

Fleischner, F. G., F. J. Romano and A. A. Luisada: Studies of fluorocardiography in normal subjects. Proc. Soc. Exper. Biol. a. Med. **67**, 535 (1948); zit. n. Dussaillant.

— The value of the atrial electrokymogram in the diagnosis of mitral regurgitation. Circulation **10**, 1 (1954).

—, W. H. Abelmann and R. Buka: The value of the atrial electrokymogram in the diagnosis of mitral regurgitation. Circulation **10**, 71 (1954).

Gadermann, E.: Elektrokymographische Untersuchungen über das Verhalten der Herzpulsation bei Mitralvitien. 20. Kongr. Kreislaufforsch. **20**, 137 (1954)

Gambaccini, P., G. Giannardi, L. Pozzi: La fluorografia. Nunt. Radiol. (Firenze) **19**, 964 (1953).

— — La fluorografia cardiopolmonare, ibid. **20**, 173 (1954).

Gillick, F. G., B. R. Boone, G. C. Henny and M. J. Oppenheimer: The electrokymograph; application as a photo-electric plethysmograph. Federat. Proc. **5**, 33 (1946).

— and W. F. Reynolds: Clinical application of electrokymography. Calif. Med. **70**, 407 (1949); zit. n. Heyer u. Boone.

— — Electrokymographic observations in constrictive pericarditis. Radiology **55**, 77 (1950).

— and Schneider, J.: Electrokymographic studies of lung field pulsations with exhalation against pressure. J. Appl. Physiol. **2**, 30 (1949); zit. n. Morgan a. Sturm.

— — Abnormal electrokymograms from the wall of the ventricle with and without evidence of myocardial infarction. Amer. J. Med. Sci. **219**, 500 (1950).

Gött, P., u. J. Rosenthal: Über ein Verfahren zur Darstellung der Herzbewegung mittels Röntgenstrahlen (Röntgenkymographie). Münch. med. Wschr. **1912 II**, 2033.

Haubrich, R.: Über Häufigkeit und Nachweis der Pericardobliteration. Dtsch. Arch. klin. Med. **199**, 79 (1951).

— Über die Herzveränderungen bei der Silicose. Fortschr. Röntgenstr. **75**, 303 (1951).

— Röntgenkymographische Studie an operierten Panzerherzen. Acta radiol. (Stockh.) **37**, 543 (1952).

— u. P. Thurn: Zur Röntgensymptomatologie der Pericardverschwielung. Fortschr. Röntgenstr. **73**, 288 (1950).

— — Über das Flächenkymogramm und Elektrokymogramm der Pericardobliteration. Fortschr. Röntgenstr. **80**, 355 (1954).

— u. H. Odenthal: Der Herzinfarkt im Flächenkymogramm und Elektrokymogramm. Cardiologia (Basel) **24**, 225 (1954).

HECKMANN, K.: Ein Verfahren zur Untersuchung der Pulsationen des Herzens und anderer Organe mittels Röntgenstrahlen (Ein Versuch zur Registrierung von Volumänderungen der Organe während der Herzpulsation). Klin. Wschr. 1936, 13.
— Über das Verfahren der Aktinokardiographie. Klin. Wschr. 1936, 757.
— Graphische Darstellung der Helligkeitsänderungen des Leuchtschirmbildes des Herzens (Aktinocardiogramm) bei Mitralfehlern. Klin. Wschr. 1936, 928.
— Moderne Methoden zur Untersuchung der Herzpulsation mittels Röntgenstrahlen. Erg. inn. Med. 52, 543 (1937).
— Elektrokymographie. Z. Kreislaufforsch. 40, 449 (1951).
— Die Untersuchung der Herzpulsation mittels der Elektrokymographie und Phasenanalyse. Z. Kreislaufforsch. 41, 2 (1952).
— Elektrokymographie (Aktinokardiographie) und Phasenanalyse des Herzens. Fortschr. Röntgenstr. 76, 60 (1952).
— Die „rückläufigen Bewegungen" in der Systole und Diastole des dilatierten Ventrikels. Untersuchungen mittels der Elektrokymographie und Phasenanalyse. Fortschr. Röntgenstr. 76, 332 (1952).
— Die systolische zentrifugale Pulsation der Ventrikel und ihr Nachweis mittels der elektrokymographischen Phasenanalyse. Fortschr. Röntgenstr. 76, 337 (1952).
— Die Umformungen der Ventrikel während der Herzaktion. Untersuchungen mittels der elektrokymographischen Phasenanalyse. Fortschr. Röntgenstr. 76, 513 (1952).
— Pathologische Pulsationsformen der Ventrikel. Untersuchungen mittels der Elektrokymographie und Phasenanalyse. Fortschr. Röntgenstr. 76, 518 (1952).
— Die dyskoordinierte Tätigkeit der Ventrikel (Elektrokymographische Untersuchungen). Fortschr. Röntgenstr. 77, 343 (1952).
— Die elektrokymographischen Befunde bei Mitralfehlern. Kongr. H. inn. Med. 1954 (im Druck).
HEDMAN, CH., J. LIND u. C. WEGELIUS: Veränderungen der Herzsilhouette nach angiocardiographischen Beobachtungen. J. Faculty Radiol. 4, 190 (1953); ref. in Zbl. Radiol. 40, 319 (1953).
HEIER, H.: Herzwandveränderungen im Flächenkymogramm. Fortschr. Röntgenstr. 53, 895 (1936).
HENNY, G. C.: Electrokymograph: Apparatur for recording cardiovascular phenomena utilizing the roentgenoscope. Abstr. of Communic. XVII. Internat. Physiol. Congr. 5, Oxford, 1947; zit. n. HEYER u. BOONE.
— and B. R. BOONE: Electrokymograph for recording heart motion utilizing the roentgenoscop. Amer. J. Roentgenol. 54, 217 (1945).
— — and W. E. CHAMBERLAIN: The Electrokymograph: An apparatus for recording motion (for example, that of the heart border shadow). Federal. Proc. 5, 44 (1946); zit. n. HEYER.
— — — Electrokymograph for recording heart motion, improved type. Amer. J. Roentgenol. 57, 409 (1947).
HEYER, H. E., E. POULOS and J. H. ACKER: Electrokymographic studies in insufficiency of the aortic and pulmonic valves. Circulation 1, 1037 (1950).
— C. H. HOWARD, K. W. WILLIS and A. C. PICKLE: Alterations of the rapid filling phase in congestive heart failure. Amer. Heart J. 43, 206 (1952).
— and B. R. BOONE: The present status of elektrokymography. Amer. Heart J. 44, 458 (1952).
HJALMARE, G.: Registration of movements of the heart with Geiger-Müller counters and synchronous electrocardiography. Acta radiol. (Stockh.) 27, 334 (1946).
HOLLDACK, K., u. T. D. GERTH: Über die zeitliche Verschiedenheit der Aktion des rechten und linken Ventrikels, untersucht mit der Herzschallregistrierung. Dtsch. Arch. klin. Med. 199, 2 (1952).
JAKOBI, J., R. JANKER u. W. SCHMITZ: Untersuchungen mit dem gleichzeitig aufgenommenen Elektrokardiogramm, Röntgenkinematogramm und Ionogramm. Klin. Wschr. 1931, 1264.
JORGENS, J., J. W. LA BREE, F. H. ADAMS and L. G. VEASY: An electrokymographic study of the pulmonary pulsations in congenital heart diseases. Bull. Minnesota Hosp. 21, 243 (1950); zit. n. KOURILSKY u. Mitarb.
KAISER, K., u. P. THURN: Beitrag zur Röntgenkymographie der Aorta. Fortschr. Röntgenstr. 77, 28 (1952).
v. KALOCSAY, P.: Verfahren zur fortlaufenden Aufnahme der Herztätigkeit mittels Röntgenstrahlen an beliebig gewählten Einzelstellen des Herzens. Z. exper. Med. 89, 626 (1933).
KARPATI u. EBERLE: Das elektrokymographische Kurvenbild der Arteria pulmonalis und ihrer Zweige. Med. Mschr. 7, 7 (1953).
KAY, C, F., J. W. WOODS, H. F. ZINSSER and J. M. BENJAMIN: The validity of the electrokymographic method for measurement of diameter change of the aorta and pulmonary artery during circulatory disturbance. J. Clin. Investig. 28, 228 (1949).

KJELLBERG, S. R., and U. RUDHE: Electrokymographical studies of coarctation of the aorta. Acta radiol. (Stockh.) **34**, 145 (1950).

KOURILSKY, R., M. MARCHAL et J. BARCELO: Un nouveau mode d'exploration de la circulation pulmonaire: La pneumodensigraphie. J. franç. Méd. et Chir. thorac. **3**, 556 (1949).

— et M. MARCHAL: Exploration de la circulation pulmonaire au moyen de la cinédensigraphie; ses applications au diagnostic des cancers du poumon et des tumeurs du médiastin. 1er Congr. internat. de Biol. clin. 1951; Ann. Méd. **1952**, 20.

— — La contribution de la cinédensigraphie au diagnostic du cancer du poumon. Presse méd. **62**, 1296 (1954).

— — et M. DECOISY: La détection par la cinédensigraphie des troubles de la pulsatilité artérielle pulmonaire dans les cancers broncho-pulmonaires. J. franç. Méd. et Chir. thorac. **6**, 297 (1952).

— Etude cinédensigraphique de la circulation artérielle du poumon dans differentes affections pathologiques du poumon, des bronches et du médiastin. J. franç. Méd. et Chir. thorac. **7**, 2 (1953).

KUO, P. T., E. A. HILDRETH and C. F. KAY: The mechanism of gallop sounds, studied with the aid of the electrokymograph. Ann. Int. Med. **35**, 1306 (1951).

LEWIS, J. L., and L. L. TERRY: Elektrokymography an appraisal of its present clinical status. Ann. Int. Med. **32**, 36 (1950).

LIAN, C., et G. MINOT: La Radio-électro-kymographie. Arch. Mal. Coeur **39**, 339 (1946).

LUISADA, A. A., and F. G. FLEISCHNER: Studies of fluorocardiography: Tracings of the left ventricle in myocardial infarction. Acta cardiol. (Stockh.) **4**, 308 (1948).

— — Dynamics of the left auricle in mitral valve lesions. Amer. J. Med. **4**, 791 (1948b).

— — Fluorocardiography (electrokymography). Amer. J. Med. **6**, 756 (1949).

— — and M. B. RAPPAPORT: Fluorocardiography (Electrokymographie) I. Technical Aspects. Amer. Heart J. **35**, 336 (1948).

— — Fluorocardiography (electrokymographie) II. Observations on normal subjects. Amer. Heart J. **35**, 348 (1948).

— F. J. ROMANO and J. M. TORRE: Isometric relaxation period of the left ventricle in normal subjects and patients with mitral stenosis. Proc. Soc. Exper. Biol. a. Med. **69**, 23 (1948).

— and F. G. FLEISCHNER: Simultaneous fluorocardiography and recording of intracardiac pressure. Proc. Soc. Exper. Biol. a. Med. **70**, 730 (1949).

— — Fluorocardiography (electrokymography) during normal respiration. Proc. Soc. Exper. Biol. a. Med. **72**, 155 (1949).

— — Attempts at clinical measurement of pulmonary arterial pressure. Exper. Med. a. Surg. **8**, 251 (1950).

MADEIRA-PINTO, P., et A. SALDANHA: Valeur clinique de l'électrokymographie dans l'étude des infarctus du myocarde. 1er Congr. Mondial de Cardiol., Paris 1950; zit n. DUSSAILLANT.

MARCHAL, M.: De l'enregistrement des phénomènes radiologiques invisibles et, en particulier, des pulsations des artérioles pulmonaires. Cinédensigraphie. C. r. Acad. Sci. (Paris) **222**, 973 (1946).

— De l'enregistrement des pulsations invisibles du parenchyme pulmonaire, ainsi que les pulsations cardiovasculaires, par la Kinédensigraphie. Arch. Mal. Coeur **39**, 345 (1946).

— Méthode de mesure de la pression artérielle de l'artère pulmonaire, chez l'homme par les rayons X (cinédensigraphie). C. r. Acad. Sci. (Paris) **225**, 394 (1947).

— Nouvelle méthode d'exploration radiologique du coeur et des poumons et ses applications dans les tumeurs du médiastin. J. de Radiol. **30**, 305 (1949).

— Nouvelle méthode de diagnostic différentiel des tumeurs du médiastin par la cinédensigraphie. C. r. Acad. Sci. (Paris) **228**, 268 (1949).

— Nouvelle application pratique de la cinédensigraphie. Résumé. J. de Radiol. **31**, 486 (1951).

— Diagnostic différentiel des tumeurs du médiastin par la cinédensigraphie. J. franç. Méd. et Chir. thorac. **4**, 102 (1950).

— et T. MARCHAL: Nouvelle méthode de cinédensigraphie étalonnée, permettant le diagnostic différentiel du cancer du poumon. C. r. Acad. Sci. (Paris) **233**, 458 (1951).

McKINNON, J. B., and B. FRIEDMAN: Electrokymographie studies of the left atrium in normal and diseased hearts. Circulation **2**, 572 (1950).

McKUSICK, V. A.: Chronic constrictive pericarditis I. Some clinical and laboratory observations. Bull. Johns Hopkins Hosp. **90**, 3 (1952).

— II. Electrokymographic studies and correlations with roentgenkymography, phonocardiographie, and right ventricular pressure curves. Bull. Johns Hopkins Hosp. **90**, 27 (1952).

— The study of mitral regurgitation by roentgenkymography. Amer. J. Roentgenol. **71**, 961 (1954).

MEDNICK, H., J. B. SCHWEDEL and P. SAMET: Electrokymographic studies of the normal cardiac cycle. Circulation **2**, 250 (1950).

MORGAN, R. H.: Electrokymography. Ann. Int. Med. Sci. 218, 587 (1949).
— and R. E. STURM: The quantitative electrokymograph. Circulation 4, 604 (1951).
NORDENSTRÖM, B.: Pulmonary circulation time. Act. Radiol. (Stockholm) 41, 209 (1954).
PALEY, D. H., and S. DACK: Electrokymographic studies of the isometric relaxation phase; zit. n. HEYER a. BOONE.
PANNIER: L'électrokymographie. J. belge Radiol. 33, H. 1 (1950).
PAPACHARALAMPOUS, N., u. H. U. ZOLLINGER: Morphologie und Pathogenese des subtotalen und totalen Coronarverschlusses. Schweiz. med. Wschr. 1953, 859.
PHILIPS, E.: The electrokymogram in valvular heart disease. Permanente Found. M. Bull. 7, 25 (1949); zit. n. MORGAN u. STURM.
— Electrokymographic studies of ventricular border movements in aortic insufficiency and ventricular hypertrophy. Ann. West. Med. a. Surg. 5, 536 (1951); zit. n. HEYER u. BOONE.
POSTELI, T.: Studii elettrochimografia, Estratto da Radioterapia, Radiobiologia e Fisica Med. 2, 112 (1949).
RANDAK, E. F., B. R. BOONE, G. F. ELLINGER and M. J. OPPENHEIMER: Ventricular isometric relaxation phase as measured on the electrokymogram. Federat. Proc. 7, 97 (1948).
REINDELL, H.: Größe, Form und Bewegungsbild des Sportherzens. Arch. Kreislaufforsch. 1940, 117.
— Diagnostik der Kreislauffrühschäden, Stuttgart 1949.
RING, G. C., M. BALABAN and M. J. OPPENHEIMER: Measurements of heart output by electrokymography. Amer. J. Physiol. 157, 343 (1949).
— GREISHEIMER, E. M., H. N. BAIER, M. J. OPPENHEIMER, A. SOKALCHUK, D. ELLIS and S. J. FRIDAY: Electrokymograph for estimation of heart output: Comparison with direct Fick in dogs. Amer. J. Physiol. 161, 231 (1950).
— A. SOKALCHUK, N. H. BAIER, H. W. RUDEL, M. J. OPPENHEIMER, S. J. FRIDAY and G. J. NAVIS: Electrokymograph for estimation of heart output: Comparison with Stewart in dogs. Amer. J. Physiol. 161, 236 (1950).
— — G. J. NAVIS and H. W. RUDEL: Positional changes of the heart and their effects on electrokymographic recordings. Amer. J. Physiol. 163, 468 (1951).
SALANS, A. H., J. A. SCHACK and L. N. KATZ: Correlation of simultaneously recorded electrokymograms and pressure pulses of human heart and great vessels (a preliminary report). Circulation 2, 900 (1950).
SAMET, P., J. B. SCHWEDEL and H. MEDNICK: Electrokymographic studies in aneurysm of the left ventricle. Amer. Heart J. 39, 749 (1950).
— — — Electrokymographic studies of the relationship between electrical and mechanical asynchronism in the cardiac cycle. Amer. Heart J. 39, 841 (1950).
— — — Electrokymographic studies of abnormal left ventricular pulsations. Amer. Heart J. (1950).
— — — Electrokymographic studies of the relation between the electrical and mechanical events of the cardiac cycle in Wolff-Parkinson-White syndrome. Amer. Heart J. 40, 430 (1950); Proc. Soc. Exper. Biol. a. Med. 73, 591 (1950).
SCHAEDE, A., u. P. THURN: Zur röntgenologischen Diagnose der angeborenen Herzfehler mit vorspringendem Pulmonalisbogen. Fortschr. Röntgenstr. 76, 306 (1952).
— Röntgenologische Diagnose der angeborenen Herzfehler mit vorspringendem Pulmonalisbogen (Zyanotische Formen). Fortschr. Röntgenstr. 78, 253 (1953).
SCHLEGEL, B.: Röntgenkymographische Untersuchungen des linken Vorhofs bei Lagewechsel. Z. Kreislaufforsch. 42, 213 (1953).
SCHMITZ, W., u. H. SCHÄFER: Die zeitlichen Beziehungen der Tätigkeitsäußerungen des Herzens. Z. Kreislaufforsch. 27, 513 u. 550 (1935).
SCHNEIDER, J., and F. G. GILLICK: Elektrokymographie. Cardiologia (Basel) 14, 110 (1949).
SEGERS, H.: Repercussions à distance de l'activité auriculaire dans les traces électrokymographiques. Acta cardiol. (Bruxelles) 7, 4 (1952).
— et HENDRICK: Etudes électrokymographiques du délai d'éjection dans les blocs intraventriculaires. Acta cardiol. (Bruxelles) 6, 2 (1951).
SOLOFF, L. A., J. ZATUCHNI and H. STOUFFER: The atrial border electrokymogram in mitral regurgitation. Circulation 6, 96 (1952).
SOULIE, P., J. DI MATTEO et M. MARCHAL: La cinédensigraphie dans les valvulites mitrales. La regurgitation systolique auriculaire. Arch. Mal. Coeur 43, 14 (1950).
STAUFFER, H. M., and J. JORGENS: Electrokymography of the heart and great vessels. Correlation with Roentgenkymography in clinical case studies. Radiology 52, 488 (1949).
— Electrokymography. Univ. Minn. Staff Meeting Bull. 18, 462 (1947).
STEHR, L.: Röntgenbeobachtung, Pathologie und Klinik des Panzerherzens. Z. klin Med. 133, 371 (1938).
STUMPF, P., H. H. WEBER u. G. A. WELTZ: Röntgenkymographische Bewegungslehre innerer Organe. Leipzig 1936.

STUMPF, P.: Kymographische Röntgendiagnostik zur Beurteilung des Herzens. Stuttgart 1951.
SUSSMAN, M. L., S. DACK and A. M. MASTER: The Roentgenkymogram in myocardial infarc-
    tion I. The abnormalities in left ventricular contraction. Amer. Heart J. 19, 453 (1940);
    zit. n. DUSSAILLANT et al.
— — and D. H. PALEY: Some clinical applications of electrokymography. The findings in
    myocardial infarction and heart block, Radiology 53, 500 (1949).
TAHAN, P.: Electrokymography. South Afric. Med. J. 24, 52 (1950).
— Electrokymography: A study of heart border motion in health and disease. Radiology
    27, 45 (1953).
THURN, P.: Röntgenkymographische Befunde bei kongenitalen Herzfehlern. Fortschr.
    Röntgenstr. 74, 151 (1951).
— u. A. SCHAEDE: Zur röntgenologischen Diagnostik der angeborenen Herzfehler mit vor-
    springendem Pulmonalisbogen (Pseudoformen). Fortschr. Röntgenstr. 79, 476 (1953).
TOURNIAIRE, A., et J. BLUM: Courbes de pressions intracardiaques dans la symphyse du
    pericarde et la pericardite. Presse méd. 61, 1440 (1953).
TURANO, L.: La malattia mitralica nella moderna indagine radiologica. Nunt. Radiol. 21,
    1 (1955).
WENGER, H.: Die Elektrokymographie als Methode der Diagnostik. Wien. Z. inn. Med. 33,
    1 (1952).
WERKÖ, L., G. BLÖRCK, C. CRAFOORD, H. WULFF, H. KROOK and H. ELIASCH: Pulmonary
    circulatory dynamics in mitral stenosis before an after commisurotomy. Amer. Heart J.
    45, 477 (1953).
WILLIS, K., E. E. EDDLEMAN, J. K. ACKER, E. POULOS and H. E. HEYER: Variations in the
    durations of phase of the cardiac cycle in normal hearts as studied by the electrokymo-
    graph. Amer. Heart J. 40, 485 (1950).
ZDANSKY, E., u. E. ELLINGER: Röntgenkymographische Untersuchungen am Herzen.
    Fortschr. Röntgenstr. 49, 240 (1934).
— Röntgendiagnostik des Herzens und der großen Gefäße, 2. Aufl. Wien 1949.
ZINSSER, H. F., C. F. KAY and J. M. BENJAMIN: The electrokymograph: Studies in recording
    fidelity. Circulation 2, 197 (1950).

I. Einleitung.

Der Wunsch, mittels der Röntgenstrahlen nicht nur die Größe und Form des
Herzens, sondern auch die Herzbewegung und deren krankhafte Störungen
analysieren zu können, ist schon recht alt. Er gründet sich auf den Eindruck,
daß die auf dem Leuchtschirm sichtbare Herzpulsation für eine unmittelbare
optische Analyse zu rasch abläuft; jeder Untersucher kann dies bestätigen, der
z. B. versucht, Vorhofs- und Kammerbewegung in ihrer zeitlichen Beziehung
näher zu verfolgen. Die Geschichte der röntgenologischen Registrierversuche
der Herzbewegung reicht bis zu GÖTT und ROSENTHAL (1912) zurück und hat
mit der Elektrokymographie jetzt einen gewissen Abschluß gefunden. Die
Entwicklung der Einschlitz- und Mehrschlitzkymographie bis zur heute allgemein üblichen Flächenkymographie (PL. STUMPF) kann als bekannt vorausgesetzt werden. Das Flächenkymogramm stellt im wesentlichen ein Verfahren
dar, die Herzrandbewegung röntgenologisch festzuhalten; dabei ist die Analyse
der pulsatorischen Dichte- bzw. Volumenschwankungen einzelner Herzabschnitte
(Densographie) von nur untergeordneter Bedeutung. Der Nachteil des Flächenkymogramms besteht darin, daß die Bewegungszacken am Herzrand relativ
klein, räumlich wie zeitlich zu eng begrenzt sind, als daß eine sichere synoptische
Zuordnung der Zackenabschnitte immer möglich wäre. Dies aber ist die Voraussetzung dafür, die pulsatorische Formänderung von den Sekundärfaktoren der
Herzbewegung, der Rotation und Pendelung, abzutrennen. Die methodische
Vernachlässigung dieser Prämisse hat dazu geführt, daß die flächenkymographische Bewegungsanalyse trotz beachtlicher Ergebnisse doch für jeden Einzelfall
mit einem Unsicherheitsfaktor verbunden bleibt, der durch große Erfahrung
zwar verkleinert, nicht aber gänzlich ausgeschaltet werden kann, und der den
praktischen Nutzen der Methode recht oft fragwürdig erscheinen lassen muß.

Es hat sich gezeigt, daß manche der sog. eindeutigen Symptome der Flächen-kymographie nur als methodische Kunstprodukte zu gelten haben, und daß andererseits sichere Bewegungsanomalien aus den gleichen methodischen Gründen dem Nachweis entgehen müssen. Wir werden darauf noch einzugehen haben, wenn einzelne Funktionsabweichungen erörtert werden, und zum Schluß ver-suchen, notwendige Folgerungen aus dieser Erkenntnis zu ziehen.

Versuche, die einzelne Herzaktion in räumlich und zeitlich stärker auseinandergezogener Kurvenform aufzuschreiben, reichen weit zurück. 1931 haben JANKER, JAKOBI u. SCHMITZ eine Apparatur angegeben, mit der über einen Verstärker und einen Kathoden-strahloscillographen die Spannungsschwankungen registriert werden, die lochartig aus-geblendete Röntgenstrahlen nach Durchsetzung des Herzens in einer Ionisationskammer erzeugen („Ionographie"). Ähnlich ist die Methode, die später von KJELLBERG und durch v. KOLOCSAY angegeben wurde, und die statt der Ionisationskammer eine Photozelle verwendet. Damit war im Gegensatz zur STUMPFSchen indirekten Densographie, die über das Flächenkymogramm nachträglich auszuführen ist, eine direkte Densographie möglich. In beiden Verfahren werden aber nicht nur Volumänderungen des Herzens, sondern gleichzeitig auch Dichteänderungen durch Lageverschiebungen registriert; die Trennung der pulsatorischen Verformung von der Lageänderung ist hier also nicht möglich. Erst wenn der Bewegungsabgriff mit einem größeren Schlitz vorgenommen wird, der senkrecht zum Herzrand eingestellt ist und von diesem nur teilweise bedeckt wird, gibt die resultierende Kurve prak-tisch nur die Randbewegung, nicht die Dichteänderung bei der Herzpulsation wieder. Dies Verfahren ist 1936 von HECKMANN unter dem Namen „Aktinokardiographie" angegeben und 1946 in ähnlicher Weise von MARCHAL als «Cinédensigraphie» beschrieben worden. Ab 1945 konnte es von LIAN und MINOT; BOONE, CHAMBERLAIN und HENNY; LUISADA und FLEISCH-NER; SCHNEIDER und GILLICK; ENGSTRÖM, KJELLBERG u. Mitarb. unter der Bezeichnung „Elektrokymographie" zu einer brauchbaren klinischen Methode entwickelt werden, nachdem die moderne Verstärkertechnik die nötigen Grundlagen dafür geschaffen hatte.

II. Technik.

Die Beschreibung der jetzt gebräuchlichen elektrokymographischen Apparatur (HECKMANN) verdeutlicht die Prinzipien dieser Registrierung. Der Patient steht in einem üblichen Durchleuchtungsgerät. Die Röntgenstrahlung durchdringt erst den Thorax und dann das *Aufnah-megerät*, bevor sie den großen Leucht-schirm trifft, auf dem der Untersucher die Einstellung kontrolliert (Abb. 1). Das Aufnahmegerät (A) enthält in einer strahlenundurchlässigen Kapsel einen kleinen Fluorescenzschirm (L), der durch einen dem Körper zugekehrten Schlitz (S) belichtet wird und seinerseits eine Photozelle (Multiplier-Phototube, P) erregt. Der von der Photokathode dieses Sekundärelektronen-Vervielfältigers ausgehende elektrische Strom wird ab-geleitet und im *Netzgerät* (EKy, Abb. 2) millionenfach verstärkt, entstört und einem Elektrokardiographen (Zweifach-oder Dreifachschreiber) zugeleitet. Gleichzeitig wird der Herzton über eine strahlendurchlässige Kapsel (K, Abb. 1), einen Luftschlauch und ein Mikrophon (M) aufgenommen und als zweite Kurve

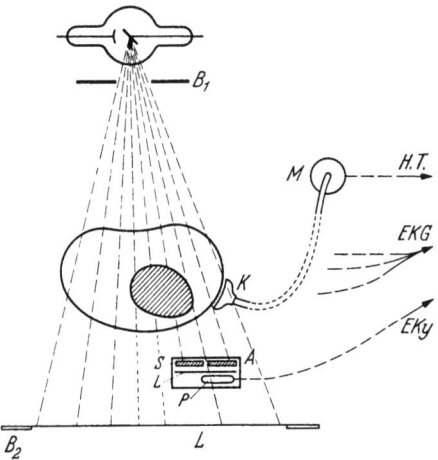

Abb. 1. Schema der Elektrokymographie, modifiziert nach HECKMANN [A Aufnahmegerät mit Schlitz (S), Leuchtschirm (L) und Photozelle (P); K strahlendurch-lässige Herztonkapsel; M Mikrophon; L Leuchtschirm; B_1, B_2 = Blenden].

zur Synchronisation unter die Bewegungskurve des Elektrokymogramms geschrie-ben; statt dessen kann auch ein Elektrokardiogramm aufgenommen werden. Am besten ist es, die Synchronisation durch Herzton und EKG gleichzeitig vorzunehmen, also drei Kurven untereinanderzuschreiben. Unsere eigenen Untersuchungen sind fast ausschließlich in dieser Weise durchgeführt worden[1]. Im Atmungsstillstand des Patienten wird der Schlitz des Aufnahmegerätes auf die gewünschte Herzrandstelle so eingestellt, daß zuerst ein Suchschlitz senkrecht zum Herzrand gedreht und so gestellt wird, daß der pulsierende Herzrand etwa die Hälfte des Schlitzes bedeckt (Abb. 3a). Dann wird die in einer Schiene parallelgeführte Kapsel des Aufnahmegerätes nach links bis zum Anschlag vorgefahren, wodurch die gleiche Lage der Photozelle an gleicher Herzrandstelle gewährleistet ist (Abb. 3b). Von der Assistentin werden auf dem optischen Sucher des Dreifachschreibers die Amplituden von EKy, Herzton und EKG reguliert, und dann werden für die Dauer einiger Herzschläge synchron alle drei Kurven geschrieben. Auf diese Weise können der Reihe nach beliebig viele Punkte des Herzrandes in allen Durchleuchtungsstellungen des Patienten abgegriffen und ihre Bewegung aufgezeichnet werden; die einzelnen Abgriffe werden entsprechend Abb. 4 mit kleinen Buchstaben benannt.

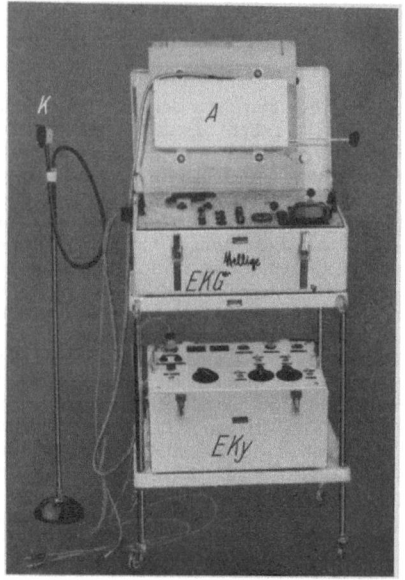

Abb. 2. Aufnahmegerät (*A*), Netzgerät (*EKy*) und Dreifachschreiber (*EKG*).

Zum Verständnis der einzelnen Elektrokymogramme sei zunächst vermerkt, daß bei der Lateralbewegung der abgegriffenen Herzrandstelle der Schlitz der Bleikapsel stärker vom Herzschatten verdeckt wird und die Photozelle daher weniger Strom liefert. Die Schaltung im Netzgerät und Dreifachschreiber ist so vorgenommen, daß diese Abschwächung des Stromes das Elektrokymogramm ansteigen läßt, während die Zunahme des Photo-

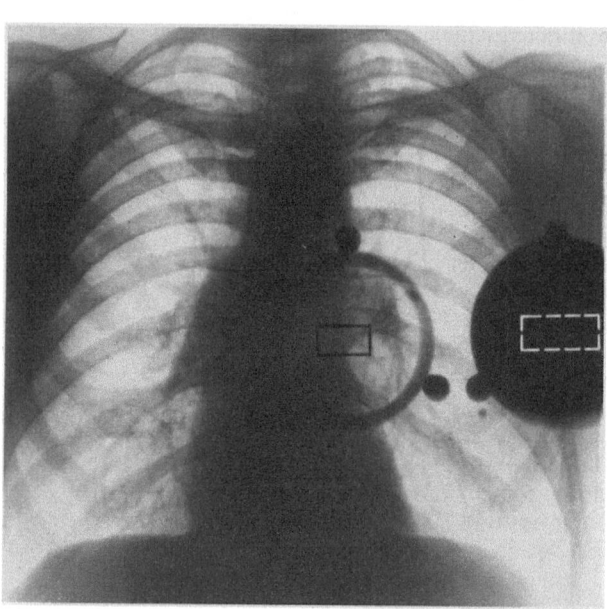

Abb. 3a. Einstellung des Suchschlitzes senkrecht zum Herzrand.

zellenstromes bei der anschließenden Medialbewegung des Herzrandes die Bewegungskurve wieder fallen läßt. Daher ist *Lateralbewegung* des Herzrandes gleich

[1] Apparatur nach den Angaben von Heckmann durch Ing. Knott-München hergestellt.

Anstieg oder Aufwärtsbewegung des Elektrokymogramms; und *Medialbewegung* des Herzrandes gleich *Abstieg* der Kurve. Abb. 5 veranschaulicht das Verlaufsprinzip derart geschriebener, typischer Elektrokymogramme. Ihre zeitliche Zuordnung zu den einzelnen Phasen der Herzaktion ergibt sich aus dem gleichzeitig aufgezeichneten Elektrokardio- und Phonogramm. Man erkennt, daß in dieser synchronen Koordination der Einzelkurven das Ventrikel-Elektrokymogramm gegensinnig zum Aorten-Elektrokymogramm verläuft und daß beide Bewegungskurven — ebenso wie die hier der Übersichtlichkeit halber weggelassenen Elektrokymogramme aller anderen Herzrandstellen — in zahlreiche Einzelanteile aufgegliedert werden können, die sich durch Treppen, Gipfel oder Einsenkungen voneinander absetzen.

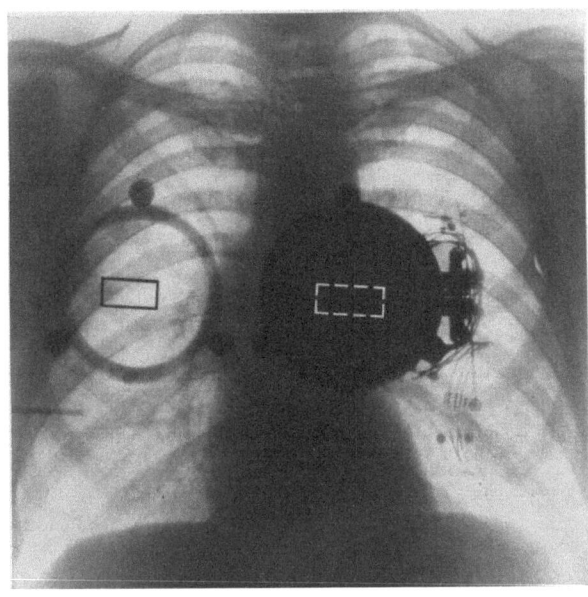

Die vom Kammer-, Vorhofs- oder Aortenrand gewonnene Bewegungskurve stellt somit eine

Abb. 3b. Einstellung der Photozelle des Aufnahmegerätes.

sehr starke, räumlich und zeitlich auseinandergezogene „Lupenvergrößerung" der kleinen Einzelzacke des Flächenkymogramms dar. Bereits darin ist eine unvergleichlich viel bessere Detailerkennbarkeit begründet. Zur Elimination der Sekundärbewegung (Rotation, Pendelung) und Reduktion der Randkymogramme

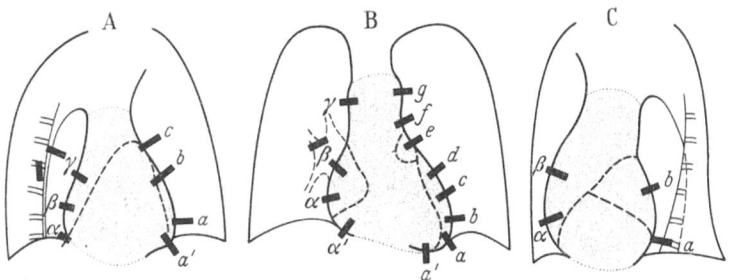

Abb. 4. Bezeichnung der Herzrandabgriffe in den verschiedenen Durchleuchtungsrichtungen
(*A* 1. Schräger, *B* p. a. Strahlengang, *C* 2. Schräger), nach HECKMANN.

auf eine reine Pulsationswiedergabe ist jedoch ein methodischer Kunstgriff unerläßlich, der nach dem Vorschlag HECKMANNs als *Phasenanalyse* bezeichnet wird. Sie besteht darin, die einzelnen Kurven zu einer räumlich vergrößerten Darstellung der gesamten Herzaktion dadurch zu vereinigen, daß die Amplituden der Elektrokymogramme auf die Herzsilhouette (Orthodiagramm, Leuchtschirmpause) übertragen werden; zeitlich übereinstimmende Punkte aller abgegriffenen

Elektrokymogramme werden zu neuen, zwischengeschalteten Herzfiguren, den *Isophasen*, verbunden.

Praktisch wird so vorgegangen, daß an möglichst zahlreichen Punkten der Herzoberfläche bzw. des Herzrandes in der gegebenen Durchleuchtungsrichtung Elektrokymogramme gleichzeitig mit Elektro- und Phonokardiogramm geschrieben werden. Diese Kurven werden dann so untereinandergelegt, daß zeitliche Übereinstimmung besteht; bei allen eigenen, im folgenden wiedergegebenen Beispielen wurde so verfahren. Alle jetzt senkrecht hierzu gezogenen Linien stellen an ihren Schnittpunkten mit den verschiedenen Kurven gleiche Phasen der Herzaktion dar (Isophasen). Zur *Analyse der Systole* kann man mit der Isophase der ersten Schwingung des ersten Herztones beginnen, die dem Ende der Diastole entspricht; sie stellt dann die systolische Nullinie der Herzrandlage dar und ist mit der diastolischen Form der Herzsilhouette des Orthodiagramms oder der Schirmpause identisch. Senkrecht

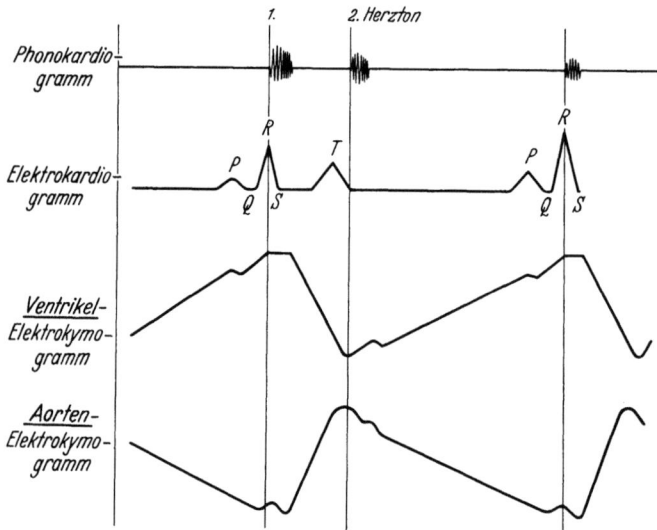

Abb. 5. Synchronisation von Herztonkurve, EKG und Elektrokymogrammen (Ventrikel und Aorta) beim Herzgesunden, nach Dussaillant. Lateralbewegung des Herzrandes bzw. Auffüllung = Kurvenanstieg.

zum Herzrand werden auf die Schirmpause Linien an denjenigen Stellen gezogen, die den Schlitzstellungen der Elektrokymogramme entsprechen. Auf diesen Abgriffen werden im folgenden dann die Abstände markiert, die sich für die Isophase des zweiten Herztones ergeben. Die neuen Ventrikelrandpunkte werden demnach um so viel weiter medial auf die Abgriffe eingezeichnet, um wieviel die zugehörigen Elektrokymogramme zur Zeit des zweiten Herztones gefallen sind; für den Aortenrand verschiebt sich die systolische Endlage dementsprechend ebenso weit nach lateral, wie das Aortenelektrokymogramm zum gleichen Zeitpunkt angestiegen ist. Die so erhaltenen systolischen Endpunkte der Herzrandbewegung werden zu einer systolischen Herzsilhouette zeichnerisch verbunden. Zwischen diese Herzformen vom Beginn und Ende der Systole schließlich lassen sich beliebig viele Isophasen einzeichnen, die für die einzelnen, dazwischenliegenden Zeitpunkte der Systole ebenso gewonnen werden, wie Abb. 6 im Prinzip demonstriert. In gleicher Weise erfolgt die Umzeichnung der jeweiligen Amplituden der Elektrokymogramme vom rechten Herzrand auf die Schirmpause, womit eine vollständige und anschauliche Übersicht über die systolische Bewegung des ganzen Herzens erreicht wird. Ähnlich wird bei der *Phasenanalyse der Diastole* verfahren, wo die vorher gewonnene systolische Endstellung der Herzsilhouette als zeichnerische Grundlage zur Bestimmung der diastolischen Isophasen dient, die sich aus dem Abstand der einzelnen Elektrokymogramm-Punkte von der diastolischen Nullinie (Senkrechte durch den Beginn des zweiten Herztones) ergeben.

Auf diese Weise lassen sich nicht nur die diastolische und die systolische Endstellung auf Leuchtschirmpause oder Orthodiagramm auftragen, sondern auch beliebig viele Zwischenstadien der pulsatorischen Formänderung eindeutig festlegen und die Sekundärbewegung abtrennen. Einzuschalten ist, daß damit eine qualitative Methode der Bewegungsanalyse gegeben ist, während quantitative Bewegungs- und Volumenänderungen daraus im allgemeinen nicht errechnet werden können; das aus den Elektrokymogrammen der verschiedenen Herzrandabgriffe konstruierte Bewegungsbild der Phasenanalyse ist also zeichnerisch „übertrieben". Meist ist es nicht nötig, so viele Isophasen wie in Abb. 6 in die Schirmpause einzuzeichnen. Es genügt vielfach zur Analyse der Systole z. B. durchaus, außer der diastolischen Anfangs- und systolischen Endstellung, also den Isophasen des ersten und zweiten Herztones, nur zwei oder drei weitere Isophasen für jedes Drittel oder Viertel der Systolendauer zu gewinnen; gleiches

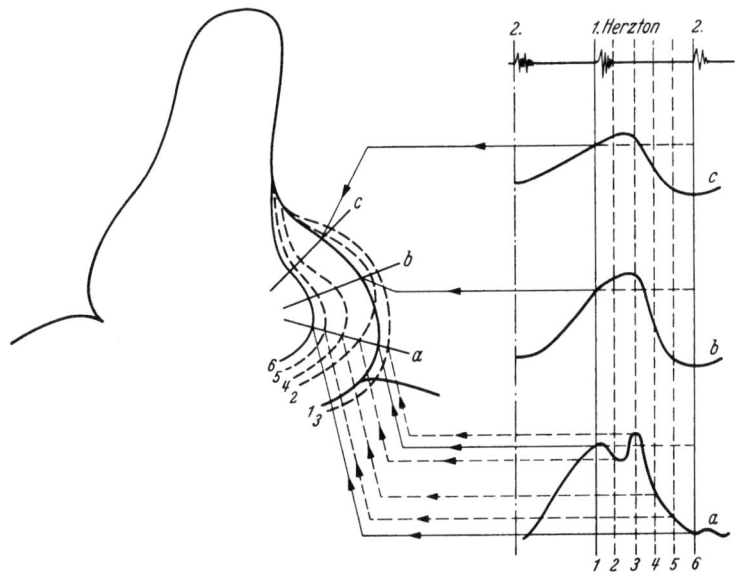

Abb. 6. Anfertigung einer systolischen Phasenanalyse nach HECKMANN, Erklärung s. Text.

gilt für die Phasenanalyse der Diastole. Diese Methode dürfte es auch überflüssig machen, das einzelne Elektrokymogramm nach den Umkehrpunkten und Kurvenabschnitten durchlaufend mit Buchstaben zu benennen, wie DEUTSCH und Mitarb. zur Vereinheitlichung vorgeschlagen haben, ohne vom Prinzip der HECKMANNschen Phasenanalyse Kenntnis zu haben.

Einzelne Untersucher (RING u. Mitarb., FLEISCHNER u. a.) verwenden zwei Photozellen gleichzeitig, die zur Simultanregistrierung der Bewegungen beider Herzränder oder des Ventrikel- und Aortenrandes eingesetzt werden können. Die Synopsie der HECKMANNschen Phasenanalyse macht diese technische Erweiterung überflüssig, die nur für bestimmte Fragen einen methodischen Gewinn ergeben dürfte; dies gilt vor allem für die Bewegungsanalyse von Reizleitungsstörungen (Schenkelblock) und für die elektrokymographische Bestimmung des Schlagvolumens.

Die Phasenanalyse kann nicht nur für die verschiedensten Durchleuchtungsrichtungen als Funktionsbild mehrerer, frontaler bis sagittaler Herzlängsschnitte, sondern gegebenenfalls auch zum Studium der pulsatorischen Verformung des Herzquerschnittes herangezogen werden. Zur Rekonstruktion einer derartigen *horizontalen Phasenanalyse* werden die Kurven derjenigen Herzrandabgriffe verwandt, die bei allmählicher Drehung des Patienten in den verschiedenen

Durchmessern, aber in gleicher Horizontalebene geschrieben wurden. Ein
Schema dafür zeigt Abb. 7. Es wird sich zeigen, daß für bestimmte Fragestellungen auch dieser methodischen Variation besondere Bedeutung zukommen
kann.

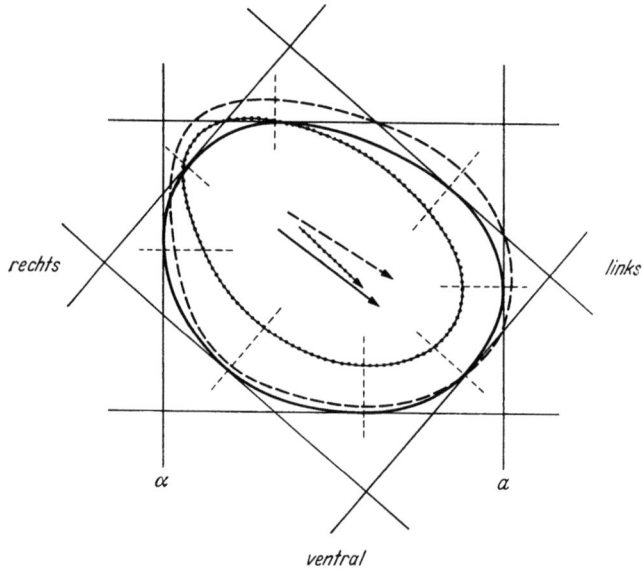

Abb. 7. Horizontale Phasenanalyse (nach Heckmann).

III. Ergebnisse der Elektrokymographie beim Herzgesunden.

Bevor wir auf die elektrokymographischen Befunde bei den einzelnen Herzkrankheiten zu sprechen kommen, muß der Beitrag umrissen werden, den Elektrokymogramm und Phasenanalyse bisher zur Herzphysiologie geliefert haben.
Dazu sei zunächst die Bewegungsanalyse eines Normalfalles herangezogen.
Abb. 8 gibt die übereinandergelegten Bewegungskurven der Abgriffe vom
linken Ventrikelrand eines gesunden Herzens wieder, durch die zugehörigen
Phasenanalysen von Systole und Dystole ergänzt. Es zeigt sich, daß das Elektrokymogramm an der Herzspitze (Abl. a) in der Anspannungszeit zunächst ansteigt,
der Herzrand hier also nach lateral verschoben wird; das Elektrokymogramm
der kranialen Ventrikelabschnitte (Abl. c) fällt dagegen sogleich ab. In der
isometrischen Phase am Ende der Anspannungszeit wird also das Herz bei etwa
gleichem Volumen nur verformt. Mit der Austreibung setzt eine konzentrische
Medialbewegung des ganzen Ventrikelrandes ein, mit der synchron die Lateralbewegung des Aortenrandes erfolgt. Daraus ergibt sich, daß die Kontraktion
kranial beginnt und herzspitzenwärts abläuft; die Wandung bewegt sich auf ein
Kontraktionszentrum zu, so daß das Herz annähernd Kugelform annimmt.
Abweichend von den Ergebnissen Heckmann's haben Gadermann u. Groth
gefunden, daß die normale systolische Medialbewegung der Kammerwand im
Herzspitzenbereich früher einsetzt als im Basisbereich. Umgekehrt wird
in der Diastole zunächst eine Auffüllung der Einflußbahn beobachtet, d. h.
die caudalen Randanteile des Ventrikels bewegen sich nach außen, während die kranialen Abschnitte, der Ausflußbahn zugehörig, zusammensinken;

erst in der Endphase der Diastole füllt sich auch die Ausflußbahn auf. So entsteht in vielen Fällen ein *Alternieren* von Ein- und Ausflußbahn (HECKMANN). Die Phasenanalyse der Diastole zeigt in unserem Beispiel (Abb. 8) abweichend davon eine annähernd gleichmäßige Auffüllung. — Das Studium der normalen Herzbewegung im Elektrokymogramm hat gezeigt (HECKMANN), daß aber nicht immer die Herzkontraktion kranial beginnt. Das Gebiet der Herzspitze hinkt nur in der Zentripetalbewegung der übrigen Ventrikelabschnitte nach. Die Zeit vom Beginn der Anspannungszeit bis zum Beginn der Medial- oder Zentripetal-

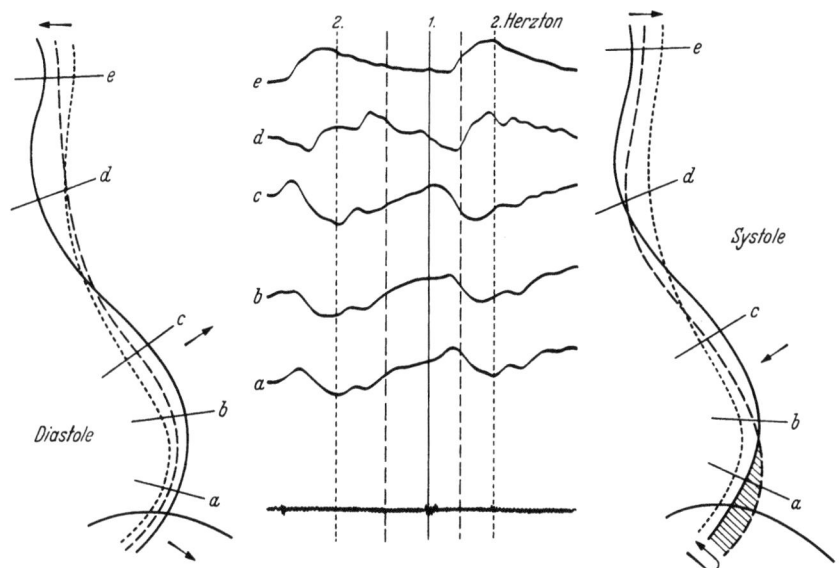

Abb. 8. Normale Elektrokymogramme des linken Herzrandes, übereinandergelegt und durch Tonkurve synchronisiert, mit Phasenanalyse der Diastole und Systole. (Die Kontraktion beginnt am Ventrikelrand kranial!)

bewegung („Latenzzeit") ist für jeden Punkt der Herzoberfläche verschieden; Erregungsausbreitung, Faserverlauf und Kontraktionsrichtung sind hier bedeutsam. Umwälzbewegungen des Ventrikelinhalts, Verlagerung von Ein- und Ausflußbahn und vor allem die Lokomotion (Verschiebung des Massenmittelpunktes) durch Pendelung und Rotation machen sich im Kurvenverlauf geltend. Besondere Einzelheiten und physiologische Varianten können hier nicht näher erörtert werden; aber es ist sicher, daß die Herzphysiologie noch manches aus der Elektrokymographie gewinnen wird. Weitere elektrokymographische Untersuchungen zur normalen Herzbewegung liegen u. a. von AKMAN u. Mitarb., SALANS, GAMBACCINI u. Mitarb. vor.

Zur Bestimmung des Schlagvolumens, einem alten Problem der röntgenologischen Herz- und Aortenmessung, mittels der Elektrokymographie liegen mehrere Untersuchungen vor. RING u. Mitarb. bestimmten an zwei, vom Herzrand einerseits und von der unmittelbaren Brustwand andererseits aufgenommenen, Elektrokymogrammen die Amplitudendifferenzen der Dichtekurven zu Beginn und am Ende der systolischen Austreibung und errechneten mit einer Formel danach das Schlagvolumen. Vergleichsuntersuchungen mit den direkten Methoden nach FICK und STEWART ergaben für 88% der Fälle eine methodische Fehlerbreite von weniger als 25%. Direkte elektrokymographische Vergleichsmessungen durch EDDLEMAN u. Mitarb. ergaben an jugendlichen Herzgesunden, daß beim

Übergang von der Horizontal- zur Vertikallage das Schlagvolumen sich durchschnittlich um 38% verkleinert und die Austreibungsphase wie auch die Gesamt-
systolendauer verkürzt wird; diese Reaktion läßt drei physiologische Phasen
erkennen. Nordenström hat mittels zweier Photozellen (über Pulmonalis und
Aorta) elektrokymographisch nachgewiesen, daß die Zirkulationszeit im kleinen
Kreislauf nach Sperrung einer Lungenarterie kürzer wird. In neuester Zeit hat
Altmann durch die Simultanregistrierung von Venenpuls und Elektrokymogramm gezeigt, daß die innerhalb des Herzschattens auf die Vorhofkammergrenze
gerichtete Photozelle den direkten Nachweis der systolischen Verschiebung der
Ventilebene gestattet; methodische Voraussetzung war dabei die Markierung der
Ventilebene durch eine Mitralklappenverkalkung.

IV. Das pathologische Elektrokymogramm.

Im folgenden sollen der Reihe nach die elektrokymographischen Befunde bei
Krankheiten des Herzmuskels, bei den Perikardaffektionen, den erworbenen
Klappenfehlern, den angeborenen Herzfehlern und bei den Störungen von Reizerregung und -ausbreitung besprochen werden. Daß in einem derart weitgespann-
ten Rahmen nur typische Ergebnisse vorgezeigt, nicht aber die gesamte Symptomatologie der pathologischen Herzbewegung jeweils erschöpfend behandelt
werden kann, liegt auf der Hand. Soweit als angängig und notwendig, soll dabei
auch ein kritisch-methodischer Vergleich mit den entsprechenden Befunden der
Flächenkymographie durchgeführt werden.

A. Myokardkrankheiten.

Muskuläre Wandschädigungen des Herzens können im Elektrokymogramm
besonders gut erfaßt werden. Nach dem Grundsatz, daß die Störung der Funktion
einer Änderung der Form vorauszugehen pflegt, ist sogar zu erwarten, daß sich
schon frühzeitig Wandschäden in der Bewegungskurve und in der Phasenanalyse
ausdrücken, ehe eine „myopathische" Herzkonfiguration entwickelt ist.
Heckmann hat in unterdes zahlreichen Untersuchungen einzelne Anomalien der
Herzbewegung bei den verschiedensten Graden der Myokardschädigung
beschrieben und damit die Teilergebnisse der alten Flächenkymographie (Brednow und Schaare, Stumpf, Reindell) erweitern und revidieren können.
Weitere Ergebnisse liegen von Gillick, Schneider; Luisada und Fleischner;
Dack u. Mitarb. vor; kürzere Übersichten aus der neueren Zeit stammen von
Pannier; Tahan; Davies und Venning; Wenger.

1. Muskuläre Insuffizienz.

Der Myokardschaden drückt sich in der Herzbewegung als Störung des
Bewegungsablaufs einzelner Randabschnitte oder als Störung der Bewegungs-
koordination des ganzen Ventrikelrandes aus. Die Diastole und Systole können
allein oder zusammen betroffen sein. Um zunächst muskuläre Anomalien der
diastolischen Auffüllung abzuhandeln, sei daran erinnert, daß die Form des
Herzens in jedem Zeitpunkt der Herzaktion eine Funktion von Innendruck und
Wandspannung darstellt. Beim gesunden Herzen paßt sich das Myokard an die
diastolisch einströmende Blutmenge an. Steigt der Druck im Ventrikel rasch an,
so wird dessen Form mehr kugelig, um bei Absinken des Druckes wieder mehr
beutelförmig zu werden. Im allgemeinen wird dabei die diastolische Lateralbewegung an allen Abschnitten erhalten bleiben, wenn auch die Auffüllung von
Ein- und Ausflußbahn alternieren kann, d. h. die Lateralbewegung nicht überall

gleichmäßig erfolgen wird. Spannungsänderungen der muskelgeschädigten Ventrikelwand bedingen von einem bestimmten Dilatationsgrad an statt kon-

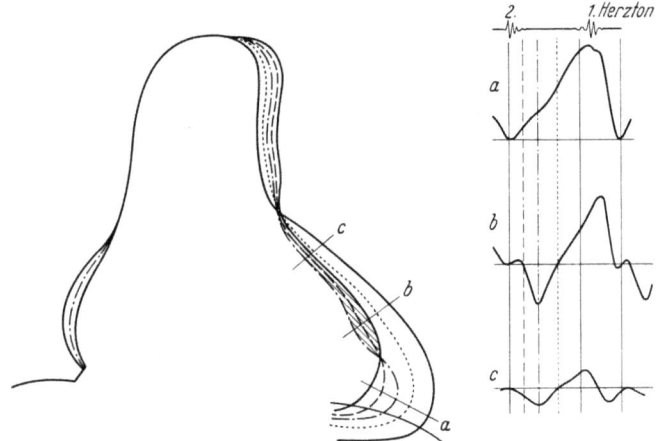

Abb. 9. Protodiastolischer Kollaps des kranialen Ventrikelanteiles (nach HECKMANN).
Alternieren von Ein- und Ausflußbahn.

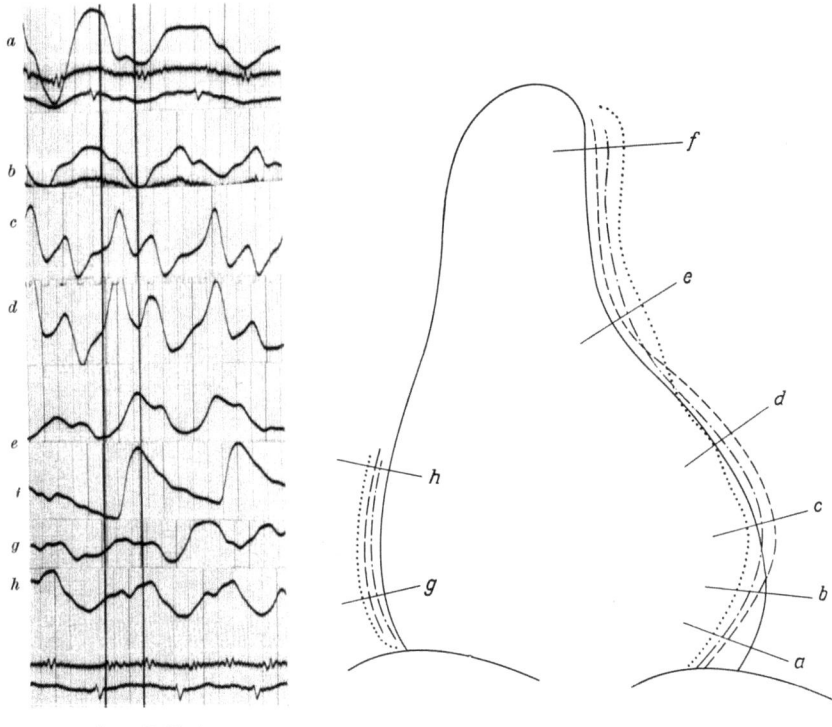

Abb. 10. Umwälzbewegung und Rechtspendeln (ausgezogene Linie = Beginn, punktierte Linie = Ende der Systole).

zentrischer Lateralbewegung jedoch stärkeres Alternieren von Ein- und Ausflußbahn und rückläufige Bewegungen einzelner Randabschnitte. So kann als Zeichen der muskulären Insuffizienz ein verstärkter Kollaps in den kranialen Anteilen des Ventrikelrandes resultieren, wie im Beispiel der Abb. 9, wo die Bewegungskurve dieser Abschnitte protodiastolisch absteigt und so eine rückläufige Medial-bewegung anzeigt.

Für die Analyse der Systole gilt entsprechendes. Im allgemeinen erfolgt die Kontraktion konzentrisch, wenn auch nicht an allen Abschnitten gleichmäßig.

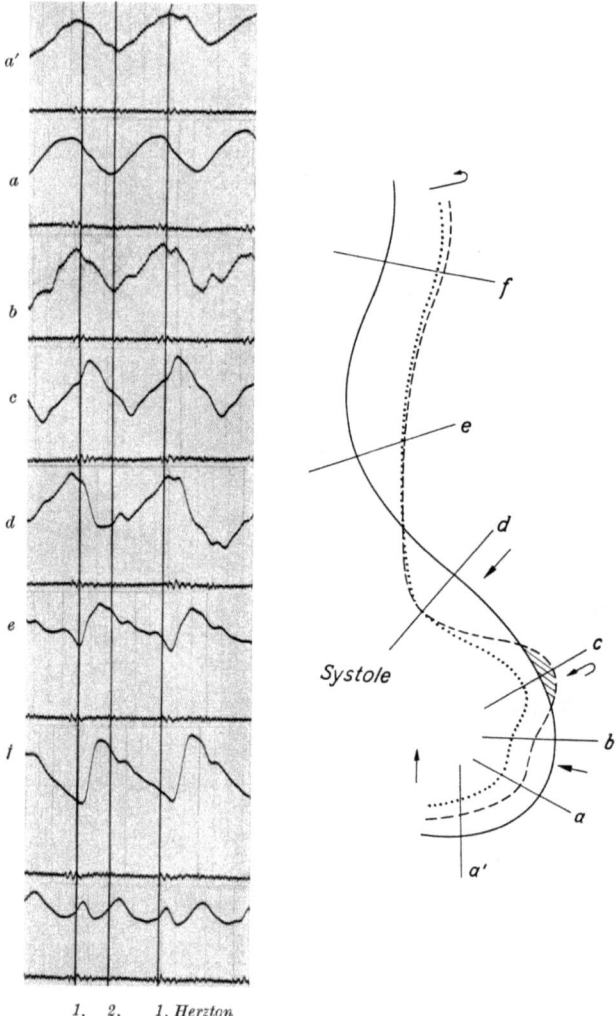

1. 2. 1. Herzton

Abb. 11. Protosystolische Zentrifugalbewegung (Abl. c) bei leichter muskulärer Insuffizienz (schraffierte Fläche = Bereich der myopathischen Bewegungsparadoxie).

Das ändert sich, wenn die Restblutmenge erhöht ist oder wenn einzelne Wand-abschnitte den rasch ansteigenden systolischen Innendruck nicht überwinden können, sondern statt dessen gedehnt werden und ihre Bewegung systolisch zentrifugal statt zentripetal erfolgt. Im ersten Fall drückt sich die Nichtbewäl-tigung des vermehrten Restblutes in einer frustranen Umwälzbewegung aus, wie man an Abb. 10 ablesen kann; da hier gleichzeitig deutliches Rechtspendeln

vorliegt (Abb. 10, re. Herzrand, Abl. *g* u. *h*), scheint die systolische Lateralbewegung des kranialen Ventrikelrandes links etwas weniger deutlich. Auffälliger
als diese Zeichen der Diskoordination sind umschriebene systolische Lateral-
bewegungen, also „paradoxe" zentrifugale Randverschiebungen. Meist ist
hiervon die Herzspitze betroffen; noch augenfälliger werden diese umschriebenen
systolischen Ausstülpungen eines muskelgeschädigten Randabschnitts aber dann,
wenn ober- und unterhalb davon normale zentripetale Ventrikelsystolen erfolgen.
So zeigen im Beispiel von Abb. 11 die Kurven der ventrikulären Herzbasis (*a'*)

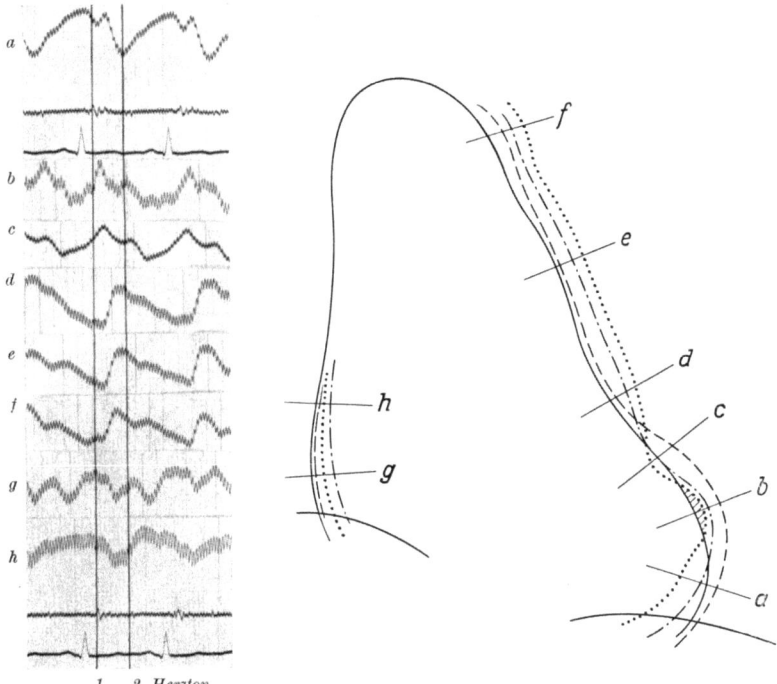

Abb. 12. Umschriebene myopathische Bewegungsparadoxie nach Diphtherie.

und der Herzspitze (*a* und *b*) ebenso wie die Kurve des kranialen Ventrikelrandes (*d*) einen gleichmäßigen systolischen Abfall, d. h. eine normale Medialbewegung an; der Abgriff des dazwischen gelegenen Randabschnitts (*c*) ergibt
dagegen einen protosystolischen Anstieg, im letzten Teil der Systole einen Abstieg
bis unter das Anfangsniveau. Das bedeutet, daß hier die muskelschwache Wand-
stelle *c* schließlich doch noch von der Kontraktion der muskelgesunden Umgebung
mitgenommen wird. Im folgenden Fall (Abb. 12) erreicht die Kurve an der
Muskelläsion jedoch ihr Ausgangsniveau nicht mehr; dieser Randabschnitt ist
stärker geschädigt und zeigt eine systolische Ausstülpung, die auch am Ende der
Kontraktion erhalten bleibt (Abl. *b*). An gleicher Stelle erscheint im Beispiel der
Abb. 13 der Ventrikelrand sogar für die ganze Systolendauer ausgestülpt; sein
Elektrokymogramm weist hier in Abl. *c* ein systolisches Lateralplateau auf, das
an das sog. dynamische Herzwandaneurysma beim Infarkt erinnert. Und im
letzten Fall dieser Gruppe zeigt schließlich der größte Randanteil des dilatierten
Ventrikels einen systolischen Anstieg in den drei Abgriffen *a* bis *c*, in der Phasen-
analyse also eine breite Ausstülpung von der Herzspitze bis fast zur Herztaille

(Abb. 14). Hier kann man — auch ohne daß eine Infarzierung vorausgegangen ist — schon sicher von einem dynamischen Wandaneurysma sprechen; die Kurve *g* vom rechten Herzrand läßt hier ausschließen, daß eine Täuschung durch systolisches Linkspendeln vorliegen könnte. Es muß hinzugefügt werden, daß in solch schweren Zuständen die Elektrokymogramme von anderen Durchleuchtungsrichtungen natürlich noch einzelne Ventrikelabschnitte mit annähernd normaler systolischer Medialbewegung aufzeigen.

In schweren Fällen kann es, wie HECKMANN gezeigt hat, auch zu mehrfachen und gehäuften Rücklaufbewegungen kommen, so daß wellenförmige Rand-

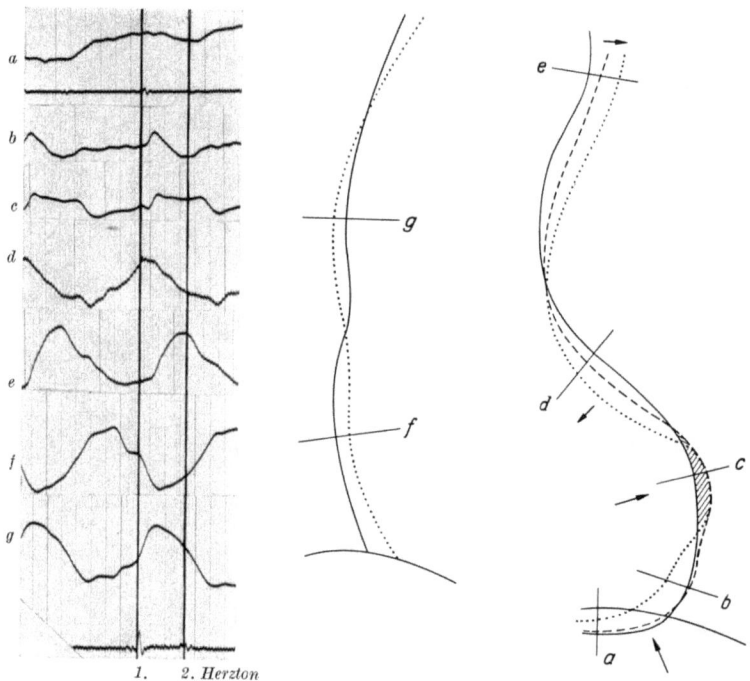

Abb. 13. Systolische Zentrifugalbewegung (Ausstülpung) mit paradoxem Lateralplateau.

pulsationen nicht nur an der Herzspitze, sondern auch über den ganzen Ventrikel hinweglaufen (vgl. Abb. 15). Das gilt für die Diastole mehr noch als für die Systole. Die Kurven sind dann in der entsprechenden Aktionsphase mehrhöckerig oder treppenartig. Kugel- und Beutelform des Herzens scheinen sich in schneller Folge abzuwechseln, ein Abbild der je nach Innendruck ständig wechselnden Reaktion der verschieden stark geschädigten Muskelabschnitte. Die Kombination größerer Umwälzbewegungen mit umschriebenen (systolischen) superponierten Ausstülpungen kann als schwerstes Symptom der muskulären Insuffizienz angesehen werden, weil sie eine Erhöhung der Restblutmenge zusammen mit umschrieben malacischer Wandschädigung anzeigt. Gerade in solchen Fällen liefert oft das Flächenkymogramm ein unzureichendes oder auch täuschendes Bild der Bewegungsstörung, wie sich aus dem Vergleich mit den entsprechenden elektrokymographischen Befunden dann sehr deutlich ergibt. Hier ist daran zu erinnern, daß in der flächenkymographischen Symptomatologie außer der „pathologischen" Deformierung der Bewegungszacke und ihrer Richtungsumkehr (Paradoxie) der Begriff der „stummen Randzone" eine besondere

Rolle spielt. Allgemein gilt die stumme Zone als Äquivalent eines reellen umschriebenen Bewegungsstillstandes und als Symptom einer schweren muskulären Degeneration bzw. einer derben, begrenzten Herzmuskel- oder Herzbeutelschwiele. Mit der Elektrokymographie läßt sich aber in diesen Fällen vielfach zeigen, daß es sich um ein methodisches Kunstprodukt handelt und die „stumme" Zone keineswegs bewegungslos ist. Für den Spezialfall des Herzinfarkts wird dies im einzelnen noch nachzuweisen sein. Für das Gros der schweren muskulären Herzinsuffizienzen ergibt sich darüber hinaus, daß eine im Flächenkymogramm stumme Zone in der subtilen Technik des Elektrokymogramms nicht nur deutliche Rand-

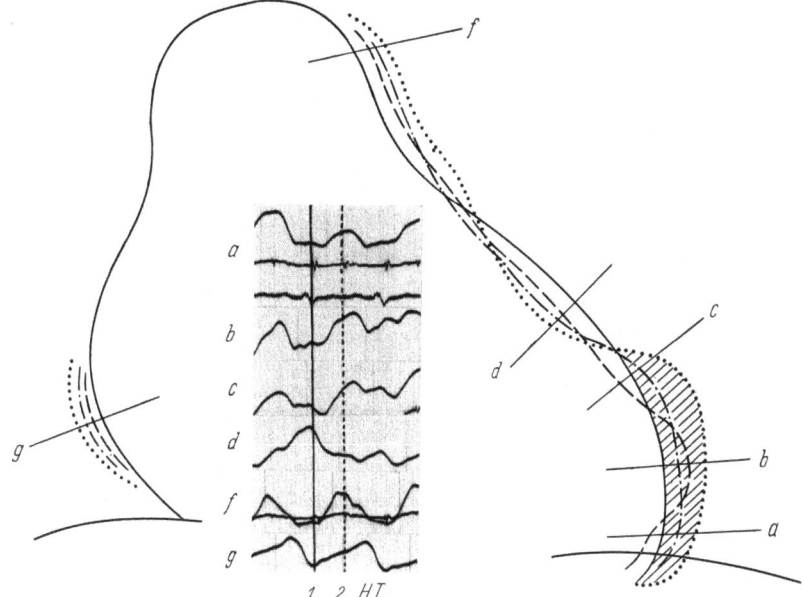

Abb. 14. Sog. dynamisches Herzwandaneurysma bei schwerer ventrikulärer Muskelschädigung. Der caudale Ventrikelanteil wird für die ganze Systolendauer ausgestülpt, die *EKy a—c* steigen systolisch an.

bewegungen aufweisen kann, sondern meist auch topographisch gar nicht dem Ort der Läsion entspricht. Zwei Beispiele belegen dies sehr deutlich: Im Fall A der Abb. 15 erschien der größte Teil des linken Herzrandes oberhalb der Herzspitze flächenkymographisch völlig bewegungslos (Abb. 15a, links). Elektrokymogramm und Phasenanalyse ergeben aber (Abb. 15b), daß eine ausgesprochene Wellenbewegung bei Tachykardie über den Ventrikelrand hinwegläuft — ein Phänomen, das HECKMANN als Zeichen schwerster Muskelstörung beschrieben hat. Im Fall B erschien der Bereich der stärksten Ventrikelkonvexität flächenkymographisch stumm (Abb. 15a, rechts); die Phasenanalyse des Elektrokymogramms zeigt aber klar, daß die Bewegung gerade dieses Randanteils (Abb. 15b, rechts, Abl. *b* und *c*) normal ist, während die Gebiete ober- und unterhalb davon eine systolische Paradoxie aufweisen. Die angeblich stumme Randzone ist also muskulär normal, und ihre flächenkymographische Bewegungsruhe ist durch Überlagerung bzw. Interferenz von der tatsächlich pathologischen Umgebung her nur vorgetäuscht. Ganz ähnlich ist es übrigens auch mit dem flächenkymographischen Symptom der Zackenaufsplitterung. Im Elektrokymogramm tritt hier meist keine entsprechende Doppelbewegung auf, sondern die Zweigipfligkeit der Randbewegung erweist sich auch hier als Interferenzsymptom bzw. als Summationseffekt zweier gegenläufiger Randbewegungen der Umgebung.

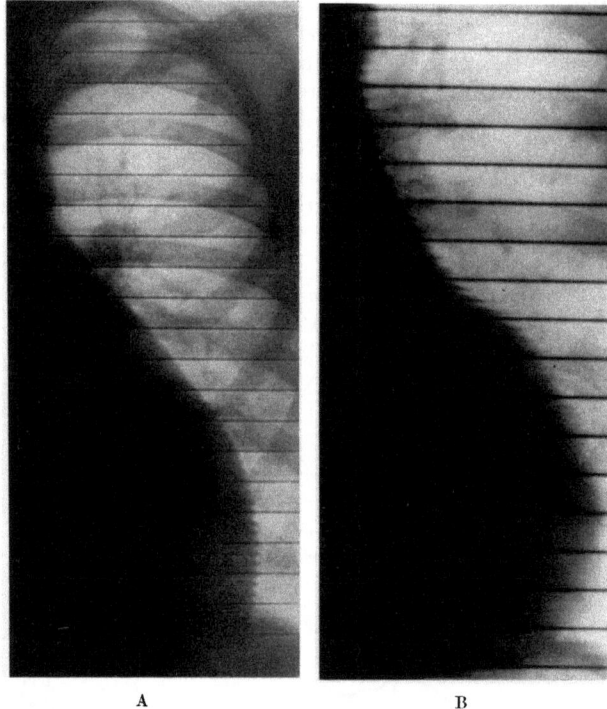

A   B

Abb. 15a. Links: „Stumme Zone" am ganzen kranialen Ventrikelrand bei schwerer Myopathie (A). —Rechts:
„Stumme Zone" am caudalen Ventrikelrand bzw. an der stärksten Konvexität bei schwerer Myopathie (B).

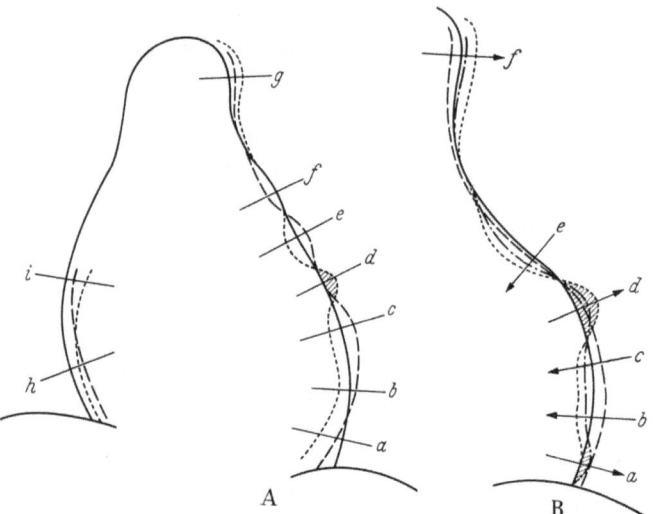

A   B

Abb. 15b. Systolische Phasenanalysen der gleichen Fälle. — Links: Wellenbewegung bei Tachykardie (A). —
Rechts: Polytope Paradoxie (B)!

Wird die Untersuchung durch das Studium der Randbewegung in Rücken- oder Seiten-
lage des Kranken erweitert, so können sich weitere Gesetzmäßigkeiten der Bewegungsstörung
ergeben (HECKMANN), insbesondere bei initialer Muskelschädigung; auf eine Darstellung von
Einzelheiten muß hier verzichtet werden.

Der Wert dieser elektrokymographischen Semiologie für die Diagnostik
und feinere Analyse der muskulären Insuffizienz erhellt gerade aus dem methodischen Vergleich mit den Ergebnissen der Flächenkymographie bei diesem
Problem sehr deutlich. Unsere Beispiele könnten in beliebiger Zahl erweitert
werden, so auffallend häufig lassen sich im Elektrokymogramm klinische oder
elektrokardiographische Zeichen einer Muskelschädigung bestätigen. Das
Flächenkymogramm liefert demgegenüber nur sehr viel seltener und nur in recht
schweren Stadien der muskulären Insuffizienz sichere Befunde. Der Grund
hierfür ist leicht verständlich: In dem kleinen Maßstab des Flächenkymogramms
werden viele Bewegungsanomalien gar nicht abgebildet oder durch nicht eliminier-
bare Sekundärbewegungen überdeckt. Dazu kommt, daß die zeitliche Zuordnung
der einzelnen Bewegungsabläufe im Flächenkymogramm nur recht grob sein
kann. Hier gilt ja der Beginn der Lateralbewegung am Aortenbogen als Marke
für den Beginn der Austreibungszeit; der Systolenanfang bleibt unbestimmt.
Wir haben aber gesehen, daß zahlreiche pathologische Ventrikelbewegungen
gerade in der Anspannungszeit liegen, deren Analyse im Flächenkymogramm
aus diesen methodischen Gründen gar nicht möglich ist. Nur wenn z. B. eine
systolische Zentrifugalbewegung bis in die Austreibungszeit hinein andauert,
wird sie dort nachweisbar (HECKMANN). Die diagnostische Treffsicherheit des
Flächenkymogramms bleibt daher zwangsläufig auf schwerere und infarktähnliche
Veränderungen beschränkt.

2. Herzinfarkt.

Besonders wertvoll hat sich die Elektrokymographie für die Röntgenuntersuchung des Herzinfarkts erwiesen. Diese umschriebene Herzwandschädigung
ist einer Bewegungsanalyse insofern gut zugänglich, als die meisten Herzinfarkte
im Versorgungsgebiet der linken Coronararterie auftreten. Sie betreffen somit
ein Randgebiet, das sich im Flächen- wie Elektrokymogramm relativ leicht
erfassen läßt. Der rechte Ventrikel als kymographisch nur schwer abgreifbarer
Herzanteil wird demgegenüber nur selten befallen (PAPACHARALAMPOUS und
ZOLLINGER). Trotz dieser günstigen Verteilung der meisten Infarkte auf die
linke Kammer bedeuten jedoch mehrere Faktoren auch Erschwernisse für die
röntgenologische Manifestation. Einmal kann der Infarkt durch Randanasto-
mosen kleiner sein, als dem Versorgungsgebiet der verschlossenen Arterie entspricht. Zum andern kann die hypoxämische Nekrose verschieden stark hämorrhagisch infiltriert und so ganz verschieden elastisch sein. Hinzu kommt, daß im
Spätstadium eine kleine derbe Verschwielung bei regelrechter Kontraktilität
der Umgebung symptomlos mitbewegt wird, eine größere Schwiele aber die
Bewegung umschrieben dämpft oder scheinbar stillstellt. Auch die Verkalkung
einer dünnen Schwiele oder die Ausbuchtung einer flächengrößeren Narbe als
parietales Herzwandaneurysma ist möglich. Und schließlich spielt mitunter auch
eine Infarktperikarditis in die Bewegungsabweichung hinein, um diese atypisch
werden zu lassen oder ganz zu überdecken. All diese anatomischen Möglichkeiten
stellen bereits so variable Größen dar, daß theoretisch recht differente kymographische Anomalien zu erwarten sind.

Als „spezifisches" Bewegungssymptom des Herzinfarktes galt nach den
Ergebnissen der Flächenkymographie bisher die Ausbildung einer „stummen
Zone" (v. BRAUNBEHRENS und HEIER). Unsere vorangestellte pathologisch-
anatomische Überlegung macht es aber bereits unwahrscheinlich, daß dieses

Zeichen allein signifikant sein sollte. Es läßt sich nun zeigen, daß in der subtilen und beliebige Vergrößerungen des Bewegungsablaufes erlaubenden Technik der Elektrokymographie und der Phasenanalyse Art und Ausmaß der pathologischen Randbewegung im Infarktbereich ungleich besser zu beurteilen sind, weil auch für diese Frage die exaktere und umfassendere zeitliche Zuordnung einen entscheidenden Vorteil sichert. Untersuchungen über elektrokymographische

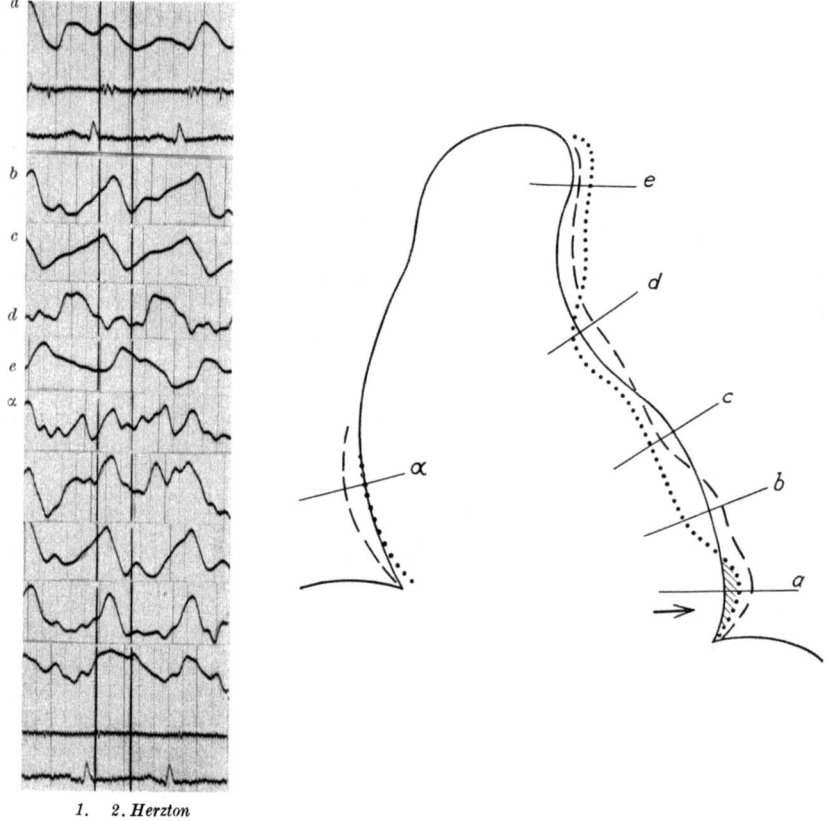

1. 2. Herzton

Abb. 16. Supraapikaler Vorderwandinfarkt vor 4 Wochen.

Infarktzeichen haben Dack, Paley und Sussman; Dussaillant u. Mitarb.; Bourgain und Gerbaux durchgeführt; die wichtigsten Ergebnisse stammen von Luisada und Fleischner. Wir selbst haben an anderer Stelle dargelegt (Haubrich und Odenthal), daß der frische kleine Herzinfarkt, oft supraapikal gelegen, in der ersten Zeit flächen- und elektrokymographisch noch keinerlei Erscheinungen macht, weil der betroffene Ventrikelbereich noch hämorrhagisch infiltriert ist und — bei geringer Ausdehnung — in seiner Starre von der Kontraktion der gesunden Umgebung völlig mitgenommen wird, so daß er funktionell unauffällig bleibt und kymographisch noch nicht erfaßt werden kann. Nach einigen Wochen ist das anders. Im Flächenkymogramm wird das infarzierte Gebiet dann durch Abstumpfung, Aufsplitterung, Umkehrung oder Stillstand der Bewegungszacken angezeigt, also durch recht vieldeutige und „unspezifische" Störungen. Im Elektrokymogramm hingegen tritt von dieser Zeit an regelmäßig eine einzige Bewegungsanomalie auf, nämlich eine systolische Lateralbewegung, eine Paradoxie. Wir haben früher in einem methodischen Vergleich bei Infarkten verschiedensten Entstehungsalters zeigen können, daß diese systolische Paradoxie tatsächlich das einzige signifikante Bewegungssymptom des Herzinfarkts darstellt. Es läßt sich nur im Elektrokymogramm durch die starke Vergrößerung und durch die Ausschaltung von Herzrotation und -pendelung regelmäßig finden,

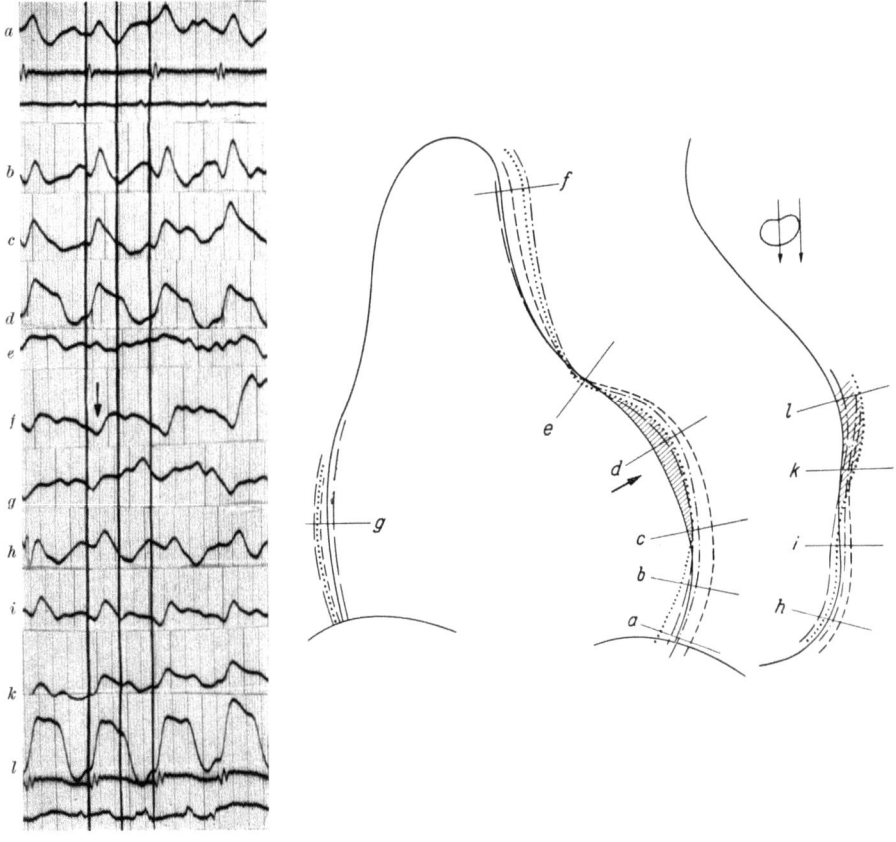

1. 2. 1. Herzton

Abb. 17. Systolische Paradoxie am kranialen vorderen Ventrikelrand (Vorderwandinfarkt vor 6 Wochen).

während es sich im üblichen Flächenkymogramm in den oben aufgezählten vielfältigen und vieldeutigen Anomalien maskiert.

So stellt sich im ersten Beispiel eines 4 Wochen alten Vorderwandinfarkts (Abb. 16) eine systolische Ausstülpung an der Herzspitze dar (Abl. *a*). Die Bewegungsstörung greift aber als protosystolische Zentrifugalbewegung ins supraapikale Randgebiet über (*b*); dem entspricht eine flächenkymographische Zackensplitterung dieser Höhe als Übergang von der apikalen Paradoxie zur kranial normalen Kontraktion (Abl. *c*). — Im nächsten Fall eines 6 Wochen alten Vorderwandinfarkts kann gerade am kranialen Ventrikelrand links und ventral eine systolische Lateralbewegung nachgewiesen werden, also an der stärksten Konvexität; sie tritt trotz Rechtspendelns deutlich in Erscheinung (Abb. 17,

Abl. *d, k, l*). Auch hier fehlt im Flächenkymogramm eine stumme Zone und die Bewegungszacken waren nur uncharakteristisch aufgesplittert, nicht umgekehrt; die Pendelbewegung löscht also das Infarktsymptom aus, wie Heckmann in anderem Zusammenhang erstmals dargelegt hat. Die systolische Paradoxie im Elektrokymogramm erweist sich wieder als infarktspezifisches Symptom, das auch ohne oder lange vor aneurysmatischer Randausbuckelung signifikante

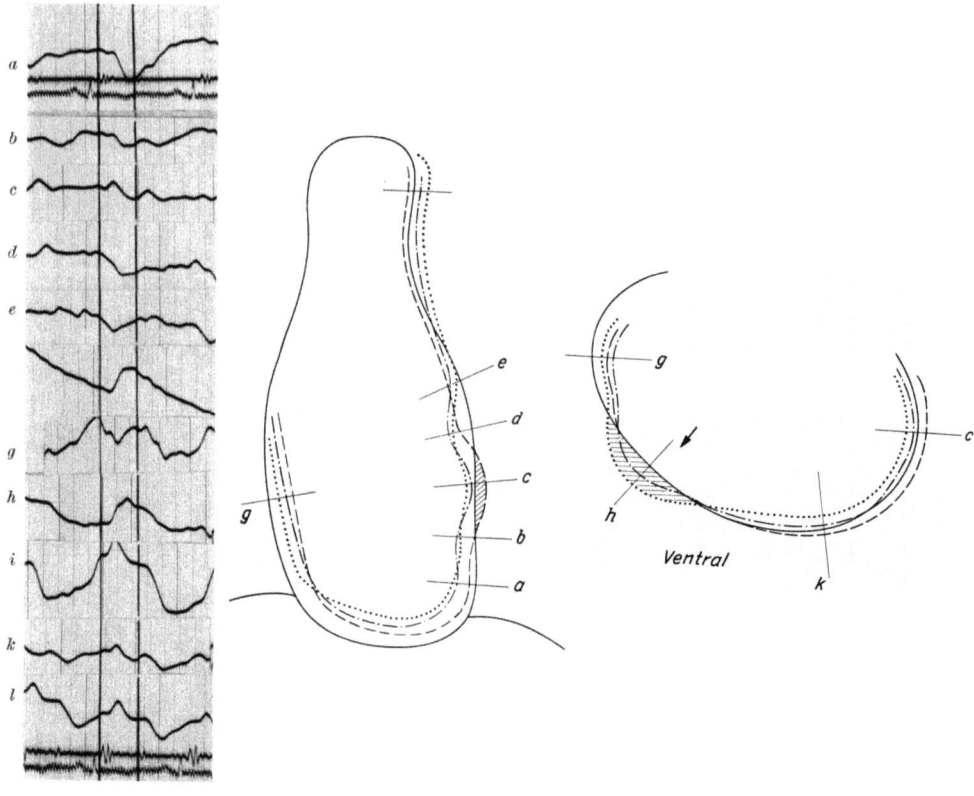

1. *2. Herzton*

Abb. 18. Hinterwandinfarkt vor 3 Monaten, nur rechts vorn in der horizontalen Phasenanalyse erkennbar.

Bedeutung erhält. — Den Wert der horizontalen Phasenanalyse veranschaulicht ein drittes Beispiel (Abb. 18). Bei diesem 3 Monate alten Hinterwandinfarkt zeigt sich in Elektrokymogramm und frontaler Phasenanalyse lediglich eine protosystolische Lateralbewegung in Abl. *c*, die als Ausdruck eines engphasenbegrenzten Linksdorsal-Pendelns zu gelten hat. Die Stelle der Infarzierung liegt aber, wie erst die horizontale Phasenanalyse ergibt, am rechten vorderen Herzrand (Abl. *h*), was durchaus noch der Topographie des im EKG auf die Hinterwand bezogenen Infarktes entspricht. — Ähnlich der letzte Fall, wo außer einem 2 Jahre alten Hinterwandinfarkt gleichzeitig auch ein frischer Vorderwandinfarkt bestand (Abb. 19). Auch hier ist die frontale Phasenanalyse (Abb. 19a) wenig aufschlußreich; erst die Abgriffe von der Herzhinterwand (*i* und *n*) zeigen einen systolischen Kurvenanstieg, d. h. eine Zentrifugalbewegung. In der horizontalen Phasenanalyse (Abb. 19b, links) stülpt sich systolisch ein Infarktbereich an der rechten Hinterwand vor, ein Bild, das mit der normalen (Links-) Dorsalpendelung nicht verwechselt werden kann. Daraus ergibt sich, daß der alte Hinterwandinfarkt hier in typischer Weise in Erscheinung tritt, während der im

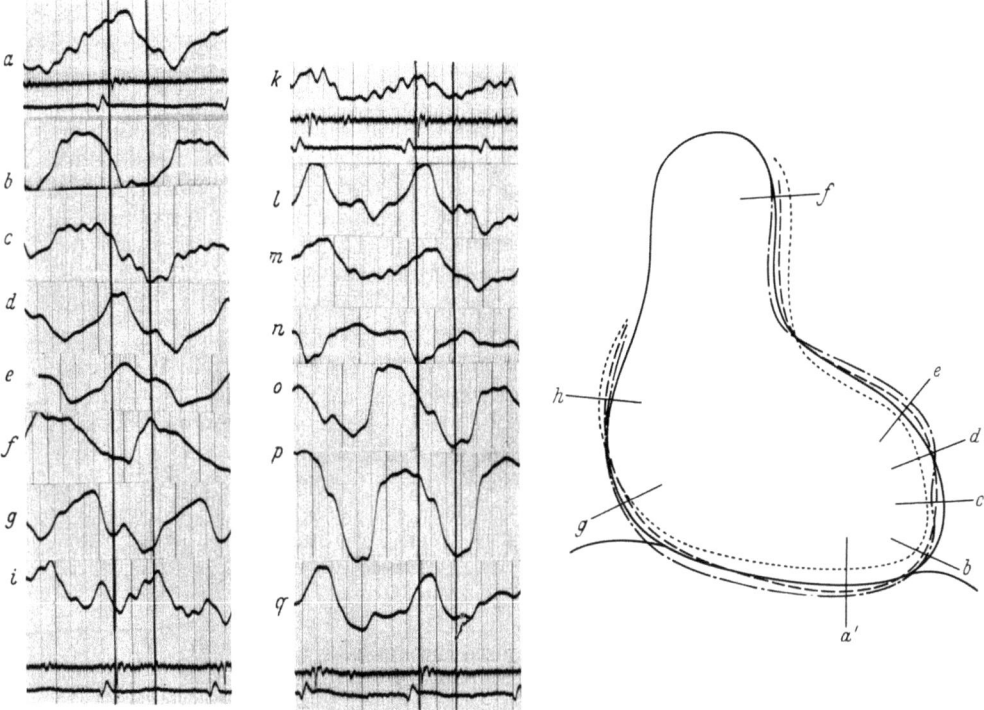

Abb. 19a. Elektrokymogramme bei Hinterwandinfarkt vor 2 Jahren und frischem Vorderwandinfarkt; frontale Phasenanalyse unauffällig.

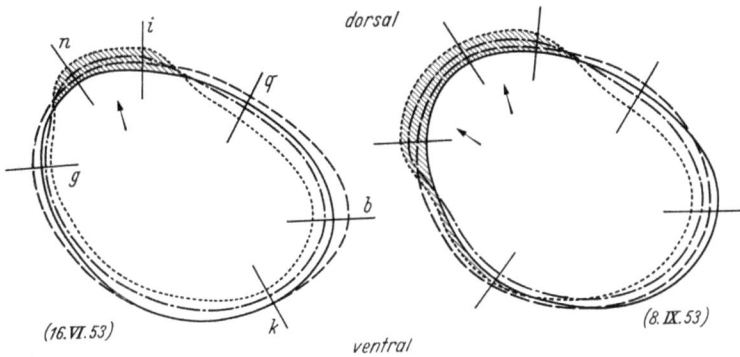

Abb. 19b. Gleicher Fall. — Links: In horizontaler Phasenanalyse systolische Paradoxie am alten HW.-Infarkt; frischer VW.-Infarkt noch stumm. — Rechts: Kontrolle nach 3 Monaten; Gebiet der systolischen Ausstülpung durch superponierten frischen Infarkt vergrößert.

EKG nachgewiesene frische Vorderwandinfarkt noch stumm bleibt, was nach unseren anfänglichen Erörterungen verständlich ist. Erst die Kontrolluntersuchung nach weiteren drei Monaten ergibt in der Phasenanalyse — rechtes

Vergleichsbild von Abb. 19b — eine Ausweitung des paradox bewegten alten Infarkts zum Bereich der zweiten, an der Vorderwand abgelaufenen Infarzierung hin; der jetzt umgewandelte frischere Zweitinfarkt superponiert sich der Paradoxie des alten Infarktes. Nebenbei: Das Flächenkymogramm blieb hier stets uncharakteristisch.

Es zeigt sich hieraus, daß das bisher als Kardinalsymptom angesehene Zeichen der „stummen Zone" im Kymogramm vieler Infarkte überhaupt fehlt. Wenn es im Flächenkymogramm einmal angedeutet (gedämpfte Bewegung) oder ausgeprägt ist (bewegungslose Randstelle), dann läßt es sich in der Vergrößerung des Elektrokymogramms als methodisches Kunstprodukt entlarven. Wahrscheinlich kann nur im Ausnahmefall der sehr großen und sehr derben Myokardschwiele eine echte stumme Zone resultieren. Die systolische Bewegungsparadoxie („dynamisches Herzaneurysma", LUISADA und FLEISCHNER; DUSSAILLANT u. Mitarb.) ist das eigentlich infarktspezifische kymographische Zeichen. Es tritt, wie wir gezeigt haben, schon nach wenigen Wochen in typischer Form auf, ist also nicht erst im Folgestadium des Herzwandaneurysma obligat.

Diese Erkenntnis ist für die Klinik nicht unwichtig. Zwar liegt die Bedeutung des röntgenologischen Infarktnachweises nicht in der Diagnose des frischen Infarktes, der in Anamnese, klinischem Bild und Elektrokardiogramm genügend typisch ist. Der klinisch atypische Infarkt mit unzureichender Anamnese, mit larviertem klinischem Verlauf und mit maskiertem Schmerz jedoch kann elektrokymographisch auch dann noch erfaßt werden, wenn sich die charakteristischen EKG-Befunde zurückgebildet haben und wenn eine aneurysmatische Randausbuchtung noch fehlt oder ausbleibt. Diese Tatsache ist für die gutachterliche Praxis besonders wichtig.

3. Herzwandaneurysma.

Dieser Spätzustand einer schweren und weiter ausgedehnten Muskelschädigung kann jetzt kurz abgehandelt werden; elektrokymographische Beispiele für die Paradoxie des Randes großer Herzwandaneurysmen sind nach Vorstehendem nicht mehr nötig. Solche großen, schon auf dem Übersichtsbild als Vorwölbung erkennbaren oder bei der Durchleuchtung deutlich paradox bewegten Wandaneurysmen bieten keine diagnostischen Schwierigkeiten und weisen eindeutige kymographische Befunde auf (falls sie nicht durch thrombotische Auffüllung anderen Gesetzmäßigkeiten der Randbewegung folgen). Ist das Wandaneurysma kleiner, so kann eine merkliche Ausbuchtung des Herzkonturs auf dem Übersichtsbild fehlen, und die Bewegungsparadoxie kann sich der Erkennung vor dem Leuchtschirm entziehen. Im Kymogramm bleibt der Befund aber auch dann deutlich genug, wie sich am Beispiel des kleinen beginnenden Aneurysmas von Abb. 20 zeigen läßt. Der kraniale Bereich der Ventrikelkonvexität zeigt hier im Flächenkymogramm eine paradoxe Schleuderbewegung, die gut gegen die Normalbewegung ober- und unterhalb davon abgesetzt ist (Abb. 20a). Der gleiche Befund ist im Elektrokymogramm erkennbar (Abb. 20b), wo aber außerdem noch ein Alternieren der Ein- und Ausflußbahn als Zeichen dafür angedeutet ist, daß die muskuläre Wandschädigung außer der Stelle eines alten Vorderwandinfarkts auch noch weitere Ventrikelabschnitte betreffen muß.

Abschließend läßt sich feststellen, daß die elektrokymographische Symptomatologie der pathologischen Randbewegung für alle Grade und Spielarten der „Myopathie" bis zum Herzwandaneurysma nach Infarkt und bis zur schwersten diffusen Muskeldegeneration durch zwei wichtige Begriffe gekennzeichnet werden kann: Durch die umschriebene Bewegungsparadoxie und durch die Diskoordination

der diastolischen oder der systolischen Ventrikelbewegung (oder beider Herz-
aktionsphasen). Andererseits ist deutlich geworden, daß die verwirrende Vielfalt
der flächenkymographischen Bewegungssymptome in der Unzulänglichkeit der
Methode selbst begründet ist und zum großen Teil falsche Anschauungen über
den wirklichen, pathologisch abgeänderten Bewegungsablauf vermittelt.

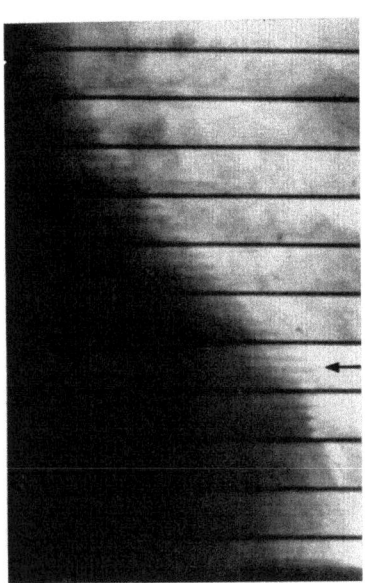 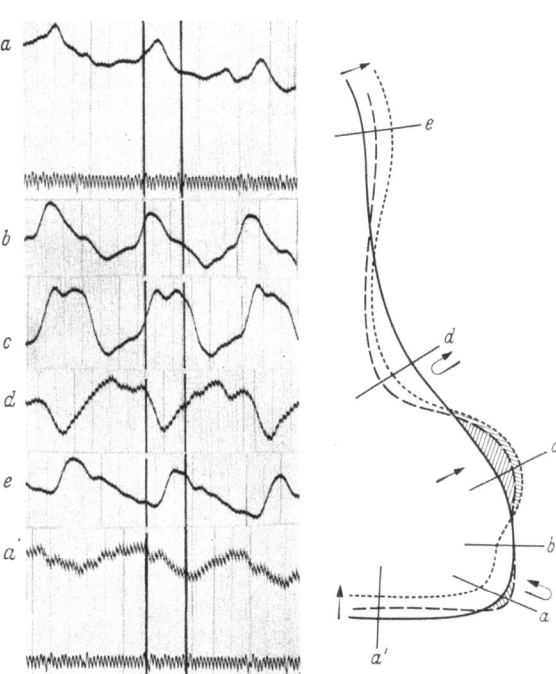

Abb. 20a. Paradoxe Schleuderzacken
bei kleinem Herzwandaneurysma (Pfeil).

Abb. 20b. Elektrokymogramm und Phasenanalyse des gleichen
Falles: Identischer Befund, außerdem myopathisches Alternieren von Ein- und Ausflußbahn.

B. Perikardaffektionen.

Zur Analyse der Herzbewegung bei Krankheiten des Perikards liegt eine
mittlerweile fast unübersehbare Literatur vor. Schon dies zeigt an, wie schwierig
diese Analyse bisher war und wie widerspruchsvoll ihre Ergebnisse erscheinen
mußten. Wenn im folgenden aus diesem Problembereich nur kurz auf die Befunde
bei der pleuroperikardialen Verschwielung, der Akkretion des äußeren Perikard-
blattes mit der Umgebung, eingegangen und die Bewegungsanomalien bei der
Obliteration der beiden Herzbeutelblätter (Concretio pericardii) bevorzugt
besprochen werden, die Erörterung des Perikardergusses und der Perikardtumoren aber unterbleibt, so hat dies Vorgehen seine guten Gründe. Der akute
oder subakute Perikarderguß weist eine ähnliche Bewegungssymptomatologie
wie die Concretio auf, und die Diagnostik der Perikardtumoren hat enge Beziehungen zu diesen Befunden und den Grundsätzen der intrathorakalen Tumordiagnostik überhaupt, die nicht in den Rahmen der vorliegenden Untersuchung
gehören.

1. Accretio pericardii.

Die Bewegungsanomalien durch pleuroperikardiale Adhäsionen und Ver-
schwielungen sind meist in Zusammenhang mit den Auswirkungen der inneren

Verschwielung behandelt worden (Dietlen und Schwarz; Fleischner; Heckmann; Assmann; Haubrich und Thurn). Das rührt daher, daß meist eine
Accretio mit einer Concretio pericardii zusammen auftritt, und daß andererseits
die Feststellung einer pleuroperikardialen Affektion ohne kardiale Symptome
ein banales Vorkommnis ist. Selbst größere Perikardadhäsionen wie im Fall der
Abb. 21 weisen häufig eine unbehinderte Herzaktion auf, wie sich hier im Elektrokymogramm in Übereinstimmung mit der sonstigen Herzuntersuchung erkennen
ließ. Die systolische Austreibung ist hier an allen Ventrikelabschnitten normal;
allenfalls kann die diastolische Lateralbewegung an der Adhäsionsstelle durch den
Zug der äußeren Schwiele anfänglich beschleunigt sein, wie die entsprechenden
Abgriffe (Abb. 21b, Abl. *a* und *b*) mit ihrem nach oben konvexen diastolischen

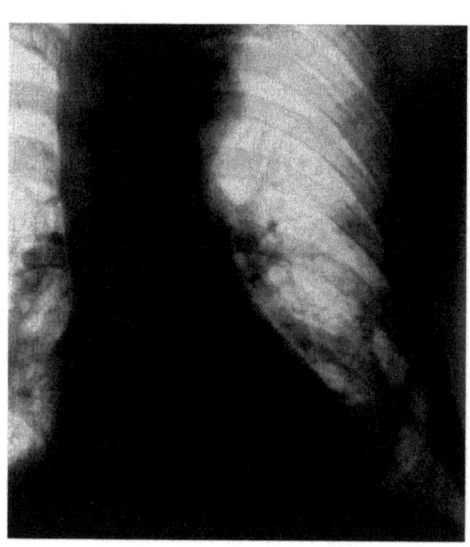

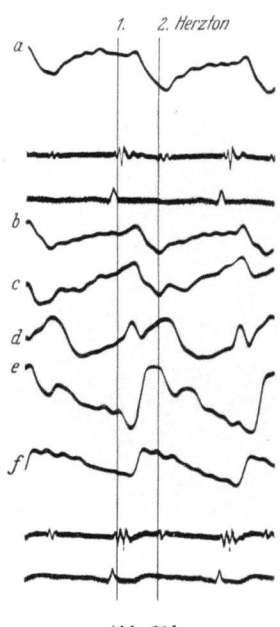

Abb. 21a.   Abb. 21b.

Abb. 21a. Umschriebene pleuroperikardiale Adhäsion am linken unteren Herzrand (Accretio pericardii).

Abb. 21b. Gleicher Fall. — Im Elektrokymogramm vom adhärenten Ventrikelrand (Abl. *a*, *b*) beschleunigte
protodiastolische Lateralbewegung.

Schenkel erweisen. Eine Behinderung der Systole durch eine äußere Perikard-
schwiele allein ist schon viel seltener, vorausgesetzt, daß eine gleichzeitige innere
Schwiele tatsächlich fehlt und eine muskuläre Wandschädigung gleichfalls vermißt wird. Aber diese Zusatzfaktoren sind nur in wenigen Fällen so sicher auszuschließen wie im Beispiel der Abb. 22, wo an der narbig adhärenten stärksten
Ventrikelkonvexität flächenkymographisch nur eine uncharakteristische Zackenaufsplitterung bestand (Abb. 22a), elektrokymographisch aber eine deutliche
Behinderung der Kontraktion als umschriebene passagere Ausstülpung in
Erscheinung tritt (Abb. 22b); eine Umwälzbewegung, ein Alternieren der Ein-
und Ausflußbahn oder eine myogene Paradoxie können hier ausgeschlossen
werden. Ergänzend sei erwähnt, daß die Rhythmus- oder Reizleitungsstörungen
durch pleuroperikardiale Narbenzüge am Vorhofsgebiet, wie sie bei tuberkulösen
oder silikotischen Verschwartungen vorkommen (v. d. Weth, Haubrich), für
die elektrokymographische Untersuchung naturgemäß nur eine untergeordnete
Rolle spielen.

2. Concretio pericardii.

Klinisch ungleich wichtiger ist die innere Herz-
beutelverschwielung, die zu recht genau bekannten
Abweichungen der Herzbewegung führt. Hier sind
die flächenkymographischen Befunde von ASSMANN;
CRAMER und STEHR; STUMPF; BERNER; HECKMANN;
HAUBRICH und THURN anzuführen; dennoch ist eine
Übereinstimmung über die Regelhaftigkeit bestimmter Einzelsymptome bis heute nicht in jeder
Beziehung erreicht, weil die Perikardobliteration
anatomisch stark variieren kann, weil die meist
gleichzeitig vorhandene Herzmuskelschädigung den
Bewegungsablauf erheblich abändern kann und weil
schließlich die Sekundärfaktoren der Herzbewegung
das ganze Bewegungsbild stark maskieren können.
Diese Schwierigkeiten in der Erarbeitung einer
verbindlichen Bewegungssymptomatologie und die
unvereinbar scheinenden Gegensätze in der Deutung
der flächenkymographischen Befunde bei der

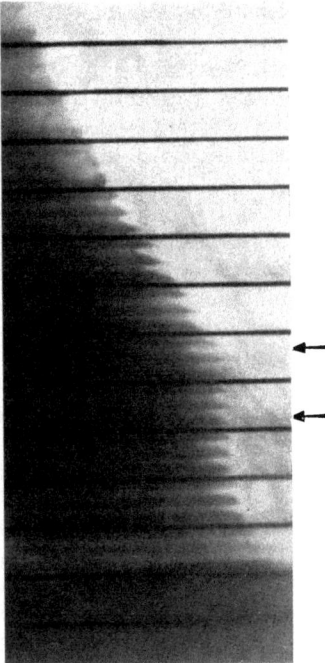

Abb. 22 a. Doppelzacken an einer
pleuroperikardialen Adhäsion im
Bereich der stärksten Ventrikelkonvexität.

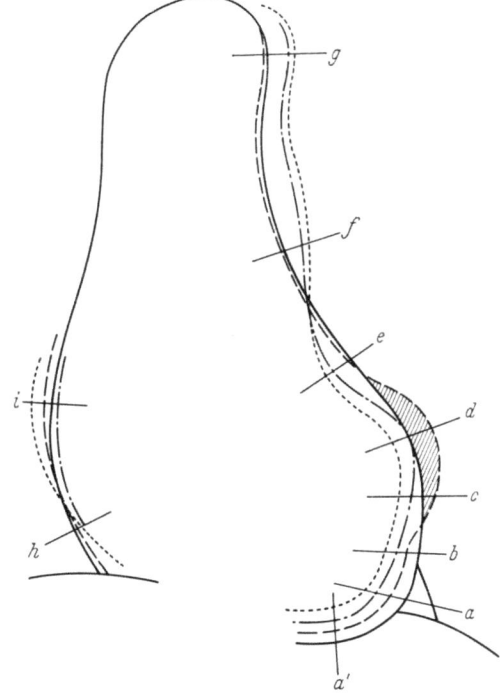

Abb. 22b. Gleicher Fall. — In *EKy* und Phasenanalyse Behinderung des Systolenanfangs (Abl. *d*) durch die
umschriebene Akkretion (seltener Befund).

Perikardobliteration sind seit Einführung der Elektrokymographie weitgehend beseitigt oder gegenstandslos geworden. Gillick und Reynolds; Heyer; McKusick haben mit ihren neueren Untersuchungen die alten flächenkymographischen Ergebnisse vor allem der deutschen Autoren (Stumpf, Berner, Heckmann) bestätigt oder ergänzt; wir selbst konnten unlängst weitere Ergebnisse mitteilen, die das in Frage stehende Problem klären können (Haubrich und Thurn).

Das Hauptsymptom einer Perikardobliteration ohne und mit panzerbildender Kalkeinlagerung stellt die Ausbildung eines lateralen, diastolischen Plateaus der Ventrikelbewegung dar. Es ist das Äquivalent der erschwerten diastolischen Auffüllung. Diese konstriktive Hemmung der Diastole kann verschieden stark ausgeprägt und auf einzelne Randabschnitte beschränkt sein, muß aber als obligates Bewegungssymptom gelten. Im Flächenkymogramm manifestiert es sich als Abstumpfung der Ventrikelzacke, die bis zu einem breiten lateralen Plateau gedehnt sein und schließlich einen völligen Bewegungsstillstand vortäuschen kann. Hier ist einzufügen, daß das gleiche Bewegungssymptom auch bei schwerer Muskelschädigung, besonders zusammen mit absoluter Arrhythmie, vorkommt und in ähnlicher Weise auch beim bradykarden Sportherzen oder auch im Pneumothorax beobachtet ist (Heckmann, Reindell). Es ist daher in seinem spezifischen Rang immer wieder angezweifelt worden. Ein mediales, systolisches Plateau der Bewegungskurve gilt dagegen als Zeichen einer nach anfänglicher Ventrikelverkleinerung deutlichen Behinderung auch der Systole als sehr viel eindeutiger (Heckmann), kommt aber nur selten vor. In unserem ersten Beispiel zeigt der Vergleich zwischen Flächenkymogramm (Abb. 23a) und Elektrokymogramm (Abb 23b), daß beide Methoden der Bewegungsanalyse zwar das diastolische Plateau wiedergeben, ein systolisches Plateau aber nur im Abgriff c des Elektrokymogramms erscheint. Schon darin ist dieses also klar überlegen.

Zum anderen aber erlaubt die Vergrößerungstechnik der Elektrokymographie eine feinere — und differentialdiagnostisch oft ausschlaggebende — Analyse der entscheidenden Bewegungsphänomene. Abb. 23b zeigt außer der plateauartigen Abflachung der diastolischen Kurvenstrecken weitere konstriktionstypische Merkmale. Einmal hängt nur die Länge des lateralen Randstillstandes von der Schlagfolge dieser Arrhythmie ab; das Niveau der markierten Endlage bleibt stets das gleiche. Zweitens ist der systolische Kurvenanstieg immer weniger steil als der protodiastolische Anstieg. Dieser charakteristisch steilere Anstieg im Anfangsteil der Diastole zeigt eine sehr schnelle und beschleunigte Ventrikelfüllung an. Nach den Katheteruntersuchungen von McKusick entspricht ihm eine frühdiastolische rasche Senkung des erhöhten Vorhof- und Kammerinnendruckes zeitlich vollkommen; ähnliche Druckmessungen liegen von Tourniaire vor. Dazu gehört die Vorstellung, daß der Zug des gedehnten rigiden Perikards und der akkreten Thoraxwand die Lateralbewegung gerade im Anfang der Diastole beschleunigen muß. Beim Gesunden ist demgegenüber die diastolische Zentrifugalbewegung gleichmäßig gedehnt; nach einer Perikardektomie wird der aufsteigende Schenkel dieses zwischen die Plateaugeraden geschalteten „V" auch entsprechend flacher. Dann hört die Ventrikelfüllung plötzlich auf, der laterale Bewegungsstillstand beginnt. Dieser Zeitpunkt ist identisch mit dem Auftreten des häufigen protodiastolischen Geräusches (Wasser-Hammer-Phänomen, McKusick). Die Länge des jetzt beginnenden Plateaus ist je nach Schlagfolge verschieden, nicht aber wechselnd hoch wie bei der absoluten Arrhythmie ohne Perikardaffektion allein; auf diesen Unterschied ist bei der Besprechung der Arrhythmien noch zurückzukommen. Im Elektrokymogramm fehlen fast immer die Zeichen einer zusätzlichen Lageverschiebung des Herzens (Pendelung, Rotation), so daß die Kurven unverzerrt bleiben; dies erklärt sich mit der pleuroperikardialen Akkretion der meisten Fälle, ist aber nicht obligat. Der flächenkymographisch oft stumme rechte Herzrand weist im Elektrokymogramm noch Ausschläge auf.

Der im vorigen geschilderte Kurvenverlauf ist typisch für die konstriktive Umformung der diastolischen Auffüllbewegung. Es ist nun auch möglich, die bei schwerer Myopathie oder beim bradykarden Sportherzen oder mitunter auch bei Mitralfehlern vorkommenden Plateaukurven abzugrenzen. Hier ist nämlich umgekehrt der diastolische Kurvenanstieg der Auffüllung flacher, der

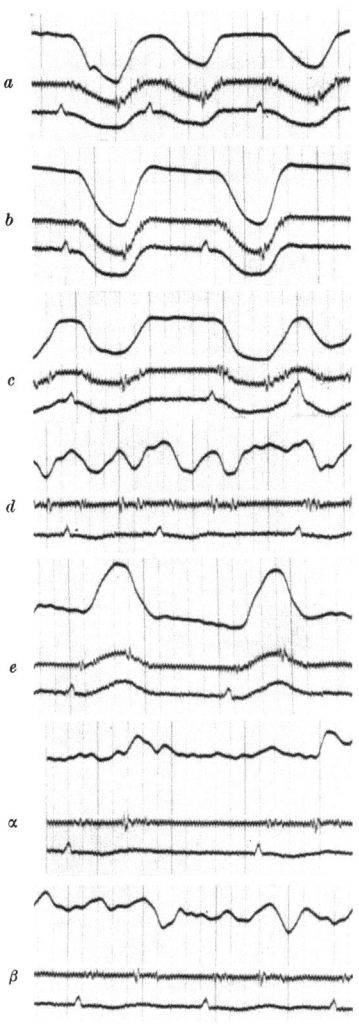

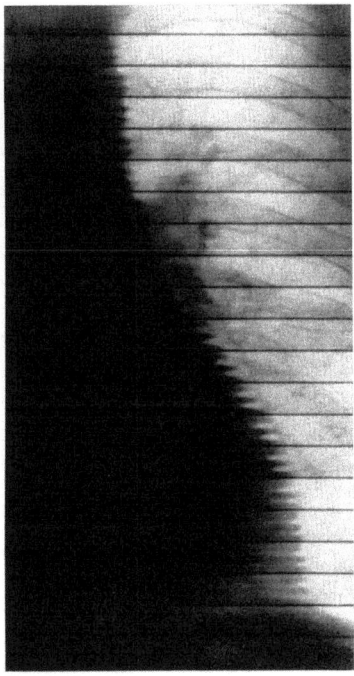

Abb. 23a. Panzerherz. Diastolisches Lateralplateau der Ventrikelbewegung, Ausschnitt linker Herzrand.

Abb. 23b. Gleicher Fall: Konstriktionstypischer flach-systolischer Abstieg und steil-diastolischer Anstieg; in Abl. c systolisches Medialplateau.

systolisch absteigende Kurvenschenkel erheblich steiler als die entsprechenden Abschnitte der Kurve bei der Perikardobliteration. Darin liegt ein signifikanter Unterschied, wie mit Abb. 24 belegt wird, wo links das Elektrokymogramm eines Panzerherzens, rechts das eines kombinierten Mitralvitium wiedergegeben ist.

An der Randbewegung dieses Panzerherzens ist noch ein weiteres Zeichen wichtig. Betrachtet man die Kurven des Pulmonalis- und Aortenrandes (Abl. e und f), so erkennt man, daß die Bewegung an diesen Gefäßrändern eine langdauernde diastolische Abflachung, also ein diastolisches Medialplateau aufweist;

das korrespondiert offenbar dem Befund des diastolischen Lateralplateaus am Ventrikelrand (Gefäßrandbewegung immer umgekehrt bzw. spiegelbildlich zur Kammerbewegung) und zeigt klar an, daß beide Ventrikel die *gleiche* diastolische Hemmung erfahren, die perikardiale Obliteration oder Panzerung also beide

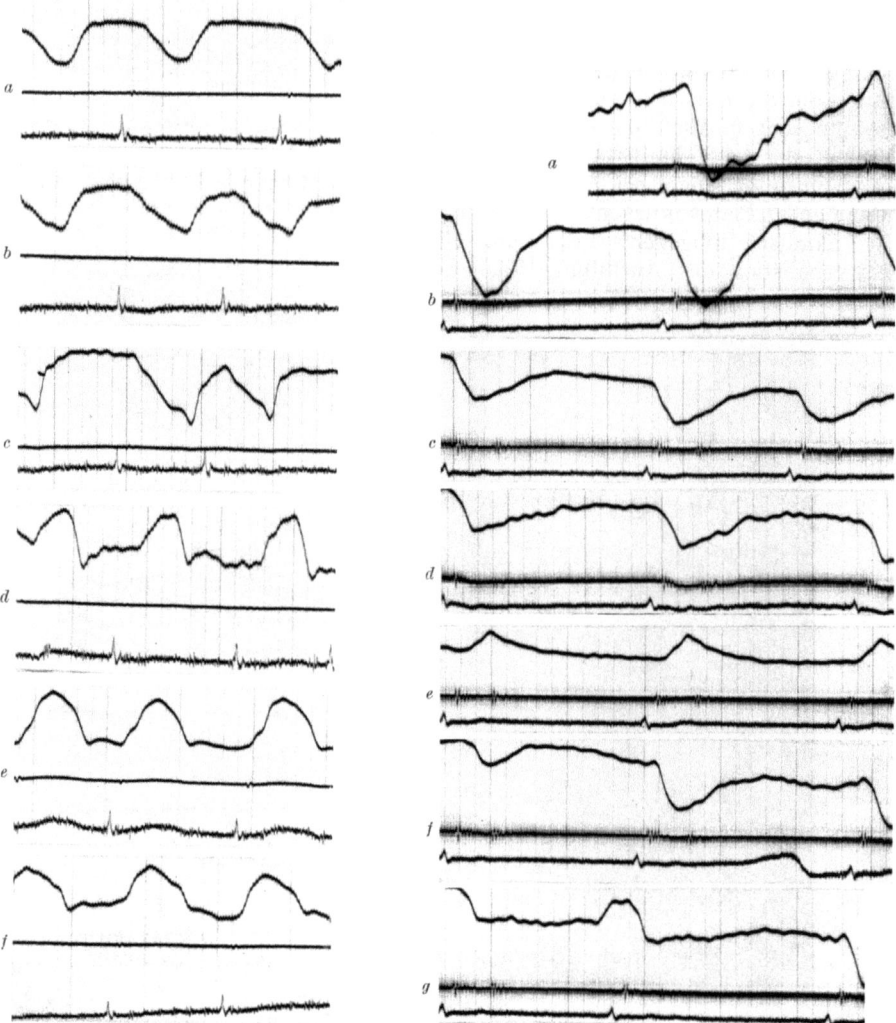

Abb. 24. Links: Panzerherz mit typischen Elektrokymogrammen am Ventrikelrand (Abl. *a—c*). Die diastolische Hemmung *beider* Ventrikel ist am diastolischen Medialplateau vom Aortenrand (*f*) *und* Pulmonalisrand (*e*) erkennbar. — Rechts: Mitralvitium mit ähnlichen Plateaus; hier umgekehrt steiler Kurvenabstieg, flacher Kurvenanstieg.

Herzhälften umfaßt (Haubrich und Thurn). Für die Analyse des folgenden Falles von Panzerherz nach subtotaler Perikardektomie ist damit der entscheidende Ansatz gegeben. Das Flächenkymogramm (Abb. 25a) demonstriert den klinisch guten Operationserfolg durch auffällig große Bewegungsamplituden an der Herzhinterwand. Die Plateaubildung im Elektrokymogramm weicht in An- und Abstieg von der konstriktionstypischen Form ab, ist durch Rechtspendeln überlagert und bleibt auf den diaphragmalen und ventralen Randanteil

des Herzens beschränkt (Abb. 25b).
Es stimmt damit überein, daß nur
die Randkurve der Pulmonalis (Abl.
e) das geschilderte medial-diastoli-
sche Plateau aufweist, während der
Aortenrand (Abl. f) eine völlig normale Gefäßbewegung zeigt. Die
sagittale Phasenanalyse bestätigt,
daß nur der diaphragmale Herzrand
und die Ventralfläche noch oder
wieder schwielig fixiert sind: Hier
ist also nach der Operation nur die
Funktion des rechten Ventrikels
noch gestört. — Auch bei klinisch
unauffälligem Befund kann eine solche umschriebene Störung der Rand-
pulsation im Elektrokymogramm
erfaßt werden. Dies hat sich uns

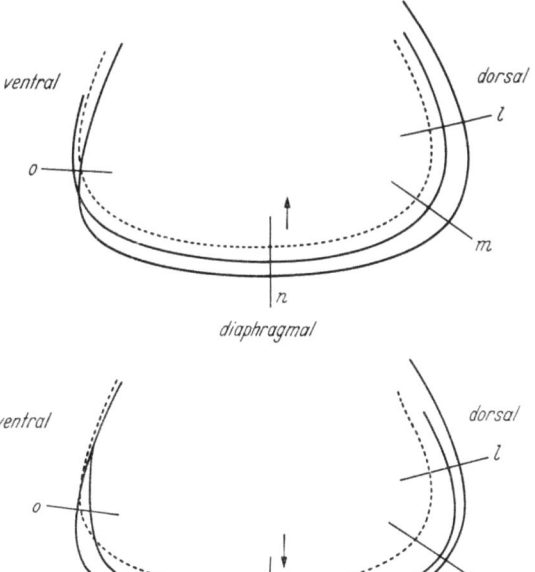

Abb. 25a. Panzerherz nach subtotaler Perikardektomie.
Große Amplitude an der Hinterwand.

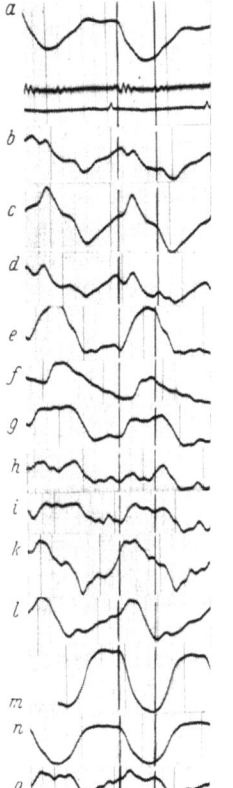

Abb. 25b. Elektrokymogramme und Phasenanalyse des gleichen Falles. — Diastolische Hemmung *nur* noch am
rechten Ventrikel (Pulmonalisrand, Abl. e) bzw. an der ventralen Herzbasis (Abl. *m* u. *n*, diastolische Phasenanalyse, unten).

vor allem an solchen Fällen bestätigt, wo auch ein systolisches Zwerchfell-zucken im Flächenkymogramm mit senkrechter Schlitzstellung erkennbar und die Annahme einer umschriebenen Perikardobliteration auch ohne Kalkeinlagerung und ohne kardiale Insuffizienzerscheinungen daher gerechtfertigt war. Die elektrokymographische Umformung der Randbewegung zu einem diastolischen Plateau mit steil ansteigendem Auffüllungsschenkel und flach abfallender systo-lischer Medialbewegung läßt dann an einzelnen Ventrikelabschnitten, vornehmlich an der ventrikulären Herzunterfläche, die umschriebene Concretio nachweisen. Das ist gerade für die Obliterationsfälle ohne Kalkimprägnation diagnostisch besonders wertvoll.

Aus diesen Beispielen und Überlegungen ergibt sich deutlich, daß die beschriebene Umformung der Ventrikel- und Gefäßkurven tatsächlich für die schwielig-schrumpfende Perikarditis spezifisch ist. In ihrer Eigenart ist sie nur in der qualitativen Verbesserung des Elektrokymogramms genügend eindeutig feststellbar und gegen ähnliche Kurven bei der Bradykardie oder bei Mitral-fehlern abgrenzbar. Im Flächenkymogramm, das nur in der quantitativen Wiedergabe der Bewegungsamplituden überlegen ist, wird sie oft durch Sekundär-bewegungen verdeckt oder vorgetäuscht. Das postoperative Elektrokymogramm ist auch qualitativ verändert und stärker von den Auswirkungen einer verbleiben-den muskulären Wandschädigung oder eines zusätzlichen Klappenfehlers abhängig. Es wird also sehr verschieden ausfallen können, vermag aber funktio-nell wichtige Reste der konstriktiven Bewegungsstörung noch klar erkennen zu lassen, wie am letzten Beispiel gezeigt werden konnte.

C. Herzklappenfehler.

Wenn wir zu den Befunden übergehen, welche die Elektrokymographie zum Studium der Pathophysiologie und zur Diagnostik der valvulären Herzfehler beigetragen hat, so erscheinen diese Herzaffektionen auf den ersten Blick weniger günstig für eine Bewegungsanalyse. Die Röntgenologie der Herzklappenfehler findet ihren ersten Ansatzpunkt in der Verformung des Herzens im ganzen und in der Änderung der Größen- und Raumbeziehungen der einzelnen Herzhöhlen, wie sie durch die hämodynamische Umstellung sich jeweils entwickelt haben. Als zweite Untersuchungsmethode vermag das Flächenkymogramm die Abgrenzbarkeit der einzelnen Herzanteile zu fördern, so vor allem des linken Vorhofs, und eine gewisse Hilfe auch durch die Darstellung der Pulsationsgröße bestimmter Randabschnitte zu geben. Mit dem Herzkatheter endlich läßt sich, wie u. a. Schaede und Thurn gezeigt haben, die Topographie der Höhlen-umlagerung eindeutiger bestimmen. Für die Elektrokymographie nun kann von vornherein erwartet werden, daß ihre Überlegenheit in der Eliminierung der sekundären Bewegungsfaktoren bei den Klappenfehlern weniger ins Gewicht fällt; beim dilatierten Herzen wird die pulsatorische Pendelbewegung z. B. zunehmend kleiner oder fehlt ganz, der Massenmittelpunkt verändert seine Lage nur noch wenig oder gar nicht mehr. Für das Studium der reinen Pulsations-bewegung andererseits ist zu erwarten, daß umschriebene Bewegungsstörungen etwa durch zusätzliche Affektionen der Muskel- oder Herzbeutelwandung zwar entsprechend den bereits abgehandelten Grundsätzen gut dargestellt werden; die valvulär abgeänderte Hämodynamik jedoch wird sich nach anderen kymo-graphischen Gesetzmäßigkeiten der Funktionsstörung manifestieren, weil sie sich auf die pathologische Bewegungsrelation der betroffenen Herzhöhlen im ganzen, nicht der Randabschnitte einer einzelnen Herzhöhle, auswirkt. Eine ausgedehnte, die Randbewegung aller Herzhöhlen in allen Durchleuchtungsrichtungen um-fassende Phasenanalyse könnte entscheidende Bedeutung erlangen. Ihre

Praktizierbarkeit wird aber durch die Schwierigkeit einer ganz eindeutigen topographischen Projektion aller Herzhöhlen auf die Herzoberfläche bzw. den Herzrand im Einzelfall meist stark beschränkt bleiben. Für bestimmte Klappenfehler, wie z. B. die Mitralinsuffizienz, kann diese synoptische Bewegungsanalyse allerdings differentialdiagnostisch recht aufschlußreich werden (HECKMANN).

Für das Gros der Klappenfehler scheint es darauf anzukommen, eine bestimmte der Funktionsänderung entsprechende Verformung der Bewegungskurven der hämodynamisch betroffenen Herzhöhlen festzulegen und ihren differential-diagnostischen Rang zu bestimmen — ähnlich dem Vorgehen, das sich für die Analyse der Perikardobliteration als so fruchtbar erwiesen hat. Das scheint nach den bis jetzt vorliegenden elektrokymographischen Ergebnissen zumindest bei einigen Vitien möglich. Es wird sich zeigen, mit welchem Maß von Kritik aber die Interpretation der Bewegungskurven angegangen werden muß, wenn die Methode auch auf diesem Gebiet die Fehldeutungen vermeiden will, welche das Flächenkymogramm in der klinischen Herzdiagnostik oft so fragwürdig haben erscheinen lassen. Im folgenden sollen die wichtigsten Klappenfehler in ihren elektrokymographischen Befunden besprochen werden. Die vorausgeschickte Erörterung macht es verständlich, weshalb wir dabei vornehmlich mit Einzel-kurven der Randbewegung und weniger mit der ergänzenden Phasenanalyse zu operieren haben.

1. Mitralklappenfehler.

Die älteren flächenkymographischen Bewegungsstudien bei Mitralvitien haben vorzugsweise die Anomalien der Herzohrbewegung zum Gegenstand ihrer Untersuchungen gemacht (STUMPF; ZDANSKY und ELLINGER; LEMKE). Die Ergebnisse anderer Autoren berücksichtigen auch die eigentliche Vorhofsbewegung an der Herzhinterwand (HECKMANN, BÖHME) und ließen die Rückschlüsse aus der Herzohrbewegung auf die Vorhofsdynamik z. T. als fragwürdig erscheinen; es zeigte sich, daß die Analyse der Herzohrbewegung stärker durch Überlagerun-gen von den Kammern und großen Gefäßen her gestört wird. Neuere flächen-kymographische Untersuchungen des Vorhofskontur in erster Schrägstellung, d. h. Abgriffe der Vorhofshinterwand, scheinen brauchbarere Ergebnisse zu zeitigen, die sich mit den elektrokymographischen Befunden besser zu decken scheinen.

Wie schwierig die Deutung des Flächenkymogramms gerade bei der Vorhofs-bewegung ist, mögen einige wenige Beispiele zeigen, deren Wiedergabe auch die Erörterung der anschließend zu besprechenden Elektrokymogramme leichter verständlich machen sollen. In Abb. 26 ist die Randbewegung am linken Herzohr recht gut erfaßbar, die Vorhofsbewegung an dem Doppelkontur des rechten oberen Herzrandes (rechter Rand des linken Vorhofs) aber sichtlich ventrikulär überlagert bzw. verformt. Die mitralstenotische Vorhofsvergrößerung des nächsten Beispiels (Abb. 27) ist rechts mit gut erkennbarer Randbewegung innerhalb des Herzschattens abzulesen; hier läßt sich jedoch das Herzohr nicht abgrenzen. Flächenkymogramme im zweiten Schrägen zeigen wegen der sagit-talen Schaukelbewegung und Seitenverschiebung oft eine komplexe Bewegung am Vorhofsrand. Die Randbewegung des Vorhofs im ersten Schrägen schließlich wird durch die Hilusgefäße überlagert und verwischt und bleibt zeitlich besonders schlecht einzuordnen.

Mit prinzipiell gleichen Schwierigkeiten muß auch für die Elektrokymographie der Vorhofsbewegung gerechnet werden; für den Abgriff am Herzohr ebenso wie am dorsalen Vorhofsrand sind die gleichen Störfaktoren zu berücksichtigen wie beim Flächenkymogramm. Zum Bewegungsablauf bei Mitralfehlern liegen im neuen Schrifttum elektrokymographische Untersuchungen von LUISADA und FLEISCHNER; LUISADA, ROMANO und TORRE; DEUTSCH

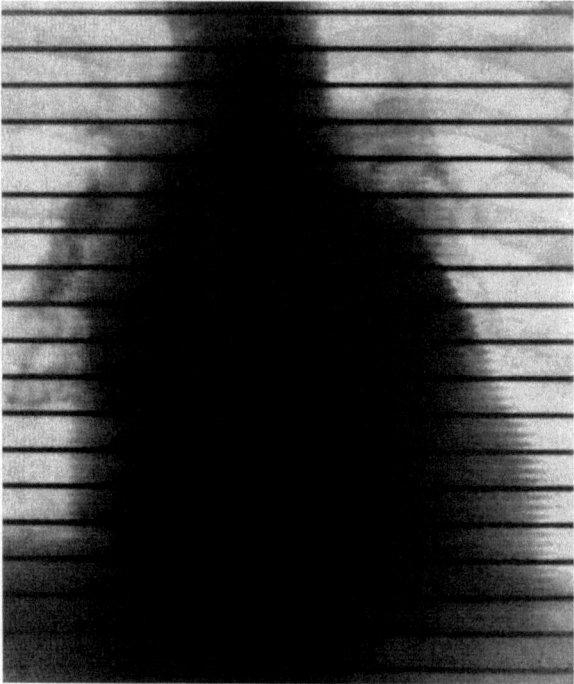

Abb. 26. Mitralvitium. Gute Bewegungswiedergabe am linken Herzohr, aber ventrikuläre Überlagerung der Vorhofsbewegung am rechten oberen Herzrand.

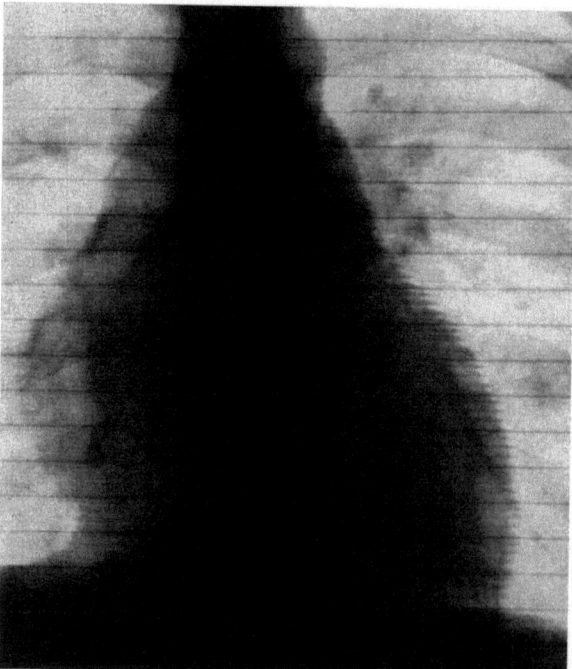

Abb. 27. Mitralstenose. Herzohrbewegung nicht dargestellt, aber rechter Rand des linken Vorhofes innerhalb des Herzschattens gut erkennbar.

u. Mitarb.; Engström, Kjellberg u. Rudhe; Dussaillant und Mitarb.; McKinnon und Friedman; Soloff u. Mitarb.; Soulié und Mitarb.; Philips; Andersson; Davison und Epps vor; die jüngsten Mitteilungen stammen von Heckmann und von Gadermann. Sie betreffen z. T. die Randbewegung des linken Herzohres, z. T. die des linken Ventrikels, wie diese Herzabschnitte sich im Frontalbild bzw. in erster Schrägstellung darstellen. Zur elektrokymographischen Analyse der Herzohrbewegung kann auf die Untersuchungen von Booth u. Mitarb., Segers verwiesen werden. Sie alle haben ein eindeutiges Ergebnis bisher nicht erbracht. Die angiokardiographischen Befunde von Hedman, Lind und Wegelius sind von den gleichen Schwierigkeiten bestimmt. Neuere Arbeiten befassen sich auch vergleichend mit der Randbewegung der Vorhofshinterwand und des Herzohres, so die zusammenfassende Darstellung von Andersson, der jedoch in Übereinstimmung mit Heckmann die Herzohrkurve für aufschlußreicher als die Hinterwandbewegung hält. Aus diesen zahlreichen Veröffentlichungen ein klares Bild über die Gesetzmäßigkeiten der Bewegungsanomalien des mitralvalvulär dilatierten linken Vorhofs zu gewinnen, ist vorerst fast aussichtslos. Heckmann hat betont, wie unkritisch manche dieser Ergebnisse beurteilt worden sind. Unsere eigenen Befunde zu dieser Frage, deren klinische Bedeutung auf der Hand liegt, sollen daher mit besonderer Kritik wiedergegeben werden.

Zunächst ist zu betonen, daß die Bewegungskurve des linken Vorhofs schon beim Herzgesunden eine außerordentliche Variabilität aufweist. Die Vorhofsbewegung wird durch die umgebenden Organe maßgeblich beeinflußt und ist weitgehend von dem „Druckmilieu" abhängig, in dem sie sich abspielt. Heckmann hat nachgewiesen, daß die im wesentlichen passive Bewegung des muskelschwachen Vorhofes so wenig von seiner eigenen Kontraktion und so stark von Ein- und Abfluß, Druckwirkung der Kammern und großen Gefäße und von Lokomotionsbewegungen überlagert wird, daß künstliche Druckänderungen vom Oesophagus her die jeweilige Bewegungskurve völlig umkehren können. Trotzdem kann festgestellt werden, daß es eine für die Mitralvitien typische Vorhofskurve gibt — eine differentialdiagnostisch sicher verwertbare Unterteilung dieser Bewegungssymptomatologie in ,,Insuffizienz`` — oder ,,Stenose-Kurven`` aber noch fraglich bleibt, wie vorweggenommen sei. Dies soll im folgenden zunächst an den Elektrokymogrammen des linken Vorhofs bei den verschiedenen Mitralfehlern demonstriert, und anschlie-Bend soll kurz auf die Bewegungskurve der Ventrikel eingegangen werden.

Der dorsale Vorhofsrand zeigt elektrokymographisch beim Herzgesunden eine Wellenbewegung, deren Umkehrpunkte durch die Vorhofskontraktion, den Schluß der Atrioventrikularklappen, die Vorwölbung der Mitralklappe in den Vorhof, die Verschiebung des Atrioventrikulartrichters, die Einströmung aus den Venen und die Mitralklappenöffnung gegeben sind (DEUTSCH u. Mitarb.; HECKMANN). Sie wird außerdem passiv mehr oder minder stark durch die geschil-

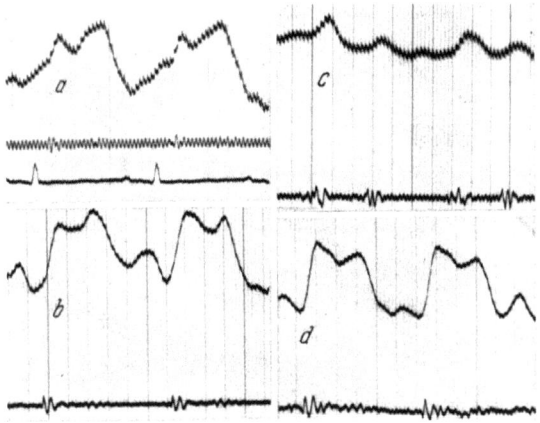

Abb. 28. Wellenbewegung des linken Vorhofsrandes (a Mitralstenose, b Mitralstenose und Aorteninsuffizienz, c Mitralinsuffizienz, d komb. Mitralvitium). Vorhofskurve beim Herzgesunden mitunter ganz ähnlich!

derten Druckeinflüsse der Nachbarschaft überlagert. Für die sehr interessante Analyse dieser Normalvariationen sei auch auf die flächenkymographische Arbeit von SCHLEGEL verwiesen und an die Diskussion über die systolische Dorsalverschiebung der Herzhinterwand erinnert, die vor BÖHME entscheidend durch die Untersuchungen HECKMANNs bestimmt worden ist. Die ,,normale`` Vorhofskurve ist hier nur insofern wichtig, als sie in einzelnen normalen Kontrollfällen auch eine zweigipflige Form während der Kammersystole aufweisen kann; dadurch wird sie — obschon in der Variationsbreite des Normalen gelegen — dem ersten Typ der mitralen Vorhofbewegung ähnlich, den wir mit DAVISON und EPPS als Wellenbewegung bezeichnen wollen und den Abb. 28 wiedergibt. Hier sind die Vorhofskurven von vier verschiedenen Mitralvitien zusammengestellt; gemeinsam ist allen — der reinen Stenose, der reinen Insuffizienz, dem kombinierten Mitralfehler und dem kombinierten Mitral-Aortenfehler — eine zweigipflige Dorsalbewegung des Vorhofsrandes während der Kammersystole. Dieser erste Bewegungstyp, von der geschilderten Variation der Normalkurve kaum abgrenzbar, ist aber nur selten bei Mitralvitien zu finden.

In den allermeisten Fällen verläuft die Vorhofskurve in pathologischer, beim Herzgesunden nicht beachteter Form. Der Kurventyp der Abb. 29 ist durch ein ventrikelsystolisches Dorsalplateau gekennzeichnet und in gleicher Form mehrfach beschrieben worden; er stellt auch nach unseren Untersuchungen den häufigsten Bewegungstyp dar. Er soll bei der reinen Mitralstenose am deutlichsten und am regelmäßigsten auftreten, wobei die Plateaus nur von einer einzigen

Senkung in der Prä- und Protosystole unterbrochen werden, die besonders tief erscheint (Deutsch u. Mitarb.). Ein noch ausgeprägteres Plateau mit zeitlich verschobenem Einschnitt hat Heckmann am Herzohrrand regelmäßig gefunden und diesen vorwiegend bei Mitralstenosen beobachteten Kurventyp als „Canon"-Kurve bezeichnet; das Elektrokymogramm des Herzohrrandes scheint mehr einer Druckkurve zu ähneln, das der Vorhofshinterwand mehr einer Volumkurve (Heckmann). Die geschilderte Bewegung mit Ausbildung eines Plateaus wird damit erklärt, daß die Stauungsdilatation eine maximale Lateral- bzw. Dorsalstellung des linken Vorhofs bedingt, die nur kurzzeitig durch die präsystolische Vorhofs-kontraktion und die Verschiebung des Atrioventrikulartrichters am Systolen-beginn unterbrochen wird; beide Bewegungen verschmelzen zu einer einzigen

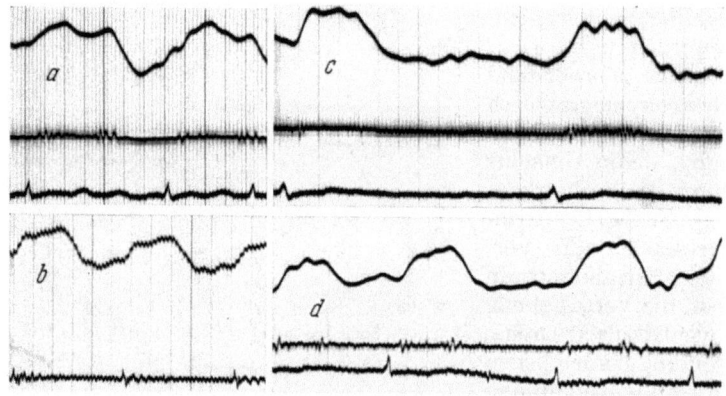

Abb. 29. „Plateau-" oder „Stenosekurve" des linken Vorhofs (a Mitralstenose, b komb. Mitralvitium, c komb. Mitral- und Tricuspidalvitium, d Mitralstenose p. op. mit Aorteninsuffizienz).

großen Medial- bzw. Ventralbewegung zwischen den Plateaus der maximalen Ausweitung. Unsere Beispiele (Abb. 29) zeigen jedoch, daß diese Kurve ebenso auch bei der Kombination mit anderen Klappenfehlern geschrieben werden kann. Zu gleich einschränkendem Ergebnis sind die Untersuchungen von Andersson und von Davison und Epps gelangt, in denen sogar die gleichen Kurven bei Herzgesunden wiedergegeben sind. Die Plateaukurve ist nur insofern signifikant, als sie nach unseren eigenen Untersuchungen offenbar eine Stenosierung der Mitralklappe voraussetzt, bei reiner Insuffizienz oder nicht-mitralen Vitien also vermißt wird. Das bedeutet also, daß sie als differentialdiagnostisches Kriterium, zur Diagnose einer reinen und der Operation zugänglichen Mitralstenose ungeeignet ist. Wir werden an anderer Stelle diese unsere kritische Einstellung, die sich mit den Ergebnissen der klinisch-operativ gut fundierten Untersuchung von Davison u. Mitarb. deckt, mit einem ausführlicher dargestellten Beobachtungsmaterial noch näher belegen.

Als dritter Kurventyp kann eine Vorhofsbewegung abgegrenzt werden, die durch eine kammersystolische Dorsalverschiebung ohne Plateau, mit breitem Anstieg und einzigem Gipfel am Systolenende gekennzeichnet ist, dem sich ein steiler diastolischer Abfall rasch anschließt. Sie entspricht einer kontinuierlichen Dorsalbewegung während der ventrikulären Austreibungsphase und kann deshalb verständlicherweise auf die Rückströmung des Blutes aus dem linken Ventrikel durch eine insuffiziente Klappe bezogen werden (Heckmann). Dieser Kurventyp zeigt in ausgeprägten Fällen steile Kegelform; dies kann auf die Verstärkung des Pendelblutes durch das sofort nach der Relaxationsphase diastolisch einströmende

Blut zurückgeführt werden. Abb. 30 gibt diesen Bewegungsablauf bei verschiedenen Mitralvitien wieder. HECKMANN hat die gleiche Kurve aber auch beim Gesunden gesehen, und DAVISON u. Mitarb. haben sie in gleicher Form sowohl bei der reinen Mitralstenose als auch bei der reinen Mitralinsuffizienz geschrieben. Auch sie ist also differentialdiagnostisch von nur geringem Wert. Das bestätigen

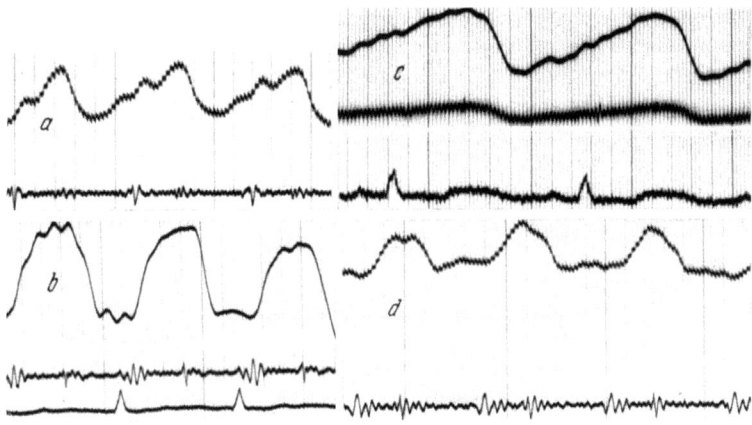

Abb. 30. „Insuffizienzkurve" der Vorhofshinterwand (a und b Mitralstenosen p. op., c rel. Mitralinsuffizienz bei Aorteninsuffizienz, d komb. Mitralvitium mit schwerer Myopathie).

unsere eigenen Untersuchungen bei diesem zweithäufigsten Typ der mitralen Vorhofsbewegung. Daraus folgt, daß dieser dritte Kurventyp ebenso nur cum grano salis als „Insuffizienz-Kurve" gelten kann wie die vorher beschriebene zweite Form, die Plateau- oder Canon-Kurve als „Stenose-Kurve".

Die vierte und letzte Variation der Vorhofsbewegung im Elektrokymogramm der Mitralfehler besteht in einer kammersystolischen Ventralbewegung der Vorhofshinterwand, drückt sich also in einem systolischen Kurvenabstieg aus. Diese Bewegung ist am seltensten, und auch sie kommt bei verschiedenen Mitralfehlern vor. In Abb. 31 haben wir zwei unserer hierher gehörigen Fälle zusammengestellt, die sowohl reine Stenosen wie auch kombinierte Vitien betreffen. Andere Autoren können in dieser Gruppe auch Fälle mit Vorhofsflimmern anführen und stimmen im übrigen in ihren Befunden mit unserem Ergebnis überein. Eine einleuchtende Erklärung für die Entstehung dieser Variante der Vorhofsbewegung bei Mitralfehlern steht noch aus. — ANDERSSON gibt den Stenosecharakter der Vorhofs- bzw. Herzohrkurve auf Grund eines großen Beobachtungsgutes mit einem betonten Abstieg durch die Vorhofskontraktion, Abflachung während der Vorhofsaustreibung und steilerem Anstieg in der zweiten Phase der Kammeraustreibung an. Bezüglich der Insuffizienz-Kurven dürften seine Befunde mit den Ergebnissen der anderen Untersucher übereinstimmen (TURANO u. a.).

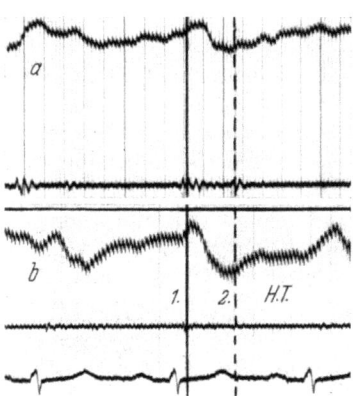

Abb. 31. Systolische Ventralbewegung der Hinterwand des linken Vorhofs, selten (a Mitralstenose, b komb. Mitralvitium mit Myopathie).

Zum Abschluß dieser Erörterung sei kurz auf die Frage eingegangen, ob nicht ein Vergleich der Vorhofsbewegung vor und nach Operation einer Mitralstenose bessere vergleichbare und klarere Ergebnisse schaffe; für diese Fragestellung sei auch auf die klinisch-röntgenologischen Arbeiten von WERKÖ u. Mitarb., BUSCH; CARLOTTI u. a. und auf entsprechende elektrokymographische Untersuchungen von

Fleischner u. Mitarb; Gadermann verwiesen. Ohne auf Einzelheiten einzugehen, die einer detaillierten Darstellung vorbehalten werden, sei auf Abb. 32 hingewiesen. Sie zeigt, daß im ersten Fall die Vorhofskurve durch die operativ entstandene zusätzliche Insuffizienz in der Tat zu derjenigen Kurvenform abgeändert wird, die im vorigen als dritter und vornehmlich für die reine oder kombinierte Insuffizienz gültiger Bewegungstyp dargestellt wurde. Hier dürfte das Elektrokymogramm eine funktionell im Vordergrund stehende postoperative Mitralinsuffizienz anzeigen. Im zweiten Fall der gleichen Abbildung ist — trotz klinisch gleichen Operationserfolges — die Plateaukurve auch nach der Klappensprengung praktisch unverändert geblieben.

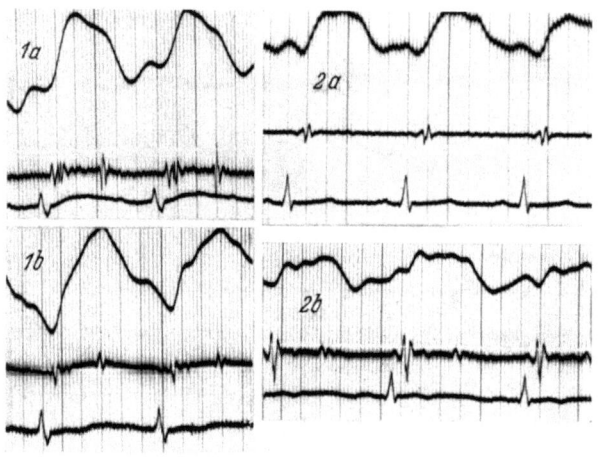

Der Besprechung der Vorhofsbewegung muß eine kurze Erörterung der Randbewegung des linken Ventrikels bei den Mitralfehlern folgen. Nach Gadermann ist es auf eine diagnostisch verwertbare mitral- bzw. aortenvalvuläre Umstellung der Hämodynamik zurückzuführen, wenn die kranialen Kammerabschnitte den apikalen Ventrikelanteilen in der systolischen Medial- und diastolischen Lateralbewegung vorausgehen.

Abb. 32. Vorhofselektrokymogramme bei zwei Fällen von Mitralstenose vor (1a, 2a) und nach (1b, 2b) Valvulotomie; Erläuterung s. Text.

Dieser Ansicht können wir uns nach den elektrokymographischen Befunden der physiologischen Ventrikelbewegung (Heckmann) und nach eigenen Ergebnissen nicht ganz anschließen. Diese Reihenfolge in der ventrikulären Randbewegung kommt auch beim Gesunden vor und erscheint bei Klappenfehlern nicht immer so deutlich wie im Beispiel der Mitralinsuffizienz von Abb. 24 (rechts). Heckmann hat mittels der Phasenanalyse gezeigt, daß die Umformung des Herzens sich z. B. bei einer Mitralinsuffizienz in typischer Abänderung darstellt. Die Medialbewegung der Kammer setzt sofort mit der Anspannungszeit und vor der Öffnung der Aortenklappe ein, ein gut verständlicher Befund. Am Vorhofs- bzw. Herzohrgebiet wird ein steiler systolischer Reflux deutlich, am Conus pulmonalis findet gleichzeitig eine paradoxe Vorwölbung statt: Das Herz bäumt sich unter Betonung der Mitralkonfiguration auf. Ein entsprechendes Bild ergibt die Phasenanalyse der Mitralstenose von Abb. 33. Betrachtet man die Randkurve des linken Ventrikels allein, so zeigt die am Beginn der Anspannungszeit schon einsetzende Medialbewegung, daß der bei der Valvulotomie später bestätigte geringe Reflux sich hier ganz ähnlich als Zeichen einer zusätzlichen Mitralinsuffizienz darstellt wie bei der früher angeführten schweren Insuffizienz der Abb. 24, die bei der Plateaubildung des ventrikulären Elektrokymogramms besprochen wurde. — Als ein weiteres, sehr seltenes, aber für Mitralfehler mit vorwiegender Stenose typisches Merkmal hat Heckmann angegeben, daß die horizontale Phasenanalyse statt der normalen (Rechts-) Ventralverschiebung des Massenmittelpunktes mit systolischer Ventralpendelung ein Links-Dorsal-Pendeln des mitralkonfigurierten Herzquerschnittes nachweisen läßt.

Überblicken wir alle diese Befunde, so wird deutlich, daß das Problem der Vorhofsbewegung bei den Mitralfehlern als vorerst ungeklärt angesehen werden muß. Offenbar wird es noch sehr sorgfältiger Untersuchungen an einem großen und klinisch wie anatomisch genau definierten Beobachtungsmaterial bedürfen, ehe eindeutige Ergebnisse zu erwarten sind. Für die klinisch so wichtige Differentialdiagnose der reinen Mitralstenose kann hinsichtlich der Elektrokymographie jedenfalls erst von Ansätzen gesprochen werden.

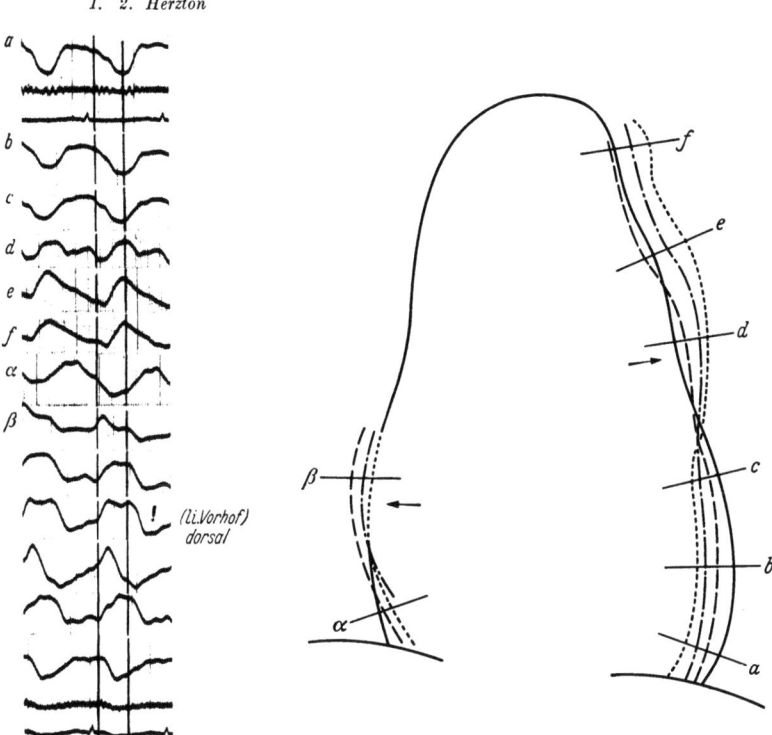

Abb. 33. Betonte Mitralkonfiguration in der Phasenanalyse (punktierte Linie = systolische Endstellung) bei Mitralstenose.

2. Aortenklappenfehler.

Elektrokymographische Untersuchungen bei Aortenklappenfehlern sind von DEUTSCH u. Mitarb.; HEYER, POULOS und ACKER sowie von DACK u. Mitarb. durchgeführt worden. Ihre Ergebnisse können voll bestätigt werden, was an einigen Bewegungskurven des linken Ventrikels und der Aorta selbst gezeigt werden soll. Abb. 34 gibt die Kammer- und Aorten-Elektrokymogramme bei einer Aorteninsuffizienz wieder. Entscheidend ist außer dem frühen und steilen systolischen Anstieg der Aortenkurve (Abl. *f*) das Fehlen einer Incisur bzw. eines prädikrotischen Zweigipfels im diastolischen Kurvenabstieg, was beim Vergleich mit der normalen zweigipfeligen Aortenbewegung des Herzgesunden sehr deutlich wird (vgl. Abb. 5). Die Kammerbewegung ist gleichfalls abgeändert, da ihre Kurve sehr früh und völlig gleichmäßig abzusteigen pflegt und einen diastolischen Gipfel aufweisen kann, wie hier in Abl. *a*, der auf den Reflux durch die insuffiziente Klappe zu beziehen ist.

Ebenso sind die Bewegungsanomalien verständlich, die am Elektrokymogramm des Aortenrandes und gelegentlich auch an der Kammerkurve bei einer Aortenstenose beobachtet werden. Der systolische Kurvenabfall der Kammerbewegung ist im Beispiel von Abb. 35 abgeflacht und wellenförmig verzögert (Abl. *a*). Signifikant wird die Bewegungsanalyse durch die Kurve des Aortenrandes; hier ist der systolische Anstieg verlangsamt, die Lateralbewegung also in Korrespondenz zu der behinderten Ventrikelentleerung abgebremst. Charakteristisch ist ein Knick am Ende der Systole, der die normale anakrotische Abflachung übertrieben markiert und dem sich ein kurzer lateraler Bewegungsstillstand

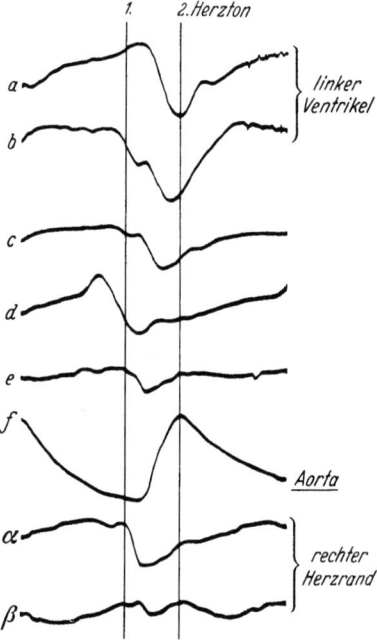 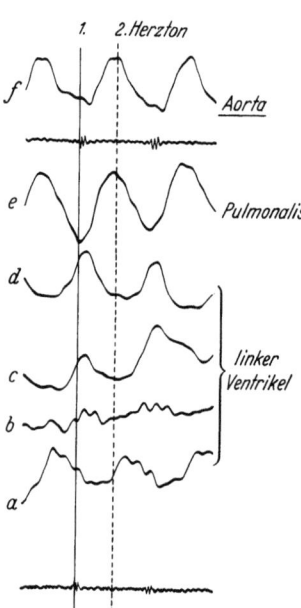

Abb. 34. Aorteninsuffizienz (Synchronisation durch „eingemischte" Tonkurve, rechts).

Abb. 35. Aortenstenose (Erläuterung im Text).

anschließen kann (Abl. *f*). Ganz ähnliche Pulskurven hat übrigens Fell an der A. subclavia bei der Aortenstenose beschrieben.

Beim kombinierten Aortenvitium werden Elektrokymogramme gewonnen, die entweder die Merkmale der Insuffizienz- und der Stenosekurve vereinigen oder je nach Überwiegen eines Faktors der Klappenfunktionsstörung nur einer der beiden geschilderten Kurventypen gleichen. Eine ähnliche, Insuffizienz- und Stenosezeichen vereinigende Kurve gibt Abb. 36 mit dem Beispiel eines kombinierten Pulmonalvitiums wieder, hier natürlich am Pulmonalisrand statt am Aortenrand gewonnen. Das Flächenkymogramm (Abb. 36a) läßt in diesem Fall an der starken Pulmonalisausweitung ein Aneurysma oder ein kongenitales Vitium, z. B. einen Ductus Bot. apertus, nicht ausschließen. Im Elektrokymogramm wird, entsprechend den hier zu erwartenden Druck- und Volumänderungen, ein steiler Kurvenanstieg mit einem stenosetypischen Knick vor dem Gipfel und einem flachgleichmäßigen, insuffizienztypischen Abfall bei großer Amplitude erkennbar (Abb. 36b, Abl. *e*). — Natürlich sind nicht nur bei den Pulmonalvitien, sondern gerade auch bei den Aortenvitien Überlagerungen durch muskuläre

Störungen der Kammerbewegung häufig. Wie sehr außerdem die Amplitude der Aortenbewegung von der Austreibung des Ventrikels abhängig ist, soll später noch bei der Besprechung der Arrhythmien gezeigt werden; meist spielt sie infolge der nichtquantitativen Grundlagen der Methode — im Gegensatz zur Flächenkymographie — für die Diagnostik der Aortenklappenfehler keine entscheidende Rolle.

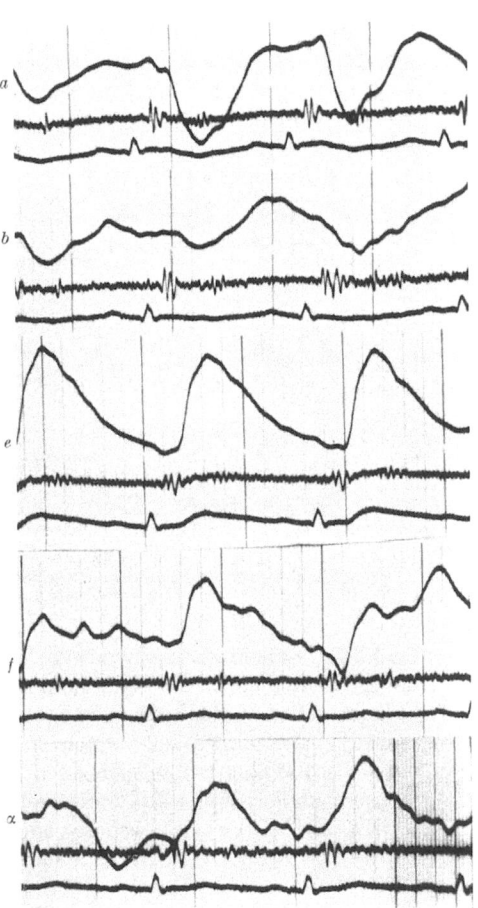

Abb. 36a. Aneurysmaähnliche Pulmonalisausweitung und -bewegung im Flächenkymogramm bei komb. Pulmonalvitium.

Abb. 36b. Gleicher Fall: Im Pulmonalis-Elektrokymogramm (e) sind Stenose- und Insuffizienzzeichen vereinigt, s. Text (a, b Ventrikel, f Aorta, α re. Herzrand).

D. Angeborene Herzfehler.

Über die Elektrokymographie bei kongenitalen Herzfehlern liegen nur wenige Untersuchungen vor (KJELLBERG und RUDHE; T. ANDERSSON; DEUTSCH u. Mitarb.; JORGENS). Die Analyse der Herzrandbewegung erscheint hier deshalb besonders schwierig, weil die richtige topographische Zuordnung der Randkymogramme nicht leicht ist und die hämodynamischen Umstellungen nicht immer in allen Einzelheiten zu übersehen sind. Wir werden uns mit THURN und SCHAEDE an anderer Stelle noch ausführlicher mit diesem Anwendungsbereich der Elektrokymographie beschäftigen und in einem methodischen Vergleich mit den Ergebnissen der Flächenkymographie weiterzukommen suchen; dafür ist ein schon recht umfangreiches Material u. a. von SCHAEDE und THURN zusammengetragen.

Hier soll nur auf die elektrokymographischen Befunde bei Vorhofs- und
Ventrikelseptumdefekten sowie bei der Pulmonal- und Aortenisthmusstenose
näher eingegangen werden. Zum Abgriff der Randbewegung des rechten Vorhofs
ist ein Bereich der Herzoberfläche zu benützen, der in sagittalem Strahlengang
oder in leichter rechter vorderer Schrägstellung nahe der Mitte der rechten Herz-
randkonvexität gelegen ist und mitunter in Horizontallage sicherer bestimmt
werden kann. Eine genauere Analyse der Normalbewegung des rechten Vorhofs
ist von Booth u. Mitarb. versucht worden; doch ist einschränkend zu vermerken,
daß gerade die Bewegung des rechten Herzrandes oft erheblich durch die Pendelung überlagert und verformt ist und die Kymogramme daher einer besonderen
Kritik bedürfen, die durch die vielfach übliche Interpretation einer einzigen

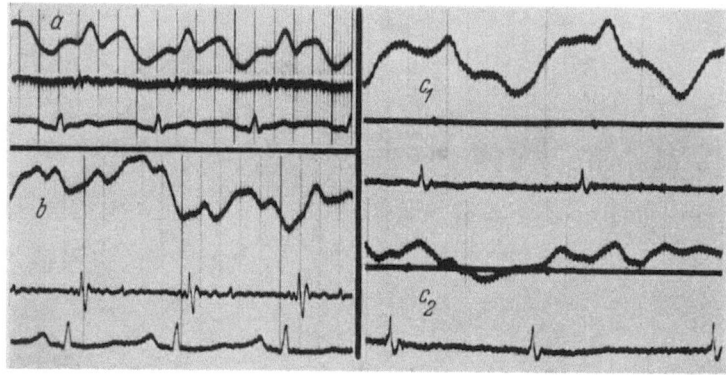

Abb. 37. Elektrokymogramme des rechten Vorhofs (a, b Normalvariationen; c_1 bei Tricuspidalstenose mit
Vorhofseptumdefekt a. p., c_2 im 1. Schrägen).

Randkurve allein gar nicht gewährleistet sein kann. Nur bei erheblichen Graden
der Dilatation spielt die Pendelung keine wesentliche Rolle mehr, ähnlich den Verhältnissen beim stark dilatierten linken Vorhof der Mitralfehler. Die normale
rechte Vorhofskurve zeigt einen spätdiastolischen und präsystolischen Abstieg,
der im großen ganzen zeitlich auch der Vorhofskontraktion entspricht. Er weist
mehrere kleine Gipfel auf und erscheint im Gegensatz zur meist kontinuierlich
steilen Auffüllung von wellen- oder treppenförmigem Verlauf. In der linken
Hälfte von Abb. 37 sind zwei Normalkurven des rechten Vorhofs wiedergegeben,
deren Unterschiede durch die Sekundärbewegung bedingt sind. — Für die
Bewegungsstörung bei einer Stenosierung der Tricuspidalis kann erwartet werden,
daß der präsystolische Kurvenabfall verändert ist. Dafür bietet die rechte Hälfte
von Abb. 37 ein Beispiel: Der von der Vorhofskontraktion bzw. -entleerung
gebildete präsystolische Kurvenanteil ist abgeflacht, die Richtung der Bewegung
fast umgekehrt. Der laterale Gipfelpunkt ist in die Ventrikelsystole hinein verschoben, weil hier ein gleichzeitig bestehender Vorhofseptumdefekt mit einer
Auffüllung vom linken Herzen her sich überlagert. Trotzdem bleibt die Erschwerung der Vorhofsaustreibung gut erkennbar; die Kurve ähnelt dem Elektrokymogramm der Pulmonalstenose, wie noch zu zeigen ist.

In Abb. 38 sind links die Elektrokymogramme des rechten Vorhofs bei zwei
Fällen von Vorhofseptumdefekt wiedergegeben. Das obere (a) zeigt einen ab-
geflachten präsystolischen Abstieg mit kleinem Gipfel beim ersten Herzton, was
einer erschwerten Austreibung zusammen mit dem Einfluß vom linken Herzen
her entspricht (Links-Rechts-Shunt); die Auffüllung ist umgekehrt steiler als

normal. Die Vorhofskurve des zweiten Falles (b) ähnelt mehr den „Normal"-Kurven; die Austreibung ist steiler, vielleicht weil hier umgekehrt ein Rechts-Links-Shunt besteht. Mahnt dieser Unterschied schon zu besonderer Kritik gegenüber dem Versuch, ein „typisches" Elektrokymogramm für den Vorhofseptumdefekt festlegen zu wollen, so werden gleiche Schwierigkeiten auch bei der Bewegungsanalyse der rechten Kammer beim Ventrikelseptumdefekt deutlich. Das erweisen die beiden Elektrokymogramme des rechten Ventrikels an zwei entsprechenden Fällen (Abb. 38, rechte Hälfte). Die Lateralbewegung der eystolisch durch den Ventrikelkurzschluß wieder aufgefüllten Kammer wird in einem Fall (c) von einem zweigipfeligen diastolischen Plateau gefolgt. Im anderen Fall (d) resultiert eine M-förmige Wellenbewegung in der Systole und im ersten Abschnitt der Diastole, die nicht von einer (normalen) Mischbewegung abzugrenzen ist. Damit begegnen wir am Elektrokymogramm des pathologischen rechten

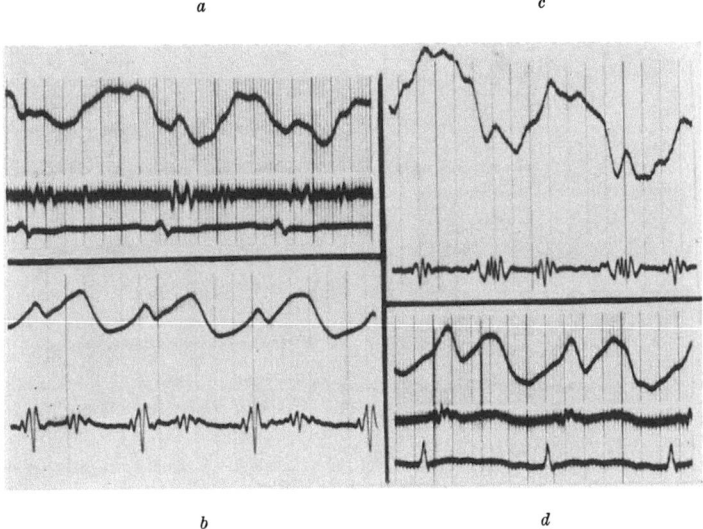

Abb. 38. Elektrokymogramme des rechten Vorhofes beim Vorhofseptumdefekt (Fall a und b) und des rechten Ventrikels beim Ventrikelseptumdefekt (Fall c und d).

Vorhofs (und der rechten Kammer) also der gleichen methodischen Unsicherheit, die sich für die Bewegungsanalyse des linken Vorhofs bei den Mitralfehlern ergeben hat und die zu beseitigen bei der Komplexität der meisten hierher gehörigen Herzfehler noch schwieriger als dort sein dürfte.

Günstiger liegen die Verhältnisse bei denjenigen kongenitalen Vitien, deren pathologische Randbewegung sich an den großen Gefäßen manifestiert. ANDERSSON hat bei mehreren Fällen von reiner und mit anderen Herzfehlern kombinierter Pulmonalstenose z. B. stets charakteristische Elektrokymogramme geschrieben. Untersuchungsobjekt war dabei die Randbewegung der Pulmonalarterie. Für das Elektrokymogramm bei der Isthmusstenose der Aorta, von Randabschnitten vor und hinter der Verengung abgegriffen, haben KJELLBERG und RUDHE ganz ähnliche pathologische Kurven angegeben. Wir wollen im folgenden das Elektrokymogramm der Pulmonalstenose und der Aortenisthmusstenose zusammen besprechen, weil sich hier gleiche Gesetzmäßigkeiten der pathologischen Randbewegung finden. In Abb. 39 ist je ein Beispiel mit dem typischen Elektrokymogramm des Pulmonalis- bzw. Aortenrandes wiedergegeben. Man erkennt, daß die Pulmonalisbewegung (Fall 1) bei der Pulmonalstenose stark vom üblichen

Kurvenverlauf der arteriellen Gefäßpulsation abweicht. Ihr Anstieg ist anfangs steil, was meist der isometrischen Phase der Ventrikelkontraktion zugeschrieben wird, um vom Beginn der Austreibungsphase an abzuflachen. Die diastolische Zentripetalbewegung des Pulmonalisrandes ist unregelmäßig und weist wie hier oft eine Treppe auf. Die zum Vergleich daruntergestellte Bewegungskurve des Aortenrandes ist annähernd normal, zeigt also gleichmäßig steilen Anstieg und bis auf eine angedeutete Dikrotie gleichmäßig flachen Abstieg. In dieser pathologischen Kurvenform der Pulmonalis-Randbewegung drückt sich die stenotische Erschwerung der sonst raschen Auffüllung also sehr deutlich aus.

Bei der Isthmusstenose verhalten sich die Bewegungen der großen Arterien gerade umgekehrt (Abb. 39, rechts, Fall 2). Hier ist das Aortenkymogramm im

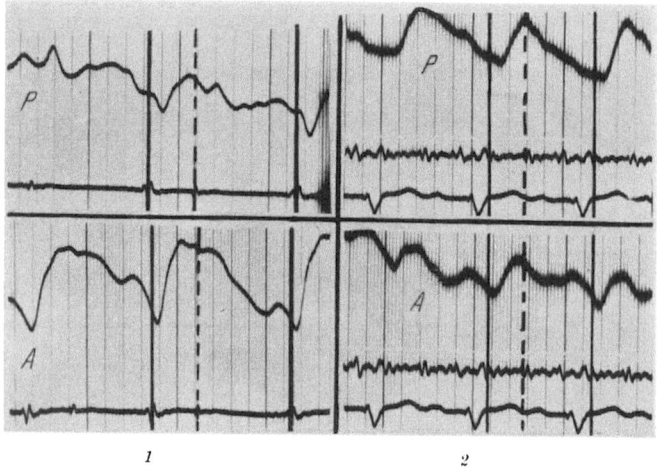

Abb. 39. Pulmonalis- und Aortenrandbewegung bei Pulmonalstenose (*1*) und Aortenisthmusstenose (*2*), Erläuterung s. Text.

systolischen Anstieg abgeflacht, die Amplitude verkleinert. Der diastolische Abfall der Kurve, die Medialbewegung des Aortenrandes, ist verzögert und — ganz ähnlich der Pulmonalkurve bei der Pulmonalstenose — treppenförmig verändert. Dafür ist hier die Pulmonalisbewegung mit steilem Anstieg, ausgeprägt spitzem Gipfel und kontinuierlichem Abfall der normalen Aortenkurve des anderen Vitium kongruent. Inwieweit sich hämodynamisch wichtige Zusatzfaktoren, etwa durch Strömungskurzschlüsse oder andere Klappenfehler, auf die Gefäßbewegung auswirken, kann in diesem Rahmen nicht dargestellt werden. Zu ergänzen ist jedoch, daß der beschriebene pathologische Kurventyp der Pulmonalstenose gewisse spezifische Varianten insofern aufweisen kann, als er je nach dem Sitz der Stenose — valvulär oder infundibulär — zu differieren scheint. Andersson hat außerdem gezeigt, daß nach operativer Beseitigung der Pulmonalstenose das Pulmonalis-Elektrokymogramm wieder einen steileren Anstieg und Abfall erhält. Die zu einer Sinuskurve umgestaltete Randbewegung ist aber auch dann noch nicht normal, sondern ähnelt der Aortenbewegung bei einer Aorteninsuffizienz, was leicht verständlich ist. Ähnliche Umwandlungen dürften postoperativ auch bei den Isthmusstenosen der Aorta zu erwarten sein. Dabei müßte allerdings berücksichtigt werden, daß die Variationsbreite des pathognomonischen Aortenkymogramms durch die verschiedenen Lokalisationen der Isthmusstenose größer zu sein scheint als bei den Pulmonalstenosen.

E. Störungen der Reizerregung und -ausbreitung.

Für die klinische Diagnostik der verschiedenen Herzrhythmus- und Reizleitungsstörungen nimmt das Elektrokardiogramm eine dominierende Stellung ein, die auch durch die kymographische Detailierung der Herzaktion naturgemäß nicht angetastet werden kann. Immerhin hat HECKMANN schon früher zeigen können, daß die ventrikuläre Extrasystolie sich im Flächenkymogramm mit verringerter Amplitude und vorzeitigem Einfall deutlich darstellt, daß sich die durchschnittliche Herzlage in der extrasystolischen Herzphase nach medial verschiebt und daß die Medialbewegung einer Extrasystole im Gegensatz zur Normalbewegung am ganzen linken Herzrand gleichzeitig oder caudal früher (STUMF) einsetzt. BREDNOW und DEPPE haben die gesonderte Aktion von Vorhöfen und Kammern beim totalen Herzblock im Flächenkymogramm festgehalten und Aufsplitterungen der Bewegungszacken beim Verzweigungsblock durch ungleichzeitige und diskoordinierte Muskeltätigkeit beschrieben. Im Flächenkymogramm des rechtsseitigen Schenkelblocks konnten am ganzen linken Herzrand Doppelzacken, am rechten Herzrand drei Gipfel der Bewegungskurve beobachtet werden (HECKMANN); beim Herzalternans haben ZDANSKY, FISCHGOLD eine regelmäßig wechselnde Ventrikelfüllung festgehalten.

Was die Elektrokymographie anlangt, so sind vor allem im Ausland eine ganze Reihe von Untersuchungen zu der Frage durchgeführt worden, ob nicht mittels der so subtilen elektrokymographischen Methodik die Zusammenhänge zwischen den elektrischen und mechanischen Phänomenen der Herzaktion weiter und über die bisherigen Ergebnisse anderer, z. B. phonokardiographischer Untersuchungen (siehe HOLLDACK und GERTH) hinaus geklärt werden können. Die simultane Verwendung zweier Aufnahmegeräte hat sich dabei als vorteilhaft erwiesen. So haben LUISADA und FLEISCHNER am Herzgesunden elektrokymographisch nachgewiesen, daß die Kontraktion der rechten Kammer um 0,03 sec der des linken Ventrikels vorausgeht. ELLINGER u. Mitarb. haben an 68 Herzgesunden elektrokymographisch festgestellt, daß bei 33 Fällen die Austreibung links der des rechten Herzens um 0,03 sec vorausging und die Pulsation in 14 Fällen synchron war. In 6 Fällen von Rechtsschenkelblock war die Rechtsaustreibung um 0,04 sec und mehr gegen links verzögert, in 9 Fällen von Linksschenkelblock umgekehrt die Linksaustreibung bis 0,07 sec gegen rechts verspätet. Ein Vergleich der Elektrokymogramme von Aorta und Pulmonalis durch SAMET, MEDNICK und SCHWEDEL hat bei 83 Fällen von Schenkelblock ergeben, daß der elektrische Asynchronismus nur in 30% auch von einem mechanischen Asynchronismus begleitet war. Weitere elektrokymographische Untersuchungen zu dieser Frage liegen von ENGSTRÖM u. Mitarb., DACK u. Mitarb. sowie von SEGERS u. Mitarb. vor; über die Mechanik des Galopprhythmus haben KUO u. Mitarb., über Vorhofsarrhythmien beim totalen Herzblock CARLSTEN und RUDHE berichtet. Nach all dem erscheint sicher, daß die Elektrokymographie auf diesem theoretisch so wichtigen Sektor noch weitere Aufschlüsse geben kann, weil sie eine recht sichere Messung von Anspannungs- und Austreibungszeit, isometrischer Kontraktion und Relaxation gestattet.

Drei eigene Beispiele sollen diese Überlegungen veranschaulichen. Bei Extrasystolen sind die Kammerbewegung und die Verschiebung des Aortenrandes infolge des verringerten Schlagvolumens verkleinert, die Öffnung der Semilunarklappen ist bis über 0,06 sec verzögert (DEUTSCH u. Mitarb.); die isometrische Kontraktionsphase ist verlängert. Das wird sehr deutlich auch an dem Beispiel einer polytopen ventrikulären Extrasystole (Abb. 40), in der die gegenläufige, aber völlig korrespondierende Randbewegung der linken Kammer und der Aorta so augenfällig ist. Nach der kompensatorischen Pause sind die Kurvenausschläge der nächsten Normalpulsation besonders groß und die isometrische Kontraktion ist verkürzt. Bei der folgenden heterotopen Extrasystole stellt sich die Bewegung trotz gleicher Hubhöhe auf ein anderes Randniveau ein. — Der Gedanke liegt nahe, daß für die Zukunft ein solch detailiertes Studium der Bewegungsrelationen neue

Möglichkeiten für die Interpretation der gestörten Herzmechanik eröffnen kann. Die Überlegenheit der elektrokymographischen Bewegungsanalyse über die nur groben Abbildungsverhältnisse des Flächenkymogramms ist ja hier so augenscheinlich, daß die Demonstration entsprechender Flächenkymogramme unnötig ist. Es sei hinzugefügt, daß derartige Arrhythmien wie im obigen Beispiel zu sehr

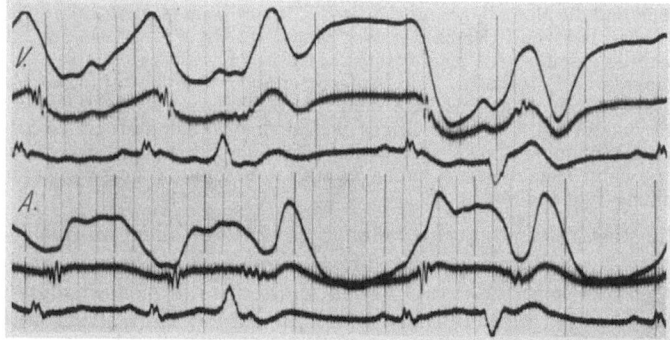

Abb. 40. Ventrikel- und Aortenelektrokymogramm bei polytoper ventrikulärer Extrasystolie.

interessanten Störungen der Ventrikelmechanik führen, über die noch recht wenig bekannt ist und von denen nur gewisse ventrikuläre Rücklaufbewegungen beschrieben sind.

Ein zweites Beispiel gibt Abb. 41 wieder, welche die Elektrokymogramme von Aorta und linker Kammer bei einem Fall von Herzalternans zeigt und die wechselnde Aortenfüllung veranschaulicht, die dem Wechsel der Kammeramplitude völlig korrespondiert; daß hier das Flächenkymogramm unterlegen sein muß, ist klar. Ähnlich „alternierende" Aortenkurven haben wir auch bei sehr schweren Myopathien ohne und mit absoluter Arrhythmie gefunden, wie am Beispiel der Abb. 42 gezeigt wird. Hier ergeben alle Abgriffe vom linken Ventrikelrand (a—d) eine systolische Aufwärtsbewegung der Kurve, d. h. eine paradoxe, schwer myopathische Zentrifugalbewegung der linken Kammer. Am Aortenrand (Abl. f) tritt die alternierende Füllung mit regelmäßig wechselnder Amplitude deutlich zu Tage.

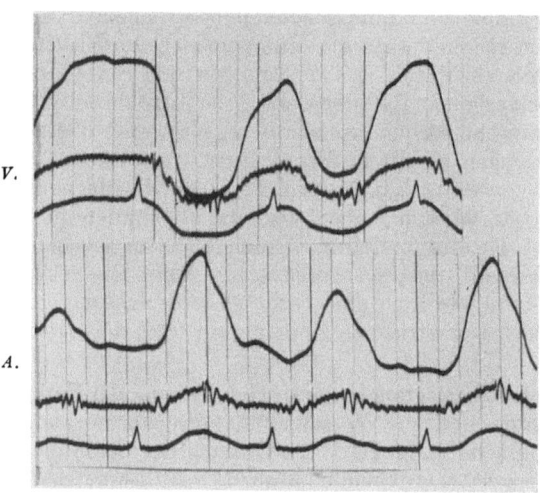

Abb. 41. Randbewegung von Ventrikel und Aorta bei einem Fall von Herzalternans.

Besonders wertvoll ist hier aber die Bewegungskurve vom Pulmonalisrand (Abl. e), die mit ganz gleichmäßiger Hubhöhe anzeigt, daß der rechte Ventrikel im Gegensatz zum linken noch zu gleichmäßiger Austreibung befähigt ist, seine Muskulatur also kaum oder gar nicht alteriert sein dürfte. Dieser Befund mag zur Stütze der Ansicht dienen, daß der Herzalternans die Begleiterscheinung einer unilateralen Kontraktilitätsstörung sein kann (BLUMBERGER); er steht im übrigen in Analogie zu den ganz ähnlichen, vorher erörterten Bewegungsdifferenzen von Aorten- und Pulmonalisrand bei einkammeriger Perikardpanzerung. In seltenen Fällen schwerster muskulärer Insuffizienz kann trotz annähernd gleich großer Ventrikelbewegung jede zweite Aortenpulsation sogar völlig unterdrückt werden bzw. fehlen — offenbar als Zeichen dafür, daß erst mehrere Ventrikelkontraktionen zusammen zu einer an der Aorta merklichen Austreibung „auflaufen" müssen. Wir werden mit ODENTHAL an anderer Stelle auf diese Befunde noch näher eingehen.

Beim Herzalternans haben KUO u. Mitarb. ähnliche Elektrokymogramme schreiben können und in Beziehung zur Herztonkurve gesetzt. Unlängst sind zwei weitere Fälle von Herzalternans durch BLUMBERGER u. Mitarb. elektrokymographisch analysiert worden; in einem Falle ließ sich mit dem Nachweis systolischer Zentrifugalbewegungen am ganzen Ventrikelrand links ein Hinweis für eine primäre Kontraktilitätsstörung des Herzmuskels gewinnen und außerdem zeigen, daß der Alternans beider Ventrikel verschieden stark ausgeprägt sein kann. Daß die Elektrokymogramme vom Aortenrand dabei den gleichen Wechsel hoher und niedriger Pulse zeigen wie periphere Arterienpulskurven und wie die Kammerbewegung (s. a. Abb. 41), entspricht auch den früheren flächenkymographischen Befunden von je nach Durchflußvolumen wechselnden Aortenamplituden bei anderen Kreislaufstörungen (THURN und KAISER).

F. Differentialdiagnose der Aortenaneurysmen, Mediastinal- und Lungentumoren.

Dieser Bereich der elektrokymographischen Untersuchung fehlt im amerikanischen, skandinavischen und deutschen Schrifttum, spielt jedoch in der französischen Literatur eine auffallend große Rolle (KOURILSKY u. Mitarb.; DUSSAILLANT u. Mitarb.; BARCELO-ROUSSEAU). Er darf in der Darstellung der Ergebnisse der Elektrokymographie unserer Meinung nach aber nicht fehlen, weil er nicht nur theoretisch bemerkenswert, sondern auch klinisch-diagnostisch brauchbar zu werden scheint. Die Notwendigkeit, die mitunter recht schwierige oder unbefriedigende Differentialdiagnostik zwischen den atypischen Herzwand- oder Aortenaneurysmen und herznahen Lungen- und Mediastinaltumoren um jede erfolgversprechende Untersuchungsmethode zu vervollständigen, steht außer Zweifel. Wir wollen an wenigen Beispielen den Modus procedendi der Bewegungsanalyse klarlegen. Zunächst sei das Aneurysma besprochen. Das Flächenkymogramm unseres ersten Beispiels (Abb. 43a) zeigt an der Vorwölbung im Aszendensanteil der Aorta eine reine, etwas abgestumpfte Gefäßbewegung. Bei der geringen Größe des Gebildes kann aber nicht ausgeschlossen werden, daß es sich um mitgeteilte Gefäßpulsationen an einem kleinen, nicht schwielig fixierten Mediastinaltumor handelt. Die Elektrokymographie (Abb. 43b) klärt die Sachlage eindeutig, indem sie mit der Identität der Kurven vom Rand (Abl. f) und vom Innern (Abl. g)

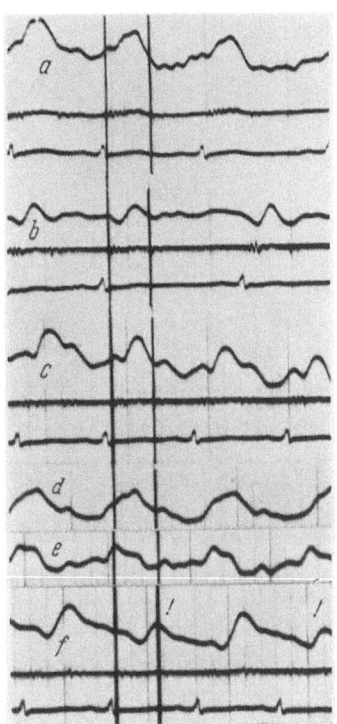

1. 2. Herzton

Abb. 42. „Alternierende" Aortenfüllung (Abl. f) bei schwerer unilateraler Myopathie mit systolischer Paradoxie am ganzen Ventrikelrand links (a—d). Das nicht alternierende Pulmonalis-EKy (Abl. e) zeigt den rechten Ventrikel funktionell intakt.

der Vorwölbung nachweist, daß die Lateralbewegung des Randes mit der Dichte- oder Volumenänderung völlig übereinstimmt, also ein pulsierendes, nicht thrombosiertes Aneurysma der Aszendens vorliegen muß.

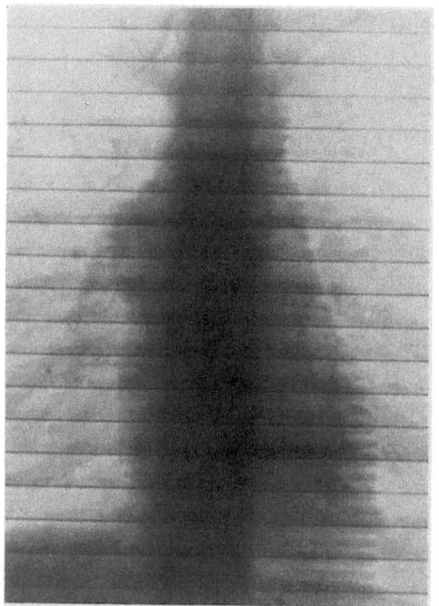

Abb. 43a. Aszendensaneurysma.

Den charakteristischen Unterschied zu den Bewegungskurven beim Tumor zeigt Abb. 44. Hier handelt es sich um mehrfache, cystoide Tumoren im Mediastinum und Hilusbereich. Die Elektrokymogramme des kleinen linksseitigen Tumoranteils zeigen bereits eine stark gedämpfte, also wahrscheinlich mitgeteilte Gefäßpulsation an. Die Randbewegungen am rechtsseitigen Tumormassiv sind gleichfalls stark gedämpft, verglichen mit der Bewegung des rechten Herz- und rechten Aortenrandes. Außerdem aber ist eine deutliche systolische Caudalverschiebung des Tumors in toto festzustellen, die sich von der pulsatorischen Größenänderung eines Aneurysma deutlich unterscheidet. Die Kurve vom Innern der Verschattung schließlich (Abl. m) zeigt als reine Volum- oder Dichtekurve praktisch

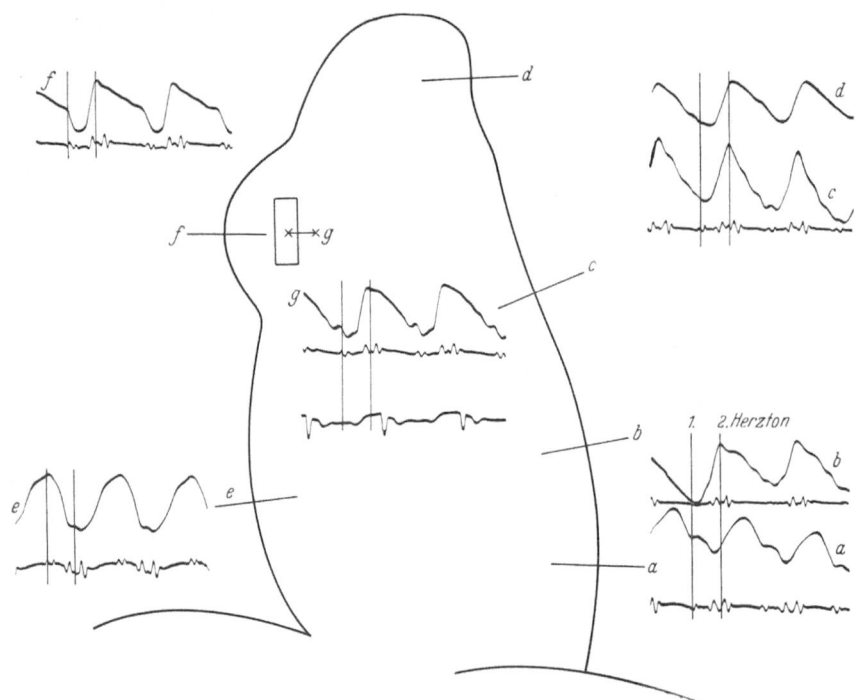

Abb. 43b Gleicher Fall. — Reine arterielle Pulsation der Randbewegung (f) und der Volumenschwankung (g) im Elektrokymogramm.

keinerlei Ausschläge: Hier muß ein solider Tumor vorliegen. Damit sind alle kymographischen Tumorsymptome — gedämpfte Mitbewegung, pulsatorische Lokomotion in toto, fehlende Volumänderung — an einem einzigen Beispiel nachweisbar.

Noch interessanter aber ist die elektrokymographische Methodik für die Differenzierung herzabgelegener Lungenprozesse. KOURILSKY u. Mitarb.; MARCHAL sowie DUSSAILLANT u. Mitarb. haben die Prinzipien dieser Untersuchungs-

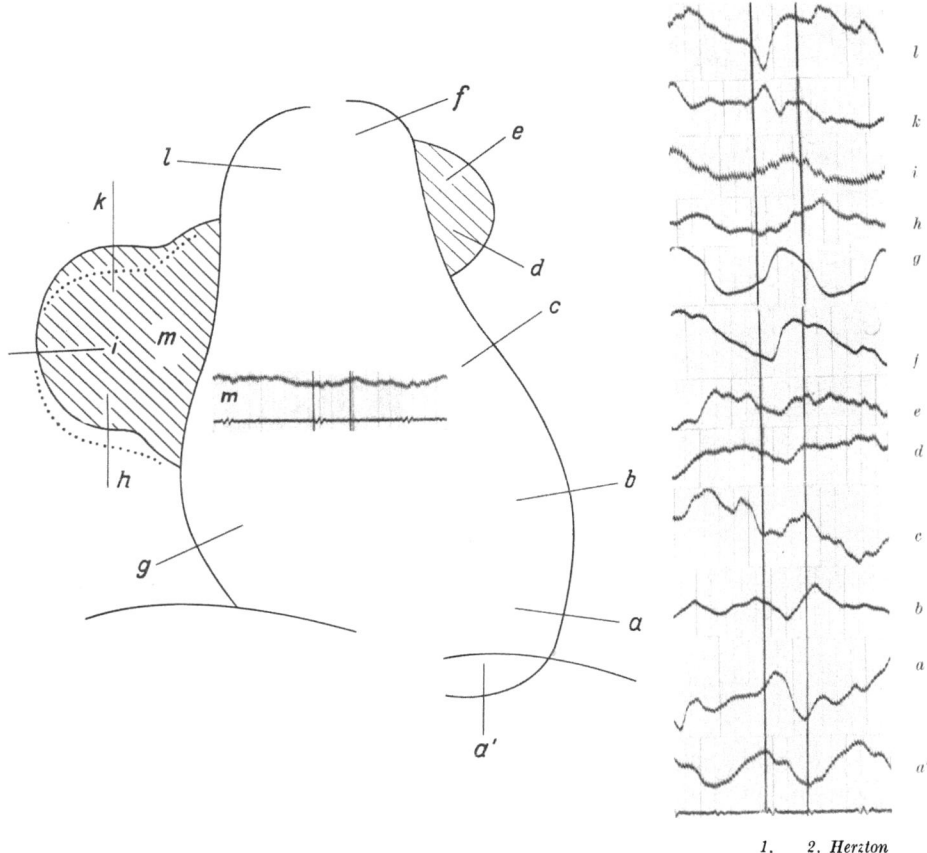

1.   2. Herzton

Abb. 44. Mediastinaltumor mit gedämpfter mitgeteilter Randbewegung, Verschiebung in toto (h, i, k) und ohne pulsatorische Dichteänderung (m).

technik und Kurveninterpretation an einem großen Beobachtungsgut entwickelt. Es handelt sich, kurz gesagt, um die Registrierung der arteriellen Lungenpulsation und deren Abänderung durch pulmonale Infiltrationen. Da man mit dem Elektrokymographen auch Dichtekurven schreiben kann, ist es leicht möglich, die pulsatorischen Transparenzänderungen der einzelnen Lungenabschnitte aufzunehmen. Solche Kurven zeigen einen, der Aorten- und Pulmonalisrandbewegung weitgehend entsprechenden, systolischen Anstieg und diastolischen Abstieg (s. a. KARPATI und EBERLE); die zeitliche Verspätung bzw. Verschiebung gemäß der Strömungsgeschwindigkeit fällt hier nicht ins Gewicht. Nur bei sehr kräftiger und schnellender Pulsation kann in herzrandnahen Lungenabschnitten,

44*

so vor allem im linken und oft von der Ventrikelpulsation beherrschten Unterfeld, eine mitgeteilte ventrikuläre Bewegungskurve entstehen. Es hat sich nun gezeigt, daß die normale elektrokymographische Lungenkurve vom Typ der arteriellen Gefäßkurve abweicht, wenn sie in einem Lungenbereich aufgeschrieben wird, dessen zugehörige Arterie durch einen infiltrativen Prozeß alteriert wird. Nach den Untersuchungen der zitierten Autoren trifft dies praktisch nur für die maligne, neoplastische Infiltration zu. Damit scheint ein verwertbarer Unterschied zur Lungendichtekurve aus dem Nachbarbereich nichttumoröser, z. B.

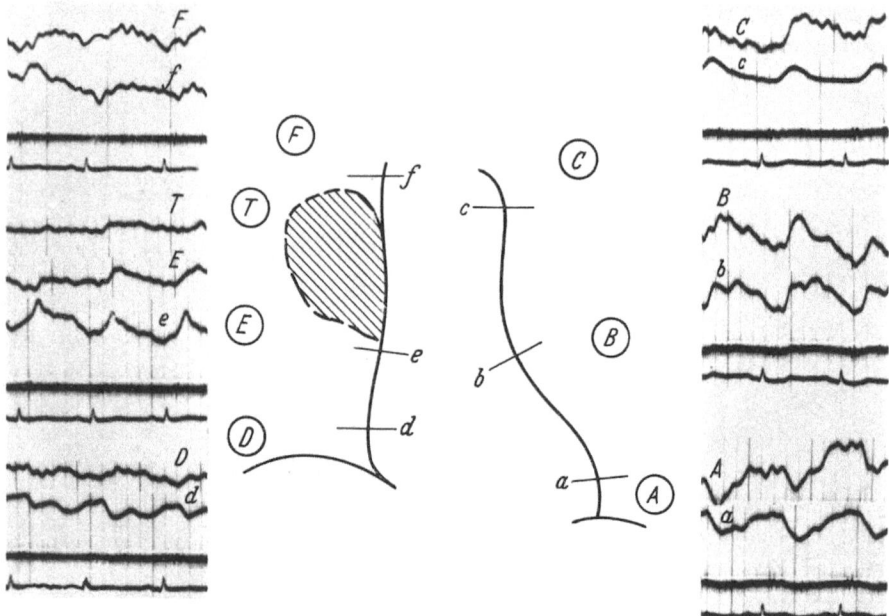

Abb. 45. Stark abgeschwächte Lungenpulsation in der Dichtekurve (*T*) des rechten Oberfeldes bei Bronchial-Ca.
(Erläuterungen im Text).

cirrhotisch-tuberkulöser Indurationen oder Infiltrationen gegeben zu sein. Wir können dies in dem uns gesteckten Rahmen nur mit einem Beispiel belegen. In Abb. 45 sind mit *A—F* die Kurven der pulsatorischen Dichteänderung der einzelnen Lungenfelder bezeichnet; ihr Verlauf entspricht deutlich dem Kurvenverlauf der zugehörigen Abschnitte des Herzrandes bzw. der Pulsation der großen Herzgefäße. Nur die Kurve *T*, lateral der hilären Verschattung im seitlichen rechten Oberfeld abgegriffen, und geringer auch die Kurve *E* vom oberen Mittelfeld, zeigen eine nicht zu übersehende Dämpfung. Sie weisen so darauf hin, daß eine Gefäßalteration besteht (Bronchialcarcinom). In schweren Fällen, vor allem bei tumoröser Atelektase, ist die Gefäßpulsation bzw. Dichtekurve des benachbarten Lungenfeldes sogar völlig stumm.

V. Die Aussichten der Elektrokymographie.

Die Übersicht über die bisherigen Ergebnisse der Elektrokymographie läßt erkennen, daß die Methode für die Analyse der normalen und pathologischen Herzbewegung sehr viel bedeuten kann. Ihre Stellung im Rahmen der

Herzdiagnostik — wenn von der densographischen Anwendung bei Lungenprozessen abgesehen wird — ist für einzelne Krankheiten bereits augenfällig und gesichert, für andere noch umstritten und für eine dritte Gruppe von nur theoretischem Interesse oder ohne Überlegenheit. Der Wert der Methode in der zukünftigen diagnostischen Praxis nun wird ganz entscheidend davon abhängen, ob es gelingt, ihre bisherigen und die noch zu erwartenden Ergebnisse mit genügender Kritik auf ihre Eignung zu einer Grundlage der elektrokymographischen Symptomatologie zu sondern. Die Geschichte der Flächenkymographie lehrt, wie sich mangelnde Kritik und Überwertung von Einzelsymptomen auf den Kredit einer neuen diagnostischen Methode auswirken können. Billigerweise ist festzustellen, daß manche Erwartungen zwar gerade auch von den Initiatoren der Flächenkymographie schon frühzeitig kritisch gedämpft wurden und daß manche anfangs bestechenden Schlußfolgerungen inzwischen unhaltbar geworden und aufgegeben sind. Dennoch scheint eine weitgehende Revision vieler anderer liebgewordener Ergebnisse der Flächenkymographie notwendig zu sein. Wir haben im vorigen mehrfach flächen- und elektrokymographische Ergebnisse kritisch verglichen; dabei erwies sich die Eliminierbarkeit der Sekundärbewegungen durch das Elektrokymogramm als wesentlicher Vorteil. Eine ganz eindeutige Überlegenheit der neuen Methode besteht des weiteren darin, daß die pathologische Herzrandbewegung in ihrem reellen Ablauf qualitativ eindeutig dargestellt werden kann, während sie sich im Flächenkymogramm oft mit recht uncharakteristischen Zackendeformierungen, -aufsplitterungen und mit „stummen Zonen" maskiert. Dafür haben wir bei der Besprechung der schweren muskulären Insuffizienz, des Herzinfarktes, der Perikardkonstriktion u. a. mehrere beweiskräftige Vergleiche angestellt. Solche Beispiele ließen sich in beliebiger Zahl anführen.

Es kommt uns jedoch nicht nur darauf an, die früheren Ergebnisse der flächenkymographischen Herzdiagnostik vergleichsweise zu sichten, sondern auch Ansatzpunkte für eine Bewegungssymptomatologie zu gewinnen, die der klinischen Kritik in der Zukunft besser standhält. Das setzt voraus, daß man sich der Grenzen der Methode bewußt wird und bei der Interpretation einer jeden Kurve bewußt bleibt. Eine der wichtigsten Einschränkungen ist die Tatsache, daß die Elektrokymographie in der jetzigen Form keine quantitative, sondern eine qualitative Methode von allerdings kaum zu übertreffender Subtilität und Exaktheit darstellt. Versuche zum Ausbau einer quantitativen Elektrokymographie liegen von MORGAN und STURM sowie von HECKMANN vor, der eine quantitative Technik des Kurvenabgriffs und der Ausmessung im Prinzip entwickelt hat. Die Wichtigkeit solcher Bemühungen ergibt sich aus dem Wunsch, der amplitudengerechten Flächenkymographie nicht nur auch darin gleichzukommen, sondern auch eine röntgenologisch brauchbare Methode zur Berechnung bestimmter Herzfunktionsgrößen, z. B. des Schlagvolumens zu erhalten. Eine weitere, wenn auch praktisch weniger wichtige methodische Begrenzung liegt in dem Umstand, daß jedes Elektrokymogramm grundsätzlich eine Kombinations- oder Summenkurve von Randbewegung und Dichteänderung ist. Für den Abgriff am Herzrand bedeutet dies aber nur dann eine Einschränkung, wenn dichte parakardiale Lungenprozesse eine allzu geringe Schattendifferenz zwischen Herz und Lungennachbarschaft bedingen (ANDERSSON).

Diese Einschränkungen vermögen jedoch der mittlerweile recht eindeutigen Überlegenheit der Elektrokymographie über die bisherigen röntgenologischen Methoden des Bewegungsstudiums keinen Abbruch zu tun. Für die praktische Bedeutung ist trotzdem zum Abschluß noch eine Bemerkung am Platze: Da ein Flächenkymogramm schnell angefertigt und scheinbar fast ebenso schnell beurteilt werden kann, bedeutet die Forderung nach einer Umstellung auf die

Elektrokymographie eine zeitlich mehrfache Belastung des Untersuchers. Denn der Abgriff aller notwendigen Herzrandkurven zusammen mit der Auswertung in einer Phasenanalyse setzt eine mindestens halbstündige Tätigkeit voraus, die von keiner Hilfskraft abgenommen werden kann. Es ist anzunehmen, daß schon dieser Umstand die allgemeine Einführung der Elektrokymographie erheblich verlangsamen oder gar verhindern wird, und daß auch weiterhin vielfach das Flächenkymogramm allein zur Analyse der pathologischen Herzbewegung und zur — allerdings dann oft falschen— Herzbeurteilung herangezogen wird. Für wen sich jedoch der Wert einer diagnostischen Methode nicht in der Bequemlichkeit ihrer Handhabung allein, sondern vor allem in ihrer Sicherheit und klinischen Brauchbarkeit ausdrückt, der wird die Elektrokymographie als eine Bereicherung unserer kardiologischen Untersuchungsmethodik anerkennen müssen.

XIII. Die Diagnostik der Schilddrüsen-Erkrankungen mit radioaktivem Jod[1].

Von

H. Vetter-Wien.

Mit 25 Abbildungen.

Inhalt.

Literatur 695
  I. Einleitung 716
 II. Physikalische Vorbemerkungen 717
    1. Die radioaktiven Isotope des Jods 717
    2. Meßinstrumente und Meßtechnik 719
    3. Dosierungsfragen 724
III. Physiologische Vorbemerkungen 726
    1. Definitionen, Symbole und Einheiten 726
    2. Der Stoffwechsel des anorganischen Jods 730
    3. Natur, Aufbau und Speicherung der Schilddrüsenhormone 741
    4. Der Stoffwechsel des organischen Jods 745
 IV. Funktionsdiagnostik 753
    1. Diagnostische Teste im Bereich des anorganischen Stoffwechsels 755
       a) Speicherteste 755
       b) Ausscheidungsteste 760
       c) Andere anorganische Teste 762
    2. Diagnostische Teste im Bereich des organischen Jodstoffwechsels 765
       a) Die Verschwinderate des Radiojods aus der Schilddrüse 765
       b) Die Konzentration des eiweiß-gebundenen Radiojods im Plasma 769
    3. Kombinationsteste 774
       a) Die Konversionsrate 774
       b) Der Radiojod-Plasma-Test 776
  V. Lokalisationsdiagnostik 780
    1. Die Radiojodverteilung in der Schilddrüse 780
    2. Aberrantes Schilddrüsengewebe 781
 VI. Die klinische Deutung des erhobenen Befundes 783
    1. Die Hypothyreose 784
    2. Die Hyperthyreose 785
    3. Die blande Vergrößerung der Schilddrüse 788
    4. Andere Erkrankungen der Schilddrüse 789

Literatur.

Ackermann, P. G., and K. Iversen: Radio-iodine excretion in the aged. J. of Gerontol. 8, 458 (1953).
Albert, A.: Thyroid gland. Annual Rev. Physiol. 14, 481 (1952).
— E. Ford and N. Lorenz: Effects of altered thyroid function upon the metabolism of endogenously labeled thyroid hormone. Endocrinology (Springfield, Ill.) 53, 50 (1953).
— and F. R. Keating, jr.: [1] Metabolic studies with I^{131}-labeled thyroid compounds. Comparison of the distribution and fate of radioactive d-l-thyroxine after oral and intravenous administration in the human. J. Clin. Endocrin. 9, 1406 (1949).

---

[1] Aus der II. Medizinischen Universitätsklinik in Wien (Vorstand: Prof. Dr. K. Fellinger)

Albert, A. and F. R. Keating, jr.: [2] The rôle of the gastrointestinal tract, including the liver, in the metabolism of radiothyroxine. Endocrinology (Springfield, Ill.) 51, 427 (1952).
— and N. Lorenz: Effect of hypophysectomy on the intrathyroid metabolism of I^{131}. Proc. Soc. Exper. Biol. a. Med. 77, 204 (1951).
— J. E. Rall, F. R. Keating, jr., M. H. Power and M. M. D. Williams: The behavior of labeled thyroglobulin and labeled thyroxine in patients with myxedema. J. Clin. Endocrin. 9, 1392 (1949).
— R. W. Rawson, P. Merrill, B. Lennon and C. Riddell: Reversible inactivation of thyrotropic hormone by elemental iodine. I. The action of iodine. J. of Biol. Chem. 166, 637 (1946).
— — C. Riddell, P. Merrill and B. Lennon: In vivo augmentation of thyrotropic hormone and partial reactivation of iodinated (inactive) thyrotropic hormone extract by goitrogens. Endocrinology (Springfield, Ill.) 40, 361 (1947).
— and A. Tenney: Effect of iodide, thiouracil and thyroxine on the disappearance of thyroidal I^{131}. Proc. Soc. Exper. Biol. a. Med. 77, 202 (1951).
Albright, E. C., F. G. Larson and W. P. Deiss: [1] Observations on the capacity of serum alpha globuline to bind thyroxine in vitro. J. Clin. Invest. 33, 914 (1954).
— — — [2] Thyroxine binding capacity of serum alpha globulin in hypothyroid, euthyroid and hyperthyroid subjects. J. Clin. Invest. 34, 44 (1955).
— and W. S. Middleton: The uptake of radioactive iodine by the thyroid gland of leucemic patients. Blood 5, 764 (1950).
Allen, H. C. jr., F. J. Kelly and J. A. Greene: Observations on the nodular thyroid gland with the gammagraph. J. Clin. Endocrin. 12, 1356 (1952).
— R. L. Libby and B. Cassen: The scintillation counter in clinical studies of human thyroid physiology using I^{131}. J. Clin. Endocrin. 11, 492 (1951).
— J. R. Risser and J. A. Greene: Improvements in outlining of thyroid and localization of brain tumors by the application of sodium iodide gamma-ray spectrometry techniques. A. E. R. E. Harwell Radioisotope Conference 1954. Vol. I., S. 76. London: Butterworths 1954.
Andrews, G. A., R. M. Kniseley, R. R. Bigelow, S. W. Root and M. Brucer: Pathologic changes in normal human thyroid tissue following large doses of I^{131}. Amer. J. Med. 16, 372 (1954).
Anger, H. O.: Scintillation counters for the measurement of radioactive samples. A. E. C. Report UCRL 886, August 1950 und Februar 1951.
Ansell, G., and H. Miller: Influence of iodine on the release of thyroid hormone in thyrotoxicosis. Lancet 1952/II, 5.
— and J. Rotblat: Radioactive iodine as a diagnostic aid for intrathoracic goitre. Brit. J. Radiol. 21, 552 (1948).
Ariel, I., W. F. Bale, V. Downing, H. C. Hodge, W. Mann, S. N. VanVoorhis, S. L. Warren and H. C. Wilson: The distribution of radioactive isotopes of iodine in normal rabbits. Amer. J. Physiol. 132, 346 (1941).
Arnott, D. G., E. W. Emery, R. Fraser and Q. J. G. Hobson: Urinary excretion of radioactive iodine as a diagnostic test in thyroid disease. Lancet 1949/II, 460.
Arsdel, P. van, jr., J. R. Hogness, R. H. Williams and N. Elgee: Comparative distribution and fate of I^{131} labeled thyroxine and triiodothyronine. Endocrinology (Springfield, Ill.) 55, 332 (1954).
Asper, S. P., H. A. Selenkow and C. A. Plamondon: A comparison of the metabolic activities of 3:5:3'-l-triiodothyronine and l-thyroxine in myxedema. Bull. Johns Hopkins Hosp. 93, 164 (1953).
Astwood, E. B.: [1] The chemical nature of compounds which inhibit the function of the thyroid gland. J. Pharmacol. a. Exper. Ther. 78, 79 (1943).
— [2] Chemotherapy of hyperthyroidism. Harvey Lect. 40, 195 (1944/45).
— [3] Mechanisms of action of various antithyroid compounds. Ann. N. Y. Acad. Sci. 50, 419 (1949).
— and A. Bissell: Effect of thiouracil on the iodine content of the thyroid gland. Endocrinology (Springfield, Ill.) 34, 282 (1944).
— — and A. M. Hughes: Further studies on the chemical nature of compounds which inhibit the function of the thyroid gland. Endocrinology (Springfield, Ill.) 37, 456 (1945).
— J. Sullivan, A. Bissell and R. Tyslowitz: Action of certain sulfonamides and of thiourea upon the functions of the thyroid gland of the rat. Endocrinology (Springfield, Ill.) 32, 210 (1943).
Atkinson, J. B.: Factitial thyrotoxic crisis induced by dextro-amphetamine sulfate and thyroid. Ann. Int. Med. 40, 615 (1954).
Azerad, E., et C. Ravaud: Valeur respective du métabolisme de base et de l'épreuve de fixation de l'iode radio-actif dans l'exploration fonctionelle de la glande thyroide. Semaine Hôp. 1954, 1373.

BANSI, H. W.: [1] Jod; in Künstliche radioaktive Isotope in Physiologie, Diagnostik und Therapie. Berlin-Göttingen-Heidelberg: Springer-Verlag 1953.
— [2] Krankheiten der Schilddrüse; in Handbuch der inneren Medizin, 4. Aufl., VII. Bd., 1. Teil. Berlin-Göttingen-Heidelberg: Springer-Verlag 1955.
— J. KRACHT, U. KRACHT u. J. MEISSNER: Zur Entstehung des Morbus Basedow. Praktisch wichtige Ergebnisse experimenteller Arbeiten. Dtsch. med. Wschr. 1953, 256.
BARKAN, G., u. W. LEISTNER: Das Verhalten des Jods in den Körpersäften nach Verfütterung von Jodalkalien und Jodeiweiß. Klin. Wschr. 1929, 117.
BARKER, M. H.: The blood cyanates in the treatment of hypertension. J. Amer. Med. Assoc. 106, 762 (1936).
BARKER, S. B.: Mechanism of action of the thyroid hormone. Physiologic. Rev. 31, 205 (1951).
BARRETT, T. F., H. PECK, F. K. BAUER, R. L. LIBBY and S. R. JARRETT: Evaluation of a thyroid panel. Practical application of scintillation counter in diagnosis of diseases of the thyroid. J. Amer. Med. Assoc. 152, 1414 (1953).
BARRY, M. C., and A. E. PUGH: Serum concentrations of radioiodine in diagnostic tracer studies. J. Clin. Endocrin. 13, 980 (1953).
BARTELS, E. C., and J. T. MARROW: Factitial hyperthyroidism. Report of a case. Lahey Clin. Bull. 8, 208 (1954).
BASSETT, A. M., A. H. COONS and W. T. SALTER: Protein-bound iodine in blood, naturally occuring iodine fractions and their chemical behavior. Amer J. Med. Sci. 202, 516 (1941).
BAUER, F. K.: I¹³¹ uptake in treated hyperthyroidism. Amer. J. Med. Sci. 223, 495 (1952).
— W. E. GOODWIN, T. F. BARRETT, R. L. LIBBY and B. CASSEN: Scintigrams of the thyroid gland. (The diagnosis of morphologic abnormalities with I¹³¹). Calif. Med. 77, 380 (1952).
— — R. L. LIBBY and B. CASSEN: Visual delineation of thyroid glands in vivo. J. Labor. a. Clin. Med. 39, 153 (1952).
BECKER, D. V., J. E. RALL, W. PEACOCK and R. W. RAWSON: The effect of a thyrotrophic hormone preparation on the metabolism of radioiodine in euthyroid, hyperthyroid and acromegalic individuals. J. Clin. Invest. 32, 149 (1953).
BEIERWALTES, W. H., I. LAMPE, H. J. GOMBERG and G. H. LOWREY: Radioiodine uptake curves in humans. III. The evaluation of radioiodine measurements made with the counter tube in apposition to the thyroid isthmus. Univ. Hosp. Bull. Ann Arbor 16, 2 (1950).
BELCHER, E. H., and H. D. EVANS: A directional scintillation counter for clinical measurements. J. Scient. Instr. 28, 71 (1951).
BENUA, R. S., A. ALBERT and F. R. KEATING, jr.: The metabolism of radiothyroxine in exophthalmic goiter. J. Clin. Endocrin. 12, 1461 (1952).
— and B. M. DOBYNS: Iodinated compounds in the serum, disappearance of radioactive iodine from the thyroid, and clinical response in patients treated with radioactive iodine. J. Clin. Endocrin. 15, 118 (1955).
BERGER, M., M. DARGENT et R. MORET: Intérêt du radio-iode dans le diagnostic des affections thyroidiennes (Mesures externes de la radioactivité). J. Radiol. Electrol. 31, 540 (1950).
— P. GUINET et R. MORET: L'apport des techniques au radio-iode dans l'étude physiopathologique du goitre du jeune. Semaine Hôp. 1953, 1507.
BERKSON, J., F. R. KEATING, jr., M. H. POWER and W. M. McCONAHEY: Determination of renal clearance of radioiodine. J. Appl. Physiol. 2, 522 (1950).
BERSON, S. A., and R. S. YALOW: [1] Quantitative aspects of iodine metabolism. The exchangeable organic iodine pool, and the rates of thyroidal secretion, peripheral degradation and fecal excretion of endogenously synthesized organically bound iodine. J. Clin. Invest. 33, 1533 (1954).
— [2] The iodide trapping and binding functions of the thyroid. J. Clin. Invest. 34, 186 (1955).
— — J. SORRENTINO and B. ROSWIT: The determination of thyroidal and renal plasma I¹³¹ clearance rates as a routine diagnostic test for thyroid dysfunction. J. Clin. Invest. 31, 141 (1952).
BILLION, H.: Zum heutigen Stand des Radiojod-Testverfahrens. Strahlenther. Sonderb. 33, 104 (1955).
— u. P. KÜHNE: Der Wert verschiedener Radiojodtestverfahren für die Differentialdiagnostik von Schilddrüsenfunktionsstörungen. (Mit einem Beitrag zur „aktiven Hyperplasie".) Z. klin. Med. 152, 411 (1954).
— K. OEFF u. F. KLAUER: Ergebnisse mit dem Radiojodtest der Schilddrüse. Ärztl. Wschr. 1951, 306.
BLACKBURN, C. M., and F. R. KEATING, jr.: Comparative effectiveness of daily doses of l-triiodothyronine or l-thyroxine in the control of myxedema. J. Clin. Invest. 33, 918 (1954).
— — and S. F. HAINES: Radioiodine tracer studies in thiocyanate myxedema. J. Clin. Endocrin. 11, 1503 (1951).

Blanco-Soler y Ros, C., en. H. Vetter: El radioiodo-plasmatest en el diagnostico de las disfunciones tiroideas. Rev. Clin. Español. **56,** 96 (1955).

Bloch-Michel, H.: L'exploration fonctionelle du corps thyroide. Ann. d'Endocrin. **14,** 128 (1953).

Blom, P. S., and J. Terpstra: High PBI[131] concentrations in blood of patients with myxedema: preliminary report. J. Clin. Endocrin. **13,** 989 (1953).

Blondal, H.: A plasma I[131] index for assessing thyroid activity. Brit. J. Radiol. **25,** 260 (1952).

Bortin, M. M., and S. B. Yohalem: Thyrotoxicosis factitia masked as heart disease. Amer. Heart J. **39,** 894 (1950).

Bowman, K. M., E. R. Miller, M. E. Dailey, A. Simon and B. F. Mayer: Thyroid function in mental disease. A multiple test survey. J. Nerv. a. Ment. Dis. **112,** 1404 (1950).

Bradt, H., P. C. Gugelot, O. Huber, H. Medicus, P. Preiswerk and P. Scherrer: Sensivity of counter tubes with lead, brass and aluminum cathodes for gamma rays in energy range 0.1 to 3 MEV. Helvet. phys. Acta **19,** 77 (1946).

Brenner, O., A. B. Black and R. Gaddie: Estimation of the rate of thyroid hormone secretion in man. Clin. Sci. **13,** 441 (1954).

Broser, L., and H. Kallmann: [1] Über die Anregung von Leuchtstoffen durch schnelle Korpuskularteilchen. Z. Naturforsch. 2 A, 439 (1947).

— — [2] Über den Elementarprozeß der Lichtanregung in Leuchtstoffen durch β-Teilchen, schnelle Elektronen und γ-Quanten. Z. Naturforsch. 2A, 642 (1947).

Brownell, G. L.: Analysis of techniques for the determination of thyroid function with radioiodine. J. Clin. Endocrin. **11,** 1095 (1951).

— and J. B. Stanbury: Instrumentation for thyroid measurement. J. Clin. Endocrin. **13,** 210 (1953).

Bruger, M., J. W. Hinton and W. G. Lough: The iodine content of blood, urine and saliva of normal persons in the New York city area. J. Labor a. Clin. Med. **26,** 1942 (1941).

— and S. Member: On the excretion of iodine in the saliva. Amer. J. Physiol. **139,** 212 (1943).

Bruner, H. D., and J. D. Perkinson, jr.: A comparison of iodine-131 counting methods. Nucleonics **10,** 57 (1952).

Bullard, E. C.: British standard of radioactive iodine (^{131}I). Nature (London) **170,** 916 (1952).

Burns, F. J., W. A. Fish, J. W. Hackett and F. C. Hickey: Radioactive decay and metabolic loss of iodine from normal thyroid. J. Appl. Physiol. **4,** 15 (1951).

Burrows, B. A., T. Peters and J. F. Ross: The tissue utilization of endogenous thyroid hormone in human subjects. J. Clin. Invest. **33,** 921 (1954).

— J. F. Ross, E. S. Dell, D. E. Graham and D. F. Hammack: The thyroidal uptake of stable iodine compared with the serum concentration of protein-bound iodine in normal subjects and in patients with thyroid disease. J. Clin. Endocrin. **13,** 1358 (1953).

Cassen, B., L. Curtis and C. W. Reed: A sensitive directional gamma-ray detector. Nucleonics **6,** 78 (1950).

Castenfors, H., J. Ek u. I. G. Porje: Urrintsöndring och clearance av J[131] vid olika kliniska tillstand. Nord. Med. **50,** 1325 (1953).

Catz, B., I. el Rawi and E. Geiger: Increased I[131] collection by the thyroid of the rat in acute starvation. Amer. J. Physiol. **172,** 291 (1953).

Chagas, C., E. DeRobertis and A. Conceiro: Penetration of radioactive iodine in the thyroid gland colloid. Texas Rep. Biol. a. Med. **3,** 170 (1945).

Chamovitz, D. L., M. H. Sleisenger and A. S. Freedberg: Measurement of the thyroid gland iodine-131-uptake and serum protein bound iodine-131. Amer. J. Med. **11,** 255 (1951).

Chapman, E. M., G. W. Corner, D. Robinson and R. D. Evans: The collection of radioactive iodine by the human fetal thyroid. J. Clin. Endocrin. **8,** 717 (1948).

— F. Maloof, J. Maisterrena and J. M. Martin: Ten years' experience with radioactive iodide. J. Clin. Endocrin. **14,** 45 (1954).

Childs, D. S. jr., F. R. Keating, jr., J. E. Rall, M. M. D. Williams and M. H. Power: The effect of varying quantities of inorganic iodide (carrier) on the urinary excretion and thyroidal accumulation of radioiodine in exophthalmic goiter. J. Clin. Invest. **29,** 726 (1950).

Christensen, B. C., G. Jensen u. B. Strange: Thyreoidea funktionsprover med radioaktivt jod. Ugeskr. Laeg. **114,** 1525 (1952).

Clark, D. E., R. H. Moe and E. E. Adams: The rate of conversion of administered inorganic radioactive iodine into protein-bound iodine of plasma as an aid in the evaluation of thyroid function. Surgery **26,** 331 (1949).

Clark, G. M., and M. Concannon: Persönliche Mitteilung.

Clayton, C. G.: Irregularities of iodine assimilation by the follicles of the rat thyroid. Brit. J. Radiol. **26,** 99 (1953).

CLAYTON, J. C., A. A. FREE, J. E. PAGE, G. F. SOMERS and E. A. WOOLLETT: [1] Absorption and excretion of dl-thyroxine labelled with radioactive iodine. Biochemic. J. 45, 20 (1949).
— — — — — [2] Absorption and excretion of the mono-sodium salt of thyroxine labelled with radioactive iodine. Biochemic. J. 46, 598 (1950).
CLOSUIT, M.: Radioiode, métabolisme basal et cholésterinémie. Discordances observées lors l'étude fonctionelle de la glande thyroide. Helvet. med. Acta 19, 363 (1952).
COOK, E. B.: Persönliche Mitteilung.
COPE, O., R. W. RAWSON and J. W. McARTHUR: The hyperfunctioning single adenoma of the thyroid. Surg. etc. 84, 415 (1947).
CORBETT, B. D., and A. J. HONOUR: Design of directional counters for clinical use. Nucleonics 9, 43 (1951).
CORRIGAN, K. E., and H. S. HAYDEN: Diagnostic studies with radioactive isotope tracers. Radiology 59, 1 (1952).
CORTELL, R. E., and R. W. RAWSON: The effect of thyroxine on the response of the thyroid gland to thyrotropic hormone. Endocrinology (Springfield, Ill.) 35, 488 (1944).
COSTA, A.: Il radioiodo nella analisi funzionale della tiroide e nella diagnostica e terapia della tireopatie. Tireopatie (Torino) 3, 537 (1954).
CRISPELL, K. R., W. PARSON and P. SPRINKLE: A simplified technique for the diagnosis of hyperthyroidism, utilizing the one-hour uptake of orally administered I^{131}. J. Clin. Endocrin. 13, 221 (1953).
CRITCHLOW, A., and M. K. GOLDFINCH: The preparation of thyroxine labelled with ^{131}I and its use as an analytical tool. A. E. R. E. Harwell Radioisotope Conference 1954. Vol. I., S. 271. London: Butterworths 1954.
DAILEY, M. E., S. LINDSAY and R. E. MILLER: Histologic lesions in the thyroid gland of patients receiving radioiodine for hyperthyroidism. J. Clin. Endocrin. 13, 1513 (1953).
DANOWSKY, D. S., F. MATEER, F. A. WEIGAND, J. H. PETERS and J. H. GREENWALD: Serum iodine fractions in subjects receiving potassium iodide in small dosage. J. Clin. Endocrin. 10, 519 (1950).
DAVENPORT, H. W.: The secretion of iodide by the gastric mucosa. Gastroenterology 1, 1055 (1943).
DEISS, W. P., E. C. ALBRIGHT and F. C. LARSON: [1] A study of the nature of the circulating thyroid hormone in euthyroid and hyperthyroid subjects by use of paper electrophoresis. J. Clin. Invest. 31, 1000 (1952).
— — — [2] Comparison of serum protein binding of thyroxine and triiodothyronine. J. Lab. a. Clin. Med. 42, 799 (1953).
DELTOUR, G., et J. BEKAERT: Effet de la 1-3:5:3'-triiodothyronine sur un cas de myxoedème congénital. Ann. d'Endocrin. 14, 87 (1953).
DEROBERTIS, E.: Cytological and cytochemical bases of thyroid function. Ann. N. Y. Acad. Sci. 50, 317 (1949).
DIRNAGL, K., u. H. PRESCH: Untersuchungen über die Jodresorption im Bade mit Hilfe von Radiojod. Klin. Wschr. 1953, 525.
DOBYNS, B. M., B. N. SKANSE and F. MALOOF: A method for the preoperative estimation of function in thyroid tumors: its significance in diagnosis and treatment. J. Clin. Endocrin. 9, 1171 (1949).
— and S. L. STEELMAN: The thyroid stimulating hormone of the anterior pituitary as distinct from the exophthalmos producing substance. Endocrinology (Springflied, Ill.) 52, 705 (1953).
— A. L. VICKERY, F. MALOOF and E. M. CHAPMAN: Functional and histologic effects of therapeutic doses of radioactive iodine on the thyroid of man. J. Clin. Endocrin. 13, 548 (1953).
— and L. A. WILSON: An exophthalmos-producing substance in the serum of patients suffering from progressive exophthalmos. J. Clin. Endocrin. 14, 1393 (1954).
DONIACH, I.: [1] The effect of radioactive iodine alone and in combination with methylthiouracil and acetylaminofluorene upon tumour production in the rat's thyroid gland. Brit. J. Cancer 4, 223 (1950).
— [2] The effect of radioactive iodine alone and in combination with methylthiouracil upon tumour production in the rat's thyroid gland. Brit. J. Cancer 7, 181 (1953).
DRUMMY, W. W. jr.: The use of radioactive iodine in the detection of thyroid dysfunction. New Engl. J. Med. 249, 970 (1953).
EDWARDS, D. A. W., K. FLETCHER and E. N. ROWLANDS: Antagonism between perchlorate, iodide, thiocyanate, and nitrate for secretion in human saliva. Analogy with the iodide trap of the thyroid. Lancet 1954 I, 498.
EITEL, H., u. A. LÖSER: Schilddrüsentätigkeit und Hypophysenvorderlappen. Klin. Wschr. 1932, 1748.

EMERY, E. W., and N. VEALL: Radiation dosimetry from iodine-132. Nature (London) **174**, 889 (1954).

FAWCETT, D. M., and S. KIRKWOOD: [1] The synthesis of organically bound iodine by cell-free preparation of thyroid tissue. J. of Biol. Chem. **205**, 795 (1953).

— — [2] Tyrosine iodinase. J. of Biol. Chem. **209**, 249 (1954).

FEITELBERG, S., P. E. KAUNITZ, L. R. WASSERMAN and S. B. YOHALEM: The use of radioactive iodine in the diagnosis of thyroid disease. Amer. J. Med. Sci. **216**, 129 (1948).

FELLENBERG, T. V.: [1] Untersuchungen über den Jodstoffwechsel. Biochem. Z. **174**, 341 (1926).

— [2] Kropf und Trinkwasser in der Schweiz. Mitt. Lebensmittelunters. u. Hyg. **24**, 123 (1933).

FELLER, D. D., I. L. CHAIKOFF, A. TAUROG and H. B. JONES: The changes induced in iodine metabolism of the rat by internal radiation of its thyroid with I^{131}. Endocrinology (Springfield, Ill.) **45**, 464 (1949).

FELLINGER, K.: [1] Ausgewählte Fragen aus Pathologie und Klinik der Hyperthyreosen. Wien. klin. Wschr. **1950**, 217.

— [2] Zur Differentialdiagnose von intrathorakalen Tumoren. Wien. klin. Wschr. **1952**, 797.

— [3] Zur Grenzziehung zwischen Hyperthyreosen und vegetativen Störungen. Verh. dtsch. Ges. Verdauungs- u. Stoffwechselkrkh. **17**, 174 (1953).

— H. BRAUNSTEINER, H. KOLDER u. H. VETTER: Nebennierenrinde und Schilddrüsenfunktion. Arch. exper. Path. u. Pharmakol. **219**, 440 (1953).

— R. HÖFER u. H. VETTER: [1] Salivary and thyroidal radioiodide clearances of plasma in various states of thyroid function. (Im Druck.)

— — — [2] Die moderne Schilddrüsendiagnostik mit J^{131}. 14. ärztlicher Fortbildungskurs, Regensburg 1955.

— — — [3] Die Reproduzierbarkeit kurzzeitiger Radiojoduntersuchungen zur Prüfung der Schilddrüsenfunktion. Zugleich ein Beitrag zur klinischen Verwendung eines neuen radioaktiven Jodisotops, J^{132}. Wien. klin. Wschr. (Im Druck).

— E. MANNHEIMER u. H. VETTER: [1] Der Radiojod-Plasmatest. Wien. Z. inn. Med. **34**, 359 (1953).

— — — [2] Zur Kenntnis der patho-physiologischen Grundlagen der Diagnostik und Therapie der Schilddrüsenerkrankungen mit radioaktivem Jod. Strahlenther. Sonderb. **33**, 81 (1955).

— u. H. VETTER.: [1] Radioaktives Jod in der Diagnostik aberranten Schilddrüsengewebes. Wien. klin. Wschr. **1950**, 927.

— — [2] Radiation therapy by means of internally administered radioactive isotopes. J. Egypt. Med. Assoc. **37**, 812 (1954).

— — [3] Diagnostische Anwendungen radioaktiver Isotope; in FELLINGER, K.: Klinische Fortschritte, Innere Medizin, Vol. II., Wien: Urban & Schwarzenberg 1955.

— u. O. VOELKEL: Über die Anwendung des Radiojod-Speichertestes zur Diagnostik von Schilddrüsenkrankheiten. Münch. med. Wschr. **1951**, 47.

FIELDS, T., and G. V. LEROY: An accurate method for the measurement of radioiodine in the thyroid gland by an external counter. Radiology **58**, 57 (1952).

FINDLAY, D., and C. P. LEBLOND: Partial destruction of rat thyroid by large doses of radioiodine. Amer. J. Roentgenol. **59**, 387 (1948).

FINK, K., and R. M. FINK: The formation of monoiodotyrosine from radioiodine in thyroid of rat and man. Science (Lancaster, Pa.) **108**, 358 (1948).

FINK, R. M., C. E. DENT and K. FINK: Application of filter paper partition chromatography to radioactive tracer studies. Nature (London) **160**, 801 (1947).

FLEXNER, M., M. BRUGER and S. MEMBER: The excretion of iodine by the salivary and gastric glands. Federat. Proc. **1**, 109 (1942).

FOOTE, J. B., D. H. MACKENZIE and N. F. MACLAGAN: A comparison of radioactive and metabolic methods of investigating thyroid function. Lancet **1952/I**, 486.

— and N. F. MACLAGAN: The thigh-neck clearance. A simplified radioactive test for thyroid function. Lancet **1951/I**, 868.

FRANCKE, S., and W. N. ROBERT: Enkele ervaringen met een eenvondige methode voor het onderzoek van de schildklierfunctie met radio-actief jodium. Nederl. Tijdschr. Geneesk. **1953**, 2578.

FRANKLIN, A. L., and I. L. CHAIKOFF: The effect of sulfonamides on the conversion in vitro of inorganic iodide to thyroxine and diiodotyrosine by thyroid tissue with radioactive iodine as indicator. J. of Biol. Chem. **152**, 295 (1944).

— — and S. R. LERNER: The influence of goitrogenic substances on the conversion in vitro of inorganic iodide to thyroxine and diiodotyrosine by thyroid tissue with radioactive iodine as indicator. J. of Biol. Chem. **153**, 151 (1944).

— S. R. LERNER and I. L. CHAIKOFF: Effect of thiouracil on the formation of thyroxine and diiodotyrosine by the thyroid gland of the rat with radioactive iodine as indicator. Endocrinology (Springfield, Ill.) **34**, 265 (1944).

FRASER, R., Q. J. G. HOBSON, D. G. ARNOTT and E. W. EMERY: The urinary excretion of radioiodine as a clinical test for thyroid function. Quart. J. Med. **22**, 99 (1953).

FREEDBERG, A. S., and R. BUKA: The modifying effect of inorganic iodide administered to thyrotoxic patients previously treated with I131. J. Clin. Invest. **27**, 534 (1948).

— — and M. J. McMANUS: Comparative value and accuracy of measurements of urinary I131 by beta and gamma ray counting. J. Clin. Endocrin. **9**, 841 (1949).

— D. L. CHAMOVITZ and G. S. KURLAND: [1] Thyroid function in normal and pathological states as revealed by radioactive iodine studies. I. Thyroid I131 uptake and turnover in euthyroid, hyperthyroid and hypothyroid subjects. Metabolism **1**, 26 (1952).

— — — [2] Thyroid function in normal and pathological states as revealed by radioactive iodine studies. II. Factors influencing the uptake and turnover of I131 by the thyroid gland. Metabolism **1**, 36 (1952).

— A. URELES and M. VAN DILLA: The direct measurement of I131 uptake in the thyroid gland; further observations. J. Clin. Endocrin. **10**, 910 (1950).

— G. S. KURLAND and H. L. BLUMGART: Pathologic effects of I131 on the normal thyroid gland of man. J. Clin. Endocrin. **12**, 1315 (1952).

— A. URELES, S. HERTZ and B. SEAMON: The serum level of protein bound radioactive iodine (I131) in the diagnosis of hyperthyroidism. Proc. Soc. Exper. Biol. a. Med. **70**, 697 (1949).

— — M. VAN DILLA and M. J. McMANUS: A new simple method for accurate measurement of urinary I131 after tracer and therapeutic doses. J. Clin. Endocrin. **10**, 437 (1950).

FREINKEL, N., and S. H. INGBAR: Concentration gradients for inorganic I131 and chloride in mixed human saliva. J. Clin. Invest. **32**, 1077 (1953).

GEMMILL, C. L.: Comparison of activity of thyroxine and 3,5,3'-triiodothyronine. Amer. J. Physiol. **172**, 286 (1953).

GENNES, L. DE, G. DELTOUR et J. LEPRAT: Effet de la 1-3:5:3'-triiodothyronine sur dix cas d'insuffisance thyroidienne. Presse méd. **1953**, 1119.

GERBAULET, K., u. W. MAURER: Papierelektrophoretische und papierchromatographische Untersuchungen der organischen Jod-Verbindungen des Serums. Strahlenther. Sonderb. **33**, 116 (1955).

GHOSH, B. N., D. M. WOODBURY and G. SAYERS: Quantitative effects of thyrotropic hormone on I131 accumulation in thyroid and plasma proteins of hypophysectomized rats. Endocrinology (Springfield, Ill.) **48**, 631 (1951).

GILBERT-DREYFUS, G. AMBROSINO et TRIANTAPHYLLIDIS: Etude du métabolisme de l'iode radio-actif chez le sujet normal et l'hyperthyroidien. Son utilisation en vue d'élucider les cas restés douteux après l'application du test standard. Semaine Hôp. **1952**, 3905.

— et M. ZARA: L'épreuve de l'I131 dans les affections thyroidiennes. Sa valeur diagnostique Ann. d'Endocrin. **11**, 528 (1950).

— — — M. AYACHE et LEMAIGNEN: Diagnostic des affections thyroidiennes par la détermination de la courbe de fixation thyroidienne de I131. Semaine Hôp. **1951**, 2383.

— et M. ZARA: Le diagnostic des hyperthyroidies frustes par l'épreuve de fixation thyroidienne de l'iode radio-actif. Presse méd. **1952**, 617.

— — G. AMBROSINO et M. AYACHE: Courbe d'utilisation thyroidienne de l'iode radioactif. L'angle de fuite test d'hyperthyroidie. Bull. Soc. méd. Hôp. Paris **66**, 1793 (1950).

GILLILAND, I.: Untersuchungen über das Schilddrüsen-Stimulierende Hormon im Serum von Patienten mit Schilddrüsenerkrankungen. Strahlenther. Sonderb. **33**, 126 (1955).

— and J. I. STRUDWICK: The assay of thyrotrophic hormone by the discharge of 131I from the thyroid of day-old chicks. Clin. Sci. **12**, 265 (1953).

GODLEY, A. F., and J. B. STANBURY: Preliminary experience in the treatment of hyperthyroidism with potassium perchlorate. J. Clin. Endocrin. **14**, 70 (1954).

GOLDBERG, R. C., and I. L. CHAIKOFF: [1] The cytological changes that occur in the anterior pituitary glands of rats injected with various doses of I131 and their significance in the estimation of thyroid function. Endocrinology (Springfield, Ill.) **46**, 91 (1950).

— — [2] Induction of thyroid cancer in the rat by radioactive iodine. Arch. of Path. **53**, 22 (1952).

— — S. LINDSAY and D. D. FELLER: Histopathological changes induced in the normal thyroid and other tissues of the rat by internal radiation with various doses of radioactive iodine. Endocrinology (Springfield, Ill.) **46**, 72 (1950).

GOLDSMITH, R. E.: Experiences with the radioiodine tracer test in radioiodine-treated thyrotoxic patients. Amer. J. Med. Sci. **227**, 403 (1954).

— J. B. STANBURY and G. L. BROWNELL: The effect of thyrotropin on the release of hormone from the human thyroid. J. Clin. Endocrin. **11**, 1079 (1951).

— C. D. STEVENS and L. SCHIFF: Concentration of iodine in the human stomach and other tissues as determined with radioactive iodine. J. Labor. a. Clin. Med. **35**, 497 (1950)·

Goodwin, J. F., A. G. MacGregor, H. Miller and E. J. Wayne: The use of radioactive iodine in the assessment of thyroid function. Quart. J. Med. **20**, 353 (1951).
— H. Miller and E. J. Wayne: A comparison of the anti-thyroid activity of paraamino-benzoic acid and thiouracil compounds. Lancet **1949 II**, 1211.
Goodwin, W. E.: Total accountable radioiodine. Combined thyroid uptake and urinary excretion of I^{131} in the study of thyroid function. Metabolism **2**, 238 (1953).
— B. Cassen and F. K. Bauer: Thyroid gland weight determination from thyroid scinti-grams with post mortem verification. Radiology **61**, 88 (1953).
Gorbman, A.: [1] Effects of radiotoxic dosages of I^{131} upon thyroid and contiguous tissues in mice. Proc. Soc. Exper. Biol. a. Med. **66**, 212 (1947).
— [2] Degenerative and regenerative changes in the thyroid gland following high dosage of radioactive iodine. Ann. N. Y. Acad. Sci. **11**, 201 (1949).
— [3] Functional and structural changes consequent to high dosages of radioactive iodine. J. Clin Endocrin. **10**, 1177 (1950).
— and H. M. Evans: Beginning of function in the thyroid of the fetal rat. Endocrinology (Springfield, Ill.) **32**, 113 (1943).
Gordon, A. H., J. Gross, D. O'Connor and R. Pitt-Rivers: Nature of the circulating thyroid hormone-plasma complex. Nature (London) **169**, 19 (1952).
Grampa, G., e F. Marinoni: Effetto di diete iper e ipo-iodiche sulla tiroide: osservazioni istoradioautografiche con iodo radioattivo. Boll. Soc. ital. Biol. Sper. **27**, 1499 (1951).
Greer, M. A.: [1] Correlation of the 24-hour radioiodine uptake of the human thyroid gland with the six- and eight-hour uptakes and the „accumulation gradient". J. Clin. Invest. **30**, 301 (1951).
— [2] The effect on endogenous thyroid activity of feeding desiccated thyroid to normal human subjects. New Engl. J. Med. **244**, 385 (1951).
— [3] The results of feeding desiccated thyroid to thyrotoxic subjects. J. Clin. Invest. **30**, 644 (1951).
— [4] The role of the hypothalamus in the control of thyroid function. J. Clin. Endocrin. **12**, 1259 (1952).
— and G. E. Smith: Method for increasing accuracy of I^{131} uptake as test of thyroid function by use of desiccated thyroid. J. Clin. Endocrin. **14**, 1374 (1954).
Griesbach, W. E., T. H. Kennedy and H. D. Purves: Studies on experimental goiter. VI. Thyroid adenomatas in rats on brassica seed diet. Brit. J. Exper. Path. **26**, 18 (1945).
Gross, J.: Thyroid hormones. Brit. Med. Bull. **10**, 218 (1954).
— and C. P. Leblond: [1] Distribution of a large dose of thyroxine labeled with radioiodine in the organs and tissues of the rat. J. of Biol. Chem. **171**, 309 (1947).
— — [2] Metabolism of the thyroid hormone in the rat as shown by physiological doses of labeled thyroxine. J. of Biol. Chem. **184**, 489 (1949).
— — [3] Metabolites of thyroxine. Proc. Soc. Exper. Biol. a. Med. **76**, 686 (1951).
— — [4] The presence of free iodinated compounds in the thyroid and their passage into the circulation. Endocrinology (Springfield, Ill.) **48**, 714 (1951).
— — A. E. Franklin and J. H. Quastel: Presence of iodinated amino acids in unhydro-lyzed thyroid and plasma. Science (Lancaster, Pa.) **111**, 605 (1950).
— and R. Pitt-Rivers: [1] Unidentified iodine compounds in human plasma. Lancet **1951 II**, 766.
— — [2] The identification of 3:5:3'-l-triiodothyronine in human plasma. Lancet **1952 I**, 439.
— — [3] Physiological activity of 3:5:3'-l-triiodothyronine. Lancet **1952 I**, 593.
— — [4] Experimental study of thyroid metabolism with radioactive iodine. Brit. Med. Bull. **8**, 136 (1952).
— — [5] 3:5:3'-Triiodothyronine. I. Isolation from thyroid gland and synthesis. Biochemic. J. **53**, 645 (1953).
— — [6] 3:5:3'-Triiodothyronine. II. Physiological activity. Biochemic. J. **53**, 652 (1953).
— — and W. R. Trotter: Effect of 3:5:3'-l-triiodothyronine in myxedema. Lancet **1952 I**, 1044.
Guinet, P., et M. Berger: [1] L'épreuve à la thyréostimuline dans le diagnostic étio-patho-génique du myxoedème. Ann. d'Endocrin. **12**, 585 (1951).
— — [2] Résultats personelles obtenus par les explorations au radio-iode dans le goitre du jeune. Ann. d'Endocrin. **13**, 790 (1952).
Halmi, N. S.: [1] Thyroidal iodide trapping as influenced by serum iodide levels and thyro-tropin. Endocrinology (Springfield, Ill.) **54**, 97 (1954).
— [2] Regulation of the rat thyroid in short term iodine deficiency. Endocrinology (Springfield, Ill.) **54**, 216 (1954).
— and B. N. Spirtos: Analysis of action of propylthiouracil on the pituitary-thyroid axis of rats. Endocrinology (Springfield, Ill.) **55**, 613 (1954).

HAMILTON, H. E., W. M. KIRKENDAHL and S. B. BARKER: Radioactive iodine uptake of the thyroid and plasma protein bound iodine in subacute thyroiditis. J. Clin. Invest. **29**, 819 (1950).

HAMILTON, J. G.: [1] The rates of absorption of the radioactive isotopes of sodium, potassium, chlorine, bromine and iodine in normal human subjects. Amer. J. Physiol. **124**, 667 (1938).

— [2] The use of radioactive tracers in biology and medicine. Radiology **39**, 541 (1942).

— and M. H. SOLEY: [1] Studies in iodine metabolism by the use of a new radioactive isotope of iodine. Amer. J. Physiol. **127**, 557 (1939).

— — [2] Studies in iodine metabolism of the thyroid gland in situ by the use of radioiodine in normal subjects and in patients with various types of goiter. Amer. J. Physiol. **131**, 135 (1940).

HAMOLSKY, M. W., A. S. FREEDBERG, G. S. KURLAND and L. WOLSKY: The exchangeable thyroid hormonal pool. I. Its magnitude and rate of turnover in various thyroid states in man. J. Clin. Invest. **32**, 453 (1953).

HANBURY, E. M. jr., J. HESLIN, L. G. STANG, jr., W. D. TUCKER and J. E. RALL: The diagnostic use of I¹³². J. Clin. Endocrin. **14**, 1530 (1954).

HARINGTON, C. R.: Twenty-five years of research on the biochemistry of the thyroid gland. Endocrinology (Springfield, Ill.) **49**, 401 (1951).

— and S. S. RANDALL: Observations on the iodine-containing compounds of the thyroid gland. Isolation of dl-3:5:diiodotyrosine. Biochemic. J. **23**, 379 (1929).

HARSHA, W. N.: Evaluation of the conversion of radioactive inorganic iodine to protein-bound iodine as a diagnostic aid in thyroid dysfunction. J. Clin. Endocrin. **11**, 1524 (1951).

HEATH, C. W., and H. W. FULLERTON: The rate of absorption of iodide and glycine from the gastrointestinal tract in normal persons and in diseased conditions. J. Clin. Invest. **14**, 475 (1935).

HEINEMANN, M., C. E. JOHNSON and E. B. MAN: Serum precipitable iodine concentrations during pregnancy. J. Clin. Invest. **27**, 91 (1948).

HEMING, A. E., and D. E. HOLTKAMP: Comparative effects of thyroxine and triiodothyronine on oxygen consumption of rats. Federat. Proc. **12**, 330 (1953).

HERTZ, S., A. ROBERTS and R. D. EVANS: Radioactive iodine as an indicator in thyroid physiology. Proc. Soc. Exper. Biol. a. Med. **38**, 510 (1938).

— — J. H. MEANS and R. D. EVANS: Radioactive iodine as an indicator in thyroid physiology. Iodine collection by normal and hyperplastic thyroids in rabbits. Amer. J. Physiol. **128**, 565 (1940).

— G. E. WHITHAM, A. MACLEOD, L. HANOPOL and A. MILLER: An analysis of the multicounter technique for the measurement of radioactive sources independent of the geometry. Science (Lancaster, Pa.) **111**, 576 (1950).

HICKEY, F. C., and G. L. BROWNELL: Dynamic analysis of iodine metabolism in 4 normal subjects. J. Clin. Endocrin. **14**, 1423 (1954).

HIDALGO, J. W., S. B. NADLER, T. BLOCH and R. T. NIESET: A technic for measurement of radioactive iodine (131) uptake by the human thyroid gland. Proc. Soc. Exper. Biol. a. Med. **77**, 764 (1951).

HIRD, F. J. R., and V. M. TRIKOJUS: Partition paper chromatography with thyroxine and analogues. Austral. J. Sci. **10**, 185 (1948).

HLAD, C. J. jr., and N. S. BRICKER: Renal function and I¹³¹ clearance in hyperthyroidism and myxedema. J. Clin. Endocrin. **14**, 1539 (1954).

HOBSON, Q. J. G.: Die Diagnose von Schilddrüsenerkrankungen durch Messung der Radiojodausscheidung im Harn. Strahlenther. Sonderb. **33**, 90 (1955).

HOFMANN-CREDNER, D.: [1] Isotopenstudien über die Jodresorption. Die Aufnahme von elementarem Jod durch die Atemwege. Wien. med. Wschr. **1954**, 253.

— [2] Experimentelle Untersuchungen zur Jodaufnahme durch die Haut und Lunge beim Menschen. Arch. internat. Pharmacodynamie **97**, 363 (1954).

— u. H. SPITZY: Zur Frage der perkutanen und respiratorischen Jodaufnahme. Arch. physik. Ther. **6**, 171 (1954).

HOLTHUSEN, H., u. R. BRAUN: Grundlagen und Praxis der Röntgenstrahlendosierung. Leipzig: G. Thieme 1933.

HONOUR, A. J., N. B. MYANT and E. N. ROWLANDS: Secretion of radioiodine in digestive juices and milk in man. Clin. Sci. **11**, 447 (1952).

HORST, W.: [1] Die diagnostische und therapeutische Anwendung des Radiojodids (131J). Fortschr. Röntgenstr. **77**. 567 (1952).

— [2] Methoden und Ergebnisse des Radiojodstoffwechselstudiums zur Diagnostik thyreoidaler und extrathyreoidaler Erkrankungen. Klin. Wschr. **1952**, 439.

— [3] Persönliche Mitteilung.

— u. G. A. v. HARNACK: Hypothyreosen im Kindesalter. Die Differenzierung des hypothyreotischen Zustandsbildes beim Kinde durch ein spezielles Radiojodstoffwechselstudium. Dtsch. med. Wschr. **1953**, 1259.

Horst, W. u. F. Kuhlencordt: Ergebnisse der Strahlentherapie mit Radiojod (J131) bei 150 Patienten mit Schilddrüsenüberfunktion. Zugleich ein Beitrag zur Pathogenese der Hyperthyreose auf Grund des Verhaltens des Jodstoffwechsels nach der J131-Therapie. Dtsch. med. Wschr. 1954, 399.

— u. H. Rösler: Der Transport des Hormonjods im menschlichen Serum untersucht mit Papierelektrophorese und Radiojod. (Zugleich ein Beitrag zur Frage der Existenz von sog. Zwischenfraktionen.) Klin. Wschr. 1953, 13.

Hoskins, R. G.: The thyroid-pituitary apparatus as a servo (feed-back) mechanism. J. Clin. Endocrin. 9, 1429 (1949).

Hubble, D.: Familial cretinism. Lancet 1953 I, 1112.

Hutchison, J. H., and E. M. McGirr: Hypothyroidism as an inborn error of metabolism. J. Clin. Endocrin. 14, 869 (1954).

Ingbar, S. H.: [1] A new method for the study of thyroidal function in man, using radioactive iodine. J. Clin. Invest. 32, 577 (1953).

— [2] Simultaneous measurement of the iodide-concentrating and protein-binding capacities of the normal and hyperfunctioning human thyroid gland. J. Clin. Endocrin. 15, 238 (1955).

— [3] The influence of single doses of propylthiouracil on the kinetics of iodine accumulation by the thyroid glands of normal and hyperthyroid subjects. J. Clin. Endocrin. 15, 331 (1955).

— N. Freinkel, P. D. Hoeprich and J. W. Athens: The concentration and significance of the butanol-extractable I131 of serum in patients with diverse states of thyroid function. J. Clin. Invest. 33, 388 (1954).

Jaffe, H. L., and R. E. Ottoman: Evaluation of radioiodine test for thyroid function. J. Amer. Med. Assoc. 143, 515 (1950).

Jakob, A.: Persönliche Mitteilung.

Jefferies, W. McK., R. P. Levy, W. G. Palmer, J. P. Storaasli and L. W. Kelly, jr.: The value of a single injection of thyrotropin in the diagnosis of obscure hypothyroidism. New Engl. J. Med. 249, 876 (1953).

Johns, M. W., J. H. Gregson, S. C. Foster, C. H. Jaimet and H. G. Thode: Radioiodine 131 in the diagnosis of thyroid function. Canad. Med. Assoc. J. 68, 132 (1953).

Johnson, H. W., and A. Albert: The excretion and distribution of iodine-131 following administration of physiologic amounts of labeled iodide, diiodotyrosine and thyroxine in the rat. Endocrinology (Springfield, Ill.) 48, 669 (1951).

Johnson, P. C., and W. H. Beierwaltes: The urinary and fecal excretion of I131 from labeled sodium-l-thyroxine in various thyroid states and in euthyroids with "bile fistulas". J. Labor. a. Clin. Med. 41, 676 (1953).

Joliot, F., R. Courrier, A. Horeau et P. Süe: Sur l'obtention de la thyroxine marquée par le radioiode et son compartment dans l'organisme. C. r. Acad. Sci. (Paris) 218, 769 (1944).

Junkmann, K.: Persönliche Mitteilung.

Keating, F. R. jr., and A. Albert: The metabolism of iodine in man as disclosed with the use of radioiodine. Recent Progr. in Hormone Res. 4, 429 (1948).

— S. F. Haines, M. H. Power and M. M. D. Williams: The radioiodine-accumulating function of the human thyroid gland as a diagnostic test in clinical medicine. J. Clin. Endocrin. 10, 1425 (1950).

— M. H. Power, J. Berkson and S. F. Haines: The urinary excretion of radioiodine in various thyroid states. J. Clin. Invest. 26, 1138 (1947).

— R. W. Rawson, W. Peacock and R. D. Evans: The collection and loss of radioactive iodine compared with the anatomic changes induced in the thyroid of the chick by the injection of thyrotropic hormone. Endocrinology (Springfield, Ill.) 36, 137 (1945).

— J. C. Wang, T. J. Luellen, M. M. D. Williams, M. H. Power and W. M. McConahey: The measurement of the iodine-accumulating function of the human thyroid gland. J. Clin. Invest. 28, 217 (1949).

Kelly, F. J.: Observations on the calculation of thyroid weight using empirical formulae. J. Clin. Endocrin. 14, 326 (1954).

— C. T. Ray, S. A. Threefoot and G. E. Burch: Influence of self-absorption, volatization, and deliquescence in counting of radioelements. J. Labor. a. Clin. Med. 35, 606 (1950).

Kendall, E. C.: The isolation in crystalline form of the compound containing iodide which occurs in the thyroid. J. Amer. Med. Assoc. 64, 2042 (1915).

Keston, A. S., E. D. Goldsmith, A. S. Gordon and H. A. Charipper: The effect of thiourea upon the metabolism of iodine by rat thyroid. J. of Biol. Chem. 152, 241 (1944).

Kirkeby, K., u. P. Leren: Radioaktivt jod i diagnosen av nervose lidelser med stoffskifteforandring. Nord. Med. 48, 1266 (1952).

Kirkland, R. H.: Impaired organic binding of radioiodine by the thyroid following radioiodine treatment of hyperthyroidism. J. Clin. Endocrin. 14, 565 (1954).

Kirkwood, S.: Persönliche Mitteilung.

KLAUER, F., u. H. BILLION: Zur Methodik des Radiojod-Testes der Schilddrüse. Fortschr. Röntgenstr. **75**, 352 (1951).

KLITGAARD, H. M.: Biliary and urinary I^{131} excretion in euthyroid, hyper- and hypothyroid rats injected with labeled thyroxine. Proc. Soc. Exper. Biol. a. Med. **82**, 578 (1953).

KLOTZ, H.P., et P. LUMBROSO: Note sur les fixations fortes d'iode radioactif par la thyroide sans hypersécrétion thyroidienne. Bull. Soc. méd. Hôp. Paris **68**, 794 (1952).

KOLLER, F., u. W. SIEGENTHALER: Die Schilddrüsenfunktion beim Klinefelter-Syndrom. Schweiz. med. Wschr. **1955**, 8.

KRISS, P.: [1] Uptake of radioactive iodine, I^{131}, by the thyroid gland after administration of tracer doses. J. Clin. Endocrin. **10**, 812 (1950).

— [2] Uptake of radioactive iodine after i. v. administration of tracer doses. J. Clin. Endocrin. **11**, 289 (1951).

KROC, R. L., G. E. PHILLIPS, N. R. STASILLI and S. MALAMENT: Antigoitrogenic and calorigenic assay of thyroglobulin, desiccated thyroid and l-thyroxine by different routes of administration in rats. J. Clin. Endocrin. **14**, 56 (1954).

KÜHNE, P., u. H. BILLION: Die Altersregression der Schilddrüsenfunktion im Radiojodtest. Ärztl. Wschr. **1955**, 62.

KUMMER, P.: Die Erfassung sympathikotoner Funktionsstörungen durch die Radiojoddiagnostik. Münch. med. Wschr. **1954**, 1479.

KURLAND, G. S., A. S. FREEDBERG and J. FISHMAN: Effect of thyrotropin on changes in thyroid function following administration of I^{131} to euthyroid cardiac patients. J. Clin. Endocrin. **14**, 572 (1954).

KUSCHINSKY, G.: Über die Bedingungen der Sekretion des thyreotropen Hormons der Hypophyse. Arch. exper. Path. u. Pharmakol. **170**, 510 (1933).

LACHAPÈLE, A. P., P. BLANQUET et L. CAPOT: Description d'un dispositif de cartographie thyroidienne. J. méd. Bordeaux **129**, 792 (1952).

LAIDLAW, J. C.: Nature of the circulating thyroid hormone. Nature (London) **164**, 927 (1949).

LAMARQUE, P., E. THIBAUT, A. PAGES et GARY-BOBO: Etude comparative du métabolisme basal et du marquage par l'I^{131} dans 116 cas de dysthyroidie. Ann. d'Endocrin. **14**, 955 (1953).

LAMERTON, L. F.: Grundsätzliches zur Anwendung von radioaktiven Isotopen beim Menschen mit besonderer Berücksichtigung der Probleme der Strahlenbiologie. Strahlenther. Sonderb. **33**, 1 (1955).

LANG, N., u. H. NÖLLER: Relationen der Radiojod-Ausscheidungsgeschwindigkeit bei Gesunden und Hyperthyreosen. Klin. Wschr. **1953**, 846.

LAROCHE, G., L. MALLET et J. TREMOLIÈRES: [1] Applications cliniques et étude critique du test thyroidien à l'I^{131}. Fol. endocrinol. (Pisa) **6**, 165 (1953).

— — — [2] Applications cliniques et étude du test thyroidien à l'iode^{131}. Semaine Hôp. **1953**, 827.

LARSON, F. C., W. P. DEISS and E. C. ALBRIGHT: Localization of protein-bound radioactive iodine by filter paper electrophoresis. Science (Lancaster, Pa.) **115**, 626 (1952).

LARSON, R. A., F. R. KEATING, jr., W.PEACOCK and R. W. RAWSON: [1] A comparison of the effect of thiouracil and injected thyrotropic hormone on the collection of radioactive iodine and the anatomic changes induced in the thyroid of the chick. Endocrinology (Springfield, Ill.) **36**, 149 (1945).

— — — — [2] The effect of thiouracil on the collection of radioactive iodine by the thyroid of the chick. Endocrinology (Springfield, Ill.) **36**, 160 (1945).

LEBLOND, C. P., M. B. FERTMAN, I. D. PUPPEL and G. M. CURTIS: Radioiodine autography in studies of human goitrous thyroid glands. Arch. of Path. **41**, 510 (1946).

— and J. GROSS: [1] Mechanism of the secretion of the thyroid hormone. Canad. Med. Assoc. J. **58**, 404 (1948).

— — [2] Thyroglobulin formation in the thyroid follicle visualized by the „coated autograph" technique. Endocrinology (Springfield, Ill.) **43**, 306 (1948).

— — [3] The mechanism of the secretion of thyroid hormone. J. Clin. Endocrin. **9**, 149 (1949).

— and W. MANN: Fixation of iodine by the thyroid of rats given diets deficient in iodine. Proc. Soc. Exper. Biol. a. Med. **49**, 102 (1942).

— W. L. PERCIVAL and J. GROSS: Autographic localization of radio-iodine in stained sections of thyroid gland by coating with photographic emulsion. Proc. Soc. Exper. Biol. a. Med. **67**, 74 (1948).

— I. D. PUPPEL, E. RILEY, M. RADIKE and G. M. CURTIS: Radioiodine and iodine fractionation studies of human goitrous glands. J. of Biol. Chem. **162**, 275 (1946).

— et P. SÜE: [1] Passage de l'iode radioactif (I^{128}) dans la thyroide stimulée par l'hormone thyréotrope de l'hypophyse. C. r. Soc. Biol. (Paris) **133**, 543 (1940).

— — [2] Iodine fixation in the thyroid as influenced by the hypophysis and other factors. Amer. J. Physiol. **134**, 549 (1941).

Lee, N. D., and R. H. Williams: The intracellular localization of labeled thyroxine and labeled insulin in mammalian liver. Endocrinology (Springfield, Ill.) **54**, 5 (1954).

Lein, A.: Studies on the fixation of radioactive iodine by the rabbit thyroid. Endocrinology (Springfield, Ill.) **32**, 429 (1943).

Lerman, J.: [1] Iodine components of the blood. Circulating thyroglobulin in normal persons and in persons with thyroid disease. J. Clin. Invest. **19**, 555 (1940).

— [2] The physiological activity of l-triiodothyronine. J. Clin. Endocrin. **13**, 1341 (1953).

— [3] The contribution of triiodothyronine to thyroid physiology. J. Clin. Endocrin. **14**, 690 (1954).

Lindeboom, G. A., Tj. E. Hoodendijk-van Dort and J. de Jong: [1] Blood levels of I^{131} after tracer doses in euthyroids and in untreated thyrotoxicosis. Acta med. scand. (Stockh.) **40**, 477 (1955).

— — — [2] Blood levels of I^{131} after tracer doses in patients with thyrotoxicosis treated with radio-iodine. Acta med. scand. (Stockh.) **40**, 487 (1955).

Lipner, H. J., S. B. Barker and T. Winnick: The distribution of thyroxine in rat liver cell fractions. Endocrinology (Springfield, Ill.) **51**, 406 (1952).

Lipschitz, W.: [1] Die Bedeutung des „inneren Kreislaufs" für Krystalloide, speziell das Jodion. Klin. Wschr. **1929**, 116.

— [2] Differenzierung des Thyroxinjods vom anorganischen Jod durch die Membranen des lebenden Organismus. Klin. Wschr. **1930**, 642.

Lowrey, G. H., W. H. Beierwaltes, I. Lampe and H. J. Gomberg: Radioiodine uptake curves in humans. II. Studies in children. Pediatrics **4**, 627 (1949).

Ludwig, W., u. P. v. Mutzenbecher: Die Darstellung von Thyroxin, Monojodtyrosin und Dijodtyrosin aus jodiertem Eiweiß. Z. physiol. Chem. **258**, 195 (1939).

Luellen, T. J., F. R. Keating, jr., M. M. D. Williams, J. Berkson, M. H. Power and W. M. McConahey: Relative measurement in vivo of accumulation of radioiodide by the human thyroid gland: comparison with radioactivity in peripheral tissue. J. Clin. Invest. **28**, 207 (1949).

Macgregor, A. G.: Radioactive iodine in the diagnosis of thyrotoxicosis. Brit. J. Radiol. **23**, 550 (1950).

— H. Miller, P. J. Blanley and W. S. Whimster: Diagnosis of thyrotoxicosis by a simple out-patient radioactive iodine technique. Brit. Med. J. **1953**, 21.

MacIntyre, W. J.: A scintillation counter for measurement of iodine-131 uptake in the thyroid gland. Proc. Soc. Exper. Biol. a. Med. **75**, 561 (1950).

Mackenzie, C. G., and J. B. Mackenzie: Effect of sulfonamides and thioureas on the thyroid gland and basal metabolism. Endocrinology (Springfield, Ill.) **32**, 185 (1943).

MacLagan, N. F., W. E. Sprott and J. H. Wilkinson: Effect of 3:5:3'-l-triiodothyronine and certain anti-thyroxine substances on the oxygen consumption of mice. Lancet **1952 II**, 915.

Mallet, L.: Recherches d'une thyroide aberrante à l'aide de l'iode radio-actif 131. J. Radiol. Electrol. **31**, 703 (1950).

Maloof, F., and E. M. Chapman: Response to radioactive iodine therapy in hyperthyroidism, with special reference to cardiac problems. J. Clin. Endocrin. **11**, 1296 (1951).

— B. M. Dobyns and A. L. Vickery: The effects of various doses of radioactive iodine on the thyroid of the rat. Endocrinology (Springfield, Ill.) **50**, 612 (1952).

Man, E. B., D. M. Kydd and J. P. Peters: Butanol-extractable iodine of serum. J. Clin. Invest. **30**, 531 (1951).

Mann, W., C. P. Leblond and S. L. Warren: Iodine metabolism of the thyroid gland. J. of Biol. Chem. **142**, 905 (1942).

Marinelli, L. D., and R. F. Hill: In Conference Report BLN-C-5, S. 98, Brookhaven National Laboratory 1948.

— E. H. Quimby and G. J. Hine: Dosage determinations with radioactive isotopes. II. Practical considerations in therapy and protection. Amer. J. Roentgenol. **59**, 260 (1948).

Marinoni, V.: [1] Fissazione della J^{131} nella tiroide fetale umana. (Descrizione di un caso). Fol. endocrinol. (Pisa) **4**, 637 (1951).

— [2] La jodio radioattivo (J^{131}) nella ricerca del tessuto tiroideo in sede anomale. Giorn. Clin. Med. **33**, 862 (1952).

Martin, J. H.: Radiation doses received by the skin of a patient during routine diagnostic x-ray examinations. Brit. J. Radiol. **20**, 279 (1947).

Mason, A. S., and R. Oliver: Urinary excretion of radioactive iodine as a diagnostic aid in thyroid disorders. Lancet **1949 II**, 456.

Mason, E. E., and H. S. Bloch: Gastric secretion of iodide at low serum iodide levels. Proc. Soc. Exper. Biol. a. Med. **73**, 488 (1950).

MAURER, W., u. E. R. MÜLLER: Zur Frage der Transportfunktion einzelner Serum-Eiweiß-Fraktionen für die organischen Jodverbindungen des Serums. (Papierelektrophoretische Untersuchung von J^{131}-markierten Seren bei niedriger und hoher Strahlenbelastung der Schilddrüse.) Biochem. Z. **324**, 325 (1953).

— u. L. REICHENBACH: Über die Bindung des organischen Jods im Serum an einzelne Serum-Eiweißfraktionen. Naturwiss. **39**, 261 (1952).

McARTHUR, J. W., R. W. RAWSON, R. G. FLUHARTY and J. H. MEANS: The urinary excretion of radioactive iodine as an aid in diagnosis of hyperthyroidism. Ann. Int. Med. **29**, 229 (1948).

McCONAHEY, W. M., and F. R. KEATING, jr.: Radioiodine studies in thyroiditis. J. Clin. Endocrin. **11**, 1116 (1951).

— — and M. H. POWER: [1] The behavior of radioiodine in the blood. J. Clin. Invest. **28**, 191 (1949).

— — — [2] An estimation of the renal and extrarenal clearance of radioiodide in man. J. Clin. Invest. **30**, 778 (1951).

McCULLAGH, E. P., A. GOLD and J. B. R. McKENDRY: Radioactive iodine uptake in the hypermetabolism of acromegaly. J. Clin. Endocrin. **10**, 687 (1950).

McGINTY, D. A., R. W. RAWSON, R. G. FLUHARTY, M. WILSON, C. RIDDELL and H. YEE: The effect of certain goitrogenic drugs on the absorption of radioactive iodine by the thyroid gland. II. J. Pharmakol. a. Exper. Ther. **93**, 246 (1948).

— and E. A. SHARP: Effect of iodine intake on thyroid iodine distribution and thyroid weight of rats treated with thiouracil and other goitrogens. J. Clin. Endocrin. **6**, 473 (1946).

McGIRR, E. M., and J. H. HUTCHISON: Radioactive-iodine studies in non-endemic goitrous cretinism. Lancet **1953 I**, 1117.

MEANS, J. H.: The thyroid hormone. Certain aspects of its elaboration in the body, the significance of its structure, and of its action on end organs. Bull. Johns Hopkins Hosp. **89**, 90 (1951).

MEISSNER, J., J. KRACHT u. N. DILLER: Nachweis der Schreckthyreotoxikose des Wild-kaninchens mit radioaktivem Jod. Arch. exper. Path. u. Pharmakol. **216**, 424 (1952).

MEITES, J., and L. F. WOLTERINK: Uptake of radioactive iodine by the thyroids of underfed rats. Science (Lancaster, Pa.) **111**, 175 (1950).

MEYER ZUM GOTTESBERGE, A., u. W. MAURER: Funktionsprüfung einer Zungenstruma mit radioaktivem Jod^{131}. HNO-Ratgeber ärztl. Praxis **2**, 274 (1951).

MIDDLESWORTH, L. VAN., C. E. NURNBERGER and A. LIPSCOMB: Simplified sensitive test for thyroid function, using protein-bound I^{131}. J. Clin. Endocrin. **14**, 1056 (1954).

MILLER, E. R., M. E. DAILEY, A. V. HOLMES, G. L. ALEXANDER and G. E. SHELINE: Studies with radioiodine. I. Function and rate of I^{131} uptake of thyroid. Radiology **57**, 37 (1951).

MONEY, W. L., J. E. RALL and R. W. RAWSON: The effect of low iodine diet on thyroid function in rat. J. Clin. Endocrin. **12**, 1495 (1952).

— and R. W. RAWSON: The experimental production of thyroid tumors in the male rat. Transact. Amer. Assoc. Study Goiter **1947**, 171.

MORGANS, M. E., A. K. OLDHAM and W. R. TROTTER: The effect of exogenous thyroxine on radioiodine uptake in normal subjects and in cases of thyrotoxicosis in remission. J. of Endocrin. **8**, 250 (1952).

— and W. R. TROTTER: Treatment of thyrotoxicosis with potassium perchlorate. Lancet **1954 I**, 749.

MORRIS, H. P., A. J. DALTON and C. D. GREEN: Malignant thyroid tumors occuring in the mouse after prolonged hormonal imbalance during the ingestion of thiouracil. J. Clin. Endocrin. **11**, 1281 (1951).

MORTON, M. E.: Measurement of thyroxine synthesis with I^{131}. A test for evaluation of thyroid function in equivocal states. Calif. Med. **78**, 277 (1953).

— and I. L. CHAIKOFF: The formation in vitro of thyroxine and diiodotyrosine in thyroid tissue with radioactive iodine as indicator. J. of Biol. Chem. **147**, 1 (1943).

— — and S. ROSENFELD: Inhibiting effect of inorganic iodide on the formation in vitro of thyroxine and diiodotyrosine by surviving thyroid tissue. J. of Biol. Chem. **154**, 381 (1944).

— R. E. OTTOMAN and R. E. PETERSON: Thyroid uptake measured one hour after small doses of radioiodine. J. Clin. Endocrin. **11**, 1572 (1951).

— I. PERLMAN, E. ANDERSON and I. L. CHAIKOFF: Radioactive iodine as an indicator of the metabolism of iodine. V. The effects of hypophysectomy on the distribution of labeled thyroxine and diiodotyrosine in thyroid gland and plasma. Endocrinology (Springfield, Ill.) **30**, 495 (1942).

— — and I. L. CHAIKOFF: Radioactive iodine as an indicator of the metabolism of iodine. III. The effect of thyrotropic hormone on the turnover of thyroxine and diiodotyrosine in the thyroid gland and plasma. J. of Biol. Chem. **140**, 603 (1941).

45*

Murray, M. M., and E. E. Pochin: Thyroid uptake of iodine from ingested iodate in man. J. of Physiol. 114, 6P (1951).

Mutzenbecher, P. v.: Über die Bildung von Thyroxin aus Dijodtyrosin. Z. physiol. Chem. 261, 253 (1939).

Muylder, E. de, et J. Maisin: Valeur comparative du métabolisme de base et de l'excrétion urinaire d'iode marqué comme test de la fonction thyroidienne. Ann. d'Endocrin. 12, 1098 (1951).

Myant, N. B.: [1] Comparison of the effect of thiouracil, thyroxine and cortisone on the thyroid function of rabbits. J. of Physiol. 120, 288 (1953).

— [2] Early effects of radioiodine on human thyroid function. Clin. Sci. 12, 235 (1953).

— B. D. Corbett, A. J. Honour and E. E. Pochin: Distribution of radioiodide in man. Clin. Sci. 9, 405 (1950).

— A. J. Honour and E. E. Pochin: The estimation of radioiodine in the thyroid gland of living subjects. Clin. Sci. 8, 135 (1949).

— and E. E. Pochin: The metabolism of radiothyroxine. Clin. Sci. 9, 421 (1950).

— — and E. A. Goldie: The plasma iodide clearance rate of the human thyroid. Clin. Sci. 8, 109 (1949).

Nachman, H. M., V. Crawford and I. A. Bigger: Radioactive iodine (I131) in the diagnosis of lingual thyroid. J. Amer. Med. Assoc. 140, 1154 (1949).

Nadler, N. J., C. P. Leblond and R. Bogoroch: The rate of iodine metabolism by the thyroid follicle as a function of its size. Endocrinology (Springfield, Ill.) 54, 154 (1954).

Nelson, N., E. D. Palmes, C. R. Park, P. P. Weymouth and W. B. Bean: The absorption, excretion, and physiological effect of iodine in normal human subjects. J. Clin. Invest. 26, 301 (1947).

Nitowsky, H. M., and T. T. Puck: A modified radioiodine test for thyroid function. J. Labor. a. Clin. Med. 39, 824 (1952).

Noble, M. J. D., and S. Rowlands: The utilization of radio-iodine during pregnancy. J. Obstetr. Gynaec. Brit. Emp. 60, 892 (1953).

Nodine, J. H., W. H. Perloff, D. de Albuquerque, L. Perczek and B. Channick: The diphasic character of thyroidal I131 clearance. J. Clin. Endocrin. 15, 347 (1955).

Oddie, T. H.: An analysis of radioiodine uptake and excretion curves. Brit. J. Radiol. 22, 261 (1949).

— I. Meschan and J. Wortham: [1] Thyroid function assay with radioiodine. I. Physical basis of study of early phase of iodine metabolism and iodine uptake. J. Clin. Invest. 34, 95 (1955).

— — — [2] Thyroid function assay with radioiodine. II. Routine calculation of thyroidal and renal rate factors. J. Clin. Invest. 34, 106 (1955).

— and R. K. Scott: [1] External measurement of radio-iodine in the thyroid gland. Brit. J. Radiol. 22, 698 (1949).

— — [2] Results of uptake and excretion test with radio-iodine. Brit. J. Radiol. 23, 349 (1950).

Oliver, R., and F. Ellis: Radioactive iodine studies in non-endemic goitrous cretinism. Lancet 1953 II, 138.

Owen, C. A. jr., and M. H. Power: Distribution of iodide between cells and plasma as measured by means of radioactive iodide. J. of Biol. Chem. 200, 111 (1953).

Pahaut, J., J. Govaerts and P. Bonhomme: Effect of diuresis on uptake of radioiodine (I131) by the thyroid. Nature (London) 172, 545 (1953).

Papper, S., B. A. Burrows, S. H. Ingbar, J. H. Sisson and J. F. Ross: The effects of l-thyroxine sodium on nontoxic goiter, on myxedema and on the thyroid uptake of iodine. New Engl. J. Med. 247, 897 (1952).

Pearson, J. D., and N. Veall: Persönliche Mitteilung.

Perlman, I., M. E. Morton and I. L. Chaikoff: Radioactive iodine as an indicator of the metabolism of iodine. II. The rate of formation of thyroxine and diiodotyrosine by the intact normal thyroid gland. J. of Biol. Chem. 139, 449 (1941).

Perlmutter, M., and P. H. Forsham: Thyroid uptake of radioactive iodine in the normal and hypometabolic human. J. Clin. Endocrin. 8, 610 (1948).

— and M. Mufson: Inhibition of a cervical thyroid gland by a functioning struma ovarii. J. Clin. Endocrin. 11, 621 (1951).

— and D. S. Riggs: Thyroid collection of radioiodide and serum protein-bound iodine concentration in senescence, in hypothyroidism and in hypopituitarism. J. Clin. Endocrin. 9, 430 (1949).

— S. L. Slater and J. Attie: Method for preoperative differentiation between the benign and the possibly malignant solitary nontoxic thyroid nodule. J. Clin. Endocrin. 14, 672 (1954).

PERLMUTTER, M., S. WEISENFELD and M. MUFSON: Comparison of a single G-M tube method and a multitube methode of assaying I^{131} uptake by the human thyroid. J. Clin. Endocrin. 11, 1012 (1951).
— — S. L. SLATER and E. Z. WALLACE: A study of the mechanism of the inhibition of the thyroid gland induced by ingestion of thyroid substance. J. Clin. Endocrin. 12, 208 (1952).
PERLOFF, W. H., L.M. LEVY and A. DESPOPOULOS: The use of thyrotropic hormone (TSH) in the diagnosis of myxedema. J. Clin. Endocrin. 11, 1495 (1951).
PERRY, W. F., and J. P. GEMELL: The use of radioactive iodine in the diagnosis of hyper- and hypothyroidism. Canad. Med. Assoc. J. 62, 484 (1950).
— and J. F. HUGHES: The urinary excretion and thyroid uptake of iodine in renal disease. J. Clin. Invest. 31, 457 (1952).
PFEIFER, W.: Kritisches zur Radiotestung und Behandlung von Schilddrüsenerkrankungen. Med. Klin. 1954, 1749.
PICKERING, D. E., and E. R. MILLER: Thyrotropic hormone in infants and children. Differentiation between primary and hypopituitary hypothyroidism. Amer. J. Dis. Childr. 85, 135 (1953).
PITT-RIVERS, R.: [1] Mode of action of antithyroid compounds. Physiologic. Rev. 30, 194 (1950).
— [2] Persönliche Mitteilung.
— and W. R. TROTTER: The site of accumulating of iodide in the thyroid of rats treated with thiouracil. Lancet 1953 II, 918.
POCHIN, E. E.: [1] Investigation of thyroid function and disease with radioactive iodine I^{131}. Lancet 1950 II, 41.
— [2] The iodine uptake of the human thyroid throughout the menstrual cycle and in pregnancy. Clin. Sci. 11, 441 (1952).
POTTS, A. M., R. A. SHIPLEY, J. P. STORAASLI and H. L. FRIEDELL: The effect of thyroid secretory activity on the distribution of radioiodine in plasma. J. Labor. a. Clin. Med. 34, 1520 (1949).
PURVES, H. D., and W. E. GRIESBACH: [1] Studies on experimental goiter. VII. Thyroid carcinomata in rats treated with thiourea. Brit. J. Exper. Path. 27, 294 (1946).
— — [2] The effect of thyroid administration on the thyrotropic activity of the rat pituitary. Endocrinology (Springfield, Ill.) 39, 274 (1946).
QUERIDO, A., and J. B. STANBURY: The response of the thyroid gland to thyrotropic hormone as an aid in the differential diagnosis of primary and secondary hypothyroidism. J. Clin. Endocrin. 10, 1192 (1950).
QUIMBY, E. H., and S. C. WERNER: Late radiation effects in roentgentherapy for hyperthyroidism. J. Amer. Med. Assoc. 140, 1046 (1949).
— — and C. SCHMIDT: Influence of age, sex and season upon radioiodine uptake by the human thyroid. Proc. Soc. Exper. Biol. a. Med. 75, 537 (1950).
RABEN, M. S.: The paradoxical effects of thiocyanate and thyrotropin on the organic binding of iodine by the thyroid in the presence of large amounts of iodide. Endocrinology (Springfield, Ill.) 45, 296 (1949).
— and E. B. ASTWOOD: The use of radioiodine in physiological and clinical studies on the thyroid gland. J. Clin. Invest. 28, 1347 (1949).
RALL, J. E.: Iodine compounds in the blood and urine of man. J. Clin. Endocrin. 10, 996 (1950).
— M. H. POWER and A. ALBERT: Distribution of radioiodine in erythrocytes and plasma in man. Proc. Soc. Exper. Biol. a. Med. 74, 460 (1950).
— M. S. SONENBERG, J. ROBBINS, R. LAZERSON and R. W. RAWSON: The blood level as a guide to therapy with radioiodine. J. Clin. Endocrin. 13, 1369 (1953).
RANDALL, R. V., and A. ALBERT: The effect of hypophysectomy on the uptake of radioactive iodine by the thyroid gland of the rat. Endocrinology (Springfield, Ill.) 48, 327 (1951).
— N. LORENZ and A. ALBERT: The effect of hypophysectomy on the biological decay of thyroidal iodine. Endocrinology (Springfield, Ill.) 48, 339 (1951).
RAWSON, R. W.: Persönliche Mitteilung.
— R. D. EVANS, J. H. MEANS, W. PEACOCK, J. LERMAN and R. E. CORTELL: The action of thiouracil upon the thyroid gland in Graves' disease. J. Clin. Endocrin. 4, 1 (1944).
— S. HERTZ and J. H. MEANS: Thiocyanate goiter in man. Ann. Int. Med. 19, 829 (1943).
— D. A. McGINTY and W. PEACOCK: The comparative effect of various goitrogenic agents on the collection of radioactive iodine by the thyroid in rats and chicks. Endocrinology (Springfield, Ill.) 39, 78 (1946).
— — — P. MERRILL, M. WILSON and H. LOCKHARDT: The effect of certain goitrogenic drugs on the absorption of radioactive iodine by the thyroid gland of rats and chicks. I. J. Pharmacol. a. Exper. Ther. 93, 240 (1948).
— and W. L. MONEY: Physiologic reactions of the thyroid stimulating hormone. Recent Progr. in Hormone Res. 4, 397 (1949).

RAWSON, R. W., J. E. RALL and W. PEACOCK: Limitations and indications in the treatment of cancer of the thyroid with radioactive iodine. J. Clin. Endocrin. 11, 1128 (1951).
— — O. H. PEARSON, J. ROBBINS, H. F. POPPELL and C. D. WEST: 1-Triiodothyronine versus 1-thyroxine. A comparison of their metabolic effects in human myxedema. Amer. J. Med. Sci. 226, 405 (1953).
— J. F. TANNHEIMER and W. PEACOCK: The uptake of radioactive iodine by the thyroids of rats made goiterous by potassium thiocyanate and by thiouracil. Endocrinology (Springfield, Ill.) 34, 245 (1944).
RECANT, L., and D. S. RIGGS: Thyroid function in nephrosis. J. Clin. Invest. 31, 789 (1952).
REID, A. F., and J. SORENSON: Effective thyroid depth and compensating measurements for iodine uptake determination. Radiology 58, 390 (1952).
REILLY, W. A., and D. I. BAYER: The value of the measurement of thyroid uptake and urinary excretion of I131 in assessing thyroid function of normal and congenitally hypothyroid children. J. of Pediatr. 40, 714 (1952).
REISS, M., C. P. HAIGH, R. E. HEMPHILL, R. MAGGS, J. M. REISS and S. SMITH: Studies of the human thyroid function, measured by radio-iodine and its relation to the basal metabolic rate. J. of Endocrin. 8, 1 (1952).
— R. E. HEMPHILL, R. MAGGS, C. P. HAIGH and J. M. REISS: The significance of the thyroid in psychiatric illness and treatment. Brit. Med. J. 1953, 906.
— — S. SMITH, C. P. HAIGH and J. M. REISS: Thyroid activity in mental patients; evaluation by radioactive tracer methods. Brit. Med. J. 1953, 1181.
— — B. M. MURPHY, J. M. HALKERSTON and F. E. BADRICK: Investigations of human thyroid function with the use of small doses of radioactive iodine, and the effect of thyrotrophic hormone on I131 uptake and excretion. J. of Endocrin. 6, 235 (1949).
REYNOLDS, L., K. E. CORRIGAN and H. S. HAYDEN: Detection of concealed thyroid disease by tracer technique. J. Amer. Med. Assoc. 151, 368 (1953).
RICHARDS, C. E., R. J. BROCKHURST and T. H. COLEMAN: Thiocyanate goiter with myxedema. Report of two cases. J. Clin. Endocrin. 9, 446 (1949).
RIGGS, D. S.: [1] Elevation of serum protein-bound iodine after large doses of radioactive iodine. Federat. Proc. 7, 251 (1948).
— [2] Quantitative aspects of iodine metabolism in man. Pharmacol. Rev. 4, 284 (1952).
— D. F. GILDEA, E. B. MAN and J. B. PETERS: Blood iodine in patients with thyroid disease. J. Clin. Invest. 20, 345 (1941).
— P. H. LAVIETES and E. B. MAN: Investigations on the nature of blood iodine. J. of Biol. Chem. 143, 363 (1942).
ROBBINS, J.: [1] Thyroglobulin in serum after I131 therapy. I. Salting out. J. of Biol. Chem. 208, 377 (1954).
— [2] Persönliche Mitteilung.
— M. L. PETERMANN and J. E. RALL: Thyroglobulin in serum after I131 therapy. II. Sedimentation in the ultracentrifuge. J. of Biol. Chem. 208, 387 (1954).
— and J. E. RALL: Zone electrophoresis in filter paper of serum I131 after radioiodide administration. Proc. Soc. Exper. Biol. a. Med. 81, 530 (1952).
— — D. V. BECKER and R. W. RAWSON: The nature of the serum iodine after large doses of I131. J. Clin. Endocrin. 12, 856 (1952).
— — and M. L. PETERMANN: Protein-binding of thyroxine in normal and nephrotic serum. J. Clin. Invest. 33, 959 (1954).
— — J. B. TRUNNELL and R. W. RAWSON: The effect of thyroid-stimulating hormone in acute thyroiditis. J. Clin. Endocrin. 10, 1106 (1950).
ROCHE, J., G. H. DELTOUR, S. LISSITZKY et R. MICHEL: Sur les constituants iodés de la thyroglobuline marquée et leur libération au cours de l'hydrolyse trypsique. C. r. Soc. Biol. (Paris) 144, 1321 (1950).
— — R. MICHEL et S. LISSITZKY: Sur la protéolyse thyroidienne de la thyroglobuline radioactive. C. r. Soc. Biol. (Paris) 144, 1647 (1950).
— M. JUTISZ, S. LISSITZKY et R. MICHEL: Chromatographie quantitative des acides aminés iodés radioactifs de la thyroglobuline marquée. Biochim. et Biophysica Acta 7, 257 (1951).
— S. LISSITZKY et R. MICHEL: [1] Sur la triiodothyronine, produit intermédiaire de la transformations de la diiodothyronine en thyroxine. C. r. Acad. Sci. (Paris) 234, 997 (1952).
— — — [2] Sur la triiodothyronine et sur sa présence dans les proteines thyroidiennes. Ann. pharm. franç. 10, 166 (1952).
— — — [3] Sur la présence de triiodothyronine dans la thyroglobuline. C. r. Acad. Sci. (Paris) 234, 1223 (1952).
— O. MICHEL, G. H. DELTOUR et R. MICHEL: Sur la thyroglobuline humaine marquée par l'iode radioactif, à l'état normal et dans la maladie de Basedow. Ann. d'Endocrin. 13, 1 (1952).

ROCHE, J., O. MICHEL, R. MICHEL and J. TATA: On the products of hepatic and renal elimination of thyroxine and triiodothyronine labelled with iodine-131. A. E. R. E. Harwell Radioisotope Conference 1954. Vol. I., S. 325. London: Butterworths 1954.
— R. MICHEL, S. LISSITZKY et O. MICHEL: Sur la formation d'iodures à partir de la diiodotyrosine dans le corps thyroide et sur leur réutilisation. C. r. Acad. Sci. (Paris) 232, 2148 (1951).
— — O. MICHEL, G. H. DELTOUR et S. LISSITZKY: Thyroglobuline marquée on artificiellement iodée sans dénaturation. Formation dans des conditions experimentales diverses et propriétés. Biochim. et Biophysica Acta 6, 572 (1951).
— — — et S. LISSITZKY: [1] Déshalogénation enzymatique des acides aminés iodés dans le thyroide et thyroxinémie. C. r. Soc. Biol. (Paris) 145, 288 (1951).
— — — [2] Sur la déshalogénation enzymatique des iodotyrosines par le corps thyroide et sur son rôle physiologique. Biochim. et Biophysica Acta 9, 161 (1952).
ROLLMAN, H. S., and D. W. PETIT: Plasma levels of radioactive iodine (I^{131}) in human tracer studies. Proc. Soc. Exper. Biol. a. Med. 72, 474 (1949).
— — and P. STARR: Serial observations of I^{131} levels in the plasma as an aid to the diagnosis of hypothyroidism. J. Labor. a. Clin. Med. 39, 697 (1952).
ROSE, G., and E. W. EMERY: Effects of solution composition on a G-M counter for liquid samples. Nucleonics 9, 5 (1951).
ROSENBERG, I. N.: [1] The nature of the circulating thyroid hormone in Graves' disease. J. Clin. Invest. 30, 1 (1951).
— [2] Column chromatography of thyroid gland hydrolysates. J. Clin. Endocrin. 11, 1063 (1951).
ROSWIT, B., J. A. ROSENKRANTZ, J. SORRENTINO, R. YALOW and I. BERLIN: Evaluation of diagnostic methods in diseases of thyroid function, with particular reference to radioiodine tracer tests. Amer. J. Med. Sci. 223, 229 (1952).
ROTBLAT, J., and G. M. OWEN: The biological half-life of ^{131}I in thyroid carcinoma. A. E. R. E. Harwell Radioisotope Conference 1954. Vol. I. S. 68. London: Butterworths 1954.
ROWLANDS, E. N., D. A. W. EDWARDS and A. J. HONOUR: Study of effect of perchlorate and thiocyanate on salivary iodide. Clin. Sci. 12, 399 (1953).
SAEGESSER, M.: Jodfraktionen des Kropfes und funktionelle Minderwertigkeit. Mitt. Grenzgeb. Med. u. Chir. 43, 55 (1932/34).
SALTER, W. T.: The metabolic circuit of the thyroid hormone. Ann. N. Y. Acad Sci. 50, 358 (1949).
— and MAC A. W. JOHNSTON: Tracing the thyroid hormone in peripheral tissues. J. Clin. Endocrin. 8, 911 (1948).
— G. KARANDIKAR and P. BLOCK: Organic and inorganic iodine: their reciprocal metabolic fates. J. Clin. Endocrin. 9, 1080 (1949).
SALZMANN, F., u. H. VETTER: Unveröffentlichte Beobachtungen.
SCHACHNER, H., A. L. FRANKLIN and I. L. CHAIKOFF: [1] The effect of cytochrome oxydase inhibitors on the formation of thyroxine and diiodotyrosine by thyroid tissue with radioactive iodine as indicator. J. of Biol. Chem. 151, 191 (1943).
— — — [2] On the in vitro accumulation of inorganic iodide by surviving thyroid tissue with radioactive iodine as indicator. Endocrinology (Springfield, Ill.) 34, 159 (1944).
SCHIFF, L., C. D. STEVENS, W. E. MOLLE, H. STEINBERG, C. W. KUMPE and P. STEWART: Gastric (and salivary) excretion of radioiodine in man (preliminary report). J. Nat. Cancer Inst. 7, 349 (1947).
SCHILLING, J. A., J. W. KARR and J. B. HURSH: The treatment of a lingual thyroid with radioactive iodine. Surgery 27, 130 (1950).
SCHMEISER, K.: Nachweis radioaktiver Isotope; in Künstliche radioaktive Isotope in Physiologie, Diagnostik und Therapie. Berlin-Göttingen-Heidelberg: Springer-Verlag 1953.
SCHNEEBERG, N. G., W. H. PERLOFF and L. M. LEVY: Diagnosis of equivocal hypothyroidism using thyrotrophic hormone (TSH). J. Clin. Endocrin. 14, 223 (1954).
— — W. SERBER, T. E. SOPP and L. STANTON: An evaluation of the radioiodine concentration test in the study of thyroid disease. Radiology 56, 869 (1951).
SCHOENHEIMER, R.: The Dynamic State of Body Constituents. Cambridge, Mass.: Harvard Univ. Press 1942.
SCHUCHTER, A., u. W. BARTSCH: Über die Beeinflussung der Schilddrüsenfunktion durch Tumore im Bereich der Sella und des Zwischenhirns. Ärztl. Wschr. 1952, 939.
SCHULTZ, A. L., and L. ZIEVE: Clinical value of the butanol extractable (thyroxine) I^{131} in the diagnosis of hyperthyroidism. J. Labor. a. Clin. Med. 42, 949 (1953).
SCOTT, K. G., J. G. REAVIS, W. W. SAUNDERS and W. E. WHITE: The use of the I^{131} red cell plasma ratio as a measure of thyroid function. Proc. Soc. Exper. Biol. a. Med. 76, 592 (1951).

Seed, L., B. Jaffé and C. Baumeister: The tracer dose of radioactive iodine in the diagnosis of thyroid disease. J. Clin. Endocrin. 11, 1143 (1951).

Seidlin, S. M., E. Oshry, I. Rossman and L. Leiter: Radioiodine uptake by the thyroid as an aid in differential diagnosis. J. Clin. Endocrin. 8, 609 (1948).

Selenkow, H. A., and S. P. Asper: The effectiveness of triiodothyronine or thyroxine administered orally in the treatment of myxedema. J. Clin. Endocrin. 15, 285 (1955).

Sexton, D. L., and R. Mack: Cretinism, with or without goiter, in 5 of 10 siblings. J. Clin. Endocrin. 14, 747 (1954).

Sheline, G. E., and D. E. Clark: Index of thyroid function: estimation by rate of organic binding of I^{131}. J. Labor. a. Clin. Med. 36, 450 (1950).

— M. C. Moore, A. Kappas and D. E. Clark: A correlation between the serum protein-bound iodine and the radioiodine conversion ratio in various thyroid states. J. Clin. Endocrin. 11, 91 (1951).

Shipley, R. A., and R. E. Clark: Performance of a sodium iodide scintillation counter in measurement of I^{131} uptake by the thyroid. J. Labor. a. Clin. Med. 41, 179 (1953).

— J. P. Storaasli, H. L. Friedell and A. M. Potts: I^{131} in the diagnosis and treatment of hyperthyroidism. Amer. J. Roentgenol. 64, 540 (1950).

Silver, S., and M. H. Fieber: Blood levels of I^{131} after tracer doses in the diagnosis of hyperthyroidism. Proc. Soc. Exper. Biol. a. Med. 75, 570 (1950).

— — and S. B. Yohalem: Blood levels after tracer doses of radioactive iodine in the diagnosis of thyroid disorders. Amer. J. Med. 13, 725 (1952).

Silverman, S. H., and L. Wilkins: Radioiodine uptake in the study of different types of hypothyroidism in childhood. Pediatrics 12, 288 (1953).

Sinclair, W. K., and E. W. Emery: The half-life of iodine131 and the anomalous decay of exposed sodium iodide sources. Brit. J. Radiol. 23, 576 (1950).

Skanse, B. N.: [1] Radioactive iodine: its use in studying the urinary excretion of iodine by humans in various states of thyroid function. Acta med. scand. (Stockh.) 131, 251 (1948).

— [2] The biologic effect of irradiation by radioactive iodine. J. Clin. Endocrin. 8, 707 (1948).

— [3] Radioactive iodine in the diagnosis of thyroid disease. Acta med. scand. (Stockh.) Suppl. 235 (1949).

— [4] The use of thyrotrophin in the differential diagnosis of primary and secondary hypothyroidism. Acta endocrinol. (Copenh.) 13, 358 (1953).

— and D. S. Riggs: Thyrotoxicosis factitia (alimentary thyrotoxicosis). Its differentiation from spontaneous thyrotoxicosis with the aid of radioactive iodine. J. Clin. Endocrin. 8, 532 (1948).

Smith, H. W.: Lectures on the Kidney. Lawrence, Kans.: Univ. Kansas 1943.

Solomon, A. K.: Equations for tracer experiments. J. Clin. Invest. 28, 1297 (1949).

Spector, H., H. H. Mitchell and T. S. Hamilton: The effect of environmental temperature and of potassium iodide supplementation on the excretion of iodide by normal human subjects. J. of Biol. Chem. 161, 137 (1945).

Speert, H., E. H. Quimby and S. C. Werner: Radioiodine uptake by the fetal mouse thyroid and resultant effects in later life. Surg. etc. 93, 230 (1951).

Stanbury, J. B.: [1] Cretinism with goiter: a case report. J. Clin. Endocrin. 11, 740 (1951).

— [2] Preliminary studies of iodine metabolism in patients from an area of endemic goitre. Bull. org. mond. Santé. 9, 183 (1953).

— G. L. Brownell, D. S. Riggs, H. Perinetti, E. del Castillo and J. Itoiz: The iodine deficient human thyroid gland. A preliminary report. J. Clin. Endocrin. 12, 191 (1952).

— — — — J. Itoiz and E. B. del Castillo: Endemic Goiter: the Adaptation of Man to Iodine Deficiency. Cambridge, Mass.: Harvard Univ. Press 1954.

— and A. N. Hedge: A study of a family of goitrous cretins. J. Clin. Endocrin. 10, 1471 (1950).

— K. Ohela and R. Pitt-Rivers: Metabolism of iodine in 2 goitrous cretins compared with that in 2 patients receiving methimazole. J. Clin. Endocrin. 15, 54 (1955).

— and J. B. Wyngaarden: Effect of perchlorate on the human thyroid gland. Metabolism 1, 533 (1952).

Stanley, M. M.: The direct estimation of the rate of thyroid hormone formation in man. The effect of the iodide ion on thyroid iodine utilization. J. Clin. Endocrin. 9, 941 (1949).

— and E. B. Astwood: [1] Determination of the relative activities of antithyroid compounds in man using radioactive iodine. Endocrinology (Springfield, Ill.) 41, 66 (1947).

— — [2] The accumulation of radioactive iodide by the thyroid gland in normal and thyrotoxic subjects and the effect of thiocyanate on its discharge. Endocrinology (Springfield, Ill.) 42, 107 (1948).

— — [3] The response of the thyroid gland in normal human subjects to the administration of thyrotropin, as shown by studies with I^{131}. Endocrinology (Springfield, Ill.) 44, 49 (1949).

— — [4] 1-Methyl-2-mercaptoimidazole: an antithyroid compound highly active in man. Endocrinology (Springfield, Ill.) 44, 588 (1949).

STARR, P., and R. LIEBHOLD-SCHUECK: [1] Effect of oral thyroxine and tri-iodo-thyronine on radioactive iodine uptake and serum protein bound iodine in normal human subjects. Proc. Soc. Exper. Biol. a. Med. **83**, 52 (1953).

— — [2] Theory of thyroid hormone action. Conclusions derived from differences in effect of sodium-l-thyroxine, sodium-d-thyroxine, triiodothyronine, and potassium iodide on uptake of radioactive iodine by thyroid gland of normal subjects. Ann. Int. Med. **82**, 880 (1953).

— G. SNIPES and R. LIEBHOLD-SCHUECK: Biologic effects of triiodothyronine in human subjects. J. Clin. Endocrin. **15**, 98 (1955).

STEINER, H., u. O. VOELKEL: Die Schilddrüse nach der Strumektomie. (Untersuchungen mit radioaktivem Jod.) Wien. Z. inn. Med. **35**, 515 (1954).

STENSTROM, K. W., and J. F. MARVIN: Urinary excretion of radioiodine in a case of severe hyperthyroidism. Proc. Soc. Exper. Biol. a. Med. **66**, 47 (1947).

STERLING, K., J. C. LASHOF and E. B. MAN: Disappearance from serum of I^{131}-labeled l-thyroxine and l-triiodothyronine in euthyroid subjects. J. Clin. Invest. **33**, 1031 (1954).

STÖA, K. F.: The excretion of radioactive iodine after oral administration of small doses. Acta endocrinol. (Copenh.) **12**, 97 (1953).

STOLL, R., et P. BLANQUET: Sur l'activité des thyroides de l'embryon de poulet, étudiée à l'aide du radio-iode I^{131}. Ann. d'Endocrin. **13**, 569 (1952).

STORAASLI, J. P., S. ROSENBERG and H. L. FRIEDELL: Effect of food and water on thyroid uptake of radio-iodine (I^{131}). Proc. Soc. Exper. Biol. a. Med. **83**, 748 (1953).

STRAUSS, E., A. JAKOB u. J. HILLER: Die Untersuchung der Schilddrüsenfunktion mit Radiojod. Med. Klin. **1951**, 1102.

STUMP, W.: Ergebnisse des Radiojodtestes (Jodid^{131}) bei endemischer Struma. Verh. dtsch. Ges. inn. Med. **59**, 323 (1953).

SÜE, P., et M. TUBIANA: Examen topographique de la glande thyroide par mesure externe des rayonnements γ émis par I^{131}. C. r. Acad. Sci. (Paris) **232**, 572 (1951).

TAIT, J. F., J. R. COOK and R. WORSNOP: Physical measurements in routine clinical diagnosis with I^{131}. Brit. J. Radiol. **24**, 14 (1951).

TAUROG, A., F. N. BRIGGS and I. L. CHAIKOFF: [1] I^{131}-labeled l-thyroxine. I. An unidentified excretion product in bile. J. of Biol. Chem. **191**, 29 (1951).

— — — [2] I^{131}-labeled l-thyroxine. II. Nature of the excretion product in bile. J. of Biol. Chem. **194**, 655 (1952).

— and I. L. CHAIKOFF: [1] The metabolic interrelations of thyroxine and diiodotyrosine as shown by a study of their specific activity-time relations in rats injected with radioactive iodine. J. of Biol. Chem. **169**, 49 (1947).

— — [2] On the nature of plasma iodine. J. of Biol. Chem. **171**, 439 (1947).

— — [3] The nature of the circulating thyroid hormone. J. of Biol. Chem. **176**, 639 (1948).

— — and D. D. FELLER: The mechanism of iodine concentration by the thyroid gland: its non-organic iodine-binding capacity in the normal and propylthiouracil-treated rat. J. of Biol. Chem. **171**, 189 (1947).

— — and A. L. FRANKLIN: The structural specifity of sulfonilamid-like compounds as inhibitors of the in vitro conversion of inorganic iodide to thyroxine and diiodotyrosine by thyroid tissue. J. of Biol. Chem. **161**, 537 (1945).

— — and W. TONG: [1] On the occurence of monoiodotyrosine in the thyroid gland. J. of Biol. Chem. **178**, 997 (1949).

— — — [2] The nature of plasma iodine as revealed by filter paper partition chromatography. J. of Biol. Chem. **184**, 99 (1950).

— W. TONG and I. L. CHAIKOFF: [1] Fractionation of thyroid iodine by means of filter paper partition chromatography. Nature (London) **164**, 181 (1949).

— — — [2] The monoiodotyrosine content of the thyroid gland. J. of Biol. Chem. **184**, 83 (1950).

TAYLOR, S.: [1] The size of follicles in non-toxic goitre. Lancet **1952 I**, 175.

— [2] The evolution of nodular goiter. J. Clin. Endocrin. **13**, 1232 (1953).

— [3] An autoradiographic study of simple goitre. Bull. org. mond. Santé **9**, 197 (1953).

— [4] Calcium as a goitrogen. J. Clin. Endocrin. **14**, 1412 (1954).

— and F. S. STEWART: Distribution of radioiodine in human thyroid glands. Lancet **1951 II**, 232.

THIBAULT, O.: Principales donées expérimentales concernant le rôle de la tri-iodothyronine en tant qu' ''hormone thyroidienne''. Ann. d'Endocrin. **14**, 732 (1953).

THODE, H. G., C. H. JAIMET and S. KIRKWOOD: Studies and diagnostic tests of salivary-gland and thyroid-gland function with radioiodine. New. Engl. J. Med. **251**, 129 (1954).

THOMPSON, W. O., L. L. McLELLAN, P. K. THOMPSON and L. F. N. DICKIE: The rates of utilization of thyroxine and of desiccated thyroid in man: the relation between the iodine in desiccated thyroid and in thyroxine. J. Clin. Invest. **12**, 235 (1933).

Timmons, J. R., and J. M. Timmons: Lingual thyroid; the use of radioactive iodine in diagnosis. Ann. Surg. **133**, 90 (1951).

Tishkoff, G. H., R. Bennett, V. Bennett and L. L. Miller: Radioiodine and paper chromatography technique in the study of thyroid metabolism. Science (Lancaster, Pa.) **110**, 452 (1949).

Tomich, E. G., and E. A. Woollett: The biological activity of triiodothyronine. Lancet **1953 I**, 726.

Tong, W., A. Taurog and I. L. Chaikoff: Nature of plasma iodine following destruction of the rat thyroid with I^{131}. J. of Biol. Chem. **195**, 407 (1952).

Trunnell, J. B., and F. T. Brayer: Factors governing the development of the chick embryo thyroid. I. Determination of the time at which I^{131} collection begins. J. Clin. Endocrin. **13**, 88 (1953).

— L. D. Marinelli, B. J. Duffy, jr., R. Hill, W. Peacock and R. W. Rawson: The treatment of metastatic thyroid cancer with radioactive iodine: credits and debits. J. Clin. Endocrin. **9**, 1138 (1949).

— R. W. Rawson, L. D. Marinelli and R. Hill: The effect of thyroid stimulating hormone on the function of human normal and malignant thyroid tissue. J. Clin. Endocrin. **8**, 598 (1948).

— and P. Wade: Factors governing the development of the chick embryo thyroid. II. Chronology of the synthesis of iodinated compounds studied by chromatographic analysis. J. Clin. Endocrin. **15**, 107 (1955).

Tubiana, M.: Mesure du temps de renouvellement d'hormone thyroidienne naturelle marquée par le radioiode chez le lapin et chez l'homme. C. r. Soc. Biol. (Paris) **145**, 1011 (1951).

— et P. Süe: Intérêt médical de l'examen topographique de la thyroide par mesure externe du radioiode. Presse méd. **1951**, 1027.

Vanderlaan, J. E., and W. P. Vanderlaan: The iodide concentrating mechanism of the rat thyroid, and its inhibition by thiocyanate. Endocrinology (Springfield, Ill.) **40**, 403 (1947).

Vanderlaan, W. P., and A. Bissell: Effects of propylthiouracil and potassium thiocyanate on the uptake of iodine by the thyroid gland of the rat. Endocrinology (Springfield, Ill.) **39**, 157 (1946).

— and R. Caplan: Observations on a relationship between total thyroid iodine content and the iodide-concentrating mechanism of the thyroid gland of the rat. Endocrinology (Springfield, Ill.) **54**, 437 (1954).

— and M. A. Greer: Some effects of the hypophysis on iodine metabolism by the thyroid gland of the rat. Endocrinology (Springfield, Ill.) **47**, 36 (1950).

Vannotti, A.: [1] Sur quelques discordances entre le métabolisme basal et le test au radio-iode dans l'étude de la fonction thyroidienne. Ann. d'Endocrin. **14**, 455 (1953).

— [2] Über die Anwendung des radioaktiven Jodes zur Prüfung der neuro-hormonalen Regulation der Schilddrüse. Strahlenther. Sonderb. **33**, 96 (1955).

Veall, N.: A Geiger-Müller counter for measuring the beta-ray activity of liquids, and its application to medical tracer experiments. Brit. J. Radiol. **21**, 347 (1948).

— and A. M. Baptista: A multi-tube gamma counting apparatus for small samples. Brit. J. Radiol. **27**, 198 (1954).

— and H. Vetter: An apparatus for the rapid estimation of tracer quantities of radioactive isotopes in excreta. Brit. J. Radiol. **25**, 85 (1952).

Veil, W. H., u. A. Sturm: Beiträge zur Kenntnis des Jodstoffwechsels. Dtsch. Arch. klin. Med. **14**, 166 (1925).

Vetter, H.: [1] Zur Methodik der Radiojodbestimmung im Harn. Wien. Z. inn. Med. **32**, 436 (1951).

— [2] Einige graphische Behelfe zur Ermittlung einer therapeutisch wirksamen Radiojodmenge. Strahlenther. **93**, 118 (1954).

— [3] Diskussionsbemerkungen zu Rotblat und Owen, A. E. R. E. Radioisotope Conference 1954. Vol. I. S. 74. London: Butterworths 1954.

Vickery, A. L.: Histologic effects of therapeutic doses of radioactive iodine on the thyroid gland of man. Amer. J. Path. **28**, 552 (1952).

Visscher, M. de, et J. Lederer: Emploi de l'hormone thyréotrope dans le diagnostic des hypothyroidies. Ann. d'Endocrin. **15**, 622 (1954).

— G. B. McAdams et W. T. Salter: Emploi de l'iode radioactif dans la détermination de l'activité sécrétoire thyroidienne. Ann. d'Endocrin. **12**, 573 (1951).

— et J. de Schrevel: Fonctions thyroidiennes et radioactivité du sang après administration de radio-iode. Ann. d'Endocrin. **14**, 460 (1953).

Vogliazzo, U., G. Viale, A. Scorta e E. Marchis: Valutazione de la funzione tiroidea nel cretinismo endemico. Rass. clin. sci. **28**, 53 (1952).

Wallace, G. B., and B. B. Brodie: The distribution of administered iodide and thiocyanate in comparison with chloride, and their relation to body fluids. J. Pharmacol. a. Exper. Ther. **61**, 397 (1937).

WARREN, S.: Effects of radiation on normal tissues. Arch. of Path. **35**, 304 (1943).

WAYNE, E. J.: The diagnosis of thyrotoxicsis. Brit. Med. J. **1954 I**, 411.

WERNER, S. C., L. D. GOODWIN and E. H. QUIMBY: The tracer technique with radioactive iodine, I[131], as a potential substitute for the basal metabolic rate determination in routine clinical practice. J. Clin. Endocrin. **9**, 664 (1949).

— and H. B. HAMILTON: Hyperthyroidism without apparent hypermetabolism. J. Amer. Med. Assoc. **146**, 450 (1951).

— — E. LEIFER and L. D. GOODWIN: An appraisal of the radioiodine tracer technic as a clinical procedure in the diagnosis of thyroid disorders. J. Clin. Endocrin. **10**, 1054 (1950).

— — and M. R. NEMETH: [1] Therapeutic effects in hyperthyroidism from repeated diagnostic doses of I[131]. Radiology **59**, 720 (1952).

— — — [2] Therapeutic effects from repeated diagnostic doses of I[131] in adult and juvenile hyperthyroidism. J. Clin. Endocrin. **12**, 1349 (1952).

— and E. H. QUIMBY: The use of radioactive iodine in the study of normal and disordered thyroid function in man. J. Clin. Endocrin. **8**, 597 (1948).

— — and C. SCHMIDT: [1] Radioactive I[131] in the treatment of toxic goiter and as indicator of thyroid function in man. Brookhaven Conference Report on Radio-Iodine, S. 69, 1948.

— — — [2] The use of tracer doses of radioactive iodine, I[131], in the study of normal and disordered thyroid function in man. J. Clin. Endocrin. **9**, 342 (1949).

WESPI, H. J.: Jodprophylaxe und Jodmangeltheorie. Untersuchungen über die Schilddrüsenverhältnisse bei Schulkindern in einigen Schweizer Dörfern. Schweiz. med. Wschr. **1953**, 452.

WHITE, W. E.: The rate of formation of nondiffusible (organic) fraction of I[131] in plasma correlated with apparent thyroid state. J. Labor. a. Clin. Med. **41**, 516 (1953).

— and W. A. REILLY: Chromatographic changes in plasma I[131] during the treatment of Graves' and cardiac disease correlated with clinical course. J. Labor. a. Clin. Med. **43**, 553 (1954).

WILKINS, L., G. W. CLAYTON and M. BERTHRONG: Development of goiters in cretins without iodine deficiency: hypothyroidism due to apparent inability of the thyroid gland to synthesize hormone. Pediatrics **13**, 235 (1954).

WILLIAMS, R. H., H. JAFFÉ and B. BERNSTEIN: Comparison of the distribution of radioactive iodine in serum and urine in different levels of thyroid function. J. Clin. Invest. **28**, 1222 (1949).

WINZLER, R. J., and S. R. NOTRICA: Association of thyroxine with plasma proteins. Federat. Proc. **11**, 312 (1952).

WOLFF, J.: Some factors that influence the release of iodine from the thyroid gland. Endocrinology (Springfield, Ill.) **48**, 284 (1951).

— and I. L. CHAIKOFF: [1] The inhibitory action of iodide upon organic binding of iodine by the normal thyroid gland. J. of Biol. Chem. **172**, 855 (1948).

— — [2] Plasma inorganic iodine, a chemical regulator of normal thyroid function. Endocrinology (Springfield, Ill.) **42**, 468 (1948).

— — [3] The inhibitory action of excessive iodide upon the synthesis of diiodotyrosine and of thyroxine in the thyroid gland of the normal rat. Endocrinology (Springfield, Ill.) **43**, 174 (1948).

— — [4] Plasma inorganic iodide as a homeostatic regulator of thyroid function. J. of Biol. Chem. **174**, 555 (1948).

— — R. C. GOLDBERG and J. R. MEIER: The temporary nature of the inhibitory action of excess iodide on organic iodine synthesis in the normal thyroid. Endocrinology (Springfield Ill.) **45**, 504 (1949).

— — A. TAUROG and L. RUBIN: The disturbance in iodine metabolism produced by thiocyanate: the mechanism of its goitrogenic action with radioactive iodine as indicator. Endocrinology (Springfield, Ill.) **39**, 140 (1946).

WOLLMAN, S. H.: A thyroid model describing kinetics of exchange, concentrating, and organic binding of iodide. Endocrinology (Springfield, Ill.) **54**, 35 (1954).

— and R. D. SCOW: [1] The effect of propylthiouracil on radioiodide concentrating by the thyroid gland in normal and hypophysectomized mice. Endocrinology (Springfield, Ill.) **53**, 332 (1953).

— — [2] Dependence of ratio of radioiodide concentrations in thyroid gland and serum on serum iodide concentration: with propylthiouracil. Endocrinology (Springfield, Ill.) **55**, 828 (1954).

— — [3] Dependence of ratio of radioiodide concentrations in thyroid gland and serum on serum iodide concentration: without propylthiouracil. Endocrinology (Springfield, Ill.) **55**, 837 (1954).

WYNGAARDEN, J. B., J. B. STANBURY and B. RAPP: The effects of iodide, perchlorate, thiocyanate, and nitrate administration upon the iodide concentrating mechanism of the rat thyroid. Endocrinology (Springfield, Ill.) **52**, 568 (1953).

Wyngaarden, J. B., B. M. Wright and P. Ways: The effect of certain anions upon the accumulating and retention of iodide by the thyroid gland. Endocrinology (Springfield, Ill.) 50, 537 (1952).

Yount, E., and J. M. Little: Renal clearance in patients with myxedema. J. Clin. Endocrin. 15, 343 (1955).

Zakovsky, J.: Persönliche Mitteilung.

Zilversmit, D. B., C. Entenman and M. C. Fishler: On the calculation of "turnover time" and "turnover rate" from experiments involving the use of labeling agents. J. Gen. Physiol. 26, 325 (1943).

I. Einleitung.

Rund fünfzehn Jahre nach den ersten tastenden Versuchen hinsichtlich der diagnostischen und therapeutischen Anwendungsmöglichkeiten der künstlich radioaktiven Isotope ist die Diagnostik der Schilddrüsenerkrankungen mit Hilfe des radioaktiven Jods eine Standardmethode der meisten führenden Kliniken der Welt geworden. Es besteht kein Zweifel, daß der Bedarf nach einer Verfeinerung und Vervollkommnung unserer technischen Hilfsmittel zur objektiven Feststellung krankhafter Veränderungen dieses Organs — besonders hinsichtlich seiner Funktion — vorhanden war und auch heute noch ist. Dieser Bedarf ist begründet in den Schwierigkeiten, denen sich der Kliniker in einem beträchtlichen Prozentsatz der Fälle gegenübersieht, wenn es gilt, die oft spärlich vorhandenen und manchmal vieldeutigen klinischen Symptome zur bestimmenden Grundlage seines therapeutischen Handelns zu verarbeiten. Die laboratoriumstechnischen Hilfsmittel wie Grundumsatz, Serumcholesterin, Elektrokardiogramm und andere versagen nicht selten, da sie nicht absolut spezifisch und von vielerlei, außerhalb des eigentlichen Geschehens liegenden Faktoren beeinflußt sind. Nur die chemische Bestimmung des eiweißgebundenen Jods im Plasma darf eine hohe Spezifität für sich beanspruchen, doch ist ihre Durchführung schwierig und zeitraubend und daher für die klinische Routine wenig geeignet.

Die Untersuchungen des Jodstoffwechsels mit radioaktivem Jod liefern Ergebnisse, die die Funktionsstörungen der Schilddrüse aus einem neuen Blickwinkel sehen lassen. Durch die enge Verknüpfung des Jodstoffwechsels mit dem Aufbau und Schicksal der Schilddrüsenhormone erweisen sie sich als in hohem Maße spezifisch. Sie erlauben, die Natur und das Ausmaß der Funktionsstörung nicht mehr in statischer, sondern in dynamischer Weise zu sehen und es ist wohl berechtigt, diese Entwicklung mit dem Fortschritt zu vergleichen, den der Übergang von der photographischen Momentaufnahme zum bewegten Film dargestellt hat. Darüber hinaus ermöglicht die Radiojodtechnik erstmals auch die topographische Diagnostik funktionierenden Schilddrüsengewebes.

Herrschen somit auch heute keine Zweifel über die Größe des Nutzens, den der Kliniker aus der Verwendung der Radiojodtechnik ziehen kann, so bestehen doch noch beträchtliche Meinungsverschiedenheiten hinsichtlich jenes Testes oder jener Kombination von Testen, die unter den zahlreich angegebenen die geeignetste ist. Nicht alle diese Teste, die sich entsprechend den Teilphasen des Jodstoffwechsels in große Gruppen, weiter aber noch in eine Unzahl von Modifikationen einteilen lassen, besitzen die gleiche Spezifität; da die Größe des Hormonausstoßes aus der Schilddrüse den wichtigsten Parameter ihrer Funktion darstellt, wird jener Test am diagnostisch wertvollsten sein, der die Veränderungen des Hormonausstoßes am getreuesten widerspiegelt. Je gründlicher und umfassender eine Radiojoduntersuchung durchgeführt wird, desto aufschlußreicher und differenzierter wird zweifellos ihr Ergebnis sein. Es ist jedoch zu bedenken, daß die Radiojoddiagnostik heute mehr und mehr zur klinischen Routineuntersuchung wird, ja in vielen Fällen—wie vor 30 Jahren die Grundumsatzbestimmung—aus den Händen des Isotopenfachmanns in die Hände einer physikalisch ungeschulten Kraft (Krankenschwester, technische Assistentin) übergeben wird. Es muß daher bei Auswahl eines Testes ein Kompromiß zwischen Funktionstreue einerseits und Einfachheit und Raschheit andererseits geschlossen werden.

Die folgenden Darlegungen sind ein Versuch, nach Beschreibung der physikalischen und physiologischen Grundlagen der Radiojoddiagnostik die verschiedenen Radiojodteste hinsichtlich ihres diagnostischen Wertes und ihrer klinischen Verwendungsfähigkeit gegeneinander abzuschätzen. Dieses Vorhaben wurde erleichtert durch das Vorliegen einer Reihe von ausführlichen Zusammenfassungen einzelner Teilgebiete wie jene von ALBERT über die Physiologie der Schilddrüsenfunktion, von HARINGTON über die Stufen der Thyroxinsynthese, von PITT-RIVERS [1] über den Wirkungsmechanismus der Thyreostatica, von BARKER über die periphere Thyroxinwirkung, von RIGGS [2] über die Dynamik des Jodstoffwechsels, von GROSS über die Natur der Schilddrüsenhormone, und die vorzügliche deutschsprachige Übersicht von BANSI [1], zu der die folgenden Ausführungen weniger eine Neufassung als vielmehr eine Ergänzung in technischpraktischer Hinsicht sein sollen. Eine Reihe von wertvollen Anregungen verdankte der Autor den zum Teil recht eingehenden Diskussionen mit den Herren E. B. ASTWOOD, E. M. CHAPMAN, R. FRASER, F. MALOOF, E. E. POCHIN, J. E. RALL, R. W. RAWSON, D. S. RIGGS, J. ROBBINS, J. B. STANBURY, S. TAYLOR und manchen anderen, vor allem aber seinem verehrten Lehrer, dem Vorstand der II. Medizinischen Universitätsklinik in Wien, Prof. Dr. K. FELLINGER; seine Freunde bzw. Mitarbeiter N. VEALL, G. M. CLARK, E. MANNHEIMER und R. HÖFER gaben die freundliche Erlaubnis zum Abdruck bisher unveröffentlicher Ergebnisse.

II. Physikalische Vorbemerkungen.

1. Die radioaktiven Isotope des Jods.

Tabelle 1. *Liste der derzeit bekannten radioaktiven Isotope des Jods und ihrer wichtigsten physikalischen Konstanten.*

β^- = Elektronenstrahler, β^+ = Positronenstrahler, EE = Elektronen-Einfang, n = Neutronenstrahler, E_β = maximale β-Energie. Nach HOLLANDER, PERLMAN und SEABORG: Rev. Mod. Phys. **25**, 469 (1953) und STANG, TUCKER, BANKS, DOERING und MILLS: Nucleonics **12**, 22 (1954).

Isotop	Art der Strahlung	phys. HWZ	E_β MeV	E_γ MeV
J^{120}	β^+	30 min	4,0	
J^{121}	β^+	1,5 Std.	1,2 4,0	
J^{122}	β^+	3,6 min	2,9	
J^{123}	EE	13 Std.		0,159
J^{124}	β^+, EE	4,5 d	2,20 1,50 0,7	0,603 0,73 1,72 1,95
J^{125}	EE	60 d		0,035
J^{126}	β^-, EE	13 d	1,268 0,85	0,382
J^{128}	β^-, γ	25 min	2,02	0,428
J^{129}	β^-, γ	$1,72 \times 10^9$ a	0,12	0,039

Tabelle 1. (Fortsetzung.)

Isotop	Art der Strahlung	phys. HWZ	E_β MeV	E_γ MeV
J^{130}	β^-, γ	12,6 Std.	1,03 0,61	0,744 0,667 0,537 0,417
J^{131}	β^-, γ	8,04 d	0,815 0,608 0,335 0,250	0,080 0,163 0,284 0,364 0,637 0,722
J^{132}	β^-, γ	2,3 Std.	2,13 1,60 1,16 0,97 0,73	0,52 0,62 0,67 0,76 0,97 1,14 1,41 1,90 2,2
J^{133}	β^-, γ	20,5 Std.	1,3 0,4	0,53 0,85 1,4
J^{134}	β^-, γ	52,5 min	1,6 2,8	2,2
J^{135}	β^-, γ	6,68 Std.	0,5 1,0 1,4	1,8 1,27
J^{136}	β^-, γ	86 sec	6,5	1,4 2,9
J^{137}	β^-, n	22 sec.	0,56 (n)	
J^{138}	β^-	5,9 sec.		
J^{139}	β_-	2,7 sec.		

Es gibt eine ganze Reihe von aktiven und inaktiven Isotopen des Jods (Tab. 1). Von diesen sind bisher vier in physiologischen oder diagnostischen Studien verwendet worden: J^{128}, J^{130}, J^{131} und J^{132}.

J^{128}: Mit diesem Isotop wurden die allerersten Versuche, zunächst an Tieren, durchgeführt (Hertz, Roberts und Evans; Leblond und Süe [1]). Durch seine kurze physikalische Halbwertszeit von nur 25 min ist es jedoch klinisch unbrauchbar und bereits 1939 sind Hamilton und Soley [1, 2] auf die Verwendung von J^{131} übergegangen.

J^{130}: Im Hinblick auf die vorzüglichen Eigenschaften des J^{131} hat auch dieses Isotop zufolge seiner Halbwertszeit von nur 12,6 Std. jede klinische Bedeutung verloren. Es wurde nur kurzzeitig von Hertz, Roberts, Means und Evans und von Ariel, Bale, Downing, Hodge, Mann, VanVoorhis, Warren und Wilson verwendet.

J^{131}: Seine Halbwertszeit von etwas über 8 Tagen ist ideal sowohl für diagnostische wie therapeutische Zwecke. Eine Vorratshaltung für den laufenden Betrieb ist ohne große finanzielle Verluste möglich. J^{131} ist „trägerlos" herstellbar; daher ist, wenn man von der Strahlenwirkung absieht, selbst bei Zufuhr hoher Dosen keine Beeinflussung des Gleichgewichtes des Jodstoffwechsels zu befürchten. Die mittelkräftige γ-Strahlung erlaubt in vivo-Messungen von Mengen, deren Strahlenwirkung keine Beeinflussung des Jodstoffwechsels mit sich bringt.

Über das Zerfallsschema bestanden durch längere Zeit hindurch einige Meinungsverschiedenheiten, die — verstärkt durch die Unterschiede in den Methoden, mit denen die Absolutmessungen durchgeführt wurden — zu beträchtlichen Differenzen in der Größe des Milli-Curie J^{131} innerhalb verschiedener amerikanischer (Brookhaven, Oak Ridge, M. I. T.) und zwischen amerikanischen und britischen (Harwell, Teddington) Laboratorien führten. Erst in der letzten Zeit wurde eine gewisse Übereinstimmung erzielt. Für europäische Verbraucher, die ihr J[131] wohl größtenteils aus Amersham beziehen, gelten die von BULLARD veröffentlichten Werte einer Dosisleistung von $K\gamma = 2{,}25\ r$ pro $mC \cdot h$ und einer mittleren β-Energie von $E_\beta = 197$ keV.

Im allgemeinen wird es nicht notwendig sein, die Stärke des gelieferten Präparates durch eigene Absolutmessungen nachzukontrollieren, denn mit wenigen Ausnahmen sind die von *Harwell* angegebenen Werte bisher verläßlich gewesen. Die zu Anfang 1954 durch den Übergang der Produktion von Harwell auf Amersham verursachten Schwierigkeiten sind nun schon seit längerer Zeit überwunden (COOK). Trotzdem können gelegentlich stichprobenartige Vergleiche mit bekannten Standardpräparaten (Uran, Radium, Kobalt) nur von Vorteil sein, besonders bei Wechsel des Lieferanten *(Kjeller!)*.

J[132]: Trotz seiner kurzen Halbwertszeit von annähernd 2,3 Std. (EMERY und VEALL) ist dieses Isotop klinisch brauchbar, da es ein Tochterprodukt des ebenfalls radioaktiven Te[132] ist. Dessen Halbwertszeit von etwa 3,2 Tagen ermöglicht die Aufbewahrung eines Stammpräparates. Nach Zusatz einer Spur Kaliumjodid und Ansäuerung kann durch einfache Überdestillierung und Auffangen in Thiosulfat von einer Anfangsmenge von 20 mC Te[132] täglich rund 1 mC J[132] durch rund zwei Wochen hindurch gewonnen werden (PEARSON und VEALL).

Tabelle 2. *Vergleich der physikalischen Eigenschaften der Jodisotope J[131] und J[132] am Beispiel eines 70 kg schweren Mannes mit einer 25 g schweren Schilddrüse, die 30% der zugeführten Dosis (100 µC) mit einer effektiven Halbwertszeit von 6 Tagen speichert.*
Modifiziert nach HANBURY et al., z. T. auf Grund der Angaben von EMERY und VEALL.

	J[131]	J[132]	J[131]/J[132]
Physikalische Halbwertszeit (h.) . . .	193	2,3	88,2
Mittlere β-Energie (keV)	197	445	0,443
Dosisleistung $(r/mC \cdot h)$	2,25	12,1	0,179
Bestrahlungsdosis (rep/100 µC) Schilddrüse	137,3	5,2	26,4
übriger Körper	0,3	0,011	27,2

Sowohl die β- wie die γ-Strahlung dieses Isotops sind beträchtlich energiereicher als jene des J[131], jedoch sind zufolge seiner kurzen Halbwertszeit die Bestrahlungsdosen, die sowohl die Schilddrüse als auch der gesamte Körper erhalten, bedeutend geringer (Tab. 2). Dieses Isotop eignet sich daher besonders sowohl für kurzdauernde Funktionsprüfungen, wie z. B. die sog. frühen Speicherteste, als auch für wiederholte Funktionsprüfungen, die sich infolge der Kumulation zu hoher Bestrahlungsdosen mit J[131] nicht durchführen lassen würden (HANBURY, HESLIN, STANG, TUCKER und RALL). So wurde z. B. von RAWSON kürzlich die Wirkung der Hypophysektomie beim Menschen auf die Funktion der Schilddrüse durch täglich wiederholte Speicherteste über einen längeren Zeitraum hin verfolgt. Wir haben in letzter Zeit J[132] zu Doppelbestimmungen der thyroidalen Clearance verwendet (FELLINGER, HÖFER und VETTER [1]). Für therapeutische Zwecke dürfte J[132] kaum geeignet sein.

2. Meßinstrumente und Meßtechnik.

Messungen in vivo: Die Messung der Speicherung des radioaktiven Jods in der Schilddrüse oder anderen Organen in situ beruht auf dem Nachweis der von diesem Isotop emittierten γ-Strahlung. Die Nachweisgeräte sollen daher für γ-Strahlen möglichst empfindlich sein. Jede Erhöhung der Empfindlichkeit resultiert in einem Gewinn an Genauigkeit, in einer Einsparung von Zeit und Mühe und in einer Herabsetzung der dem Probanden zu verabreichenden Radiojodmenge. Unter den GEIGER-MÜLLER-Zählrohren sind jene mit Blei- oder Wismutkathoden die empfindlichsten (BRADT, GUGELOT, HUBER, MEDICUS, PREISWERK und SCHERRER; HIDALGO, NADLER, BLOCH und NIESET); der Szintillationszähler stellt bei entsprechend großem Kristall einen weiteren Gewinn an Sensitivität dar.

Die Absolutbestimmung der von der Schilddrüse retinierten Radiojodmenge begegnet den gleichen, praktisch kaum überwindbaren Schwierigkeiten wie die Absolutbestimmung der Stärke eines Radiojodpräparates überhaupt. Daher besteht die Standardmethode in einem Vergleich zwischen der über der Schilddrüse gemessenen Strahlenintensität mit jener eines aliquoten Anteils der dem Patienten verabreichten Radiojodmenge. Dieser Vergleich wäre — physikalisch gesehen — nur dann erlaubt, wenn bei beiden Messungen exakt gleiche geometrische Beziehungen zwischen Strahlenquelle und Nachweisgerät bestünden. Da diese unter keinerlei Umständen vollkommen zu erzielen sind, sind die in vivo-Teste den in vitro-Testen a priori meßtechnisch stark unterlegen.

Vorerst sollte der Abstand zwischen dem Zentrum des Standardpräparates und dem Zentrum der Schilddrüse einerseits und dem Nachweisgerät andererseits genau gleich sein. Nun ist aber in situ nur eine Messung der Distanz zwischen Nachweisgerät und Hautoberfläche möglich. Nach MYANT, HONOUR und POCHIN; FIELDS und LE ROY und nach REID und SORENSON läßt sich zwar durch mehrfache Messungen der Strahlenintensität in verschiedenen Abständen von der Hautoberfläche über der Schilddrüse und unter Anwendung des Gesetzes der inversen Quadrate die Lage des Aktivitätszentrums wenigstens der Längsachse nach errechnen, doch ist die Methode recht umständlich und zeitraubend. Bei Vorliegen einer palpatorisch nicht kraß vergrößerten oder irregulär geformten Schilddrüse wird es im allgemeinen genügen, das Aktivitätszentrum 1,5—2 cm unterhalb der Hautoberfläche liegend anzunehmen. Ist aber die Struma stark vergrößert und bestehen z. B. bei einem Knotenkropf oder bei Resten nach Strumektomie große Seitendifferenzen in der Radiojodverteilung innerhalb des Organs, dann kann selbst die Zentrierung des Nachweisgerätes in lateraler und vertikaler Richtung beträchtlichen Schwierigkeiten begegnen. Dies illustrieren besonders auch die methodischen Untersuchungen von KLAUER und BILLION.

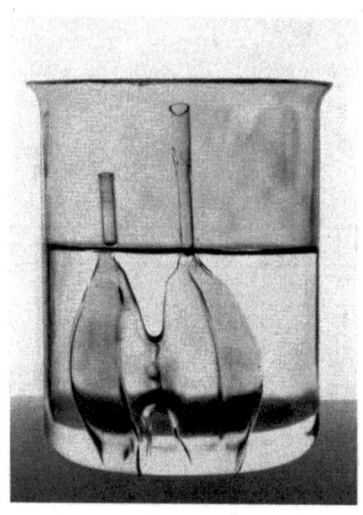

Abb. 1. Glasphantom der Schilddrüse eingetaucht in ein Gefäß mit Wasser zur Nachahmung der Absorptions- und Streuungsverhältnisse im Halsbereich. Ein aliquoter Anteil der verabreichten Testdosis wird als Standardlösung in das Glasphantom eingefüllt (II. Med. Univ.-Klinik, Wien).

Ein exakter Vergleich mit dem Standardpräparat wäre weiterhin nur dann möglich, wenn innerhalb desselben die Verteilung des Radiojods gleich der in der Schilddrüse wäre. Dazu müßte das Standardpräparat zumindest die gleiche Form und Größe wie die Schilddrüse besitzen; da diese aber nicht bekannt ist, entsteht so ein weiterer, kaum eliminierbarer Fehler. Selbst Glasphantome der Schilddrüse (Abb. 1), die von ODDIE und SCOTT [1] sogar in verschiedenen Größen verwendet wurden, sind nicht ideal, da in ihnen die Radiojodverteilung homogen ist, während dies bei der Schilddrüse nicht der Fall ist.

Beide vorgenannten Fehlerquellen beeinflussen das Meßergebnis um so stärker, je näher das Nachweisgerät an die Schilddrüse herangebracht wird. Daher soll — besonders bei Verwendung eines Einzelgerätes — eine Distanz von mindestens 25 cm nicht unterschritten werden, wobei natürlich ein beträchtlicher Verlust an Empfindlichkeit und Auflösungsvermögen mit in Kauf genommen werden muß. Eine weitere Methode der Einschränkung dieser geometrisch bedingten Fehlermöglichkeiten besteht nach FREEDBERG, CHAMOVITZ, URELES und VAN DILLA in der Verwendung von mehreren parallel geschalteten Nachweisgeräten, die in einem Kreis angeordnet sind, in dessen Zentrum sowohl die Schilddrüse des Patienten als auch bei der Vergleichsmessung das Standardpräparat eingestellt werden. BROWNELL und STANBURY haben gezeigt, daß innerhalb eines solchen, aus vier Szintillationszählern bestehenden Zählrohrkreises Positionsänderungen der Strahlenquelle bis zu 20 cm vom Zentrum zu Abweichungen des Meßergebnisses von nicht mehr als ± 5% führen. Damit sind auch die von PERLMUTTER, WEISENFELD und MUFSON gegen den Zählrohrkreis erhobenen Einwände widerlegt.

Ein weiteres Problem entsteht durch Absorption, Streuung und Rückstreuung der emittierten γ-Strahlen innerhalb der Schilddrüse und in den der Schilddrüse benachbarten Geweben. Die Absorption führt zu einer einfachen Verminderung der Strahlenintensität, während besonders die Rückstreuung von der Wirbelsäule zu einer Erhöhung der Strahlenintensität dadurch führt, daß γ-Quanten, die ursprünglich in einer vom Nachweisgerät abgewandten Richtung emittiert wurden, nun doch in dessen sensitives Volumen eindringen. Streuung und Rückstreuung führen außerdem entsprechend dem COMPTON-Effekt zu einer Frequenzabnahme der γ-Strahlung. Während nun bei der Messung des Standards der Absorptionseffekt durch Eintauchen des Präparates in ein mit Wasser gefülltes Gefäß zur Not noch nachgeahmt werden kann (Abb. 1), sind die Effekte von Streuung und Rückstreuung nicht reproduzierbar. Versuche, durch Einnähen eines Standardpräparates an Stelle der Schilddrüse in eine Leiche oder durch Einführen einer kleinen, mit der Standardlösung gefüllten Kapsel in den Oesophagus bis zur Höhe der Schilddrüse einen fixen Korrekturfaktor zu bestimmen (MYANT, HONOUR und POCHIN), sind zum Scheitern verurteilt, da die Größe der Absorptions- und Streueffekte von Fall zu Fall starken Schwankungen unterliegt. Im allgemeinen wird die fälschliche Erhöhung der Strahlenintensität durch Streuung und Rückstreuung stärker sein als ihre fälschliche Erniedrigung durch die Absorption, so daß insgesamt ein zu hohes Meßergebnis resultiert. Eine recht gute Methode, den Effekt von Streuung und Rückstreuung zu verringern, wurde von MACGREGOR und von SEED, JAFFÉ und BAUMEISTER angegeben. Ein vor dem Nachweisgerät angebrachtes Bleifilter von 0,5—1,5 mm Stärke absorbiert nicht nur die energieschwächeren, geradlinig eintreffenden Teile der γ-Strahlung des Radiojods, sondern auch die zusätzliche Streustrahlung, die ja, wie oben erwähnt, relativ weicher ist (Tab. 3). Bei Verwendung von J^{132} muß natürlich ein stärkeres Filter vorgesetzt werden.

Tabelle 3. *Fälschliche Erhöhung des Radiojod-Speichertestes durch Streuung und Rückstreuung.*

Ein vorgesetztes Filter aus 0,8 mm Blei eliminiert den weichen Anteil des γ-Spektrums des J^{131} und die weiche Streustrahlung. Meßanordnung: Abgeschirmtes Bleikathodenzählrohr in 40 cm Entfernung von der Hautoberfläche über dem Schildknorpel und vom Standardpräparat (Glasphantom in Wasser).

	Gemessene Korrigierte[1] Impulsrate über dem Standard		Gemessene Korrigierte[1] Impulsrate über der Schilddrüse		24 Std. Speicherung
	Imp./min		Imp./min		%
Ohne Filter ...	2143	2131	1370	1329	62,4
Mit Filter	1442	1404	804	749	53,3

[1] Korrekturen für Null-Effekt und Tot-Zeit

Wenn auch eine entsprechende Bleiabschirmung den Eintritt von γ-Quanten, die aus dem im übrigen Körper verteilten Radiojod stammen, in das sensitive Volumen des Nachweisgerätes verhindert, so besteht doch noch eine weitere bedeutende Fehlerquelle, die durch keinerlei technische Maßnahmen korrigiert werden kann. Das auf die Schilddrüse ausgeblendete Nachweisgerät „sieht" ja nicht nur die Schilddrüse, sondern auch die vor und hinter ihr liegenden Organe und vor allem das ebenfalls Radiojod enthaltende Blut, das diese durchströmt. Zwar haben z. B. JAFFE und OTTOMAN versucht, durch Messung der Strahlenintensität über einem gleich großen Hautbezirk des Oberschenkels und durch Subtraktion des so erhaltenen Wertes von der über der Schilddrüse registrierten Impulsrate hierfür eine Korrektur anzubringen, doch ist diese Methode von recht fragwürdiger Genauigkeit, da die Durchblutungsverhältnisse im Halsbereich kaum nachzuahmen und überdies — vor allem innerhalb der Schilddrüse — sehr stark von deren Funktionszustand abhängig sind.

Somit ist es wohl berechtigt zu sagen, daß die in vivo-Bestimmungen des Ausmaßes der Radiojodspeicherung in der Schilddrüse selbst in den Händen einer geschulten Kraft und trotz beträchtlichen Aufwandes an Zeit und Mühe mit einem Fehler von mindestens ± 5% behaftet sind; ein Fehler von ± 15% und darüber ist im Routinebetrieb wohl kaum zu vermeiden. Für diesen ist die Verwendung eines aus 4—6 Bleikathodenzählrohren bestehenden Zählrohrkreises am geeignetsten. Sind dazu die finanziellen Mittel nicht vorhanden, dann muß und kann auch ein einzelnes Zählrohr mit Bleifilter genügen. Als Registriergerät wird, falls nicht die Speicherung therapeutischer Dosen gemessen werden soll, ein Hundertfach-Untersetzer ausreichen; die Anschaffung eines integrierenden Anzeigeinstrumentes (counting-ratemeter) ist dort zu empfehlen, wo täglich eine große Anzahl von Funktionstesten durchgeführt werden muß.

Die Lokalisationsdiagnostik der Verteilung des Radiojods im Körper und in der Schilddrüse kann die oben genannten Fehlerquellen vernachlässigen, da sie ja nur qualitativ arbeitet. Hier entstehen nur gewisse Probleme bei der Anordnung der Bleiabschirmung und -ausblendung. Je nach der Fragestellung wird ein verschieden großes Auflösungsvermögen des Nachweisgerätes verlangt werden müssen. Soll z. B. der Körper nach Metastasen eines Schilddrüsencarcinoms abgesucht werden, dann wird ein „Weitwinkelobjektiv" genügen. Gilt es dagegen, z. B. die Verteilung des Radiojods innerhalb der Schilddrüse zu bestimmen, somit also die Distanz zwischen zwei eben noch unterscheidbaren Punkten verschiedener Aktivität möglichst gering zu halten, dann wird eine Ausblendung gewählt werden müssen, die nur den Nachweis streng parallel und in der Längsachse laufender Strahlenbündel erlaubt (CORBETT und HONOUR). Dies geht natürlich auf Kosten der Empfindlichkeit. Daher ist, will man nicht die dem Patienten zu verabreichende Radiojodmenge ungebührlich erhöhen, die Benutzung von Szintillationszählern, wie sie — aufbauend auf den grundlegenden Untersuchungen von BROSER und KALLMANN [1, 2] — für klinische Zwecke von MACINTYRE, von CASSEN, CURTIS und REED und von BELCHER und EVANS angegeben wurden, dringend zu empfehlen (SHIPLEY und CLARK).

Messungen in vitro: Diese umfassen vor allem Messungen der Radiojodkonzentration in Harn, Blut und anderen Körperflüssigkeiten. Exakt reproduzierbare geometrische Verhältnisse beim Vergleich mit der Standardlösung sind in jedem Fall leicht herzustellen. Streuung und Rückstreuung spielen keine, die Absorption, solange nicht Flüssigkeiten mit ungewöhnlich verschiedener elektronischer Dichte verglichen werden sollen, kaum eine Rolle (Rose und Emery). Gewisse Probleme erwachsen dagegen aus der Notwendigkeit, oft sehr geringe Aktivitäten nachweisen zu müssen. Obwohl durch Jahre hindurch die Verwendung von Endfensterzählrohren mit vorwiegender β-Sensitivität die empfindlichste Methode darstellte, konnten doch aus einer relativ hochaktiven Lösung wie z. B. dem 24 Std.-Harn nur sehr kleine Volumina benutzt werden. So mußte noch Skanse [1, 3] beträchtliche Zeit und Mühe darauf verwenden, einen aliquoten Teil der Tagesausscheidung von nur 0,2 ml mittels Silbernitratfällung und Auftrocknung auf Kupferplättchen zu verarbeiten. Dies reduziert die an sich zur Messung verfügbare Menge an J131 um einen Faktor von rund $5 \cdot 10^3$, so daß unvollständige Durchmischung, Pipettierfehler usw. eine unverhältnismäßig große Rolle spielen; ferner sind von Kelly, Ray, Threefoot und Burch und von Sinclair und Emery Evaporationsverluste an J131 während des Trocknungsprozesses beschrieben worden. Da Evaporations- und Absorptionsverluste bereits bei der Verteilung und Verabreichung der Testdosen eintreten können, ist es sehr empfehlenswert, der vom Hersteller gelieferten trägerfreien Radiojodmenge inaktives Jodid zuzufügen. Die dem Patienten verabreichte Testdosis soll aber nicht mehr als 10 μg J127 enthalten, da sonst der Jodstoffwechsel verändert würde.

Die von Marinelli und Hill und von Veall entwickelten Zählrohre messen das Präparat in flüssigem Zustand, wobei der Verlust an Empfindlichkeit durch den Gewinn an Volumen mehr als kompensiert wird (Bruner und Perkinson). Das Veallsche Flüssigkeitszählrohr, das vorwiegend auf β-Strahlen anspricht, faßt 10 ml Flüssigkeit und erlaubt den Nachweis von rund 0,2 μC J131 pro Liter Flüssigkeit mit hinreichender Genauigkeit, die durch die Vermeidung

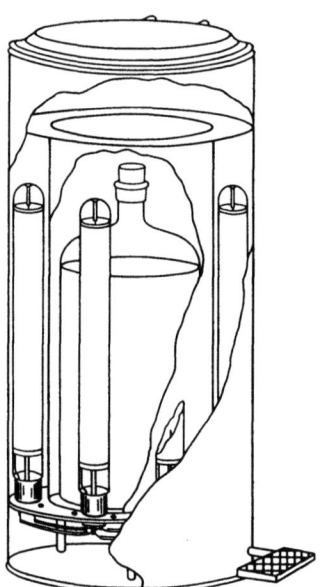

Abb. 2. Nachweisgerät für große Flüssigkeitsmengen, bestehend aus sechs in einem Kreis angeordneten Bleikathodenzählrohren. Da Positionsänderungen der Strahlenquelle innerhalb des Zählrohrkreises kaum eine Rolle spielen, kann dieses Gerät auch zur Messung der Radioaktivität kleiner Laboratoriumstiere verwendet werden. Nach Veall und Vetter.

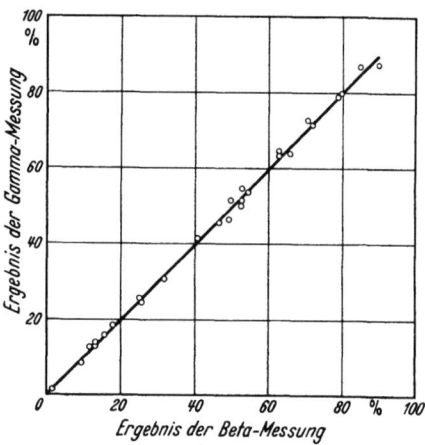

Abb. 3. Vergleich zwischen den Ergebnissen der Radiojodbestimmung in Harnproben mittels Messungen der β- und der γ-Aktivität. Die Gerade würde vollkommener Übereinstimmung zwischen beiden Meßergebnissen entsprechen. Nach Vetter [1].

der Fehlerquellen, die allen chemischen Manipulationen eigen sind, noch erhöht wird. Durch Übergang auf γ-Zählrohre kann ein weiterer Gewinn an Gesamtempfindlichkeit erzielt werden. So konnten Tait, Cook und Worsnop durch Verwendung eines Tauchzählrohres das meßbare Volumen auf 1 l erhöhen. Endlich kann man Zählrohrkreise auch zu diesem Zweck verwenden (Freedberg, Ureles, Van Dilla und McManus; Hertz, Whitham, Macleod, Hanopol und Miller) und in dem von Veall und Vetter angegebenen Gerät, das aus sechs in einem Kreis angeordneten Bleikathodenzählrohren besteht, kann man 0,0075 μC J131 in über 2 l Harn noch nachweisen, ohne die zur Harnsammlung verwendete Flasche überhaupt öffnen zu müssen (Abb. 2). Wie nicht anders zu erwarten, wurden keine systematischen

Differenzen zwischen Messungen, die auf dem Nachweis der β-Aktivität beruhten, und jenen, die mit γ-empfindlichen Geräten durchgeführt worden waren, gefunden (FREEDBERG, BUKA und McMANUS; VETTER [1]) (Abb. 3).

Die in Blutproben zur Messung verfügbaren Aktivitäten sind oft noch weit geringer, da naturgemäß das Volumen der Blutprobe begrenzt ist. So gilt es nicht selten, 0,002 μC J^{131} und weniger in 10 ml Plasma nachzuweisen. Dies läßt sich wohl auch mit dem VEALLschen Flüssigkeits-zählrohr durchführen; selbst wenn, was immer gefordert werden muß, die Gesamtaktivität wenigstens das Doppelte des Nulleffektes beträgt, muß oft über einen sehr langen Zeitraum gemessen werden, um hinreichend genaue Ergebnisse zu erhalten. Das ideale Gerät für den Nachweis kleinster Aktivitäten in geringen Flüssigkeits-mengen sind jene Szintillationszähler, in denen das die Flüssigkeit enthaltende Röhrchen direkt in eine Bohrung eines großen Kristalls gesteckt werden kann, so daß die Flüssigkeit fast zur Gänze vom sensitiven Volumen des Phosphors umgeben ist. Diese "well-type"-Szintillations-zähler (Abb. 4), die erstmals von ANGER ange-geben wurden, sind jedoch so teuer, daß sie derzeit wohl noch außerhalb der finanziellen Reichweite der meisten europäischen Kliniken liegen dürften. Hat man bereits einen Szintilla-tionszähler für Speicherungsuntersuchungen, dann läßt sich dieser soweit modifizieren, daß ein Glas- oder Plastikröhrchen mit exakt flachem

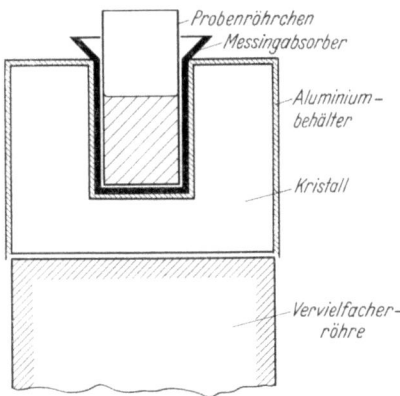

Abb. 4. Modellzeichnung eines sog. "well-type"-Szintillationszählers für kleine Flüssigkeitsmengen. Die Aluminiumhülle dient zur Fassung des Kristalls und zur Lichtabschirmung, der Messingeinsatz zur Absorption der β-Strahlen. Nach ANGER.

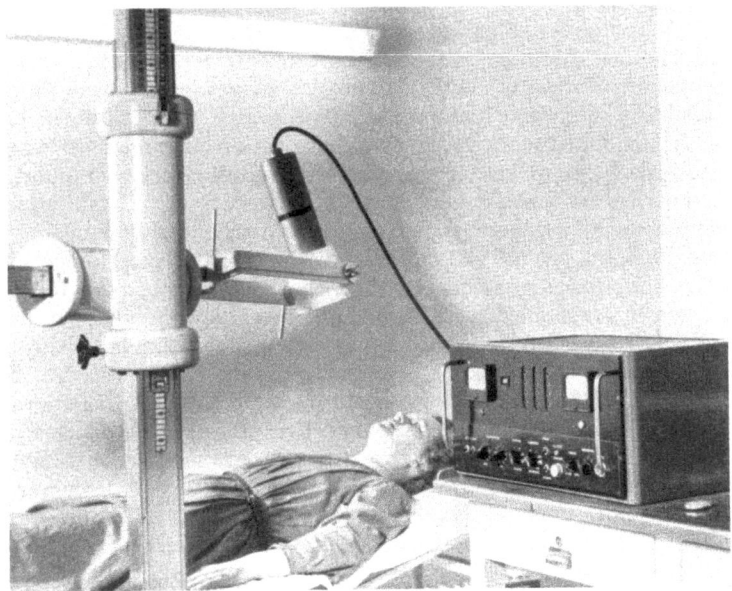

Abb. 5. Szintillationszähler für in vivo-Messungen. Durch Umdrehen des Gerätes mit dem Kopf nach oben ist ein Aufsetzen eines Glasschälchens für Flüssigkeitsmessungen möglich. Die Bleiabschirmung ist auswechselbar, so daß[1] das Auflösungsvermögen für Lokalisationsstudien beliebig verändert werden kann. (II. Med. Univ.-Klinik, Wien).

Boden auf den Kristall aufgestellt werden kann. Die Empfindlichkeit dieser Anordnung ist natürlich wesentlich geringer als die von ANGER beschriebene, aber noch immer jeder

---

[1] Der 1000 fach-Untersetzer mit Integralanzeige wurde von F. HAWLICZEK, Institut für Radiumforschung, Wien, entwickelt.

anderen überlegen, auch dem von Veall und Baptista zur Messung von Blutproben angegebenen Zählrohrkreis. Der in Abb. 5 abgebildete Szintillationszähler erlaubt die Messung von Bruchteilen eines Milli-Mikrocurie in nur 2 ml Flüssigkeit.

Bei Bestimmung des eiweiß-gebundenen Radiojods im Plasma ist darauf zu achten, daß die Zugabe des Fällungsmittels (meist Trichloressigsäure oder Somogyis Reagens) genügend langsam erfolgt, damit der von der Fällung mitgerissene Anteil des anorganischen Jods möglichst gering gehalten wird. Nach gründlicher Waschung des Niederschlages wird dieser wieder in Lauge gelöst und in einem Flüssigkeitszähler gemessen. Es empfiehlt sich, zuerst die Gesamtaktivität des Plasmas und dann sowohl die Aktivität der Fällung als auch jene der überstehenden Flüssigkeit zu messen, um die Genauigkeit der einzelnen Arbeitsvorgänge kontrollieren zu können.

Die autoradiographische Technik hat zwar im Tierversuch entscheidende Ergebnisse zur Kenntnis der Physiologie und Pathologie des Jodstoffwechsels beigetragen, sie ist aber für die klinische Diagnostik bedeutungslos. Es ist daher nicht notwendig, im Rahmen dieser Übersicht auf sie näher einzugehen. Ebenso erübrigt sich eine Besprechung der mit dem Nachweis radioaktiver Isotope verbundenen allgemeinen Probleme der Meßtechnik, zumal auf diese im Schwiegkschen Isotopen-Handbuch von Schmeiser in extenso eingegangen worden ist.

3. Dosierungsfragen.

Die funktionellen und anatomischen Veränderungen des Schildrüsengewebes, die nach Bestrahlung mit radioaktivem Jod auftreten, sind die Grundlage der erfolgreichen Behandlung der Überfunktionszustände dieses Organs mit Radiojod. Trotz der großen Fortschritte der Radiobiologie in den letzten Jahren ist über den Wirkungsmechanismus ionisierender Strahlen auf die Funktion der Zellen im allgemeinen und des Schilddrüsenepithels im besonderen wenig bekannt. Obwohl sorgfältige Messungen und Berechnungen eine Schätzung der dem Gewebe verabreichten Strahlendosis erlauben (Marinelli, Quimby und Hine), wird der Faktor der individuellen Strahlenempfindlichkeit, der so eng mit der Funktion der Schilddrüse verknüpft ist, kaum je mit hinreichender Sicherheit erfaßt werden können, worauf an anderer Stelle eindringlich hingewiesen wurde (Vetter [2]). Zwei Fragen sind es, die uns hier hauptsächlich zu beschäftigen haben: 1. Wird die Funktion der Schilddrüse durch die Strahlenwirkung einer diagnostischen Radiojoddosis während des Ablaufes des Testes in einer Weise verändert, die das Ergebnis des Testes beeinflussen kann? 2. Besteht die Gefahr einer späten Carcinogenese nach Verabreichung einer diagnostischen Radiojodmenge?

Hamilton[2] hat schon 1942 an Hunden, die eine Radiojoddosis erhielten, die 15000—25000 rep (roentgen-equivalent-physical) entsprach, nach 100 Tagen das Auftreten von Fibrose und einen Mangel an Regenerationsvermögen des Schilddrüsenepithels feststellen können. Nach den Untersuchungen von Gorbman [1—3] an Mäusen beträgt jene Strahlendosis, die die Schilddrüse mit Sicherheit zerstört, rund 120000 rep. Während Findlay und Leblond bei Ratten bereits nach einer Dosis von 20000 rep histologische Veränderungen beobachten konnten, ließ sich nach Feller, Chaikoff, Taurog und Jones selbst nach 28000 rep noch keine Beeinflussung der Funktion der Schilddrüse — allerdings nach nur 10 Tagen — feststellen. Goldberg, Chaikoff, Lindsay und Feller konnten bei Ratten nach 19000 rep noch keine histologischen Veränderungen finden. Beim Küken sind nach Skanse [2] etwa 13000 rep erforderlich, um eine Beeinträchtigung des Wachstums der Schilddrüse zu erzielen, während Werner, Quimby und Schmidt [1] annehmen, daß selbst bei hyperfunktionierenden Schilddrüsen die geringste wirksame Dosis 5000—6000 rep beträgt. Die sehr sorgfältigen Untersuchungen von Maloof, Dobyns und Vickery ergaben, daß bei Ratten die gleiche Dosis bereits eine Funktionsverminderung der Schilddrüse hervorruft, während 1800 rep die Funktion in keiner Weise beeinflußten. Auch weitere Untersuchungen von Vickery, von Andrews, Kniseley, Bigelow, Root und Brucer, von Freedberg, Kurland und Blumgart, von Dobyns, Vickery, Maloof und Chapman und von DAILEY, LINDSAY und MILLER an der menschlichen Schilddrüse zeigten, daß diese im Vergleich zu anderen Geweben relativ strahlenunempfindlich ist, was auch aus Beobachtungen mit Röntgen- und Radiumstrahlen bekannt ist (HOLTHUSEN und BRAUN; WARREN).

Die nach einer therapeutischen Dosis radioaktiven Jods auftretende Funktionsstörung der Schilddrüse setzt bereits in den ersten Tagen nach der Verabreichung ein. Sie führt nicht nur zu einer verstärkten Ausschüttung von Thyroxin und damit zu einer Erhöhung des eiweißgebundenen Jods im Serum (RIGGS [1], SALTER), sondern nach RAWSON, RALL und PEACOCK und ROBBINS [1]; ROBBINS, PETERMANN und RALL; ROBBINS, PETERMANN, BECKER und RAWSON sowie nach TONG, TAUROG und CHAIKOFF sogar zu einem Übertritt von Thyreoglobulin ins Blut, das ja normalerweise nicht von der Schilddrüse sekretiert wird (LERMAN [1]) und, wenn es injiziert wird, einen gänzlich anderen Stoffwechsel als Thyroxin besitzt (ALBERT, RALL, KEATING, POWER und WILLIAMS). Auch das Auftreten von jodierten Verbindungen im Plasma, die sich chromatographisch weder wie Thyroxin noch wie Thyreoglobulin verhielten, ist beobachtet worden (WHITE und REILLY). Als Spätwirkung hat KIRKLAND ferner eine verminderte organische Bindung des Jodids in der Schilddrüse gesehen. Es ist daher selbstverständlich, daß therapeutische Dosen radioaktiven Jods für physiologische Untersuchungen ungeeignet sind. Sofern man nicht Radiojoduntersuchungen auf einen Zeitraum von nur wenigen Stunden beschränkt, ist es von entscheidender Bedeutung, die verabreichte Radiojoddosis so zu wählen, daß keine Beeinträchtigung der Funktion der Schilddrüse während der Versuchsdauer eintritt. Im Hinblick auf die oben erwähnten Untersuchungen mit therapeutischen Dosen und trotz der Tatsache, daß infolge der ungleichmäßigen Verteilung des Radiojods in der Schilddrüse (CLAYTON) einzelne Teile derselben eine wesentlich höhere als die durchschnittliche Bestrahlungsdosis erhalten (LAMERTON), wird heute allgemein angenommen, daß eine Radiojodmenge von 100 μC sicherlich zu keiner Beeinflussung des Jodstoffwechsels führt. Dies steht auch in Übereinstimmung mit den Ergebnissen der von SKANSE [3] mit zweimal 100 μC durchgeführten Doppeluntersuchungen der Radiojodausscheidung im Harn. Natürlich können auch diagnostische Radiojoddosen nicht unbegrenzt oft gegeben werden. WERNER, HAMILTON und NEMETH [1, 2] und MYANT [2] sahen nach zahlreichen Gaben von 100 μC einen deutlichen therapeutischen Effekt, der bis zu drei Monaten anhielt. Sollen laufende wiederholte Radiojoduntersuchungen durchgeführt werden, dann ist das J^{132} vorzuziehen.

Die zweite Frage ist jene nach einer eventuell möglichen Carcinogenese diagnostischer Radiojoddosen. Während bis heute noch kein Fall von Krebsentstehung selbst nach therapeutischen Bestrahlungen der Schilddrüse sowohl mit Röntgenstrahlen als auch mit radioaktivem Jod (auch dies immerhin schon nach mehr als 10jähriger Erfahrung) trotz sorgfältigster Nachforschung bekannt geworden ist (QUIMBY und WERNER; CHAPMAN, MALOOF, MAISTERRENA und MARTIN), konnte an der Rattenschilddrüse nach großen Mengen J^{131} von DONIACH [1] ein erhöhtes, über das normale Maß hinausgehendes Auftreten von Adenomen und von GOLDBERG und CHAIKOFF [2] sogar carcinomatöse Veränderungen beobachtet werden. Diese Befunde wurden allerdings von MALOOF, DOBYNS und VICKERY nicht bestätigt, da sie bei 500 Ratten, die mit hohen und höchsten Dosen von Radiojod behandelt worden waren, nur bei einem einzigen Fall nach einhalb Jahren die Entwicklung eines Adenoms sahen. Es ist ferner darauf hinzuweisen, daß ein vermehrtes Auftreten von Adenomen und die Entwicklung von Carcinomen auch nach langmonatigen Gaben von Thioharnstoffpräparaten beobachtet worden ist (GRIESBACH, KENNEDY und PURVES; MONEY und RAWSON;

Purves und Griesbach [1]; Morris, Dalton und Green). Es ist daher anzunehmen, daß dieser Effekt weniger auf eine Strahlenwirkung als vielmehr auf die chronische Sekretionsenthemmung des thyreotropen Hormons zurückzuführen ist, wofür auch das histologische Bild des Hypophysenvorderlappens solcher Tiere spricht (Goldberg und Chaikoff [1]; Doniach [2]). Im Hinblick auf die hohen und langanhaltenden Dosen, die zur Erzeugung dieses Effektes notwendig sind, ist eine ähnliche Wirkung im Gefolge diagnostischer Dosen wohl mit an Sicherheit grenzender Wahrscheinlichkeit auszuschließen.

Tabelle 4. *Vergleich zwischen der bei Darreichung von 50 μC J^{131} der Schilddrüse durchschnittlich verabreichten Bestrahlungsdosis und den Hautdosen während routinemäßig durchgeführter diagnostischer Röntgenuntersuchungen.*
Zusammengestellt und teilweise modifiziert nach Martin; Allen, Libby und Cassen und Zakovsky.

	Funktionszustand der Schilddrüse			Art der Röntgenuntersuchung (Durchleuchtung und durchschnittl. erforderliche Aufnahmen, übliche Filterung)		
	Hypothyr.	Euthyr.	Hyperthyr.	Pyelographie	Magen	Herzkatheter
Schilddrüsengewicht (g)	25	25	40			
Maximale Aufnahme (%) . . .	10	30	60			
Effektive Halbwertszeit (d) . .	7,5	7,0	5,5			
Bestrahlungsdosis (rep)	28,6	80,1	80,3			
Hautdosis (r)				30—40	45	100—200

Es wird jedem, der sich eingehender mit den Problemen der Radiobiologie beschäftigt hat, fast überflüssig erscheinen, auf diese Fragen überhaupt einzugehen, wenn nicht immer wieder von verschiedensten Seiten, deren Sachkenntnis sie nicht immer dazu berechtigen würde, Bedenken gegen die diagnostische Anwendung radioaktiver Isotope erhoben würden. Dies hat dazu geführt, daß sich heute ein jenes Maß an Vorsicht, dessen sich jeder Verantwortungsbewußte täglich erinnern wird, übersteigendes Bestreben bemerkbar macht, die dem Probanden zu diagnostischen Zwecken verabreichte Radiojodmenge herabzudrücken. Während Speicher- und Ausscheidungsteste heute ohne weiteres mit 10 μC J^{131} durchgeführt werden können, ist für Untersuchungen im Plasma selbst bei Verwendung hochempfindlicher Szintillationszähler die Gabe von 50 μC zur Erzielung verläßlicher Meßwerte unerläßlich. Mehr und mehr richtet heute der Kliniker sein therapeutisches Handeln nach dem Ergebnis der Radiojoduntersuchung und äußerste Genauigkeit in ihrer Durchführung ist daher von ausschlaggebender Bedeutung. Auch der Röntgenologe zögert nicht, die Durchleuchtungsdauer zu erhöhen oder eine Aufnahme zu wiederholen, um zu einer möglichst eindeutigen Diagnose zu gelangen. Wie aus Tab. 4 ersichtlich, liegen die während eines diagnostischen Testes mit 50, ja selbst 100 μC J^{131} der Schilddrüse verabreichten Dosen durchaus im Bereich jener Bestrahlungsdosen, die die Haut im Verlauf einer Reihe routinemäßig durchgeführter diagnostischer Röntgenuntersuchungen erhält, wobei noch besonders darauf hinzuweisen ist, daß die Haut wesentlich strahlenempfindlicher als die Schilddrüse ist.

III. Physiologische Vorbemerkungen.
1. Definitionen, Symbole und Einheiten.

Seit das geniale Konzept Schoenheimers vom dynamischen Gleichgewichtszustand der Stoffe des Körpers mehr und mehr Anerkennung und Bestätigung findet, hat sich die mathematische Behandlung biologischer Vorgänge als außerordentlich nützliches Werkzeug zur Lösung physiologischer und pathologischer

Stoffwechselprobleme erwiesen. Insbesondere gewinnt die Verwertung von mit radioaktiven Isotopen gewonnenen Untersuchungsergebnissen erst durch sie ihre entscheidende Bedeutung in der Diagnostik der pathologischen Abweichungen vom
normalen Funktionsablauf (ZILVERSMIT, ENTENMAN und FISHLER; SOLOMON).
Auch bezüglich des Jodstoffwechsels sind eine Reihe von Versuchen unternommen worden, eine wenigstens semiquantitative Behandlung in Form mathe-
matischer Gleichungen, die den wesentlichen Vorgängen des Jodumsatzes gerecht
werden, durchzuführen. Gegen solche Modellvorstellungen ist manches einzuwenden, da sie natürlich nur dann herangezogen werden können, wenn zahlreiche
vereinfachende Annahmen in die Berechnungen eingeführt werden. Ihre Berechtigung ist nur dann gegeben, wenn sie in der Lage sind, das im Experiment
beobachtete Verhalten des Jodstoffwechsels widerzuspiegeln. Das ist nun auch
im großen und ganzen der Fall, und der Nutzen, der aus ihrer Anwendung gezogen werden kann, ist nicht unbeträchtlich. In der vorliegenden Übersicht soll
sich ihrer soweit bedient werden, als durch sie die Beurteilung der Empfindlichkeit und Leistungsfähigkeit der verschiedenen Radiojodfunktionsproben erleichtert werden kann.

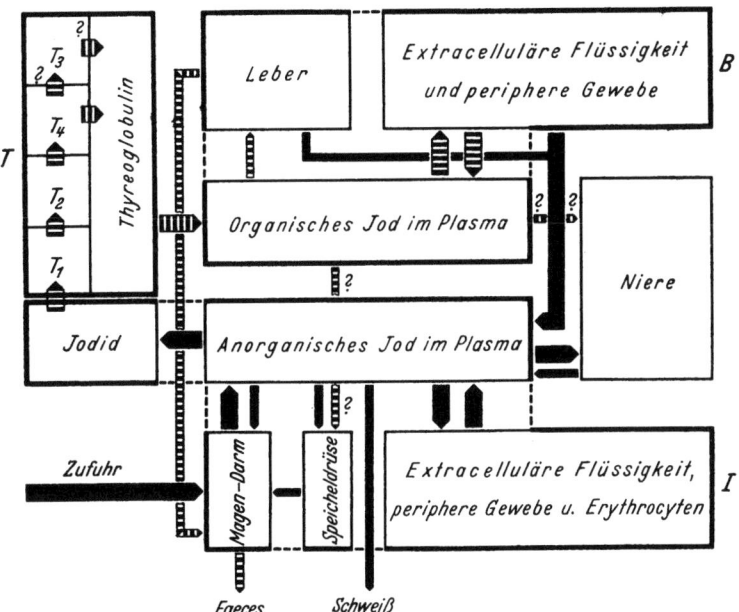

Abb. 6. Schema des Jodstoffwechsels. Die mit einem Fragezeichen versehenen Wege sind zumindest
ihrer Bedeutung nach noch umstritten. Die vollen Pfeile bezeichnen die Wege des anorganischen Jodids, die
quergestreiften Pfeile jene des an Aminosäuren gebundenen (organischen) Jods. T_1 = Monojodtyrosin, T_2 = Dijodtyrosin, T_3 = Trijodthyronin, T_4 = Thyroxin.

In Abb. 6 ist eine schematische Darstellung der einzelnen Stufen und Wege des
Jodstoffwechsels im Körper wiedergeben. Auf ihre Bedeutung soll in den folgenden Abschnitten näher eingegangen werden. Wir folgen mit Ausnahme einiger
Abweichungen den Vorstellungen von RIGGS [2], wenn wir das gesamte im Körper
befindliche Jod in drei „Räume" (I, T und B) unterteilen:
    1. Der Raum I enthält das gesamte anorganische Jod des Körpers, also vor
allem jenes im Plasma und in den Erythrocyten, in der extracellulären Flüssigkeit
und in den peripheren Geweben, und jenes Jodid in der Schilddrüse, das gerade
aufgenommen, aber noch nicht an Aminosäuren gebunden wurde. Ferner ist in

ihm das Jodid des Speichels und des Magen-Darm-Traktes enthalten, nicht aber
jenes, das der tubulären Rückresorption entgangen und damit bereits in den Harn
ausgeschieden, wenn auch vielleicht noch nicht aus dem Körper entfernt ist.

2. Der Raum T enthält jenes Jod, das bereits in Form der jodierten Aminosäuren
als Hormonjod in der Schilddrüse aufgespeichert ist.

3. In Raum B ist jenes organisch-gebundene Jod enthalten, das die Schilddrüse verlassen hat und nun teils im Plasma und der extracellulären Flüssigkeit,
teils im peripheren Gewebe einschließlich der Leber vorhanden ist, bevor die
Abtrennung des Jodions aus dem Hormonmolekül im Zuge des Hormonver-
brauchs erfolgt. Ferner ist jenes organische Jod einbezogen, das von der Leber
nicht abgebaut, sondern in konjugierter Form über die Gallenwege in den Darm
ausgeschieden wird.

Dieses Modell des Jodstoffwechsels weicht ab von jenem Oddies, der das Jodid
in der Schilddrüse als eigenen Raum behandelt, dagegen aber den Stoffwechsel des
organischen Jods nicht berücksichtigt hat. Brownell hat zwar das organische
Jod im Plasma, nicht aber jenes in den peripheren Geweben in sein Modell miteinbezogen.

Es ist wichtig, sich vor Augen zu halten, daß diese „Räume" rein artefiziell
und abstrakt sind und ihre in Abb. 6 eingezeichneten Grenzen willkürlich gezogen
wurden; ferner entspricht die Größe der einzelnen Rechtecke in keiner Weise dem
Volumen des Raumes oder der Menge des in ihm enthaltenen Jods. Endlich sollen
die Unterschiede in der Dicke der Pfeile nur die wesentlichen von den vernach-
lässigbaren Wegen des Jodstoffwechsels abtrennen. Wir beziehen daher nur
folgende Wege des Jods in unser Modell ein: die Zufuhr des Jodids mit Nahrung
und Wasser; die Absorption im Magen-Darm-Trakt mit nachfolgender Aufnahme
ins Plasma und Verteilung im Jodidraum; die Ausscheidung des Jodids durch die
Nieren einerseits und seine Aufnahme in die Schilddrüse andererseits; seine Oxydation, Bindung an Aminosäuren und Speicherung als Thyreoglobulin; die
Sekretion des organischen Jods ins Plasma und seine Verteilung im Raum des
organischen Jods; den Abbau des hormonalen Jods in der Peripherie und die
Rückkehr des aus dem Abbau entstehenden anorganischen Jodids in das Plasma,
von wo es entweder ausgeschieden oder erneut in die Schilddrüse aufgenommen
wird.

Die Ausscheidung des Jodids im Speichel und im Magensaft darf vernachlässigt werden, da sie trotz der gegenüber dem Plasma vielfach höheren Konzentration des Jodids in diesen Flüssigkeiten mengenmäßig keine Rolle spielt und
außerdem das so ausgeschiedene Jodid dem Körper ja nicht verlorengeht, sondern
erneut resorbiert wird. Dies ermöglicht die vereinfachende Annahme, daß im
gesamten Jodidraum, also einschließlich Speichel und Magensaft, die Jodidkonzentration gleich der des Plasmas ist. Das gleiche gilt für die Schilddrüse, wo
die Konzentration des Jodids ebenfalls vielfach höher als jene im Plasma ist, aber
der so entstehende Fehler wegen der raschen Bindung des Jodids vernachlässigt
werden kann. Ebenso ist es notwendig, die Konzentration des hormonalen Jods
im Raum B gleich jener des Plasmas zu setzen, also eine gleichmäßige Verteilung
des organischen Jods anzunehmen, obwohl hier die Berechtigung dieser Vereinfachung vorläufig noch nicht erwiesen ist, da der Stoffwechsel des hormonalen
Jods weit weniger genau bekannt ist als jener des anorganischen Jodids.

Auch die Annahme, daß die gleichmäßige Verteilung des Jods in einem der
Räume sofort eintritt, hat nur eine begrenzte Berechtigung. Wie kürzlich Wollman ausführlich dargelegt hat, kann die augenblickliche, gleichmäßige Verteilung z. B. des Jodids im Jodidraum nur dann postuliert werden, wenn man
wenig Gewicht auf die Geschehnisse während der ersten zwei bis drei Stunden

nach der Radiojodzufuhr legt. Die Verteilung des hormonalen Jods zwischen Plasma und Geweben geht wahrscheinlich wesentlich langsamer als jene des Jodids vor sich, doch ist hier die Menge des pro Tag sezernierten Hormons im Vergleich zu der in Plasma und Geweben bereits vorhandenen Menge so gering, daß auf diese Verzögerungen in der Verteilung keine Rücksicht genommen werden muß.

Eine weitere Vereinfachung, ohne die die mathematische Beschreibung des Jodstoffwechsels undenkbar wäre, ist die Annahme, daß zur Zeit der Durchführung einer Radiojoduntersuchung Stoffwechselgleichgewicht herrscht, d. h. daß dem Körper die gleiche Menge Jodid zugeführt wird, die ausgeschieden wird, und die Schilddrüse die gleiche Jodidmenge aufnimmt, die sie als Jod in hormonaler Form abgibt. Nun schwankt aber die Jodzufuhr mit der Nahrung nicht nur von Tag zu Tag, sondern auch innerhalb von 24 Std., da Jod praktisch ja nur zu den Mahlzeiten zugeführt wird. Da die Aufnahme in die Schilddrüse und die Ausscheidung durch die Nieren relativ rasch erfolgen, entstehen dadurch beträchtliche Schwankungen in der ohnehin sehr geringen Plasmakonzentration des Jodids. Andererseits ist die Menge des präformierten Hormons in der Schilddrüse so groß und dessen tägliche Sekretion wahrscheinlich so gleichmäßig, daß der organische Jodstoffwechsel von den täglichen Schwankungen der Jodidzufuhr nur wenig beeinflußt wird. Wiederum sind jene Teste, die sich über einen längeren Zeitraum erstrecken und vorwiegend im organischen Bereich des Jodstoffwechsels arbeiten, gegenüber diesen Fehlermöglichkeiten weniger empfindlich als die kurzzeitigen Funktionsproben.

Tab. 5 (S. 73a) gibt eine Aufstellung der Definitionen für die im folgenden verwendeten Symbole und die Einheiten, in denen die einzelnen Größen gemessen werden. Die Volumina V_B und V_I sind ebenso wie die Räume I und B fiktiv, da sie theoretisch jenes Volumen darstellen, in denen sich das anorganische bzw. organische Jod gleichmäßig, d. h. mit der der Plasmakonzentration entsprechenden Konzentration verteilt. Nun ist aber die Konzentration des Jodids, wie bereits erwähnt, in Schilddrüse, Speichel- und Magensaft höher, so daß das Volumen des Jodidraumes größer berechnet wird als es tatsächlich ist. Solange daher nicht eine gleichmäßige Verteilung des radioaktiven Jodids eingetreten ist, kommt es zu der von MYANT, CORBETT, HONOUR und POCHIN beschriebenen langsamen „Ausdehnung" des Jodidraumes während der ersten Stunden nach der Verabreichung des Radiojods.

Die Konstante einer Verschwinde- oder Transferrate stellt jenen Betrag dar, um den sich die ursprünglich in einem Raum befindliche Menge Jod pro Zeiteinheit vermindert. Diese Verminderung erfolgt, wenn Gleichgewicht herrscht, in Form einer Exponentialfunktion, d. h. die Konzentrationswerte und bei gleichbleibendem Volumen auch die Werte der Gesamtmenge liegen, wenn sie in einem semilogarithmischen System gegen die Zeit aufgetragen werden, auf einer Geraden. Aus dieser läßt sich die biologische Halbwertszeit, also jene Zeit, in der sich das Jod in diesem Raum um die Hälfte seiner ursprünglichen Menge vermindert, leicht ermitteln. Wird der natürliche Logarithmus von 2 durch diese dividiert, so erhält man die Konstante der Verschwinderate ausgedrückt in %/100 pro Std., falls die biologische Halbwertszeit in Stunden dimensioniert wurde.

Der Terminus „biologische Halbwertszeit" bezieht sich auf den Stoffwechsel des J^{127}, während die Abnahme der J^{131}-Konzentration (effektive Halbwertszeit) ein Produkt aus der biologischen und der physikalischen Halbwertszeit ist. Die biologische Halbwertszeit läßt sich leicht nach folgender Formel berechnen:

$$T_{biol} = \frac{T_{phys} \cdot T_{eff}}{T_{phys} - T_{eff}} = \frac{8 \cdot T_{eff}}{8 - T_{eff}}. \tag{1}$$

In der Praxis wird man meist so vorgehen, daß jeder gemessene Wert sofort für den in der seit der Messung des Standards vergangenen Zeit stattgefundenen Zerfall des J^{131} korrigiert wird. Obige Beziehung gilt natürlich nur so lange, als die effektive Halbwertszeit nicht durch Rückkehr des schon einmal aus diesem Raum entfernten Radiojods verlängert wird.

Die meisten der verwendeten Größen beziehen sich auf das normale, nicht radioaktive J^{127}. Dort, wo Mengen oder Konzentrationen des radioaktiven Jods in die Berechnungen eingehen, sind ihre Symbole mit einem Stern versehen. Sie sind immer in Beziehung zur verabreichten Menge J^{131} gesetzt, d. h. in Prozent der zugeführten Dosis ausgedrückt.

Tabelle 5.

Symbol	Dimension	Definition
I	—	Raum des anorganischen Jods im Plasma, in den Geweben einschließlich der Schilddrüse und in der extracellulären Flüssigkeit
T	—	Raum des organischen Jods in der Schilddrüse
B	—	Raum des organischen Jods im Plasma, in den Geweben ausschließlich der Schilddrüse und in der extracellulären Flüssigkeit
V_I	Liter	Volumen von I
V_B	Liter	Volumen von B
Q_I	μg	Menge des anorganischen Jods in I
Q_T	μg	Menge des organischen Jods in T
Q_B	μg	Menge des organischen Jods in B
H	μg/Tag	Sekretionsrate des organischen Jods aus T nach B
Z	μg/Tag	Tägliche Jodzufuhr
E	μg/Tag	Tägliche Ausscheidung des anorganischen Jods aus I durch die Nieren
E_{bl}	μg/Tag	Tägliche Ausscheidung des anorganischen Jods aus I durch die Nieren bei kompletter Blockade der Hormonsynthese durch Thyreostaticis
F	μg/Tag	Tägliche Ausscheidung des organischen Jods aus B durch die Faeces
C_E	ml/min	Renale Jodidclearance des Plasmas
C_T	ml/min	Thyroidale Jodidclearance des Plasmas
i	μg/Liter	Konzentration des anorganischen Jods in I
b	μg/Liter	Konzentration des organischen Jods in B
K_{IE}	%/100 pro Std.	Konstante der Verschwinderate des anorganischen Jods aus I in den Harn
K_{BF}	%/100 pro Std.	Konstante der Verschwinderate des organischen Jods aus B in die Faeces
K_{IT}	%/100 pro Std.	Konstante der Transferrate des anorganischen Jods von I nach T
K_{TB}	%/100 pro Std.	Konstante der Transferrate des organischen Jods von T nach B
K_T	%/100 pro Std.	Konstante der Verschwinderate des radioaktiven Jods aus der Schilddrüse
K_{BI}	%/100 pro Std.	Konstante der Transferrate des organischen Jods von B nach I (Konstante der Abbaurate des organischen Jods in der Peripherie)
U	%/100 Std.	Teil von Q_I, der in die Schilddrüse aufgenommen wird
t	Std.	Zeit nach der Verabreichung des radioaktiven Jods

2. Der Stoffwechsel des anorganischen Jods.

Die Zufuhr des Jods erfolgt normalerweise per os mit Nahrung und Trinkwasser, und zwar in Form von Jodid. Auch radioaktives Jodid wird sowohl zu diagnostischen wie zu therapeutischen Zwecken in den meisten Fällen per os verabreicht. Die intravenöse Verabreichung wird nur dort durchgeführt, wo sein Stoffwechsel bereits während der ersten Stunden verfolgt werden soll. Die perorale Verabreichung hat den Vorteil, daß auf eine Sterilisierung der Lösung verzichtet werden kann und die genaue Bemessung der Dosis leichter durchzuführen ist.

Die Resorption des eingenommenen Jodids erfolgt zum geringeren Teil im Magen, zum größeren Teil in den anschließenden Darmabschnitten. Diese Resorption erfolgt recht rasch. Schon HAMILTON [1] fand durch Messungen der Aufbaurate der Radioaktivität über dem Handrücken, daß mindestens 80% des zugeführten radioaktiven Jods innerhalb einer Stunde oder kürzer resorbiert worden sein mußten, womit die Ergebnisse der noch mit chemischen Methoden durchgeführten Untersuchungen von VEIL und STURM und von v. FELLENBERG bestätigt wurden. KEATING und ALBERT bestimmten die Abnahme der Strahlenintensität über dem Epigastrium und fanden eine Abnahmegeschwindigkeit von rund 5% pro Std., was einer 90%igen Resorption innerhalb von 45 min und einer 99%igen Resorption innerhalb von 90 min entsprechen würde. Nach Angaben dieser Autoren ist nur beim Myxödem die Geschwindigkeit der Resorption vielleicht etwas verlangsamt. Diese Zahlen gelten nur für den nüchternen Magen. Wie nicht anders zu erwarten, haben STANLEY und ASTWOOD [1] gefunden, daß bei Gegenwart von Nahrung im Magen die Resorption deutlich eingeschränkt bzw. verzögert ist.

In diesem Zusammenhang sind die Untersuchungen von HOFMANN-CREDNER[1, 2] und HOFMANN-CREDNER und SPITZY erwähnenswert, nach denen elementares Jod sowohl bei Einatmung als auch auf percutanem Wege wesentlich schneller als ionales Jod resorbiert wird, was im Hinblick auf die balneologische Jodtherapie von Bedeutung ist. Auch DIRNAGL und PRESCH fanden eine hohe Jodresorption durch die Haut bei Baden in Jodschwefelwasser. Im Hinblick auf die größere technische Eignung des Jodats zur Durchführung der Jodprophylaxe (bessere Lagerfähigkeit, geringere Empfindlichkeit gegen Feuchtigkeit usw.) sind die Untersuchungen von MURRAY und POCHIN von Interesse, die nachwiesen, daß Jodat kaum geringer als Jodid von der Schilddrüse gespeichert wird.

Nach der Resorption und Aufnahme ins Plasma erfolgt die Verteilung und Durchmischung des radioaktiven Jodids mit dem bereits vorhandenen inaktiven Jodid im Jodidraum. Dieser besteht hauptsächlich aus dem Plasma und der extracellulären Flüssigkeit, doch sind darüber hinaus noch Nebenwege vorhanden, deren Bedeutung im einzelnen besprochen werden muß.

Die Erythrocyten nehmen Jodid in einer ihrem Wassergehalt entsprechenden Konzentration auf. Da der Wassergehalt des roten Blutkörperchens etwa 65% des Wassergehaltes des Plasmas beträgt, enthält, wie RIGGS, LAVIETES und MAN mittels inaktiven Jods und MYANT, CORBETT, HONOUR und POCHIN; RALL, POWER und ALBERT sowie OWEN und POWER mittels radioaktiven Jodids nachgewiesen haben, ein gegebenes Volumen Erythrocyten den entsprechend geringeren Betrag an Radiojodid als das gleiche Volumen Plasma. Andererseits diffundiert Thyroxin nicht in die roten Blutkörperchen. SCOTT, REAVIS, SAUNDERS und WHITE sowie WHITE haben auf diesem Umstand, der bei Thyreotoxikosen zu einem viel größeren Unterschied im Radiojodgehalt des Plasmas gegenüber jenem der Erythrocyten führt als beim Normalen, einen diagnostischen Test aufgebaut, der aber infolge der Mühseligkeit seiner technischen Durchführung ohne klinische Bedeutung ist.

Ohne Zweifel betritt das Jodid auch andere Zellen des Körpers, aber nur in einem begrenzten Ausmaß und mit wesentlich langsamerer Geschwindigkeit als die Erythrocyten. Seine Verteilung dürfte in dieser Beziehung recht ähnlich jener des Chloridions sein (WALLACE und BRODIE).

Der Körper verliert minimale Beträge an Jodid durch den Schweiß (SPECTOR, MITCHELL und HAMILTON) und durch die Faeces (KEATING und ALBERT; NELSON, PALMES, PARK, WEYMOUTH und BEAN). Nach SALTER, KARANDIKAR und BLOCK soll es auch zu einem Verlust an anorganischem Jod durch die Ausatmungsluft kommen, doch wird dies von RIGGS [2] mit recht überzeugenden Argumenten bestritten und als wahrscheinlich durch einen technischen Fehler bedingt erklärt.

Eine recht interessante, wenn auch keineswegs entscheidende Stellung im Jodstoffwechsel nehmen jene Organe ein, die der Schilddrüse phylogenetisch verwandt sind, nämlich Speichel- und Magendrüsen. Die Tatsache, daß der Speichel und der Magensaft vielfach höhere Jodkonzentrationen als das Plasma enthalten, ist schon seit langem aus den Untersuchungen deutscher Autoren bekannt (Lipschitz [1, 2]; Barkan und Leistner) und später in einer Reihe von Nachuntersuchungen bestätigt worden (Bruger, Hinton und Lough; Bruger und Member; Flexner, Bruger und Member; Heath und Fullerton; Davenport). Die ersten Radiojoduntersuchungen in dieser Richtung sind von Schiff, Stevens, Molle, Steinberg, Kumpe und Stewart durchgeführt und von Myant, Corbett, Honour und Pochin; Mason und Bloch; Goldsmith, Stevens und Schiff sowie Honour, Myant und Rowlands fortgeführt worden. Danach teilen die Speichel- und Magendrüsen mit der Thyreoidea die Fähigkeit, Jodid aus dem Plasma zu extrahieren und in vielfach höherem Maße zu konzentrieren. Für die Identität des Konzentrationsvorganges in Speicheldrüsen und Thyreoidea spricht auch, daß dieser ebenso wie bei der Schilddrüse durch Thiocyanat (Freinkel und Ingbar) und durch Perchlorat (Rowlands, Edwards und Honour; Edwards, Fletcher und Rowlands) unwirksam gemacht werden kann. Ferner hat kürzlich Kirkwood gefunden, daß das Enzym Tyrosin-Jodinase, das für die Jodierung des Tyrosins in der Schilddrüse verantwortlich ist (Fawcett und Kirkwood [1]), auch in den Speicheldrüsen in beträchtlichen Mengen vorhanden ist.

Die Verteilung des Jodids im Jodidraum braucht bis zum Eintritt des Gleichgewichtes natürlich eine gewisse Zeit. Wollman gibt folgendes instruktives Beispiel: Das Verhältnis zwischen Jodidkonzentration in der Schilddrüse und jener im Plasma ist bei der Maus rund 250:1 (Wollman und Scow [1]). Dies bedeutet, daß im Gleichgewichtszustand der Radiojodidgehalt der Schilddrüse 250fach größer ist als jener eines gleichen Volumens Plasma bzw. annähernd Blut. Nimmt man für den Moment an, daß die Radiojodidkonzentration des Blutes

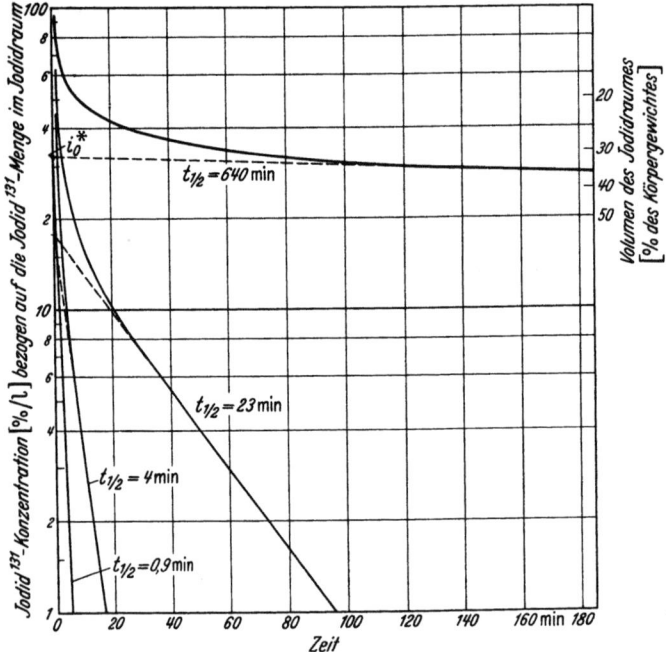

Abb. 7. Verlauf der Radiojodkonzentration im Plasma während der ersten drei Stunden nach intravenöser Verabreichung. Die Werte wurden jeweils für die noch im Jodidraum vorhandene Menge Radiojodid korrigiert. Die Rückextrapolation auf den Injektionszeitpunkt führt zu i_0^*, der initialen Plasmakonzentration. Ihr reziproker Wert entspricht dem Volumen des Jodidraumes.

konstant gehalten wird, dann muß eine Menge Blut, die 250fach größer als das Volumen der Schilddrüse ist, diese durchfließen, bevor Gleichgewicht eingetreten ist — vorausgesetzt, daß das Blut bei einmaliger Passage gänzlich von Jodid geklärt wird. Da pro Minute etwa das 10fache Schilddrüsenvolumen an Blut durch die Schilddrüse fließt, müssen mindestens 25 min vergehen, bis das Gleichgewicht eingetreten ist. BROWNELL schätzt, daß beim Menschen, wo der Schilddrüsen-Plasma-Gradient für Jodid etwa 30 beträgt, rund 50% des endgültigen Gleichgewichtes innerhalb von 15 min, 90% innerhalb von 50 min und 99% innerhalb von 100 min erreicht werden.

Die in Abb. 7 wiedergegebene und teils aus Ergebnissen von BERSON, YALOW, SORRENTINO und ROSWIT, teils aus eigenen Ergebnissen konstruierte Kurve läßt einige Details dieses Vorganges erkennen. Um für den Ausfluß des Jodids aus dem Jodidraum in den Harn und in die organische Bindung zu korrigieren, wurde jeder einzelne Plasmakonzentrationswert durch die zu diesem Zeitpunkt noch im Jodidraum befindliche Menge Radiojod (zugeführte Menge abzüglich ausgeschiedene und gespeicherte Menge) dividiert. Nun zeigt sich, daß diese Kurve nicht einer reinen Exponentialfunktion entspricht, sondern aus einzelnen Teilkomponenten zusammengesetzt ist, die sich graphisch trennen lassen. Die schnellste Komponente mit einer Halbwertszeit von 0,9 min entspricht wohl der Verteilung des intravenös zugeführten Radiojods im Plasma. Welchen physiologischen Gegebenheiten die Auftrennung der Verteilung in zwei weitere Verteilungsraten entspricht, ist nicht ohne weiteres zu erkennen, doch ergibt sich aus dem Verlauf der dritten Komponente, daß 50% der Verteilung im Jodidraum nach 28 min erreicht werden. Wäre nun die Verteilung bereits vollkommen, so sollte der weitere Verlauf der Kurve horizontal sein. Tatsächlich nimmt aber die Plasmakonzentration weiter ganz langsam ab, und zwar mit einer Halbwertszeit von etwa 11 Std. Die Gründe für dieses ganz langsame Verschwinden des Jodids sind nicht genau bekannt, sie lassen sich nur vermuten. Die langsame Penetration in den intracellulären Flüssigkeitsraum sowie eine geringe fäkale Ausscheidung mag hier eine Rolle spielen. Wenn man die Gerade, die diesem langsamen Verschwinden entspricht, auf den Injektionszeitpunkt rückextrapoliert, dann erhält man jene Plasmakonzentration i_0^*, die sich ergeben würde, wenn das Gleichgewicht der Jodidverteilung unmittelbar nach der Injektion eintreten würde. Ihr reziproker Wert entspricht dem Volumen des Jodidraumes:

$$V_I = \frac{1}{i_0^*}. \tag{2}$$

Zu i_0^* gelangt man selbstverständlich auch, wenn man, sobald Gleichgewicht eingetreten ist, die nicht für den Ausfluß des Jodids aus dem Jodidraum korrigierten Werte der Jodidkonzentration im Plasma auf den Injektionszeitpunkt rückextrapoliert.

Die renale Ausscheidung des Jodids erfolgt wahrscheinlich durch glomeruläre Filtrierung, wobei jedoch ein großer Teil durch die Tubuli rückresorbiert wird (SMITH; PERRY und HUGHES). Nach CASTENFORS, EK und PORJE beträgt beim Gesunden die Inulinclearance rund das Dreifache der Jodidclearance. Zum Unterschied von der Chloridclearance ist die Clearance des Jodids bemerkenswert konstant und weder durch hohe noch durch niedrige Plasmakonzentrationen beeinflußt. CHILDS, KEATING, RALL, WILLIAMS und POWER sahen bei einer Jodidkonzentration im Plasma von 10 mg-% und STANBURY, BROWNELL, RIGGS, PERINETTI, DEL CASTILLO und ITOIZ bei einer Konzentration von 0,02 μg-% noch unverändert normale Clearancewerte. Bemerkenswerterweise ist die renale Jodidclearance aber auch unabhängig von der Schilddrüsenfunktion. Zahlreiche Untersuchungen haben bestätigt, daß die renale Clearance der Hyperthyreose im Durchschnitt gleich jener des Gesunden ist (MYANT, POCHIN und GOLDIE; KEATING und ALBERT; McCONAHEY, KEATING und POWER [1]; BERSON, YALOW, SORRENTINO und ROSWIT; FELLINGER, MANNHEIMER und VETTER [2]). Nur HLAD und BRICKER fanden bei Hyperthyreosen einen im Durchschnitt etwas höheren Wert, doch ist dieser Durchschnitt aus Beobachtungen an nur vier Patienten errechnet worden. Beim Myxödem ist die Clearance meist etwas vermindert (KEATING und ALBERT; McCONAHEY, KEATING und POWER [1]; BERSON, YALOW, SORRENTINO und ROSWIT), doch geht dies sicher auf die dem Myxödem eigentümliche Beeinträchtigung der Nierenfunktion zurück. Auch bei primären Nierenerkrankungen ist nach McConahey, Keating und Power [1] und Perry und Hughes die Jodidclearance herabgesetzt.

Die renale Clearance ist definitionsgemäß jene Menge Plasma, die pro Minute von Jodid geklärt wird. Zwei Methoden stehen zu ihrer Bestimmung zur Verfügung. Die eine entspricht dem bei anderen Clearanceuntersuchungen üblichen Vorgang: die Clearance berechnet sich aus der Menge des Stoffes, die in einem gewissen Zeitraum ausgeschieden wird, dividiert durch die mittlere Plasmakonzentration dieses Stoffes während dieses Zeitraumes. Für radioaktives Jod ist daher

$$C_E = \frac{E_{t_2}^* - E_{t_1}^*}{i^* \cdot (t_2 - t_1)}. \tag{3}$$

$E_{t_1}^*$ und $E_{t_2}^*$ sind die Gesamtmengen an Radiojod, die bis zu den Zeitpunkten t_1 und t_2 seit der Verabreichung ausgeschieden wurden. Da die Radiojodkonzentration im Plasma, sobald Verteilungsgleichgewicht eingetreten ist, entsprechend einer Exponentialfunktion abfällt, ist die mittlere Konzentration

$$i^* = \frac{i_{t_1}^* - i_{t_2}^*}{\ln i_{t_1}^* - \ln i_{t_2}^*}. \tag{4}$$

Die zweite Methode beruht auf der Überlegung, daß die renale Clearance das Produkt aus dem Volumen des Jodidraumes V_I und der Konstante der Ausscheidungsrate K_{IE} ist. Nach Korrektur der Dimensionen ist

$$C_E = \frac{K_{IE}}{60} \cdot 1000 \cdot V_I. \tag{5}$$

Die Verschwinderate des Jodids aus dem Plasma setzt sich zusammen aus der Ausscheidungsrate in den Harn (K_{IE}) und der Transferrate des Jodids von I nach T (K_{IT}). Da wir annehmen, daß alles Jodid, das nicht in die Schilddrüse aufgenommen und dort gebunden wird, ausgeschieden wird, beträgt die ausgeschiedene Menge Jodid zu jeder Zeit $(1 - U)$, wo U zu jeder Zeit jener Anteil der verabreichten Menge ist, der in T gespeichert wurde. Die Konstante der Ausscheidungsrate ist aber gleich dem Produkt aus der Verschwinderate und der ausgeschiedenen Jodmenge. Daher

$$K_{IE} = (1 - U) \cdot (K_{IE} + K_{IT}). \tag{6}$$

Das Volumen V_I erhält man entsprechend Gl. (2) aus der initialen Jodidkonzentration i_0^*, so daß

$$C_E = \frac{(1 - U)(K_{IE} + K_{IT})}{60} \cdot 1000 \cdot \frac{1}{i_0^*}. \tag{7}$$

Diese Methode erfordert, um nicht zu fehlerhafte Resultate zu erhalten, ebenfalls eine Reihe von Bestimmungen der Plasmakonzentrationen und der ausgeschiedenen Jodidmengen. Die Bestimmungen werden am besten in der Zeit von 2 bis zu 10 Std. nach Verabreichung durchgeführt; bei Hyperthyreosen ist es empfehlenswert, das Eiweiß im Plasma zu fällen, da bei ausgeprägten Fällen schon nach wenigen Stunden ein Teil des Radiojods in organischer Form vorliegen kann.

Berkson, Keating, Power und McConahey haben zeigen können, daß zwischen den Ergebnissen, die am gleichen Patienten mit beiden Methoden erhalten werden, gute Übereinstimmung besteht. Wie aus Tab. 6 (S. 738) ersichtlich, schwanken die von verschiedenen Untersuchern im Durchschnitt bei Gesunden erhaltenen Werte für die renale Jodidclearance zwischen 30 und 36 ml/min. Mit Riggs [2] sei hier angenommen, daß der normale Clearancewert 33,3 ml/min beträgt.

Kennt man nun die renale Clearance und hat man die Ausscheidungsrate aus der Verschwinderate im Plasma und der Harnausscheidung entsprechend Gl. (6) erhalten, dann läßt sich das Volumen des Jodidraumes mittels einer Umkehr der Gl. (5) berechnen

$$V_I = \frac{6 \cdot C_E}{100 \cdot K_{IE}}. \tag{8}$$

Da die normale Ausscheidungsrate nach Keating, Haines, Power und Williams rund 7,2% pro Std. beträgt, so ergibt sich für das Volumen des Jodidraumes beim Gesunden ein Durchschnittswert von rund 28 l, also bei einem Körpergewicht von

70 kg von rund 40% des Körpergewichtes. Dies entspricht, um dies nochmals zu betonen, keinem echten, morphologisch oder funktionell abgrenzbaren Raum im Körper; ferner ist dieser Wert künstlich vergrößert durch die Annahme, daß im gesamten Jodidraum die gleiche Jodidkonzentration herrschen würde.

Eine andere Methode, das Volumen des Jodidraumes zu berechnen, besteht in der Bestimmung jener Mengen Radiojod, die in die Schilddrüse aufgenommen und in den Harn ausgeschieden wurden, und deren Subtraktion von der Menge des zugeführten Radiojods. Die Differenz, also jener Teil, der im Körper ausschließlich des organischen Jodraums der Schilddrüse verbleibt (wobei das Radiojod in Form von Jodid in der Schilddrüse vernachlässigt wird), dividiert durch die Plasmakonzentration, ergibt dann das Volumen des Jodidraums. MYANT, CORBETT, HONOUR und POCHIN erhielten eine Stunde nach Verabreichung bei Gesunden im Durchschnitt ein Volumen von 18 l oder 21% des Körpergewichtes und nach 6 Std. 25 l oder 39% des Körpergewichtes. KEATING und ALBERT fanden mit ihrer Methode bei Gesunden im Durchschnitt 26 l oder 35% des Körpergewichtes, BERSON, YALOW, SORRENTINO und ROSWIT nach 30 min 26% und nach 3 Std. rund 39% des Körpergewichtes. Auch die in Abb. 7 nach 3 Std. erreichte Plasmakonzentration entspricht einem Volumen von etwa 36% des Körpergewichtes.

Ödeme renaler, hypoproteinämischer oder kardialer Genese vergrößern natürlich den Jodidraum. Es ist möglich, daß die von POCHIN [1] bei schweren Hyperthyreosen gefundenen Vergrößerungen des Jodidraumes auf eine kardial bedingte Vermehrung des Blutvolumens und der extracellulären Flüssigkeit zurückzuführen sind. Ferner muß darauf hingewiesen werden, daß bei kardialen Fällen auch ein schweres Kreislaufversagen die Schilddrüsendurchblutung vermindern und dadurch eine verminderte oder verzögerte Speicherung des Radiojods bewirken kann (CLOSUIT). Allerdings scheint dies nur sehr selten der Fall zu sein; im Durchschnitt fanden FREEDBERG, CHAMOVITZ und KURLAND [2] bei Kreislaufdekompensation sogar eine erhöhte Speicherung.

Die Transformierung der mit Radiojod gewonnenen Ergebnisse in Werte, die auf den Stoffwechsel des gewöhnlichen Jodids schließen lassen, gelingt leicht, wenn man nur einen J^{127}-Wert sozusagen als Angel- und Ausgangspunkt der Berechnung besitzt. Hat man z. B. die J^{127}-Ausscheidung im 24 Std.-Harn gemessen und hält man sich vor Augen, daß die renale Clearance nichts anderes ist als diese Menge, dividiert durch die Jodidkonzentration:

$$C_E = \frac{E}{1{,}44 \cdot i}, \tag{9}$$

dann läßt sich daraus die Jodidkonzentration und, da die Gesamtmenge Jodid im Körper

$$Q_I = i \cdot V_I \tag{10}$$

ist, unter Zuhilfenahme der Gl. (8) die Jodidmenge im Körper aus

$$Q_I = \frac{E}{24 \cdot K_{IE}}. \tag{11}$$

errechnen.

Die Clearance des Plasmas durch die Schilddrüse läßt sich parallel zur renalen Clearance berechnen. Die Bindung des Jodids an Tyrosin erfolgt ja recht rasch. LEIN hat an Kaninchen und TAUROG und CHAIKOFF [1] haben an Ratten zeigen können, daß bereits 15 min nach intravenöser Verabreichung 95% des in der Schilddrüse aufgenommenen Radiojods in organisch gebundener Form vorliegen. Daher sind wir berechtigt, sobald im gesamten Jodidraum Verteilungsgleichgewicht eingetreten und die thyroidale Clearance einen konstanten Wert erreicht hat, jenes Radiojod, das wir in der Schilddrüse mittels des Speichertestes messen, als organisch gebundenes, d. h. bereits im Raum T befindliches Radiojod aufzufassen.

Nun ist ja die thyroidale Clearance wieder nichts anderes als jene Menge, die aus dem Jodidraum in den Raum T ausgeschieden wurde, dividiert durch die mittlere Konzentration im Jodidraum. Da wir annehmen, daß Stoffwechselgleichgewicht herrscht, so verläßt pro Zeiteinheit genau so viel Jodid den Jodidraum und betritt den Raum T, wie Jod in organischer Form den Raum T, d. h. die Schilddrüse verläßt. Dieser Wert entspricht aber der Transferrate von T nach B oder der hormonalen Sekretionsrate H. In Gl. (9) tritt daher an Stelle der in den Harn ausgeschiedenen Jodidmenge E die Hormonsekretionsrate H:

$$C_T = \frac{H}{1{,}44 \cdot i} \, . \tag{12}$$

Somit verhält sich die thyroidale zur renalen Clearance wie die beiden Mengen, die pro Zeiteinheit den Jodidraum via Schilddrüse und via Niere verlassen:

$$\frac{C_T}{C_E} = \frac{H}{E} \tag{13}$$

oder

$$\frac{C_T}{C_E} = \frac{U}{1-U} \, . \tag{14}$$

Die Berechnung der thyroidalen Clearance erfordert daher wieder die serienmäßige Bestimmung der Plasmakonzentrationen und der Speicherungswerte, um die Speicherrate K_{IT} analog Gl. (6) berechnen zu können:

$$K_{IT} = U \cdot (K_{IE} + K_{IT}) \, . \tag{15}$$

Die thyroidale Clearance ist dann analog zu Gl. (7)

$$C_T = \frac{U \cdot (K_{IE} + K_{IT})}{60} \cdot 1000 \cdot \frac{1}{i_0^*} \, . \tag{16}$$

Diese Methode der indirekten Bestimmung der renalen und thyroidalen Clearance nach Berkson, Keating, Power und McConahey müßte, um korrekt zu sein, die Extrapolation der in einer Reihe von Harnportionen ausgeschiedenen Radiojodmengen auf jenen endlichen Anteil der verabreichten Menge in sich schließen, der nicht von der Schilddrüse aufgenommen wurde. Wird, wie dies häufig und auch von uns geübt wird, der Einfachheit halber statt des Extrapolationswertes die Ausscheidung bis zu einem fixen Zeitpunkt — meist bis zu 48 Std. — herangezogen, dann wird insbesondere bei stark beschleunigtem Jodumsatz ein Teil der in diesem Zeitraum ausgeschiedenen Radiojodidmenge bereits aus dem Hormonabbau stammen und daher die renale Clearance zu hoch und die thyroidale Clearance zu niedrig bestimmt werden.

Auch die Technik der direkten Bestimmung der thyroidalen Clearance ist durchaus nicht frei von beträchtlichen Fehlerquellen. Wie schon früher erwähnt, liegt einer jener meßtechnischen Fehler, die am schwierigsten zu umgehen sind, in der Tatsache begründet, daß das auf die Schilddrüse ausgerichtete Nachweisgerät ja nicht nur das in das Organ aufgenommene, sondern auch das im Blut kreisende und in andere Gewebe der eingestellten Halsregion diffundierende Radiojod „sieht". Für kurzzeitige Bestimmungen benützen Berson, Yalow, Sorrentino und Roswit daher folgende Korrektur: sie messen unmittelbar nach der intravenösen Verabreichung die Strahlenintensität der fix eingestellten Halsregion und nehmen an, daß diese die extrathyroidale Aktivität repräsentiert, da in den ersten Minuten wohl kaum schon nennenswerte Quantitäten des verabreichten Radiojods in die Schilddrüse aufgenommen worden sein können. Dieser „Nulleffekt" ändert sich nun annähernd mit der Konzentration des Radiojodids im Jodidraum, und BERSON et al. haben für diese graduelle Abnahme der extrathyroidalen Aktivität eine Korrekturkurve angegeben, die als Durchschnitt einer großen Reihe von Einzelbeobachtungen errechnet wurde. Wir halten es für günstiger, doch in jedem Einzelfall unmittelbar nach der Verabreichung und sobald das injizierte Radiojod im Plasmavolumen verteilt ist (etwa nach 3 min) gleichzeitig mit der ersten in vivo-Messung eine Blutprobe abzunehmen. Die weiteren Blutproben, die ohnehin zur Berechnung der Clearance benötigt werden, werden ebenfalls zu gleicher Zeit mit der Messung der Speicherung abgenommen und nun eine individuelle Kurve der Abnahme der Radiojodidkonzentration im Jodidraum konstruiert, aus der die Korrekturen für die Speicherungswerte abgelesen werden können. Allerdings haben kürzlich ODDIE, MESCHAN und WORTHAM [1, 2] darauf hingewiesen, daß damit noch immer nicht alle Probleme gelöst sind, da ja das Radiojod aus dem Kreislauf auch in die die Schilddrüse umgebenden Gewebe hineindiffundiert, so daß sich, genau genommen, der „Nulleffekt" nicht entsprechend der Plasmakonzentration verändert. Die Unterschiede zwischen den ohne diese Korrektur bestimmten und den korrigierten kurzzeitigen Speichertesten, Schilddrüsen-Oberschenkel-Quotienten und thyroidalen Clearances sind beträchtlich (FELLINGER, HÖFER und VETTER [2]) und BERSON und YALOW[2] greifen daher mit Recht die kürzlich publizierten Untersuchungen von INGBAR [1, 2, 3] an, der diese Fehlerquellen unberücksichtigt gelassen hat und daher zu unverwertbaren Ergebnissen gelangte.

Endlich erhebt sich noch die Frage, ob die thyroidale Clearance konstant ist. BERSON und YALOW [2] haben dies wohl behauptet, jedoch zugeben müssen, daß dies nicht der Fall sein kann, sobald die Geschwindigkeit der Jodidbindung an die Aminosäuren kleiner ist als jene der Jodidkonzentrierung in der Schilddrüse. Tatsächlich haben NODINE, PERLOFF, ALBUQUERQUE, PERCZEK und CHANNICK gefunden, daß die thyroidale Clearance nach 24 Std. kleiner war als jene, die zwischen 2 und 12 Std. nach Verabreichung gemessen wurde. In unseren J^{132}-Studien beobachteten wir einen noch viel stärkeren Abfall während der ersten 2 Std. (FELLINGER, HÖFER und VETTER [1]) und es ist nicht unmöglich, daß die derzeitigen Modellvorstellungen von den ersten Phasen der Jodidverteilung und -aufnahme eine gewisse, wenn auch nicht sehr bedeutungsvolle Revision erfahren müssen, da der Schilddrüsenanteil am Jodidraum gelegentlich vielleicht doch größer ist als ursprünglich angenommen wurde und andererseits, zumindest im Normalfall, die Geschwindigkeit der Jodidkonzentrierung jene der Jodidbindung übersteigt.

Zum Unterschied von der renalen Clearance ist die Schilddrüsenclearance sehr stark von der Funktion der Schilddrüse abhängig; ist sie doch direkt proportional der Hormonsekretionsrate H. Daraus ergibt sich ihr diagnostischer Wert. Wie aus Tab. 6 ersichtlich, beträgt im Durchschnitt die thyroidale Clearance der echten Hyperthyreose das Zehnfache und mehr der Clearance des Gesunden, während sie beim Myxödem entsprechend erniedrigt ist.

Eine Verschlechterung der Nierenfunktion bei Nierenkranken führt nicht nur zu einer Verminderung der renalen, sondern auch der thyroidalen Clearance. Bei Nierenkranken ist, wie PERRY und HUGHES nachgewiesen haben, einerseits die renale Filtration herabgesetzt, andererseits die tubuläre Rückresorption erhöht, so daß die Jodidkonzentration im Plasma bei gleichbleibender Zufuhr stark erhöht ist. Entsprechend Gl. (12), in der die Plasmakonzentration i im Nenner steht, führt aber eine Erhöhung derselben zu einer Verkleinerung von C_T. Die verminderte Schilddrüsenclearance des Radiojods wird auch verständlich, wenn man sich vor Augen hält, daß die zugeführte Menge Radiojod im Jodidraum durch die

Tabelle 6. *Abgerundete Durchschnittswerte der renalen und thyroidalen Jodidclearance des Plasmas bei verschiedenen Funktionszuständen der Schilddrüse und bei herabgesetzter Nierenfunktion.*
Die eingeklammerten Zahlen bezeichnen die Anzahl der Versuchspersonen.

Autoren	Renale Clearance				Thyroidale Clearance			
	Hypo-thyreose	Euthy-reose	Hyper-thyreose	Verminderte Nieren-funktion	Hypo-thyreose	Euthy-reose	Hyper-thyreose	Verminderte Nieren-funktion
	Abgerundete Durchschnittswerte in ml/min							
Myant, Pochin und Goldie. .		31 (7)	27 (11)			16 (8)	486 (11)	
Keating und Albert . . .	22 (5)	36 (8)	38 (10)			6 (3)	85 (5)	
Myant, Corbett, Honour und Pochin. . . .		36 (12)						
McConahey, Keating und Power	18 (5)	33 (9)	33 (16)	9 (12)	5 (6)	26 (9)	155 (16)	7 (12)
Goodwin, Macgregor, Miller und Wayne. .					13 (4)	24 (16)	346 (33)	
Perry und Hughes . . .		31 (11)		6 (11)		12 (12)		4 (11)
Berson, Yalow, Sorrentino und Roswit .	27 (5)	36 (87)	30 (18)		2 (5)	18 (87)	210 (18)	
Fellinger, Mannheimer und Vetter [2] . .		30 (10)	25 (10)			47 (10)	214 (10)	

dort vorhandenen, bis zu zehnfach größeren nicht aktiven Jodidmengen stark verdünnt wird und schon daraus eine verminderte Speicherung des Radiojodids, wenn auch nicht des inaktiven Jodids resultiert. Endlich dürften auch pharmakologische Wirkungen der erhöhten Jodidkonzentration eine Rolle spielen (Wollman und Scow [2, 3]).

Jodidkonzentrierung und Jodidbindung sind zwei voneinander unabhängige, getrennt beeinflußbare Mechanismen. Über die Natur des Konzentrationsmechanismus ist bis heute keine endgültige Klarheit geschaffen worden. Er ist, wie schon erwähnt, nur der Schilddrüse und den Speichel- und Magendrüsen sowie den Brustdrüsen eigen und läßt sich am besten beurteilen, wenn man die Bindung des aufgenommenen Jodids an die Aminosäuren durch die Gabe von Thioharnstoffpräparaten verhindert. Franklin, Chaikoff und Lerner haben gezeigt, daß selbst in vitro Schilddrüsenschnitte in Gegenwart von Thiouracil zwar nicht mehr Dijodtyrosin und Thyroxin aufbauen, jedoch noch immer Jodid aus der Inkubationslösung konzentrieren können. Die gleiche Wirkung üben nach Schachner, Franklin und Chaikoff [2] und Taurog, Chaikoff und Franklin auch Thiourea, Paraaminobenzoesäure und Sulfanilamid aus. Auch in vivo zeigt sich der gleiche Effekt (McGinty und Sharp; Taurog, Chaikoff und Feller; Vanderlaan und Vanderlaan). Der therapeutische Effekt von Paraaminobenzoesäure ist allerdings nach Goodwin, Miller und Wayne ungleich schwächer als jener von Thiouracil. Das aufgenommene Jodid bleibt in erhöhter Konzentration sozusagen vor der Bindung an Tyrosin, d. h. vor dem Tor zum Raum T, liegen: es ist ultrafiltrierbar und dialysierbar, es ist nicht mit den Proteinen fällbar und kann mit Perjodat oxydiert werden (Franklin, Chaikoff und Lerner). Dieses Jodid verbleibt aber nicht lange in der Schilddrüse; seine

Konzentration erreicht nach VANDERLAAN und BISSELL ihr Maximum bereits nach einer halben Stunde, um dann wieder langsam abzunehmen (WOLFF, CHAIKOFF, TAUROG und RUBIN).

Thiocyanat, dessen strumigene Wirkung seit den Beobachtungen von BARKER und von ASTWOOD [1] bekannt ist, verhindert nicht nur die Aufnahme des Jodids in die Schilddrüse, sondern bewirkt auch einen Ausstoß des schon aufgenommenen Jodids aus der thiouracil-vorbehandelten Schilddrüse (TAUROG, CHAIKOFF und FELLER; VANDERLAAN und VANDERLAAN; STANLEY und ASTWOOD [2]). Das Ventil zwischen Plasma und Schilddrüse, das normalerweise nur gegen die Schilddrüse hin offen ist, wird daher durch Thiocyanat nach beiden Seiten hin geöffnet und der Konzentrationsgradient zwischen Plasma und Schilddrüse auf ein Minimum verringert, doch sind große Jodgaben durch Erhöhung des Jodidspiegels im Plasma und damit auch im Jodidraum der Schilddrüse imstande, die strumigene Wirkung des Thiocyanats zu überwinden (RAWSON, HERTZ und MEANS). Nach Absetzen der Droge ist die Radiojodspeicherung gegenüber den Werten der vor Therapie stark erhöht (RAWSON, TANNHEIMER und PEACOCK; BLACKBURN, KEATING und HAINES; RICHARDS, BROCKHURST und COLEMAN). WYNGAARDEN, WRIGHT und WAYS; STANBURY und WYNGAARDEN sowie WYNGAARDEN, STANBURY und RAPP haben später nachgewiesen, daß eine Reihe anderer monovalenter Anionen, insbesondere die Halogenoxyde, eine gleichsinnige, z. T. wesentlich stärkere Wirkung wie Thiocyanat besitzen. Besonders Perchlorat hat eine sehr kräftige Wirkung auf die Jodidaufnahme und eignet sich daher auch vorzüglich zur Therapie der Thyreotoxikose (GODLEY und STANBURY; MORGANS und TROTTER; SALZMANN und VETTER).

Besonderes Interesse verdient der Einfluß der Zufuhr von erhöhten Jodidmengen auf den Jodstoffwechsel. Die therapeutischen Wirkungen solcher Gaben bei Fällen von Thyreotoxikose sind ja zur Genüge bekannt, doch ist ihr Mechanismus auch heute noch in beträchtlichem Maße ungeklärt. Der Einfluß hoher Jodiddosen auf den Konzentrationsmechanismus wurde bereits erwähnt. Die thyroidale Clearance des J^{131} sinkt in dem Maße ab, als der Serumjodidspiegel erhöht wird (CHILDS, KEATING, RALL, WILLIAMS und POWER). Dies muß nicht unbedingt bedeuten, daß auch die Jodidaufnahme an sich geringer wird; wird die Aufnahmegeschwindigkeit zwar verlangsamt, aber die Menge Jodid, die aufgenommen wird, erhöht, so betritt doch die gleiche Menge Jodid pro Zeiteinheit die Schilddrüse. Ein solcher Vorgang läßt sich nur nachweisen, wenn nicht nur das Verhalten des J^{131}, sondern auch jenes des stabilen J^{127} verfolgt wird. Wie schon die frühen Arbeiten von LEBLOND und SÜE [2]; RABEN und von RABEN und ASTWOOD zeigten, kann aber der Konzentrierungsmechanismus völlig unterbunden werden, wenn nur genügend große Jodidmengen zugeführt werden. HALMI [1] hat dies kürzlich bestätigt und weiterhin nachgewiesen, daß die Sättigungsgrenze der Schilddrüse für Jodid entscheidend vom thyreotropen Hormon beeinflußt wird.

Die zweite und wahrscheinlich jene Wirkung, die den Therapieerfolg eher zu erklären in der Lage ist, ist jene auf die Hormonsynthese. MORTON, CHAIKOFF und ROSENFELD konnten nachweisen, daß hohe Jodiddosen bereits in vitro den Aufbau von Dijodtyrosin und Thyroxin durch Schilddrüsenschnitte unterbinden, und WOLFF und CHAIKOFF [1—4] haben den gleichen Effekt auch im Tierversuch gesehen. Hohe Dosen von Jodid wirken daher ähnlich wie die Thioureagruppe, was auch dadurch bewiesen wird, daß Thiocyanat einen großen Teil des aufgenommenen Jodids wieder aus der Schilddrüse auswaschen kann (RABEN; STANLEY). Dieser inhibierende Effekt scheint allerdings nicht lange anzuhalten; so konnten WOLFF, CHAIKOFF, GOLDBERG und MEIER schon 26 Std. nach einer einmaligen großen Jodidgabe eine Wiederaufnahme der Hormonsynthese beobachten, obwohl der Serumjodidspiegel nach wie vor erhöht blieb. Ferner soll nach Albert, Rawson, Merrill, Lennon und Riddell elementares Jod auch direkt das thyreotrope Hormon inaktivieren können.

Unter gewissen Umständen können kleine Jodiddosen die Hormonsynthese in der Schilddrüse beschleunigen (Wolff und Chaikoff [4]; Stanley). Dies mag erklären, warum gelegentlich bei der Jodvorbereitung zur Strumektomie mit zu kleinen Dosen eine Exacerbation der Symptome beobachtet werden kann. Fernerhin hat die thyreotoxische Schilddrüse einen sehr großen Jodbedarf und ihre Jodvorräte sind ständig an der Grenze der Erschöpfung; thyreotoxische Schilddrüsen enthalten ja auch sowohl pro Gewichtseinheit als auch absolut weniger Jod als normale Schilddrüsen (Saegesser). Wird nun die Jodzufuhr erhöht, so kann die Schilddrüse mehr Hormon produzieren und die thyreotoxischen Symptome verstärken sich. Auch das gelegentliche Auftreten von sog. „Jodbasedow" im Verlauf der Prophylaxe des endemischen Kropfes mit kleinen Joddosen kann so verständlich werden; besteht — durch die chronische Stimulation durch das vermehrt ausgeschüttete thyreotrope Hormon — eine Bereitschaft zu einer Hyperthyreose, so kann sich diese doch nicht entwickeln, solange Jodmangel herrscht, während die Zufuhr von Jodid diese Hemmung beseitigen würde.

Wird Jod als Lugolsche Lösung oder Ähnliches nach der Verabreichung von Radiojodid gegeben, so kommt es zu einer beschleunigten Abnahme des J^{131}-Gehaltes der Schilddrüse und zu einer Erhöhung der Harnausscheidung (Stenstrom und Marvin; Freedberg und Buka). Dieser Befund ist, obwohl er von Horst [2] bestätigt wurde, nicht leicht zu erklären; jedenfalls kann er nicht auf eine Unterbindung der Wiederverwendung des aus dem Hormonabbau stammenden Radiojods zurückgeführt werden, da dieser Effekt nur spätestens 24 Std nach der Verabreichung des J^{131}, nicht aber nach drei Tagen auftritt. Diese Frage bedarf noch der Aufklärung, zumal Albert und Tenney im Tierversuch nur einen wechselnden und Ansell und Miller überhaupt keinen Effekt der Jodgabe auf die Verschwinderate des J^{131} aus der Schilddrüse gefunden haben.

Nach jodarmer Ernährung ist die Speicherung des Radiojodids in der Schilddrüse stark gesteigert (Leblond und Mann; Money, Rall und Rawson; Maloof, Dobyns und Vickery; Storaasli, Rosenberg und Friedell; Catz, el Rawi und Geiger; Grampa und Marinoni), und zwar aus mehreren Gründen. Erstens ist die Verdünnung des J^{131} durch die geringen im Jodidraum vorhandenen Mengen an J^{127} weniger stark; zweitens ist die jodverarmte Schilddrüse begierig, jedes zugeführte Jod so schnell wie möglich zu verwenden, und drittens hat Halmi [2] die Vergrößerung des Konzentrationsgradienten zwischen Serum und Schilddrüse mit einer erhöhten Empfindlichkeit gegen das zunächst noch nicht vermehrt ausgeschüttete thyreotrope Hormon verbunden gefunden; die Entwicklung der Organvergrößerung setzt ja erst nach chronischer Jodmangelernährung ein. Nur Meites und Wolterink fanden keine Erhöhung der Jodidaufnahme, doch wurden die Tiere sicherlich nicht genügend lange beobachtet. Auf das Verhalten des Jodstoffwechsels beim Menschen im chronischen Jodmangelzustand wird später noch ausführlich einzugehen sein.

Spricht man vom Jodstoffwechsel der Schilddrüse, so ist das Verhalten der ganzen Schilddrüse, d. h. das durchschnittliche Verhalten aller ihrer Elemente gemeint. Kein in vivo-Test gestattet, auf das unterschiedliche Verhalten der einzelnen Follikel einzugehen. Die autoradiographischen Untersuchungen, vor allem durch Leblond und seine Mitarbeiter, haben jedoch gezeigt, daß die einzelnen Follikel einen recht verschiedenen Stoffwechsel besitzen können. Dies gilt nicht nur für adenomatöse Kröpfe (Taylor [1]), sondern auch für normale Schilddrüsen (Nadler, Leblond und Bogoroch). Je kleiner der Follikel ist und je näher er dem

Zentrum des Organs liegt, desto aktiver nimmt er J^{131} auf, speichert es in höherer Konzentration und stößt es auch wieder mit größerer Geschwindigkeit als die großen Follikel aus. J^{131} wird zuerst in den Epithelzellen fixiert und dann im Kolloid gespeichert. CHAGAS, DEROBERTIS und CONCEIRO haben bereits eine halbe Stunde nach der intraperitonealen Injektion von J^{131} durch Punktion der Follikel dieses im Kolloid gefunden. Der Gedanke liegt nahe, daß das im Kolloid gespeicherte Radiojod bereits als Thyreoglobulin vorliegt. Allerdings haben PITT-RIVERS und TROTTER auch bei der mit Propylthiouracil behandelten Ratte, bei der also die Hormonsynthese unterbunden war, Radiojod im Kolloid nachweisen können.

Der Beginn der Funktion der embryonalen Schilddrüse liegt beim Menschen nach CHAPMAN, CORNER, ROBINSON und EVANS um die 12.—14. Woche, während GORBMAN und EVANS beim Rattenembryo bereits am 12. Tag, SPEERT, QUIMBY und WERNER beim Mäuseembryo am 16. Tag und STOLL und BLANQUET sowie TRUNNELL und BRAYER beim Hühnerembryo spätestens am 7. Tag den Beginn der Radiojodspeicherung in der Schilddrüse feststellen konnten, was ungefähr dem Zeitpunkt des Auftretens der Kolloidbildung bei diesen Species entspricht. MARINONI [1] sah bei einem 18 Wochen alten menschlichen Fetus eine Schilddrüsenspeicherung, die höher als jene des Oberschenkels war.

3. Natur, Aufbau und Speicherung der Schilddrüsenhormone.

Durch die noch mit den klassischen Methoden der chemischen Isolierung und Charakterisierung durchgeführten Untersuchungen von KENDALL und von HARINGTON und RANDALL sind Thyroxin und Dijodtyrosin als die Hauptbestandteile des organisch gebundenen Jods in der Schilddrüse erkannt worden. PERLMAN, MORTON und CHAIKOFF; MANN, LEBLOND und WARREN sowie TAUROG und CHAIKOFF [1] haben dann mit Hilfe des radioaktiven Jods zeigen können, daß Jodid der metabolische Vorläufer des Dijodtyrosins und dieses wieder der Vorläufer des Thyroxins ist. Der Thyroxinaufbau geht auch in vitro nach Inkubation von Schilddrüsenschnitten in Ringerlösung in dieser Reihenfolge vor sich (MORTON und CHAIKOFF) und kann durch Zusatz von Inhibitoren der Cytochromoxydasen unterbunden werden (SCHACHNER, FRANKLIN und CHAIKOFF [1]), was darauf hindeutet, daß die Bindung des Jodids an die Aminosäuren mit einer aeroben Oxydation verknüpft ist. Dafür sprechen auch die bekannten Untersuchungen v. MUTZENBECHERs, wonach die Bildung des Thyroxins durch Jodierung von Casein nur unter aeroben Bedingungen stattfindet.

Die deutschen Arbeiten haben aber weiterhin gezeigt, daß bei der künstlichen Jodierung der Proteine nicht nur Dijodtyrosin und Thyroxin, sondern auch Monojodtyrosin gebildet wird. Mit Hilfe der Papier- bzw. Säulenchromatographie alkalisch hydrolysierter Schilddrüsenextrakte gelang dann auch der Nachweis, daß Monojodtyrosin ebenfalls ein Bestandteil des organisch gebundenen Jods in der Schilddrüse (FINK, DENT und FINK; FINK und FINK; TISHKOFF, BENNETT, BENNETT und MILLER; ROSENBERG [2]) und als metabolischer Vorläufer des Dijodtyrosins aufzufassen ist (TAUROG, TONG und CHAIKOFF [1, 2]; TAUROG, CHAIKOFF und TONG). Auch die tryptische Hydrolyse markierten Thyreoglobulins brachte das gleiche Ergebnis (ROCHE, DELTOUR, LISSITZKY und MICHEL; ROCHE, DELTOUR, MICHEL und LISSITZKY; ROCHE, JUTISZ, LISSITZKY und MICHEL). Somit scheinen die Schritte des Aufbaues des Thyroxins über Monojodtyrosin und Dijodtyrosin und deren Speicherung im Thyreoglobulin ziemlich gesichert zu sein (LEBLOND und GROSS [2]).

LEBLOND und GROSS [1, 3] konnten ferner nachweisen, daß Thyroxin auch frei in der Schilddrüse vorhanden ist und daß dieses Thyroxin aus dem Abbau des Thyreoglobulins stammt, der wahrscheinlich durch ein proteolytisches Enzym bewirkt wird (DEROBERTIS). Darüber hinaus sind aber sowohl in hydrolysierten

als auch in nicht-hydrolysierten Schilddrüsenextrakten Mono- und Dijodtyrosin
und ferner zumindest noch eine weitere Verbindung vorhanden, die von Gross und
Leblond [4] und Gross, Leblond, Franklin und Quastel als „Unbekannt 1"
bezeichnet wurde. Diese Verbindung konnte von Roche, Lissitzky und Michel
[1—3] und von Gross und Pitt-Rivers [2, 5] als 3:5:3'-Trijodthyronin erkannt
und synthetisiert werden, nachdem schon Hird und Trikojus diese Verbindung
bei der Jodierung von Casein erhalten und den Verdacht ausgesprochen hatten,
daß es sich um Trijodthyronin handle.

Eine ganze Reihe von Untersuchungen hat gezeigt, daß Trijodthyronin
biologisch vielfach stärker wirksam als Thyroxin ist (Gross und Pitt-Rivers
[1, 6]; Tomich und Woollett; Maclagan, Sprott und Wilkinson; Heming und
Holtkamp; Lerman [2]; Gemmill; Thibault) und daher zur Therapie des
Myxödems vorzüglich geeignet ist (Gross, Pitt-Rivers und Trotter; Deltour
und Bekaert; Asper, Selenkow und Plamondon; de Gennes, Deltour und
Leprat; Blackburn und Keating). Rawson, Rall, Pearson, Robbins,
Poppell und West wollen allerdings nur einen schnelleren, nicht aber stärkeren
Effekt des Trijodthyronins beobachtet haben, doch sind die ersten Ergebnisse
amerikanischer Autoren mit einer gewissen Reserve zu registrieren, da das anfangs
in den Vereinigten Staaten verfügbare Trijodthyronin stark verunreinigt war
(Pitt-Rivers [2]). Der Nachweis von kleinen Mengen Trijodthyronin im Plasma
(Gross und Pitt-Rivers [1]; Gross und Leblond [4]) bei normalen und bei
thyreoidektomierten Tieren, denen radioaktives Thyroxin verabreicht worden war
(Gross und Leblond [3]), führten Gross und Pitt-Rivers [4, 6] zu der Annahme,
daß Trijodthyronin das eigentliche Schilddrüsenhormon sei und durch Abbau eines
Jodatoms aus dem Thyroxin entstehe. Diese Hypothese wird gestützt durch die
Befunde von Rawson et al., Van Arsdel, Hogness, Williams und Elgee und
von Sterling, Lashof und Man, wonach radioaktiv markiertes Trijodthyronin
wesentlich schneller als Thyroxin aus dem Plasma verschwindet. Recht bemerkenswert sind die kürzlichen Befunde von Starr, Snipes und Liebhold-
Schueck sowie von Selenkow und Asper, wonach Trijodthyronin ein Myxödem klinisch vollkommen beheben könne, ohne aber die Konzentration des
eiweißgebundenen J^{127} im Plasma zu normalisieren. Die Spezifität der PBI-
Bestimmung ist damit erstmals ernstlich in Frage gestellt.

Auf welche Weise die Dejodierung des Thyroxins stattfindet, ist noch keineswegs
klargestellt, doch konnten Roche, Michel, Lissitzky und Michel sowie Roche,
Michel, Michel und Lissitzky [1,2] in der Schilddrüse eine Dejodinase nachweisen,
die, wenn auch nicht Thyroxin, so doch zumindest Dijodtyrosin zu dejodie-
ren vermag. Ferner kann nach Fawcett und Kirkwood [2] das schon früher
erwähnte Enzym Tyrosin-Jodinase bei verändertem Redoxpotential auch eine
Dejodierung des Monojodtyrosins bewirken und Kirkwood ist der Meinung, daß
dieses Enzym auch bei der Dejodierung des Thyroxins eine Rolle spielt.
Wenn auch kürzlich der Nachweis von Trijodthyronin im Plasma von
Critchlow und Goldfinch mit nicht ohne weiteres übergehbaren Argumenten
angezweifelt worden ist, so ist doch die Hypothese, daß diese Substanz das
eigentliche aktive Prinzip der Schilddrüse sei, außerordentlich anziehend; ist sie
doch in der Lage, die seit langer Zeit bekannte Diskrepanz zwischen äquivalenten
Mengen von Schilddrüsen-Trockenpulver und reinem l-Thyroxin bezüglich des
Ausmaßes ihrer Stoffwechselwirkung zu erklären (Kroc, Phillips, Stasilli und
Malament).

Die hauptsächlichste Wirkung der Thyreostatica der Thioharnstoffgruppe
(Thiourea, Thiouracil, Mercaptoimidazole) besteht in der Unterbindung des
Thyroxinaufbaus. Die ersten histologischen und Stoffwechseluntersuchungen von

MACKENZIE und MACKENZIE; ASTWOOD [1]; ASTWOOD, SULLIVAN, BISSELL und TYSLOWITZ; ASTWOOD, BISSELL und HUGHES; STANLEY und ASTWOOD [4]; AST-WOOD und BISSELL sind durch die Radiojodversuche vollständig bestätigt worden. Sowohl die in vitro-Experimente von FRANKLIN, CHAIKOFF, LERNER und TAUROG als auch die in vivo -Versuche von KESTON, GOLDSMITH, GORDON und CHARIPPER; RAWSON, TANNHEIMER und PEACOCK; RAWSON, EVANS, MEANS, PEACOCK, LERMAN und CORTELL; LARSON, KEATING, PEACOCK und RAWSON [1,2]; RAWSON, MC GINTY und PEACOCK; RAWSON, MC GINTY, PEACOCK, MERRILL, WILSON und LOCKHARDT; MC GINTY, RAWSON, FLUHARTY, WILSON, RIDDELL und YEE haben gesichert, daß durch diese Ver-bindungen, denen eine SH-Gruppe ge-meinsam ist und die sie zu stark redu-zierenden Agentien macht, wahr-scheinlich durch Unterbindung der Jodierung des Tyrosins eine kom-plette Blockierung der Hormonsyn-these bewirken. Die Thiouracile be-einflussen in keiner Weise den Kon-zentrationsmechanismus der Schild-drüse für Jodid; im Gegenteil, es kommt sogar zu einer, wenn auch nicht sehr bedeutenden Erhöhung des Konzentrationsgradienten zwischen Serum und Schilddrüse (GREER [4]; HALMI und SPIRTOS; VANDERLAAN und CAPLAN). Der Wirkungsmechanis-mus der Thioureapräparate läßt es nicht zu, daß ihr Effekt auf den Jod-stoffwechsel der Schilddrüse wie bei den Thyreostaticis der Thiocyanat-gruppe durch hohe Jodgaben über-wunden werden kann. Dagegen teilen sie mit der Gruppe der Konzentrie-rungsblocker die Eigenschaft, bei chro-nischer Verabreichung durch Herab-setzung des peripheren Hormonspie-gels eine vermehrte Ausschüttung des thyreotropen Hormons und damit eine Vergrößerung der Schilddrüse

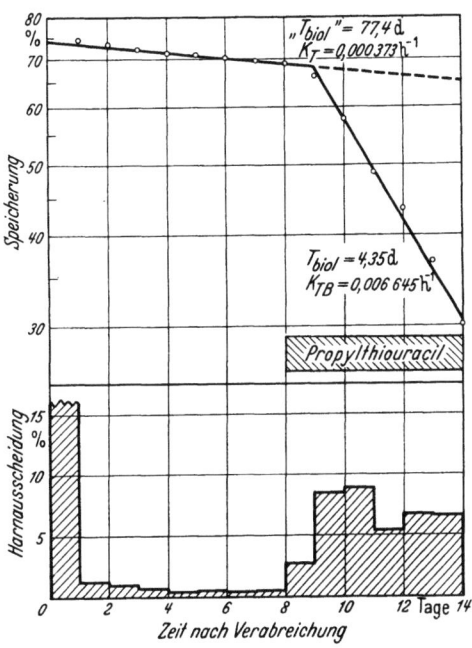

Abb. 8. Wirkung des Thiouracilblocks nach Verabreichung der Radiojod-Testdosis auf die tägliche J^{131}-Harnaus-scheidung bei einem Fall von nicht-toxischer Struma. Der Speicherungsverlauf über der Schilddrüse wurde in diesem Fall durch sukzessive Subtraktion der täglich ausgeschiedenen Mengen berechnet. Alle Werte wurden für den physikalischen Abfall der Radioaktivität korrigiert.

zu bewirken (ASTWOOD [2, 3]). Darüber hinaus scheint durch die Thioharnstoff-verbindungen die Schilddrüse auch noch empfindlicher gegen die Wirkung des thyreotropen Hormons gemacht zu werden (ALBERT, RAWSON, RIDDELL, MERRILL und LENNON; RAWSON und MONEY). Für eine weitere Wirkung dieser Gruppe, nämlich einen beschleunigenden Effekt auf den Hormonausstoß aus der Schild-drüse, fehlt, obwohl nach RIGGS [2] einige Beobachtungen dafür sprechen, ein sicherer experimenteller Nachweis (ALBERT, FORD und LORENZ; ALBERT und TEN-NEY; WOLFF; MYANT [1]). Die Tatsache, daß Thiouracil die Abnahme der J^{131}-Kon-zentration in der Schilddrüse beschleunigt, bedeutet nur, daß nun die Wieder-verwendung blockiert ist, aber nicht, daß der Hormonausstoß erhöht wird (Abb. 8).

Obwohl die Verabreichung von Thioharnstoffverbindungen das Vermögen der Schilddrüse, Jodid aus dem Plasma zu konzentrieren, nicht beeinträchtigt, be-wirkt sie doch eine Herabsetzung der Radiojodspeicherung (INGBAR [3]). Durch die

Blockierung der Hormonsynthese kommt es zu einem Anstau des Jodids vor dem geschlossenen Tor zum Raum T bis zur Erreichung der vollen Kapazität des Anteils des Jodidraums I in der Schilddrüse. Ist dieser Teil des Jodidraums aufgefüllt, dann findet keine aktive Konzentrierung des Jodids in die Schilddrüse mehr statt und der Eintritt des Radiojodids in die Schilddrüse vollzieht sich nur mehr im Rahmen der gleichmäßigen Verteilung des Radiojodids im gesamten Jodidraum. Diese Auffüllung des Schilddrüsenanteils des Jodidraums führt natürlich zu einer beträchtlichen Vergrößerung des Jodidraums, da die Konzentration im Schilddrüsenanteil durch die Aufrechterhaltung des Konzentrationsgradienten vielfach höher als im übrigen Jodidraum ist. Ferner kehrt, solange nicht die Sekretion des Hormons erschöpft ist, nach wie vor Jodid aus den peripheren Geweben in den Jodidraum zurück, so daß die Jodidkonzentration im Jodidraum solange ansteigt, bis die Nieren soviel Jodid ausscheiden wie in den Jodidraum einströmt. Daher resultiert die Thioharnstoffverabreichung in einem starken Anstieg der täglich im Harn ausgeschiedenen Jodidmenge.

Die Verminderung der Sekretion des thyreotropen Hormons, wie sie bei hypophysären Erkrankungen (Simmondssche Kachexie, Morbus Sheehan usw.) und bei experimentellen Hypophysektomien eintritt, führt zu beträchtlichen Veränderungen des Jodstoffwechsels. Aus den Untersuchungen von Leblond und Süe [2]; Morton, Perlman, Anderson und Chaikoff; Vanderlaan und Greer; Albert, Lorenz und Randall; Randall und Albert; Randall, Lorenz und Albert; Fellinger, Braunsteiner, Kolder und Vetter sowie Wollman und Scow [1] ergibt sich, daß die Radiojodspeicherung der Schilddrüse herabgesetzt, der Konzentrationsgradient verkleinert, die Hormonsynthese beeinträchtigt und der Hormonausstoß verlangsamt ist. Die Zufuhr von thyreotropem Hormon ruft die entgegengesetzten Wirkungen, d. h. eine Erhöhung der Schilddrüsenaktivität mit Vergrößerung des Konzentrationsgradienten, Beschleunigung des Hormonaufbaues und Erhöhung des Hormonausstoßes hervor (Eitel und Löser; Leblond und Süe [1]; Morton, Perlman und Chaikoff; Keating, Rawson, Marinelli und Hill; Stanley und Astwood [3]; Ghosh, Woodbury und Sayers; Goldsmith, Stanbury und Brownell; Becker, Rall, Peacock und Rawson).

Die Zufuhr von Thyroxin führt zu einer Ruhigstellung der Schilddrüse mit Herabsetzung der Radiojodspeicherung (Greer [2, 3]; Morgans, Oldham und Trotter; Papper, Burrows, Ingbar, Sisson und Ross). Da unter der Thyroxintherapie der Gehalt der Hypophyse an thyreotropem Hormon stark absinkt (Kuschinsky, Purves und Griesbach [2]) und andererseits minimale Mengen von thyreotropem Hormon die Funktion der Schilddrüse selbst bei Fortsetzung der Thyroxindarreichung wieder normalisieren können (Cortell und Rawson; Stanley und Astwood [3]; Werner, Hamilton, Leifer und Goodwin; Perlmutter, Weisenfeld, Slater und Wallace), kann als gesichert angesehen werden, daß der Thyroxineffekt in einer Bremsung des Hypophysenvorderlappens hinsichtlich der Produktion und vielleicht auch der Ausschüttung von thyreotropem Hormon besteht (Hoskins). Bezüglich der Beurteilung des Thyroxineffekts auf die Radiojodspeicherung ist allerdings zu bedenken, daß die Verabreichung einer jodhaltigen Substanz, aus deren Abbau im Körper Jodid frei wird, schon allein durch diesen Umstand zu einer Herabsetzung der Radiojodspeicherung führen könnte, doch tritt dieser Effekt gegenüber der pharmakologischen Wirkung des Thyroxins sicher zurück. Es ist ferner von Interesse, zu notieren, daß nach Starr und Liebhold-Schueck [1, 2] Trijodthyronin in ungleich kleineren Dosen als Thyroxin ebenfalls die Radiojodspeicherung herabsetzt, aber im Gegensatz zu Thyroxin keine Erhöhung des eiweiß-gebundenen J^{127} bewirkt.

4. Der Stoffwechsel des organischen Jods.

Die Untersuchungen der Natur des organisch-gebundenen Jods im Plasma mit Hilfe des radioaktiven Jods haben eindeutig festgelegt, daß dieses zum allergrößten Teil aus Thyroxin besteht. Eiweiß-gebundenes Jod und dem Serum zugesetztes Thyroxin verhalten sich vollkommen identisch bezüglich der Fällbarkeit mit den Eiweißkörpern, der Löslichkeit in Butanol, der Nichtdyalisierbarkeit, der Rekristallisation und den R_f-Werten in verschiedenen chromatographischen Systemen (LAIDLAW; TAUROG und CHAIKOFF [2, 3]; TAUROG, CHAIKOFF und TONG; GROSS, LEBLOND, FRANKLIN und QUASTEL). Daneben finden sich Spuren anderer jodhaltiger Aminosäuren, deren eine, wie schon erwähnt, wahrscheinlich Trijodthyronin ist. Die von SALTER und JOHNSTON geäußerte Meinung, daß sich das eiweiß-gebundene Jod im Plasma des Hyperthyreotikers von jenem des Normalen unterscheide, wurde von ROSENBERG [1] mittels doch immerhin recht empfindlicher chromatographischer Methoden widerlegt. Auch das Thyreoglobulin selbst scheint nach ROCHE, MICHEL, DELTOUR und LISSITZKY bei der Thyreotoxikose keine derzeit faßbaren Unterschiede in seinem chemischen oder biologischen Verhalten gegenüber dem Thyreoglobulin der normalen Schilddrüse aufzuweisen.

Obwohl das Hormon die Schilddrüse als freies Thyroxin verlassen kann (LEBLOND und GROSS, [1, 3]), wird es bei seinem Eintritt in die Blutbahn sofort an Plasmaeiweißkörper gebunden. Die ursprüngliche Annahme von BASSETT, COONS und SALTER, von SALTER, JOHNSTON, BASSETT und COONS, von RIGGS, GILDEA, MAN und PETERS und von TAUROG und CHAIKOFF [3], wonach Thyroxin vorwiegend an die Albumine gebunden wäre, dürfte unrichtig sein. Vielmehr haben deutsche und anglo-amerikanische Autoren mit Hilfe der Papierelektrophorese nachgewiesen, daß Thyroxin vorwiegend an eine Proteinfraktion gekoppelt ist, die zwischen den α_1- und α_2-Globulinen wandert (MAURER und MÜLLER; MAURER und REICHENBACH; GERBAULET und MAURER; GORDON, GROSS, O'CONNOR und PITT-RIVERS; WINZLER und NOTRICA; LARSON, DEISS und ALBRIGHT; DEISS, ALBRIGHT und LARSON [1]; ROBBINS und RALL). HORST und RÖSLER haben diesem Eiweißkörper den einprägsamen Namen „Inter-α-Fraktion" gegeben. Die von verschiedenen Autoren berichteten Untersuchungsergebnisse sind nicht ganz einheitlich, was wohl darauf zurückzuführen ist, daß relativ hohe, d. h. meist therapeutische Radiojoddosen verabreicht werden müssen, um noch meßbare Aktivitäten im Pherogramm zu erhalten. Nun führt aber eine starke Bestrahlung der Schilddrüse zu einer Erhöhung des eiweiß-gebundenen Jods im Plasma (RIGGS [1]; TRUNNELL, MARINELLI, DUFFY, HILL, PEACOCK und RAWSON; FELLER, CHAIKOFF, TAUROG und JONES; SALTER; MALOOF und CHAPMAN), und zwar durch Ausschüttung von Thyreoglobulin aus den geschädigten Follikeln (TONG, TAUROG und CHAIKOFF; ROBBINS, RALL, BECKER und RAWSON). Auch Mono- und Dijodtyrosin sind nach Radiojodtherapie im Plasma beobachtet worden (BENUA und DOBYNS). Thyreoglobulin scheint sich aber nicht nur hinsichtlich seiner Butanollöslichkeit, sondern auch hinsichtlich seiner Bindung an die Plasmaproteine anders als Thyroxin zu verhalten. Daher ergeben sich Differenzen im Verteilungsbild der Radioaktivität über den elektrophoretisch getrennten Plasmaproteinen je nachdem, ob die Schilddrüse mit hohen oder niedrigen Radiojoddosen bestrahlt wird (MAURER und MÜLLER). Darüber hinaus scheint nach ROBBINS [1] und ALBRIGHT, LARSON und DEISS [1,2] diese „Zwischenfraktion", deren Menge sicherlich klein ist, nur ein begrenztes Bindungsvermögen für Thyroxin zu besitzen und sich Thyroxin, sobald diese Bindungskapazität erschöpft ist, auch an andere Eiweißkörper, vorwiegend Albumine anzulagern. Ferner dürfte nach GERBAULET und MAURER ein kleiner Teil der über den Albuminen zu findenden Radioaktivität

aus Trijodthyronin bestehen, das möglicherweise durch Thyroxin vom Träger-
lobulin verdrängt wurde (Deiss, Albright und Larson [2]).

Setzt man dem Plasma n-Butanol zu und behandelt die Lösung dann mit
Alkali, dann stellt das so herausgelöste Thyroxin nur etwa 65—90% der gesamten
organischen Jodverbindungen des Serums dar (Taurog und Chaikoff [3];
Danowsky, Mateer, Weigand, Peters und Greenman; Man, Kydd und
Peters; Schultz und Zieve; Ingbar, Freinkel, Hoeprich und Athens). Diese
analytisch-chemischen Befunde stehen in gewissem Gegensatz zu den phero- und
chromatographischen Ergebnissen und es liegt nahe, hier einen Artefakt anzunehmen; eine endgültige Klärung dieser Diskrepanz steht noch aus.

Über die Natur des Abbauprozesses des Thyroxins in den peripheren Geweben
ist sehr wenig bekannt; fest steht nur, daß im Verlaufe des Thyroxinverbrauches
die Jodatome aus der Aminosäurebindung gelöst werden und als anorganisches
Jodid wieder ins Plasma zurückkehren. Organische Jodverbindungen werden
fernerhin in den Faeces und im Harn ausgeschieden, doch ist das Ausmaß dieser
Ausscheidung heute noch sehr umstritten. Ergebnisse mit markiertem Thyroxin,
wie sie von Joliot, Courrier, Horeau und Süe; Gross und Leblond [1];
Albert und Keating [1]; Clayton, Free, Page, Somers und Woollett [1, 2]
zunächst mit unphysiologisch großen Mengen erhalten worden waren und eine
sehr hohe Ausscheidung der Radioaktivität via Leber und Galle gezeigt hatten,
müssen verworfen werden, da wir nach den Versuchen von Gross und Leblond
[2]; Johnson und Albert und von Klitgaard wissen, daß bei Verwendung physiologischer Dosen markierten Thyroxins die faekale Ausscheidung wesentlich geringer ist. Radiothyroxin kann innerhalb der Leberparenchymzelle nachgewiesen
werden (Means; Lipner, Barker und Winnick; Lee und Williams) und die
Ausscheidung erfolgt vorwiegend konjugiert mit Glucuronsäuren durch die Galle
(Taurog, Briggs und Chaikoff [1, 2]; Roche, Michel, Michel, und Tata),
wobei ein großer Teil des in den Darm ausgeschiedenen organischen Jods wieder
resorbiert wird (Albert und Keating [2]), andererseits aber auch Thyroxin
vielleicht direkt in den Darm ausgeschieden wird (Johnson und Beierwaltes);
doch muß daran erinnert werden, daß sich nach Myant und Pochin körpereigenes
Thyroxin gänzlich anders verhalten kann als das synthetische Hormon. Dies geht
auch daraus hervor, daß die Verschwinderaten des auf natürlichem Wege auf-
gebauten Thyroxins im Plasma grundsätzlich langsamer als jene des artifiziellen
Radiothyroxins sind (Tubiana; Hamolsky, Freedberg, Kurland und
Wolsky). Es ist nach unserem derzeitigen Wissen sicherlich keine Unterschätzung,
wenn man mit Riggs [2] die Ausscheidung organischer Jodverbindungen mit
nicht mehr als 10% der täglich sekretierten Hormonmenge annimmt.

Dieser Wert schließt auch die Ausscheidung organischer Jodverbindungen
durch die Nieren ein, deren Größe nicht minder fraglich als jene der faekalen
Ausscheidung ist. Joliot, Courrier, Horeau und Süe sowie Rall konnten
zwar aus dem Harn sowohl Dijodtyrosin als auch in kleineren Mengen Thyroxin
extrahieren, doch da zumindest Dijodtyrosin nicht frei im Plasma vorkommt,
können diese Befunde, falls man nicht einen speziellen Abbaumechanismus in der
Niere, der das Thyroxin von der Inter-α-Fraktion trennen und in Dijodtyrosin
umwandeln würde, annehmen will, nur durch einen Artefakt erklärt werden.
Es ist nach unserem derzeitigen Wissen sehr wahrscheinlich, daß die Ausscheidung
organischer Jodverbindungen im Harn so gering ist, daß sie vernachlässigt werden
kann. In den hier durchgeführten Berechnungen wird angenommen, daß das im
Harn ausgeschiedene Radiojod zur Gänze als Jodid vorliegt.

Die Differenzen im Verhalten körpereigenen und synthetischen Thyroxins
lassen es auch fraglich erscheinen, ob die mittels Substitutionsversuchen bei

Fällen mit komplettem Myxödem errechneten Werte des täglichen Hormon-
bedarfs Gültigkeit besitzen. So fanden z. B. THOMPSON, McLELLAN, THOMPSON
und DICKIE bei zwei sorgfältig beobachteten Fällen einen täglichen Hormonbedarf von 325 μg dl-Thyroxin, was nach RIGGS [2] einer täglich sekretierten
hormonalen Jodmenge von 116 μg entsprechen würde.

Die Menge des täglich sezernierten Hormonjods ist aber, solange wir Hyper-
und Hypothyreosen als Abweichungen des Hormonausstoßes von der Norm in
quantitativem Sinne auffassen, von höchstem Interesse. Da es sich um einen
Wert handelt, der in absoluten Mengen J^{127} gemessen wird, kann er durch Radio-
jodmethoden allein nicht erfaßt werden. Es muß hierzu ein J^{127}-Wert herangezogen werden, wobei gewöhnlich entweder die Konzentration des eiweißgebundenen J^{127} im Plasma b oder die 24 Std.-Ausscheidung des J^{127} im Harn E
zur Verfügung stehen. Es muß nochmals betont werden, daß der Jodstoffwechsel des Patienten in exaktem Gleichgewicht sein muß, bevor die so erhaltenen
Ergebnisse verwertet werden können. Da wir keine Möglichkeit besitzen, uns
davon zu überzeugen, ob Stoffwechselgleichgewicht besteht, sind solche Berechnungen mit einem Unsicherheitsfaktor behaftet, dessen Größe nicht unterschätzt werden sollte.

Nimmt man an, daß Gleichgewicht herrscht, dann ist die Jodmenge, die täglich mit der
Nahrung zugeführt wird, gleich jener, die täglich via Harn und Faeces ausgeschieden wird:

$$Z = E + F . \tag{17}$$

Die Jodmenge, die täglich die Schilddrüse verläßt, ist die Hormonsekretionsrate H. Bei
Gleichgewicht muß die gleiche Menge Jod in die Schilddrüse aufgenommen werden; sie entspricht jenem Anteil U der Jodidmenge, die täglich den Jodidraum betritt. Diese wieder setzt
sich zusammen aus der Zufuhr Z und jenem Jodid, das aus dem Abbau des Hormons in der
Peripherie stammt und bei Gleichgewicht gleich der Hormonsekretionsrate H abzüglich jenes
organischen Jods ist, das nicht abgebaut, sondern mit den Faeces ausgeschieden wurde. Daher
ist die täglich in die Schilddrüse aufgenommene Jodmenge $U \cdot (Z + H - F)$ und bei Gleichgewicht

$$H = U \cdot (Z + H - F) . \tag{18}$$

Nach Einsetzen des Wertes für Z aus Gl. (17) ist

$$H = U \cdot (H + E) \tag{19}$$

oder

$$H = \frac{U}{1 - U} \cdot E . \tag{20}$$

Es ist daher möglich, aus dem Verhältnis zwischen jenen Anteilen der Radiojodmenge im Jodidraum, die in die Schilddrüse aufgenommen bzw. bei Vernachlässigung des im Jodidraum verbleibenden Anteils ausgeschieden werden, und
aus der täglich ausgeschiedenen J^{127}-Menge die Hormonsekretionsrate zu berechnen.
An einer großen Gruppe von Normalen haben STANBURY, BROWNELL, RIGGS,
PERINETTI, ITOIZ und DEL CASTILLO eine tägliche Sekretionsrate von 45 μg Jod
in hormonaler Form erhalten — ein Wert, der aus mancherlei Gründen wahrscheinlich zu niedrig ist.

Durch Umformung der Gl. (13) wird eine weitere Methode deutlich, die STANLEY zuerst
angegeben hat:

$$H = \frac{C_T}{C_E} \cdot E , \tag{21}$$

denn es verhält sich ja die J^{127}-Menge, die in die Schilddrüse aufgenommen wird, zur Jodid^{127}-
Menge, die in den Harn ausgeschieden wird, wie die bezüglichen Clearances, da sich das Verhältnis zwischen Jodid^{127} zu Jodid^{131} zwar rasch, aber im gesamten Jodidraum gleich ändert.
Tatsächlich hat STANLEY nicht die Clearances, sondern die Speicherungs- bzw. Ausscheidungs-
raten gemessen, was aber hier ohne Bedeutung ist. Diese Methode ist besonders empfindlich
gegen kleinste Schwankungen der Jodidbilanz und daher kaum zu empfehlen.

Auf diesem Prinzip der annähernden Konstanz der spezifischen Aktivität nach
Erreichung des Gleichgewichtszustandes im Hormonjodraum beruhen auch jene
Methoden, die das Verhalten der J^{131}- und J^{127}-Konzentrationen im Plasma zur
Berechnung der Hormonsekretionsrate heranziehen (Hamolsky, Freedberg,
Kurland und Wolsky; Brenner, Black und Gaddie). Die Methoden sind
belastet durch den großen statistischen Fehler, der bei der Messung so geringer
Aktivitäten — speziell bei Fällen mit normaler oder subnormaler Schilddrüsen-
aktivität — in Kauf genommen werden muß.

Unter U ist hier die „theoretische" Radiojodspeicherung in der Schilddrüse zu
verstehen, d. h. jene Speicherung, die man zum Zeitpunkt der Verabreichung

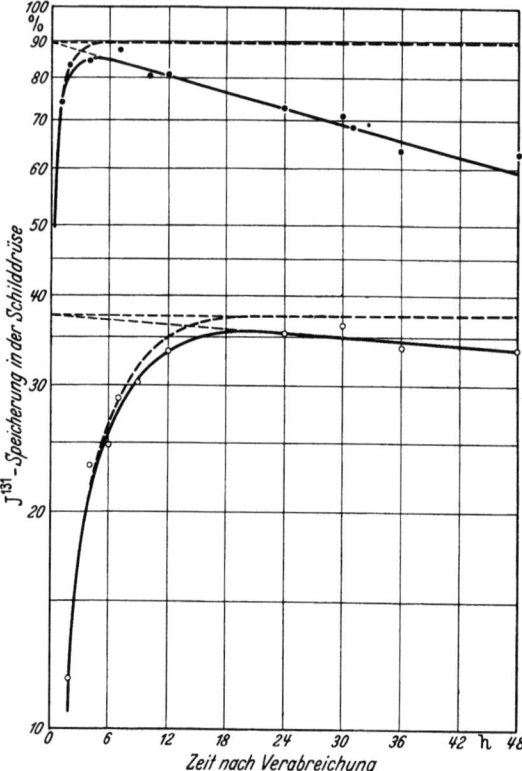

messen würde, wenn die Verteilung des Radiojods im Jodidraum unmittelbar erfolgen und
keine Verminderung durch die
Sekretion des Radiojods in
hormonaler Form eintreten
würde. Wiederholte Messungen der Radiojodspeicherung
nach Überschreiten des Speiche-
rungsmechanismus lassen durch
Rückextrapolation der Verbin-
dungslinie der einzelnen Meßwerte auf den Verabreichungszeitpunkt eine Berechnung der
„theoretischen" Speicherung
durchführen (Abb. 9). Allerdings sind, wie z. B. aus den
von Burns, Fish, Hackett und
Hickey publizierten langfristigen Speicherungskurven recht
eindrucksvoll hervorgeht, die
Messungen der Radiojodspeicherung nicht so genau, daß der
Fehler, den man durch Gleichsetzen der 24 Std.- oder 48 Std.-
Speicherung mit der „theoretischen" Speicherung in Kauf
nimmt, eine ausschlaggebende

Abb. 9. Speicherungskurven über der Schilddrüse während der
ersten 48 Std. nach Verabreichung bei einem Normalfall (Kreise)
und einer Thyreotoxikose (Punkte). Die Rückextrapolation auf
den Verabreichungszeitpunkt führt zur „theoretischen" Speicherung U, d. h. zu jener Speicherung, die sich ergeben hätte,
wenn nicht ein Teil des aufgenommenen Radiojods die
Schilddrüse wieder in hormonaler Form verlassen hätte.

Rolle spielen würde. Im allgemeinen ist es, wenn eine vollständige Harnsammlung ge-
sichert werden kann, vorzuziehen, die 48 Std.-Harnausschei-
dung des Radiojods zu bestim-
men und sie dem Ausdruck $(1 — U)$ gleichzusetzen, wobei der nach 48 Std. noch
im Jodidraum befindliche Anteil des verabreichten Radiojods vernachlässigt
werden kann — vorausgesetzt, daß keine ernste Beeinträchtigung der Nierenfunktion vorliegt. In diesem Fall ist zwar noch immer $(1 — U)$ der nicht in
die Schilddrüse aufgenommene Anteil der verabreichten Menge, aber $i^{\bullet}_{48} \cdot V_I$
ist nicht vernachlässigbar.

Mit zunehmender Zeit nach der Verabreichung des Radiojods beginnt hier
allerdings ein Faktor eine Rolle zu spielen, der keinesfalls vernachlässigt werden

darf. Mehr und mehr wird das im Harn ausgeschiedene Radiojodid nicht mehr nur einen direkten Teil der verabreichten Menge J^{131} darstellen, sondern in zunehmendem Maße auch aus dem von der Schilddrüse sezernierten und in der Peripherie abgebauten organischen Radiojod stammen. Während dieser Faktor bei normaler Schilddrüsenfunktion während der ersten 48 Std. nach Verabreichung von keiner ausschlaggebenden Bedeutung ist, ist er bei stark beschleunigtem Jodumsatz nicht vernachlässigbar.

Solange kein Jodid aus dem Hormonabbau in der Peripherie in den Jodidraum zurückkehrt und erneut in die Schilddrüse aufgenommen wird, kann die Abnahme der Radioaktivität über der Schilddrüse mit der Zeit als die Konstante K_{TB} der Hormonsekretionsrate H aufgefaßt werden. Unter diesen Bedingungen wäre die Jodzufuhr Z die einzige Quelle für das zum Hormonaufbau benötigte Jod und der täglich verwendete Anteil von Z — und bei Gleichgewicht der täglich sezernierte Anteil — wäre

$$H = U \cdot Z. \qquad (22)$$

Tatsächlich stellt aber das aus dem Hormonabbau stammende Jodid $(H-F)$ eine weitere Jodidquelle dar und wir beobachten durch fortlaufende Speicherungsmessungen nicht K_{TB}, sondern eine fiktive Konstante der Sekretionsrate K_T, die nicht proportional $U \cdot Z$, sondern entsprechend Gl. (18) proportional $U \cdot (Z + H-F)$ ist. Daher

$$\frac{K_T}{Z} = \frac{K_{TB}}{Z + H - F}, \qquad (23)$$

d. h., die tatsächliche Abnahme der Radioaktivität über der Schilddrüse ist langsamer, als es der Hormonsekretionsrate entsprechen würde. Die Größe dieses Faktors läßt sich am besten erkennen, wenn man für den Moment die fäkale Ausscheidung vernachlässigt. Dann ist $Z = E$ und aus Gl. (23) wird

$$\frac{K_T}{E} = \frac{K_{TB}}{E + H} \qquad (24)$$

oder

$$\frac{K_{TB}}{K_T} = 1 + \frac{H}{E}. \qquad (25)$$

Aus Gl. (21) entsteht durch Umformung

$$\frac{H}{E} = \frac{U}{1 - U}; \qquad (26)$$

daher

$$\frac{K_{TB}}{K_T} = \frac{1}{1 - U} \qquad (27)$$

oder

$$\frac{K_{TB} - K_T}{K_{TB}} = U, \qquad (28)$$

d. h., die Differenz zwischen beiden Konstanten, bezogen auf K_{TB}, entspricht annähernd U und ist desto größer, je schneller der Jodumsatz ist.

Das Ausmaß der Wiederverwendung des aus dem Abbau des Hormons in der Peripherie stammenden Jodids läßt sich sehr gut demonstrieren, wenn man diese Wiederverwendung durch ausreichende Gaben eines Thioharnstoffpräparates blockiert. Dann ist nicht mehr

$$E = (1 - U)(Z + H - F), \qquad (29)$$

sondern, da $U = 0$ ist,

$$E_{bl} = Z + H - F \tag{30}$$

oder

$$H = E_{bl} - E \tag{31}$$

d. h., die tägliche Jodausscheidung im Harn wird um den Betrag größer, der von der Schilddrüse sekretiert und in der Peripherie abgebaut wird. Ist genügend lange Zeit verstrichen, so daß das Verhältnis zwischen organischem J^{131} und J^{127}, also die spezifische Aktivität, konstant geworden ist, dann verhält sich

$$\frac{E_{bl}}{E} = \frac{E_{bl}^*}{E^*} \tag{32}$$

und durch Einsetzen der Gl. (24) und Gl. (31)

$$\frac{K_{TB}}{K_T} = \frac{E_{bl}}{E} = \frac{E_{bl}^*}{E^*} = \frac{1}{1-U} \; . \tag{33}$$

Die J^{127}- und die J^{131}-Ausscheidung im Harn steigt daher unter der Blockierung der Reutilisation in einem Maße an, das der Geschwindigkeit des Jodumsatzes proportional ist. Gleichzeitig wird unter der Blockade die Abnahme der Radioaktivität über der Schilddrüse schneller, und zwar in einer Weise, die der Konstante der Hormonsekretionsrate entspricht. Im Hinblick auf die Schwierigkeiten einer exakten täglichen Reproduktion der geometrischen Bedingungen ist es vorteilhafter, täglich zuerst E^* und nach Erreichen konstanter spezifischer Aktivität und Blockierung der Hormonsynthese E_{bl}^* im Harn zu messen und die jeweilige Speicherung, also den Wert Q_T^*, durch Subtraktion der kumulativen Ausscheidungswerte von 100 zu berechnen, wobei der Fehler der Vernachlässigung des organischen Radiojods in der Peripherie in Kauf genommen werden muß. Ein Beispiel wurde in Abb. 8 (S. 743) gegeben.

Aus Gl. (31) wird ersichtlich, daß die Hormonsekretionsrate H auch aus der Differenz zwischen der J^{127}-Ausscheidung vor und unter der Blockade errechnet werden könnte (Stanbury et al.) — vorausgesetzt, daß die Blockade tatsächlich vollständig, d. h. $U = 0$ ist, und die Thioharnstoffpräparate keinen beschleunigenden Effekt auf den Hormonausstoß ausüben.

Die Konstante der Hormonsekretionsrate und die Hormonsekretionsrate selbst stehen definitionsgemäß durch folgende Gleichung in Beziehung

$$H = Q_T \cdot 24 \cdot K_{TB} \; . \tag{34}$$

Durch Einsetzen von Gl. (20) entsteht

$$Q_T = \frac{U \cdot E}{(1-U) \cdot 24 \cdot K_{TB}} \; . \tag{35}$$

Es ist daher möglich, die Menge des organischen Jods in der Schilddrüse Q_T aus der im Harn täglich ausgeschiedenen J^{127}-Menge, der Radiojodaufnahme U und aus der Konstante der Hormonsekretionsrate zu berechnen. Rotblat und Owen haben dies versucht, wobei sie E durch die (geschätzte) tägliche Jodzufuhr Z ersetzt, aber K_{TB} durch fortlaufende Messungen der Radioaktivität über der Schilddrüse bestimmt haben. Wie aus dem oben Gesagten erinnerlich sein wird, ist aber K_{TB} auf diese Weise nicht bestimmbar; wir haben diese Methode daher abgelehnt und darauf hingewiesen, daß K_{TB} nur dann mit hinreichender Genauigkeit bestimmt werden kann, wenn die Wiederverwendung des aus dem Hormonabbau stammenden Jodids blockiert wird (Vetter [3]).

Eine weitere Methode der Berechnung des Jodgehaltes der Schilddrüse beruht auf der Überlegung, daß, wenn einmal konstante spezifische Aktivität eingetreten ist, sich der J^{131}-Gehalt der Schilddrüse zu ihrem J^{127}-Gehalt wie die J^{131}-Ausscheidung im Harn zu jener J^{127}-

Ausscheidung im Harn verhält, die aus dem Hormonabbau stammt:

$$\frac{Q_T^*}{Q_T} = \frac{E^*}{(1-U)(H-F)} .$$ (36)

Durch Verwendung von Gl. (20) ergibt sich

$$\frac{Q_T^*}{Q_T} = \frac{E^*}{U \cdot E - F \cdot (1-U)} .$$ (37)

Vernachlässigt man F, dann ist

$$Q_T = \frac{Q_T^*}{E^*} \cdot U \cdot E .$$ (38)

In ähnlicher Weise wird unter Benutzung der Gl. (31) und (32)

$$\frac{Q_T^*}{Q_T} = \frac{E_{bl}^* - E^*}{E_{bl} - E}$$ (39)

oder

$$Q_T = Q_T^* \cdot \frac{E_{bl} - E}{E_{bl}^* - E^*} .$$ (40)

Letztere Methode wurde von STANBURY et al. in der Praxis angewandt, um den Jodgehalt chronischer Jodmangelstrumen zu berechnen.

Injiziert man entweder synthetisches Radiothyroxin oder Thyroxin, das in eiweiß-gebundener Form im Plasma von Patienten kreist, denen einige Tage zuvor therapeutische Dosen radioaktiven Jods verabreicht worden waren, dann tritt nach Durchmischung im zirkulierenden Plasma ein relativ schneller Abfall der Radiothyroxinkonzentration im Plasma der Versuchsperson ein, der dann später von einem langsameren Abfall gefolgt wird. Die erste Periode entspricht der Verteilung des Radiothyroxins im Gewebe und der Durchmischung mit dem bereits im Raum des organischen Jods vorhandenen körpereigenen Thyroxin, bis nach einigen Tagen Gleichgewicht eingetreten ist. Das weitere Absinken der Plasmaaktivität ist dann auf die Ausscheidung und den Abbau des Radiothyroxins zurückzuführen. Es kommt also ganz analog dem Verhalten des Jodidraumes zu einer „Ausdehnung" des organischen Jod-raumes V_B während der ersten Tage. Die Rückextrapolation der langsamen Komponente auf den Injektionszeitpunkt ergibt die initiale Konzentration b_0^* und analog Gl. (2) ist

$$V_B = \frac{1}{b_0^*} .$$ (41)

Tab. 7 zeigt, daß die mit synthetischem Radiothyroxin erhaltenen Werte für V_B wesentlich größer sind als jene, die bei Verwendung von auf natür-lichem Wege entstandenen Radiothyroxin erhalten wurden. Im Hinblick auf das wahrscheinlich unphysiologische Verhalten des ersteren müssen die hohen Werte angezweifelt werden, obwohl RIGGS [2] aus theoretischen Grün-den zu ähnlichen Zahlen gelangte. Auch BROWNELL fordert auf Grund von Berechnungen mit Hilfe eines kleinen „Elektronengehirns" ein Volumen des organischen Jodraumes, das sogar beträchtlich höher als jenes des Jodid-raumes ist; es ist jedoch bemerkenswert, daß er in einem Fall, bei dem V_B und Q_B sowohl aus dem Verlaufe der Aufbaukurve des eiweiß-gebundenen J^{131} im Plasma und der Harnausscheidung als auch mit dem „Computer" berechnet wurden, gänzlich verschiedene Werte, nämlich mit der ersteren Methode rund die Hälfte der von ihm erwarteten Werte erhielt (HICKEY und BROWNELL). Obwohl im Hinblick darauf, daß vielleicht doch nicht das gesamte, den Versuchspersonen mit dem Plasma injizierte Material nur aus Thyroxin bestand, sondern vielleicht doch auch geringe Mengen an Thyreoglobulin, Trijodthyronin usw. enthielt, die Ergebnisse von HAMOLSKY, FREEDBERG, KURLAND und WOLSKY sowie BERSON und YALOW [1] mit einer gewissen Reserve betrachtet werden müssen, ist es wahr-scheinlich, daß das Volumen des organischen Jodraumes nicht mehr als rund 15% des Körpergewichtes beträgt, und fast sicher, daß seine Größe vom Funktions-zustand der Schilddrüse unabhängig ist. Diese Annahme wird noch unterstützt durch die Tatsache, daß BERSON und YALOW [1] mit Hilfe einer weiteren Berech-nungsmethode, auf die aber hier nicht näher eingegangen werden soll, zu einem ganz ähnlichen Durchschnittswert gelangten.

Tabelle 7. *Durchschnittswerte der mit verschiedenen Methoden gemessenen Volumina des Thyroxinraumes bei Normalfällen und Thyreotoxikosen.*
Die Thyroxinmenge ergibt sich durch Multiplikation des Volumens mit der Konzentration des eiweiß-gebundenen Jods im Plasma.

Autoren	Methode	Volumen des Thyroxinraumes				Thyroxin-menge in der Peripherie (μg)		Anzahl der Fälle	
		Absolutwerte (Liter)		in % Körpergewicht					
		Normal	Toxikose	Normal	Toxikose	Normal	Toxikose	Normal	Toxikose
Myant und Pochin	Synthetisches dl- od. l-Thyroxin injiziert			32,6				6	
	Natürliches, körperfremdes Thyroxin injiziert			8,4				3	
Albert und Keating [1]	Synthetisches dl-Thyroxin injiziert	11,1		19,3				1[1]	
Benua, Albert und Keating	Synthetisches l-Thyroxin injiziert				34,1				6
Hamolsky, Freedberg, Kurland und Wolsky	Natürliches, körperfremdes Thyroxin injiziert	8,1	6,1	13,1	12,1	399	895	4	2
Berson und Yalow [1]	Aus der Verteilung des körpereigenen Thyroxins berechn.	8,8	9,5	14,4	15,5	539	1384	9	5
	Natürliches, körperfremdes Thyroxin injiziert	9,1	11,7	12,1	20,6	610	1310	1	1
Hickey und Brownell	Aus der Verteilung des körpereigenen Thyroxins berechn.	27,7		30,4		1452		4	
Riggs [2]	theoretisch	24,0	24,0	34,1	34,1	1200	3360	—	—

[1] Mit Thyroxin euthyreot gehaltenes Myxödem.

Die Kenntnis des Volumens des organischen Jodraums ist deshalb von gewisser Bedeutung, weil man mit Hilfe der Plasmakonzentration des eiweiß-gebundenen J^{127} nach der Gleichung

$$Q_B = b \cdot V_B \tag{42}$$

die Menge des organischen Jods in der Peripherie berechnen kann. Da V_B offenbar kleiner ist, als man bis vor kurzem angenommen hatte, wird auch der Wert für die extrathyroidale organische Jodmenge kleiner. Bei einer 70 kg schweren Normalperson wäre V_B etwa 10 l und, wenn man b mit 50 μg/Liter annimmt, Q_B rund 500 μg J^{127} in organischer Form.

Die Elimination des organischen Jods erfolgt, wie schon erwähnt, auf zweierlei Weise: hauptsächlich durch den Abbau im Verlaufe des Thyroxinverbrauches in der Peripherie mit einer Verschwinderate, der die Konstante K_{BI} zugehört, und zu einem kleinen Teil via Leber und fäkale Ausscheidung mit einer Rate, der die Konstante K_{BF} zugehört. Bei Stoffwechselgleichgewicht muß der Betrag, der täglich von der Schilddrüse sezerniert wird, auch täglich eliminiert werden, so daß

$$H = Q_B \cdot (K_{BI} + K_{BF}) \tag{43}$$

ist. Nimmt man beim Normalen eine durchschnittliche Sekretionsrate von 70 μg pro die an, dann erhält man für $K_{BI} + K_{BF}$ einen Wert von etwa 0,0064 oder eine Halbverschwindezeit des Thyroxins im Plasma von 4,5 Tagen — ein Wert, der weniger als die Hälfte jenes Wertes beträgt, den RIGGS [2] aus theoretischen Gründen gefordert hat. Solange diese Diskrepanzen nicht aufgeklärt sind, sind diese Zahlen selbstverständlich keineswegs als gesichert anzusehen und bedürfen möglicherweise im Lichte weiterer Versuchsergebnisse einer drastischen Revision.

Dagegen hat eine andere, ebenfalls auf theoretischen Überlegungen von RIGGS [2] beruhende Voraussage eine gute experimentelle Bestätigung gefunden. Sie geht von der Voraussetzung aus, daß $K_{BI} + K_{BF}$ der Plasmakonzentration b proportional ist. Der absolute Wert der Proportionalitätskonstante ist unabhängig von der tatsächlichen Größe der Faktoren $K_{BI} + K_{BF}$, V_B und Q_B, so daß die von RIGGS [2] aufgestellte Gleichung

$$b^2 = 34{,}1 \cdot H \qquad\qquad (44)$$

auch dann Gültigkeit besitzt, wenn diese Faktoren eine andere als die bisher angenommene Größe besitzen sollten. Die von BERSON und YALOW [1] erhobenen Werte für die täglich abgebaute zuzüglich der täglich durch die Faeces ausgeschiedenen Hormonmenge — also bei Stoffwechselgleichgewicht die täglich sekretierte Hormonmenge — wurden in Abb. 10 eingetragen. Der Vergleich mit der der Gl. (44) entsprechenden Kurve ergibt relativ befriedigende Übereinstimmung. Aus dieser Gleichung läßt sich folgern, daß der Stoffwechsel des organischen Jods in der Peripherie eine Reaktion zweiter Ordnung sein muß, daß die Plasmakonzentration sich nur entsprechend der Wurzel der Hormonsekretionsrate verändert, und daß die biologische Halbwertszeit des organischen Jods desto kürzer wird, je mehr Hormon sezerniert wird.

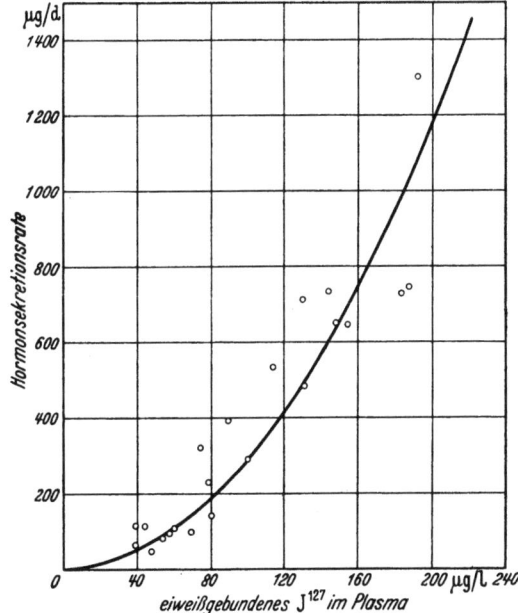

Abb. 10. Vergleich zwischen der Konzentration des eiweißgebundenen J¹²⁷ im Plasma und der hormonalen Sekretionsrate (nach BERSON und YALOW [2]). Die Kurve wurde nach Gl. (44) berechnet.

IV. Funktionsdiagnostik.

Das Optimum dessen, was wir heute in funktionsdiagnostischer Hinsicht durch Kombination chemischer und radioaktiver Methoden erreichen können, ist die Erfassung der quantitativen Daten des Jodstoffwechsels im Körper und den am Jodstoffwechsel führend beteiligten Organen. Der Wert dieser Daten für die Diagnose der Funktionsstörungen der Schilddrüse ergibt sich aus unserem Wissen um die enge Verknüpfung der Schilddrüsenfunktion mit dem Stoffwechsel dieses Elementes.

Die Gleichsetzung der quantitativen Veränderungen des Jodstoffwechsels mit pathologischen Abweichungen der Schilddrüsenfunktion von der Norm impliziert, daß diese Störungen allein durch Veränderungen in der Quantität des von der Schilddrüse sezernierten Hormons bewirkt werden. Die Auffindung anderer, biologisch wirksamer und sich in ihrem Wirkungsgrad, und vielleicht auch Wirkungsmechanismus, vom Thyroxin unterscheidender jodierter Aminosäuren in der Schilddrüse und im Plasma läßt es aber möglich erscheinen, daß gewisse Erkrankungen der Schilddrüse mit einer pathologischen Veränderung der Qualität der Schilddrüsenhormone oder ihres quantitativen Verhältnisses zueinander einhergehen (Lerman [3]). Funktionsveränderungen dieser Art können aber durch eine nur quantitative Diagnostik des Jodstoffwechsels nicht erfaßt werden.

Ferner haben erfahrene Kliniker — unter ihnen in letzter Zeit wiederum Fellinger [1, 3] — vielfach auf die wechselvolle Symptomatik der Schilddrüsenerkrankungen hingewiesen und an Hand der vielfältigen Erscheinungsbilder der Thyreotoxikose die stark variierende Empfindlichkeit der peripheren Erfolgsorgane der Schilddrüsenhormone aufgezeigt. Patienten, die nach allen Laboratoriumstesten die gleich starke Erhöhung der Schilddrüsenaktivität erkennen lassen, werden einmal Symptome vorwiegend kardialer, das andere Mal vorwiegend intestinaler, das dritte Mal vorwiegend vegetativ-psychischer Natur bieten. Die Dignität der peripheren Gewebe könnte demnach eine oft recht entscheidende Rolle in der Symptomatologie der Schilddrüsenerkrankungen spielen, muß aber naturgemäß der Erfassung durch auch noch so subtile Radiojoduntersuchungen entgehen.

Endlich wird aber auch die Bewertung einzelner Symptome durch den Kliniker gewissen Schwankungen unterliegen. Einerseits kann eine ganze Reihe von Symptomen auch im Verlaufe anderer, nicht schilddrüsen-bedingter Erkrankungen angetroffen werden, andererseits wird z. B. heute — nach der endgültigen Abtrennung der den Exophthalmus bewirkenden Substanz des Hypophysenvorderlappens von dem die Schilddrüsenaktivität stimulierenden Hormon (Dobyns und Steelman; Dobyns und Wilson) — das Fehlen ophthalmologischer Zeichen nicht mehr als Argument gegen das Vorliegen einer Thyreotoxikose verwendet werden dürfen. Darüber hinaus wird es die wechselvolle Symptomatik der Schilddrüsenerkrankungen immer wieder mit sich bringen, daß selbst erfahrene Kliniker gelegentlich durch die Gegenwart vieldeutiger oder das Fehlen eindeutiger Symptome in die Irre geleitet werden.

Aus allen diesen Gründen mag eine eindeutige Korrelation zwischen dem Ausfall eines Radiojodtestes und der klinischen Diagnose nicht selten vermißt werden. In solchen Fällen wird man sich vor Augen halten müssen, daß die Radiojodteste selbst in Kombination mit chemischen Methoden die Aktivität der Schilddrüse und die Quantität des von ihr pro Zeiteinheit sezernierten Hormons widerspiegeln, während der Kliniker seine Diagnose auf Grund der peripheren Wirkungen dieses Hormons oder dieser Hormone stellt.

Während bei negativem Ausfall auch einer bis zum Maximum der Erfassungsmöglichkeiten des Jodstoffwechsels vorgetriebenen Radiojoduntersuchung im Hinblick auf die Möglichkeit einer qualitativen Differenz in den sekretierten Hormonen das Bestehen einer Funktionsstörung der Schilddrüse nicht mit Sicherheit ausgeschlossen werden kann, wird andererseits der Nachweis einer Abweichung in der Quantität des sezernierten Hormons von der Norm als sicherer Beweis für das Vorliegen einer Funktionsstörung akzeptiert werden müssen. Nun erlaubt aber der klinische Routinebetrieb nur selten die Messung der Hormonsekretionsrate, da der damit verbundene Arbeitsaufwand und die Beanspruchung des Patienten — abgesehen von ganz besonderen Fragestellungen — zu groß sind. Vielmehr wird im Routinebetrieb die vollständige Untersuchung der Dynamik des Jodstoffwechsels durch einen oder wenige „Teste" ersetzt werden, von denen man annimmt, daß in ihnen die entscheidende Abweichung des Jodstoffwechsels von der Norm zum Ausdruck kommt.

Mit zunehmender Erfahrung haben sich nun die Ansichten darüber, welcher Radiojodtest die pathologischen Veränderungen des Jodstoffwechsels am getreuesten und spezifischsten widerspiegelt, etwas gewandelt. Sie sind auch heute noch Gegenstand der Diskussion. Die meisten Autoren haben die Frage nach der Eignung und Güte eines Radiojodtestes dadurch zu beantworten gesucht, daß sein Ausfall bei einer kleineren oder größeren Zahl von ausgewählten normalen und pathologischen Fällen beobachtet und an Hand seines Differenzierungsvermögens dieser Fälle auf seine Leistungsfähigkeit geschlossen wurde. Es ist unvermeidlich, daß bei diesem Vorgehen die Beurteilung der Schilddrüsenfunktion mit Hilfe anderer Laboratoriumsteste und der klinischen Beobachtung eine entscheidende Rolle spielt und selbst die Aufsplitterung der verschiedenen Patientengruppen in eine Unzahl von Einzeldiagnosen — wobei nicht selten kaum definierte, z. T. neue Termini wie Dysthyreose, Parabasedow, aktive Hyperplasie usw. eingeführt wurden — ändert nichts an der Tatsache, daß es unlogisch und damit letzten Endes unmöglich ist, die Leistungsfähigkeit eines neuen und vermutlich spezifischeren Testes mit Hilfe von ungenaueren und vermutlich unspezifischeren Testen zu beurteilen.

Es wird bei der Lektüre jenes Abschnittes, der sich mit der Dynamik des Jodstoffwechsels beschäftigt hat, evident geworden sein, daß der Ausfall jedes Radiojodtestes von einer Reihe von Faktoren beeinflußt wird, die primär in keinem Zusammenhang mit der Aktivität der Schilddrüse stehen. Werden sie nicht genügend in Rechnung gestellt, dann sind unrichtige Interpretationen des Ergebnisses jedes Radiojodtestes unvermeidlich. Nicht alle diese Faktoren sind bisher in ihrer Bedeutung klar erkannt und beschrieben worden. Im folgenden Abschnitt sollen daher die Ergebnisse der heute gebräuchlichen Radiojodteste zusammengestellt und an Hand des im Vorigen beschriebenen Drei-Raum-Modells des Jodstoffwechsels einer Prüfung auf ihre Abhängigkeit von den wichtigsten Faktoren unterzogen werden.

1. Diagnostische Teste im Bereich des anorganischen Jodstoffwechsels.

a) Speicherteste.

Alle Radiojodspeicherteste versuchen jenen Anteil der verabreichten Jodmenge zu messen, der zu einem bestimmten Zeitpunkt nach Verabreichung des Radiojods von der Schilddrüse aufgenommen wurde. Sobald vollständige und gleichmäßige Verteilung des J^{131} im Jodidraum eingetreten ist, entspricht dieser Wert auch dem Anteil der im Jodidraum befindlichen Menge Jodid ^{127}, der von der Schilddrüse aufgenommen wurde. Obwohl mit Ausnahme der „frühen" Speicherteste die gemessene Radiojodmenge bereits in organisch gebundener Form in der Schilddrüse vorliegt, sind deshalb doch die Speicherteste zu den sog. „anorganischen" Testen zu zählen.

Wie schon früher erwähnt, ist es unmöglich, diesen Anteil U der im Jodidraum befindlichen Menge Q_I exakt zu messen, da zu jeder Zeit ein gewisser und mit zunehmender Zeit immer größer werdender Anteil des in die Schilddrüse aufgenommenen Radiojodids diese in Form des hormonalen Radiojods wieder verlassen hat. Die „theoretische" Speicherung U läßt sich nur durch Rückextrapolation der bis zum Zeitpunkt des Einsetzens der Wiederaufnahme des aus dem Hormonabbau stammenden Radiojodids erhobenen Speicherungswerte auf den Verabreichungszeitpunkt errechnen (Abb. 9, S. 748). Für Routineuntersuchungen sind aber Serienmessungen kaum geeignet, so daß die Berechnung der „theoretischen" Speicherung sowie auch die Bestimmung des Zeitpunktes der Erreichung der „maximalen" Speicherung kaum Eingang in die Praxis gefunden haben.

Es sind vor allem auch praktische Gesichtspunkte, die dazu führen, daß die Bestimmung der J^{131}-Speicherung 24 Std. nach der Verabreichung unter allen Speichertesten der am häufigsten angewendete Test ist. Je größer die Anzahl der täglich anfallenden Patienten, desto mehr wird man bestrebt sein, die eigentliche Meßzeit möglichst kurz zu halten und die Untersuchungen möglichst zu einem fixen, auch den zuweisenden Kollegen bekannten Zeitpunkt des Tages durchzuführen. Dazu ist der 24 Std.-Speichertest ohne Zweifel der geeignetste.

Unter der Annahme, daß — abgesehen von schweren Hyperthyreosen — mit dem 24 Std.-Speichertest annähernd die „theoretische" Speicherung U gemessen wird, wird sein Ergebnis durch eine Umwandlung der Gl. (19) ausreichend beschrieben:

$$U = \frac{H}{H + Z - F} \, . \tag{45}$$

Mit einer einzigen Ausnahme wird in allen folgenden Berechnungen jeweils ein Faktor, dessen Einfluß auf den Ausfall eines Radiojodtestes untersucht werden soll, variiert werden, während alle anderen Faktoren konstant bleiben sollen. Es ist selbstverständlich, daß dies nicht den tatsächlichen Verhältnissen entspricht. Andererseits würde aber die gleichzeitige Variation mehrerer Faktoren nicht nur die mathematische Beantwortung der gestellten Frage fast unmöglich machen, sondern auch durch willkürliche Abschätzung der gegenseitigen Abhängigkeiten zur Einführung von Annahmen zwingen, deren Berechtigung derzeit noch keineswegs durch experimentelle Befunde erhärtet ist. Dies kann an der obigen Gl. (45) recht gut illustriert werden:

Wir haben früher erwähnt, daß die fäkale Ausscheidung des hormonalen Jods wahrscheinlich der Hormonsekretionsrate proportional ist und rund 10% des täglich von der Schilddrüse sezernierten Hormonjods beträgt. Steigt nun bei zunehmender Aktivität der Schilddrüse die fäkale Ausscheidung F an oder sinkt bei zunehmendem Jodmangel in der Nahrung die tägliche Jodidzufuhr Z ab, dann muß ein Zustand eintreten, bei dem die fäkale Ausscheidung die tägliche Zufuhr übersteigt. Da ferner die renale Jodidausscheidung nie ganz versiegt, muß, um H aufrechtzuerhalten, die Schilddrüse mehr von ihrem Jodgehalt Q_T abgeben als ihr täglich zugeführt wird — selbst dann, wenn man annimmt, daß z. B. bei der Thyreotoxikose durch die gesteigerte Nahrungsaufnahme die Jodzufuhr Z erhöht werden kann. Es läßt sich daher aus Gl. (45) bereits erkennen, warum sowohl bei chronischem Jodmangel als auch bei der Thyreotoxikose der Jodgehalt der Schilddrüse geringer ist. Es ergibt sich weiterhin die bemerkenswerte Folgerung, daß es theoretisch möglich sein sollte, eine Thyreotoxikose durch einen über einen längeren Zeitraum durchgeführten vollkommenen Jodentzug erfolgreich zu behandeln; daß dies praktisch unmöglich ist, zeigten die zahlreichen toxischen Krisen in der Vor-Lugol-Ära. Im Hinblick darauf, daß nun mit H nicht nur F, sondern à la longue auch Q_T variiert und bei Berücksichtigung dieser Tatsache die Übersichtlichkeit der zu beschreibenden Zusammenhänge verlorenginge, muß in den folgenden Berechnungen F konstant gehalten werden; und da die fäkale Ausscheidung des Radiojods während der ersten 48 Std. nach Verabreichung — und das ist der Zeitraum, in dem fast alle Radiojodteste durchgeführt werden — minimal ist, glauben wir uns berechtigt, sie gänzlich zu vernachlässigen, zumal das Ausmaß des Einflusses anderer Faktoren dadurch nur unwesentlich verändert wird.

Ferner müssen für jene Faktoren, die jeweils nicht variiert werden sollen, Normalwerte gesetzt werden. Sie sind aus der zur Verfügung stehenden Literatur — teils auf Messungen, teils auf anerkannten Schätzungen beruhend — in Tab. 8 zusammengestellt.

Aus der Kurve in Abb. 11a, die entsprechend Gl. (45) konstruiert wurde, lassen sich nun die Werte von U bei veränderlichem H ablesen, wenn Z mit 150 μg/Tag konstant gehalten und F vernachlässigt wird. Es wird sofort ersichtlich, daß U nicht linear mit H ansteigt, sondern die Veränderung von U bei gleich großer Veränderung von H im Bereich des Myxödems wesentlich stärker ist als im Bereich der Thyreotoxikose, d. h. die Empfindlichkeit dieses Testes ist im Bereich des Myxödems wesentlich größer, während sich das Ausmaß der Überfunktion der Schilddrüse aus diesem Test nur ungenügend beurteilen läßt — eine Tatsache, die bisher recht wenig Berücksichtigung gefunden hat.

Tabelle 8. *Aufstellung der „Normalwerte" der verschiedenen Faktoren, die den Ausfall der einzelnen Radiojodteste hauptsächlich beeinflussen und die zur Berechnung der Kurven in den Abb. 11, 14, 15, 17, 19 und 20 herangezogen wurden.*

Symbol	Definition	Dimension	Angenommener Wert
Q_T	Jodgehalt der Schilddrüse	μg	8000
V_I	Volumen des Jodidraumes	Liter	25
V_B	Volumen des organischen Jodraumes	Liter	10
Z	Tägliche Jodzufuhr	μg/Tag	150
H	Hormonsekretionsrate	μg/Tag	70
C_E	Renale Jodidclearance	ml/min	33,3

Man vergleiche hierzu die von Burrows, Ross, Dell, Graham und Hammack publizierte Kurve, die sehr schön illustriert, daß die 24 Std.-Speicherung mit zunehmender Konzentration des eiweiß-gebundenen J^{127} im Plasma, also mit zunehmender Thyreotoxikose, immer flacher ansteigt.

Die hohe Empfindlichkeit des Speichertestes im Bereich des Myxödems ist sein größter Vorteil, da sie, wie im folgenden noch dargelegt werden wird, von keinem anderen Radiojodtest erreicht wird. Leider spielen die in einem früheren Abschnitt erwähnten technischen Fehlerquellen der direkten Bestimmung des Radiojodgehaltes der Schilddrüse eine desto größere Rolle, je kleiner die Speicherung selbst ist. Dies mag erklären, warum die Treffsicherheit der Speicherteste in der Diagnose des Myxödems weniger groß ist, als füglich erwartet werden könnte.

Neben den technischen Schwierigkeiten liegt der zweite große Nachteil der Speicherteste (und aller anorganischen Teste) in ihrer Empfindlichkeit gegenüber Veränderungen der Jodzufuhr Z. In Abb. 11 b wurden zwei Kurven eingezeichnet,

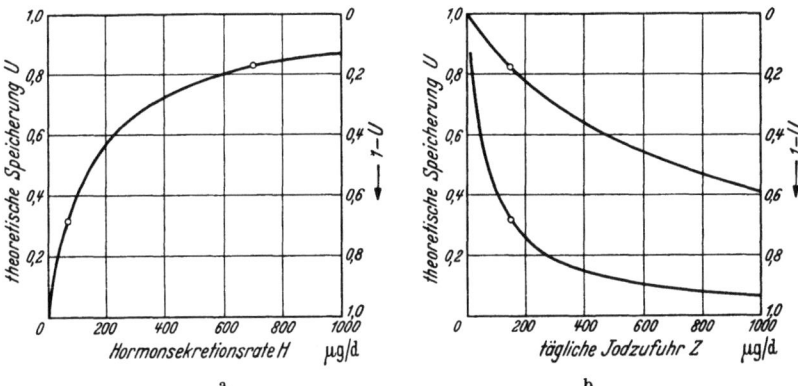

Abb. 11 a u. b. Abhängigkeit der „theoretischen" Speicherung U von der Hormonsekretionsrate (a) und von der täglichen Jodzufuhr (b). Letztere wurde sowohl für eine normale Sekretionsrate von 70 μg/Tag als auch für eine thyreotoxische Sekretionsrate von 700 μg/Tag berechnet.

die die Veränderungen von U mit Veränderungen von Z darstellen, wenn die Hormonsekretionsrate H einmal mit 70 μg/Tag (Normalfall) und einmal mit 700 μg/Tag (Thyreotoxikose) konstant gehalten wird. Bei einer normalen Jodzufuhr von 150 μg/Tag wäre U des Normalfalles gleich 31,8% der zugeführten Menge. Es genügt aber bereits ein Absinken der Jodzufuhr unter 110 μg/Tag, um U über die normale Grenze der Speicherung (40%) ansteigen, und eine Erhöhung von Z über 650 μg/Tag, um U in den Bereich der myxödematischen Werte sinken zu lassen. Es ist daher verständlich, daß der durchschnittliche normale Speichertest in einer Hafenstadt wie Boston, Hamburg oder London, wo Trinkwasser und Nahrung reich an Jod sind und die durchschnittliche tägliche Jodzufuhr ohne weiteres bis zu 300 μg/Tag betragen mag, kleiner sein muß als jener Durchschnitt, der bei einer Bevölkerung erhoben wird, deren Wasser und Nahrung jodarm sind und deren tägliche durchschnittliche Jodzufuhr 100 μg/Tag und oft wesentlich weniger beträgt.

Während nun die Steigerung der täglichen Jodzufuhr vor allem die Diagnose einer Unterfunktion der Schilddrüse schwierig macht — und dies ist ein weiterer Grund, warum vor allem in Hafenstädten, in denen bisher die umfangreichsten Reihenuntersuchungen durchgeführt worden sind, die anorganischen Teste in der Feststellung eines Myxödems nicht selten versagen —, ist in Gegenden, in denen

die Jodzufuhr geringer als normal ist, vor allem die Diagnostik jener leichten
Überfunktion, in der sich die Radiojodteste ja besonders bewähren sollen, praktisch unmöglich gemacht. Die enorme geographische Abhängigkeit der anorganischen Radiojodteste macht es zwingend notwendig, bevor man an die Interpretation ihrer Ergebnisse bei Fällen mit fraglicher abnormer Funktion der
Schilddrüse herangeht, an einer möglichst großen Zahl von eindeutigen Normalfällen die Grenzen der „Normalität" unter den gegebenen Bedingungen festzustellen.

Es würde den Rahmen der vorliegenden Übersicht überschreiten, wenn alle
bisher mit einem der Radiojodteste erhaltenen und in der Weltliteratur publizierten Ergebnisse angeführt würden. Normale Jodzufuhr vorausgesetzt, sollte die
Radiojodspeicherung einer normal funktionierenden Schilddrüse nach 24 Std.
zwischen 10 und 40% der zugeführten
Menge liegen. Dieser Bereich erfaßt erfahrungsgemäß über 90% aller jener Fälle, die
klinisch keine Zeichen einer Über- oder
Unterfunktion aufweisen.

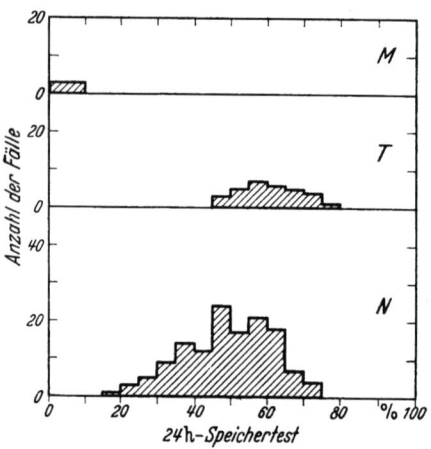

Abb. 12. Ergebnis des 24 Std.-Speichertestes bei
31 Thyreotoxikosen (T), 6 Myxödemen (M) und
135 Fällen ohne Zeichen von Über- oder Unterfunktion (N), die innerhalb der letzten drei Monate des
Jahres 1954 an der II. Med. Univ.-Klinik, Wien,
beobachtet wurden.

Dieser Streubereich der Normalfälle
liegt höher in Gebieten, in denen die tägliche Jodzufuhr niedriger als normal ist.
So fanden Stanbury, Brownell, Riggs,
Perinetti, del Castillo und Itoiz in
der Gegend um Mendoza in Argentinien,
in der ausgesprochene Jodarmut herrscht,
48 Std.-Speicherteste zwischen 70 und
90%. In Wien haben Fellinger, Mannheimer und Vetter[2] bei endemischen Jodmangelstrumen Speicherwerte gesehen, die
durchaus denen eindeutiger Hyperthyreosen entsprachen, ebenso Stump im süd-
badischen Endemiegebiet sowie Costa in
Italien. Aber selbst in Fällen, bei denen
eine Struma nicht oder kaum zu palpieren
ist — die leichte Vergrößerung des Halses

gehört ja nach v. Jagic zu den klassischen Zeichen des sog. „Wiener Profils" —, ist
die Radiojodspeicherung im Durchschnitt erhöht. An der II. Medizinischen Universitätsklinik, Wien, wurden seit 1951 über 2500 Speicherteste durchgeführt, die
zum größeren Teil von O. Voelkel gemessen wurden. Da bei den meisten dieser
Fälle begreiflicherweise das Ergebnis des Speichertestes als einziges Kriterium für
den Zustand der Schilddrüsenfunktion genommen wurde, können sie zur Feststellung des „normalen" Durchschnittes nicht herangezogen werden. Vielmehr
sind in Abb. 12 alle jene Fälle angeführt, bei denen in der willkürlich herausgegriffenen Zeit vom 1. 10. — 31. 12. 1954 sowohl ein 24 Std.-Speichertest als auch
eine Bestimmung der 48 Std.-Plasmakonzentration und des „Plasmatestes"
durchgeführt worden war und einerseits der Ausfall der beiden letzteren Teste das
Vorliegen einer Erhöhung der Hormonsekretionsrate ausschloß und andererseits
eine Verminderung derselben zwar durch diese beiden Teste nicht ausgeschlossen
werden konnte, jedoch auf Grund der klinischen Symptome und des Ausfalls
anderer Laboratoriumsteste äußerst unwahrscheinlich war. Diese Statistik um-
schließt also alle in diesem Zeitraum endgültig als Euthyreose beurteilten Fälle
mit und ohne Vergrößerung der Schilddrüse und etwa die Hälfte aller in diesem
Zeitraum untersuchten Fälle.

Der Mittelwert der 24 Std.-Speicherung dieser 135 Fälle ist mit 49,9% beträchtlich höher als in Gebieten, in denen die Jodzufuhr vermutlich normal ist. Auch die Grenzen (19,7 bzw. 72,1%) sind beträchtlich nach oben verrückt. Dagegen wiesen diese Fälle die vollkommen normalen Durchschnitte für die 48 Std.-Konzentration von 0,164%/l und für den „Plasmatest" von 0,0723 auf. Im gleichen Zeitraum wurden 31 Thyreotoxikosen mit signifikant erhöhten 48 Std.-Konzentrationen und „Plasmatesten" beobachtet, deren Speicherungsdurchschnitt 66,6% mit Extremwerten von 46,4—77,6% betrug. Im gleichen Zeitraum haben wir 6 Myxödeme mit Speicherungswerten von 2,7—8,8% gesehen. Man wird verstehen, warum an dieser Klinik seit fast zwei Jahren eine Erhöhung des Speichertestes allein nicht mehr zur Diagnose einer Überfunktion verwertet wird.

Bei der Interpretation des Ergebnisses eines Speichertestes sollte ferner daran gedacht werden, daß bei größeren Knotenstrumen oder bei Fällen, die schon einmal strumektomiert wurden, die geometrischen Beziehungen zwischen Strahlenquelle und Nachweisgerät grob entstellt sein können.

Zu den sog. „frühen" Radiojodtesten gehören jene, die die Speicherung bereits eine Stunde nach der Verabreichung des Radiojods messen. Obwohl eine große Treffsicherheit in der Diagnose der pathologischen Funktionszustände behauptet wurde (KRISS [1, 2]), müssen die Fehlerquellen beträchtlich sein, da ja bei so kurzzeitigen Testen bereits Schwankungen der Jodzufuhr innerhalb eines Tages eine große Rolle spielen. Die perorale Verabreichung der Radiojoddosis, wie sie bei diesem Test von MORTON, OTTOMAN und PETERSON und von CRISPELL, PARSON und SPRINKLE vorgeschlagen wurde, ist unserer Ansicht nach vollkommen abzulehnen, da sich hier auch noch der Faktor der Absorption jeder Kontrolle entzieht. Man vergleiche hierzu die Ergebnisse von HANBURY, HESLIN, STANG, TUCKER und RALL, die durch Verwendung von J^{132} die Möglichkeit hatten, die Reproduzierbarkeit des 1 Std.-Speichertestes zu prüfen, und die selbst bei intravenöser Injektion und bei rigoroser Konstanthaltung der Versuchsbedingungen Schwankungen bis zu $\pm$ 26% um den Durchschnittswert beobachteten. Wir haben in letzter Zeit diese Untersuchungen der Reproduzierbarkeit auch auf den 2 Std.-Speichertest, auf die thyroidale Clearance und auf den Schilddrüsen-Oberschenkel-Quotienten, ebenfalls unter Verwendung von J^{132}, ausgedehnt und ebenso große Differenzen bei Wiederholung nach 24 Std. gefunden (FELLINGER, HÖFER und VETTER [2, 3]).

Es ist natürlich auch möglich, „frühe" und „späte" Speicherteste zu kombinieren und ihre Ergebnisse miteinander zu vergleichen, wie dies FRANCKE und ROBERT sowie PFEIFER getan haben. Eine weitere Verfeinerung ergibt sich durch Serienmessungen der Speicherung, wobei aus der so entstehenden Speicherungskurve noch besondere diagnostische Einzelheiten erkennbar sein sollen (BEIERWALTES, LAMPE, GOMBERG und LOWREY; LOWREY, BEIERWALTES, LAMPE und GOMBERG; GILBERT-DREYFUS, AMBROSINO, AYACHE, LEMAIGNEN und ZARA; GILBERT-DREYFUS, ZARA, AMBROSINO und AYACHE; BILLION, OEFF und KLAUER; LAROCHE, MALLET und TREMOLIÈRES [1, 2]; KUMMER; VANNOTTI [2]). Während diese wiederholten Messungen in schwierigen differentialdiagnostischen Fällen ohne Zweifel ihre Berechtigung haben, ist der damit verbundene Arbeits- und Zeitaufwand für Routineuntersuchungen wohl zu groß.

Eine Reihe von Autoren haben die Ergebnisse des Speichertestes mit jenen des Grundumsatzes verglichen und — wie nicht anders zu erwarten — die diagnostische Treffsicherheit des Speichertestes größer gefunden (WERNER, GOODWIN und QUIMBY; WERNER und QUIMBY; WERNER, QUIMBY, GOODWIN und SCHMIDT [2]; SEIDLIN, OSHRY, ROSSMAN und LEITER; JAFFE und OTTOMAN; FELLINGER und VOELKEL; SCHNEEBERG, PERLOFF, SERBER, SOPP und STANTON; STRAUSS, JAKOB und HILLER; ROSWIT, ROSENKRANTZ, SORRENTINO, YALOW und BERLIN; REISS, HAIGH, HEMPHILL, MAGGS, REISS und SMITH; LAMARQUE, THIBAUD, PAGES und GARY-BOBO; BLOCH und MICHEL; AZERAD und RAVAUD).

b) Ausscheidungsteste.

Jener Anteil der verabreichten Menge Radiojod, der nicht von der Schilddrüse aufgenommen wurde, wird im allgemeinen innerhalb von 48 Std. in den Harn ausgeschieden. Es bleibt ein kleiner Rest von anorganischem Radiojodid im Körper, der sich aus Jodid, das nicht in die Schilddrüse aufgenommen und noch nicht in den Harn ausgeschieden wurde, und aus Jodid, das aus dem Abbau des von der Schilddrüse verarbeiteten, in die Peripherie sekretierten und bereits innerhalb dieser 48 Std. dort abgebauten organischen Radiojods stammt, zusammensetzt. Dieses Jodid kann, falls nicht eine ernste Beeinträchtigung der Nierenfunktion vorliegt, vernachlässigt werden. Ebenso kann vernachlässigt werden, daß ein Teil des aus dem Hormonverbrauch stammenden Radiojodids ebenfalls in den Harn ausgeschieden wird, da auch dieser Faktor, von Fällen mit stark beschleunigtem Jodumsatz abgesehen, innerhalb der ersten 48 Std. keine sehr große Rolle spielen wird. Daher kann annäherungsweise der in 48 Std. ausgeschiedene Anteil der verabreichten Menge Radiojod E_{48}^{*} gleich dem Ausdruck $(1 - U)$ gesetzt werden.

E_{48}^{*} wird daher den gleichen Einflüssen wie die ,,theoretische'' Speicherung U unterliegen, nur mit umgekehrtem Vorzeichen (Abb. 11, S. 757), d. h. die Harnausscheidung wird mit steigendem H und abnehmendem Z disproportional abnehmen und vice versa. Auch hier besteht daher eine ausgeprägte Abhängigkeit der normalen Durchschnittswerte von der geographischen Lage des Gebietes, in dem die Untersuchungen durchgeführt werden.

In der Praxis haben die Harnausscheidungsteste gegenüber den Speichertesten den großen Vorteil, daß die Bestimmung der im Harn vorhandenen Radioaktivität durch Wegfall der Schwierigkeiten, die geometrischen Beziehungen zwischen Strahlenquelle und Nachweisgerät konstant zu halten, wesentlich genauer ist. Ferner wird zum eigentlichen Meßvorgang der Patient nicht benötigt, so daß die Messung zu dem dem Untersucher bequemsten Zeitpunkt durchgeführt werden kann. Falls finanzielle Erwägungen keine Rolle spielen, können solche Messungen auch vollautomatisch über Nacht durchgeführt werden. Der Nachteil der Harnausscheidungsteste liegt in der Ungewißheit, ob der Patient innerhalb der vorgeschriebenen Zeit wirklich den gesamten Harn gesammelt hat. Dies gilt insbesondere für Fälle, bei denen die Untersuchung ambulant durchgeführt werden soll. Trotz genauester und eindringlichster Belehrung wird es immer wieder vorkommen, daß durch Unachtsamkeit, Nachlässigkeit oder schlichte Dummheit Harn verlorengeht und dadurch fälschlich niedrige Werte für die Gesamtausscheidung erhalten werden. Ferner wird bei herabgesetzter Nierenfunktion E_{48}^{*} ebenfalls zu niedrig sein, während U selbst vom Funktionszustand der Nieren unabhängig ist.

Auch die Methoden des Harnausscheidungstestes lassen sich in beliebiger Weise variieren. Die Bestimmung der 24 Std.-Harnausscheidung hat wenig diagnostischen Wert, da sich die Ergebnisse normaler und pathologischer Fälle stark überschneiden (McArthur, Rawson, Fluharty und Means; Goodwin, MacGregor, Miller und Wayne). Die Methode wird diagnostisch leistungsfähiger, wenn der Harn durch 48 Stunden, und zwar in mehreren Portionen gesammelt wird. So unterteilten Skanse [1, 3] und Shipley, Storaasli, Friedell und Potts in zwei Abschnitte (0 — 24 und 24 — 48) und Arnott, Emery, Fraser und Hobson in drei Abschnitte (0 — 8, 8 — 24 und 24 — 48). Mason und Oliver begannen erst 6 Std. nach der Verabreichung den Harn zu sammeln. Aber auch diese Autoren berichten über z. T. nicht unbeträchtliche Überschneidungen zwischen normalen und pathologischen Fällen, insbesondere bei Myxödemen, was ohne weiteres verständlich ist, wenn man sich erinnert, daß die an und für sich hohe Ausscheidung des Myxödems durch die Beeinträchtigung der Nieren-funktion, die beim Myxödem fast obligat ist, verdeckt wird. FRASER, HOBSON, ARNOTT und EMERY haben sich daher bemüht, durch Division des (0 — 8 Std.)-Wertes durch das Produkt aus dem (8 — 24 Std.)- und dem (0 — 48 Std.)-Wert den Einfluß der Nierenfunktion auszuschalten und haben tatsächlich den so erhaltenen Wert T, der ein Maß für die Schilddrüsenspeicherung darstellt, bei allen von ihnen untersuchten Myxödemen signifikant erniedrigt gefunden.

Aus den Ergebnissen der zwei bisher umfangreichsten Reihenuntersuchungen (SKANSE [3]; FRASER et al.,) kann geschlossen werden, daß die normale Radiojod-ausscheidung in 24 Stunden zwischen 35 und 75% und in 48 Std. zwischen 35 und 80% der zugeführten Dosis beträgt. Während SKANSE einen normalen Durch-schnitt von 61% in 24 und von 66% in 48 Std. fand, liegen die von FRASER et al. beobachteten Werte wesentlich tiefer (52 bzw. 56%). Das Myxödem zeigt höhere, die Thyreotoxikose niedrigere Werte. Auch die Jodmangelstruma und der Pubertätskropf scheiden wenig Radiojod im Harn aus, so daß die Differential-diagnose zwischen diesen Zuständen und der Thyreotoxikose aus dem Ergebnis dieses Testes allein nicht möglich ist (DE MUYLDER und MAISIN; FELLINGER, MANNHEIMER und VETTER [2]).

Weitere Unterteilungen in kurzzeitige Perioden, wie sie NITOWSKY und PUCK, STÖA sowie LANG und NÖLLER durchgeführt haben, mögen tiefere Einblicke in die Stoffwechseldynamik des Einzelfalles erlauben, ebenso die gleichzeitige Be-stimmung sowohl der Speicherung in der Schilddrüse als auch der Harnaus-scheidung (PERRY und GEMELL; BILLION, OEFF und KLAUER; REILLY und BAYER; ROSWIT, ROSENKRANTZ, SORRENTINO, YALOW und BERLIN; GILBERT-DREYFUS, AMBROSINO und TRIANTAPHYLLIDIS; GOODWIN).

Zu den Ausscheidungstesten kann ferner die sog. „S/P-Rate" gezählt wer-den. Ähnlich wie die „Konversionsrate" ist sie keine Rate, sondern eine Verhält-niszahl, und zwar jene zwischen der Radiojodkonzentration im Speichel und jener im Plasma. Vor kurzem haben THODE, JAIMET und KIRKWOOD 24 Std. nach der Verabreichung des Radiojods dessen Konzentration im Speichel und im Plasma untersucht und angegeben, daß der Quotient dieser beiden Werte bei Myxödemen wesentlich höher und bei Thyreotoxikosen wesentlich niedriger als bei Normalfällen wäre. Die Trenn-schärfe dieses Testes wäre noch größer, wenn die Speichelaktivität nicht mit der Gesamtaktivität des Plasmas, son-dern mit jener der Eiweißfraktion ver-glichen würde. Die Autoren haben dar-aus nicht nur geschlossen, daß das Ver-mögen der Speicheldrüsen, Jodid aus dem Plasma zu konzentrieren, sich mit wechselnder Funktion der Schilddrüse

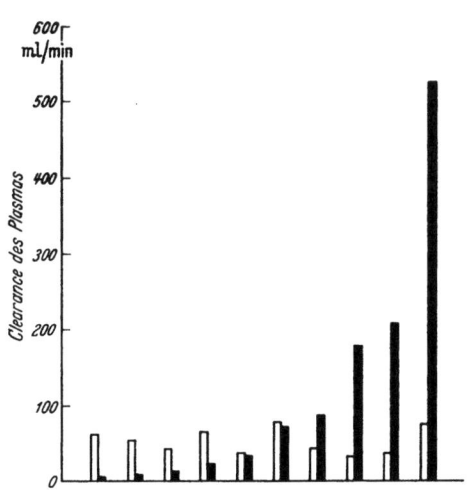

Abb. 13. Jodidclearance des Plasmas durch die Schild-drüse (schwarz) und eine Parotisdrüse (weiß) bei 10 Fällen mit verschiedensten Graden der Schilddrüsen-aktivität. Nach FELLINGER, HÖFER und VETTER [1].

ändere, sondern auch, daß die Speicheldrüsen eine besondere Rolle im Abbau des hormonalen Jods spielen müßten.

Dieser Schluß ist uns nicht berechtigt erschienen und wir haben daher bei einer Reihe von Fällen mit verschiedensten Funktionszuständen der Schilddrüse die J^{131}-Clearance des Plasmas durch die Ohrspeicheldrüse zusammen mit der thyroidalen und renalen Clearance, dem Volumen des Jodidraums, der Verschwinderate des Jodids aus dem Plasma, der „theoretischen" Speicherung und dem „Plasmatest" bestimmt (FELLINGER, HÖFER und VETTER [1]). Würden die Funktion der Speicheldrüsen und jene der Schilddrüse in irgendeinem Zusammenhang stehen, dann müßte dieser bei Vergleich der thyroidalen und der Speichelclearance zum Ausdruck kommen; daß dies nicht der Fall ist, zeigt Abb. 13.

Da der Nenner der „S/P-Rate" entweder durch die Gesamtaktivität oder die Aktivität der Eiweißfraktion des Plasmas gebildet wird, ist sie zunächst einmal von sämtlichen Faktoren abhängig, die das eiweiß-gebundene Radiojod beeinflussen. Darüber hinaus wird sie auch noch von der Größe des Speichelflusses und dem Ausmaß der Verdünnung des serösen Speichels durch Schleimbeimengungen, die wahrscheinlich kein Jod enthalten, abhängen.

Die „S/P-Rate" ist daher mehr noch als alle anderen Radiojodteste von extrathyroidalen Faktoren abhängig; nach unseren Erfahrungen kann sie, da sie relativ einfach durchführbar ist, wohl als Ergänzung zu anderen Radiojodtesten dienen, darf aber sicherlich nicht als einziger Routine-Test durchgeführt und als Basis einer Diagnosestellung verwendet werden.

c) Andere anorganische Teste.

Manche Autoren bevorzugen die thyroidale Clearance gegenüber dem Speichertest, da sie direkt proportional der Hormonsekretionsrate H ist:

$$C_T = \frac{H \cdot C_E}{E} \, . \tag{46}$$

Da entsprechend Gl. 17

$$E = Z - F, \tag{47}$$

ist

$$C_T = \frac{H \cdot C_E}{Z - F} \, . \tag{48}$$

Die thyroidale Clearance ist daher extrathyroidalen Einflüssen stärker ausgesetzt als der Speichertest, da sie nicht nur von H, Z und F abhängt, sondern außerdem direkt proportional der renalen Clearance ist (Abb. 14). Es erscheint uns nicht sicher, ob dieser Faktor bisher genügend gewürdigt worden ist. So sind insbesondere BERSON, YALOW, SORRENTINO und ROSWIT durch die Ergebnisse ihrer recht umfangreichen Untersuchungen zu dem eindeutig falschen Schluß gelangt, daß die thyroidale Clearance, nicht aber der Speichertest unabhängig von der renalen Clearance sei. Dies wird auch durch die Befunde von MCCONAHEY, KEATING und POWER [2] widerlegt, die bei zwölf euthyreoten Fällen mit verminderter renaler Clearance thyroidale Clearances beobachteten, die in den Bereich der sonst nur bei Myxödemen gesehenen Werte fielen. Andererseits hat nach PAHAUT, GOVAERTS und BONHOMME auch stärkste Diurese keinen Einfluß auf die Höhe der Speicherung. Die thyroidale Clearance teilt mit dem Speichertest die hohe Empfindlichkeit gegenüber Schwankungen in der täglichen Jodzufuhr, insbesondere dann, wenn sie nicht aus der 48 Std.-Harnausscheidung, dem Volumen des Jodidraumes und der Jodidverschwinderate aus dem Plasma, sondern durch kurzzeitige direkte Messungen der Speicherungsrate in der Schilddrüse bestimmt wird (FELLINGER, HÖFER und VETTER [2]). Die methodischen Fehlerquellen der Bestimmungen der thyroidalen Clearance wurden bereits früher erwähnt.

Eine Übersicht über die bei normalen, thyreotoxischen und myxödematischen Fällen erhobenen Werte für die thyroidale Clearance wurde in Tab. 6 (S.738) gegeben. Besondere Erwähnung bedarf noch der Bericht von STUMP, wonach bei endemischen Strumen wohl die Speicherung, nicht aber die thyroidale Clearance erhöht wäre, ja diese gelegentlich sogar niedriger als normal sei. Auch VANNOTTI [1, 2] gibt an, bei vereinzelten Fällen von Jodmangelstruma eine verlangsamte Speicherung gesehen zu haben; leider wurde die thyroidale Clearance nicht bestimmt.

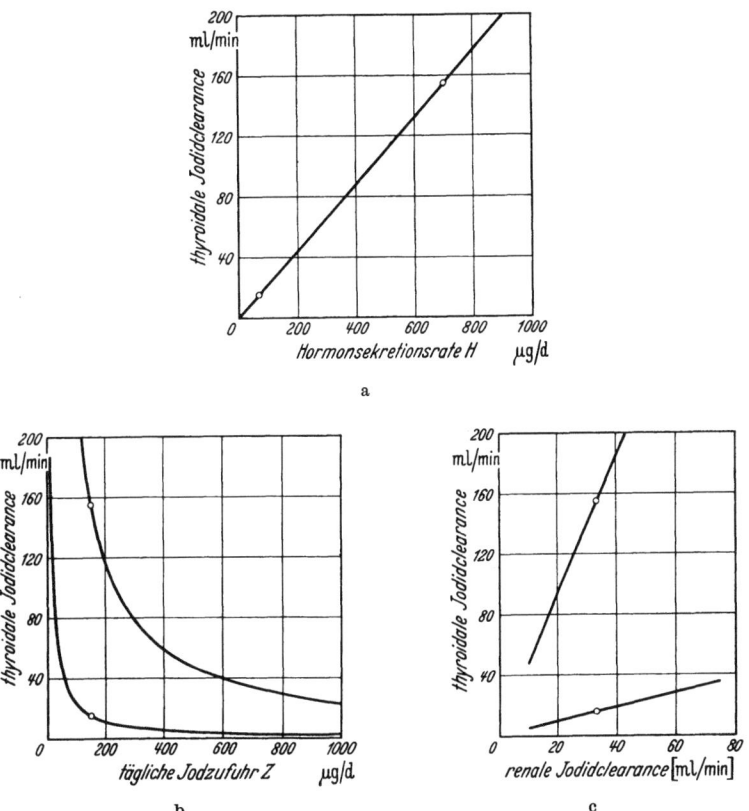

Abb. 14 a—c. Abhängigkeit der thyroidalen Jodidclearance des Plasmas von der hormonalen Sekretionsrate (a), von der täglichen Jodzufuhr (b) und von der renalen Jodidclearance (c). Die Kurven in b und c wurden für einen normalen und einen toxischen Wert von H berechnet.

Diese Angaben sind nicht leicht verständlich, denn es läßt sich sofort zeigen, daß die thyroidale Clearance nur unter einer Bedingung, nämlich einer Verminderung der renalen Clearance, der Speicherung nicht parallelgeht: durch Umformung der Gl. (13) ergibt sich

$$C_T = C_E \cdot \frac{U}{1-U} \, . \tag{49}$$

Sowohl die Untersuchungen von STANBURY, BROWNELL, RIGGS, PERINETTI, DEL CASTILLO und ITOIZ als auch eigene Untersuchungen (FELLINGER, MANNHEIMER und VETTER [2]) haben aber eindeutig ergeben, daß bei der endemischen Jodmangelstruma die renale Clearance normal und die thyroidale Clearance zusammen mit der Speicherung stark erhöht ist.

Will man sich Blutabnahmen ersparen, so kann statt der Plasmaaktivität die Gewebsaktivität über dem Oberschenkel zur Bestimmung der thyroidalen Clearance herangezogen werden (Foote, Mackenzie und MacLagan; Foote und MacLagan; Billion; Billion und Kühne). Eine weitere Vereinfachung ergibt sich, wenn statt mehrfacher Messungen der Speicherung zur Bestimmung der Clearance nur je eine Messung der Strahlungsintensität über der Schilddrüse und über dem Oberschenkel durchgeführt und ein Quotient aus den beiden Impulszahlen berechnet wird (Pochin [1]; Billion). Alle diese Vereinfachungen gehen mit einem Verlust an Genauigkeit einher, da die Schwierigkeiten der Konstanthaltung der geometrischen Beziehungen zwischen Strahlenquelle und Nachweisgerät und die Probleme der Streuung, Rückstreuung und Absorption sich nun auch auf die Messung der Oberschenkelaktivität erstrecken.

Keating, Power, Berkson und Haines; Keating und Albert; McConohey, Keating und Power [1]; Luellen, Keating, Williams, Berkson, Power und McConahey; Keating, Haines, Power und Williams haben in umfangreichen Untersuchungen die Speicherungsrate K_{IT} zur Diagnose der Schilddrüsenfunktionsstörungen verwendet, wobei sie zeigen konnten, daß diese sowohl direkt gemessen als auch aus der Verschwinderate des Radiojods aus dem Plasma und der im Harn ausgeschiedenen oder in die Schilddrüse aufgenommenen Menge berechnet werden kann. Denn

$$K_{IT} = U \cdot (K_{IE} + K_{IT}) \tag{15}$$

und

$$K_{IT} = K_{IE} \cdot \frac{U}{1-U} \, . \tag{50}$$

Die Speicherungsrate ist noch etwas weniger spezifisch als die thyroidale Clearance, da sie außer von H, Z, F und C_E auch noch vom Volumen des Jodidraumes V_I abhängig ist. Denn aus Gl. (15) und (16) ergibt sich

$$C_T = \frac{K_{IT}}{60} \cdot 1000 \cdot \frac{1}{i_0^{\bullet}} \tag{51}$$

oder

$$K_{IT} = \frac{0{,}06 \cdot C_T}{V_I} \tag{52}$$

und aus Gl. (48)

$$K_{IT} = \frac{0{,}06 \cdot H \cdot C_E}{V_I \cdot (Z-F)} \, . \tag{53}$$

Die Stärke der Abhängigkeit der Speicherungsrate von diesen Faktoren ist gleich jener der thyroidalen Clearance, so daß diese, wenn V_I als konstant angenommen wird, ebenfalls aus der Abb. 14 abgelesen werden kann. Vergrößerungen von V_I selbst, wie sie bei starker Vermehrung des Plasmavolumens und der extracellulären Flüssigkeitsmenge (Ödeme, Ascites usw.) vorkommen, führen zu einer Verkleinerung der Speicherungsrate.

Die Speicherungsrate K_{IT} ist jener Prozentsatz der in V_I vorhandenen Jodidmenge, der stündlich in die Schilddrüse aufgenommen wird. Da die Menge an Radiojodid in V_I nach der Verabreichung durch Ausscheidung und Speicherung immer kleiner wird, erfolgt die Speicherung des Radiojods in Form einer Kurve. Die Form dieser Kurve ist derart, daß sie — zumindest während der ersten Stunden nach der Verabreichung — der Wurzel aus der Zeit nach der Verabreichung proportional ist. Trägt man daher die während der ersten Stunden erhaltenen Speicherungswerte gegen die Wurzel aus der Zeit auf, dann erhält man annähernd eine ansteigende Gerade. Die Steigung dieser Geraden ist ebenfalls ein Maß der Avidität der Schilddrüse für Jodid und Stanley und Astwood [1] haben sie den Speicherungs-Gradienten genannt. Obwohl der Speicherungs-Gradient auch zu diagnostischen Zwecken benützt wurde (Perlmutter und Forsham), liegt sein Hauptvorteil in der Möglichkeit, nach einer gewissen Anzahl von Messungen den weiteren Verlauf der Geraden vorauszusagen und Abweichungen von diesem Verlauf, wie sie z. B. durch Verabreichung eines Medikamentes verursacht werden, als Maß für die Wirksamkeit des Medikamentes benützen zu können, so daß diese Technik heute eine der Standardmethoden zur Austestung thyreostatischer Substanzen geworden ist (ASTWOOD [3]). GREER [1] hat den Speicherungs-Gradienten mit dem 6 Std.- und 8 Std.-Speichertest verglichen und eine Methode angegeben, aus dem Gradienten die 24 Std.-Speicherung zu berechnen. MILLER, DAILEY, HOLMES, ALEXANDER und SHELINE bestimmten die Speicherung stündlich durch 7 Std. nach der Verabreichung und dividierten diese Werte durch die Anzahl der Stunden.

Für Routineuntersuchungen bei größerem täglichen Anfall an Patienten sind alle diese Teste wenig geeignet. Neben dem größeren Arbeitsaufwand ohne wesentlichen Gewinn an Genauigkeit und mit beträchtlichem Verlust an Spezifität haben sie gegenüber dem einfachen Speichertest ferner den Nachteil, daß ihre Trennschärfe im Bereich der Unterfunktion der Schilddrüse sehr gering ist.

Besonderer Erwähnung bedarf noch die Veränderung des „normalen" Durchschnittes der verschiedenen anorganischen Radiojodteste mit dem Alter. Wie QUIMBY, WERNER und SCHMIDT; JAKOB sowie KÜHNE und BILLION beobachtet haben, nimmt die Avidität der Schilddrüse für Radiojod mit zunehmendem Alter ab. Diese Erscheinung kommt nach PERLMUTTER und RIGGS auch im Speicherungsgradienten zum Ausdruck. Offenbar hat der wachsende Organismus einen gesteigerten Hormonbedarf. Dafür spricht auch die Beobachtung, daß Jodmangelkröpfe vor allem vor und in der Pubertät auftreten. Das gleiche gilt für die Schwangerschaft; Beobachtungen über eine Erhöhung des eiweißgebundenen J^{127} im Plasma liegen vor (HEINEMANN, JOHNSON und MAN) und POCHIN [2] sowie NOBLE und ROWLANDS fanden, daß die J^{131}-Speicherung während der Schwangerschaft höher als nach deren Beendigung war. Die Altersregression der Schilddrüsenaktivität wird bei Anwendung von Harnausscheidungstesten nicht gefunden; die Ausscheidung wird mit zunehmendem Alter sogar geringer, was sicherlich auf die sich mehr und mehr verschlechternde Nierenfunktion zurückzuführen ist (ACKERMANN und IVERSEN). Untersuchungen über eine Altersregression organischer Radiojodteste sind unseres Wissens noch nicht durchgeführt worden.

Ebenfalls nach QUIMBY, WERNER und SCHMIDT hat weder das Geschlecht des Patienten noch die Jahreszeit, in der die Untersuchung durchgeführt wird, einen Einfluß auf die Höhe der Speicherung.

2. Diagnostische Teste im Bereich des organischen Stoffwechsels.

a) Die Verschwinderate des Radiojods aus der Schilddrüse.

Verfolgt man die Strahlungsintensität über der Schilddrüse durch einige Tage nach der Verabreichung, so ergeben die gemessenen Werte, wenn sie auf semilogarithmischem Papier aufgetragen werden, annähernd eine abfallende Gerade. Die aus dieser Geraden berechnete Halbwertszeit — also jene Zeit, die vergeht, bis nur mehr die Hälfte der ursprünglich beobachteten Speicherung gemessen werden kann — ist die „effektive" Halbwertszeit, denn sie ist ein Maß für die Zeit, die der von der Schilddrüse aufgenommene Anteil der verabreichten Menge Radiojod wirksam ist. Selbst wenn das radioaktive Jod die Schilddrüse niemals wieder verlassen würde, so würde doch die Strahlungsintensität über der Schilddrüse kleiner werden, da ja das radioaktive Jod zerfällt, u.zw. mit einer „physikalischen" Halbwertszeit von fast genau 8 Tagen. Die „effektive" Halbwertszeit setzt sich daher zusammen aus der „physikalischen" und der dem Stoffwechsel des Radiojods entsprechenden „biologischen" Halbwertszeit. Die drei Größen stehen entsprechend Gl. (1) miteinander in Beziehung:

$$T_{eff} = \frac{T_{biol} \cdot T_{phys}}{T_{biol} + T_{phys}} . \tag{54}$$

Es herrscht nun in der Literatur nicht nur bezüglich der Nomenklatur eine gewisse Unklarheit, sondern es bedarf auch der Begriff der „biologischen" Halbwertszeit einer genaueren Definition. Streng genommen, läßt sich dieser Terminus nur für eine Substanz anwenden, die, wenn sie den zum Gegenstand der Untersuchung genommenen „Raum" verlassen hat, nicht mehr in ihn zurückkehrt. Dies ist aber beim Raum T der Schilddrüse nicht der Fall und man mißt, sobald das erste Radiojod, das schon einmal in hormonaler Form aus der Schilddrüse ausgestoßen und in der Peripherie abgebaut wurde, wieder als Jodid in die Schilddrüse zurückkehrt, nicht mehr eine echte biologische Halbwertszeit, sondern einen fiktiven Wert, der immer länger als die echte biologische Halbwertszeit ist. Wir haben schon früher erwähnt, daß die echte biologische Halbwertszeit zum Vorschein kommt, wenn man die Wiederverwendung des Radiojods durch ausreichende Gaben eines Thioharnstoffpräparates nach der Verabreichung des Radiojods blockiert. Man kann aber auch gelegentlich bei Fällen, bei denen der periphere Verbrauch sehr langsam vonstatten geht, den Beginn der Wiederverwendung erkennen, wenn man sehr sorgfältige, immer wieder wiederholte Messungen durchführt. Meist innerhalb der Zeit zwischen 24 und 48 Std. nach der Verabreichung wird dann die Gerade des Aktivitätsabfalles plötzlich flacher und die effektive Halbwertszeit länger. Es sei nebenbei erwähnt, daß, wenn die „theoretische" Speicherung U durch Rückextrapolation der Speicherungswerte bestimmt werden soll, natürlich nur die bis zum Einsetzen der Wiederverwendung erhobenen Werte herangezogen werden dürfen.

Vor Einsetzen der Wiederverwendung mißt man daher über der Schilddrüse eine Verschwinderate, der die Konstante K_{TB} entspricht und die also ein echtes Maß für die Größe der Hormonsekretion darstellt; nach Einsetzen der Wiederverwendung ergibt sich eine Verschwinderate, deren Konstante K_T nur indirekt mit dem Hormonausstoß zusammenhängt. Beide Konstanten stehen aber in einer fixen, schon früher in Gl. (23) beschriebenen Beziehung zueinander:

$$K_T = K_{TB} \cdot \frac{Z}{Z + H - F} . \tag{55}$$

Da definitionsgemäß nach Gl.(34)

$$K_{TB} = \frac{H}{24 \cdot Q_T} \tag{56}$$

ist, wird der Wert von K_T, also die Konstante der Verschwinderate des Radiojods aus der Schilddrüse, wenn dieses mehr als einmal zum Hormonaufbau verwendet wird, durch folgende Gleichung beschrieben:

$$K_T = \frac{H}{24 \cdot Q_T} \cdot \frac{Z}{Z + H - F} . \tag{57}$$

In Abb. 15 ist wieder der Einfluß der in diese Gleichung eingehenden Faktoren H, Z, F und Q_T auf K_T graphisch dargestellt, wobei aber, um einen besseren Vergleich mit den in der Literatur angegebenen Werten zu ermöglichen, nicht K_T, sondern die effektive Halbwertszeit berechnet wurde. Die fäkale Ausscheidung F wurde wiederum vernachlässigt, da sie, wie auch aus obiger Gleichung leicht ersichtlich, keine große Rolle spielt. Auch die tägliche Jodzufuhr Z übt keinen entscheidenden Einfluß aus, da sie sowohl in den Zähler als auch in den Nenner der Gleichung eingeht.

Die Tatsache, daß der chronische Jodmangel zu einer Verkleinerung von K_T führt, erklärt jedoch ohne weiteres die vor allem von STANBURY et al., von GILBERT-DREYFUS und ZARA und von VANNOTTI [2] gemachte Beobachtung, daß die Strahlungsintensität des endemischen Kropfes nur sehr langsam abnimmt. Hier liegt eine der besten Möglichkeiten vor, die hohe Speicherung der Thyreotoxikose von jener der endemischen Struma zu unterscheiden. Man lasse sich nicht durch die geringe Differenz der effektiven Halbwertszeit bei normaler und verminderter Jodzufuhr täuschen: ein Anstieg der effektiven Halbwertszeit des Radiojods von

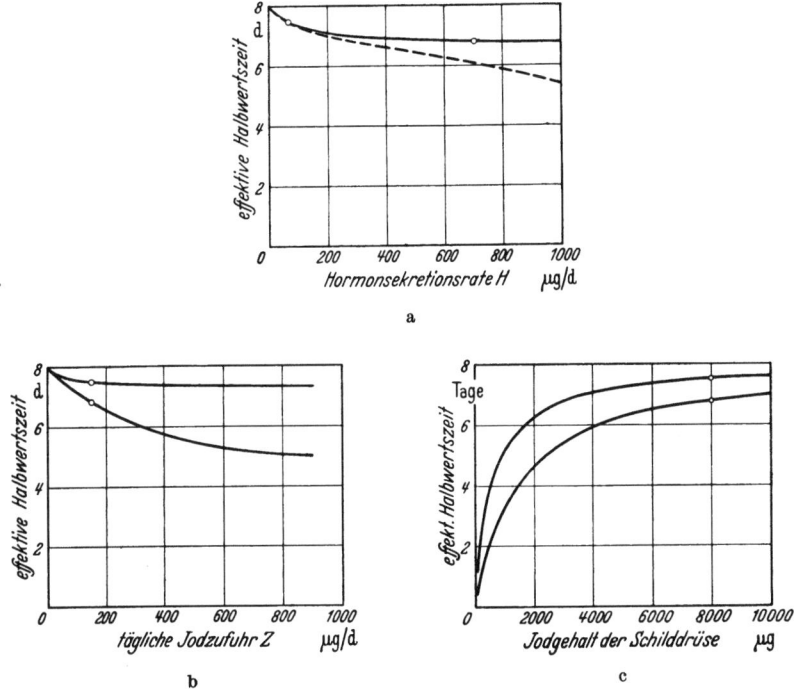

Abb. 15 a−c. Abhängigkeit der „effektiven" Halbwertszeit des organischen Radiojods in der Schilddrüse von der hormonalen Sekretionsrate (a), von der täglichen Jodzufuhr (b) und vom Jodgehalt der Schilddrüse (c). Die gestrichelte Kurve in a entsteht durch Berücksichtigung der mit der Erhöhung der Sekretionsrate einhergehenden Verminderung des Jodgehaltes der Schilddrüse. Die Kurven in b und c wurden für einen normalen und einen toxischen Wert von H berechnet.

7,5 Tagen (bei 150 μg/Tag Jodzufuhr) auf z. B. 7,76 Tage (bei 50 μg/Tag) entspricht einer Erhöhung der „biologischen" Halbwertszeit des J^{131} von ungefähr vier auf fast neun Monate! Beim endemischen Jodmangel ist eben die Wiederverwertung des Jods ganz exzessiv gesteigert.

Überraschend mag zunächst erscheinen, daß die effektive Halbwertszeit nicht der hormonalen Sekretionsrate H proportional ist. Diese Tatsache wird jedoch verständlich, wenn man sich erneut vor Augen hält, daß, je höher H und je schneller der Jodumsatz ist, desto größer auch die Wiederverwendung des in der Peripherie abgebauten Jods sein wird. Wenn daher die Erhöhung der Hormonsekretionsrate das einzige Charakteristikum der Thyreotoxikose wäre, müßte diese Erhöhung gewaltige Ausmaße annehmen, um die effektive Halbwertszeit eindeutig zu verkürzen. Nun wurde aber schon in einem früheren Abschnitt erwähnt, daß, sobald die fäkale Ausscheidung des hormonalen Jods die tägliche Jodzufuhr mit der Nahrung überschreitet, die Schilddrüse der Thyreotoxikose trotz rigoroser Einschränkung der Harnausscheidung in ein Joddefizit gerät. Je höher die Hormonsekretionsrate H und die ihr proportional gehende fäkale Ausscheidung F ist und je länger die Thyreotoxikose schon besteht, desto geringer wird der Vorrat der Schilddrüse an präformiertem Hormon sein. Eine Verringerung von Q_T wird aber die effektive Halbwertszeit wesentlich stärker als eine Vergrößerung von H beeinflussen, wie aus Gl. (57) leicht ersichtlich ist und in Abb. 15c klar zum Ausdruck kommt. Die Verkürzung der effektiven Halbwertszeit des Radiojods in der Schilddrüse, wie sie für die Thyreotoxikose obligat ist, ist also vorwiegend eine Folge der Verringerung des Jodgehaltes der Schilddrüse. Wir kennen keine Publikation, in der dies bisher klar ausgesprochen wurde.

Wenn wir — natürlich vollkommen willkürlich — annehmen, daß der Jodgehalt der Schilddrüse mit jeder Steigerung der Hormonsekretionsrate um 100 μg/Tag um 500 μg abnimmt, also bei einem H von 100 μg/Tag Q_T noch 7500 μg, bei einem H von 1000 μg/Tag dagegen nur mehr 3000 μg betrüge, dann entsteht die gestrichelte Kurve in Abb. 15a, die den tatsächlich zu findenden Verhältnissen (Oddie und Scott [2]; Freedberg, Chamovitz und Kurland [1]; Christensen, Jensen und Strange) wesentlich besser entspricht. Freedberg et al., die über die größten Erfahrungen mit dieser Methode verfügen, fanden bei Euthyreosen im Durchschnitt eine effektive (im Originalartikel als biologisch bezeichnete) Halbwertszeit von 6,4 und bei Thyreotoxikosen eine solche von 5,5 Tagen.

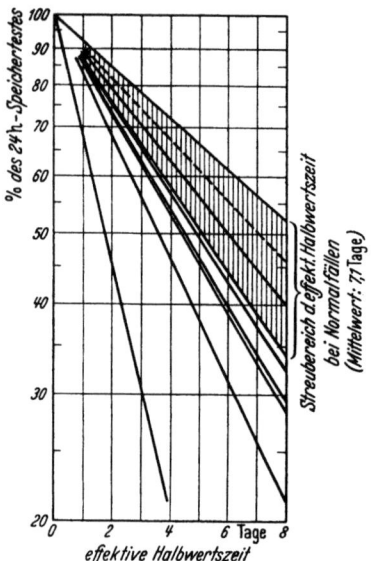

Abb. 16. Beispiele einiger typischer „effektiver" Halbwertszeiten des organischen Radiojods in der Schilddrüse bei strumektomierten Fällen ohne Zeichen einer Überfunktion. Der Streubereich der Normalfälle (schraffiert) wurde einer Publikation von Freedberg, Chamovitz und Kurland [1] entnommen.

Die Tatsache der enormen Abhängigkeit der Verschwinderate des Radiojods aus der Schilddrüse von ihrem Jodgehalt erklärt aber noch einige andere in der Literatur publizierte Ergebnisse. So kann z. B. keine Rede davon sein, daß die kurze effektive Halbwertszeit des Schilddrüsencarcinoms nur für dieses charakteristisch wäre, wie Corrigan und Hayden; Reynolds, Corrigan und Hayden sowie Rotblat und Owen behauptet haben. Die Verkürzung ist einfach ein Ausdruck dafür, daß der Jodgehalt der Schilddrüse durch Ersatz des normalen durch nichtfunktionierendes und nichtjodhältiges Gewebe abgenommen hat. Es soll jedoch keineswegs geleugnet werden, daß bei Fällen, bei denen ein normaler Speichertest gefunden wird und kein Anhaltspunkt für eine durch andere Ursachen bedingte Verminderung des Jodgehaltes der Schilddrüse vorliegt, eine eindeutige Verkürzung der effektiven Halbwertszeit ein gewichtiges Verdachtsmoment für eine Malignität bilden kann.

Ferner haben Freedberg, Chamovitz und Kurland [1] beobachtet, daß nach wirksamer Radiojodbestrahlung der Schilddrüse die effektive Halbwertszeit stark abnimmt. Horst und Kuhlencordt, die den gleichen Effekt sahen, meinten, daß dies auf ein Bestehenbleiben einer maximalen Produktion des thyreotropen Hormons hinweise und somit auch Erklärungsmöglichkeiten für die Pathogenese der Thyreotoxikose biete. Eine solche Deutung ist durchaus nicht notwendig; vielmehr läßt sich diese Verkürzung ohne Schwierigkeit durch die durch die Bestrahlung bewirkte und oftmals nachgewiesene Verminderung des Jodgehaltes der Schilddrüse erklären. Dieser Effekt ist völlig unabhängig davon, ob vor der Bestrahlung eine Thyreotoxikose bestanden hat. Beweis:

KURLAND, FREEDBERG und FISHMAN konnten den gleichen Effekt bei Patienten beobachten, die wegen Herzversagens oder Angina pectoris große Dosen Radiojod erhalten hatten und nie thyreotoxisch gewesen waren.

Ein weiterer Beweis für die Richtigkeit unserer Behauptungen ergibt sich aus eigenen Beobachtungen an thyroidektomierten Patienten. Wie Abb. 16 zeigt, fallen fast alle der an diesen Fällen gemessenen effektiven Halbwertszeiten in den Bereich der thyreotoxischen Werte. Daraus muß der Schluß gezogen werden, daß diese Methode nicht zur Diagnose einer Hyperthyreose herangezogen werden kann, wenn Anhaltspunkte für eine wesentliche Verminderung des Jodgehaltes der Schilddrüse, wie z. B. bei thyroidektomierten oder J^{131}-bestrahlten Patienten, bestehen. Wir werden in den folgenden Abschnitten noch nachweisen, daß dieser Satz bedauerlicherweise für alle heute gebräuchlichen organischen Radiojodteste gültig ist.

b) Das eiweißgebundene Radiojod.

Die Konzentration des eiweißgebundenen Radiojods im Plasma ist ebenso wie jene des Radiojodids eine Funktion der Zeit nach der Verabreichung der Testdosis. Die zu jeder Zeit im Hormonjodraum B befindliche Menge an hormonalem Radiojod Q_B^* entspricht der Differenz zwischen der in den Hormonjodraum aus der Schilddrüse einströmenden Menge und der durch Hormonabbau oder fäkale Ausscheidung aus dem Hormonjodraum austretenden Menge an hormonalem Radiojod. Für einen kleinen Zeitraum dt wird daher die Änderung von Q_B^* unter Benützung von Gl. (34) und (43) durch folgende Differentialgleichung beschrieben:

$$\frac{dQ_B^*}{dt} = K_{TB} \cdot Q_T^* - (K_{BI} + K_{BF}) \cdot Q_B^* . \tag{58}$$

Nun wird ja während der ersten 48 Std., wie schon früher erwähnt, wohl der Ausstoß des hormonalen Radiojods aus der Schilddrüse, jedoch noch nicht sein Abbau in der Peripherie in wesentlichem Ausmaß in Gang gekommen sein; da ferner die fäkale Ausscheidung in diesem kurzen Zeitraum wie bisher vernachlässigt werden kann, so können wir RIGGS [2] folgen und die Veränderungen von Q_B^* mit der Zeit als reinen Aufbauvorgang betrachten, was die mathematische Behandlung dieser Frage ganz wesentlich erleichtert. Es ist daher annäherungsweise

$$\frac{dQ_B^*}{dt} = K_{TB} \cdot Q_T^* . \tag{59}$$

Um zu einem Ausdruck für Q_T^* zu gelangen, muß man sich daran erinnern, daß der in der Schilddrüse ursprünglich aufgenommene Anteil der verabreichten Radiojodmenge die Differenz zwischen der verabreichten Menge und jener Anteile ist, die sich entweder zur Zeit t noch im Jodidraum befinden oder in der Zeit t schon ausgeschieden wurden. Daher

$$Q_{T_t}^* = 1 - Q_{I_t}^* - Q_{E_t}^* . \tag{60}$$

Ferner ist definitionsgemäß

$$U = \frac{Q_{T_t}^*}{Q_{T_t}^* + Q_{E_t}^*} \tag{61}$$

oder

$$Q_{E_t}^* = Q_{T_t}^* \cdot \left(\frac{1}{U} - 1\right) . \tag{62}$$

Durch Einsetzen in Gl. (60) ergibt sich

$$Q_{T_t}^* + Q_{T_t}^* \cdot \left(\frac{1}{U} - 1\right) = 1 - Q_{I_t}^* \tag{63}$$

oder

$$Q_{T_t}^* = U \cdot (1 - Q_{I_t}^*) . \tag{64}$$

Um die zur Zeit t im Jodidraum befindliche Radiojodmenge $Q_{I_t}^*$ zu berechnen, kann analog zu Gl. (58) eine kleine Änderung dieser Menge wieder aufgefaßt werden als die Differenz zwischen der aus dem Abbau zurückkehrenden und der via Harn und Schilddrüse aus dem Jodidraum ausscheidenden Menge Radiojodid:

$$\frac{d\,Q_I^*}{d\,t} = (K_{BI} + K_{BF}) \cdot Q_B^* - (K_{IE} + K_{IT}) \cdot Q_I^* \ . \tag{65}$$

Da angenommen wurde, daß innerhalb der ersten 48 Std. nach Verabreichung noch kein Abbau des radioaktiven Hormonjods stattfindet, vereinfacht sich diese Differentialgleichung zu

$$\frac{d\,Q_I^*}{d\,t} = -(K_{IE} + K_{IT}) \cdot Q_I^* \ . \tag{66}$$

Wird diese Gleichung integriert:

$$\int_0^{Q_{I_t}^*} d\,Q_I^* = \int_0^t -(K_{IE} + K_{IT}) \cdot Q_I^* \ d\,t \,, \tag{67}$$

dann ist

$$Q_{I_t}^* = Q_{I_o}^* \cdot e^{-(K_{IE} + K_{IT}) \cdot t} \ . \tag{68}$$

Da $Q_{I_o}^*$, die Radiojodidmenge zum Zeitpunkt der Verabreichung, unter der Annahme einer sofortigen und gleichmäßigen Verteilung im Jodidraum gleich der verabreichten Menge — also gleich 1 — ist, ist

$$Q_{I_t}^* = e^{-(K_{IE} + K_{IT}) \cdot t} \ . \tag{69}$$

Eingesetzt in Gl. (64) ist daher

$$Q_{T_t}^* = U \cdot (1 - e^{-(K_{IE} + K_{IT}) \cdot t}) \ . \tag{70}$$

Der Ausdruck für K_{IT} ist aus der Gl. (53) bekannt:

$$K_{IT} = \frac{0{,}06 \cdot H \cdot C_E}{V_I \cdot (Z - F)} \ . \tag{53}$$

Der Ausdruck für K_{IE} entsteht durch Umformung der Gl. (5):

$$K_{IE} = \frac{0{,}06 \cdot C_E}{V_I} \ . \tag{71}$$

Daher

$$K_{IE} + K_{IT} = \frac{0{,}06 \cdot C_E}{V_I} + \frac{0{,}06 \cdot H \cdot C_E}{V_I \cdot (Z - F)}$$

$$= \frac{0{,}06 \cdot C_E}{V_I} \cdot \left(1 + \frac{H}{Z - F}\right) \ . \tag{72}$$

Aus Gl. (70) daher

$$Q_{T_t}^* = U \cdot \left(1 - e^{-\frac{0{,}06 \cdot C_E}{V_I} \cdot \left(1 + \frac{H}{Z - F}\right) \cdot t}\right) \ . \tag{73}$$

Für U kann ferner Gl. (45) herangezogen werden

$$U = \frac{H}{H + Z - F} \,, \tag{45}$$

und da nach Gl. (56)

$$K_{TB} = \frac{H}{24 \cdot Q_T} \,, \tag{56}$$

wird Gl. (59) zu

$$\frac{d\,Q_B^*}{d\,t} = \frac{H}{24 \cdot Q_T} \cdot \frac{H}{H + Z - F} \cdot \left(1 - e^{-\frac{0{,}06 \cdot C_E}{V_I} \cdot \left(1 + \frac{H}{Z - F}\right) \cdot t}\right) \ . \tag{74}$$

Die Integration dieser Differentialgleichung

$$\int_0^{dQ^{\bullet}_{B_t}} dQ^{\bullet}_B = \int_0^t \frac{H^2}{24 \cdot Q_T \cdot (H + Z - F)} \cdot \left(1 - e^{-\frac{0,06 \cdot C_E}{V_I} \cdot \left(1 + \frac{H}{Z - F}\right) \cdot t}\right) \cdot dt \tag{75}$$

ergibt

$$Q^{\bullet}_{B_t} = \frac{H^2 \cdot t}{24 \cdot Q_T \cdot (H + Z - F)} + \frac{H^2}{24 \cdot Q_T \cdot (H + Z - F)} \cdot \frac{1}{\frac{0,06 \cdot C_E}{V_I} \cdot \left(1 + \frac{H}{Z - F}\right)} \times$$

$$\times \left(e^{-\frac{0,06 \cdot C_E}{V_I} \cdot \left(1 + \frac{H}{Z - F}\right) \cdot t} - e^{-\frac{0,06 \cdot C_E}{V_I} \cdot \left(1 + \frac{H}{Z - F}\right) \cdot o}\right)$$

$$= \frac{H^2}{24 \cdot Q_T \cdot (H + Z - F)} \cdot \left(t + \frac{e^{-\frac{0,06 \cdot C_E}{V_I} \cdot \left(1 + \frac{H}{Z - F}\right) \cdot t} - 1}{\frac{0,06 \cdot C_E}{V_I} \cdot \left(1 + \frac{H}{Z - F}\right)}\right)$$

$$= \frac{H^2}{24 \cdot Q_T \cdot (H + Z - F)} \cdot \left(t - \frac{1 - e^{-\frac{0,06 \cdot C_E \cdot t}{V_I} \cdot \left(1 + \frac{H}{Z - F}\right)}}{\frac{0,06 \cdot C_E}{V_I} \cdot \left(1 + \frac{H}{Z - F}\right)}\right). \tag{76}$$

Da ferner definitionsgemäß

$$Q^{\bullet}_{B_t} = b^{\bullet}_t \cdot V_B, \tag{77}$$

ist endlich die Konzentration des eiweißgebundenen Radiojods im Plasma zur Zeit t nach der Verabreichung durch folgende, relativ komplizierte Gleichung näherungsweise beschrieben:

$$b^{\bullet}_t = \frac{H^2}{24 \cdot Q_T \cdot V_B \cdot (H + Z - F)} \cdot \left(t - \frac{1 - e^{-\frac{0,06 \cdot C_E \cdot t}{V_I} \cdot \left(1 + \frac{H}{Z - F}\right)}}{\frac{0,06 \cdot C_E}{V_I} \cdot \left(1 + \frac{H}{Z - F}\right)}\right). \tag{78}$$

Neben den Faktoren, die die anorganischen Radiojodteste beeinflussen (H, Z, F, V_I und C_E), ist die Konzentration des eiweißgebundenen Radiojods im Plasma daher noch weiterhin abhängig vom Jodgehalt der Schilddrüse Q_T und dem Volumen des hormonalen Jodraums V_B. Die Ergebnisse der wenigen Untersuchungen über das Volumen des hormonalen Jodraums, die bisher vorliegen, scheinen darauf hinzudeuten, daß dieser Wert, wie schon erwähnt, vom Funktionszustand der Schilddrüse unabhängig ist und höchstens mit dem Körpergewicht variiert. Wir haben ihn hier als konstant mit 10 l angenommen. In Abb. 17 sind folgende Faktoren der Reihe nach variiert worden: H, Z, Q_T und C_E; die Zeit t wurde mit 48 Std. nach der Verabreichung gewählt, da meistens zu diesem Zeitpunkt $b^{\bullet}$ bestimmt wird. Während der chronische Jodmangel $b^{\bullet}_{48}$ nur wenig und eine Verschlechterung der Nierenfunktion $b^{\bullet}_{48}$ kaum beeinflußt, ist die Verminderung des Jodgehaltes der Schilddrüse von entscheidender Bedeutung. In obiger Gleichung geht ja auch Q_T in den Nenner ein, so daß jede Verminderung von Q_T zu einer Erhöhung von $b^{\bullet}_{48}$ führen muß. Die bei Thyreotoxikosen gefundenen hohen Werte für $b^{\bullet}_{48}$ sind daher nicht nur eine Folge der Erhöhung der Hormonsekretionsrate, sondern auch eine Folge der mit ihr einhergehenden Verminderung des Jodgehaltes der Schilddrüse. Wenn wir wieder — wie im vorigen Abschnitt —

Q_T rein rechnerisch mit steigendem H abnehmen lassen, führt die gestrichelte Kurve in Abb. 17a wieder in jene Bereiche von b_{48}^*, die man bei schweren Thyreotoxikosen zu sehen gewohnt ist.

Nach der grundlegenden Klarstellung des Verhaltens des Radiojods im Blut durch McConahey, Keating und Power [1] und nach einigen, nicht immer sehr erfolgreichen Versuchen von Potts, Shipley, Storaasli und Friedell; Williams, Jaffé und Bernstein; Silver und Fieber; Silver, Fieber und Yohalem; Rollman und Petit; Rollman, Petit und Starr, entweder aus dem

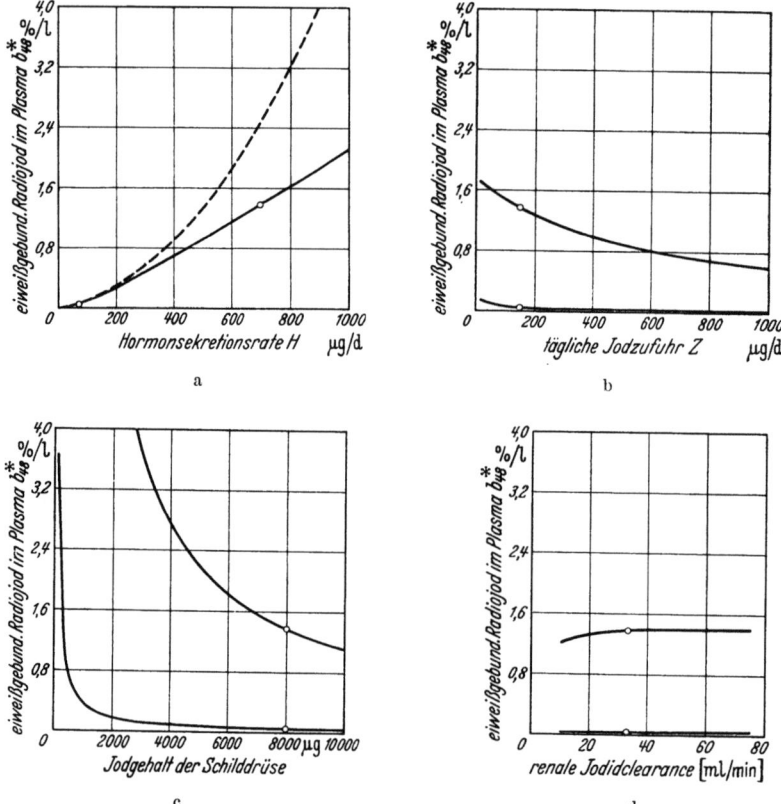

Abb. 17 a—d. Abhängigkeit der Konzentration des eiweißgebundenen Radiojods im Plasma nach 48 Std. von der hormonalen Sekretionsrate (a), von der täglichen Jodzufuhr (b), vom Jodgehalt der Schilddrüse (c) und von der renalen Clearance (d). Berechnung der Kurven wie in Abb. 15.

Gesamtradiojodgehalt des Plasmas oder aus der Konzentration des eiweißgebundenen Radiojods diagnostische Schlüsse zu ziehen, waren Freedberg, Ureles, Hertz und Seamon die ersten, die durch sorgfältige Messungen nachwiesen, daß bereits 24 Std. nach der Verabreichung sich zwischen normalen und thyreotoxischen Fällen definitive Unterschiede in der Plasmakonzentration des eiweißgebundenen Radiojods finden lassen. Noch schärfer wird nach Goodwin, Macgregor, Miller und Wayne die Trennung, wenn erst das 48 Std.-Plasma zur Analyse herangezogen wird und Macgregor, Miller, Blaney und Whimster sind der Meinung, daß eine Konzentration des eiweißgebundenen Radiojods über 0,4% der verabreichten Menge pro Liter Plasma eindeutig für das Vorliegen einer Thyreotoxikose spräche. Eine weitere Verfeinerung dieser Methode stellt die

Abnahme mehrerer Plasmaproben zu verschiedenen Zeitpunkten nach der Verabreichung und die Konstruktion von Aufbaukurven der eiweißgebundenen Plasmaaktivität dar, wie dies DE VISSCHER und DE SCHREVEL vorgeschlagen haben. Im allgemeinen wird, besonders wenn man die Gesamtaktivität des Plasmas mißt, die Trennschärfe des Testes desto größer werden, je später nach der Verabreichung die Blutprobe abgenommen wird (BARRY und PUGH; LINDEBOOM, HOOGENDIJK-VAN DORT und DE JONG [1]), doch sind hier durch den physikalischen Zerfall der ohnehin schon recht geringen Radiojodmenge und durch das Bestreben, vor allem auswärtige Patienten nicht allzu lange auf das Ergebnis der Untersuchung warten zu lassen, gewisse Grenzen gesetzt.

Wie alle organischen Radiojodteste, ist auch diese Methode fast völlig unempfindlich im Bereich des Myxödems. Wie auch aus Abb. 17a ersichtlich, sind die Veränderungen von b_{48}^* minimal, wenn die Hormonsekretionsrate unter den wahrscheinlich normalen Wert von 70 μg/Tag hormonales Jod absinkt. Dazu kommen noch die meßtechnischen Schwierigkeiten, da schon beim Normalen, wenn man nicht einen Szintillationszähler verwendet, die Aktivitätswerte der Eiweißfällung selten größer als der doppelte Nulleffekt sind, so daß darunter liegende Werte, wie sie bei einem Myxödem erwartet werden können, mit einem so großen statistischen Fehler behaftet sind, daß sich kaum signifikante Unterschiede ausbilden können.

Andererseits sollte auch daran gedacht werden, daß eine Verkleinerung von V_B, wie sie vor allem bei Kindern infolge des geringen Körpergewichtes vorhanden sein mag, gelegentlich zu einer Erhöhung des eiweißgebundenen Radiojods im Plasma führen könnte. Untersuchungen darüber liegen unseres Wissens nicht vor.

Der Tatsache, daß ein stark verminderter Hormongehalt der Schilddrüse zu fälschlich erhöhten Werten von b_{48}^* führen kann, ist bisher in der Literatur recht wenig Beachtung geschenkt worden; sie läßt sich aber anhand einiger Einzelbeobachtungen beweisen. So waren BLOM und TERPSTRA recht überrascht, bei zwei Fällen von postoperativem Myxödem Werte von 0,426 bzw. 0,192 %/Liter zu finden, und INGBAR, FREINKEL, HOEPRICH und ATHENS sahen kürzlich ebenfalls bei postoperativen Myxödemen erhöhte Werte des „butanol-extrahierbaren" Serumjods. Ferner finden sich bei RALL, SONENBERG, ROBBINS, LAZERSON und RAWSON einige Daten, die zeigen, daß bei thyreoidektomierten, aber noch toxischen Patienten die Radiojodkonzentration im Serum — allerdings als Gesamtaktivität gemessen — höher ist als bei unbehandelten oder mit Jod oder Thyreostaticis behandelten Thyreotoxikosen. Endlich haben WAYNE sowie ganz kürzlich LINDEBOOM, HOOGENDIJK-VAN DORT und DE JONG [2] diesen Effekt bei einer Reihe von mit Radiojod bestrahlten Thyreotoxikosen beobachtet.

Aus unseren eigenen Beobachtungen wurden wieder die im willkürlich herausgegriffenen Zeitraum vom 1. 10.—31. 12. 1954 an dieser Klinik untersuchten Fälle herangezogen. In dieser Zeit kamen 15 Patienten zur Untersuchung, die ein- oder mehrfach strumektomiert worden waren, und zwar, mit wenigen Ausnahmen, nicht wegen einer Thyreotoxikose, sondern wegen einer adenomatösen Struma ohne Überfunktion. Alle diese Patienten boten keinerlei Zeichen einer Hyperthyreose. In Abb. 18 sind der 24 Std.-Speichertest und die Gesamtradiojodkonzentration im Plasma nach 48 Std. bei diesen Patienten und zum Vergleich die betreffenden Werte der im gleichen Zeitraum beobachteten Thyreotoxikosen einander gegenübergestellt. Ferner wurden die Grenzen der Streuung bei den zu gleicher Zeit beobachteten 135 Fällen ohne Über- oder Unterfunktion in Form eines Rechteckes eingezeichnet. Zwei Drittel der strumektomierten Patienten zeigten eine 48 Std.-Konzentration, die höher als 0,5 %/Liter war und daher für eine Thyreotoxikose gesprochen hätte; dagegen lag der Speichertest in 8 Fällen ausgesprochen niedrig und nur in 2 Fällen um den in Wien „normalen" Durchschnitt. Die Thyreotoxikosen zeigten fast durchweg Speicherteste über diesem Durchschnitt. Man beachte in diesem Zusammenhang die Tendenz der Speicherteste, mit zunehmender Erhöhung der Plasmakonzentration abzunehmen, was darauf zurückzuführen ist, daß nach 24 Std. ein um so größerer Teil des Radiojods die Schilddrüse bereits wieder verlassen hat, je schwerer die Thyreotoxikose ist. Dies erklärt auch, warum die 24 Std.-Speicherteste der Kurve, die für die Beziehung zwischen $(i_{48}^* + b_{48}^*)$ und der „theoretischen" Speicherung U ausgerechnet wurde, nur im Bereich der weniger ausgeprägten Hyperthyreosen folgen. Es ist nicht unmöglich, daß dieser Effekt auch bei den strumektomierten Patienten, wenigstens teilweise, wirksam ist; wir haben im vorigen Abschnitt zeigen können, daß die effektive Halbwertszeit bei diesen Fällen besonders kurz ist.

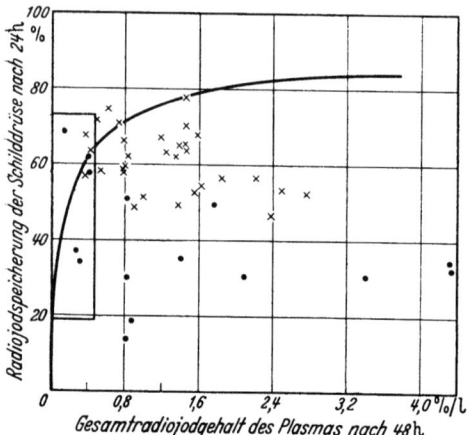

Abb. 18. Verhalten der Konzentration des eiweißgebundenen Radiojods im Plasma nach 48 Std. und der 24 Std.-Speicherteste bei strumektomierten Fällen (Punkte) und bei Thyreotoxikosen (Kreuze). Das Rechteck begrenzt den Streubereich der Normalfälle für beide Werte. Die Kurve stellt die theoretische Beziehung zwischen der Plasmakonzentration und der „theoretischen" Speicherung dar.

Für die Richtigkeit der Annahme, daß die Erhöhung von b_{48}^* durch die Verkleinerung von Q_T und nicht etwa durch ein Rezidivieren der Thyreotoxikose hervorgerufen wird, spricht auch die Beobachtung, daß dieser Effekt desto geringer ist, je länger die Strumektomie zurückliegt (FELLINGER, HÖFER und VETTER [2]).

3. Kombinationsteste.

Als Kombinationsteste sollen hier jene Teste verstanden werden, deren Ausfall sowohl vom Stoffwechsel des anorganischen als auch von jenem des organischen Radiojods wesentlich beeinflußt werden. Diese Abtrennung von den übrigen Testen ist natürlich etwas willkürlich, denn selbst die Speicherteste sind keine reinen anorganischen Teste, sondern werden in gewissem Ausmaß immer auch vom Stoffwechsel des bereits organisch gebundenen Radiojods beeinflußt. Umgekehrt sind auch die organischen Teste nicht gänzlich frei von Einflüssen des anorganischen Radiojodstoffwechsels.

a) Die Konversionsrate.

Als Konversionsrate wird der Anteil des eiweißgebundenen Radiojods am Gesamtradiojod im Plasma zu einer bestimmten Zeit nach der Verabreichung der Testdosis bezeichnet. Sie ist daher keine echte Rate, sondern eine Verhältniszahl, entsprechend dem englischen Ausdruck "ratio". Zur Zeit t ist daher

$$KR_t = \frac{b_t^*}{i_t^* + b_t^*} \; . \tag{79}$$

Der Ausdruck für b_t^* ist aus Gl. (78) bekannt. Der Ausdruck für i_t^* ergibt sich aus Gl. (10):

$$i_t^* = \frac{Q_{I_t}^*}{V_I} \; , \tag{80}$$

und aus Gl. (69) und (72)

$$i_t^* = \frac{e^{-\frac{0,06 \cdot C_E \cdot t}{V_I} \cdot \left(1 + \frac{H}{Z-F}\right)}}{V_I} \cdot \tag{81}$$

Daher

$$KR_t = \frac{\frac{H^2}{24 \cdot Q_T \cdot V_B \cdot (H+Z-F)} \cdot \left(t - \frac{1 - e^{-\frac{0,06 \cdot C_E \cdot t}{V_I} \cdot \left(1 + \frac{H}{Z-F}\right)}}{\frac{0,06 \cdot C_E}{V_I} \cdot \left(1 + \frac{H}{Z-F}\right)}\right)}{\frac{e^{-\frac{0,06 \cdot C_E \cdot t}{V_I} \cdot \left(1 + \frac{H}{Z-F}\right)}}{V_I} + \frac{H^2}{24 \cdot Q_T \cdot V_B \cdot (H+Z-F)} \cdot \left(t - \frac{1 - e^{-\frac{0,06 \cdot C_E \cdot t}{V_I} \cdot \left(1 + \frac{H}{Z-F}\right)}}{\frac{0,06 \cdot C_E}{V_I} \cdot \left(1 + \frac{H}{Z-F}\right)}\right)} \cdot \tag{82}$$

Der Einfluß der hauptsächlich wirksamen Faktoren H, Z, Q_T und C_E auf den
Ausfall der Konversionsrate ist wieder in Abb. 19 graphisch dargestellt. Obwohl
die Konversionsrate theoretisch nie 100% erreichen kann, ist dies in der Praxis
jedoch bereits bei relativ mäßigen Thyreotoxikosen der Fall, da sich die dann sehr
geringen Mengen an anorganischem Radiojod dem Nachweis entziehen bzw. in den

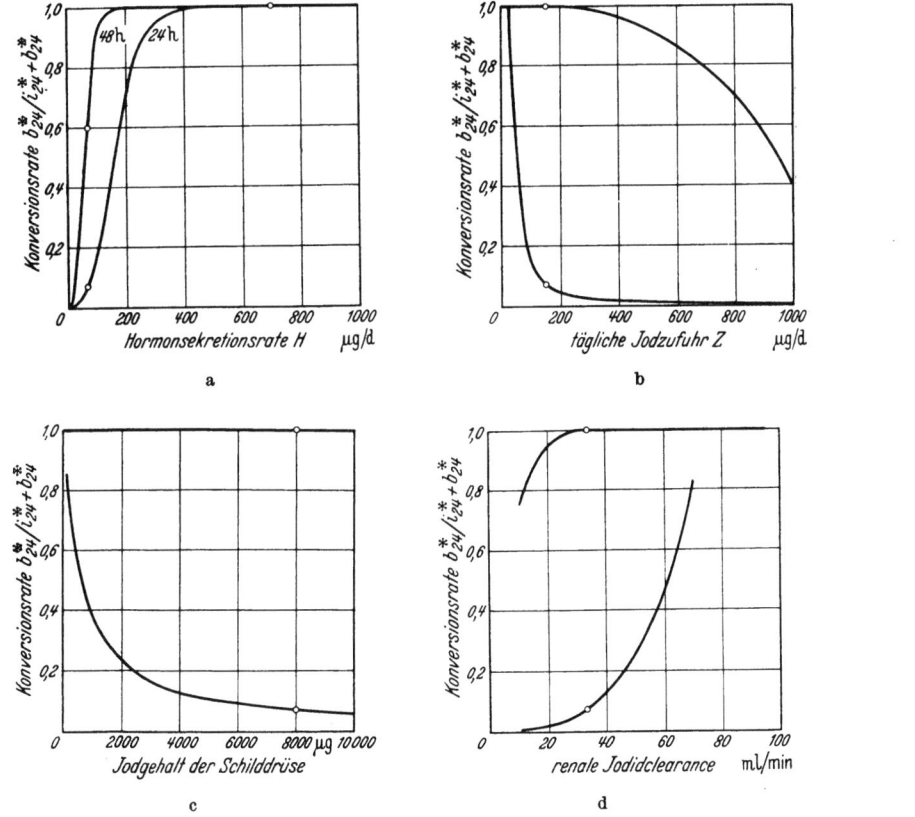

Abb. 19 a—d. Abhängigkeit der 24 Std.-Konversionsrate von der hormonalen Sekretionsrate (a), von der täglichen
Jodzufuhr (b), vom Jodgehalt der Schilddrüse (c) und von der renalen Clearance (d). In a wurde ferner das Verhalten der 48 Std.-Konversionsrate dargestellt. Die Kurven in b, c und d wurden für einen normalen und einen
toxischen Wert von H berechnet.

Fehlerquellen der Fällung und Messung untergehen. Nur sehr sorgfältige und mehrfach wiederholte Messungen lassen manchmal auch bei schweren Thyreotoxikosen noch Spuren anorganischen Radiojods im Plasma nachweisen, wie wir vor einigen Jahren bei einer schwersten toxischen Krise gesehen haben (FELLINGER und VETTER [2]). Die Tatsache, daß die 24 Std.-Konversionsrate bereits bei relativ geringer Erhöhung der Hormonsekretion das Maximum von 100% erreicht, bedeutet eher einen Nachteil, da die Schwere einer Thyreotoxikose ab einer gewissen Größe von H dann aus diesem Test nicht mehr beurteilt werden kann. Nach 48 Std. liegen die Verhältnisse noch ungünstiger, da bereits bei Normalfällen theoretisch 60% der Aktivität in eiweißgebundener Form vorliegen (Abb. 19a). Der Vorteil der großen Empfindlichkeit dieses Testes für geringe Erhöhungen der Hormonsekretion wird teilweise wettgemacht durch die Tatsache, daß sowohl Verminderungen des Hormongehaltes der Schilddrüse (durch Vergrößerung von $b_{24}^\bullet$) als auch der täglichen Jodzufuhr (durch Verkleinerung von $i_{24}^\bullet$) ebenfalls zu Erhöhungen der Konversionsrate führen. Während Erhöhungen der renalen Jodidclearance in einem Ausmaß, das die Konversionsrate des Normalfalles entscheidend vergrößert, wohl nur selten zu finden sein werden, muß daran gedacht werden, daß eine starke Beeinträchtigung der Nierenfunktion eventuell die Konversionsrate einer Thyreotoxikose fälschlich erniedrigen kann. Als weiterer Vorteil der Konversionsrate kann noch ihre relative Unabhängigkeit vom Körpergewicht gebucht werden.

Trotz dieser Einwände hat sich die Konversionsrate in den Händen einer Reihe von Autoren vor allem zur Diagnose einer Überfunktion der Schilddrüse recht gut bewährt (CLARK, MOE und ADAMS; SHELINE und CLARK; SHELINE, MOORE, KAPPAS und CLARK; HARSHA; DE VISSCHER, MCADAMS und SALTER; JOHNS, GREGSON, FOSTER, JAIMET und THODE; MORTON; VAN MIDDLESWORTH, NURNBERGER und LIPSCOMB). Es kann gesagt werden, daß eine Konversionsrate von über 40% nach 24 Std., falls ausgeprägte Veränderungen der sie beeinflussenden extrathyroidalen Faktoren ausgeschlossen werden können, im Sinne einer Thyreotoxikose verwertet werden kann. Zur Diagnose eines Myxödems ist die Konversionsrate unbrauchbar.

b) Der Radiojod-Plasma-Test.

Als wir vor einigen Jahren zu der Einsicht kommen mußten, daß die anorganischen Radiojodteste in einem Gebiet wie Wien und seiner alpinen Umgebung, wo die durchschnittliche tägliche Jodzufuhr mit Wasser und Nahrung zumindest subnormal ist, nur bedingt zur Diagnose der Thyreotoxikosen herangezogen werden können, mußten wir uns nach einem Test umsehen, der durch eine solche chronische Jodverarmung der Ernährung möglichst unbeeinflußt und vor allem in der Lage sein sollte, zwischen der erhöhten Jodavidität der toxischen und der jodhungrigen Schilddrüse zu unterscheiden. Infolge des großen Patientenanfalles mußte ferner von diesem Test möglichste Einfachheit in der Durchführung gefordert werden, so daß eine Bestimmung des eiweißgebundenen Radiojods nicht in Frage kam. Wir haben deshalb eine Anregung von BLONDAL, der bei einigen wenigen Fällen 2 und 48 Std. nach der Verabreichung der Testdosis eine Blutprobe abnahm, die Gesamtaktivität des Plasmas bestimmte und dann den 48 Std.- durch den 2 Std.-Wert dividierte, aufgegriffen, nachdem uns die mathematische Prüfung auf die Beeinflußbarkeit dieses Testes durch extrathyroidale Faktoren, wie sie auch untenstehend durchgeführt ist, gezeigt hatte, daß der chronische Jodmangel beim Normalfall — im Gegensatz zum Speichertest — kaum zu einer fälschlichen Erhöhung der Werte im Sinne einer Thyreotoxikose führen würde (FELLINGER, MANNHEIMER und VETTER [1]). HORST [2] hat schon früher auf dem gleichen Prinzip seinen „Jodutilisationsindex" aufgebaut, der sich vom Plasmatest nur dadurch unterscheidet, daß der 2 Std.- durch den 48 Std.-Wert dividiert wird, also zum Plasmatest reziproke Werte erhalten werden. Er hat ihn aber als Routinemethode schon vor längerer Zeit wieder verlassen, da er sich offenbar in seinen Händen nicht bewährt hat (Horst [3]). Dies ist uns nicht ganz verständlich, zumal wir auch seine Meinung, daß dieser Test „einer schärferen mathematischen Kritik nicht standhalten" würde, keineswegs teilen.

Der Plasmatest, (48/2), ist ein Kombinationstest, der sowohl vom Verhalten des anorganischen wie des organischen Jodstoffwechsels bestimmt wird:

$$(48/2) = \frac{i_{48}^* + b_{48}^*}{i_2^* + b_2^*} . \tag{83}$$

Die Faktoren, die ihn beeinflussen, sind wiederum H, Z, F, C_E, Q_T, V_I und V_B. Durch Einsetzen der Gl. (78) und (81) in Gl. (83) entsteht

$$(3/2) = \frac{\dfrac{e^{-\frac{0,06 \cdot C_E \cdot 48}{V_I} \cdot \left(1+\frac{H}{Z-F}\right)}}{V_I} + \dfrac{H^2}{24 \cdot Q_T \cdot V_B \cdot (H+Z-F)} \cdot \left(48 - \dfrac{1-e^{-\frac{0,06 \cdot C_E \cdot 48}{V_I} \cdot \left(1+\frac{H}{Z-F}\right)}}{\frac{0,06 \cdot C_E}{V_I} \cdot \left(1+\frac{H}{Z-F}\right)}\right)}{\dfrac{e^{-\frac{0,06 \cdot C_E \cdot 2}{V_I} \cdot \left(1+\frac{H}{Z-F}\right)}}{V_I} + \dfrac{H^2}{24 \cdot Q_T \cdot V_B \cdot (H+Z-F)} \cdot \left(2 - \dfrac{1-e^{-\frac{0,06 \cdot C_E \cdot 2}{V_I} \cdot \left(1+\frac{H}{Z-F}\right)}}{\frac{0,06 \cdot C_E}{V_I} \cdot \left(1+\frac{H}{Z-F}\right)}\right)} \cdot \tag{84}$$

Abb. 20 a—d. Abhängigkeit des Radiojod-Plasmatestes von der hormonalen Sekretionsrate (a), von der täglichen Jodzufuhr (b), vom Jodgehalt der Schilddrüse (c) und von der renalen Clearance (d). Berechnung der Kurven wie in Abb. 19.

Die Beeinflußbarkeit des Plasmatestes durch H, Z, C_E und Q_T ergibt sich wieder aus der Analyse der Abb. 20. Eine Vergrößerung von H führt zu einer raschen Erhöhung des Plasmatestes, insbesondere dann, wenn wieder die gleichzeitige Abnahme des Jodgehaltes der Schilddrüse in Rechnung gestellt wird. Die Beeinflußbarkeit durch Z, C_E und Q_T wird am deutlichsten, wenn sie mit jener anderer Teste verglichen wird (Tab. 9). Dabei wurde versucht, die Frage zu beantworten, wie groß die Veränderungen jedes dieser Faktoren sein müssen, um entweder bei einem Normalfall ein pathologisches Ergebnis oder bei einer typischen Thyreotoxikose ein normales Ergebnis der einzelnen Teste zu bewirken. Man sieht, daß beim Speichertest bereits eine Abnahme der Jodzufuhr unter 110 μg/Tag und bei der thyroidalen Clearance und bei der Konversionsrate eine solche unter 60 μg/Tag genügt, um die jeweilige Grenze der Normalität zu überschreiten, während bei b_{48}^* und bei (48/2) dies erst bei weniger als 10 μg/Tag der Fall ist. Der Plasmatest teilt mit der thyroidalen Clearance die Empfindlichkeit gegen hohe Jodgaben, da eine Zufuhr von über 550 μg/Tag eine Thyreotoxikose bereits als normal erscheinen läßt (wobei natürlich die mögliche pharmakologische Wirkung einer größeren Jodgabe hier außer acht gelassen werden muß). Der Plasmatest ist besonders unempfindlich gegen Veränderungen der Nierenfunktion, da die renale Jodidclearance unter 9 ml/min sinken muß, um die normale Grenze des Plasmatestes von 0,3 überschreiten zu lassen. Der Plasmatest ist unter den organischen Radiojodtesten auch der unempfindlichste gegen eine Verringerung des Jodgehaltes der Schilddrüse; trotzdem darf ihr Einfluß keineswegs außer acht gelassen werden.

Tabelle 9. *Aufstellung der Grenzwerte der Faktoren Z, C_E und Q_T, die diese überschreiten müssen, um das Ergebnis der einzelnen Radiojodteste entweder bei einem Normalfall in den Bereich der toxischen Werte zu heben oder bei einer Thyreotoxikose in den Bereich der normalen Werte zu senken.*

	U		C_T		b_{48}^*		KR_{24}		48/2	
	N	T	N	T	N	T	N	T	N	T
Z	<110	>1000	<60	>580	<10	>1000	<60	>1000	<10	>550
C_E	—	—	>90	<9	>100	<5	>54	<5	<9	<2
Q_T	—	—	—	—	<750	>10000	<1200	>10000	<400	>10000

N: Normalfall mit einer Hormonsekretionsrate von 70 μg J^{127} pro Tag;
T: Thyreotoxikose mit einer Hormonsekretionsrate von 700 μg J^{127} pro Tag.
Grenze zwischen Normal und Erhöht entnommen:
für U mit 0,4 aus WERNER, HAMILTON, LEIFER und GOODWIN;
für C_T mit 40,0 aus BERSON und YALOW [1];
für b_{48}^* mit 0,5 aus GOODWIN, MACGREGOR, MILLER und WAYNE;
für KR_{24} mit 0,35 aus SHELINE, MOORE, KAPPAS und CLARK.
für 48/2 mit 0,3 aus FELLINGER, MANNHEIMER und VETTER [1];

Wir sind daher der Meinung, daß — zumindest in Gegenden, in denen chronischer Jodmangel herrscht — der Plasmatest die derzeit brauchbarste Routine-Radiojodbestimmung ist, obwohl er, wie alle organischen Radiojodteste, im Bereich des Myxödems völlig unempfindlich ist. Die wenn auch gegenüber anderen organischen Testen geringere, aber noch immer beträchtliche Empfindlichkeit gegenüber Verminderungen des Hormongehaltes der Schilddrüse ist uns allerdings erst in letzter Zeit zu Bewußtsein gekommen, und wir mußten rückschauend erkennen, daß wir im Herbst 1953 in zwei Fällen von Thyreotoxikose, die wir erfolgreich mit Radiojod bestrahlt hatten und die, obwohl klinisch euthyreot, noch immer einen erhöhten b_{48}^*- und (48/2)-Wert aufwiesen, auf Grund dieser Werte in Unkenntnis des Einflusses von Q_T eine neuerliche Radiojodbestrahlung verabreichten und damit ein definitives Myxödem erzeugten.

Aus dem im vorigen Abschnitt über die Konversionsrate Gesagten wird hervorgehen, daß man selbst beim Normalfall mit der Bestimmung der Gesamtaktivität im Serum nach 48 Std. praktisch das Verhalten des eiweißgebundenen Radiojods mißt, während andererseits der Wert der 2 Std.-Aktivität fast ausschließlich vom Verhalten des anorganischen Jodstoffwechsels bestimmt wird. Eine durch Verminderung des Jodgehaltes der Schilddrüse bedingte Erhöhung von b_{48}^* wird daher in der Gesamtaktivität des 48 Std.-Plasmas klar zum Ausdruck kommen. Von den früher erwähnten 15 thyroidektomierten Patienten, von denen 10 einen über die normale Grenze von 0,5%/Liter hinausgehenden Wert von $(i_{48}^* + b_{48}^*)$ aufwiesen, zeigten nur 6 Fälle einen Plasmatest, der für eine Thyreotoxikose gesprochen hätte. Der Plasmatest ist deshalb weniger empfindlich gegen eine Verkleinerung von Q_T, weil i_2^* durch sie nicht beeinflußt wird.

Vergrößerungen von V_I allein führen durch Verkleinerung von i_2^* zu einer geringen Erhöhung des Plasmatestes, da der 48 Std.-Wert davon praktisch unbeeinflußt bleibt. Veränderungen von V_I und V_B, wie sie vor allem bei sehr geringem und sehr großem Körpergewicht und bei Vorliegen von eiweißhaltigen Ergüssen anzutreffen sind, verändern sowohl den 2 Std.- wie den 48 Std.-Wert gleichsinnig und lassen damit den Plasmatest unbeeinflußt.

Es wäre an sich nicht notwendig, die Größe der zugeführten Testdosis zu bestimmen, da der Plasmatest als Aktivitätsquotient zweier unter identischen Bedingungen gemessenen Plasmaproben von der absoluten Größe der verabreichten Dosis unabhängig ist. Wir messen aber die zugeführte Dosis, da wir dann beide Werte in Prozent dieser Dosis pro Liter Plasma ausdrücken können und so klarer erkennen können, ob der Plasmatest hauptsächlich durch Veränderungen des 2 Std.- oder des 48 Std.-Wertes beeinflußt wurde.

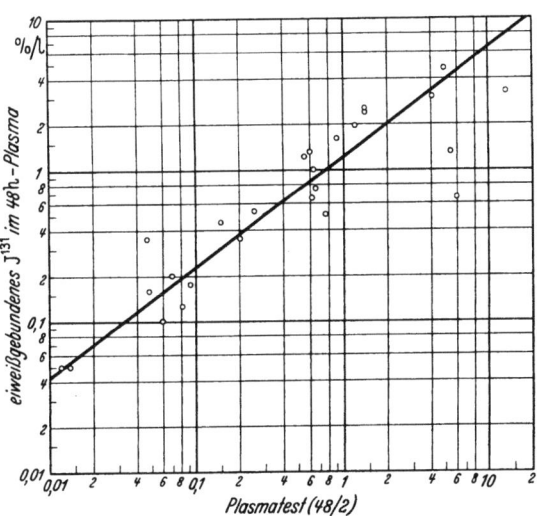

Abb. 21. Vergleich zwischen den Ergebnissen der Messungen der 48 Std.-Konzentration des eiweißgebundenen Radiojods im Plasma und des Plasmatestes bei 26 Fällen mit verschiedensten Graden der Schilddrüsenaktivität (freundlicherweise zur Verfügung gestellt von G. M. CLARK und M. CONCANNON, Royal Cancer Hospital, London).

Den 24 Std.-Speichertest führen wir deshalb routinemäßig bei jedem Patienten durch, weil er besonders in Jodmangelgegenden — wie früher ausgeführt — im Bereich des Myxödems recht empfindlich ist und so die Unempfindlichkeit des Plasmatestes in diesem Bereich kompensiert. Die Kombination eines hohen Speichertestes mit einem normalen Plasmatest erlaubt uns — mit gewissen Vorbehalten, auf die noch einzugehen sein wird — die Diagnose eines chronischen Jodmangels, während ein normaler Speichertest und ein erhöhter Plasmatest für den thyroidektomierten oder radiojodbestrahlten euthyreoten Patienten charakteristisch ist.

Im Hinblick darauf, daß wir unsere Erfahrungen mit dem Plasmatest schon an anderer Stelle ausführlich besprochen haben (FELLINGER, MANNHEIMER und VETTER [1, 2], BLANCO-SOLER Y ROS und VETTER), sei hier nicht weiter darauf eingegangen. Es sei nur eine in Druck befindliche Publikation von CLARK und

Concannon erwähnt, der wir mit freundlicher Erlaubnis der Autoren die Abb. 21 entnehmen. In ihr wurden die bei einer Reihe von Patienten erhobenen Werte des Plasmatestes und des eiweißgebundenen Radiojods nach 48 Std. einander gegenübergestellt. Man sieht, daß in jedem Fall ausgezeichnete Übereinstimmung herrschte, d. h. die normale Funktion ebenso wie die Thyreotoxikose vom Plasmatest in gleicher Schärfe wie von b_{48}^* angezeigt wurden.

Die Besprechung der organischen Radiojodteste darf nicht abgeschlossen werden, ohne darauf hinzuweisen, daß mit der Erwähnung des Einflusses des Jodgehaltes der Schilddrüse, der Größe des hormonalen Jodraumes usw. die Aufzählung der extrathyroidalen Beeinflussungsmöglichkeiten ihrer Ergebnisse durchaus noch nicht abgeschlossen sein dürfte. Über die Natur, die Größe und die krankhaften Veränderungen des Abbaues des hormonalen Jods in der Peripherie, über die Größe der fäkalen Ausscheidung bei verschiedenen Funktionszuständen der Schilddrüse, über die Rolle, die andere Organe — vorwiegend die Leber, vielleicht auch die Speicheldrüsen — in diesen Prozessen spielen, ist heute so wenig bekannt, daß selbst Spekulationen derzeit noch nicht angebracht erscheinen.

V. Lokalisationsdiagnostik.

1. Die Radiojodverteilung in der Schilddrüse.

Wenn auch die mikroskopische Lokalisation des radioaktiven Jods in der Schilddrüse oft starken Schwankungen unterliegt, so ist sie doch, makroskopisch gesehen, bei der normalen und diffus-toxisch vergrößerten Schilddrüse relativ

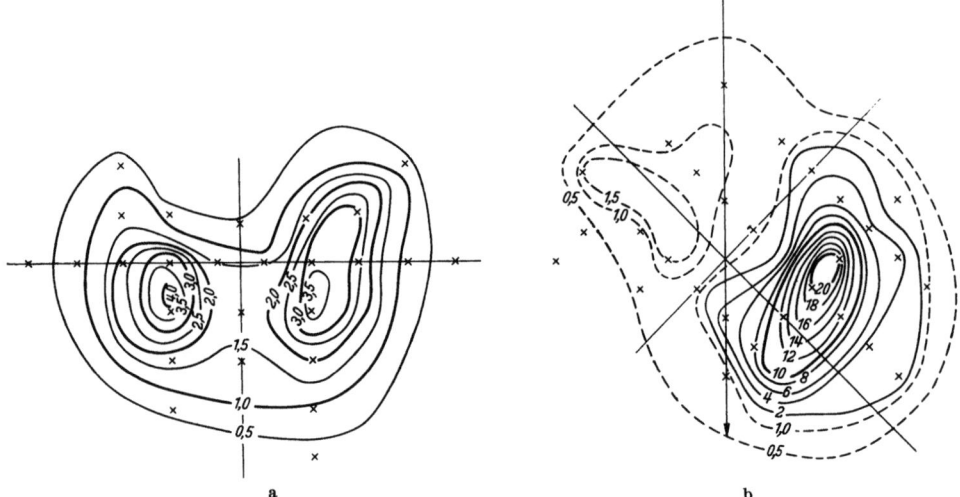

a   b

Abb. 22 a u. b. Isoaktivitätslinien der Radiojodverteilung in einer normalen Schilddrüse (links) und in einer multinodulären Struma (rechts). Fast fehlende Funktion des rechten Schilddrüsenlappens. (Freundlicherweise zur Verfügung gestellt von S. Taylor, Hammersmith Hospital, London).

gleichmäßig. Dagegen zeigen die adenomatösen Kröpfe entsprechend ihrem auch histologisch verschiedenen Aufbau starke Differenzen in ihrer Speicherfähigkeit. Ein sorgfältiges Absuchen der Schilddrüsenregion mit einem entsprechend abgeschirmten Nachweisgerät erlaubt, Differenzen in der makroskopischen Verteilung des Radiojods in der Schilddrüse nachzuweisen.

Das Auflösungsvermögen dieser Methode hängt von der Empfindlichkeit des Nachweisgerätes und von der Güte der Abschirmung ab. Seit den ersten Versuchen von Dobyns,

SKANSE und MALOOF sowie BERGER, DARGENT und MORET ist ihre Genauigkeit durch Verbesserung der Geiger-Müller-Zählrohre und ihre Anschaulichkeit durch Anlegung sog. Isoaktivitätskarten erhöht worden (TAYLOR und STEWART; TUBIANA und SÜE; SÜE und TUBIANA; HORST [1]; LACHAPÈLE, BLANQUET und CAPOT). Wir verdanken der Freundlichkeit Mr. TAYLORs die Abb. 22, die die mit dieser Methode erzielbaren Ergebnisse recht gut illustriert.

Weitere Fortschritte wurden durch die Einführung der Szintillationszähler erzielt, deren hohe Empfindlichkeit zusammen mit elektronischen Verbesserungen (Doppel-Diskriminator, Koinzidenzschaltungen) eine weitere Erhöhung des Auflösungsvermögens bewirkt. Die Verwendung von automatisch arbeitenden Registriereinrichtungen hat die Umständlichkeit des Verfahrens wesentlich herabgesetzt (ALLEN, KELLY und GREENE; ALLEN, LIBBY und CASSEN; ALLEN, RISSER und GREENE; BAUER, GOODWIN, BARRETT, LIBBY und CASSEN; BAUER, GOODWIN, LIBBY und CASSEN; BARRETT, PECK, BAUER, LIBBY und JARRETT; GOODWIN, CASSEN und BAUER). Ob es allerdings möglich ist, aus diesen „Scintigrammen" sogar auf das Gewicht der Schilddrüse zu schließen, muß auf Grund der kürzlich veröffentlichten Vergleichsuntersuchungen von KELLY bezweifelt werden.

Der Aufwand an Zeit, Geld und Mühe, der mit der Bestimmung der Radiojodverteilung in der Schilddrüse verbunden ist, ist recht beträchtlich; wir haben uns bei der Lektüre der betreffenden Publikationen oft die Frage vorgelegt, ob die Freude der Autoren an den hübschen Bildchen wohl in einem vernünftigen Verhältnis zum diagnostischen Gewinn stünde. Es mag aber gelegentlich für den Chirurgen einen Vorteil bedeuten, zu wissen, an welcher Stelle der Schilddrüse er normal funktionierendes Gewebe erwarten kann, insbesondere dann, wenn der Verdacht auf eine maligne Entartung besteht. „Heiße" Adenome dürften im allgemeinen weniger als „kalte" Knoten dazu neigen, malign zu entarten (PERLMUTTER, SLATER und ATTIE).

2. Aberrantes Schilddrüsengewebe.

Von größerer praktischer Bedeutung ist die Suche nach einem nicht an normaler Stelle liegenden Schilddrüsengewebe. Es wird immer wieder Fälle geben, bei denen sich weder klinisch (aus Anamnese, Verlauf und Symptomatik) noch röntgenologisch (Abgrenzbarkeit, Konturen, Pulsationen usw.) die Frage nach der Natur eines z. B. intrathorakal gelegenen Tumors klären läßt. Die Indikationsstellung zur Thorakotomie wird hierdurch oft entscheidend behindert. Falls über einem solchen Gebilde eine Radiojodspeicherung nachgewiesen werden kann, ist die Diagnose mit Sicherheit gestellt, da Radiojod in nennenswertem Ausmaß nur von Schilddrüsengewebe gespeichert wird.

Anschließend an ANSELL und ROTBLAT, die einen Fall von mit Radiojod nachgewiesener intrathorakaler Struma beschrieben, haben wir vor allem in Zusammenarbeit mit der II. Chirurgischen Universitätsklinik in Wien, die über ein großes thoraxchirurgisches Material verfügt, eine größere

Tabelle 10. *Übersicht über die Ergebnisse der Radiojod-Lokalisationsdiagnostik fraglicher intrathorakaler und Zungengrundstrumen bei 29 Fällen der II. Med. Univ.-Klinik, Wien.*

Die Beurteilung der Richtigkeit der Diagnose erfolgte größtenteils auf Grund operativer oder autoptischer Befunde, zu einem kleinen Teil auch anhand des klinischen Verlaufes bzw. sonstiger Befunde. Bei 7 Fällen konnte eine solche Beurteilung nicht mit Sicherheit erfolgen. Bei den 6 Fällen, die unter „falsch negativ" angeführt sind, handelte es sich um intrathorakale Strumen ohne eigenen Jodstoffwechsel. Nach FELLINGER und VETTER [3].

Ergebnis	Anzahl der Fälle
Richtig positiv	7
Richtig negativ	9
Falsch positiv	0
Falsch negativ	6
Keine endgültige Diagnose	7
(Davon 1 positiv und 6 negativ)	

Anzahl von primär nicht klärbaren intrathorakalen Tumoren auf ihre Speicherfähigkeit geprüft (Fellinger [2]; Fellinger und Vetter [3]). Aus Tab. 10
wird ersichtlich, daß wir in keinem einzigen Fall irrtümlich einen positiven Befund abgaben[1], wohl aber in 6 Fällen eine vorhandene Struma nicht nachweisen
konnten; bei diesen Fällen handelte es sich um nicht-funktionierendes Schilddrüsengewebe (fetale Adenome u. dgl.). Ein negatives Ergebnis kann daher das
Vorliegen einer intrathorakalen Struma nicht ausschließen. Natürlich gibt es
fließende Übergänge zu den substernal reichenden Halsstrumen und wir verdanken
Dr. Allen die Abb. 23, die ein Scintigramm einer solchen mächtigen, bis tief ins
Mediastinum reichenden Struma zeigt.

Eine weitere typische Lokalisationsstelle aberranten Schilddrüsengewebes ist
der Zungengrund; falls es funktioniert, d. h. einen eigenen Jodstoffwechsel besitzt,

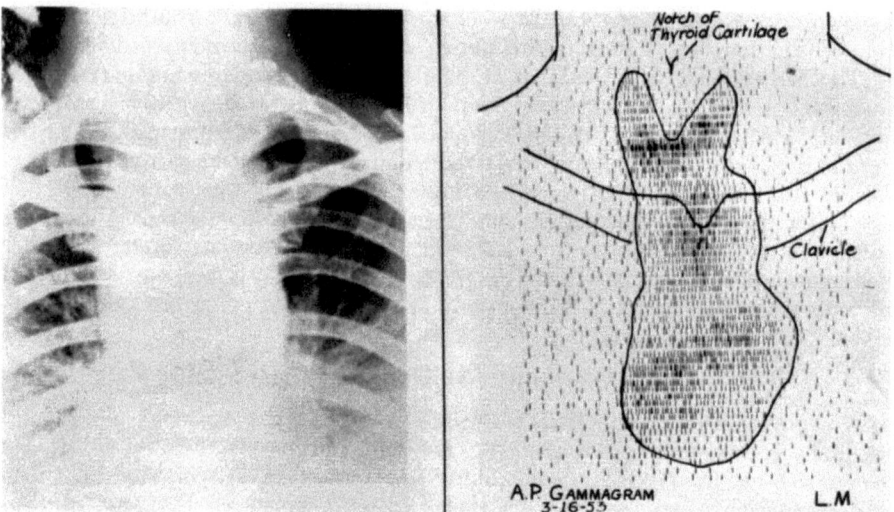

Abb. 23. Scintigramm einer mächtigen, bis tief ins Mediastinum reichenden Struma. (Freundlicherweise zur
Verfügung gestellt von H. C. Allen jr., Veterans Administration Hospital, Houston, Texas).

läßt es sich in einfachster Weise diagnostizieren (Abb. 24). Noch wichtiger ist die Beantwortung der Frage, ob neben der Zungengrundstruma noch Schilddrüsengewebe
an normaler Stelle vorhanden ist, da man, wenn nicht eine ernsthafte Behinderung
des Schluckaktes vorliegt, auf eine operative Entfernung der Zungenstruma verzichten wird, um nicht ein dauerndes Myxödem zu erzeugen. Zahlreiche Fall-
berichte liegen zu diesem Thema vor; wir selbst haben zwei solcher Fälle beobachtet
(Feitelberg, Kaunitz, Wasserman und Yohalem; Nachman, Crawford und
Bigger; Schilling, Karr und Hursh; Mallet; Fellinger und Vetter [1];
Timmons und Timmons; Meyer zum Gottesberge und Maurer; Marinoni [2];
Allen, Risser und Greene).

Endlich fällt in diesen Bereich auch die Suche nach Metastasen eines Schilddrüsencarcinoms. Wiederum ist die Nachweisbarkeit gebunden an die Speicherfähigkeit des in Frage stehenden Gewebes, die weitgehend von dessen histo-
logischem und funktionellem Aufbau abhängt. Sehr häufig wird die Anfrage an

---

[1] *Anmerkung bei der Korrektur:* Wir haben allerdings kurz nach Fertigstellung vorstehender
Tabelle ein später durch Angiokardiographie verifiziertes Aortenaneurysma auf Grund einer
starken Radiojodspeicherung fälschlich als endothorakale Struma diagnostiziert.

den Isotopenspezialisten auf Grund eines röntgenologisch nachgewiesenen, genetisch ungeklärten Knochen- oder Lungenherdes gestellt werden. Ist die Diagnose eines primären Schilddrüsencarcinoms sichergestellt, dann wird es immer von Vorteil sein, zuerst eine röntgenologische Untersuchung auf das Vorliegen von Metastasen durchzuführen und erst dann die gerichtete topographische Radiojod-untersuchung vorzunehmen; Zufallsnachweise eines abnorm gelegenen Strahlungs-zentrums gehören zu den größten Seltenheiten. Man hüte sich davor, blutreiche Gebilde (Hämangiome, Aneurysmen) und große Gefäße (Mediastinum!), die durch den Radiojodgehalt des Blutes gelegentlich ebenfalls zu Strahlungszentren werden können, als Schilddrüsengewebe anzusprechen; wir haben erst vor kurzem

einen Fall gesehen, bei dem eine große „Metastase" in der Beckenschaufel eine auffallende Erhöhung der Radio-jodspeicherung gegenüber der kon-tralateralen Seite zeigte, jedoch bei der Palpation ein ganz seichtes, kaum wahrnehmbares Pulsieren tasten ließ, das den Verdacht auf ein die Becken-schaufel usurierendes Aneurysma eines Astes der A. iliaca aufkommen ließ, der auch später chirurgisch bestätigt wurde.

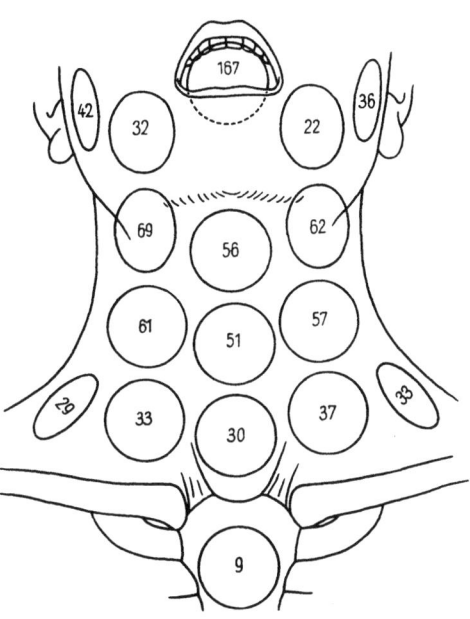

Abb. 24. Lokalisation einer Zungenstruma mit Spei-che ungsmaximum im Bereich des Cavum oris. Feh-lendes Speicherungsmaximum im Halsbereich. Nach FELLINGER und VETTER [1].

Ist die Natur eines solchen spei-chernden Herdes geklärt, dann ist es im Hinblick auf die Frage nach der Indikation zu einer Radiojodtherapie von Interesse, Anhaltspunkte für das Ausmaß der Speicherung zu gewinnen. Es ist natürlich unmöglich, quantita-tive Angaben zu machen, da die geome-trischen Beziehungen zwischen Strah-lenquelle und Nachweisgerät nicht zu übersehen sind; Berechnungen der Speicherung in Prozent der zugeführten Dosis sind daher unmöglich. Durch Ver-gleich mit anderen Körperstellen, der die Subtraktion des örtlichen, durch Gewebs- und Blutaktivität bedingten Nulleffektes erlaubt, werden besten-falls gewisse Schätzungen ermöglicht. Sind beim Schilddrüsencarcinom die Reste des normalen Schilddrüsengewebes bereits operativ entfernt oder wegbestrahlt, dann gibt die Verfolgung der Harnausscheidung einer Testdosis oft den deut-lichsten Hinweis auf die von den Metastasen retinierte Radiojodmenge. Solche Kontrollen erweisen sich dann als besonders aufschlußreich, wenn versucht wird, durch langdauernde Thioharnstoffbehandlung oder durch Zufuhr von thyreo-tropem Hormon die Speicherfähigkeit des Aftergewebes zu erhöhen.

VI. Die klinische Deutung des erhobenen Befundes.

Auf ein genaueres Eingehen auf die Klinik der Erkrankungen der Schilddrüse mußte in diesem Rahmen verzichtet werden. Im Hinblick auf die eben erschienene umfassende Übersicht von BANSI [2] bedarf es ihrer Erwähnung wohl nur im Zusammenhang mit der diagnostischen Verwertbarkeit der einzelnen Radio-jodteste.

1. Die Hypothyreose.

Im allgemeinen ist die klinische Diagnose einer Unterfunktion der Schilddrüse weniger schwierig als jene der Überfunktion. Dazu kommt noch, daß der Grundumsatz durch extrathyroidale Einflüsse weit häufiger fälschlich erhöht als erniedrigt wird. Auch das Serumcholesterin ist — zumindest bei jungen Patienten und wenn ein Diabetes mellitus ausgeschlossen werden kann — nur selten aus extrathyroidalen Gründen erhöht. Dennoch wird in vielen Fällen eine Unterstützung der klinischen Diagnose durch die Radiojoduntersuchung willkommen sein.

Unter den Routine-Testen sind jene, die im Bereich des organischen Jod-stoffwechsels arbeiten, zur Feststellung eines Myxödems — außer in schwersten Fällen, die aber dann auch klinisch einwandfrei zu diagnostizieren sind — nicht geeignet. Bei jenen Myxödemen, die operativ oder durch Bestrahlung hervorgerufen wurden und deren funktionierende Schilddrüsenreste nur mehr wenig präformiertes Jod enthalten, zeigen die organischen Radiojodteste nicht selten sogar hyperthyreotische Werte. Die Feststellung einer Unterfunktion der Schilddrüse muß daher mit einem anorganischen Radiojodtest geschehen.

Unter diesen Testen ist der Speichertest der weitaus geeignetste, da er im Gegensatz zu anderen anorganischen Testen im Bereich der niedrigen Hormonsekretionsraten empfindlicher als im Bereich der hohen Raten ist. Der Speichertest ist hier auch dem Harnausscheidungstest überlegen, da das Myxödem zu einer verminderten renalen Clearance neigt (YOUNT und LITTLE), welche die beim Myxödem an sich hohe Harnausscheidung des Radiojods nicht zum Ausdruck kommen läßt. Allerdings sollte bei den in vivo-Messungen der Speicherung darauf geachtet werden, daß gerade beim Myxödem und besonders in den ersten Stunden die Radiojodkonzentration im Jodidraum und damit die extrathyroidale Aktivität der Halsregion besonders hoch ist und daß, wenn nicht entsprechende Korrekturen angebracht werden, die intrathyroidale Speicherung zu hochbestimmt wird. Die große Empfindlichkeit der anorganischen Teste gegen eine Verminderung der Jodzufuhr macht es weiterhin notwendig, eine dem Test vorausgegangene vermehrte Jodzufuhr durch röntgenologische Kontrastmittel, Hustenmedizinen, andere jodhältige Medikamente usw. mit Sicherheit auszuschließen, bevor eine verminderte Speicherung im Sinne einer Unterfunktion der Schilddrüse verwertet wird. Es muß wohl kaum erwähnt werden, daß dies auch für vorbehandelte oder gar noch unter Schilddrüsentherapie stehende Fälle gilt. Ergibt die Befragung des Patienten bezüglich eventuell vorausgegangener Jodmedikation kein eindeutiges Ergebnis, dann empfiehlt es sich, die J^{127}-Ausscheidung im 24 Std.-Harn zu schätzen, was neuerdings mit einer recht einfachen Methode und ohne großen Zeitverlust durchgeführt werden kann (FRASER, HOBSON, ARNOTT und EMERY).

Die Radiojodtechnik vermag ferner in der Differentialdiagnose zwischen primärem und sekundärem Myxödem gute Dienste zu leisten. Diese Frage wird vor allem von Pädiatern nicht selten gestellt werden. Eine Reihe von Autoren hat gezeigt, daß ausreichende Gaben von thyreotropem Hormon beim hypophysär bedingten Myxödem (und beim Normalfall) zu einer Erhöhung des Radiojodumsatzes führen, während das thyreogene Myxödem keine Reaktion zeigt (REISS, HEMPHILL, MURPHY, HALKERSTON und BADRICK; QUERIDO und STANBURY; GUINET und BERGER; PERLOFF, LEVY und DESPOPOULOS; PICKERING und MILLER; HORST und v. HARNACK; SKANSE [4]; SILVERMAN und WILKINS; JEFFERIES, LEVY, PALMER, STORAASLI und KELLY; SCHNEEBERG, PERLOFF und LEVY; DE VISSCHER und LEDERER). Da das bei uns erhältliche thyreotrope Hormon „Pretiron" noch in Junkmann-Schöller-Einheiten standardisiert ist, ist bezüglich der Dosierung ein Vergleich mit den amerikanischen Arbeiten nicht leicht. Eine USP-Einheit entspricht bei Vergleich mit dem Armour-Standard etwa 16 Meerschweinchen-Einheiten (JUNKMANN). Wir geben gewöhnlich 2 × 500 Meerschweincheneinheiten täglich durch 5 Tage, wobei die Radiojodtestdosis am 4. Tag verabreicht wird, so daß die Stimulierung noch während des Ablaufes des Testes fortgeführt wird.

Die psychischen Veränderungen, die mit einer Unterfunktion der Schilddrüse einhergehen, sind manchmal schwierig von den echten endogenen Psychosen zu trennen. Andererseits können Geisteskrankheiten nicht selten mit psychischen Symptomen einhergehen, die sonst für Funktionsstörungen der Schilddrüse charakteristisch sind. Reihenuntersuchungen, vor allem von REISS, HAIGH, HEMPHILL, MAGGS, REISS und SMITH; BOWMAN, MILLER, DAILEY, SIMON und MAYER sowie KIRKEBY und LEREN mit dem Zweck, Zusammenhänge zwischen Geisteskrankheiten und Veränderungen des Jodstoffwechsels aufzudecken, haben aber bisher wenig Erfolg gezeitigt.

Erwähnenswert ist noch, daß bei der Nephrose, die nicht selten myxödematische Züge aufweist, nach RECANT und RIGGS eine normale oder sogar etwas erhöhte Radiojodspeicherung zu finden ist. Die verminderte Konzentration des eiweißgebundenen J^{127} im Plasma ist nach diesen Autoren nicht so sehr eine Folge des Verlustes an Thyroxin durch die Albuminurie, sondern der verminderten Konzentration des Thyroxinträgers im Plasma. Diese Hypothese müßte allerdings im Hinblick auf die inzwischen erfolgte Entdeckung der ,,Inter-α-Fraktion" erneut nachgeprüft werden.

2. Die Hyperthyreose.

Wir haben schon früher betont, daß der gegenwärtige Stand der Radiojodtechnik nur eine Beurteilung der Schilddrüsenaktivität in quantitativem Sinne zuläßt und Hypo- und Hyperthyreose nur als Verminderung oder Vermehrung der täglich ausgeschütteten Hormonmenge betrachtet. Obwohl kaum bezweifelt werden kann, daß der weitaus größte Teil der als Thyreotoxikosen bestätigten Krankheitsbilder mit einer Vermehrung der Hormonsekretion einhergeht, finden sich doch heute noch immer keine eindeutigen experimentellen Beweise, die die Auffassung von einer qualitativen Differenz in der Natur des sezernierten Hormons als Ursache hyperthyreotischer Erscheinungen mit Sicherheit ablehnen lassen würden. Durch die Auffindung des stoffwechsel-aktiven Trijodthyronins im Schilddrüsenhydrolysat und im Plasma hat diese Auffassung in den letzten Jahren sogar einen neuen Auftrieb erfahren. Daher wird dem Kliniker, auch wenn der Radiojodbefund keinen Hinweis auf eine erhöhte Hormonsekretion bietet, noch immer genügend Spielraum bleiben, gewisse Symptome und Beschwerden als Ausdruck einer ,,Dysthyreose" aufzufassen.

Die Radiojod-Diagnostik enthüllt in strengem Sinne nur abnorme Veränderungen des Jodstoffwechsels, die häufig, aber durchaus nicht immer mit Veränderungen der Schilddrüsenfunktion einhergehen Man hüte sich davor, dem Bedürfnis des Klinikers nach ,,Objektivierung" seiner Diagnose entgegenzukommen und aus einem Radiojodbefund mehr als eine Veränderung des Jodstoffwechsels herauszulesen, solange nicht mit Sicherheit ausgeschlossen werden kann, daß diese nicht auch durch extrathyroidale Faktoren hervorgerufen sein könnte.

Gegen den Einfluß solcher extrathyroidaler Faktoren sind die sogenannten ,,kurzzeitigen" Teste ganz besonders empfindlich und ihre routinemäßige Anwendung ist unserer Ansicht nach nicht zu empfehlen. Es wurden bereits Untersuchungen von HANBURY et al. und auch aus dieser Klinik erwähnt, die gezeigt

haben, daß die 1- und 2 Std.-Speicherteste und die direkt bestimmte thyroidale
Clearance von Tag zu Tag starken Schwankungen unterliegen können. Aus
unseren eigenen Beobachtungen diene ferner Abb. 25 zur Illustration, in der die
24 Std.-Speicherteste den 2 Std.-Plasmakonzentrationen der schon mehrfach
herangezogenen 31 Thyreotoxikosen und 135 Fälle ohne Über- oder Unterfunktion
gegenübergestellt wurden. Das Ausmaß der Streuung dieser Werte bedarf wohl
kaum eines Kommentars.

Die Feststellung einer Beschleunigung des Umsatzes des anorganischen Jods
allein berechtigt noch nicht zur Diagnose einer Hyperthyreose. Wohl gibt es keine
Hyperthyreose, die nicht mit einer Umsatzbeschleunigung einherginge, aber

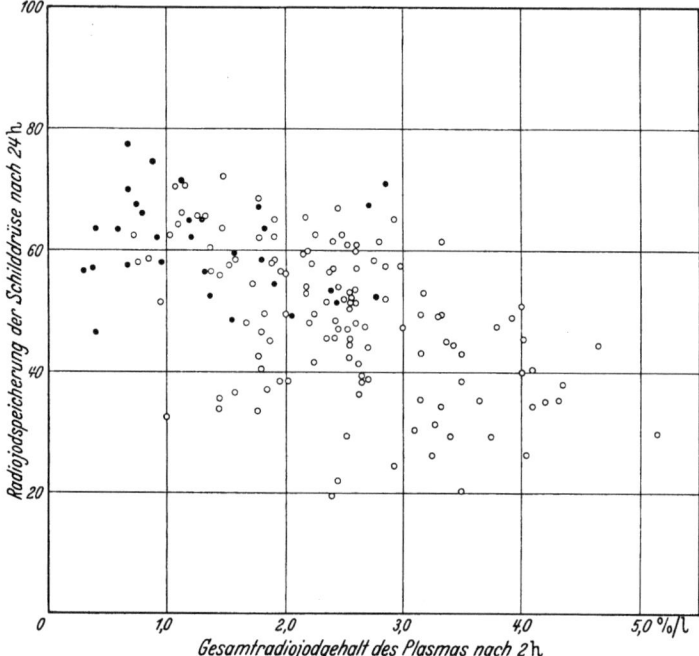

Abb. 25. Vergleich zwischen der Radiojodkonzentration im Plasma nach 2 Std. und dem 24 Std.-Speichertest bei
Normalfällen (Kreise) und Thyreotoxikosen (Punkte).

erhöhte Speicherung und verminderte Harnausscheidung des Radiojodids werden
auch während der Pubertät und Schwangerschaft, im chronischen Jodmangelzustand und bei gewissen Fällen von nicht-toxischen Strumen angetroffen. Die
Diagnose einer Hyperthyreose erfordert neben der Feststellung eines erhöhten
Jodumsatzes den Nachweis einer Vermehrung des eiweißgebundenen Radiojods
im Plasma, die ein Produkt der Erhöhung der Hormonsekretionsrate und der bei
der Thyreotoxikose selten fehlenden Verminderung des Jodgehaltes der Schilddrüse ist (SAEGESSER). Bestehen technische Schwierigkeiten, das eiweißgebundene
Radiojod im Plasma zu messen, dann kann versucht werden, die Beschleunigung des
Jodidumsatzes, d. h. den erhöhten Speichertest der Thyreotoxikose von jenem der
nichttoxischen Struma durch kleine Gaben von Schilddrüsen-Trockensubstanz
(GREER und SMITH) oder Jodkali (HOBSON) zu unterscheiden. Während die Thyreotoxikose dadurch unbeeinflußt bleibt, zeigt die blande Struma gewöhnlich eine
Normalisierung der Radiojodbefunde. Ferner ist für die Thyreotoxikose eine

kurze und für die nicht-toxische Struma eher eine normale effektive Halbwertszeit charakteristisch. Gelegentlich findet man bei der nicht-toxischen Struma eine 48 Std.-Speicherung, die sogar höher als die 24 Std.-Speicherung ist.

Noch wichtiger scheint es uns, darauf hinzuweisen, daß eine Vermehrung des eiweißgebundenen Radiojods im Plasma allein nur dann im Sinne einer Thyreotoxikose verwertet werden darf, wenn ausgeschlossen werden kann, daß der Jodgehalt der Schilddrüse nicht durch operative oder strahlentherapeutische Maßnahmen bedeutend vermindert wurde. Diese „Achillesferse" der organischen Radiojodteste hat bisher noch kaum Berücksichtigung gefunden, was um so erstaunlicher ist, als die Anzahl der strumektomierten Patienten dank der Schaffensfreude der Chirurgen nicht gerade unbeträchtlich genannt werden kann.

Die Tatsache, daß nicht nur die Größe der Hormonsekretionsrate, sondern auch der Jodgehalt der Schilddrüse den Ausfall der organischen Radiojodteste wesentlich beeinflußt, läßt weiterhin die Frage aufwerfen, wie weit aus der Größe der Abweichung des Ergebnisses von der Norm auf die Schwere der Erkrankung geschlossen werden darf. Es wurde bereits früher erwähnt, daß die Schilddrüse der Thyreotoxikose in ein ausgesprochenes Joddefizit geraten muß, sobald die fäkale Ausscheidung des hormonalen Jods die tägliche Jodzufuhr übersteigt. Die Höhe der Plasmakonzentration des eiweißgebundenen Radiojods wird daher nicht nur von der Schwere der Erkrankung, sondern auch von ihrer Dauer abhängen, denn je länger die Toxikose unbehandelt blieb, desto stärker sollte der Jodgehalt der Schilddrüse vermindert sein. Wir haben aus einigen orientierenden Versuchen an unbehandelten Hyperthyreosen, die allerdings erst der Bestätigung an einem größeren Patientenmaterial bedürfen, auch tatsächlich den Eindruck gewonnen, daß die Abweichung z. B. des Plasmatestes von der Norm desto größer wurde, je länger die Thyreotoxikose unbehandelt gelassen wurde.

Eine dem Ausfall der organischen Teste entsprechende Erhöhung des Speichertestes muß dagegen bei der Thyreotoxikose nicht unbedingt gefordert werden. Wird die Radiojodspeicherung in der Schilddrüse, wie dies meist der Fall ist, 24 oder sogar 48 Std. nach der Verabreichung der Testdosis gemessen, dann kann zu dieser Zeit bereits ein beträchtlicher Teil des aufgenommenen Radiojods die Schilddrüse wieder verlassen haben; dieser Effekt wird um so stärker sein, je schwerer die Thyreotoxikose ist.

Eine Übereinstimmung zwischen dem Ergebnis der Radiojoduntersuchung und dem Grundumsatz fehlt recht häufig. Diese Diskrepanz ist eindeutig auf das Konto der Unspezifität des Grundumsatzes zu buchen. Obwohl Fälle von Thyreotoxikose ohne Erhöhung des Grundumsatzes, aber mit gesteigerter Radiojodspeicherung beschrieben sind (WERNER und HAMILTON), ist die Erhöhung des Grundumsatzes ohne Thyreotoxikose weitaus häufiger anzutreffen. So ist z. B. der Hypermetabolismus der Leukämie selbstverständlich extrathyroidal bedingt (ALBRIGHT und MIDDLETON). Das gleiche scheint, obwohl nicht ganz so selbstverständlich, für die Akromegalie zu gelten (McCULLAGH, GOLD und McKENDRY). Auch wir haben in einigen Fällen von Akromegalie normale Radiojodbefunde erhoben. Beim *Klinefelter*-Syndrom ist nach KOLLER und SIEGENTHALER der Grundumsatz herabgesetzt, aber die Radiojodspeicherung normal. Am häufigsten aber wird die Diskrepanz zwischen Grundumsatz und Radiojodbefund durch eine Erhöhung des Grundumsatzes auf Grund nervöser oder dysregulatorischer Stoffwechselsteigerungen bewirkt, wie sie für die vegetative Dystonie, das Klimakterium usw. charakteristisch sind. In der Abdifferenzierung dieser und ähnlicher Krankheitsbilder von der echten Überfunktion der Schilddrüse haben die Radiojodteste bisher am meisten geleistet und es ist verblüffend, aber doch auch gleichzeitig befriedigend, zu sehen, wie stark die Anzahl der diagnostizierten Hyperthyreosen in unserem und dem Material anderer Kliniken abgenommen hat.

Übermäßige Zufuhr von Thyroxin oder Schilddrüsenpräparaten kann zum Vollbild der Thyreotoxikose — mit Ausnahme des Exophthalmus — führen. Geschieht diese Zufuhr ohne Wissen des Arztes, so kann sie diesen vor ein fast unlösbares Problem stellen, da auch die üblichen Laboratoriumsuntersuchungen der Thyreotoxikose entsprechende Werte zeigen. Nur die Radiojoduntersuchung kann eine solche „Thyrotoxicosis factitia" aufdecken; die Harnausscheidung des Radiojods ist im Gegensatz zur genuinen Thyreotoxikose bei diesen Fällen hoch (SKANSE und RIGGS; BORTIN und YOHALEM) und die Speicherung in der Schilddrüse niedrig (CHAMOVITZ, SLEISINGER und FREEDBERG; BARTELS und MARROW; ATKINSON). Als Kuriosum sei noch erwähnt, daß die Radiojodspeicherung der Schilddrüse auch durch eine funktionierende Struma ovarii unterdrückt werden kann (PERLMUTTER und MUFSON).

So sehr auch die Radiojodtechnik zum Verständnis der durch die Thyreotoxikose bewirkten Stoffwechselveränderungen beigetragen hat, so ist doch die brennende Frage nach der Ursache und den auslösenden Momenten der Thyreotoxikose bisher unbeantwortet geblieben. Experimente wie jene von MEISSNER, KRACHT und DILLER sowie BANSI, KRACHT, KRACHT und MEISSNER über die Schreckthyreotoxikose und von SCHUCHTER und BARTSCH über die Beeinflussung der Radiojodspeicherung durch Tumore der Sella und des Zwischenhirns sind daher besonders wertvoll. Auch die alte Streitfrage nach dem Verhalten des thyreotropen Hormons bei der Thyreotoxikose mag durch die von GILLILAND sowie GILLILAND und STRUDWICK angegebene Methode der Titration eines Plasmaextraktes an der Radiojodspeicherung der Schilddrüse junger Küken der Beantwortung nähergebracht werden.

3. Die blande Vergrößerung der Schilddrüse.

Es wird wohl heute nur selten bestritten werden, daß die primäre Ursache des Kropfes ein chronischer Jodmangel ist, sei er exogener Natur — durch Verminderung der Jodzufuhr — oder mehr „endogener" Natur, wobei eine Jodverwertungsstörung durch Substanzen hervorgerufen wird, die in ihrem Wirkungsmechanismus jenem der Thyreostatica (Thiourea- oder Thiocyanatgruppe) ähneln. Fehlt das zum Hormonaufbau benötigte Jod oder wird der Hormonaufbau behindert, dann sinkt der periphere Hormonspiegel, die homöostatische Hemmung des Hypophysenvorderlappens nimmt ab, und die verstärkte Ausschüttung des thyreotropen Hormons führt zur Vergrößerung der Schilddrüse und zur Beschleunigung des Jodumsatzes, da nur so eine normale Hormonproduktion aufrechterhalten werden kann.

Diese vielleicht etwas zu vereinfachenden Vorstellungen dürften ausreichen, um jene klinischen und Radiojod-Befunde zu erklären, die für den endemischen Jodmangel charakteristisch sind und in erschöpfender Weise von STANBURY, BROWNELL, RIGGS, PERINETTI, ITOIZ und DEL CASTILLO beschrieben worden sind. Unsere eigenen Untersuchungen haben die Ergebnisse dieser Autoren vollauf bestätigt und ihnen nur die Hypothese hinzufügen können, daß es in dieser Entwicklung ein Stadium geben muß, in dem die Schilddrüse bereits eine erhöhte Jodavidität zeigt und mit einer Beschleunigung des Jodumsatzes allein das Auslangen findet, ohne eine klinisch faßbare Vergrößerung zu erfahren. Wir haben so den Begriff des „larvierten Jodmangels ohne Struma" geprägt und sie dem „larvierten Eisenmangel ohne Anämie" gegenübergestellt (FELLINGER, MANNHEIMER und VETTER [2]).

Wer noch immer am chronischen Jodmangel als der Ursache des endemischen Kropfes zweifelt, der vergleiche die von FELLENBERG [2] veröffentlichten Untersuchungen über den Zusammenhang zwischen Jodgehalt des Trinkwassers und Kropfhäufigkeit mit den von STANBURY [2] publizierten Untersuchungen über den Zusammenhang zwischen täglicher J^{127}-Ausscheidung (im Prinzip der Jodzufuhr gleichzusetzen) und der 48 Std.-Speicherung. Die Ähnlichkeit der beiden Regressionskurven ist verblüffend.

Es ist selbstverständlich, daß der exogene Jodmangel auch nur relativ sein kann, was insbesondere für den nicht-endemischen Pubertäts- und Schwangerschaftskropf zutreffen dürfte (Endokarenz nach WESPI). Französische und Schweizer Autoren haben nachgewiesen, daß für den «goitre du jeune» die gleichen Radiojodbefunde wie für den endemischen Jodmangel charakteristisch sind, nämlich hohe Speicherung und niedrige eiweißgebundene Serumaktivitäten (KLOTZ und LUMBROSO; GUINET und BERGER [2]; BERGER, GUINET und MORET; VANNOTTI [2]). Es muß allerdings zugegeben werden, daß diese Befunde nicht in der Lage sind, die den jugendlichen Kropf begleitenden starken vegetativen Symptome zu erklären, die oft den Kliniker zur Diagnose einer Thyreotoxikose verführen.

Hält die Stimulierung durch das vermehrt ausgeschüttete thyreotrope Hormon genügend lange an, dann entartet die ursprünglich hyperplastisch-diffus vergrößerte Schilddrüse zum adenomatösen Kropf. TAYLOR [2, 3] hat mit prachtvollen radioautographischen Aufnahmen diese Entwicklung nachgewiesen und seine Vorstellung vom „Eigenleben" der adenomatösen Struma, die sich dem homöostatischen Regulationsmechanismus entzieht, auch wenn die ursprünglich die Vergrößerung der Schilddrüse bewirkende Noxe beseitigt ist, ist recht attraktiv. Dies stimmt auch mit der klinischen Erfahrung überein, wonach ein bereits adenomatöser Kropf nicht mehr auf die Behandlung mit kleinen Jod- oder Thyroxingaben anspricht. Bei diesen Fällen sind die Radiojodbefunde völlig uncharakteristisch und schwanken von normalen bis zu stark erhöhten Werten; die Speicherteste zeigen starke Differenzen in der Radiojodverteilung innerhalb der Schilddrüse und auch die Umsatzgeschwindigkeit des Radiojods in den verschiedenen funktionierenden Teilen der Schilddrüse variiert beträchtlich, wobei nach den jüngsten Untersuchungen von TRUNNELL und WADE in verschiedenen Adenomen die Thyroxinsynthese vorzeitig abgebrochen werden kann und z. B. nur bis zur Bildung von Monojodtyrosin gelangt.

Es kann sein, daß manchmal ein einziges Adenom den Hormonbedarf des Körpers decken muß und dieses wird dann eine besonders hohe Speicherung und einen besonders schnellen Jodumsatz aufweisen. Von einem toxischen Adenom der Schilddrüse zu sprechen (COPE, RAWSON und MCARTHUR), scheint uns nur dann berechtigt, wenn anhand des eiweißgebundenen Radiojods im Plasma nachgewiesen werden kann, daß die Hormonproduktion dieses Adenoms den Bedarf des Körpers übersteigt, was aber nur selten der Fall sein wird.

4. Andere Erkrankungen der Schilddrüse.

Die Radiojodbefunde beim thyreogenen Kretinismus können recht verschieden sein. Bei kongenitaler Aplasie des Schilddrüsengewebes fehlt selbstverständlich eine Radiojodspeicherung in der Halsregion oder sie ist nur in sehr geringem Ausmaß vorhanden (MCGIRR und HUTCHISON; HUTCHISON und MCGIRR; SILVERMAN und WILKINS). Bei sporadischen Kretins wurden aber auch normale Speicherungen und Ausscheidungen des Radiojods gefunden (HUTCHISON und MCGIRR; HUBBLE; WILKINS, CLAYTON und BERTHRONG; OLIVER und ELLIS). Auch SEXTON und

Mack erhoben bei 5 Geschwistern völlig divergierende Befunde. Bei Fällen von offenbar endemischen Kretinismus mit Kropf fanden Stanbury und Hedge sowie Stanbury eine stark erhöhte Radiojodspeicherung und wiesen nach, daß sich das Radiojod durch Gabe von Thiocyanat wieder aus der Schilddrüse entfernen ließ. Es lag also hier eine ganz ähnliche Stoffwechselstörung vor, wie sie die mit Thiourea behandelte Schilddrüse aufweist (Stanbury, Oleha und Pitt-Rivers). In diesem Zusammenhang ist auf die hochinteressanten Befunde von Stump hinzuweisen, der bei endemischen Jodmangelstrumen ohne Kretinismus ebenfalls einen Teil des aufgenommenen Radiojods durch Thiocyanat entfernen konnte. Auch wir haben in einigen Fällen einen ähnlichen Effekt des Perchlorats beobachten können. Ferner hat Taylor [4] im Tierversuch nach Jodmangelernährung und Calciumgaben ebenfalls den "thiocyanate discharge" gesehen. Andererseits konnten Vogliazzo, Viale, Scorta und Marchis bei endemischen Kretins eine sehr niedrige Speicherung beobachten. Sehr rätselhaft ist auch die Beobachtung von McGirr und Hutchison eines hohen eiweißgebundenen Radiojods, wobei aber in einem Fall im Butanolextrakt weder Thyroxin noch Trijodthyronin nachzuweisen war.

Dagegen sind die Radiojodbefunde bei der Thyroiditis recht einheitlich. Sie ist gekennzeichnet durch eine starke Herabsetzung der Radiojodspeicherung, wobei die Erhöhung des eiweißgebundenen J^{127} im Plasma und gelegentliche hyperthyreotische Symptome wahrscheinlich auf eine vermehrte Ausschüttung von Thyreoglobulin und Thyroxin als Folge des Entzündungsprozesses zurückzuführen sind (Hamilton, Kirkendahl und Barker; Robbins, Rall, Trunnell und Rawson; McConahey und Keating).

Als eigene Gruppe sind endlich jene Fälle zusammenzufassen, deren Schilddrüse durch Operation oder Bestrahlung eine wesentliche Verminderung ihres funktionierenden Gewebes und ihres Gehaltes an präformiertem Hormon erfahren hat. Wie schon mehrfach erwähnt, zeigen diese Fälle häufig eine beträchtliche Vermehrung des eiweißgebundenen Radiojods im Serum, ohne daß daraus auf das Vorliegen einer Thyreotoxikose geschlossen werden darf. Die Prüfung auf Erfolg oder Versagen der operativen oder Bestrahlungstherapie kann nur mit einem anorganischen Test erfolgen, da der Ausfall dieser Teste vom Jodgehalt der Schilddrüse unabhängig ist. Freedberg, Chamovitz und Kurland [1]; Bauer; Steiner und Voelkel sowie Goldsmith haben gezeigt, daß eine solche Prüfung mit dem Speichertest durchaus durchgeführt werden kann und der Rückgang der Speicherung zur Norm fast immer mit einer Normalisierung der klinischen Symptomatik einhergeht. Allerdings sollte bei Vergleichen vor und nach der Strumektomie darauf geachtet werden, daß durch die Entfernung eines beträchtlichen Teiles der Schilddrüse die geometrischen Verhältnisse zwischen Strahlenquelle und Nachweisgerät stark verändert werden, so daß allzu weitreichende Schlüsse wohl nicht gezogen werden dürften. Dazu kommt noch, daß der schnelle Jodumsatz der Schilddrüsenreste dazu führt, daß der 24 Std.-Speichertest durch den raschen Wiederausstoß des Radiojods beträchtlich niedriger als das Speicherungsmaximum sein könnte. Ausgedehnte und möglichst kombinierte Radiojoduntersuchungen werden hier noch notwendig sein, um diese Fragen beantworten zu können.

Namenverzeichnis.

Die *kursiv* gedruckten Seitenzahlen beziehen sich auf die Literatur.

Aas 15, 35, 63, 355.
— A., u. E. Blegen *334.*
— C. H. Burnett, O. Cope u. W. Parson *335.*
— W. V. Consolazio, F. S. Coombs, H. W. Sulkowitsch u. H. J. Talbott *335.*
Abbin, M. B. s. Appelbaum, E. *101.*
Abbott 568.
— Hirschfeld, Williams, Matthew, Pilling, Meyer u. Detroit *529, 535.*
— u. Mellors *535.*
— s. Meyer *531, 541.*
Abderhalden, R. *186, 535, 569, 570, 571, 579.*
— Frank u. Schittenhelm *535, 544.*
— u. Hirsch *535.*
— u. Lampe *535.*
— u. London *535.*
— u. Roux *535.*
Abelin, I. *101,* 124, 164.
Abelmann, W. H. s. Fleischner, F. G. *642.*
Abels, Hans *467,* 561, 562.
— s. Ariel *529.*
Abelson 568.
— s. Helfrick *539.*
Abendroth, H. 378, 404.
Abezganz 490.
— A. M., u. R. L. Rozkina *467.*
Abildskov, J. A. s. Burch, G. E. *587.*
Abrami, P., u. P. Fremusan *467.*
Abrams, H. L. 467, 500.
Aceto, G. *467.*
Achard, Ch. *334.*
— u. A. Ribot *334.*
Acher, R., u. J. Chauvet *186.*
— — C. Crocker, U.-R. Laurila, J. Thaureaux u. C. Fromageot *186.*
— s. Fromageot, P. *195.*
Acker 681.
— J. H. s. Heyer, H. E. *643.*
— J. K. s. Willis, K. *646.*
Ackerman, B. A. s. Zilversmit, D. B. *287.*
— R. F., T. J. Dry u. J. H. Edwards *279.*

Ackerman, s. Zilversmit, D. B. *287.*
— P. G. u. K. Iversen *695, 765.*
Ackroyd, J. P. *2,* 48.
Adam, B. *376.*
Adams 511, 561.
— s. Thornton *532.*
— E. E. s. Clark, D. E. *698, 776.*
— F. H., R. C. Anderson u. L. F. Rickdorf *467.*
— s. Jorgens, J. *643.*
Adán 578.
— s. Arandes *544.*
Adanas 511.
Addis 501, 557, 561.
— T., L. J. Poo u. W. Lew *467, 529.*
Adelberger 433.
Adelson, E. s. Stefanini, M. *10.*
Adler, A. *467,* 518.
Adlersberg, D. *186, 279.*
— s. Herzstein, J. *281.*
Adolph *525, 550, 577.*
— s. Zellweger *524, 545.*
— E. F. *186.*
Aggeler, P. M. *2,* 13, 45.
— u. S. P. Lucia *2.*
— S. G. White, M. B. Glendening, E. W. Page, T. B. Leake u. G. Bates *2.*
— s. White, S. G. *11.*
D'Agostino 577.
— Leadbetter u. Schwartz *544.*
Agracev, S. J. *467,* 504.
— u. K. P. Gornshtein *467.*
Aguilar, E. A. s. Bauzá, J. *468.*
Ahlhelm 570.
— Backhaus, Bansi, Franke, Fretwurst, Körner u. Poser *535.*
Ahrens 317, 320, 323, 324, 513, 576.
— E. H., R. C. Harris u. H. E. MacMahon *467.*
— u. H. G. Kunkel *279.*
— s. Kunkel *540.*
Aicardi, J. *467.*
Aidin 487.
— R., B. Corner u. G. Tovey *467.*
Aiello, G. *101,* 169.

Aikawa 518.
— J. K., J. H. Felts jr. u. G. T. Harrel jr. *467.*
Akerman 319.
Åkerren, Y. *335,* 354.
Akman 653.
Alagille s. Lelong, M. *477.*
Albanese 95, *527, 535,* 556, 567, 568, 570, 574.
— u. Higgins *535.*
— — McDonald, Felch, Vestal u. Stefanson *535.*
— u. Irby *536.*
— A. A., Virginia Irby u. Marilyn Lein 78.
Albert 369, *695,* 717, 725, 731, 733, 735, 738, 740, 743, 744, 746, 752.
— E. Ford u. N. Lorenz *695.*
— u. F. R. Keating jr. *695, 696.*
— u. N. Lorenz *696.*
— J. E. Rall, F. R. Keating, jr., M. H. Power u. M. M. D. Williams *696.*
— R. W. Rawson, P. Merrill, B. Lennon u. C. Riddell *696.*
— — C. Riddell, P. Merrill u. B. Lennon *696.*
— u. A. Tenney *696.*
— A. s. Benua, R. S. *697.*
— s. Johnson, H. W. *704.*
— s. Keating jr., F. R. *704, 764.*
— s. Rall, J. E. *709.*
— s. Randall, R. V. *709.*
— F. *334.*
Albertini 129.
— A. von *279* 299.
Albin 159.
Albornoz-Plata, A. *467,* 492.
Albot 488.
— G., u. M. Corteville *467.*
Albright 368, 369, 370, 371, *532,* 566, 745, 746.
— F. G. Larson u. W. P. Deiss *696.*
— u. W. S. Middleton 787.
— E. C. s. Larson, F. C. *705.*
— s. Deiss, W. P. *699.*
— F., P. C. Baird, O. Cope u. E. Bloomberg *334.*
— u. E. C. Reifenstein *334.*
— s. Burnett, Ch. H. *336.*

Albrink 489.
— M. J., E. B. Man u. J. P. Peters 467.
Albritten jr., F. A. s. Kirshner, J. J. 584.
Albuquerque 737.
— D. De s. Nodine, J. H. 708.
Aldrich, T. B. s. Kamm, O. 201.
Alemán 402, 404.
Alessandri, H. s. Dussaillant, G. 642.
Alexander 14, 16, 18, 19, 40, 60, 230, 461.
— B. 2.
— R. Goldstein u. G. Landwehr 2.
— A. de Vries, R. Goldstein u. G. Landwehr 2.
— — u. G. Landwehr 2.
— G. L. s. Biggart, J. H. 188.
— s. Miller, E. R. 707, 765.
— H. 419.
Alison, F. s. Lelong, M. 477.
Allan 257.
— A. A., u. J. S. Stokes 186.
— F. N., u. L. G. Rowntree 186.
Allen 43, 726.
— van 525, 549.
— jr., F. H. s. Hsia, D. Y. Y. 475.
— s. Vaughan, V. C. 484.
— H. C. 782.
— F. J. Kelly u. J. A. Greene 696, 781.
— R. L. Libby u. B. Cassen 696, 781.
— J. R. Risser u. J. A. Greene 696, 781.
— J. G., P. J. Moulder, R. M. Elghammer, B. J. Grossman, C. L. McKren, M. Sanderson, W. Egner u. J. J. Crosbie 2.
Allenstein, B. J. s. Elek, S. R. 587.
Alliez 264.
— J. s. Roger, H. 210.
Allison 536, 568, 571.
— Seeley u. Ferguson 536.
Alloiteau, J. J. s. Debré, R. 337.
Almaden, P., u. S. Ross 467.
Almeida-Pires, A. s. Lorenzo, V. E. R. 478.
Almering, M. 467, 492.
Alow 121.
Alper 569.
— Chow u. De Biasi 536.
Alsted, G. 335, 347, 467, 497.
Alt, H. L. s. Marsh, Q. B. De 478.
Althausen 526, 554.

Altmann 293, 492, 654.
— H. W. 467.
— W. 279.
Altrock 144.
Altschuler 550, 567, 568.
— u. Gilligan 524.
— Hensel u. Sahyun 536.
— Sahyun, Schneider u. Satriano 536.
— s. Gilligan 525.
Alvord 91.
— E. C. jr., L. D. Stevenson, F. St. Vogel u. R. L. Engle jr. 78.
Alyer, O. E. van 378.
Amato 55.
D'Amato, L. 186.
— M., u. A. Camera 3.
Ambard 349.
— L., J. Stahl u. D. Kuhlmann 335.
Amberson 564.
— Jacobs, Hisey u. Monke 532.
Ambrosino 759, 761.
— G. s. Gilbert-Dreyfus 701.
Ames 234, 273.
— R. G., u. H. B. van Dyke 186.
— D. H. Moore u. H. B. van Dyke 186.
— s. van Dyke, H. B. 193.
Amigen 536.
Ammerschlager 168.
Amouch, P. s. Benhamou, E. 279.
Amsler, R. H. 467, 507.
Anastasopoulos 556.
— s. Fullerton 527.
Andersen, D. H. s. Harris, R. C. 474.
Andersohn 186.
Anderson 308, 363, 492, 567, 571, 744.
— s. Henriques 539.
— C. E. s. Webb, C. H. 485.
— E., M. Joseph u. V. Herrin 335.
— s. Morton, M. E. 707.
— J. A., u. W. R. Murlin 186.
— J. T. s. Keys, A. 282.
— L. L., J. C. Bell u. S. G. Blount jr. 581.
— N. G., u. B. Fawcett 279.
— R. C. s. Adams, F. H. 467.
Andersson 676, 678, 683, 685, 693.
André 73, 175, 564.
— s. Sureau 534.
— J., B. Dreyfus, S. Jacob u. G. Ley 3.
Andreani 85, 90.
— G., u. V. Castelletti 78.
Andresen, V. 376, 381.
Andrews 352, 563, 724.

Andrews, s. Muether 534.
— E. 335.
— E. B. s. Seegers, W. H. 9.
— G. A., R. M. Kniseley, R. R. Bigelow, S. W. Root u. M. Brucer 696.
Angelstein 127, 128, 129.
Anger, H. O. 696, 723.
Angrist, A. s. Innerfield, L. 5.
Angst, J. 186, 263, 266, 271.
Anitschkow, N. 279, 289, 292, 303.
Annan 523.
Annersten 560.
— u. Norinder 529.
Anrap, G. V. s. Volhard, E. 287.
Ansell 740.
— G., u. H. Miller 696.
— u. J. Rotblat 696, 781.
Anselmino 261.
— K. J., u. F. Hoffmann 186.
— s. Hoffmann, F. 200.
Anthony 588.
Antweiler 329.
Apitz, K. 279, 296.
Appelbaum 159, 164.
— E., J. Nelson u. M. B. Abbin 101.
Apt 505.
— L. s. Zuelzer, W. W. 486.
Arandes 578.
— u. Adán 544.
Archer, B. H. 467, 507.
Ardito 547.
— s. Sarteschi 524.
Aretaeus, der Kappadozier 186.
Argentieri, M. 186.
Argumosa, R. 467, 492.
Ariel 529, 561, 562, 718.
— Abels, Pack u. Rhoads 529.
— I., W. F. Bale, V. Downing, H. C. Hodge, W. Mann, S. N. van Voorhis, S. L. Warren u. H. C. Wilson 696.
Aring 279, 288.
— s. Cohn 533.
— B. W. s. Riley, R. L. 582.
Arnott 524, 549, 760, 761.
— D. G., E. W. Emery, R. Fraser u. Q. J. G. Hobson 696.
— s. Fraser, R. 701, 784.
Arnstein, A. 186, 239.
Aronoff 557.
— s. McIntosh 531.
Arrillaga 633.
Arsdel, van 742.
— jr., P. van, J. R. Hogness, R. H. Williams u. N. Elgee 696.

Arsénio Nunes, M. *335*, 359.
Artaud, A. *186*, 261.
Arthurton, M. W., u. B. W. Meade *468*.
Artom, C. *279*, 318.
Aruzolo, D. s. Taquini, A. C. *586*.
Arvidsson 332.
— U. B. s. Walker, A. R. P. *287*.
Asbjörn Fölling 84.
Aschner 253.
Aschoff *279*, 288, 292, 299, 301, 302, 303.
Ashken, M. R. H. s. Lewis, A. A. G. *204*.
Ashley, A. *468*.
Ashman 624.
— R. s. Gardberg, M. *587*.
Ashworth 360.
— C. T. s. Baxter, J. H. *335*.
Asper 742.
— S. P., H. A. Selenkow u. C. A. Plamondon *696*.
— s. Selenkow, H. H. *712*.
Aspillaga, M. s. Dussaillant, G. *642*.
Assmann, H. *419*, 668, 669.
Astrup, T. *3*, 22, 23.
Astwood 731, 739, 743, 744.
— E. B. *696*, 717, 765.
— u. A. Bissell *696*.
— — u. A. M. Hughes *696*.
— J. Sullivan, A, Bissell u. R. Tyslowitz *696*.
— s. Raben, M. S. *709*.
— s. Stanley, M. M. *712*, 764.
Atabek, A. *186*.
Atchley 348.
— R. F. Loeb, E. M. Benedict u. W. W. Palmer *335*.
— D. W. s. Ferrebee J. W. *194*.
— s. Ragan, C. J. *209*.
Athens 746.
— W. s. Ingbar, S. H. *704*, 773.
Atkinson, F. R. B. *186*, 241.
— J. B. *696*, 788.
Attie, J. s. Perlmutter, M. *708*, 781.
Aub 367, 490, 503.
— R. s. Hill, K. R. *475*.
— s. Rhodes, K. *481*.
Audry, M. s. Decourt, J. *192*.
Auer, K. H. *376*.
Auerschläger, J. *101*.
Augustin, H. s. Schmidt-Thomé, J. *286*.
Aulvin, R. C. s. Harrington, W. J. *5*.
Austin 565.
— u. Eisenbrey *532*.
— A. s. Dann, D. S. *376*.
Auzépy 245.

Auzépy, P. s. Flandin, Ch. *195*.
Axelrod, A. R. s. Vetni, G. *10*.
Axenfeld 487, 490, 491, 492, 499, 507, 519.
— H., u. K. Brass *468*.
Ayache 759.
— M. s. Gilbert-Dreyfus *701*.
Ayala 116.
Ayer *335*, 360, 371.
— J. L. s. Pitts, R. F. *341*.
Ayerle, R. S. s. Plough, J. C. *480*.
Ayerza 633.
Azérad, E. *186*, 759.
— u. C. Ravaud *696*.

Baajöe, K. H. *378*.
Baar, S. H. *468*.
Bablik 181.
— L. *101*.
Babonneix 244.
— L., u. J. Lhermitte *186*.
Baborka 571.
— Carrol, Hepler u. Krebs *536*.
Bach 246, *536*.
— C. s. Marquézy, R. A. *478*.
— E., u. J. Takó *186*.
— M. J., u. W. S. Middleton *186*.
Bachmann *187*, 269.
Bachrach 234.
— D. s. Kovács, K. *202*.
— s. Oláh, F. *208*.
Backhaus 570.
— s. Ahlhelm *535*.
Bader *279*, 330.
— G. B. *187*.
Badrick, F. E. s. Reiss, M. *710*, 784.
Baensch, W. E. s. Schinz, H. R. *375*.
Bäumer 487, 496.
— A. s. Balzer, E. *468*.
Baeza *468*, 517.
Baffi 55.
— V., u. A. Camera *3*.
Baggenstoss 371.
— A. H. s. Mortensen, J. D. *341*.
Baier, H. N. s. Ring, G. C. *645*.
Bailey 220, 227, 560, 564, 565.
— s. Janeway *533*.
— Ch. P. s. Storer, J. *583*.
— P. *187*.
— u. F. Bremer *187*.
— D. N. Buchanan u. P. C. Bucy *187*.
— s. Horrax, G. *200*.
Bailit, J. W. s. Bellin, L. B. *468*.
Baillet, J. s. Soulié, P. *585*.

Baily s. Howard 530.
Baird, P. C. s. Albright, F. *334*.
Bakay 115.
Baker 259, 500, 556.
— s. Shafiroff *528*.
— A. B., u. C. B. Craft *187*.
— L. A. s. Benett, A. M. *468*.
Balaban, M. s. Ring, G. C. *645*.
Balado, M. *187*.
Balboni, F. A. s. Bing, R. J. *583*.
Baldes 93.
— K. s. Embden, G. *80*.
Baldwin 590, 602, 631.
Bale 565, 570, 718.
— s. Fink *533*.
— s. Miller *540*.
— W. F. s. Ariel, I. *696*.
Bálint 352.
— P., L. Hársing, M. Lenner u. J. Rusznyák *335*.
Ball 246.
— K. P., u. A. C. Thackray *187*.
Ballenger, H. C. s. Ballenger, W. L. *375*.
— W. L., u. H. C. Ballenger *375*.
Ballerini *187*, 262.
Ballini, R. E. H. s. Taquini, A. C. *586*.
Ballowitz, L. *101*.
Balzer 487, 496.
— E., u. A. Bäumer *468*.
Bamatter, F. *101*.
Bandau 175.
Banerjee, S. *187*.
Banfi, M. *187*.
Bang, J. *335*.
Bank, D. D., u. N. N. San *468*.
Banks 717.
Bannwarth, A. *101*, 149, 154, 158, 166, 178.
Bansi 234, 333, *532*, *536*, 564, 565, 569, 570, 575, 576, 717.
— u. Ludwig *536*.
— s. Ahlhelm *535*.
— H. W. *187*, *279*, 582, 697, 783.
— J. Kracht, U. Kracht u. J. Meissner *697*, 788.
Baptista 723.
— A. M. s. Veall, N. *714*.
Barac, G. *468*.
Baráth, E., u. P. Weiner *187*.
Barbano, G. s. Soulié, P. *586*.
Barbarossa, C., u. T. Pende *187*.
Barber, A. s. Chapmann, A. W. *470*.
Barbet, J. s. Marie, J. *478*.

Barcelo, J. s. Kourilsky, R. 644.
Barcelo-Rousseau 689.
Barcham 559, 560, 561, 568.
— s. Casten 529.
— s. Co Tui 529, 537.
Barcroft 588.
Barclay 362.
— J. A., W. T. Cooke u. R. A. Kenney 335.
— — — u. M. E. Nutt 335.
— R. A. Kenney u. M. E. Nutt 187.
Barden 561.
— s. Macray 531.
Bargmann, W. 187, 221, 223, 225, 235, 364.
— u. W. Hild 187.
— — R. Ortmann u. Th. Schiebler 187.
— u. K. Jakob 187.
— R. Ortmann u. T. H. Schiebler 335.
— u. E. Scharrer 187.
Barkan 732.
— G., u. W. Leistner 697.
Barker 363, 523, 546, 717 739, 746.
— M. H. 697.
— N. W. 279, 335.
— S. B. s. Hamilton, H. E. 703, 790.
— s. Lipner, H. J. 706.
De Barkey 564.
— s. Kilduffe 534.
Barnard, P. J. 583.
Barnes 568, 573.
— s. Koop 540.
— s. Mueller 541.
— s. Mulholland 541.
— s. Riegel 542.
— B. O., J. F. Regan u. J. G. Bueno 187.
Barnett, R. s. Sadusk, J. F. 108.
Barnhart 568.
— s. Riegel 542.
Barochez, D. s. Chevalley, P. 470.
Baron 555.
— s. Shafiroff 528.
Barondess, J. A. s. Drake, M. E. 471.
Barr 326, 327, 330.
— D. P. 279, 323, 333.
— E. M. Russ u. H. A. Eder 279.
— H. Peck, F. K. Bauer, R. L. Libby u. S. R. Jarett 697, 781.
Barrett, T. F. s. Bauer, F. K. 697, 781.
Barris 568.
— R. W. s. Ingram, W. R. 200.

Barrows 178.
Barrus s. Riegel 542.
Barry, M. C., u. A. E. Pugh 697, 773.
Barta, L. 187.
Bartelheimer, H. 378.
Bartels 602.
— E. C., u. J. T. Marrow 697, 788.
— H., u. G. Rodewald 581.
Barth 343, 346, 354, 363.
— H., u. F. Görlitz 335.
— s. Heintz, R. 338.
Barthez 431.
— E. s. Rilliet, F. 422.
Bartsch, W. s. Schuchter, A. 711, 788.
Bartsokas, S. 187.
Baserga 14, 20, 38, 39, 40, 45, 55, 57, 61.
— A. u. G. Meyer 3.
— u. P. de Nicola 3.
— — u. R. Vahi 3.
— u. P. Rosti 3.
— — u. R. Furian 3.
Bashe, W. J. jr. s. Drake, M. E. 471.
Basiliou 262.
— B. J. s. Laurentie, A. 203.
Basinski, D. H. s. Sealock, R. R. 83.
— Keith u. Scribner 525.
Baskin 551.
Bassett 367, 546, 568, 575, 745.
— Woods, Shull u. Madden 536.
— A. M., A. H. Coons u. W. T. Salter 697.
— S. H., E. H. Keutmann u. C. D. Kochakian 335.
— s. Madden 531.
— s. Waterhouse 543.
Bastin, R. s. Decourt, J. 192.
Bates 84, 87.
— G. s. Aggeler, P. M. 2.
— R. M. 78.
Báthory, J. 187.
Batschelar 568.
— s. Eckhardt 537.
Batsel, H. L. s. Witt, D. M. 217.
Battistoni 525, 548.
Baudin 188.
Baudino, C. s. Podio, R. B. 587.
Bauer 127, 128, 129, 148, 253, 518.
— u. Aschner 188.
— F. K. 697, 790.
— — T. F. Barrett, R. L. Libby u. B. Cassen 697, 781.
— — — R. L. Libby u. B. Cassen 781.

Bauer, F. K. R. L. Libby u. B. Casson 697.
— s. Barrett, T. F. 697, 781.
— s. Goodwin, W. E. 702, 781.
— H. 101, 188, 236.
— J. 188, 271, 272.
— R., u. O. Wozasek 468.
Bauersfeld, S. R. s. Taussig, H. B. 583.
Baumann 144.
— W. 468.
Baumeister 721.
— C. s. Seed, L. 712.
Baumel, J., u. J. Fassio 468.
Baumgärtel 521.
— T. 468.
Baumgartner 525, 550.
Baumritter 501, 502.
— P., u. H. Hirszfeld 468.
Baur 518.
— s. Geissberger 544.
— H. 468.
— u. H. Staub 468.
Baust 625.
— W. s. Bock, K. D. 587.
Bauzá 486, 492, 495, 497, 508, 510, 515.
— J., A. S. Ferrada, G. Frascoli, S. Guzman, M. Kriberg u. E. A. Aguilar 468.
Baxter 169, 360, 525, 550.
— H. 102.
— J. H., u. C. T. Ashwoth 335.
Bay 240.
— E. 188.
Bayer 381, 488, 592, 761 .
— u. Werner 376.
— B. 468.
— D. J. s. Reilly, W. A. 710.
— O., E. Boden u. E. Derra 582.
— F. Loogen, R. Rippert u. H. H. Wolter 581.
— s. Landen, H. C. 583.
— W. s. Schiff, E. 482.
Bayerle 35.
— H., u. R. Marx 3.
Bayley 623.
— R. H. 587.
Bean 557, 731.
— s. Mitchell 531.
— W. B. s. Nelson, N. 708.
Beard 369.
— D. E., u. W. E. Goodyear 335.
Beaser, S. B. 188.
Beattie 529, 560, 565.
— u. Collard 532.
Beaumont 60.
— J. L., u. J. Bernard 3.
— A. Cayla, H. Dupin u. J. Bernard 3.

Beauvillain *527*.
Becher, E. *335*, 352, 357.
Beck 241.
— H. s. Jores, A. *201*.
Becker 114, 115, 119, 168, 727, 744, 745.
— D. V., J. E. Rall, W. Peacock u. R. W. Rawson *697*.
— s. Robbins, J. *710*.
— S. W., T. B. Fitzpatrick u. H. Montgomery *78*.
— W. *102*.
Beckman s. Emerson *538*.
Beckmann 145, 360, 486, 488, 489, 490, 494, 496, 498, 499, 501, 504, 506, 507, 508, 509, 517, 518, 519, 522, 568.
— K. *335*, *468*.
Becora, L. J. s. Talbott, J. H. *342*.
Bedford 176.
— T. *102*.
Bedinger 500.
— P. s. Benett, A. M. *468*.
Begemann 20, 57.
— H. s. Heilmeyer, L. *5*.
Begtrup 360.
— H., u. J. B. Nielsen *335*.
Behr 399.
Beierwaltes 746, 759.
— W. H., J. Lampe, H. J. Gomberg u. G. H. Lowrey *697*.
— s. Johnson, P. C. *704*.
— s. Lowrey, G. H. *706*.
Beiglböck, W. *188*, *468*, 519.
Beinfield 622.
— W. H. s. Schaffer, A. J. *587*.
Beitzke, H. *102*, 166, *419*, *420*, 434, 435.
Bekaert 742.
— J. s. Deltour, G. *699*.
Belcher 721.
— E. H., u. H. D. Evans *697*.
Beleke 175.
Beling 568.
Beling-Lee *536*.
Bell 354, 511.
— E. T., u. R. C. Knutson *335*.
— J. C. s. Anderson, L. L. *581*.
— L. S., W. C. Blair, St. Lindsay u. St. J. Watson *468*.
— u. S. M. Calif *468*.
Bellin 510.
— L. B., u. J. W. Bailit *468*.
Belloni, G. B., u. F. Mazzini *188*.
Bellot 219, 260.
— M. M., u. Brougniart *188*.

Bellows 234.
— R. T., u. W. P. van Wagenen *188*.
Beltrametti, L. *188*.
Benario 244.
—J. *188*.
Benassi 85.
— G. *78*.
Benbow, J. T. s. Ingram, W. R. *200*.
Benda 496.
— L., E. Rissel u. N. Steffenelli *468*.
Benditt 561, 568.
— Woolridge u. Stepto *536*.
— s. Cannon *529*.
— s. Wissler *544*.
Bendow 234.
Benedict 348.
— E. M. s. Atchley, D. W. *335*.
— St. R. s. Nash, Th. P. *82*.
Benetato 145.
Benett 495, 500.
— A. M., R. B. Capps, M. E. Drake, R. H. Ettinger, E. H. Mills u. J. Stokes jr. *468*.
— J. J. Frankel, P. Bedinger u. L. A. Baker *468*.
Benhamou 330.
— E., P. Amouch u. E. Chemla *279*.
Benitez, R. E. *468*.
Benitz, K. F. s. Keeser, E. *282*.
Benjamin, J. M. s. Kay, C. F. *643*.
— s. Zinsser, H. F. *646*.
— J. W. s. Innerfield, L. *5*.
— s. McGavack, T. H. *206*.
Bennet 492, 741.
Bennett, R. s. Tishkoff, G. H. *714*.
Bennhold, H. 135, *279*, 316, 329.
— u. H. Ott *279*.
Benninghoff, A. *279*, 297, 301.
Benotti 318.
— J. s. Thannhauser, S. J. *287*.
Bensley, S. H. *279*, 300.
Benson 515.
— C. D., u. G. C. Penterthy *468*.
Bent, M. J., J. R. Cuff u. G. D. Holloway *468*.
Benua 745, 752.
— R. S., A. Albert u. F. R. Keating jr. *697*.
— s. B. M. Dobyns *697*.
Berardinelli, W. *188*.
Béraud, C. s. Jeune, M. *421*.
Berblinger, W. *188*, 239.
Berdal, S. *378*, 395, 417.

Beretta, A. *188*.
Bergami, G. s. Keys, A. *282*.
Bergeim s. Kirsner *540*.
— O. s. Salomon, J. D. *108*.
Berger 159.
— H., u. J. Zoole *468*.
— M., M. Dargent u. R. Moret *697*.
— P. Guinet u. R. Moret *697*, 789.
— s. Dobyns, B. M. 781.
— s. Guinet, P. *702*, 784, 789.
— W. *378*.
Bergheim 95, 569.
— O. s. Solomon, J. D. *83*.
— s. Woodson, H. W. *84*.
Bergmann, v. 139, 490, 522, *536*, 573.
— G. V. *468*.
— O. s. Wessolowski, M. *377*.
Bergmark *544*, 578.
Bergonion 508, 510, 515.
— J. L., R. Masseyeff, G. Péquiguot u. J. Trémolières *469*.
— u. J. Trémolières *469*.
Beringer, K. *188*, 245.
— u. P. György *188*.
Berk 490.
— E. J., u. H. Shay *469*.
Berkman 330.
— J. H., Rifkin u. G. Ross *279*.
Berkowitz, E. D. s. Bernfeld, P. *3*.
Berkson, I. 734, 736, 764.
— F. R. Keating jr., M. H. Power u. W. M. McConahey *697*.
— s. Keating jr. F. R. *704*, 764.
— s. Luellen, T. J. *706*, 764.
Berlin 307, 759, 761.
— C. s. Morrison, L. M. *284*.
— J. s. Roswit, B. *711*.
Berman 74.
— L. s. de Nicola, P. *7*.
Bernard, Cl. 32, 60, 73, *188*, 219, 526, 553.
— J., S. Inceman, M. Zara u. D. Christol *3*.
— u. J. P. Soulier *3*.
— s. Beaumont, J. L. *3*.
— s. Debré, R. *192*.
— M. s. Durlach, C. J. *471*.
Bernardi 20.
— R. s. Breda, R. *3*.
Berne 355.
— R. M., u. M. M. Levy *335*.
Berner 513, *641*, 669, 670.
— H. s. Kanof, A. *476*.
Bernfeld 53, 54.
— P., u. M. Stefanini *3*.
— — E. D. Berkowitz u. F. B. Hennessey *3*.

Bernhardt, H. *188*.
Bernheim, F., u. Mary C. L. Bernheim *78*.
— Mary C. L. s. Bernheim, F. *78*.
Bernou, A. *420*, 461.
Bernsmeier, A., H. Blömer u. W. Schimmler *581*.
Bernstein 239.
— B. s. Williams, R. H. *715*, 772.
— M., M. T. Moore u. D. B. Fischbach *188*.
Berry 93.
— J. P., u. L. I. Wolf *78*.
Berson 733, 735, 736, 737, 738, 751, 752, 753, 762.
— S. A., u. R. S. Yalow *697*, 778.
— — J. Sorrentino u. B. Roswit *697*.
Bert, Paul 588.
Bertaglia, G. *188*.
Bertagna 89, 97.
— s. Delay, J. *79*.
Berthrong, M. s. Daumann, J. F. *584*.
— s. Wilkins, L. *715*, 789.
Bertino 553.
— Dawson, French, Margen u. Kinsell *526*.
Bertrand, L. s. Janbon, M. *475*.
Bessey *529*, 561.
Bessmann, S. P. s. Udenfriend, S. *84*.
Best, R. B. s. Simms, H. S. *286*.
Béthenod, M. s. Jeune, M. *421*.
Betke, K., u. J. Harms *102*.
Betz 119, 182.
— K., u. H. Koch *102*.
Beumer, H. *188*.
Beutler, B. *376*.
Bey, B. s. Bloch, K. *279*.
Beyer, K. H. s. Russo, F. *83*.
Beyreder, J. *102*.
Bhalla, S. A. *469*, 508.
Bhaskaran, K. *78*, 85.
Bianco 515.
— S. Le *469*.
Biard 369.
De Biasi 569, 570.
— s. Alper *536*.
— s. Chow *536*.
Biasotti, A. *188*.
Bick 120, 175.
Bickel, H. *78*, 91, 95, 99, 139, 140, 372, 511.
— J. Gerrard u. Evelyn M. Hickmans *78*.
— u. E. M. Hickmans *469*.
— s. Boscott, R. J. *79*.
— s. Fanconi, G. *337*.

Bidault, G. *469*, 499.
Bidermann, Max s. Kourilsky, R. *422*.
Bieber, A. *188*.
Biechteler, E. *102*, 164.
Biedl 553.
— u. Kraus *526*.
— A. *188*.
Bielicka, J. *469*, 506.
Bieling 175, 441.
— R., u. Fr. Koch *102*.
Biemond, A. *377*.
Bierman 550.
— s. Fishberg *526*.
Biffis, Piero *188*, 246.
Bigelow 568, 724.
— s. Brunschwig *536*.
— R. R. s. Andrews, G. A. *696*.
Biggart, J. H. *188*, 230.
— u. G. L. Alexander *188*.
Bigger, I. A. s. Nachman, H. M. *708*, 782.
Biggs 13, 15, 41, 53, 56, 69, 73, 318, 319, 328.
— M. W., u. D. Collman *279*.
— u. D. Kritschevsky *279*.
— R., A. S. Douglas u. R. G. Macfarlane *3*.
— — — J. V. Dacie, W. R. Pitney, C. Merskey u. J. R. O'Brien *3*.
— u. R. G. Macfarlane *3*.
— s. Macfarlane, R. G. *6*.
Bigham 560.
— s. Howard *530*.
Bilbao 348.
— L., u. P. Grabar *335*.
Bilen, M. s. Stary, Z. *286*.
Billeter 563.
— s. David *533*.
Billing 558, 561, 570.
— Donald, Stewart u. Wilkinson *536*.
— s. Wilkinson *532*, *543*.
Billion, H. *697*, 720, 759, 761, 764.
— u. P. Kühne *697*, 764.
— K. Oeff u. F. Klaue *697*.
— s. Klauer, F. *705*.
— s. Kühne, P. *705*, 766.
Bilnova, N. E. s. Mironovič, V. K. *479*.
Binder 92.
— K. s. Weinland, R. F. *84*.
Bing, R. J., R. Weber, J. E. Sparks, F. A. Balboni, A. G. Vitale u. M. Hanlon *583*.
Bingel, K. F., u. M. Schuster *102*.
Binkley s. Emerson *538*.
Bircher 577.
Birchner u. Rothlin *544*.

Birenboim, J. s. Dann, D. S. *376*.
Birkle, K. *335*, 346.
Birmingham, J. R. s. Dancis, J. *192*.
Birnie, J. H. *188*, *189*, 228, 273, 360.
— R. Jenkins, W. J. Eversole u. R. Gaunt *336*.
— s. Eversole, W. J. *194*.
— s. Gaunt, R. *338*.
Bishop 569.
— s. Williams *543*.
— J. M. s. Donald, K. W. *581*.
— L. K., u. C. C. Randall *102*.
Bissell 739, 743.
— A. s. Astwood, E. B. *696*.
— s. Vanderlaan, W. P. *714*.
Bizerte 247.
— s. Duthoit *193*.
Björk *581*.
Blache, J. O. s. Gray, S. H. *281*.
Black, McCance u. Young 525
— s. McCance *526*.
— A. B. s. Brenner, O. *698*.
— M. G. *102*, 176, *523*, 546, 550, 748.
Blackburn 739, 742.
— C. M., u. F. R. Keating jr. *697*.
— — u. S. F. Haines *697*.
Blackfan 567, 569, 571.
— s. Shohl *543*.
Blahd 546.
Blahd-Bassett *523*.
Blair, C. B. s. Keller, A. D. *201*.
— W. C. s. Bell, L. S. *468*.
Blake 355.
— s. Strumia *526*.
— W. D. s. Bradley, S. R. *336*.
Blanchard, J. s. Decourt, J. *192*.
Blanche, A. s. Prescott *83*.
Blanco, C. s. Brandi, M.J.F. *469*.
Blanco-Solerykos, C., u. H. Vetter *698*, 779.
Bland 227.
— E. F. s. Gertler, M. *280*.
Blanley, P. J. s. MacGregor, A. G. *706*, 772.
Blanquet 741.
— P. s. Lachapèle, A. P. *705*, 781.
— s. Stoll, R. *713*.
Blass, J. s. Cachim, M. *470*.
Blatt 245.
— M. L., u. J. Greengard *189*.
Blattström, E. *189*, 261.
Bleakley, J. *189*.
Bleakly 261.

Bleckmann, K. H. *469*, 508, 511.
Blegen 355.
— E. s. Aas, A. *334*.
Bleuler, M. *189*, 263, 264, 271.
Blinova 492.
Bloch 314, 315, 719, 732, 759.
— H. S. s. Mason, E. E. *706*.
— K. *279*.
— B. Bey u. J. Rittenberg *279*.
— E. Boeck u. D. Rittenberg *279*.
— u. D. Rittenberg *279*.
— T. s. Hidalgo, J. W. *703*.
Bloch-Michel, H. *698*.
Block 90, 566, 731.
— u. Bolling *536*.
— P. s. Salter, W. T. *711*.
— R. J., u. H. B. van Dyke *189*.
— G. A. Jervis, Diana Bolling u. M. Webb *78*.
Blömer, H. s. Bernsmeier, A. *581*.
Blörck, G. s. Werkö, L. *646*.
Blom 333.
— P., u. J. Terpstra *698*, *773*.
Blomberg 547.
— u. Lindquist *523*.
Blondal, H. *698*, 776.
Blondeau, M. s. Kourilsky, R. *379*.
Bloom, B., u. F. T. Pierce *279*.
Bloomberg 369.
— E. s. Albright, F. *334*.
Bloor 323.
— B. M., R. S. Grant, u. J. A. Tabrit *102*.
— W. R. *279*.
Blotner 218, 235, 238, 243, 244, 245, 246, 248, 250, 254, 257, 261, 262, 266, 269, 270.
— H. *189*.
— u. E. C. Cutler *189*.
— u. P. Kunkel *189*.
Blount jr., S. G. s. Anderson, L. L. *581*.
Blümlein, H. *376*.
Blum 348, 349, 350.
— J. s. Tournlaire, A. *646*.
— L. *336*.
— C. van Caulaert u. P. Grabar *336*.
— u. P. Grabar *336*.
— P. *189*.
Blumberger 689.
— Kj., W. Brommer, S. Meiners u. L. Walz *641*.
Blumenthal 312, 313.
— H. T. s. Gray, S. H. *281*.
— A. J. Lansing u. S. H. Gray *280*.
— M. J. s. Rifkin, H. *481*.

Blumgart 724.
— H. L. *189*, *701*.
Blundell *523*, 545.
Boas, E. s. MacCallum, W. B. *340*.
Bobek, V., u. J. Vaněk *583*.
Bock, H. E. *102*, 169, *280*, 292, 355, 490, 625.
— W. Masshoff u. H. F. v. Oldershausen *469*.
— G. Schettler u. P. Schölmerich *336*.
— u. P. Schölmerich *582*.
— K. D. *587*.
— u. W. Baust *587*.
Boda 145.
Bodechtel 246.
Boden, E. s. Bayer, O. *582*.
— s. Casten *529*, *536*.
Bodian 506.
— M. s. Kempton, J. J. *476*.
— u. G. H. Newns *469*.
— s. Lightwood, R. *477*.
de Bodo, R. C., u. D. Marine *189*.
— s. Earle, D. P. jr. *193*.
Boeck, E. s. Bloch, K. *279*.
Boecker, D. s. Thies, H. A. *10*.
Böckler 125.
— H. J. s. Wawersik, F. *109*.
Böger 353.
Böhlke 507.
— E., u. H. G. Henkel *469*.
·Böhm 434, 461.
— F. 420.
Böhme 675.
— W. *641*.
Böeschen 390.
— H. *377*.
Böttger 226.
— G. *189*.
Bogaert, A. von 243.
— A. van Genabeek, H. van der Heust u. J. Vandael *581*, 585.
— H. van der Heust, E. Faunes, L. Buytaert, J. de Munk, A. van Genabeek u. J. Vandael *581*.
— — A. van Genabeek u. J. Vandael *581*.
— J. Helsmoortel u. R. Nyssen *189*.
— L. van s. Coquet, M. *79*.
— s. Myle, G. *82*.
Bogatzki 145.
Boger 568.
— s. Riegel *542*.
Bogoroch 740.
— R. s. Nadler, N. J. *708*.
Bohr 588.
Boines *527*, 555.
Boliea 176.

Bollack 243.
— J., M. David u. P. Puech *189*.
Bolling 90, 566.
— Diana s. Block, R. J. *78*, *536*.
Bollman 16.
— J. L. s. Owen, C. A. jr. *8*.
Bolloch, A. G. Le s. Soulier, J. P. *9*.
Bolomey 343, 354.
— A. s. Hopper, J. *339*.
Bolt, W. *583*.
— H. W. Knipping, H. Valentin u. H. Venrath *582*, *583*.
— s. Knebel, R. *582*.
Bombardier, J. P. *102*.
Bonduel 492, 495.
— A. A. *469*.
— u. C. J. Robles Gorriti *469*.
Bongiovanni, A. M. s. Eisenmenger, W. J. *472*.
Bonhomme 762.
— P. s. Pahaut, J. *708*.
Bonilla, E. s. Marañon, G. *205*.
Del Bono 55.
Bonte, G. s. Gernez-Rieux, C. *197*.
Bonvallet, M. s. Stutinsky, F. *213*.
Boone 647.
— B. R., W. E. Chamberlain, F. G. Gillick, G. C. Henny u. M. J. Oppenheimer *641*.
— G. F. Ellinger u. F. G. Gillick *641*.
— F. G. Gillick, W. E. Chamberlain u. M. J. Oppenheimer *641*.
— E. F. Randak, G. F. Ellinger u. W. E. Oppenheimer *641*.
— s. Chamberlain, W. E. *641*.
— s. Ellinger, G. F. *642*.
— s. Gillick, F. G. *642*.
— s. Henny, G. C. *643*.
— s. Heyer, H. E. *643*.
— s. Randak, E. F. *645*.
Booth 676, 684.
— E., K. Willis, T. J. Reeves u. T. R. Harrison *641*.
Bordel 424.
Borden, C. W. s. Wilson, R. H. *582*.
Borek 96.
— E., A. Brecher, G. A. Jervis u. H. Waelsch *79*.
— s. Prescott *83*.
Borgen, W. H. s. Gitlin, D. *5*.
Boroszéky, K. *189*.
Borowski 173.
— J., A. Iltgen u. H. Kock *102*.

Borst 347, 348.
— J. G. G. *336.*
Bortin, M. M., u. S. B. Yohalem *698,* 788.
Borum 546.
— s. Hardy *524.*
Borun, E. R. s. Lasser, R. P. *587.*
Boscott 91.
— R. J., u. H. Bickel *79.*
Boss 365.
— W. R., C. M. Osborn u. A. Renzi *336.*
Bossert 167, 168, 435, 487, 488, 501.
— O. *102, 469.*
— u. H. Loers *469.*
— u. W. Plettenberg *420,* 433
Bostroem 169.
Botelho, L., u. J. R. Puchol *189.*
Bott 363.
— P. A. s. Walker, A. M. *342.*
Boucomont, J. s. Leenhardt, E. *105.*
Bourgain 662.
— u. Gerbaux *641.*
Bourgin, H. s. Marquézy, R. A. *478.*
Bourquin, H. *189.*
Bovenzer 167.
Bowen 568.
— s. Riegel *542.*
Bowman 404.
— K. M., E. R. Miller, M. E. Dailey, A. Simon u. B. F. Mayer *698,* 785.
Boyd 288, 292, 298, 323, 324, 332.
— G. S. s. Oliver, M. F. *284.*
— J. s. Pomeranze, J. *285.*
— L. J. s. Scherf, D. *285.*
Boylston 234.
— G. A., u. A. C. Ivy *189.*
Braaten, K. s. Closs, K. *79.*
Bracht, J. van *469,* 498.
Braden, R. G. s. Stevenson, C. S. *10.*
Bradley 355, 518, 568, 575.
— s. Elman *538.*
— G. P. s. Bradley, S. R. *336.*
— S. E. *469.*
— St. E. s. Culbertson, J. W. *471.*
— S. R., u. G. P. Bradley *336.*
— C. J. Tyson, J. J. Cury u. W. D. Blake *336.*
Bradshaw, J. s. Hare, K. *198.*
Bradt 719.
— H., P. C. Gugelot, O. Huber, H. Medicus, P. Preiswerk u. P. Scherrer *698.*
Brahms, S. S. s. Dack, S. *641.*
Braid 511.
— Fr., u. J. H. Ebbs *469.*

Braksiek 404.
— H. *378.*
Brand 566.
— Kassel u. Saidel *532.*
Brandfonbrenner, G. *641.*
Brandi 492.
— M. J. F., J. Roselli, C. Blanco, V. E. de Caino, R. M. Sabbione, R. J. Delle-Donne u. A. Actis Dato *469.*
v. Brandt 578.
— u. Krautwald *544.*
Brass 361, 487, 490, 491, 492, 499, 507, 519.
— K. s. Axenfeld, H. *468.*
Brauer 490, 588, 600, 602.
— R. W. s. Obrinsky, W.*480.*
Braun 145, *544,* 577, 725.
— R. s. Holthusen, H. *703.*
Braunbehrens, H. v. *641,* 661.
Braunsteiner, H. *3,* 48, 58, 744.
— u. F. Pakesch *3.*
— s. Fellinger, K. *700.*
Brayer 741.
— F. T. s. Trunnell, J. B.*714.*
Brecher 45, 73, 95, 96.
— A. s. Borek, E. *79.*
— s. Prescott *83.*
— G., M. Schneiderman u. E. Cronkite *3.*
— s. Cronkite, E. P. *4.*
Breckenridge, R. L. s. Kirshner, J. J. *584.*
Breda 20.
— R., u. R. Bernardi *3.*
Brednow 654, 687.
— W., u. B. Deppe *641,* 687.
— u. U. Schaare *641.*
Bredt, H. *280,* 293, 295, 304.
Bree, J. W. La s. Jorgens, J. *643.*
Breitmann 261.
Breitman, H. B. s. Hart, S. D. *198.*
Bremer 220, 227.
— F. s. Bailey, P. *187.*
Brenner 90, 120, 176, 748.
— O., A. B. Black u. R. Gaddie *698.*
— W., u. Cr. Gralka *79.*
— s. Priess, H. *107.*
Brenton, A. s. Gernez-Rieux, C. *197.*
Bresniak, E. s. Herschfus, J. A. *583.*
Briand *189,* 246.
Bricker 733.
— N. S. s. Hlad jr., C. J. *703.*
Bridge 572.
— s. Mulholland *541.*
Bridgeman 511.
— M. L., u. Th. D. Robertson *469.*

Bridgen 622.
— W. s. Shillingford, J. *587.*
Brien 555.
— Turner, Watson u. Geddes *527.*
Briggs 746.
— F. N. s. Taurog, A. *713.*
Brinkhous, K. M. *3,* 12, 38, 55, 73.
— R. D. Langdell, G. D. Penick, J. B. Graham u. R. H. Wagner *3.*
— s. Graham, J. B. *5.*
— s. Langdell, R. D. *6.*
Brinton, W. D. *583.*
Britton, S. W. s. Corey, E. L. *191.*
Broch *536,* 569.
Brock 164.
— J., u. J. Carsten *102.*
— R. s. Campbell, M. *582.*
Brockhurst 739.
— R. J. s. Richards, C. E. *710.*
Brod, J., u. J. H. Sirota *336.*
Brodie 731.
— B. B. s. Wallace, G. B.*714.*
Brodribb 492.
— H. S. *469.*
Brodsky, W. A., u. S. Rapoport *189.*
Brody 492.
— H. s. Leibowitz, S. *477.*
Brönniman, R. *3,* 21.
Broicher, H., u. H. Odenthal *469.*
Brommer, W. s. Blumberger, Kj. *641.*
Bronk 631.
— T. T. s. Golden, A. *584.*
Bronstein, I. P. *189.*
Broodie 173.
Brooks 499.
— B. F., D. Y. Hsia u. S. S. Gellis *469.*
— C. Mc. C. s. Gersh, I. *197.*
Broser 721.
— F. *189.*
— L., u. H. Kallmann *698.*
Brougniart 219, 260.
— s. Bellot, M. M. *188.*
Brouwer, P. *189,* 239.
Brown 269, 348, 576.
— Schenker u. Stevenson*536.*
— s. Simon *543.*
— C. C. jr., D. L. Fry u. R. V. Ebert *581.*
— G. E., G. B. Eustermann, H. R. Hartmann u. L. G. Rowntree *336.*
— H. s. Wilkinson, E. L. *216.*
— W. E. jr., u. E. H. Rynearson *190.*
Browne 558.
— Schenker u. Stevenson*529.*

Brownell 720, 728, 733, 744, 747, 751, 752, 758, 763.
— G. L. *698.*
— u. J. B. Stanbury *698.*
— s. Goldsmith, R. E. *701.*
— s. Hickey, F. C. *703.*
— s. Stanbury, J. B. *712,788.*
Brucer 724.
— M. s. Andrews, G. A. *696.*
Brüggemann 120.
— W., u. H. Windus *102.*
Brügger, H. 419, *420,* 434.
Brühl 96, 97.
— G. s. Leonhardi, G. *81.*
— H. H. *79.*
Brüning, H. *102,* 173.
Bruger *190,* 732.
— M., J. W. Hinton u. W. G. Lough *698.*
— u. S. Member *698.*
— s. Flexner, M. *700.*
Brugger, C. *79,* 84, 87.
Brugsch, Th. 259, *469,* 522.
Bruhns 508, 510, 515.
Brull, L. s. Compère, A. *191.*
Brun, R. s. Manuila, L. *82.*
Brunel, D. s. Chaptal, J. *470.*
Bruner 722.
— H. D., u. J. D. Perkinson jr. *698.*
Bruns, G. *469.*
Brunschwig 555, 558, 559, 564, 568, 571, 572, 573.
— Bigelow u. Michols *536.*
— Clark u. Corbin *529, 536.*
— u. Corbin *536.*
— — u. Johnston *532.*
— s. Clark *527, 537.*
Bryan, A. H., u. M. A. Metzger *190.*
Bryant 570.
— Griffitts u. Smith *536.*
Bubl, E. C., u. J. S. Butts *79.*
Bubnova, M. M. *469,* 495.
Buch, A. *376,* 397.
Buchanan, D. N. s. Bailey, P. *187.*
Buck 310, 311, 312, 313, 318, 319.
— R. C. *280.*
— u. R. J. Rossitter *280.*
Bucy, P. C. s. Bailey, P. *187.*
Büchler 160, 260.
— H. *190.*
Büchmann 520.
— P., u. H. Schulze-Buschoff *469.*
Büchner 292, 293, 296, 299, 305, 491, 492, 501.
— F. *280, 469.*
Bühlmann 590, 597, 600, 602, 631.
— A. 580.
— C. Maier, M. Hegglin, R. Kälin u. F. Schaub *581.*

Bühlmann, A., F. Schaub u. P. Luchsinger *581.*
— — u. P. H. Rossier *581.*
— s. Rossier, P. H. *580, 582, 584.*
— s. Schaub, F. *584, 586.*
— s. Vögtlin, J. *586.*
Bueno, J. G. s. Barnes, B. O. *187.*
Bürger 241, 242, 288, 299, 302, 309, 310, 311, 312, 313, 322, 326, 347, 526, 553, 558.
— M. *190, 280, 336.*
— u. M. Grauhan *336, 529, 536.*
— u. Habs *280.*
Büscher 130, 133.
Bug, R. J. s. Daumann, J. F. *584.*
Bugbee, E. P. s. Kamm, O. *201.*
Buglia *536,* 567.
Buhl 424.
Buhr, G. *581, 582.*
Buka 723, 740.
— R. s. Fleischner, F. G. *642.*
— s. Freedberg, A. S. *701.*
Bukhshtab, E. A. *469,* 499.
Bukot, S. s. Koupernik, C. *477.*
Bull, G. M., A. M. Joekes, K. G. Lowe u. B. Evans *336.*
Bullard 719.
— E. C. *698.*
Bullitt 568.
— s. Riegel *542.*
Bunch 550.
— s. Snyder *526.*
Bundschuh 234.
— H. E. *190.*
— s. Kuschinsky, G. *203.*
Bunting 300, 321.
— C. H. 314.
— u. H. Bunting *280.*
— H. s. Bunting, C. H. *280.*
— s. Wilocki, G. B. *287.*
Del Buono 399.
Buonocore *469,* 508.
Burack 566.
— s. Melnick *534.*
Burch 622, 722.
— G. E., J. A. Abildskov u. J. A. Cronvich *587.*
— s. Kelly, F. J. *704.*
Burchell, H. B. s. Swan, H. J. C. *582.*
Burger 532, 565.
Burgess 363.
— W. W., A. M. Harvey u. E. K. Marshall *336.*
Burggraf *102,* 175.
Burn, G. P., u. R. Singh Grewal *190.*

Burn, I. s. Burn, J. H. *190.*
— J. H. *190.*
— L. H. Truelove u. I. Burn *190.*
Burnad 370, 371.
— E. D. s. Latner, A. L. *340.*
Burnard 501.
— E. D. *469.*
— s. Schlesinger, B. *482.*
Burnett 354, 370.
— C. H. s. Aas, A. *335.*
— R. R. Commons, F. Albright u. J. E. Howard *336.*
Burns 748.
— F. J., W. A. Fish, J. W. Hackett u. F. C. Hickey *698.*
Burrowa 559, 560.
— s. Grossman *530.*
Burrows 354, 744, 752.
— B. A., T. Peters u. J. F. Ross *698.*
— J. F. Ross, E. S. Dell, D. E. Graham u. D. F. Hammack *698.*
— s. Papper, S. *708.*
Bursa, F. s. Stary, Z. *286.*
Busch 679.
— H. *641.*
Butenandt 330.
Butler 179, 370, 567, 569, 571.
— s. Shohl *543.*
— A. M., E. A. Harper u. B. W. Carper jr. *190.*
— J. L. Wilson u. S. Farber *336.*
— N. R., u. W. G. Spector *102, 469.*
Butts, J. S. s. Bubl, E. C. *79.*
Butzengeiger 490.
— K. H., u. J. Lange *469, 470.*
Buytaert, L. s. Bogaert, A. van *581.*
Bywaters s. Short *545.*

Cabréra 618.
Caccuri, S. *190.*
Cachim, M., J. Durlach u. J. Blass *470.*
Cachin 261, 489.
— M. s. Duvoir, M. *193.*
Cafalli jr., F. s. Sadek, H. M. *481.*
Cagan 98.
— R. N., J. L. Gray u. H. Jensen *79.*
Cain 239, 347.
— A., R. Catton u. M. Zarachowitsch *336.*
— H. s. Weicksel, M. *216.*
Caino, V. E. de s. Brandi, M. J. F. *469.*
Calhonn, W. W. s. Milch, L. J. *283.*

Calif, S. M. s. Bell, L. S. *468.*
Calkins 96.
— E. s. Lerner, A. B. *81.*
Calloway 560, 561, 568.
— s. Keeton *530*, 539.
— N. O. s. Chapmann, R. A. *470.*
Calocsay, v. P. v. *643.*
Calvert, R. J. *470.*
Calvo Melendro, J. *190.*
Camacho, O. *102*, 169.
Camera 55.
— A. s. Amato, M. *3.*
— s. Baffi, V. *3,*
Camerer, J. W. *190*, 265.
Cameron, G. F. *470.*
Cammidge, P. J. *190*, 244, 269.
De Camp 561.
— s. Clark *529.*
Campbell 332, 399, 508, 564, 568, 574, 575.
— s. Hopps *539.*
— s. Lozner *534.*
Campbell, C. S. *470.*
— D. J. s. Gould, R. G. *281.*
— E. W. s. Stefanini, M. *10.*
— M. *280.*
— D. C. Deuchar u. R. Brock *582.*
— u. G. Reynolds *585.*
v. Campenhausen 561, 564, 569.
— s. Zenker *532*, *535*, *544.*
Camps 500.
— F. E. s. Cockburn, W. C. *470.*
Camus 220.
— J., u. G. Roussy *190.*
Canals 577.
— Marignan u. Cordier *544.*
De Candia, S. *190.*
Canner, M. *470*, 508.
Cannon, Chase u. Wissler *529.*
— Frazier u. Hughes *523.*
— Humphreys, Wissler u. Frazier *532.*
— Steffee, Frazier, Rowley u. Stepto *536.*
— Wissler, Woolridge u. Benditt *529.*
— s. Wissler *544.*
— W. R. *190*, 536, 546, 561, 566, 568, 571.
Cantor, S. J. *79*, 85, 95.
Caplan 743.
— R. s. Vanderlaan, W. P. *714.*
Capot, L. s. Lachapèle, A. P. *705*, 781.
Capps 492, 494, 499.
— R. B., u. J. Stokes jr. *470.*
— s. Benett, A. M. *468.*
— s. Stokes jr., J. *483.*
Capretti, G. s. Carlotti, J. *585.*

Carabba 559, 561, 568.
— s. Co Tui *529*, *537.*
Carasso, R. s. Cattan, R. *470.*
Carcia-Montes 508.
Carcupini 48.
Carcupino 33, 46, 58.
— s. de Nicola, P. *7.*
Careddn, G. *102.*
Carede 173.
Carfagno, S. C., Th. M. Durant u. Ch. R. Shuman *190.*
Cargill, W. H. s. Merrill, A. J. *340.*
Carlotti *641*, 679.
— J., G. Capretti u. F. Joly *585.*
— s. Joly, F. *586.*
Carlsten 687.
— A., u. U. Rudhe *641.*
Carnes, W. H. s. Ferrebee, J. W. *194.*
— s. Selzer, A. *585.*
Caroli 516, 517.
— J., u. G. Marcoulides *470.*
Caroll, J. N. s. Havens, W. P. jr. *474.*
Carouso, G., J. Tilmant u. J. Lenègre *585.*
Carpenter 369.
Carpentier, H. M. *336.*
Carper, B. W. jr. s. Butler, A. M. *190.*
Carrel 307.
— J. *280.*
Carrera 243.
— Dominguez, P. *190.*
Carriére 244.
— G., u. P. J. Gineste *190.*
Del Carril, M., u. B. Martinez *102.*
Carrol 571.
— s. Baborka *536.*
— D. G. s. Cohn, J. E. *583.*
— s. Riley, R. L. *582.*
— R. T. s. Tocantins, L. M. *10.*
Carsten 164.
— J. s. Brock, J. *102.*
Cartaya Miranda, A. *190.*
Carteaud 243.
— H. A. s. Mamou *205.*
Carter 255.
— A. C., u. J. Robbins *190.*
— P. J. *190*, 261.
— R. F., u. G. M. Saypol *470.*
Casalta 261.
— E. s. Verdeuil *215.*
Casanovas, J. s. Castroviejo, R. *377.*
Casaubon, A., M. J. Vergnolle u. R. Kreutzer *470.*
Cassen 721, 726.
— L. Curtis u. C. W. Reed *698.*

Cassen, B. s. Allen, H. C. jr. *696*, 781.
— s. Bauer, F. K. *697*, 781.
— s. Goodwin, W. E. *702*, 781.
Castaigne, J., u. F. Rathéry *336.*
Castellanos, H. s. Pavlovsky, A. *8.*
Castelletti 85, 90.
— V. s. Andreani, G. *78.*
Casten 558, 559, 560.
— u. Bodenheimer *529*, *536.*
— — u. Barcham *529.*
Castenfors 733.
— H., J. Ek u. J. G. Porje *698.*
Castillo, Del 733, 747, 758, 763.
— E. B., u. R. Q. Pasqualini *190.*
— B. Del s. Stanbury, J. B. *712*, 788.
Castleman, B. s. Curti, P. C. *581.*
Castroviejo, R., u. J. Casanovas *377.*
Catel, W. *102*, 178, 179, 420.
Cates 256.
— J. E. s. Garrod, O. *196.*
Cathala, J. *470.*
Cattan 511, 512.
— R., R. Carasso u. M. Libeskind *470.*
— J. Dausset u. P. Pariente *470.*
— u. P. Frumusan *470.*
Catton 348.
— R. s. Cain, A. *336.*
Catz 740.
— B., J. El Rawi u. E. Geiger *698.*
Caulaert, van 348, 357.
— C., J. Stahl u. J. Hofstein *336.*
— s. P. Grabar *336.*
Cavallero 273.
— C., u. M. Zanchi *190.*
Cavallini, D., u. C. de Marco *79.*
Cavel 164.
Cavinet, J. s. Marquézy, R. A. *478.*
Cayla, A. s. Beaumont, J. L. *3.*
Cazal, P. s. Chaptal, J. *470.*
Cazal, P., u. G. Giraud, G. *473.*
Celice, J., F. Plaset u. F. Jeanson *582.*
Cerise 399.
Cervini 69.
— C., u. G. Ficola *3.*
Chabanier 347, 348.
— H., C. Lobo-Onell u. E. Lélu *336.*
Chaffin, L. s. Synder, W. W., jr. *484.*

Chagas 741.
— C., E. De Robertis u. A. Conceiro *698*.
Chaikoff 317, 318, 326, 553, 555, 724, 725, 726, 735, 738, 739, 740, 741, 743, 744, 745, 746.
— J. L. *280*.
— s. Feller, D. D. *700*.
— s. Franklin, A. L. *700*.
— s. Goldberg, R. C. *701*.
— s. Lerner *528*.
— s. Morton, M. E. *707*.
— s. Perlman, J. *708*.
— s. Schachner, H. *711*.
— s. Siperstein, M. D. *286*.
— s. Taurog, A. *713*.
— s. Tong, W. *714*.
— s. Wolff, J. *715*.
Chalmers 227, 256, 263.
— T. M., u. A. G. G. Lewis *190*.
— — u. G. L. S. Pawan *190*.
— s. Lewis, A. A. G. *204*.
Chamberlain 647.
— W. E. *641*.
— B. R. Boone, G. F. Ellinger, G. C. Henny u. M. J. Oppenheimer *641*.
— s. Boone, B. R. *641*.
— s. Ellinger, G. F. *642*.
— s. Henny, G. C. *643*.
Chambers 234.
— G. H. *191*.
— E. V. Melville, R. S. Hare u. K. Hare *191*.
— s. Hare, K. *198*.
Chamokova, E. E. *470*.
Chamovitz 720, 735.
— M. H. Sleisenger u. A. S. Freedberg *698*, 788.
— s. Freedberg, A. S. *701*, 768, 790.
Chandler 93.
— J. P., u. H. B. Lewis *79*.
Chang 304, 320.
— Dju s. Kellner, A. *282*.
Channick 737.
— B. s. Nodine, J. H. *780*.
Chanutin 568.
— u. Ludewig *536*.
De La Chapelle, C. E. s. Ehrlich, W. *280*.
Chapman 511, 555, 724, 725, 741, 745.
— s. Geyer *527*.
— C. B. s. Keys, A. *282*.
— E. M. *717*.
— G. W. Corner, D. Robinson u. R. D. Evans *698*.
— F. Maloof, J. Maisterrena u. J. M. Martin *698*.
— s. Dobyns, B. M. *699*.
— s. Malooff, F. *706*.

Chapmann, A. W., u. A. Barber *470*.
— R. A., R. M. Kark, R. W. Keeton, N. O. Calloway, C. Fr. Consolazio, G. E. Weigend, J. M. Dyniewicz u. R. H. Kylet *470*.
Chaptal 501, 502.
— J., P. Cazal, D. Brunel u. R. Jean *470*.
Charcot 219.
— J. M. *191*.
Charipper 749.
— H. A. s. Keston, A. S. *704*.
Charleux 175.
Charlin 384, 399.
Charnas 568, 574.
— s. Elman *538*.
Charnock 248.
— D. A. *191*.
Chase 561.
— s. Cannon *529*.
— L. A. *191*.
Chatterjea 57.
— J. B. s. Stefanini, M. *10*.
Chauncey 561, 562.
— u. Gray *529*.
Chauvet, J. s. Acher, R. *186*.
Chavane u. R. Faure-Miller *191*.
Chemla, E. s. Benhamou, E. *279*.
Chempoel, H. s. Gelin, A. *473*.
Chen, G., u. E. M. K. Geiling *191*.
Chene, P. s. Chiray, M. *470*.
— J. s. Duvoir, M. *193*.
Chernik 319.
Cherrington, Mary, E. s. Woodruff, C. W. *84*.
Chester, W., u. L. Speigel *191*.
Chevalley 516.
— P., u. D. Barochez *470*.
Chiari 242.
— H. *191*, 583.
— s. Schüller, A. *212*.
Childs 733, 739.
— jr., D. S., F. R. Keating jr., J. E. Rall, M. M. D. Williams u. M. H. Power *698*.
Chilimann 176.
Chiray 517.
— M. u. P. Chene *470*.
Chirico, M., u. P. Franzini *470*.
Choay, A. *191*.
Choay, u. L. Choay *191*.
— s. Claisse, R. *191*.
— H. s. Claisse, R. *191*.
— L. s. Choay, A. *191*.

Chobot 411.
— R., S. Uvitsky u. A. Dundy *378*.
Chodak, H. s. Gregory, H. *473*.
Chodkowska, S. *470*.
Choh Hao Li, J. Geschwind u. H. M. Evans *79*.
Chow 569, 570.
— u. De Biasi *536*.
— s. Alper *536*.
— B. F. s. van Dyke, H. B. *193*.
Christ, B. *470*.
Christensen *536*, 569.
— Lynch u. Powers *537*.
— — Decker u. Powers *536*.
— Streicher u. Elbinger *537*.
— B. C., G. Jensen u. B. Strange *698*, 768.
Christian 490.
— E. R. *470*.
— H. A. *191*.
Christiansen 347.
— T. *336*.
Christie 269.
— C. D., u. G. N. Stewart *191*.
Christlieb 273.
— M. *191*.
Christol, D. s. Bernard, J. *3*.
Chronkite 45.
Chrosby, W. H. s. Stefanini, M. *10*.
Chu, H. J., S. H. Liu u. T. E. Yu *191*.
— s. Herzstein, J. *281*.
Cier, J. F. s. Hermann, H. *475*.
Cignolini, P. *191*.
Cimbal 399.
Ciocalteu 49.
— V. s. Folin, O. *4*.
Cipriani, C. R., R. Moracchini u. C. Rotta *191*.
— P. L. s. Costa, A. *470*.
Ciulla 68.
— U., u. G. Santoni *3*.
Civatte, J. s. Worms, R. *485*.
Clagett, A. H. *641*.
Claireaux 512.
— A. *470*.
Claisse, R., A. u. H. Choay *191*.
— u. M. Pestel *102*.
Clark *529*, 537, 555, 558, 559, 561, 567, 568, 570, 572, 573, 721.
— u. Brunschwig *527*.
— Brunschwig u. Corbin *537*.
— Nelson, Lyons, Mayerson u. De Camp *529*.
— s. Brunshwig *529*, 536.
— s. Corbould *537*.
— D. E., R. H. Moe u. E. E. Adams *698*, 776.

Clark, s. Sheline, G. E. *712*, 776, 778.
— G. M. 717.
— u. M. Concannon *698*, 779.
— J. *102*.
— R. E. s. Shipley, R. A. *712*.
Clarke 273.
—, D. s. Ralli, E. P. *209*.
Clausen 347, 348, 360.
— F. *337*.
Clauser, H. s. Fromageot, P. *195*.
— s. Maier-Hüser, H. *205*.
Claussen, J. *337*.
Clay 264.
— R. H. *191*.
Clayton 725, 746.
— C. G. *699*.
— G. M. s. Lewis, A. A. G. *204*.
— G. W. s. Wilkins, L. *715*, 789.
— J. C., A. A. Free, J. E. Page, G. F. Somers u. E. A. Woollett *699*.
Clement 489.
— R. *191*.
— u. P. H. Co *470*.
Clementschitsch *375*, 384.
Cleric *102*.
Cleveland 241.
— D. s. Kindwall, J. A. *201*.
Clisson 568.
— s. Waterhouse *543*.
Close, J. *470*.
Closs 84, 90, 93, 95, 99.
— K., u. K. Braaten *79*.
— u. A. Fölling *79*.
— s. Fölling, A. *80*.
Closuit 735.
— M. *699*.
Co 489.
— P. H. s. Clement, R. *470*.
Coates 239.
— s. Finai *209*, 239.
Cocchi 509.
— U. *470*.
Cockburn 500.
— W. C., J. A. Harrington, R. A. Zeitlin, D. Morris u. u. F. E. Camps *470*.
Cohen 84, 85, 86.
— G. s. Curti, P. C. *581*.
— Ph., u. Ph. J. Kozinn *79*.
Cohn 145, 316, 567, 532, 564.
— Oncley, Strong, Hughes u. Armstrong *533*.
— A. E. s. Ehrlich, W. *280*.
— E. J., F. R. N. Gurd u. M. Melin *280*.
— J. E., D. G. Carrol u. R. L. Riley *583*.
— s. Riley, R. L. *582*.
Cohnheim, J. *420*, 447.

Colbert 520.
— J. W. jr., J. F. Holland, J. Heissler u. M. Knowlton *470*.
Cole 488, 560, 561, 568.
— s. Keeton *530*, *539*.
— J. W. s. Gettish, E. W. *473*.
Coleman 739.
— T. H. s. Richards, C. E. 710.
Collard 565.
— s. Beattie *532*.
Collen, M. F. *280*.
Coller *525*, 550, 551, 559, 561.
— Crook u. Job *529*.
— u. Meddock *525*.
— s. Wangensteen *532*.
Colli 40, 42, 62, 63, 64, 71.
— A., u. P. Rosti *3*, *4*.
— s. de Nicola, P. *7*.
Collicelli, A. s. Puddu, V. *586*.
Collin, R. *191*.
— u. F. Stutinsky *191*.
Collins 73, 555.
— Kraft, Kinney, Davidson, Young u. Stare *527*.
— J. S., u. D. G. Ferriman *4*.
— V. P. *191*.
Collman 328.
— D. s. Biggs, M. W. *279*.
Comberiati, L. s. Puddu, V. *586*.
Combs, F. S. s. Aas, A. *335*.
Commons 354, 370.
— R. R. s. Burnett, Ch. H. *336*.
Compère, A., u. L. Brull *191*.
Le Compte, P. M. s. Winternitz, M. C. *287*.
Concannon, M. s. Clark, G. M. *698*, 779.
Conceiro 741.
— A. s. Chagas, C. *698*.
Conrad s. Elman *538*.
Consden 138.
Consolazio 257, 370, 550.
— s. Futcher *526*.
— C. Fr. s. Chapmann, R. A. *470*.
— W. V. s. Aas, A. *335*.
— s. Talbott, J. H. *342*, *213*.
Contelle, R. *102*.
Conway, D. J. *378*.
Cook 722.
— E. B. *699*.
— J. R. s. Tait, J. F. *713*.
Cooke 348, 362.
— J. V., F. H. Rodenbaugh u. G. H. Whipple *337*.
— W. T. s. Barclay, J. A. *335*.
Coombs 257, 370.
— F. S. s. Talbott, J. H. *213*.
Coons 745.

Coons, A. H. s. Bassett, A. M. *697*.
Cooper 99.
— J. R. s. Udenfriend, S. *84*.
— J. S., u. P. H. Crevier *191*.
Cope 369.
— O., R. W. Rawson, J. W. McArthur *699*, 789.
— s. Aas, A. *335*.
— s. Albright, F. *334*.
Copen 370.
Coquet, M. *85*.
— G. Myle, R. Nyssen u. L. van Bogaert *79*.
— s. Myle, G. *82*.
Corbett 721, 729, 731, 732, 735, 738.
— B. D. u. A. J. Honour *699*.
— s. Myant, N. B. *708*.
Corbin 558, 559, 564, 568, 571, 572, 573.
— s. Brunshwig *529*, *532*, *536*.
— s. Clark *537*.
Corbould 567.
— Clark u. McKechnie *537*.
Cordier 578.
— s. Canals *544*.
Corey, E. L., u. S. W. Britton *191*.
— H. Silvette u. S. W. Britton *191*.
Cori 554.
— u. Cori *526*.
— s. Cori *526*.
Corinini 154.
Cormack 489.
Cornell *537*, 570.
Corner 487, 741.
— B. s. Aidin, R. *467*.
— G. W. s. Chapman, E. M. *698*.
Coronini 359.
— C. *191*.
— v., S. *337*.
Corr 568.
— Wagner u. Hetzer *537*.
Corre, L. s. Kourilsky, R. *202*.
Correll 324, 550.
— s. Murphy *525*.
— J. W. s. Kellner, A. *282*.
Correra, M. *191*.
Corrigan, K. E., u. H. S. Hayden *699*, 768.
— s. Reynolds, L. *710*, 768.
Corriti 492.
Corsellis 92.
— J. A. *79*.
Cortell 743, 744.
— R. E., u. R. W. Rawson *699*.
— s. Rawson, R. W. *709*.
Corteville 488.
— M. s. Albot, G. *467*.
Coryllos 425.
— P. N. *420*.

Cosb, R. S., S. C. Griffith, W. J. Zinn, D. C. Livinson u. S. P. Dimitroff *583*.
Cosby, R. S. 619, 620, 626.
— D. C. Levinson, S. P. Dimitrow, R. W. Oblath, L. M. Herman u. G. C. Griffith *585*.
— — W. J. Zinn, S. P. Dimitrow u. G. C. Griffith *285*.
— s. Elek, S. R. *587*.
Costa 758.
— A. *699*.
— u. P. L. Cippriani *470*.
Da Costa 523, 545.
Costi, C. *377*.
Cotellessa, G. s. Sansone, G. *482*.
Co Tui 529, 549, 555, 558, 559, 560, 561, 568.
— u. Wright *525*.
— — Mulholland, Carabba, Barcham u. Vinci *529, 537*.
— s. Mulholland *531*.
— s. Shafiroff *528*.
Couadau 234.
— s. Riser *210*.
De Courcy *537, 569*.
Cournand 589, 591, 599, 600, 602, 631.
— A. s. Harrey, R. M. *583*.
— s. Johnson, J. B. *586*.
— s. McClement, J. H. *582*.
Courrier 746.
— R. s. Joliot, F. *704*.
Court, D., u. S. Taylor *191*.
Courtois 344.
— A. *337*.
Cowdry, E. V. s. Aggeler, P. M. *2*.
Cowen, P. s. Wolf, A. *110*.
Cowgill 566.
— s. Melnick *534*.
Cowie 84, 87, 88, 89, 90, 91, 98, 99.
— Valerie, A. *79, 89*.
— — u. L. S. Penrose *79*.
Cox 568, 572, 573, 575.
— u. Mueller *537*.
— s. Mueller *541*.
Crafoord, C. s. Werkö, L. *646*.
Craft 259.
— C. B. s. Baker, A. B. *187*.
Craig 492, 497, 498, 511, 512, 553.
— J. M. *470*.
— u. B. H. Landing *470*.
— s. Gellis, S. S. *473*.
Cramer 55, 669.
— H., u. L. Stehr *641*.
— R., P. Flückiger, C. Gasser F. Koller, A. Loeliger u. M. Matter *4*.

Crawford, J. D. s. Talbot, N. B. *213*.
— V. s. Nachman, H. M. *708*, 782.
Creditor 556.
— Creech u. Nair *527*.
Creech 556.
— s. Creditor *527*.
Cremer *544*, 578.
Cresta, J. s. Podio, R. B. *587*.
van Creveld 43, 55, 58, 65, 470. *471*, 504, 515.
— S., u. M. M. P. Paulsen *10*.
Crevier, P. H. s. Cooper, J. S. *191*.
Crigler 506.
— J. F. jr., u. V. A. Najjar *471*.
Crinis, M. de *79*, 96.
Crispell 759.
— K. R., W. Parson u. P. Sprinkle *699*.
Critchlow 742.
A., u. M. K. Goldfinih *629*.
Crocker, C. s. Acher, R. *186*.
Croft 560.
— u. Peters *529*.
Croll 245.
— M. M. s. Eaves, E. C. *193*.
Cronkite 39, 43, 73.
— E. P., u. G. Brecher *4*.
— s. Brecher, G. *3*.
Cronvich, J. A. s. Burch, G. E. *587*.
Crook 559, 561.
— s. Coller *529*.
— s. Wangensteen *532*.
Crosbie, J. J. s. Allen, J. G. *2*.
Crosby 14, 54, 563.
— u. Scarborough *533*.
Crow, C. B. s. Harrington, W. J. *5*.
Crowe 84, 87, 89, 90, 96.
— F. W., u. W. J. Schull *79*.
Cuccioli *533*, 563.
Cuevas 490.
— M. s. Ducci, H. *471*.
Cuff, J. R. s. Bent, M. J. *468*.
Culbertson, J. W., R. W. Wilkins, F. J. Ingelfinger u. St. E. Bradley *471*.
Cullen, W. *191*, 218, 305.
Cullumbine, H. s. Jayasekera, H. T. W. *476*.
Curphey 561.
— u. Orr *529*.
Curreri 568.
— u. Hibman *537*.
— s. Lawton *527*.
Curschmann, H. *191*, 250, 271.
Curti, P. C., G. Cohen, B. Castleman, J. G. Scanell, A. L. Friedlich u. G. S. Myers *581*.

Curtis 721.
— G. M. *192*.
— s. Leblond, C. P. *705*.
Curtis, L. s. Cassen, B. *698*.
Cury 355.
— J. J. s. Bradley, S. R. *336*.
Cushing 238, 239, 246.
— E. H. s. Moore, R. A. *207*.
— H. *192*.
Custer 125.
Cutbush 73.
— M., P. L. Mollison u. D. M. Parkin *4*.
Cuthbertson *529*, *537*, 558, 560.
— McGirr u. Robertson *529*.
Cutler 633.
— E. C. s. Blotner, H. *189*.
— J. G., A. S. Nadas, W. T. Goodale, R. B. Hicker u. A. M. Rudolph *583*.
Czerny, A. *471*, 501.

Dacie, J. V. s. Biggs, R. *3*.
Dack 654, 662, 681, 687.
— S., A. H. Paley u. S. S. Brahms *641*.
— — u. M. L. Sussman *641*.
— M. L. Sussman u. A. M. Master *641*.
— s. Paley, D. H. *645*.
— s. Sussman, M. L. *646*.
Daecke 517.
— K. *471*.
Daelen, M. *102*.
Daft 565.
— Robscheit-Robbins u. Whipple *533*.
Dagaew 570.
— s. London *540*.
Dagand, H. s. Turpin, R. *84*.
Dagnini, G. *192*.
Dahl 622.
— J. C., u. E. Simonson *587*.
Dahms 508.
— H. *471*.
Dailey, M. E. 724.
— s. Bowman, K. M. *698*, 785.
— S. Lindsay u. R. E. Miller *699*.
— s. Miller, E. R. *707*, 765.
Daito 515.
— Y., u. J. Oba *471*.
Daley 302.
— R. M., H. E. Ungerleider u. R. Gubner *280*.
Dalton 725.
— A. J. s. Morris, H. P. *707*.
Daly, B. M. s. Guest, M. M. *5*.
Dam, H. s. Sorbye, O. *9*.
Dameshek, W. *4*, 45, 57, 75.
— u. E. B. Miller *4*.
— u. M. Stefanini *4*.
— s. Pisciotta, A. V. *8*.

Dameshek, s. Stefanini, M. *10*.
Damgaard 22, 49.
— E. s. Ungar, G. *10*.
Damm, G. *192*.
— u. H. zur Horst-Meyer*192*.
Dammann jr., F. s. Muller, W. H. *582*.
Dammin, G. L., u. R. A. Moore *587*.
Dams 123.
Dancis, J., J. R. Birmingham u. S. H. Leslie *192*.
Dandy, W. E. *192*.
— s. Reichert, F. L. *210*.
Daneri 245.
— J. *192*.
Danis-Lawas, D. F. s. Tupas, A. V. *484*.
Dann, S. *192*.
— D. S., S. Rubin, J. Birenboim u. A. Austin *376*.
Dannenberg 515.
— A. *471*.
Danowski 370, 550.
— s. Winkler *526*.
— T. S., A. W. Winkler u. J. P. Peters *337*.
Danowsky 746.
— D. S., F. Matcer, F. A. Weigand, J. H. Peters u. J. H. Greenwald *699*.
Danux, O. 492.
— s. Meneghello, J. *478*.
— s. Niemeyer, H. *480*.
Darby, W. J. s. Woodruff, C. W. *84*.
Dargent, M. s. Berger, M. *697*.
Dargent, M. s. Dobyns, B. M. *781*.
Dargeon 515.
— H. W. *471*.
Darley 245.
— W. s. Whitehead, R. W. *216*.
Darlin, S. V., u. O. Mortensen *471*.
Darling 511.
Daro 546.
— s. Lans *524*.
Darrow *525*, 550.
— D. C., u. H. Jannet *337*.
Dato, A. Actis s. Brandi, M. J. F. *469*.
Dauben 555.
— s. Lerner *528*.
Dauber, D. V. s. Katz, L. N. *282*.
Daumann, J. F., M. Berthrong u. R. J. Bug *584*.
Daumet, Ph. s. Soulier, J. P. *9*.
Dausset 48.
— J., P. Delafontaine u. Y. Fleuriot *4*.
— s. Cattan, R. *470*.

Dautrebande 600.
Dauvergne 259.
— M., s. Mouriquand, G. *207*.
Dauzier, G., M. Durand u. Métianu *585*.
Davenport 732.
— H. W. *699*.
Davey 553, 557, 558, 561, 562, 567, 568, 574.
— s. Elman *526*, *530*, *533*, *538*.
David 243, 563.
— u. Billeter *533*.
— M. s. Bollack, J. *189*.
— s. Dérot, M. *192*.
— s. Kourilsky, R. *202*.
Davidsohn 370, *533*, 555, 564, 568, 576.
— s. Collins *527*.
— s. Eckhardt *537*.
— s. Lewis *540*.
— Ch. N. *337*.
Davies 556, 588, 654.
— u. Venning *641*.
— s. Fullerton *527*.
— C. E., u. J. A. Kilpatrick *337*.
— L. G., J. F. Goodwin, R. E. Steiner u. B. D. van Leuven *585*.
Davis 238, 245, *537*, 564, 588, 600.
— u. Getzoff *533*.
— C. B. s. Gould, Rl G. *281*.
— J. C. s. Volhard, E. *287*.
— J. N. P. *192*.
— L. s. Martin, J. *206*.
Davison 676, 677, 678, 679.
— Ch. *192*.
— P. H., u. R. G. Epps *641*.
Dawson 97, 141, 553.
— s. Bertino *526*.
— R. M. C. s. Richter, D. *83*.
Day, R. L. s. Harris, R.C. *474*.
Dealy 568.
— s. Volwiler *543*.
Debray, J. s. Klotz, H. P.*339*.
Debré, R. *471*, 511.
— J. Marie, D. Nachmansohn u. J. Bernard *192*.
— P. Royer, J. J. Alloiteau u. A. Spahr *337*.
Debrou *192*, 219.
Decker s. Christensen *536*.
Decker-Jonker 511.
Decoisy, M. s. Kourilsky, R. *644*.
Decourt, J. *192*.
— u. R. Bastin *192*.
— C. O. Guillaumin u. J. Blanchard *192*.
— L. Meyer, M. Audry u. R. Lesourd *192*.
— — C. O. Guillaumin u. Le Parc *192*.

Decroix, G. s. Kourilsky, R. *379*.
Deiss, W. P. 745, 746.
— E. C. Albright u. F. C. Larson *699*.
— s. Albright, E. C. *696*.
— s. Larson, F. C. *705*.
Deitrick, Whedon u. Shorr *529*, *537*.
Dekker 511.
Dekker-Jonker, A. *471*.
Delafontaine, P. s. Dausset, J. *4*.
Delay, J. 85, 87, 89, 90, 97, 99, 344.
— u. P. Pichot *79*.
— — u. Bertagna *79*.
— — F. Delbarre u. J. Tassel *79*.
— — P. Desgrez u. F. Delbarre *79*.
— — F. Perrier u. F. Delbarre *80*.
— — u. M. Polonovski *79*.
— s. Lemierre, A. *340*.
— s. Penrose, L. S. *83*.
Delbarre 93.
— F. s. Delay, J. *79*, *80*.
— s. Polonovski, M. *83*.
— s. Turpin, R. *84*.
Dell 757.
— E. S. s. Burrows, B. A. *698*.
— P. s. Stutinsky, F. *213*.
Della Santa 42, 45, 53, 60.
Delle-Donne, R. J. s. Brandi, M. J. F. *469*.
Dellepiane, G. *192*.
Delluva, Adelaide M. s. Gurin, S. *80*.
Delmonico, J. E. s. Storer, J. *583*.
Delp 490.
— M. H. s. Matassarin, B.M. *478*.
Deltour 741, 742, 745.
— G., u. J. Bekaert *699*.
— s. Gennes, L. de *701*.
— G. H. s. Roche, J. *710*, *711*.
Démassien 502.
— D. s. Levesque, J. *477*.
Demel, R. s. Hirsch, O. *199*.
Demeulenaere 522.
Demme, H. *101*, *102*, 110, 115, 116, 118, 121, 124, 129, 137, 143, 148, 161, 162, 166, 168, 178, 184, *192*, 244.
Dempsey, E. W. s. Wislocki, G. B. *287*.
— M. E. s. Wilson, R. H.*582*, *583*.
Demunbrun, T. W. s. Levkoff, A. H. *204*.

Denber 497.
— H. C., u. S. Leibowitz *471*.
Denis *523*, 545.
Denley 490.
Dennis *523*, 546.
Denolin, H. *584*.
Dent 570, 741.
— u. Schilling *537*.
— C. E. s. Fink, R. M. *700*.
Depierre 432, 433, 434, 440, 457.
— A. s. Dufourt, A. *420*.
Depisch 253.
— u. Högler *192*.
Deppe 687.
— B. s. Brednow, W. *641*, 687.
Derache s. Trémolières *524*.
Dergatschow 504.
— I. S., u. T. G. Oganesjan *471*.
Dérot 367.
— M., u. M. David *192*.
— u. M. Legrain *337*.
Derra 607.
— E. *582*.
— s. Bayer, O. *582*.
Derray 367.
Desbuquois, G. *192*.
Desforges, J. F. s. Harrington, W. J. *5*.
Desgrez 93.
— P. s. Delay, J. *79*.
— s. Polonovski, M. *83*.
Desmonts s. Giraud *525*.
— B. s. Lelong, M. *477*.
Desonts 548.
Desplas 257.
— B. s. Harvier, P. *198*.
Despopoulos, A. s. Perloff, W. H. *709*, 784.
Detroit s. Abbott *529*, *535*.
Deuchar, D. C. s. Campbell, M. *582*.
Deuel *526*.
Deuretsbacher, H. *102*.
Deutsch 41, 56, 73, 496, 497, 675, 678, 681, 683, 687.
— E. *4*.
— H. Frischauf u. E. Keibl*4*.
— E. Gmachl, H. Schachinger, H. Siedek u. R. Wenger *642*.
— F. s. Horstman, D. M.*475*.
Dewaulle s. Gernez-Rieux, C. *197*.
Dexter 593.
— L., J. Y. Whittenberger, F. W. Haynes, W. T. Goodale, R. Gorlin u. C. G. Sawyer *587*.
Diacono, S. G. s. Didier, R. *471*.
Diamond, L. K. s. Hsia, D. Y. Y. *475*.
Dichios 273.

Dichios M., u. L. S. Dreifus, *192*.
Dickerhoff 16.
Dickie 747.
— L. F. N. s. Thompson, W. O. *713*.
Dickson, W. E. Carnegie s. Weber, F. P. 215.
Didier, R., S. G. Diacono u. R. Fontan *471*.
Diederichs, W. *379*, 407.
Diekhoff 158.
Dielmann 116.
Diepen, R. s. Spatz, H. *213*.
Dietel 261.
— H. *192*.
Dietlen *642*, 668.
Dietrich 316.
— F., M. Eggstein u. G. Schettler *280*.
— s. Schettler, G. *286*.
— K. 300.
Dietrick 560.
Difman 517.
Dijkstra 508.
— O. H., u. R. Roelofs *471*.
Dill 243.
— J. L. *192*.
Dilla, van 720, 722.
— M, van s. Freedberg, A. S. *701*.
Diller, N. s. Meissner, J. *707*, 788.
Dimitroff 332.
— S. P. s. Cosb, R. S. *583*.
— s. Rivin, A. U. *285*.
Dimitrow, S. P. s. Cosby, R. S. *585*.
Dimond, E. G. 622.
— u. T. K. Lin *584*.
— s. Lamb, L. E. *587*.
Dirnagl 731.
— K., u. H. Presch *699*.
Dirnberger 18, 36.
— P. s. Witte, S. *11*.
Dirschreit *529*, 562.
Dittebrandt 126.
Dixon 348.
— C. F. *337*.
Dju 555.
— s. Mann *528*.
Dobner, E. s. Heintz, R. *338*.
Dobyns, B. M. 724, 725, 740, 745, 754.
— B. N. Skanse u. F. Maloof *699*.
— — — M. Dargent u. R. Moret 781.
— u. S. L. Steelman *699*.
— A. L. Vickery, F. Maloof u. E. M. Chapman *699*.
— u. L. A. Wilson *699*.
— s. Benua, R. S. *697*.
— s. Maloof, F. *706*.

Dodds, E. C., R. L. Noble u. P. C. Williams *192*.
Döbelin 155.
— W. von s. Müller, R. *106*.
Dölle, W. *193*, 265.
Dönhardt 173.
— A. *471*.
— O. *103*, 488.
Doepner, F. *377*.
Doering 717.
Döring, G. *103*.
Dogliotti, M. *583*.
Doguet, R. *471*, 497.
Doljanski s. Hoffmann *281*.
Domanski 323.
— B. s. Steiner, A. *286*.
Dominguez 243.
Donald 570.
— s. Billing *536*.
— K. W., J. M. Bishop u. O. L. Wade *581*.
Donaldson, R. J. s. Taquini, A. C. *586*.
Donevan, E. J. s. Kanof, A. *476*.
Donhoffer 16.
— S., H. Greiner u. K.Mesko *4*.
Doniach, I. *699*, 725, 726.
Donnasibilla, L. Bianchi s. Olivo, O. *480*.
Donnath *193*, 239.
Donovan 513, 515.
— E. J., u. T. V. Santulli*471*.
Dontenwill, W. *103*, 179.
Doppelt 21.
— F. s. Morrison, P. R. *7*.
Douglas, A. S. s. Biggs, R. *3*.
Dowling, H. F. s. Lepper, M. H. *477*.
Downing 718.
— V. s. Ariel, I. *696*.
Doxiadis *337*, 371, *537*, 569.
Draganesco, S., u. O. Sager *193*.
Dragstedt 348.
— L. R. *337*.
Drake, M. E. 486, 492, 493, 494, 498, 499, 500.
— J. A. Barondess, W. J. Bashe jr., G. Henle, J. Stokes jr. u. R. B. Pennel *471*.
— u. C. Ming *471*.
— Ch. Ward, J. Stokes jr., W. Henle, G. C. Medairy, F. Mangold u. G. Henle *471*.
— s. Benett, A. M. *468*.
— s. Henle, G. *474*.
— s. Henle, W. *474*.
— s. Stokes jr., J. *483*.
Dreifus, G. *193*, 273.
— L. S. s. Dichois, M. *192*.
Drekter s. McGarvack *531*.

Drescher, M. s. Kresbach, E. *477*.
— s. Stepantschitz, G. *483*.
Dreskin 41.
— O. H. s. Rosenthal, R. L. *8*.
Dressler, W. *584*.
Drew 560, 568.
— s. Koop *531, 534*.
— s. Riegel *542*.
Drexler, K. *103*.
Dreyfus, B. s. André, J. *3*.
Drinker *525*, 550.
Drill 273.
— V. A. s. Hall, C. A. *198*.
Droese 172.
Drouet 244.
— P. L., u. Hamel *193*.
— M. Verain, G. Grandpièrre u. Pierquin *193*.
Drummond 506.
— R. J., u. A. G. Watkins *471*.
Drummy jr., W. W. *699*.
Drury 573.
— u. Greeley *537*.
Dry 321, 332.
— T. J. s. Ackermann, R. F. *279*.
— s. Wuest, J. H. *287*.
Dryer, R. L. s. Stadler, H. E. *83*.
Dubach, R. s. Harrington, W. J. *5*.
Dubois de Montreynaud, J.-M. *375*.
Dubrey *193*.
Ducci 490, 520.
— H., u. R. Katz *471*.
— A. Spoerer, R. Katz u. M. Cuevas *471*.
Duchene 88.
— H. s. Turpin, R. *84*.
Duckert, F. 17.
— F. Koller u. M. Matter *4*.
— A. Loeliger u. F. Koller *4*.
— s. Koller, F. *6*.
Dudgeon, J. A. s. Pugh, R. C. G. *481*.
Duensing 125, 126, 137.
— F. *103*.
Dussaillant *646, 650, 662, 666, 676, 689, 691*.
Duesberg *529, 533*, 558, 559, 564.
— u. Schroeder *529, 533*.
Dufault 370.
— F. X., u. G. J. Tobias *337*.
Duff 292, 304, 324.
— G. L. *280*.
— u. G. C. McMillan *280*.
— s. Payne, T. P. B. *284*.
Duffy 745.
— B. J., jr. s. Trunnell, J. B. *714*.

Dufour 432, 433, 434, 440, 457.
Dufourt, A. *420*.
— u. A. Depierre *420*.
— u. P. Galy *420*.
— u. P. Mounier-Kuhn *420*.
Duguid 294.
— J. B. *280*.
Duke, H. N., u. M. Pickford *193*.
— — u. J. A. Watt *193*.
Dumas 569.
Dunbar 568.
— s. Goettsch *539*.
— s. Lyttle *541*.
Duncan 261, 366, 568.
— Mirick u. Howard *537*.
— J. M. *193*.
— M. T. s. Welsh, C. A. *343*.
Dundy, A. s. Chobot, R. *378*.
Dupin, H. s. Beaumont, J. L. *3*.
Dupre 161.
Duran 563.
— u. Jorda *533*.
Durand, M. s. Dauzier, G. *585*.
Durant, Th. M. s. Carfagno, S. C. *190*.
Durlach, C. J., u. M. Bernard *471*.
— J. s. Cachim, M. *470*.
Dury *523, 546*.
Dussaillant, G., H. Alessandri u. A. Lepe *642*.
— — — u. G. Gomez *642*.
— A. Lepe u. M. del Fierro *642*.
— — u. G. Gomez *642*.
— — J. Gonsalez, M. Aspillaga u. G. Gomez *642*.
Duthoit 247.
— Warembourg, Lorriaux u. Bizerte *193*.
Dutton 404, 408, 415.
Dutz, H. *193*.
Duvoir 259, 261.
— M., L. Pollet u. M. Cachin *193*.
— — F. Layani u. J. Chenebault *193*.
Dvorshack, C. K. s. Leevy, C. M. *477*.
Dyckerhoff, H. s. Marx, R. *6*.
Dyeniewicz 561.
Dyer, H. M. s. Irving, G. W. *200*.
— s. du Vigneaud, V. *215*.
van Dyke 226, 234, 247, 273.
— H. B. *193*.
— R. G. Ames u. I. C. Plough *193*.
— B. F. Chow, R. O. Greep u. A. Rothen *193*.
— s. Ames, R. G. *186*.
— s. Block, R. J. *189*.

Dyniewicz 560, 568.
— s. Keeton *530, 539*.
— J. M. s. Chapmann, R. A. *470*.

Earl 512.
— C. J. *471*.
Earle, D. P. jr., R. C. de Bodo, E. L. Schwartz, S. J. Faber, M. Kurtz u. J. Greenberg *193*.
Early 555.
— s. Meng *528*.
Eastman 487, 490.
— N. J. s. Lin, H. *477*.
Eaton 561.
— s. Jones *530*.
— R. C. s. Winter, C. A. *217*.
Eaves 245.
— E. C., u. M. M. Croll *193*.
Ebbecke 382, 393.
— U. *375*.
Ebbs, J. H. s. Braid, Fr. *469*.
Eberle 691.
— s. Karpati *643*.
Ebert 561.
— Stead u. Gibson *530*.
— R. V. s. Brown, C. C. jr. *581*.
— s. Wilson, R. H. *582*.
Ebstein 244.
— W. *193*.
Eckel 380.
— W. *376*.
Eckert, J. F. s. Richter, C. P. *210*.
Eckert-Möbius, A. *377*, 381.
Eckes 176.
— K. H., u. D. Mutschler *103*.
Eckhard 219, 568, 576.
— C. *193*.
Eckhardt u. Davidson *537*.
— Faloon u. Davidson *537*.
— Lewis, Murphy, Batschelar u. Davidson *537*.
Eckstein 149, 167, 509.
— A. *471*.
Eddleman 653.
— E. E. jr., K. Willis u. H. E. Heyer *642*.
— — — u. Marion J. Greve *642*.
— s. Willis, K. *646*.
Edelmann 261.
— J. G., u. A. S. Kritzmann *193*.
Edelson, E. s. Winter, E. W. *217*.
Eder, H. A. s. Barr, D. P. *279*.
Ederle 126, 182.
— W. *103*.
Edge *537*, 574.
Edmunds, M. E. s. Wyllie, W. G. *485*.
Edwards 332, 732.

Edwards, D. A. W., K. Fletcher. u. E. N. Rowlands 699.
— s. Rowlands, E. N. 711.
— J. s. Ackermann, R. F. 279.
— s. Wuest, J. H. 287.
Efrati, E. s. de Vries, A. 10.
Egan 164.
— G. Y. s. Neter, E. 106.
Egeli 490.
— E. S. 471.
Eger, W. 337.
Eggimann, P. 472, 511, 512.
Eggleton, M. G. 193.
Eggstein 316.
— M. s. Dietrich, F. 280.
Egner, W. s. Allen, J. G. 2.
Ehrlich 302.
— W., C. E. de la Chapelle u. A. E. Cohn 280.
Ehrmann 193.
Eichelberg 424.
Eichhorn 523, 546.
Eichler, D. 119, 193.
Eichner 234.
Eicke 103, 154, 157, 158, 159.
Eilbott 490.
Eilert, M. L. 280, 332.
Eisenberg 514, 560.
— s. Howard 530.
— J. 472.
Eisenbrey 565.
— s. Austin 532.
Eisenmenger, M. 620.
— W. J., R. J. Slater u. A. M. Bongiovanni 472.
Eisenreich 569.
— u. Schedel 537.
Eitel 744.
— H., u. A. Löser 700.
Ek 733.
— J. s. Castenfors, H. 698.
Elbinger s. Chirsensen 537.
Eldridge 173.
— L. s. Ford, D. G. 103.
Elek 622.
— S. R., B. J. Allenstein u. G. C. Griffith 587.
— — — R. S. Cosby u. D. C. Levinson 587.
Elgee 742.
— N. s. Arsdel jr., P. van 696.
Elghammer, R. M. s. Allen, J. G. 2.
Elgrova 472, 492, 495.
Eliachar, E. 106, 165.
Eliasberg, H. 420, 424.
— u. W. Neuland 420.
— s. Schiff, E. 482.
Eliash 633.
— H. s. Werkö, L. 582, 646.
Elkes 399.
Elkinton 550.
— u. Winkler 526.

Elkinton s. Winkler 526.
Ellegast, H. 472, 510.
Ellermann, M. 193, 262.
Ellinger 675, 687.
— E. s. Zdansky 646.
— G. F., F. G. Gillick, B. R. Boone u. W. E. Chamberlain 642.
— s. Boone, B. R. 641.
— s. Chamberlain, W. E. 641.
— s. Randak, E. F. 645.
Elliot, W. s. Weller, C. G. 216.
Elliott 533, 537, 538, 563, 570.
— Griffitts, Smith, Lewis u. Ferro 537.
— Smith, Griffitts u. Lee 537.
— — — Lewis u. Ferro 537.
— H. s. Gofman, J. W. 281.
Ellis 382.
— D. s. Ring, G. C. 645.
— F. s. Oliver, R. 708, 789.
Elman 523, 524, 525, 526, 530, 533, 538, 545, 546, 548, 549, 550, 552, 553, 554, 557, 558, 559, 560, 561, 562, 563, 564, 565, 567, 568, 571, 572, 573, 574, 575.
— Charnas u. Davey 538.
— u. Davey 530, 533.
— — u. Kiyasu 526, 530.
— — u. Loo 538.
— u. Heifetz 530.
— u. Lischer 538.
— — u. Davey 530.
— Pareira, Conrad, Weichselbaum, Moncrief u. Ween 538.
— Sachar, Horvitz u. Wolff 538.
— Shatz, Keating u. Weichselbaum 523, 538.
— Smith u. Sachar 530.
— u. Weiner 530, 538.
— — u. Bradley 538.
— s. Horvitz 525, 539.
— s. Sacher 531.
— s. Weichselbaum 527.
— s. Weiner 530, 535.
Elmer, A. W., J. Kedzierski u. M. Scheps 194.
Elster 622.
— K., u. M. von Lutterotti 585.
Elvehjem 97.
— C. A. s. Hankes, L. V. 80.
Embden 93.
— G., u. K. Baldes 80.
Emerson 567, 568.
— u. Beckman 538.
— u. Binkley 538.
— s. Farr 538.
Emery 719, 722, 760, 761.
— E. W., u. N. Veall 700.
— s. Arnott, D. G. 696.

Emery s. Fraser, R. 701, 784.
— s. Rose, G. 711.
— s. Sinclair, W. K. 712.
— J. L. 472.
Emmerich, R. 472, 488.
Emmett 371.
— J. L. s. Mortensen, J. D. 341.
Engel, L. D. s. Neff, F. C. 479.
— St. 103, 173, 402, 420, 421.
Engelberg, H. s. Glas, S. J. 281.
Engle, R. L. jr. s. Alvord, E. C. jr. 78.
Engstrom 647, 676, 687.
— B., S. L. Kjellberg, L. Persson u. U. Rudhe 642.
— W. W., u. A. Liebman 194.
Enhs 565.
— s. Fink 533.
Enquist 554.
— s. Rice 527.
Entenman 318, 555, 727.
— s. Lerner 528.
— C. s. Zilversmit 716.
Eppinger 519.
— H. 472.
Epps 676, 677, 678.
— R. G. s. Davison, P. H. 641.
Epstein 14.
— E. s. Quick, A. J. 8.
— F. H., O. W. Shadle, T. B. Ferguson u. M. E. McDowell 581.
— T. 194.
Erdheim 220, 291.
— J. 194.
Erdmann 180.
— G., u. J. Potel 103.
Erf 564.
— u. Jones 533.
Erichson, K. 421.
Erlenmeyer, E. jr. 80.
Ernst 505.
— C. 584.
— K. F. s. Milburn, C. L. 479.
Erwin 553.
— s. Rice 528.
Escalier 564.
— s. Sureau 534.
Eser 273.
— S., u. P. Tüzünkam 194.
Eskuchen 116.
Espinoza 490.
— J. s. Meneghello, J. 478.
Essen, K. W., u. A. Lembke 472.
Esser, C. 59, 130, 131, 132, 272, 421, 454.
— H., u. F. Heinzer 103.
— u. E. L. Schäfer 194.
— u. R. Steinhausen 4.
Estes, E. H. s. Grant, R. P. 587.

Ettedgui, S. s. Kourilsky, R. *422.*
Ettinger 553.
— s. Smith *527.*
— R. H. s. Benett, A. M. *468.*
Euler, von 577, 589, 599, 609.
— s. Remy *544, 545.*
— U. S. von, u. G. Liljestrand *581.*
Eustermann 348.
— G. B. s. Brown, G. E. *336.*
Evangeline s. Papageorge *82.*
Evans 507, 520, 550, 568, 718, 721, 741, 743.
— u. Shulman *526.*
— s. Spence *543.*
— A. S., H. Sprinz u. R. S. Nelson *472.*
— B. s. Bull, G. M. *336.*
— E. J. s. James, G. W. III *475.*
— H. D. s. Belcher, E. H.*697.*
— H. M. s. Choh Hao Li *79.*
— s. Gorbman, A. *702.*
— R. D. s. Chapman, E. M. *698.*
— s. Hertz, S. *703.*
— s. Keating, F. R. jr. *704.*
— s. Rawson, R. W. *709.*
Eversole, W. J. 228, 273.
— J. H. Birnie u. R. Gaunt *194.*
— s. Birnie, J. H. *336.*
— s. Gaunt, R. *338.*
Ewerbeck, H. *103,* 130, 466, *472,* 488, 489, 509, 518, 519.
Exner 570.
— s. Pilgerstorfer *541.*
Eyles 570.
— s. West *543.*

Faaborg-Andersen, K. *376.*
Faber 370.
— S. J. s. Earle, D. P. jr. *193.*
Faddeeva 505.
— A. F. *472.*
Fager 492.
— D. B. s. Traisman, A. S. *484.*
Fagerberg, S. E. s. Hood, B. *475.*
Fagin 568.
— Sahyun u. Pagel *538.*
— u. Zinn *538.*
Fahey, J. L. s. Seegers, W. H. *9.*
— s. Ware, A. G. *10.*
Fairweather, D. S. *80.*
Falk 332.
— A. s. Wilson, R. H. *582.*
— B. *280.*
— C. Th. *194.*
— W. *103.*
Faller 42.

Faller, R. s. Della Santa, R. *9.*
Fallot 604.
Faloon 568.
— s. Eckhardt *537.*
Falta 246.
— W. *194.*
— u. L. Langstein *80.*
— u. O. Spitzenberger *194.*
— u. H. Titze *194.*
— s. Neubauer, O. *82.*
Fanconi, G. *4,* 69, *101, 103,* 149, 154, 158, 169, 173, 175, 176, 177, 178, 194, 239, 249, 275, *337,* 370, 371, 372, 486, 501, 502, 520.
— u. H. Bickel *337.*
— u. A. Prader *337.*
— u. E. Rossi *472.*
— u. A. Wallgren *194.*
Fantl 16.
— P., u. M. Nance *4.*
Fantus *527,* 554.
Farah 365.
— A., G. Grahm u. F. Koda *337.*
Farber, S. s. Butler, A. M.*336.*
Farigon 246.
— N. E. s. Gurvich, M. I.*198.*
Farini 220.
— A. *194.*
Farkas, G. v. *337,* 357.
Farr 230, *538,* 567, 573.
— Emerson u. Futcher *538.*
— u. McFadyen *538.*
— L. E., K. Hare u. R. A. Phillips *194.*
Farquhar 499, 519.
— J. A. s. Stokes, J. jr. *483.*
— J. D. s. Shaffer, J. M. *483.*
— s. Stokes, J. jr. *483.*
Fassio, J. s. Baumel, J. *468.*
Faunes, E. s. Bogaert, A. van *581.*
Faure-Miller, R. s. Chavane *191.*
Favre-Gilly, J. *4,* 23, 49, 69.
— s. Quick, A. J. *8.*
Fawcett 732, 742.
— B. s. Anderson, N. G. *279.*
— D. M., u. S. Kirkwood *700.*
Fayet, H. s. Soulier, J. P. *9.*
Fazekas 97.
— J. F. s. Himwich, H. E. *80.*
Feer 161, 486.
Fehr *544,* 577.
Feil, H. S. *642.*
Feissly 45, 46.
— R., u. H. Lüdin *4.*
Feitelberg, S., P. E. Kaunitz, L. R. Wasserman u. S. B. Yohalem *700,* 782.
Felch 570.
— s. Albanese *535.*
Felix 247, 489.

Felix, K. *194.*
Fell 23, 682.
— C., N. Ivanovic, S. A. Johnson u. W. H. Seegers*4.*
Fellenberg, T. v. *700,* 731,789.
Feller 724, 738, 739, 745.
— D. D., I. L. Chaikoff, A. Taurog u. H. B. Jones*700.*
— s. Goldberg, R. C. *701.*
— s. Taurog, A. *713.*
Fellinger, K. *700,* 719, 733, 737, 738, 744, 754, 758, 759, 761, 762, 763, 782.
— H. Braunsteiner, H. Kolder u. H. Vetter *700.*
— R. Höfer u. H. Vetter *700,* 774.
— E. Mannheimer u. H. Vetter *700,* 776, 778, 779, 788.
— u. H. Vetter *700,* 776, 781, 782, 783.
— u. O. Voelkel *700.*
Felts 518, 546.
— s. Frost *523.*
— J. H. jr. s. Aikawa, J. K. *467.*
Ferencz 145.
Ferguson 22, 55, 571.
— s. Allison *536.*
— J. H. s. Lewis, J. H. *6.*
— T. B. s. Epstein, F. H. *581.*
Feriozi, D., u. F. Schneider *194.*
Ferlin 38.
— A. s. Jürgens, R. *5.*
Fernandez, G., H. Gardeza u. V. Stapff *194.*
Fernando 576.
— Medonza u. Rajasuriya *538.*
Ferrada, A. S. s. Bauzá, J.*468.*
Ferrando-Botet *379.*
Ferrebee, J. W., D. Parker, W. H. Carnes, M. K. Gerrity, D. W. Atchley u. R. F. Loeb *194.*
— s. Ragan, C. J. *209.*
Ferreira-Fernandes, J. *80,* 85.
Ferrer 631.
— M. I. s. Harvey, R. M. *582,* *583.*
— s. Johnson, J. B. *586.*
Ferrini 73.
— D. G. s. Collins, J. S. *4.*
Ferris, B. G. jr., H. A. Kriete u. B. C. Kriete *581.*
Ferro 570.
— s. Elliott *537.*
Ferro-Luzzi, G. *194.*
Ferry 555.
— s. McKibbin *528.*
Fertman, M. B. s. Leblond, C. P. *705.*

Feuardent, R. *584*, 633.
Feuchtinger *194*, 240, 272.
Fiala 18, 39.
— S. *4*.
— u. K. Roth *4*.
Fiaschi, E. *194*.
Fichtelius, K. E. *472*.
Fick 592, 653.
Fickas 573.
— s. Mueller *541*.
Ficola 69.
— G. s. Cervini, C. *3*.
Fidanza 322, 332.
— F. s. Keys, A. *282*.
Fieber, M. H. s. Silver, S.*712*, 772.
Fields 720.
— T., u. G. V. Le Roy *700*.
Fierro, M. del s. Dussaillant, G. *642*.
Fieschi, A. *4*, 46.
Fieser 311.
— L., u. M. Fieser *280*.
— M. s. Fieser, L. *280*.
Filley 631.
— G. F., E. Gay u. G. W. Wright *581*.
— F. Gregoire u. G. W. Wright *581*.
— D. J. McIntosh u. G. W. Wright *581*.
Findeisen, D. G. R. *378*.
Findlay, D., u. C. P. Leblond *700*.
Findlayson 245.
— J. *194*.
Findley 255, 724.
— T. jr. *194*.
— u. P. Heinbecker *194*.
— u. H. W. White *194*.
— s. White, H. L. *216*.
Fine 558, 561.
— Horvitz u. Mark *530*.
— s. Gendel *530*.
Fink, Enhs, Kimball, Silberstein, Bale, Madden u. Whipple *533*.
— E. B. *195*, 235, 236, 244, 565, 741.
— K., u. R. M. Fink *700*.
— s. Fink, R. M. *700*.
— R. M., C. E. Dent u. K. Fink *700*.
— s. Fink, K. *700*.
Finkelnburg, R. *195*.
Finkelstein 144, 486, 501.
— A. *472*.
— L. E. s. Horn, H. *282*.
Firstbrook, J. B. *280*, 332.
Fischbach 239.
— D. B. s. Bernstein, M. *188*.
Fischer 533, 563.
— u. Jeanneret *533*.
— u. Paillard *533*.
— J. *103*.

Fischer, P. *195*, 219, 240.
Fischer-Brügge 117.
Fischer-Wesels 154.
Fischereit 159.
Fischgold, H. *642*.
Fish 748.
— W. A. s. Burns, F. J. *698*.
Fishberg 550.
u. Bierman *526*.
Fisher, C. *195*, 221, 229, 231, 232, 234, 235, 244, 262.
— u. W. R. Ingram *195*.
— — W. K. Hare u. S. W. Ranson *195*.
— — u. S. W. Ranson *195*.
— H. W. Magoun u. A. Hetherington *195*.
— — u. S. W. Ranson *195*.
— s. Ingram, W. R. *200*.
— s. Magoun, H. W. *205*.
— s. Ranson, S. W. *209*.
— J. s. Swenson, O. *484*.
— J. H. s. Kennedy, F. S. *201*.
Fishler 727.
— M. C. s. Zilversmit *716*.
Fishman 568.
— s. le Veen *531*, *540*.
— J. s. Kurland, G. S. *705*, 769.
Fitzpatrick 95, 96.
— J. s. Tompsett, S. L. *84*.
— T. B. s. Becker, S. W. *78*.
— s. Lerner, A. B. *81*.
Flandin 245.
— Ch., G. Poumeau-Delille, G. Puech u. P. Auzépy*195*.
Flaschenträger, B. *280*, 307.
Fleck, U. s. Hartmann, F. *281*.
Fleckseder *195*.
Fleisch 590.
Fleischner, F. G. *421*, 425, *642*, 647, 651, 654, 662, 666, 668, 675, 680, 687.
— W. H. Abelmann u. R. Buka *642*.
— F. J. Romano u. A. A. Luisada *642*.
— s. Luisada, A. A. *644*.
Fleming, A., L. Whitey u. C. Larroudé *377*.
Fletcher 569, 732.
— Gimbel u. Riegel *538*.
— K. s. Edwards, D. A. W. *699*.
Fleuriot, Y. s. Dausset, J. *4*.
Flexner 732.
— M., M. Bruger u. S. Member *700*.
Fliegelman 561.
— s. Rhoads *531*.
Flink, E. B. s. Williams, C. H. F. *485*.
Flinker, R. *195*.

Flint 617.
— F. J. *584*.
Flora, A. s. Trincao, C. *484*.
Fluch 346.
— M., u. St. Greif *337*.
Flückiger, P. 48.
— A. Hässig u. F. Koller *4*.
— s. Cramer, R. *4*.
— s. Koller, F. *6*.
Fluharty 743, 760.
— R. G. s. McArthur, J. W. *707*.
— s. McGinty, D. A. *707*.
Fodor, G. *103*.
Földes, F., u. E. Strausz *195*.
Földi 372.
— M. s. Rusznyák, J. *341*.
Fölling, A. *80*, 85, 86, 87, 89, 90, 93, 95, 99, 139.
— u. K. Closs *80*.
— — u. Th. Gamnes *80*.
— O. L. Mohr u. L. Ruud *80*.
— s. Closs, K. *79*.
Förster 121, 122.
Foerster, O. 234.
— s. Gagel, O. *196*.
Folch 318.
Folin 49.
— O., u. V. Ciocalteu *4*.
Folin-Wu 142, 143.
Folly, G. s. Joly, F. *586*.
— s. Soulié, P. *586*.
Fonio 21, 26.
— A. *4*.
Fonseca, T. *472*, 520.
Fontan, R. s. Didier, R. *471*.
Foote, J. B., D. H. Mackenzie u. N. F. MacLagan *700*, *764*.
— u. N. F. MacLagan *700*, 764.
Forbans 568.
— s. Spence *543*.
Ford 399, 743.
— D. G., L. Eldridge u. C. G. Grulee 103.
— E. s. Albert, A. *695*.
— F. R. *80*.
Forell 60.
— M. M., u. F. Koller 4.
Forrer 325.
Forró, E., u. J. Lendvai *195*.
Forsander, O., u. N. Hallmann *472*.
Forsel, M. *103*.
Forsham, P. H. s. Perlmutter, M. *708*, *764*.
Forssman *195*, *257*, 265, 268, 269, 589, 591.
Forster 149.
Forti, E. *472*.
Fossel 176.
Foster, Schoenheimer u. Rittenberg *539*.

Foster, S. C. s. Johns, M. W. *704, 776.*

Fouet s. Ribadeau-Dumas *542.*

Fourman *523*, 547.

Fournier, E. s. Kourilsky, R. *202.*

Foust 569.

Fowler 622, 623, 624.
— N. O. *581.*
— u. R. A. Helm 587.
— u. R. N. Westcott *584.*
— s. Helm, R. A. *587.*

Fox 550, 572.
— u. Keston *526.*

Fraccaro, M. *80.*

Fraenkel 519.
— K. A. *472.*

Frame 273.
— B. s. Hall, C. A. *198.*

France 505.
— N. E., u. M. J. Wilmers *472.*

Francke 759.
— S., u. W. N. Robert *700.*

Franco, F. de 85, 88.
— u. A. Papalia *80.*

Frank 363, 561, 569, 579.
— s. Abderhalden *535, 544.*
— s. Thompson *532.*
— E. *195, 220, 337.*
— H., u. J. Seusig *581.*
— J. P. *195*, 219.

Franke 292, 298, 570.
— s. Ahlhelm *535.*
— H. *584.*
— s. Wollheim, E. *287.*

Frankel 500.
— J. J. s. Benett, A, M. *468.*

Franklin 738, 741, 742, 743, 745.
— A. E. s. Gross, J. *702.*
— s. Swank, R. L. *286.*
— A. L., u. J. L. Chaikoff *700.*
— — u. S. R. Lerner *700.*
— S. R. Lerner u. J. L. Chaikoff *700.*
— s. Schachner, H. *711.*
— s. Taurog, A. *713.*
— M. *472.*

Franzen, F. s. Görges, Th. *473.*

Franzini, P. s. Chirico, M. *470.*

Frascoli, G. s. Bauzá, J. *468.*

Fraser 760, 761.
— F. C. s. Pender, C. B. *209.*
— R. 717.
— Q. J. G. Hobson, D. G. Arnott u. E. W. Emery *701, 784.*
— s. Arnott, D. G. *696.*

Frazer 326.
— A. C. *280.*

Frazer, E. S. s. Wade, H. J. *484.*

Frazier 546, 566, 571.
— s. Cannon *523, 532, 536.*
— R. L. *80, 84,* 87.

Fredbärj, T. *472*, 508.

Free 746.
— A. A. s. Clayton, J. C. *699.*

Freedberg 720, 722, 723, 724, 735, 740, 746, 748, 751, 752.
— A. S. 768.
— u. R. Buka *701.*
— — u. M. J. McManus *701.*
— D. L. Chamoritz u. G. S. Kurland *701*, 768, 790.
— — A. Ureles u. M. van Dilla *701.*
— G. S. Kurland u. H. L. Blumgart *701.*
— A. Ureles, M. van Dilla u. M. J. McManus *701.*
— — S. Hertz u. B. Seamon *701*, 772.
— s. Chamowitz, D. L. *698*, 788.
— s. Hamolsky, M. W. *703.*
— s. Kurland, G. S. *705*, 769.

Freeman 555, 556.
— s. Johnson *528.*
— s. Murray *528.*

Freimann *525*, 548.

Freinkel 732, 746.
— N., u. S. H. Ingbar *701.*
— s. Ingbar, S. H. *704*, 773.

Fremond 129.

Fremusan, P. s. Abrami, P. *467.*

French s. Bertino *526.*
— H. *195, 261*, 553.

Frenreisz 348.
— St. s. Gömöri, P. *338.*

Fretwurst 570.
— s. Ahlhelm *535.*

Freudenberg, E. *103.*

Freund 257, 345.
— H. *195.*
— u. E. Grafe *337.*

Frey 115, 302, 519.
— E. *195*, 227.
— J. *337, 350, 472.*
— u. G. Jockels *337.*
— u. F. Werz *337.*
— W. 313.

Frick 60.
— P. G. *5.*
— u. P. S. Hagen *5.*

Friday, S. J. s. Ring, G. C. *645.*

Fridman 486, 492, 495.
— R. A. *472.*

Friedberg 570, 572, 617.
— Tarver u. Greenberg *539.*
— s. Winnick *544.*

Friedell 740, 760.
— H. L. s. Potts, A. M. *709*, 772.
— s. Shipley, R. A. 712.
— s. Storaasli, J. P. *713.*

Friedgood, H. B. *195.*

Friedl, E. s. Schinz, H. R. *375.*

Friedlich, A. L. s. Curti, P. C. *581.*

Friedman 369, 676.
— B. s. McKinnon, J. B. *644.*
— E. D., u. A. Plaut *195.*

Friedmann, G. J. *337.*

Friedrich 490, *523, 539*, 546, 567.
— L. *472.*

Friedrichs, W. *584.*

Frisch 518.
— A. V., u. F. Lasch *472.*

Frischauf 56.
— H. s. Deutsch, E. *4.*

Fritz 265, 266.
— s. Gänsslen *196.*

Fritzsche, R. *195.*

Froehlich 258.

Frölich, D. s. Truschel, W. *484.*

Fromageot 226.
— u. H. Maier-Hüser *196.*
— C. s. Acher, R. *186.*
— P., R. Achter, H. Clauser u. H. Maier-Hüser *195.*
— s. Maier-Hüser, H. *205.*

Froment 257.
— P. s. Harvier, P. *198.*

Frost 546, 555, 617.
— Smith u. Felts *523.*
— s. Lambert *528.*

Frouchtman, J., u. R. Sanglas *375.*

Frühinsholz 261.
— A., H. Vermelin u. Hennequin *196.*

Frumusan, P. s. Cattan, R. *470.*

Frunder, M. A. *472.*

Frutchey, L. s. Zimmermann, S. L. *110.*

Fruton, J. S. s. Simmonds, Sofia *83.*

Fry, D. L. s. Brown, C. C. jr. *581.*

Fuchlow 404, 408, 415.

Führ 124, 128.
— J., u. O. S. Hinz *103.*

Fujii 173.

Fujimoto, Y. *196.*

Fujisawa *196, 264*, 265.

Fuju, R., u. F. Sakata *103.*

Fukase 154.

Fullerton 556, 732.
— Davies u. Anastasopoulos *527.*
— H. W. s. Heath, C. W. *703.*

Fulton, Mc.D. s. Marie, J. 106.
— R. M. 165, 169, *584*, *586*, — 619.
— E. C. Hutchinson u. A. M. Jones *585*.
— s. Toomey, J. A. *109*.
Furian 39.
— R. s. Baserga, A. *3*.
— s. Rosti, P. *8*.
Futcher 245, 550, 567.
— Consolazio u. Pace *526*. s. Farr *538*.
— T. B. *196*.
Fyles 273.
— T. W. s. Perry, W. F. *209*.

Gabrilowitsch s. London *540*.
Gabuzda 489.
— G. J. jr. *472*.
Gaddie 748.
— R. s. Brenner, O. *698*.
Gadermann, E. *642*, 652, 676, 680.
Gänsslen 265, 266, 360.
— u. Fritz *196*.
— M. *337*.
Gagel 221, 232, 234, 239, 246.
— O. *196*.
— O., u. O. Foerster *196*.
— — u. W. Mahoney *196*.
— u. H. H. Klaes *196*.
— u. W. Mahoney *196*.
Gagliardi 42, 64.
— L. *5*.
Gairdner 169.
Gajdos *472*, 488.
Gale s. Lawton *527*.
Galen, C. *196*.
Galey, J. J. s. Kourilsky, R. *202*.
Gallina, E. *196*.
Galt, J., u. B. R. Hunter *473*.
Galy, P. *421*, 461.
— u. P. Toussaint *421*.
— s. Dufourt, A. *420*.
Gambaccini 653.
— P., G. Giannardi, L. Pozzi *642*.
Gambescia 489.
— J. M. s. Nefe, J. R. *479*.
Gamble *526*, 550.
— J. L. *337*.
Gamnes 95.
— Th. s. Fölling, A. *80*.
Gamper 246.
— E. *196*.
Gang, G. K. *473*.
Ganter, G. s. Kourilsky, R. *379*.
Garbinski, T., u. L. Kratoch-wil *473*.
Garia-Montes, A. *473*, 510.
Gardberg 624.
— M., u. R. Ashman *587*.

Gardener, W. J. s. Rasmus-sen, A. T. *210*.
Garder 168.
Gardeza, H. s. Fernandez, G. *194*.
Gardner 568, 572.
— u. Trent *539*.
— H. T. s. Nefe, J. R. *479*.
Garn, M. s. Gertler, M. *280*.
*Garrod 256.
— A. E. *80*.
— O., u. J. E. Cates *196*.
Garrot *473*, 499, 501, 503.
Garsche 145.
— R., u. F. Souchon *103*.
Garwin 617.
Gary-Bobo 759.
— s. Lamarque, P. *705*.
Gaspar *524*, 546.
Gasser, C. *103*, 164.
— s. Cramer, R. *4*.
— s. Koller, F. *6*.
— E. *473*.
Gathala, J. *473*, 499.
Gattner, H. *473*, 486.
Gaudino 363.
— M., u. M. F. Levitt *338*.
Gaule *524*, 546.
Gaunt, R. *196*, 228, 273, *338*, 360, 363.
— J. H. Birnie u. W. J. Eversole *338*.
— s. Birnie, J. H. *336*.
— s. Eversole, W. J. *194*.
Gaupp jr., R. *196*, 221, 248.
— u. E. Scharrer *196*.
— s. Scharrer, E. *211*.
— V. s. Spatz, H. *213*.
Gauss 116.
Gay, E. s. Filley, G. F. *581*.
Gayler *196*, 245, 250.
Geddes 555.
— s. Brien *527*.
Gee 260.
— S. *196*.
Geering 570.
— s. Reinlein *542*.
Gehrke 360.
— A. s. Luetkens, U. *340*.
Geier u. Moritz *544*.
Geiger 740.
— E. s. Catz, B. *698*.
Geiler 577.
Geiling, E. M. K. s. Chen, G. *191*.
Geinitz, W. s. Hinsberg, K. *101*.
Geiser 497.
— O. *473*.
Geissberger *544*, 577.
— Baur u. Striebel *544*.
Geissendörfer 369.
Gelfand, M. *196*, 250.
Gelin, A., u. H. Chempoel *473*.

Gelli 138.
Gellis 488, 492, 497, 499, 500, 510, 513.
— S. S., J. M. Craig u. Y. Y. Hsia *473*.
— u. C. A. Janeway *473*.
— s. Brooks, B. F. *469*.
— s. Hsia, D. U. U. *475*.
Gemell 761.
— J. P. s. Perry, W. F. *709*.
Gemmil, C. L. *701*, 742.
Genabeek, A. van s. Bogaert, A. van *581*, *585*.
Genazzani 518.
Gendel 22, 50, 558.
— u. Fine *530*.
— R. B. s. Stefanini, M. *10*.
Genest 355.
— H.-J. *196*.
— J. s. Sinclair-Smith, B. *342*.
Gennes, L. de 742.
— G. Deltour u. J. Lepart *701*.
Geoghegan 262.
— F. s. Spain, A. W. *213*.
Geraci 370.
Geraud 234.
— s. Riser *210*.
Gerbaulet 745.
— K., u. W. Maurer *701*.
Gerbaux 662.
— s. Bourgain 641.
— A. s. Lenègre, J. *584*.
Gerhardt, D. *197*.
Germain 172.
Germer, W. D., u. W. Knapp *103*.
Gernez-Rieux, C., A. Bren-ton, G. Bonte u. Dewaulle *197*.
Gerrard 99.
— J. *473*.
— s. Bickel, H. *78*.
Gerrish 488.
— E. W., u. J. W. Cole *473*.
Gerrity, M. K. s. Ferrebee, J. W. *194*.
Gersh 362.
— J. *197*.
— u. C. Mc. C. Brooks *197*.
— u. A. Grollman *338*.
Gerstenberger 509.
— H. J. *473*.
Gerth 687.
— T. D. s. Holldack, K. *643*.
Gertler 324, 332.
— M., M. Garn u. E. F. Bland *280*.
— — u. J. Lerman *280*.
— — u. P. White *280*.
— — u. Oppenheimer *280*.
— P. B. Putson u. H. Jost *280*.
Geschwind, J. s. Choh Haoli *79*.

Getzoff 564.
— s. Davis *533.*
Geyer *527*, 555, 556.
— Chapman u. Stare *527.*
— Mann u. Stare *527.*
— — Young, Kinney u. Stare
     528.
— Watkin, Matthews u.
     Stare *528.*
— s. Gorens *528.*
— s. van Itallie *528.*
— s. Mann *528.*
— s. Neptune *528.*
Ghio 173.
Ghon, A. *421.*
Ghosh 744.
— B. N., D. M. Woodbury u.
     G. Sayers *701.*
Giannardi, G. s. Gambaccini,
     P. *642.*
Gibbes, J. H. s. Zimmermann,
     S. L. *110.*
Gibbs 89.
— E. L. s. Gibbs, F. A. *80.*
— F. A., u. E. L. Gibbs *80.*
Gibitz 508.
— H. *473.*
Gibson 257, 561, 564, 565.
— s. Ebert *530.*
— s. Janeway *533.*
— R. B. s. Greene, J. A. *197.*
Gieco, Aldo Rivela *103.*
Giese 154, 157.
— W. *103.*
Gigli, G. *197.*
Gilbert-Dreyfus 759, 761.
— G. Ambrosino u. Trainta-
     phyllidis *701.*
— — u. M. Zara *701.*
— — — M. Ayache u.
     Lemaignen *701.*
— u. M. Zara *701.*
— — G. Ambrosino u. M.
     Ayache *701.*
— — — u. A. Vannotti 767.
Gildea 745.
— D. F. s. Riggs, D. S. *710.*
Gilles 501.
— C., u. G. Sangster *473.*
Gillick 647, 654, 670.
— F. G., B. R. Boone, G. C.
     Henny u. M. J. Oppen-
     heimer *642.*
— u. W. F. Reynolds *642.*
— u. J. Schneider *642.*
— s. Boone, B. R. *641.*
— s. Ellinger, G. F. *642.*
— s. Schneider, J. *645.*
Gilligan 550.
— Altschuler u. Volk *525.*
— s. Altschuler *524.*
Gilliland, J. *701.*
— u. J. I. Strudwick *701*,
     788.
Gillman *539.*

Gillmann, J., u. T. Gillmann
     473.
— T. s. Gillmann, J *473.*
Gilman 234, 363, 510, 576.
— A., u. L. Goodman *197*,
     338.
Gilmour 506.
— J. R. *473.*
Gimbel 569.
— s. Fletcher *538.*
Gineste 244.
— P. J. s. Carriére, G. *190.*
Giossan, E. *80.*
Giraud 548.
— u. Desmonts *525.*
— G., P. Cazal, H. Latour u.
     A. Levy *473.*
Gitlin, D., u. W. H. Borgen *5.*
— s. Scheinberg, J. H. *482.*
Gittleman 248.
— I. F., u. J. B. Pincus *197.*
Giuffre 85.
— J. *80.*
Giustra 169.
Gizstra, Fr. X. *103.*
Gjaldbäk s. Henriques *539.*
Glander, R. *103.*
Glanzmann 58, 111, 178, 259,
     473, 486.
— E. *103.*
— u. D. Heller *103.*
— u. C. Wegelin *197.*
Glas, S. J., H. Engelberg,
     R. Marcus, H. B. Jones
     u. J. W. Gofman *281.*
Glasenapp, J. v. 96.
— s. Leonhardi, G. *81.*
Glaser, J. *103.*
Glass, J. H. *281.*
— S. J. 332, 333.
Glatzel, H. 523, *524, 526, 527,
     530, 539*, 546, 550, 551,
     552, 553, 557, 558, 561,
     575, 576.
Glaume 505.
— C. *473.*
Glauner 114.
Gleich 169.
Gleiss 124, 127, 488.
— J. *473.*
Glendening, M. B. s. Aggeler,
     P. M. *2.*
— s. White, S. G. *11.*
Glickman 560, 561, 568.
— s. Keeton *530, 539.*
Globus, J. H., A. J. Goldfarb
     u. S. Silver *197.*
Gloer 117.
Glover, R. P. s. Janton, O. H.
     586.
Glusmann 135.
Gmachl, E. s. Deutsch, E.
     642.
Godfrey 550.
— s. Hardy *525.*

Godley 739.
— A. F., u. J. B. Stanbury
     701.
Godtfredsen, E. s. Marshall,
     J. H. *377.*
Gömöri 348.
— P., u. St. Frenreisz *338.*
— u. L. Podhradszky *338.*
— s. Margitay-Becht, A. *340.*
Göppert, F. *473.*
Görgenyi-Göttche *421*, 425,
     431, 433.
— O., u. D. Kassay *421.*
Görges, Th., u. F. Franzen
     473.
— s. Gohr, H. *473.*
Görlitz 346, 363.
— F. s. Barth, H. *335.*
Gött 646.
— H. *473.*
— P., u. J. Rosenthal *642.*
Goettsch 557, 568.
— Lyttle, Grim u. Dunbar
     539.
— s. Lyttle *541.*
— s. Weech *532.*
Gofman 308, 316, 327, 328,
     329, 333.
— J. W. *281.*
— H. Elliott u. F. T. Lind-
     gren *281.*
— H. B. Jones, T. Lyon,
     F. Lindgren u. and. *281.*
— F. Lindgren, H. Elliot,
     W. Mantz, J. Hewitt u.
     B. Strisower *281.*
— — H. Jones, T. Lyon u.
     B. Strisower *281.*
— H. B. Lyon u. and. *281.*
— L. Rubin, J. P. McGinley
     u. H. B. Jones *281.*
— B. Strisower, O. De Lalla,
     A. Tamplin, H. Jones u.
     F. Lindgren *281.*
— s. Glas, S. J. *281.*
— s. Graham, D. M. *281.*
— s. Jones, H. B. *282.*
— s. Pierce, R. T. *284.*
Gohde 169.
— G. s. Jensen, E. *104.*
Gohr 522.
— H., u. T. Görges *473.*
Gold 369.
— A. s. McCullagh, E. P. *707*,
     787.
— E. *338.*
— Ph. *197.*
Goldberg 724, 725, 726, 739,
     555, 556.
— Stein u. Meyer *528.*
— H. s. Gordon, A. *586.*
— R.C., u. I. L. Chajkoff *701.*
— — S. Lindsay u. D. D.
     Feller *701.*
— s. Wolff, J. *715.*

Goldbloom, A. *281*, 323.
— s. Pomeranze, J. *285*.
— R. S. *473*.
Golden 631.
— A., u. T. T. Bronk *584*.
Goldfarb, A. I. s. Globus, J. H. *197*.
Goldfinch 742.
— M. K. s. Critchlow, A. *699*.
Goldgruber 518.
— G. *473*.
Goldie 733, 738.
— E. A. s. Myant, N. B. *708*.
Goldman 549.
— s. Himwich *525*.
Goldschmidt 557.
— Vars u. Ravdin *539*.
— s. Hoffmann *281*.
Goldsmith *530*, 559, 732, 743, 744.
— E. D. s. Keston, A. S. *704*.
— R. E. *701*, 790.
— J. B. Stanbury u. G. L. Brownell *701*.
— C. D. Stevens u. L. Schiff *701*.
Goldstein 60, 167.
— R. s. Alexander, B. *2*.
Goldzieher, M., u. J. Kaldor *197*.
Gollin 546.
— s. Lans *524*.
Gomberg 759.
— H. J. s. Beierwaltes, W. H. *697*.
— s. Lowrey, G. H. *706*.
Gomez, G. s. Dussaillant, G. *642*.
Gomirato *80*, 87.
Gomori 221, 362.
Gonsalez, J. s. Dussaillant, G. *642*.
Gonzales 323.
— P. s. Morrison, L. M. *284*.
Goodale, W. T. s. Cuttler, J. G. *583*.
— s. Dexter, L. *587*.
Goodman 234, 263.
— B. s. Moolten, S. E. *7*.
— L. s. Gilman, A. *197*, *338*.
Goodwin 738, 744, 759, 760, 761.
— J. F. *586*.
— A. G. MacGregor, H. Miller u. E. J. Wayne *702*, 772, 778.
— H. Miller u. E. J. Wayne *702*.
— s. Davies, L. G. *585*.
— s. Pagnoni, A. *586*.
— L. D. s. Werner, S. C. *715*, 778.
— W. E. *702*.
— B. Cassen u. F. K. Bauer *702*, 781.

Goodwin s. Bauer, F. K. *697*, 781.
Goodyear 369.
— H. M. *377*.
— W. E. s. Beard, D. W. *335*.
Gorbman, A. *702*, 741.
— u. H. M. Evans *702*.
Gordon 138, 246, 555, 570, 743, 745.
— u. Levine *528*.
— s. Maass *541*.
— A., u. H. Goldberg *586*.
— A. H., J. Gross, D. O'Connor u. R. Pitt-Rivers *702*.
— A. S. s. Keston, A. S. *704*.
— B. *584*.
— H. H. s. Govan, C. D. *80*.
— s. Levine, S. Z. *82*.
— s. Nitowsky, H. M. *82*.
— W. B. s. Head, J. D. *198*.
Gorens 555.
— Geyer, Matthews u. Stare *528*.
Gorlin, R., u. S. G. Gorlin *587*.
— s. Dexter, L. *587*.
— S. G. s. Gorlin, R. *587*.
Gornshtein, K. P. s. Agracev, S. J. *467*.
Gorrman 724.
Gorter, E., u. J. Theron *80*.
Gorter-Lignac 425, 434.
Goslar, H. G. *197*.
Gotman, N. N. *473*.
Gotor 577.
— u. Mestre *544*.
Gottlebe, P. *5*, 60.
Gottschalk, E. *197*, 246.
Gould 315, 317, 318.
— R. G., D. J. Campbell, C. B. Taylor, F. B. Kelly, J. Warner u. C. B. Davis *281*.
— u. C. B. Taylor *281*.
Goulding 568.
— s. Riegel *542*.
Govaerts 762.
— J. s. Pahaut, J. *708*.
Govan 370.
— A. D. T. *338*.
— C. D., u. H. H. Gordon *80*.
— s. Nitowsky, H. M. *82*.
Gowan 164.
De Gowin 549.
— Harris u. Plass *525*.
— E. L. *197*.
Grabar 348.
— P. s. Bilbao, L. *335*.
— s. Blum, L. *336*.
Graf 145.
Grafe 345.
— E. s. Freund, H. *337*.
Graham 31, 38, 40, 55, 246, 557, 757.

Graham s. McIntosh *531*.
— D. E. s. Burrows, B. A. *698*.
— D. M., T. Lyon, J. W. Gofman, H. Jones, A. Yankley u. J. Simonton *281*.
— s. Jones, H. B. *282*.
— G. *197*.
— u. K. M. Brinkhous *5*.
— s. Brinkhous, K. M. *3*.
— s. Langdell, R. D. *6*.
— T. B., W. McLendon, K. M. Brinkhous 4, *5*.
— W. R. s. Jordan, W. R. *201*.
Grahm, G. s. Farah, A. *337*.
Gralka 90.
— Cr. s. Brenner, W. *79*.
Grampa 740.
— G., u. F. Marinoni *702*.
Grancher 424.
Grandpièrre, G. s. Drouet, P. L. *193*.
Grant 622, 623.
— R. P., u. E. H. Estes *587*.
— R. S. s. Bloor, B. M. *102*.
Grapp, D. E. *281*.
Graser, F *197*, 253.
Grashey 384.
— R. *375*.
Grassheim, K. *197*, 271.
Grassmann 132.
— W. *197*.
Grau 95.
— C. R. *80*.
Grauhan 347, 558.
— M. *338*.
— s. Bürger, M. *336*, *529*, *536*.
Gray 14, 98, 257, 299, 561, 562.
— s. Chaunceg *529*.
— H. s. Rixford, E. *210*.
— J. L. s. Cagan, R. N. *79*.
— M. E. s. Orr, W. F. *8*.
— P. A., u. W. M. Moffat *197*.
— S. H., F. P. Handler, J. O. Blache, J. Zuckner u. H. T. Blumenthal *281*.
— s. Blumenthal, H. T. *280*.
Grayzel, D. M. s. Milman, D. H. *479*.
Greeley 568, 573.
— s. Drury *537*.
— s. Lyttle *541*.
Green 725.
— C. D. s. Morris, H. P. *707*.
Greenberg 138, 570 572.
— u. Winnick *539*.
— s. Friedberg *539*.
— s. Winnick *544*.
— J. s. Earle, D. P. jr. *193*.
— L. D. s. Rinehart, J. F. *285*.

Greene 257, 357.
— C. H., u. L. G. Rowntree 338.
— W. W. Swingle u. J. J. Pfeiffner 338.
— J. A., u. R. B. Gibson 197.
— u. L. E. January 197.
— s. Allen, H. C. jr. 696, 781.
Greengard 245.
— J. s. Blatt, M. L. 189.
Greenman 746.
Greenspan 370, 371.
— E. N. 338.
Greenstein 516.
— N. N., u. H. Wesson 473.
Greenwald, J. H. s. Danowsky, D. S. 699.
Greep, R. O. s. van Dyke, H. B. 193.
Greer 743, 744.
— M. A. 702, 765.
— u. G. E. Smith 702, 786.
— s. Vanderlaan, W. P. 714.
Gregerson, M. J. s. Holmes, J. H. 200.
Gregg 302.
Gregoire, F. s. Filley, G. F. 581.
Gregory 497.
— H., u. H. Chodak 473.
Gregson, J. H. s. Johns, M. W. 704, 776.
Greif 346.
— St. s. Fluch, M. 337.
Greinder, K. 376, 381.
Greiner, A., u. L. Podhradszky 197.
— H. s. Donhoffer, S. 4.
Greisheimer, Jonson u. Ryan 281.
— E. M. s. Ring, G. C. 645.
Gremer 164.
Grenet 259.
— H., R. Levent u. P. Isaac-Georges 197.
Greve, Marion, J. s. Eddleman, E. E. jr. 642.
Greving 220.
Grewal, R. Singh s. Burn, G. P. 190.
Gries 130.
Griesbach 725, 744.
— W. E., T. H. Kennedy u. H. D. Purves 702.
— s. Purves, H. D. 709.
Griesheimer 330.
Griess 133.
Griffin 515.
— G. D. J., u. L. A. Smith 473.
Griffith 242, 326.
— G. C. s. Cosby, R. S. 585.
— s. Elek, S. B. 587.
— s. Zinn, W. J. 287.
— J. P. C. 197.

Griffith jr., J. Q. s. Rutherford, R. B. 211.
— S. C. s. Cosb, R. S. 583.
Griffitts 570.
— s. Bryant 536.
— s. Elliott 537.
Grifoni 69.
Grigger 568.
— s. Koop 540.
— s. Riegel 542.
Griggs 617.
Grill 550.
— s. Murphy 525.
Grim 568.
— s. Goettsch 539.
— s. Lyttle 541.
Grishman 622, 623.
— A., u. L. Scherlis 587.
— s. Lasser, R. P. 587.
Grob 164.
Groll-Kahl, M. 104, 168, 172, 173.
Grollman, A. s. Gersh, J. 338.
Grollmann 362, 528.
Gros, H. 197, 473, 474, 490, 519.
— u. E. J. Kirnberger 474.
Gross 197, 300, 491, 492, 741, 742, 745, 746.
— E. G. s. Winter, C. A. 217.
— F. s. Saxl, O. 482.
— H., u. J. R. Lisa 281.
— J. 702.
— u. C. P. Leblond 702.
— — A. E. Franklin u. J. H. Quastel 702.
— u. R. Pitt-Rivers 702.
— — u. W. R. Trotter 702.
— s. Gordon, A. H. 702.
— s. Leblond, C. P. 705.
— K., u. A. Traplovona 474.
— O. s. Weber, S. 215.
— R. E. 197.
Grosse-Brockhoff, F. 584.
Grossman 559, 560.
— Sappington, Burrowa, Labietes u. Peters 530.
— B. J. s. Allen, J. G. 2.
Grote, J. W. s. Kamm, O. 201.
— s. Du Vigneaud, V. 215.
Groth 652.
Grove, R. C. 379.
Grubb, A. B. 197.
Gruber 158.
Grühn 539, 570.
Grün, R., u. G. Hennemann 378.
Grünthal, E., u. F. Keller 197.
Grünwald 352.
— H. F. 338.
Grugni 67, 68.
— C. s. de Nicola, P. 7.
Grulee 173.

Grulee, C. G. s. Ford, D. G. 103.
Grunau 489.
— G. s. Souchon, F. 483.
Grundler, E. 104.
Grundmann 293.
— W. 281.
Gsell, O. 104, 175, 338, 354, 363.
— u. E. Wiesemann 104.
Guarino, A. 198.
Guassi, A. M. s. Leevy, C. M. 477.
Guastavino, G. N. 474, 488, 513.
Gubner 302, 311, 323.
— R., u. H. E. Ungerleider 281.
— s. Daley, R. M. 280.
Günther 510, 513.
— Fr. E. 104, 138.
— W. 474.
Guerrant 416.
— J. L., A. McCausland u. O. Swineford 379.
Guerstein 517.
— A., u. L. Reydermann 474.
Guest 49.
— M. M., B. M. Daly, A. G. Ware u. W. H. Seegers 5.
— s. Ware, A. G. 10.
Gugelot 719.
— P. C. s. Bradt, H. 698.
Guidi 44, 60.
— G. s. Scardigli, G. 9.
Guillaumin, C. O. s. Decourt, J. 192.
Guinet, P., u. M. Berger 702, 784, 789.
— s. Berger, M. 697, 769.
Gundermann 338, 360.
Gurd 326.
— F. R. N. s. Cohn, E. J. 280.
— s. Ondey, J. L. 284.
Gurin, S., u. Adelaide M. Delluva 80.
— s. Schepartz 83.
Gurvich 246.
— M. J., u. N. E. Farigon 198.
Gusman, A. R. s. Weller, C. G. 216.
Gutbrod 178.
Gutiérez-Mahoney, C. G. s. Henderson, W. R. 104.
Guttmann 176.
Gutzeit 519.
— K. 474.
Guzman, S. s. Bauzá, J. 468.
Gwalter 168, 169, 173.
— H., u. W. Pulver 104.
György 245, 530, 561.
— P. 474.
— P s. Beringer, K. 188.

Haas, P. K. de *474*, 511.
Haase 519.
— K. E. *474*.
Habs s. Bürger, M. *280*.
Hackett 748.
— J. W. s. Burns, F. J. *698*.
Haden 348.
— R. L., u. T. G. Orr *338*.
Haehner 569.
— Heinen u. Heinen *539*.
Haeksley, J. C., u. R. Lightwood *474*.
Haensel, W. *338*, 371.
Hässig, A. s. Flückiger, P. *4*.
Hässler 173.
Häupl, K., W. Meyer u. K. Schuchardt *375*.
Hagemann, P. *104*, 169.
Hagen 60.
— P. S. s. Frick, P. G. *5*.
Hagen-Poiseuille 593, 597.
Hagenbach, E. *198*, 244.
Hagstrom, H. T. *474*, 515.
Hahn 324, 325.
— G. *281*.
— P. F. *281*, 308.
Haigh 759.
— C. P. s. Reiss, M. *710*, 785.
Haines 93, 573, 734, 739.
— s. Rose *542*.
— S. F. s. Blackburn, C. M. *697*.
— s. Keating, F. R. jr. *704*, 764.
— W. J. s. Rose, W. C. *83*.
Halász, v. *544*, 578.
— s. Hari *544*.
Halbertsma, Tj. *474*.
Halbrecht 506.
— J. *474*.
Haldane 588.
Halkerston, J. M. s. Reiss, M. *710*, 784.
Hall *198*, 246, 273, 323, 355, 564, 565, 568, 569.
— s. Kremer *534*.
— s. Luetscher *540*.
— s. Stewart *543*.
— C. A., B. Frame u. V. A. Drill *198*.
— P. W. *582*.
— s. Selkurt, E. E. *342*.
Hallervorden, J. *104*.
Hallez 178.
Hallmann, N. s. Forsander, O. *472*.
— s. Kauhtio, J. *476*.
Halmi 739, 740, 743.
— N. S. *702*.
— u. B. N. Spirtos *702*.
Halphen 399.
Halse 71.
— T. *5*.
Halshofer 369.
— L. *338*.

Hamel 244.
— s. Drouet, P. L. *193*.
Hamilton 557, 718, 724, 725, 730, 731, 744.
— s. Mitchell *531*.
— H. B. s. Werner, S. C. *715*, 778, 787.
— H. E., W. M. Kirkendahl u. S. B. Barker *703*, 790.
— J. G. *703*.
— u. M. H. Soley *703*.
— J. W. jr. s. Keller, A. D. *201*.
— T. S. s. Spector, H. *712*.
Hammack 757.
— D. F. s. Burrows, B. A. *698*.
Hamman 631.
Hammerman, D. J. s. Rifkin, H. *481*.
Hamolsky 746, 748, 751, 752.
— M. W., A. S. Freedberg, G. S. Kurland u. L. Wolsky *703*.
Hamperl, H. u. K. Wullis *198*.
Hanbury 719, 759.
— E. M. jr. 759, 785.
— J. Heslin, L. G. Stang jr., W. D. Tucker u. J. E. Rall *703*.
Hand, A. *198*.
— E. A. s. Morrison, L. M. *284*.
Handler 572.
— s. Kamin *539*.
— F. P. s. Gray, S. H. *281*.
Handley, C. A., u. A. D. Keller *198*.
Hang 494.
— H. D. *474*.
Hangerter, W. 169, 170.
— u. F. Siebert *104*.
Hanger 491.
— M. F. *474*.
Hanhart 85, 250, 265, 266.
— E. *198*.
Hankes 97.
— L. V., u. C. A. Elvehjem *80*.
Hankiss, J. *198*.
Hanlon, M. s. Bing, R. J. *583*.
Hann, F. von *198*, 220, 244.
Hannig 132.
Hanopol 722.
— L. s. Hertz, S. *703*.
Hansel 408, 412.
— F. K. *375*.
Hansen 165, 374, 390, 406, 411, 569.
— s. Henriques *539*.
— H. E. s. Marie, J. *106*.
— K. *375*, 378, 379.
— St. *104*.
Hansen-Pruss 407.
Hanssen, P. *198*.
— u. N. B. Krarup *198*.

Harding 245.
— F. E. *198*.
Hardy 546, 550.
— Borum, Paysek, Robinson, Smith u. Zimmerman *524*.
— u. Godfrey *525*.
Hare 230, 234.
— K. *198*.
— R. C. Hickey u. R. S. Hare *198*.
— E. V. Melville, G. H. Chambers u. R. S. Hare *198*.
— D. M. Phillips, J. Bradshaw, G. H. Chambers u. R. S. Hare *198*.
— s. Chambers, G. H. *191*.
— s. Farr, L. E. *194*.
— s. Fisher, C. *195*.
— s. Hare, R. S. *198*.
— s. Hickey, R. C. *199*.
— s. Melville, E. V. *206*.
— R. S., K. Hare u. D. M. Phillips *198*.
— s. Hare, K. *198*.
Hari 578.
— u. v. Halász *544*.
Harington 717, 741.
— C. R. *703*.
— u. S. S. Randall *703*.
Harkins 530, 533, 558, 563.
Harkness 506.
— S. F. *474*.
Harmison, C. R. s. Simms, H. S. *286*.
Harms 424.
— I. s. Betke, K. *102*.
Harnack, G. A. v. 488, 489, 510.
— u. G. A. Martini *474*.
— s. Horst, W. *703*, 784.
— s. Martini, G. A. *478*.
Harper 539, 568.
— E. A. s. Butler, A. M. *190*.
Harrel 518.
— G. T. jr. s. Aikawa, J. K. *467*.
Harrington 28, 40, 48, 57, 500.
— J. A. s. Cockburn, W. C. *470*.
— J. F. Desforges, F. Stohlman, C. B. Crow u. W. C. Moloney *5*.
— V. Minnich, J. W. Hollingsworth u. C. V. Moore *5*.
— C. C. Sprague, V. Minnich, C. V. Moore, R. C. Aulvin u. R. Dubach *5*.
Harris 139, 370, 488, 506, 549, 576.
— s. de Gowin *525*.
— s. Pollock *541*.
— s. Wilson *543*.
— G. W. *198*.
— R. C. *474*.

Harris, D. H. Andersen u. R. L. Day *474*.
— s. Ahrens, E. H. *467*.
— S. s. Henle, W. *474*.
Harrison, T. H. s. Viar, W. N. *585*.
— T. R. s. Booth, E. *641*.
Harroun 569.
— s. Levey *540*.
Harsha, W. N. *703*, 776.
Hársing, L. s. Bálint, P. *335*.
Hart 261.
— S. D., u. H. B. Breitman *198*.
Hartert 50, 53, 64.
— H. *5*.
— u. I. Hartert *5*.
— I. s. Hartert, H. *5*.
Hartman 568.
— Lawler u. Mecker *539*.
— Mecker u. McGinnis *539*.
Hartmann 60, 317, 348, *539*, 569, 571.
— F., u. U. Fleck *281*.
— u. H. Lange *5*.
— H. R. s. Brown, G. E. *336*.
— O. *104*.
Hartzell 561.
— Winfield u. Irvin *530*.
Harvey 363, 561, 631.
— u. Howes *530*.
— A. *198*.
— A. M. s. Burgess, W. W. *336*.
— R. M., u. M. I. Ferrer *582*.
— M. I. Ferrer u. A. Cournand *583*.
Harvier 257.
— P., B. Desplas u. P. Froment *198*.
Hasche 154.
— E. *104*.
Haskins 98, 744.
— F. A., u. H. K. Mitchel *80*.
Haslhofer 407.
— L. *379*.
Hasmann 173.
Hasselbalch-Henderson 590.
Hassmann, K. *104*.
Hast, E. W. s. Lawson, J. H. *105*.
Hastings 553.
— s. Renolt *527*.
Haterius, H. O. *198*.
Hatt, P. Y. s. Lenègre, J. *584*.
Hatz 135.
Haubrich 662, 668, 669, 670, 672.
— R. *642*.
— u. H. Odenthal *642*.
— u. P. Thurn *642*.
Hauch, H. J. *582*.
Haupt 164.
— H., K. Lang u. H. Seeliger *104*.

Hauptfeld, R. *198*.
Hausdorf 144.
Hauser 433.
Haushalter 244.
— P., u. Lucien *198*.
Hauss 354.
— W. H. *281*, 323, *338*, 347, 348.
— u. H. Losse *338*.
Havens 492, 496, 522.
— W. F. s. Horstman, D. M. *475*.
— W. P. jr., R. M. Myerson u. J. N. Caroll *474*.
Havlujowa 486, 492, 495.
— L., u. E. Kratkova *474*.
Hawkins 557, 565.
— s. Howland *533*.
— s. Messinger *541*.
Hawksley 506, 512.
Hawthorne 569.
— s. Nemir *541*.
Hayden, H. S. s. Corrigan, K. E. *699*, 768.
— s. Reynolds, L. *710*, 768.
Hayes 164.
— E. R., u. E. Yow *104*.
Haynes, F. W. s. Dexter, L. *587*.
Hayward 565.
— u. Jordan *533*.
Head, W. H. jr. s. Muller, W. H. *582*.
Healy 244.
— J. W. *198*.
Heard, J. D., F. L. Schumacher u. W. B. Gordon *198*.
Heath 732.
— C. W., u. H. W. Fullerton *703*.
Hébet, S. s. Marie, J. *478*.
Hechst, B. *198*.
Hecht, H. H. s. Lewis, C. S. jr. *584*.
Heckmann 647, 648, 649, 651, 652, 653, 654, 655, 658, 659, 661, 664, 668, 669, 670,' 675, 676, 677, 678, 679, 680, 687, 693.
— K. *643*.
Hedenius *533*, *563*.
Hedge, A. N. s. Stanbury, J. B. *712*, 790.
Hedman 676.
— Ch. J. Lind u. C. Wegelius *643*.
Heepe 121, 124, 125, 169, 488, 497.
— F. *474*.
— E. Lambrecht u. J. Moderegger *474*.
— s. Tietz, C. J. *109*.
Hegglin, M. s. Bühlmann, A. *581*.

Hegstedt 566.
— McKibbin u. Stare *533*.
Heiberg, K. A. *198*, 257.
Heidorn, G. s. Janton, O. H. *586*.
Heier, H. *643*, 661.
Heifetz 557.
— s. Elman *530*.
Heijden, van der *199*, 219.
Heilig 156.
Heilmeyer, L. 20, 57, *474*, 520, *533*, *563*, 564, 566.
— u. H. Begemann *5*.
Heinbecker 228. 364.
— P., D. Rolf u. H. L. White *338*.
— u. H. L. White *199*.
— — u. D. Rolf *199*.
— s. Findley, T. jr. *194*.
— s. White, H. L. *216*, *343*.
Heinemann, M., C. E. Johnson u. E. B. Man *703*, 765.
Heinen *533*, 564, 569.
— s. Haehner *539*.
Heinö, P. *474*, 487.
Heintz 343, 354, 363, 370.
— R. 334, *338*.
— u. E. Dobner *338*.
— H. Losse u. H. Barth *338*.
Heinzer, F. s. Esser, H. *103*.
Heinzler 130, 131.
Heipertz, W. *199*, 240.
Heissler, I. s. Colbert, J. W. jr. *470*.
Helbig, G. *474*, 489.
Held, A. *338*.
Helfrick 568.
— u. Abelson *539*.
Hellbrügge, T. F. *474*, 510.
Helle, J. s. Thiébaut, F. *214*.
Heller 228, 262, 272, 273, 355.
— B. I., u. W. E. Jacobsen *339*.
— D. s. Glanzmann, E. *103*.
— H. *199*.
— u. F. F. Urban *199*.
— u. E. J. Zaimis *199*.
— s. Hewer, T. F. *199*.
— J. s. Schweizer, W. *586*.
Hellström, J. *338*, 369.
Helm 622, 623, 624.
— R. A., u. N. O. Fowler *587*.
— s. Fowler, N. O. *587*.
Helsmoortel 243.
— J. s. Bogaert, L. van *189*.
Helveg, F. C. s. Neff, F. C. *479*.
Heming, A. E., u. D. E. Holtkamp *703*.
Hemmer 117, 118.
Hemmerlé, R. *80*.
Hempelmann, Th. *104*.
Hemphill 759.
— R. E. s. Reiss, M. *710*, 784, 785.

Henderson 367, 510.
— E., H. Seneca, A. H. Messie u. M. Weinberg *338*.
— J. L. *474*, 588.
— W. R., u. C. G. Gutiérez-Mahoney *104*.
Hendrick s. Segers *645*.
Hendry, E. *104*, 168.
Hengerer 568.
— s. Madden *531*, *541*.
Henkel, H. G. s. Böhlke, E. *469*.
Henle, G. 493.
— M. Drake, W. Henle u. J. Stokes jr. *474*.
— s. Drake, M. E. *471*.
— s. Henle, W. *474*.
— s. Stokes, J. jr. *483*.
— W. 493.
— S. Harris, G. Henle, T. N. Harris, M. E. Drake, F. Mangold u. J. Stokes jr. *474*.
— s. Drake, M. E. *471*.
— s. Henle, G. *474*.
— s. Stokes, J. jr. *483*.
Hennemann, G. s. Grün, R. *378*.
Hennequet 490.
— A. s. Marie, J. *478*.
Hennequin 262.
— s. Frühinsholz, A. *196*.
Hennessey, F. B. s. Bernfeld, P. *3*.
Henning *525*, 548, 742.
Henny, G. C. *643*, 647.
— u. B. R. Boone *643*.
— — u. W. E. Chamberlain *643*.
— s. Boone, B. R. *641*.
— s. Chamberlain, W. E. *641*.
— s. Gillick, F. G. *642*.
Henriques *539*, 567, 569, 571.
— u. Anderson *539*.
— u. Gjaldbäk *539*.
— u. Hansen *539*.
Henry, C. s. Williams, R. H. *216*.
Henschen, F. *199*, *281*, 332.
Hensel 568.
— s. Altschuler *536*.
Hepler 571.
— s. Baborka *536*.
Herbordt-Günssel *80*, *85*, 90, 97.
Herlitz, C. W. *475*, 487, 490, 504.
Herman, L. M. s. Cosby, R. S. *585*.
Hermann 137, 169, 170, 179.
— H., J. F. Cier u. P. Resal *475*.
Hermannsen 588.
Herrick, J. B. *199*, 269.
Herrin 349, 363.

Herrin,R.C.,u.W. J. Meek *339*.
— V. s. Anderson, E. *335*.
Herring, P. T. 220.
— s. Schäfer, E. A. *211*.
Herrmann, H. *104*.
— u. A. Massenberg *104*.
Herschfus, J. A., E. Bresniak u. M. S. Segal *583*.
Hertel *524*, 547.
Hertwig, O. *375*.
Hertz 718, 722, 739.
— S., A. Roberts u. R. D. Evans *703*.
— — J. H. Means u. R. D. Evans *703*.
— G. E. Whitham, A. Mac Leod, L. Hanopol u. A. Miller *703*.
— s. Freedberg, A. S. *701*, 772.
— s. Rawson, R. W. *709*.
Hervey, H. s. Kourilsky, R. *202*.
Herzger 144, 168.
— G. s. Weichsel, M. *110*.
Herzog 154, 626.
Herzon, H. s. Hoyne, A. *104*.
Herzstein 326.
— J., J. Chun, D. Wang u. D. Adlersberg *281*.
Heslin 719, 759.
— J. s. Hanbury, E. M. jr. *703*.
Hess, W. R. 225, 239, 260.
Hesse *281*, 311.
Hetherington, A. s. Fisher, C. *195*.
Hetsch, H., u. H. Schlossberger *101*.
Hetzer 568.
— s. Corr *537*.
Heubner, O. *475*, 487.
Heuchel, G. *339*, 358.
Heupke 361.
Heuser, H. *375*, 390.
Heusser, H. *339*, 347.
Heust, H. van der s. Bogaert, A. van *581*, 585.
Hevelke, G. *281*, 302, 312, 313.
— s. Rechenberger, J. *285*.
Hewer, T. F., u. H. Heller *199*.
Hewitt, J. s. Gofman, J. W. *281*.
Heyer 670, 681.
— H. E., u. B. R. Boone *643*.
— C. H. Howard, K. W. Willis u. A. C. Pickle *643*.
— E. Poulos u. J. H. Acker *643*.
— s. Eddleman, E. E. jr. *642*.
— s. Willis, K. *646*.
Heyl 564, 565.
— s. Janeway *533*.
Heymanowitsch 158.

Hibman 568.
— s. Curreri *537*.
Hicker, R. B. s. Cutler, J. G. *583*.
Hickey 751, 752.
— F. C., u. G. L. Brownell *703*.
— s. Burns, F. J. *698*.
— R. C., u. K. Hare *199*.
— — u. R. S. Hare *199*.
— s. Hare, K. *198*.
Hickley 748.
Hickmanns 99, 489, 506.
— E. M. s. Bickel, H. *78*, *469*.
— s. Rothe-Meyer, A. *481*.
Hidalgo 719.
— J. W., S. B. Nadler, T. Bloch u. R. T. Nieset *703*.
Hier, St. W. *80*, 94, 139.
— s. Salomon, J. D. *83*, *108*.
— s. Woodson, H. W. *84*.
Hitomi 264.
Higgins 570.
— G., W. Lewin, J. R. P. O'Brien u. W. H. Taylor *199*.
Higgons s. Albanese *535*.
Hild 223, 224, 230, 231, 232, 234, 364.
— W. *199*, *339*.
— u. G. Zetler *199*, *339*.
— s. Bargmann, W. *187*.
Hildreth, E. A. s. Kuo, P. T. *644*.
Hill 490, 502, 503, 508, 510, 515, 722, 744, 745.
— F. R. s. Marinelli, L. D. *706*.
— K. R., K. Rhodes, J. L. Stafford u. R. Aub *475*.
— s. Rhodes, K. *481*.
R. s. Trunnell, J. B. *714*.
Hillarp, N. A. *199*, 234.
Hiller 167, 759.
F. s. Lauter, S. *203*.
— J. s. Strauss, E. *713*.
Hiltpold, P. *584*.
Himmelstein, A. s. McClement, J. H. *582*.
Himwich 97, 549.
— Goldman u. Krosnick *525*.
— H. E., u. J. F. Fazekas *80*.
Hindemith, H. *199*, 249.
— u. H. Reinwein *199*.
Hine 724.
— G. J. s. Marinelli, L. D. *706*.
Hinsberg 124.
— K., u. W. Geinitz *101*.
Hinton 560, 732.
— s. Localis *531*.
— J. W. s. Bruger, M. *698*.
Hinz 124, 128.
— O. S. s. Führ, J. *103*.
Hinzberg 127, 145.

Hippius, H. *104, 475.*
Hird 742.
— F. J. R., u. V. M. Trikojus *703.*
Hirsch 247, 311, 569.
— s. Abderhalden *535.*
— s. Weinhouse *287.*
— O. *199.*
— u. R. Demel *199.*
— W., u. A. Kaatz *200.*
Hirschberger, C. *475, 497.*
Hirschboeck, J. S. *5, 47.*
Hirscher, H., u. O. Engelmeier *475.*
Hirschfeld 568.
— s. Abbott *529, 535.*
— s. Meyer *531, 541.*
Hirszfeld, H. s. Baumritter, P. *468.*
Hisey 564.
— s. Amberson *532.*
Hitomi, T., u. N. Satô *200.*
Hitzelberger, A. s. Kühn, H. A. *477.*
Hjalmare, G. *643.*
Hlad 733.
— C. J. jr., u. N. S. Bricker *703.*
Hlisnikowski *530,* 559.
Hoagland 273, 576.
— s. Kunkel *540.*
— C. s. Labby, D. *203.*
— G. L. s. Ralli, E. P. *209.*
Hoare, E. 307.
— R. s. Tuba, J. *287.*
Hobson 760, 761.
— Q. J. G. *703, 785.*
— s. Arnott, D. G. *696.*
— s. Fraser, R. *701, 784.*
Hochbaum, M. *104.*
Hochek 112.
Hochrein 288, 302, 633.
— M. 281, *582, 583.*
— u. I. Schleicher *583, 584.*
Hochstetter 242.
— F. *200.*
Hodder *524,* 546.
Hodge 718.
— H. C. s. Ariel, I. *696.*
Hodgson, G. *376.*
Hoe 515.
— V. C., u. P. D. Tuan *475.*
Höfer 719, 737, 759, 761.
— R. 717.
— s. Fellinger, K. *700, 774.*
Högler 253.
— s. Depisch *192.*
Hoel 168.
— J. *104.*
Hoenig 168.
— E. *104.*
Hoepfel, W. *377, 378, 390.*
Höpker, W. *339.*
Hoeprich 746.

Hoeprich, P. D. s. Ingbar, S. H. *704, 773.*
Hoesslin, R. von *200.*
Hoeven 511.
— J. Th. van der *475.*
Hofbauer 489.
Hoff, F. *80, 97, 281, 323, 339,* 344, 345, 346, 347, 348, 364, 367, 372.
— u. H. Leitinger *339.*
— H., u. H. Tschabitscher *104.*
Hoffbauer, F. W. s. Watson, C. J. *485.*
Hoffe 178.
Hoffmann 261, 307, 568.
— Goldschmidt u. Doljanski *281.*
— Kozoll, Meyer u. Popper *539.*
— — u. Osgood *539.*
— F., u. K. J. Anselmino *200.*
— s. Anselmino, K. J. *186.*
— H. A. *200.*
— K. s. Knick, B. *476.*
Hofmann-Credner, D. *703,* 781.
— u. H. Spitzy *703.*
Hofstein 357.
— J. s. Caulaert, C. van *336.*
Hoganson 569.
— s. Levey *540.*
Hogle 624.
— C. s. Parkinson, J. *587.*
Hoguess 742.
— J. R. s. Arsdel, P. van jr. *696.*
Hoigné 48.
— R., u. H. Storck *5.*
Hoke *200,* 246.
Holburn, R. H. s. Tocantins, L. M. *10.*
Holland, J. F. s. Colbert, J. W. jr. *470.*
Hollander 717.
Holldack 687.
— K., u. T. D. Gerth *643.*
Holle 293, 294, 295, 304.
— G. *282.*
Holler 568.
— s. Waterhouse *543.*
Hollingsworth, J. W. s. Harrington, W. J. *5.*
Hollmann, W. *379.*
— u. W. Krause *379.*
Holloway, G. D. s. Bent, M. J. *468.*
Holman *533,* 565, 566.
— Mahoney u. Whipple *533.*
— D. V. s. Melville, J. K. *206.*
Holmberg 570.
— s. London *540.*
Holmes 256.
— A. V. s. Miller, E. R. *707,* 765.

Holmes, J. H., u. M. I. Gregerson *200.*
— u. A. V. Montgomery *200.*
Holt 555, 565.
— u. Knoefel *533.*
— Tidwell u. Scott *528.*
— E. *80.*
Holthusen 725.
— H., u. R. Braun *703.*
Holtkamp 742.
— D. E. s. Heming, A. E. *703.*
Holzel 511.
— A., G. M. Komrower u. V. K. Wilson *475.*
— u. N. Sher *475.*
Holzer 258.
— H., u. O. Klein *200.*
Homburger *539,* 568, 570.
Hommer 498.
— E. s. Neumann, H. *480.*
Homolka 492.
— J. *475.*
Honé 510.
— H. W. *475.*
Honet, R. *475,* 509.
Honorato, C. R. *5,* 16.
Honour 720, 721, 729, 731, 732, 735, 738.
— A. J., N. B. Myant u. E. N. Rowlands *703.*
— s. Corbett, B. D. *699.*
— s. Myant, N. B. *708.*
— s. Rowlands, E. N. *711.*
Hood 512.
— B., u. S. E. Fagerberg *475.*
— s. Uzman, L. L. *484.*
Hoodendijk van Dort, Tj. E. s. Lindeboom, G. A. *706,* 773.
Hopkins 137.
Hopp, G. *475.*
Hoppe 97.
Hoppe-Seyler-Thierfelder *80.*
Hopper 343, 354.
— J., A. Bolomey u. R. Wennesland *339.*
— s. Pencharz, R. I. *209.*
Hopps 568, 574, 575.
— u. Campbell *539.*
Horeau 746.
— A. s. Joliot, F. *704.*
Horlacher, A. s. Kartagener, M. *378.*
Horn 302.
— H., u. L. E. Finkelstein *282.*
Hornbostel, H. *200, 475, 512.*
Horneffer 85, 89.
— C. s. Monnier, M. *82.*
Horrax 238.
— G. *200.*
— u. P. Bailey *200.*
— u. J. P. Wyatt *200.*
Horst 745.
— W. *703.*

Horst u. G. A. v. Harnack 703, 784.
— u. F. Kuhlencordt 704, 786.
— u. H. Rösler 704.
Horst-Meyer, H. zur s. Damm, G. 192.
Horsters, H. 584.
Horstman, D. M., W. F. Havens u. F. Deutsch 475.
Horstmann 486, 492, 493,496.
Horten, E. 200.
Horváth 234.
— E. s. Kovács, K. 202.
Horvitz 549, 557, 561, 568, 571, 573, 575.
— Sachar u. Elman 525, 539.
— s. Elman 538.
— s. Fine 530.
— s. Kerr 530.
— s. Sacher 531.
Hoseth, W. s. Wilson, R. H. 583.
Hoskins, R. G. 704.
Hotman 518.
Howard 371, 502, 503, 530, 539, 558, 560.
— Bigham, Eisenberg, Wagner u. Baily 530.
— s. Duncan 537.
— C. H. s. Heyer, H. E. 643.
— F. H., u. W. A. Meriwether 475.
— J. E. s. Burnett, Ch. H. 336.
Howart 568.
Howell 369.
— L. R. s. Wilder, R. M. 343.
Howells, G. H. s. Marshall, J. H. 377.
Howes 560, 561, 568.
— s. Harvey 530.
— s. Keeton 530, 539.
Howland 565.
— u. Hawkins 533.
Hoyne, A., u. H. Herzon 104.
Hsia 488, 499, 500, 510, 513
— D. Y. Y., u. S. S. Gellis 475.
— Lonsway, M. jr. u. S. S. Gellis 475.
— P. Patterson, F. H. Allen jr., L. K. Diamond u. S. S. Gellis 475.
— R. G. Taylor u. S. S. Gellis 475.
— s. Brooks, B. F. 469.
— s. Gellis, S. S. 473.
Hubble, D. 704, 789.
Huber 498, 511, 719.
— Fr. 475.
Hubhard u. Wilson 544.
Huebschmann 166, 167.
— P. 421, 425.
Hueck 288, 290, 292, 293,304.

Hueck, W. 282, 301.
Hueleski 175.
Hünermann, Th. 377.
Hueper 293, 305.
— W. C. 282.
Hughes 546, 564, 733, 734, 737, 743.
— s. Cannon 523.
— s. Cohn 533.
— A. M. s. Astwood, E. B. 696.
— J. F. s. Perry, W. F. 709.
Hugues 738.
Hult, H. 475.
Human 554.
— s. Soskin 527.
Humphreys 566.
— s. Cannon 532.
Hunter, A. 282.
— B. R. s. Galt, J. 473.
Huntington, Gr., W. Robert u. D. Wikes-Weiss 104.
Hurn 16, 28, 70.
— M. s. Mann, F. D. 6.
Hursk, J. B. s. Schilling, J. A. 711, 782.
Hurter 588.
Hurxthal 271.
— L. M., u. N. Musulin 200.
Husse 158.
Hussey, C. V. s. Quick, A. J. 8.
Huszak 115.
Hutchinson 588.
— E. C. s. Fulton, R. M. 585.
Hutchison, J. H., u. E. M. McGirr 704, 789.
— s. McGirr, E. M. 707, 789, 790.
Huth 432.
— E. s. Klinke, K. 421.
Huthardt 142.
Hutinel, V. H. 421, 424.
Hu-Wang, H. s. Koller, F. 6.
Hyman, I. s. Zimdahl, W. T. 485.

Ibrahim 167.
Iltgen 173.
— A. s. Borowski, I. 102.
Inada 200, 264, 265.
Inam 559.
Inami 530.
Inceman, S. s. Bernard, J. 3, Ingbar 732, 737, 743, 744. 746.
Ingbar, S. H. 704.
— N. Freinkel, P. D. Hoeprich u. W. Athens 704, 773.
— s. Freinkel, N. 701.
— s. Papper, S. 708.
Ingelfinger 568.
— s. Culbertson, J. W. 471.
— s. Killian 540.

Ingham 169.
— I. 104.
Ingram 221, 229, 231, 232, 234, 235.
— W. R. 200.
— u. R. W. Barris 200.
— u. C. Fisher 200.
— — u. S. W. Ranson 200.
— L. Ladd u. J. T. Benbow 200.
— u. C. A. Winter 200.
— s. Fisher, C. 195.
— s. Ranson, S. W. 209.
— s. Winter, C. A. 217.
Innerfield 71.
— L., A. Angrist u. J. W. Benjamin 5.
Inouye, K. 200, 259.
Introzzi, Paolo 1.
Irby 95, 567, 568.
— V. s. Albanese, A. A. 78, 536.
Irvin 561.
— s. Hartzell 530.
Irving, G. W. 200.
— H. M. Dyer u. V. Du Vigneaud 200.
u. V. Du Vigneaud 200.
s. Du Vigneaud 215.
Isaac-Georges 259.
— P. s. Grenet, H. 197.
Iselein 433.
Israel, A. A. s. Orie, N. G. M. 379.
van Itallie 555, 556.
— Logan, Smythe, Geyer u. Stare 528.
— Moore u. Stare 528.
— Waddell, Geyer u. Stare 528.
Itoiz 733, 747, 758, 763.
— J. s. Stanbury, J. B. 712, 788.
Iudicello, J. s. Podio, R. B. 587.
Ivanovic, N. s. Fell, C. 4.
Iversen, K. 200.
— s. Ackermann, P. G. 695, 765.
Ivy 234.
— A. C. s. Boylston, G. A. 189.

Jackson 516.
— J. T. s. Kahle, H. R. 476.
— R. S. s. Morrison, L. M. 284.
Jacob 64.
— H. s. Koller, F. 6.
— S. s. André, J. 3.
Jacobs 564.
— s. Amberson 532.
Jacobsen 355.
— W. E. s. Heller, B. I. 339.
Jacoby, H. 475.

Jacox 16.
— R. F. *5.*
Jacquot, R. s. Lenègre, J. *584.*
Jadassohn, W. s. Manuila, L. *82.*
Jaeger 329.
— W. *282.*
Jaffé, B. s. Seed, L. *712.*
— H. s. Williams, R. H. *715, 772.*
— H. L., u. R. E. Ottoman *704.*
— L. s. Moehlig, R. C. *207.*
— R. *282, 332, 721, 759.*
Jagic, V. 758.
Jahn, D. *475.*
Jaimet 761.
— C. H. s. Johns, M. W. *704, 776.*
— s. Thode, H. G. *713.*
Jakob 759.
— A. *704, 765.*
— s. Strauss, E. *713.*
— K. s. Bargmann, W. *187.*
Jakobi 647.
— J., R. Janker u. W. Schmitz *643.*
Jakobovits 234.
— A. s. Kovács, K. *202.*
Jakoby 518.
James 507.
— G. W. III., O. J. Purnell u. E. J. Evans *475.*
Janbon 507.
— M., u. L. Bertrand *475.*
Jancou 145.
Janeway 492, 564, 565.
— Gibson, Woodruff, Heyl, Bailey u. Newhouser *533.*
— C. A. s. Gellis, S. S. *473.*
Janke *97.*
— B., u. D. Scharpff *80.*
Jankelson 518.
— J. R., u. L. R. Milner *475.*
Janker 647.
— R. s. Jakobi, J. *643.*
Jannet, H. s. Darrow, D. C. *337.*
Jansen, R. *200,* 261.
Janton 620.
— O. H., G. Heidorn, L. A. Soloff, Th. J. E. O'Neill u. R. P. Glover *586.*
January, L. E. s. Greene, J. A. *197.*
Jayasekera 503.
— H. T. W., B. V. De Mel u. H. Cullumbine *476.*
Jean, R. s. Chaptal, J. *470.*
Jeanneret 563.
— s. Fischer *533.*
Jeanson, F. s. Celice, J. *582.*

Jefferies, W. McK., R. P. Levy, W. G. Palmer, J. P. Storaasli u. L. W. Kelly jr. *704,* 784.
Jelliffe 503.
— D. B. s. Silvera, W. D. *483.*
Jenkins, R. s. Birnie, J. H. *336.*
Jennings 491.
Jensen 98, 121, 169.
— E., u. G. Gohde *104.*
— G. s. Christensen, B. C. *698,* 768.
— H. s. Cagan, R. N. *79.*
— N. K. s. Wilson, R. H. *582.*
Jervis, G. A. *80, 81, 84, 85, 86, 87, 88, 89, 90, 91, 92, 93, 94, 96, 97, 98,.*
— s. Block, R. J. *78.*
— s. Borek, E. *79.*
Jessen, H. *104,* 148.
Jeune 433.
— M., C. Béraud, P. Mounier-Kuhn u. J. Normand *421.*
— P. Mounier-Kuhn, M. Béthenod u. F. Potton *421.*
— P. Mounier-Kuhn u. F. Potton *421.*
— s. Mounier-Kuhn, P. *422.*
Jezler 348.
— A. *339.*
Job 561.
— s. Coller *529.*
Jobst 326.
— H. 316.
— u. G. Schettler *282.*
Jockels 350.
— G. s. Frey, J. *337.*
Joekes, A. M. s. Bull, G. M. *336.*
Johns 492, 495, 511.
— M. W., J. H. Gregson, S. C. Foster, C. H. Jaimet u. H. G. Thode *704,* 776.
— R. B. s. Murphy, E. S. *479.*
Johnson 12, 73, 302, 390, *530, 539,* 556, 573, 746.
— Freeman u. Meyer *528.*
— s. Rose *542.*
— C. E. s. Heinemann, M. *703,* 765.
— E. D. *377.*
— F. E. s. Wilson, R. H. *582.*
— H. W., u. A. Albert *704.*
— J. B., M. J. Ferrer, J. R. West u. A. Cournand *586.*
— J. F. s. Stevenson, C. S. *10.*
— J. R., u. J. R. De Palma *282.*
— P. C., u. W. H. Beierwaltes *704.*

Johns, R. S. s. Wilson, R. H. *582.*
— S. A. *5.*
— J. Rutzky, C. L. Schneider u. W. H. Seegers *5.*
— s. Fell, C. *4.*
— s. Vetni, G. *10.*
Johnston *530,* 564, 745.
— s. Brunschwig *532.*
— F. D. s. Wilson, F. H. *587.*
— Mac, A. W. s. Salter, W.T. *711.*
Joliot 746.
— F., R. Courrier, A. Horeau u. P. Süe *704.*
Joly, F., G. Folly u. J. Carlotti *586.*
— — J. Di Mattéo, G. Voci u. J. Carlotti *586.*
— s. Carlotti, J. *585.*
— s. Soulié, P. *586.*
Jones 236, 273, 561, 564, 617, 724, 745.
— u. Eaton *530.*
— s. Erf *533.*
— A. M., u. W. Schlapp *200.*
— s. Fulton, R. M. *585.*
— G. M. *200.*
— H. B., J. Gofman, F. Lindgren, T. Lyon, D. M. Graham u. B. Strisower *282.*
— s. Feller, D. D. *700.*
— s. Glas, S. J. *281.*
— s. Gofman, J. W. *281.*
— s. Graham, D. M. *281.*
— Jongh, de *524,* 546.
Jong, J. De s. Lindeboom, G. A. *706,* 773.
Jonson s. Greisheimer *281.*
Joppich 506.
— G. *104, 476.*
Jorda 563.
— s. Duran *533.*
Jordan 245, 565.
— s. Hayward *533.*
— u. W. R. Graham *201.*
Jordana 269.
— s. Vidal *215.*
Jorde, W. O. *476,* 488.
Jores, A. *201,* 241, 288.
— u. H. Beck *201.*
Jorgens 683.
— J., J. W. La Bree, F. H. Adams u. L. G. Veasy *643.*
— s. Stauffer, H. M. *645.*
Jorpes 567, 570, 576.
— Magnusson u. Wretlind *539.*
— E. *5.*
Joseph 363.
— M. s. Anderson, E. *335.*
Josephy, H. *81,* 84.

Joske 507.
— R. A. s. Saint, E. G. *481.*
Jost 332.
Jürgens 38, 45, 58, 60, 64, 67, 68.
— J. *5.*
— R. *5.*
— u. A. Ferlin *5.*
— u. A. Studer *5.*
Julen, C. s. Snellman, O. *9.*
Juluson 560.
— Ravdin, Vars u. Zintel *530.*
Jung 348.
— G. *339.*
— W. *104.*
Jungel 496.
— M. B. *476.*
Jungmann, P. *201.*
Junker 155.
Junkmann, K. *704,* 785.
Just, G. *201.*
Jutisz 741.
— M. s. Roche, J. *710.*

Kaatz 247.
— A. s. Hirsch, W. *200.*
Kabat 135.
Kälin 622.
— R. s. Bühlmann, A. *581.*
— s. Pipberger, H. *587.*
— s. Schaub, F. *584, 586.*
Kärst W. *476,* 500.
Kafka 110, 114, 115, 116, 118, 119, 120, 123, 124, 129, 134, 160, 184.
— V. *101, 105.*
Kahle 516.
— H. R., u. J. T. Jackson *476.*
Kahler O. *201,* 219, 240.
Kahn B. S. *201.*
Kalla, M. *81.*
Kairiustis, V. *201.*
Kaiser 689.
— K., u. P. Thurn *643.*
Kakizaki 490.
— Y., u. Y. Sato *476.*
Kalapos, J. *339,* 348.
Kaldor, J. s. Goldzieher, M. *197.*
Kaleoglu, Ö. s. Stary, Z. *286.*
Kalk 360, 490, 497, 499, 507, 508, 509, 519, 520, 522.
— H. *476.*
— u. K. Nissen *105.*
— u. E. Wildhirt *339, 476.*
Kallmann 721.
— H. s. Broser, L. *698.*
Kalm 161, 176, 178, 183.
Kaltreider 590.
Kamin 572.
— u. Handler *539.*
Kamm, O. *201.*

Kamm, T. B. Aldrich, J. W. GroteL. W. Rowe u. E. P. Bugbee *201.*
— s. du Vigneaud, V. *215.*
Kammerer 573.
— s. Mueller *541.*
Kanof 513.
— A., E. J. Donevan u. H. Berner *476.*
Kantzky, R. *105.*
Kanze 90.
Kaplan 145.
— M. Z., u. A. C. Poweleit *105.*
Kappas, A. s. Sheline, G. E. *712, 776, 778.*
Kappert 363, 520.
— A. *339, 476.*
Karabin 563.
— Udesky u. Seed *533.*
Karandikay, G. s. Salter, W. T. *711.*
Karcher 565.
— s. Pommerenke *534.*
Kark, R. M. s. Chapmann, R. A. *470.*
Karp 554.
— s. Moore *527.*
Karpati 691.
— u. Eberle *643.*
Karplus, J. P. *201.*
— u. O. Pesznik *201.*
Karr, J. W. s. Schilling, J. A. *711, 782.*
Kartagener, M. *378,* 400, 401, 402.
— u. A. Horlacher *378.*
— u. K. Ulrich *378.*
Karte 125.
Kary, C. *201.*
Kasper 164.
Kâss, A. *476,* 510.
Kassay, D. *421,* 433.
— s. Görgenyi-Göttche, O. *421.*
Kassel 566.
— s. Brand *532.*
Katsch 348.
— G., u. K. Mellinghoff *339.*
Kattus 355.
— A. A. s. Sinclair-Smith, B. *342.*
Katz 305, 332, 490.
— L. N., u. D. K. Dauber *282.*
— s. Salans, A. H. *645.*
— s. Schlichter, J. G. *286.*
— R. *282.*
— s. Ducci, H. *471.*
Kaufmann 293, 297, 429.
— A. *421.*
— C. 332.
— u. E. Lehmann *282.*
— u. O. Mühlbock *282.*
— E. *282,* 301.

Kaufmann, G. *201.*
Kauhtio 487, 601.
— J., u. N. Hallmann *476.*
Kaulla, K. N. von 45, 61.
— s. della Santa, R. *9.*
Kawnitz 560.
— u. Kren *530.*
— P. E. s. Feitelberg, S. *700,* 782.
Kausch 524, 546.
Kautzky 181.
Kawai 579.
— s. Tsuno *545.*
Kawamura, K. s. Kobayashi, T. *81.*
Kay 515.
— C. F., J. W. Woods, H. F. Zinser u. J. M. Benjamin *643.*
— s. Kuo, P. T. *644.*
— s. Zinsser, H. F. *646.*
— S., u. P. C. Talbert *476.*
Kaye, M. s. Westlake, E. K. *585.*
Keating s. Elman 523, *538.*
— F. R. jr. 546, 725, 731, 733, 734, 735, 736, 738, 739, 742, 743, 744, 746, 752, 762, 764.
— u. A. Albert *704,* 764.
— S. F. Haines, M. H. Power u. M. M. D. Williams *704,* 764.
— u. M. H. Power 764.
— — J. Berkson u. S. F. Haines *704,* 764.
— R. W. Rawson, W. Peacock u. R. D. Evans *704.*
— J. C. Wang, T. J. Luellen, M. M. D. Williams, M. H. Power u. W. M. McConahey *704.*
— s. Albert, A. *695, 696.*
— s. Benua, R. S. *697.*
— s. Berkson, J. *697.*
— s. Blackburn, C. M. *697.*
— s. Childs, D. S. jr. *698.*
— s. Larson, R. A. *705.*
— s. Luellen, T. J. *706,* 764.
— s. McConahey, W. M. *707,* 764, 772, 790.
Keclík, M. *476,* 497.
Kedzierski, J. s. Elmer, A. W. *194.*
Keel, M. *476,* 487, 506, 521.
Keeser, E. *282,* 321, 325, 331.
— u. K. F. Benitz *282.*
Keeton 560, 561, 568.
— Cole, Calloway, Glickman, Mitchell, Dyniewicz u. Howes *530, 539.*
— R. W. s. Chapmann, R. A. *470.*
Kehrer 113.
— F. A. *105.*

Kehrer, H. E. *105*, 112, 116.
Keibl, E. s. Deutsch, E. *4*.
Keiderling 490.
— W., u. H. Scharpf *476*.
Keil 500.
— P. G. s. Wadworth, R. C. *484*.
Keilhack *530*, *562*.
Keith 370, 551.
— s. Baskin *525*.
— J. D., R. D. Rowe, P. Vlaid u. J. H. O'Hanley *584*.
Kelemen 249.
— J. s. Kerpel-Fronius, E. *201*.
Keller 172, 510.
— A. D. *201*, 239.
— u. J. W. Hamilton jr. *201*.
— W. E. Lawrence u. C. B. Blair *201*.
— W. Noble u. J. W. Halmilton jr. *201*.
— s. Handley, C. A. *198*.
— s. Levkoff, A. H. *204*.
— s. Witt, D. M. *217*.
— F. s. Grünthal, E. *197*.
— H. s. Scheiffarth, F. *108*.
— P. D., u. W. L. Nute *476*.
Kellner 304, 320, 324.
— A., u. Dju Chang *282*.
— A. T. Ladd u. J. W. Correll *282*.
Kelly 722.
— F. B. s. Gould, R. G. *281*.
— F. J. *704*, 781.
— C. T. Ray, S. A. Threefoot u. G. E. Burch *704*.
— s. Allen, H. C. jr. *696*, 781.
— L. W. jr. s. Jefferies, W. Mck. *704*, 784.
Kelsall, A. R. *201*, 263.
Kempton 501.
— J. J., u. M. Bodian *476*.
Kendall, E. C. *704*, 741.
Kennard 97.
— K. S. s. Sherwin, C. P. *83*.
Kennedy 244, 725.
— F. S., u. J. H. Fisher *201*.
— T. H. s. Griesbach, W. E. *702*.
Kenney, R. A. *339*, 353, 362.
— s. Barclay, J. A. *187*, *335*.
Kepler 363.
— E. J. s. Levy, M. S. *340*.
Kermit 370.
— L.P., u. G. H. Mudge *339*.
Kern 408.
Kerpel-Fronius, E. 249, *339*, 348, 349, 352.
— u. R. Martyn *339*.
— J. Vönöczky u. J. Kelemen *201*.
— s. Leövey, F. *340*.
Kerr 557, 561.

Kerr, Horvitz u. Wipple *530*.
Keston 550, 570, 743.
— Rittenberg u. Schoenheimer *540*.
— s. Fox *526*.
— s. Ratner *542*.
— s. Rittenberg *542*.
— s. Schoenheimer *542*.
— A. S., E. D. Goldsmith, A. S. Gordon u. H. A. Charipper *704*.
Keup, W. *81*, 92, 93.
Keutmann 362, 367.
— E. H. s. Basset, S. H. *335*.
Keys 303, 321, 322, 329, 332.
— A. *282*, 332.
— F. Fidanza, V. Scardi, G. Bergami, M. H. Keys u. F. Lorenzo *282*.
— O. Mickelsen, E. C. O. Miller u. C. B. Chapman *282*.
— F. Vivanco, R. Miñon, M. H. Keys u. C. Mendoza *282*.
— M. H. 332.
— s. Keys, A. *282*.
Ki *534*, *565*.
Kilduffe 563.
— u. deBarkey *534*.
Killian 568.
— u. Ingelfinger *540*.
Kilpatrick, J. A. s. Davies, C. E. *337*.
Kimball 565.
— s. Fink *533*.
Kindler 117.
Kindschi, L. G. s. Schindler, J. A. *482*.
Kindwall 241.
— J. A., u. D. Cleveland *201*.
King 558, 576.
— s. Peters *531*, *541*.
Kinney 555.
— s. Collins *527*.
— s. Geyer *528*.
Kinsell 553.
— s. Bertino *526*.
Kirchmair, H. *105*, 168.
Kirk 306, *540*.
— u. Praetorius *282*.
Kirkeby, K., u. P. Leren *704*, 785.
Kirkendahl, W. M. s. Hamilton, H. E. *703*, 790.
Kirkland, R. H. *704*, 725.
Kirkwood, S. *704*, 732, 742, 761.
— s. Fawcett, D. M. *700*.
— s. Thode, H. G. *713*.
Kirnberger, E. J. s. Gros, H. *474*.
Kirschmair 142, 144.

Kirshner, J. J., R. L. Brekkenridge u. F. A. Albritten jr. *584*.
Kirsner 569.
— Sheffner, Palmer u. Bergeim *540*.
— s. Sheffner *531*.
Kisler 164.
Kissling 390.
Kissner, Sheffner u. Palmer *531*.
Kitts, A. W. s. Stokes J. jr. *483*.
Kiyasu 553, *562*.
— s. Elman *526*, *530*.
Kiyono, H. *201*.
Kjeldahl 124, 127.
Kjellberg 647, 676, 683, 685.
— S. L. s. Engstrom, B. *642*.
— S. R., u. U. Rudhe *644*.
Klaes, H. H. s. Gagel, O. *196*.
Klaften, E. *201*, 262.
Klamann 202, 219.
Klar, R. *202*.
Klaube 117.
Klauenflügel, H. *105*.
Klauer 720, 759, 761.
— F., u. H. Billion *705*.
— s. Billion, H. *697*.
Klebe, J. *105*.
Klein 85, 86, 87, 88, 91, 258, 307.
— D. *81*.
— O. s. Holzer, H. *200*.
— W. *282*.
— s. G. Schramm u. A. Wolff *282*.
Kleinfelder, H. *339*, 358.
Kleinschmidt 173, 424, 488, 496, 497, 517.
— A. s. Thaddea, S. *214*.
— H. *105*, *421*, *476*.
Kleinsorge 261, 367.
— H., u. L. Kubitza 202.
Klenk, E. *81*, 96.
Klepsch 381.
— S., u. A. Stahl *378*.
Klimke, W. *105*, 112, 113, 119.
— s. Marchesani, O. *106*.
Klinefelter 370.
— H. F., u. S. M. Sally *339*.
Klinge 159, 293.
— F., u. A. Schulz *282*.
Klinke 145, 270, 432, 486, 496, 518, 565.
— s. Opitz *534*.
— K. *202*, *476*.
— u. E. Huth *421*.
Klisiecki, A., M. Pickford, P. Rothschild u. E. B. Verney 202.
Klitgaard, H. M. *705*, 746.
Klopp 367.
— C., N. F. Young u. H. C. Taylor jr. *339*.

Klose, H. H. *374.*
Klotz, H. R., u. J. Debray *339.*
— u. P. Lumbroso *705, 789.*
— O. *282, 292, 304, 312, 367.*
Kloučková, K. *476.*
Klütz, W., u. E. Wildhirt *476.*
Kluge *202,* 249.
Knaub 135.
Knauer 141.
Knapp 164.
— W. s. Germer, W. D. *103.*
Knebel, R., u. W. Bolt *582.*
Knedel 347, 561.
— s. Zettel *532.*
— M. s. Zukschwerdt, L. *343.*
Knibbe 134, 158.
— H. J. s. Schultz, H. *109.*
Knibbing 154.
Knick, B., u. K. Hoffmann *476.*
Knierer 112.
Knipping 588, 599, 600, 607.
— H. W. s. Bolt, W. *582, 583.*
Kniseley 724.
— R. M. s. Andreros, G. A. *696.*
Knoefel 565.
— s. Holt *533.*
Knöpfelmacher *202.*
Knopf 166.
— E. *105.*
Knowlton 489.
— M. s. Colbert, J. W. jr. *470.*
— s. Nefe, J. R. *479.*
Knutson 354.
— R. C. s. Bell, E. T. *335.*
Kobayashi 85, 87, 88, 89.
— T., T. Saito, K. Kawamura u. F. Koga *81.*
Koch 117, 119, 154, 166, 167, 173, 175, 182, 399.
— F. *339,* 360.
— Fr. *105.*
— s. Bieling, R. *102.*
— H. s. Betz, K. *102.*
— O. *105.*
Kochakian, C. D. *339,* 366, 367.
— s. Basset, S. H. *335.*
Kochmann, R. s. Schiff, E. *482.*
Kock, H. s. Borowski, J. *102.*
Koda, F. s. Farah, A. *337.*
Köhl, R. 331.
Köhler, A. 384.
— u. A. Zimmer *375.*
— V. *476,* 519.
Koehne 554.
— u. Mendel *528.*
Kölbel, H. *105.*
Kölbel-Borstel, H. *105.*

Kölbl, H., u. A. Rosenkranz *476.*
Koella, W. *202,* 221, 227, 231, 239, 259, 260.
Kölle *202,* 261.
Könyves-Kolonics 115.
Koeppe, H. W. *105,* 175.
Körner 570.
— s. Ahlhelm *535.*
Környey, St. *105.*
Kövér, B. *476,* 497.
Koga 264.
Koga, F. s. Kobayashi, T. *81.*
— K. *202.*
Kolb *525,* 548.
Kolder 744.
— H. s. Fellinger, K. *700.*
Koller, F. *6,* 15, 16, 18, 35, 44, 60, 63, 64, 65, 67, 68, 71.
— C. Gasser, G. Krüsi u. G. de Muralt *6.*
— u. H. Jacob *6.*
— A. Loeliger u. F. Duckert *6.*
— — — u. H. Hu-Wang *6.*
— — u. P. Flückiger *6.*
— u. W. Siegenthaler *705,* 787.
— s. Cramer, R. *4.*
— s. Duckert, F. *4.*
— s. Flückiger, P. *4.*
— s. Forell, M. M. *4.*
— s. Loeliger, A. *6.*
— s. Schwarz, E. *9.*
Kolner, R. L. V. *476,* 492.
Kolocsay, v. 647.
Komai, T. *202,* 264.
Komrower, G. M. s. Holzel, A. *475.*
Koncalovskaja, N. M., u. T. V. Lebedeva *477.*
Koop 560, 563, 568.
— Drew, Riegel u. Rhoads *531, 534.*
— Riegel, Grigger u. Barnes *540.*
— s. Riegel *542.*
Korandikar 731.
Korenchevsky 363, 366.
— V., u. M. A. Ross *340.*
— s. Simpson, S. L. *342.*
Kornberg 317.
— A., u. W. E. Pricer jr. *283.*
Kornerup, V. *283.*
Korol, E. *422,* 425.
Korpássy 234.
— B. s. Kovács, K. *202.*
Korth, C., u. J. Schmidt *586.*
Koschnitzke 564, 565.
— s. Kremer *534.*
Kosenow 155.
Kossa 311.
Kossmann, C. E. *586.*
— s. Wilson, F. H. *587.*

Koster 561.
— u. Shapiro *531.*
Kostyal, L. *105,* 173.
Kotake 93.
— V., Y. Massai u. Y. Mori *81.*
— Z. Matsuoka u. M. Okagawa *81.*
— u. Y. Mori *81.*
Kotelnikova, E. P. *477,* 517.
Koumans 517.
— A. K. J. *477.*
Koumrouyan, H. *377.*
Koupernik, C., u. S. Bukot *477.*
Kourilsky 246, 433, 689, 691.
— R. *202,* 378, 421, 644.
— M. Bidermann, S. Kourilsky u. S. Ettedgui *422.*
— M. David, J. Sicard u. J. J. Galey *202.*
— L. Corre, H. Hervey u. S. Morat *202.*
— G. Decroix, M. Blondeau u. G. Ganter *379.*
— u. E. Fournier *202.*
— u. J. J. Galey *202.*
— S. Kourilsky, M. Laudat u. L. Corre *202.*
— — — u. J. Regaud *202.*
— — — u. S. Rémond *202.*
— M. Laudat u. E. Lortat-Jacob *202.*
— — u. J. Regaud *202.*
— — u. M. Marchal *644.*
— — u. J. Barcelo *644.*
— — u. M. Decoisy *644.*
— u. J. Sicard *202.*
— s. Roussy, G. *210.*
— s. Kourilsky, R. *202, 422.*
Kousin, V. J. *105.*
Kovács 234.
— K., u. D. Bachrach *202.*
— — A. Jakobovits, E. Horváth u. B. Korpássy *202.*
— s. Oláh, F. *208.*
Kozinn 84, 85, 86.
— Ph. J. s. Cohen, Ph. *79.*
Kozol 561, 562.
— s. Meyer *531.*
Kozoll 568.
— s. Hoffman *539.*
Kracht, J. s. Bansi, H. W. *697, 788.*
— s. Meissner, J. *707, 788.*
— U. s. Bansi, H. W. *697, 788.*
Kraemer 300.
— D. M., u. H. Miller *283.*
Kraft 555.
— s. Collins *527.*
Kral 123, 160.
Krarup, N, B. s. Hanssen, P. *198.*
Kratkova 486, 492.
— E. s. Havlujova *474.*

Kratochwil, L. s. Garbinski, T. *473*.
Kratzsch, E. *202*, *234*.
Kraus 145, 164, 553.
— s. Biedl *526*.
— E. J. *202*, *203*.
Krause, W. s. Hollmann, W. *379*.
Krauss, R. F. s. Neter, E. *106*.
Krautwald 578.
— s. v. Brandt *544*.
Krebs s. Baborka *536*.
— H. *477*, 515, 516, 571.
— H. A. *81*.
Krečmer, B. B. *477*, 497, 498.
Kreitner 369.
— H. s. Meuser, H. *340*.
Kremer 564, 565, 569.
— Hall, Koschnitzke, Stevens u. Wangensteen *534*.
— s. Luetscher *540*.
Kren 560.
— s. Kaunitz *530*.
Krepler, P. *105*.
Kresbach, E., G. Stepantschitz u. M. Drescher *477*.
— s. Stepantschitz, G. *483*.
Kreutzer, R. s. Casaubon, A. *470*.
Kriberg, M. s. Bauzá, J. *468*.
Kriete, B. C. s. Ferris, B. G. jr. *581*.
— H. A. s. Ferris, B. G. jr. *581*.
Krishnan 574.
— Narayanan u. Sankaran *540*.
Kriss, P. *705*, *759*.
Kritschevsky, D. s. Biggs, M. *279*.
Kritzmann 261.
— A. S. s. Edelmann, J. G. *193*.
Kroc 742.
— R. L., G. E. Phillips, N. R. Stasilli u. S. Malament *705*.
Kröber, E. *81*, 99.
Krogh 588.
Kroiss 120.
Kronig 116.
Krook, H. s. Werkö, L. *646*.
Kropp 180.
— K. s. Linzenmeier, G. *106*.
Krosnick 549.
— s. Himwich *525*.
Krueg *524*, *546*.
Krüger, E. H. *203*.
Krüsi, G. s. Koller, F. *6*.
Krugk, M., u. E. Rominger *105*.
Kruse 118.
— J. s. Sorbye, O. *9*.
Krym s. London *540*.

Kubitza 261.
— L. s. Kleinsorge, H. *202*.
Küchmeister, H. *477*, 519.
Kühl, I. *105*, 180.
Kühn, H. *105*.
— H. A. *477*, 491, 505.
— u. A. Hitzelberger *477*.
— u. G. Mehnert *477*.
Kühnau *540*, 571.
Kühne, P., u. H. Billion *705*, 765.
— s. Billion, H. *697*, 764.
Kühner 561, 564, 569.
— s. Zenker *532*, *535*, *544*.
— L. *203*.
Kuelz *203*, 245.
Küntzel, J. *376*, 381.
Künzer, W. *105*, 154, 176.
Kugelmeier 246.
Kugelmeyer, L. M. *203*.
Kuhlencordt, F. s. Horst, W. *704*, 768.
Kuhlmann 349.
— D. s. Ambard, L. *335*.
Kuhn, Ph. *203*, 257, 259.
Kulcar 169.
Kulésar, M. s. Wolleck, B. *110*.
Kulin, L. *105*.
Kummer, P. *705*, 759.
— C. M. s. Schiff, L. *711*.
Kunkel 317, 320, 323, 324, 507, 576.
— Labby, Ahrens, Shank u. Hoagland *540*.
— H. G. s. Ahrens, E. A. *279*.
— s. Taylor, St. P. jr. *214*.
— P. s. Blotner, H. *189*.
— s. Yesner, R. *485*.
Kunz *534*, 563.
— P. T., E. A. Hildreth u. C. F. Kay *644*.
Kurland 724, 735, 746, 748, 751, 752.
— G. S., A. S. Freedberg u. J. Fishman *705*, 769.
— s. Freedberg, A. S. *701*, 790.
— s. Hamolsky, W. M. *703*.
Kurose, I. *203*, 264.
Kurtz, M. s. Earle, D. P. jr. *193*.
Kuschinsky, G. *203*, 234, *705*, 744.
— u. H. E. Bundschuh *203*.
— u. P. Liebert *203*.
Kuske 501, 502.
— F. *105*.
— F. A. *477*.
Kydd 746.
— D. M. s. Man, E. B. *706*.
Kyle 371.

Kyle L. H. s. Schreiner, G. G., *341*.
Kylet, R. H. s. Chapmann, R. A. *470*.
Kylin, E. *203*.
Kyrieleis, W. *377*.
Kyrklund *203*, 239.
Kyslonzil 181.
Labbé *203*.
Labby 273, 576.
— s. Kunkel *540*.
— D., u. C. Hoagland *203*.
Labhart 41, 73, 134, 369.
— A., u. O. Spühler *340*.
— s. Luescher, E. *6*.
Labietes 559, 560.
— s. Grossman *530*.
Lachapèle, A. P., P. Blanquet u. L. Capot *705*, 781.
Lackschewitz, K. *477*.
Lacombe, L. U. *203*, 219.
Ladd 234, 324.
— A. T. s. Kellner, A. *282*.
— L. s. Ingram, W. R. *200*.
Laënnec 508.
Läsch, G. H., u. A. Linke *477*.
Laidlaw 745.
— J. C. *705*.
Lafourcade 502.
— R. s. Levesque, J. *477*.
Lajos, B. *203*.
Lake, C. F. *377*.
Lalla, O. de s. Gofman, J. W. *281*.
Lamarque 759.
— P., E. Thibaut, A. Pages u. Gary-Bobo *705*.
Lamb 622.
— L. E., u. E. G. Dimond *587*.
Lambert 555.
— Miller u. Frost *528*.
Lambrecht 125.
— E. s. Heepe, Fr. *474*.
Lamerton 725.
— L. F. *705*.
Lampé 569, 759.
Lampe s. Abderhalden *535*.
— J. s. Beierwaltes, W. H. *697*.
— s. Lowrey, G. H. *706*.
Lampen, H. *283*, 329.
Lanbrinakos 498.
— J., u. P. Papathéodorou *477*.
Lancereaux *203*, 219.
Landau, A., u. J. Wajsman *203*.
Landé 322.
— K. E., u. W. M. Sperry *283*.
Landen 599, 607.
— H. C., u. O. Bayer *583*.
Landerer *524*, *546*.
Landesman 567, 568.
— u. Weinstein *540*.

Landgrebe, F. W. s. Waring, H. *215.*
Landing 492, 497.
— B. H. s. Craig, J. M. *470.*
Landwehr 14.
— G. s. Alexander, B. *2.*
Lang 93, 95, 164, *534, 540,* 563, 566, 570, 572, *761.*
— u. Schwiegk *534.*
— K. *81.*
— u. O. F. Ranke *81.*
— u. R. Schoen *81.*
— s. Haupt, H. *104.*
— N., u. H. Nöller *705.*
Langdell 40.
— R. D., J. B. Graham, u. K. M. Brinkhous *6.*
— R. D. Wagner u. K. M. Brinkhous *6.*
— s. Brinkhous, K. M. *3.*
Lange 60, 135, 264, 304, 490.
— C. de *203.*
— F. *283.*
— H. s. Hartmann, F. *5.*
— J. s. Butzengeiger, K. H. *469, 470.*
— K. *283.*
Langen, C. D. de *477,* 494, 496, 497.
Langstein, L. s. Falta, W. *80.*
Lans 546.
— Gollin, Daro u. Nora *524.*
Lansing, A. J. s. Blumenthal, H. T. *280.*
Larcher 145.
Larcomb, J. M. *81.*
Laroche 759.
— G., L. Mallet u. J. Tremolières *705.*
Larrieu 13, 31, 32, 55, 58.
— M. J. s. Soulier, J. P. *9.*
Larrne, G. s. Roussel, A. *481.*
Larroudé, C. s. Fleming, A. *377.*
Larson 85, 570, 743, 745, 746.
— s. Maass *541.*
— C. A. *81.*
— E. E. s. Weir, J. F. *216.*
— F. C., W. P. Deiss u. E. C. Albright *705.*
— s. Deiss, W. P. *699.*
— F. G. s. Albright, E. C. *696.*
— R. A., F. R. Keating jr., W. Peacock u. R. W. Rawson *705.*
Lasater, T. E. s. Smith, S. G. *213.*
Lasch 44, 45, 60, 61, 518, *524,* 547.
— F. *105, 477.*
— s. Frisch, A. V. *472.*
— H. G., u. A. Linke *6.*
— u. L. Roka *6.*
— s. Linke, A. *6.*

Lashmet 550.
— u. Newburgh *526.*
Lashof 742.
— J. C. s. Sterling, K. *713.*
Lasichak 569.
— s. Smyth *543.*
Laskiewicz, A. 377, 400.
Lassen, F. *81,* 85.
Lasser 622, 625.
— R. P., E. R. Borun u. A. Grishman *587.*
Latner 370, 371.
— A. L., u. E. D. Burnad *340.*
Latour, H. s. Giraud, G. *473.*
Latta *524, 526,* 545, 551.
Latzka *531, 561.*
Lauça, J. B. s. Trincao, C. *484.*
Lauche 361, 366.
Laudahn 490.
— G. *477.*
Laudat, M. s. Kourilsky, R. *4 202.*
Launay 246.
— C. s. Lesné, E. *204.*
Laurentie 262.
— A., u. B. J. Basiliou *203.*
Laurila, U.-R. s. Acher, R. *186.*
Lauritzen, M. *203.*
Lausset 512.
Lauter, S., u. F. Hiller *203.*
Lavietes 731.
— P. H. s. Riggs, D. S. *710.*
Lawler 568.
— s. Hartman *539.*
— H. Cl. s. Vigneaud, V. du *215.*
Lawrence 257.
— R. D., u. R. A. McCance *203.*
— W. E. s. Keller, A. D. *201.*
Lawson, J. H., W. G. Manderson u. E. W. Hast *105.*
Lawton, Curreri u. Gale *527.*
Layani 259.
— F. s. Duvoir, M. *193.*
Layne 522.
Lazerson, R. s. Rall, J. E. *709,* 773.
Lazorthe 234.
— s. Riser *210.*
Leadbetter 577.
— s. D'Agostino *544.*
Leake, T. B. s. Aggeler, P. M. *2.*
Learner 573.
— s. Weston *543.*
Leary, T. 283, 292.
Lebedeva, T. V. s. Koncalovskaja, N. M. *477.*
Leblond 718, 724, 739, 740, 741, 742, 744, 745, 746.
— C. P., M. B. Fertman, I. D. Puppel u. G. M. Curtis *705.*

Leblond, u. J. Gross *705.*
— u. W. Man *705.*
— W. L. Percival u. J. Gross *705.*
— I. D. Puppel, E. Riley, M. Radike u. G. M. Curtis *705.*
— u. P. Süe *705.*
— s. Findlay, D. *700.*
— s. Gross, J. *702.*
— s. Mann, W. *706.*
— s. Nadler, N. J. *708.*
Lecrone 569.
— s. Nemir *541.*
Lederer, J. *203.*
— s. Visscher, M. de *714,* 784.
Ledoux, E. *203.*
Lee 568, 570, 746.
— s. Elliott *537.*
— N. D., u. R. H. Williams *706.*
Leenhardt, E., J. Boucomont u. Sarran *105.*
Leevy, C. M., C. K. Dvorshack u. A. M. Guassi *477.*
Leew 501.
Legget, T. H. s. MacCallum, W. B. *340.*
Legrain 367.
— M. s. Dérot, M. *337.*
Lehmann, E. s. Kaufmann, C. *282.*
Lehman-Facius 161.
Lehnartz, E. *283,* 331.
Leiber, B. *378,* 380, 385, 404, *477,* 492, 511.
— u. R. Pabst *376.*
Leibowith 492, 497.
Leibowitz, S., u. H. Brody *477.*
— s. Denber, H. C. *471.*
Leicher 381, 400.
Leifer 744.
— E. s. Werner, S. C. *715,* 778.
Leigh *540.*
Leikin 504.
— S. L., u. A. J. Recinos *477.*
Lein, A. 95, *706,* 735.
— M. s. Albanese, A. A. *78.*
Leistner 732.
— W. s. Barkan, G. *697.*
Leiter 355, 373, 759.
— L. s. Mokotoff, R. *340.*
— s. Seidlin, S. M. *712.*
— s. White, A. G. *216.*
Leitinger 372.
— H. s. Hoff, F. *339.*
Leitner, N. *340,* 348.
Lelong 505, 506, 510.
— M., F. Lepage, F. Alison, le Tan-Vinh, B. Desmonts u. Alagille *477.*
Lélu 347.
— E. s. Chabanier, H. *336.*
Lemaignen 759.

Lemaigen s. Gilbert-Dreyfus 701.
Lemaire 340, 344, 367.
Lembke, A. s. Essen, K. W. 472.
Lemierre, A., J. Delay u. G. Tardieu 340.
Lemke 675.
Lendvai, J. s. Forró, E. 195.
Lenègre 591.
— J., u. A. Gerbaux 584.
— P. Maurice, L. Scébat, P. Y. Hatt u. R. Jacquot 584.
— s. Carouso, G. 585.
— s. Schweizer, W. 586.
Lenk, R. 203.
Lennartz, H. 105.
Lenner, M. s. Bálint, P. 335.
Lennette 173.
Lennon 740, 743.
— B. s. Albert, A. 696.
Leonardi, P., u. G. de Sandre 477.
Leone, A. 477, 506.
— L. A. s. Tagnon, H. J. 10.
Leonhardi 96, 347.
— G. 340.
— I. von Glasenapp u. G. Brühl 81.
Leoni, G. 81.
Leövey 352.
— F., u. E. Kerpel-Fronius 340.
Lepage, F. s. Lelong, M. 477.
Lepart, J. s. Gennes, L. de 701.
Lepe, A. s. Dussaillant, G. 642.
Lepow, H. 81, 85, 87, 89.
Lepper, M. H., Ch. K. Wolfe, A. J. Zimmermann, H. W. Spies u. H. F. Dowling 477.
Leprat 742.
Le Quesne 524.
Lequime, J. 584.
Leren, P. s. Kirkeby, K. 704, 785.
Lerman 725, 742, 743, 754.
— J. 706.
— s. Gertler, M. 280.
— s. Rawson, R. W. 709.
Lerner 93, 555, 738, 743.
— Chaikoff, Entenman u. Dauben 528.
— A. B. 81.
— T. B. Fitzpatrick, E. Calkins u. W. H. Summerson 81.
— S. R. s. Franklin, A. L. 700.
Leroux 557.
— s. McIntosh 531.
Leschke, E. 203, 204.
Leslie, S. H. s. Dancis, J. 192.
Lesné 246, 569, 579.
— u. Richet 540, 544.

Lesné, E., C. Launay u. G. Sèe 204.
Lesourd, R. s. Decourt, J. 192.
Less 130.
Le Tan-Vinh s. Lelong, M. 477.
Letterer, E. 283, 293, 304, 422, 444, 458.
Leudet 204, 219.
Leuven, B. D. van s. Davies, L. G. 585.
Le Veen u. Fishman 531, 540.
— s. Lund 531, 541.
Levenson 561, 568.
— s. Lund 531, 541.
Levent 259.
— R. s. Grenet, H. 197.
Lévéque 490.
— B. s. Marie, J. 478.
— T. F., u. E. Scharrer 204.
Levère, P. 376.
Leveringhaus, H. 204, 241.
Levesque 501, 502.
— J., R. Lafourcade u. D. Démassieu 477.
Levey 569.
— Hoganson, Harroun u. Smyth 540.
— s. Smyth 543.
Levine 92, 555.
— s. Gordon 528.
— S. Z., H. H. Gordon u. E. Marples 82.
— E. Marples u. H. H. Gordon 82.
Levinson 121.
— D. C. s. Cosby, R. S. 585.
— s. Elek, S. R. 587.
Levit, S. G., u. L. N. Pessikova 204.
Levitt 363.
— M. F. s. Gaudino, M. 338.
Levkoff, A. H., T. W. Demunbrun u. A. D. Keller 204.
Levrey 569.
Levy 355, 363, 497.
— A. s. Giraud, G. 473.
— G. s. Stahl, J. 483.
— L. M. s. Perloff, W. H. 709, 784.
— s. Schneeberg, N. G. 711, 784.
— M. M. s. Berne, R. M. 335.
— M. S., M. H. Power u. E. J. Kepler 340.
— R. R. s. Jefferies, W. Mck. 704, 784.
Lew 557, 561.
— W. s. Addis, T. 467, 529.
Lewandowski 169.
— M. s. Poetschke, G. 107.
Lewey 246.
— F. H. s. Yaskin, J. C. 217.

Lewin, C. 204.
— W. s. Higgins, G. 199.
Lewinson 145.
Lewis 22, 55, 93, 95, 226, 227, 241, 243, 255, 256, 263, 568, 570, 576.
— Taylor u. Davidson 540.
— s. Eckhardt 537.
— s. Elliott 537.
— A. A. G. 204.
— M. R. H. Ashken, G. M. Clayton, R. A. Osborn u. L. Sinclair 204.
— u. T. M. Chalmers 204.
— u. J. Smart 204.
— s. Chalmers, T. M. 190.
— C. S. jr., A. J. Samuels u. H. H. Hecht 584.
— H. B. s. Chandler, J. P. 79.
— s. Papageorge 82.
— s. Shambaugh, N. 83.
— J. H., u. J. H. Ferguson 6.
— J. L., u. L. L. Terry 644.
Lewisohn 524, 545.
Ley, A. B., G. G. Reader, C. W. Sorenson u. R. S. Overman 6.
— G. s. André, J. 3.
Leyden 204, 243.
Lezynsky s. Zondek, H. 217.
Lhermitte 244.
— J. s. Babonneix, L. 186.
Lian 647.
— C., u. G. Minot 644.
Libby 726.
— R. L. s. Allen, H. C. jr. 696, 781.
— s. Barrett, T. F. 697, 781.
— s. Bauer, F. K. 697, 781.
Libeskind, M. s. Cattan, R. 470.
Li Chon Hoa 98.
Lichtenberg, H. 105, 169.
Lichtwitz, L. 204.
Lichtwood 370.
Licking, F. 204.
Lidström 564, 574.
— u. Wretlind 540.
— s. Swedberg 535.
Liebe, S. 106, 178.
Liebenam, L. 106, 178.
Liebert, P. 204.
— s. Kuschinsky, G. 203.
Liebhold-Schueck 742, 744.
— R. s. Starr, P. 713.
Liebig, H. 283.
Liebman, A. s. Engstrom, W. W. 194.
Liebowitz, S. s. McGavack, T. H. 206.
Lierch, E. 106.
Lièvre 369.
— J. A. s. Moulongut, P. 341.

Lightcap 553.
— s. Smith 527.
Lightwood 488, 506, 511, 513.
— R. 340.
— u. M. Bodian 477.
— s. Haeksley, J. C. 474.
Lilienfeld 524, 540, 546, 567.
Lilienthal 598, 602.
Liljestrand 599.
— G. s. Euler, U. S. von 581.
Limper 173.
— M. s. Thelander, H. 109.
Lin 487, 490.
— H., u. N. J. Eastman 477.
— T. K. s. Dimond, E. G. 584.
Linch s. Christensen 537.
Lincoln, E. M. 106, 166, 169.
Lind 676.
— Ch. J. s. Hedman 643.
Lindebom 257.
Lindeboom, G. A. 204.
— Tj. E. Hoodendijk van
   Dort u. J. De Jong 706,
   773.
Lindenmeyer 124.
Lindenschmidt 540, 569, 570.
Linder 119.
Lindgren, F. s. Gofman, J. W.
   281.
— s. Jones, H. B. 282.
Lindquist 547.
— s. Blomberg 523.
Lindsay 724.
— St. s. Béll, L. S. 468.
— s. Dailey, M. E. 699.
— s. Goldberg, R. C. 701.
Linke 44, 45, 60, 61, 62.
— A. 6.
— u. H. G. Lasch 6.
— s. Lasch, H. G. 6, 477.
Linneweh, F. 178, 340, 372.
Lintz, H. s. MacCallum, W.
   B. 340.
Linzbach, A. J. 283, 293,
   299, 302, 313.
Linzemeier 180.
Linzenmeier, G., K. Kropp u.
   H. Lüchtrath 106.
Lipman, B. L. 478, 510.
Lipner 746.
— H. J., S. B. Barker u.
   T. Winnick 706.
Lippert 122, 158.
Lipschitz, W. 706, 732.
Lipscomb, A. s. Middles-
   worth, L. van 707, 776.
Lisa, J. R. s. Gross, H. 281.
Lisan, P. s. Storer, J. 583.
Lischer 558, 561.
— s. Elman 530, 538.
Lissitzky 741, 742, 745.
— S. s. Roche, J. 710, 711.
Littel, J. J. 378.
Little, J. M. s. Yount, E. 716,
   784.

Liu, S. H., u. R. L. Noble
   204.
— s. Chu, H. J. 191.
Livinson, D. C. s. Cosb, R. S.
   583.
Lober, P. A. 283.
Lobo-Onell 347, 348.
— C. s. Chabanier, H. 336.
Lobstein 290.
Localis 560.
— Shassin u. Hinton 531.
Lockhardt 743.
— H. s. Rawson, R. W. 709.
Lockwood, K. L. 478.
Lodenkämper 164.
— H., u. O. Schiersmann
   106.
Loeb 348.
— R. F. s. Atchley, D. W.
   335.
— s. Ferrebee, J. W. 194.
— s. Ragan, C. J. 209.
Löffler, W., u. D. L. Moroni
   106.
Löliger 65, 68.
— A., u. F. Koller 6.
— s. Cramer, R. 4.
— s. Duckert, F. 4.
— s. Koller, F. 6.
Loeper, M. 283, 324.
Loepp, W., u. R. Lorenz 375.
Loers 501.
— H. s. Bossert, O. 469.
Löser 744.
— A. s. Eitel, H. 700.
Lötscher, P. 106, 173.
Loewenberg 243.
— S. A., u. N. G. Sloane
   204.
Löwenstein 158.
Loewi 540, 569.
Logan 495, 556.
— s. van Itallie 528.
— A., u. R. Turner 583.
— G. B. 478.
Lojkin, M. E. s. Mulinos,
   C. L. 207.
Lommel 534, 540, 565, 567.
Londe 489, 490.
— S., u. J. G. Probstein 478.
London 317, 540, 569, 570,
   571.
— u. Dagaew 540.
— u. Gabrilowitsch 540.
— u. Krym 540.
— u. Rabinowitsch 540.
— u. Solowjew 540.
— Stassow u. Holmberg 540.
— s. Abderhalden 535.
— J., u. D. Rittenberg 283.
Lonsway jr., M. s. Hsia, D.
   Y. Y. 475.
Loo 567, 568.
— s. Elman 538.
Loogen, F. s. Bayer, O. 581.

Loomis 23.
— E. C. s. Seegers, W. H. 9.
— T. A. 6.
Loony 125.
López-Botet, E. 375.
López-García, A. 478, 506.
Lorenz 159, 743, 744.
— E. 106.
— N. s. Albert, A. 695, 696.
— s. Randall, R. V. 709.
— R. s. Loepp, W. 375.
Lorenzini, P. 204, 257.
Lorenzo, F. s. Keys, A. 282.
— V. E. R., u. A. Almeida-
   Pires 478.
Lorriaux 247.
— s. Duthoit 193.
Lortat-Jacob, E. s. Kouril-
   sky, R. 202.
Losada 497.
— E. R. s. Mogena, H. G.
   479.
Losse 343, 347, 354, 363.
— H. s. Hauss, W. H. 338.
— s. Heintz, R. 338.
Lotspeich, W. D. 340, 363.
— s. Pitts, R. F. 341.
Lotti, F. 82, 85, 87, 88, 99.
— s. Orlandelli, M. 82.
Lough 732.
— W. G. s. Bruger, M. 698.
Love 237, 238.
— J. G., u. T. M. Marshall
   204.
Lovotti, A. 6, 68.
Lowe, K. G. s. Bull, G. M.
   336.
Lower 524, 545.
Lowrey 257, 759.
— G. H. 204.
— W. H. Beierwaltes, J.
   Lampe u. H. J. Gomberg
   706.
— s. Beierwaltes, W. H. 697.
Lozada, B. B. s. Taquini,
   A. C. 586.
Lozner 564.
— Campbell u. Newhouser
   534.
Lucarelli, A. M. s. Monasterio,
   G. 207.
Lucas 492.
— R. T. s. Webb, C. H. 485.
Luchsinger, P. 580, 622, 631.
— s. Bühlmann, A. 581.
— s. Pipberger, H. 587.
— s. Rossier, P. H. 582, 584.
Lucia, S. P. s. Aggeler, P.
   M. 2.
Lucien 244.
— s. Haushalter, P. 198.
Luck 531, 557.
Luckè, B. 340, 343, 478.
Ludewig 139, 141, 568, 570,
   575.

Ludewig, s. Chanutin 536.
— St. 106.
Ludwig 576.
— s. Bansi 536.
— W., u. P. v. Mutzenbecher 706.
Lüchtrath 180.
— H. s. Linzenmeier, G. 106.
Lüderitz, B. 204.
Lüdin, H. 45, 46, 478, 497.
— s. Feissly, R. 4.
Luellen, T. J., F. R. Keating jr., M. M. D. Williams, J. Berkson, M. H. Power u. W. M. McConahey 706, 764.
— s. Keating jr., F. R. 704.
Luescher 41, 73, 383.
— E., u. A. Labhart 6.
Lüthy 113, 137, 166.
Luetkens 360.
— U., u. A. Gehrke 340.
Luetscher 569.
— Hall u. Kremer 540.
Luft, R., u. B. Sjögren 340.
Luisada 647, 654, 662, 666, 675, 687.
— A. A., u. F. G. Fleischner 644.
— — u. M. B. Rappaport 644.
— F. J. Romano u. J. M. Torre 644.
— s. Fleischner, F. G. 642.
Lumbroso 243
— A. s. Mamou 205.
— P. s. Klotz, H. P. 705, 789.
Lund 176, 554, 561, 568.
— u. Levenson 531, 541.
— s. Weichselbaum 527.
— E., u. A. Neel 106.
Lundsgaard 588.
Lundy 549.
— u. Rogers 525.
Lusk 526, 550.
Lusso, A. G. B. 82, 85.
Lutterotti, M. von 586, 618, 622.
— s. Elster, K. 585.
Lynch s. Christensen 536.
— J. R. s. Witt, D. M. 217.
Lyon, T. s. Gofman, J. W. 281.
— s. Graham, D. M. 281.
— s. Jones, H. B. 282.
Lyons 561.
— s. Clark 529.
Lyttle 568.
— Goetsch, Greeley, Grim u. Dunbar 541.
— s. Goettsch 539.

Maass 570.
— Larson u. Gordon 541.
Maathuis 348.
— R. s. Verspijek, P. H. 342.

MacCallum, W. B., H. Lintz, H. N. Vermilye, T. H. Legget u. E. Boas 340.
Macchioro, G. 204.
MacDonald 570.
MacDowell 354.
— M. C. s. Walker, A. M. 342.
MacFarlane 15, 41, 53, 56, 69, 73.
Macfarlane, R. G., u. R. Biggs 6.
— s. Biggs, R. 3.
Macgregor, A. G. 706, 721, 738, 760.
— H. Miller, P. J. Blanley u. W. S. Whimster 706, 772.
— s. Goodwin, J. F. 702, 772, 778.
Mach, R. S. 204, 348.
— s. Mozer, J. J. 341.
Macheboeuf, H., u. P. Rebeyrotte 106.
— M. 125, 283, 316.
Machi 173.
MacIntyre, W. J. 706, 721.
Mack, R. s. Sexton, D. L. 712, 789.
Mackay, E. M. s. Smith, F.M. 212.
Mackenzie 743.
— C. G., u. J. B. Mackenzie 706.
— D. H. s. Foote, J. B. 700, 764.
— J. B. s. Mackenzie, C. G. 706.
MacLagan 742.
— N. F., W. E. Sprott u. J. H. Wilkinson 706.
— s. Foote, J. B. 700, 764.
Macleod 722.
— A. s. Hertz, S. 703.
MacMahon 304.
— H. E. 478, 508, 587.
— s. Ahrens, E. H. 467.
Macmillian, R. L. 6, 16.
Macray 561.
— Barden u. Ravdin 531.
Madden 531, 541, 561, 565, 568, 569, 571, 572, 573, 575.
— Bassett u. Remington 531.
— u. Whipple 531, 534, 541.
— Zeldis, Hengerer, Miller, Rowe, Turner u. Whipple 531, 541.
— s. Bassett 536.
— s. Fink 533.
Maddle s. Whipple 535.
Maddock s. Coller 525.
— s. McIntyre 527.
Maddox, K. 205, 249, 550, 551, 554.

Madeira-Pinto, P., u. A. Saldanha 644.
Mader, A. 106.
Maeno s. Tatsumi 535.
Magath, T. B. s. Mann, F. D. 6.
Maggs 759.
— R. s. Reiss, M. 710, 785.
Magnanelli, L. 478, 495.
Magnant 205.
Magnus 220.
— R., u. E. A. Schäfer 205.
Magnusson 541, 567, 569, 570, 576.
— s. Jorpes 539.
Magoun 231, 262.
— H. W., C. Fisher u. S. W. Ranson 205.
— u. S. W. Ranson 205.
— s. Fisher, C. 195.
— s. Ranson, S. W. 209.
Mahoney 231, 232, 531, 541, 558, 565, 566.
Mahoney s. Holman 533.
Mahoney, W., u. D. Sheehan 205.
— s. Gagel, O. 196.
Mai, H. 106, 162.
Maier 604.
— C., u. A. Sulger-Buel 478.
— s. Bühlmann, A. 581.
Maier-Hüser, H., H. Clauser, P. Fromageot u. R. Plongeron 205.
— s. Fromageot, P. 195, 196.
Maillard 502.
— M. s. Marie, J. 478.
Mainzer, F. 205.
Maisin 761.
— J. s. Muylder, E. De 708.
Maisterrena 725.
— J. s. Chapman, E. M. 698.
Majer, E. H. 379, 407.
Majewski, S. 205, 244.
Maksim, G. 478, 498.
Malagamba 68.
— G., u. M. Maneschi 6.
Malaguzzi-Valeri, C. 205, 273.
— u. N. Mininni-Montesano 205.
— M. Zacco u. M. Perrini 205.
— — u. T. Putignano 205.
Malament 742.
— S. s. Kroc, R. L. 705.
Malcolm, L. D. s. Obrinsky, W. 480.
Malkina, M. G. 478, 497.
Mallet, L. 706, 759, 782.
— s. Laroche, G. 705.
Mallison, R. 106.
Mallory, T. B. 478, 491, 492.
Maloof, F. 717, 724, 725, 740, 745.
— u. E. M. Chapman 706.
— B. M. Dobyns u. A. L. Vickery 706.

Maloof s. Chapman, E. M. *698*.
— s. Dobyns, B. M. *699*, 781.
Mamou 243.
— H. A. Carteaud u. A. Lumbroso *205*.
Man 489, 731, 742, 745, 746.
— E. B., D. M. Kydd u. J. P. Peters *706*.
— s. Albrink, M. J. *467*.
— s. Heinemann, M. *703*, 765.
— s. Riggs, D. S. *710*.
— Sterling, K. *713*.
— W. s. Leblond, C. P. *705*.
Mandel 346.
Manderson, W. G. s. Lawson, J. H. *105*.
Maneschi 68.
— M. s. Malagamba, G. *6*.
Mangold 493.
— F. s. Drake, M. E. *471*.
— s. Henle, W. *474*.
Mann 16, 28, 555, 718, 740, 741.
— Geyer, Watkin u. Stare *528*.
— — — Smythe, Dju, Zamcheck u. Stare *528*.
— s. Geyer *527*, *528*.
— B., u. E. A. Murphy *583*.
— F. D., u. M. Hurn *6*.
— — u. T. B. Magath *6*.
— W., C. P. Leblond u. S. L. Warren *706*.
— s. Ariel, I. *696*.
Mannheimer, E. 717, *733*, 738, *758*, 761, 763.
— s. Fellinger, K. *700*, 776, 778, 779, 788.
Mantz, W. s. Gofman, J. W. *281*.
Manuila, L., R. Brun u. W. Jadassohn *82*.
Marañon, G. *205*, 248, 262.
— u. E. Bonilla *205*.
Marbet, R., u. A. Winterstein *6*.
Marble, A. *205*.
Marcacci, M. *6*, 32, 55.
Marchal, M. *644*, *645*, 647, 691.
— u. M. T. Marchal *644*.
— s. Kourilsky, R. *644*.
— s. Soulie, P. *645*.
— M. T. s. Marchal, M. *644*.
Marchand, M. *154*, *283*, 288, 290, 296.
Marchesani, O., u. W. Klimke *106*.
Marchis, E. s. Vogliazzo, U. *714*, 790.
Marco, C. de s. Cavallini, D. *79*.

Marcoulides 516, 517.
— G. s. Caroli, J. *470*.
Marcus, R. s. Glas, S. J. *281*.
Marczinska-Robowska 498.
— M., u. R. Stanczyk *478*.
Marenduzzo, L. *205*.
Maresch *205*, 273, 275.
Marett 332.
— W. D., u. J. R. Vivos *283*.
Margen 553.
— s. Bertino *526*.
Margitay-Becht 362.
— A., u. P. Gömöri *340*.
Margraf 554.
— s. Weichselbaum *527*.
Marignan 577.
— s. Canals *544*.
Marie, J. 165, *205*, 490, 501, 502.
— H. E. Hansen u. McD. Fulton *106*.
— M. Maillard, J. Barbet, M. Montouchet u. A. Hennequet *478*.
— J. Salet, B. Lévéque, S. Hébet, A. Roussel u. A. Hennequet *478*.
— u. Ph. Seringe *206*.
— — L. LeMinor u. E. Eliachar *106*.
— — O. Schweinsguth u. S. Hébet *478*.
— s. Debré, R. *192*.
Marigo 67.
— S. s. Rosti, P. *8*.
Marine, D. s. DeBodo, R. C. *189*.
Marinelli 722, 724, 744, 745.
— L. D., u. F. R. Hill *706*.
— E. H. Quimby u. G. J. Hine *706*.
— s. Trunnell, J. B. *714*.
Marinoni 488, 740.
— F. s. Grampa, G. *702*.
— J. *478*.
— V. *706*, 782.
Marland, P. s. Turiaf, J. *379*.
Marples, E. s. Levine, S. Z. *82*.
Marquézy 497.
— R. A., C. Bach, H. Bourgin u. J. Cavinet *478*.
Marrazza, P. *478*.
Marriott 526, 550.
Marrow, J. T. s. Bartels, E. C. *697*, 788.
Marsh 500.
— Q. B. De, u. H. L. Alt *478*.
Marshall 237, 238, 363.
— E. K. s. Burgess, W. W. *336*.
— J. H., G. H. Howells, W. H. Melanowski, E. Godtfredsen u. B. Rycroft *377*.

Marshall, T. M. s. Love, I. G. *204*.
Martin 43, 89, 138, *206*, 219, 238, 573, 725, 726.
— u. Thompson *541*.
— G. A., u. G. Nadeau *82*.
— H., u. L. Roka *6*.
— H. F., u. H. L. White *206*.
— J., u. L. Davis *206*.
— J. H. *706*.
— J. M. s. Chapman, E. M. *698*.
— R. *82*.
— W. L. s. Ulin, A. W. *484*.
Martinez, B. s. Del Carril, M. *102*.
Martini, G. A., u. G. A. v. Harnack *478*.
— s. Harnack, G. A. v. *474*.
Martischnig, E. *478*, 515.
Martius, K. *283*, 304.
Martyn, R. s. Kerpel-Fronius, E. *339*.
Marvin 740.
— J. E., s. Stenstrom, K. W. *713*.
Marx, H. 16, 35, *206*, 256, 259.
— H. H. s. Schölmerich, P. *586*.
— R., u. H. Dyckerhoff *6*.
— s. Bayerle, H. *3*.
Mason 164, 732, 760.
— A. S., u. R. Oliver *706*.
— E. E., u. H. S. Bloch *706*.
— H. H. s. Townsend, E. H., jr. *484*.
— Th. H. s. Neter, E. *106*.
Massai 93.
— Y. s. Kotake, V. *81*.
Massenberg 169, 170.
— A. s. Herrmann, H. *104*.
Masseyeff, R. s. Bergonnion, J. L. *469*.
Masshoff 490.
— W., u. E. Waldschütz *478*.
— s. Bock, H. E. *469*.
Master, A. M. s. Dack, S. *641*.
— s. Sussman, M. L. *646*.
Masters 570.
— s. Miller *541*.
Matakiev, D. *478*, 497.
Matas 524, 546.
Matassarin 490.
— B. M., u. M. H. Delp *478*.
Mateer 746.
— F. s. Danowsky, D. S. *699*.
Matet 165.
Mathes-Curschmann *106*.
Mathey, J. s. Soulier, J. P. *9*.
Mathieu 246.
— L. *586*.
— u. J. Simonin *206*.
Mathisen, A. K. *478*, 500.

Matis, P. 6, 47, 64, 71.
Mato, J. s. Suarez, M. *483.*
Matsuoka, Z. s. Kotake, V. *81.*
De Mattais 490.
Mattei, C. *206.*
Matteis, F. De s. Sansone, G. *481.*
Matthes 133, 134, 135, 137.
Matteo, J. di *645.*
— s. Joly, F. *586.*
— s. Soulié, P. *585, 586, 645.*
Matter, M. s. Cramer, R. *4.*
— s. Duckert, F. *4.*
Matthews 555.
— s. Abbott *529, 535.*
— s. Geyer *528.*
— s. Gorens *528.*
Mauch 169.
— S. s. Poetschke, G. *107.*
Maucotel *206,* 219.
Mauntner, H., u. K. V. Quinn *82.*
Maurath, J. *582.*
Maurer 745.
— W., u. E. R. Müller *707.*
— u. L. Reichenbach *707.*
— s. Gerbaulet, K. *701.*
— s. Meyer zum Gottesberg, A. *707, 782.*
Maurice, P. s. Lenègre, J. *584.*
Maurizio, C. F. *478,* 511.
Mausmann, J. A. *379.*
Mautner 84, 87, 89, 90, 91, 94, 97, 98, 99.
Maximow 154.
Mayer 180, 346.
— A., u. G. Schaeffer *283.*
— B. F. s. Bowman, K. M. *698, 785.*
— E. *340.*
— J. B. *106.*
Mayerhofer 117.
Mayerson 561.
— s. Clark *529.*
Mazzei, M. *82,* 85.
Mazzetti 53.
— G. R. s. de Nicola, P. *7.*
Mazzini, F. s. Belloni, G. B. *188.*
Mazzitello, W. F. *582.*
McAdams, G. B. s. Visscher, M. De *714,* 776.
McArthur 760.
— J. W., R. W. Rawson, R. G. Fluharty u. J. H. Means *707.*
— s. Cope, O. *699,* 789. s. Talbot, N. B. *213.*
McBlanchard s. Stokes, J. jr. *483.*
McCance, Young u. Black *526.*

McCance s. Black *525.*
— R. A. *206,* 257, 262, *340,* 362, 370, 550.
— u. E. M. Widdowson *340.*
— u. E. Wilkinson *206.*
— u. W. F. Young *206.*
— s. Lawrence, R. D. *203.*
McCausland 416.
— A. s. Guerrant, J. L. *379.*
McClaughry, R. J. s. Seegers, W. H. *9.*
McClement, J. H., A. D. Renzetti, A. Himmelstein u. Cournand *582.*
McConahey 733, 734, 736, 738, 762.
— W. M., u. F. R. Keating jr. *707, 790.*
— — u. M. H. Power *707,* 764, 772.
— s. Berkson, J. *697.*
— s. Keating, F. R. jr., *704.*
— s. Luellen, T. J. *706,* 764.
McConnell, A. A. *206.*
McCormack, G. H. s. Turner, K. B. *484.*
McCort, J. J., u. P. Pare *583.*
McCready 399.
McCullagh, E. P., A. Gold u. J. B. R. McKendry *707,* 787.
McDonald s. Albanese *535.*
McDowell 363.
— M. E. s. Epstein, F. H. *581.*
— s. Oliver, J. *341.*
McFadyen 567.
— s. Fatt *538.*
McFarlane, A. S. *283,* 309.
McGavack 255.
— Shearman u. Drekter *531.*
— T. H., J. W. Benjamin u. S. Liebowitz *206.*
McGinley 568.
— s. Riegel *542.*
— J. P. s. Gofman, J. W. *281.*
McGinnis 568, 571.
— s. Hartman *539.*
McGinty 738, 743.
— D. A., R. W. Rawson, R. G. Fluharty, M. Wilson, C. Riddell u. H. Yee *707.*
— u. E. A. Sharp *707.*
— s. Rawson, R. W. *709.*
— s. Wilson, M. L. *217.*
McGirr 560.
— s. Cuthbertson *529.*
— E. M., u. J. H. Hutchison *707, 789,* 790.
— s. Hutchison, J. H. *704,* 789.
McGraw 563.
— s. Strumia *526.*
McGregor, M. *586.*

McHenry u. Patterson *531,* 561.
McIlraith, C. H. *206,* 264.
McIntosh 557.
— Aronoff, Graham u. Leroux *531.*
— D. J. s. Filley, G. F. *581.*
McIntyre 554.
— Pedersen u. Maddock *527.*
McKechnie 567.
— s. Corbould *537.*
McKendry, J. B. R. s. McCullagh, E. P. *707,* 787.
McKenna, W. T. s. Wilson, R. H. *582.*
McKenzie 238.
— K. G., u. M. C. Sosman *206.*
McKeown, F. *584.*
McKibbin 555, 566.
— Pope, Thayer, Ferry u. Stare *528.*
— s. Hegstedt *533.*
McKinnon 676.
— J. B., u. B. Friedman *644.*
McKren, C. L. s. Allen, J, G. *2.*
McKusick, V. A. *644,* 670.
McLachlan 567, 569, 571.
— s. Shohl *543.*
McLaren, H. C., u. M. McLeod *206.*
McLean, A. J. *206.*
McLellan 747.
— L. L. s. Thompson, W. O. *713.*
McLendon, W. s. Graham, T. B. *5.*
McLeod, M. s. McLaren, H. C. *206.*
McLetchie 294.
— N. G. B. *283, 340.*
McMahon 306.
— H. E. s. Schürmann, P. *286.*
McManus 722, 723.
— M. J. s. Freedberg, A. S. *701.*
McMichael, J. *584.*
McMillan 304.
— G. C. s. Duff, G. L. *280.*
McNamee 561.
— s. Ravdin *531.*
McNaught 561.
— Scott, Woods u. Whipple *531.*
McNealey 578.
— u. Willems *544.*
McNicholl, B. *480.*
McPhedran, H. *206,* 259.
McPhee *524, 531,* 546, 561.
McQuarrie 348, *526,* 550.
— J., u. G. H. Whipphle *340.*
McSwiney, R. R. s. Wardener H. E. De *342.*

Meade, B. W. s. Randle, A. P. *481.*
— s. Arthurton, M. W. *468.*
Meák, G. *378.*
Meakins 588, 600.
Méan 486, 492, 498, 499, 590, 601.
— A. *478.*
Means 718, 739, 743, 746, 760.
— J. H. *707.*
— s. Hertz, S. *703.*
— s. McArthur, J. W. *707.*
— s. Rawson, R. W. *709.*
Mecker s. Hartman *539.*
Medairy, G. C. s. Drake, M. E. *471.*
Medes *82, 92.*
Medicus 719.
— H. s. Bradt, H. *698.*
Medlicott, R. W. *82, 85.*
Mednick 687.
— H., J. B. Schwedel u. P. Samet *644.*
— s. Samet, P. *645.*
Mednicoff, J. B. s. Stefanini, M. *10.*
Medonza 576.
— s. Fernando *538.*
Meek 349.
— W. J. s. Herrin, R. C. *339.*
Meeker 568, 571.
— s. Hartman *539.*
Meessen, H. *283, 293, 299, 491.*
Mehmke, S., u. K. Nehls *376*
Mehnert, G. s. Kühn, H. A. *477.*
Meier 739.
— J. R. s. Wolff, J. *715.*
Meiners, S. s. Blumberger, Kj. *641.*
Meinert, R. *478, 492.*
Meissner, F. *206, 240.*
— J., J. Kracht u. N. Diller *707, 788.*
— s. Bansi, H. W. *697, 788.*
Meister *82, 85, 87, 90, 91, 95, 96, 98, 139.*
Meites 740.
— J., u. L. F. Wolterink *707.*
Mel, B. V. de s. Jayasekera, H. T. W. *476.*
Melanowski, W. H. s. Marshall, J. H. *377.*
Melin 326.
— M. s. Cohn, E. J. *280.*
— s. Oncley, J. L. *284.*
Melli, G. *206.*
Mellinghoff 348.
— K. s. Katsch, G. *339.*
Mellors 568.
— s. Abbott *535.*
Melnick 566.
— u. Cowgill *534.*
— — u. Burack *534.*
Melville 234.

Melville, E. V., u. K. Hare *206.*
— s. Chambers, H. G. *191.*
— s. Hare, K. *198.*
— K. I. *206.*
— u. D. V. Holman *206.*
— R. S. s. Talbott, J. H. *342.*
Member 732.
— S. s. Bruger, M. *698.*
— s. Flexner, M. *700.*
Memganelli, G. s. Muratore, F. *479.*
Mendel 554.
— s. Koehne *528.*
Mendeloff 553.
— u. Weichselbaum *527.*
Mendoza 332.
— C. s. Keys, A. *282.*
Meneghello 490, 502, 503, 508, 510.
— J., u. H. Niemeyer *478.*
— — u. J. Espinosa *478.*
— — O. Danux, S. Rubio u. J. Espinosa *478.*
— s. Niemeyer, H. *480.*
Meng *528, 555, 556.*
— u. Early *528.*
Menzel 123, 546.
— u. Perco *524.*
— K. *106.*
— s. Schönenberg, H. *108.*
Mériel, P. *584.*
Meritt, K., u. H. Paige *206.*
Meriwether 503.
— W. A. s. Howard, F. H. *475.*
Merlino, A. *206.*
Merrill 355, 740, 743.
— A. J. *340.*
— u. W. H. Cargill *340.*
— P. s. Albert, Á. *696.*
— s. Rawson, R. W. *709.*
Merskey, C. *6, 31, 38.*
— s. Biggs, R. *3.*
Merson 144.
Mertens 181.
Merz, W. R. *7, 44, 71.*
Meschan 737.
— I. s. Oddie, T. H. *708.*
Meschenmoser, R. s. Stahl, J. *483.*
Mesko, K. s. Donhoffer, S. *4.*
Messie, A. H. s. Henderson, E. *338.*
Messinger *541, 557, 568.*
— u. Hawkins *541.*
Mestitz, W. *206, 261.*
Mestre 577.
— s. Gotor *544.*
Metcalf 165, *534,* 565.
Métianu s. Dauzier, G. *585.*
Metzger, M. A. s. Bryan, A. H. *190.*
Meulemanns 509.

Meulemanns, O. s. Willemijns, F. A. *485.*
Meulengracht, E. *479.*
Meuser 369.
— H., u. H. Kreitner *340.*
Meyenburg, H. v. *206,* 220.
Meyer 40, 115, 116, 118, 137, 143, 144, 149, 163, 167, 168, 292, 294, 296, 299, 300, 313, 555, 556, 561, 562, 568, 569, 572.
— André u. J. P. Nico *422.*
— Hirschfeld u. Abbott *541.*
— u. Kozol *531.*
— s. Abbott *529, 535.*
— s. Goldberg *528.*
— s. Hoffman *539.*
— s. Johnson *528.*
— s. van Slyke *543.*
— s. Zweig *544.*
— E. *206, 207, 220, 253.*
— G. s. Baserga, A. *3.*
— H. E. *378,* 400.
— H. H. *101.*
— J. s. Schlichter, J. G. *286.*
— L. s. Decourt, J. *192.*
— W. *283, 293, 295, 296,* 313, 321.
— s. Häupl, K. *375.*
Meyer-Bisch, R. *207,* 253, 258, 269.
Meyer zum Gottesberg, A., u. W. Maurer *707, 782.*
Meyer-Noble, E. K. *207.*
Meythaler, F., u. R. Schick *479.*
Miale, J. B. *7.*
Michel 741, 742, 745, 746, 759.
— O. s. Roche, J. *710, 711.*
— R. s. Roche, J. *710, 711.*
Michols 568.
— s. Brunschwig *536.*
Michon 570.
— u. Pagnard *541.*
Mickelsen, O. s. Keys, A. *282.*
Middlesworth, L. van, C. E. Nurnberger u. A. Lipscomb *707, 776.*
Middleton 246.
— W. S. s. Albright, E. C. 787.
— s. Bach, M. J. *186.*
Mies, H. J. *106,* 130, 131, 132.
Milburn 505.
— C. L. jr., u. K. F. Ernst *479.*
— s. Milburn, C. L. *479.*
Milch, L. J., R. F. Redmond u. W. W. Calhonn *283.*
— s. Werthessen, N. T. *287.*
Milcou, St. M. s. Parhon, C. I. *208,* 209.
Miller 57, 95, 240, 273, 300, 549, 555, 557, 564, 568, 570, 722, 724, 740, 741, 760.

Miller, Bale, Yuile, Masters, Tishkoff u. Whipple *541.*
— u. Whipple *541.*
— s. Lambert *528.*
— s. Madden *531, 541.*
— s. Robscheit-Robbins *534, 542.*
— s. Tod *525.*
— E. R., M. E. Dailey, A. V. Holmes, G. L. Alexander u. G. E. Sheline *707*, 765.
— G. E., u. Ch. E. Townsend *207.*
— W. F. *583.*
— A. s. Hertz, S. *703.*
— E. B. s. Dameshek, W. *4.*
— E. C. O. s. Keys, A. *282.*
— E. R. s. Bowman, K. M. *698*, 785.
— s. Pickering, D. E. *709*, 784.
— H. s. Ansell, G. *696.*
— s. Goodwin, J. F. *702*, 772, 778.
— s. Kraemer, D. M. *283.*
— s. MacGregor, A. G. *706*, 772.
— H. K. s. Waelsch, H. *84.*
— K. D. s. Seegers, W. H. *9.*
— L. L. s. Tishkoff, G. H. *714.*
— R. A. s. Porter, R. J. *209.*
— R. E. s. Dailey, M. E. *699.*
Mills 492, 717.
— H., u. J. Stokes jr. *479.*
— E. H. s. Benett, A. M. *468.*
Milman, D. H., u. D. M. Grayzel *479.*
Milner, L. R. s. Jankelson, J. R. *475.*
Ming, C. s. Drake, M. E. *471.*
Minnich, V. s. Harrington, W. J. *5.*
Minning 176.
— W. s. Vogel, H. *109.*
Mininni-Montesano, N. s. Malaguzzi-Valeri, C. *205.*
Miñon 332.
— R. s. Keys, A. *282.*
Minor, L. le *106*, 165.
Minot 647.
— G. s. Lian, C. *644.*
Mirick 568.
— s. Duncan *537.*
Mironovič 492, 518.
— V. K., u. N. E. Bilnova *479.*
Misgeld, F. J. *106*, 173.
Misra, S. S. *479*, 508, 510.
Mitchel-Nelson 486.
Mitchell 98, 245, 249, 557, 568, 731.
— Hamilton, Steggerda u. Bean *531.*
— s. Keeton *539, 530.*

Mitchel, A. G. *207.*
— s. Warkany, J. *215.*
— H. H. s. Spector, H. 712.
— H. K. s. Haskins, F. A. *80.*
Mittelman 38.
— D. s. Pavlovsky, A. *8.*
Mittermaier, R. *375*, 380.
Mittweg 618.
Mixius, O. H. *340*, 344.
Mochizuki *544*, 578.
Moczkowa, W. *376.*
Moderegger, J. s. Heepe, Fr. *474.*
Moe, R. H. s. Clark, D. E. *698*, 776.
Moehlig, R. C. *207.*
— u. L. Jaffe *207.*
Moellendorf 154.
Moeller 354, 359, 496.
— J., u. W. Rex *340.*
— u. R. Schroeder *479.*
Møller-Christensen, E. *207*, 249.
Moench 360, 367.
— A. s. Sarre, H. *341.*
— K., C. Rother, H. J. Sarre u. H. Sartorius *340.*
Mönckeberg *283*, 288, 291, 296.
Mørstadt, O. *479.*
Möschlin 518, 522, 553.
— s. Plancherel *527.*
— S., u. J. Müller *479.*
Moffat 257.
— W. M. s. Gray, P. A. *197.*
Mogena 497.
— H. G., u. E. R. Losada *479.*
Mogiluicki, F. *106*, 168.
— T. *106*, 168.
Mohun 168.
— A. F. s. Rubie, J. *107.*
Mohr, O. L. *82*, 180.
— s. Fölling, A. *80.*
— W. *106.*
Mokotoff 355.
— R., u. G. Ross *340.*
— — u. L. Leiter *340.*
Molitor, H. *207.*
— u. E. P. Pick *207.*
Molle 732.
— W. E. s. Schiff, L. *711.*
Mollison, P. L. s. Cutbush, M. *4.*
Moloney 257.
— G. E. *207.*
— W. C. s. Harrington, W. J. *5.*
Molteni 504.
— P., u. R. Zanini *479.*
Momigliano, E. *207*, 261, 262.
Mompó-Aliño, L. *207*, 259.
Monasterio, G. *207.*
— u. A. M. Lucarelli *207.*
Moncrief s. Elman *538.*
Mond 145.

Mondini 142.
Money 725, 740, 743.
— W. L., J. E. Rall u. R. W. Rawson 707.
— u. R. W. Rawson *707.*
— s. Rawson, R. W. *709.*
Monke 564.
— s. Amberson *532.*
Monnet 259.
— P. s. Mouriquand, G. *207.*
Monnier 85, 89.
— M., u. C. Horneffer *82.*
Monod, P. *479*, 488.
Montard-Martin *207*, 219.
Montenovesi, P. *479*, 520.
Montes 246.
— H. V. s. Vaisman, S. B. *214.*
Montgomery 256.
— A. V. s. Holmes, J. H. *200.*
— H. s. Becker, S. W. *78.*
Montouchet, M. s. Marie, J. *478.*
Moolten 46.
— S. E., L. Vroman u. G. M. S. Vroman 7.
— — — u. B. Goodman 7.
Moon, V. H. *340*, 354, *479*, 491, 510.
Moore 234, 239, 246, 513, *541*, 554, 555, 568.
— u. Karp *527.*
— s. van Itallie *528.*
— T. C. *479.*
— R. A., u. E. H. Cushing *207.*
— C. V. s. Harrington, W. J. *5.*
— D. H. s. Ames, R. G. *186.*
— M. C. s. Sheline, G. E. *712*, 776, 778.
— M. T. s. Bernstein, M. *188.*
— R. A. s. Dammin, G. L. *587.*
Moracchini, R. s. Cipriani, C. R. *191.*
Morat, S. s. Kourilsky, R. *202.*
Morato, M. J. X. *207.*
Morawitz 344.
— P., u. J. Schloss *341.*
Morel, F. *82*, 85.
Moret, R. s. Berger, M. *697*, 789.
— s. Dobyns 781.
Moreton 308, 326.
— J. R. *283.*
Morgagni, J. B. *207*, 218.
Morgan 693.
— R. H. *645.*
— u. R. E. Sturm *645.*
Morgans 739, 744.
— M. E., A. K. Oldham u. W. R. Trotter 707.
— u. W. R. Trotter *707.*
Mori 93, 579.

Mori s. Tsuno 545.
— Y. s. Kotake, V. 81.
Moris 319.
— Ph. D. s. Zilversmit, D. B. 287.
Moritz 169, 577.
— s. Geier 544.
Moroni, D. L. s. Löffler, W. 106.
Morris 287, 500, 725.
— J. N. 284.
— H. P., A. J. Dalton u. C. D. Green 707.
— D. s. Cockburn, W. C. 470.
Morrison 21, 307, 323, 324, 332.
— L. M. 284.
— C. Berlin u. E. Wolfson 284.
— P. Gonzales, E. Wolfson, R. S. Jackson, C. F. Wilkinson, E. A. Hand, A. M. Waldron u. W. C. Vogel 284.
— P. R., u. F. Doppelt 7.
Mortensen 371.
— J. D., J. L. Emmett u. A. H. Baggenstoss 341.
— O. s. Darlin, S. V. 471.
Morton, M. E. 707, 739, 741, 744, 759, 776.
— u. I. L. Chaikoff 707.
— — u. S. Rosenfeld 707.
— R. E. Ottoman u. R. E. Peterson 707.
— I. Perlman u. I. C. Chaikoff 707.
— — E. Anderson u. I. L. Chaikoff 707.
— s. Perlman, I. 708.
Mosinger, M. s. Roussy, G. 210.
Mosler, Fr. 207, 219.
Moss, A. R. 82, 94.
— u. R. Schoenheimer 82.
Mossberg, H.-O. 479.
Motley 589.
Moulder, P. J. s. Allen, J. G. 2.
Moulonguet 369.
— P., u. J. A. Lièvre 341.
— s. Dufourt, A. 420.
— s. Jeune, M. 421.
— s. Soulas, S. A. 375, 423.
Mounsey, J. P. D. 584, 618.
— L. W. Ritzmann u. N. J. Selverstone 586.
Mouriquand 259.
— G., M. Dauvergne u. P. Monnet 207.
Movie, V. H. 283.
Mozer 348.
— J. J., u. R. S. Mach 341.

Moyer 490.
— J. H., u. O. A. Wurl 479.
Mudd 564.
— u. Thalheimer 534.
Mudge 370, 524, 546.
— G. H. s. Kermit, L. P. 339.
Mühlbock, O. s. Kaufmann, C. 282.
Müller 155, 497, 501, 502, 515, 518, 527, 544, 554, 568, 572, 573, 575, 577, 590, 597, 622, 745.
Mueller, Fickas u. Cox 541.
— Kammerer, Cox u. Barnes 541.
— s. Cox 537.
Müller, A. H. 479.
— E. 284, 293, 299.
— H. 505.
— O. 479.
— Reiner, W. 425, 456.
— W. 479, 587.
— R., u. W. von Döbelin 106.
— u. G. Wohlfahrt 207.
— R. W. 422.
— W. H., F. Dammann jr. u. W. H. Head jr. 582.
— E. R. s. Maurer, W. 707.
— J. s. Moeschlin, S. 479.
— O. s. Rupilius, K. 481.
Muether 563.
— u. Andrews 534.
Mufson 720.
— M. s. Perlmutter, M. 708, 709, 788.
Mukerji, S. K. 479, 508, 510.
Mulholland 555, 556, 559, 560, 561, 568, 572.
— Bridge u. Barnes 541.
— CoTui, Wright u. Vinci 531.
— s. CoTui 529, 537.
— s. Shafiroff 528.
Mulinos, C. L., C. L. Spingarn u. M. E. Lojkin 207.
Mullens, S. R. jr. 492, 495.
— u. W. W. Pearson 479.
— R. jr. s. Mullens, J. 479.
Munk 302.
— J. de s. Bogaert, A. van 581.
Munro, T. A. 82, 84, 85, 86, 87, 89, 98.
— L. S. Penrose u. G. L. Taylor 82.
Muralt, G. de s. Koller, F. 6.
Muratore, F., u. G. Memganelli 479.
Murell 219.
Muri 479, 507.
Murlin 554.
— u. Riche 528.
— W. R. s. Anderson, J. A. 186.

Murphy 486, 492, 495, 499, 500, 550, 568.
— Correll u. Grill 525.
— s. Eckhardt 537.
— s. Reiss 784.
— E. S., u. R. B. Johns 479.
— R. J. F., u. E. A. Stead jr. 207.
— W. P. jr., u. W. G. Workman 479.
— B. M. s. Reiss, M. 710.
E. A. s. Mann, B. 583.
— R. C. s. Seegers, W. H. 9.
— W. P. jr. s. Murphy, W. P. 479.
Murray 555, 731.
— u. Freeman 528.
— M. M., u. E. E. Pochin 708.
Mussio-Fournier 258.
— J. C., u. A. Proto 207.
— u. J. P. Saralegui 207.
Musulin 271.
— N. s. Hurxthal, L. M. 200.
Mutschler, D. 103, 176.
Mutzenbecher, P. v. 708, 741.
— s. Ludwig, W. 706.
Muwazi 250.
— E. M. K., u. H. C. Trowell 208.
Muylder, E. de 208, 761.
— u. J. Maisin 708.
Myant, N. B. 708, 720, 725, 729, 731, 732, 733, 735, 738, 743, 746, 752.
— B. D. Corbett, A. J. Honour u. E. E. Pochin 708.
— A. J. Honour u. E. E. Pochin 708.
— u. E. E. Pochin 708.
— — u. E. A. Goldie 708.
— s. Honour, A. J. 703.
Myers 618.
— G. S. s. Curti, P. C. 581.
Myerson, R. M. s. Havens, W. P. jr. 474.
Myle, G. 82.
— M. Coquet, R. Nyssen u. L. van Bogaert 82.
— s. Coquet, M. 79.

Naber 164.
Nachman, H. M., V. Crawford u. J. A. Bigger 708, 782.
Nachmansohn, D. s. Debré, R. 192.
Nadal 526, 551.
Nadas, A. S. s. Cutler, J. G. 583.
Nadeau, G. s. Martin, G. A. 82.
Nadler 524, 546, 719, 740.
— N. J., C. P. Leblond u. R. Bogoroch 708.
— S. B. s. Hidalgo, J. W. 703.

Naef, A. P. *583.*
Naegeli 58.
Nagel, A. *106.*
— u. G. Ritter *106.*
Nageotte 148.
Nagler 555.
— s. Tidwell *528.*
Nagy 558, 561.
— s. Wilkinson *532, 543.*
Nair 556.
— s. Creditor *527.*
Najjar 506.
— V. A. s. Crigler, J. F. jr. *471.*
Nakamura *208*, 244.
Nance 16.
— M. s. Fantl, P. *4.*
Narayanamurthy 508, 510.
— K., u. T. S. Tirumurti *479.*
Narayanan 574.
— s. Krishnan *540.*
Nash, Th. P., u. St. R. Benedict *82.*
Natt, J. *208.*
Navis, G. J. s. Ring, G. C. *645.*
Neefe 489, 490, 497, 500.
Neel, A. s. Lund, E. *106.*
— A. V. *106*, 148, 176.
Nefe, J. R., J. M. Gambescia, H. T. Gardner u. M. Knowlton *479.*
Neff 515.
— F. C., L. D. Engel u. F. C. Helveg *479.*
Negri, M. *480*, 510.
Nehls, K. s. Mehmke, S. *376.*
Neichtadt, M. J. *480*, 501, 502.
Neidhardt 148.
O'Neill 548.
— Th. J. E. s. Janton, O. H. *586.*
— s. Tocantis *525.*
Nelson 159, 164, 561, 731.
— N., E. D. Palmes, C. R. Park, P. P. Weymouth u. W. B. Bean *708.*
— R. S. *480.*
— W. P., u. L. G. Welt *208.*
— s. Clark *529.*
— J. s. Appelbaum, E. *101.*
— R. S. s. Evans, A. S. *472.*
Nemeth 725.
— M. R. s. Werner, S. C. *715.*
Nemett 617.
Nemir 569.
— Hawthorne u. Lecrone *541.*
Neptune 555.
— Geyer, Saslaw u. Stare *528.*
Nesbett 553.
— s. Renolt *527.*
Neter, E., G. Y. Egan, R. F. Krauss u. Th. H. Mason *106.*

Neubauer 142.
— O., u. W. Falta *82.*
Neubeiser, D. *480.*
Neuber 142.
Neuburger *208*, 239.
Neuffer *208*, 219.
Neuland 424.
— W. s. Eliasberg, H. *420.*
Neumann 498.
— H., u. E. Hommer *480.*
Neumeister *541*, 567.
Neuschler, E. *208.*
Newburgh 550.
— s. Lashmet *526.*
Newhouser 564, 565.
— s. Janeway *533.*
— s. Lozner *534.*
Newman 355.
— E. V. s. Sinclair-Smith, B. *342.*
Newmark, L. *208*, 270.
Newns, G. H. s. Bodian, M. *469.*
— s. Pugh, R. C. G. *481.*
Nichols, C. W. s. Siperstein, M. D. *286.*
Nico, J. P. s. Meyer, André *422.*
Nicol 558, 576.
— s. Peters *531, 541.*
Nicola, P. de 1, 7, 11, 14, 15, 16, 19, 20, 28, 33, 34, 35, 36, 38, 39, 40, 42, 43, 44, 46, 47, 48, 53, 55, 57, 58, 59, 60, 62, 63, 64, 65, 67, 68, 70, 71, 73, 74.
— u. L. Berman *7.*
— u. A. Colli *7.*
— — u. P. Rosti *7.*
— u. G. R. Mazzetti *7.*
— u. P. Rosti *7.*
— — u. C. Carcupino *7.*
— — u. C. Grugni *7.*
— s. Baserga, A. *3.*
Niedermeyer, E. *107.*
Nieft, M. s. Seegers, W. H. *9.*
Niehans 267.
Niemeyer 490, 492, 503.
— H., O. Danus u. O. Undurraga *480.*
— u. J. Meneghello *480.*
— s. Meneghello, J. *478.*
Nieset 719.
— R. T. s. Hidalgo, J. W., *703.*
Niggemeyer 505.
— s. Ströder, J. *109, 483.*
Nikkilä 308, 329.
Nikkilé, E. *284.*
Nielsen 360.
— J. B. s. Begtrup, H. *335.*
Nilsson 41, 54.
— J. M., u. A. Wenckert *7.*
Ninni, M. *8*, 48.
Nissen, K. *480*, 497, 518.

Nissler *534, 541.*
Nitowsky 92, 99, 761.
— H. M., C. D. Govan u. H. H. Gordon *82.*
— u. T. T. Puck *708.*
Nitsch, K. *107*, 113.
Nitschke 144, *541*, 569.
Noble 234.
— M. J. D., u. S. Rowlands *708*, 765.
— R. L. s. Dodds, E. C. *192.*
— s. Liu, S. H. *204.*
— s. Taylor, N. B. G. *213.*
— W. s. Keller, A. D. *201.*
Nodine 737.
— J. H., W. H. Perloff, D. de Albuquerque, L. Perczek u. B. Channick *708.*
Nöcker, J. *284*, 329.
Nöller *534*, 564, 761.
Nogrette, P. *584.*
Nolf, P. *8*, 16.
Nonnenbruch, W. *341*, 344, 346, 358, 372, *480*, 519.
— u. J. Weiser *341.*
Noorden v. *544*, 578.
Nora 547.
— s. Lans *524.*
Nordenström, B. *645*, 654.
Nordio, S. *480.*
Norinder 560.
— s. Annersten *529.*
Normand, J. s. Jeune, M. *421.*
Norpoth 489.
— L., u. E. Ohligschlaeger *480.*
Nosal, J. L. s. Ulin, A. W. *484.*
Nothnagel, H. *208*, 219, 234.
Notrica 745.
— S. R. s. Winzler, R. J. *715.*
Novak, J. *208.*
Nurnberger, C. E. s. Middlesworth, L. van *707*, 776.,
Nute, W. L. s. Keller, PD *476.*
Nutt, M. E. s. Barclay, J. A. *187*, 335.
Nye 571.
— s. Terry *543.*
Nyssen 243.
— R. s. Bogaert, L. v. *189.*
— s. Coquet, M. *79.*
— s. Myle, G. *82.*

Oba, J. s. Daito, Y. *471.*
Oblath, R. W. s. Cosby, R. S. *585.*
O'Brien, J. R. s. Biggs, R. *3.*
— s. Higgins, G. *199.*
Obrinsky 487, 490.
— W., R. W. Brauer u. L. D. Malcolm *480.*

Ocklitz, H. W. *107*, 165.
O'Connor 234, 263, 745.
— W. J. *208*.
— J., u. E. B. Verney *208*.
— D. s. Gordon, A. H. *702*.
Odenthal 662, 689.
— H. s. Broicher, H. *469*.
— s. Haubrich, R. *642*.
Oddie 720, 728, 737.
— u. Scott 768.
— T. H. *708*.
  I. Meschan u. J. Wortham
  708.
— u. R. K. Scott *708*.
Oeff 759, 761.
— K. s. Billion, H. *697*.
Oehlecker *534*, *563*.
Oehme 181.
— C. *208*.
— J. *107*.
— u. M. Oehme *208*.
— M. s. Oehme, C. *208*.
Oertel, H. *341*.
Oettel, H. *341*, 360.
Oettinger, L. s. Synder, W.
  H. jr. *484*.
Oganesjan 504.
— T. G. s. Dergatschow, J. S.
  471.
O'Hanley, J. H. s. Keith, J.
  D. *584*.
Ohela, K. s. Stanbury, J. B.
  712.
Ohligschlaeger 489.
— E. s. Norpoth, L. *480*.
Ohr 175.
— A., u. I. Wilkens *107*.
Oide *544*, 579.
Okagawa, M. s. Kotake, V. *81*.
Okudo, S. *107*, 178.
Oláh 234.
— F., V. Várro, K. Kovács u.
  D. Bachrach *208*.
Oldershausen, v. 490.
— H. F. v. s. Bock, H. E. *469*.
Oldham 744.
— A. K. s. Morgans, M. E.
  707.
Oleha, K. s. Stanbury, I. B.
  790.
Oliver 324, 332, 354, 359, 363,
  760.
— J., M. McDowell u. A.
  Tracy *341*.
— M. F., u. G. S. Boyd *284*.
— R., u. F. Ellis *708*, 789.
— J. s. Walker, A. M. *342*.
— R. s. Mason, A. S. *706*.
Olivo, O., L. Bianchi Donna-
  sibilla *480*.
Ollivier, A. *208*, 243.
Olmsted, W. H. s. Rees, M.
  H. *210*.
Olsen 239.

Olsen, A. M. s. Peabody, H.
  D. jr. *209*.
Oncley 326, 564.
— s. Cohn *533*.
— J. L., F. R. N. Gurd u. M.
  Melin *284*.
Ondraschek, G. *376*, 389.
Opitz 305, 565, 602.
— u. Klinke *534*.
— E., u. M. Schneider *284*.
Oppenheim *208*, 244.
Oppenheimer 324, 332, 573.
— s. Gertler, M. *280*.
— s. Robinson *542*.
— s. Weston *543*.
— M. J. s. Boone, B. R. *641*.
— s. Chamberlain, W. E. *641*.
— s. Gillick, F. G. *642*.
— s. Randak, E. F. *645*.
— s. Ring, G. C. *645*.
Orbsteano, D. s. Parhon, C. I.
  208.
Orie, N. G. M., u. A. A.
  Israel *379*.
Orlandelli 85, 87.
— M., u. F. Lotti *82*.
Orloff, J. s. Stevenson, J. A.
  F. *213*.
Ormondt, A. van *480*, 491.
Orr 14, 348, 554, 560, 561, 562.
— u. Rice *531*.
— s. Curphey *529*.
— s. Rice *527*, *531*.
— W. F., u. M. E. Gray *8*.
— T. G. s. Haden, R. L. *338*.
Ortmann, R. *208*, 234, *341*,
  364.
— s. Bargmann, W. *187*, *335*.
Ortner, E. *208*.
Osborn 365.
— C. M. s. Boss, W. R. *336*.
— R. A. s. Lewis, A. A. G.
  204.
Osgood 241, 568.
— s. Hoffman *539*.
— C. W. A. s. Ziegler, L. H.
  217.
O'Shaughnessy *526*.
Oshry 759.
— E. s. Seidlin, S. M. *712*.
Ostertag 149.
Oswald 243.
— u. Parkinson *208*.
— A. *208*.
Ott 329, 331.
— H. s. Bennhold, H. *279*.
— s. Schettler, G. *286*.
Otto, H. *480*, 504.
Ottoman 721, 759.
— R. E. s. Jaffé, H. L. *704*.
— s. Morton, M. E. *707*.
Ounsted, Ch. *107*, 164.
Overman 64.
— R. S., C. W. Sorenson u.
  J. S. Wright *8*.

Overmann, s. Ley, A. B. *6*.
Owen 16, 731, 750.
— C. A. jr., u. J. L. Bollmann
  8.
— u. M. H. Power *708*.
— G. M. s. Rotblat, J. *711*,
  768.
Owren, P. A. *8*, 15, 16, 20, 35,
  60, 63, 67.

Pabst, R. s. Leiber, B. *376*.
Pace 550.
— s. Futcher *526*.
Pachman, D. J. *480*.
Pack 561, 562.
— s. Ariel *529*.
Page 294, 303, 305, 746.
— I. H. *284*.
— E. W. s. Aggeler, P. M. *2*.
— J. E. s. Clayton, J. C. *699*.
Pagel 568.
— s. Fagin *538*.
Pages 759.
— s. Lamarque, P. *705*.
Paget 246.
Pagliari, M. *208*.
Pagnard 570.
— s. Michon *541*.
Pagnoni, A., u. J. F. Goodwin
  586.
Pahaut 762.
— J., J. Govaerts u. P. Bon-
  homme *708*.
Paige, H. s. Meritt, K. *206*.
Paillard 563.
— s. Fischer *533*.
Pain, G. *208*.
Pakesch, F. s. Braunsteiner,
  H. *3*.
Paley 662.
— D. H., u. S. Dack *645*.
— s. Dack, S. *641*.
— s. Sussman, M. L. *646*.
Palma, J. R. de s. Johnson, J.
  R. *282*.
Palmer 348, 569.
— s. Kirsmen *540*.
— s. Kissner *531*.
— s. Sheffner *531*.
— W. G. s. Jefferies, W. Mck.
  704, 784.
— W. W. s. Atchley, D. W.
  335.
Palmes 731.
— E. D. s. Nelson, N. *708*.
Panajotti *143*.
Pannier *645*, 654.
Pansini, Par K., B. Puretic u.
  I. Svel *107*.
Panzer 561.
— s. Rhoads *531*.
Papacharalampons 661.
— N., u. H. U. Zollinger *645*.
Papageorge 95.
— E. u. H. B. Lewis *82*.

Papalia, A. s. Franco, F. de 80.

Paparo, F. 82, 85.

Papathéodorou, P. s. Lanbrinakos, J. 477.

Papazian 259.

Papilia 85, 88.

Papper 744.

— S., B. A. Burrows, S. H. Ingbar, J. H. Sisson u. J. F. Ross 708.

Papst 385.

Parade, G. W. 378.

Parazian, R. 208.

Parc, Le s. Decourt, J. 192.

Pare, P. s. McCort, J. J. 583.

Pareira s. Elman 538.

Parhon, C. I. 208, 259.

— St. M. Milcou u. D. Orbsteano 208.

— — u. E. Tomorug 208, 209.

Pariente 512.

— P. s. Cattan, R. 470.

Park 731.

— C. R. s. Nelson, N. 708.

Parker, D. s. Ferrebee, J. W. 194.

Parkin, D. M. s. Cutbush, M. 4.

Parkins 534, 564.

Parkinson 243, 624.

— s. Oswald 208.

— J., u. C. Hogle 587.

Parson 370, 759.

— W. s. Aas, A. 335.

— s. Crispell, K. R. 699.

Pasachoff 488, 513.

— F. J. 480.

— H. 107.

Pasero 55.

Pasqualini, R. Q. s. Castillo, E. B. del 190.

Patek, A. J. 480, 522.

Patrono, V. 209.

Patterson s. Mc Henry 531.

— P. 480.

— G. H. s. Rand, C. W. 209.

— P. s. Hsia, D. Y. Y. 475.

Patzer, H. 107.

Paulian 176.

— T. P. B., u. G. L. Duff 284.

Paulsen, M. M. P. s. Creveld, S. van 10.

Paulssen 43, 55, 58.

Pavlovsky, A. 8, 38, 53.

— D. Mittelman u. H. Castellanos 8.

Pavoni, A. 480, 506.

Pawan 227.

— G. L. S. s. Chalmers, T. M. 190.

Payet, M. 480, 517.

Payne 324, 501.

— W. W. s. Schlesinger, B. 482.

Paysek 546.

— s. Hardy 524.

Peabody 239.

— H. D. jr., u. A. M. Olsen 209.

Peacock 725, 739, 743, 744, 745.

— W. s. Becker, A. V. 697.

— s. Keating jr., F. R. 704.

— s. Larson, R. A. 705.

— s. Rawson, R. W. 709, 710.

— s. Trunnell, J. B. 714.

Pearson 492, 719, 742.

— J. D., u. N. Veall 708.

— O. H. s. Rawson, R. W. 710.

— R. T. s. Wilson, R. H. 582.

— W. W. s. Mullens, J. 479.

Peck, H. s. Barrett, T. F. 697, 781.

Pecora 257.

— L. J. s. Talbott, J. H. 213.

Pedersen, V. 480, 515, 554.

— s. McIntyre 527.

Pellnitz, D. 107, 175.

Peluffo, E. 480, 495.

Pencharz, R. I., J. Hopper u. E. H. Rynearson 209.

Pende, T. s. Barbarossa, C. 187.

Pender, C. B., u. F. C. Fraser 209.

Pendl 524, 546.

Penick, G. D. s. Brinkhous, K. M. 3.

Pennel, R. B. s. Drake, M. E. 471.

Penner, B. J. s. Swann, H. G. 213.

Penrose, L. S. 82, 83, 84, 85, 86, 87, 88, 89, 91, 92, 93, 94, 95, 96, 98.

— J. Delay, P. Pichot u. F. Perrier 83.

— u. J. H. Quastel 83.

— s. Cowie, Valerie A. 79.

— s. Munro, T. A. 82.

Penterthy, G. C. s. Benson, C. D. 468.

Percival, W. L. s. Leblond,C. P. 705.

Perco 546.

— s. Menzel 524.

Perczek 737.

— L. s. Nodine, J. H. 708.

Pereira, J. s. Podio, R. B. 587.

Perémy, G. 209, 239.

Perinetti 733, 747, 758, 763.

— H. s. Stanbury, J. B. 712, 788.

Perkinson 722.

— J. D. jr. s. Bruner, H. D. 698.

— J. D. s. Sealock, R. R. 83.

Perley 568, 571.

Perlick, E. 8, 62.

Perlman 717, 741, 744.

— I., M. E. Morton u. I. L. Chaikoff 708.

— s. Morton, M. E. 707.

Perlmutter 720, 744.

— M., u. P. H. Forsham 708, 764.

— u. M. Mufson 708, 788.

— u. D. S. Riggs 708, 765.

— S. L. Slater u. J. Attie 708, 781.

— S. Weisenfeld u. Mufson 709.

— — S. L. Slater u. E. Z. Wallace 709.

Perloff 737, 759.

— W. H., L. M. Levy u. A. Despopoulos 709, 784.

— s. Nodine, J. H. 708.

— s. Schneeberg, N. G. 711, 784.

Perocco, F. A. 209.

Péquiguot, G. s. Bergonnion, J. L. 469.

— H. s. Worms, R. 485.

Perozzi,T. 480, 510.

Perrier, F., u. F. Delbarre s. Delay, J., u. P. Pichot 80.

— s. Delay, J. 80.

— s. Penrose, L. S. 83.

Perrini, M. s. Malaguzzi-Valeri, C. 205.

Perry 273, 491, 492, 733, 734, 737, 738, 761.

— G. F. 209.

— J. W. 480.

— W. F., u. T. W. Fyles 209.

— u. J. P. Gemell 709.

— u. J. F. Hughes 709.

Persson, L. s. Engstrom, B. 642.

Peruginei, S. s. Storti, E. 10.

Pesigan, N. s. Stransky, E. 483.

Peskin, R. s. Reuben, M. S. 481.

Pessikova, L. N. s. Levit, S. G. 204.

Pestel, M. s. Claisse, R. 102.

Pesznik, O. s. Karplus, J. P. 201.

Peter, K. 375, 390.

Petermann 725.

— M. L. s. Robbins, J 710.

Peters 178, 242, 370, 489, 526, 541, 550, 551, 554, 558, 559, 560, 568, 576, 745, 746.

— King, Thompson, William u. Nicol 531, 541.

— s. Croft 529.

— s. Grossman 530.

— s. Winkler 526.

— s. Zintel 527.

Peters, G. *209.*
— J. P. *209.*
— J. H. s. Danowsky, D. S. *699.*
— s. Albrink, M. J. *467.*
— s. Danowski, T. S. *337.*
— s. Man, E. B. *706.*
— J. B. s. Riggs, D. S. *710.*
— T. s. Burrows, B. A. *698.*
Petersen, U. K. *107,* 165, 431.
Peterson 759.
— R. E. s. Morton, M. E. *707.*
Petit, D. W. s. Rollman *711, 772.*
— P. s. Soulier, J. P. *9.*
Petrides, A. S. *480.*
Petroff, J. R. *284,* 289.
Pette, H. *101, 107,* 158, 159, 161, 173, 176, 178, 183.
Petzold 588.
Peydell 499.
Pfau *531,* 558, 559.
v. Pfaundler 85, *480,* 486, 494, 496, 501.
Pfaundler-Schlossmann 486.
Pfeifer, W. *709,* 759.
Pfeiffer, H. *341,* 348.
Pfeiffner, J. J. s. Greene, C. H. *338.*
Philips s. Smith *543.*
— E. 576, 645, 676.
Phillips 230, 234, 742.
— D. M. s. Hare, K. *198.*
— s. Hare, R. S. *198.*
— G. E. s. Kroc, R. L. *705.*
— R. A. s. Farr, L. E. *194.*
Phreefoot 722.
Phyte, P. s. Ragan, C. J. *209.*
Piani 239.
Pichler, E. *209,* 241.
Pichot 89, 97, 99.
— P. s. Delay, J. *79,* 80.
— s. Penrose, L. S. *83.*
Pick, E. P. s. Molitor, H. *207.*
Pickering, D. E., u. E. R. Miller *709,* 784.
Pickford 365.
— M., u. J. A. Watt *341.*
— s. Duke, H. N. *193.*
— s. Klisiecki, A. *202.*
Pickle, A. C. s. Heyer, H. E. *643.*
Pickles, W. *209,* 240.
Pieper 133.
Pierce 333.
— R. T., u. J. W. Gofman *284.*
— F. T. s. Bloom, B. *279.*
— J. G. s. Turner, R. A. *214.*
Piero 246.
Pierquin s. Drouet, P. L. *193.*
Pietrantoni 382.
Pilgerstorfer 570.
— u. Exner *541.*

Piller 330.
— S. s. Wunderly, Ch. *287.*
Pilling 568.
— s. Abbott *529, 535.*
Pinai u. Coates *209,* 239.
Pincus 248.
— J. B. s. Gittleman, J. F. *197.*
Pines 220.
Pintos, C. *107.*
Pipberger 622, 623.
— H., u. R. Kälin *587.*
— P. Luchsinger u. F. Schaub *587.*
Pisciotta 57.
— A. V., M. Stefanini u. W. Dameshek *8.*
Pitney, W. R. s. Biggs, R. *3.*
Pitt-Rivers, R. *709,* 717, 741, 742, 745.
— u. W. R. Trotter *709.*
— s. Gordon, A. H. *702.*
— s. Gross, J. *702.*
— s. Stranbury, J. B. *712, 790.*
Pitts 371, *541,* 568.
— R. F., J. L. Ayer u. W. A. Schiess *341.*
— u. W. D. Lotspeich *341.*
Plamondon 742.
— C. A. s. Asper, S. P. *696.*
Plancherel 553.
— u. Möschlin *527.*
Plaset, F. s. Celice, J. *582.*
Plass 549.
— s. De Gowin *525.*
Platzbecker, E. *209.*
Plaut 141.
— A. s. Friedman, E. D. *195.*
— F. *107.*
Pletscher, A. *480,* 497.
Plettenberg, W. s. Bossert, O. *420.*
Pleydell, M. J. *480.*
Plitman, G. J. s. Stefanini, M. *10.*
Plongeron, R. s. Maier-Hüser, H. *205.*
Plotz *541,* 570.
Plough 273.
— J. C., u. R. S. Ayerle *480.*
— s. van Dyke, H. B. *193.*
Plückthun 95, 133, 134, 135, 137, *541,* 568.
— H. s. Schreier, K. *83.*
Pluvinage, R. s. Wolf, A. *110.*
Pochin 720, 729, 731, 732, 733, 735, 738, 746, 752, 764, 765.
— E. E. *709,* 717.
— s. Murray, M. M. *708.*
— s. Myant, N. B. *708.*
Pode 55.
Podhradszky 348.
— L. s. Gömöri, P. *338.*

Podhradszky s. Greiner, A. *197.*
Podio 622.
— R. B., J. Pereira, J. Judicello, C. Baudino u. J. Cresta *587.*
Poetschke 169.
— G., M. Lewandowski u. S. Mauch *107.*
Poindexter 325.
— A. P. s. Wagner, R. *287.*
Pollack s. Wilson *543.*
Pollak 293, 299, 325, 326.
— O. 284, *285.*
Pollet 259, 261.
— L. s. Duvoir, M. *193.*
Polli, E. s. Stabilini, G. *342.*
Pollock 576.
— Harris u. Wilson *541.*
Polonovski 93.
— M., P. Desgrez u. F. Delbarre *83.*
— u. G. Schapira *83.*
— s. Delay, J. *79.*
Pomeranze 323.
— J., J. Boyd u. A. Goldbloom *285.*
Pommerenke 565.
— Slavin, Karcher u. Whipple *534.*
Ponticorvo 315.
Poo 501, 557, 561.
— L. J. s. Addis, T. *467, 529.*
Poole, J. C. F. *8.*
Poos, F. *209,* 245.
Pope 555.
— s. McKibbin *528.*
Popenoe, E. A., u. V. Du Vigneaud *209.*
— s. Du Vigneaud, V. *215.*
Poppell 742.
— H. F. s. Rawson, R. W. *710.*
Popper 346, 490, 491, *534,* 564.
— s. Hoffman *539.*
— H. *480.*
— u. F. Schaffner *480.*
Porges, O. *341,* 348.
Porje 733.
— J. G. s. Castenfors, H. *698.*
Port, Th. *377.*
Porter 240.
— s. Silber *543.*
— R. J., u. R. A. Miller *209.*
Poser 570.
— s. Ahlhelm *535.*
Posteli, T. *645.*
Potel 180.
— J. s. Erdmann, G. *103.*
Pothmann 169, 170.
Potter, A. H. *480.*
Potton, F. s. Jeune, M. *421.*
— J. s. Mounier-Kuhn, P. *422.*

Potts 760.
— A. M., R. A. Shipley, J. P. Storaasli u. H. L. Friedell 709, 772.
— s. Shipley, R. A. 712.
Poulos 681.
— E. s. Heyer, H. E. 643.
— s. Willis, K. 646.
Poulsson, L. T. 209.
Poumeau-Delille, G. s. Flandin, Ch. 195.
Poursines, Y. s. Roger, H. 107.
Poweleit, A. C. s. Kaplan, M. Z. 105.
Power 363, 725, 731, 733, 734, 736, 738, 739, 762.
— M. H. s. Albert, A. 696.
— s. Berkson, J. 697.
— s. Childs jr., D. S. 698.
— s. Keating jr., F. R. 704, 764.
— s. Levy, M. S. 340.
— s. Luellen, T. J. 706, 764.
— s. McConahey, W. M. 707, 764, 772.
— s. Owen jr., C. A. 708.
— s. Rall, J. E. 709.
Powers s. Christensen 536,537.
Pozzi, L. s. Gambaccini, P. 642.
Pradeo 568.
— u. Valladares 541.
Prader, A. s. Fanconi, G. 337.
Praetorius 306.
— s. Kirk 282.
Preiswerk 719.
— P. s. Bradt, H. 698.
Prenzel, H. 107.
Presch, H. R. 107, 731.
— s. Dirnagl, K. 699.
Prescott 95.
— A. Blanche, E. Borek, A. Brecher u. H. Waelsch 83.
Price 404.
— C., u. A. Solow 379.
Pricer 317.
— jr., W. E. s. Kornberg, A. 283.
Priddle, W. W. 285.
Priesel 508.
— R., z. F. Schuler 480.
Priess, H., u. W. Brenner 107.
Probstein 489, 490.
— J. G. s. Londe, S. 478.
Proetz, A. 375, 408.
Proto, A. s. Mussio-Fournier, J. C. 207.
Provenzale, L. 584.
Pruschankin 568, 561, 562.
— s. Radvin 531, 542.
Psenner, L. 377, 381.
Puccini, C. 480, 497.
Puchol, J. R. s. Botelho, L. 189.

Puck 761.
— T. T. s. Nitowsky, H. M. 708.
Puddu, V. 584.
— L. Comberiati u. A. Collicelli 586.
Puech 243, 245.
— G. s. Flandin, Ch. 195.
— P. s. Bollack, J. 189.
Pugh, A. E. s. Barry, M. C. 697, 773.
— R. C. G., G. H. Newns u. J. A. Dudgeon 481.
Pulver 168, 169, 173.
— W. s. Gwalter, H. 104.
Pumeau-Delille 245.
Puppel, J. D. s. Leblond, C. P. 705.
Puretic, B. s. Pansini, Par K. 107.
Purnell 507.
— O. J. s. James, G. W. III 475.
Purves 725, 744.
— H. D., u. W. E. Griesbach 709.
— s. Griesbach, W. E. 702.
Putignano, T. s. Malaguzzi-Valeri, C. 205.
Putson 332.
— P. B. s. Gertler, M. 280.
Pytel, A. 341, 360.

Quadbeck 114, 115.
Quastel 93, 94, 95, 96, 742, 745.
— J. H. s. Gross, J. 702.
— s. Penrose, L. S. 83.
— s. Swank, R. L. 286.
Quattrin, N. 8, 59.
Querido, A., u. J. B. Stanbury 709, 784.
Le Quesne 547.
Quick, A. J. 8, 12, 14, 16, 19, 20, 21, 23, 28, 38, 40, 47, 489.
— u. E. Epstein 8.
— u. J. Favre-Gilly 8.
— u. C. V. Hussey 8.
— J. N. Shanberge u. M. Stefanini 8.
— u. M. Stefanini 8.
— W. F. Stopp u. C. V. Hussey 8.
Quimby 724, 725, 741, 759.
— E. H., u. S. C. Werner 709.
— — u. C. Schmidt 709, 765.
— s. Marinelli, L. D. 706.
— s. Speert, H. 712.
— s. Werner, S. C. 715.
Quinn 84, 87, 89, 90, 91, 94, 97, 99.
— K. V. s. Mauntner, H. 82.

Raab. W. 209.
Raben, M. S. 709,739.
— u. E. B. Astwood 709.
Rabinowitsch s. London 540.
Radcliffe, C. E. 209.
Radicchi, M. 209, 258.
Radike, M. s. Leblond, C. P. 705.
Radvan, J. 107, 175.
Räber, A. 377.
Raffle, R. B. 209, 243.
Ragan, C. J., J. W. Ferrebee, P. Phyte, D. W. Atchley u. R. F. Loeb 209.
Rahn, H. s. Stroud, R. C. 582.
Rajasuriya s. Fernando 538
Rall, J. E. 709, 717, 719, 725, 731, 733, 739, 740, 742, 744, 745, 746, 759.
— M. H. Power u. A. Albert 709.
— M. S. Sonnenberg, J. Robbins, R. Lazerson u. R. W. Rawson 709, 773.
— s. Albert, A. 696.
— s. Becker, D. V. 697.
— s. Childs D. S. jr. 698.
— s. Hanbury E. M. jr. 703.
— s. Money, W. L. 707.
— s. Rawson, R. W. 710.
— s. Robbins, J. 710, 790.
Ralli, 273.
— E. P., Robson, J. S., D. Clarke u. G. L. Hoagland, 209.
Ramalingaswami, V., Sriramachari S. u. P. G. Tulpule, 481.
— s. Sriramachari, V., 483.
Ramholz, 561.
— s. Ravdin, 531.
Ramson, 743.
Rand, C. W., u. G. H. Patterson, 209.
Randak, E. F., B. R. Boone, G. F. Ellinger u. M. J. Oppenheimer 645.
— s. Boone, B. R. 641.
Randall 518, 741, 744.
— L. M. 481.
— R. V., u. A. Albert 709.
— N. Lorenz u. A. Albert 709.
— C. C. s. Bishop, L. K. 102.
— S. S. s. Harington, C. R. 703.
Randerath, E. 114, 341, 359.
Randle, A. P., M. J. Smith u. B. W. Meade 481.
Randolph 486, 492.
— M., u. A. De Vito 481.
Ranke, O. 95, 285, 313.
— O. F. s. Lang, K. 81.
Rankin, Th. J. 481.
Ranno 173.

Ranson 221, 229, 231, 232, 234, 235, 262.
— S. W., C. Fisher u. W. R. Ingram *209*.
— u. H. W. Magoun *209*.
— s. Fisher, C. *195*.
— s. Ingram, W. R. *200*.
— s. Magoun, H. W. *205*.
Rao 518, 522.
— K. *481*.
— M. V. R. *481*.
Rapaport 246, 518, 522.
— M. *481*.
— S. s. Brodsky, W. A. *189*.
— S. T. s. Vaisman, S. B. *214*.
Raper, H. S. *83*, 96.
Rapp 739.
— B. s. Wyngaarden, J. B. *715*.
Rappaport, M. B. s. Luisada, A. A. *644*.
Raska, S. B. *285*, 305.
Rasmussen, A. T. *210*.
— u. W. J. Gardener *210*.
Rassulev, J. V. *210*, 246.
Rathéry, F. 348.
— u. M. Rudolf *341*.
— s. Castaigne, J. *336*.
Ratner 570.
— Rittenberg, Keston u. Schoenheimer *542*.
— Schoenheimer u. Rittenberg *542*.
— s. Schoenheimer *542*.
Ratnoff, O. D. *8*, 49, *481*, 518, 522.
Ratti, G. s. Stabilini *342*.
Rauch, S. 377.
Rauh, L. W. *481*, 512, *542*, *544*, 579.
Rausch 570, 571.
Ravaud 759.
— C. s. Azerad, E. *696*.
Ravdin *531*, *542*, 557, 560, 561, 562, 568.
— McNamee, Ramholz u. Rhoads *531*.
— Stengel u. Prushankin *531*, *542*.
— u. Zintel *542*.
— s. Goldschmidt *539*.
— s. Juluson *530*.
— s. Macray *531*.
— s. Thompson *532*.
Rawi, J. el 740.
— s. Catz, B. *698*.
Rawson 719, 725, 739, 740, 742, 743, 744, 745, 760.
— R. W. *709*, 717.
— R. D. Evans, J. H. Means, W. Peacock, J. Lerman u. R. E. Cortell *709*.
— s. Hertz u. J. H. Means *709*.
— D. A. McGinty u. W. Peacock *709*.

Rawson, R. W., D. A. McGinty, W. Peacock, P. Merrill, M. Wilson u. H. Lockhardt *709*.
— u. W. L. Money *709*.
— O. H. Pearson, J. Robbins, H. F. Poppell u. C. D. West *710*.
— J. E. Rall u. W. Peacock *710*.
— J. F. Tannheimer u. W. Peacock *710*.
— s. Albert, A. *696*.
— s. Becker, D. V. *697*.
— s. Cope, O. *699*, 789.
— s. Cortell, R. E. *699*.
— s. Keating jr. F. R. *704*.
— s. Larson, R. A. *705*.
— s. McArthur, J. W. *707*.
— s. McGinty, D. A. *707*.
— s. Money, W. L. *707*.
— s. Rall, J. E. *709*, 773.
— s. Robbins, J. *710*.
— s. Trunnell, J. B. *714*.
Ray 722.
— C. T. s. Kelly, F. J. *704*.
Rayasuriya 576.
Raymund 175.
Rea 169.
— Fr. W. s. Toomey, J. A. *109*.
Reach *544*, 578.
Reader, G. G. s. Ley, A. B. *6*.
Reavis 731.
— J. G. s. Scott, K. G. *711*.
Rebeyrotte, P. s. Macheboeuf, H. *106*.
Recant, L., u. D. S. Riggs *710*, 785.
Rechenberger 312, 321.
— J., u. G. Hevelke *285*.
Recht 272.
Recinos 504.
— A. J. s. Leikin, S. L. *477*.
Redeker, F. *422*, 424.
— s. Simon, G. *423*.
Redfarn 114.
Redmond, R. F. s. Milch, L. J. *283*.
— s. Werthessen, N. T. *287*.
Reed 721.
— C. W. s. Cassen, B. *698*.
Rees 97, 141.
— L. s. Richter, D. *83*.
— M. H., u. W. H. Olmsted *210*.
Reeves, T. J. s. Booth, E. *641*.
Regan, J. F. s. Barnes, B. O. *187*.
Regaud, J. s. Kourilsky, R. *202*.
Regnier s. Veil, W. H. *215*.
Rehm 114, 115, 116, 119, 122, 139, 142, 154, 162, 168, 173, 182.
— O. *107*.

Rehm s. Roeder, F. 101.
Rehman, A. S. s. Sadusk, J. F. *108*.
Reich, N. E. *481*, 518.
Reichenbach 745.
— L. s. Maurer W. *707*.
Reichert, F. L., u. W. E. Dandy *210*.
Reid 720.
— A. F., u. J. Sorenson *710*.
Reifenstein 371.
— E. C. s. Albright, F. *334*.
Reilly 725, 761.
— W. A., u. D. J. Bayer *710*.
— s. White, W. E. *715*.
Reimann, F. *8*, 69.
Rein 393.
Reindell, H. 618, *645*, 654, 670.
Reinhardt 570.
— s. Tarver *543*.
Reinlein 570.
— u. Geering *542*.
Reinstein 318.
— H. s. Thannhauser, S. J. *287*.
Reinwein, H. 249, *341*, 344, 348.
— s. Hindemith, H. *199*.
Reis 178.
Reischle *544*, 577.
Reiss 759.
— M. *210*.
— C. P. Haigh, R. E. Hemphill, R. Maggs, J. M. Reiss u. S. Smith *710*, 785.
— R. E. Hemphill, R. Maggs, C. P. Haigh u. J. M. Reiss *710*.
— — — S. Smith, C. P. Haigh u. J. M. Reiss *710*.
— — B. M. Murphy, J. M. Halkerston u. F. E. Badrick *710*, 784.
— J. M. s. Reiss, M. *710*, 785.
Relman 546.
— s. Schwartz *524*.
Remington s. Madden *531*.
Rémond, S. s. Kourilsky, R. *202*.
Remy u. Euler *544*, 545.
— R. *481*, 519, 577.
Renat 178.
Renolt 553.
— Hastings u. Nesbett *527*.
Renzetti, A. D. s. McClement, J. H. *582*.
Renzi 365.
— A. s. Boss, W. R. *336*.
Resal, P. s. Hermann, H. *475*.
Reuben, M. S., u. R. Peskin *481*.
Reubner 508.
Reuss, A. v. *481*, 511.
Revebrothe 125.
Rex 354, 359.

Rex, W. s. Moeller, J. *340*.
Rey, W. *107*.
Reydermann 517.
— L. s. Guerstein, A. *474*.
Reynolds 670.
— G. s. Campbell, M. *585*.
— L., K. E. Corrigan u. H. S. Hayden *710*, *768*.
— W. F. s. Gillick, F. G. *642*.
Rhein 85, 92.
— M., u. R. Stoeber *83*.
Rhoads 534, 554, 560, 561, 562, 563, 568.
— Fliegelman u. Panzer *531*.
— s. Ariel *529*.
— s. Koop *531*.
— s. Ravdin *531*.
— s. Riegel *542*.
— s. Thompson *532*.
— s. Zintel *527*.
Rhodes 490, 502, 503.
— K., R. Aub, K. R. Hill u. J. L. Stafford *481*.
— s. Hill, K. R. *475*.
Ribadeau 569.
Ribadeau-Dumas, L. *422*, *424*.
— u. Fouet *542*.
Ribbert, H. *285*, *292*.
Ribot, A. s. Achard, Ch. *334*.
Rice 165, 554, 556, 560, 561.
— Orr u. Enqvist *527*.
— Strickler u. Erwin *528*.
— — u. Orr *531*.
— s. Orr *531*.
— E. C. s. Vaden, E. B. *109*.
Rich, A. R. *422*, *425*, *429*, *430*, *433*, *631*.
Richards 489, 631, 739.
— A. s. Turner, K. B. *484*.
— C. E., R. J. Brockhurst u. T. H. Coleman *710*.
Riche 554.
— s. Murlin *528*.
Richet 569, 579.
— s. Lesné *540*, *544*.
Richter 97, 141, 233, 234.
— C. P. *210*.
— u. J. F. Eckert *210*.
— D., R. M. C. Dawson u. L. Rees *83*.
— H. *377*.
Rickdorf, L. F. s. Adams, F. H. *467*.
Ricker, G. *285*, *304*.
Ricketts 488.
— W. E., u. K. Sterling *481*.
Riddell 740, 743.
— C. s. Albert, A. *696*.
— s. McGinty, D. A. *707*.
Riebeling, C. 35, 83, *107*, 137, 141, 144, 145, 169, 172, 173.
Rieben, W. *8*.
Riecke, H. *107*.

Riegel 534, 554, 560, 563, 568, 569.
— Koop, Drew, Stevens, Rhoads, Bullitt, Barrus, Grigger, Barnes, Barnhart, Boger, Bowen, Goulding u. McGinley *542*.
— — Schwegman, Barnes u. Grigger *542*.
— s. Fletcher *538*.
— s. Koop *531*, *540*.
— s. Zintel *527*.
Rietschel, H. *422*.
Rifkin 330, 520.
— s. Berkman, J. H. *279*.
— H., L. J. Marks, D. J. Hammerman, M. J. Blumenthal, A. Weiss u. P. Weingarten *481*.
Riggs, D. S. *710*, *717*, *725*, *727*, *731*, *733*, *743*, *745*, *747*, *751*, *752*, *753*, *758*, *763*, *769*.
— D. F. Gildea, E. B. Man u. J. B. Peters *710*.
— P. H. Lavietes u. E. B. Man *710*.
— s. Perlmutter, M. *708*, *765*.
— s. Recant, L. *710*, *785*.
— s. Skanse, B. N. *712*, *788*.
— s. Stanbury, J. B. *712*, *788*.
Rigler, R. *83*, 97.
Riley 588, 590, 598, 600, 602.
— E. s. Leblond, C. P. *705*.
— R. L., R. H. Shepart, J. E. Cohn, D. G. Carroll u. B. W. Armstrong *582*.
— s. Cohn, J. E. *583*.
Rilliet 431.
— F., u. E. Barthez *422*.
Rimpau 175.
Rinck, H., H. Venrath, H. Valentin u. Th. Schmitz *582*.
Rinehard 304.
— J. F., u. L. D. Greenberg *285*.
Ring 651, 653.
— G. C., M. Balaban u. M. J. Oppenheimer *645*.
— E. M. Greisheimer, H. N. Baier, M. J. Oppenheimer, A. Sokalchuk, D. Ellis u. S. J. Friday *645*.
— A. Sokalchuk, G. J. Navis u. H. W. Rudel *645*.
— — N. H. Baier, H. W. Rudel, M. J. Oppenheimer, S. J. Friday u. G. J. Navis *645*.
Rintele 143.
Rippert, R. s. Bayer, O. *581*.
Riser 234.

Riser, Lazorthe u. Geraud *210*.
— — Couadau u. Geraud *210*.
Rissel 496, 519.
— E. *210*, *481*.
— s. Benda, L. *468*.
Risser, J. R. s. Allen, H. C. jr. *696*, *781*.
Risson 381.
Rittenberg 314, 315, 317, 570.
— Keston, Rosebury u. Schoenheimer *542*.
— s. Foster *539*.
— s. Keston *540*.
— s. Ratner *542*.
— s. Schoenheimer *542*.
— D., u. R. Schönheimer *285*, *542*.
— s. Bloch, K. *279*.
— s. London, J. *283*.
— J. s. Bloch, K. *279*.
Ritter, G. s. Nagel, A. *106*.
Ritzmann, L. W. s. Mounsey, J. P. D. *586*.
Rivelo 143, 160.
Rivin 332.
— A. U., u. S. P. Dimitroff *285*.
Riwoldt, K.-H. *210*.
Rixford, E., u. H. Gray *210*.
Rob 551.
Robb s. Wynn *526*.
Robbins 255, 717, 725, 742, 745.
— J. *710*.
— M. L. Petermann u. J. E. Rall *710*.
— u. J. E. Rall *710*.
— — D. V. Becker u. R. W. Rawson *710*.
— — u. M. L. Petermann *710*.
— — J. B. Trunnell u. R. W. Rawson *710*, *790*.
— s. Carter, A. C. *190*.
— s. Rall, J. E. *709*, *773*.
— s. Rawson, R. W. *710*.
Robert 759.
— W. s. Huntington, Gr. *104*.
— W. N. s. Francke, S. *700*.
Robertis, E. De *699*, *741*.
— s. Chagas, C. *698*.
Roberts 718.
— A. s. Hertz, S. *703*.
Robertson 560.
— s. Cuthbertson *529*.
— Th. D. s. Bridgeman, M. L. *469*.
Robinson 546, 573, 741.
— u. Oppenheimer *542*.
— s. Hardy *524*.
— D. s. Chapman, E. M. *698*.
— E. C. s. White, H. L. *216*.
Robles Gorriti, C. J. s. Bonduel, A. A. *469*.

Roboz, P. *210*.
Robscheit-Robbins 564, 565, 568.
— Miller u. Whipple *534, 542*.
— u. Whipple *542*.
— s. Daft *533*.
Robson 273.
— J. S. s. Ralli, E. P. *209*.
Roche 741, 742, 745, 746.
— J., G. H. Deltour, M. Jutisz, S. Lissitzky u. R. Michel *710*.
— — S. Lissitzky u. R. Michel *710*.
— — R. Michel u. S. Lissitzky *710*.
— S. Lissitzky u. R. Michel *710*.
— O. Michel, G. H. Deltour u. R. Michel *710*.
— — R. Michel u. J. Tata *711*.
— R. Michel, S. Lissitzky u. O. Michel *711*.
— — O. Michel, G. H. Deltour u. S. Lissitzky *711*.
— — — u. S. Lissitzky *711*.
Rochu, P. *586*.
Rodbard, S. *582*, *612*.
Rodeck, Heinrich 185, *210*, 227, 232, 273, 275.
— F. H. s. Cooke, J. V. *337*.
Rodewald, G. s. Bartels, H. *581*.
Rodier, P. *107*.
Roeder 114, 115, 116, 119, 122, 139, 141, 142, 162, 168, 182.
— F., u. O. Rehm *101*.
Roehm, H. R. *210*, 245.
Roelofs, R. s. Dijkstra, O. H. *471*.
Rösler, H. s. Horst, W. *704*.
Rössle, R. 157, *285*, 288, 292, 293, 299, 306, 313, 378, *422*, 425, 458.
— u. F. Routee *285*.
Rössler 371, 745.
— H. s. Zweymüller, E. *343*.
Roester 345.
— L. s. Schrade, W. *341*.
Röttger, H. *210*, 260.
Roger 264.
— H., u. J. Alliez *210*.
— u. Y. Poursines *107*.
Rogers 526, 549, 551.
— s. Lundy *525*.
Rohmer, F. s. Thiébaut, F. *214*.
Roka 43.
— L. s. Lasch, H. G. *6*.
— s. Martin, H. *6*.
Rokitansky *285*, 294.

Rolf 228, 364.
— D., A. Surtshin u. H. L. White *210*.
— s. Heinbecker, P. *199, 338*.
— s. White, H. L. 216, *343*.
Rollman, H. S., u. D. W. Petit *711*, 772.
— — u. P. Starr *711*, 772.
Romano 675.
— F. J. s. Fleischner, F. G. *642*.
— s. Luisada, A. A. *644*.
Romeis, B. *210*.
Rominger, E. *481*, 486, 520.
Roost *531*, 559.
Root 724.
— S. W. s. Andrews, G. A. *696*.
Rose 93, 96, *541*, 572, 573, 722.
— Haines, Johnson u. Warner *542*.
— G., u. E. W. Emery *711*.
— W. C., D. T. Warner u. W. J. Haines *83*.
Rosebury s. Rittenberg *542*.
Roselli, J. s. Brandi, M. J. F. *469*.
Rosenberg 740, 741, 745.
— I. N. *711*.
— S. s. Storaasli, J. P. 713.
Rosenblatt 617.
Rosenfeld 739.
— S. s. Morton, M. E. *707*.
Rosenkrantz 759, 761.
— J. A. s. Roswit, B. 711.
Rosenkranz, A. s. Kölbl, H. *476*.
Rosenmund 370.
— H. s. Zollinger, H. U. *343*.
Rosenthal 13, 41, 55, 366, 490, 646.
— A. s. Welsh, C. A. *343*.
— J. s. Gött, P. *642*.
— N. s. Rosenthal, R. L. *8*.
— R. L., O. H. Dreskin u. N. Rosenthal *8*.
Rositter 310.
Ross 330, 355, 366, 508, 510, 515, 744, 752.
— B. G. *481*.
— G. s. Berkman, J. H. *279*.
— s. Mokotoff, R. *340*.
— J. F. s. Burrows, B. A. *698*.
— s. Papper, S. *708*.
— M. A. s. Korenchevsky, V. *340*.
— S. s. Almaden, P. *467*.
Rossi 135, 144, 510, 592.
— E. s. Fanconi, G. *472*.
— G. s. Toscano, F. *484*.
Rossier 588, 590, 601, 602, 604, 631.
— P. H. *580*.

Rossier u. A. Bühlmann *580*, *582*.
— — u. P. Luchsinger, *285* *584*.
— s. Bühlmann, A. *581*.
Rossini 67.
— G., u. P. Rosti *8*.
Rossitter, R. J. s. Buck, R. C. *280*.
Rossman 759.
— I. s. Seidlin, S. M. 712.
Rosti 20, 33, 39, 40, 45, 46, 48, 58, 61, 63, 64, 67, 68, 71.
— P., u. R. Furian *8*.
— u. S. Marigo *8*.
— u. O. Zangaglia *8*.
— s. Baserga, A. *3*.
— s. Colli, A. *3*, *4*.
— s. de Nicola, P. *7*.
— s. Rossini, G. *8*.
Roswit, B. s. Berson, S. A. *697*.
— J. A. Rosenkrantz, J. Sorrentino, R. Yalow u. I. Berlin *711*.
Roswitt 733, 735, 738, 759, 761, 762.
Rotblat 750.
— J. u. G. M. Owen *711*, 768.
— s. Ansell, G. *696*, 781.
Roth 39, 555, 576.
— s. Shafiroff *528*.
— s. Smith *543*.
— F. *210*.
— K. s. Fiala, S. *4*.
Rothe-Meyer 489, 506.
— A., u. E. Hickmanns *481*.
Rothen, A. s. van Dyke, H. B. *193*.
Rother 367.
— C. s. Moench, K. *340*.
Rothlin 577.
— s. Birchner *544*.
Rothmann, H. *210*.
Rothmund, W. *422*, 446.
Rothschild, P. s. Klisiecki, A. *202*.
Rothschuh 218.
Rotta, C. s. Cipriani, C. R. *191*.
Rotter, W. *285*, 293, 305.
Roughton, F. J. W. *582*, 596, 597.
Rourke 550, 575.
— s. Stewart *525*, *526*, *543*.
Rous 561.
— u. Wilson *531*.
Roussee 490.
Roussel 504.
— A., u. G. Larrne *481*.
— s. Marie, J. *478*.
Roussy 220.
— G., R. Kourilsky u. M. Mosinger *210*.

Roussy s. Camus, J. *190.*
Roux s. Abderhalden *535.*
Rowe 568.
— s. Madden *531, 541.*
— L. W. s. Kamm, O. *201.*
— R. D. s. Keith, J. D. *584.*
Rowland, R. S. *210.*
Rowlands 732.
— E. N., D. A. W. Edwards u. A. J. Honour *711.*
— s. Edwards, D. A. W. *699.*
— s. Honour, A. J. *703.*
— S. s. Noble, M. J. D. *708,* 765.
Rowlette 561, 563.
— s. Weiner *532, 535.*
Rowley 571.
— s. Cannon *536.*
Rowntree 257, 348, 357.
— L. G. *210.*
— s. Allan, F. N. *186.*
— s. Brown, G. E. *336.*
— s. Greene, C. H. *338.*
— s. Weir, J. F. *216.*
Le Roy 720.
— s. G. V. Fields, T. *700.*
Royer, P. s. Debré, R. *337.*
Royle, H. *379.*
Rozkina 490.
— R. L. s. Abezganz *467.*
Rozynek, M. *210.*
Rube, G. *107.*
Rubie 168.
— J., u. A. F. Mohun *107.*
Rubin 273, 328, 739.
— G. s. White, A. G. *216.*
— L. *285.*
— s. Gofman, J. W. *281.*
— s. Wolff, J. *715.*
— S. s. Dann, D. S. *376.*
Rubino 578.
— u. Varela *545.*
Rubinstein, H. *422, 425,* 434.
Rubio 490.
— S. s. Meneghello, J. *478.*
Rubner 321.
De Rudder, B. *107,* 148, 169, *481, 492, 494.*
Rudel, H. W. s. Ring, G. C. *645.*
Rudhe 676, 683, 685, 687.
— U. s. Carlsten, A. *641.*
— s. Engstrom, B. *642.*
— s. Kjellberg, S. R. *644.*
Rudolf 348.
— H. *481.*
— M. s. Rathèry, F. *341.*
Rudolph 171.
— A. M. s. Cutler, J. G. *583.*
— G. *107.*
Rudy 141.
Rüder, F. B., u. R. Wolf *211.*
Rüedi, L. *377, 395, 403.*
Ruhe, H. *107.*
Rumball 490.

Rnmball J. M. *481.*
Rummert, O. *211,* 246.
Rupilius 164, 497.
— K., u. O. Müller *481.*
Russ *542,* 569.
— E. M. s. Barr, D. P. *279.*
Russel 142.
Russo 95.
— F., L. D. Wright, Helen R. Skeggs, Elizabeth K. Tillson u. K. H. Beyer *83.*
Rusznyák 372.
— J., M. Földi u. G. Szabó *341.*
— s. Bálint, P. *335.*
Rutherford, R. B., u. J. Q. Griffith jr. *211.*
Rutledge 257.
— D. I., u. E. H. Rynarson *211.*
Rutzky, J. s. Johnson, S. A. *5.*
Ruud, L. s. Fölling, A. *80.*
Ruzicka, V. *285,* 313.
Ryan s. Greisheimer *281.*
Rycroft, B. s. Marshall, J. H. *377.*
Rydberg 111.
Rydin 263.
— H., u. E. B. Verney *211.*
Rynearson, E. H. 257.
— s. Brown, W. E. jr. *190.*
— s. Pencharz, R. I. *209.*
— s. Rutledge, D. I. *211.*

Sabbione, R. M. s. Brandi, M. J. F. *469.*
Sacchi 220.
Sachar 549, 557, 568, 571, 573, 575.
— Horvitz u. Elman *531.*
— s. Elman *530, 538.*
— s. Horvitz *525, 539.*
Sadek 508, 510, 515.
— H. M., E. Vasconcelos u. F. Cafalli jr. *481.*
Sadusk, J. F., A. S. Rehman, R. R. Wagner u. R. Barnett *108.*
Saegesser, M. *711,* 740, 786.
Säker, G. *108,* 112, 121, 122, 143.
Sager, O. s. Draganesco, S. *193.*
Saggese, M. *481, 492, 495.*
Sahyun *542, 567, 568.*
— s. Altschuler *536.*
— s. Fagin *538.*
Saidel 566.
— s. Brand *532.*
Saint 507.
— E. G., u. R. A. Joske *481.*
Saito, T. s. Kobayashi, T. *81.*
Sakata 173.
— F. s. Fuju, R. *103.*

Salans 653.
— A. H., J. A. Schack u. L. N. Katz *645.*
Saldanha, A. s. Madeira-Pinto, P. *644.*
Salet 490.
— J. s. Marie, J. *478.*
Sally 370.
— S. M. s. Klinefelter, H. F. *339.*
Salm, R. *481,* 507.
Salmi *211,* 245, *481,* 497.
— L. s. Salvíoli, G. *481.*
Salmon, A. *211.*
Salomon 139.
— J. D., St. Hier u. O. Bergeim *108.*
— L. s. Stefanini, M. *10.*
Salt 125.
Salter 725, 731, 745.
— W. T. *711.*
— G. Karandikar u. P. Block *711.*
— u. Mac A. W. Johnston *711.*
— s. Bassett, A. M. *697.*
— s. Visscher, M. de *714,* 776.
Saltykow, S. *285,* 304.
Salus, F. *211.*
Salvidio, E. *9,* 46, 508, 510.
Salvíoli, G., u. L. Salmi *481.*
Salzmann 739.
— F., u. H. Vetter *711.*
Samec, V. s. Schneiderbaur, A. *482.*
Samet 687.
— P., J. B. Schwedel u. H. Mednick *645.*
— s. Mednick, H. *644.*
Samson, K. *101, 108,* 111, 114, 115, 120, 123, 124, 129, 148, 161, 162, 177, 178, 181, 183.
Samuel, E. *375, 376.*
Samuels, A. J. s. Lewis, C. S. jr. *584.*
Samuelson, S. *583, 584,* 633.
San, N. N. s. Bank, D. D. *468.*
Sancetta 246.
— S. M., u. H. A. Zimmermann *211.*
Sanders, C. R. *211.*
Sanderson, M. s. Allen, J. G. *2.*
— P. H. *341,* 362.
Sanek, H. M. 510.
Sandkühler 151.
— St. s. Streicher, H. J. *109.*
Sandmann 127, 173.
De Sandre, G. s. Leonardi, P. *477.*
Sandritter 366.
Sandrock 571.
— s. Terry *543.*

Sanglas, R. s. Frouchtman, J. 375.

Sangster, G. s. Gilles, C. 473.

Sankaran 574.

— s. Krishnan 540.

Sansone 490, 507.

— G., u. G. Cotellessa 482.

— u. F. De Matteis 481.

Sansum 546, 553.

— s. Woodyatt 524, 527.

Della Santa, R. 9.

— u. R. Faller 9.

— u. K. N. von Kaulla 9.

Santoni 68.

— G. s. Ciulla, U. 3.

Santoro, A. 482, 506.

Sappington 559, 560.

— s. Großman 530.

Saralegui 258.

— J. P. s. Mussio-Fournier, J. C. 207.

Sardini, G. 482, 504.

Sarma, A. V. S. 482, 508, 509, 510, 512.

Sarran s. Leenhardt, E. 105.

Sarre 360, 367.

— H. 341.

— u. A. Moench 341.

— s. Moench, K. 340.

Sarteschi 547.

— u. Ardito 524.

Sartorius 367.

— H. s. Moench, K. 340.

Saslaw 555.

— s. Neptune 528.

Sasse, C. 211.

von Sász, A. 213.

Sato 264, 490.

— G. 211.

— s. Trendelenburg, P. 214.

— N. s. Hitomi, T. 200.

— Y. 482.

— s. Kakizaki, U. 476.

— s. Shigello, W. 483.

— s. Yoshida, H. 485.

Satriano 567, 568.

— s. Altschuler 536.

Sattelberg 489.

— H. s. Schreier, K. 482.

Sattler, D. G. s. Winter, C. A. 217.

Saunders 731.

— W. W. s. Scott, K. G. 711.

Sauter 545, 577.

Sauthoff, R. 9, 58.

Savrik 517.

— M. E., u. V. K. Stoljarova 482.

Sawyer, C. G. s. Dexter, L. 587.

Saxel 178.

Saxl 504.

— O., u. F. Gross 482.

— u. F. Weiss 108.

Sayers 744.

— G. s. Ghosh, B. N. 701.

Saypol, G. M. s. Carter, R. F. 470.

Sborov 507, 519, 520.

— V. M., u. D. A. Sutherland 482.

— s. Shaffer, J. M. 483.

Scanell, J. G. s. Curti, P. C. 581.

Scarborough 563.

— s. Crosby 533.

Scardi, V. s. Keys, A. 282.

Scardigli 44, 60.

— G., u. G. Guidi 9.

Scatchard 534, 564.

Scébat, L. s. Lenègre, J. 584.

Schaare 654.

— U. s. Brednow, W. 641.

Schachinger, H. s. Deutsch, E. 642.

Schachner 738, 741.

— H., A. L. Franklin u. J. L. Chaikoff 711.

Schachter, M. 211, 259.

Schack, J. A. s. Salans, A. H. 645.

Schaede 674, 683.

— A., u. P. Thurn 645.

— s. Thurn, P. 646, 683.

Schäfer 173, 220, 272.

— E. A., u. P. T. Herring 211.

— s Magnus, R. 205.

— E. L. s. Esser, H. 194.

— H. s. Schmitz, W. 645.

Schaeffer, G. s. Mayer, A. 283.

Schaer 569.

— s. Stewart 543.

Schafer 561, 565.

— s. Sharpey 534.

— s. Thornton 532.

Schaffer 622.

— A. I., u. W. H. Beinfield 587.

Schaffner, F. s. Popper, H. 480.

Schallock, G. 108, 120, 134, 154, 155.

Schally, O. 285, 326.

Schaltenbrand, G. 101, 108, 115, 116, 117, 118, 119, 121, 122, 157, 178, 182, 285, 303.

Schapira, G. s. Polonovski, M. 83.

Scharpf 490, 517, 518.

— H. s. Keiderling, W. 476.

Scharpff 97.

— D. s. Janke, B. 80.

Scharppe, W. 482.

Scharrer 235, 364.

— A. 221.

— B. 221.

— s. Scharrer, E. 211.

— E. 211.

Scharrer u. R. Gaupp 211.

— u. B. Scharrer 211.

— u. G. J. Wittenstein 211.

— s. Bargmann, W. 187.

— s. Gaupp jr., R. 196.

— s. Leveque, T. F. 204.

Schattmann, K. 482.

Schaub, F. 580, 618, 619, 620, 623, 626, 629.

— A. Bühlmann u. R. Kälin 584.

— — — u. T. Wegmann 584, 586.

— J. Vögtlin u. A. Bühlmann 586.

— u. T. Wegmann 586.

— s. Bühlmann, A. 581.

— s. Pipberger, H. 587.

— s. Vögtlin, J. 586.

— s. Wegmann, T. 585.

Schaumann, O. 211.

Schedel 569.

— s. Eisenreich 537.

Scheer 545, 577.

Scheffner 569.

Scheid 115, 130, 148, 154, 157, 175, 178.

— A. 108.

— W. 108.

Scheiffarth, F. 108, 117, 172.

— u. H. Keller 108.

Scheinberg, J. H., u. D. Gitlin 482.

Schellenberg, P. 211.

Scheller, H. 108, 182.

Schemann, E. 285, 307.

Schenck 384, 404, 408.

— S. G., u. M. Seldowitz 378.

Schenker 558.

— s. Browne 529, 536.

Schepartz, B., u. S. Gurin 83.

Scheps, M. s. Elmer, A. W. 194.

Scherf 288, 292, 298.

— D., u. L. J. Boyd 285.

Scherlis 622, 623.

— L. s. Grishman, A. 587.

Scherrer 719.

— P. s. Bradt, H. 698.

Schertenleib, F. E. 211.

Schettler 289, 293, 306, 309, 311, 317, 319, 320, 321, 322, 323, 325, 326, 330, 331, 333, 335, 522.

— G. 278, 285, 286, 482.

— u. F. Dietrich 286.

— u. H. Ott 286.

— u. E. Weitz 286.

— s. Bock, H. E. 336.

— s. Dietrich, F. 280.

— s. Jobst, H. 282.

Schick, R. s. Meythaler, F. 479.

Schiebler 364.
— Th. H. *211*.
— s. Bargmann, W. *187*, *335*.
Schiegk 518.
Schiersmann 114, 116, 164.
— O. s. Lodenkämper, H. *106*.
Schiess 371.
— W. A. s. Pitts, R. F. *341*
Schiff 501, 732.
— H. Eliasberg u. W. Bayer *482*.
— u. R. Kochmann *482*.
— L., C. D. Stevens, W. E. Molle, H. Steinberg, C. W. Kumpe u. Stewart *711*.
— s. Goldsmith, R. E. *701*.
Schilling *534*, *563*, *570*.
— s. Dent *537*.
— J. A., J. W. Karr u. J. B. Hursh *711*, *782*.
Schimmler, W. s. Bernsmeier, A. *581*.
Schindl, I. *211*, *273*.
Schindler 511.
— J. A., u. L. G. Kindschi *482*.
Schinz, H. R., W. E. Baensch E. Friedl u. E. Uehlinger *375*.
Schittenhelm 569, 579.
— s. Abderhalden *535*, *544*.
Schlapp 273.
— W. s. Jones, A. M. *200*.
Schlegel, J. J. *583*.
— R. *645*.
Schleicher, I. s. Hochrein, M. *583*, *584*.
Schleiffarth 158.
Schlesinger 501, 502, 520.
— B., W. W. Payne u. E. D. Burnard *482*.
Schlichter, J. G. *286*, 294, 305.
— L. N. Katz u. J. Meyer *286*.
Schlipköter, H. W. *108*, *175*.
Schloss 344.
— J. s. Morawitz, P. *341*.
Schlossberger 115.
— H. s. Hetsch, H. *101*.
Schlosshauer, B. *376*.
Schlotthauer, C. F. *211*.
Schlungbaum, W. *376*.
Schmeiser 119, 164, 724.
— A. *108*.
— K. *711*.
Schmengler 505.
— F. E. *482*.
Schmid 330.
— F. *108*, 161.
— M. s. Steinmann, B. *378*.
— P. Ch. 429, *422*, 447, 448, 454.
Schmidt 522, 570, 618, 633, 724, 759.

Schmidt s. Tarver *543*.
— C. s. Quimby, E. H. *709*, 765.
— s. Werner, S. C. *715*.
— H. *584*.
— J. s. Korth, C. *586*.
— K. E. A. *482*.
— R. *212*, 271.
— W. *375*.
Schmidt-Thomé, J. *286*, 321.
— u. H. Augustin *286*.
Schmidtmann, M. *286*, 304.
Schmitt 123.
Schmitz 647.
— H. L. *212*.
— Th. s. Rinck, H. *582*.
— W., u. H. Schäfer *645*.
— s. Jakobi, J. *643*.
Schmöger, R. *108*, 167.
Schneeberg 759.
— N. G., W. H. Perloff u. L. M. Levy *711*, *784*.
— — W. Serber, T. E. Sopp u. Stanton *711*.
Schneider 67, 135, 168, 567, 568, 647, 654.
— s. Altschuler *536*.
— C. J. s. Stevenson, C. S. *10*.
— C. L. *9*.
— s. Johnson, S. A. *5*.
— F. s. Feriozi, D. *194*.
— J., u. F. G. Gillick *645*.
— s. Gillick, F. G. *642*.
— M. s. Opitz, E. *284*.
— R. *108*.
Schneiderbaur 505.
— A., u. V. Samec *482*.
Schneiderman, M. s. Brecher, G. *3*.
Schölmerich 355.
— P., u. H. H. Marx *586*.
— s. Bock, H. E. *336*, *582*.
Schölzke, K. H. *212*.
Schoen, R. 93, 95, *212*, 246, 607.
— s. Lang, K. *81*.
Schönenberg, H. *108*, 117, 120, 123, 149, 155, 176.
— u. K. Menzel *108*.
Schönheimer 94, 309, 312, 314, 319, 321, *534*, 565, 566, 570, 726.
— u. Ratner *542*.
— — u. Rittenberg *542*.
— — u. Rittenberg *542*.
— — u. Keston *542*.
— s. Foster *539*.
— s. Keston *540*.
— s. Ratner *542*.
— s. R. *286*, *711*.
— u. W. Sperry *286*.
— s. Moss, A. R. *82*.
— s. Rittenberg, D. *285*, *542*.
Schönholzer, G. *286*, 313, 324, 325.

Schönsee 489.
— H. s. Schreier, K. *482*.
Schoger, G. A. *376*.
Schorre 114.
Schrade, W. *286*, 326, *341*, 344, 345, 346.
— u. L. Roester *341*.
Schrappe, O. *83*, 85, 87, 93, 98.
Schreier, K. *83*, 95, *482*, 488, 489.
— u. H. Plückthun *83*.
— u. H. Sattelberg *482*.
— u. H. Schönsee *482*.
Schreiner 371.
— G. G., L. H. Smith u. L. H. Kyle *341*.
Schrevel, De, s. Visscher, M. De *714*, *773*.
Schröder 496, 558, 564.
— s. Duesberg *529*, *533*.
— R. s. Moeller, J. *479*.
Schuchardt, K. s. Häupl, K. *375*.
Schuchter, A., u. W. Bartsch *711*, *788*.
Schüle, H. *376*.
Schüller 241, 246.
— A. *212*.
— u. H. Chiari *212*.
— P. H. s. Vaisman, S. B. *214*.
Schümmelfelder, N. *482*, 501.
Schürmann, P. 117, 304, 306, *422*, 427, *458*.
— u. H. E. McMahon *286*.
Schuier, F. X. *108*.
Schul 84, 87.
Schuler, F. *482*.
— s. Priesel, R. *480*.
Schull 89, 90, 96.
— W. J. s. Crowe, F. W. *79*.
Schulman 13, 550.
— L., u. C. Smith *9*.
— P. s. Tagnon, H. J. *10*.
Schultz 293, 347, 746.
— A. *286*.
— A. L., u. L. Zieve *711*.
— E. H. s. Tietze, K. *342*.
— H., u. H. J. Knibbe *109*.
Schultze, H. E. *9*, 36.
— u. G. Schwick *9*.
Schulz 134, 154, 158.
— A. s. Klinge, F. *282*.
Schulze, W. *482*, 505.
Schulze-Buschoff, H. s. Büchmann, P. *469*.
Schumacher 169, 246.
— F. L. s. Head, J. D. *198*.
von Schumann, H. J. *212*.
Schuntermann, C. E. *212*, 257.
Schur, M. *212*, 247.
Schuster, M. *109*.
— s. Bingel, K. F. *102*.

Schwab 121.
Schwartz 238, 246, 430, 433, 434, 440, 441, 497, *524*, 547, 577.
— u. Relman *524*.
— s. D'Agostino *544*.
— C. W. *212*.
— E. L. s. Earle, D. P. jr. *193*.
— G. A. s. Yaskin, J. C. *217*.
— M. U. *482*.
— Ph. *422, 423*.
Schwartzer *545, 578*.
Schwarz 42, 71, 381, 546, 668.
— E., C. Usteri u. F. Koller *9*.
— J. Wanner u. F. Koller *9*.
— M. *375, 377*.
Schwedel 687.
— J. B. s. Mednick, H. *644*.
— s. Samet, P. *645*.
Schwegman 568.
— s. Riegel *542*.
Schweinsguth, O. s. Marie, J. *478*.
Schweizer 134, 619, 620.
— W. *585*.
— J. Heller u. J. Lenègre *586*.
Schwenzer *534, 563*.
Schwick 32, 55.
— G. *9*.
— s. Schultze, H. E. *9*.
Schwiegk, H. *482, 563*.
Schwiegk u. Mitarb. *542*.
Schwiegk s. Lang *534*.
Scorta, A. s. Vogliazzo, U. *714, 790*.
Scott 555, 561, 617, 720, 731.
— s. Holt *528*.
— s. McNaught *531*.
— G. E. M. *482*.
— K. G., J. G. Reavis, W. W. Saunders u. W. E. White *711*.
— R. K. s. Oddie, T. H. *708, 768*.
Scow 732, 738, 744.
— R. D. s. Wollman, S. H. *715*.
Scribner 551.
— s. Baskin *525*.
Scrivamahari 503.
Scudder 564.
— s. Self *534*.
Seaborg 717.
Sealock 98.
— R. R., J. D. Perkinson u. D. H. Basinski *83*.
— u. H. E. Silberstein *83*.
— s. Du Vigneaud, V. *215*.
Seamon, B. s. Freedberg, A. S. *701, 772*.
Sée 246.
— G. s. Lesné, E. *204*.

Seed 563, 721.
— s. Karabin *533*.
— L., B. Jaffe u. C. Baumeister *712*.
Seegers, W. H. *9*, 18, 20, 23, 35, 70, 645, 676, 687.
— R. J. McClaughry u. J. L. Fahey *9*.
— K. D. Miller, E. B. Andrews u. R. C. Murphy *9*.
— M. Nieft u. E. C. Loomis *9*.
— s. Fell, C. *4*.
— s. Guest, M. M. *5*.
— s. Johnson, S. A. *5*.
— s. Stevenson, C. S. *10*.
— s. Ware, A. G. *10, 11*.
Seeley 571.
— s. Allison *536*.
— S. F. s. Smith, A. G. *483*.
Seelich, F. *286*, 300, 307.
Seeliger 164.
— H. s. Haupt, H. *104*.
Seely 517.
Segal, M. S. s. Herschfus, J. A. *583*.
Segers u. Hendrick *645*.
Seibert *524, 525, 527, 546, 549, 553*.
Seidlin 759.
— S. M., E. Oshry, I. Rossman u. L. Leiter *712*.
Seitz, C. *482, 509*.
— L. *212*.
Sekiguchi, S. *212*, 239.
Selander, P. *482, 483, 492*, 496.
Seldowitz 384, 404.
— M. s. Schenk, S. G. *378*.
Selenkow 742.
— H. A., u. S. P. Asper *712*.
— s. Asper, S. P. *696*.
Self 564.
— Thalheimer u. Scudder *534*.
Seligson 553.
— s. Smith *527*.
Selkurt 355.
— E. E., P. W. Hall u. M. P. Spencer *342*.
Sellards *526, 551*.
Seller, F. *212*.
Sellors, T. H. *583*.
Selverstone, N. J. s. Mounsey, J. P. D. *568*.
Selye, H. *342, 366*.
Selzer, A. *585, 606*.
— u. W. H. Carness *585*.
Senator, H. *212*, 257.
Seneca, H. s. Henderson, E. *338*.
Sepp 134.
Serafini 69.
— U. M., u. G. Siciliano *9*.
Sérane, J. *212*.

Serber 759.
— W. s. Schneeberg, N. G. *711*.
Šercer 403, 404.
Serger, A. *375*.
Serigo, A. *483*, 508, 510.
Seringe, Ph *106*, 165, 502.
— s. Marie, J. *206, 478*.
Seusig, J. s. Frank, H. *581*.
Severi 212.
Sexton, D. L., u. R. Mack *712, 789*.
Seyler 97.
Shab *525, 549*.
Shadle, O. W. s. Epstein, F. H. *581*.
Shaffer 519.
— J. M., J. D. Farquhar, J. Stokes jr. u. V. M. Sborov *483*.
Shafiroff *528, 545, 555, 556*, 579.
— u. Mulholland *528*.
— — u. Baker *528*.
— — Co Tui, Roth u. Baron *528*.
— — Roth u. Baron *528*.
Shafrir 32, 41.
— E. s. De Vries, A. *10*.
Shambaugh 93.
— N., H. B. Lewis u. D. Tourtelotte *83*.
Shamberg, J. F. *212*, 261.
Shamir, Z. s. De Vries, A. *10*.
Shanberge, J. N. s. Quick, A. J. *8*.
Shank 576.
— s. Kunkel *540*.
Shanklin, W. M. *212*, 237.
Shannon, J. A. *212, 342*, 354.
Shapiro 44, 561.
— s. Koster *531*.
— B. G. *212*.
— S. s. Unger, P. N. *10*.
Sharp 738.
— E. A. s. McGinty, D. A. *707*.
Sharpey 565.
— Schäfer u. Wallace *534*.
Shasin 560.
— s. Localis *531*.
Shatz 546.
— s. Elman *523, 538*.
O'Shaughnessy 551.
Shaw 173.
— E. s. Thelander, H. *109*.
Shay 490.
— H. s. Berk, E. J. *469*.
Shearman s. McGarrack *531*.
Sheehan 231, 232, 262.
— D. s. Mahoney, W. *205*.
Sheffner, Kirsner u. Palmer *531*.
— s. Kissner *531, 540*.
Sheldon, J. H. *212*.

Sheline, G. E., u. D. E. Clark 712, 776.
— M. C. Moore, A. Kappas u. D. E. Clark 712, 776, 778.
— s. Miller, E. R. 707, 765.
Shepart, R. H. s. Riley, R. L. 582.
Sher, N. s. Holzel, A. 475.
Sherwin 97.
— C. P., u. K. S. Kennard 83.
— s. Thierfelder, H. 84.
Shigeho 501.
— W., u. Y. Sato 483.
Shillingford 622.
— J., u. W. Bridgen 587.
Shima 545, 579.
Shipley 363, 721, 760.
— R. A. 342.
— u. R. E. Clark 712.
— J. P. Storaasli, H. L. Friedell u. A. M. Potts 712.
— s. Potts, A. M. 709, 772.
Shohl 542, 567, 568, 569, 570, 571, 572.
— u. Blackfan 543.
— Butter, Blackfan u. McLachlan 543.
Shoniki 154.
Shore 319.
Shorr 560.
— s. Deitrick 529, 537.
Short u. Bywaters 545.
Shoshkes 528, 555.
Shove, L. s. Zilversmith, D. B. 287.
Shull 568, 575.
— s. Bassett 536.
Shulman 49.
— s. Evans 526.
Shuman, Ch. R. s. Carfagno, S. C. 190.
Sicard, J. s. Kourilsky, R. 202.
Siciliano, G. s. Serafini, U. M. 9.
Siebeck 588.
Siebert 169, 170.
— F. s. Hangarter, W. 104.
Siedek, H. s. Deutsch, E. 642.
Siegenthaler, W. s. Koller, F. 705, 787.
Siegmund 155, 157.
Sierp 99.
— E. s. Strohecker, R. 83.
Siffered, R. H. s. DuVigneaud, V. 215.
Sifman, V. B. 483, 517.
Signorelli 212, 246.
Sigrist 589.
Silber u. Porter 543.
Silberstein 98, 565.
— s. Fink 533.
— H. E. s. Sealock, R. R. 83.

Silberstein, S., u. M. H. Fieber 712, 772.
— M. H. Fieber u. S. B. Yohalem 712, 772.
— s. Globus, J. H. 197.
Silvera 503.
— W. D., u. D. B. Jelliffe 483.
Silverman, J. J. s. Talbot, T. J. 585.
— S. H., u. L. Wilkins 712, 784, 789.
Silvestre, J. s. Soulié, P. 585.
Silvestrini, F. s. Stabilini, G. 342.
Silvette, H. s. Corey, E. L. 191.
Simmonds, M. 212, 220, 239, 259.
Simmonds, S. 98.
— S., E. L. Tatum u. J. S. Fruton 83.
Simms 324.
— H. S., C. R. Harmison u. R. B. Best 286.
Simon 180, 433, 435, 576.
— u. Brown 543.
— A. s. Bowman, K. M. 698, 785.
— G. 109, 423, 425.
— u. F. Redeker 423.
— H. 109.
— O. 423.
Simonin 246.
— J. s. Mathieu, L. 206.
Simonson 622.
— E. s. Dahl, J. C. 587.
Simonton, J. s. Graham, D. M. 281.
Simpson 363.
— S. L., u. V. Korenchevsky 342.
— T. 585.
Sinapius, D. 286, 292, 293.
Sinclair 722.
— L. s. Lewis, A. A. G. 204.
— W. K., u. E. W. Emery 712.
Sinclair-Smith 355.
— B., A. A. Kattus, J. Genest u. E. V. Newman 342.
Siperstein 332.
— M. D., C. W. Nichols u. I. L. Chaikoff 286.
Sirota, J. H. s. Brod, J. 336.
Sisson 744.
— J. H. s. Papper, S. 708.
Siuchninska, H. 83, 85.
Sjögren, B. s. Luft, R. 340,
Skanse 722, 724, 725, 760. 761, 784.
— B. N. 712.
— u. D. S. Riggs 712.
— s. Dobyns, B. M. 699, 781.
Skeggs, Helen R. s. Russo, F. 83.

Skelton 513.
— M. O., u. G. H. Tovey 483.
Skillern, R. H. 375.
Skrobsnski, K. K. 212.
Slater 744.
— R. J. s. Eisenmenger, W. J. 472.
— S. L. s. Perlmutter, M. 708, 709, 781.
Slavin 565.
— s. Pommerenske 534.
Sleisenger, M. H. s. Chamowitz, D. L. 698, 788.
Sloan, A. W. 9, 45.
Sloane 243.
— N. G. s. Loewenberg, S. A. 204.
Slyke, D. D. van 318, 342, 354, 543, 571, 572, 588.
— u. Meyer 543.
Smart 241, 243.
— J. s. Lewis, A. A. G. 204.
Smith 13, 96, 129, 179, 371, 515, 517, 546, 553, 557, 559, 570, 567.
Smith 733.
— Ettinger, Seligson u. Lightcap 527.
— Philips u. Roth 543.
— s. Bryant 536.
— s. Elliott 537.
— s. Elman 530.
— s. Frost 523.
— s. Hardy 524.
— A. G., u. S. F. Seeley 483.
— A. T., u. J. T. Spencer 377.
— C. s. Schulman, L. 9.
— E. C. s. Werthessen, N. T. 287.
— F. M. 212.
— u. E. M. Mackay 212.
— G. E. s. Greer, M. A. 702, 786.
— H. 353, 366.
— L. 109.
— L. A. s. Griffin, G. D. J. 473.
— L. H. s. Schreiner, G. G. 341.
— L. L. s. Werthessen, N. T. 287.
— M. J. s. Randle, A. P. 481.
— S. s. Reiss, M. 710, 785.
— S. G., u. T. E. Lasater 213.
— W. H. 212, 342, 363, 712.
Smyth 569.
— Lasichak u. Levey 543.
— s. Levey 540.
Smythe 555, 556, 569.
— s. van Itallie 528.
— s. Mann 528.
Snapper, I. 342, 369, 370.
Snell, A. M. 213.
Snellman 23.

Snellman, O., B. Sylven u. C. Julen 9.
Snipes 742.
— G. s. Starr, P. 713.
Snyder 550.
— Snyder u. Bunch 526.
— s. Snyder 526.
Soares, A. D. s. Trincao, C. 484.
Sobel, E. H. s. Talbot, N. B. 213.
Soedjons 143.
Soeken 179.
Sokalchuk, A. s. Ring, G. C. 645.
Sol 489, 490.
Soldati, M. S. Storti, E. 10.
Soley 718.
— M. H. s. Hamilton, J. G. 703.
Soloff 676.
— L. A., J. Zatuchni u. H. Stouffer 645.
— L. A. s. Janton, O. H. 586.
Solomon 90, 95, 727.
— A. K. 712.
— J. D., S. W. Hier u. O. Bergheim 83.
— s. Woodson, H. W. 84.
Solow 404.
— A. s. Price, C. 379.
Solowjew s. London 540.
Somers 746.
— G. F. s. Clayton, J. C. 699.
Sonnenberg, M. S. s. Rall, J. E. 709, 773.
Sophian, A. 213, 246.
Sopp 759.
— T. E. s. Schneeberg, N. G. 711.
Sorbye 17.
— O., J. Kruse u. H. Dam 9.
Sorenson 720.
— C. W. s. Ley, A. B. 6.
— s. Overman, R. S. 8.
— J. s. Reid, A. F. 710.
Sorkin 363.
— S. Z. 342.
Sorrentino 733, 735, 738, 759, 761, 762.
— J. s. Berson, S. A. 697.
— s. Roswit, B. 711.
Soskin 554.
— u. Human 527.
Sosman 238.
— M. C. s. McKenzie, K. G. 206.
Sotgin, G. 483, 513.
Souchon 145, 172, 489.
— F., u. G. Grunau 483.
— s. Garsche, R. 103.
Soulas 382, 435.
— A. 423.
— u. P. Mounier-Kuhn 375, 423.

Soule, S. D. 213, 261.
Soulié, P. 583, 591, 633, 645, 676.
— F. Joly, J. Di Mattéo u. G. Folly 586.
— J. Di Mattéo, G. Voci u. G. Barbano 586.
— R. Tricot, J. Di Matteo, J. Baillet u. J. Silvestre 585.
Soulier, J. P. 9, 13, 31, 32, 38, 55, 58, 69, 71.
— u. A. G. Le Bolloch 9.
— u. M. J. Larrieu 9.
— J. Mathey, A. G. Le Bolloch, Ph. Daumet u. H. Fayet 9.
— P. Petit u. A. G. Le Bolloch 9.
— s. Bernard, J. 3.
Spahr, A. s. Debré, R. 337.
Spain 262.
— A. W., u. F. Geoghegan 213.
Spang, K. 585.
— u. A. Welsch 586.
Sparks, J. E. s. Bing, R. J. 583.
Spatz, H. 213, 246, 342, 364.
— R. Diepen u. V. Gaupp 213.
Spau 154.
Spector 179, 731.
— H., H. H. Mitchell u. T. S. Hamilton 712.
— W. G. s. Butler, N. R. 102, 469.
Speert 741.
— H., E. H. Quimby u. S. C. Werner 712.
Speigel, L. s. Chester, W. 191.
Spence, Evans u. Forbans 543.
Spencer 355, 425, 434, 568.
— J. T. s. Smith, A. T. 377.
— M. P. s. Selkurt, E. E. 342.
Speransky 160, 176.
Sperry, W. M. 286, 307, 321, 322.
— u. V. A. Stoyanoff 286.
— s. Lande, K. E. 283.
— s. Schönheimer, R. 286.
Spielmeyer 157.
Spies, H. W. s. Lepper, M. H. 477.
Spillane, J. D. 213, 243.
Spingarn, C. L. s. Mulinos, C. L. 207.
— s. Weinstein, E. A. 216.
Spink 175.
Spirtos, B. N. s. Halmi, N. S. 702.
Spitzenberger 246.
— O. s. Falta, W. 194.

Spitzy 731, 743.
— H. s. Hofmann-Credner, D. 703.
Spivek, M. L. 423, 434.
Spoerer 490.
— A. s. Ducci, H. 471.
Sprague, C. C. s. Harrington, W. J. 5.
Sprinkle 759.
— P. s. Crispell, K. R. 699.
Sprinz 543, 568.
— H. s. Evans, A. S. 472.
Sprott 742.
— W. E. s. MacLagan, N. F. 706.
Spühler 369.
— O. s. Labhart, A. 340.
Sriramachari, S., u. V. Ramalingaswami 483.
— s. Ramalingaswami, V. 481.
Stabilini 360.
— G., F. Silvestrini, E. Polli u. G. Ratti 342.
Stadie 588.
Stadler, H. E., u. R. L. Dryer 83.
Stadnichenko, V. s. Vaden, E. B. 109.
Staed 561.
Stäheli 342, 360.
Staemmler, M. 213, 239, 585.
Stafford 490, 503.
— F. W. s. Zimdahl, W. T. 485.
— J. L. s. Hill, K. R. 475.
— s. Rhodes, K. 481.
Stahl 349, 357, 381, 497.
— A. s. Klepsch, S. 378.
— J., G. Lévy u. R. Meschenmoser 483.
— s. Ambard, L. 335.
— s. Caulaert, C. van 336.
Stahlbusch, J. C. 483.
Stahlie, T. D. 483, 517.
Stalder 138.
Stallmann, M. 286, 313.
Stammler, A. 109.
Stanbury, J. B. 712, 717, 720, 733, 739, 744, 747, 750, 758, 763, 767, 789, 790.
— G. L. Brownell, D. S. Riggs, H. Perinetti, E. del Castillo u. J. Itoiz 712.
— — — — J. Itoiz u. E. B. del Castillo 712, 788.
— u. A. N. Hedge 712, 790.
— K. Ohela u. R. Pitt-Rivers 712, 790.
— u. J. B. Wyngaarden 712.
— s. Brownell, G. L. 698.
— s. Godley, A. F. 701.
— s. Goldsmith, R. E. 701.
— s. Querido, A. 709, 784.
— s. Wyngaarden, J. B. 715.

Stanczyk, R. s. Marczynska-Robowska, M. *478*.
Stang 717, 719, 759.
— L. G. jr. s. Hanbury, E. M. jr. *703*.
Stanley, M. M. *712*, 731, 739, 740, 743, 744, 747.
— u. E. B. Astwood *712*, 764.
Stanse, B. N. u. D. S. Riggs 788.
Stanton 759.
— L. s. Schneeberg, N. G. *711*.
Stapff, V. s. Fernandez, G. *194*.
Stapleton, T. *342*, 371.
Stare 555, 556, 566.
— s. Collins *527*.
— s. Geyer *527*, *528*.
— s. Gorens *528*.
— s. Hegstedt *533*.
— s. van Itallie *528*.
— s. Mann *528*.
— s. McKibbin *528*.
— s. Neptune *528*.
Starling 226.
— E. H., u. E. B. Verney *213*.
Starr 742, 744.
— P., G. Snipes u. R. Liebhold-Schueck *713*.
— s. Rollman 711, 772.
Stary 123, 330.
— Z., F. Bursa, Ö. Kaleoglu u. M. Bilen *286*.
Stasilli 742.
— N. R. s. Kroc, R. L. *705*.
Stassow 570.
— s. London *540*.
Statnichenko 165.
Staub, H. 134, *483*, 518.
— s. Baur, H. *468*.
Stauffer 573.
— s. Weston *543*.
— H. M. *645*.
— u. J. Jorgens *645*.
Stead s. Ebert 530.
— A. *342*.
— E. A. jr. s. Murphy, R. J. F *207*.
Stechern 145.
Steelman 754.
— S. L. s. Dobyns, B. M. *699*.
Stefanini, M. *9*, *10*, 14, 16, 18, 19, 22, 23, 41, 46, 48, 50, 57, 62, 69.
— E. W. Campbell, G. I. Plitman u. L. Salomon *10*.
— u. J. B. Chatterjea *10*.
— u. W. H. Crosby *10*.
— W. Dameshek, J. B. Chatterjea, E. Adelson u. J. B. Mednicoff *10*.
— u. R. B. Gendel *10*.
— s. Bernfeld, P. *3*.
— s. Dameshek, W. *4*.

Stefanini, s. Pisciotta, A. V. *8*.
— s. Quick, A. J. *8*.
Stefanson 570.
— s. Albanese *535*.
Stefenelli 496.
— N. s. Benda, L. *468*.
Steffee 571.
— s. Cannon *536*.
— s. Wissler *544*.
Steggerda 557.
— s. Mitchell *531*.
Stehr, L. *645*, 669.
— s. Cramer, H. *641*.
Steiger 245, 360.
— M., u. E. Strehler *342*.
— O. *213*.
Steigmann 569.
— s. Zweig *544*.
Stein 555, 556.
— s. Goldberg *528*.
— K. E. s. Thorn, G. W. *214*.
Steinberg 732.
— H. s. Schiff, L. *711*.
Steinborn, K. *83*, 85.
Steiner 322, 323, 515.
— A., u. B. Domanski *286*.
— F. *213*.
— H., u. O. Voelkel *713*, 790.
— M. M. *483*.
— R. E. s. Davies, L. G. *585*.
Steinhausen 59.
— R. s. Esser, H. *4*.
Steinicke, O. N. *483*, 515.
Steinmann, B., u. M. Schmid *378*.
Stender, A. *109*, 113.
— H. St., u. M. Tanbert *585*.
— O. *109*.
Stengel 561, 562, 568.
— s. Ravdin *531*, *542*.
Stenstrom 740.
— K. W., u. J. F. Marvin *713*.
Stepantschitz, G., E. Kresbach u. M. Drescher *483*.
— s. Kresbach, E. *477*.
Stephens, D. J. *213*.
Stepto 568, 571.
— s. Benditt *536*.
— s. Cannon *536*.
Sterling 488, 742.
— K., J. C. Lashof u. E. B. Man *713*.
— s. Ricketts, W. E. *481*.
Stern, R. *213*, 240.
Stevens 564, 565, 732.
— s. Kremer *534*.
— s. Riegel *542*.
— C. D. s. Goldsmith, R. E. *701*.
— s. Schiff, L. *711*.
Stevenson 69, 558.
— s. Browne *529*, *536*.
— C. S., R. G. Braden, C. J. Schneider, J. F. Johnson u. W. H. Seegers *10*.

Stevenson J. A. F. *213*.
— L. G. Welt u. J. Orloff *213*.
— L. D. s. Alvord, E. C. jr. *78*.
Stewart 269, 550, 558, 561, 568, 570, 575, 653, 732.
— Hall u. Schaer *543*.
— u. Rourke *525*, *526*, *543*.
— s. Billing *536*.
— s. Wilkinson *532*, *543*.
— F. S. s. Taylor, S. *713*, 781.
— G. N. s. Christie, C. D. *191*.
— J. s. Schiff, L. *711*.
Stich *543*, 570.
Stier, Ch. *109*, 173.
Stille, G., u. H. P. Wachter *483*.
Stockell, Annek s. Woodruff, C. W. *84*.
Stöa, K. F. *713*, 761.
Stoeber 85, 92.
— R. s. Rhein, M. *83*.
Stöhr 115.
Störmer, R. *213*, 219.
Stoesser 515.
— A. V., u. O. H. Wangensteen *483*.
Stohlman, F. s. Harrington, W. J. *5*.
Stokes, J. jr. *483*, 486, 492, 493, 494, 497, 499, 500, 519.
— J. A. Farquhar, M. E. Drake, R. B. Capps, Ch. S. Ward jr. u. A. W. Kitts *483*.
— G. Henle, M. Drake u. W. Henle *483*.
— J. J. Wolman, McBlanchard u. J. D. Farquhar *483*.
— J. S. s. Allan, A. A. *186*.
— s. Benett, A. M. *468*.
— s. Capps, R. B. *470*.
— s. Drake, M. E. *471*.
— s. Henle, G. *474*.
— s. Henle, W. *474*.
— s. Mills, H. *479*.
— s. Shaffer, J. M. *483*.
Stoljarova, V. K. s. Savrik, M. E. *482*.
Stoll 741.
— R., u. P. Blanquet *713*.
Stoloff, E. G. *423*, 425.
Stolze, H. *109*.
Stone, E. L. *483*.
Stopp, W. F. s. Quick, A. J. *8*.
Stoppelman, M. R. H. *483*, 486, 492.
Storaasli 740, 760.
— J. P., S. Rosenberg u. H. L. Friedell *713*.
— s. Jefferies, W. Mck. *704*, 784.
— s. Potts, A. M. *709*, 772.

Storaasli s. Shipley, R. A. 712.
Storck, H. s. Hoigné, R. 5.
Storer, J., P. Lisan, J. E. Delmonico u. Ch. P. Bailey 583.
Stork 48.
Storti 46.
— E., S. Perugini u. M. Soldati 10.
Stouffer, H. s. Soloff, L. A. 645.
Stoyanoff, V. A. s. Sperry, W. M. 286.
Strange, B. s. Christensen, B. C. 698, 768.
Stransky, E. 483, 503, 506, 510.
— u. N. Pesigan 483.
Straser, T. 585.
Strauss 213, 259, 759.
— E., A. Jakob u. J. Hiller 713.
— H. 342.
— L. 213.
Strausz, E. s. Földes, F. 195.
Strehler 360.
— E. s. Steiger, M. 342.
Streicher 151.
— s. Christensen 537.
— H. J., u. St. Sandkühler 109.
Strickler 556, 561.
— s. Rice 528, 531.
Striebel s. Geissberger 544.
Stringer, S. W. 213, 238.
Strisower, B. s. Gofman, J. W. 281.
— s. Jones, H. B. 282.
Strobel, W. 109, 175.
Ströder, J. 109, 158, 159, 505.
— u. A. Niggemeier 109, 483.
Strömme, O. 379, 408.
Strohecker 99.
— R., u. E. Sierp 83.
Strong 564.
— s. Cohn 533.
— G. S. s. Townsend, E.H.jr. 484.
Stroud, R. C., u. H. Rahn 582.
Strubell, A. 213.
Strudwick, J. I. s. Gilliland, I. 701, 788.
Strumia 534, 563, 564.
— McGraw u. Blake 526.
Studer, A. 67, 286, 309.
— s. Jürgens, R. 5.
Studley 532, 562.
Stübinger, H. G., u. H. J. Wolf 213.
Stümpke, H. 109.
Stüve, A. 483, 518, 522.
Stump, W. 713, 758, 763, 790.
Stumpf, P. 304, 646, 654, 669, 670, 675, 687.

Stumpf, H. H. Weber u. G. A. Weltz 645.
Sturm 229, 232, 240, 246, 247, 257, 693, 731.
— A. s. Veil, W. H. 215, 714.
— R. E. s. Morgan, R. H. 645.
Stutinsky, F. 213.
— M. Bonvallet u. P. Dell 213.
— s. Collin, R. 191.
Suarez, M. 483, 510.
— R. Varela u. J. Mato 483.
Sûcic, D. 342, 347.
Süe 718, 739, 744, 746.
— P., u. M. Tubiana 713, 781.
— s. Joliot, F. 704.
— s. Leblond, C. P. 705.
— s. Tubiana, M. 714, 781.
Süsser 112.
Sulamaa, M. 483, 513.
Sulger-Buel, A. s. Maier, C. 478.
Sulkin, N. M. 286, 313.
Sulkowitch 370.
— H. W. s. Aas, A. 335.
Sullivan 743.
— J. s. Astwood, E. B. 696.
Summerson 96.
— W. H. s. Lerner, A. B. 81.
Sureau 564.
— Escalier u. André 534.
Surgenor 330.
Surtshin, A. s. Rolf, D. 210.
Suskin 306.
Sussman 662.
— M. L., S. Dack u. A. M. Master 646.
— — u. D. H. Paley 646.
— s. Dack, S. 641.
Suter 433.
Sutherland 507.
— D. A. s. Sborov, V. M. 482.
Svel, I. s. Pansini, Park 107.
Swahn, B. 287.
Swan, H. J. C. 585.
— J. Zapata-Diaz, H. B. Burchell u. E. H. Wood 582.
Swank 305, 308.
— R. L., A. E. Franklin u. J. E. Quastel 286.
Swann, H. G. 213.
— u. B. J. Penner 213.
Swedberg 564.
— u. Lidström 535.
Swenson, O., u. J. Fisher 484.
Swineford 416.
— O. s. Guerrant, J. L. 379.
Swingle, W. W. s. Greene, C. H. 338.
Sylla, A. 375.
Sylven, B. s. Snellman, O. 9.
Synder 515, 516.
— W. H. jr., L. Chaffin u. L. Oettinger 484.

Szabó 372.
— G. s. Rusznyák, J. 341.
Szcky, A. 109.
Szeky 182.
Szesci 149.

Tabrit, J. A. s. Bloor, B. M. 102.
Tagnon 49, 69.
— H. J., P. Schulman, W. F. Whitmore u. L. A. Leone 10.
Tahan, P. 646, 654
Taillens, J. 109, 173.
Tait 722.
— J. F., J. R. Cook, u. R. Worsnop 713.
Takata, M. 484.
Takó, J. s. Bach, E. 186.
Talbert 515.
— P. C. s. Kay, S. 476.
Talbot, N. B., E. H. Sobel, J. W. McArthur u. J. D. Crawford 213.
— T. J., u. J. J. Silverman 585.
Talbott 257, 362, 370.
— H. J. s. Aas, A. 335.
— J. H., L. J. Becora, R. S. Melville u. W. V. Consolazio 342.
— F. S. Coombs, W. V. Consolazio u. L. J. Pecora 213.
Tallqvist, T. W. 213.
Tamplin, A. s. Gofman, J. W. 281.
Tanbert, M. s. Stender, H. St. 585.
Tandeta 84.
— M. s. Warthen, R. O. 84.
Tannheimer 739, 743.
— J. F. s. Rawson, R. W. 710.
Tanret 543.
Taquini, A. C. 585.
— B. B. Lozada, R. J. Donaldson, D. Aruzolo u. R. E. H. Ballini 586.
Tardieu 344.
— G. s. Lemierre, A. 340.
Tartara 73.
Tarver 570, 572.
— u. Morse 543.
— u. Reinhardt 543.
— u. Schmidt 543.
— s. Friedberg 539.
Tassel, J. s. Delay, J. 79.
Tassowitz, B. 109, 173.
Tata 746.
— J. s. Roche, J. 711.
Tatsumi 114.
— u. Maeno 535.
Tatum, E. L. s. Simmonds, Sofia 83.

Taurog 724, 725, 735, 738, 739, 741, 743, 745, 746.
— A., F. N. Briggs u. J. L. Chaikoff 713.
— u. J. L. Chaikoff 713.
— — u. A. L. Franklin 713.
— — u. D. D. Reller 713.
— — u. W. Tong 713.
— W. Tong u. J. L. Chaikoff 713.
— s. Feller, D. D. 700.
— s. Tong, W. 714.
— s. Wolff, J. 715.
Taussig, H. B., u. S. R. Bauersfeld 583.
Taylor 234, 366, 367, 510, 532, 543, 558, 576, 740.
— s. Lewis 540.
— C. B. s. Gould, R. G. 281.
— s. Munro, T. A. 82.
— jr., H. C. s. Klopp, C. 339.
— s. Welsh, C. A. 343.
— H. E. 287, 313, 314.
— N. B. G. u. R. L. Noble 213.
— u. J. M. Walker 213.
— R. G. s. Hsia, D. Y. Y. 475.
— S. 713, 717, 780, 781, 789, 790.
— u. F. S. Stewart 713, 781.
— s. Court, D. 191.
— St. P. jr., V. du Vigneaud u. H. G. Kunkel 214.
— W. H. s. Higgins, G. 199.
Teel, H. M. 214.
Teepe 130.
Teitge, H. 376.
Telander 173.
Tellenbach, H. 109.
Tendeloo 424, 429.
Teneta S. S. 214, 246.
Tenney 740, 743.
— A. s. Albert, A. 696.
Terbrüggen, A. 287, 292.
Terman, L. M. 84, 87.
Terpstra, J. s. Blom, P. 698, 773.
Terry 571.
— Sandrock, Nye u. Whipple 543.
— L. L. s. Lewis, J. L. 644.
Teschemacher 214.
Teschendorf, H. J. 214, 242.
Teske 489.
Tezner, O. 484, 501.
Thackray 246.
— A. C. s. Ball, K. P. 187.
Thaddea, S. u. A. Klein-schmidt 214.
Thalheimer 564.
— s. Mudd 534.
— s. Self 534.
Thalwitzer, F. 214.

Thannhauser, S. J. 214, 287, 292, 317, 318, 326.
— J. Benotti, A. Walcott u. H. Reinstein 287.
Thaureaux, J. s. Acher, R. 168
Thayer 555.
— s. McKibbin 528.
Theissing, G. 378, 388.
Thelander, H., E. Shaw u. M. Limper 109.
Theobald, G. W., u. E. B. Verney 342.
Theron, J. s. Gorter, E. 80.
Thibault, O. 713, 742.
Thibaut, E. 759.
— s. Lamarque, P. 705.
Thiébaut, F. 214.
— F. Rohmer u. J. Helle 214.
Thiemich, E. 484, 501.
Thierfelder 97.
— H., u. C. P. Sherwin 84.
Thies 62.
— H. A., u. D. Boecker 10.
Thode 761.
— H. G., C. H. Jaimet u. S. Kirkwood 713.
— s. Johns, M. W. 704, 776.
Thoma, K. H. 214, 243.
Thomas 504, 524, 546.
— J. L. s. Zimmermann, H. J. 485.
— R. M. s. Winternitz, M. C. 287.
Thompson 214, 244, 558, 561, 573, 576, 747.
— Ravdin u. Frank 532.
— Rhoads u. Frank 532.
— s. Martin 541.
— s. Peters 531, 541.
— P. K. s. Thompson, W. O. 713.
— W. O., L. L. McLellan, 713. P. K. Thomson u. L. F. N. Dickie.
Thorling, L. 484, 497.
Thorn 526, 532, 543, 550, 557.
— G. W., u. K. E. Stein 214.
Thornton 561.
— Adams u. Schafer 532.
Threefoot, S. A. s. Kelly, F. J. 704.
Throburn 164.
Thurn, P. 646, 668, 669, 670, 672, 674, 683, 689.
— u. A, Schaede 646, 683.
— s. Haubrich, R. 642.
— s. Kaiser, K. 643.
— s. Schaede, A. 645.
Tidwell 555.
— u. Nagler 528.
— s. Holt 528.
Tietz, C. J. 109, 169.
— u. F. Heepe 109.
Tietze 347.

Tietze, K., u. E. H. Schultz 342.
Tiling 532, 559.
— W. s. Wessolowski, M. 377.
Tillgren, J. 214, 246.
Tillson, Elizabeth K. s. Russo F. 83.
Tilmant, J. s. Carouso, G. 585.
Timmons, J. M. s. Timmons, J. R. 714, 782.
— J. R. u. J. M. Timmons 714, 782.
Tirumurti, T. S. s. Narayana-murthi, K. 479.
Tishkoff 570, 741.
— s. Miller 541.
— G. H., R. Bennett, V. Bennett u. L. L. Miller 714.
Tišina, E, N. 484.
Titze, H. s. Falta, W. 194.
Tobias 370.
— G. J. s. Dufault, F. X. 337.
Tocantins 29, 73.
— L. M., R. T. Carrol u. R. H. Holburn 10.
Tocantis 548.
— u. O'Neill 525.
Tod 549.
— u. Miller 525.
Töndury, G. 109.
Törnblom, N. 342, 369.
Tolentino, P. 484, 492.
Tomich 742.
— E. G., u. E. A. Woollett 714.
Tomkins, G. M. 287, 333.
Tomorug, E. s. Parhon, C. J. 208, 209.
Tompsett 95.
— S. L. u. J. Fitzpatrick 84.
Tong 725, 741, 745.
— W., A. Taurog u. J. L. Chaikoff 714.
— s. Taurog, A. 713.
Toni 143.
Toomey, J. A. 109, 169, 173.
— R. P. Fulton u. Fr. W. Rea 109.
Torgersen 400.
Tornak 545, 578.
Torre 675.
— J. M. s. Luisada, A. A. 644.
Toscano 510.
— F. u. G. Rossi 484.
Tourniaire, A. 585, 670.
— et J. Blum 646.
Tourtelotte 93.
— D. s. Shambaugh, N. 83.
Toussaint 461.
— P. s. Galy, P. 421.
Touw, J. F. 342, 348.
Tovey 487.
— G. s. Aidin, R. 467.

Tovey G. s. Skelton, M. O. *483.*
Townsend 273, 511.
— Ch. E. s. Miller, G. E. *207.*
— E. H. jr., H. H. Mason u. G. S. Strong *484.*
Trablovona 492.
Tracy 354.
— A. s. Oliver, J. *341.*
Traintaphyllidis s. Gilbert-Dreyfus *701.*
Traisman 492, 498.
— A. S., R. C. Wheeler u. D. B. Fager *484.*
Traplovona 491.
— A. s. Gross, K. *474.*
Trautermann, H. *377.*
Tremolières 759.
— u. Derache *524,* 546.
— J. s. Bergonnion, J. L. *469.*
— J. s. Laroche, G. *705.*
Trendelenburg, P. *214,* 220.
— u. G. Sato *214.*
Trendtel, F. *109,* 168.
Trent 568, 572.
— s. Gardner *539.*
Trentmann 180.
— H. s. Wiedemann, H. *110.*
Triantaphyllidis 761.
Tricot, R. s. Soulié, P. *585.*
Trikojus 742.
— V. M. s. Hird, F. J. R. *703.*
Trincão 506.
— C., A. D. Soares, J. B. Lauça u. A. Flora *484.*
Trönner 149.
Troisier, J. *214.*
Tropeano, L. *10.*
Trotter 739, 741, 742, 744.
— W. R. s. Gross, J. *702.*
— s. Morgans, M. E. *707.*
— s. Pitt-Rivers, R. *709.*
Trounce, J. R. *586.*
Trowell 250.
— H. C. s. Muwazi, E. M. K. *208.*
Troy, J. *484.*
Truelove, L. H. s. Burn, J. H. *190.*
Trueta, H. *484,* 518.
Trunnell 741, 745.
— u. F. T. Brayer *714.*
— L. D. Marinelli, B. J. Duffy jr., R. Hill, W. Peacock u. R. W. Rawson *714.*
— R. W. Ramson, L. D. Marinelli u. R. Hill *714.*
— u. P. Wade *714,* 789.
— s. Robbins J. *710,* 790.
Truschel 505.
— W. u. D. Frölich *484.*

Tschabitscher 178.
— H. s. Hoff, H. *104.*
Tschilow, K. *214.*
Tsuno 579.
— Kawai u. Mori *545.*
Tuan, P. D. s. Hoe, V. C. *475.*
Tuba, J. 307.
— u. R. Hoare *287.*
Tubiana M. *714,* 746.
— u. P. Süe *714,* 781.
— s. Süe P. *713,* 781.
Tucker 717, 719, 759.
— W. D. s. Hanbury jr., E. M. *703.*
Tüzünkam 273.
— P. s. Eser, S. *194.*
Tuku *214,* 269.
Tulpule, P. G. s. Ramalingaswami, V. *481.*
Tupas 488.
— A. V., u. D. F. Danis-Lawas *484.*
Turano, L. *646,* 679.
Turiat, J. u. P. Marland *379.*
Turner 245, 489, 555, 568.
— s. Brien *527.*
— s. Madden *531, 541.*
— H. H. *214.*
— K. B., G. H. McCormack u. A. Richards *484.*
— R. s. Logan, A. *583.*
— R. A., J. G. Pierce u. V. duVigneaud *214.*
Turpin 85, 88.
— R., H. Dagand, H. Duchene u. F. Delbarre *84.*
— u. H. Duchene *84.*
Tyslowitz 743.
— R. s. Astwood, E. B. *696.*
Tyson 355.
— C. J. s. Bradley, S. R. *336.*

Ucko, H. *214.*
Udenfriend 99.
— S., u. S. P. Bessmann *84.*
— u. J. R. Cooper *84.*
Udesky 563.
— s. Karabin *533.*
Uehlinger, E. *10,* 73, *423, 427,* 429, 430, 433, 461.
— s. Schinz, H. R. *375.*
Uffenorde, W. *377,* 390.
Ugarte, Dios 176.
Ulbricht, H. *109.*
Ulin, A. W., J. L. Nosal u. W. L. Martin *484.*
Ullrich, O. *484,* 520.
Ulmer, W. *582.*
Ulrich 401.
— K. s. Kartagener, M. *378*
Umber *214,* 244.
Undurraga 492.
— O. s. Niemeyer, H. *480.*
Ungar 22, 49.
— G. u. E. Damgaard *10.*

Unger 44.
— P. N. u. S. Shapiro *10.*
Ungerleider 302, 311, 323.
— H. E. s. Daley, R. M. *280.*
— s. Gubner, R. *281.*
Urban, F. F. s. Heller, H. *199.*
— N. *109,* 145, 172, 272, 273.
Urechia, C. J. *214,* 244.
Ureles *720, 722.*
— A. s. Freedberg, A. S. *701,* 772.
Urra *532,* 562.
Usteri, C. *10,* 23.
— s. Schwarz, E. *9.*
Uthgenannt, H. 374.
Uvitsky, S. s. Chobot, R. *378.*
Uysaghy 125, 129.
Uzman 512.
— L. L. u. B. Hood *484.*

Vadeb 165.
Vaden, E. B., E. C. Rice u. V. Stadnichenko *109.*
Vahi 39.
— R. s. Baserga, A. *3.*
Vaisman 246.
— S. B., S. T. Rapaport, P. H. Schüller u. H. V. Montes *214.*
Valentin, H. s. Bolt, W. *582, 583.*
— s. Rinck, H. *582.*
Valentine, F. *109,* 168.
Valenzuela, C. e. c. *585.*
Valladares 568.
— s. Pradeo *541.*
Vandael, J. s. Bogaert, A. van *581, 585.*
Vanderlaan 738, 739, 743, 744.
— J. E., u. W. P. Vanderlaan *714.*
— W. P., u. A. Bissel *714.*
— u. R. Caplan *714.*
— u. M. A. Greer *714.*
— s. Vanderlaan, J. E. *714.*
Vaněk, J. s. Bobek, V. *583.*
Vannotti, A. *484, 714,* 759, 763.
Varco *543,* 568.
Varela 578.
— s. Rubino *545.*
— R. s. Suarez, M. *483.*
Varró 234.
— V. s. Oláh, F. *208.*
Vars 557, 560.
— s. Goldschmidt *539.*
— s. Juluson *530.*
Vasalle 219.
Vasconcelos, E. s. Sadek, H. M. *481.*
Vaughan 506, *543,* 574.
— V. C., u. F. H. Allen jr. *484.*
Veall, N. *714,* 717, 719, 722, 723.
— u. A. M. Baptista *714.*

Veall, N., u. H. Vetter *714*.
— s. Emery, E. W. *700*.
— s. Pearson, J. D. *708*.
Veasy, L. G. s. Jorgens, J. *643*.
Vecchietti, G. *10*, 53. 69.
Le Veen-Fishman 561, 568.
De Vega-Goicoechea, S. *376*.
Veil, W. H. *214*, *215*, 227, 229, 231, 232, 240, 242, 246, 247, 253, 257, 271.
— u. Regnier *215*.
— u. A. Sturm *215*, *714*.
Velasco de 433.
Velden, R. von den *215*, 220, *342*, *363*.
Venning 654.
— s. Davies *641*.
Venrath, H. s. Bolt, W. *582*, *583*.
— s. Rinck, H. *582*.
Verain, M. s. Drouet, P. C. *193*.
Vercelli, G. *215*, 245.
Verdeuil 261.
— u. E. Casalta *215*.
Vergnolle, M. J. s. Casaubon, A. *470*.
Vermelin 262.
— H. s. Frühinsholz *196*.
Vermilye, H. N. s. MacCallum, W. B. *340*.
Verney, E. B. *215*, 223, 225, 226, 227, 234, 263.
— s. O'Connor, J. *208*.
— s. Klisiecki, A. *202*.
— s. Rydin, H. *211*.
— s. Starling, E. H. *213*.
— s. Theobald, G. W. *342*.
Versé, M. *342*, 360.
Verspijek 348.
— P. H., u. R. Maathuis *342*.
Verzár 372, 597.
Veslot 165.
Vestal 570.
— s. Albanese *535*.
Vetni 67.
— G., A. R. Axelrod u. S. A. Johnson *10*.
Vetter, H. 695, *714*, 719, 722, 723, 724, 733, 737, 738, 739, 744, 750, 758, 759, 761, 762, 763.
— s. Blanco-Soler und C. Ros *698*, 779.
— s. Fellinger, K. *700*, 774, 776, 778, 779, 781, 782, 783, 788.
— s. Salzmann, F. 711.
— s. Veall, N. *714*.
Viale, G. s. Vogliazzo, U. *714*, 790.
Viar, W. N., u. T. H. Harrison *585*.
Vickers, D. M. *215*, 261.

Vickery, A. L. *714*, 724, 725, 740.
— s. Dobyns, B. M. *699*.
— s. Maloof, F. *706*.
Vidal 269.
— u. Jordana *215*.
Vieten 274.
Vigneaud du 226.
— V., G. W. Irving jr., H. M. Dyer u. R. R. Sealock *215*.
— H. Cl. Lawler u. E. A. Popenoe *215*.
— R. R. Sealock, R. H. Siffered, O. Kamm u. I. W. Grote *215*.
— s. Irving, G. W. *200*.
— s. Popenoe, E. A. *209*.
— s. Taylor, St. P. jr. *214*.
— s. Turner, R. A. *214*.
Villee, C. A. *484*, 487.
Vinay, C. *215*, 261.
Vinci 559, 560, 561, 568.
— s. Co Tui *529*, *537*.
— s. Mulholland *531*.
Vinson, H. A. *376*.
Virchow, R. *287*, 288, 292, 301, 303.
Visscher, M. De, u. J. Lederer *714*, 784.
— G. B. McAdams u. W. T. Salter *714*, 776.
— u. De Schrevel *714*, 773.
Vitale, A. G. s. Bing, R. J. *583*.
De Vito 486, 492.
— s. Randolph, M. *481*.
Vitts 499.
Vivanco 322, 332.
— F. s. Keys, A. *282*.
Vivos 332.
— J. R. s. Marett, W. D. *283*.
Vlaid, P. s. Keith, J. D. *584*.
Voci, G. s. Joly, F. *586*.
— s. Soulié, P. *586*.
Voegtlin 619, 623.
— J., F. Schaub u. A. Bühlmann *586*.
— s. Schaub, F. *586*.
Voelcker, A. *423*, 434.
Voelkel, O. 758, 759.
— s. Fellinger, K. *700*.
— s. Steiner, H. *713*, 790.
Vönöczky 249.
— J. s. Kerpel-Fronius, E. *201*.
Vogel 176.
— F. St. s. Alvord, E. C. jr. *78*.
— H., u. W. Minning *109*.
— K. *376*, *378*.
— W. C. s. Morrison, L. M. 284.
Vogelenzang, A. M. H. *484*.
Vogliazzo, U., G. Viale, A. Scorta u. E. Marchis *714*, 790.

Vogt, M. *215*.
Voigt, W. *215*.
Voituriez, J. *215*, 261.
Volhard, E. 302, *342*, 343.
— G. V. Anrap u. J. C. Davis *287*.
Volk 550.
— s. Gilligan *525*.
Vollhaber, W. H. *484*, 507.
Vollmer *532*, *543*, 559, 569, 570.
Volwiler 568.
— u. Dealy *543*.
van Voorhis, S. N. 718.
— s. Ariel, J. *696*.
De Vries 32, 41.
— A., u. E. Shafrir *10*.
— E. Shafrir, P. Efrati u. Z. Shamir *10*.
— s. Alexander, B. *2*.
Vroman, G. M. S. s. Moolten, S. E. *7*.
Vulliamy 84.
— D. G. s. Woolf, L. J. *84*.

Wachsmuth, A. *215*, *532*, *543*, 558, 560.
Wachter, H. P. s. Stille, G. *483*.
Wade, H. J., u. E. S. Frazer *484*.
— O. L. s. Bishop, J. M. *581*.
— P. s. Trunnell, J. B. *714*, 789.
Waddell 556.
— s. van Itallie *528*.
Waderslick 125.
Wadulla, H. *215*, 234.
Wadworth 500.
— R. C., u. P. G. Keil *484*.
Waelsch 95, 96.
— H., u. H. K. Miller *84*.
— s. Borek, E. *79*.
— s. Prescott *83*.
Waerland 331.
Wagenen, W. P. van 234.
— s. Bellows, R. T. *188*.
Wagner 325, 560, 568.
— s. Corr *537*.
— s. Howard *530*.
— R., u. A. P. Poindexter, *287*.
— R. D. s. Langdell, R. D. *6*.
— R. H. s. Brinkhous, K. M. *3*.
— R. R. s. Sadusk, J. F. *108*.
Wainwright, J. *484*, 501.
Wakerlin, G. E. *287*, 288, 302.
Waldron, A M. s. Morrison, L. M. *284*.
Waldschütz, E. s. Masshoff, W. *478*.
Walenz, H. *109*, 180.
— u. A. Westphal *109*.
Walker 173, 332, 363.
— A. M. *215*, *342*.

Walker, A. M., P. A. Bott, J. Oliver u. M. C. MacDowell *392.*
— A. R. P., u. U. B. Arvidsson *287.*
— J. M. *215.*
— s. Taylor, N. B. G. *213.*
— W. *215.*
Wallace 565, 731, 744.
— s. Sharpey *534.*
— E. Z. s. Perlmutter, M. *709.*
— G. B., u. B. B. Brodie *714.*
Wallenius 135.
Wallgren, A. *484,* 492, 499, 494, 495, 496, 497, *493,* 500, 510.
— s. Fanconi, G. *194.*
Wallis, K. s. Hamperl, H. *198.*
Walshe 125, 139, 140.
Walter 113, 115, 122, 178, *525,* 549.
Walther *545,* 577.
Walz, L. s. Blumberger, Kj. *641.*
Walzer 617.
Wang, D. s. Herzstein, J. *281.*
— E. *484.*
— Jan *287,* 326.
— J. C. s. Keating jr., F. W. *704.*
— T. Y. *215.*
Wangensteen 551, 559, 564, 565.
— Coller u. Crook *532.*
— s. Kremer *534.*
— s. Zimmermann *526.*
— O. H. s. Stoesser, A. V. *483.*
Wanke, R. 215, 240.
Wankmüller, R. *215.*
Wanner, J. s. Schwarz, E. *9.*
Ward 493, 499, *535,* 563.
— jr. Ch. s. Drake, M. E. *471.*
— s. Stokes, jr., J. *483.*
De Wardener, H. E., u. R. R. McSwiney *342.*
Ware 16, 18, 35.
— A. G., J. L. Fahey u. W. H. Seegers *10.*
— M. M. Guest u. W. H. Seegers *10.*
— u. W. H. Seegers *10,* 11.
— s. G. M. M. *5.*
Warembourg 247.
— s. Duthoit *193.*
Waring, H., u. F. W. Landgrebe *215.*
Warkany 245.
— J., u. A. G. Mitchell *215.*
Warner 16, 93, 573.
— D. T. s. Rose, W. C. *83, 542.*
— J. s. Gould, R. G. *281.*
Warnock, C. G. *484,* 512.
Warren, S. L. *715,* 718, 725, 741.

Warren s. Ariel, I. *696.*
— s. Mann, W. *706.*
Warthen, R. O. 84, *484.*
— M. Tandeta u. J. M. Williams *84.*
Wasserman, L. R. s. Feitelberg, S. *700,* 782.
Wassermann 134.
Waysman, J. s. Landau, A. *203.*
Wassmund, M. *377.*
Watanebe 178.
Waterhouse 362, 568.
— Bassett, Holler u. Clisson *543.*
Waterlow, J. C. *484,* 503.
Watkin 555.
— s. Geyer *528.*
— s. Mann *528.*
Watkins 506.
— A. G. s. Drummond, R. J. *471.*
Watson s. Brien *527.*
— C. J. *485,* 487, 489, 496, 555.
— u. F. W. Hoffbauer *485.*
— St. J. s. Bell, L. S. *468.*
Watt 365.
— J. A. s. Duke, H. N. *193.*
— s. Pickford, M. *341.*
Waversiek 125.
Wawersik, F., u. H. J. Böckler *109.*
Wayne, E. J. *715,* 738, 760, 773.
— s. Goodwin, J. F. *702,* 772, 778.
Ways 739.
— P. s. Wyngaarden, J. B. *716.*
Webb 492, 495.
— C. H., S. G. Wolfe, R. T. Lucas u. C. E. Anderson *485.*
— M. s. Block, R. J. *78.*
Weber 372, 404, *532,* 559.
— F. P., C. Worster-Drought u. W. E. Carnegie Dickson *215.*
— H. H. *343, 378,* 380.
— s. Stumpf, P. *645.*
— R. s. Bing, R. J. *583.*
— S., u. O. Gross *215.*
Webster 508, 515.
— R., u. H. Williams *485.*
Wedemeyer, H. E. *109,* 149.
Wedler, H.-W. *216,* 240.
Weech *535,* 557, 566.
— Wollstein u. Goettsch *532.*
Weed *525,* 550.
Ween s. Elman *538.*
Wegelin 259.
— C. s. Glanzmann, E. *197.*
Wegelins 676.
— C. s. Hedman *643.*

Wegmann, T. s. Schaub, F. *584, 585, 586.*
Wehrlin, H. *109,* 175.
Weichsel 144, 168.
— M., u. G. Herzger *110.*
Weichselbaum 546, 553, 554.
— Elman u. Lund *527.*
— Margraf u. Elman *527.*
— s. Elman *523, 538.*
— s. Mendeloff *527.*
Weicker, B. *110.*
Weicksel 239, *535,* 565.
— M., u. H. Cain *216.*
Weigand 746.
— F. A. s. Danowsky, D. S. *699.*
Weigel 115.
Weigend, G. E. s. Chapmann, R. A. *470.*
Weil 115, 260, 269, 348.
— A. jr. *216,* 265.
— A. sen. *216,* 265.
Weimer *287,* 330.
Weiner *535,* 560, 561, 563, 564, 567, 568, 575.
— Rowlette u. Elman *532, 535.*
— s. Elman *530, 538.*
— P. s. Baráth, E. *187.*
Weinberg, M. s. Henderson, E. *338.*
Weingärtner, L. *110.*
Weingarten, P. s. Rifkin, H. *481.*
Weinhouse 311.
— u. Hirsch *287.*
Weinland 92.
— R. F., u. K. Binder *84.*
Weinstein 543, 567, 568, 569.
— s. Landesman *540.*
— s. White *543.*
— E. A., u. C. L. Spingarn *216.*
Weintraub 169.
Weir, J. F., E. E. Larson u. L. G. Rowntree *216.*
Weise 167.
Weisenfeld 720, 744.
— S. s. Perlmutter, M. *709.*
Weiser, J. *343,* 360.
— s. Nonnenbruch, W. *341.*
Weiss 178.
— A. s. Rifkin, H. *481.*
— F. s. Saxl, O. *108.*
Weisse, K. *485,* 486, 490, 492, 497, 498, 499.
Weitz 330.
— E. s. Schettler, G. *286.*
Weitzmann *287,* 307.
Welin, G. *485.*
— S. 376, 380, 385, 490.
Wellauer, J. *485,* 515, 516.
Weller 488.
— C. G., W. Elliot u. A. R. Gusman *216.*

Weller S. D. V. *485.*
Welsch, A. s. Spang, K. *586* .
Welsh 366.
— C. A., A. Rosenthal, M. T. Duncan u. H. C. Taylor jr. *343.*
Welt, L. G. s. Nelson, W. P. *208.*
— s. Stevenson, J. A. F. *213.*
Weltz, G. A. s. Stumpf, P. *645.*
Welz, A. *216.*
Wenckert 41, 54.
— A. s. Nilsson, J. M. *7.*
Wenderoth *535, 564.*
Wengelar, F. *110,* 165.
Wenger, H. *646, 654.*
— R. s. Deutsch, E. *642.*
Wennesland 343, 354.
— R. s. Hopper, J. *339.*
Wentzler, E. *216,* 259.
Werkö 633, 679.
— L., G. Blörck, C. Crafoord, H. Wulff, H. Krook u. H. Eliasch *646.*
— u. H. Eliasch *582.*
Werner 154, 381, *527, 543,* 553, 724, 725, 741, 744, 759.
— s. Bayer *376.*
— P. *216.*
— S. C., L. D. Goodwin u. E. H. Quimby *715.*
— u. H. B. Hamilton *715,* 787.
— — E. Leifer u. L. D. Goodwin *715,* 778.
— — u. M. R. Nemeth *715.*
— u. E. H. Quimby *715.*
— — u. C. Schmidt *715.*
— s. Quimby, E. H. *709,* 765.
— s. Speert, H. *712.*
Wernicke 246, 248.
Werthessen 318.
— N. T., L. J. Milch, R. F. Redmond, L. L. Smith u. E. C. Smith *287.*
Wertman 288.
Werz, F. s. Frey, J. *337.*
Wespi, H. J. *715,* 789.
Wessolowski, M., W. Tiling u. O. Bergmann *377.*
Wesson 516.
— H. s. Greenstein, N. N. *473.*
West 570, 742.
— Wilson u. Eyles *543.*
— C. D. s. Rawson, R. W. *710.*
— J. R. s. Johnson, J. B. *586.*
Westcott, R. N. s. Fowler, N. O. *584.*
Westermark 425.
Westhöver 158.

Westlake, E. K., u. M. Kaye *585.*
Westman, A. *216.*
Weston 573.
— Oppenheimer, Learner u. Stauffer *543.*
Westphal 180.
— A. s. Walenz, H. *109.*
Weth, v. d. 668.
Wexler, J. B., u. A. S. Wiener *485.*
Weymouth 731.
— P. P. s. Nelson, N. *708.*
Wezler 353, 505.
Whaley 404.
— J. B. s. Wishart, D. H. S. *378.*
Whedon 560.
— s. Deitrick *529, 537.*
Wheeler 492.
— R. C. s. Traisman, A. S. *484.*
Whimster, W. S. s. MacGregor, A. G. *706, 772.*
Whipple 348, *532, 535,* 557, 561, 564, 565, 566, 568, 570, 571.
— u. Maddle *535.*
— s. Daft *533.*
— s. Fink *533.*
— s. Holman *533.*
— s. Madden *531, 534, 541.*
— s. McNaught *531.*
— s. Miller *541.*
— s. Pommerenke *534.*
— s. Robscheit-Robbins *534, 542.*
— s. Terry *543.*
— G. H. s. Cooke, J. V. *337.*
Whipphle, G. H. s. McQuarrie, J. *340.*
Whitaker, W. *582, 585.*
White 13, 55, 228, 255, 273, 288, 364, 568, 617, 725, 731.
— u. Weinstein *543.*
— A. G., G. Rubin u. L. Leiter *216.*
— H. L. *216.*
— u. T. Findley jr. *216.*
— u. P. Heinbecker *216.*
— — u. E. C. Robinson *216.*
— — u. D. Rolf *216, 343.*
— u. D. Rolf *343.*
— s. Heinbecker, P. *199, 338.*
— s. Martin, H. F. *206.*
— s. Rolf, D. *210.*
— H. W. s. Findley, T. jr. *194.*
— P. s. Gertler, M. *280.*
— P. D. *287.*
— S. G., P. M. Aggeler u. M. B. Glendening *11.*
— s. Aggeler, P. M. *2.*
— W. E. *715.*

White, u. W. A. Reilly *715.*
— s. Scott, K. G. *711.*
Whitehead 245.
— R. W., u. W. Darley *216.*
Whites 490.
Whitham 722.
— G. E. s. Hertz, S. *703.*
Whithead 114.
Whithey, L. s. Fleming, A. *377.*
Whitmore, W. F. s. Tagnon, H. J. *10.*
Whittaker *524,* 546.
Whittenberger, J. Y. s. Dexter, L. *587.*
Widdowson 370.
— E. M. s. McCance, R. A. *340.*
Widerhofer 431.
Widmark, E. M. P. *216.*
Widmer 545, 577.
Wiedemann 180, 507.
— H., u. H. Trentmann *110.*
— H. R. *485.*
Wiener, Al. S. *485,* 505.
— s. Wexler, J. B. *485.*
Wiese, O. *375.*
Wiesemann, E. s. Gsell, O. *104.*
Wiesener, H. *485,* 504.
Wiesinger 589.
Wikes-Weiss, D. s. Huntington, Gr. *104.*
Wilbrand 62.
Wildbrand, U. *11.*
Wilder 369, 546, 553.
— s. Woodyatt *524, 527.*
— R. M., u. L. P. Howell *343.*
Wildhirt 360.
— E. *485,* 490.
— s. Kalk, H. *339, 476.*
— s. Klütz, W. *476.*
Wilens, L. S. 287, 294, 302.
Wiley *532, 543,* 560, 561, 568.
Wilkens, I. s. Ohr, A. *107.*
Wilkerson, W. W. *376.*
Wilkins, L., G. W. Clayton u. M. Berthrong *715,* 789.
— s. Silverman, S. H. *712,* 784, 789.
— R. W. s. Culbertson, J. W. *471.*
Wilkinson 269, 558, 561, 570, 742.
— Billing, Nagy u. Stewart *532, 543.*
— s. Billing *536.*
— C. F. s. Morrison, L. M. *284.*
— E. s. McCance, R. A. *206.*
— E. L., u. H. Brown *216.*
— J. H. s. MacLagan, N. F. *706.*
Willebrand 58.

Willemijns 509.
—-F. A., u. O. Meulemanns 485.
Willems 578.
— s. McNealey 544.
Willenegger 535, 564.
Willens 175.
William 558.
— s. Peters 531.
Williams 84, 522, 568, 569, 576, 602, 725, 733, 734, 739, 742, 746.
— Bishop u. Young 543.
— s. Abbott 529, 535.
— s. Peters 541.
— C. H. F., u. E. B. Flink 485.
— H. jr. 583.
— s. Webster, R. 485.
— J. M. s. Warthen, R. O. 84.
— M. H. 582.
— M. M. D. s. Albert, A. 696.
— s. Childs jr., D. S. 698.
— s. Keating jr., F. R. 704, 764.
— s. Luellen, T. J. 706, 764.
— P. C. s. Dodds, E. C. 192.
— R. H., u. C. Henry 216.
— H. Jaffé u. B. Bernstein 715, 772.
— s. Arsdel jr., P. van 696.
— s. Lee, N. D. 706.
Willis, K., E. E. Eddleman, J. K. Acker, E. Poulos u. H. E. Heyer 646.
— s. Booth, E. 641.
— s. Eddleman, E. E. jr. 642.
— K. W. s. Heyer, H. E. 643.
— R. 216, 219.
— Th. 217, 218.
Wilmers, M. J. s. France, N. E. 472.
Wilson 159, 173, 370, 561, 570, 576, 622, 718, 743, 754.
— Pollack u. Harris 543.
— s. Hubbard 544.
— s. Pollock 541.
— s. Rous 531.
— s. West 543.
— F. H., F. D. Johnston u. C. E. Kossmann 587.
— H. C. s. Ariel, I. 696.
— J. L. s. Butler, A. M. 336.
— L. A. s. Dobyns, B. M. 699.
— M. s. McGinty, D. A. 707.
— s. Rawson, R. W. 709.
— M. L., u. D. A. McGinty 217.
— R. H., R. V. Ebert, C. W. Borden, R. T. Pearson, R. S. Johnson, A. Falk u. M. E. Dempsey 582.

Wilson, R. H. W. Hoseth u. M. E. Dempsey 583.
— W. T. McKenna, F. E. Johnson, N. K. Jensen, W. F. Mazzitello u. M. E Dempsey 582.
— V. K. s. Holzel, A. 475.
Winborn, D. 377.
Windaus 309.
Windorfer 175.
Windus, H. s. Brüggemann, W. 102.
Winer, N. J. 217.
Winfield 561.
— s. Hartzell 530.
Winkelmann 158.
Winkler 137, 138, 370, 550.
— Danowski, Elkinton u. Peters 526.
— s. Elkinton 526.
— A. W. s. Danowski, T. S. 337.
Winnick 570, 746.
— Friedberg u. Groenberg 544.
— s. Greenberg 539.
— T. s. Lipner, H. J. 706.
Winslow 527, 554.
Winter, C. A., E. G. Gross u. W. R. Ingram 217.
— u. W. R. Ingram 217.
— — u. R. C. Eaton 217.
— — u. E. G. Gross 217.
— — E. G. Gross u. D. G. Sattler 217.
— D. G. Sattler u. W. R. Ingram 217.
— s. Ingram, W. R. 200.
— E. W., u. E. Edelson 217.
— J. A. 217.
Winternitz 123, 294.
— M. C., R. M. Thomas u. P. M. le Compte 287.
Winterstein, A. 11, 36, 68.
— s. Marbet, R. 6.
Winzler 745.
— R. J., u. S. R. Notrica 715.
Wipple s. Kerr 530.
Wirth, E. 376.
Wirtz 518.
Wirz, H. 485.
Wishart 404.
— D. H. S. u. J. B. Whaley 378.
Wislocki 300.
— G. B., H. Bunting u. E. W. Dempsey 287.
Wissler, Steffee, Woolridge, Benditt u. Cannon 544.
— s. Cannon 529, 532.
— H. 423, 438, 461, 514, 561, 566.
Wiswell 165.
Witt, D. M., A. D. Keller, H. L. Batsel u. J. R. Lynch 217.

Witte, S. 11, 18, 36, 44, 60.
— u. P. Dirnberger 11.
Wittenstein, G. J. s. Scharrer, E. 211.
Wittermann, E. 217, 239.
Wittkopf, H. 343, 346, 363.
Wittmaack 381.
Witts, L. J. 485.
Witz 518.
Witzgall 113.
Wördenhoff 120, 122.
Wohlfahrt, G. s. Müller, R. 207.
Woiski 178.
Wolf 84, 178.
— A., P. Cowen u. R. Pluvinage 110.
— G. 110.
— H. J. s. Stübinger, H. G. 213.
— L. J. s. Berry, J. P. 78.
— R. s. Rüder, F. B. 211.
Wolfe 492.
— Ch. K. s. Lepper, M. H. 477.
— S. G. s. Webb, C. H. 485.
Wolff 117, 180, 258, 568, 571, 739, 740, 743.
— s. Elman 538.
— H. 217.
— J. 110, 715.
— u. I. L. Chaikoff 715.
— — R. C. Goldberg u. J. R. Meier 715.
— — A. Taurog u. L. Rubin 715.
Wolfson 307.
— E. s. Morrison, L. M. 284.
Wolleck 169.
— B. u. M. Kulésar 110.
Wollheim, E. 292, 298, 485, 490.
Wollheim, E., u. H. Franke 287.
Wollman, S. H. 715, 732, 738, 744.
— u. R. D. Scow 715.
Wollstein 557.
— s. Weech 532.
Wolmann, J. J. s. Stokes jr., J. 483.
Wolsky 746, 748, 751, 752.
— L. s. Hamolsky, M. W. 703.
Wolter, H. H. s. Bayer, O. 581.
Wolterink 740.
— L. F. s. Meites, J. 707.
Wood, E. H. s. Swan, H. J. C. 582.
— P. 585.
Woodbury 744.
— D. M. s. Ghosh, B. N. 701.
Woodruff 564, 565.
— s. Janeway 533.

Woodruff C. W.,Mary E. Cherrington, Annek Stockell u. W. J. Darby *84*.
Woods 561, 568, 575.
— s. Bassett *536*.
— s. McNaught *531*.
— A. *586*.
— J. W. s. Kay, C. F. *643*.
Woodson 95.
— H. W., St. W. Hier, J. D. Solomon u. O. Bergheim *84*.
Woodyatt 546, 553.
— Sansum u. Wilder *524, 527*.
Wooley *544*, 573.
Woolf 93, 95.
— L. I. *84*.
— u. D. G. Vulliamy *84*.
Woollett 742, 746.
— E. A. s. Clayton, J. C. *699*.
— s. Tomich, E. G. *714*.
Woolridge 561, 568.
— s. Benditt *536*.
— s. Cannon *529*.
— s. Wissler *544*.
Woringer, P. *485*, 499, 501, 503, 504.
Workman 500.
— W. G. s. Murphy, W. P. *479*.
Worms, R., H. Péquignot u. J. Civatte *485*.
Worsnop 722.
— R. s. Tait, J. F. *713*.
Worster-Drought, C. s. Weber, F. P. *215*.
Wortham 737.
— J. s. Oddie, T. H. *708*.
Wortis 173.
Wozasek, O. s. Bauer, R. *468*.
Wren *524*, 545.
Wretlind 567, 570, 574, 576.
— s. Jorpes *539*.
— s. Lidström *540*.
Wright 549, 559, 560, 561, 568, 590, 602, 631, 739.
— s. Co Tui *525, 529, 537*.
— s. Mulholland *531*.
— B. M. s. Wyngaarden, J. B. *716*.
— G. W. s. Filley, G. F. *581*.
— I. S. s. Overman, R. S. *8*.
— L. D. s. Russo, F. *83*.
Wu 168.
Wuest 332.
— J. H., T. J. Dry u. J. E. Edwards *287*.
Wuhrmann 134, 331, 557.
— F., u. Ch. Wunderly *110, 287, 532*.
Wulff, H. s. Werkö, L. *646*.
Wunderly 134, 135, 330, 331, 557.
— Ch., u. S. Piller *287*.
— s. Wuhrmann, F. *110, 287, 532*.

Wurl 490.
— O. A. s. Moyer, J. H. *479*.
Wurm, H. *423*, 447.
Wustmann 119, 120.
Wyatt 238.
— J. P. s. Horrax, G. *200*.
Wyllie, W. G. 217.
— u. M. E. Edmunds *485*.
Wyngaarden 739.
— J. B., J. B. Stanbury u. B. Rapp *715*.
— B. M. Wright u. P. Ways *716*.
— s. Stanbury, J. B. *712*.
Wynn 551.
— u. Robb *526*.
Wyshak 553.
Wyss 599, 607.

Yalow 733, 735, 737, 738,751, 752, 759, 761, 762.
— R. S. s. Berson, S. A. *697*, 778.
— R. s. Roswit, B. *711*.
Yamakawa *528*, 555.
Yankley, A. s. Graham, D. M. *281*.
Yaskin 246.
— J. C., F. H. Lewey u. G. A. Schwartz *217*.
Yde 135.
Yee 743.
— H. s. McGinty, D. A. *707*.
Yesner 507.
— R., u. P. Kunkel *485*.
Yllpö, A. *485*, 488.
Yohalem, S. B. s. Bortin, M. M. *698*, 788.
— s. Feitelberg, S. *700*, 782.
— s. Silver, S. *712*, 772.
Yoshida 490.
— H., u. Y. Sato *485*.
Young 367, 390, 550, 555, 569.
— s. Black *525*.
— s. Collins *527*.
— s. Geyer *528*.
— s. McCance *526*.
— s. Williams *543*.
— N. *377*.
— N. F. s. Klopp, C. *339*.
— W. F. s. McCance, R. A. *206*.
Yount, E., u. J. M. Little *716*, 784.
Yow 164.
— E. s. Hayes, E. R. *104*.
Yu, T. E. s. Chu, H. J. *191*.
Yuile 570.
— s. Miller *541*.

Zacco, M. s. Malaguzzi-Valeri, C. *205*.
Zadek, E. 217.
Zaimis, E. J. s. Heller, H. *199*.

Zakovsky, J. *716*, 726.
Zamcheck 555.
— s. Mann *528*.
Zanchi 273.
— M. s. Cavallero, C. *190*.
Zangaglia 71.
— O. s. Rosti, P. *8*.
Zange, J. *377, 378*, 390.
Zanger 117.
Zanini 504.
— R. s. Molteni, P. *479*.
Zapata-Diaz, J. s. Swan, H. J. C. *582*.
Zara 759.
— M. s. Bernard, J. *3*.
— s. Gilbert-Dreyfus *701*, 767.
Zarachowitsch 348.
— M. s. Cain, A. *336*.
Zatuchni, J. s. Soloff, L. A. *645*.
Zdansky 675, 687.
— E., u. E. Ellinger *646*.
Zeitlin 500.
— R. A. s. Cockburn, W. C. *470*.
Zeldis 568.
— s. Madden *531, 541*.
Zeller, E. A. *84*.
Zellweger, H. *110*, 577.
— u. Adolph *524, 545*.
Zeltner, Ch. *485*.
Zenker, F. 217, 240, 561, 564, 569.
— v. Campenhausen u. Kühner *532, 535, 544*.
Zetler, G. 217, 223, 224, 230, 231, 232, 234, 364.
— s. Hild, W. *199, 339*.
Zettel 347, 561.
— u. Knedel *532*.
— H. s. Zukschwerdt, L. *343*.
Ziegler 241.
— L. H., u. C. W. A. Osgood 217.
— R. F. *586*.
Zieve 746.
— L. *485*.
— s. Schultz, A. L. *711*.
Zilversmit 319, 727.
— D. B., C. Entenman u. M. C. Fishler *716*.
— Ph. D. Moris, L. Shove u. B. A. u. R. F. Ackerman *287*.
Zimdahl 512.
— W. T., J. Hyman u. F. W. Stafford *485*.
Zimmer 388.
— A. s. Köhler, A. *375*.
Zimmermann 246, 504, 546, 551.
— u. Wangensteen *526*.
— s. Hardy *524*.
— A. J. s. Lepper, M. H. *477*.

Zimmermann H. A. s. San-
cetta, S. M. *211.*
— H. J., u. J. L. Thomas *485.*
— S. L., L. Frutchey u. J. H.
Gibbes *110.*
Zingel *217.*
Zink, K. H. *485.*
Zinke, W. *110,* 164.
Zinn 326, 568.
— s. Fagin *538.*
— W. J., u. G. C. Griffith
287.
— s. Cosb, R. S. *583, 585.*
Zinsser, H. F., C. F. Kay u.
J. M. Benjamin *646.*

Zinsser H. F. s. Kay, C.F. *643.*
Zintel 554, 560, 568.
— Riegel, Peters u. Rhoads
527.
— s. Juluson *530.*
— s. Ravdin *542.*
Zoeckler, S. J. *485.*
Zollinger, H. U. 120, *343,* 359,
370, *486,* 508, 511, 512,
513, 514, 661.
— u. H. Rosenmund *343.*
— s. Papacharatampous, N.
645.
Zondek 272, 518.
— H. *217.*

Zondek, H. u. Lezynsky *217.*
Zondek, S. G. *343.*
Zoole, J. s. Berger, H. *468.*
Zorn 588.
Zuckner, J. s. Gray, S. H.
281.
Zuelzer 505.
— W. W., u. L. Apt *486.*
Zukschwerdt 347.
— L., M. Knedel u. H. Zettel
343.
Zweig 569.
— Meyer u. Steigmann *544.*
Zweymüller 371.
— E., u. H. Rössler *343.*

Sachverzeichnis.

Acceleratoren 15, 16.
Accelerin 16.
Accretio pericardii, Elektrokymogramm bei 667.
Ac-Globulin 14, 16, 34, 35.
— bei Lebererkrankungen 62.
—, Bestimmung 34.
—, Mangel an 59.
—, —, angeborener 59.
—, —, erworbener 60.
—, verringerter Verbrauch bei Plättchenmangel 56.
Addison und Nierenfunktion 362.
Adiuretin 218, 225, 226, 364.
—, Angriffspunkt 226, 227.
—, Ausscheidung 228.
— bei idiopathischem Diabetes insipidus 248.
—, Inaktivierung in der Leber 228.
—, Wirkung auf Kochsalzstoffwechsel 227.
Afibrinogenämie 21, 49.
Aktinokardiographie 647.
akute Nephrose 343, 344.
Aliquorrhoe 117, 120.
alveoläre Ventilation 590.
alveolärer CO_2-Druck 590.
alveolo-vasculärer Reflux 599.
Amigen 573.
Aminoacidurie, chronische 371.
Aminopur 573.
Aminosäuregemische bei parenteraler Ernährung 566.
Aminosäuren, freie im Liquor 139.
—, mikrobiologische Bestimmung 139.
Aminosol 573.
Aminotrat 573.
Aminox 573.
angeborene Vitien, Elektrokymographie bei 683.
Antidiabetes insipidus 185, 271.
— —, Ätiologie 272.
— —, Beziehungen zu anderen inkretorischen Störungen 275.
— —, — — Nierenkrankheiten 272, 273.
— —, — zur Lebercirrhose 272.
— —, Kombination mit Fettsucht 272.
— —, — — Magersucht 272.
— —, Oligodipsie bei 271.
— —, Oligurie bei 271.
— —, —, primäre 272, 273.
— —, —, sekundäre 272, 273
— —, Pathogenese 271, 273.
Antifibrinolysin 22.
Antifibrinolysokinasen 22.
Antihämophiles Globulin A 12.
— — — bei Thrombocytopenien 39, 54.
— — —, Mangel an 55.

Antihämophiles Globulin A, verringerter Verbrauch bei Plättchenmangel 56.
— — B 12.
Anticoagulantien und Blutgerinnung 70.
Antikörper bei essentieller Thrombopenie 57.
— — tuberkulöser Meningitis im Liquor 170.
Antithrombine 22, 23, 41.
—, Bestimmung 41.
Antothrombin-Accelerator 22, 23.
Antithrombin-Accelerator-Inhibitor 18.
Antithrombin-Aktivität 40.
Antithromboplastin 40.
Aorten-Vitien, Elektrokymographie bei 681.
Aorten-Aneurysmen, Elektrokymographie bei 689.
Arterienerkrankungen 291.
—, degenerative 291.
—, Einteilung 291.
—, entzündliche 291.
—, produktive 291.
Arteriitis 291.
Arteriosklerose (s. auch Gefäße) 278.
—, Aneurysma 298.
—, Arteriitis und 291.
—, Arterionekrose 291.
—, Atherom 295.
—, atheromatöses Geschwür 295.
—, Begriffsbestimmung 290.
—, Blutdruck bei 301.
—, Blutserumveränderungen bei 321.
—, β-Hyperglobulinämie bei 329.
—, Calcium im Serum bei 330.
—, chemische Zusammensetzung der Gefäße bei 309.
—, Cholesterin-Belastung bei 326.
—, Cholesterin-Esterase bei 307.
—, Cholesteringehalt der Arterien bei 309.
—, — des Blutes bei 307.
—, Cholesterinkristallembolien bei atheromatösen Geschwüren 295.
—, Cholesterin-Phospholipoid-Quotient bei 323.
—, Cholesterinolysevermögen bei 324.
—, Chylomikronen im Serum 308.
— durch Altersveränderungen 299.
—, dystrophische Verkalkung von Atheromen 296.
—, Einwanderung von Makrophagen in die Intima 292.
—, Ernährung der Gefäßwände 289.
—, familiäre Hypercholesterinämie und 292.
—, Fettbelastung bei 326.
—, „Fettflecke" bei 292.
—, Fettniederschläge der Intima 295.
—, Fermentstörungen 305.
—, Frühformen 292.

Arteriosklerose, Heparinwirkung bei 308.
—, Häufigkeit der verschiedenen Formen 288.
—, Intimaödem 292.
—, intracelluläre Cholesterinanhäufung bei 292.
—, „Insudation" nach MEYER bei 293.
—, Kalkgehalt bei 311, 312.
—, Lipide der Gefäße bei 309, 321.
—, Lipoproteine bei 326.
—, —, SVEDBERG-Einheiten 327, 328.
—, Lokalisation im Gefäßsystem 298.
—, — — —, Bedeutung des Blutdruckes 301, 302.
—, Magnesium im Serum 330.
—, Magnesiumgehalt der Gefäße 312.
—, Mediasklerose 291, 312.
—, Mediaverkalkung 296.
—, —, Verteilung im Gefäßsystem 298.
—, Mediaverknöcherung 296.
—, Mineralgehalt der Gefäße 311.
—, — des Blutes 330.
—, „Milchstreifen" bei 212.
—, Morphologie 290.
—, Pathogenese 300.
—, —, Bedeutung des Blutdruckes 301.
—, Phosphorgehalt der Gefäße 312.
—, Proteingehalt der Gefäße 313, 314.
—, Sauerstoffmangel und 305.
—, Serumcholesterin bei 321.
—, Serumlipase bei 307.
—, Serumproteide bei 330.
—, Serumglykoproteide bei 330.
—, Thromboangiitis obliterans und 291.
—, Thrombosen als pathogenetischer Faktor 293.
— und Altersumbau der Gefäße 299, 300.
— — Diabetes 331.
— — Hormone 332.
— — Hypothyreose 331.
— — Stoffwechselkrankheiten 331.
—, Verlaufsformen 297.
—, Verknöcherung der Media 296.
—, Zellverfettung der Intima bei 295.
Arteriolosklerose 298.
—, Hyalinose bei 298.
—, Nekrose bei 298.
—, Topographie 298.
Arterionekrose 291.
Aspirations-Infiltrat 434.
— —, akuter Verlauf 440.
— —, chronischer Verlauf 434.
— —, klinisches Bild 438.
— —, Lokalisation 435.
— —, Röntgenbild 435.
— —, Therapie 439.
— —, Verlauf 435.
Aspirations-Infiltrierung 440.
— —, Entstehungsbedingungen 440.
— —, klinische Erscheinungen 441.
— —, Röntgenbild 441.
— —, pathologische Anatomie 440, 441.
Asthma bronchiale 627.
— — als postsinusitisches Syndrom 406, 410.

Asthma-Sinusitis 407.
Atelektasen 446.
—, Definition 445.
—, Diagnostik 447, 454.
—, Lösung 455.
—, Kompressionsatelektase 457.
—, Obturationsatelektase 447.
Atherosklerose 290, 291.
AYERZAsche Krankheit 632.
«Azotémie mixte» 357.

Bade-Sinusitis 397.
BAUERsche Zählflüssigkeit für den Liquor 148.
Benetzbarkeitsindex 28, 59.
biliäre Cirrhose 513.
Bilirubinspiegel beim Kinde 487.
—, Schwellenwert für die Niere 487.
bioptische Leberuntersuchung 490.
Blutdruck und Gefäßveränderungen 301.
Blut-Hirnschranke 114.
Blutgerinnung (s. a. Gerinnungsstörungen) 11.
—, Acceleratoren 15, 16.
—, Ac-Globulin 16.
—, Antihämophiles Globulin A 12.
—, — —, Eigenschaften 17.
—, — —, Zugehörigkeit zur Fraktion I nach COHN 24.
—, Antihämophiles Globulin B 13.
—, Antithrombin 23.
—, Calcium 20.
—, CHRISTMAS-Faktor 13.
—, Cofaktor V 16.
—, Faktor V 16.
—, — VI 16.
—, — VII 16.
—, — —, Eigenschaften 16, 17, 18.
—, — —, Gewinnung 17, 18.
—, — —, Mangel an 20.
—, — —, Verwendung bei Neugeborenen 65.
—, — —, Wirkungsmechanismus 18.
—, — X 13.
—, Faktoren bei verschiedenen Tierspecies 19.
—, Fibrin, Adsorption des Thrombins 23.
—, Fibrinogen 21.
—, Fibrinolyse 22.
—, Fibrinolysokinasen 22.
—, gerinnungshemmende Faktoren 22.
—, Heparin-Cofaktor 22, 23.
—, labiler Faktor 16.
—, plasmatische Faktoren 13.
—, — —, Bestimmung 30, 31.
—, — —, Mangel an 15.
—, — —, quantitative Reaktion mit Plättchenfaktoren 14.
—, Plasma Thromboplastin Antecedent (PTA) 13.
—, — — — —, Eigenschaften 17.
—, — — Component (PTC) 13.
—, — — —, Eigenschaften 17.
—, Plättchen-Cofaktor 12.
—, Plättchen-Enzym 12.
—, Plättchenfaktoren 12.
—, —, Bestimmung 32.
—, —, Eigenschaften 17.

Blutgerinnung, Blättchenfaktoren, Mangel an 15.
—, —, Verhalten bei Hämophilie 14.
—, —, — — Thrombocytopenie 13.
—, Proconvertin-Convertin-System 16.
—, Profibrinolysin 22.
—, Prothrombin 15.
—, —, Eigenschaften 15.
—, —, Eliminierung 15.
—, —, Gewinnung 15.
—, —, Zugehörigkeit zur Fraktion III nach COHN 15.
—, Prothrombin-Conversion Factor 16.
—, Retraktion 21.
—, Schema 12.
—, Serum Prothrombin Conversion Accelerator (SPCA) 16.
—, Thrombin 20.
—, —, Adsorption an Fibrinogen 22.
—, Thrombocatalysin 12.
—, Thromboplastin 11, 14.
—, Thromboplastinfaktoren 12.
—, Thromboplastinogenase 12.
—, Wirkungsmechanismus der Faktoren der Thrombinbildung 18.
Blut-Hirnschranke 114.
Blutungszeit 47.
Bromsulphalein-Test 489.
Bronchiektasie und Sinusitis nasalis 400.

Calcium und Blutgerinnung 11, 20.
— — —, Einfluß auf verschiedene Phasen 20.
Cholesterin 307.
—, Alterszunahme in Gefäßen 309.
—, Ausscheidung 316, 317.
—, Bindung im Blut 316.
—, Einbau in Gefäße 318.
—, Eiweißbindung 326, 327.
— im Serum bei Arteriosklerose 321.
— — — — Coronarinfarkt 323.
— in arterioklerotischen Gefäßen 309.
—, Synthese 307.
— und Stabilität der Serumlipide 307.
—, Verhältnis freies/verestertes 311.
—, Verteilung über Aorta 318.
Cholesterin-Esterase 307.
— —, hormonale Regulation 315.
— —, Stoffwechsel beim Gesunden 314.
— —, Synthese in Leber und RES 315.
— —, Untersuchung mit Deuterium 314.
Cholesterinolysevermögen 324.
Cholesterin-Phospholipoid-Quotient 323, 324.
CHRISTMAS-Faktor 13.
Chromatogramm des Liquors 138.
chronische alveoläre Hypoventilation 609.
Chylomikronen 307, 308, 316, 326.
Cephalin 317, 318.
Cirrhose, kindliche s. Lebererkrankungen.
Cofaktor V 16.
Concretio pericardii 669.
Cor pulmonale (s. a. pulmon. Hypertonie) 615.
— —, Ätiologie 617.
— — bei Asthma bronchiale 627.

Cor pulmonale bei Bronchiektasen 627.
— — — Emphysem 626.
— — — Lungenfibrose 630.
— — — Pneumokoniosen 628.
— — — Silikose 628.
— — — spastischer Bronchitis 627.
— — — Thoraxdeformitäten 629.
— — beim HAMMAN-RICH-Syndrom 631.
— —, Cyanose 615.
— —, Definition 615.
— —, Dyspnoe 615.
— —, elektrokardiographische Veränderungen 618.
— —, — —, räumliches Vektordiagramm 622.
— —, — —, Rechtsschenkelblock 619.
— —, — —, rechtsventrikuläre Hypertrophie 618.
— —, — — und Befunde des Herzkatheterismus 619, 620.
— —, Häufigkeit 617.
— —, Herzminutenvolumen 620.
— —, klinische Erscheinungen 615.
— — nach thoraxchirurgischen Eingriffen 629.
— —, neurologische Störungen 616.
— —, pathologisch-anatomische Veränderungen 617.
— —, Röntgenbefund 616.
— —, Schmerzanfälle 616.
— —, Therapie 635, 636.
— — und Pulmonalsklerose 632.
— —, Verlauf 617
— —, Vorkommen 626.
Coronargefäßödem 299.
Coronarsklerose 299.
Cumarintherapie, Einfluß auf Blutgerinnung 62.
Cystinurie 372.

Diabetes insipidus 185 ff.
— —, Adiuretin 218, 225, 226, 229.
— —, —, Angriffspunkt 226, 227.
— —, — bei Leberkrankheiten 228.
— —, — — kardialen Ödemen 228.
— —, —, Inaktivierung 228.
— —, —, Wirkung auf Kohlenhydratstoffwechsel 227.
— —, Alkoholtoleranz 270.
— —, Ätiologie 235.
— —, —, idiopathische Form 235.
— —, —, nephrogene Form 235.
— —, —, symptomatische Form 235.
— —, Auftreten post partum 262.
— —, Bedeutung des Hypophysenvorderlappens 229.
— — bei HAND-SCHÜLLER-CHRISTIANscher Krankheit 241.
— —, — Hirntumoren 236.
— —, — Hydrocephalus internus 247.
— —, — Leukämien 246.
— —, — Pinealomen 238.
— —, — Sinusitis 246.
— —, Besserung in der Gravidität 261.
— —, Beginn 250.

Diabetes insipidus, Diagnose 254.
— —, Differentialdiagnose 254, 255.
— —, — gegen Polydipsie bei Hysterie 257.
— —, Erbgang 264.
— —, Erbpathologie 264.
— —, familiäres Vorkommen 265.
— —, Geschichte 218.
— —, Geschlechtsverhältnis 250.
— —, hypothalamo-neurohypophysäres System s. dort.
— —, idiopathische Form 235, 247, 250, 251, 252.
— — —, Entstehungsmechanismen 247, 248.
— —, — —, Funktionsproben bei 252.
— —, Kombination mit anderen Erkrankungen 257.
— — —, — — Akromegalie 259.
— — —, — — Diabetes mellitus 257.
— — —, — — Fettsucht 258.
— — —, — — Magersucht 258.
— — —, — — Riesenwuchs 259.
— — —, — — Zwergwuchs 259.
— —, Latenzperiode 229, 232.
— —, Kochsalzhaushalt bei 253.
— —, Namengebung 218.
— —, nephrogene Formen 235, 249, 251, 252.
— —, Nicotintest 256.
— —, Nucleus paraventricularis 221.
— —, — supraopticus 221.
— —, Pathogenese des Durstgefühles 233.
— —, pathologische Anatomie 254.
— —, Piqûre 219.
— —, Polydipsie 234.
— —, Polyurie 233, 234.
— —, Prognose 269.
— —, Rassendisposition 250.
— —, Regulationszentren des Wasserhaushaltes 234.
— —, renale Polyurie 249.
— —, Salzbelastungsversuch 255.
— —, Symptomatologie 251.
— —, symptomatische Formen 235, 250, 251, 252.
— — —, — — durch Arteriosklerose 243.
— — —, — — — cerebrale Blutungen 243.
— — —, — — — Embolie 245.
— — —, — — — Encephalitis 245.
— — —, — — — Entzündungen 243.
— — —, — — — Hirntumoren 236.
— — —, — — — leukämische Infiltrate 246.
— — —, — — — Kraniopharyngeome 237.
— — —, — — — Pinealome 238.
— — —, — — — psychische Traumen 247.
— — —, — — — Syphilis 244.
— — —, — — — Traumen 240.
— — —, — — — Tuberkulose 244.
— — —, — — — Tumormetastasen 239.
— — —, — — — Xanthomatosen 241.
— —, Therapie 266.
— —, —, Implantation von Hypophysen 267.
— —, — mit Benemid 269.
— —, — — Butazolidin 269.

Diabetes insipidus, Therapie mit Elektroschock 269.
— —, — — Hypophysin 268.
— —, — — Pituigan 268.
— —, — — Schnupfpulver 267.
— —, — — Tonephin 268.
— —, tierexperimentelle Untersuchungen 229.
— —, transitorische Polyurie 229, 230, 232.
— —, traumatische Entstehung 219, 240.
— —, Urinbefund 254.
— —, Wasserversuch, Gefahren 239.
— — und Psyche 263.
— — — Schwangerschaft 260.

Eiweißbedarf bei Operationen 562.
eiweißgebundenes Radiojod 769.
Eiweißgehalt der Leber 557.
— des Blutes 557.
Eiweißhydrolysate, parenterale Ernährung mit 566.
—, perorale Ernährung mit 570.
Eiweißmangel 557.
— bei Carcinomen 560.
—, Pathophysiologie 557.
Eiweißmangelzustände 575.
Eiweißverlust 558.
— nach Blutungen 558, 559.
— — Narkose 559.
— — Operationen 558, 559.
— — Peritonitis 558.
— — Verbrennungen 558.
— — Wundeiterungen 558.
— und Infektanfälligkeit 561.
—, Ursachen 558.
„endophylaktisch-trophotropes System" 225.
elektrokardiographische Veränderungen beim Cor pulmonale s. Cor pulmonale.
Elektrokymographie 640.
—, Aorten-Elektrokymogramm 649.
—, Apparatur 647.
—, Arbeitsprinzip 648.
— bei Accretio pericardii 667.
— — angeborenen Vitien 683.
— — Aortenaneurysmen 689.
— — Aortenvitien 681.
— — Concretio pericardii 669.
— — Herzalternans 688.
— — Herzgesunden 652.
— — Herzinfarkten 661.
— — —, horizontale Phasenanalyse 664.
— — —, systolische Paradoxie 663.
— — Herzklappenfehlern 674.
— — Herzwandaneurysmen 666.
— — Isthmusstenose 685, 686.
— — Lungentumoren 691.
— — Mediastinaltumoren 690.
— — Mitralvitien 675.
— — —, Ventrikelkurven 680.
— — —, Vorhofkurven 675.
— — muskulärer Herzinsuffizienz 654.
— — Myokardkrankheiten 654.
— — Perikardaffektionen 676.
— — Panzerherzen 670, 671.
— — Pulmonalstenose 685.

Elektrokymopraphie bei Störungen der Reizausbreitung 687.
— — — — Reizerregung 687.
— — Vorhofsseptumdefekt 684.
—, Differentialdiagnose bei Lungen- und Mediastinaltumoren 689.
—, Insuffizienzkurve bei Mitralvitien 679.
—, Ionographie 647.
—, Isophasen 650.
—, Normalkurven 652.
—, pathologische Kurven 654.
—, Phasenanalyse 649.
—, —, horizontale 651.
—, Schlagvolumenbestimmung 653.
—, Stenosekurve bei Mitralvitium 679.
—, Technik 647.
—, Ventrikelektrokymogramm 649.
Einstufenmethode der Prothrombinbestimmung 34.
—, Bedeutung 36.
—, diagnostische Anwendung 36.
Embryopathien, Liquorveränderungen bei 179.
Embryopathia rubeolosa 180.
Emphysem 626.
—, Dehnungsemphysem 626.
—, kompensatorisches 627.
—, Stadieneinteilung 627.
—, substantielles 626.
Encephalitis, Liquorveränderungen 177.
— und Diabetes insipidus 245.
Ependymokrinie 222.
epidemische Encephalitis und Diabetes insipidus 245.
eosinophiles Granulom und Diabetes insipidus 243.
ERDHEIM-Tumoren und Diabetes insipidus 237.
Erythrocyten, Jodgehalt 731.
essentielle familiäre Hypercholesterinämie 331.
extrarenale Azotämie 334.
— — bei Exsiccose 348, 352.
— — — —, Nierenfunktion 352, 353.
— — — fieberhafter Erkrankung 346.
— — — Herzinsuffizienz 353.
— — — Hypersalämie 352.
— — — Nierenkrankheiten 356.
— — — zentral-nervöser Eiweißstoffwechselstörung 344.
— —, Definition 344.
— — durch erhöhten Eiweißabbau 344.
— — — vermindertes Flüssigkeitsangebot 348.
— —, experimentelle 345.
— —, Hydratation 350.
— —, Hypochlorämie 349.
— —, Kochsalz bei 349.
— — nach Encephalographie 346.
— — — Herzinfarkt 347.
— — — intestinalen Blutungen 347.
— — — Operationen 347.
— —, „Überproduktions-Urämie" 348.
extrarenales Nierensyndrom 358.
— — bei Hypokaliämie 370.

extrarenales Nierensyndrom bei Hypophysenerkrankungen 363.
— — — Hypothalamuserkrankungen 364.
— — — Nebenniereninsuffizienz 363, 364.
— — — Nebenschilddrüsenerkrankungen 366.
— — — Störungen im Elektrolythaushalt 369.
— —, Definition 344, 358.
— — durch nervale Einflüsse 360.
— —, hepatorenales Syndrom 359.
— — und Keimdrüsen 366.
— — — Nephrocalcinose 370, 371.

Faktor V 16.
— VI 16.
— VII 16, 34, 37.
— —, Bestimmung 34.
— —, Eigenschaften 16, 17.
— —, Mangel an 20, 59.
— —, —, angeboren 59.
— —, —, erworben 60.
— —, Gewinnung 17.
— —, Wirkungsmechanismus 18.
— δ 17.
— ϰ 17.
— X der Blutgerinnung 19.
FEERsche Erkrankung, Liquorveränderungen bei 177.
FIALAs Inhibitor 18.
Fibrinasthenie 21.
Fibrinogen 21.
—, Veränderungen des 49.
Fibrinogenopenie 21, 49.
—, relative bei Polycythämie 49.
Fibrinolyse 22.
Fibrinolysestörungen 49, 69.
fibrinopenische Syndrome 68.
— —, Vorkommen 69.
Fluorescenzmikroskopie des Liquors 155.
FÖLLINGsche Krankheit 85.
— Probe 92.
Fremdkörpermeningitis 175.
frühkindliche hepatogene Osteoporose 509.

Galaktosetest bei phenylpyruvischer Oligophrenie 91.
Gefäße, alkalische Phosphatase der 306.
—, Altersveränderungen 299.
—, Alterswachstum 299, 300.
—, chemische Zusammensetzung bei Arteriosklerose 309.
—, Fermentgehalt 305, 306.
—, Kalkgehalt 311, 312.
—, Magnesiumgehalt 312, 320.
—, Mineralien 311, 320.
—, Permeabilität 303.
—, Phosphorgehalt 312.
—, Proteingehalt 313, 321.
—, Schwefelgehalt 313.
Gefäßveränderungen und Blutdruck 301.
Gefäßwände, Ernährung 289.
Gehirn-Liquorschranke 115.
GEIGER-MÜLLER-Zähler 719.
gerinnungshemmende Faktoren 22.

Gerinnungsstörungen (s. a. Blutgerinnung) 1 ff.
—, Ac-Globulinmangel 59.
—, Afibrinogenämie 49, 68.
—, allgemeine Diagnose 25.
—, — —, Bestimmung der plasmatischen Faktoren 30, 31.
—, — —, — — thrombocytären Faktoren 30, 32.
—, — —, Benetzbarkeitsindex 28.
—, — —, Gerinnungszeitbestimmung 25.
—, — —, Recalcifizierungsteste 28.
—, — —, Recalcifizierungszeit 28.
—, — —, Screening-Test 29.
—, Bestimmung der antithrombinischen Aktivität 40.
—, — — antithrombotischen Aktivität 40.
—, Blutungszeit 47.
—, — bei Morbus WERLHOF 57.
— durch Anticoagulantien 70.
— — Inhibitoren des Gewebe-Thromboplastins 73.
— — — — Thrombins 70.
— — — — Thromboplastins 72.
—, Einstufenmethode 34.
—, Einteilung 11.
—, Fibrinogenopenie 21, 49.
—, —, relative bei Polycythämie 49.
—, Fibrinogenveränderungen 49.
—, Fibrinolysestörungen 49, 69.
—, fibrinopenische Syndrome 68.
—, — —, Vorkommen 69.
—, Faktor VII-Mangel 59.
—, — — — bei Neugeborenen 65.
—, — — — perniziöser Anämie 67.
—, — — — postoperativen Zuständen 68.
—, Gerinnungszeit 27.
—, —, Bedeutung 27.
—, —, Verlängerung 26, 27.
—, hämophile Syndrome s. dort.
—, Hämophilie s. dort.
—, Heparintoleranztest 41.
—, Konsumptionstest 37.
—, Nachweis von Inhibitoren 40.
—, plasmatische Faktoren, Mangel an 15.
—, plättchenagglutinierende Antikörper 47.
—, Plättchenmangel 56.
—, Plättchenveränderungen 45.
—, — bei WERLHOFscher Erkrankung 57.
—, —, qualitative 46.
—, Plättchenzahl 45.
—, Protamintest 43.
—, Prothrombin s. dort.
—, Prothrombinkonsumptionstest 37, 38.
—, — nach Hyaluronidase 39.
—, — — Menstruation 39.
—, — — Röntgenbestrahlungen 39.
—, Prothrombinmangel 59.
—, — bei Anämien 67.
—, — — Neugeborenen 67.
—, — — nach Arzneimitteln 66.
—, Prothrombinzeit s. dort.
—, Retraktionszeit 46.
—, — bei WERLHOFscher Krankheit 57.

Gerinnungsstörungen, RUMPEL-LEEDEscher Stauversuch 47, 53, 57.
—, Screening-Test 26, 29, 40.
—, „schleierartige Gerinnung" 26.
—, spezielle Diagnostik 53.
—, tabellarische Übersicht 74, 75.
—, Thrombasthenie 58.
—, thrombocytopenische Syndrome 56.
—, Thromboelastographie 50.
—, —, Prinzip 52.
—, Thrombopathien 57, 58, 59.
—, Thromboplastinfaktorenmangel 15.
—, Thromboplastingenerationstest 56.
—, Thromboplastinogen-Test 40.
—, Toleranztests 41.
—, Tromexantest 44, 45, 60.
—, Zweistufenmethode 35.
—, Vitamin K-Test 44, 60.
—, WERLHOFsche Erkrankung 56, 67.
Gerinnungszeit 25.
— in nicht silikonisierten Röhrchen 25.
— — silikonisierten Röhrchen 27.
—, LEE-WHITEsche Methode 25, 26.
—, scheinbar normale 27.
—, Verlängerung 26.
—, —, Bedeutung 27.
Globalinsuffizienz 601.
Globulin-Albumin-Quotient 129, 135.
Glutaminsäure-Gehalt im Liquor 138, 139.
— — — bei entzündlichen Erkrankungen 140.
Glutaminsäure-Therapie bei phenylpyruvischer Oligophrenie 99.
GOMORI-Färbung 221.

Hämatogene Serum-Hepatitis beim Kinde 500.
HAMMAN-RICH-Syndrom und Cor pulmonale 631.
Hämokrinie 222.
Hämolysinreaktion zur Permeabilitätsprüfung 115.
hämolytische Anämien und kindlicher Leberschaden 505.
Hämophilie 26, 28, 53.
—, Einfluß von Transfusionen 55.
—, Globulinveränderungen bei 53, 54.
—, Heparintoleranztest bei 53.
—, Prothrombinverbrauch 53.
—, Thromboplastingenerationstest 53.
— und Prothrombinverbrauch 38.
hämophile Syndrome 53.
— —, Differenzierung 55.
— — durch Mangel an antihämophilem Globulin 55.
— — — PTA-Mangel 55.
— — — PTC-Mangel 53.
hämorrhagische Schwelle 24.
HAND-SCHÜLLER-CHRISTIANsche Krankheit und Diabetes insipidus 241.
Heparin 71.
—, Wirkung auf Chylomikronen 308.
—, — — Lipoproteine 308.
— bei Angina pectoris 308.
— — Arteriosklerose 308.

Heparin clearing factor 308.
Heparin-Cofaktor 22, 23.
Heparin-Toleranztest 27, 41.
— bei Hämophilie 53.
— — Plättchenmangel 56.
— — Thrombopathien 58.
— in vivo 42.
—, pathologische Veränderungen 42.
Heparinoide 71.
hereditäre Thrombasthenie 58.
Herzklappenfehler 674.
Herzinfarkt, Elektrokymogramm bei 661.
Herzinsuffizienz, Nierenfunktion bei 355.
— und extrarenale Azotämie 355.
Herzwandaneurysma, Elektrokymogramm bei 666.
Hepatitis, kindliche s. Lebererkrankungen im Kindesalter.
— bei infektiöser Mononucleose 500.
Hepatitis-Hauttest 493, 494.
Hepatopathien 501.
HERRING-Körperchen 222.
Hiluslymphknotentuberkulose 431.
Hippursäureprobe 488.
Hirnabsceß, Liquor bei 181.
Hirntraumen und Diabetes insipidus 240.
—, Wasserhaushaltsstörungen nach 240.
HIRSCHBÖCKSche Methode zur Bestimmung der Retraktion 47.
Honigwabenlunge 241, 243.
Hyaluronidase, Einfluß auf Prothrombinverbrauch 39.
Hydrencephalokrinie 222.
hyperchlorämische Acidose 370.
Hyperglobulinämien und Gerinnungsstörungen 73.
Hyperparathyreoidismus 368.
Hyperthryreosen, s. auch Schilddrüsenerkrankungen.
—, Beziehungen der Radiojodteste zum Grundumsatz bei 787.
Hypofibrinogenämie 49, 69.
Hypophyse und Nierenfunktien 363.
Hypophysin 268.
hypothalamo-neurohypophysäres System 221.
— Adiuretin 218, 225, 226.
— Anatomie 221.
— Hormone 225.
— Hormonproduktion 223.
— Neurosekretion 221.
— Nucleus paraventricularis 221.
— — supraopticus 221.
— Osmoreceptoren 223.
— Osmoregulation 225.
— Sekretionsmechanismus 222.
— Tractus supraoptico-hypophyseos 221.
— „Vesicles" 223, 225.
Hypothyreose 784.
—, Differenzierung, primäres-sekundäres Myxödem 784.
—, Wert verschiedener Radiojodteste bei 784.

Idiopathische Aliquorrhoe 118.
— Hypercalcurie 371.

Infektionskrankheiten und toxische Hepatopathie 504.
Influenza-Meningitis, Liquor bei 164.
Ionographie 647.
Isophasen 650.

JAKOBSOHN-HOLZKNECHTsches Zeichen bei Atelektasen 447.
Jodstoffwechsel 727.
—, anorganisches Jod 730.
—, — —, Abfallkurve im Blut 733.
—, — —, Ausscheidung im Magen 732.
—, — —, — im Speichel 731, 732.
—, — —, Eliminierung mit Schweiß 731.
—, — —, Eindringen in Erythrocyten 731.
—, — —, Einfluß erhöhter Jodidzufuhr 739.
—, — —, — herabgesetzter Sekretion des Thyrotropins 744.
—, — —, — von Thiocyanatgaben 739.
—, — —, — von Thyroxinzufuhr 744.
—, — —, Jodidkonzentration in Thyreiodea 738.
—, — —, Jodidraum 733.
—, — —, —, Bestimmung 734, 735.
—, — —, renale Ausscheidung 733.
—, — —, renale Clearance 734.
—, — —, Resorption 730, 731.
—, — —, thyroidale Clearance 735, 736.
—, organisches Jod s. auch Thyroxin 745.
Jodisotope 717, 718.
—, J^{128} 718.
—, J^{131} 718.
—, —, biologische Halbwertszeit 729.
—, —, effektive Halbwertszeit 729.
—, —, physikalische Halbwertszeit 729.
—, J^{132} 719.
—, physikalische Eigenschaften 719.
Jodraum, anorganischer 733.
—, organischer 751.
juvenile familiäre Lebercirrhose 511.
— Nephrophthise 249.

Kaliumpermanganatreduktion im Liquor 145.
kardiale Rechtsinsuffizienz 615.
KARTAGENER-Syndrom 400.
käsige Pneumonie 441.
—, klinische Erscheinungen 442, 443.
Keimdrüsen und Nierenfunktionen 366.
Kochsalzgehalt des Liquors 144.
Kolloidreaktionen im Liquor 137.
Kompressionsatelektase 457.
kongenitale, nicht hämolytische Gelbsucht 506.
konstitutionelle Thrombopathie 58.
Konsumptionstest 37.
Konversionsrate für Radiojod 774.
Kraniopharyngeome und Diabetes insipidus 337.

Labiler Faktor im Serum 16.
Lambliasis 517.
Leber, Physiologie beim Kinde 486.
Leberbelastungsproben 489.
Lebererkrankungen im Kindesalter 466.

Lebererkrankungen im Kindesalter, akute gelbe Leberatrophie 497.
— — —, Bilirubinspiegel 496.
— — —, bioptische Leberuntersuchung 490.
— — —, Bromsulphaleinbelastung 489.
— — —, Cholangitis 517.
— — —, Cholelithiasis 515.
— — —, Diagnostik 487.
— — —, —, Bilirubinspiegelbestimmung 487.
— — —, —, Bromsulphaleinbelastung 489.
— — —, —, Cholesterin-Cholesterinester-Verhältnis 489.
— — —, —, Eisenspiegel 440.
— — —, —, Elektrophorese 488.
— — —, —, Hippursäureprobe 488.
— — —, —, Histidinbestimmung im Urin 488.
— — —, —, Leberbelastungsproben 489.
— — —, —, Takata-Reaktion 488.
— — —, —, Testazidprobe 488.
— — —, —, Weltmannband 488.
— — —, Cirrhose 507.
— — —, —, angeborene 510.
— — —, —, Ätiologie 509.
— — —, —, —, angeborene Form 510.
— — —, —, —, bei Galaktosämie 511.
— — —, —, —, familiäre Form 511.
— — —, —, —, hämolytische Form 511.
— — —, —, —, nach Hepatitis 509.
— — —, —, —, Hepatose 509.
— — —, —, bei Galaktosämie 511.
— — —, —, —, hämolytischen Anämien 511.
— — —, —, — kongenitaler cystischer Pankreasfibrose 514.
— — —, —, — WILSONscher Krankheit 512.
— — —, Cirrhose, biliäre 508, 513.
— — —, —, Differentialdiagnose 514.
— — —, — hämatogene, diffuse 508.
— — —, — Häufigkeit 508, 509.
— — —, — hepatitische 509.
— — —, — „juvenile familiäre Form" 511.
— — —, — klinisches Bild 508.
— — —, — Milz-Pfortadersyndrom bei 509.
— — —, — Therapie 521.
— — —, Gallenblasenhydrops 516.
— — —, Gallenblasenperforation 516.
— — —, Gallenerkrankungen 515.
— — —, Gallensteine 515.
— — —, —, Häufigkeit 515, 516.
— — —, —, klinisches Bild 516.
— — —, —, Ursache 516.
— — —, Gallenwegsatresie 516.
— — —, Geschwülste der Leber 515.
— — —, frühkindliche hepatogene Osteoporose 509.
— — —, hämatogene Serumhepatitis 500.
— — —, Hepatitis, anatomische Begriffsbestimmung 491.
— — —, — bei infektiöser Mononucleose 500.
— — —, — epidemica 492.

Lebererkrankungen im Kindesalter, Hepatitis epidemica, akute Ernährungsstörung bei 495.
— — —, — —, Altersverteilung 492, 493.
— — —, — —, anikterische Form 497.
— — —, — —, Bilirubinspiegel 496.
— — —, — —, Bilirubinurie 496.
— — —, — —, Bradykardie 496.
— — —, — —, Epidemiologie 492.
— — —, — —, Fieber 495.
— — —, — —, gastrointestinale Störungen 495.
— — —, — —, γ-Globulingehalt 499.
— — —, — —, Hautjucken 496.
— — —, — —, Ikterus 495.
— — —, — —, klinisches Bild 494.
— — —, — —, Kontagionsindex 492.
— — —, — —, Kopfschmerzen 495.
— — —, — —, Lebervergrößerung 495, 496.
— — —, — —, Milzvergrößerung 495.
— — —, — —, Nierenbeteiligung 496.
— — —, — —, Prodromalerscheinungen 494, 495.
— — —, — —, Prognose 499.
— — —, — —, Prophylaxe 499.
— — —, — —, Reifestörungen des Knochenmarkes bei 497.
— — —, — —, Stuhlentfärbung 497.
— — —, — —, Urinbefund 496.
— — —, Hepathopathie bei Ernährungsstörungen 501.
— — —, — hämolytischen Anämien 505.
— — —, — Infektionskrankheiten 504.
— — —, — durch exogene Toxine 507.
— — —, — nach Verletzungen 507.
— — —, — toxische 501.
— — —, Hippursäureprobe 488.
— — —, kongenitale nicht hämolytische Gelbsucht 506.
— — —, Lambliasis 517.
— — —, Leberbelastungsproben 488.
— — —, Rachitis hepatica 509.
— — —, rheumatische Hepatopathie 505.
— — —, toxische Hepatopathie 501.
— — —, — — bei Colitis 502.
— — —, — — — Ernährungsstörungen 501.
— — —, — — — Gastroenteritis 502.
— — —, — — — größeren Kindern 502, 503.
— — —, — — — Kwashiorkor 503.
— — —, — — — Neugeborenensepsis 505.
— — —, — — — Pneumonien 504.
— — —, — — — Scharlach 504.
— — —, — — — Wurmerkrankungen 505.
— — —, seröse Hepatitis 503.
— — —, Therapie 518, 520.
— — —, —, ACTH 520, 522.
— — —, —, allgemeine 518.
— — —, —, bei akuter Hepatitis 519.
— — —, —, — Cirrhosen 522.

Lebererkrankungen im Kindesalter, Therapie, bei gelber Atrophie 519.
— — —, —, — Hepatopathien durch exogene Gifte 521.
— — —, —, — Leberschäden durch hämolytische Anämie 520.
— — —, —, — toxischer Hepatopathie 520.
— — —, —, Cholin 519.
— — —, —, Cortison 520, 522.
— — —, —, Diät 518.
— — —, —, Hormone 518, 519.
— — —, —, lipotrope Stoffe 518.
— — —, —, Methionin 519.
— — —, —, Sonde 519.
— — —, —, Vitamine 518.
— — —, WILSONsche Krankheit 518.
Leberfunktionsproben 488.
Leberkrankheiten und Nierenfunktionsstörung 359, 360.
Leberschädigung und Vitamin-K-Test 60, 61.
LEE-WHITHEsche Methode der Gerinnungszeit-Bestimmung 25.
Leptospirenmeningitis 175.
Lecithin 317, 318.
Lipide bei Arteriosklerose 309, 321.
—, Mengen in der gesunden Aorta 310.
„lipidogene Dyshepathie" 503.
lipocytärer Quotient 323.
Lipoidgehalt des Liquors 141.
„Lipoidzahl" nach RIEBELING 141.
Lipomikronen 326.
Lipoproteine und Arteriosklerose 326.
Liquordiagnostik im Kindesalter 100.
— Albuminmenge 133.
— Aliquorrhoe 117, 118, 120.
—, — idiopathische 118.
— Aminosäuren bei Coma hepaticum 139.
— — Meningitis 140.
— — — phenylpyruvischer Oligophrenie 139.
— — frei 138.
— — mikrobiologische Bestimmung 139.
— — —, anorganische Bestandteile 145.
— — —, Antikörper im Liquor 160.
— — —, basophile Zellen im Liquor 150.
— — —, beim Coma hepaticum 139.
— — — Blut-Hirnschranke 114.
— — —, — —, Einfluß von p_H-Änderungen 114.
— — —, — —, — — Rutin 115.
— — —, — —, — — Sauerstoffmangel 115.
— — —, Blut-Liquorschranke 113.
— — —, —, Beeinflussung durch Pharmaka 114.
— — —, — bei entzündlichen Erkrankungen 113.
— — —, — — Fieber 114.
— — —, — — Intoxikationen 114.
— — —, — — Neugeborenen 114.
— — —, — — Permeabilitätsprüfung 115.
— — —, Chromatogramm 138.
— — —, — bei Hirnerkrankungen 141.
— — —, — — Hepatitis 140.

Liquordiagnostik im Kindesalter, Cholesteringehalt im Liquor 142.
— — —, Druckwerte 115.
— — —, —, Abhängigkeit von Atmung 115.
— — —, —, — — Blutdruck 115.
— — —, —, — — Luftdruck 116.
— — —, —, Normalzahlen 116.
— — —, Drucksteigerungen 116, 117.
— — —, Eiweißbestimmung, elektrophotometrische nach WAWERSICK u. BÖCKLER 125.
— — —, —, kolorimetrische 126.
— — —, —, lichtelektrisch mit Ferri-Cyankali-Essigsäure 125.
— — —, — mit Biuret-Reaktion 127.
— — —, — — Xanthoproteinbestimmung 126.
— — —, — nach FÜHR-HINZ (Amidoschwarz) 128.
— — —, — — HINSBERG 127.
— — —, — — KAFKA-SAMSON 124.
— — —, — — KJELDAHL 124.
— — —, — nephelometrisch 124.
— — —, Eiweißfraktionen 133.
— — —, Eiweißgehalt 128, 129.
— — —, Endothelzellen 151.
— — —, eosinophile Zellen 150.
— — —, Erythrophagen 152.
— — —, Fibroplasten 153.
— — —, Fluorescenzmikroskopie 155.
— — —, Gehirn-Liquorschranke 115.
— — —, Gewebsmastzellen 152.
— — —, Globulin-Albumin-Quotient 129, 135, 137.
— — —, Globulinmenge 133.
— — —, Kaliumgehalt 145.
— — —, Kaliumpermanganatreduktion 145.
— — —, Kationengehalt 145.
— — —, Kochsalzgehalt 145.
— — —, Kolloidreaktionen 137.
— — —, Leukophagen 152.
— — —, Lipoidgehalt 141.
— — —, „Lipoidzahl" nach RIEBELING 141.
— — —, Lipophagen 152.
— — —, liquorhypotoner Symptomenkomplex 117, 118.
— — —, Liquorveränderungen bei Meningismus 161.
— — —, — — Meningitis 161, 162, 163, 164.
— — —, — nach Punktion 176.
— — —, Liquorzelldauerpräparat nach SCHÖNENBERG 149.
— — —, Lumbalpunktion 111.
— — —, —, Kontraindikation 112.
— — —, —, postpunktioneller Kopfschmerz 112.
— — —, „lumbo-occipitale Dissoziation" 119.
— — —, Makrophagen 151.
— — —, —, Epyphagen 152.
— — —, —, Leukophagen 152.
— — —, Meningogramm 149.
— — —, morphologischer Befund bei entzündlichen Prozessen des ZNS 157.

Liquordiagnostik im Kindesalter, Natrium-
    gehalt des Liquors 145.
— — —, nephelometrische Untersuchung
    124.
— — —, NONNE-APPELT-Reaktion 123.
— — —, Papierchromatographie 138.
— — —, Papierelektrophorese 130.
— — —, Phasenkontrastmikroskopie 155.
— — —, Pherogramm 133.
— — —, Phosphatide 142.
— — —, Phosphor bei tuberkulöser Er-
    krankung 145.
— — —, Plasmazellen im Liquor 153.
— — —, Pleocytose 162.
— — —, Produktion des Liquors 118, 119.
— — —, prognostische Beurteilung der
    Liquorveränderungen 159.
— — —, Proteine 123.
— — —, QUECKENSTEDTscher Versuch 117.
— — —, Rachidialquotient 116.
— — —, Resorption des Liquors 119.
— — —, Resorptionsprüfung mit Isotopen
    122.
— — —, — nach FÖRSTER 121.
— — —, — — SCHALTENBRAND und
    WÖRDEHOFF 122.
— — —, Seringehalt 139.
— — —, Sperrliquor 120, 165.
— — —, „subnormaler Liquorbefund" 129.
— — —, Suboccipitalpunktion 112, 113.
— — —, Technik der Liquorentnahme 111.
— — —, Tryptophanreaktion 137, 138.
— — —, Tumorzellen im Liquor 154.
— — —, undifferenzierte Reticulumzellen
    im Liquor 150.
— — —, Ventrikelpunktion 113.
— — —, V-Fraktion 133.
— — —, WEICHBRODTsche Reaktion 123.
— — —, X-Fraktion 133.
— — —, Zählflüssigkeit nach BAUER 148.
— — —, — — NEIDHARDT 148.
— — —, — — SAMSON 148.
— — —, Zellbild in den verschiedenen Sta-
    dien entzündlicher Veränderungen 158.
— — —, — bei Meningitis tuberculosa 167.
— — —, Zellen im Liquor 148.
— — —, — — —, Einteilung 150.
— — —, — — —, Genese 154.
— — —, — — —, Lebensdauer 155.
— — —, — — —, Natur der Zellen 149.
— — —, — — —, Normalzahl 148.
— — —, — — —, Zählung 148.
— — —, — — —, Zerfallsgeschwindigkeit
    155.
— — —, Zuckergehalt 142, 163, 168, 173.
— — —, — bei Meningitis tuberculosa 142.
— — —, — Bestimmung nach FOLIN-WU
    142.
— — —, — Erhöhung bei Encephalitis 143.
— — —, — Relation zum Blutzucker 142.
Liquordruck 115.
liquorhypotoner Symptomenkomplex 117.
Liquorpherogramm 130.
— bei akuter Entzündung 134.
— — chronischer Entzündung 135.

Liquorpherogramm bei Encephalitis 135.
— — Meningitis 135.
Listerin-Meningo-Encephalitis 180.
Lues congenita, Liquor bei 181.
Lumbalpunktion 111.
—, Kontraindikation 112.
—, postpunktioneller Kopfschmerz 112.
Lungenfibrose und Cor pulmonale 630.
Lungeninsuffizienz 600.
—, Diffusionsstörungen 602.
— Einteilung 600, 603.
—, Globalinsuffizienz 601.
—, latente 601.
—, manifeste 601.
—, Partialinsuffizienz 601.
—, Pneumonosen 602.
—, Pseudoinsuffizienz 604.
—, vasculärer Kurzschluß 601.
Lungenkreislauf und Ventilation 546.
—, alveolo-vasculärer Reflex 599.
—, Diffusionsstörungen 598.
—, Kontaktzeit des Blutes in Alveole 596.
—, Lungenstauung und Ventilation 599.
—, „physiologische Atelektase" 597.
—, Vergrößerung der Capillaroberfläche bei
    Arbeit 598.
Lungenverschattungen beim Kinde 419.

Maligne Sklerose 298.
Mediasklerose 291.
Mediaverkalkung 296.
Megakariocyten bei M. WERLHOF 57.
MEINICKE-Tuberkulose-Reaktion im Liquor
    nach RUDOLPH 171.
meningealer Reizzustand 162.
Meningealhydrops 120.
Meningismus, Liquorveränderungen 161.
Meningitis bei Brucellose 165.
— — Encephalitis 177.
— — FEERscher Erkrankung 177.
— — Helminthiasis 176.
— — Hirnabscessen 181.
— — Hirnblutung von Neugeborenen 179.
— — jungen Säuglingen 179.
— — Leptospireninfektion 175.
— — Listerien-Meningo-Encephalitis 180.
— — Lues congenita 181.
— — Polyomyelitis 173.
— — —, Chlorgehalt im Liquor 173.
— — —, Eiweißreaktionen des Liquors 173.
— — —, Liquorzucker 173.
— — —, Pleocytose 173.
— — Polyeadikulitis 177.
— — subduralem Hämatom 178.
— — Toxoplasmose 179.
— — Tumoren 181.
— — Virusinfektion 174.
— durch Diplococcus mucosus 164.
— — Enterokokken 164.
— — Influenza-Bakterien 164.
— — Pneumokokken 163.
— — Staphylokokken 164.
— — Streptokokken 164.
— epidemica 163.
— purulenta 162.

Meningitis tuberculosa 166.
— —, Antikörper 170.
— —, Abwehrfermentreaktion 171.
— —, Bacillennachweis 169.
— —, Chlorgehalt im Liquor 168, 173.
— —, Liquorzucker 168, 173.
— —, Spinngewebsgerinnsel 168.
— —, Tryptophanprobe 169.
— —, Zellbefund 167.
Meningo-Encephalomyelitis 161.
—, encephalitische Form 161.
—, meningeale Form 161.
Meningogramm 149.
„Milchstreifen" der Gefäße 292.
Mitralstenose, chirurgische Therapie 635.
Mitralvitien, Elektrokymographie 675.
Mitralvitium und pulmonale Hypertonie 607.
muskuläre Herzinsuffizienz, Elektrokymogramm bei 654.
Myokardkrankheiten, Elektrokymogramm bei 654.
Myxödem, Radiojoddiagnostik 784.

Nasennebenhöhlen s. Sinusitis.
naso-ethmoidales Augensymptom 388, 399.
Nebennieren und Nierenfunktion 362.
Nebenschilddrüsen und Nierenfunktion 367.
NEIDHARDTsche Zählflüssigkeit 148.
Nephrocalcinose 370.
„nephrogener Diabetes insipidus" 248.
neuro-allergische Liquorveränderungen 158, 159.
Neurokrinie 222.
Neurosekretion 221.
Nierenfunktion bei Exsiccose 352.
— und Endokrinium 362.
— — Elektrolythaushalt 369.
— — Hypophyse 363.
— — Keimdrüsen 366.
— — Nebennieren 362.
Nierenkrankheiten, extrarenale Azotämie bei 356.
Nicotintest 256.
NONNE-APPELT-Reaktion 123.
NONNE-FROINsches Syndrom 120.
Normalwerte im Liquor 145.
Nucleus paraventricularis 221.
— supraopticus 221.

Obturationsatelektase 447.
Osmoregulatoren 225.
Osmoreceptoren 223.
Ostitis fibrosa generalisata und Nierenfunktionsstörung 368.
Oxytocin 225, 226.

PACHIONISche Granulationen 119.
Pachymeningiosis haemorrhagica interna, Liquor bei 178.
PANDY-Reaktion 123.
Panzerherz, Elektrokymogramm bei 671.
Papierelektrophorese des Liquors 130.
— — —, Einengung nach ESSER und HEINZLER 131.
— — —, — — EWERBECK 130.

Papierelektrophorese des Liquors, Einengung nach MIES 131.
— — —, — durch Ultrafiltration 131.
— — —, Veränderungen bei Entzündungen 134.
Papierchromatographie des Liquors 138.
— — — — bei Hirnerkrankungen 141.
— — — — Meningitis 140.
parenterale Ernährung 523.
— —, Bluttransfusionen 563.
— —, —, Dosierung 564.
— —, —, Indikation 564, 565.
— —, Geschichte 545.
— —, Indikationen 547, 552, 554, 556, 575, 576.
— —, —, Bewußtlosigkeit 548.
— —, —, Blutverluste 547.
— —, —, Hungerlosigkeit 548.
— —, —, Leberparenchymerkrankungen 548.
— —, —, Operationen 548.
— —, —, Passagehindernisse 548.
— —, —, Plasmaverluste 547.
— —, —, Unterernährung 548.
— —, Infusionsgefahren bei Lungenkrankheiten 550.
— —, Infusionsgeschwindigkeit 549, 550.
— —, intraperitoneale Infusion 549.
— —, intravenöse Infusion 549.
— —, Knochenmarkinfusion 548.
— —, Kreislaufreaktionen bei schneller Infusion 550.
— — mit Eiweißstoffen 557.
— — — —, Aminosäuren 566.
— — — —, Bluttransfusionen 563.
— — — —, Gelatineinfusionen 564.
— — — — hydrolysierten Eiweißkörpern 566.
— — — — Plasmafraktionen 564.
— — — — Plasmakonserven 563.
— — — — —, Nebenwirkungen 569.
— — — — —, Verwertbarkeit 572.
— — — — —, Vorteile 574.
— — — Fetten 554.
— — — —, Anstieg der Blutungszeit 556.
— — — —, Emulsionsgröße 555.
— — — —, hämolytische Erscheinungen nach 556.
— — — —, Indikationen 556.
— — — —, therapeutische Wirkung 555.
— — — Kochsalz 550.
— — — —, Indikationen 552.
— — — Kohlenhydraten 553.
— — — —, Energiezufuhr 553.
— — — —, Fructose 553.
— — — —, Glucose 553.
— — — —, Indikationen 554.
— —, Nebenwirkungen 548, 569.
— —, rectale Ernährung 577.
— —, — —, Aminosäuren 579.
— —, — —, Calcium 577.
— —, — —, Eiweißhydrolysate 579.
— —, — —, Fett 579.
— —, — —, Kohlenhydrate 578.
— —, — —, Resorption der Salze 577.
— —, Salze 546.
— —, Spurenelemente 546.

parenterale Ernährung, subkutane Infusion 549.
— —, Technik 548.
— —, Trockenplasma 563.
— —, Vitamine 546.
Pathogenese der Arteriosklerose 279.
Perikardaffektionen, Elektrokymogramm bei 667.
perniziöse Anämie, Mangel ab Faktor VII 67.
Phasenkontrastmikroskopie des Liquors 155.
Phenylalanin 87, 90.
—, Umbau in Tyrosin 93, 94.
—, Zufuhr in der Normalkost 96.
Phenylessigsäure 87, 97.
Phenylketonurie 85.
Phenylmilchsäure 87.
phenylpyruvische Oligophrenie 78.
— —, Altersverteilung 85.
— —, Ätiologie 97.
— —, Belastungsversuche mit Phenylalanin 95.
— —, Blutalkalireserve 90.
— —, Blutdruckwerte 90.
— —, Blutbild 90.
— —, Blutsenkung 90.
— —, Diagnose 92.
— —, Dentitionsbeginn 87.
— —, encephalographische Befunde 89.
— —, epileptiforme Anfälle 88.
— —, familiäres Auftreten 86.
— —, FÖLLINGsche Probe 92.
— —, Geburtsgewicht 87.
— —, Genitalorgane 90.
— —, Geschlechtsverteilung 85.
— —, Haarfarben 88.
— —, Haltungsanomalien 88.
— —, Häufigkeit 85, 86.
— —, Hautveränderungen 89.
— —, Historisches 84.
— —, Hörstörungen 89.
— —, Hyperkinesen 89.
— —, Hypotonie der Muskulatur 90.
— —, Intelligenzquotient 87.
— —, Kaliumgehalt 90, 97.
— —, klinisches Bild 87.
— —, Körpergeruch 89, 96.
— —, Laboratoriumsbefunde 90.
— —, Leberfunktionsproben 97.
— —, Liquorbefund 89.
— —, Mikrocephalie 89.
— —, Myelinisierungsdefekte 91.
— —, Myoklonien 89.
— —, Namengebung 85.
— —, Pathogenese 93.
— —, pathologisch-anatomische Befunde 91.
— —, Phenylalaningehalt des Blutes 90,93,96.
— —, Phenylbrenztraubensäuregehalt im Blut 91.
— —, —, kolorimetrische Bestimmung 93.
— —, Phenylessigsäure 93, 97.
— —, Phenylmilchsäure 93.
— —, psychische Veränderungen 88.
— —, Reflexverhalten 89.
— —, Schleimhautveränderungen 90.
— —, Sehstörungen 89.

phenylpyruvische Oligophrenie, Serumphosphatwerte 90.
— —, Skeletanomalien 90.
— —, somatische Entwicklung 88.
— —, statische Funktionen 87.
— —, Therapie 98, 99.
— —, —, phenylalaninarme Kost 99.
— —, —, Tyrosin 99.
— —, —, Vitamine 99.
— —, Tremor 89.
— —, Tyrosinmangel bei 96.
— —, Verbreitung 85.
— —, Vererbung 98.
— —, Wolfsgeruch 89, 96.
Phospholipoidstoffwechsel 317.
Piqûre 219.
Pituigan 268.
Plasma Prothrombin Conversionsfaktor 16.
Plasma Thromboplastin Antecedent (PTA) 13.
Plasma Thromboplastin Component (PTC) 13.
plasmatische Faktoren der Blutgerinnung 13, 15.
Plättchenagglutinine 47, 48.
Plättchencofaktor 12.
Plättchenenzym 12.
Plättchenfaktoren 12, 13.
Plättchenmangel 55.
Plättchenveränderungen 45, 46, 57.
Plättchenzahl 45.
Pneumokokkenmeningitis 163.
Pneumokoniosen 628.
Pneumonosen 602.
Polycythämie, relative Fibrinogenopenie bei 49.
Polymyelitis, Liquorveränderungen 173.
Polyradiculitis, Liquorveränderungen 177.
primäre Oligurie 185, 271.
Primärtuberkulose im Kindesalter 419.
— — —, Aspirationsinfiltrat 434.
— — —, —, akuter Verlauf 440.
— — —, —, chronischer Verlauf 434.
— — —, —, — —, klinisches Bild 438.
— — —, —, — —, Lokalisation 435.
— — —, —, — —, Röntgenbild 435.
— — —, —, — —, Verlauf 435.
— — —, —, — —, Therapie 439.
— — —, Aspirationsinfiltrierung 440.
— — —, —, Entstehungsbedingungen 440.
— — —, —, klinisches Bild 441.
— — —, —, pathologische Anatomie 440, 441.
— — —, Atelektasen 446.
— — —, —, Begriffsbestimmung 446.
— — —, —, Diagnostik 447, 454.
— — —, —, JAKOBSON-HOLZKNECHTsches Zeichen 447.
— — —, —, Kompressionsatelektase 457.
— — —, —, Lösung 455.
— — —, —, Obturationsatelektase 447.
— — —, —, Retentionspneumonie bei 456.
— — —, —, Überblähung der Lunge 458.
— — —, bronchogene Streuung 446.
— — —, Bronchusstenose, stenosierende 461.
— — —, —, Entstehung 461.

Primärtuberkulose im Kindesalter, Atelek-
    tasen, Folgezustände 461.
— — —, Geschichte 423.
— — —, Hiluslymphknotentuberkulose
    431, 432.
— — —, käsige Pneumonie 441.
— — —, — —, klinische Erscheinungen
    442, 443.
— — —, Lymphknoteneinbruch 431.
— — —, —, Generalisierung nach 433.
— — —, —, Hämoptoe 433.
— — —, —, Häufigkeit 433.
— — —, —, klinische Erscheinungen 433.
— — —, —, Komplikationen 433.
— — —, —, Nachweis 434.
— — —, Primärinfiltrierung 425.
— — —, Bedeutung hyperergischer
— Reaktionen 429.
— — —, —, — tuberkulotoxischer Reak-
    tionen 428.
— — —, —, Kavernisierung 413.
— — —, —, Lymphknotenbeteiligung 426.
— — —, —, Röntgenbild 426.
— — —, —, Rückbildung 429.
— — —, —, Verlauf 429.
— — —, Weiterentwicklung 430.
— — —, „Radiergummi-Infiltrat" 434.
— — —, Röntgenbild 435.
— — —, tumorartige Hiluslymphknoten-
    tuberkulose 430.
— — —, Überblähung der Lunge bei
    Atelektasen 458.
Proaccelerin 16.
Profibrinolysin 22.
Protamin 43.
Protamintest 43.
Prothrombin, Bestimmung 34.
—, Eigenschaften 15.
—, verringerter Verbrauch bei Plättchen-
    mangel 56.
—, — — — Thrombasthenie 58.
Prothrombin-Konsumptionstest 27.
—, bei Hämophilie 53.
—, mit erhitztem Thromboplastin 54.
—, nach Hyaluronidase 39.
—, — Röntgenbestrahlung 39.
—, während der Menstruation 39.
Prothrombinmangel 59.
—, angeborener 59.
—, erworbener 60.
Prothrombinzeit 27, 34.
—, verlängerte 36, 59.
pulmonale Hypertonie 580.
— —, Beziehungen zwischen Ventilation und
    Lungenkreislauf 569.
— —, alveolärer O$_2$-Druck 590.
— —, alveoläre Ventilation 590.
— — bei Ausflußbehinderung aus dem
    Lungenkreislauf 607.
— — chronischer alveolärer Hypoventi-
    lation 609.
— — Einschränkung der Capillarober-
    fläche 608.
— — — kongenitalen Vitien 604.
— — — Mitralvitien 607.

pulmonale Hypertonie bei Vergrößerung des
    Heruminutenvolumens 604.
— —, Einteilung 604.
— —, Lungeninsuffizienz 600.
— —, Therapie 635.
— —, Totraumventilation 590.
— —, Untersuchungsmethoden 589.
— —, Untersuchung der Lungenfunktion
    589.
— —, — — —, Arbeitsversuch 591.
— —, — — —, Ruheversuch 591.
— —, — — Herzfunktion 591.
— —, Capillardruckmessung 592.
— —, Herzminutenvolumenbestimmung
    592.
— —, Messung der Arbeit der Ventrikel 593.
— —, Normalwerte 596.
— —, Widerstandsbestimmung 593.
Pulmonalsklerose 632.
—, primäre 633.
—, sekundäre 632.
Purpura fibrinolytica 69.

QUECKENSTEDTscher Versuch 117.

Rachidialquotient 116.
„Rachitis hepatica" 509.
„Radiergummi-Infiltrat" 434.
Radiojod (s. auch Schilddrüsenerkrankungen),
    Carcinogenese nach 724, 725.
—, Isotope 717, 718.
—, J^{128} 718.
—, J^{131} 718.
—, —, biologische Halbwertszeit 729.
—, —, effektive Halbwertszeit 729.
—, —, physikalische Halbwertszeit 729.
—, J^{132} 719.
—, physikalische Eigenschaften 719.
Radiojodplasmatest 776.
Recalcifizierungsteste 28.
Recalcifizierungszeit 28.
renale Acidose 249, 371.
— Jodclearance 734, 735.
— Polyurie 249.
— Rachitis 249.
rectale Ernährung 577.
Retraktion 21.
Retraktionszeit 46.
—, HIRSCHBÖCKsche Methode 47.
Retraktozym 21.
rheumatische Hepatopathie 505.
Röntgendurchleuchtung der Nebenhöhlen
    380.
RUMPEL-LEEDEscher Stauungsversuch 47.

SAMSONsche Lösung zur Liquorzellzählung
    148.
Säuglingshepatitis 497.
Schilddrüsenerkrankungen, Diagnostik mit
    Radiojod 695.
— — — —, Ausscheidungsteste 760.
— — — — —, —, Ausscheidungswerte bei d.
    verschiedenen Funktionszuständen 761.
— — — —, —, Fehlerquellen 760.

Schilddrüsenerkrankungen, Diagnostik mit Radiojod, Ausscheidungsteste, Fraktionierung der Sammelportionen 760, 761.
— — — —, —, SP-Rate 761.
— — — —, aberrantes Schilddrüsengewebe 781.
— — — —, Altereinflüsse 765.
— — — —, bei blander Vergrößerung der Schilddrüse 788.
— — — —, — endemischem Kropf 789.
— — — —, — Kretinismus 789.
— — — —, Bestimmung der biologischen Halbwertszeit 765, 766.
— — — —, — — renalen Clearance 734, 735.
— — — —, — — Speicherungsrate 764.
— — — —, — thyroidalen Clearance 735, 736, 762.
— — — —, — — Verschwinderate des organischen Jods 765.
— — — —, — des eiweißgebundenen Radiojods 769.
— — — —, — — — Einfluß eines verminderten J-Gehaltes der Schilddrüse 773.
— — — —, — — — —, Konzentrationen im Plasma nach 24, 48 u. 72. Std. 772.
— — — —, — Jodgehalt der Schilddrüse 788.
— — — —, — Thyreoiditis 790.
— — — —, Carcinogeneseproblem 725.
— — — —, Dosierungsfragen 724.
— — — —, Funktionsdiagnostik 753.
— — — —, GEIGER-MÜLLER-Zählrohre 719.
— — — —, Hormonsekretionsrate, Bestimmung 747, 748.
— — — —, Hyperthyreosen 785.
— — — —, Hypothyreosen 785.
— — — —, Jodisotope s. Radiojod.
— — — —, Jodraum, anorganischer 733.
— — — —, Jodstoffwechsel s. dort.
— — — —, Kombinationstest 774.
— — — —, Konversionsrate 774.
— — — —, —, Normalwerte 776.
— — — —, —, organischer 751.
— — — —, Lokalisationsdiagnostik 721, 780.
— — — —, —, aberrierendes Schilddrüsengewebe 781.
— — — —, —, in der Schilddrüse 780.
— — — —, —, Metastasensuche 782.
— — — —, Meßinstrumente 719, 722.
— — — —, Messungen in vitro 722.
— — — — — vivo 719.
— — — —, Meßtechnik 719, 722.
— — — —, —, Abstandseinstellung 720.
— — — —, —, Absorptionsfaktoren 720.
— — — —, —, Bestimmung im Blut 723, 724.
— — — — —, —, — — Urin 722.
— — — —, —, Rückstreuung 720.
— — — —, —, Streung 720.
— — — —, Myxödem 784.
— — — —, nach Operationen 790.

Schilddrüsenerkrankungen, Diagnostik mit Radiojod, Radiojodplasmatest 776.
— — — —, —, Vorteile 778.
— — — —, Radiojodverteilung in der Schilddrüse 780.
— — — —, Szintillationszähler 719, 721.
— — — —, Speicherteste 755.
— — — —, —, Einfluß der Hormonsekretionsrate 756.
— — — —, —, — — Jodzufuhr 757.
— — — —, Speicherteste, „frühe Speicherteste" 759.
— — — —, —, „Normalwerte" 758, 759.
— — — —, —, Vergleich mit Grundumsatz 759.
— — — —, —, Wert beim Myxödem 757.
— — — —, Speicherungsgradient 764.
— — — —, Teste des anorganischen Jodstoffwechsels 755.
— — — —, Thyroxin s. dort.
— — — —, Trijodthyronin 742.
— — — —, — — organischen Jodstoffwechsels 765.
— — —, "well type"-Szintillationszähler 722.
Schilddrüsenhormon 741.
Schwangerschaft und Diabetes insipidus 261.
Screening-Test 26, 29, 40.
Seringehalt des Liquors 139.
Serumlipase 307.
Serum Prothrombin Conversions-Accelerator 16.
Sinobronchitis 402, 404.
sino-bronchopulmonales Syndrom 402.
Sinusitis 374.
—, Ätiologie 389.
—, —, Erreger 390.
—, Asthma bronchiale, Beziehungen zur 410.
—, Asthma-Sinusitis 408.
—, — —, Häufigkeit 413.
—, Badesinusitis 397.
—, Bronchiektasien bei 400.
—, CHARLIN-Syndrom 399.
—, Empyem 390.
—, Entwicklung 381.
—, Häufigkeit 395, 397.
—, Häufigkeit von Sinusitis bei Pneumonien 395, 397.
—, kollaterale seröse Entzündung 390, 391.
—, Krankheitsbild 397.
—, naso-ethmoidaler Augenreflex 398, 399.
—, naso-pulmonaler Reflex 382, 383.
—, Pathogenese 390.
—, —, dentogene Entwicklung 390.
, —, konstitutionelle Faktoren 395.
—, —, rhinogene Entstehung 390, 391.
—, —, Witterungseinflüsse 393.
—, Röntgenuntersuchungen 380, 384.
—, Sekretausbreitung von den Kieferhöhlen 389.
—, Siebbeinzellen, röntgenologische Darstellung 385, 386.
—, Sino-Bronchitis 402, 404.
—, sino-bronchopulmonales Syndrom 402.
—, — — System 381.

Sinusitis, Thomographie 381.
—, Verteilung 395.
—, Vorkommen 395.
—, und Asthma bronchiale 406.
—, Untersuchungsmethoden 380.
«signe du petit caillot» 49.
Speicherteste beim Jodtest s. Schilddrüsen-
    erkrankungen.
Sperrliquor 120, 165.
Spinngewebsgerinnsel 168.
Sphyngomyeline 317, 318.
stenosierende Bronchus-Tuberkulose 461.
subdurales Hämatom, Liquor bei 178.
„subnormaler Liquorbefund" 129.
Suboccipitalpunktion 112.
Syphilis und Diabetes insipidus 244.
Szintillationszähler 719, 721.

Therapie mit Antikoagulantien 71.
Thiocyanat, Einfluß auf Jodspeicherung in
    der Schilddrüse 739.
Thiouracile, Einfluß auf Jodspeicherung 742,
    743.
Thrombasthenie 58.
Thrombelastographie 50.
—, Gerinnungsphase 52.
—, Phase der Fibrinolyse 53.
—, Prinzip 52.
—, Reaktionsphase 52.
—, Retraktionsphase 53.
—, Veränderungen 53.
Thrombin 20.
—, Adsorption an Fibrinogen 22.
Thromboangiitis onliterans 291.
Thrombocytalysin 12.
Thrombocyten-COOMBS-Test 48.
thrombocytopenische Syndrome 56.
Thrombopathien 38, 39, 57, 58, 59.
Thrombopenien 38.
—, Antikörper bei 57.
—, essentielle 57.
—, Heparintoleranztest bei 42.
—, und Verbrauch von antihämophilem
    Globulin 39.
Thromboplastin 11.
Thromboplastinfaktoren 12.
—, Bestimmung 30.
Thromboplastin-Generationstest 53, 56.
Thromboplastinogen 12.
Thromboplastinogenase 12.
Thromboplastinogentest 40.
thyroidale Clearance 735, 736.
Thyroglobulin 741, 745.
Thyroiditis 890.
Thyroxin 741.
—, Abbau 746.
—, Aufbau 741.
—, Ausscheidung in Leber 746.
—, — — Niere 746.

Tyroxin, Bestimmung der Hormonsekre-
    tionsrate 747.
—, — des extrathyroidalen Jods 752.
—, — — organischen Jodraumes 751.
—, Bindung an Plasmaeiweißkörper 745.
—, Butanollöslichkeit 745, 746.
—, Einfluß auf anorganischen Jodstoff-
    wechsel 744.
—, Halbwertszeit 752.
—, Speicherung in der Schilddrüse 741.
—, Thyroxinraum 752.
Toleranzteste der Blutgerinnung 41.
Tonephin 368.
Totraumventilation 590.
toxische Hepatopathien 501.
Toxoplasmose, Liquor bei 179.
Tractus supraoptico-hypophyseos 220, 221.
Trijodthyronin 742.
— und Jodstoffwechsel 744.
Tromexantest 44, 45, 60.
Tryptophanreaktion im Liquor 137, 138, 169.
Tuberkulose und Diabetes insipidus 244.
tuberkulöse Meningitis 166.
Tumor, Liquorbefund 181.
tumorartige Hiluslymphknotentuberkulose
    430.
Tyrosin bei phenylpyruvischer Oligophrenie
    96.
Tyrosintherapie bei phenylpyruvischer
    Oligophrenie 99.

Uranin-Methode zur Permeabilitätsprüfung
    115.

Vektordiagramm bei Hypertrophie des rech-
    ten Ventrikels 622.
Ventilation und Lungenkreislauf 599.
Ventrikelpunktion 113.
Vitamin K_1 63, 64.
Vitamin K-Test der Blutgerinnung 44, 60.
Virus-Meningitis 174.

Wasserausscheidung 226, 227, 228.
WEICHBRODTsche Reaktion 123.
WERLHOFsche Erkrankung 56, 57.
WILSONsche Krankheit 512.

Xanthomatosen und Diabetes insipidus 241.

Zelltypen des Liquors 150.
Zuckergehalt des Liquors 142.
—, Bestimmung nach CRECELIUS-SEIFFERT
    143.
—, — — FOLIN-WU 142.
—, Relation zum Blutzucker 142.
Zweistufenmethode der Prothrombinbestim-
    mung 35.
—, Bedeutung 36.
—, diagnostische Anwendung 36.
„Zwischenhirndrüse" 221, 222.

Inhalt der Bände 1—6 der Neuen Folge.

I. Namenverzeichnis.

	Band	Seite
AMELUNG, W. (Königstein, Taunus) und H. LUTHER (Frankfurt a. M.). Interne Klinik der Herzsteckschüsse. Mit einem Anhang: WESTERMANN, H. H. (Frankfurt a. M.-Hanau). Die Operationsverfahren beim Herzsteckschuß	3	68—116
ASSMANN, H. (Oldenburg). Feldnephritis.	1	1—48
BALLOWITZ, L. (Berlin). Die fetalen Erythroblastosen und der Rhesusfaktor	3	538—651
BAMATTER, F. (Genf). Toxoplasmosis. Mit besonderer Berücksichtigung der Embryopathia toxoplasmotica	3	652—828
BERG, H. H. (Hamburg). HERBERT ASSMANN †	2	1—5
BERNING, H. (Hamburg) und R. PRÉVÔT (Hamburg). Die klinischen Verlaufsformen der Pyelonephritis	3	320—364
BILGER, R. (Freiburg i. Br.). Das großfollikuläre Lymphoblastom (die Brill-Symmerssche Krankheit)	5	642—706
BINGOLD, K., und W. STICH (München). Fortschritte auf dem Gebiet des Blutfarbstoffes	5	707—775
BIRCHER, R. s. ROTHLIN, E.		
BOENHEIM, F. (Leipzig) und TH. HODGE McGAVACK (New York). Polyostotische fibröse Dysplasie	3	157—184
BRAUN, O. H. (Heidelberg). Das Problem der Pathogenität von Escherichia coli im Säuglingsalter	4	52—194
BRENNER, W. (Bonn). Die Bedeutung des Kupfers in Biologie und Pathologie unter besonderer Berücksichtigung des wachsenden Organismus	4	806—974
BRUCH, H. E. s. PFEIFFER, E. F.		
BRÜGGER, H. (Wangen i. Allgäu). Die Lungenverschattungen im Ablauf der Primärtuberkulose des Kindes	6	419—465
BUCHS, S. (Basel) und E. FREUDENBERG (Basel). Die Rolle des Kathepsins bei der Eiweißverdauung	2	544—562
BÜHLMANN, A. s. ROSSIER, P. H.		
BUTZENGEIGER, K. H. (Mülheim, Ruhr). Die Panmyelophthise und verwandte Zustände der Knochenmarksinsuffizienz	4	257—367
DEUTSCH, E. (Wien). Die hämophilie-ähnlichen hämorrhagischen Diathesen	5	553—641
ESSELLIER, A. F., R. L. JEANNERET und B. J. KOSZEWSKI (Zürich). Die Prognose des Coma diabeticum. Ein Sofort-Severitätsindex . . .	3	488—537
EWERBECK, H. (Köln). Die Milz als Organ des Pfortadersystems und ihr Versagen	1	318—366
— Lebererkrankungen im Kindesalter	6	466—522
FONIO, A. (Bern). Über die dritte Phase der Blutgerinnung und über die Funktion der Strukturelemente der Thrombocyten	4	1—51
FREUDENBERG, E. s. BUCHS, S.		
FRITZE, E. (Göttingen). Die Therapie der Endocarditis lenta und ihre Grundlagen	3	117—156
GARSCHE, R. (Kiel). Der plötzliche Tod im Kindesalter	1	139—175
GERMER, W. D. (Tübingen). Endocarditis lenta. Pathogenese und Beziehung zwischen Verlaufsform, Erregerart und Ausheilungsmöglichkeit . .	2	296—338
GLATZEL, H. (Flensburg). Parenterale Ernährung. Mit einem Anhang: Rectale Ernährung	6	523—579
GSELL, O. (St. Gallen). Klinik der Leptospirenerkrankungen (Leptospirosen in Europa mit Ausnahme der L. icterohaemorrhagiae)	1	367—466
HARWERTH, H.-G. (Freiburg i. Br.). Die akute Erythroleukämie	3	375—406

	Band	Seite
HAUBRICH, R. (Bonn). Der heutige Stand der Elektrokymographie . . .	6	640—694
HAUSBERGER, F. X. (Philadelphia). Die Pathophysiologie des Diabetes mellitus	3	220—298
HEINTZ, R. (Frankfurt a. M.). Extrarenale Azotämie und extrarenales Nierensyndrom	6	334—373
HENGEL, R., G. A. KAUSCHE, A. LAUR und K. RABENSCHLAG (Heidelberg). Das Q-Fieber	5	219—305
HEUCHEL, G. (Jena). Niere und Sepsis lenta	4	628—669
HIMSWORTH, H. P. s. TROTTER, W. R.		
HIRTE, W. s. MOHR, W.		
HOLLDACK, K. (Heidelberg). Die Phonokardiographie, ihre Bedeutung für die sinnesphysiologischen Grundlagen der Herzauskultation und ihre diagnostische Verwendung	3	407—487
JEANNERET, R. L. s. ESSELLIER, A. F.		
JORPES, J. E. (Stockholm). Die Behandlung der Thrombose mit gerinnungshemmenden Mitteln	2	6—48
KAUSCHE, G. A. s. HENGEL, R.		
KAUTZKY, R. (Wien, jetzt Hamburg). Die arteriographische Diagnose intrakranialer Erkrankungen	1	99—138
— (Hamburg). Der Hirnabsceß	2	145—182
KELLER, W., und O. VIVELL (Freiburg i. Br.). Poliomyelitis-ähnliche Krankheitsbilder und ihre Erreger beim Menschen	5	1—96
KIRCHHOFF, H. W. (Kiel). Über den kindlichen Kreislauf	5	156—218
KLEPZIG, H. s. REINDELL, H.		
KLOSE, H. H. s. UTHGENANNT, H.		
KOPPERMANN, E. s. ZENKER, R.		
KOSZEWSKI, B. J. s. ESSELLIER, A. F.		
KÜCHMEISTER, H. (Hamburg). Die Klinik der Capillarfunktionen	4	463—518
LANDEN, H. C. (Düsseldorf). Zur funktionellen Analyse der Leistungsfähigkeit des gesunden und kranken Herzens unter Arbeit	4	565—627
LANG, K. (Bonn). Die Phenylpyruvische Oligophrenie	6	78—99
LAUR, A. s. HENGEL, R.		
LINDBLOM, K. (Stockholm). Discusrupturen und Lumbagoischias. Eine anatomische und röntgenologische Studie	2	281—295
LÖHR, H. H. s. ZENKER, R.		
LUCHSINGER, P. s. ROSSIER, P. H.		
LUTHER, H. s. AMELUNG, W.		
MAINZER, FR. (Alexandrien). Viscerale Bilharziase (Schistosoma haematobium und Mansoni)	2	388—411
MAYER, J. B. (Homburg-Saar). Kinder diabetischer Mütter	4	368—391
McGAVACK, TH. HODGE s. BOENHEIM, F.		
MERTEN, R. (Köln). Die Klinik und Chemie der Proteinasen des menschlichen und tierischen Organismus, ihre besondere Bedeutung in seinen Abwehrleistungen und in der klinischen Diagnostik	2	49—144
MEYTHALER, F. (Nürnberg) und R. SCHICK (Nürnberg). Über die Hepatitis contagiosa und ihre Folgeerscheinungen	2	339—387
MOHR, W., und W. HIRTE (Hamburg). Das Wolhynische Fieber	5	97—155
MUNDT, E. (Bonn). Das Retothelsarkom und die Retothelsarkomatose . .	3	365—374
MUSSHOFF, K. s. REINDELL, H.		
DE NICOLA, P. (Pavia). Die Differentialdiagnose der Gerinnungsstörungen	6	1—77
NORLÉN, G. (Stockholm). Ischias und Discushernie. Klinische und chirurgische Gesichtspunkte	2	264—280
OBERDISSE, K. (Bochum) und W. TÖNNIS (Köln). Pathophysiologie, Klinik und Behandlung der Hypophysenadenome	4	975—1057
PETRIDES, P. (Düsseldorf). Die pathogenetische Bedeutung der Allergie für Blut- und Knochenmarksschäden	4	195—256
PFEFFER, K. H. s. ZENKER, R.		

	Band	Seite

PFEIFFER, E. F. (Frankfurt a. M.) und H. E. BRUCH (Frankfurt a. M.). Die Autoallergie in der Pathogenese der diffusen Glomerulonephritis . . — **4** — 670—705

PRÉVÔT, R. s. BERNING, H.

RABENSCHLAG, K. s. HENGEL, R.

REINDELL, H., R. WEYLAND, H. KLEPZIG, K. MUSSHOFF und E. SCHILDGE (Freiburg i. Br.). Das Sportherz . . . . — **5** — 306—359

RODECK, H. (Düsseldorf). Diabetes insipidus und primäre Oligurie (Anti-diabetes insipidus) . . . . — **6** — 185—277

ROSSIER, P. H., A. BÜHLMANN, F. SCHAUB und P. LUCHSINGER (Zürich). Pulmonale Hypertonie und chronisches Cor pulmonale . . . . . . — **6** — 580—639

ROTHLIN, E., und R. BIRCHER (Basel). Pharmakodynamische Grundlagen der Therapie mit herzwirksamen Glykosiden . . . . — **5** — 457—552

SARRE, H. s. ZENKER, R.

SCHAEDE, A. (Bonn). Die kongenitalen Mißbildungen am venösen Anteil des Herzens . . . . — **4** — 519—564

SCHÄFER, K. H. (Hamburg). Der Eisenstoffwechsel des wachsenden Or-ganismus . . . . — **4** — 706—805

SCHAUB, F. s. ROSSIER, P. H.

SCHETTLER, G. (Marburg/Lahn). Neues vom Cholesterinstoffwechsel . . — **3** — 299—319

— Die Pathogenese der Arteriosklerose als Stoffwechselproblem . . . . — **6** — 278—333

SCHICK, R. s. MEYTHALER, F.

SCHILDGE, E. s. REINDELL, H.

SCHMID, F. (Heidelberg). Die Handskeletossifikation als Indikator der Entwicklung . . . . — **1** — 176—246

SCHÖNENBERG, H. (Münster i. Westf.). Der heutige Stand der Liquor-diagnostik im Kindesalter . . . . — **6** — 100—184

SCHULZE, E. (Göttingen). Die Urethanbehandlung der Leukämien . . . . — **1** — 71—98

SCHWENZER, A. W. (Frankfurt a. M.). Neuzeitliche Sicherungen bei Blut-transfusionen . . . . — **5** — 360—456

STEMMERMANN, W. (Nürnberg). Die Ostitis deformans Paget unter Berück-sichtigung ihrer Vererbung . . . . — **3** — 185—219

STICH, W. s. BINGOLD, K.

TISCHENDORF, W. (Göttingen). Cytodiagnostik des Lymphknotenpunktates — **2** — 183—263

TÖNNIS, W. s. OBERDISSE, K.

TROTTER, W. R., and H. P. HIMSWORTH (London). The Mode of Action and Clinical Uses of the Thiouracil Group of Drugs . . . . — **1** — 49—70

ULLRICH, O. (Bonn). Der Status Bonnevie-Ullrich im Rahmen anderer „Dyscranio-Dysphalangien" . . . . — **2** — 412—466

UTHGENANNT, H., und H. H. KLOSE (Lübeck). Die Nasennebenhöhlen und ihre Bedeutung für die innere Medizin . . . . — **6** — 374—418

VETTER, H. (Wien). Die Diagnostik der Schilddrüsen-Erkrankungen mit radioaktivem Jod . . . . — **6** — 695—790

VIVELL, O. (Freiburg i. Br.). Über Interferenzerscheinungen bei Infektions-krankheiten . . . . — **2** — 680—712

VIVELL, O. s. KELLER, W.

WECHSELBERG, K. (Köln) und E. WEIDENBUSCH (Köln). Klinische Pharma-kologie und Toxikologie des Streptomycins . . . . — **2** — 713—807

WEIDENBUSCH, E. s. WECHSELBERG, K.

WEISSE, K. (Frankfurt a. M.). Die frühkindliche, interstitielle plasma-celluläre Viruspneumonie . . . . — **2** — 610—679

WESTERMANN, H. H. s. AMELUNG, W.

WEYLAND, R. s. REINDELL, H.

WIESE, O. (Marburg/Lahn). Die Behandlung tuberkulosekranker Kinder und Jugendlicher . . . . — **1** — 247—317

WILLI, H. (Zürich). Die Blutungskrankheiten des Neugeborenen . . . . — **2** — 467—543

WINDORFER, A. (Stuttgart). Epidemiographie der Poliomyelitis in Deutsch-land . . . . — **2** — 563—609

— Das Syndrom Mauriac (Diabetes im Kindesalter mit sekundärer Glyko-genose) . . . . — **4** — 392—462

WISSER, P. s. ZENKER, R.

	Band	Seite
ZENKER, R. (Marburg/Lahn), H. SARRE (Freiburg i. Br.), K. H. PFEFFER (Mannheim), H. H. LÖHR (Marburg/Lahn) unter Mitarbeit von E. KOPPERMANN und P. WISSER. Die Sympathektomie beim Hochdruck und ihre Ergebnisse	3	1—67

II. Sachverzeichnis.

	Band	Seite
Allergie, Die pathogenetische Bedeutung der — für Blut- und Knochenmarksschäden (P. PETRIDES, Düsseldorf)	4	195—256
Antidiabetes insipidus, Diabetes insipidus und primäre Oligurie (—) (H. RODECK, Düsseldorf)	6	185—277
Arteriographische Diagnose, Die—intrakranialer Erkrankungen (R. KAUTZKY, Wien)	1	99—138
Arteriosklerose, Die Pathogenese der — als Stoffwechselproblem (G. SCHETTLER, Marburg/Lahn)	6	278—333
Assmann, Herbert † (H. H. BERG, Hamburg)	2	1—5
Autoallergie, Die — in der Pathogenese der diffusen Glomerulonephritis (E. F. PFEIFFER und H. E. BRUCH, Frankfurt a. M.)	4	670—705
Azotämie, Extrarenale — und extrarenales Nierensyndrom (R. HEINTZ, Frankfurt a. M.)	6	334—373
Bilharziose, Viscerale — (Schistosoma haematobium und Mansoni) (FR. MAINZER, Alexandrien, Ägypten)	2	388—411
Blutfarbstoff, Fortschritte auf dem Gebiet des — (K. BINGOLD und W. STICH, München)	5	707—775
Blutgerinnung, Über die dritte Phase der — und über die Funktion der Strukturelemente der Thrombocyten (A. FONIO, Bern)	4	1—51
Bluttransfusionen, Neuzeitliche Sicherungen bei — (A. W. SCHWENZER, Frankfurt a. M.)	5	360—456
Blut- und Knochenmarksschäden, Die pathogenetische Bedeutung der Allergie für — (P. PETRIDES, Düsseldorf)	4	195—256
Blutungskrankheiten, Die — des Neugeborenen (H. WILLI, Zürich)	2	467—543
Bonnevie-Ullrich, Der Status — im Rahmen anderer „Dyscranio-Dysphalangien" (O. ULLRICH, Bonn)	2	412—466
Brill-Symmerssche Krankheit, Das großfollikuläre Lymphoblastom (die —) (R. BILGER, Freiburg i. Br.)	5	642—706
Capillarfunktionen, Die Klinik der — (H. KÜCHMEISTER, Hamburg)	4	463—518
Cholesterinstoffwechsel, Neues vom — (G. SCHETTLER, Marburg/Lahn)	3	299—319
Coma diabeticum, Die Prognose des —. Ein Sofort-Severitätindex (A. S. ESSELIER, R. L. JEANNERET und B. KOSZEWSKI, Zürich)	3	488—537
Cor pulmonale, Pulmonale Hypertonie und chronisches — (P. H. ROSSIER, A. BÜHLMANN, F. SCHAUB und P. LUCHSINGER, Zürich)	6	580—639
Cytodiagnostik des Lymphknotenpunktates (W. TISCHENDORF, Göttingen)	2	183—263
Diabetes, Kinder diabetischer Mütter (J. B. MAYER, Homburg/Saar)	4	368—391
Diabetes im Kindesalter, Das Syndrom Mauriac. (— — — mit sekundärer Glykogenose) (A. WINDORFER, Stuttgart)	4	392—462
Diabetes insipidus und primäre Oligurie (Antidiabetes insipidus) (H. RODECK, Düsseldorf)	6	185—277
Diabetes mellitus, Die Pathophysiologie des — (F. X. HAUSBERGER, Philadelphia)	3	220—298
Discushernie, Ischias und —. Klinische und chirurgische Gesichtspunkte (G. NORLEN, Stockholm)	2	264—280
Discusrupturen und Lumbagoischias. Eine anatomische und röntgenologische Studie (K. LINDBLOM, Stockholm)	2	281—295
Dyscranio-Dysphalangien, Der Status Bonnevie-Ullrich im Rahmen anderer — (O. ULLRICH, Bonn)	2	412—466
Dysplasie, Polyostotische fibröse — (F. BOENHEIM, Leipzig und T. HODGE McGAVACK, New York)	3	157—184
Eisenstoffwechsel, Der — des wachsenden Organismus. (K. H. SCHÄFER, Hamburg)	4	706—805
Eiweißverdauung, Die Rolle des Kathepsins bei der — (S. BUCHS und E. FREUDENBERG, Basel)	2	544—562

	Band	Seite

Elektrokymographie, Der heutige Stand der — (R. HAUBRICH, Bonn) . . .   **6**   640—694

Embryopathia toxoplasmotica, Toxoplasmosis. Mit besonderer Berücksichtigung der — (F. BAMATTER, Genf) . . . .   **3**   652—828

Endocarditis lenta. Pathogenese und Beziehung zwischen Verlaufsform, Erregerart und Ausheilungsmöglichkeit (W. D. GERMER, Tübingen)   **2**   296—338

— — Die Therapie der — — und ihre Grundlagen (E. FRITZE, Göttingen)   **3**   117—156

Entwicklung, Die Handskeletossifikation als Indicator der — (F. SCHMID, Heidelberg) . . . .   **1**   176—246

Ernährung, Parenterale —. Mit einem Anhang: Rectale Ernährung (H. GLATZEL, Flensburg) . . . .   **6**   523—579

Erythroblastosen, Die fetalen — und der Rhesusfaktor (L. BALLOWITZ, Berlin) . . . .   **3**   538—651

Erythroleukämie, Die akute — (H. G. HARWERTH, Freiburg i. Br.) . . .   **3**   375—406

Escherichia coli, Das Problem der Pathogenität von — im Säuglingsalter (O. H. BRAUN, Heidelberg) . . . .   **4**   52—194

Extrarenales Nierensyndrom, Extrarenale Azotämie und — (R. HEINTZ, Frankfurt a. M.) . . . .   **6**   334—373

Feldnephritis (H. ASSMANN, Oldenburg) . . . .   **1**   1—48

Funktionelle Analyse, Zur — der Leistungsfähigkeit des gesunden und kranken Herzens unter Arbeit (H. C. LANDEN, Düsseldorf) . . . .   **4**   565—627

Gerinnungshemmende Mittel, Die Behandlung der Thrombose mit gerinnungshemmenden Mitteln (J. E. JORPES, Stockholm) . . . . .   **2**   7—48

Gerinnungsstörungen, Die Differentialdiagnose der — (P. DE NICOLA, Pavia)   **6**   1—77

Glomerulonephritis, Die Autoallergie in der Pathogenese der diffusen — (E. F. PFEIFER und H. E. BRUCH, Frankfurt a. M.) . . . .   **4**   670—705

Glykogenose, Das Syndrom Mauriac (Diabetes im Kindesalter mit sekundärer —) (A. WINDORFER, Stuttgart) . . . .   **4**   392—462

Glykoside, Pharmakodynamische Grundlagen der Therapie mit herzwirksamen — (E. ROTHLIN und R. BIRCHER, Basel) . . . .   **5**   457—552

Großfollikuläres Lymphoblastom, Das — (die Brill-Symmerssche Krankheit) (R. BILGER, Freiburg i. Br.) . . . .   **5**   642—706

Hämophilie-ähnliche hämorrhagische Diathesen, Die — (E. DEUTSCH, Wien)   **5**   553—641

Hämorrhagische Diathesen, Die hämophilie-ähnlichen — (E. DEUTSCH, Wien) . . . .   **5**   553—641

Handskeletossifikation, Die — als Indikator der Entwicklung (F. SCHMID, Heidelberg) . . . .   **1**   176—246

Hepatitis contagiosa, Über die — und ihre Folgeerscheinungen (F. MEYTHALER und R. SCHICK, Nürnberg) . . . .   **2**   339—387

Herz, Zur funktionellen Analyse der Leistungsfähigkeit des gesunden und kranken — unter Arbeit (H. C. LANDEN, Düsseldorf) . . . .   **4**   565—627

— Die kongenitalen Mißbildungen am venösen Anteil des — (A. SCHAEDE, Bonn). . . . .   **4**   519—564

— Das Sportherz (H. REINDELL, R. WEYLAND, H. KLEPPORZIG, K. MUSSHOFF und E. SCHILDGE, Freiburg i. Br.) . . . .   **5**   306—359

Herzauskultation, Die Phonokardiographie, ihre Bedeutung für die sinnesphysiologischen Grundlagen der — und ihre diagnostische Verwendung (K. HOLLDACK, Heidelberg) . . . .   **3**   407—487

Herzsteckschüsse, Interne Klinik der — (W. AMELUNG, Königstein/Taunus, und H. LUTHER, Frankfurt a. M.) Mit einem Anhang: Die Operationsverfahren beim Herzsteckschuß (H. H. WESTERMANN, Frankfurt a. M.-Hanau) . . . .   **3**   68—116

Herzwirksame Glykoside, Pharmakodynamische Grundlagen der Therapie mit — (E. ROTHLIN und R. BIRCHER, Basel) . . . .   **5**   457—552

Hirnabszeß, Der — (R. KAUTZKY, Hamburg) . . . .   **2**   145—182

Hochdruck, Die Sympathektomie beim — und ihre Ergebnisse (R. ZENKER, Marburg/Lahn, H. SARRE, Freiburg i. Br., K. H. PFEFFER, Mannheim, H. H. LÖHR, Marburg/Lahn, unter Mitarbeit von E. KOPPERMANN und P. WISSER) . . . .   **3**   1—67

Hypertonie, Pulmonale — und chronisches Cor pulmonale (P. H. ROSSIER, A. BÜHLMANN, F. SCHAUB und P. LUCHSINGER, Zürich) . . . . . .   **6**   580—639

Hypophysenadenome, Pathophysiologie, Klinik und Behandlung der — (K. OBERDISSE, Bochum, und W. TÖNNIS, Köln) . . . .   **4**   975—1057

	Band	Seite

Infektionskrankheiten, Über Interferenzerscheinungen bei — (O. Vivell, Freiburg) . . . . **2**   680—712

Interferenzerscheinungen, Über — bei Infektionskrankheiten (O. Vivell, Freiburg) . . . . **2**   680—712

Interstitielle plasmacelluläre Viruspneumonie, Die frühkindliche, — (K. Weisse, Frankfurt a. M.) . . . . **2**   610—679

Intrakraniale Erkrankungen, Die arteriographische Diagnose — (R. Kautzky, Wien) . . . . **1**   99—138

Ischias und Discushernie. Klinische und chirurgische Gesichtspunkte (G. Norlén, Stockholm) . . . . **2**   264—280

Jod, Die Diagnostik der Schilddrüsenerkrankungen mit radioaktivem — (H. Vetter, Wien) . . . . **6**   695—790

Kathepsin, Die Rolle des — bei der Eiweißverdauung (S. Buchs und E. Freudenberg, Basel) . . . . **2**   544—562

Kindesalter, Lebererkrankungen im — (H. Ewerbeck, Köln) . . . . . **6**   466—522

— Der heutige Stand der Liquordiagnostik im — (H. Schönenberg, Münster i. Westf.) . . . . **6**   100—184

— Der plötzliche Tod im — (R. Garsche, Kiel) . . . . **1**   139—175

Kindlicher Kreislauf, Über den — — (H. W. Kirchhoff, Kiel) . . . . **5**   156—218

Knochenmarksinsuffizienz, Die Panmyelophthise und verwandte Zustände der — (K. H. Butzengeiger, Mülheim/Ruhr) . . . . **4**   257—367

Knochenmarksschäden, Die pathogenetische Bedeutung der Allergie für Blut- und — (P. Petrides, Düsseldorf) . . . . **4**   195—256

Kongenitale Mißbildungen, Die — — am venösen Anteil des Herzens (A. Schaede, Bonn) . . . . **4**   519—564

Kreislauf, Über den kindlichen — (H. W. Kirchhoff, Kiel) . . . . . . **5**   156—218

Kupfer, Die Bedeutung des — in Biologie und Pathologie unter besonderer Berücksichtigung des wachsenden Organismus (W. Brenner, Bonn) **4**   806—974

Lebererkrankungen im Kindesalter (H. Ewerbeck, Köln) . . . . **6**   466—522

Leptospirosenerkrankungen, Klinik der — (Leptospirosen in Europa mit Ausnahme der L. icterohaemorrhagiae) (O. Gsell, St. Gallen) . . **1**   367—486

Leukämien, Die Urethanbehandlung der — (E. Schulze, Göttingen) . . **1**   71—98

Liquordiagnostik, Der heutige Stand der — im Kindesalter (H. Schönenberg, Münster i. Westf.) . . . . **6**   100—184

Lumbagoischias, Discusrupturen und —. Eine anatomische und röntgenologische Studie (K. Lindblom, Stockholm) . . . . **2**   281—295

Lymphknotenpunktat, Cytodiagnostik des Lymphknotenpunktates (W. Tischendorf, Göttingen) . . . . **2**   183—263

Lymphoblastom, Das großfollikuläre — (die Brill-Symmerssche Krankheit) (R. Bilger, Freiburg i. Br.) . . . . **5**   642—706

Mauriac, Das Syndrom —. (Diabetes im Kindesalter mit sekundärer Glykogenose) (A. Windorfer, Stuttgart) . . . . **5**   392—462

Milz, Die — als Organ des Pfortadersystems und ihr Versagen (H. Ewerbeck, Köln) . . . . **1**   318—366

Mißbildungen, Die kongenitalen — am venösen Anteil des Herzens (A. Schaede, Bonn) . . . . **4**   519—564

Nasennebenhöhlen, Die — und ihre Bedeutung (H. Uthgenannt und H. H. Klose, Lübeck) . . . . **6**   374—418

Nebenhöhlen, Die Nasennebenhöhlen und ihre Bedeutung (H. Uthgenannt und H. H. Klose, Lübeck) . . . . **6**   374—418

Niere und Sepsis lenta (G. Heuchel, Jena) . . . . **4**   628—669

— Extrarenale Azotämie und extrarenales Nierensyndrom (R. Heintz, Frankfurt a. M.) . . . . **6**   334—373

Oligophrenie, Die phenylpyruvische — (K. Lang, Bonn) . . . . . . **6**   78—99

Oligurie, Diabetes isipidus und primäre — (Antidiabetes insipidus) (H. Rodeck), Düsseldorf) . . . . **6**   185—277

Ostitis deformans Paget, Die — — — unter Berücksichtigung ihrer Vererbung (W. Stemmermann, Nürnberg) . . . . **3**   185—219

	Band	Seite
Paget, Die Ostitis deformans — unter Berücksichtigung ihrer Vererbung (W. STEMMERMANN, Nürnberg)	3	185—219
Panmyelophthise, Die — und verwandte Zustände der Knochenmarks-insuffizienz (K. H. BUTZENGEIGER, Mülheim/Ruhr)	4	257—367
Parenterale Ernährung. Mit einem Anhang: Rectale Ernährung (H. GLATZEL, Flensburg)	6	523—579
Pfortadersystem, Die Milz als Organ des — und ihr Versagen (H. EWER-BECK, Köln)	1	318—366
Phenylpyruvische Oligophrenie, Die — (K. LANG, Bonn)	6	78—99
Phonokardiographie, Die —, ihre Bedeutung für die sinnesphysiologischen Grundlagen der Herzauskultation und ihre diagnostische Verwendung (K. HOLLDACK, Heidelberg)	3	407—487
Plasmacelluläre Viruspneumonie, Die frühkindliche, interstitielle — (K. WEISSE, Frankfurt a. M.)	2	610—679
Plötzlicher Tod, Der plötzliche Tod im Kindesalter (R. GARSCHE, Kiel) .	1	139—175
Poliomyelitis, Epidemiographie der — in Deutschland (A. WINDORFER, Stuttgart)	2	563—609
Poliomyelitis-ähnliche Krankheitsbilder und ihre Erreger beim Menschen (W. KELLER und O. VIVELL, Freiburg i. Br.)	5	1—96
Polyostotische fibröse Dysplasie (F. BOENHEIM, Leipzig, und T. HODGE McGAVACK, New York)	3	157—184
Primärtuberkulose des Kindes, Die Lungenverschattungen im Ablauf der — (H. BRÜGGER, Wangen/Allgäu)	6	419—465
Proteinasen, Die Klinik und Chemie der — des menschlichen und tierischen Organismus, ihre besondere Bedeutung in seinen Abwehrleistungen und in der klinischen Diagnostik (R. MERTEN, Köln)	2	49—144 808—809
Pulmonale Hypertonie und chronisches Cor pulmonale (P. H. ROSSIER, A. BÜHLMANN, F. SCHAUB und P. LUCHSINGER, Zürich)	6	580—639
Pyelonephritis, Die klinischen Verlaufsformen der — (H. BERNING und R. PRÉVÔT, Hamburg)	3	320—364
Q-Fieber, Das — (R. HENGEL, G. A. KAUSCHE, A. LAUR und K. RABEN-SCHLAG Heidelberg)	5	219—305
Radioaktives Jod, Die Diagnostik der Schilddrüsenerkrankungen mit — (H. VETTER, Wien)	6	695—790
Rectale Ernährung, Parenterale Ernährung. Mit einem Anhang: — (H. GLATZEL, Flensburg)	6	523—579
Retothelsarkom, Das — und die Retothelsarkomatose (E. MUNDT, Bonn)	3	365—374
Rhesusfaktor, Die fetalen Erythroblastosen und der — (L. BALLOWITZ, Berlin)	3	538—651
Säuglingsalter, Das Problem der Pathogenität von Escherichia coli im — (O. H. BRAUN, Heidelberg)	4	52—194
Schilddrüsenerkrankungen, Die Diagnostik der — mit radioaktivem Jod (H. VETTER, Wien)	6	695—790
Sepsis lenta, Niere und — (G. HEUCHEL, Jena)	4	628—669
Sportherz, Das — (H. REINDELL, R. WEYLAND, H. KLEPZIG, K. MUSS-HOFF und E. SCHILDGE, Freiburg i. Br.)	5	306—359
Status Bonnevie-Ullrich, Der — — im Rahmen anderer „Dyscranio-Dys-phalangien" (O. ULLRICH, Bonn)	2	412—466
Streptomycin, Klinische Pharmakologie und Toxikologie des — (K. WECHSEL-BERG und E. WEIDENBUSCH, Köln)	2	713—807
Sympathektomie, Die — beim Hochdruck und ihre Ergebnisse (R. ZENKER, Marburg/Lahn, H. SARRE, Freiburg i. Br., K. H. PFEFFER, Mannheim, H. H. LÖHR, Marburg/Lahn, unter Mitarbeit von E. KOPPERMANN und P. WISSER)	3	1—67
Syndrom Mauriac, Das — (Diabetes im Kindesalter mit sekundärer Glyko-genose) (A. WINDORFER, Stuttgart)	4	392—462
Thiouracil, The Mode of Action and Clinical Uses of the — Group of Drugs (W. R. TROTTER and H. P. HIMSWORTH, London)	1	49—70
Thrombocyten, Über die dritte Phase der Blutgerinnung und über die Funk-tion der Strukturelemente der — (A. FONIO, Bern)	4	1—51

	Band	Seite

Thrombose, Die Behandlung der — mit gerinnungshemmenden Mitteln (J. E. Jorpes, Stockholm)   2   7— 48

Toxoplasmosis. Mit besonderer Berücksichtigung der Embryopathia toxoplasmotica (F. Bamatter, Genf)   3   652—828

Tuberkulose, Die Lungenverschattungen im Ablauf der Primärtuberkulose des Kindes (H. Brügger, Wangen/Allgäu)   6   419—465

— Die Behandlung tuberkulosekranker Kinder und Jugendlicher (O. Wiese, Marburg/Lahn)   1   247—317

Urethanbehandlung, Die — der Leukämien (E. Schulze, Göttingen) . . .   1   71— 98

Vererbung, Die Ostitis deformans Paget unter Berücksichtigung ihrer — (W. Stemmermann, Nürnberg)   3   185—219

Viruspneumonie, Die frühkindliche, interstitielle plasmacelluläre — (K. Weisse, Frankfurt a. M.)   2   610—679

Wachsender Organismus, Die Bedeutung des Kupfers in Biologie und Pathologie unter besonderer Berücksichtigung des — (W. Brenner, Bonn).   4   806—974

— — Der Eisenstoffwechsel des — (K. H. Schäfer, Hamburg)   4   706—805

Wolhynisches Fieber, Das — (W. Mohr und W. Hirte, Hamburg) . . .   5   97—155

MIX
Papier aus verantwortungsvollen Quellen
Paper from responsible sources
FSC® C105338

If you have any concerns about our products,
you can contact us on
ProductSafety@springernature.com

In case Publisher is established outside the EU,
the EU authorized representative is:
**Springer Nature Customer Service Center GmbH
Europaplatz 3, 69115 Heidelberg, Germany**

Printed by Libri Plureos GmbH
in Hamburg, Germany